R.M.A. Suchenwirth, K. Kunze, O.E. Krasney

Neurologische Begutachtung

Suchenwirth Kunze Krasney

Neurologische Begutachtung

Ein praktisches Handbuch für Ärzte und Juristen

3., neu bearbeitete und ergänzte Auflage
mit 76 Abbildungen und 108 Tabellen

Herausgegeben von
Richard M. A. Suchenwirth, Klaus Kunze, Otto Ernst Krasney

Mit Beiträgen von
Heinz Angstwurm, Hartmut Becker, Hanno Bolz, Johannes Breitenfelder, Klaus Burchardt, Harald Bürck, Heinz-Walter Delank, Günther Deuschl, Klaus Fasshauer, Andreas Ferbert, Andreas Gal, Gerhart Harrer, Wolfgang Hausotter, Beat Hiltbrunner, Horst Högenauer, Gert Huffmann, Bernhard Kleiser, Otto Ernst Krasney, Hannelore Krömer, Johann Kugler, Klaus Kunze, Michael Kutzner, Friedemann Manz, Peter Marx, Dieter Pongratz, Sigrid Poser, Hilmar Prange, Frank Schröter, Dieter Soyka, Rolf Spatz, Manfred Stöhr, Richard M. A. Suchenwirth, Martin Tegenthoff, Peter Udsching, Claus-Werner Wallesch, Manfred Westphal, Eva-Maria Wicklein

URBAN & FISCHER • München • Jena

Zuschriften und Kritik an:
Urban & Fischer Verlag, Lektorat Medizin, Karlstraße 45, 80333 München

Herausgeber:
Professor Dr. med. Richard M. A. Suchenwirth
Neurologe
Seestraße 12
82211 Herrsching-Breitbrunn

Professor Dr. med. Klaus Kunze
vorm. Direktor der Neurologischen Klinik und Poliklinik
Universitätsklinikum Hamburg-Eppendorf
Martinistraße 52
20246 Hamburg

Professor Dr. jur. Otto Ernst Krasney
Vizepräsident des Bundessozialgerichts a.D.
Im Eichenhof 28
34125 Kassel

Die Deutsche Bibliothek – CIP-Einheitsaufnahme
Ein Titeldatensatz für diese Publikation ist bei Der Deutschen Bibliothek erhältlich.

ISBN 3-437-51476-8

3. Auflage, 2000

Um den Textfluß nicht zu stören, wurde bei Patienten und Berufsbezeichnungen die grammatikalisch maskuline Form gewählt. Selbstverständlich sind in diesen Fällen immer Frauen und Männer gemeint.

Programmleitung: Dr. Thomas Hopfe, München
Lektorat: Elke Klein, München
Redaktion: Dr. Dr. Roland Itterheim, Jena und Manfred Grauer, Fürstenfeldbruck
Zeichnungen: Henriette Rintelen, Velbert
Herstellung: Kadja Gericke, Arnstorf
Umschlaggestaltung: prepress ulm GmbH, Ulm
Satz, Druck und Bindung: Wilhelm Röck Grafische Betriebe, Weinsberg

Printed in Germany

Aktuelle Informationen finden Sie im Internet unter der Adresse:
http://www.urbanfischer.de

Vorwort zur 3. Auflage

Die Begutachtung neurologischer Erkrankungen hat von Jahr zu Jahr an Bedeutung und Ausmaß zugenommen. In unserem Sozialstaat ergibt sich im Laufe des Lebens für einen Großteil der Bevölkerung die Notwendigkeit, kostspielige Rehabilitationsmaßnahmen durchführen zu lassen, eine Entschädigung oder Frühberentung zu erreichen oder zumindest die Auswirkung von Krankheiten sozial ganz wesentlich abzufedern. Auch die im Sozialstaat in steigendem Maße als zusätzliche Sicherung geforderten Privatversicherungen und insbesondere das Haftungsrecht (z.B. nach Verkehrsunfällen) erfordern zunehmend neurologische Gutachten.

Die Begutachtung von Menschen mit Schäden durch primäre Erkrankungen des Nervensystems, durch Folge von Unfällen oder durch Umwelteinflüsse besitzt also für den einzelnen Kranken, aber auch für die Volkswirtschaft insgesamt eine außerordentliche Bedeutung. Während des Studiums, leider aber oft auch während der Fachartzausbildung wird dieser Zweig der Neurologie zu wenig gepflegt. Neben Grundlagenforschung, Diagnostik und Therapie ist die gerechte sozialmedizinische Beurteilung die vierte Säule der ärztlichen Tätigkeit. Sie setzt beim Gutachter umfassende nosologische Kenntnisse, das Wissen um die im Einzelfall notwendigen aktuellen Untersuchungsverfahren, aber auch eine genaue Kenntnis der zunehmend diffizileren juristischen Grundlagen voraus, um dem Kranken wirklich gerecht zu werden.

Auch Juristen sind bei der Anforderung und Auswertung neurologischer Gutachten stärker als früher gefordert. Neben den häufigsten Fällen, bei denen die klassischen Kenntnisse der Medizin klare Grundlagen für richterliche Entscheidungen liefern, treten zunehmend – auch durch die jetzt fast vollständige Globalisierung der medizinischen Wissenschaft bedingt – andere Fälle auf, die wissenschaftlich entweder noch nicht hinreichend abgeklärt sind oder gar im Widerspruch zu den herrschenden medizinischen Lehrmeinungen von Klägern vorgetragen werden. Selbsthilfegruppen, oftmals willkommene Partner bei der Arbeit des Arztes, können Vorstellungen entwickeln, denen die wissenschaftliche Grundlage fehlt. Die jedem zugängliche Möglichkeit, in einem kaum mehr überschaubaren Nachrichtenangebot die eine oder andere medizinische Information zu entnehmen, bedarf einer ständigen kritischen Sichtung. Die Gefahr ist groß, sich bei der Flut von Informationen – etwa über das Internet – in falsche Ansichten und dann auch Behauptungen zu verrennen. Jeder Kranke muß aber zu seinem ihm zugesicherten Recht kommen.

So soll dieses Handbuch auch dem Juristen bei der Gutachtenanforderung, der hierfür erforderlichen Zusammenarbeit mit dem Neurologen, bei der Beweiswürdigung sowie bei den abschließenden Entscheidungen helfen.

Gegenüber den Vorauflagen sind alle Kapitel weitgehend neu formuliert worden, wobei auch die Verhältnisse in Österreich und der Schweiz wieder Berüksichtigung fanden. Neue Kapitel kamen hinzu und neue Mitarbeiter konnten gewonnen werden, um sicherzustellen, daß die individuellen Entscheidungen des Gutachters vor dem Hintergrund des derzeitigen medizinischen Wissens und für die damit arbeitenden Juristen einsehbar getroffen werden können.

Das Buch ist in vier Abschnitte gegliedert: einen juristischen Teil, einen Teil, der den Gutachtenauftrag näher betrachtet, einen allgemeinen Teil über die praktische Durchführung der Begutachtung sowie einen speziellen Teil über die Begutachtung bei den verschiedenen Schäden und Erkrankungen des Nervensystems. Dem Urban & Fischer Verlag, insbesondere Frau Elke Klein und Herrn Dr. Dr. Roland Itterheim, sei für die hervorragende Zusammenarbeit und Ausstattung besonders gedankt.

Herrsching-Breitbrunn, Hamburg und Kassel,
im August 2000

Richard M. A. Suchenwirth
Klaus Kunze
Otto Ernst Krasney

Autorinnen und Autoren

Professor Dr. med. Heinz Angstwurm
Neurologische Klinik der Universität München
Neurologischer Konsiliardienst Innenstadt-Kliniken
Ziemssenstr. 1
80336 München

Professor Dr. med. Hartmut Becker
Medizinische Hochschule Hannover
Abteilung Neuroradiologie
Zentrum Radiologie
Konstanty-Gutschow-Straße 8
30625 Hannover

Dr. med. Hanno Bolz
Universitätsklinikum Hamburg-Eppendorf
Institut für Humangenetik
Butenfeld 42
22529 Hamburg

Professor Dr. med. Johannes Breitenfelder
St. Vincenz Hospital, Akad. Lehrkrankenhaus
Orthopädische Klinik
Danziger Straße 17
33034 Brakel

Dr. jur. Klaus Burchardt
Bundessozialgericht
34114 Kassel

Professor Dr. jur. Harald Bürck
Bundessozialgericht
34114 Kassel

Professor Dr. med. Heinz-Walter Delank
BG-Kliniken Bergmannsheil
Neurologische Universitätsklinik
Bürkle-de-la-Camp-Platz 1
44789 Bochum

Professor Dr. med. Günther Deuschl
Christian-Albrechts-Universität Kiel
Klinik für Neurologie
Niemannsweg 147
24105 Kiel

Professor Dr. med. Klaus Fasshauer
Alexianer-Krankenhaus
Oberdießemer Straße 136
47805 Krefeld

Professor Dr. med. Dipl.-Psych. Andreas Ferbert
Städtische Kliniken Kassel, Akad. Lehrkrankenhaus
Neurologische Klinik
Mönchebergstraße 41-43
34125 Kassel

Professor Dr. med. Andreas Gal
Universitätsklinikum Hamburg-Eppendorf
Institut für Humangenetik
Butenfeld 42
22529 Hamburg

Hofrat Professor Dr. med. Gerhart Harrer
Universität Salzburg
Institut für Forensische Psychiatrie
Ignaz-Harrer-Straße 79
A-5020 Salzburg

Dr. med. Wolfgang Hausotter
Neurologe und Psychiater
Martin-Luther-Straße 8
87527 Sonthofen

Dr. Beat Hiltbrunner
Neurologe, Unfallmedizin SUVA
Fluhmattstrasse 1
CH-6000 Luzern

Dr. med. Horst Högenauer
Hessisches Landesamt für Versorgung
und Soziales
Adickesallee 36
60322 Frankfurt/M.

Professor Dr. med. Gert Huffmann
Philipps-Universität Marburg
Neurologische Klinik
Rudolf-Bultmann-Straße 8
35039 Marburg

PD Dr. med. Bernhard Kleiser
Bayerisches Landesamt für Versorgung und Familienförderung
Hegelstr. 2
95447 Bayreuth

Professor Dr. jur. Otto Ernst Krasney
Im Eichenhof 28
34125 Kassel

Dr. med. Hannelore Krömer
Universitätsklinikum Hamburg-Eppendorf
Neurologische Klinik
Martinistraße 52
20246 Hamburg

Professor Dr. med. Johann Kugler
ehem. Leiter der Abt. Neurophysiologie und EEG-Diagnostik der Nervenklinik der Universität München
Au 13
A-5311 Loibichl

Professor Dr. med. Klaus Kunze
vorm. Direktor der Neurologischen Klinik
Universitätsklinikum Hamburg-Eppendorf
Martinistraße 52
20246 Hamburg

Dr. med. Michael Kutzner
Neurologische Klinik
Hamdorfer Weg 3
23795 Bad Segeberg

Professor Dr. med. Friedemann Manz
Klinikum Lippe, Neurologische Abteilung
Rintelner Straße 85
32657 Lemgo

Professor Dr. med. Peter Marx
Freie Universität Berlin
Neurologische Universitätsklinik
Hindenburgdamm 30
12200 Berlin

Professor Dr. med. Dieter Pongratz
Ludwig-Maximilians-Universität München
Klinikum Innenstadt
Friedrich-Baur-Institut
Ziemssenstraße 1a
80336 München

Professor Dr. med. Sigrid Poser
Georg-August-Universität Göttingen
Klinik für Neurologie
Robert-Koch-Straße 40
37075 Göttingen

Professor Dr. med. Hilmar Prange
Georg-August-Universität Göttingen
Klinik für Neurologie
Robert-Koch-Straße 40
37075 Göttingen

Dr. med. Frank Schröter, Orthopäde
Institut für Medizinische Begutachtung
Landgraf-Karl-Straße 21
34131 Kassel

Professor Dr. med. Dieter Soyka
Christian-Albrechts-Universität Kiel
Klinik für Neurologie
Niemannsweg 147
24105 Kiel

Dr. med. Rolf Spatz
Ludwig-Maximilians-Universität München
Klinikum Innenstadt
Nußbaumstraße 7
80336 München

Professor Dr. med. Manfred Stöhr
Neurologische Klinik des Zentralkinikums Augsburg
Stenglinstraße 2
86156 Augsburg

Professor Dr. med. Richard M. A. Suchenwirth
Neurologe und Psychiater
Seestraße 12
82211 Herrsching-Breitbrunn

PD Dr. med. Martin Tegenthoff
BG-Kliniken Bergmannsheil
Neurologische Universitätsklinik
Bürkle-de-la-Camp-Platz 1
44789 Bochum

Dr. jur. Peter Udsching
Bundessozialgericht
34114 Kassel

Professor Dr. med. Claus-Werner Wallesch
Universität Magdeburg
Klinik für Neurologie
Leipziger Straße 44
39120 Magdeburg

PD Dr. med. Manfred Westphal
Universitätsklinikum Hamburg-Eppendorf
Neurochirurgische Klinik
Martinistraße 52
20246 Hamburg

Dr. med. Eva-Maria Wicklein
Universitätsklinikum Hamburg-Eppendorf
Neurologische Klinik
Martinistraße 52
20246 Hamburg

Inhaltsverzeichnis

Juristische Grundlagen

Der Gutachtenauftrag

Allgemeine Durchführung der Untersuchung

Spezielle Begutachtung

Anhang

Juristische Grundlagen

1 Verfahrensrechtliche Erwägungen

Otto Ernst Krasney

Inhalt

1 Notwendigkeit zur Zuziehung eines Sachverständigen

Die Behörden und Versicherungsträger sowie die Gerichte bedienen sich der Beweismittel, die sie nach pflichtgemäßem Ermessen zur Ermittlung des Sachverhaltes für erforderlich halten; insbesondere besteht die Möglichkeit, auch Sachverständige zu vernehmen oder die schriftliche Äußerung von Sachverständigen einzuholen (s. § 26 des Verwaltungsverfahrensgesetzes vom 25.5.1976 – BGBl. I S. 1253 –; § 21 Abs. 1 des Sozialgesetzbuches – Verwaltungsverfahren – vom 18.8.1980 – BGBl. I S. 1469 – SGB X – [1]; § 273 ZPO; §§ 86, 87 VwGO; § 106 SGG).

! Die Behörde und das Gericht entscheiden grundsätzlich im Rahmen der freien richterlichen Würdigung der Gesamtumstände des jeweiligen Verfahrens, ob ein Sachverständiger [2] zugezogen wird oder ob die eigene Sachkunde zur Entscheidung ausreicht [3].

Auch nach § 244 Abs. 4 Satz 1 StPO kann ein Beweisantrag auf Vernehmen eines Sachverständigen, soweit nicht etwas anderes bestimmt ist, abgelehnt werden, wenn das Gericht selbst die erforderliche Sachkunde besitzt [4].

Die Sachkunde der Behörde oder des Gerichts im medizinischen Bereich wird jedoch in der Regel nicht zur Entscheidung ausreichen. Dies gilt insbesondere, wenn die Beantwortung wesentlicher medizinischer Fragen Befunderhebungen und medizinische Schlußfolgerungen voraussetzt [5]. Aber auch bei der Beurteilung des Kausalzusammenhanges zwischen einer – insoweit unstreitigen – Gesundheitsstörung und einem schädigenden Ereignis (z.B. Unfall) sollten die Behörde und das Gericht möglichst nicht unter Hinweis auf eigenes Studium der Fachliteratur [6] von der Hinzuziehung eines Sachverständigen absehen. Es gehört zu der dem Sachverständigen eigenen Sachkunde, unter Berücksichtigung aller Umstände des Einzelfalles zu erkennen, ob dieser auch tatsächlich der in der Fachliteratur geschilderten Fallgestaltung entspricht. Der Bundesgerichtshof (BGH) hat in seinem Urteil vom 10.1.1984 [7] insoweit ausgeführt:

„Der Hinweis auf Ausführungen in medizinischen Lehrbüchern ist weder dazu geeignet, die Sachkunde des Gerichts zu begründen, noch dazu, Teile der Sachverständigengutachten und vor allem deren Schlußfolgerungen zu widerlegen. Die kritische Überprüfung ärztlicher Gutachten ist allerdings eine wichtige und unentbehrliche Aufgabe für den Tatrichter; ein Mittel dazu kann durchaus das Studium einschlägiger Fachliteratur sein. Nur darf der Tatrichter so erworbene, notwendigerweise bruchstückhafte Kenntnisse nicht über die Ausführungen des Fachmannes stellen. Er darf und soll sie ihm vorhalten, wenn er Lücken und Widersprüche in den medizinischen Ausführungen des Sachverständigen vermutet. In aller Regel wird der Tatrichter aber erst nach einer Stellungnahme des Sachverständigen und gegebenenfalls nach einem Gespräch in der mündlichen Verhandlung sich in die Lage versetzen können, Inhalt und Wert des Gutachtens zu erfassen, um ein eigenes Urteil über zu beurteilende Sachfragen zu gewinnen. Auch dann wird er noch vorsichtig sein und, solange bei ihm Zweifel bestehen, versuchen müssen, sich weiter sachkundig zu machen. Das hier vom Berufungsgericht gewählte Verfahren, mit einem aus notwendigerweise generalisierenden Lehrbüchern erworbenen Wissen ein von den sachverständigen Fachärzten abweichendes medizinisches Urteil zu fällen, ist jedenfalls mit dem Grundsatz der freien Beweisführung (§ 286 ZPO) nicht mehr vereinbar."

Soweit in der Rechtsprechung und im Schrifttum generell Ausnahmen von dem Grundsatz, über medizinische Fragen einen Sachverständigen zu hören, anerkannt werden, beziehen sich diese lediglich [8] auf vom Einzelfall losgelöste medizinische Erfahrungssätze, z.B. über die Vererbung und Unveränderlichkeit von Blutmerkmalen [9] oder die Auswirkungen des Blutalkohols auf die Verkehrstüchtigkeit [10].

Im medizinischen Bereich ist das Hinzuziehen eines Sachverständigen außerdem vor bestimmten Entscheidungen vorgeschrieben; z.B. war nach § 654 Abs. 1 Satz 1 ZPO a.F. der zu Entmündigende persönlich unter Zuziehung eines oder mehrerer Sachverständiger zu vernehmen. Die Entmündigung durfte nicht ausgesprochen werden, bevor das Gericht einen oder mehrere Sachverständige gehört hatte (s. § 655 ZPO a.F.). Im Strafprozeß ist die Leichenschau unter Zuziehung eines Arztes vorzunehmen (s. § 87 StPO). Falls damit gerechnet werden muß, daß die Unterbringung des Angeklagten in einem psychiatrischen Krankenhaus, einer Entziehungsanstalt oder in der Sicherungsverwahrung angeordnet wird, so ist in der Hauptverhandlung ein Sachverständiger über den Zustand des Angeklagten und die Behandlungsaussichten zu vernehmen (s. § 246a StPO). Findet im Sicherungsverfahren die Hauptverhandlung in Abwesenheit des Beschuldigten statt, so ist dieser vor der Hauptverhandlung unter Zuziehung eines Sachverständigen zu vernehmen (s. § 415 Abs. 2 Satz 1 StPO). Im Strafverfahren muß außerdem ein von dem Angeklagten oder der Staatsanwaltschaft zum Termin gestellter Sachverständiger gehört werden (s. §§ 220, 245 StPO).

Die Anmerkungen (1–151) finden sich am Ende des Beitrags.

Die Unterbringung in einer geschlossenen Krankenanstalt oder einer abgeschlossenen Krankenabteilung darf nach § 5 Abs. 4 des Gesetzes über das gerichtliche Verfahren bei Freiheitsentziehungen [11] nur nach Anhörung eines ärztlichen Sachverständigen angeordnet werden. Nach § 109 SGG muß auf Antrag des Versicherten, des Versorgungsberechtigten oder Hinterbliebenen ein bestimmter Arzt gutachtlich gehört werden [12].

! Auch aus diesen gesetzlichen Regelungen ergibt sich, daß in allen Fällen, in denen der Gesundheitszustand einer Person und daraus aufgrund von medizinischer Sachkunde zu ziehende Schlußfolgerungen Gegenstand der gerichtlichen Entscheidung sind, in der Regel ein Sachverständiger zu hören ist.

Die Anhörung eines Sachverständigen soll der Behörde oder dem Gericht die ihm fehlende eigene Sachkunde vermitteln, was voraussetzt, daß der Sachverständige die zur Entscheidung des Einzelfalles erforderliche Sachkunde besitzt. Liegen die Auswirkungen von Unfallfolgen z.B. sowohl auf chirurgischem als auch auf neurologischem Fachgebiet, so sind ein Chirurg und ein Neurologe als Sachverständige zu hören, oder es muß später im Urteil dargelegt werden, weshalb sich das Gericht nur mit der Anhörung des Gutachters einer Fachrichtung begnügt hat [13]. Es ist dabei jedoch zu beachten, daß die Sachkunde eines Arztes, darüber zu entscheiden, ob noch eine Begutachtung durch einen Sachverständigen einer anderen Fachrichtung erforderlich ist, grundsätzlich höher bewertet werden muß als die des Gerichts. Hält z.B. ein Neurologe bei auf chirurgischem Gebiet nur geringen Unfallfolgen die Anhörung eines Chirurgen nicht für erforderlich, so wird sich das Gericht regelmäßig auch insoweit auf die Sachkunde des Sachverständigen stützen können. Erachtet das Gericht für seine Urteilsfindung dennoch eine chirurgische Begutachtung für notwendig, so hat es diese trotz der Auffassung des Neurologen, daß dies nicht erforderlich sei, einzuholen. Der Richter kann sich die Sachkunde aber auch durch einen Sachverständigen vermitteln lassen, dem er sich nicht anschließt [14].

In nicht wenigen Fällen ist es für den Laien schwer zu entscheiden, welcher Fachrichtung der Sachverständige zu Beurteilung bestimmter Gesundheitsstörungen und ihrer Folgen angehören muß, der internistischen oder urologischen, der chirurgischen oder der neurologischen, der psychiatrischen oder der neurologischen. Hier empfiehlt es sich, den Auftrag zur Gutachtenerstattung mit der genauen Fragestellung dem nach Ansicht des Gerichts wohl zuständigen Sachverständigen zuzusenden und ihn im Anschreiben an erster Stelle auf die Frage der Zuständigkeit hinzuweisen, damit er ggf. den Auftrag sogleich zurückgeben kann. Ist die Frage nach dem Sachverständigen der richtigen Fachrichtung nicht von den Besonderheiten des Einzelfalles abhängig, dann kann ggf. schon eine entsprechende Anfrage ohne Aktenübersendung die Antwort erbringen [15]. Erkennt der Arzt erst nach Zugang und Studium der Akten, daß er nicht der geeignete Sachverständige ist, so hat er dies dem Gericht darzulegen und ggf. darauf hinzuweisen, welcher Fachrichtung seiner Meinung nach der Sachverständige angehören sollte [16].

! Den Parteien bleibt es unbenommen, sowohl im Verwaltungs- als auch im Gerichtsverfahren sog. Privatgutachten vorzulegen, die ein Arzt für sie erstattet hat. Solche Gutachten sind zwar vom später ernannten Sachverständigen in seine Beurteilung einzubeziehen und in der Beweiswürdigung der Behörde oder des Gerichts zu berücksichtigen, sie gelten jedoch nicht als Beweis durch Sachverständige im Sinne der Verfahrensgesetze.

2 Auswahl des Sachverständigen, Pflicht zur Gutachtenerstellung, Ablehnung des Sachverständigen

2.1 Auswahl

Die Auswahl der zuzuziehenden Sachverständigen und die Bestimmung ihrer Anzahl erfolgen grundsätzlich durch die Behörde (s. § 26 Abs. 1 VwVfG; § 21 Abs. 1 SGB X; zur gesetzlichen Unfallversicherung s. § 200 Abs. 2 SGB VII) oder durch das Gericht (s. § 404 Abs. 1 ZPO, § 72 StPO, § 118 SGG, § 98 VwGO – jeweils unter Bezugnahme auf § 404 ZPO; § 351 der österreichischen ZPO). Einigen sich im Zivilprozeß die Parteien über bestimmte Personen als Sachverständige, so hat das Gericht der Einigung Folge zu leisten (s. § 404 Abs. 4 ZPO). Nach *h. M.* [17] gilt diese Bindung des Gerichts an die übereinstimmende Auswahl des Sachverständigen durch die Parteien jedoch nicht in den Verfahren, in denen das Gericht den Sachverhalt von Amts wegen zu ermitteln hat (z.B. im Eheverfahren, im Unterbringungsverfahren, im verwaltungsgerichtlichen und sozialgerichtlichen Verfahren).

Nach § 109 SGG muß auf Antrag des Versicherten, des Versorgungsberechtigten oder des Hinterbliebenen ein bestimmter Arzt gutachtlich gehört werden. Aber auch in diesem Fall erhält der Sachverständige den Gutachterauftrag durch das Gericht. Ebenso wie bei einer Einigung der Parteien im Zivilprozeß auf einen bestimmten Sachverständigen erstattet der Sachverständige das Gutachten nicht den Parteien, sondern wird als vom Gericht beauftragter und diesem verantwortlicher Sachverständiger tätig. Er unterliegt denselben Wahrheitspflichten und sonstigen Pflichten eines gerichtlichen Sachverständigen. Der Gutachter muß, auch wenn er sich den Parteien [18] gegenüber auf deren vorsorgliche Anfrage zur Erstattung des Gutachtens bereit erklärt hat, die Bestellung zum Sachverständigen durch das Gericht abwarten. Die Honorierung erfolgt ebenfalls durch das Gericht und nicht unmittelbar durch die Parteien. Das gilt auch dann, wenn das Gericht nach § 109 Abs. 1 S. 2 SGG die Einholung des Sachverständigengutachtens davon abhängig macht, daß der Antragsteller die Kosten vorschießt und vorbehaltlich einer anderen Entscheidung des Gerichts endgültig trägt [19]. Anders verhält es sich bei einem sog. **Parteigutachten,** das der Mediziner unmittelbar im Auftrag einer Partei erstattet und das diese dann selbst in den Prozeß einführt.

! Es ist in den Verfahrensordnungen nicht besonders vorgeschrieben und in der Praxis nicht üblich, sollte aber unter Berücksichtigung des Rechts auf Gehör geschehen [20], die Parteien vor der beabsichtigten Ernennung eines Sachverständigen zu hören, denn der Sachverständige soll grundsätzlich auch das Vertrauen der Parteien besitzen.

Die Parteien haben zwar das Recht, den Sachverständigen wegen Befangenheit abzulehnen; aber es gibt – wenn auch in Ausnahmefällen – Gründe, die für eine Ablehnung nicht ausreichen, jedoch gewichtig genug sind, um das Gericht bei Kenntnis der Sachlage davon abzuhalten, den zunächst vorgesehenen Mediziner zum Sachverständigen zu bestellen.

Bei der Auswahl des Sachverständigen ist zunächst zu prüfen, ob er die erforderliche Sachkunde besitzt. Regelmäßig ist dies der Fall, wenn er Facharzt des in Betracht kommenden Fachgebietes ist. Nach § 407a Abs. 1 ZPO hat der Sachverständige unverzüglich zu prüfen, ob der Auftrag in sein Fachgebiet fällt und ohne die Heranziehung weiterer Sachverständiger erledigt werden kann; ist dies nicht der Fall, so hat der Sachverständige das Gericht unverzüglich zu verständigen [21]. Ebenso ist zu beachten, ob er die für den gegebenen Fall erforderlichen Untersuchungsmöglichkeiten und – insbesondere wenn bereits Gutachten vorliegen – außerdem die notwendige wissenschaftliche Autorität auf seinem Fachgebiet besitzt. Dies kann z.B. im Hinblick auf die Schwierigkeit der medizinischen Beurteilung oder wegen des Gegenstandes der Person (z.B. Schadensersatzpflicht von Ärzten) [22] einer besonderen Abwägung bedürfen.

Es ist jedoch eine nicht selten zu beobachtende Unsitte von Gerichten, bei Prozessen, in denen ein medizinischer Sachverhalt mit durchschnittlichem Schwierigkeitsgrad zu beurteilen ist, Leiter von Universitätskliniken oder anderen Spezialkliniken oder Kapazitäten auf bestimmten Fachgebieten zum Sachverständigen zu bestellen, wohl vornehmlich um aufgrund deren Gutachten die Parteien zur Anerkenntnis, zur Klagerücknahme oder zum Vergleich zu bewegen und damit den Rechtsstreit ohne Urteil zu beenden. So werden diese Sachverständigen durch Überlastung mit Gutachtenaufträgen oft gehindert, in den Fällen ihre Sachkunde in angemessener Zeit zur Verfügung zu stellen, in denen es die Schwierigkeiten der medizinischen Begutachtung an sich erfordern würden.

Vereinzelt wenden sich zu Begutachtende nach der Bestellung des Sachverständigen an diesen und verlangen von ihm Auskunft, ob er eine ausreichende Sachkunde besitzt und wie er diese belegen könne (z.B. durch Veröffentlichungen) sowie für wen er bisher und mit welchen Ergebnissen für die zu Begutachtenden er Gutachten erstattet habe. Schon die Beantwortung des ersten Teils der Frage steht im Ermessen des Sachverständigen; ein Anspruch des zu Begutachtenden besteht gegenüber dem Sachverständigen nicht. Den zweiten Teil der Frage darf der Sachverständige zwar – ohne den Namen der Begutachteten zu nennen – auch beantworten, jedoch ist ihm hiervon gerade zur Wahrung seiner Unabhängigkeit dringend abzuraten.

2.2 Bestellung einer bestimmten Person zum Sachverständigen

! Das Gericht hat jeweils eine bestimmte natürliche Person zum Sachverständigen zu bestellen. Es ist nicht zulässig, den Gutachtenauftrag an ein Krankenhaus, eine Klinik oder eine Abteilung (z.B. medizinische, chirurgische, neurologische Abteilung) zu richten und es dem jeweiligen Leitenden Arzt oder dessen Vertreter zu überlassen, einen geeigneten Arzt mit der Erstattung des Gutachtens zu beauftragen [23].

Der BGH [24] ist wohl anderer Ansicht, hält aber jedenfalls eine insoweit „möglicherweise mangelhafte" Prozeßhandlung nach § 295 Abs. 1 ZPO für geheilt, wenn die Parteien den Gutachtenauftrag an eine Klinik oder eine Abteilung einer Klinik nicht rechtzeitig rügen. Wird der Klinikdirektor persönlich zum Sachverständigen bestellt und ist er zeitlich nicht in der Lage, das Gutachten zu erstatten (zur Inanspruchnahme von Hilfspersonen s. Abschnitt 4.1.1), so muß er nach der hier vertretenen Auffassung die Akten dem Gericht zurücksenden oder vorschlagen, den von ihm benannten Mitarbeiter an seiner Stelle zum Sachverständigen zu ernennen. Im letzteren Falle wird es regelmäßig nicht notwendig sein, die Akten sofort zurückzusenden, da das Gericht eine Durchschrift des Beweisbeschlusses zurückbehält. Es dürfte jedoch – sofern es sich nicht um den Oberarzt der Klinik handelt – nötig sein, dem Gericht einen kurzen Hinweis auf die Eignung des Arztes als Sachverständigen in dem betreffenden Fall zu geben. Der vom Gericht bestellte Sachverständige darf aber nicht von sich aus einem anderen Arzt die Akten zur selbständigen Erstattung des Gutachtens übergeben [25].

! Das Gericht hat den Sachverständigen somit selbst auszusuchen und zu bestellen.

Nach der Auffassung des BGH [26] kann das Entschädigungsgericht die Auswahl des Sachverständigen, der den Gesundheitszustand eines im Ausland wohnenden Verfolgten begutachten soll, der zuständigen Auslandsvertretung der Bundesrepublik Deutschland überlassen. Dieser Auffassung des BGH wird nicht beigetreten.

In vielen Fällen sind zur abschließenden medizinischen Beurteilung mehrere Gutachten aus verschiedenen Fachgebieten erforderlich (s. Abschnitt 10). Das gilt z.B. dann, wenn mehrere Gesundheitsstörungen jeweils von Ärzten unterschiedlicher Fachrichtung zu beurteilen sind. Das Gericht hat dann auch zu bestimmen, wer die ärztliche Gesamtbeurteilung der Einschränkung der Erwerbsfähigkeit bzw. des Grades der Minderung der Erwerbsfähigkeit vorzunehmen hat [27]. Das Gericht hat in diesen Fällen für jedes Fachgebiet eine bestimmte Person zum Sachverständigen zu bestellen und den Arzt zu benennen, der zugleich die zusammenfassende Beurteilung abzugeben hat.

Ergibt sich die Notwendigkeit weiterer **Zusatzgutachten** erst nach der Ernennung eines Sachverständigen oder hat das Gericht die Notwendigkeit einer zusätzlichen Begutachtung übersehen oder aufgrund seiner fehlenden Sachkunde nicht erkannt, so ist der Sachverständige nicht berechtigt, von sich aus Zusatzgutachten aus anderen Fachgebieten einzuholen. Er hat das Gericht, wie nunmehr auch § 407a Abs. 1 ZPO bestimmt, vielmehr darauf hinzuweisen, daß eine weitere Begutachtung erforderlich ist, die ggf. in demselben Krankenhaus durchgeführt werden kann. Im Hinblick auf das oben Gesagte ist sogleich der Name des als Sachverständiger in Betracht kommenden Arztes anzuführen. In Einzelfällen (z.B. wenn der zu Begutachtende bereits in das Krankenhaus aufgenommen ist) kann eine telefonische Entscheidung des Gerichts herbeigeführt werden.

! Der Pflicht, eine bestimmte natürliche Person als Sachverständigen zu bestellen, widerspricht es nicht, mehrere Personen als Sachverständigengruppe mit der Erstattung des Gutachtens zu beauftragen.

Es handelt sich dabei nicht um die Erstattung mehrerer selbständiger Gutachten aus der Sicht verschiedener Fachgebiete (s.o.), sondern um die gemeinsame Erarbeitung eines Gutachtens durch verschiedene Fachärzte desselben Fachgebietes oder mehrerer verschiedener Fachgebiete. Diese Form der Gutachtenerstattung ist wegen des damit für alle Ärzte verbundenen Zeitaufwandes in der Praxis noch weitgehend ungebräuchlich, hätte aber bei besonders schwierigen Fällen den Vorteil einer optimalen wissenschaftlichen Diskussion [28]. Die in einigen Ländern bestehenden Gutachterausschüsse [29] haben für die tägliche Praxis der Gerichte kaum Bedeutung.

Die angeführten Grundlagen für die Bestellung von Sachverständigen sollten aus allgemein rechtlichen Erwägungen auch von Behörden beachtet werden. Es besteht aber für die Behörden insoweit keine Verpflichtung, da sie nicht an die förmlichen Vorschriften des gerichtlichen Sachverständigenbeweises gebunden sind.

2.3 Pflicht zur Gutachtenerstattung

Der vom Gericht zum Sachverständigen Ernannte hat der Ernennung Folge zu leisten, wenn er – u.a. – die Wissenschaft, die Kunst oder das Gewerbe, deren Kenntnis eine Voraussetzung für die Begutachtung darstellt, öffentlich ausübt oder wenn er zur Ausübung derselben öffentlich bestellt oder ermächtigt ist (s. § 407 Abs. 1 ZPO, § 118 SGG iVm § 407 Abs. 1 ZPO, § 75 Abs. 1 StPO, § 98 VwGO iVm § 407 Abs. 1 ZPO). Ärzte sind demnach grundsätzlich gegenüber dem Gericht zur Gutachtenerstattung verpflichtet [30]. Für das Gericht empfiehlt es sich aber, grundsätzlich nur Ärzte zu Sachverständigen zu ernennen, die auch ohne den gesetzlichen Zwang dazu bereit sind, das Gutachten zu erstatten.

Die gesetzliche Verpflichtung darf einen Sachverständigen nicht über seine Kräfte belasten. Der Sachverständige ist z.B. berechtigt und im Interesse der Parteien sogar verpflichtet, das Gericht darauf hinzuweisen, daß er wegen bereits vorliegender Gutachteraufträge und seiner besonderen beruflichen Belastung nicht in der Lage ist, das Gutachten in absehbarer Zeit zu erstellen [31] (zur Fristsetzung durch das Gericht s. Abschnitt 5). Der Sachverständige hat dies dem Gericht jedoch möglichst unverzüglich nach der Ernennung zum Sachverständigen mitzuteilen und nicht erst, wenn das Gutachten angemahnt wird [32]. Das Gericht entscheidet, ob es einen anderen Arzt zum Sachverständigen bestellt hat oder – in besonders gelagerten Fällen – das Gutachten des Ernannten abwarten will.

Gegenüber einer Behörde besteht eine Verpflichtung des Sachverständigen zur Erstattung von Gutachten nur, wenn sie durch Rechtsvorschriften vorgesehen sind (s. § 26 Abs. 3 S. 1 VwVfG; § 21 Abs. 3 S. 1 SGB X). Eine solche Pflicht besteht auch dann, wenn die Aussage oder die Erstattung von Gutachten im Rahmen von § 407 ZPO zur Entscheidung über die Entstehung, Erbringung, Fortsetzung, das Ruhen, die Entziehung oder den Wegfall einer Sozialleistung sowie deren Höhe unabweisbar ist (s. § 21 Abs. 3 S. 2 SGB X). Zur Vernehmung durch das Sozial- oder Verwaltungsgericht bei Weigerung des Sachverständigen s. § 22 SGB X. In Verfahren nach den Verwaltungsverfahrensgesetzen der allgemeinen Verwaltung besteht eine Pflicht zur Gutachtenerstattung entsprechend den Vorschriften der ZPO nur in den sog. förmlichen Verfahren (s. §§ 63, 65 VwVfG).

2.4 Ablehnung des Sachverständigen

Ein Sachverständiger kann – vor allem im Hinblick auf das erforderliche Vertrauensverhältnis zwischen ihm und dem zu Begutachtenden – aus denselben Gründen, die zur Ablehnung eines Richters berechtigen, abgelehnt werden (s. § 406 ZPO, § 118 SGG iVm § 406 ZPO, § 74 StPO, § 98 VwGO iVm §406 ZPO; § 21 Abs. 3 S. 3 SGB X; ebenso im österreichischen Zivilprozeßrecht [33]). Ein Richter kann sowohl in den Fällen, in denen er von der Ausübung des Richteramts kraft Gesetzes ausgeschlossen ist (s. § 41 ZPO u.a. in Sachen, in denen er selbst Partei oder bei denen er zu einer Partei im Verhältnis eines Regreßpflichtigen steht; in Sachen einer Person, mit der er in gerader Linie verwandt oder verschwägert ist, in Sachen seiner Ehefrau) oder wegen Besorgnis der Befangenheit abgelehnt werden (s. § 42 Abs. 1 ZPO).

Wegen der Besorgnis der Befangenheit findet die Ablehnung statt, wenn ein Grund vorliegt, der geeignet ist, Mißtrauen gegen die Unparteilichkeit eines Sachverständigen zu rechtfertigen (§ 42 Abs. 2 ZPO). Der Grund muß derart beschaffen sein, daß er nach vernünftigen Erwägungen vom Standpunkt der Partei aus Bedenken gegen die Unparteilichkeit des Sachverständigen zu erregen geeignet ist [34]. Es ist also nicht die Frage zu prüfen, ob die Partei von ihrem Standpunkt aus tatsächlich berechtigten Anlaß zu Mißtrauen hat [35]. Die Besorgnis der Befangenheit wird u.a. als begründet angesehen [36], wenn der Sachverständige im Betrieb der Partei eine Vorrichtung (z.B. an der sich der Unfall ereignet haben soll) besichtigt, ohne die Gegenpartei zu verständigen. Da eine Partei grundsätzlich kein Recht hat, der Untersuchung der anderen Partei oder eines Dritten beizuwohnen, braucht der Sachverständige grundsätzlich die Untersuchung zur Durchführung der Begutachtung nicht der anderen Partei bzw. – wenn ein Dritter untersucht wird – den Parteien anzuzeigen. Der Vorwurf der Besorgnis der Befangenheit kann aber begründet sein, wenn der Arzt anläßlich der Untersuchung dem Untersuchten keine Gelegenheit gibt, selbst seine Beschwerden darzustellen oder dem Kläger zu verstehen gibt, daß er das Klagebegehren unverständlich finde und für aussichtslos halte. Überhaupt sollte sich der Sachverständige gegenüber dem Untersuchten oder den Parteien jeder rechtlichen oder moralischen Wertung des Rechtsstreites strikt enthalten. Zur Frage der Befangenheit eines nach § 109 SGG (s. 2.1) benannten Arztes, der den Kläger behandelt oder bereits eine gutachtliche Äußerung abgegeben hat, s. Plagemann MedR 1983, 170, 171. Keine Befangenheit wurde allein deshalb angenommen, weil der Sachverständige schon im Verwaltungsverfahren ein Gutachten erstattet hatte [36a].

Im Strafverfahren kann das Ablehnungsgesuch vor und auch noch nach der Vernehmung des Sachverständigen vorgebracht werden. Im Zivilprozeß sowie im sozialgerichtlichen und verwaltungsgerichtlichen Verfahren (s. die Verweisung auf § 406 ZPO in § 118 SGG und § 97 VwGO) ist dagegen das Ablehnungsgesuch bei dem Gericht oder dem Richter, von dem der Sachverständige ernannt ist, vor seiner Vernehmung, bei schriftlicher Begutachtung vor Einreichung des Gutachtens anzubringen (s. § 406 Abs. 2 Satz 1 ZPO). Nach diesem Zeitpunkt ist die Ablehnung nur zulässig, wenn glaubhaft gemacht wird, daß der Ablehnungsgrund vorher nicht geltend gemacht werden konnte (§ 406 Abs. 2 Satz 2 ZPO) [36b].

Der Sachverständige verliert den Entschädigungsanspruch nicht schon deshalb, weil er infolge leichter

Fahrlässigkeit seine Ablehnung verursacht hat [37]. Der BGH hat es offen gelassen [38], ob – wie die in Literatur und Praxis überwiegende Meinung [39] ausdrückt – der Entschädigungsanspruch des Sachverständigen nur dann verwirkt ist, wenn er durch grobe Fahrlässigkeit (leichte Fahrlässigkeit reicht nicht aus) die Unverwertbarkeit seines Gutachtens herbeiführt, oder sogar nur dann, wenn er bewußt gegen die Verpflichtung zur Unparteilichkeit verstößt.

3 Aufgabe, Fragestellung und Beschaffung des Tatsachenstoffes für den Sachverständigen

3.1 Aufgabe

Der Sachverständige hat durch seine Sachkunde das Gericht bei dessen Urteilsfindung zu unterstützen. Er ist Gehilfe oder – besser – Berater [40] des Gerichts, wobei die Entscheidung das Gericht trifft. Damit soll nicht die maßgebende Bedeutung eines Gutachtens für den Ausgang des Rechtsstreits gemindert werden. Gerade deshalb ist zu betonen, daß der Sachverständige weder Interessenvertreter des Klägers, des Sozialversicherungsträgers oder des privaten Versicherers noch der des zu Begutachtenden ist [41]. Für die Erstattung und Auswertung des Gutachtens ist jedoch die Abgrenzung der Aufgabengebiete des Gerichts und des Sachverständigen wichtig.

! Der Sachverständige hat in der Regel aufgrund seiner Sachkunde Tatsachen festzustellen, d.h. Befunde zu erheben, und sie dem Gericht mitzuteilen. Er hat außerdem diese Befunde aufgrund seiner Sachkunde zu beurteilen und dabei dem Gericht Kenntnis von Erfahrungssätzen auf seinem Fachgebiet zu vermitteln. Die Befunderhebung und die Beurteilung der Befunde werden jedoch bestimmt von dem Gegenstand der durch das Gericht zu treffenden Entscheidung.

So ist z.B. im Rahmen einer Prüfung der Voraussetzungen der Schuldunfähigkeit oder der verminderten Schuldfähigkeit (s. §§ 20 und 21 StGB) regelmäßig ohne Bedeutung, welche Tätigkeiten der zu Untersuchende trotz seiner seelischen Erkrankung noch verrichten kann. Bei der Beurteilung der Berufs- und Erwerbsunfähigkeit i.S. der §§ 43, 44 SGB VI ist dies dagegen wesentlich. Jedoch kommt es hierbei wiederum nicht darauf an, ob die Gesundheitsstörungen auf einen bestimmten Arbeitsunfall zurückzuführen sind, was in der Unfallversicherung dagegen maßgebend ist (s. § 8 SGB VII). Bereits in diesen als Beispiel angeführten Fällen ist in der Regel schon die Befunderhebung in Art und Umfang und erst recht die Zielrichtung der Beurteilung der Befunde unterschiedlich. Der Sachverständige muß deshalb seine Aufgabe im konkreten Fall durch die Fragestellung im Beweisbeschluß klar aufgezeigt und abgegrenzt erhalten.

Darüber hinaus hat nach § 404a ZPO das Gericht den Sachverständigen zu leiten und kann ihm für Art und Umfang seiner Tätigkeit Weisungen erteilen, z.B. ob das Gutachten aufgrund einer stationären oder einer ambulanten Untersuchung des zu Begutachtenden oder ob das Gutachten nur nach der Aktenlage ohne Untersuchung erstattet werden soll. Ebenso können bestimmte Untersuchungen ausgeschlossen werden. Ob in diesen Fällen das Gutachten dann überhaupt noch erstattet oder nur mit Einschränkungen erstattet werden kann, liegt in der Entscheidung des Sachverständigen, der allerdings auf die durch die „Weisungen“ bedingten Beschränkungen seiner Beurteilung hinzuweisen hat.

3.2 Fragestellung

! Das Gericht hat dem Sachverständigen zu sagen, zur Beantwortung welcher Frage, in welcher Form und in welchem Umfang es seiner Sachkunde bedarf. Dabei muß es dem Sachverständigen die Frage, auf die es nach Auffassung des Gerichts ankommt und zu deren Beantwortung es des Gutachtens bedarf, möglichst genau spezifizieren.

Die Auffassung von Müller (1978) [42], daß vielfach das Gutachten gar nicht ein vor seiner Erstattung fixiertes Thema habe, wird nicht geteilt. Sie würde letztlich dazu führen, daß der Sachverständige nicht seine Sachkunde für die Beurteilung der vom Gericht für entscheidungserheblich angesehenen Umstände zur Verfügung stellt, sondern selbst durch die Fixierung des Beweisthemas bestimmt, welche Umstände für die rechtliche Entscheidung erheblich sind. In der Praxis wird häufig nicht beachtet, daß der Sachverständige nicht die Aufgabe hat, bestimmte Teile des Sachverhalts, in welchem medizinische Feststellungen bedeutsam sind, unter die Tatbestandsmerkmale einer Vorschrift rechtlich zu subsumieren.

Bei der Gutachtenerstattung (zur Befunderhebung s. Abschnitt 3.3) ist für die Beschränkung auf das Wesentliche allerdings angezeigt, daß der Sachverständige in groben Zügen auch die rechtliche Problematik kennt. Das setzt vielfach voraus, daß der Sachverständige die Vorschrift kennt, zu deren Anwendung das Gericht seiner Hilfe bedarf (vgl. z.B. §§ 20, 21 StGB, § 106 JGG; §§ 43, 44 SGB VI). Der Sachverständige kann durchaus zu seiner Information den Richter bitten, ihm gegebenenfalls die in Frage stehende Vorschrift mitzuteilen. Jedoch darf der Richter die Auslegung der einzelnen Tatbestandsmerkmale nicht dem Sachverständigen überlassen, sondern muß ihm – mit Hilfe des Sachverständigen – die Fragen stellen, deren Beantwortung für ihn als Richter zu seiner Entscheidung maßgeblich sind [43].

Es ist deshalb z.B. im Strafprozeß falsch, den Sachverständigen nur zu fragen, ob die Voraussetzungen einer Schuldunfähigkeit oder einer verminderten Schuldfähigkeit gegeben sind, oder gar zu fragen, ob die Voraussetzungen des § 20 oder des § 21 StGB vorliegen. Dies hat das Gericht zu entscheiden. Es bedarf aber dabei der Sachkunde des Sachverständigen, u.a. um festzustellen, ob eine und gegebenenfalls welche krankhafte seelische Störung oder eine tiefgreifende Bewußtseinsstörung oder Schwachsinn oder eine schwere andere seelische Abartigkeit beim Angeklagten vorgelegen hat, welchen Einfluß sie auf die Einsichtsfähigkeit des Angeklagten allgemein und bezüglich der vom Gericht näher bezeichneten Umstände hatte [44]. Ebenso ist im sozialgerichtlichen Verfahren z.B. unzulässig, an den Sachverständigen die Frage zu richten, ob der Versicherte berufs- oder erwerbsunfähig sei [45]. Vielmehr ist der Sachverständige zu fragen, welche Krankheiten oder andere Gebrechen oder Schwächen der körperlichen oder geistigen Kräfte beim Versicherten vorliegen, welche Arbeiten dieser am Werktag noch verrichten kann und über welchen Zeitraum hinweg.

Das für die rechtliche Beurteilung der Berufsunfähigkeit wesentliche Problem, ob für den Versicherten trotz der Gesundheitsstörung und der damit verbundenen Einschränkung der Erwerbsfähigkeit noch ein allgemeiner Arbeitsmarkt besteht, ist entgegen der Auffassung von Trüb [46] vom Sachverständigen in seinem Gutachten nicht zu berücksichtigen. Im Zivilprozeß ist z.B. ein Beweisbeschluß falsch, der in einem Haftpflichtprozeß gegen einen Arzt die Fragestellung an den Sachverständigen enthält, ob der Beklagte (der Arzt) seine Pflicht zur Überwachung medikamentöser Behandlungen fahrlässig oder grob fahrlässig unterlassen habe. Der Sachverständige ist vielmehr nach den kraft seiner Sachkunde von ihm zu beurteilenden Umständen zu befragen, die für die abschließende rechtliche Würdigung des Gerichts, ob das Verhalten fahrlässig oder grob fahrlässig war, bedeutsam sind [47].

Schließlich wird der Ansicht von Hofmann und Friederichs [48] nicht beigetreten, auch bei der medizinischen Beurteilung eines Kausalzusammenhangs zwischen einer Gesundheitsstörung und einem Arbeitsunfall oder einer Schädigung habe der Sachverständige die medizinischen Würdigungen „unter Berücksichtigung der unterschiedlichen rechtlichen Voraussetzungen durchzuführen". Vielmehr hat, sofern die „unterschiedlichen rechtlichen Voraussetzungen" für das vom Sachverständigen zu behandelnde Beweisthema erheblich sind, das Gericht dem Sachverständigen entsprechend differenzierte Fragen zu stellen.

Bei Zweifeln über die Eignung zum Führen von Kraftfahrzeugen (s. §§ 2, 3 der Fahrerlaubnis-Verordnung – FeV; s. unter 9) ist der Sachverständige zu fragen, welche Gesundheitsstörungen beim Antragsteller vorliegen und wie diese sich auf die Fähigkeit, ein Kfz zu führen, auswirken. Ob der Antragsteller ungeeignet zum Führen eines Kfz ist, entscheidet die Behörde und evtl. später das Gericht aufgrund der Ausführungen des Sachverständigen. Es ist aber falsch, den Sachverständigen allgemein zu fragen, ob der Antragsteller zum Führen eines Kfz geeignet ist. Entsprechendes gilt für die Entziehung der Fahrerlaubnis. Lüdtke [49] schreibt in diesem Zusammenhang zutreffend, es sei erstaunlich, was sich Sachverständige in dieser Hinsicht oft zumuten ließen.

Es ist allerdings nicht zu übersehen, daß es Grenzfälle gibt, in denen der Inhalt eines Tatbestandsmerkmals der Beurteilung durch Sachverständige unterliegt und zugleich den wesentlichen Teil der Norm bildet. Ebenso kann der Gesetzgeber dem Sachverständigen auch eine rechtliche Wertung zuweisen. So hat z.B. nach § 5 Abs. 2 Satz 1 des Gesetzes über die Fortzahlung des Arbeitsentgelts an Feiertagen und im Krankheitsfall (Entgeltfortzahlungsgesetz) vom 26. Mai 1994 [50] der Arbeitnehmer eine ärztliche Bescheinigung über die Arbeitsunfähigkeit und deren voraussichtliche Dauer vorzulegen. Der Arzt hat hier gegenüber dem Arbeitgeber eine rechtlich Subsumption zu vollziehen, daß die von ihm festgestellte Krankheit mit ihren Folgen zur Arbeitsunfähigkeit des Arbeitnehmers geführt hat.

Die Fragestellung des Gerichts muß demnach möglichst präzise sein – eine altbekannte Tatsache, gegen die jedoch in der täglichen Praxis häufig verstoßen wird.

Eine präzise formulierte Frage an den Sachverständigen wird nicht selten erst dann gestellt werden können, wenn das Gericht eine gewisse Sachkunde auf dem Fachgebiet des Sachverständigen besitzt. Das Gericht kann deshalb und sollte nach § 404a Abs. 2 ZPO auch – soweit erforderlich – vor der endgültigen Formulierung des Beweisbeschlusses schriftlich oder fernmündlich die Fassung der Beweisfrage mit dem Sachverständigen erörtern, wobei es allerdings beachten muß, daß es weiterhin die Fragen stellt, deren Beantwortung der Sache dient, und nicht diejenigen, welche der Sachverständige aus seiner Sicht beantworten möchte. Vor allem aber hat der Sachverständige, wenn ihm als Mediziner eine Frage oder der gesamte Beweisbeschluß unklar oder unverständlich ist, das Gericht um eine nähere Erläuterung zu bitten.

Nach § 407a Abs. 3 ZPO hat der Sachverständige das Gericht rechtzeitig darauf hinzuweisen, wenn er Zweifel an Inhalt oder Umfang des Auftrages hat oder voraussichtlich Kosten erwachsen, die erkennbar außer Verhältnis zum Wert des Streitgegenstandes stehen oder einen angeforderten Kostenvorschuß erheblich übersteigen. Es ist – von einem offensichtlichen Vergreifen im Ausdruck abgesehen – nicht zulässig, daß der Sachverständige die gestellten Fragen unberücksichtigt läßt und aus seiner Sicht als Sachkundiger andere Fragen stellt und beantwortet, die er – insoweit wiederum als Laie – für die rechtliche Entscheidung des Prozesses als wesentlich erachtet.

In jüngerer Zeit wird nicht selten von einer „Leitung" des Sachverständigen durch das Gericht gesprochen [51]. Eine bessere Zusammenarbeit beim Auftauchen von Zweifelsfragen zwischen dem Gericht und dem Sachverständigen wäre, wie bereits zur Fragestellung im Beweisbeschluß oben aufgezeigt [52] und im Abschnitt 3.3 dargelegt ist [53], sicherlich zu begrüßen. Jedoch sollte zur Beachtung der auch gegenüber dem Gericht selbständigen und eigenverantwortlichen Tätigkeit des Sachverständigen schon der Ausdruck „Leitung" durch das Gericht vermieden werden, obgleich ihn auch der Gesetzgeber in § 404a Abs. 1 ZPO und § 78 StPO gebraucht hat [54].

3.3 Beschaffung des Tatsachenstoffes für den Sachverständigen

3.3.1 Befund- und Anknüpfungstatsachen

Es obliegt dem Sachverständigen, die Tatsachen festzustellen, die er aufgrund seiner Sachkunde erheben soll, z.B. die Befunde aufgrund der Untersuchung einer Person zur Feststellung einer Krankheit oder von Unfallfolgen. Es handelt sich hierbei um sog. **Befundtatsachen** [55[, wobei jedoch vor jedem Gutachten sorgfältig zu prüfen ist, welche Befunde erhoben werden müssen und welche Untersuchungen hierfür erforderlich sind.

Dabei ist vor allem zu prüfen [56], ob von anderen Ärzten insbesondere im Gutachten dokumentierte Befunde ohne erneute Untersuchung des zu Begutachtenden zugrunde gelegt werden können, um die mit jeder weiteren Untersuchung verbundenen Belastungen des zu Begutachtenden zu vermeiden. Nach § 96 Abs. 2 Satz 1 SGB X haben die Sozialleistungsträger sicherzustellen, daß Untersuchungen unterbleiben, soweit bereits verwertbare Untersuchungsergebnisse vorliegen. Um dies möglichst zu erreichen, bestimmt § 96 Abs. 1 Satz 1 SGB X, daß bei von Leistungsträgern veranlaßten ärztlichen Untersuchungsmaßnahmen die Untersuchungen in der Art und Weise vorgenommen und deren Ergebnisse so festgehalten werden, daß sie auch bei der Prüfung der Voraussetzungen anderer Sozialleistungen verwertet werden können. Jedoch richtet sich der Umfang der Untersuchungsmaßnahmen nach dem Gutachtenauftrag an den Sachverständigen (vgl. § 96 Abs. 1 Satz 2 SGB X).

Für seine Beurteilung muß der Sachverständige jedoch häufig an andere Tatsachen anknüpfen, die zwar noch in seine Sachkunde als Sachverständiger fallen können, aber von ihm nicht erhoben worden sind (z.B. Beurteilung des Zustandes des Untersuchten vor dem Unfall aufgrund von Unterlagen des behandelnden Arztes), oder an Tatsachen, deren Feststellung keine ärztliche Sachkunde erfordert (z.B. welche Arbeiten hat der Untersuchte in einem bestimmten Zeitraum verrichtet, oder wie – aus welcher Höhe, auf welchem Boden, in welcher Körperstellung – stürzte der Verletzte?). Diese sog. **Anknüpfungstatsachen** – oder z.T. Zusatztatsachen [57] genannt – müssen dem Sachverständigen vom Gericht vermittelt werden [58]. Er ist insoweit nicht befugt, selbst Beweise zu erheben [59].

Eine – allerdings sehr wichtige sachliche, wenn auch nicht rechtliche – Ausnahme bildet die Anamnese, durch die er vom Untersuchten Informationen über Anknüpfungstatsachen erhalten kann. Dies stellt ihn aber häufig vor die Frage, ob er diese Angaben als zutreffend ansehen darf oder ob die Aussage des Untersuchten bestritten ist. Die von anderen Ärzten erhobenen Befunde gehören dagegen zu den Anknüpfungstatsachen [60].

Oft wird es als Idealfall angesehen, wenn das Gericht dem Sachverständigen den Sachverhalt beschreibt und dabei gleichzeitig – ohne Aktenübersendung – mitteilt, von welchen Anknüpfungstatsachen der Sachverständige auszugehen hat [61]. In der Praxis wird aber anders verfahren, indem der Sachverständige regelmäßig sämtliche dem Gericht vorliegenden Vorgänge erhält, denen er selbst die für seine Begutachtung erforderlichen Anknüpfungstatsachen entnimmt. Getragen wird diese Übung sicherlich vornehmlich von dem Bestreben der Gerichte, die schwierige Arbeit einer zuverlässigen Schilderung des Sachverhalts für den Sachverständigen zu vermeiden. Doch ist diese Praxis auch von sachlichen Gesichtspunkten her gerechtfertigt.

Es bestehen schon verfahrensrechtliche Bedenken dagegen, daß sich das Gericht vor der entscheidenden mündlichen Verhandlung auf einen – wenn auch nur für den Sachverständigen bestimmten – Sachverhalt festlegt. Für seine abschließende Entscheidung wäre das Gericht sowieso nicht daran gebunden. Diese Bedenken verstärken sich noch für die Straf-, Sozial- und Verwaltungsgerichtsbarkeit, da die ehrenamtlichen Richter erst an der maßgebenden abschließenden Entscheidung und regelmäßig nicht schon an dem vorausgegangenen Beweisbeschluß mitwirken. Die Parteien würden zudem regelmäßig die für den Sachverständigen gefertigte, ihnen aber im Rahmen des Rechts auf Gehör zugänglich zu machende Schilderung des Sachstands angreifen. Entscheidend erscheint außerdem, daß der Sachverständige sehr häufig nur aufgrund seiner Sachkunde zu erkennen vermag, welche Tatsachen als Anknüpfungstatsachen für die medizinische Beurteilung als möglicherweise erheblich – z.B. als Brückensymptome – in Betracht kommen.

Steht dem Sachverständigen nur die Darstellung des Sachverhalts durch das Gericht zur Verfügung, so ist nahezu regelmäßig nicht auszuschließen, daß das Gericht für das Gutachten wesentliche Anknüpfungstatsachen als solche nicht erkennt und dem Sachverständigen deshalb nicht mitteilt. Nicht nur für die Beurteilung des Kausalzusammenhangs zwischen einem Ereignis und einer Gesundheitsstörung oder für die Begutachtung im Rahmen eines Strafverfahrens, sondern auch für die Feststellung des Gesundheitszustandes eines Versicherten und dessen Einschränkung der Erwerbsfähigkeit ist oft erst das Mosaik vieler, häufig nur dem Sachverständigen erstmals erkennbarer Befund- und Anknüpfungstatsachen entscheidend.

Es erscheint deshalb geboten, dem Sachverständigen nicht nur die in den Prozeß- und Verwaltungsakten befindlichen ärztlichen Unterlagen (u.a. Behandlungs-, Befund- und Krankenhausbericht) zur Auswertung zu übergeben, sondern auch den gesamten Akteninhalt zur Durchsicht zu überlassen, damit er kraft seiner Sachkunde in der Lage ist, alle für ihn erkennbaren Anknüpfungstatsachen auszuwerten (zum Aktenauszug s. Abschnitt 4.2.3). Das BSG hat ausgeführt [62], ein Gutachten eines Sachverständigen, dem die Akten nicht zugänglich gemacht würden, sei in aller Regel als Grundlage der Entscheidung nicht verwendbar. Dies schließt nicht aus, im Beweisbeschluß oder in einem besonderen Anschreiben auf die für die Entscheidung des Gerichts voraussichtlich besonders bedeutsamen Anknüpfungstatsachen hinzuweisen.

Vornehmlich im Schrifttum wird die Problematik der sog. unstreitigen und streitigen Anknüpfungstatsachen behandelt. Von den **unstreitigen Anknüpfungstatsachen** soll der Sachverständige für sein Gutachten ausgehen können. Die trifft im Grundsatz zu, sofern man beachtet, daß es nicht Aufgabe des Sachverständigen und von ihm zudem nur schwer feststellbar ist, ob eine Anknüpfungstatsache unstreitig oder streitig ist. Dies gilt besonders dann, wenn eine Anknüpfungstatsache bisher von den Parteien nicht als für die Beurteilung durch den Sachverständigen wesentlich erkannt wurde.

! Entscheidend ist deshalb, daß der Sachverständige in seinem Gutachten deutlich erkennen läßt, von welchen Anknüpfungstatsachen er ausgeht.

Insoweit ist es zunächst unerheblich, ob sie unstreitig oder bestritten sind. Es ist nicht zulässig, daß das Gericht vor der Gutachtenerstattung für die weitere Behandlung des Rechtsstreits sich bereits bindend auf die als bewiesen angesehenen Tatsachen festlegt. Das Gericht kann allerdings dem Sachverständigen im Beweisbeschluß oder später aufgeben, von bestimmten Tatsachen für die Gutachtenerstattung auszugehen, was § 404a Abs. 3 ZPO nunmehr ausdrücklich bestimmt. Kommt das Gericht aber später doch zu der Überzeugung, daß diese Tatsachen nicht als erwiesen angesehen werden können, so hat es gegebenenfalls ein neues Gutachten einzuholen.

! Erkennt der Sachverständige, daß bestimmte Anknüpfungstatsachen streitig sind, so hat er in seinem Gutachten darzulegen, ob diese seine Beurteilung nur zusätzlich stützen oder die Beurteilung tragen und damit von ausschlaggebender Bedeutung sind.

Im letzteren Fall hat er darzulegen, ob nach seiner sachverständigen Beurteilung andere Anknüpfungstatsachen oder insbesondere objektive Befundtatsachen dafür sprechen, von einem bestimmten Sachverhalt auszugehen [63]. Vorsorglich hat er darzulegen, welche Beurteilung auf seinem Fachgebiet zu geben ist, wenn die von ihm zunächst angenommene Anknüpfungstatsache doch nicht feststellbar wäre.

Sollte die Alternativbeurteilung nur aufgrund zusätzlicher, den Kläger nicht unerheblich belastender oder umfangreicher und kostspieliger Untersuchungen getroffen werden können, ist vorsorglich unter knapper Darstellung der entstandenen Sachlage eine Stellungnahme des Gerichts einzuholen.

! Der Sachverständige darf grundsätzlich nicht selbst ermitteln, insbesondere keine Zeugen vernehmen oder andere Akten anfordern.

Mit Einwilligung des Gerichts, die – soweit erforderlich – mit Zustimmung des Betroffenen schon im Beweisbeschluß erteilt werden kann, darf er jedoch z.B. Unterlagen von anderen Ärzten anfordern und auswerten [64]. Dies ist im Gutachten besonders deutlich zu kennzeichnen. Nach § 80 Abs. 1 StPO kann dem Sachverständigen auf sein Verlangen zur Vorbereitung des Gutachtens durch Vernehmung von Zeugen oder des Beschuldigten weitere Aufklärung verschafft werden. Zu demselben Zweck kann ihm gestattet werden, die Akten einzusehen, der Vernehmung von Zeugen oder des Beschuldigten beizuwohnen und an sie Fragen zu stellen (§ 80 Abs. 2 StPO). Aus dieser Vorschrift ist ebenfalls zu ersehen, daß der Sachverständige selbst insoweit keine Beweise erheben darf.

Das Gericht wird ihm – nicht nur im Strafprozeß, sondern auch ohne ausdrückliche Ermächtigung ebenso im Zivilprozeß sowie im sozialgerichtlichen und verwaltungsgerichtlichen Verfahren – durch eine Beweisaufnahme vor allem dann weitere Anknüpfungstatsachen zu vermitteln versuchen, wenn er sein Gutachten ohne diese überhaupt nicht oder nur unter für den zu Untersuchenden unzumutbaren Belastungen oder nur unter unverhältnismäßigem finanziellem Aufwand erstatten könnte. Der Sachverständige hat eine entsprechende und möglichst schon konkretisierte Anregung über erforderliche Beweiserhebungen dem Gericht zuzuleiten, sofern nicht (s.o.) eine Alternativlösung für ihn in Betracht kommt.

3.3.2 Schweigepflicht

! Der Sachverständige ist grundsätzlich nicht zur Verschwiegenheit gegenüber dem Gericht oder der Verwaltungsbehörde hinsichtlich der bei der Untersuchung erhobenen Befundtatsachen und Angaben des Untersuchten verpflichtet [65].

Im Zivilprozeß und im sozialgerichtlichen Verfahren sowie bei einem im Verwaltungsverfahren angeforderten Gutachten ist regelmäßig davon auszugehen, daß der Untersuchte durch die Untersuchung zum Zwecke der Begutachtung damit einverstanden ist, daß die Befunde und Angaben dem Gericht im Gutachten mitgeteilt werden. Im Straf- und im Unterbringungsverfahren ist bei gesetzlich vorgesehenen Untersuchungen in diesen Gesetzesregelungen eine Entbindung des Arztes von der Schweigepflicht hinsichtlich der zur Gutachtenerstattung erhobenen Befundtatsache enthalten [66]. Dies gilt entsprechend, wenn eine Person aufgrund anderer Vorschriften verpflichtet ist, sich vom Sachverständigen zur Erstellung eines Gutachtens untersuchen zu lassen.

! In allen diesen Fällen ist jedoch zu beachten, daß dies nur für die zur Begutachtung erforderlichen Befundtatsachen und Angaben des Untersuchten gilt [67].

Gibt z.B. ein Versicherter bei seiner Untersuchung zur Begutachtung seiner MdE wegen einer Armverletzung oder ein Beschädigter in einem Rechtsstreit über die Folgen einer Schußverletzung im Bein zur Anamnese an, daß er früher einmal geschlechtskrank war, so ist diese Angabe im Gutachten nur aufzunehmen, wenn sie für die Beurteilung (z.B. Spätfolgen der Erkrankung) erforderlich ist.

Gegenüber anderen Personen oder Stellen als dem Gericht besteht die Schweigepflicht des Sachverständigen hinsichtlich der ihm in dieser Eigenschaft zugänglich gewordenen Tatsachen fort (s. auch §§ 67b, 67d ff. SGB X). Dies gilt, sofern nicht besondere Normen dies ausschließen, auch gegenüber dem Gericht in anderen Verfahren als dem, in dem das Gutachten eingeholt wurde [68].

Dabei ist außerdem zu beachten, daß der Sachverständige auch aus seinem Gutachtenauftrag gegenüber seinem Auftraggeber verpflichtet ist, nur ihm gegenüber oder nur mit seiner Einwilligung anderen gegenüber berechtigt ist, die bei der Begutachtung erhobenen Daten weiterzugeben. Zum Teil wird angenommen, es bestehe insoweit auch eine Schweigepflicht gegenüber dem Untersuchten. Selbstverständlich ist der Sachverständige gehalten, sich Äußerungen über die Rechtslage und die Aussichten des erhobenen Anspruches oder der Klage des Untersuchten zu enthalten. Es liegt aber in seinem Ermessen, inwieweit er – insbesondere auf Fragen – dem Untersuchten über Ergebnisse seiner Untersuchung unterrichtet [69]. Dies gilt vornehmlich für solche Befunde, die über den Gegenstand der Begutachtung hinaus Bedeutung für den Gesundheitszustand des Untersuchten erlangen können.

Auf eine häufig anzutreffende, aber ebenso unzutreffende Ansicht sei auch hier vorsorglich hingewiesen. Es wird nicht selten angenommen, eine ärztliche Schweigepflicht bestehe nicht gegenüber anderen Ärzten, weil auch diese der ärztlichen Schweigepflicht unterlägen. Dies ist jedoch falsch. Für einen Arzt besteht gegenüber einem ärztlichen Kollegen oder einer Kollegin dieselbe Schweigepflicht wie gegenüber anderen Personen. Nur die Fälle, in denen für einen der Schweigepflicht unterliegenden Tatbestand die Einwilligung des Betroffenen angenommen werden kann, den Arzt darüber zu unterrichten, oder in denen diese Einwilligung unterstellt oder in denen übergesetzlicher Notstand besteht, die Schweigepflicht insoweit zu brechen, sind gegenüber ärztlichen Kollegen und Kolleginnen wesentlich häufiger.

Sollte der Sachverständige für seine Begutachtung die Einsicht in die Krankenunterlagen anderer Ärzte benötigen und diese von ihnen nicht erhalten, so hat er dies dem Auftraggeber mitzuteilen. Er selbst hat keinen Anspruch auf Einsicht in diese Unterlagen.

3.3.3 Dem Untersuchten nicht mitzuteilende Befundtatsachen

! Das Gericht ist grundsätzlich im Rahmen des Rechts der Parteien auf Gehör zu allen wesentlichen Prozeßvorgängen verpflichtet, den Parteien Abschriften des Gutachtens mit der Möglichkeit zur Stellungnahme zuzusenden.

In der Praxis geschieht dies zu einem Zeitpunkt, in dem das Gutachten häufig vom Gericht noch nicht voll durchgearbeitet ist. Enthält das Gutachten Befunde, Diagnosen oder Mitteilungen Dritter, die dem Untersuchten ohne Gefährdung seines Gesundheitszustandes nicht übermittelt werden dürfen, so ist dies nicht nur im Gutachten an der entsprechenden Stelle anzuführen, sondern sollte vorsichtshalber in einem zusätzlichen Anschreiben dem Gericht noch besonders mitgeteilt werden.

Es ist in diesen Fällen zu prüfen, ob das Gutachten nicht ohne die dem Untersuchten nicht mitzuteilenden Befunde erstattet und auf diese Befunde und die sich daraus ergebenden Fragen nur in einer weiteren Stellungnahme eingegangen werden kann. Das Gericht wäre dann in der Lage, den Parteien wenigstens das Gutachten zu übersenden und den Untersuchten über die zusätzliche Stellungnahme nur verdeckt oder überhaupt nicht bzw. wenn er einen Bevollmächtigten hat, nur diesen zu unterrichten. Dies wird jedoch nur dann möglich sein, wenn die Stellungnahme das Gutachten nicht im Ergebnis ändert, sondern z.B. nur einen herauslösbaren Teil der Begründung von Schlußfolgerungen enthält. Die Frage, in welcher Form und in welchem Umfang anderenfalls der Untersuchte zu unterrichten ist, fällt in den Aufgabenbereich des Gerichts. Der Sachverständige hat lediglich soweit wie möglich sicherzustellen, daß das Gericht darauf hingewiesen wird, welche Befundtatsachen dem Untersuchten aus ärztlicher Sicht nicht zugänglich gemacht werden sollen.

3.3.4 Verweigerung der Untersuchung

Der zu Begutachtende darf nur in ganz seltenen Fällen zur Mitwirkung bei der Begutachtung notfalls gezwungen werden [70], wobei auch hier bestimmte, nicht zumutbare Untersuchungen auszuschließen sind. Jedenfalls darf der Sachverständige von sich aus niemanden ohne richterliche Anordnung zur Mitwirkung bei der Begutachtung zwingen oder auch nur nötigen. Viel häufiger kommt es vor, daß eine Person zwar nicht zur Begutachtung – notfalls unter körperlichem Zwang – geführt werden darf, daß aber die Weigerung, sich begutachten zu lassen oder bei bestimmten Untersuchungen mitzuwirken, Nachteile für den Betreffenden beinhaltet, z.B. Verweigerung oder Entziehung einer Leistung.

Diese nachteiligen Maßnahmen wiederum hängen teilweise davon ab, ob der zu Begutachtende in bestimmten Fällen die Untersuchung überhaupt oder bestimmte Einzeluntersuchungen verweigern darf. Nach § 65 Abs. 2 des Allgemeinen Teils des Sozialgesetzbuches [71] – SGB I können Behandlungen und Untersuchungen abgelehnt werden, bei denen im Einzelfall ein Schaden für Leben oder Gesundheit nicht mit hoher Wahrscheinlichkeit ausgeschlossen werden kann, die mit erheblichen Schmerzen verbunden sind oder die einen erheblichen Eingriff in die körperliche Unversehrtheit bedeuten. In anderen Vorschriften wird für die Untersuchung vorausgesetzt, daß kein Nachteil für die Gesundheit des zu Untersuchenden zu befürchten ist (s. §§ 81a Abs. 1, 81c Abs. 2 StPO, § 372a Abs. 1 ZPO).

Für den Sachverständigen haben derartige Vorschriften [72] nur Bedeutung für den Umfang seiner Aufklärungspflicht über die Gefahren bestimmter Untersuchungen. Verweigert ein zu Untersuchender die Untersuchung überhaupt oder bestimmte Einzeluntersuchungen, so hat der Sachverständige dies der Behörde oder dem Gericht mitzuteilen und dessen Entscheidung darüber abzuwarten, ob z.B. das Gutachten überhaupt ohne Untersuchung aufgrund der früheren Befunde oder ohne bestimmte Einzeluntersuchungen zu erstatten ist [73] oder die Akten ohne Erstattung eines Gutachtens zurückzusenden sind.

Es ist nicht Aufgabe des Sachverständigen, über eine Beratung des zu Untersuchenden hinsichtlich der Untersuchung selbst hinaus diesen dazu zu drängen oder über die Rechtmäßigkeit oder Unrechtmäßigkeit der Weigerung zu befinden. Selbst bei einer offensichtlich ungerechtfertigten Weigerung hat der Sachverständige den Willen des zu Untersuchenden, jedenfalls bis zu einer ausdrücklichen gegenteiligen Entscheidung des Gerichts, zu respektieren. Insbesondere in diesem Zusammenhang ist zu wiederholen, daß der Sachverständige sorgfältig zu prüfen hat, welche Untersuchungen er für die Begutachtung für notwendig oder wenigstens für zweckdienlich hält.

Unabhängig von den besonderen Vorschriften, nach denen eine Mitwirkungspflicht nicht besteht, ist der zu Begutachtende zur Mitwirkung nur bei den Untersuchungen verpflichtet, die für die Begutachtung wenigstens zweckdienlich sind. Zwar steht dem Sachverständigen im Rahmen seiner wissenschaftlichen Erkenntnis ein gewisser Beurteilungsspielraum zu. Aber es kommt leider nicht selten vor, daß zunächst dem zu Begutachtenden eine bestimmte Untersuchung vorgeschlagen wird, bei einer Weigerung aber später im Gutachten davon ausgegangen oder sogar ausdrücklich dargelegt wird, auch ohne diese Untersuchung sei die Beurteilung möglich. Zwar gibt es Untersuchungen, die nicht notwendig, aber für die Sicherheit der Beurteilung oder aus anderen Gründen zweckdienlich wären. Dies ist aber dem zu Begutachtenden schon bei dem Vorschlag, sich einer entsprechenden Untersuchung zu unterziehen, darzulegen. Bei einer Weigerung ist später zweckmäßigerweise darauf einzugehen, ob und gegebenenfalls wie sich dies auf die Beurteilung auswirkt.

Der Verweigerung der Untersuchung oder Begutachtung rechtlich gleichzustellen ist, wenn der zu Begutachtende zur Untersuchung nur im Beisein einer ihm begleitenden Person bereit ist, die z.B. die Fragen und Antworten sowie den gesamten Gang der Begutachtung dokumentieren will. Soweit es sich lediglich um den Wunsch handelt, daß eine besonders nahestehende Person mit zur Begutachtung erscheint und z.T. anwesend ist, steht es wiederum im Ermessen des Sachverständigen, ob er dies für möglich erachtet und dem Wunsch entspricht. Zum Teil kann es für den Sachverständigen sogar von Vorteil sein, wenn er über die Angaben des zu Begutachtenden hinaus einen Eindruck durch die Begleitperson gewinnt.

4 Erstattung des Gutachtens

4.1 Pflicht zur persönlichen Erstattung des Gutachtens

Es wurde bereits dargelegt, daß zum Sachverständigen grundsätzlich nur eine bestimmte natürliche Person bestellt werden kann und es z.B. nicht dem Direktor der Klinik überlassen bleiben darf, zu bestimmen, wer von den Ärzten der Klinik das Gutachten eigenverantwortlich erstattet. Damit verbunden ist die Pflicht des zum Sachverständigen Ernannten, das Gutachten persönlich und eigenverantwortlich zu erstatten.

4.1.1 Beteiligung von Hilfspersonen

Probleme entstehen hinsichtlich des Umfangs der Heranziehung von Hilfspersonen. Dabei ist davon auszugehen, daß insbesondere Direktoren und Oberärzte größerer Kliniken die von ihnen laufend angeforderten Gutachten neben ihren Hauptaufgaben in der Klinik nur zu erstellen vermögen, wenn sie sich dabei zu ihrer Entlastung der Hilfe von Assistenzärzten bedienen und sich auf die für das Gutachten wesentlichen Fragen beschränken können. In der Praxis wird z.T. der mitwirkende Assistenzarzt nachträglich ebenfalls mit zum Sachverständigen ernannt.

Damit sind jedoch nicht alle mit der Pflicht, das Gutachten persönlich zu erstatten, verbundenen Fragen gelöst, weil auch der Direktor bzw. Oberarzt regelmäßig weiterhin das ganze Gutachten zu vertreten hat und eigentlich alle Untersuchungen zumindest in seinem Beisein durchgeführt werden müßten. In der Praxis wurde jedoch schon immer hingenommen, daß der Sachverständige sich Hilfspersonen bedient, die nicht selbst zum Sachverständigen ernannt sind, deren Fachwissen und Zuverlässigkeit der Sachverständige aber kennt [74]. Nunmehr ergibt sich dies auch aus § 407a Abs. 2 Satz 2 ZPO (s.u.). Dies gilt insbesonders für die Erhebung der Anamnese, die allgemeinen Befunderhebungen und die Abfassung des Gutachtenentwurfs. Die Abgrenzung, inwieweit dies zulässig ist, entscheidet sich nach den Besonderheiten des Einzelfalles.

! Überall dort, wo Untersuchungen eine entscheidende Bedeutung zukommt, hat sie der Sachverständige zumindest nachzuvollziehen.

Bei psychisch Kranken z.B. ist die Exploration regelmäßig von wesentlicher Bedeutung. Der Sachverständige hat sie deshalb in den entscheidenden Punkten selbst zu vollziehen oder wenigstens in geeigneter Form ausreichend zu überprüfen [75]. Ist z.B. der Umfang der Beweglichkeitseinschränkung eines Beines zu beurteilen, so hat der Sachverständige die entsprechenden Befunderhebungen seiner Hilfskraft jedenfalls nachzuprüfen. Dies gilt insbesondere dann, wenn der Verdacht der Täuschung oder Aggravation durch den Untersuchten besteht [76]. Gleiches ist zu beachten, wenn man die Einschränkung der Sehfähigkeit zu beurteilen hat. Die Anamnese [77] der Teile, die für die Begutachtung nicht erheblich sind, oder die Befunderhebungen, die lediglich dem Ausschluß von Krankheitssymptomen gelten, werden dem geschulten Arzt als Hilfskraft überlassen bleiben können.

Aber auch hier gilt etwas anderes, wenn z.B. die Beurteilung mit dem Fehlen bestimmter Abweichungen von der Norm steht und fällt. In diesen Fällen hat der Sachverständige diese Prüfung selbst vorzunehmen oder wenigstens nachzuvollziehen. Ein gewisser Widerspruch besteht in der Praxis insofern, als z.B. bei labortechnischen Untersuchungen nicht gefordert wird [78], daß sie der Sachverständige überprüft, obgleich sie oft ganz erhebliche Bedeutung erlangen. Ist jedoch z.B. ein Bakteriologe oder ein Pathologe zum Sachverständigen bestellt, so hat er ebenso wie andere Sachverständige die entscheidenden Beurteilungen selbst vorzunehmen oder nachzuprüfen. Falls es sich um Hilfsdienste untergeordneter Art handelt, was aber bei der Erhebung der Anamnese oder bei körperlichen Untersuchungen nicht der Fall ist, hat er nach § 407a Abs. 2 Satz 1 ZPO die Mitarbeiter im Gutachten namhaft zu machen und den Umfang ihrer Tätigkeit anzugeben.

! Wesentlich weniger problematisch stellt sich rechtlich die Mithilfe Dritter bei der Abfassung des schriftlichen Gutachtens dar. Hier kann sich der Sachverständige den gesamten Entwurf fertigen lassen, sofern er durch genaues Studium dieses Entwurfes und durch gegebenenfalls erforderliche Korrekturen die volle Verantwortung übernimmt.

4.1.2 Unterschrift unter das Gutachten bei Beteiligung von Hilfspersonen

! Der Sachverständige hat die persönliche Erstattung des Gutachtens durch seine Unterschrift zu kennzeichnen. Sind mehrere Ärzte zu Sachverständigen bestellt (s.o.), so haben alle zu unterschreiben.

Es schadet nichts, wenn die nicht zum Sachverständigen ernannte Hilfsperson ebenfalls unterschreibt [79]. In der Praxis findet sich oft der Hinweis über oder unter der Unterschrift: „Auf Grund eigener Untersuchung und Beurteilung". Dieser Zusatz wird als Bekräftigung der persönlichen Gutachtenerstattung angesehen und z.T. im Schrifttum und von einigen Gerichten in dieser oder ähnlicher Form sogar gefordert. So hat es das BSG [80] z.B. als fehlerhaft angesehen, daß der Klinikdirektor das vom Oberarzt verfaßte Gutachten „lediglich mit unterzeichnet" signierte, ohne den in der gerichtlichen Beweisanordnung vorgeschriebenen Vermerk „Dem vorstehenden Gutachten stimme ich zu" bei seiner Unterschrift anzubringen.

Obgleich es sich für den Sachverständigen empfiehlt, im Interesse eines reibungslosen Ablaufs der Beweisaufnahme solchen Auflagen in einer Beweisanordnung nachzukommen, erscheint die vom BSG vertretene Auffassung dennoch nicht überzeugend. Es dürfte im Gegenteil die stärkste Form der Identifikation mit einem Schriftstück sein, wenn man es ohne jede Einschränkung (z.B. der, ihm nur zuzustimmen) unterschreibt [81]. Jeder Zusatz bedeutet die Einschränkung, das Gutachten nicht voll erstellt zu haben. Stimmt man ihm lediglich zu, so läßt dies die Auslegung offen, es auf seinen Inhalt und seine Schlußfolgerung geprüft und beides als richtig übernommen zu haben. Haben mitunterzeichnende Hilfskräfte die Untersuchungen durchgeführt (s.o.), so entspricht dies häufig den Tatsachen, deshalb fordert die Praxis den angeführten Zusatz jedoch nicht. Das BSG sieht den Zusatz vielmehr als erforderlich an, um „erkennbar die gesetzliche Verantwortung des Sachverständigen für das Gutachten als sein eigenes" zu übernehmen. Dieser Zweck wäre durch die uneingeschränkte Unterschrift noch stärker zum Ausdruck gekommen.

Auch beim BSG fertigt regelmäßig der Berichterstatter die schriftliche Urteilsbegründung allein, und der Vorsitzende und der weitere Berufsrichter unterschreiben – ggf. nach gemeinsam abgesprochenen Änderungen – das Urteil ohne einen Zusatz, daß sie dem vom Berichterstatter abgesetzten Urteil zustimmen und dadurch die Verantwortung mit übernehmen. Daß das Gericht die Entscheidung schon vorher getroffen und nunmehr nur das schriftliche Urteil mit der schriftlichen Begründung abfaßt, ist kein wesentlicher Unterschied, da auch der Sachverständige in dem vom BSG entschiedenen Fall mit dem Oberarzt das Ergebnis und den wesentlichen Teil der Begründung vor der schriftlichen Abfassung des Gutachtens abgesprochen haben konnte.

4.2 Aufbau des Gutachtens

Dem Sachverständigen kann der Aufbau des Gutachtens nicht vorgeschrieben werden [82]; jedoch bestehen gewisse Erfahrungen für ein bewährtes grobes Aufbauschema. Deshalb sollten sog. Formulargutachten den Ausnahmefall bilden [83]. Soweit sie dem Sachverständigen neben den vorgegebenen Fragen und Antwortalternativen keinen Raum für eine auf die Einzelbegutachtung abgestellte Befunddarstellung und Beurteilung lassen, sind sie im Regelfall unbrauchbar.

4.2.1 Namen des Untersuchten und der Beteiligten

Es ist üblich, bei schriftlichen Gutachten den Namen und das Geburtsdatum des Untersuchten anzuführen, neben dem Namen des Sachverständigen auch die seiner Hilfspersonen zu nennen, deren Funktion zu kennzeichnen und das Aktenzeichen des Prozesses, in dem das Gutachten angefordert wurde, mit dem Namen des Gerichts anzugeben.

4.2.2 Fragestellung

Dem Gutachten geht die Fragestellung [84] durch das Gericht im Beweisbeschluß voraus. Sie dient der nochmaligen eigenen Prüfung des Sachverständigen, ob er die Fragen richtig erkannt und beachtet hat. Gleichzeitig zeigt sie dem Gericht und den Parteien, daß der Sachverständige von den ihm gestellten Fragen ausgegangen ist. Sollten sich aus ärztlicher Sicht Bedenken gegen die Fragen an sich oder gegen deren Formulierung ergeben, so ist auf diese regelmäßig nicht hier bei der Wiedergabe der Fragestellung, sondern an der maßgebenden Stelle bei deren Beantwortung im eigentlichen Gutachten (s. Abschnitt 4.2.5) einzugehen.

4.2.3 Aktenauszug

Wohl allen Gutachten folgt nach der Fragestellung ein Aktenauszug, der vor allem die medizinischen und anderen Beschwerden enthält und dem Sachverständigen für die Erstellung des Gutachtens die ihm aus den übersandten Unterlagen entnommenen wesentlichen Fakten gibt. Deshalb stellt er für den Sachverständigen regelmäßig eine Voraussetzung für die Gutachtenerstellung dar. Nimmt der Sachverständige den Aktenauszug – wie im Regelfall – mit in das Gutachten auf, so muß er besonders sorgfältig prüfen, ob er alle wesentlichen Anknüpfungstatsachen und Angaben des Klägers über dessen Beschwerden enthält, die er später in der Beurteilung verwertet. Insoweit dient der Aktenauszug der Kontrolle durch das Gericht [85] und die Parteien, ob der Sachverständige die für seine Beurteilung wesentlichen Fakten aus den ihm zugeleiteten Unterlagen zusammengetragen hat.

Es ist aber bereits in diesem Zusammenhang darauf hinzuweisen, daß der Sachverständige in der Beurteilung wiederum auf alle im Aktenauszug angeführten wesentlichen Anknüpfungstatsachen und Beschwerdenangaben des Klägers einzugehen hat. Ein nicht sorgfältig erstellter Aktenauszug führt zu Angriffen durch die Parteien, die das Gericht häufig zu auch für den Sachverständigen zeitraubenden Rückfragen an diesen zwingen. Sofern der Aktenauszug lediglich aus einer gekürzten, chronologisch geordneten Wiedergabe eines umfangreichen Akteninhalts besteht, sollte er deshalb nicht in das Gutachten aufgenommen werden [86]. Eine bessere Lösung besteht darin, die Anknüpfungstatsachen aus den Akten nicht in Form eines Aktenauszugs voranzustellen, sondern jeweils an der Stelle des Gutachtens zu bringen, wo sie erheblich sind.

In der juristischen Literatur ist eine sehr starke Skepsis gegen den im Gutachten aufgenommenen Aktenauszug zu vermerken. Jessnitzer (1980) [87] bedauert, daß sich immer mehr die Unsitte verbreite, in geistloser Weise seitenlange Aktenauszüge zu bringen. Sarstedt [88] fordert sogar, man solle die Aufnahme des Aktenauszugs in dem Gutachten „verbieten“. Zwar ist ein solches „Verbot“ mit der Freiheit des Sachverständigen, den Aufbau und Inhalt seines Gutachtens selbst zu bestimmen, rechtlich unvereinbar. Aber die Auffassungen der beiden Autoren stellen eine – wenn auch vor allem bei Sarstedt überspitzte – Reaktion auf nicht sorgfältig erstellte Aktenauszüge dar, die den Gerichten bei der Auswertung der Gutachten oft erhebliche Schwierigkeiten bereiten (s.o.).

4.2.4 Befundtatsachen und Diagnose

Das Gutachten beinhaltet als einen wesentlichen Teil die Befundtatsachen, die einschließlich der Anamnese erschöpfend [89] und in einer von den anderen Teilen des Gutachtens abgesetzten Darstellung wiederzugeben sind. Wertungen oder Schlußfolgerungen finden in diesem Teil des Gutachtens noch nicht statt, was insbesondere für vom Untersuchten vorgebrachte Beschwerden und Behinderungen gilt. Diese hat der Sachverständige zwar sorgfältig mit in das Gutachten aufzunehmen, ohne sie aber hier schon zu werten. Die erschöpfende Wiedergabe der Befundtatsachen ist für den Rechtsstreit deshalb von wesentlicher Bedeutung [90], weil sie aus dem bisherigen Akteninhalt, der dem Gericht und den Parteien bekannt ist, nicht zu entnehmen sind. Sie bilden – auch wenn sie mit früher dargelegten Befundtatsachen übereinstimmen, als vom Sachverständigen erhobene und insofern wieder – neue, in den Prozeß einzuführende Tatsachen. Die Parteien müssen dazu Stellung nehmen und sie ggf. angreifen können, und das Gericht benötigt sie, um die Schlüssigkeit des Gutachtens nachzuprüfen oder das Gutachten mit den Ausführungen anderer Sachverständiger vergleichen zu können.

Am besten führt man alle Befundtatsachen an und nicht nur die, welche für die Diskussion (s.u.) erheblich sind. Es gilt hier zu beachten, daß in vielen Fällen derartige Befunde in späteren Verfahren wesentliche Bedeutung erlangen, z.B. dann, wenn eine Verschlimmerung bestehender Unfallfolgen oder das Auftreten neuer Gesundheitsstörungen als weitere Folgen des Unfalls geltend gemacht werden.

In der gesetzlichen Unfall- und Rentenversicherung sowie in der Kriegsopferversorgung setzt z.B. eine Neufeststellung der Rente wegen einer wesentlichen Änderung der objektiven Verhältnisse [91] vor allem einen Vergleich zwischen den nunmehr festgestellten und den für die letzte Rentenfeststellung maßgebenden objektiven Verhältnissen (insbesondere den objektiven Befund) voraus, die dann ggf. diesem Gutachten zu entnehmen sind. Ebenso können die Befundtatsachen im Zivilprozeß bei einer Änderungsklage nach § 323 ZPO entscheidende Bedeutung erlangen.

Aus diesen Gründen muß der Auffassung [92] widersprochen werden, z.B. lediglich zu schreiben „Körperlich alles in Ordnung". Diesem Vermerk ist vor allem nicht zu entnehmen, welche Untersuchungen vorgenommen worden sind und „o.B." ergeben haben. Außerdem kann es später erheblich sein, ob das Untersuchungsergebnis gerade noch innerhalb der Norm lag und in Verbindung mit den neuen Befunden Schlußfolgerungen zuläßt. Schließlich ist zu beachten, daß nach § 96 Abs. 1 SGB X der Sozialleistungsträger, der eine ärztliche Untersuchung veranlaßt – zur Vermeidung unnötiger Doppeluntersuchungen –, sicherzustellen hat, daß „Untersuchungen in der Art und Weise vorgenommen und deren Ergebnisse so festgehalten werden, daß sie auch bei der Prüfung der Voraussetzungen anderer Sozialleistungen verwendet werden können".

Es sind deshalb alle vorgenommenen Untersuchungen im einzelnen aufzuführen, auch wenn sie lediglich „o.B." ergeben haben. Dabei kann ein **„Befunderhebungsformular"** [93] sowohl für die lückenlose Erhebung als auch für die Wiedergabe der Befunde im Gutachten wertvolle Dienste leisten. Bei der Wiedergabe der Befundtatsachen ist zu prüfen, inwieweit ihre Bekanntgabe dem Untersuchten gesundheitlich schaden kann, was vor allem bei unheilbaren Krankheiten in Betracht kommt.

! Regelmäßig und vor allem wenn danach gefragt wird, ist auch die aus den Befunden abgeleitete Diagnose anzugeben. Auch die Diagnose muß kurz begründet werden.

Die Sprache des Gutachtens ist die Fachsprache des Sachgebietes des Sachverständigen, deshalb muß das ansonsten berechtigte Drängen nach einer dem Laien verständlichen Ausdrucksweise hier dem Gesichtspunkt einer möglichst genauen, fachgerechten Bezeichnung weichen. Die Gefahr, daß andere Sachverständige später bei einem Vergleich oder einer Auseinandersetzung mit dem Gutachten dieses wegen fehlender Fachausdrücke mißverstehen, würde sonst nicht auszuschließen sein.

4.2.5 Beurteilung, Diskussion, Beantwortung der Beweisfragen

Der Wiedergabe der Befundtatsachen schließen sich die Beurteilung, die Diskussion zur Beantwortung der Beweisfragen und das eigentliche Gutachten an. Im Schrifttum [94] wird hierfür – z.T. jedenfalls bei komplizierten Gutachten – eine Gliederung gefordert, wobei jedoch der Sachverständige im Aufbau seines Gutachtens grundsätzlich frei ist. Da das Gutachten keine mit Förmlichkeiten belastete Examensarbeit darstellen soll, ist die Disposition nur in seltenen Fällen diesem Abschnitt voranzustellen.

Die Beurteilung (Diskussion) sollte soweit möglich die Reihenfolge der gestellten Fragen einhalten [95]. Es ist für jede Frage getrennt darzulegen, welche Erwägungen den Sachverständigen hinsichtlich der Begutachtung geleitet haben, wobei nicht nur das Ergebnis aufzuzeigen ist [96], sondern der wesentliche Gedankengang dargelegt werden muß, der den Sachverständigen zur Beantwortung der Beweisfrage geführt hat. Dies umfaßt – vor allem in strittigen Fällen – auch die Begründung gegenüber früher abweichenden Befunden und der Diagnose.

Im *österreichischen Recht* werden nur die Beurteilung und insbesondere die Schlußfolgerungen als Gutachten bezeichnet im Unterschied zu dem vorher zu erhebenden Befund [97].

Im Rahmen dieser Diskussion ist an den jeweils maßgebenden Stellen anzuführen, welche der vorher (s.o.) erschöpfend wiedergegebenen Befundtatsachen als entscheidend angesehen werden. Weichen die vom Sachverständigen erhobenen, für die Begutachtung wesentlichen Befundtatsachen von den angegebenen Befunden anderer Sachverständiger oder auch der Hausärzte ab, so hat der Sachverständige zu erklären, worauf dies seiner Meinung nach beruht, und evtl. aufzuzeigen, weshalb er seine Befunde für richtig erachtet. Viele Gutachten sind in ihrem Beweiswert gerade dadurch erheblich gemindert, daß sie sich schon insoweit mit früheren abweichenden Befunderhebungen nicht auseinandersetzen, was spätestens auf Rüge der Partei zu einer zeitraubenden Rückfrage und Ergänzung des Gutachtens führt.

Dies gilt gleichfalls für die wesentlichen Angaben des Untersuchten über seine Beschwerden, auf welche einzugehen und zunächst anzugeben ist [98], ob sie für die Begutachtung erheblich sind. Ist dies nicht der Fall, so sollte jede Diskussion darüber vermieden werden, ob sie zutreffen. Sind sie erheblich, so ist darzulegen, ob sie objektivierbar sind oder auf Aggravation oder Simulation beruhen. Dabei hat sich der Gutachter abwertender Ausführungen über das Vorbringen des Begutachteten zu enthalten. Es ist nicht seine Aufgabe und deshalb unzulässig, ihn als Lügner oder als Simulanten zu bezeichnen.

Bei anderen streitigen Anknüpfungstatsachen hat der Sachverständige darzulegen, inwieweit es auf sie ankommt, und evtl eine Alternativbegutachtung zu geben.

Bei den aus den Befund- und Anknüpfungstatsachen gezogenen Schlußfolgerungen muß die eigene Meinung des Sachverständigen ebenso deutlich zu erkennen sein wie die Diskussion der maßgebenden Probleme in der Fachliteratur. Sind nicht nur vereinzelte Gegenstimmen im Schrifttum vorhanden, so hat der Sachverständige eingehend zu begründen, aufgrund welcher – vor allem neuerer – wissenschaftlicher Erkenntnisse in der Literatur oder eigener Forschungen und gesicherter Erfahrungen er der Gegenmeinung [99] nicht folgt.

Insbesondere hat der Sachverständige auf die schon vorliegenden Gutachten einzugehen oder darzulegen, ob und warum er sich deren Meinung anschließt oder ihr widerspricht. Dabei spielt es bei dieser Diskussion keine Rolle, wer im Verwaltungsverfahren oder im Gerichtsverfahren das Gutachten einholt bzw. – als Partei oder Beteiligter – vorgelegt hat. Auch mit sog. Parteigutachten, zu denen nicht die im Verwaltungsverfahren eingeholten Gutachten zählen [100], hat sich der Sachverständige auseinanderzusetzen. Es ist eine andere, ihn nicht betreffende Frage, wie Parteigutachten bei der richterlichen Beweiswürdigung zu werten sind.

Der Sachverständige wird in der Regel nicht das gesamte Vorbringen der Parteien aus der Sicht medizinischer Laien behandeln können. Er muß jedoch auf das Vorbringen der Parteien, das diese als entscheidend für die Begutachtung ansehen, selbst dann wenigstens kurz eingehen, wenn er es aufgrund seines Fachwissens als – unter Fachleuten – indiskutabel ansieht.

Es darf nicht übersehen werden, daß es sich um den Prozeß der Parteien handelt und diese grundsätzlich ein Recht darauf haben, daß ihre wesentlichen Argumente, mögen sie auch noch so unzulänglich sein, wenigstens kurz berücksichtigt werden. Wenn z.B. der Kläger seine Schmerzen im Arm auf eine Unfallverletzung zurückführt, weil sie erstmals drei Wochen nach dem Unfall aufgetreten sind, so mag nach dem diagnostizierten Krankheitsbild dieser zeitliche Zusammenhang ohne jede Bedeutung und für den Sachkundigen überhaupt nicht erwähnenswert sein; eine kurze Erklärung für den Kläger ist dennoch in das Gutachten aufzunehmen. Wie bereits ausgeführt, hat sich der Sachverständige auch dann, wenn das Vorbringen des Begutachteten in den objektiven Befunden keine Anhaltspunkte findet oder sogar aus diesen Befunden widerlegt wird, jeglicher den Begutachteten persönlich abwertender Ausdrücke zu enthalten (z.B. Lügner, Simulant, Rentenerschleicher).

! Der Sachverständige hat die Aufgabe, die ihm gestellten Fragen mit allen ihm zur Verfügung stehenden Erkenntnismitteln so genau wie möglich zu beantworten. Zweifel an dem gefundenen Ergebnis hat er nicht zu unterdrücken, sondern darzulegen. Andererseits dürfen verbleibende Unsicherheiten nicht gleich dazu führen, alles offenzulassen.

Kommt der Sachverständige aber zu der Überzeugung, daß er entweder aufgrund der ihm zur Verfügung stehenden Untersuchungsmöglichkeiten oder seines auf diesem Gebiet doch nicht ausreichenden Fachwissens eine abschließende Beurteilung nicht geben kann, so hat er dies ebenso darzulegen wie in dem Fall, wenn eine Antwort nach dem derzeitigen Stand der ärztlichen Wissenschaft noch nicht gegeben werden kann [101]. Hat sich der zu Begutachtende nicht allen vom Sachverständigen vorgeschlagenen Untersuchungen unterzogen, so ist in der Beurteilung auch darzulegen, ob und inwieweit sich dieser Tatbestand auf die Beurteilung auswirkt. Vor allem dann, wenn Untersuchungen verweigert wurden, die an sich vorgesehen waren, erscheint ein entsprechender Hinweis an geeigneter Stelle zweckdienlich.

Der Sachverständige hat seine fachliche Beurteilung dem Gutachten zugrunde zu legen. Er ist an frühere Begutachtungen auch dann nicht gebunden, wenn sie die Grundlage für eine bindende Entscheidung einer Behörde oder für ein rechtskräftiges Urteil oder für einen Vergleich gebildet haben. Der Sachverständige muß weder die früheren Begutachtungen noch die darauf gestützten rechtlichen Folgerungen „akzeptieren". Es ist Aufgabe der Behörde oder des Gerichts, welche rechtliche Schlußfolgerungen sie ziehen, wenn sie sich dem Gutachten des später gehörten Sachverständigen anschließen. Dadurch entfallen die von Fritze für den Sachverständigen aufgeführten Schwierigkeiten.

Reichen die Anknüpfungstatsachen nicht aus, so hat der Sachverständige dies ebenfalls darzulegen. Weshalb die Anknüpfungstatsachen unzureichend sind, hat er gleichfalls anzuführen (z.B. unterlassene Obduktionen, früher nicht erhobene oder nicht dokumentierte Befunde). Für seine medizinische Beurteilung ist es aber unerheblich, weshalb die Anknüpfungstatsachen rechtlich unzureichend sind. Die rechtlichen

Schlußfolgerungen hieraus haben die Behörde und/ oder das Gericht zu ziehen (z.B. Beweisnotstand, Beweiserleichterungen).

Die Sprache des Gutachtens muß hier auch für das Gericht und die Prozeßbevollmächtigten der Parteien verständlich sein. Das Gutachten ist insoweit keine wissenschaftlich Arbeit für die Fachliteratur, sondern eine Prozeßhilfe. Um Mißverständnisse mit anderen Sachverständigen bei einer Diskussion des Gutachtens auszuschließen, ist auf Fachausdrücke nicht ganz zu verzichten, ebenso nicht auf eine wissenschaftlich korrekte Ausdrucksweise. Gegebenenfalls sind die entscheidenden Stellen jeweils danach für die Prozeßbeteiligten kurz zu erläutern bzw. Fachausdrücke in Klammern zu verdeutschen.

In der Diskussion ist an der jeweils entsprechenden Stelle darauf hinzuweisen, wenn die Fragestellung des Gerichts ungenau formuliert wurde oder sogar medizinisch unrichtig ist. Dabei ist klarzustellen, wie sie der Sachverständige als richtig ansieht (s.u.) und seiner Begutachtung zugrunde legt.

In einer Zusammenfassung ist dann jede Frage des Beweisbeschlusses gesondert zu beantworten, obgleich sich die Antwort aus der vorausgegangenen Diskussion eigentlich klar ergeben müßte. Aber um jeden Zweifel beim Gericht und bei den Parteien auszuschließen, ist die gesonderte Antwort unerläßlich. Hält der Sachverständige die Fragestellung für unzutreffend (s.o.), so ist sie dennoch in der vom Gericht gestellten Fassung zu beantworten und ergänzend die Antwort zu geben, wie sie auf eine zutreffende Fragestellung zu erfolgen hätte.

Literaturangaben werden in der Praxis regelmäßig am Schluß des Gutachtens aufgeführt und im Text nur die Namen der Autoren genannt. Für den Sachkundigen ist es wohl nicht schwierig, in dem jeweiligen Werk die entsprechende Stelle zu finden. Das Gericht und die Parteien kostet es aber meistens erhebliche Mühe, mit Hilfe des Inhalts- und Stichwortverzeichnisses das Zitat nachzuprüfen. Es ist deshalb dringend zu empfehlen, an der jeweiligen Stelle im Gutachten, an welcher ein Autor zitiert wird, auch die Seitenzahl des Werkes anzuführen, auf das sich das Zitat bezieht.

5 Frist zur Gutachtenerstattung

Der Sachverständige hat das Gutachten innerhalb der im Beweisbeschluß oder im Begleitschreiben angeführten Frist zu erstatten (s. § 411 Abs. 1 Satz 2 ZPO; § 118 SGG und § 98 VwGO jeweils iVm § 411 ZPO). § 73 Abs. 1 Satz 2 StPO geht von einer Absprache zwischen Gericht und Sachverständigen aus, was auch in anderen Prozessen zu empfehlen wäre. Ist dem Sachverständigen schon bei Eingang der Gutachtenanforderung erkennbar, daß er die Frist nicht einhalten kann, so hat er dies dem Gericht mitzuteilen, damit dieses u.U. einen anderen Sachverständigen ernennen kann.

Es widerspricht vor allem den berechtigten Interessen der Parteien, wenn der Sachverständige erst eine Mahnung abwartet, obgleich er von vornherein wußte, daß er die ihm gesetzte Frist erheblich überschreiten würde. Stellt sich erst später heraus, daß die Frist überschritten wird, so ist dies dem Gericht unter Angabe der Gründe (z.B. Erkrankung, unvorhergesehene Verzögerungen bei der Erfüllung früher eingegangener Gutachtenaufträge, Belastung in der Klinik oder Praxis) mitzuteilen. Es ist dabei zu berücksichtigen, daß das Gericht gegenüber den Parteien die Pflicht zur zügigen Prozeßführung hat, wobei es ihnen auch zu begründen hat, weshalb das Gutachten noch nicht vorliegt.

Versäumt ein zur Erstattung des Gutachtens verpflichteter Sachverständiger die Frist, so kann ein Ordnungsgeld gegen ihn festgesetzt werden (§ 411 Abs. 2 Satz 1 ZPO) [102]. Das Ordnungsgeld muß vorher unter Setzung einer Nachfrist angedroht werden (§ 411 Abs. 2 Satz 2 ZPO). Im Falle wiederholter Fristversäumnis kann das Ordnungsgeld in der gleichen Weise noch einmal festgesetzt werden (§ 411 Abs. 2 Satz 3 ZPO). Gegen die Festsetzung des Ordnungsgeldes findet die Beschwerde statt (s. § 411 Abs. 2 Satz 4, § 409 Abs. 2 ZPO).

Im *österreichischen Recht* ist aufgrund der Novelle zur österreichischen ZPO vom 2. Februar 1983 (BGBl. Nr. 135) das Gericht verpflichtet, dem Sachverständigen die durch seine Säumnis verursachten Kosten aufzuerlegen (s. § 354 Abs. 1 S. 1 der österreichischen ZPO) [103].

6 Schriftliches und mündliches Gutachten

6.1 Rechtsgrundlagen und Gerichtspraxis

In der Sozialgerichtsbarkeit ist die schriftliche Begutachtung die Regel, was in praxi auch für den Zivilprozeß [104] gilt, obgleich nach dem System der ZPO das schriftliche Gutachten wohl die Ausnahme bildet.

Im Strafprozeß hängt es im Vorverfahren von der Anordnung des Richters ab, ob die Sachverständigen ihr Gutachten schriftlich oder mündlich zu erstatten haben. In der Hauptverhandlung hat es der Sachverständige mündlich zu erstatten (s. u.a. §§ 80a, 244, 246a StPO), was jedoch – soweit möglich – eine schriftliche Vorbereitung nicht nur gestattet, sondern sogar empfiehlt.

6.2 Schriftliches Gutachten

Soweit es im Ermessen des Gerichts steht, das Gutachten mündlich oder schriftlich erstatten zu lassen, ist das schriftliche Gutachten grundsätzlich vorzuziehen [105]. Die insoweit vertretenen Gegenstimmen gehen allerdings z.T. davon aus [106], daß das Gutachten vorher schriftlich abgefaßt sowie dem Gericht und den Beteiligten zugesandt wurde (s.u.).

Die Befürworter der ausschließlich mündlichen Erstattung des Gutachtens nehmen eine größere Überzeugungskraft und Verständlichkeit des mündlichen Vortrages an und wollen vor allem die lange Wartezeit verkürzen, die häufig zwischen der Bestellung zum Sachverständigen und der Erstattung des Gutachtens liegt. Allerdings haben neuere Forschungen ergeben, daß z.B. im Zivilprozeß auch andere Faktoren die lange Wartezeit erheblich mit beeinflussen [107].

Den Vorteilen des mündlich erstatteten Gutachtens [108] stehen zudem schwerwiegende Nachteile gegenüber [109]. Der Sachverständige kann beim schriftlichen Abfassen des Gutachtens in Ruhe abwägen und seine noch nicht ausgesprochene Auffassung wesentlich leichter ergänzen oder auch ändern. Er hat die Möglichkeit, nach Fertigstellung alles noch einmal in Ruhe zu überdenken und zu prüfen. In der mündlichen Verhandlung steht er dagegen faktisch unter Zeitdruck. Das Vorlesen seiner Ausführungen aus dem Protokoll oder das Abspielen des Tonbandes [110] – sofern nicht sogar darauf verzichtet wird [111] – gestatten ihm nicht die sorgfältige endgültige Wortfassung wie bei einer schriftlichen Ausarbeitung.

Erst recht ist es dem Gericht viel leichter möglich, ein Gutachten kritisch zu würdigen und u.U. ergänzen zu lassen, wenn es ihm vor der mündlichen Verhandlung schriftlich vorliegt [112]. Einem in der mündlichen Verhandlung erstatteten Gutachten kann es dagegen regelmäßig nicht die erforderliche Distanz entgegenbringen. Die Auswertung des Gutachtens ist ihm faktisch in weit geringerem Umfang möglich, z.B. die notwendigen Vergleiche mit anderen ärztlichen Aussagen oder Befunden anzustellen. Ebenso ist den Beteiligten das rechtliche Gehör auch insoweit zu gewähren [113], daß sie zu dem Gutachten Stellung nehmen können, was regelmäßig zu einer Vertagung zwingt, wenn das Gutachten mündlich erstattet wird und die Parteien somit erstmals in der mündlichen Verhandlung davon Kenntnis erhalten.

Schließlich ist zu beachten, daß der Arzt den Kläger in der Regel nicht erst unmittelbar vor der mündlichen Verhandlung im Gericht untersuchen darf, um die hierfür notwendige Zeit, die notwendigen Untersuchungsmittel und die erforderliche Zeit für die Beurteilung zu haben.

Dem mündlichen Gutachten als Regelfall stehen auch praktische Schwierigkeiten entgegen. Es hat sich gezeigt, daß die Sachverständigen in den Zeiten, in denen regelmäßig die Sitzungen des Gerichts stattfinden, in der Klinik oder in der Praxis unabkömmlich sind. Das schriftliche Gutachten können sie dagegen außerhalb der Sprechstunden oder des Klinikbetriebs abfassen. Diesen praktischen Schwierigkeiten begegnet auch der Schulfall einer Vorbereitung durch eine dem Gericht und den Parteien vor den mündlichen Verhandlung zugängliche schriftliche Ausarbeitung des Gutachtens, die in der Verhandlung erläutert und u.U. ergänzt wird. Allerdings besteht Veranlassung, die Gerichte darauf hinzuweisen, daß die mündliche Verhandlung auf den Nachmittag zu legen ist, wenn dadurch die Anhörung des Sachverständigen für diesen wesentlich erleichtert wird.

6.3 Mündliches Gutachten

Soweit die mündliche Gutachtenerstattung gesetzlich vorgeschrieben ist oder vom Gericht durchgeführt wird, ist jedoch sicherzustellen, daß der Sachverständige die Akten rechtzeitig zum Studium erhält und die notwendigen Untersuchungen in seiner Praxis oder in der Klinik durchführen kann. Die früher geübte Praxis, die Akten kurz vor der mündlichen Verhandlung durchzusehen und die Untersuchung in einem Zimmer des Gerichts unmittelbar vor der Verhandlung vorzunehmen, entspricht grundsätzlich nicht der Bedeutung der Befunderhebung, wie sie ihr heute für den Beweiswert des Gutachtens beigemessen wird [114]. Die „telefonische Aussage“ ist kein mündliches Gutachten, weil die Beteiligten dadurch von ihrem Recht ausgeschlossen sind, der mündlichen Gutachtenerstattung beizuwohnen [115].

6.4 Mündliche Erläuterung des schriftlichen Gutachtens

Das Gericht kann das Erscheinen des Sachverständigen anordnen, damit er das schriftliche Gutachten erläutert (§ 411 Abs. 3 ZPO; § 118 SGG und § 97 VwGO jeweils iVm § 411 Abs. 3 ZPO).

Die Parteien sind berechtigt, dem Sachverständigen diejenigen Fragen vorlegen zu lassen, die sie zur Aufklärung der Sache für dienlich erachten (s. §§ 397, 402 ZPO; § 118 SGG und § 98 VwGO jeweils iVm diesen Vorschriften der ZPO).

Für den Zivilprozeß wird daraus geschlossen, daß die Parteien die Ladung des Sachverständigen zur mündlichen Erläuterung seines schriftlichen Gutachtens verlangen können [116]. Der Antrag kann nur abgelehnt werden, wenn er in der Absicht gestellt ist, den Prozeß zu verschleppen [117], oder es nach Lage der Dinge ausgeschlossen ist, daß die Befragung zu weiteren Ermittlungen oder zu einer anderen Beurteilung führen könnte [118].

Das BSG hat sich dieser Auffassung für das sozialgerichtliche Verfahren angeschlossen [119]. Für das Verfahren vor den Verwaltungsgerichten ist das BVerwG beigetreten [120]. Das BSG hat jedoch zugleich ausgeführt, je nach Lage der Falles habe das Gericht auch zu prüfen, ob nicht eine schriftliche Befragung des Sachverständigen ausreicht. Die gleiche Ansicht hat der BGH zur Erläuterung eines nach den §§ 136 ff. des Bundesbaugesetzes eingeholten schriftlichen Gutachtens des zuständigen Gutachtenausschusses vertreten [121].

Für die Sozialgerichtsbarkeit ist die Zulässigkeit der schriftlichen Erläuterung deshalb bedeutsam, weil das Verfahren vor den Gerichten der Sozialgerichtsbarkeit kostenfrei ist. Es fehlt dann bei den Beteiligten nicht selten das im Zivilprozeß durch das Kostenrisiko mit bedingte, sorgfältige Abwägen, ob die Ladung des Sachverständigen erforderlich ist. Auch hier ist zu beachten, daß viele Sachverständige durch ihren Dienst in der Klinik oder durch ihre freie Praxis besonders während der Zeit, in der mündliche Verhandlungen stattzufinden pflegen (s.o.), nur in Ausnahmefällen zur Erläuterung ihres Gutachtens abkömmlich sind. Müßten sie ihr Gutachten im Regelfall mündlich erläutern, wären sie in wesentlich geringerem Umfang zur Gutachtenerstattung in der Lage.

7 Haftung des Sachverständigen

Der gerichtliche Sachverständige konnte nach der Rechtsprechung des BGH [122] in der Regel nicht von den Verfahrensbeteiligten, zu deren Nachteil sich das Gutachten ausgewirkt hat, mit der Behauptung, er habe sein Gutachten fahrlässig unrichtig erstattet, auf Ersatz in Anspruch genommen werden (z.B. auf Ersatz in Höhe einer aufgrund eines unrichtigen Gutachtens nicht zugesprochenen Rente). Wohl konnte nach der Auffassung des BGH eine Haftung des Sachverständigen bei Unrichtigkeit seines Gutachtens, die auf grober Fahrlässigkeit beruht, dann in Betracht kommen, wenn er – in seltenen Ausnahmefällen – mit einer Rechts- oder Rechtsgutverletzung oder einer sonstigen Schädigung gerechnet und diese billigend in Kauf genommen hat. Diese Haftungsbeschränkung des Sachverständigen sollte nach der Rechtsprechung des BGH jedoch nur hinsichtlich einer fehlerhaften Gutachtenerstattung gelten.

Der Sachverständige haftet aber auch nach der neueren Rechtsprechung des BGH nach § 823 Abs. 1 BGB selbst bei leichter Fahrlässigkeit für die Rechts- und Rechtsgutverletzungen, die er bei der Vorbereitung des Gutachtens einem Verfahrensbeteiligten unmittelbar zufügt, z.B. durch eine fehlerhafte Untersuchung [123]. Das Bundesverfassungsgericht hatte auf die Verfassungsbeschwerde der Kläger in der früheren Rechtsprechung des BGH eine Überschreitung der richterlichen Rechtsfortbildung gesehen und entschieden, eine aus § 823 Abs. 1 BGB folgende Haftung dürfte durch den Richter nicht dahin eingeschränkt werden, daß ein gerichtlich bestellter Sachverständiger selbst für die Folgen grob fahrlässiger Falschbegutachtung nicht einzustehen habe [124].

Zur Frage, ob der Sachverständige persönlich oder – z.B. bei Klinikärzten – sein Dienstherr haftet, siehe die Ausführungen bei Jessnitzer (1980) a.a.O. S. 317 und Müller (1978) a.a.O. S. 417.

8 Auswertung des Gutachtens durch das Gericht

Bei der Auswertung des Gutachtens hat das Gericht den sprichwörtlich goldenen Mittelweg zu finden, und zwar hier zwischen der Täuschung, als Laie ein Gutachten bis in alle Einzelheiten voll nachprüfen und nachvollziehen zu können, und der ebenso unangebrachten Resignation, dem Sachverständigen hilflos ausgeliefert zu sein [125]. Es können auch hier nur einige Beispiele dafür angeführt werden, daß eine Auswertung des Gutachtens möglich ist.

Entsprechend dem Aufbau des Gutachtens (s. Abschnitt 4.2) hat sich auch die Auswertung zu vollziehen. Es ist zu prüfen, ob die Fragestellung (s. Abschnitt 3.2) richtig erkannt und beachtet worden ist. Ein Fehler an dieser Stelle kann bereits den Beweiswert des gesamten Gutachtens beeinträchtigen.

Die wesentlichen Befundtatsachen sind mit denen früherer Gutachten und Befundeberichte zu vergleichen, z.B. die Muskelverschmächtigung ist geringer angegeben als im Vorgutachten, das EKG wird im Gegensatz zu einem früher gefertigten als ohne krankhaften Befund ausgewiesen, der Nierenbefund wird als regelrecht angeführt, während die Niere früher als „maximal ausgesackt" bezeichnet worden war [126]. Weiter muß u.a. geprüft werden, ob die Befundtatsachen, auf denen die Beurteilung beruht, erhoben worden sind [127] und ob eine Abweichung (s.o.) von früheren Befunden ausreichend erklärt wird.

Wesentlich ist z.B. auch festzustellen, daß die Anknüpfungstatsachen, von denen der Gutachter ausgeht, als erwiesen angesehen werden können und – wenn nicht – ob das Ergebnis der Begutachtung sich dadurch ändert.

Maßgebend ist auch, daß alle erheblichen – ob streitig oder unstreitig – Anknüpfungstatsachen berücksichtigt worden sind. So wurden z.B. bei einem Unfall zwar die Auswirkungen der Belastung der Wirbelsäule durch das Gewicht der Traglast festgestellt, aber nicht erörtert, daß der Kläger nach seinen – hier von Zeugen bestätigten – Angaben dabei erheblich gestolpert sei [128].

Die Beurteilung ist zunächst auf ihre Schlüssigkeit zu prüfen, d.h. ob sie unabhängig davon zutrifft und in sich nicht widersprüchlich ist. In einem Gutachten wurde z.B. der Kausalzusammenhang zwischern einer Gelenkversteifung und einem Unfall trotz einer ebenfalls bestehenden Gelenkerkrankung bejaht, weil durch den Unfall eine „sehr erhebliche Gewalteinwirkung" erfolgt sei; eine weitere Gesundheitsstörung wurde in diesem Gutachten dagegen nicht auf den Unfall zurückgeführt, weil „nur eine geringe Gewalteinwirkung" vorgelegen habe.

Zu prüfen ist ebenfalls, ob der Sachverständige für alle von ihm erhobenen Befunde und getroffenen Beurteilungen die spezielle Sachkunde besitzt, z.B. ob nicht der Chirurg zu auch vom Gericht für entscheidungserheblich erachteten Problemen Stellung genommen hat, obgleich sie in das Fachgebiet des Neurologen fallen [129].

9 Beweiswürdigung durch das Gericht

Das Gericht hat die Pflicht, sich im Rahmen der gesetzlichen Grenzen seines Rechts auf freie richterliche Beweiswürdigung ein eigenes Urteil über das Ergebnis des Beweises durch Sachverständige zu bilden.

! Das Gericht kann dem Sachverständigen folgen oder zu einem anderen Ergebnis gelangen, es hat jedoch in beiden Fällen seine Auffassung zu begründen [130], indem es darlegt, aus welchen wesentlichen – im Gutachten angeführten – Erwägungen es sich dem Gutachten anschließt.

Es reicht dabei aus, die nach der Ansicht des Gerichts für die Überzeugungsbildung wesentlichen Begründungen im Gutachten anzugeben und ihnen – nicht erst in der Zusammenfassung im Gutachten [131] – beizutreten. Vermag sich das Gericht dem Gutachten des Sachverständigen nicht anzuschließen, so hat es dies besonders eingehend zu begründen. Das Gericht kann sich bei divergierenden Gutachten dem anschließen, das ihm überzeugender erscheint [132], wobei die tragenden Gründe wiederum im Urteil darzulegen sind. Der Richter hat sich demnach auch als Laie im Streit zwischen medizinisch-wissenschaftlichen Lehrmeinungen einer von beiden anzuschließen [133].

Die Auffassung [134], daß deutsche Gerichte bei Differenzen zwischen ausländischen und deutschen Ärzten der in Deutschland herrschenden medizinischen Ansicht zu folgen hätten, ist in doppelter Hinsicht falsch. Entscheidend ist, welche Ansicht überzeugend dargelegt wird, gleichgültig, ob sie auf ausländischen oder deutschen Erkenntnissen beruht. Außerdem ist das Gericht ebenso wie der Sachverständige nicht verpflichtet, stets der „herrschenden Ansicht" zu folgen. Das schließt die Verpflichtung nicht aus, das Abweichen von einer überwiegend in Praxis und Wissenschaft vertretenen Auffassung besonders sorgfältig zu begründen.

10 Einholung eines weiteren Gutachtens

! Das Gericht kann bei Vorliegen mehrerer Gutachten noch ein weiteres Gutachten einholen oder schließlich keines der vorliegenden Gutachten für überzeugend erklären und zu einem „Non liquet" gelangen. Das Gericht darf aber ebenso, ohne ein weiteres Gutachten einzuholen, gegen die Beurteilung des Sachverständigen entscheiden (s.o.), was aber nur in seltenen Ausnahmefällen zulässig ist.

Im Regelfall wird das Gericht seine Bedenken gegen die Auffassung des Sachverständigen durch einen weiteren Sachverständigen diskutieren lassen [134a].

Das Einholen eines weiteren Gutachtens steht ebenso wie die Einholung des ersten Gutachtens grundsätzlich in der Entscheidung des Gerichts [135]. Es kann jedoch wie die Erstattung des vorangehenden Gutachtens nach der Sachlage zur ordnungsgemäßen Entscheidung des Rechtsstreits geboten sein. Ein Hinweis auf Fälle, in denen ein weiteres Gutachten einzuholen ist, findet sich in § 244 Abs. 4 Satz 2 StPO. Nach dieser Vorschrift kann die Anhörung eines weiteren Sachverständigen auch abgelehnt werden, wenn durch das frühere Gutachten das Gegenteil der behaupteten Tatsache bereits erwiesen ist [136]; dies gilt nicht, wenn die Sachkunde des früheren Gutachtens zweifelhaft ist, wenn sein Gutachten von unzutreffenden tatsächlichen Voraussetzung ausgeht [137], das Gutachten Widersprüche enthält oder wenn der neue Sachverständige über Forschungsmittel verfügt, die denen eines früheren Gutachters überlegen erscheinen [138].

§ 244 Abs. 4 Satz 2 StPO, dessen Grundgedanken auch für den Zivilprozeß [139], das sozial- und das verwaltungsgerichtliche Verfahren gelten, enthält keine erschöpfende Aufzählung der Fälle, in denen die Einholung eines weiteren Gutachtens erforderlich ist. Entscheidend sind stets die Besonderheiten des Einzelfalles. So ist nach Auffassung des BGH ein weiteres Gutachten bei besonders schwierigen Fällen in Betracht zu ziehen.

Nach der *österreichischen ZPO* kann das Gericht eine neuerliche Begutachtung durch dieselben oder durch andere Sachverständige anordnen, wenn das abgegebene Gutachten ungenügend erscheint oder von den Sachverständigen verschiedene Ansichten ausgesprochen werden.

Ein weiteres Gutachten besagt nicht stets, daß das zunächst erstattete fehlerhaft ist, z.B. in der Befunderhebung, Auswertung der Anknüpfungstatsachen oder durch Widersprüche in der Beurteilung. Es ist u.a. auch dann notwendig, wenn neue, dem Sachverständigen nicht bekannt gewesene Tatsachen in den Prozeß eingeführt werden [140], die der sachkundigen Beurteilung durch einen Sachverständigen bedürfen, z.B. wenn Röntgenbilder oder Untersuchungsberichte aus der Zeit unmittelbar vor dem Unfall aufgefunden wurden, die die Beurteilung des Kausalzusammenhangs von nunmehr vorliegenden Gesundheitsstörungen und Unfall zu beeinflussen vermögen. Hier kann das Gericht aber im Regelfall den Sachverständigen um eine Ergänzung seines Gutachtens bitten.

Ebenso kann ein weiteres Gutachten geboten sein, wenn sich anhand des erstatteten Gutachtens ergibt, daß noch ein Sachverständiger einer anderen Fachrichtung gehört werden muß. Ein weiteres Gutachten kann auch ohne neue Tatsachen erforderlich werden, wenn das bereits erstattete dem Gericht durch die begrenzte Möglichkeit der Befunderhebungen oder durch die Beurteilung noch nicht die erforderliche Überzeugung verschaffen kann [141]. Darin liegt keine Abwertung des Sachverständigen, da auch Urteile der Gerichte vergleichsweise sehr oft – selbst wenn sie z.B. von der nächsten Instanz im Ergebnis bestätigt werden – in ihrer Begründung nicht zu überzeugen vermögen.

Schließt sich das Gericht später dem weiteren Gutachten an, so besagt dies auch nicht, daß dieses Gutachten „richtig“ und das vorher eingeholte „falsch“ ist, da die Möglichkeit besteht, daß sich das Gericht mit dem weiteren Gutachten irrt. Andererseits ist es die Pflicht des Gerichts, sich mit allen zulässigen Mitteln, also auch durch ein weiteres Gutachten, die erforderliche Überzeugung zu bilden. Bei einer sehr langen Prozeßdauer kann zudem auch ein überzeugendes Gutachten durch neue wissenschaftliche Erkenntnisse oder auch dadurch überholt sein, daß aus der zwischenzeitlichen Entwicklung des Krankheitsbildes des Untersuchten neue Schlußfolgerungen zum Kausalzusammenhang mit dem Unfall oder über den Umfang der Erwerbsminderung gezogen werden können [142].

In der Praxis werden weitere Gutachten, die eine unterschiedliche Beurteilung durch zwei bereits vorliegende Gutachten klären sollen, häufig als **Obergutachten** bezeichnet [143]. Die Prozeßordnungen kennen den Begriff des Obergutachtens nicht [144], deshalb sollte diese Bezeichnung auch allgemein, insbesondere in Beweisbeschlüssen, vermieden werden [145].

! Das weitere Gutachten hat nicht ipso jure einen höheren Beweiswert [146], sondern kann ebenso wie jedes andere Gutachten nur durch seine erschöpfenden Befunderhebungen und die Begründung seiner Schlußfolgerungen überzeugen.

Seine praktische Bedeutung für die Entscheidung des Gerichts gewinnt das weitere Gutachten im Regelfall vor allem durch zwei Umstände: Als weiteren Sachverständigen, der wegen unterschiedlicher Beurteilungen in zwei oder mehr bereits vorliegenden Gutachten gehört wird, wählt das Gericht regelmäßig einen Arzt, der über besonders umfassende Untersuchungsmöglichkeiten und über ein besonders großes Fachwissen verfügt. Trifft dies auch für die vorangegangenen Sachverständigen zu, so kann aber noch ein zweiter Umstand erheblich sein: Der weitere Sachverständige ist kraft seiner Sachkunde viel besser geeignet, die starken und die schwachen Stellen der vorliegenden divergierenden oder auch im Ergebnis übereinstimmenden, das Gericht aber noch nicht überzeugenden Gutachten zu erkennen und abzuwägen. Das Gericht ist dann nicht nur auf seine eigene Wertung angewiesen. Es kann sich aber, sofern es ausreichende Gründe darlegt, im Ergebnis auch dem vorliegenden Gutachten anschließen, dem der weitere Sachverständige nicht gefolgt ist. Dies zeigt aber wiederum die Pflicht des Gerichts, bei divergierenden Gutachten zunächst selbst zu prüfen, ob es nicht eines der Gutachten für überzeugender hält, bevor es ein weiteres Gutachten als Hilfe bei der Klärung der durch die divergierenden Gutachten entstandenen Beweissituation einholt.

Das *österreichische Strafprozeßrecht* (s. § 126 Abs. 2 StPO) – nicht aber das österreichische Zivilprozeßrecht [147] – kennt die sog. **Fakultätsgutachten,** die nach der Rechtsprechung des österreichischen Obersten Gerichtshofes durch weitere Gutachten nicht überprüft werden dürfen [148].

11 Vergütung des Sachverständigen

Die Vergütung für die Erstattung seines Gutachtens erhält der vom Gericht bestellte Sachverständige, zu denen auch der gem. § 109 SGG vom Kläger benannte und vom Gericht daraufhin bestellte Sachverständige sowie der von Behörden, für die das Verwaltungsverfahrensgesetz des Bundes und die Verwaltungsgesetze der Länder sowie das Sozialgesetzbuch (Verwaltungsverfahren) gelten, hinzugezogene Sachverständige gehören. Die Vergütung erfolgt nach dem Gesetz über die Entschädigung von Zeugen und Sachverständigen – ZSEG –, das z.Z. In der Fassung vom 1. Oktober 1969 (BGBI, I S. 1757, zuletzt geändert durch Gesetz vom 17.12.1997 – BGBl. I S 3108) gilt.

Der Sachverständige wird für seine Leistungen entschädigt, zu denen nicht nur die Erstattung des angeforderten Gutachtens zählt. Kommt der Sachverständige nach Studium der Akten zu dem Ergebnis, daß er das Gutachten nicht erstatten könne, weil er z.B. nicht über die erforderliche Sachkunde oder über die notwendigen Untersuchungsmöglichkeiten verfügt, so stellt dies eine Leistung des Sachverständigen i.S. des § 3 Abs. 1 ZSEG dar, für die er zu entschädigen ist [149]. Der BGH [150] verneint allerdings einen Anspruch dann, wenn der Sachverständige ohne Schwierigkeiten und nähere Untersuchungen erkennt, daß er das Gutachten nicht erstatten kann.

Der Sachverständige wird grundsätzlich nach der für die Gutachtenerstellung benötigten Zeit entschädigt, zu der sowohl das Aktenstudium als auch die für die Untersuchung und das Erstellen des Gutachtens erforderliche Zeit zählt (s. §§ 3 ff. ZSEG). Die Entschädigung beträgt z.Z. gem. § 3 Abs. 2 ZSEG für jede Stunde der erforderlichen Zeit DM 50,– bis DM 100,–. Für die Bemessung des Stundensatzes sind der Grad der erforderlichen Fachkenntnisse, die Schwierigkeit der Leistung, ein nicht anderweitig abzugeltender Aufwand für die notwendige Benutzung technischer Vorrichtungen und besondere Umstände maßgebend, unter denen das Gutachten zu erarbeiten war; der Stundensatz ist einheitlich für die gesamte erforderliche Zeit zu bemessen (§ 3 Abs. 2 Satz 2 ZSEG). Der Höchstsatz von – z.Z. – DM 100,– kann bis zu 50 % überschritten werden für ein Gutachten, in dem der Sachverständige sich für den Einzelfall eingehend mit der wissenschaftlichen Lehre auseinanderzusetzen hat, oder nach billigem Ermessen, wenn der Sachverständige durch die Dauer oder die Häufigkeit seiner Heranziehung einen nicht zuzumutbaren Erwerbsverlust erleiden würde oder wenn er seine Berufseinkünfte im wesentlichen als gerichtlicher oder außergewöhnlicher Sachverständiger erzielt (s. § 3 Abs. 3 ZSEG) [151].

Gewisse Verrichtungen werden nicht nach einem Stundensatz, sondern nach einem in der Anlage zum SZEG aufgeführten Betrag entschädigt (s. § 5 ZSEG und die Anlage zu dieser Vorschrift).

Ein auf *Hilfskräfte* (s. § 8 Abs. 1 Satz 1 ZSEG) entfallender Teil der Gemeinkosten des Sachverständigen kann durch einen Zuschlag bis zu 15 v.H. auf den Betrag abgegolten werden, der als notwendige Aufwendung für die Hilfskräfte zu ersetzen ist (§ 8 Abs. 2 ZSEG). Zur Vergütung eines von einem Sachverständigen bei ambulanter Untersuchung hinzugezogenen anderen Arztes s. LSG Nordrhein-Westfalen MedSach. 1981, 35 (s. auch Narr DMW 1979, 1588; Friederichs SGb. 1981, 18). Zur Entschädigung eines während einer stationären Untersuchung zusätzlich tätig gewordenen Arztes (z.B. röntgenologische Begutachtung) s. u.a. Gitter und Schroeder SGb. 1978, 413; Kohleiss SGb. 1979, 489. Zum Ersatz eines an das Krankenhaus abzuführenden Pauschalsatzes s. – verneinend – LSG Nordrhein-Westfalen, Urteil vom 22.9.1981 – I.5 S

34/81 –, zur Zahlung des sog. großen Pflegesatzes neben der Leistungsvergütung nach § 3 ZSEG s. OLG Zweibrücken Rechtspfleger 1982, 358 = Arztrecht 1982, 279 (s. auch Gotthardt Das Krankenhaus 1984, 286).

Dem Sachverständigen werden die notwendigen Fahrtkosten ersetzt (s. § 9 ZSEG). Er erhält außerdem für den durch Abwesenheit vom Aufenthaltsort oder durch die Wahrnehmung eines Termins am Aufenthaltsort verursachten Aufwand eine Entschädigung, die nach seinen persönlichen Verhältnissen zu bemessen ist, aber einen bestimmten Satz nicht überschreiten soll (s. § 10 ZSEG). Dem Sachverständigen werden auch sonstige notwendige Auslagen, insbesondere die einer notwendigen Vertretung oder einer notwendigen Begleitung, ersetzt (s. § 11 ZSEG).

Zu Behörden und Behördenangehörigen als Sachverständige vor Gericht s. Gossel DriZ 1980, 363.

Mit Sachverständigen, die häufig herangezogen werden, kann die oberste Landesbehörde oder die von ihr bestimmte Stelle eine Entschädigung im Rahmen der nach diesem Gesetz zulässigen Entschädigung vereinbaren (§ 13 ZSEG). Es handelt sich meistens um Pauschalhonorare für jedes Gutachten. Haben sich die Parteien dem Gericht gegenüber mit einer bestimmten Entschädigung für die Leistung des Sachverständigen einverstanden erklärt, so ist diese Entschädigung zu gewähren, wenn ein ausreichender Betrag an die Staatskasse gezahlt ist (§ 7 Abs. 1 ZSEG). Die Erklärung nur einer Partei genügt, wenn das Gericht zustimmt (s. § 7 Abs. 2 ZSEG). Im sozialgerichtlichen Verfahren ist eine derartige Vereinbarung nicht zulässig, da die Parteien keine Gerichtskosten zu entrichten und auch für die Kosten des Sachverständigen nicht aufzukommen haben; dieser wird vielmehr stets aus der Staatskasse entschädigt. Auch bei einem nach § 109 SGG eingeholten Gutachten ist m.E. eine Vereinbarung nach § 7 ZSEG nicht zulässig.

Der Sachverständige wird nur auf Verlangen entschädigt (s. § 15 Abs. 1 ZSEG). Die Geltendmachung der Entschädigung gegenüber dem Gericht ist an keine Frist gebunden, die Ansprüche der Sachverständigen wegen ihrer Gebühren und Auslagen verjähren jedoch in zwei Jahren (s. § 196 Abs. 1 Nr. 17 BGB, § 15 Abs. 4 ZSEG). Die *Verjährungsfrist* beginnt mit dem Ende des Kalenderjahres, in dem der Anspruch auf Entschädigung entstanden ist (s. § 201 BGB). Das Gericht (nicht der Kostenbeamte, s.u.) kann den Sachverständigen auffordern, seinen Anspruch innerhalb einer bestimmten Frist, die mindestens zwei Monate betragen muß und verlängert werden kann, zu beziffern (s. § 15 Abs. 3 Sätze 1, 2 und 4 ZSEG). Der Anspruch erlischt, soweit ihn der Sachverständige nicht innerhalb dieser Frist beziffert (§ 15 Abs. 3 Satz 5 ZSEG). Über die Folge ist der Sachverständige in der gerichtlichen Aufforderung zu belehren (s. § 15 Abs. 3 Satz 3 ZSEG). War der Sachverständige jedoch ohne sein Verschulden gehindert, die Frist einzuhalten, so ist ihm auf Antrag Wiedereinsetzung in den vorigen Stand zu erteilen, wenn er innerhalb von zwei Wochen nach der Beseitigung des Hindernisses den Anspruch beziffert und die Tatsachen, die die Wiedereinsetzung begründen, glaubhaft macht (§ 15 Abs. 3 Satz 6 ZSEG).

Zur Entschädigung bei Ablehnung wegen Befangenheit s. Abschnitt 2.4. Die Entschädigung des Sachverständigen wird zunächst regelmäßig von dem Kostenbeamten des Gerichts festgesetzt. Ist der Sachverständige mit dieser Kostenfestsetzung nicht einverstanden (z.B. weil der Stundensatz ihm zu niedrig erscheint oder die angegebene Stundenzahl nicht anerkannt oder gewisse Aufwendungen nicht erstattet wurden), so kann er die *richterliche Festsetzung* der Entschädigung beantragen (s. § 16 Abs. 1 ZSEG). Gegen die richterliche Festsetzung ist die – nicht an eine Frist gebundene, aber doch baldmöglichst einzulegende – Beschwerde zulässig, wenn der Wert des Beschwerdegegenstandes (also der Betrag, um den der Sachverständige die Entschädigung höher festgesetzt haben möchte) DM 100,– übersteigt (s. § 16 Abs. 2 Sätze 1 und 2 ZSEG). Die Beschwerde ist bei dem Gericht einzulegen, das die angefochtene richterliche Festsetzung erlassen hat (s. § 16 Abs. 2 Satz 6 ZSEG). Hilft es nicht ab, so legt es die Beschwerde dem im Instanzenzug übergeordneten Gericht vor. Gegen die richterliche Festsetzung der Kosten durch ein Oberlandesgericht oder ein Landessozialgericht oder ein Oberverwaltungsgericht (Verwaltungsgerichtshof) ist keine Beschwerde zulässig (s. § 16 Abs. 2 Satz 4 ZSEG).

Näheres zur Entschädigung des Sachverständigen s. bei Jessnitzer (1980) a.a.O. S. 37; Hartmann: Kostengesetze, 29. Aufl., Verlag C.H. Beck; München 2000; Fritze, E., Viefhues, H.: Das ärztliche Gutachten, Steinkopff Verlag, Darmstadt 1984, hier S. 6 ff.; Müller (1978): a.a.O. S. 334; Meyer, Höfer, Bach: Gesetz über die Entschädigung von Zeugen und Sachverständigen, 20. Aufl., Heymanns-Verlag, Köln 1997; Peters et al.: Kommentar zur Sozialgerichtsbarkeit, 4. Aufl., Kohlhammer Verlag, Stuttgart, unter Anm. 3 – Buchst. b und c zu § 118; Bleutge, P.: ZSEG, 3. Aufl., Verlag für Wirtschaft und Verwaltung Hubert Wingen, Essen 1995; Mäuser: Höhere Arztentschädigungen für sozialgerichtliche Gutachten und Befundberichte nach den neuen Entschädigungsgrundlagen, Weka-Verlag, Kissing, Bleutge NJW 1977, 333, Hennies: in Marx (1981) a.a.O. S. 70.

Anmerkungen

[1] S. zum Sachverständigen im Verwaltungsverfahren u.a. Bonnermann: Der Kompaß 1981, 326; Silomon: MedSach. 1984, 9.

[2] Im folgenden ist unter einem Sachverständigen regelmäßig der medizinische Sachverständige zu verstehen.

[3] BGH LM § 286 ZPO (B) Nr. 23.

[4] Ebenso § 364 der österreichischen ZPO.

[5] Sehr streng BSG KOV 1972, 77.

[6] Vgl. allgemein Arbab-Zadeh: NJW 1970, 1214; Pieper: ZZP Bd. 84 (1971) S. 1, 15; Kruse: DÄ 1978, 2919; Wilde: MedSach. 1979, 26, 27, einschränkend auf geeignete Fälle Jessnitzer, a.a.O S. 116. Den Sachverständigenbeweis mit als das „umstrittenste, fragwürdigste und unsicherste Beweismittel" zu bezeichnen (so Schimanski, W.: Beurteilung medizinischer Gutachten. S. 4. Verlag De Gruyter, Berlin 1976), ist trotz aller möglichen und zahlenmäßig vielleicht nicht mehr ganz so niedrig anzusetzenden Fehlbeurteillungen falsch; eine Beurteilung durch einen Laien mit angelernten „Kenntnissen" wäre im medizinischen Bereich unvertretbar.

[7] NJW 1974, 1408.

[8] S. aber auch die kontroversen Entscheidungen zur Glaubwürdigkeit BVerwGE 44, 152 und BGHSt 7, 82; Jessnitzer: a.a.O. S 119.

[9] S. BGHZ 45, 234, BGH NJW 1977, 2120, 2121; Jessnitzer/Frieling a.a.O. Rdnr. 116; Jessnitzer: Blutalkohol 15 (1978) S 315; Pieper a.a.O. S 28; mit Recht zur Vorsicht mahnend Schlosser: FamRZ 1976, 6 : Wilde: a.a.O.

[10] Jessnitzer: a.a.O. Rdnr. 116, aber auch hierbei ist Vorsicht geboten; vgl. OLG Koblenz VRS 1975, 374 und 433.

[11] Vom 29. Juni 1956 – BGBl. I S. 599 mit Änderungsgesetzen. Aus dem Schrifttum zu diesem Gesetz s. u.a. Saage und Göppinger: Freiheitsentziehung und Unterbringung, 2. Aufl., Verlag C.H. Beck, München 1975; in diesem Kommentar sind auch die Unterbringungsgesetze der Länder mit abgedruckt; Haddenbrock: In Handbuch der forensischen Psychiatrie II. Göppinger und Witter (Hrsg.), S. 1385, Springer, Berlin 1972.

[12] Müller: a.a.O. S. 64.

[13] BSGE 1, 91, 93; BSG SozR Nr. 90 zu § 128; Friederichs: MedSach. 1974, 2, 4.

[14] BGH MDR 1984, 682.

[15] Kruse: DÄ 1978, 2919, 2920.

[16] Zur Vergütung s. Abschnitt 11.

[17] S. u.a. BVerwG Zeitschrift für Beamtenrecht 1980, 180; Jessnitzer/Frieling: a.a.O. Rdnr. 127; Müller: a.a.O. S. 102; Friederichs: MedSach. 1974, 2, 3.

[18] In der VwGO und im SGG wird anstelle von „Parteien" der Begriff Beteiligte gebraucht, der den Kläger, den Bklagten und den Beigeladenen umfaßt. Aus Raumersparnisgründen wird im folgenden nicht jeweils besonders vermerkt, daß die Ausführungen hinsichtlich der „Parteien" auch für die „Beteiligten" i.S. der VwGO und des SGG gelten.

[19] Zur Übernahme der Kosten des Kostenvorschusses und der endgültigen Kostentragung bei einer Rechtsschutzversicherung s. Kühl: Versicherungsrecht 1983, 801.

[20] Müller: a.a.O. S. 83; Sarstedt: NJW 1968, 177, 179.

[21] S. auch Roesgen/Dohmen/Sandhaus: Unfallversicherung 1998, 560; BSG Urteil vom 16. März 1995 – 2 RU 23/94.

[22] S. BGH NJW 1975, 1463.

[23] Friederichs: MedSach. 1974. 2, 4/5, derselbe MedSach. 1976, 7; SGb 1979, 297 RzW 1981, 39; BSG SozR Nr. 73 zu § 128 SGG; Kruse: DÄ 1978, 2919, 2920; Plagemann: MedR 1983, 170.

[24) RzW 1980, 105; zustimmend Gießler: RzW 1981, 41; Feldmann: a.a.O. S. 5.

[25] BVerwG DVBl. 1984, 833.

[26] LM Nr. 88 zu BEG 1956 § 209; aA mit Recht KG RzW 1964, 560.

[27] S. BSG SozR 3870 § 3 Nr. 5 zum Schwerbehindertengesetz.

[28] Zur Zulässigkeit der Sachverständigengruppe s. auch Hennies: in Marx a.a.O. S. 14.

[29] S. zur Diskussion eines Sachverständigenbeirats als ständigen Hilfsdienst der Gerichte: DriZ 1976, 97, 99.

[30] Fritze: a.a.O. S. 5.

[31] Fritze a.a.O. S. 5.

[32] Woitowitz: MedSach. 1978, 78.

[33] Zum österreichischen Strafprozeßrecht s. Rieder: Österreichische Juristenzeitung 1981, 63, 71: kein eigentliches Ablehnungsrecht wegen Befangenheit, sondern nur Ausschlußgründe aufgeführt.

[34] S. BVerfGE 32, 288, 290; Bayer. ObLG FRES 51, 248: Baumbach, Lauterbach, Albers, Hartmann: ZPO 58. Aufl., Verlag C.H. Beck, München 2000, § 42 Anm. 2A b; Jessnitzer/Frieling: a.a.O. Rdnr. 192.

[35] S. BVerfGE 32, 288, 290.

[36] BGH MDR 1975, 754 und NJW 1975, 1155.

[36a] BVerwG SGb 1998, 474.

[36b] Zur Ablehnung eines Sachverständigen nach Frist zur Stellungnahme zum Gutachten s. Hess VGH NVwZ 2000, 211.

[37] BGH NJW 1976, 1155.

[38] BGH NJW 1976, 1155, 1156.

[39] S. u.a. OLG Frankfurt NJW 1977, 1502.

[40] Fritze: a.a.O. S. 1; s. auch Hennies: in Marx a.a.O. S 28/29 und 43.

[41] Fritze: a.a.O. S. 6.

[42] a.a.O. S. 242.

[43] Wilde: MedSach. 1979, 26, 29; ebenso zur Rechtslage in der DDR Kollmorgen und Roehl: Rechtsprinzipien im Gesundheitswesen, 1980, S. 257, 261.

[44] Vgl. zu § 51 StGB alter Fassung Sarstedt: NJW 1968, 177, BGH LM Nr. 5 und 10 zu § 51 Abs. 1 StGB.

[45] S. allgemein zur Rentenversicherung und zum Schwerbehindertenrecht Hennies: MedSach. 1981, 6.

[46] In: Das öffentliche Gesundheitswesen, Bd. V, S. 135 Thieme, Stuttgart; zu sozialmedizinisch bedeutsamen Begriffen s. Bley: MedSach. 1974, 63 und 81, Erlenkämper, A.: Sozialrecht für Mediziner. 307 Seiten. Thieme, Stuttgart 1981; Hennies: in Marx a.a.O. S. 29.

[47] Spann: MedSach. 1984, 4.

[48] In: Ponsold: Lehrbuch der gerichtlichen Medizin. 3. Aufl, S. 588, 603, Thieme, Stuttgart 1967.

[49] MedSach. 1980, 2, 6.

[50] BGBl. I S. 1014.

[51] S. § 404a Abs. 1 ZPO; Franzki: DRiZ 1976, 97, 99; Friederichs: in Festgabe für Hans Grüner. S. 137, 143, Verlag R.S. Schulz, Percha 1982.

[52] Vgl. S. 11.

[53] Vgl. S. 14.

[54] S. auch den dieser Vorschrift entsprechenden § 409 ZPO in der von der Kommission für das Zivilprozeßrecht vorgeschlagenen Neufassung, wiedergegeben bei Franzki: a.a.O.

[55] Zur Terminologie s. BGHSt 22, 268, 271; BGH NJW 1979, 609, 610; Jessnitzer: a.a.O. S 227.

[56] S. Hennies: in Marx a.a.O. S. 14.

[57] So Göppinger: a.a.O. S. 1550; BGHSt 18, 107 und bei JessnitzerFrieling: a.a.O. Rdnr. 316 und 557 sind als Zusatztatsachen nur die Tatsachen bezeichnet, die der Sachverständige nicht durch die, sondern gelegentlich der Untersuchung feststellt.

[58] BSG Urteil vom 29. März 1963 – 2 RU 219/62.

[59] Vgl. BGH LM Nr. 11 zu § 402 ZPO; BSG SozR Nr. 59 zu § 128 SGG.

[60] S. BGH MedSach. 1979, 126: Ob Leberfleck oder seborrhoische Warze vorgelegen hat.

[61] Vgl. u.a. Friederichs: NJW 1972, 1114, 1116; Müller: a.a.O. S. 252; Sarstedt NJW 1968, 177, 180.

[62] SozR Nr. 7 zu § 118 SGG.

[63] Hennies: in Marx a.a.O. S. 44.

[64] S. § 404a Abs. 4 ZPO; § 76 SGB X; allgemein zu Befundberichten Krasney: Der Kassenarzt 1980, 274; MedSach. 1980, 51 und 1984, 12; Marx: a:a:O. S. 92; Rösner: MedSach. 1996, 40.

[65] S. u.a. BGHZ 40, 288, 294; Fritze: a.a.O. S. 6; Hennies: in Marx a.a.O. S. 49; Hennies: in Marx a.a.O. S. 20, 22 und Jessnitzer/Frieling a.a.O. Rdnr. 167, 305; Müller: MedSach. 1975, 52, 53 – jeweils auch allgemein zur Schweigepflicht und zum Aussageverweigerungsrecht des Sachverständigen, s. auch Barbey: MedSach. 1974, 32; Göppinger: a.a.O. S. 1568.

[66] Vgl. BGHZ 40, 288, 295.

[67] Fritze: a.a.O. S. 6.

[68] S. Jessnitzer/Frieling: a.a.O. Rdnr. 167; Müller: a.a.O. – Fußn. 33.

[69] Woitowitz: MedSach. 1998, 78.

[70] S. die Darstellung u.a. bei Jessnitzer/Frieling: a.a.O. Rdnr. 361–380.

[71] v. 11. Dezember 1975 – BGBl. I S. 3015; s. hierzu u.a. Brackmann: Handbuch der Sozialversicherung, 1.–10. Aufl., S. 80c ff., Asgard-Verlag, St. Augustin; Hennies: in Marx a.a.O. S. 32.

[72] S. auch Jessnitzer: MedSach. 1974, 55, 56; Göppinger: a.a.O. S. 1562.

[73] S: BGH NJW 1977, 1198, 1199; Bayer. ObLG MDR 1983, 762.

[74] BVerwG DVBl. 1984, 833, Buchholz 310 § 86 Abs. 1 VwGO Nr. 169; Jessnitzer/Frieling a.a.O. Rdnr. 331 ff., 332; Kruse: DÄ 1978, 2919, 2921; Plagemann: MedR 1983, 170; zu weitgehend hinsichtlich einer Delegation zur <mehr oder weniger> vollständigen Ausführung des Auftrags nur unter Kontrolle des Sachverständigen, Göppinger: a.a. O. S. 1549.

[75] Jessnitzer/Frieling: a.a.O Nrn. 287, 331.

[76] BSGE 8, 78.

[77] Vgl. S. 14.

[78] Jessnitzer/Frieling: a.a.O. Rdnr. 332.

[79] BVerwG Buchholz 310 § 86 Abs. 1 VwGO Nr. 169.

[80] Vgl. BSG SozR Nr. 93 und § 128 SGG; BVerwGE 12, 268; Müller a.a.O. S. 322, s. auch das Beispiel bei Friederichs: MedSach. 1976, 7.

[81] Ebenso Friederichs: MedSach. 1976, 7, 8.

[82] aA Müller: a.a.O. S. 326.

[83] Fritze: a.a.O. S. 6 und 11; nicht so streng Hennies: in Marx a.a.O. S. 9.

[84] Jessnitzer/Frieling: a.a.O. Rdnr. 434.

[85] Ludolph: DÄ 1979. 2278; Haas: in Festgabe für Hans Grüner, S. 223, 224; Verlag R.S. Schulz, Percha 1982.

[86] Ebenso Hennies: in Marx a.a.O. S. 13.

[87] a.a.O. S. 233.

[88] NJW 1968, 173, 180.

[89] S. BSG SozR Nr. 42 zu § 128 SGG; s. auch Schäcke: Zbl. Arbeitsmed. 1997, 226.

[90] Goetz: a.a.O. S. E 77.

[91] Vgl. hierzu Krasney: MedSach. 1975, 31.

[92] Jessnitzer/Frieling: a.a.O Rdnr. 442; Langelüddecke: Gerichtliche Psychiatrie, 3. Aufl., S. 10, De Gruyter, Berlin 1971.

[93] Fritze: a.a.O. S. 17.

[94] Müller: a.a.O. S. 321.

[95] Hennies: in Marx a.a.O. S. 18.

[96] S. OLG Frankfurt, MDR 1977, 761 zur Ablehnung der Entschädigung an Sachverständigen, der nur Ergebnis mitteilt.

[97] S. u.a. Fasching: Zivilprozeßrecht, Manzsche Verlags- und Universitätsbuchhandlung, Wien 1984, Rdnr. 1003, 1004; Aigner: Juristische Blätter 1983, 352.

[98] Ludolph: DÄ 1979, 2278, 2279; Goetz: a.a.O. S. E 76.

[99] Zur Problematik des Begriffs der „herrschenden medizinischen Lehrmeinung" s. auch Schimanski: SGb: 1983, 98.

[100] BSG SozR Nr. 3 zu § 118 SGG.

[101] Vgl. Jessnitzer/Frieling: a.a.O. Rdnr. 461; Friederichs: MedSach. 1974, 2, 4: Spann: MedSach. 1984, 4, 5; Silomon: MedSach. 1984, 9, 10.

[102] Näheres s. Friederichs: MedSach. 1975; 78 und: Die Sozialversicherung 1975, 284; s. zur Haftung bei verspäteter Gutachtenabgabe gegenüber den Parteilen Jessnitzer/Frieling: a.a.O. Rdnr. 693.

[103] S. u.a. Ballon: DRiZ 1984, 301, 304.

[104] Jessnitzer/Frieling, a.a.O. Rdnr. 412; Baumgärtel, Mes: Rechtstatsachenforschung zur Dauer des Zivilprozesses (erste Instanz), S. 209, Carl Heymanns Verlag, Köln 1971; Baumgärtel, Hohmann: Rechtstatsachen zur Dauer des Zivilprozesses (zweite Instanz), S. 128, 129, Carl Heymanns Verlag, Köln 1972; s. auch § 357 der österreichischen ZPO.

[105] Ebenso zur Praxis in der DDR Kollmorgen, Roehl: Rechtsprinzipien im Gesundheitswesen, 1980, S. 257, 276.

[106] Kruse: DÄ 1978, 2912, 2921; Müller: a.a.O. S. 303.

[107] Vgl. Baumgärtel, Hohmann: a.a.O. S. 128, 139; s. zu Österreich auch Schima: Österreichische Richterzeitung 1980, 253, 256.

[108] S. Lüdtke: MedSach: 1980, 2, 7.

[109] S. insbesondere BSG SozR Nr. 42 zu § 128 SGG; Benz: BG 1983, 1.

[110] S. §§ 160, 160a ZPO.

[111] S. § 162 Abs. 2 ZPO.

[112] Benz: BG 1983, 1, 3.

[113) Plagemann: MedR 1983, 170, 175.

[114] BSG SozR Nr. 42 zu § 128 SGG; Friederichs: MedSach. 1975, 2.

[115] BSG SozR 1500 § 117 Nr. 2.

[116] BGHZ 6,, 398; 24, 9, 14; 35, 370; 62, 93; BGH LM Nr. 3 und 6 zu § 411 ZPO; Jessnitzer, a.a.O. S. 177.

[117] BGHZ 24, 9, 14.

[118] BVerwGE 12, 268.

[119] BSG SozR Nr. 160 zu § 162 SGG.

[120] BVerwGE 12, 268.

[121] BGHZ 62, 93.
[122] BGHZ 62, 54; s. u.a. auch kritisch hierzu Hellmer: NJW 1974, 556; Lüstke: MedSach. 1974, 35; Blomeyer: Zeitschrift für Rechtspolitik 1974, 214; Laufs: MedSach. 1978, 75; Müller: a.a.O. S. 406.
[123] Lüdtke: a.a.O. S. 37; Jessnitzer/Frieling: a.a.O. Rdnr. 691.
[124] BVerfGE 49, 304; Fritze: a.a.O. S. 6/7, Jessnitzer: a.a.O. S. 311 und MedSach. 1979, 34; Döbereiner: Der Betriebsberater 1979, 131; Rösner, N., Kohn, H.: MedSachv 1999, 61–66.
[125] Wilde MedSach. 1979, 26, 30.
[126] Vgl. BVerwG Sammlung Buchholz: 310 Nr. 60 zu § 86 Abs. 1 VwGO.
[127] Vgl. zur Neurose BGH LM Nr. 4 zu § 144 ZPO.
[128] BSG SozR Nr. 10 zu § 128 SGG.
[129] BSG SozR Nr. 90 zu § 128 SGG.
[130] BSG SozR Nr. 2 zu § 128 SGG; BGH NJW 1961, 2061.
[131] BSG Urteil vom 26. Oktober 1983 – 9b R U 18/83.
[132] BSG SozR Nr. 33 zu § 128 SGG; BGH NJW 1975, 1463, 1464.
[133] BGH LM Nr. 2 zu § 402 ZPO mit Anm. v. Johannsen; BSG Nr. 33 zu § 128 SGG; aA LSG Rheinland-Pfalz Breithaupt: 1961, 1122; KG RhW 1964, 550.
[134] KG RzW 1969, 473; kritisch auch Schimanski: SGb, 1979, 98.
[134a] S. BGH MDR 2000, 349.
[135] BGH RzW 1980, 105, 107; BVerwG Zeitschrift für Beamtenrecht 1980, 180; Bayer. ObLG Rechtspfleger 1980, 189.
[136] Was sehr sorgfältig zu begründen ist, um sich nicht dem Vorwurf der vorweggenommenen Würdigung des noch nicht voll erhobenen Beweises auszusetzen.
[137] S. BGHZ 44, 75, 80.
[138] Vgl. hierzu BGHSt 8, 76; 23, 276, 286; BGH MDR 1956, 398 und NJW 1957, 598; Jessnitzer: a.a.O. S. 245; Göppinger: a.a.O. S. 1537.
[139] BGHZ 53, 245, 259; Walter, Küper: NJW 1968, 182, 183; s. dann aber auch kritisch Sarstedt: NJW 1968, 177.
[140] BGH RzW 1964, 471; BVerwG ZLA 1967, 361; BSG SozR Nr. 53 zu § 128 SGG.
[141] S. auch die stark durch die Besonderheiten des Einzelfalles geprägte Entscheidung in BGHSt 23, 176.
[142] Vgl. BGH LM Nr. 18 zu § 402 ZPO; Wilde MedSach. 1979, 26.
[143] S. z.B. BVerwGE 12, 268; BVerwG Sammlung Buchholz: 310 Nr. 60 zu § 86 Abs. 1 VwGO, Zeitschrift für Beamtenrecht 1980, 180, BGH RzW 1980, 105, 107; Jessnitzer: a.a.O. S. 247.
[144] Wohl aber § 265 Abs. 5 S. 2 Lastenausgleichsgesetz.
[145] Ebenso u.a. Hennies: in Marx a.a.O. S. 35.
[146] BGH Versicherungsrecht 1965, 91; s. auch Kruse: DÄ 1978, 2919; Müller: a.a.O. S. 82; Goetz: a.a.O. S. E 68; Hennies: in Marx a.a.O. S. 35; zur früheren DDR s. Kollmorgen, Roehl: Rechtsprinzipien im Gesundheitswesen 1980, S. 257, 263, s. aber insoweit auch Mück: ROW 1982, 1, 3, die davon ausgehen, daß es wegen des hierarchischen Aufbaus des Gesundheitswesens in der DDR Gegen- oder Obergutachten in der DDR nicht gab. S. auch Quandt, Müldner: hier S. 52. „Nach Überprüfung des Gutachtens leitet der Kreisgutachter den mit seinem Zustimmungsvermerk ...“
[147] S. Fasching: Zivilprozeßrecht a.a.O. Rdnr. 998.
[148] Bertel: a.a.O. Rdnr. 388, der diese Auffassung jedoch als „wenig zeitgemäß“ bezeichnet; ebenso kritisch Schima: Österreichische Richterzeitung 1980, 253, 257/258.
[149] Vgl. – wenn auch zu einem anderen Sachverhalt – Friederichs: Der Rechtspfleger 1980, 285.
[150] MDR 1979, 754.
[151] Zum Begriff des „Berufsgutachters“ s. SG Gelsenkirchen Beschlüsse vom 24.06.1999 – Az S 21 Ar 6/99 und 10/99 – sowie vom 19.08.1999 – Az S 21 Ar 15/99. Zur Festsetzung der Stundensätze s. außer der unten zitierten Literatur u.a. BGH MDR 1984, 665; LSG Niedersachsen NJW 1978, 606 = MedSach. 1978, 15; LSG Berlin MedSach. 1978, 103, OLG Bamberg Juristisches Büro 1982, 109. Zu Gutachten über Pflegebedürftigkeit LSG Niedersachsen SGb 1999, 455.

Literatur

Aus der umfangreichen Literatur zum Sachverständigenbeweis – jeweils mit weiteren Nachweisen – vor allem:

Bremer, H.: Der Sachverständige. Seine Stellung im privaten und öffentlichen Recht. 2. Aufl., 364 Seiten. Verlag Recht und Wirtschaft, Heidelberg 1973.
Feldmann, H.: Das Gutachten des Hals-Nasen-Ohren-Arztes. 4. Aufl., 269 Seiten. Thieme, Stuttgart 1997.
Friederichs, H.: MedSach. 1974, 2 und ZZP Bd. 83, 1970, S. 394.
Fritze, E.: Die ärztliche Begutachtung. 5. Aufl., 1128 Seiten. Steinkopff, Darmstadt 1984.
Fritze, E., Viefhues, H.: Das ärztliche Gutachten. 422 Seiten. Steinkopff, Darmstadt 1984.
Göppinger, H.: Der Sachverständige: Gutachten und Verfahren. In: Handbuch der forensischen Psychiatrie II (Hrsg. Göppinger und Witter), S. 1485 und 1531. Springer, Berlin 1972.
Goetz, E., Bock, H. E., Gerok, W., Hartmann, F.: Klinik der Gegenwart. Bd. V, Ergänzungsband, S. E 63. Urban & Schwarzenberg, München 1983.
Hennies, G., Rauschelbach, H.-H., Seger, W., Karstädt, H.-J., Bahemann, A., Kater, H., Eckart, S.: Begutachtungsmängel und ihre Quellen. MedSachv 1998, S. 37–63.
Jessnitzer, K., Frieling, G.: Der gerichtliche Sachverständige. 10. Aufl., 397 Seiten. Heymanns Verlag Köln 1992.
Kaiser, V.: Die Berufsgenossenschaft 1995, S. 742.
Marx, H. H.: Medizinische Begutachtung. 6. Aufl., 737 Seiten. Thieme, Stuttgart 1992.
Müller, K.: Der Sachverständige im gerichtlichen Verfahren. 3. Aufl., 473 Seiten. Athenäum, Frankfurt/M. 1988.
Pieper, H.: ZZP Bd. 84, 1971, S. 1.
Plagemann, H., Hontschik, B.: Medizinische Begutachtung im Sozialrecht. 3. Aufl., 280 Seiten. Deutscher Anwaltsverlag, Bonn 1996.
Rauschelbach, H.-H., Jochheim, K.-A., Witter, B.: Das neurologische Gutachten. 4. Aufl., Thieme, Stuttgart 2000.
Rauschelbach, H.-H.: MedSach. 1979, S. 22.
Rösner, N., Piechowiak, H., Pannen, H.D., Losch, E., Muhr, G., Bahemann, A., Schroeter, F., Weiß, H.: Selbstverständnis des medizinischen Sachverständigen in neuen Strukturen. MedSach. 1999, S. 5–29.
Roller, St.: Die Sozialgerichtsbarkeit 1998, S. 401.
Schönberger, A., Mehrtens, G., Valentin, H.: Arbeitsunfall und Berufskrankeit. 8. Aufl., 918 Seiten. Erich Schmidt, Bielefeld 1998.
Sozialistisches Gesundheitsrecht 1980: Staatsverlag der DDR, 566 Seiten. Mück ROW 1982, S. 1.
Spann, W.: MedSach. 1984, S. 4.

Thomann, K.-D.: MedSach. 1994, S. 184 – zu 100 Jahre Kontinuität und Wandel sozialmedizinischer Begutachtung.

Venzlaff, U., Foerster, K. (Hrsg.): Psychiatrische Begutachtung. 3. Aufl., 621 Seiten. Urban & Fischer, München–Jena 2000.

Wilde, K.: MedSach. 1979, S. 26.

2
Juristische Grundbegriffe im Rahmen der Begutachtung

Harald Bürck, Klaus Burchardt, Otto Ernst Krasney, Peter Udsching

Inhalt

Inhalt

1 Krankenversicherung

Otto Ernst Krasney

1.1 Gesetzliche Krankenversicherung

Die im Sozialgesetzbuch – Fünftes Buch – (SGB V) geregelte gesetzliche Krankenversicherung [1] umfaßt als Pflichtversicherte oder freiwillige Versicherte oder Familienversicherte rund 90 v.H. unserer Bevölkerung. In ihr sind u.a. vornehmlich alle Beschäftigten bis zu einer bestimmten Jahresentgeltgrenze, die Antragsteller und Empfänger von Renten aus der gesetzlichen Rentenversicherung sowie die Studenten als versicherte Personen kraft Gesetzes in den Schutz der gesetzlichen Krankenversicherung einbezogen.

Versicherungsschutz

Die gesetzliche Krankenversicherung bietet **Schutz gegen die Risiken der Krankheit.** Die Leistungen der gesetzlichen Krankenversicherung werden regelmäßig zur Verhütung, zur Früherkennung und zur Behandlung von Krankheiten gewährt (vgl. § 11 SGB V).

Im Gesetz ist der **Begriff Krankheit** nicht definiert und nicht einmal vage umschrieben. Nach der vom Schrifttum geteilten ständigen Rechtsprechung ist Krankheit **ein regelwidriger Körper- oder Geisteszustand** [2]. Diese Definition wird in der Regel jedoch sogleich weitergeführt, nämlich es müsse ein regelwidriger Körper- oder Geisteszustand vorliegen, der Behandlungsbedürftigkeit oder Arbeitsunfähigkeit bedingt. Streng genommen handelt es sich bei den zuletzt genannten Tatbestandsmerkmalen jedoch um solche, welche die erst aus der Feststellung der Krankheit folgende Leistungspflicht der gesetzlichen Krankenversicherung begründen, d.h. den Anspruch auf Krankenbehandlung oder Krankengeld.

Für den Krankheitsbegriff als solchen ist es grundsätzlich unbeachtlich, ob die Krankheit zur Zeit einer Behandlung bedarf oder Arbeitsunfähigkeit bedingt. In der gesetzlichen Krankenversicherung wird jedoch die Krankheit nur dann relevant, wenn sie eine Leistungspflicht begründet; deshalb hat sich auch die Definition eingebürgert, daß Krankheit ein regelwidriger Körper- oder Geisteszustand ist, der Behandlungsbedürftigkeit oder Arbeitsunfähigkeit bedingt. Der regelwidrige Körper- oder Geisteszustand wird nicht nach einem Vergleich mit dem körperlichen oder geistigen Idealbild eines Menschen bestimmt, sondern durch die eingeschränkte Funktionstauglichkeit gekennzeichnet, die sowohl im körperlichen als auch im psychischen Bereich liegen kann. Umstritten war z.B., ob Legasthenie oder eine unter dem Normbereich liegende Körpergröße eine Krankheit ist [3]. Sucht – sowohl die alkoholbedingte als auch die durch Drogen hervorgerufene Abhängigkeit – ist eine Krankheit [4]. Die Schädigung der Leibesfrucht steht der Erkrankung der Mutter gleich [5].

Der **medizinische Sachverständige** wird insoweit insbesondere zur Beurteilung herangezogen, ob es sich um einen regelwidrigen Körper- oder Geisteszustand handelt, dessen Funktionsausfall der Gutachter der Art und dem Umfang nach zu beschreiben und zu beurteilen hat.

Leistungsarten

In der gesetzlichen Krankenversicherung sind die **Leistungsarten im Gesetz grundsätzlich abschließend aufgeführt.** Es kommen nur die in § 11 SGB V aufgeführten Leistungsarten in Betracht. Es sind dies die Leistungen zur Verhütung von Krankheiten sowie zur Empfängnisverhütung bei Sterilisation und bei Schwangerschaftsabbruch (§§ 20 bis 24b), zur Früherkennung von Krankheiten (§§ 25 und 26) und zur Behandlung einer Krankheit (§§ 27 bis 52). Zu diesen Leistungen gehören jeweils auch medizinische und ergänzende Leistungen zur Rehabilitation, die notwendig sind, um einer drohenden Behinderung oder Pflegebedürftigkeit vorzubeugen, sie nach Eintritt zu beseitigen, zu bessern oder eine Verschlimmerung zu verhüten (§ 11 Abs. 2 S. 1 SGB V).

Behandlungsbedürftigkeit liegt vor, wenn die Krankheit geheilt oder eine Verschlimmerung verhindert oder die Krankheitsbeschwerden gelindert werden sollen (s. § 27 Abs. 1 S. 1 SGB V).

Die **ärztliche Behandlung** (vgl. §§ 15, 28 SGB V) wird durch die Tätigkeit des Arztes bestimmt; zu ihr gehören die Tätigkeiten nichtärztlicher Personen – bis auf die Psychologen (s. § 27 Abs.1 S. 1 Nr. 1, § 28 Abs. 3 SGB V) – nur dann, wenn die Behandlung vom Arzt angeordnet oder von ihm zu verantworten ist. Auch die ärztliche Behandlung wird im Rahmen von Dienst- und Sachleistungen erbracht, und zwar von Ärzten, die zur vertragsärztlichen (vertragszahnärztlichen) Behandlung zugelassen oder ermächtigt sind.

Hinsichtlich der ärztlichen Behandlung kommt in Zweifelsfällen eine Befragung von medizinischen Sachverständigen u.a. für die Notwendigkeit ärztlicher Behandlung oder Krankenhausbehandlung oder für die wissenschaftliche Anerkennung von Heilmethoden in Betracht [6].

Zur Krankenbehandlung zählen auch die Versorgung mit **Arznei- und Verbandmitteln** sowie mit **Heil- und Hilfsmitteln** (§§ 31 ff. SGB V). Besonders schwierig und umstritten ist die Bestimmung von Hilfsmitteln. Als Hilfsmittel i.S. des § 33 SGB V werden nicht nur unmittelbar an der Behinderung ansetzende und die Funktionsbeeinträchtigung selbst ausgleichende oder mindernde Hilfen angesehen, sondern auch solche, welche die Grundbedürfnisse des Lebens zu erfüllen geeignet sind. Das Hilfsmittelverzeichnis der Krankenkassen ist gegenüber den Gerichten nur eine unverbindliche Auslegungshilfe.

Der finanziellen Absicherung während einer durch die Krankheit bedingten Arbeitsunfähigkeit dient das **Krankengeld** (vgl. § 44 SGB V).

Der Begriff **Arbeitsunfähigkeit** hatte in den letzten Jahren eine gewisse allgemeine Einengung dadurch erfahren, daß die Rechtsprechung verstärkt darauf abstellte, daß Arbeitsunfähigkeit nicht schon vorliege, wenn die zuletzt ausgeübte Tätigkeit wegen der Erkrankung nicht mehr verrichtet werden kann, sondern wenn außerdem auch eine ähnlich geartete Tätigkeit durch die Krankheit ausscheidet. Allerdings ist die einschränkende Rechtsprechung wiederum dahin erweitert worden, daß bei bestehendem Beschäftigungsverhältnis die zuletzt ausgeübte Tätigkeit maßgebend bleibt, eine Verweisung auf ähnlich geartete Tätigkeiten nur nach Beendigung des Beschäftigungsverhältnisses in Betracht kommt.

Innerhalb der zuletzt ausgeübten Tätigkeiten kann aber die Möglichkeit, andere gleichartige Verrichtungen auszuüben, die Arbeitsunfähigkeit ausschließen, z.B. wenn eine Schreibkraft in einer Anwaltskanzlei wegen einer Armverletzung zwar nicht den Schreibcomputer benutzen, aber den Telefondienst übernehmen kann, der sonst reihum von den Schreibkräften wahrzunehmen ist. Kann der Versicherte seine bisherige Tätigkeit nicht mehr ganz, sondern nur teilweise (z.B. nach Art oder zeitlichem Umfang) verrichten, so ist er trotz seiner verbliebenen Einsatzmöglichkeit arbeitsunfähig. Die noch oder wieder bestehende teilweise Arbeitskraft kann nur im Rahmen einer stufenweisen Eingliederung nach § 74 SGB V berücksichtigt werden.

Der **Anspruch auf Krankengeld entsteht** bei Krankenhausbehandlung oder Behandlung in einer Vorsorge- und Rehabilitationseinrichtung von ihrem Beginn an, im übrigen von dem Tag an, der auf den Tag der ärztlichen Feststellung der Arbeitsunfähigkeit folgt (s. § 46 S. 1 SGB V).

Das Krankengeld wird **grundsätzlich ohne zeitliche Begrenzung, für den Fall** der Arbeitsunfähigkeit wegen **derselben Krankheit jedoch für längstens 78 Wochen** innerhalb von je drei Jahren gewährt (s. § 48 Abs. 1 SGB V). Ob dieselbe Krankheit im Sinne dieser Vorschrift vorliegt, richtet sich nach der im Schrifttum vorherrschenden Meinung über die medizinische Ursache der Krankheit und ihr Erscheinungsbild [7]. Es muß **auf die Krankheit bezogene Identität** vorliegen.

Arbeitsunfähigkeit wegen derselben Krankheit wird ohne rechtliche und tatsächliche Schwierigkeiten festzustellen sein, wenn bei Fortbestehen derselben Krankheit durchgehend Behandlungsbedürftigkeit und Arbeitsunfähigkeit bestehen. Noch relativ leicht wird das Vorliegen derselben Krankheit zu beurteilen sein, wenn jemand an einer Krankheit leidet und wegen ihr zunächst arbeitsunfähig wird, danach aber wieder Arbeitsfähigkeit eintritt, jedoch wegen dieser Krankheit Behandlungsbedürftigkeit bestehenbleibt. Wird der Versicherte dann wieder wegen dieser Krankheit, deren Identität durch die fortbestehende Behandlungsbedürftigkeit dokumentiert ist, arbeitsunfähig, so liegt Arbeitsunfähigkeit wegen derselben Erkrankung vor. Eine zwischenzeitliche Behandlungsbedürftigkeit ist jedoch nur ein zusätzliches Indiz für das Bestehen derselben Krankheit, aber nicht unbedingt Voraussetzung hierfür. Auch wenn zwischenzeitlich nicht nur keine Arbeitsunfähigkeit, sondern auch keine Behandlungsbedürftigkeit wegen dieser Krankheit bestanden hat, so kann dieselbe Krankheit vorliegen, wenn erneut wegen dieser Krankheit Arbeitsunfähigkeit eintritt.

Schwierig wird es vor allem, wenn der Versicherte nicht ununterbrochen, sondern nur infolge mehrfacher Erkrankungen arbeitsunfähig wird. Ist das Erscheinungsbild der späteren Krankheit völlig gleich, beruht die Krankheit aber auf einer anderen, wenn auch nur nach dem Erscheinungsbild gleichen (aber eben nur gleichen) Ursache, so liegt nicht dieselbe Krankheit vor. Dann hilft aber die genaue Diagnose der früheren und der neuen Krankheit allein nicht weiter. Die übereinstimmende Diagnose ist nur die erste Voraussetzung dafür, daß weiterhin dieselbe Krankheit die erneute Arbeitsunfähigkeit bedingt. Bei einer abweichenden Diagnose liegt nicht dieselbe Krankheit vor. Bei derselben Diagnose kann trotzdem nicht dieselbe Krankheit gegeben sein, wenn z.B. eine Grippeerkrankung besteht. Dieselbe Krankheit liegt demnach nur dann vor, wenn dieselbe Ursache – nicht nur die gleiche Ursache – und dasselbe Erscheinungsbild – nicht nur das gleiche Erscheinungsbild – vorliegen. Nur dann ist auf die Krankheit bezogen deren Identität gegeben.

Hat die Krankenkasse Zweifel an der Arbeitsunfähigkeit oder deren Dauer, so kann sie eine gutachtliche Stellungnahme des Medizinischen Dienstes (MDK) einholen (s. § 275 SGB V). Bei weiter bestehenden Zweifeln und insbesondere bei unterschiedlichen Beurteilungen durch den die Arbeitsunfähigkeit bescheinigenden Arzt und den MDK wird der Versicherungsträger in der Regel ein Gutachten eines **medizinischen Sachverständigen** sowohl wegen des Vorliegens der Arbeitsunfähigkeit (Welche der für seine bisherige Tätigkeit wesentlichen Verrichtungen kann oder konnte der Versicherte noch ganz oder ggf. nur teilweise verrichten?) als auch für die Dauer sowie das Vorliegen „derselben Erkrankung" einholen. Der Sachverständige hat nach Art und Umfang die gesundheitlich möglichen Tätigkeiten sowie die hierfür erforderlichen ärztlichen Befunde und Beurteilungen darzulegen.

Literatur

[1] Brackmann K: Handbuch der Sozialversicherung. 12. Aufl. (Loseblatt).
– Hauck K: SGB V (Loseblatt). Erich Schmidt, Berlin.
– Heinze H in: Sozialgesetzbuch-Sozialversicherungs-Gesamtkommentar (Loseblatt). Chmielorz, Wiesbaden.
– Kasseler Kommentar: Sozialversicherungsrecht (Loseblatt). C.H. Beck, München.
– Krauskopf D: Soziale Krankenversicherung. 2. Aufl. (Loseblatt). C.H. Beck, München.
– Peters H, Mengert G: Handbuch der Krankenversicherung. 18. Aufl. (Loseblatt). Kohlhammer, Stuttgart.
– Schulin B (1994): Handbuch des Sozialversicherungsrechts. Bd. 1: Krankenversicherungsrecht. C.H. Beck, München.
– v. Maydell B, Ruland R (1996): Sozialrechtshandbuch. 2. Aufl. Luchterhand, Neuwied.
[2] BSGE 72, 96; Krasney O E: Zeitschrift für Sozialreform 1976, 411.
[3] BSG SozR 2200 § 182 Nr. 47.
[4] BSGE 76, 194.
[5] BSGE 66, 163.
[6] BSGE 63, 102; 64, 255.
[7] Krasney O E: MedSach. 1989, 188.

1.2 Private Krankenversicherung

Die private Krankenversicherung [1] beruht auf einem zwischen dem privaten Krankenversicherer und dem Versicherungsnehmer geschlossenen Vertrag. Die für diese Verträge maßgebenden Vorschriften des Versicherungsvertragsgesetzes und die Allgemeinen Geschäftsbedingungen definieren den Begriff Krankheit ebenfalls nicht. Rechtsprechung und Schrifttum bezeichnen als Krankheit einen nach ärztlichem Urteil anormalen körperlichen oder geistigen Zustand, der eine nicht unerhebliche Störung körperlicher oder geistiger Funktionen mit sich bringt. Da regelmäßig der Begriff des „anormalen" Zustandes mit dem des „regelwidrigen" Körper- oder Geisteszustandes übereinstimmen wird, besteht insoweit kein wesentlicher rechtlicher Unterschied zwischen dem Krankheitsbegriff der gesetzlichen und dem der privaten Krankenversicherung. Allerdings kann der (private) Krankenversicherer vertraglich bestimmte regelwidrige Zustände vom Versicherungsschutz ausnehmen.

Während die gesetzliche Krankenversicherung den Versicherungsschutz auch auf **Vorerkrankungen** erstreckt, ohne diese somit auszuschließen oder auch nur wegen des Vorliegens von Vorerkrankungen einen höheren Beitrag fordern zu können, kann der Begriff der Vorerkrankungen in der privaten Krankenversicherung in diesem Sinne eine doppelte Bedeutung erlangen. Er kann dazu führen, daß bestimmte Vorerkrankungen vom Versicherungsschutz gänzlich ausgeschlossen sind oder daß sie zwar in den Versicherungsschutz ganz oder teilweise einbezogen bleiben, jedoch mit einem Beitragszuschlag bedacht werden. Insofern hat der **medizinische Sachverständige** dann in Streitfragen tätig zu werden, die darüber entstehen, ob eine bestimmte Erkrankung bereits vor Vertragsabschluß bestanden hat. Auch hier ist es nicht selten schwierig festzustellen, ob es sich um dieselbe Erkrankung wie die Vorerkrankung handelt oder ob bei lediglich gleichem Erscheinungsbild eine andere Erkrankung vorliegt.

Literatur

[1] Prölss E R, Martin A (1998): Versicherungsvertragsgesetz. 26. Aufl. C.H. Beck, München.
– Goll H P, Gilbert W, Steinhaus H-J (1992): Handbuch der Lebensversicherung. 11. Aufl. VVW, Karlsruhe.

2 Unfallversicherung

Klaus Burchardt

2.1 Einführung

Das Recht der **gesetzlichen Unfallversicherung** wurde mit Wirkung zum 1.1.1997 als weiteres Teilgebiet der Sozialversicherung in das **Siebte Buch des Sozialgesetzbuchs (SGB VII)** eingeordnet. Es hat die bisherigen Bestimmungen in der RVO abgelöst und ohne wesentliche grundlegende Änderungen übernommen. Wie bisher beruht die gesetzliche Unfallversicherung im wesentlichen auf dem Grundgedanken des Prinzips der Haftungsersetzung durch Versicherungsschutz, d.h. der Ablösung der zivilrechtlichen Schadensersatzansprüche der Arbeitnehmer gegen den Unternehmer. Außerdem bezweckt sie aus sozialpolitischen Gründen unabhängig vom Verschulden den Versicherungsschutz gegen Gefahren, die in einem inneren

Zusammenhang mit der versicherten Tätigkeit stehen, ersetzt die gesundheitlichen Schäden, die hierauf zurückzuführen sind [1].

Die Träger der Unfallversicherung sind fachlich gegliedert in die gewerblichen Berufsgenossenschaften für die gewerbliche und freiberufliche Wirtschaft, die landwirtschaftlichen Berufsgenossenschaften für die Landwirtschaft und in die – jetzt größtenteils neu gegliederten – Unfallversicherungsträger der öffentlichen Hand für die Bereiche der öffentlichen Hand einschießlich privatisierter öffentlicher Unternehmen.

2.2 Versicherter Personenkreis

An erster Stelle des kraft Gesetztes versicherten Personenkreises sind zu nennen alle **Arbeitnehmer** (Beschäftigten) einschließlich der Heimarbeiter. Der Umfang der Beschäftigung ist ebenso ohne Bedeutung wie deren Entgeltlichkeit [2]. Für die Versicherungspflicht bestehen auch keine Mindest- oder Höchstgrenzen für ein Entgelt. Zu der Fülle der außer den Arbeitnehmern versicherten Personen, die im einzelnen in den §§ 2–6 SGB VII aufgezählt sind, gehören neben Landwirten, bestimmten Selbständigen sowie den ehrenamtlich Tätigen in Bereichen der öffentlichen Verwaltung auch die von einem Gericht, einem Staatsanwalt oder einer sonst dazu berechtigten Stelle (z.B. einem Unfallversicherungsträger – s. § 21 SGB X) zur Beweiserhebung herangezogenen Zeugen. Hierunter fallen auch die sachverständigen Zeugen (§ 85 StPO, § 414 ZPO); nicht versichert sind hingegen die (medizinischen) Sachverständigen (§ 402 ff. ZPO) und die Dolmetscher.

2.3 Arbeitsunfall

Die Pflicht des Unfallversicherungsträgers zur Entschädigung setzt den Eintritt eines Versicherungsfalls voraus; **Versicherungsfälle** sind Arbeitsunfälle und Berufskrankheiten (§ 7 Abs. 1 SGB VII).

Unfallbegriff

Der Versicherungsfall des Arbeitsunfalls erfordert den Unfall eines Versicherten infolge der versicherten Tätigkeit. **Unfall** ist ein zeitlich begrenztes, von außen auf den Körper einwirkendes Ereignis, das zu einem Gesundheitsschaden oder zum Tod führt. Wie es jetzt in § 8 Abs. 1 Satz 2 SGB VII ausdrücklich heißt, muß das Ereignis von außen auf den Körper einwirken. Dieses Merkmal hat nur den Zweck, äußere Vorgänge von krankhaften Vorgängen im Innern des menschlichen Körpers abzugrenzen, und soll zum Ausdruck bringen, daß ein aus innerer Ursache, aus dem Menschen selbst kommendes Ereignis nicht als Unfall anzusehen ist.

Als äußere Ereignisse kommen in Betracht nicht nur Verletzungen durch Gegenstände oder durch den Aufprall des Körpers auf den Boden, Insektenstiche/-bisse oder das Eindringen von Krankheiten über eine Wunde, sondern auch Infektionskrankheiten. Die Körperschädigung kann auch durch geistig-seelische Einwirkungen verursacht werden [3]. Das setzt allerdings voraus, daß die Infektion oder die sonstige schädigende Einwirkung die Gesundheitsstörung innerhalb einer Arbeitsschicht hervorruft. Beruht hingegen die Infektion auf länger andauernden Einwirkungen, so kann sie nicht Folge eines Unfalls, sondern ggf. eine Berufskrankheit sein. Kein Unfall ist demnach die Häufung kleinerer Schädigungen oder einzelner Gewalteinwirkungen, die nicht in längstens einer Arbeitsschicht, sondern erst in längerer Zeit einen wesentlichen Grad erreicht haben [4].

Innerer Zusammenhang

Der entschädigungspflichtige Arbeitsunfall erfordert zunächst eine sachliche Verknüpfung der zum Unfall führenden Verrichtung mit der versicherten Tätigkeit, den sog. inneren Zusammenhang [5]. Dieser ist wertend zu ermitteln, indem untersucht wird, ob die jeweilige Verrichtung innerhalb der Grenzen liegt, bis zu welcher der Versicherungsschutz in der gesetzlichen Unfallversicherung reicht. Damit ist der innere Zusammenhang keine Frage der Kausalität, sondern der Zurechnung zum versicherten Risiko. Über diese Rechtsfrage haben der Unfallversicherungsträger und ggf. nachfolgend die Sozialgerichte zu entscheiden. Der medizinische Sachverständige braucht sich dazu nicht zu äußern.

Ursächlicher Zusammenhang

Besteht der innere Zusammenhang, so liegt ein Arbeitsunfall vor [6], wenn

- zwischen der versicherten Tätigkeit (Verrichtung) und dem Unfallgeschehen eine kausale Verknüpfung, d.h. ein ursächlicher Zusammenhang besteht (sog. **haftungsbegründende Kausalität**) und
- das Unfallgeschehen eine körperliche Schädigung verursacht hat (sog. **haftungsausfüllende Kausalität**).

Für die Bejahung sowohl der haftungsbegründenden als auch der haftungsausfüllenden Kausalität reicht die **hinreichende Wahrscheinlichkeit** aus. Hierunter ist eine Wahrscheinlichkeit zu verstehen, nach der bei vernünftiger Abwägung aller Umstände den für den Zusammenhang sprechenden Umständen ein deutliches Übergewicht zukommt [7].

Kausalitätsbegriffe im unfallversicherungsrechtlichen Sinne

Ursachen im **naturwissenschaftlich-philosophischen Sinn** sind für einen Erfolg alle Bedingungen, die nicht hinweggedacht werden können, ohne daß dieser Erfolg entfiele (conditio sine qua non). Dieser Ursachenbegriff liegt – mit Einschränkungen – der im Strafrecht überwiegend vertretenen Bedingungs- oder Äquivalenztheorie [8] zugrunde. Im Strafrecht können alle Bedingungen auch rechtlich als gleichwertige Ursachen angesehen werden, weil die Schuld als Korrektiv dieses weit gefaßten Ursachenbegriffs wirkt. Im Zivilrecht scheidet die Schuld als Korrektiv dieses weiten Ursachenbegriffs aus. Daher werden im Zivilrecht als Ursachen nur die Bedingungen im naturwissenschaftlich-philosophischen Sinn angesehen, die mit dem Erfolg im adäquaten Zusammenhang stehen *(Adäquanztherorie),* d.h., das Ereignis (die Handlung) muß geeignet sein, einen Erfolg dieser Art herbeizuführen [9].

Da diese Theorie für die Annahme eines adäquaten Kausalzusammenhangs auch voraussetzt, daß zunächst eine Bedingung im naturwissenschaftlich-philosophischen Sinne vorliegt, handelt es sich bei der Adäquanz nicht um eine Frage der Kausalität an sich, sondern um die Ermittlung der Grenze, bis zu der dem Setzer der Bedingung eine Haftung für die Folgen billigerweise zugemutet werden kann [10].

Im Sozialversicherungsrecht ist das Verschulden – wie im Strafrecht – ebenfalls kein geeignetes Korrektiv für einen rechtlich weiten Kausalitätsbegriff. Es ist aber auch nicht – wie im Zivilrecht – die Haftung auf die adäquate Schadensfolge zu begrenzen. Insbesondere in der Unfallversicherung wird daher die Kausalitätslehre von der **wesentlichen Bedingung** oder der **wesentlich mitwirkenden Ursache** vertreten [11]. Danach sind als Ursache und Mitursache unter Abwägung ihres verschiedenen Wertes nur die Bedingungen anzusehen, die wegen ihrer besonderen Beziehungen zum Erfolg zu dessen Eintritt wesentlich mitgewirkt haben [12]. Auch für die Annahme einer wesentlichen Bedingung ist – wie in den erwähnten anderen Rechtsgebieten – allerdings zunächst Voraussetzung, daß das Geschehnis Ursache im naturwissenschaftlich-philosophischen Sinn ist, d.h. daß es nicht hinweggedacht werden kann, ohne daß der „Erfolg" entfiele.

Bei der Beurteilung, welche Bedingung als wesentlich und damit als Ursache (oder Mitursache) anzusehen ist, handelt es sich um eine Wertentscheidung [13]. Daher müssen die einzelnen Bedingungen unter Berücksichtigung der besonderen Umstände des Einzelfalls gegeneinander abgewogen werden. Maßgebend ist die Qualität der einzelnen Ursachen, nicht dagegen die Quantität oder die zeitliche Reihenfolge des Eintritts der Bedingung in der Kausalkette; insbesondere ist eine Bedingung nicht schon deshalb wesentliche Ursache, weil sie als letzte eingetreten und den Erfolg sichtbar gemacht hat [14].

Konkurrierende Kausalität

Sind zwei oder mehr Ereignisse in gleichem Maße wesentlich für den Erfolg, dann sind sie alle wesentliche Bedingungen und damit Ursachen im Rechtssinne [15]. Wird die Wesentlichkeit bejaht, wird der eingetretene Schaden nicht etwa prozentual aufgeteilt. Es gilt vielmehr das „Alles-oder-nichts-Prinzip". Ist dagegen eine der Bedingungen oder sind mehrere Bedingungen gemeinsam gegenüber einer von überragender Bedeutung, so ist oder sind nur jene wesentliche Bedingungen und damit Ursachen im Rechtssinne [16]. Die nicht wesentlichen anderen Bedingungen werden auch als sog. **Gelegenheitsursachen** bezeichnet [17]. Das BSG vermeidet zunehmend diesen Begriff, da er mißverständlich ist und den Versicherten häufig nicht überzeugend erscheint. Da es sich auch insoweit stets um die Frage handelt, eine Bedingung nicht als wesentlich und damit nicht als Ursache im Rechtssinne zu werten, erscheint dieser Begriff überhaupt verzichtbar und sollte nicht verwendet werden [18].

Überholende Kausalität

Von überholender, verdrängender oder hypothetischer Kausalität spricht man, wenn ein durch ein Ereignis verursachter Schaden durch ein späteres Ereignis ebenfalls verursacht worden wäre. Im Sozialversicherungsrecht ist dieser hypothetische Geschehensablauf keine Frage der Kausalität. Demgemäß berührt es die Leistungspflicht des Unfallversicherungsträgers nicht, wenn der durch einen Arbeitsunfall verursachte Schaden durch ein anderes Ereignis in gleicher oder noch erschwerender Weise entstanden wäre. Die in der gesetzlichen Unfallversicherung geltende Theorie der wesentlichen Bedingung ist nicht anders zu beurteilen, wenn sich nachträglich feststellen läßt, daß der unfallbedingte Schaden zu einem späteren Zeitpunkt auch durch eine andere Bedingung und einen anderen Kausalablauf ausgelöst worden wäre [19].

Unfälle aus innerer Ursache

Unfälle aus innerer Ursache (d.h. infolge krankhafter Erscheinungen oder der Konstitution des Betroffenen) sind in der Regel dem persönlichen und damit nicht versicherten Risikobereich des Versicherten zuzurechnen. Hat demnach die **körpereigene Ursache** zwangsläufig zu dem eingetretenen Unfallverlauf (Art und Schwere des Unfalls) geführt, so ist der Kausalzusammenhang zwischen der versicherten Tätigkeit und dem Unfallgeschehen nicht gegeben; in diesem Fall haben betriebliche Einwirkungen den Unfall nicht mitverursacht [20]. Entscheidend ist allerdings, ob die Wahrscheinlichkeit gegeben ist, daß die innere Ursache die allein wesentliche Bedingung des Unfalls gewesen ist [21].

Dagegen schließt der auf einer inneren Ursache beruhende Unfall (z.B. Sturz) nicht ohne weiteres einen entschädigungspflichtigen Arbeitsunfall aus. Denn auch in einem solchen Fall ist der ursächliche Zusammenhang zwischen der Tätigkeit und dem Unfall gegeben, wenn betriebsbedingte Umstände (z.B. Überanstrengung durch ungewohnte Nachtarbeit, Arbeit bei drückender Hitze) die innere Ursache wesentlich beeinflußt und damit an dem Eintritt des Unfallereignisses wesentlich mitgewirkt haben [22].

Ist dies hingegen nicht der Fall, so ist der ursächliche Zusammenhang zwischen der versicherten Tätigkeit und dem Unfall dann gegeben, wenn der Versicherte der Gefahr, der er erlegen ist, infolge der durch seine versicherte Tätigkeit bedingten Anwesenheit auf der Unfallstätte ausgesetzt war und ihm der Unfall ohne die versicherte Tätigkeit wahrscheinlich nicht in derselben Art oder derselben Schwere zugestoßen wäre und somit ein ursächlicher Zusammenhang zwischen der Beschaffenheit der Unfallstelle und den Verletzungen oder ihrer Schwere besteht [23].

Unfälle nach Alkoholgenuß

Bei vorangegangenem Alkoholgenuß fehlt es an dem ursächlichen Zusammenhang zwischen der versicherten Tätigkeit und dem Unfallereignis, wenn der Versicherte derart betrunken ist, daß er zu keiner dem Unternehmen förderlichen Arbeit mehr fähig ist. Hat der Alkoholgenuß hingegen nur zu einem **Leistungsabfall** geführt, besteht bei einem Unfall kein Versicherungsschutz, wenn der Leistungsabfall als die rechtlich allein wesentliche Bedingung des Unfalls zu werten ist.

Dabei ist nicht schon jede durch Alkohol herbeigeführte Minderung der Konzentrations- und Reaktionsfähigkeit und jedes damit verbundene Absinken der Leistungsfähigkeit und der Arbeitsqualität als ein Leistungsabfall zu werten. Vielmehr müssen Umstände (Fehlverhalten/Ausfallerscheinungen) im Verhalten des Versicherten vor, während oder nach dem Unfall festgestellt werden, die typisch für eine unter Alkoholeinfluß stehende Person sind und nicht ebensogut andere Ursachen haben können, wie etwa Unaufmerksamkeit, Leichtsinn, Übermüdung, körperliche Verfassung u.ä., die ihren Grund auch in einem nicht vorangegangenen Alkoholgenuß habe könnten.

Ergibt sich der Alkoholgenuß aus der Eigenart des Betriebes, steht er also in einem direkten inneren Zusammenhang mit der Betriebstätigkeit (z.B. Barmixer, Spirituosenvertreter, Weinprüfer), so ist Versicherungsschutz auch bei einem rechtlich wesentlich auf den Alkohol zurückzuführenden Unfall gegeben, allerdings nur, wenn sich der Versicherte dem Alkoholgenuß im Interesse des Betriebs nicht entziehen kann, und zwar auch dann nicht, wenn dadurch ein Leistungsabfall zu befürchten ist [24].

Einige Besonderheiten bestehen bei Unfällen nach Alkoholgenuß im **Straßenverkehr** [25]. Eine alkoholbedingte Fahruntüchtigkeit, die bei der Entstehung eines Unfalls mitgewirkt hat, ist gegenüber betriebsbedingten Umständen als rechtlich allein wesentliche Ursache zu werten, wenn nach den Erfahrungen des täglichen Lebens davon auszugehen ist, daß der Versicherte, hätte er nicht unter Alkoholeinfluß gestanden, bei gleicher Sachlage nicht verunglückt wäre [24].

Entstehung von Gesundheitsstörungen durch Unfall

Beurteilungsschwierigkeiten bereiten die Unfälle, in denen das Unfallgeschehen in kausaler Konkurrenz mit einer beim Versicherten vorhandenen **Krankheitsanlage** die körperliche Schädigung hervorgerufen hat. In solchen Fällen sind Anlage und äußere Einwirkung Ursachen im naturwissenschaftlich-philosophischen Sinne. Ob allerdings das Unfallereignis die Entstehung des Körperschadens auch im Sinne der gesetzlichen Unfallversicherung verursacht hat, hängt davon ab, ob den Einwirkungen durch das Unfallereignis zu der vorbestehenden Erkrankung als weitere Mitbedingung der Stellenwert einer wesentlichen Mitursache zukommt. Das richtet sich auch hier danach, ob es (zumindest auch) eine wesentliche Bedingung für das Entstehen des Körperschadens war oder ob die Krankheitsanlage von so überragender Bedeutung und damit die alleinige Ursache war.

Ist die kausale Bedeutung einer äußeren Einwirkung mit derjenigen einer bereits vorhandenen krankhaften Anlage zu vergleichen und abzuwägen, so fehlt die erforderliche Kausalität, wenn beim Verletzten eine Krankheit, d.h. eine Krankheitsanlage vorlag, die so stark oder so leicht ansprechbar war, daß die „Auslösung" akuter Erscheinungen aus ihr nicht besonderer, in ihrer Art unersetzlicher äußerer Einwirkungen bedurfte.

Die ursächliche Bedeutung für den Eintritt des Erfolgs hat eine Krankheitsanlage z.B. dann, wenn die akuten Erscheinungen zu derselben Zeit auch ohne äußere Einwirkungen auftreten könnten oder auch jedes andere alltäglich vorkommende Ereignis etwa zu derselben Zeit die Erscheinungen ausgelöst hätte [26]. Dann bildet das Ereignis, das nicht wesentliche Bedingung für das Entstehen des Körperschadens war, nur eine rechtlich nicht beachtliche sog. **Gelegenheitsursache.** Das BSG vermeidet zunehmend diesen mißverständlichen Begriff, wie oben dargelegt. Statt dessen sollte von einer **unwesentlichen Mitursache** gesprochen werden [27]. Entscheidend für die Beurteilung ist die Schwere der Erkrankung in der Zeit unmittelbar vor dem Unfall.

Bei der Bestimmung des Schweregrades der vorbestehenden Erkrankung stellt die individuelle Belastbarkeit ein geeignetes, wesentliches Kriterium dar. Dazu ist eine retrospektive Wertung erforderlich, insbesondere, ob es aus rückschauender medizinischer Sicht bei Kenntnis aller später erhobenen Befunde nach den Regeln der ärztlichen Kunst zu verantworten gewesen ist, den Versicherten den Belastungen des allgemeinen Erwerbslebens auszusetzen, oder ob sein Krankheitszustand dazu gezwungen hätte, ihn von jeder fremdbestimmten Belastung zu befreien und wenn möglich sofort eine Therapie einzuleiten, ob der Versicherte also noch wenigstens in einem geringen Umfang belastbar gewesen ist [28].

Verschlimmerung von Gesundheitsstörungen durch Unfall

Ob und inwieweit ein Unfallereignis eine Verschlimmerung eines bereits vorhandenen krankhaften Zustandes verursacht hat, richtet sich wiederum nach der in der Unfallversicherung geltenden Kausallehre, d.h. das Unfallereignis ist Ursache im Sinne der Verschlimmerung eines Körperschadens, wenn es für diese Verschlimmerung nicht nur eine Bedingung im naturwissenschaftlich-philosophischen Sinne, sondern auch eine wesentliche Bedingung war [29]. Der unfallbedingte Körperschaden besteht dann aber nur im gegenwärtigen und künftigen **Verschlimmerungsanteil.** Nur dieser dem Einfluß des Unfalls auf das Leiden und seinen Verlauf zuzurechnende Anteil kann entschädigt werden [30].

Man unterscheidet nach Art, Umfang und Dauer **drei Arten von Verschlimmerungen,** die dazu dienen, den eingetretenen Schaden aus medizinischer Sicht zu beschreiben: eine Verschlimmerung kann *vorübergehend* sein, wenn nach einer gewissen Zeit der Zustand wiederhergestellt ist, der vor dem Unfallereignis bestand. Ist eine Besserung nicht zu erwarten, ist eine dauernde Verschlimmerung gegeben. Eine *richtunggebende* Verschlimmerung liegt vor, wenn die Entwicklung des Leidens nachhaltig beeinflußt wird.

Neurosen

Die Kausalitätslehre enthält nicht die Einschränkung, daß nur das Unfallgeschehen wesentliche Bedingung sein kann, das sich im Bereich des Körperlich-Organischen abspielt. Vielmehr sind auch Vorgänge im Bereich des **Psychischen** und **Geistigen** hinsichtlich ihrer rechtlichen Bedeutung zu würdigen. Auch psychische Reaktionen können rechtlich wesentlich durch ein Unfallereignis „verursacht" sein, während andererseits Vorgänge im Bereich des Psychischen oder Geistigen „Ursachen" im Rechtssinne sein können. Auch hier ist zu prüfen, ob das Unfallereignis und seine organischen Auswirkungen ihrer Eigenart und Stärke nach unersetzlich, d.h. z.B. nicht mit anderen alltäglich vorkommenden Ereignissen austauschbar sind und ob die Anlage so leicht „ansprechbar" war, daß sie gegenüber den psychischen Auswirkungen des Unfallereignisses die rechtlich wesentliche Ursache war [31].

Allerdings ist ein rechtlich wesentlicher Zusammenhang in der Regel zu verneinen, wenn psychische Reaktionen wesentlich die Folge **wunschbedingter Vorstellungen** sind, die z.B. mit der Tatsache des Versichertseins oder auch mit persönlichen Lebenskonflikten in Zusammenhang stehen [32]. Den gegen die Rechtsprechung zur Unfallneurose erhobenen Bedenken kann weitgehend durch den Vorrang der Rehabilitation (§§ 1, 14, 26 SGB VII) vor der Bewilligung von Renten Rechnung getragen werden. Außerdem gebieten es die Schwierigkeiten, neurotische Störungen von Fällen der **Simulation** und **Aggravation** klar zu unterscheiden, eine eindeutig abgegrenzte Beweisbeantwortung von den ärztlichen Sachverständigen zu verlangen. Daß in vielen Fällen der Sachverständige oft bis an die Grenze seiner diagnostischen und prognostischen Erkenntnismöglichkeiten geführt wird, liegt letztlich im Erscheinungsbild neurotischer Störungen [33].

2.4 Tod durch Unfall

Ein Unfallereignis ist nur dann eine Todesursache im Rechtssinne, wenn es eine rechtlich wesentliche Bedingung des Todes war. Hat der unfallbedingte Körperschaden in kausaler Konkurrenz mit einer unfallunabhängigen Krankheit den Tod herbeigeführt, so ist das Unfallereignis Todesursache im Rechtssinne, wenn es eine rechtlich wesentliche Bedingung des Todes war. Unerheblich ist dabei, ob zwei selbständige Leiden –

ein unfallbedingtes und ein unfallunabhängiges – gemeinsam jedes auf seine Weise oder gemeinsam durch Schwächung des Körpers den Tod bedingt haben oder ob die Unfallfolge ein bestehendes unfallunabhängiges Leiden verschlimmert und dadurch den Tod bewirkt hat [34].

Ebenso hat eine Unfallfolge den Tod des Versicherten mitverursacht, wenn sie zwar ein unfallunabhängiges Leiden nicht verschlimmerte, wegen ihr aber eine Behandlung der unfallunabhängigen Erkrankung überhaupt nicht oder eine an sich erfolgsversprechende Erkrankung erst zu spät durchgeführt werden konnte. Gleiches gilt, wenn die Unfallfolgen die rechtzeitige Diagnose einer unfallunabhängigen Krankheit verhindert und dadurch den Tod mitverursacht haben [35]. Auch bei einer Fehldiagnose, die bei der Behandlung von Unfallfolgen den Tod wesentlich bedingt, bildet der Arbeitsunfall eine Mitursache des Todes [36].

Kein Kausalzusammenhang zwischen Unfallereignis und Tod besteht, wenn der Verletzte durch vernunftwidriges Verhalten eine erfolgversprechende ärztliche Behandlung verhindert. Dann bildet nicht mehr das Unfallereignis, sondern das Verhalten des Versicherten die rechtlich wesentliche Bedingung des Todes [37].

Leidet ein durch einen Arbeitsunfall Verletzter an einer hiervon unabhängigen Krankheit, bei deren Art und Verlauf mit seinem zeitlich bestimmten Ableben zu rechnen ist, so bildet der Arbeitsunfall eine rechtlich wesentliche Bedingung und ist damit Ursache für den Tod des Verletzten, wenn durch die Folgen des Versicherungsfalls der Tod **mindestens um ein Jahr beschleunigt wurde** [38]. Die unfallbedingte Lebenszeitverkürzung um ein Jahr ist ein besonderer Anwendungsfall der in der gesetzlichen Unfallversicherung geltenden Kausalitätslehre. Für sie ist somit kein Raum, wenn schon im übrigen die wertende Abwägung der zusammenwirkenden, zum Tode führenden Bedingungen die Schlußfolgerung ermöglicht, die Unfallfolgen seien eine Mitursache des Todes. Deshalb können Unfallfolgen den Tod des Verletzten verursacht haben, selbst wenn der Versicherte auch ohne diese Unfallfolgen vor Ablauf eines Jahres gestorben wäre. Voraussetzung ist nur, daß sie den Eintritt des Todes wesentlich mitbewirkt haben.

Die gegenteilige Auffassung würde dazu führen, daß z.B. ein Versicherter, der durch einen Sturz tödlich verunglückt, dennoch nicht durch einen Arbeitsunfall ums Leben gekommen wäre, wenn er unabhängig von dem Arbeitsunfall auf Grund eines Leidens mit Sicherheit innerhalb eines Jahres nach dem Unfall verstorben wäre [38]. Die Frage, ob der Arbeitsunfall das durch ein anderes Leiden bedrohte Leben um mindestens ein Jahr verkürzt hat, stellt sich aber nur, wenn die feststehende tödliche Folge der unfallunabhängigen Krankheit bereits absehbar ist. [38].

2.5 Selbsttötung

Entscheidend für den Kausalzusammenhang zwischen einem Arbeitsunfall und einer erfolgten oder versuchten Selbsttötung ist, ob das Unfallereignis mit seinen körperlichen und seelischen Folgen eine wesentliche Mitursache des Entschlusses zur Selbsttötung ist. Bei der Wertung der Auswirkungen des Unfalls darf nicht von vornherein darauf abgestellt werden, wie ein „normaler" Versicherter reagiert hätte; vielmehr ist auf die jeweilige Einzelpersönlichkeit abzustellen [39].

Die erfolgte oder versuchte Selbsttötung kann aber auch ihre Ursache in der versicherten Tätigkeit haben. Eine Entschädigungspflicht setzt dann allerdings voraus, daß spezielle betriebsbedingte Umstände oder Einwirkungen (z.B. versehentliche Tötung eines Arbeitskollegen oder schwere betriebliche Auseinandersetzungen) beim Versicherten ein psychisches Trauma ausgelöst haben, in dessen Folge er die Selbsttötung unternahm [40].

2.6 Minderung der Erwerbsfähigkeit

Die einem Verletzten zu zahlende Verletztenrente errechnet sich einerseits nach dem Grad der unfallbedingten MdE, der über die 26. Woche nach dem Arbeitsunfall hinaus andauern und die Erwerbsfähigkeit um wenigstens 20 v.H. mindern muß, andererseits nach dem Jahresarbeitsverdienst. Anders als die zivilrechtliche konkrete Schadensberechnung gilt in der gesetzlichen Unfallversicherung der Grundsatz der **abstrakten Schadensberechnung,** d.h. es kommt nicht darauf an, welche Erwerbsminderung bezüglich der vor dem Unfall konkret ausgeübten Tätigkeit oder des bisherigen Berufs des Verletzten eingetreten ist.

Entscheidend ist vielmehr, in welchem Ausmaß er durch die körperlichen, seelischen und geistigen Folgen des Arbeitsunfalls in seiner Fähigkeit gehindert ist, Arbeitsmöglichkeiten auf dem gesamten Gebiet des Erwerbslebens zu ergreifen, die ihm zuvor offenstanden. Dies wird mit der Erwägung begründet, mit dem Verlust an Fertigkeiten und Fähigkeiten gehe infolge des Arbeitsunfalls „typischerweise" ein entsprechender Verdienstunfall einher; daher sei nicht auf den Einzelfall und somit nicht darauf abzustellen, ob es jeweils tatsächlich zu einem konkreten Einkommensverlust gekommen ist [41].

Die Erwerbsfähigkeit eines Verletzten vor dem Unfall wird in der Regel immer mit **100 v.H.** angesetzt. Dies gilt auch dann, wenn der Verletzte durch andere Unfälle oder Erkrankungen in seiner Erwerbsfähigkeit bereits gemindert war. Ist also der Versicherte durch die Folgen einer Erkrankung in seiner Erwerbsfähigkeit z.B. zu 50 v.H. gemindert und erleidet er bei seiner beruflichen Tätigkeit einen Arbeitsunfall mit einer mit 40 v.H. zu beurteilenden MdE, so werden die Unfallfolgen nicht etwa mit der Hälfte der MdE-Wertes angesetzt wie bei einem Versicherten, dessen Erwerbsfähigkeit vor dem Arbeitsunfall nicht eingeschränkt war. Nur wenn der Verletzte vor dem Unfall **dauernd völlig erwerbsunfähig** war, kann seine Erwerbsfähigkeit nicht mehr gemindert werden. Völlig erwerbsunfähig in diesem Sinne ist der Versicherte, der keine Erwerbsmöglichkeiten auf dem Gesamtgebiet des Erwerbslebens mehr hat und keinen nennenswerten Verdienst mehr erzielen kann [42].

Nachschäden

Sog. Nachschäden, also Gesundheitsstörungen, die nach dem Versicherungsfall unabhängig von diesem eintreten, bewirken keine höhere MdE. Dies gilt selbst dann, wenn nach der unfallbedingten Verletzung ein unfallfremdes Leiden hinzukommt und die Unfallverletzung sich deshalb stärker auswirkt als zum Zeitpunkt des Unfallereignisses [43].

Unfallunabhänigige Umstände, insbesondere weitere Gesundheitschäden, die nach dem Arbeitsunfall die Erwerbsfähigkeit des Verletzten zusätzlich mindern oder gar völlig beseitigen, wirken sich weder positiv noch negativ auf die unfallbedingte MdE aus. Die „Unfallursache“ erschöpft sich gleichsam im schädigenden Ereignis [44].

Feststellung des MdE-Grades

Die Feststellung des Grades der MdE ist eine Rechtsfrage. Allerdings liegt die Beurteilung, in welchem Umfang die körperlichen, seelischen und geistigen Fähigkeiten durch die Unfallfolgen beeinträchtigt sind, in erster Linie auf ärztlich-wissenschaftlichem Gebiet [45]. Ärztliche Meinungsäußerungen darüber haben zwar keine verbindliche Wirkung, sind aber eine wichtige und vielfach unentbehrliche Grundlage für die Schätzung der MdE durch Verwaltung oder Gericht, vor allem, soweit sie sich darauf beziehen, in welchem Umfang die bisherigen Fähigkeiten des Verletzten durch die Unfallfolgen beeinträchtigt sind [46].

Auf der Grundlage der von ihnen festgestellten Gesundheitsstörungen und Funktionseinbußen infolge des Arbeitsunfalls sowie auf Grund der allgemeinen Erfahrungssätze bewerten die ärztlichen Gutachter/Sachverständigen die Unfallfolgen meist auch mit einer MdE, obwohl dies eigentlich nicht ihre Aufgabe ist und diese Frage von den Unfallversicherungsträgern und den Gerichten nahezu regelmäßig gestellt wird. Gleichwohl sollte dieses Verfahren beibehalten werden, weil ein enger Zusammenhang zwischen den ärztlich festgestellten Funktionseinbußen und der MdE-Einschätzung besteht. Im übrigen sind die Entscheidungsträger an die ärztlicherseits bewertete MdE nicht gebunden [47].

Bei der Feststellung des MdE-Grades sind die meist in jahrzehntelanger Entwicklung von der Rechtsprechung sowie dem versicherungsmedizinischen und dem versicherungsrechtlichen Schrifttum herausgearbeiteten **allgemeinen Erfahrungssätze** zu beachten. Sie sind zwar im Einzelfall nicht bindend, bilden aber die Grundlage für eine gleiche und annähernd gerechte Bewertung der MdE in den zahlreichen Parallelfällen des täglichen Lebens [48]. Diese für die Schätzung der MdE-Sätze herausgebildeten Erfahrungswerte sind in Form von **Rententabellen** zusammengefaßt und dienen als Anhaltspunkt für die MdE-Einschätzung im Einzelfall.

Die MdE-Tabellen ermöglichen dem medizinischen Gutachter/Sachverständigen, bei etwa gleichen Befunden zu gleichen ärztlichen Bewertungen zu kommen. Allerdings kommt diesen Tabellen nicht der Rechtscharakter einer gesetzlichen Norm zu; sie können vielmehr als sog. *antizipierte Sachverständigengutachten* angesehen werden, um den unbestimmten Rechtsbegriff für MdE auszufüllen [49]. Daher sind in der gesetzlichen Unfallversicherung Änderungen der Bewertungsmaßstäbe in den Empfehlungen für die Einschätzung der MdE nicht wie eine Änderung in den rechtlichen Verhältnissen i.S. des § 48 SGB X zu beurteilen, zumindest soweit eine Änderung zuungunsten des Betroffenen in Betracht kommt. Diese allgemein anerkannten Erfahrungssätze sind aber nicht schematisch anzuwenden. Sie schließen deshalb die Prüfung nicht aus, ob im Einzelfall wegen besonderer Verhältnisse beim Versicherten nicht eine andere – höhere oder niedrigere – Bewertung der MdE zu erfolgen hat. Dieser wichtige Punkt sollte im medizinischen Gutachten dann aber auch eingehend begründet werden.

Funktionseinbußen, für die solche Erfahrungswerte fehlen, werden entsprechend den ihnen ähnlichen, für die bereits MdE-Werte vorliegen, eingestuft [50].

Übersichten der Erfahrungswerte zum Grad der MdE sind u.a. abgedruckt bei:
Mehrtens, a.a.O. (s. Anm. 6), Anhang 12,
Izbicki, W, Neuman N, Spohr H: Unfallbegutachtung. 9. Aufl., S. 113. De Gruyter, Berlin1992,
Hauck/Kranig, a.a.O. (s. Anm. 27), § 56 RdNrn 53 ff.

Hat der Arbeitsunfall mehrere Gesundheitsstörungen verursacht, so ist entsprechend der Gesamteinwirkung aller einzelner Schäden die durch den Unfall bedingte **Gesamt-MdE** zu bilden. Dazu sind zunächst die Einzel-MdE-Werte für jede unfallbedingte Funktionsstörung zu ermitteln. Die daraus zu bildende Gesamt-MdE erfolgt sodann nicht durch ein Zusammenzählen der Einzel-MdE-Werte, sondern erfordert eine Gesamtwürdigung der Beeinträchtigung der Erwerbsfähigkeit unter Berücksichtigung des Zusammenwirkens der verschiedenen Funktionsstörungen [51].

Der Grad der Behinderung (GdB) nach dem Schwerbehindertenrecht ist ein für die gesetzliche Unfallversicherung fremder Begriff. Es ist daher für diesen Bereich unzulässig, den Begriff der MdE durch den des GdB zu ersetzen [52]. Der GdB und auch die Minderung der Erwerbsfähigkeit i.S. des BVG und der hierauf verweisenden Gesetze bezieht sich auf die Auswirkungen einer Behinderung (oder Schädigungsfolge) in allen Lebensbereichen und nicht nur – wie in der gesetzlichen Unfallversicherung – auf die Einschränkungen auf dem Gesamtgebiet des allgemeinen Erwerbslebens. Die Bewertung der MdE im Recht der gesetzlichen Unfallversicherung erfolgt damit nach anderen Maßstäben als denen im sozialen Entschädigungsrecht [53].

Wesentliche Änderung der Verhältnisse

Die Unfallversicherungsträger sind zur regelmäßigen Überprüfung insbesondere laufender Leistungen verpflichtet und müssen nach § 48 des Zehnten Buchs des Sozialgesetzbuchs (SGB X) einen neuen Bescheid für die Zukunft erlassen, wenn sich die rechtlichen und tatsächlichen Verhältnisse, vor allem der unfallbedingte Gesundheitszustand, wesentlich geändert haben (z.B. Verschlimmerung, Besserung oder Heilung von Unfallfolgen). Ob eine wesentliche Änderung vorliegt, ist durch Vergleich der für die letzte bindend gewordene Feststellung maßgebenden Befunde mit denjenigen zu ermitteln, die bei der Prüfung der Neufeststellung vorliegen [54].

Eine Besserung oder Verschlimmerung von Unfallfolgen bedeutet nur dann eine wesentliche Änderung der Verhältnisse, wenn sich hierdurch der MdE-Grad **um mehr als 5 v.H.** senkt oder erhöht, weil Abweichungen in dieser Höhe innerhalb der natürlichen Fehlergrenzen liegen. Bei Renten auf unbestimmte Zeit muß zusätzlich die Veränderung der MdE länger als drei Monate dauern. Zuungunsten des Versicherten kann die Rente auf unbestimmt Zeit nur in Abständen von mindestens einem Jahr geändert werden. Das Jahr beginnt mit dem Zeitpunkt, an dem die letzte Rentenfeststellung bekanntgegeben worden ist (§ 74 Abs. 1 SGB VII).

2.7 Berufskrankheiten

Das deutsche Recht der Berufskrankheiten wird vom **Listenprinzip** bestimmt. Daher kann nicht jede beruflich verursachte oder mitverursachte Erkrankung als Berufskrankheit anerkannt werden, sondern nur diejenigen Krankheiten, die der Verordnungsgeber in die Anlage 1 zur **Berufskrankheiten-Verordnung** (BKVO) aufgenommen hat. Berufskrankheit ist damit eine Krankheit, die die Bundesregierung durch Rechtsverordnung in der Anlage 1 zur BKVO als Berufskrankheit bezeichnet hat und die ein Versicherter infolge einer versicherten Tätigkeit erleidet.

Der Gesetzgeber hat in § 9 Abs. 1 Satz 2 SGB VII den Verordnungsgeber ermächtigt, solche Krankheiten zu bezeichnen, die nach den Erkenntnissen der medizinischen Wissenschaft durch besondere Einwirkungen verursacht sind, denen bestimmte Personengruppen durch ihre versicherte Tätigkeit in erheblich höherem Grade als die übrige Bevölkerung ausgesetzt sind. Wie bei einem Arbeitsunfall ist Voraussetzung für die Entschädigungspflicht, daß ein ursächlicher Zusammenhang zwischen der schädigenden Einwirkungen und einer dieser Tätigkeiten gegeben ist. Auch insoweit ist wie beim Versicherungsfall des Arbeitsunfalls zu unterscheiden zwischen dem inneren Zusammenhang, der die Zurechnung der zur Berufskrankheit führenden Verrichtungen zur versicherten Tätigkeit begründet, sowie der haftungsbegründenden und der haftungsausfüllenden Kausalität. Es gilt vor allem auch hier die Kausallehre von der wesentlichen Bedingung [55].

Wie beim Arbeitsunfall ist für das Vorliegen einer Berufskrankheit ein doppelter ursächlicher Zusammenhang zwischen der versicherten Tätigkeit und der schädigenden Einwirkung einerseits (haftungsbegründende Kausalität) und zwischen der schädigenden Einwirkung und der Erkrankung andererseits (haftungsausfüllende Kausalität) erforderlich. Dabei reicht für die Bejahung sowohl der haftungsbegründenden als auch der haftungsausfüllenden Kausalität die hinreichende Wahrscheinlichkeit aus. Hierunter ist eine Wahrscheinlichkeit zu verstehen, nach der bei vernünftiger Abwägung aller Umstände den für den Zusammenhang sprechenden Umständen ein deutliches Übergewicht zukommt [56].

Auch wenn eine Krankheit noch nicht in die Liste der Anlage 1 zur BKVO aufgenommen worden ist, sind die Unfallversicherungsträger verpflichtet, eine durch die versicherte Tätigkeit verursachte Krankheit wie eine Berufskrankheit zu entschädigen, sofern nach neuen Erkenntnissen die übrigen Voraussetzungen des § 9 Abs. 1 SGB VII erfüllt sind. Sinn dieser Regelung ist, solche durch die versicherte Tätigkeit verursachte Berufskrankheiten zu entschädigen, die nur deshalb nicht in die Liste der Berufskrankheiten aufgenommen worden sind, weil die Erkenntnisse der medizinischen Wissenschaft über die besondere Gefährdung bestimmter Personen in ihrer Arbeit bei der letzten Fassung der Anlage 1 zur BKVO noch nicht ausreichten [57]. Die Krankheit wird allerdings nur wie eine Berufskrankheit als Versicherungsfall anerkannt; sie wird keine Berufskrankheit.

Anmerkungen

[1] Gitter G, Nunius V: in: Schulin B (1996; Hrsg.): Handbuch des Sozialversicherungsrechts, Band 2: Unfallversicherungsrecht. C.H. Beck, München, § 5 RdNrn 51 f.

[2] BSG SozR 2200 § 539 Nr. 83.

[3] BSG SozR 3-2200 § 539 Nr. 39; Brackmann K (fortgeführt von Krasney O E, Burchardt K, Wiester W): Handbuch der Sozialversicherung. Gesetzliche Unfallversicherung, Loseblattwerk, 12. Aufl. Stand: November 1999. Asgard, St. Augustin, § 8 RdNr 10.

[4] BSG SozR 2200 § 762 Nr 2.

[5] st Rspr, z.B. BSG SozR 3-2200 § 548 Nr 32.

[6] Mehrtens G (begründet von Bereiter-Hahn W, fortgeführt von Schieke H):Gesetzliche Unfallversicherung. Siebtes Buch Sozialgesetzbuch, Loseblattwerk, 5. Aufl. Stand: Januar 2000. Erich Schmidt, Berlin, § 8 SGB VII RdNr 4.

[7] BSG-Urteil vom 18.11.1997 – 2 RU 48/96 – SGb 1999, 39 mit Anm. von Ricke, W.

[8] s. u.a. BGHSt 24, 31, 34 sowie Brackmann/Krasney a.a.O. (s. Anm. 3) § 8 RdNr 305.

[9] Palandt O (bearbeitet von Heinrichs et al.): Bürgerliches Gesetzbuch, 59. Aufl. C.H. Beck, München 2000, Vorbem. v § 249 RdNrn 58 ff.

[10] BGHZ 57, 25, 27 f.

[11] BSG SozR 2200 § 548 Nr 51; BSGE 66, 156, 158 = SozR 3-2200 § 553 Nr 1.

[12] BSGE 1, 72, 76; Brackmann/Krasney a.a.O. (s. Anm. 3) § 8 RdNr 310.

[13] BSGE 61, 127, 129 = SozR 2200 § 548 Nr 84.

[14] BSGE 38, 127, 129 = SozR 2200 § 548 Nr 4.

[15] BSG SozR Nr 6 zu § 589 RVO.

[16] BSG SozR Nr 69 zu § 542 RVO aF.

[17] s. z.B. BSG SozR 2200 § 548 Nr 20.

[18] Brackmann/Krasney a.a.O. (s. Anm. 3) § 8 RdNr 315.

[19] BSGE 63, 277, 281 = SozR 2220 § 548 Nr 91.

[20] BSG-Urteil vom 31.7.1985 – 2 RU 15/84 – USK 85248 sowie Urteil vom 27.11.1986 – 2 RU 10/86 – Die Leistungen 1988, 26.

[21] BSG SozR 3-2200 § 548 Nr 14.

[22] BSG SozR 2200 § 548 Nrn 51 und 75.

[23] BSG SozR 2200 § 548 Nr 75.

[24] BSG-Urteil vom 5.7.1994 – 2 RU 34/93 – USK 9470.

[25] BSG-Urteil vom 23.9.1997 – 2 RU 40/96 – SGb 1998, 600 mit Anm. von Keller, W.

[26] BSG-Urteil vom 4.12.1991 – 2 RU 14/91 – Meso B 90/93; BSG SozR 3-2200 § 539 Nr 39.

[27] Hauck K (bearbeitet von Keller et al.): Sozialgesetzbuch SGB VII. Gesetzliche Unfallversicherung, Loseblattwerk. Stand: April 2000. Erich Schmidt, Berlin, § 8 RdNr 297.

[28] BSG-Urteil vom 18.3.1997 – 2 RU 8/96 – HVBG-Info 1997, 1279.

[29] BSGE 2, 178, 181.

[30] BSG-Urteil vom 23.10.1975 – 2/8 RU 21/73.

[31] BSGE 18, 173, 175 = SozR Nr 61 zu § 542 RVO aF.

[32] BSGE a.a.O. (s. Anm. 31).

[33] Brackmann/Krasney a.a.O. (s. Anm. 3) § 8 RdNr 399.

[34] BSGE 40, 273, 274 = SozR 2200 § 589 Nr 2.

[35] BSGE 40, 273, 275 = SozR a.a.O. (s. Anm. 34).

[36] Brackmann/Krasney a.a.O. (s. Anm. 3) § 8 RdNr 402.

[37] BSGE 28, 14, 16 = SozR 2200 Nr 10 zu § 548 RVO.

[38] BSGE 62, 220, 223f = SozR 2200 § 589 Nr 10.

[39] BSGE 66, 156, 158 = SozR 3-2200 § 553 Nr 1.

[40] BSG-Urteil vom 8.12.1998 – B 2 U 1/98 R – VBG-Info 1999, 288.

[41] BSGE 82, 83, 94 = SozR 3-2600 § 93 Nr 7.

[42] BSGE 70, 177, 178 = SozR 3-2200 § 581 Nr 2.

[43] BSG SozR 3 – § 581 Nr 2.

[44] BSGE 43, 208, 209 = SozR 2200 § 581 Nr 10.

[45] BSGE 41, 99, 101 = SozR 2200 § 581 Nr 5.

[46] BSG SozR 2200 § 581 Nrn 18, 23.

[47] Brackmann/Burchardt a.a.O. (s. Anm. 3) § 56 RdNr 69.

[48] BSG SozR 2200 § 581 Nrn 9, 23, 27.

[49] BSGE 82, 212, 215 = SozR 3-2200 § 581 Nr 5.

[50] BSG SozR 2200 § 581 Nr 22.

[51] Näheres s. Brackmann/Burchardt a.a.O. (s. Anm. 3) § 56 RdNr 91 ff.

[52] BSG-Urteil vom 17.3.1992 – 2 RU 30/91 – Meso B 240/142.

[53] Brackmann/Burchardt a.a.O. (s. Anm. 3) § 56 RdNr 88.

[54] BSG SozR 3-1500 § 54 Nr 18.

[55] Brackmann/Krasney a.a.O. (s. Anm. 3) § 9 RdNr 21.

[56] BSG a.a.O. (s. Anm. 7).

[57] BSGE 79, 250, 251 = SozR 3-2200 § 551 Nr 9.

Literatur

(allgemein zum Recht der gesetzlichen Unfallversicherung, SGB VII)

Brackmann a.a.O. (s. Anm. 3).

Hauck a.a.O. (s. Anm. 27).

Kasseler Kommentar (Niesel K: Gesamtredaktion; Ricke W et al.).

Sozialversicherungsrecht, Loseblattwerk. Stand: Dezember 1999. C.H. Beck, München.

Kater H, Leube K (1997): Gesetzliche Unfallversicherung. SGB VII. Kommentar. Vahlen, München.

Lauterbach H (fortgeführt von Watermann F et al.): Unfallversicherung. Sozialgesetzbuch VII. Loseblattwerk. 4. Aufl. Stand: August 1999. Kohlhammer, Stuttgart.

Mehrtens a.a.O. (s. Anm. 6).

Mehrtens G, Perlebach E: Die Berufskrankheitenverordnung (BeKV). Handkommentar aus rechtlicher und medizinischer Sicht für Ärzte, Versicherungsträger und Sozialgerichte. Loseblattwerk. Stand: September 1999. Erich Schmidt, Berlin.

Podzun H (fortgeführt von Nehls J, Platz A): Der Unfallsachbearbeiter – mit Siebtem Buch Sozialgesetzbuch (SGB VII). Loseblattwerk. Stand: Januar 2000. Erich Schmidt, Berlin.

Schmitt J (1998): SGB VII: Gesetzlliche Unfallversicherung. Kommentar. C.H. Beck, München.

Schönberger A, Mehrtens G, Valentin H (1998): Arbeitsunfall und Berufskrankheit – rechtliche und medizinische Grundlagen für Gutachter, Sozialverwaltung, Berater und Gerichte. 6. Aufl. Erich Schmidt, Berlin.

Wannagat G (Hrsg.): Sozialgesetzbuch. Kommentar zum Recht des Sozialgesetzbuchs, hier: SGB VII: Gesetzliche Unfallversicherung (bearbeitet von Benz M et al.). Loseblattwerk. Stand: Juni 1999. Heymanns KG, Köln.

2.8 Private Unfallversicherung, Haftpflichtversicherung

Otto Ernst Krasney

Die **private Unfallversicherung** beruht ebenso wie die private Krankenversicherung auf einem zwischen dem Versicherungsnehmer und dem Versicherer geschlossenen **Versicherungsvertrag.** Dieser Vertrag ist für die Voraussetzungen und für den Umfang der Entschädigung maßgebend, jedoch sind auch hier die gesetzlichen Vorgaben des Versicherungsvertragsgesetzes und die Allgemeinen Geschäftsbedingungen zu beachten.

Ein **Unfall** liegt nach § 1 Abs. 3 der Allgemeinen Unfallversicherungsbedingungen (AUB 88) vor, „wenn der Versicherte durch ein plötzlich von außen auf seinen Körper wirkendes Ereignis (Unfallereignis) unfreiwillig eine Gesundheitsstörung erleidet". Damit entspricht dieser Begriff im wesentlichen dem Unfallbegriff der gesetzlichen Unfallversicherung. Sich langsam entwickelnde Einwirkungen bilden deshalb keinen Unfall. Als Unfall gilt nach § 2 Abs. 4 AUB auch, wenn durch erhöhte Kraftanstrengung an Gliedmaßen oder Wirbelsäule ein Gelenk verrenkt oder Muskeln, Sehnen, Bänder oder Kapseln gezerrt oder zerrissen werden. Auch dies weicht nicht von der Beurteilung in der gesetzlichen Unfallversicherung ab.

Ebenso wie in der gesetzlichen Unfallversicherung ist neben dem Vorliegen eines Unfalls erforderlich, daß die Gesundheitsstörungen, für die eine Entschädigung begehrt wird, im ursächlichen Zusammenhang mit der versicherten Tätigkeit stehen. Für diesen Kausalzusammenhang ist wiederum nicht allein die Ursache im naturwissenschaftlich-philosophischen Sinne maßgebend, sondern als Haftungsbegrenzung dient hier die Theorie der **sozialen Adäquanz.** Nach dieser Theorie besteht ein Kausalzusammenhang dann, wenn der Körper- oder Geisteszustand dem Unfallereignis noch sozialadäquat zugerechnet werden kann.

Literatur

Brack E, Möller H, Wagner K (1978): Versicherungsvertragsgesetz – Unfallversicherung. 8. Aufl. C.H. Beck, München.

Grimm W (1994): Unfallversicherung. AUB-Kommentar. 2. Aufl. C.H. Beck, München.

Prölss E R, Martin A (1998): Versicherungsvertragsgesetz. 26. Aufl. C.H. Beck, München.

3 Rentenversicherung

Otto Ernst Krasney

3.1 Gesetzliche Rentenversicherung

Auch die im Sechsten Buch des Sozialgesetzbuches (SGB VI) geregelte gesetzliche Rentenversicherung [1] beruht im wesentlichen auf der Versicherungspflicht bestimmter Personengruppen, bei denen wiederum die Beschäftigten im Vordergrund stehen. Ebenso wie die anderen Zweige der Sozialversicherung umfaßt sie die Versicherungspflicht, die Versicherungsfreiheit und die Befreiung von der Versicherungspflicht sowie die freiwillige Versicherung. S. im einzelnen §§ 1 bis 7 SGB VI.

Neben den Maßnahmen zur medizinischen und beruflichen Rehabilitation zur Vermeidung einer frühzeitigen Minderung der Erwerbsfähigkeit (s. §§ 9 ff. SGB VI) gehören zu den Leistungen der gesetzlichen Rentenversicherung die Renten wegen Alters, die Renten wegen verminderter Erwerbsfähigkeit und die Renten wegen Todes.

Hinsichtlich der Renten wegen verminderter Erwerbsfähigkeit ist **nach dem bis zum 31. Dezember 2001 geltenden Recht** zu unterscheiden zwischen der Rente wegen Berufsunfähigkeit (§ 43 SGB VI) und der Rente wegen Erwerbsunfähigkeit (§ 44 SGB VI).

Berufsunfähig sind Versicherte, deren Erwerbsfähigkeit wegen Krankheit oder Behinderung auf weniger als die Hälfte derjenigen von körperlich, geistig und seelisch gesunden Versicherten mit ähnlicher Ausbildung und gleichwertigen Kenntnissen und Fähigkeiten gesunken ist. Der Kreis der Tätigkeiten, nach denen die Erwerbsfähigkeit von Versicherten zu beurteilen ist, umfaßt alle Tätigkeiten, die ihren Kräften und Fähigkeiten entsprechen und ihnen unter Berücksichtigung der Dauer und des Umfangs ihrer Ausbildung sowie ihres bisherigen Berufs und der besonderen Anforderungen ihrer bisherigen Berufstätigkeit zugemutet werden können.

Aus diesen Definitionen des § 43 Abs. 2 S. 1 und 2 SGB VI ist bereits zu entnehmen, daß zunächst einmal die verbliebene Erwerbsfähigkeit der Versicherten festzustellen und danach zu prüfen ist, ob aufgrund des Körper- und Geisteszustandes ggf. eine Verweisung in andere zumutbare Tätigkeiten möglich ist. Eine Zumutbarkeit wird nicht angenommen, wenn die nach der verbliebenen Erwerbsfähigkeit möglichen Erwerbstätigkeiten gegenüber den früheren einen sozialen Abstieg bedeuten würden.

Diese oft sehr schwierigen rechtlichen Fragen bedürfen regelmäßig einer vorangehenden Beurteilung der verbliebenen Erwerbsfähigkeiten durch **medizinische Sachverständige.** Ihnen werden dann die konkreten Fragen gestellt, z.B. welche Krankheiten und/oder Behinderungen beim Versicherten vorliegen, welche Tätigkeiten die/der betreffende Versicherte unter Berücksichtigung seiner Krankheit(en) und/oder Behinderung(en) noch verrichten kann, z.B. leichte oder mittelschwere oder schwere Arbeiten, diese Arbeiten im Gehen und Stehen oder nur oder teilweise im Sitzen in gut durchlüfteten Räumen und unter welchen psychischen Belastungen und vor allem wie lange während einer Arbeitsschicht. Die Frage, ob im Hinblick auf die vom medizinischen Sachverständigen festgestellten Einschränkungen der körperlichen oder geistigen Leistungsfähigkeit dann Berufsunfähigkeit i.S. des § 43 SGB VI vorliegt, ist eine rein rechtliche Entscheidung und hat den Sachverständigen bei seiner medizinischen Beurteilung nicht zu beeinflussen.

Erwerbsunfähigkeit liegt nach § 44 Abs. 2 S. 1 SGB VI vor, wenn die Versicherten wegen Krankheit oder Behinderung auf nicht absehbare Zeit außerstande sind, eine Erwerbstätigkeit in gewisser Regelmäßigkeit auszuüben oder Arbeitsentgelt oder Arbeitseinkommen zu erzielen. Auch hier ist der medizinische Sachverständige gefragt, wie weit die Erwerbsfähigkeit der Versicherten aus ärztlicher Sicht eingeschränkt ist, welche Arbeiten sie also unter Berücksichtigung ihrer körperlichen und psychischen Erkrankungen oder Behinderungen nur noch verrichten können und vor allem wie lange ihre verbliebenen Kräfte zur Verrichtung dieser Tätigkeit während einer Arbeitsschicht ausreichen.

Für die Zeit ab **1.1.2001** soll nach der schon beschlossenen, aber im Rahmen einer weiteren geplanten Rentenreform erneut in der Diskussion stehenden Neufassung des § 43 SGB VI nicht mehr zwischen Renten wegen Berufs- und wegen Erwerbsunfähigkeit, sondern zwischen **Renten wegen teilweiser und wegen voller Erwerbsminderung** unterschieden werden. Teilweise erwerbsgemindert sind Versicherte, die wegen Krankheit oder Behinderung auf nicht absehbare Zeit außerstande sind, unter den üblichen Bedingungen des allgemeinen Arbeitsmarktes mindestens sechs Stunden täglich erwerbstätig zu sein. Volle Erwerbsminderung liegt dagegen vor, wenn Versicherte wegen Krankheit oder Behinderung auf nicht absehbare Zeit außerstande sind, unter den üblichen Bedingungen des allgemeinen Arbeitsmarktes mindestens drei Stunden täglich erwerbstätig zu sein. Es werden aber bereits neue Reformvorschläge diskutiert, die auch zu einer erneuten Verlängerung des geltenden Rechts über den 1.1.2001 hinaus führen können.

Die Aufgaben der **medizinischen Sachverständigen** würden sich danach **ab dem 1.1.2001** vornehmlich darauf richten, festzustellen, ob und ggf. welche Krankheiten und Behinderungen vorliegen und wie stark diese insoweit ausgeprägt sind, als dadurch die noch mögliche Erwerbstätigkeit auf täglich unter sechs bzw. unter drei Stunden herabgesunken ist. Für die Beurteilung, inwiefern dies unter den üblichen Bedingungen des allgemeinen Arbeitsmarktes der Fall ist, wird zur Vorbereitung der rechtlichen Beurteilung meines Erachtens jedoch weiterhin erforderlich sein, daß der medizinische Sachverständige auch darlegt, wie weit die Erwerbsfähigkeit nicht nur zeitlich eingeschränkt, sondern inwieweit sie zudem auf nur noch bestimmte Arbeiten beschränkt ist. Es ist auch für den Einsatz auf dem allgemeinen Arbeitsmarkt unter dessen üblichen Bedingungen doch wesentlich, ob die Versicherten nur noch mittelschwere oder sogar nur noch leichte Arbeiten und diese vielleicht nur noch im Sitzen und wiederum alles lediglich in gut durchlüfteten Räumen mit mehreren Pausen verrichten können.

Aber die Auslegung des neuen Rechts wird sicherlich jedenfalls zunächst zu unterschiedlichen Auffassungen in der Verwaltung und in der Sozialgerichtsbarkeit führen. Der medizinische Sachverständige wird sich deshalb auch hier an die jeweiligen Fragestellungen halten müssen. Insoweit werden die medizinischen Sachverständigen wohl mit neuen Fragen der Rentenversicherungsträger und später der Gerichte der Sozialgerichtsbarkeit konfrontiert werden. Diese Fragen müssen wiederum möglichst genau spezifiziert sein und dürfen nur der Vorbereitung der rechtlichen Beurteilung dienen, für die weiterhin die medizinischen Sachverständigen weder zuständig noch verantwortlich sind.

Auch im Rahmen von **Renten wegen Todes** können bei Witwen oder Witwern zur Bestimmung der Höhe der Rente die Fragen bedeutsam sein, ob Berufs- oder Erwerbsunfähigkeit bzw., nach dem 1.1.2001, ob teilweise oder volle Erwerbsminderung vorliegt (vgl. § 44 Abs. 1 und 2 SGB VI).

Literatur

[1] Kasseler Kommentar: Sozialversicherung (Loseblatt). C.H. Beck, München.
- Hauck K: SGB VI (Loseblatt). Erich Schmidt, Berlin.
- Lueg H-W, v. Maydell B, Ruland F: GK-SGB VI (Loseblatt). Luchterhand, Neuwied.
- Verbandskommentar. Hrsg.: Verband Deutscher Rentenversicherungsträger (Loseblatt).
- Eicher H, Haase W, Rauschenbach F: Die Rentenversicherung der Arbeiter und der Angestellten. 7. Aufl. (Loseblatt). Jehle Rehm, München.
- Zweng J, Scheerer R, Buschmann G, Dörr G: Handbuch der Rentenversicherung. 2. Aufl. (Loseblatt). Kohlhammer, Stuttgart.
- Wannagat G: SGB VI (Loseblatt). Heymanns, Köln.
- v. Maydell B, Ruland F (1996): Sozialrechtshandbuch 2. Aufl. Luchterhand, Neuwied.

3.2 Private Rentenversicherung

Als Zusatzversicherung kennt auch die private Lebensversicherung die Berufsunfähigkeits-Zusatzversicherung (BUZ) [1]. Nach § 2 der Bedingungen für die BUZ ist vollständig berufsunfähig der Versicherte, der infolge *Krankheit, Körperverletzung* oder *Kräfteverfalls,* die ärztlich nachzuweisen sind, voraussichtlich dauernd außerstande ist, seinen Beruf oder eine andere Tätigkeit auszuüben, die aufgrund seiner Ausbildung und Erfahrung ausgeübt werden kann und seiner bisherigen Lebensstellung entspricht. Teilweise Berufsunfähigkeit liegt dann vor, wenn die vorstehend genannten Voraussetzungen nur in einem bestimmten Grad voraussichtlich dauernd erfüllt sind. Als Kräfteverfall wird das Nachlassen der körperlichen und geistigen Kräfte oder die Minderung der Belastbarkeit über den altersentsprechenden Zustand hinaus angesehen.

Der **medizinische Sachverständige** wird bei der Beurteilung der Berufsunfähigkeit im Sinne der BUZ danach gefragt, ob der Versicherte seinen Beruf noch ausüben kann. Bejaht er dies, so erübrigt sich die Beantwortung der sonst anschließenden Frage, welche anderen Tätigkeiten er trotz der vorliegenden Krankheit, Körperverletzung oder des Kräfteverfalls noch auszuüben vermag.

Da es eine rein versicherungsrechtliche Entscheidung ist, welche andere Tätigkeit er aufgrund seiner Ausbildung und Erfahrung auszuüben vermag, die seiner bisherigen Lebensstellung entspricht, hat der Versicherer dem medizinischen Sachverständigen insoweit ganz konkrete Tätigkeiten zu nennen, auf die er den Versicherten zu verweisen gedenkt. Dabei hat er dem medizinischen Sachverständigen auch darzulegen, welche speziellen Tätigkeiten bei der Ausübung dieses Berufs oder dieser Tätigkeit anfallen. Der medizinische Sachverständige hat dann – ähnlich wie in der gesetzlichen Rentenversicherung – darzulegen, welche Arbeiten (z.B. leichte oder auch mittelschwere oder sogar noch schwere, wie lange und unter welchen sonstigen Bedingungen – im Stehen, im Sitzen und im Gehen) der Versicherte noch zu verrichten vermag.

Literatur

[1] Benkel G A, Hirschberg G (2000): Berufsunfähigkeit und Lebensversicherung. 2. Aufl. C.H. Beck, München.
- Prölss E R, Martin, A (1998): Versicherungsvertragsgesetz. 26. Aufl. C.H. Beck, München.

4 Pflegeversicherung

Peter Udsching

4.1 Einführung

Nahezu die gesamte Bevölkerung Deutschlands ist seit dem 1.1.1995 [1] gegen das Risiko der Pflegebedürftigkeit versichert – der überwiegende Teil als Mitglied von Pflegekassen [2], die organisatorisch den gesetzlichen Krankenkassen angeschlossen sind, knapp 10 % über einen Versicherungsvertrag bei einem Unternehmen der Privatversicherungswirtschaft [3], soweit auch der Krankenversicherungsschutz über ein Privatversicherungsunternehmen betrieben wird. In beiden Fällen handelt es sich um eine Zwangsversicherung, der sich der einzelne nicht entziehen kann.

Leistungen aus dieser neuen Vorsorgeform erhält der Versicherte nur, wenn er ein bestimmtes Maß an Pflegebedürftigkeit aufweist, das in seinen Grundzügen in den §§ 14, 15 SGB XI festgelegt wird [4]. Danach ist für die Beurteilung von Pflegebedürftigkeit nur der Hilfebedarf bei bestimmten Verrichtungen von Bedeutung, die im Ablauf des täglichen Lebens gewöhnlich und regelmäßig wiederkehrend anfallen. Im Gegensatz zu anderen Zweigen der Sozialversicherung, insbesondere der gesetzlichen Krankenversicherung, sind sämtliche Leistungen der Pflegeversicherung der Höhe nach begrenzt und nicht bedarfsdeckend ausgestaltet. Der Gesetzgeber wollte mit der Pflegeversicherung bewußt nur ein Ergänzungssystem schaffen, das vor allem bei der Pflege im häuslichen Bereich die familiäre, nachbarschaftliche oder sonstige ehrenamtliche Hilfe lediglich ergänzt [5].

Sowohl die Frage, ob bei einer Verrichtung Hilfebedarf besteht, als auch die Bemessung des Zeitbedarfs setzen Sachkunde voraus, über die nur Ärzte und Pflegefachkräfte verfügen, nicht aber die für die Leistungsgewährung zuständigen Pflegekassen bzw. private Versicherungsunternehmen und auch nicht die Sozialgerichte, die derjenige anrufen kann, der mit der Entscheidung seiner Pflegekasse bzw. seines Versicherungsunternehmens nicht einverstanden ist, sei es, daß er als nicht pflegebedürftig angesehen wird, sei es, daß er einer vermeintlich zu niedrigen Pflegestufe zugeordnet wird [6]. Pflegekassen, Versicherungsunternehmen und Gerichte sind regelmäßig nicht in der Lage, ohne sachverständige Hilfe die für die Entscheidungsfindung maßgebenden medizinischen und pflegerischen Tatsachen zu ermitteln und sie sachgerecht zu werten.

4.2 Leistungen und Leistungsvoraussetzungen

Die Pflegeversicherung unterscheidet zwischen den Leistungen bei häuslicher Pflege (§§ 36–40 SGB XI) einerseits sowie der teilstationären, Kurzzeit- und vollstationären Pflege (§§ 41–43 SGB XI) andererseits, wobei der häuslichen Pflege ein Vorrang zukommt (§ 3 SGB XI). Bei der **häuslichen Pflege** kann der Pflegebedürftige wählen zwischen der sog. **Pflegesachleistung** (§ 36 SGB XI), bei der die häusliche Pflege auf Veranlassung der Pflegekasse durch professionelle Pflegekräfte (ambulante Pflegedienste) erbracht wird, und der Zahlung von **Pflegegeld** (§ 37 SGB XI).

Die Gewährung von Pflegegeld kommt nur in Betracht, wenn der Pflegebedürftige die Pflege durch selbstbeschaffte Pflegekräfte (Angehörige, Nachbarn usw.) sicherstellen kann [7]. Beide Leistungsarten können auch kombiniert und jeweils teilweise in Anspruch genommen werden (§ 38 SGB XI). Häusliche Pflege kann auch mit **teilstationärer Pflege** (Tages- oder Nachtpflege) kombiniert werden (§ 41 SGB XI). Nur wenn häusliche Pflege, gegebenenfalls ergänzt durch teilstationäre Pflege, nicht möglich ist, kann der Pflegebedürftige **vollstationäre Pflege** beanspruchen [8] (§ 43 SGB IX).

Leistungen der Pflegeversicherung erhält nur, wer zumindest erheblich pflegebedürftig ist (Pflegestufe I). Bei einem geringeren Grad der Pflegebedürftigkeit kommen Leistungen der Pflegeversicherung nicht in Betracht. Die Höhe der Leistungen hängt grundsätzlich von der Pflegestufe ab, der der Pflegebedürftige aufgrund des Ausmaßes des bei ihm bestehenden Hilfebedarfs zugeordnet wird.

Voraussetzungen der Pflegestufen

- **Pflegestufe I** (erheblich Pflegebedürftige) [9]: Hilfebedarf bei wenigstens zwei Verrichtungen aus dem Bereich der Grundpflege (Körperpflege, Ernährung und Mobilität) mindestens einmal täglich und zusätzlich mehrfach wöchentlich bei der hauswirtschaftlichen Versorgung. Der Zeitaufwand muß täglich durchschnittlich mindestens 90 Minuten betragen; hierbei müssen auf die Grundpflege mehr als 45 Minuten entfallen.
- **Pflegestufe II** (Schwerpflegebedürftige) [10]: Mindestens dreimal täglich zu verschiedenen Tageszeiten Hilfebedarf bei der Grundpflege und zusätzlich mehrfach wöchentlich bei der hauswirtschaftlichen Versorgung. Der Zeitaufwand muß täglich durchschnittlich mindestens 3 Stunden betragen; hierbei müssen auf die Grundpflege mindestens 2 Stunden entfallen.
- **Pflegestufe III** (Schwerstpflegebedürtige) [11]: Hilfebedarf bei der Grundpflege täglich rund um die Uhr, auch nachts [12], und zusätzlich mehrfach wöchentlich bei der hauswirtschaftlichen Versorgung. Der Zeitaufwand muß täglich durchschnittlich mindestens 5 Stunden betragen; hierbei müssen auf die Grundpflege mindestens 4 Stunden entfallen.
- Härtefall [13]: Die Pflegekassen können in besonders gelagerten Einzelfällen bei der Pflegesachleistung und bei der stationären Pflege höhere Leistungen erbringen, wenn ein außergewöhnlich hoher Pflegeaufwand vorliegt, der das übliche Maß der Pflegestufe III weit übersteigt [14].

Ein Anspruch auf stationäre Pflegeleistungen besteht nur, wenn zumindest die Voraussetzungen der Pflegestufe I vorliegen. Ist dies der Fall, so hat die Pflegekasse nach § 43 Abs. 2 i. V. m § 84 Abs. 4 SGB XI unabhängig vom Ausmaß des Pflegebedarfs und der hieraus resultierenden Pflegeklasse [15] grundsätzlich den gesamten pflegebedingten Aufwand zu tragen, soweit die in § 43 Abs. 2 SGB XI festgesetzten Höchstgrenzen [16] nicht überschritten werden. Bis zum Ende des Jahres 2001 gelten abweichend von diesem Grundsatz Übergangsregelungen, nach denen von den Pflegekassen zur Abdeckung des pflegebedingten Aufwandes an alle Pflegebedürftigen einer Pflegestufe, unabhängig von der Höhe des Heimentgelts, einheitliche Pauschalbeträge geleistet werden [17].

4.3 Ermittlung des Pflegebedarfs

Nach den §§ 14 und 15 SGB XI ist die Frage, ob und ggf. in welchem Ausmaß Pflegebedürftigkeit vorliegt, nur anhand des Hilfebedarfs bei den gewöhnlichen und regelmäßig wiederkehrenden Verrichtungen im Ablauf des täglichen Lebens zu beantworten, die im einzelnen in einem Katalog in § 14 Abs. 4 SGB XI aufgeführt sind [18].

Verrichtungskatalog [19]

- Im Bereich der Körperpflege das Waschen, Duschen, Baden, die Zahnpflege, das Kämmen, Rasieren, die Darm- oder Blasenentleerung,
- im Bereich der Ernährung das mundgerechte Zubereiten oder die Aufnahme der Nahrung,
- im Bereich der Mobilität das selbständige Aufstehen und Zubettgehen, An- und Auskleiden, Gehen, Stehen, Treppensteigen oder das Verlassen und Wiederaufsuchen der Wohnung,
- im Bereich der hauswirtschaftlichen Versorgung das Einkaufen, Kochen, Reinigen der Wohnung, Spülen, Wechseln und Waschen der Wäsche und Kleidung oder das Beheizen.

Nach dem Inkrafttreten des PflegeVG war zunächst umstritten, ob der Verrichtungskatalog als abschließend anzusehen ist [20]. Zweifelhaft erschien vor allem, ob nicht zumindest Hilfeleistungen bei Vitalfunktionen wie dem Atmen oder dem Lagerungswechsel im Liegen unabhängig von einer Verrichtung berücksichtigt werden müßten, weil ohne diese Hilfen die Ausübung von Verrichtungen von vornherein ausgeschlossen ist.

Fragwürdig erschien die Abgeschlossenheit des Verrichtungskatalogs auch im Hinblick auf die Beurteilung des Pflegebedarfs von geistig Behinderten und psychisch Kranken [21], weil der Hilfebedarf dieser Personengruppe zumeist unabhängig von einzelnen Verrichtungen besteht und über eine Bindung an den Verrichtungskatalog nicht sachgerecht zu bestimmen ist. Genährt wurden diese Zweifel dadurch, daß in der Begründung des Gesetzentwurfs zur Erläuterung der abstrakt-theoretischen Definitionen in den §§ 14 und 15 SGB XI Beispiele aufgeführt waren, die eher dafür sprachen, daß der Verrichtungskatalog nicht als abschließend angesehen wurde [22].

Dieser Schlußfolgerung steht jedoch entgegen, daß die Begründung des Regierungsentwurfs an anderer Stelle die Einschränkung enthält, bei der Feststellung der Pflegebedürftigkeit und der Zuordnung zu einer Pflegestufe komme es nur auf die erforderliche Anleitung und Beaufsichtigung an, die für die in § 14 Abs. 4 SGB XI genannten gewöhnlichen und regelmäßig wiederkehrenden Verrichtungen im Ablauf des täglichen Lebens benötigt werden. Daß damit zwischen den Begründungen zu § 12 Abs. 3 des Entwurfs einerseits und § 13 des Entwurfs anderseits eine tiefgreifende Diskrepanz vorlag, ist im Gesetzgebungsverfahren zum SGB XI offensichtlich nicht erkannt worden.

Die Rechtsprechung hat sich letztlich für eine Bindung an den Verrichtungskatalog entschieden und sieht diesen als abgeschlossen an [23]. Hieraus erwachsende verfassungsrechtliche Bedenken wurden im Hinblick auf die beschränkte Ausstattung des neuen Versicherungszweigs mit Finanzmitteln und die fortbestehende Eintrittspflicht der Sozialhilfe, insbesondere der Eingliederungshilfe [24], nicht als durchgreifend erachtet.

Dies bedeutet zum einen, daß für die Bemessung des Pflegebedarfs andere als die in § 14 Abs. 4 SGB XI genannten Verrichtungs- bzw. Lebensbereiche nicht maßgebend sind und etwa ein Hilfebedarf im Bereich der Kommunikation, der Erwerbstätigkeit, der Bildung oder Freizeitgestaltung von vornherein ausscheidet, und zum anderen, daß andere als die in § 14 Abs. 4 SGB XI im einzelnen aufgeführten Betätigungen nicht zu berücksichtigen sind [25]. Die grundsätzliche Entscheidung für eine Bindung an den Katalog des § 14 Abs. 4 SGB XI hat zwangsläufig Auswirkungen auf die Bemessung des Pflegebedarfs bei geistig Behinderten. Auch bei ihnen ist nur der Hilfebedarf maßgebend, der bei den oben aufgeführten Verrichtungen anfällt [26].

Formen der Hilfeleistung [27]

Ein Hilfebedarf besteht nicht nur dann, wenn die Verrichtung von der Pflegeperson übernommen werden muß, sondern auch dann, wenn die Hilfe in der Unterstützung, der Beaufsichtigung oder Anleitung des Pflegebedürftigen besteht (§ 14 Abs. 3 SGB XI). Dies gilt auch dann, wenn für die zuletzt genannten Hilfeformen ein höherer Zeitaufwand erforderlich ist als für die Ausführung der Verrichtung durch die Pflegeperson [28]. Bei geistig Behinderten und psychisch Kranken ist allerdings zu beachten, daß die Rechtsprechung den allgemeinen Aufsichtsbedarf nicht zu den maßgebenden Hilfeleistungen im Sinne des § 14 Abs. 3 SGB XI zählt und daher bei der Ermittlung des Pflegebedarfs nicht berücksichtigt. Dies gilt selbst dann, wenn die Beaufsichtigung notwendig ist, um Fremd- oder Eigengefährdung zu vermeiden.

4.4 Allgemeine Grundsätze für die Begutachtung des Pflegebedarfs

Konkretisierung der Bemessung des Pflegebedarfs in Richtlinien

Das SGB XI verpflichtet in seinen §§ 17 Abs. 1 Satz 1 und 53a die Spitzenverbände der Pflegekassen zum Erlaß von Richtlinien, mit deren Hilfe eine einheitliche Rechtsanwendung sichergestellt werden soll. Vor allem der Richtlinienauftrag in § 53a Satz 1 Nr. 2 SGB XI verfolgt das Ziel, zur Durchführung und Sicherstellung einer einheitlichen Begutachtung beizutragen [29]. Die Richtlinien haben allerdings nicht den Charakter von Rechtsnormen; es handelt sich um Verwaltungsvorschriften. Sie haben keine unmittelbare Außenwirkung; maßgebend ist insoweit allein das Gesetz; sie sind allerdings zur Vermeidung von Ungleichbehandlungen von erheblicher Bedeutung.

Die Gerichte sehen in den Richtlinien eine Art sachverständige Interpretation des Gesetzes, behalten sich jedoch eine Kontrolle hinsichtlich der Vereinbarkeit mit dem Gesetz und der sachlichen Vertretbarkeit vor [30]. Im Interesse der Gleichbehandlung nehmen sie allerdings auch die in den Richtlinien enthaltenen Pauschalierungen und Typisierungen in Kauf. Bei der Begutachtung des Pflegebedarfs haben vor allem die **Begutachtungs-Richtlinien** (BRi) [31] erhebliche Bedeutung. Für die Auslegung der Verrichtungsbegriffe in § 14 Abs. 4 SGB XI sind die **Pflegebedürftigkeits-Richtlinien** [32] heranzuziehen, die von der Rechtsprechung bislang größtenteils bestätigt worden sind [33].

Berücksichtigung der tatsächlich bestehenden Pflegesituation

Die Bemessung der Häufigkeit und der zeitlichen Dauer des Hilfebedarfs hat nach den BRi immer individuell nach den Gegebenheiten des Einzelfalls zu erfolgen [34]. Dieser Grundsatz kann jedoch nicht konsequent angewandt werden, weil andernfalls Personen mit identischen Defiziten bei den maßgebenden Verrichtungen unterschiedlichen Pflegestufen zuzuordnen wären. Der Leistungsanspruch würde dann insgesamt oder zumindest der Höhe nach nicht vom Ausmaß der Hilflosigkeit des Pflegebedürftigen, sondern etwa von der Leistungsfähigkeit der Pflegeperson oder der Beschaffenheit des Wohnumfeldes abhängig gemacht.

Diese Konsequenz erscheint mehr als fragwürdig, zumal der konkrete individuelle Maßstab zwangsläufig nicht bei allen Antragstellern angelegt werden kann. Er scheidet von vornherein aus, wenn eine konkrete Pflegeperson im häuslichen Umfeld nicht vorhanden ist oder die Pflege nur zeitweise übernehmen kann und die Pflegeleistungen ganz oder größtenteils von professionellen Kräften erbracht werden müssen oder wenn der Pflegebedarf für die vollstationäre Pflege nach Auflösung des eigenen Haushalts zu beurteilen ist [35]. Bei einem Wechsel der Pflegeperson müßte zudem eine Neueinstufung vorgenommen werden.

Eine Betonung der konkreten individuellen Verhältnisse bei der Bemessung des Pflegebedarfs kann somit zu einer Ungleichbehandlung führen, die mit der Intention der Pflegeversicherung nicht zu vereinbaren ist. Grundsätzlich ist deshalb auf das objektive Ausmaß des Pflegebedarfs abzustellen. Da das SGB XI in seinem § 3 jedoch einen Vorrang der häuslichen vor der stationären Pflege postuliert, kann die konkrete Ausgestaltung des Wohnumfelds nicht unberücksichtigt bleiben. Bei der Ermittlung des Zeitbedarfs für die Hilfe bei einzelnen Verrichtungen ist die Ausgestaltung des Wohnumfelds deshalb u.U. als erschwerender oder (z.B. bei einer optimal behindertengerecht ausgestalteten Wohnung [36]) auch als erleichternder Faktor zu berücksichtigen.

Berücksichtigung pflegeerleichternder Maßnahmen

Zur tatsächlich bestehenden Pflegesituation gehört auch der Umstand, ob der Pflegebedürftige mit Hilfsmitteln versorgt ist oder ob eine Dauermedikation durchgeführt wird, wodurch Pflegemaßnahmen entfallen, die sonst erforderlich wären. Auch insoweit ist allein der tatsächlich bestehende Pflegebedarf maßgebend. Pflegeleistungen sind darüber hinaus auch dann nicht zu berücksichtigen, wenn sie durch den Einsatz von Hilfsmitteln oder durch andere Maßnahmen, wie etwa die Organisation des Wohnumfelds, vermieden werden können und dies dem Betroffenen zuzumuten ist [37]. Der Ist-Zustand ist andererseits auch dann maßgebend, wenn der Pflegeaufwand im konkreten Fall durch Maßnahmen gemindert wird, deren Einsatz vom Pflegebedürftigen nach medizinisch-pflegerischen Grundsätzen nicht ohne weiteres verlangt werden kann. Dies gilt etwa auch im Hinblick auf die tatsächlich durchgeführte, nach ärztlicher Einschätzung vertretbare Sedierung oder eine Dauerkatheterisierung.

Ermittlung des zeitlichen Umfangs des Hilfebedarfs

Diesem Kriterium kommt in der Praxis die ausschlaggebende Bedeutung für die Zuordnung eines Pflegebedürftigen zu einer der Pflegestufen zu. Auszugehen ist von dem Zeitaufwand, den eine Laienpflegekraft, d.h. ein Familienangehöriger, Nachbar oder eine sonstige nicht als Pflegekraft ausgebildete Pflegeperson für die erforderliche Hilfeleistung benötigt. Eine objektiv nachprüfbare exakte Bemessung des Zeitbedarfs ist kaum möglich, zumal wenn man hierbei die völlig unterschiedlichen Lebenssituationen der Pflegebedürftigen einbeziehen soll. Die Ermittlung des Zeitaufwands beruht deshalb grundsätzlich auf einer Schätzung, was die Rechtsprechung auch zugelassen hat, wenn deutlich gemacht wird, auf welchen Tatsachen die Schätzung beruht und diese Tatsachen im Hinblick auf die Beurteilung von Pflegebedürftigkeit sachgerecht ausgewählt und vollständig ermittelt sind [38]. Tatsachen, die für die Ermittlung des zeitlichen Pflegeaufwands ungeeignet sind, dürfen in die Schätzung nicht einfließen.

Im Interesse der Gleichbehandlung und der besseren Nachprüfbarkeit wurden in die BRi für einzelne Verrichtungen sog. **Zeitkorridore** eingeführt [39]. Hierbei handelt es sich um Erfahrungswerte, von denen im Einzelfall bei Vorliegen erschwerender oder auch erleichternder Faktoren abgewichen werden kann. Abweichungen bedürfen jedoch besonderer Begründung. Im Streitfall müssen sie von demjenigen, der aus ihrem Vorliegen eine für ihn günstige Rechtsfolge ableiten will, bewiesen werden.

Maßgebender Pflegebedarf bei Kindern

Der alters- und entwicklungsbedingte Pflegebedarf von Kindern wird von der Pflegeversicherung nicht erfaßt. Gemäß § 15 Abs. 2 SGB XI ist bei Kindern für die Zuordnung zu den Pflegestufen nur der zusätzliche Hilfebedarf gegenüber einem gesunden gleichaltrigen Kind maßgebend [40].

Inhaltliche Anforderungen an das Gutachten in der Pflegeversicherung

- *Einschätzung des Allgemeinbefundes und der funktionellen Einschränkungen* [41]

Das Gutachten soll zwar in erster Linie nur zur Frage Stellung nehmen, bei welchen der oben aufgeführten Verrichtungen der Pflegebedürftige Hilfe benötigt und welches Ausmaß an Hilfeleistungen erforderlich ist. Angaben zum Allgemeinbefund und zur Fähigkeit, die Aktivitäten des täglichen Lebens vollständig oder zumindest eingeschränkt selbständig zu erbringen, sind zur Schlüssigkeitskontrolle aber unerläßlich [42].

- *Beschreibung des Hilfebedarfs aufgrund konkreter Funktionseinschränkungen*

Maßgebend ist primär nicht die Schwere der Erkrankung oder Behinderung, sondern der aus der Funktionseinschränkung resultierende Hilfebedarf bei den oben beschriebenen Verrichtungen des täglichen Lebens. Die Bewertung der Behinderung auf anderen Gebieten des Sozialrechts [43] spielt keine Rolle.

4.5 Notwendigkeit der Begutachtung

Der Gesetzgeber hat der ärztlichen bzw. pflegefachlichen Begutachtung in der Pflegeversicherung einen besonderen Stellenwert beigemessen. Zwar soll letztlich der Versicherungsträger [44], d.h. die Pflegekasse, die Entscheidung über die Gewährung einer Leistung treffen; doch wird im Gegensatz zu anderen Sozialleistungsbereichen, in denen der Verwaltungsträger ebenfalls medizinische Vorfragen zu klären hat, bevor er über die Gewährung einer Sozialleistung (z.B. Rente wegen verminderter Erwerbsfähigkeit, Entschädigung aus der gesetzlichen Unfallversicherung, Krankengeld) entscheidet, im SGB XI (§ 18 Abs. 1) ausdrücklich angeordnet, daß vor einer Entscheidung über das Vorliegen von Pflegebedürftigkeit eine Prüfung der Voraussetzungen durch den **Medizinischen Dienst der Krankenversicherung** (MDK) zu erfolgen hat [45].

Dies ist deshalb bemerkenswert, weil die Verpflichtung zur Ermittlung des Sachverhalts von Amts wegen bereits in der allgemeinen Regelung des § 20 SGB X enthalten ist, die für alle Sozialleistungsbehörden gilt, die dem Sozialgesetzbuch unterworfen sind. Der Gesetzgeber hielt diese allgemeine Regelung im Hinblick auf die Beurteilung der Pflegebedürftigkeit offensichtlich nicht für ausreichend. Die schon in § 21 SGB X begründete Pflicht, zum Zweck der Sachverhaltsermittlung alle erforderlichen Beweismittel einzusetzen, ist in § 18 SGB XI für die Begutachtung in Angelegenheiten der Pflegeversicherung erheblich detaillierter ausgestaltet.

Nach § 18 Abs. 2 SGB XI hat der Gutachter des Medizinischen Dienstes den Pflegebedürftigen in seinem Wohnbereich zu untersuchen. Dies kann ausnahmsweise dann unterbleiben, wenn auf Grund einer eindeutigen Aktenlage das Ergebnis der medizinischen Untersuchung bereits feststeht. Weigert sich der Betroffene, sich in seinem Wohnbereich untersuchen zu lassen, so kann die Pflegekasse die beantragten Leistungen schon aus diesem Grund verweigern.

Der Medizinische Dienst soll – nach Einwilligung des Versicherten – die behandelnden Ärzte, insbesondere die Hausärzte, in die Begutachtung einbeziehen und ärztliche Auskünfte und Unterlagen über die für die Begutachtung der Pflegebedürftigkeit wichtigen Vorerkrankungen sowie Art, Umfang und Dauer der Hilfebedürftigkeit einholen. Entsprechende Pflichten treffen auch den Gutachter, der im Rahmen eines Gerichtsverfahrens die Voraussetzungen der Gewährung häuslicher Pflegeleistungen beurteilen soll. Der Hausbesuch ist in der Regel schon deswegen erforderlich, weil bei der Begutachtung die häusliche Pflegesituation zugrunde zu legen und auch zu überprüfen ist, ob der Pflegebedürftige die eigene Pflege mit selbstbeschafften Pflegekräften (Angehörigen, Nachbarn usw.) sicherstellen kann [46].

Anmerkungen

[1] Gesetz zur Sozialen Absicherung des Risikos der Pflegebedürftigkeit (Pflege-Versicherungsgesetz = PflegeVG vom 26.5.1994, BGBl I S. 1014; Art. 1 des PflegeVG ist das Sozialgesetzbuch Elftes Buch (SGB XI).

[2] Nach § 20 Abs. 1 SGB XI sind die versicherungsplichtigen Mitglieder der gesetzlichen Krankenversicherung in der Sozialen Pflegeversicherung versicherungspflichtig.

[3] Vgl. § 23 SGB XI.

[4] Die Leistungsvoraussetzungen gelten nach § 23 Abs. 6 Nr. 1 SGB XI auch für die private Pflegeversicherung.

[5] Vgl. § 4 Abs. 2 Satz 1 SGB XI.

[6] Nach dem Beschluß des BSG vom 8.8.1996, 3 BS 1/96 (BSGE 79, 80), ist der Rechtsweg zu den Sozialgerichten auch bei Leistungsansprüchen aus der privaten Pflegeversicherung gegeben.

[7] Bei Verhinderung der selbstbeschafften Pflegekraft durch Krankheit oder Urlaub übernimmt die Pflegekasse die Mehrkosten für eine Ersatzpflegekraft – § 39 SGB XI.

[8] Eine nur vorübergehende Inanspruchnahme von stationärer Pflege, sog. Kurzzeitpflege, ist gem. § 42 SGB XI unter erleichterten Voraussetzungen möglich.

[9] Leistungsumfang: bei der Pflegesachleistung – Pflegeeinsätze bis zu einem Gesamtwert von 750 DM; beim Pflegegeld – 400 DM.

[10] Leistungsumfang: bei der Pflegesachleistung – Pflegeeinsätze bis zu einem Gesamtwert von 1800 DM; beim Pflegegeld – 800 DM.

[11] Leistungsumfang: bei der Pflegesachleistung – Pflegeeinsätze bis zu einem Gesamtwert von 2800 DM; beim Pflegegeld – 1300 DM.

[12] Ein nächtlicher Hilfebedarf liegt nur vor, wenn nahezu ständig nachts tatsächlich Hilfe geleistet werden muß. Die Erforderlichkeit einer Rufbereitschaft der Pflegeperson reicht nicht aus. Vgl. BSG, Urteil vom 19.2.1998, B 3 P 7/79 R, SozR 3-3300 § 15 Nr. 1, NZS 1998, 479.

[13] Leistungsumfang bei der Pflegesachleistung bis zu 3750 DM; beim Pflegegeld sieht das Gesetz keine Erhöhung gegenüber der Pflegestufe III vor. Bei der stationären Pflege (vgl. hierzu § 43 Abs. 2 und 3 SGB XI) können pflegebedingte Aufwendungen bis zu 3300 DM übernommen werden. Die Pflegekassen dürfen jedoch nur bei nicht mehr als 3 v.H. der Pflegebedürftigen der Pflegestufe III im ambulanten Bereich und bei nicht mehr als 5 v.H. der Pflegebedürftigen der Pflegestufe III im stationären Bereich Härtefall-Leistungen gewähren, vgl. §§ 36 Abs. 4 Satz 2, 43 Abs. 3 Satz 2 SGB XI.

[14] Vgl. hierzu die Härtefall-Richtlinien der Spitzenverbände vom 10.7.1995, geändert durch Beschluß vom 19.10.1995; siehe hierzu den Hinweis in Anm. 31.

[15] Bei stationärer Pflege werden die Pflegebedürftigen entsprechend dem Umfang des bei ihnen bestehenden Versorgungsaufwands einer von drei Pflegeklassen zugeordnet. Bei der Zuordnung sind die Pflegestufen nach § 15 SGB XI zugrunde zu legen, soweit nicht nach der gemeinsamen Beurteilung des Medizinischen Dienstes und der Pflegeleitung des Pflegeheims die Zuordnung zu einer anderen Pflegeklasse notwendig oder ausreichend ist (§ 84 Abs. 2 Satz 2 SGB XI).

[16] Die Pflegekasse übernimmt die pflegebedingten Aufwendungen (d.h. keine Aufwendungen für Unterbringung und Verpflegung, für Investitionen und Zusatzleistungen, vgl. §§ 82 Abs. 1 Satz 3, Abs. 2, 88 SGB XI) bis zu 2800 DM monatlich. Die jährlichen Ausgaben der Pflegekassen dürfen im Durchschnitt 30 000 DM je Pflegebedürftigen nicht übersteigen, vgl. § 43 Abs. 2. Zu Härtefällen vgl. § 43 Abs. 3 SGB XI).

[17] Pflegestufe I: 2000 DM, Pflegestufe II: 2500 DM, Pflegestufe III: 2800 DM, Härtefälle: 3300 DM; vgl. § 43 Abs. 5 SGB XI.

[18] § 14 Abs. 1 SGB XI bestimmt: „Pflegebedürftig im Sinne dieses Buches sind Personen, die wegen einer körperlichen, geistigen oder seelischen Krankheit oder Behinderung für die gewöhnlichen und regelmäßig wiederkehrenden Verrichtungen im Ablauf des täglichen Lebens auf Dauer, voraussichtlich für mindestens sechs Monate, in erheblichem oder höherem Maße der Hilfe bedürfen." Welchen Umfang der Pflegebedarf haben muß, um ein erhebliches oder höheres Maß annehmen zu können, wird im einzelnen in § 15 Abs. 1 und 3 SGB XI festgelegt.

[19] Zur Auslegung der Verrichtungsbegriffe vgl. Begutachtungs-Richtlininen (BRi), Abschnitt D 5 V, S. 47 ff.; zu den BRi unten Anm. 29 und 31.

[20] Vgl. Udsching, VSSR 1996, 271, 277; Urteil des BSG vom 17.4.1996, 3 RK 28/95 = SozR 3-2500 § 53 Nr. 10.

[21] Zur Begutachtung dieser Personengruppe vgl. BRi, Abschnitt D 5 III 6, S. 40ff.; zu den BRi unten Anm. 29 und 31.

[22] Vgl. BT-Drucks. 12/5262, S. 98. Hier wird etwa der Aufsichtsbedarf, der bei einer fortgeschrittenen Abbauerkrankung des Gehirns besteht, als Beispiel für einen umfassenden Pflegebedarf rund um die Uhr genannt. Die Frage nach der Verrichtungsbezogenheit des Aufsichtsbedarfs wird nicht angesprochen, obgleich es sich geradezu aufdrängte, daß insbesondere bei schwerer Demenz der häufig ununterbrochen bestehende Hilfebedarf nur zum Teil einzelnen Verrichtungen zugeordnet werden kann. Für die in diesem Zusammenhang genannte Unfähigkeit des Dementen, die eigene Wohnung selbständig zu nutzen, weil er sich im Umgang mit Strom, Wasser, Scheren und anderen Haushaltsgegenständen selbst gefährde, findet sich im Verrichtungskatalog des § 14 Abs. 4 SGB XI kein Anknüpfungspunkt. Eigen- und Fremdgefährdung sind in diesem Katalog nicht speziell aufgeführt. Das gleiche gilt für das ebenfalls zu § 13 des Entwurfs aufgeführte Beispiel einer fortgeschrittenen, nicht mehr zu behandelnden Krebserkrankung mit allgemeiner Körperschwäche, die zur Gefährdung lebenswichtiger Funktionen wie Atmung, Kreislauf und Stoffwechsel führt. Auch hier soll ein Hilfebedarf rund um die Uhr bestehen, wobei ausdrücklich auf Hilfen bei Atemnot oder Erbrechen hingewiesen wird. Beides ist an sich nur verständlich, wenn man unterstellt, daß Hilfeleistungen bei Vitalfunktionen immer, also auch ohne Bezug zu einer Verrichtung i.S. des § 14 Abs. 4 SGB XI, berücksichtigt werden sollten.

[23] Urteile des Bundessozialgerichts (BSG) vom 19.2.1998, B 3 P 3/97 R, SozR 3-3300 § 14 Nr. 2 = NZS 1998, 525; B 3 P 5/97, SozR 3-3300 § 14 Nr. 3 u.a.

[24] Geregelt in den §§ 39 ff. BSHG; Einzelheiten finden sich in der Eingliederungshilfe-Verordnung (Fassung vom 1.2.1975, BGBl I S. 433), die auf Grund von § 47 BSHG ergangen ist.

[25] Der Regierungsentwurf (BT-Drucks. 12/5262, S. 96) enthielt noch Verrichtungen wie Haarewaschen und Nagelpflege, die nicht täglich oder zumindest mehrfach wöchentlich anfallen. Der zuständige Ausschuß hat diese Verrichtungen gestrichen und betont, maßgebend seien ausschließlich täglich erforderlich werdende Verrichtungen (BT-Drucks. 12/5952, S. 35).

[26] Das BSG hat in mehreren Urteilen vom 26.11. 1998 (B 3 P 12 und 13/97 sowie 2/98) allerdings deutlich gemacht, daß es dies nicht für sachgerecht hält und eine Ergänzung des Gesetzes insoweit geboten erscheint. Die bisherige Rege-

lung wurde jedoch nicht als verfassungswidrig eingestuft; eine Änderung sei dem Gesetzgeber vorbehalten.

[27] Nach § 14 Abs. 3 SGB XI besteht die Hilfe im Sinne des § 14 Abs. 1 SGB XI in der Unterstützung, in der teilweise oder vollständigen Übernahme der Verrichtungen im Ablauf des täglichen Lebens oder in Beaufsichtigung oder Anleitung mit dem Ziel der eigenständigen Übernahme dieser Verrichtungen.

[28] Das SGB XI betont mehrfach, daß die eigenständige Ausführung der Verrichtungen das Ziel der Pflege sein soll (vgl. §§ 2 Abs. 1 Satz 2, 14 Abs. 3 letzter Halbsatz).

[29] Aufgrund des Auftrags in § 17 Abs. 1 Satz 1 SGB XI sind die Pflegebedürftigkeits-Richtlinien (PflRL) vom 7.11.1994 ergangen (neue Fassung vom 21.12.1995), abgedruckt bei: Udsching, SGB XI – Soziale Pflegeversicherung, 2. Aufl. 2000, Anhang 1. Die den spezielleren Auftrag zum Erlaß von Begutachtungs-Richtlininen (BRi) enthaltende Regelung in § 53a Satz 1 Nr. 2 SGB XI wurde erst später – im 1. SGB XI-ÄndG – in das SGB XI eingefügt. Zwischen beiden Aufträgen ergeben sich zwangsläufig Überschneidungen, denn auch die PflRL enthalten bereits Hinweise zur Begutachtung, die jedoch in den BRi weiter konkretisiert werden.

[30] Vgl. BSG SozR 3-3300 § 15 Nr. 1; Udsching in: Festschrift für Otto Ernst Krasney, 1997, S. 677, 683.

[31] Die Begutachtungs-Richtlinien (einschließlich der PflRL und der Härtefall-Richtlinien) sind zu beziehen bei: Medizinischer Dienst der Spitzenverbände der Krankenkassen e.V., Lützowstr. 53, 45141 Essen.

[32] Vgl. oben Anm. 29.

[33] Urteil vom 19.2.1998 (B 3 P 5/97 = SozR 3-3300 § 14 Nr. 3) zur Abgrenzung der Verrichtung „Nahrungsaufnahme“ von der Nahrungsvorbereitung; Urteil vom 19.2.1998 (B 3 P 7/97 = SozF 3-3300 § 15 Nr. 1) zum Pflegebedarf „rund um die Uhr“ als Voraussetzung für die Zuordnung zur Pflegestufe III.

[34] Dies soll unter Berücksichtigung von Ziffer 6.1 der PflRL (i.d.F. des Beschlusses vom 21.12.1995) bei einem Antrag auf Leistungen der vollstationären Pflege dann nicht gelten, wenn bei Antragsstellung der eigene Haushalt bereits aufgelöst ist. In diesem Fall ist fiktiv „eine durchschnittliche häusliche Wohnsituation“ zugrunde zu legen.

[35] Nach Ziffer 6.1 der PflRL ist der Pflegebedarf in diesem Fall hypothetisch nach den für die häusliche Pflege geltenden Kriterien zu bemessen. Auszugehen ist von einer durchschnittlichen häuslichen Wohnsituation.

[36] Vgl. hierzu Urteil des BSG vom 19.2.1998, B 3 P 2/97 R.

[37] Vgl. Udsching, VSSR 1996, 271, 285 f.

[38] BSG SozR 3-2500 § 53 Nr. 7. S. 54.

[39] Vgl. BRi, Anhang 1, S. 68 ff.

[40] Vgl. hierzug die BRi, Abschnitt D 5 III 7, S. 43 ff. sowie BSG, Urteil vom 26.11.1998, B 3 P 20/97 R.

[41] Hier ist keine Aufzählung von Diagnosen gefordert, sondern eine Darstellung der Krankheiten, die die Ursachen für pflegerelevante Funktionseinschränkungen sind.

[42] Die BRi (Ziffer 4.3, S. 26) sehen hierin auch eine Grundlage zur Ableitung von Rehabilitationsmaßnahmen (die vorrangig einzuleiten sind – § 5 SGB XI) sowie zur Erstellung eines individuellen Pflegeplans.

[43] Z.B. die Höhe der MdE in der gesetzlichen Unfallversicherung oder nach dem Bundesversorgungsgesetz sowie des GdB im Sinne des Schwerbehindertenrechts.

[44] Um die Darstellung zu vereinfachen, werden hier die Systematik und die Terminologie der sozialen Pflegeversicherung zugrunde gelegt. Grundsätzlich ergeben sich in der privaten Pflegeversicherung jedoch keine Abweichungen. Durch § 23 Abs. 1 Satz 2 in Verbindung mit Abs. 6 Nr. 1 SGB XI wird die private Pflegeversicherung weitgehend an das Leistungsrecht der sozialen Pflegeversicherung gebunden.

[45] Zur Organisation des MDK vgl. die Regelungen in den §§ 278 ff. SGB V. In bezug auf die Begutachtung von Pflegebedürftigkeit werden die dortigen Regelungen durch § 18 Abs. 6 SGB XI ergänzt. Danach werden die Aufgaben des MDK durch Ärzte in enger Zusammenarbeit mit Pflegefachkräften und anderen geeigneten Fachkräften wahrgenommen.

[46] Die Sicherstellung der Pflege ist Leistungsvoraussetzung für das Pflegegeld – § 37 Abs. 1 Satz 2 SGB XI. Hält der Gutachter diese Voraussetzung nicht für gegeben, so wird die Pflegekasse dem Pflegebedürftigen andere Leistungsarten (Pflegesachleistung oder stationäre Pflege) anbieten und ggf. den Antrag auf Pflegegeld ablehnen müssen.

5 Arbeitsförderung

Otto Ernst Krasney

Die im Dritten Buch des Sozialgesetzbuchs (SGB III) geregelte Arbeitsförderung [1] beruht gleichfalls auf der Versicherungspflicht, und zwar vornehmlich der Beschäftigten (s. § 24 SGB III) und anderer in § 26 SGB III aufgeführter Personen. Auch hier sind bestimmte Personengruppen versicherungsfrei (s. §§ 27, 28 SGB III); eine freiwillige Versicherung ist jedoch nicht vorgesehen.

Die in § 3 SGB III aufgeführten Leistungen der Arbeitsförderung sind vielfältig und umfassen u.a. allgemeine und besondere Leistungen zur beruflichen Eingliederung Behinderter, insbesondere Ausbildungsgeld, Übernahme der Teilnahmekosten und Übergangsgeld sowie Arbeitslosengeld und Arbeitslosenhilfe.

Bei der beruflichen Eingliederung Behinderter bedarf es der medizinischen Beurteilung vor allem insoweit, als vorab zu klären ist, welche Verrichtungen im allgemeinen Arbeitsleben der Versicherte trotz seiner Behinderung noch verrichten kann (z.B. leichte oder mittelschwere oder sogar schwere Arbeiten; Arbeiten im Sitzen oder auch im Gehen und Stehen oder abwechselnd im Sitzen, Gehen und Stehen; Arbeiten über eine gesamte Arbeitsschicht oder nur stundenweise) oder, bei der konkreten Bezugnahme auf einen in Aussicht genommenen Beruf, welche der dort vorherrschenden und im Gutachtenauftrag näher zu bezeichnenden Verrichtungen der Versicherte gesundheitlich auszuüben vermag.

Aber auch **in der allgemeinen Berufsaus- und -fortbildung** kann der medizinische Sachverständige gefragt sein, sofern es darum geht, ob ein Versicherter gesundheitlich in der Lage ist, einen von ihm gewählten oder einen vom Arbeitsamt vorgeschlagenen Beruf auszuüben.

Nicht wesentlich unterschiedlich sind die **Fragestellungen, die im Rahmen der Gewährung von Arbeitslosengeld oder Arbeitslosenhilfe** an den medizinischen Sachverständigen gestellt werden können. Nach §§ 117, 118 SGB III ist **arbeitslos** ein Arbeitnehmer, der u.a. eine versicherungspflichtige, mindestens 15 Stunden wöchentlich umfassende Beschäftigung sucht. Eine Beschäftigung sucht nach § 119 SGB III, wer alle Möglichkeiten nutzt und nutzen will, um seine Beschäftigungslosigkeit zu beenden, und den Vermittlungsbemühungen des Arbeitsamts zur Verfügung steht.

Arbeitsfähig ist ein Arbeitsloser, der eine versicherungspflichtige, mindestens 15 Stunden wöchentlich umfassende Beschäftigung unter den üblichen Bedingungen des für ihn in Betracht kommenden Arbeitsmarkts aufnehmen und ausüben, an Maßnahmen zur beruflichen Eingliederung in das Erwerbsleben teilnehmen und Vorschlägen des Arbeitsamts zur beruflichen Eingliederung zeit- und ortsnah Folge leisten kann und darf. Die Beurteilung des medizinischen Sachverständigen ist im Rahmen einer möglichst genauen Fragestellung des Arbeitsamtes oder des Gerichtes dahingehend geboten, ob der Versicherte gesundheitlich in der Lage ist, die vorstehend angeführten Voraussetzungen zu erfüllen. Der Hilfe des medizinischen Sachverständigen bedarf es häufig auch dann, wenn dem Arbeitslosen eine rechtlich zumutbare Tätigkeit angeboten wird und strittig ist, ob er diese Tätigkeit (z.B. wegen der Schwere oder anderer besonderer Anforderungen) aus gesundheitlichen Gründen ausüben kann. Entsprechendes gilt für die Arbeitslosenhilfe, die ebenfalls voraussetzt, daß der Versicherte arbeitslos ist.

Das **Arbeitslosengeld ruht u.a.**, wenn der Versicherte trotz Belehrung über die Rechtsfolgen eine vom Arbeitsamt unter Benennung des Arbeitgebers und der Art der Tätigkeit angebotene Beschäftigung nicht angenommen oder nicht angetreten (Sperrzeit wegen Arbeitsablehnung) oder sich trotz Belehrung über die Rechtsfolgen geweigert hat, an einer Trainingsmaßnahme oder einer Maßnahme zur beruflichen Ausbildung oder Weiterbildung oder einer Maßnahme zur beruflichen Eingliederung Behinderter teilzunehmen (Sperrzeit wegen Ablehnung einer beruflichen Eingliederungsmaßnahme) oder die Teilnahme an einer vorstehend genannten Maßnahme abgebrochen oder durch maßnahmewidriges Verhalten Anlaß für den Ausschluß aus einer dieser Maßnahmen gegeben hat (Sperrzeit wegen Abbruchs einer beruflichen Eingliederungsmaßnahme). Auch bei diesen Sperrzeiten kann es rechtlich erheblich sein, ob der Versicherte überhaupt gesundheitlich (physisch und psychisch) in der Lage war, die angebotene Beschäftigung oder Maßnahme zur beruflichen Eingliederung anzutreten.

Der Anspruch auf Arbeitslosengeld ruht auch dann, wenn der Arbeitslose eine Aufforderung des Arbeitsamts, sich zu melden oder zu einem ärztlichen oder psychologischen Untersuchungstermin zu erscheinen, trotz Belehrung über die Rechtsfolgen ohne wichtigen Grund nicht nachkommt (s. § 145 SGB III). Hier kann es ebenfalls erheblich sein, ob der Arbeitslose den Untersuchungstermin oder die Meldung beim Arbeitsamt aus gesundheitlichen Gründen nicht wahrnehmen konnte.

In allen diesen Fällen hat der medizinische Sachverständige ggf. durch Rückfragen beim Arbeitsamt oder Sozialgericht zu klären, welche genauen Fragen er zu beantworten hat, da diese Fragen wiederum von der zugrunde zu legenden rechtlichen Beurteilung abhängig sind.

Literatur

[1] Gagel A (1999): Sozialgesetzbuch III – Arbeitsförderung. C.H. Beck, München.
- Niesel K (1998): SGB III. C.H. Beck, München.
- Hauck K, Noftz W: SGB III (Loseblatt). Erich Schmidt, Berlin.

6 Soziales Entschädigungsrecht

Harald Bürck

6.1 Soziale Entschädigung

Was unter sozialer Entschädigung (SE) zu verstehen ist, ist seit 1976 im Sozialgesetzbuch – Allgemeiner Teil (SGB I) gesetzlich geregelt. In § 5 SGB I heißt es: „Wer einen Gesundheitsschaden erleidet, für dessen Folgen die staatliche Gemeinschaft in Abgeltung eines besonderen Opfers oder aus anderen Gründen nach versorgungsrechtlichen Grundsätzen einsteht, hat ein Recht auf

1. die notwendigen Maßnahmen zur Erhaltung, zur Besserung und Wiederherstellung der Gesundheit und Leistungsfähigkeit und
2. angemessene wirtschaftliche Versorgung."

Letzteres gilt auch für die Hinterbliebenen eines Geschädigten. Die SE ist danach eine wegen einer bestimmten Schadensursache erbrachte, also kausal bestimmte, aus Steuermitteln finanzierte staatliche Sozialleistung in Form einer Sach- oder Geldleistung für gesundheitliche Schädigungen. Entschädigt werden der Primärschaden und die darauf beruhenden gesundheitlichen und wirtschaftlichen Folgen (vgl. § 1 Bundesversorgungsgesetz <BVG> [1] i.d.F. der Bekanntmachung vom 22.1.1982 (BGBI I, 21).

Zur SE gehören im wesentlichen folgende Rechtsgebiete:

Die **Kriegsopferversorgung** nach dem BVG, d.h. hauptsächlich die Versorgung der Opfer der beiden Weltkriege einschließlich Zivilisten (vgl. §§ 1 Abs. 1 und 2, 5 BVG sowie ergänzend § 82 BVG, der der Versorgung u.a. auf infolge von Besatzungsschäden im Zusammenhang mit dem 1. Weltkrieg erlittene Schädigungen und solche von Spanienkämpfern auf republikanischer Seite erstreckt hat). Das BVG ist entsprechend vor allem anwendbar auf die Versorgung der Opfer von Gewalttaten nach dem **Opferentschädigungsgesetz** (<OEG> i.d.F. vom 7.1.1985 – BGBl I, 1), die Versorgung der Opfer politischen Gewahrsams in der Sowjetischen Besatzungszone und im Vertreibungsgebiet (vgl. §§ 1, 2, 4, 5 Häftlingshilfegesetz <HHG> vom 6.8.1955 – BGBI I, 498), die Versorgung der Opfer des Dienstes in der Bundeswehr nach dem **Soldatenversorgungsgesetz** i.d.F. vom 6.5.1999 – BGBI I, 882 – (vgl. §§ 80 ff. SVG), die Versorgung der Opfer von bestimmten, gesetzlich angeordneten oder von der öffentlichen Hand empfohlenen Impfungen, die der Seuchenbekämpfung dienen, nach dem **Bundesseuchengesetz** i.d.F. v. 18.12.1979 – BGBI I, 2262, ber. 1980, 151 – (vgl. §§ 51 ff. BSeuchG), die Versorgung der Opfer von rechtsstaatswidrigem Freiheitsentzug in der DDR nach dem **Strafrechtlichen Rehabilitationsgesetz** – StrRehaG vom 29.10.1992 (BGBI I, 1814) sowie von Geschädigten i.S. des § 3 **Verwaltungsrechtliches Rehabilitierungsgesetz** – VwRehaG vom 23.6.1994 (BGBI I, 1311) und Berechtigen nach § 8 des **Unterstützungsabschlußgesetzes** vom 6.5.1994 (BGBI I, 990), d.h. Opfern, die durch medizinische Eingriffe in der früheren DDR oder durch verordnete Arzneimittel geschädigt worden sind [2].

Im Recht der sozialen Entschädigung sind häufig im medizinischen Bereich angesiedelte tatsächliche Voraussetzungen von anspruchsbegründenden gesetzlichen Tatbestandsmerkmalen mit Hilfe ärztlicher Sachverständiger zu klären. Für den medizinischen Sachverständigen geht es meist um zwei Fragen: ob der Antragsteller/Kläger einen nach den genannten Gesetzen grundsätzlich zu entschädigenden Gesundheitsschaden erlitten hat und wie hoch der Grad der Minderung der Erwerbsfähigkeit (MdE) des Betroffenen ist.

Damit der Gutachter zutreffend antworten kann, muß er die dafür im Recht der SE genannten rechtlichen Vorgaben kennen und beachten. Das bedeutet vor allem: Ihm müssen die für Kausalzusammenhänge geltenden Maßstäbe (die sozialrechtliche Kausalitätslehre), Begriff und Inhalt der MdE einschließlich der Maßstäbe für eine zutreffende Einschätzung der MdE und in diesem Zusammenhang die jeweils geltenden Anhaltspunkte für die ärztliche Gutachtertätigkeit im sozialen Entschädigungsrecht und nach dem Schwerbehindertengesetz (AHP) und darüber hinaus einige besondere Probleme der Kausalitätsbeurteilung geläufig sein.

6.2 Der Kausalitätsmaßstab im Versorgungsrecht

Ein als schädigendes Ereignis im Sinne eines gesetzlichen Entschädigungstatbestands in Betracht kommender Sachverhalt ist zunächst rechtlich darauf zu überprüfen, ob er vom Tatbestand, d.h. im weitesten Sinn dem Schutzbereich der einschlägigen Anspruchsnorm, z.B. der Wehrdienstbeschädigung nach § 80 SVG, umfaßt wird oder etwa, wie es z.B. bei sog. „Wegeunfällen" von Soldaten möglich ist, ein privater Unfall – weil er sich z.B. in der Freizeit des Soldaten abgespielt hat – vorliegt, für den kein versorgungsrechtlicher Schutz besteht. Steht der versorgungsrechtliche Zurechnungszusammenhang fest, ist die **Kausalitätsprüfung** vorzunehmen.

Die Maßstäbe dafür sind in verschiedenen Rechtsgebieten (Zivilrecht, Strafrecht und Sozialrecht) jeweils von Lehre und Rechtsprechung als allgemeingültige, den ursächlichen Zusammenhang regelnde Rechtssätze in recht unterschiedlicher Weise entwikkelt worden. Im Zivilrecht gilt nach überwiegender Auffassung noch immer die – allerdings abgewandelte – *Adäquanztheorie.* Sie stellt im Ergebnis darauf ab, ob ein Schadensverlauf der allgemeinen Erfahrung entspricht und ob seine Zurechnung gegenüber einem möglichen Verursacher aus dem Schutzbereich der anzuwendenden Norm folgt oder aber wegen eines gänzlich ungewöhnlichen Kausalverlaufs ausscheidet [3]. Im Strafrecht gilt nach überwiegender Auffassung die sog. *Adäquanztheorie,* nach der Ursache für einen Erfolg jede Bedingung ist, die nicht hinweggedacht werden kann, ohne daß der Erfolg entfiele. Das notwendige, die Haftung des Täters begrenzende Korrektiv stellt das Ausmaß seiner persönlichen Schuld dar.

Im Sozialrecht, d.h. insbesondere im Recht der Unfallversicherung und der Kriegsopferversorgung einschließlich der oben genannten zugehörigen Gebiete, ist der naturwissenschaftlich-philosophische Kausalitätsmaßstab der „conditio sine qua non", weil zu weit, nicht brauchbar. Hier gilt allein die **Theorie** (Formel) **der wesentlichen Bedingung.** Das Bundessozialgericht (BSG) hat diese (BSGE 1, 72, 76, 150, 156 f.; 2, 68 f.) bereits vom Reichsversicherungsamt zuvor ständig praktizierte Auffassung übernommen. Sie gilt seither im Recht der sozialen Entschädigung [4].

Nach der Theorie der wesentlichen Bedingung sind unter Ursachen nicht alle Bedingungen eines Erfolgs zu verstehen, einerlei, mit welcher Schwere sie zu ihm beigetragen haben und in welchem Zusammenhang sie zum eingetretenen Erfolg stehen. Ursachen (Mitursachen) sind vielmehr nur diejenigen Bedingungen, die im Verhältnis zu anderen Einzelbedingungen wegen ihrer besonderen Beziehung zum Erfolg zu dessen Eintritt wesentlich mitgewirkt haben. Dazu bedarf es der wertenden Abwägung der in Betracht kommenden Bedingungen. Dabei handelt es sich letztlich um eine wertende Zurechnung, die die Grenzen des Schutzes der Anspruchsnorm aus dem BVG oder einem anderen oben genannten Gesetz festlegt. Ergibt sich bei der entsprechenden Prüfung, daß zwei oder mehr Bedingungen gleichwertig den Erfolg herbeigeführt haben, sind sie sämtlich für ihn wesentlich. Ist eine der Bedingungen oder sind mehrere Bedingungen gemeinsam gegenüber anderen von überragender Bedeutung, so sind nur diese wesentliche Bedingungen und damit Ursachen im Rechtssinn.

In diesem Zusammenhang tauchen verschiedene **Abgrenzungsfragen** auf. Kann eine Schädigung nach der getroffenen Sachverhaltsaufklärung entweder auf einer äußerlichen Einwirkung, z.B. einem der im BVG genannten kriegerischen Ereignisse oder einem vorsätzlichen, rechtswidrigen tätlichen Angriff i.S. des § 1 OEG, zugleich aber auch auf einer sog. inneren Ursache, wie einem vorgeschädigten Organ oder einem epileptischen Anfall, beruhen, bedarf es unter Berücksichtigung aller Umstände des Einzelfalls der wertenden Entscheidung, ob die innere Ursache die wesentliche Bedingung ist und damit der sozialrechtliche Schutz entfällt oder ob Versorgungsschutz besteht, weil jedenfalls beide Ursachen annähernd gleichwertig zum Erfolg beigetragen haben oder eine für den Versorgungsrechtsschutz maßgebliche Ursache überwiegt.

Für die vorzunehmende Abwägung und Wertung gibt es keine definitiven Vorgaben, nicht einmal methodisch abgeklärte Lösungswege. Hilfreich ist die Auswertung von anerkannten wissenschaftlichen Erkenntnissen. Insbesondere epidemiologische Untersuchungen können in diesem Zusammenhang von Nutzen sein. Aber auch das häufig langjährige Erfahrungswissen des einzelnen Sachverständigen kann die Entscheidung maßgeblich beeinflussen.

In solchen oder ähnlichen Fällen können auch spezielle Probleme auftreten, die die Frage nach der wesentlichen Ursache eines schädigenden Ereignisses schwierig gestalten. Geht es z.B. im Rahmen des § 38 BVG (Hinterbliebenenrente) um die Frage, ob der Tod eines Versorgungsberechtigten auf anerkannten Kriegs- oder Wehrdienstschäden oder aber auf einer davon unabhängigen Erkrankung, z.B. einem Herzinfarkt, beruht, kommt eine Leistung der Versorungsverwaltung nach der Rechtsprechung des BSG auch dann in Betracht, wenn der Tod wahrscheinlich (noch) nicht zu diesem Zeitpunkt eingetreten wäre, der Betreffende ohne das schädigende Ereignis aber wenigstens noch ein Jahr länger gelebt hätte [5].

Im angedeuteten Fall hatte der medizinische Gutachter zu prüfen, ob das Herzleiden i.S. der Entstehung mit Wahrscheinlichkeit auf den anerkannten Schädigungsfolgen „krankhafte Veränderungen im Bereich der unteren Brust- und Lendenwirbelsäule mit Bewegungseinschränkung der Wirbelsäule" beruhte oder aber ob die anerkannten Schädigungsfolgen jedenfalls mit Wahrscheinlichkeit verschlimmernd auf den Verlauf der Herzkrankheit eingewirkt hatten, so daß sich deshalb eine wenigstens einjährige Lebensverkürzung ergeben hatte. Beides war nicht der Fall.

Auch im Versorgungsrecht kann bei Kausalitätsbeurteilungen das Problem der sog. **Gelegenheitsursache** eine Rolle spielen. In solchen Fällen geht es darum, daß bei dem Beschädigten, z.B. einem Soldaten der Bundeswehr, der der Auffassung ist, in Ausübung seines Wehrdientes einen gesundheitlichen Schaden erlitten zu haben, eine Krankheitsanlage vorliegt, die so leicht ansprechbar ist, daß akute Erscheinungen jederzeit auch ohne besondere äußere Einwirkungen auftreten können, d.h. jedes andere alltäglich vorkommende Ereignis zu derselben Zeit die gleiche Erscheinung ausgelöst hätte [6]. Wäre in solchen Fällen der Schaden also wahrscheinlich zur gleichen Zeit und etwa im selben Umfang eingetreten, ohne daß es des nach Auffassung des Antragstellers/Klägers schadensauslösenden Ereignisses bedurft hätte, kommt ein Versorgungsschutz nicht in Betracht.

Hat sich der als Beispiel genannte Bundeswehrsoldat etwa einen Meniskusschaden oder einen Bandscheibenvorfall oder einen Herzinfarkt während des dienstlich angeordneten Sports zugezogen, kann das skizzierte Abgrenzungsproblem für die Frage, ob eine Wehrdienstbeschädigung vorliegt oder auch ob sich dadurch eine anerkannte Wehrdienstbeschädigung wesentlich verschlimmert hat, eine entscheidungserhebliche Rolle spielen, wenn einschlägige Krankheitsanlagen bereits vorhanden sind.

Weitere Probleme bei der Kausalitätsbeurteilung können schließlich auftreten, wenn neben den Schädigungsfolgen zugleich schädigungsunabhängige Gesundheitsstörungen, die sich der Betreffende entweder bereits vor der Schädigung oder aber nach der Schädigung zugezogen hat, vorhanden sind. Einerseits kann in solchen Fällen eine Abgrenzung zu den Vorschäden, andererseits eine zu den sog. Nachschäden erforderlich werden. Hierzu geben die Anhaltspunkte für die ärztliche Gutachtertätigkeit im sozialen Entschädigungsrecht und nach dem Schwerbehindertengesetz (AHP) – siehe dazu weiter unten – ausreichende Hinweise für den Gutachter (vgl. AHP 1996 Nr. 47).

Ausschlaggebend ist, ob sich Vorschaden und Schädigungsfolgen gegenseitig beeinflussen können. Für die dafür erforderliche Beurteilung ist die Lokalisation der Schäden von entscheidender Bedeutung. Nur wenn danach eine gegenseitige Beeinflussung von Gliedmaßen oder Organen festzustellen ist, kann dies Auswirkungen auf die Höhe der MdE haben, etwa wenn bereits vorhandene Gesundheitsstörungen durch Kriegs- oder Wehrdienstschädigungen verschlimmert werden (vgl. auch § 31 Abs. 4 BVG und zur Blindheit BSG SozR 3100 § 31 Nr. 8 und § 89 Nr. 7).

Ein **Nachschaden** bleibt demgegenüber für die Bewertung des MdE-Grades der Schädigungsfolgen jedenfalls grundsätzlich außer Betracht. Tritt jedoch nach einer Schädigung eine weitere Gesundheitsstörung ein, die wahrscheinlich wesentlich auf der Schädigung beruht (diese muß also bei der Entstehung wenigstens mitursächlich sein), handelt es sich um einen Folgeschaden, der eine weitere **Schädigungsfolge** darstellt und deshalb auch bei der Bildung des Gesamt-MdE-Grades zu berücksichtigen ist (vgl. AHP 1996 Nr. 47).

Die Prüfung des Kausalzusammenhangs bedeutet im Versorgungsrecht vielfach die Untersuchung einer mehrgliedrigen Kausalkette. So ist in den Fällen des § 1 Abs. 1 und 2 BVG als erstes Glied der schädigende Vorgang, z.B. eine Schußverletzung im militärischen Einsatz, zu nennen. Das zweite Glied bildet die durch den schädigenden Vorgang hervorgerufene gesundheitliche Schädigung, das dritte stellt die andauernde Gesundheitsstörung dar. Zwischen diesen Gliedern muß ein Kausalzusammenhang bestehen [7].

Während es für das Vorliegen des ersten Gliedes des Nachweises, d.h. regelmäßig des vollen Beweises bedarf, gilt für den Beweis einer gesundheitlichen Schädigung und einer darauf beruhenden andauernden Gesundheitsstörung jeweils der Maßstab der Wahrscheinlichkeit, d.h. eine Beweiserleichterung. Wahrscheinlichkeit ist anzunehmen, wenn nach geltender bzw. überwiegender wissenschaftlicher Lehrmeinung mehr für als gegen den fraglichen Zusammenhang spricht. Der Beweis des ersten Anscheins (Prima-facie-Beweis), der für typische Geschehnisabläufe Platz greift, findet insoweit keine Anwendung [8].

Der Wahrscheinlichkeitsmaßstab ist kein statistischer und nicht von exakter naturwissenschaftlicher Genauigkeit. Vielmehr ist es im Einzelfall erforderlich, alle relevanten Umstände abzuwägen und – wie ausgeführt – wertend zu entscheiden, ob die gewichtigeren – das sind nicht allein die zahlenmäßig überwiegenden – Umstände eine vernünftige, überzeugende Grundlage für die Annahme eines wahrscheinlichen Ursachenzusammenhangs abgeben. Gesetzlicher Anknüpfungspunkt für diese Beweiserleichterung ist § 1 Abs. 3 Satz 1 BVG. Wichtige gesetzliche Beweiserleichterungen finden sich etwa in §§ 52 Abs. 2 Satz 1, 51 Abs. 1 Satz 1 BSeuchG i. V. m. § 1 Abs. 1 Satz 3 BVG.

Für die Feststellung des Ursachenzusammenhangs zwischen der vorgenommen Impfung, einem eingetretenen Impfschaden sowie der andauernden Gesundheitsstörung ist ebenfalls nach dem Maßstab der Wahrscheinlichkeit zu entscheiden (vgl. zuletzt das Urteil des 9. Senats des BSG vom 27. August 1998 – B 9 VI 2/97 R – sowie BSG SozR 3-3850 § 52 Nr. 1 sowie BSGE 60, 58, 59.

Im **Opferentschädigungsrecht** gilt für die Feststellung des ursächlichen Zusammenhangs zwischen Schädigung und andauernder Gesundheitsstörung in besonderen Fällen sogar eine über den Maßstab der Wahrscheinlichkeit hinausgehende weitere Beweiserleichterung. Das BSG hat im Falle erheblicher seelischer, aber auch somatischer Schäden nach versuchter Vergewaltigung (BSGE 77, 1 = SozR 3-3800 § 1 Nr. 4) den allgemein geltenden Grundsatz, daß es sich zu Lasten des Antragstellers auswirkt, wenn sich die Wahrscheinlichkeit des Ursachenzusammenhangs nicht ermitteln läßt, in jenem gesondert gelagerten Sachverhalt, bei dem unklar geblieben war, ob die Wahrscheinlichkeit des Ursachenzusammenhangs zwischen Schädigung und Krankheit vorlag, zugunsten der Klägerin abgewandelt.

Das BSG hat in diesem Fall auf das in allen Rechtsgebieten der Entschädigung bestehende allgemeine Problem hingewiesen, daß für Krankheiten kaum je überzeugend festgestellt werden kann, daß der nach den einschlägigen Gesetzen entschädigungspflichtige Vorgang die entscheidende medizinisch wirkende Ursache war. Vielmehr sind Veranlagung, Umwelteinflüsse, Lebensführung sowie andere Vorgänge im Lebenslauf des Geschädigten praktisch immer als mehr oder weniger stark wirkende Mitursachen festzustellen, nicht aber sachgerecht zu gewichten. Das gilt – so das BSG weiter – besonders für seelische Krankheiten, die nicht auf Nervenverletzungen, sondern auf seelischen Einwirkungen beruhen. Wenn sich nach einem seelisch belastenden Vorgang ein Dauerleiden einstellt, läßt sich offenbar nicht überzeugend klären, ob und nach welchem psychischen Mechanismus dieser Vorgang das Dauerleiden herbeigeführt hat oder ob und in welchem Umfang schon eine Anlage von Krankheitswert vorhanden war.

Das gilt auch für die Auswirkungen von Sexualdelikten. Da bei den Opfern solcher Straftaten nur selten seelische Dauerleiden auftreten, spricht einiges dafür, daß in diesen seltenen Fällen schon eine Veranlagung vorlag, die nur nicht deutlich zutage getreten war. Umgekehrt kann der Ausbruch eines seelischen Leidens gerade unmittelbar nach einer Sexualstraftat darauf hindeuten, daß die Straftat nicht nur der zufällige Auslöser, sondern die wesentliche Ursache des Leidens war. Von einem Ursachenzusammenhang zwischen einer bestimmten Belastung und einer bestimmten Krankheit kann aber auch im sozialen Entschädigungsrecht nur dann gesprochen werden, wenn feststeht, daß Belastungen bestimmter Art allgemein geeignet sind, Krankheiten der aufgetretenen Art hervorzurufen. Erst wenn die herrschende Lehrmeinung in der medizinschen Wissenschaft die Belastung allgemein für geeignet hält, bestimmte Krankheiten hervorzurufen, kann ein Ursachenzusammenhang im Einzelfall ernstlich in Betracht gezogen werden.

Nach Auffassung des BSG kann je nach dem Hergang einer versuchten Vergewaltigung diese Gewalttat jedenfalls geeignet sein, bestimmte seelische Erkrankungen – bei der Klägerin hatten die Vorinstanzen anerkannt: „erlebnisreaktive länger andauernde Anpassungsstörung; depressives Syndrom mit vielfältigen organischen Störungen; neurotische Persönlichkeitsentwicklung“ – zu verursachen. In solchen Ausnahmefällen genügt es (ähnlich wie bei besonders schwer belastenden Ereignissen aus den Bereichen Kriegsgefangenschaft, rechtsstaatswidrige Haft in der DDR, Geiselnahme, Folterung), daß die Krankheit, an der das Opfer leidet, die mögliche Folge der Belastung war. Im Ergebnis hat das BSG wie in vergleichbaren Ermittlungssituationen im Wiedergutmachungsrecht, in denen zugunsten der Verfolgten eine Beweislastumkehr gilt, wenn eine Krankheit als Verfolgungsschaden geltend gemacht wird, die während oder nach einer besonders schweren nationalsozialistischen Gewalttat aufgetreten ist, entschieden, daß sich hier die Möglichkeit des Kausalzusammenhangs zur Wahrscheinlichkeit verdichtet hat.

Der Erwähnung bedarf in diesem Zusammenhang schließlich die sog. **„Kann-Versorgung“**. Ergibt sich für eine zu begutachtende Fragestellung, etwa im Bereich des Impfschadensrechts (vgl. §§ 1 Abs. 3 BVG, 52 Abs. 2 BSeuchG) oder des Soldatenversorgungsrechts, daß die zur Anerkennung einer Gesundheitsstörung als Schädigungsfolge erforderliche Wahrscheinlichkeit des Kausalzusammenhangs nur deshalb nicht bejaht werden kann, weil über die Ursache des in Frage stehenden Leidens in der medizinischen Wissenschaft Ungewißheit besteht, soll dieser Umstand nach dem normierten Willen des Gesetzgebers nicht ausschließlich zu Lasten des betreffenden „Impfopfers“ gehen. In solchen Fällen gewährt das Gesetzt eine sog. „Kann-Versorgung“. Das Ermessen der Versorgungsverwaltung beschränkt sich dabei auf die Anerkennung der Gesundheitsstörung als Schädigungsfolge.

Im einzelnen ist dafür insbesondere auf das Rundschreiben des Bundesministers für Arbeit und Sozialordnung (BMA) vom 24.10.1961 (BVBI Vb 3-5681.9-3560/61), dessen „allgemeine Zustimmungserklärung“ (BVBI 1968, 82) sowie die Verwaltungsvorschrift (VV) Nr. 9 zu § 1 BVG, abgedruckt z.B. bei Wilke et al. (Fn. 7), § 1 BVG sowie Fehl (Fn.7), § 1 BVG RdNrn. 100 bis 103 und schließlich auch auf die AHP 1996 Nr. 39 S. 182 ff. hinzuweisen. Ungewißheit in der medizinischen Wissenschaft bedeutet, daß über die Wahrscheinlichkeit des Ursachenzusammenhangs eines Leidens gegensätzliche Lehrmeinungen bestehen, die ohne die Regelung in § 1 Abs. 3 Satz 2 BVG zu unterschiedlichen Ergebnissen führen würden, aber wenigsten eine Lehrmeinung die Wahrscheinlichkeit des Ursachenzusammenhangs und nicht nur die Möglichkeit bejaht [9]. Gleiches gilt, wenn über die Ursachen einer Verschlimmerung eines Leidens in der medizinischen Wissenschaft Ungewißheit besteht [10].

6.3 Bedeutung der AHP für die Gutachtertätigkeit

Ärztliche Sachverständige haben im Recht der SE bei der Begutachtung von Antragstellern/Klägern grundsätzlich – die Beweisanordnung der Versorgungsverwaltung oder des Gerichts sollte darauf hinweisen – die jeweils geltenden **Anhaltspunkte** (AHP) zu beachten. Dies gilt vor allem im Hinblick auf die Beantwortung der oben genannten Fragen nach dem Grad der MdE bzw. dem entsprechenden Grad der Behinderung

(GdB) nach dem Schwerbehindertenrecht, aber auch bezüglich der beschriebenen Ursachenzusammenhänge.

Im Interesse der Gleichbehandlung aller Beschädigten und Behinderten hat das zuständige Bundesministerium in Fortführung bereits früher vorliegender Anhaltspunkte, beraten vor allem durch ärztliche, aber auch andere Sachverständige und entsprechend zusammengesetzte Gremien, seit 1973/1977 „Anhaltspunkte für die ärztliche Gutachtertätigkeit im Versorgungswesen" bzw. „Anhaltspunkte für die ärztliche Begutachtung Behinderter nach dem Schwerbehindertengesetz" herausgegeben. Sie sollen für die versorgungsärztliche Begutachtung einheitliche und zugleich verbindliche Maßstäbe für die Gutachter bei der Bewertung von Gesundheitsstörungen bzw. Funktionsbeeinträchtigungen mit einem bestimmten Grad der MdE oder des GdB setzen.

Für den Gutachter wichtige gesetzliche Vorschriften, Rechtsverordnungen, Verwaltungsvorschriften, Erlasse, Rundschreiben und Richtlinien sind in verständlicher Form in die AHP eingearbeitet. Die für die Begutachtung wesentlichen Grundbegriffe wie Schädigungsfolge, Behinderung, MdE oder GdB werden erläutert; GdB/MdE-Tabellen für alle leistungsmindernden Störungen auf körperlichem, geistigem und seelischem Gebiet, die den Besonderheiten des Einzelfalles Rechnung tragen und Beurteilungsspielräume offenlassen, ergänzen die Erläuterungen. Diese wurden 1983 aktualisiert, vereinheitlicht und als **„Anhaltspunkte für die ärztliche Gutachtertätigkeit im sozialen Entschädigungsrecht und nach dem Schwerbehindertengesetz"** vom BMA herausgegeben (AHP 1983).

Mit Wirkung vom 1.1.1997 [11] gelten die AHP 1996. In diesen haben neuere sozialmedizinische wissenschaftliche Erkenntnisse teilweise zu einer Neubewertung der MdE/des GdB bei bestimmten Gesundheitsstörungen/Funktionsbeeinträchtigungen geführt. Haben allerdings neue sozialmedizinisch-wissenschaftliche Erkenntnisse schon lange vor dem 1.1.1997 vorgelegen, ohne daß die AHP 1983 vom BMA entsprechend berichtigt wurden, sind die AHP 1983 für solche Fälle, in denen MdE/GdB für Zeiten vor 1997 festzustellen sind, in entsprechend korrigierter Form des Begutachtung zugrunde zu legen.

Ergibt sich durch das Inkrafttreten der AHP 1996 am 1.1.1997 erneut eine andere Bewertung der begutachteten Gesundheitsstörungen, kann von Amts wegen oder auf Antrag der Berechtigten von der Versorgungsverwaltung eine Korrektur des festgestellten Grades der MdE bzw. des GdB gemäß § 48 SGB X erfolgen, denn eine Änderung der Anhaltspunkte wird von der Rechtsprechung des BSG als wesentliche Änderung der Verhältnisse i.S. dieser Vorschrift angesehen [12]. Die wiederum überarbeiteten, neue Erkenntnisse und Fortschritte in der medizinischen Wissenschaft über die Auswirkungen und Ursachen von Gesundheitsstörungen sowie Änderungen von Gesetzen und der Rechtsprechung berücksichtigenden AHP 1996 sind allen Neubegutachtungen zugrunde zu legen – BArBI 1997, Nr. 2 S. 98.

In Übergangsfällen, also insbesondere solchen, in denen Zeiträume vor dem 1.1.1997 betroffen sind, die Verwaltungs- und/oder Gerichtsentscheidung aber erst 1997 oder später erfolgt (ist), ist die Verfahrensweise bisher von der Rechtsprechung nicht völlig abgeklärt. Zutreffend dürfte sein, für den Zeitraum bis 31.12.1996 die AHP 1983, für den Zeitraum danach die neuen AHP zugrunde zu legen. Bedeutsam ist dies nur, soweit sich die AHP überhaupt unterscheiden. Handelt es sich nur um kurze Zeiträume vor dem 1.1.1997, für die es um die Feststellung einer MdE geht, also etwa ab Mitte 1996, dürfte es sich anbieten, den gesamten Zeitraum dann einheitlich nach den AHP 1996 zu beurteilen, wie es das BSG in seinem Urteil vom 9. April 1997 in SozR 3-3870 § 4 Nr. 19 angedeutet hat, weil die neuen Erkenntnisse sich kaum exakt auf ein bestimmtes Datum fixieren lassen und die Entscheidung über die Feststellung der MdE erst nach 1996 und möglicherweise sogar erst im Klageverfahren erfolgt (vgl. aber auch das Urteil des BSG v. 1.9.1999 – B 9 V 25/98 R, zur Veröffentlichung in SozR 3 vorgesehen).

Bei den AHP handelt es sich weder um Gesetzes- noch Verwaltungsvorschriften. Nach der Rechtsprechung des BSG [13] handelt es sich nicht um Normen, sie haben jedoch normähnliche Qualität und sind als geschlossenes Beurteilungs- und Bewertungssystem im Interesse der Gleichbehandlung aller Behinderten und Beschädigten zugleich als *antizipierte Sachverständigengutachten* von der Versorgungsverwaltung zur Konkretisierung versorgungsrechtlicher Normen anzuwenden. Für den Gutachter ist entscheidend, daß die AHP nach der Rechtsprechung des BSG für die Versorgungsverwaltung bindende Wirkung haben und auch von den Gerichten zu beachten sind. Insbesondere können sie nicht durch Einzelfallgutachten hinsichtlich ihrer generellen Richtigkeit widerlegt werden. Die Gerichte überprüfen die AHP insbesondere auf ihre Übereinstimmung mit höherrangigem Recht und darauf, ob sie dem gegenwärtigen Erkenntnisstand in der sozialmedizinischen Wissenschaft entsprechen [14].

Das BMA beabsichtigt, der Aufforderung des BSG [15], die AHP auf eine rechtliche Grundlage zu stellen, zu folgen und eine entsprechende Rechtsverordnung zu schaffen [16].

6.4 Minderung der Erwerbsfähigkeit

Funktion und Bedeutung der in § 30 Abs. 1 BVG geregelten MdE bedürfen der näheren Darstellung.

§ 30 Abs. 1 BVG lautet: „Die Minderung der Erwerbsfähigkeit ist nach der körperlichen und geistigen Beeinträchtigung im allgemeinen Erwerbsleben zu beurteilen; dabei sind seelische Begleiterscheinungen und Schmerzen zu berücksichtigen. Für die Beurteilung ist maßgebend, um wieviel die Befähigung zur üblichen, auf Erwerb gerichteten Arbeit und deren Ausnutzung im wirtschaftlichen Leben durch die als Folgen einer Schädigung anerkannten Gesundheitsstörungen beeinträchtigt ist. Vorübergehende Gesundheitsstörungen sind nicht zu berücksichtigen. Als vorübergehend gilt ein Zeitraum bis zu sechs Monaten. Bei jugendlichen Beschädigten (§ 34) ist die Minderung der Erwerbsfähigkeit nach dem Grade zu bemessen, der sich bei Erwachsenen mit gleicher Grundheitsstörung ergibt. Für erhebliche äußere Körperschäden können Mindestvomhundertsätze festgesetzt werden."

Danach ist davon auszugehen, daß nur die Auswirkungen von nicht nur vorübergehenden, d.h. mehr als sechs Monate andauernden Schädigungsfolgen mit einem Grad der MdE bemessen werden. Sind zum Zeitpunkt der Beurteilung noch keine sechs Monate seit Eintritt der Schädigung vergangen, bedarf es insoweit einer Prognose. Entgegen dem Wortlaut der Vorschrift läßt sich aus dem MdE-Grad nicht auf das Ausmaß der Leistungsfähigkeit, etwa im Hinblick auf das Vorliegen von Berufs- oder Erwerbsunfähigkeit i.S. des Rentenversicherungsrechts, schließen (allgemeine Meinung). Der MdE-Grad ist auch vom ausgeübten Beruf gänzlich unabhängig. Bei der MdE handelt es sich vielmehr um ein abstraktes „Maß der Versehrtheit" [17]. Das BSG hat insoweit ausgeführt, die Vomhundertsätze, mit denen das Ausmaß an jeweiligem Leistungsvermögen gewichtet und bewertet werde, würden nicht unmittelbar realem Geschehen abgelesen; sie gingen nicht auf Analysen des durch die entgangene Erwerbsmöglichkeit individuell oder auf typische Weise entstandenen wirtschaftlichen Schadens zurück, sondern seien abstrakte Primärannahmen und Setzungen, von denen aus auf die Erwerbsbeeinträchtigung geschlossen werde [18].

In den AHP sind in Tabellenform für zahlreiche typische Gesundheitsstörungen Vomhundertsätze der MdE (z.B. für Nervensystem und Psyche unter 26.3) als Maß für die körperlichen, geistigen, seelischen und sozialen Auswirkungen einer Funktionsbeeinträchtigung aufgrund eines Gesundheitsschadens festgelegt. Wichtig ist, daß jeder MdE-Grad eine Regelwidrigkeit (Funktionsbeeinträchtigung) gegenüber dem für das Lebensalter typischen Zustand voraussetzt. Typische physiologische Veränderungen im Alter sind daher bei der MdE-Beurteilung nicht zu berücksichtigen.

Der Grad der MdE muß geschätzt werden. Dies ist eine gemeinsame Aufgabe des begutachtenden Arztes, der den Vorschlag liefert, und des zuständigen Verwaltungsbeamten oder Richters, der die verantwortliche Entscheidung trifft. Bei Diskrepanzen darf der Entscheider nicht willkürlich und ohne eingehende, von Sachkenntnis getragene Begründung von der ärztlichen Einschätzung abweichen [19]. Möglicherweise muß sich der Entscheider dafür der Hilfe eines weiteren Gutachters bedienen, da ihm selbst die erforderlichen Sachkenntnisse häufig fehlen dürften.

Die Bestimmung des MdE-Grades (bzw. Grades der Behinderung – GdB – nach dem Schwerbehindertengesetz) ist keine Rechenaufgabe, sondern eben eine Schätzung, die sich in Fällen gerichtlicher Entscheidung aus einer Zusammenschau aller Funktionsbeeinträchtigungen nicht nach starren Beweisregeln, sondern aufgrund richterlicher Erfahrung unter Berücksichtigung des sachverständig erstellten Gutachtens sowie der AHP in freier richterlicher Beweiswürdigung ergibt [20]. Dieser Rechtsprechung folgend, legen die AHP fest, daß bei der MdE-Bewertung in der Regel nur Werte anzugeben sind, die durch 10 teilbar sind (AHP 1996 Nr. 18 S. 33).

Besonders dann, wenn bei einem Antragsteller/Kläger mehrere Funktionsbeeinträchtigungen vorliegen, sind für sämtliche relevanten einzelnen Gesundheitsstörungen (Funktionsbeeinträchtigungen) MdE-Grade als Einsatzgrößen für die notwendige Ermittlung des Gesamt-MdE-Grades anzugeben. Diese haben aber keine selbständige rechtliche Auswirkung, dienen vielmehr nur der nachvollziehbaren Begründung der Ermittlung des Grades der gesamten MdE. Wichtig ist insoweit, daß eine Gesamtwürdigung aller Funktionsbeeinträchtigungen unter Berücksichtigung ihrer eventuell vorhandenen wechselseitigen Beziehungen stattfinden muß und überdies zur Kontrolle Vergleiche mit Gesundheitsschäden anzustellen sind, für die die Tabelle in den AHP feste MdE-Werte angibt (vgl. AHP 1996 Nr. 19).

Allerdings soll nicht verschwiegen werden, daß solche Vergleiche in manchen Fällen problematisch sein können, weil Funktionsbeeinträchtigungen körperlicher, seelischer oder geistiger Art sehr verschieden sein und sehr unterschiedliche objektive Auswirkungen bei Betroffenen haben können. Bessern oder verschlimmern sich anerkannte Schädigungsfolgen, kann dies zu einer Änderung des MdE-Grades nach § 48 Abs. 1 SGB X führen. Voraussetzung ist jedoch stets [21], daß die Änderung der Gesundheitsstörung wenigstens 10 von Hundert erreicht (vgl. AHP 1996 Nr. 24).

Anmerkungen

[1] Vgl. Schulin in: Sozialrechtshandbuch – SRH –, herausgegeben von v. Maydell/Ruland. 2. Aufl., 1996, 1307, 1310, 1324.

[2] Ergänzend vgl. Wulfhorst: Soziale Entschädigung – Politik und Gesellschaft, 1994, 24, 25, sowie Schulin (Fn. 1), 1320 f.

[3] Vgl. z.B. BGHZ 3, 261, 265 ff.; 27, 137, 139 ff., sowie Palandt/Heinrichs: BGB-Komm., 59. Aufl., 2000, Vorbem. vor § 249, RdNrn. 58 ff.

[4] Vgl. aus der Literatur z.B. Watermann: Die Ordnungsfunktionen von Kausalität und Finalität im Recht, 1968; Pesch: Betrachtungen zum Ursachenbegriff in Sozialversicherung und Kriegsopferversorgung, 1965; Weißhäupl: Die Kausalität in der Kriegsopferversorgung, 1958.

[5] Vgl. z.B. BSG BVBI 1960, 114, und BSG SozR 3100 § 1 Nr. 21.

[6] Vgl. z.B. BSGE 62, 220 = SozR 2200 § 589 Nr. 10 sowie eingehend hierzu Plagemann/Hontschik: Medizinische Begutachtung im Sozialrecht, 3. Aufl., 1996, RdNr. 238 ff.

[7] Vgl. Fehl in: Wilke/Fehl/Förster/Leisner/Sailer: Soziales Entschädigungsrecht, Kommentar, 7. Aufl., 1992, § 1 BVG RdNr. 61.

[8] Vgl. BSG KOV 1958, 119.

[9] Vgl. BSG SozR 3-3200 § 81 Nr. 9.

[10] Vgl. z.B. BSG, KOV 1970, 73 ff.

[11] Das BSG hat mit Beschluss vom 21.10.1998 – B 9 SB 46/98 B, SozR 3 – 3870 § 3 Nr 8 – entschieden, daß eine Änderung der AHP zu dem Zeitpunkt wirksam wird, den das BMA als Herausgeber bestimmt; zu den AHP 1996 vgl. auch Rösner: VersorgVerw 1997, 4 ff.; derselbe: MedSach. 1996, 173 ff.

[12] Vgl. BSG SozR 1300 § 48 Nr. 13; SozR 3-3870 § 4 Nr. 1.

[13] Vgl. BSGE 75, 176 = SozR 3-3870 § 3 Nr. 5; ebenda § 4 Nr. 19 sowie BVerfG (2. Kammer d. 1. Senats) SozR 3-3870 § 3 Nr. 6.

[14] Vgl. weiterhin BSGE 81, 50 = SozR 3-3870 § 3 Nr. 7.

[15] Vgl. BSG SozR 3870 § 4 Nr. 3 und BSGE 75, 176 = SozR 3-3870 § 3 Nr. 5.

[16] Vgl. BArBI 1997, Nr. 4 S. 78, 79.

[17] Vgl. Gottl: VersorgB 1984, 42 f, 55 f.; Fehl (Fn. 7), § 30 BVG RdNrn. 2 ff.

[18] Vgl. BSGE 40, 120, 123 = SozR 3100 § 30 Nr. 8.

[19] Vgl. Fehl (Fn. 7), § 30 BVG RdNr. 8 mit Nachweisen aus der Rechtsprechung des BSG.

[20] Vgl. zuletzt BSG-Urteil vom 11.3.1998 – B 9 SB 9/97 R – mwN, unveröffentlicht.

[21] Weitere Einzelheiten zur Bestimmung des (Gesamt-)Grades der MdE vgl. Kapitel Schwerbehindertenrecht.

7 Schwerbehindertenrecht

Harald Bürck

7.1 Entwicklung des Schwerbehindertenrechts

Staatliche Fürsorge für Behinderte hat eine lange Tradition. Bereits in Ägypten, Babylon und Griechenland wurde lange vor Christus für Kriegsbeschädigte und auch deren Hinterbliebene gesorgt, etwa durch Gewährung von freier Unterkunft und Verpflegung. In Deutschland war es insbesondere Preußen, das sich um seine kriegsbeschädigten Soldaten und Offiziere durch Versorgung mit Naturalleistungen und auch Pensionen, sogar bereits auf gesetzlicher Grundlage, kümmerte [1]. Schutz- und Ausgleichsmaßnahmen zugunsten Schwerbeschädigter – das waren in aller Regel kriegsbeschädigte Soldaten – gab es als gesetzlich geregeltes soziales Massenproblem in Deutschland jedoch erst nach dem Ersten Weltkrieg. Schwerbeschädigten Kriegsteilnehmern sollte durch staatliche Anordnung insbesondere Arbeit verschafft werden. Die Kriegsopfer- und Hinterbliebenenfürsorge wurde eingeführt.

Diese Entwicklung setzte sich nach dem Zweiten Weltkrieg i.w. mit dem Schwerbeschädigtengesetz vorm 16. Juni 1953 (BGBI I, 389) und dem Gesetz zur Weiterentwicklung des Schwerbeschädigtenrechts vom 24. April 1974 (BGBI I, 981), das unter der Bezeichnung **Schwerbehindertengesetz** vom 29. April 1974 bekanntgemacht wurde (BGBI I, 1005), fort. Nach diesem Gesetz wurde jeder, bei dem eine Minderung der Erwerbsfähigkeit (MdE) von wenigstens 50 v.H. festgestellt wurde, gleichgültig, was dafür die Ursache war, als Schwerbehinderter anerkannt. 1986 wurde dieses Gesetz novelliert und neu gefaßt (Gesetz vom 24. Juli 1986 – BGBI I, 1110 i.d.F. der Bekanntmachung vom 26. August 1986 – BGBI I, 1421).

Mit diesem Gesetz sollten die Einstellungs- und Beschäftigungschancen Schwerbehinderter verbessert werden. Der angeblich einstellungs- und ausbildungshemmende Begriff der MdE wurde durch den neutralen Begriff **Grad der Behinderung (GdB)** ersetzt. Seit der Einigung Deutschlands gilt dieses Gesetz auf der Grundlage des Einigungsvertrags vom 31. August 1990 (BGBI II, 889) und nach dem Einigungsvertragsgesetz vom 23. September 1990 (BGBI II, 885) nunmehr im gesamten Deutschland [2]. In der DDR hatte zuletzt das SchwbG vom 21. Juni 1990 – GBI I, 381 – gegolten.

Einen Höhepunkt hat der Behindertenschutz durch die Einfügung des Art. 3 Abs. 3 Satz 2 in das Grundgesetz (GG) durch Gesetz vom 27. Oktober 1994 (BGBI

I, 3146) erfahren. Nach dieser Vorschrift darf niemand wegen seiner Behinderung benachteiligt werden. Sie enthält ein Gleichheitsrecht zugunsten Behinderter sowie einen Auftrag an den Staat, auf die gleichberechtigte Teilhabe behinderter Menschen hinzuwirken [3]. Nach den Gesetzesmaterialien – BT-Drucks. 12/6323 S. 11 f., 12/8165 S. 29 – soll damit eine Stärkung der Stellung behinderter Menschen in Recht und Gesellschaft erreicht werden.

7.2 Das Schwerbehindertengesetz (SchwbG) im Überblick

Das Behindertenrecht ist wesentlich im SchwbG [4] normiert. Teilweise handelt es sich dabei um öffentliches Recht (Sozialrecht), zum Teil um Arbeitsrecht. Der volle Name des Gesetzes – Gesetz zur Sicherung der Eingliederung Schwerbehinderter in Arbeit, Beruf und Gesellschaft – zeigt, daß das Gesetz als allgemeines Ziel vor allem die Rehabilitation von Behinderten im Auge hat. Einzelheiten sind insoweit in vielen anderen Gesetzen, etwa dem Sozialgesetzbuch III (SGB III – Arbeitsförderungsrecht), Renten- und Unfallversicherungsrecht, Sozialhilferecht, Beamtenrecht, Kriegsopferversorgungsrecht, aber auch dem Steuerrecht geregelt.

Mit Cramer [5] kann man das SchwbG als ein in erster Linie für Arbeitnehmer und sonstige abhängig Beschäftigte konzipiertes Gesetz bezeichnen, das ein Instrumentarium vorhält, Schwerbehinderten (Behinderten) vor allem einen geeigneten, behinderungsgerechten Arbeitsplatz zu verschaffen und auch zu erhalten. Das Gesetz soll zudem dazu beitragen, behinderungsbedingte Nachteile abzubauen und Mehraufwendungen im Arbeits- und Berufsleben auszugleichen. Es hat aber auch für nicht mehr im Berufsleben befindliche Behinderte Bedeutung, etwa wenn es um die unentgeltliche Personenbeförderung im öffentlichen Personenverkehr geht (§§ 59 ff. SchwbG).

Leitendes Prinzip des Behindertenschutzes ist das *Finalitätsprinzip.* Danach spielen Art und Ursachen der jeweiligen Behinderung für die Inanspruchnahme der im SchwbG gewährten Rechte grundsätzlich keine Rolle. Regelmäßig haben allerdings nur Schwerbehinderte, d.h. nach § 1 des Gesetzes Personen mit einem GdB von wenigstens 50, sofern sie ihren Wohnsitz, ihren gewöhnlichen Aufenthalt oder ihre Beschäftigung auf einem Arbeitsplatz i.S. des § 7 Abs. 1 rechtmäßig im Geltungsbereich des SchwbG haben, Anspruch auf die Vorteile und Leistungen des Gesetzes.

Als Ausnahme davon regelt § 2 SchwbG, daß Personen mit einem GdB von weniger als 50, aber wenigstens 30, bei denen im übrigen die Voraussetzung des § 1 vorliegen, aufgrund einer Feststellung der Behinderung durch ein Versorungsamt (dazu vgl. § 4 SchwbG) auf ihren Antrag vom Arbeitsamt gleichgestellt werden sollen, wenn sie infolge ihrer Behinderung ohne die Gleichstellung einen geeigneten Arbeitsplatz i.S. des § 7 Abs. 1 nicht erlangen oder behalten können. Geschieht dies, ist auf diese Person das Gesetz mit Ausnahme des § 47 und des 11. Abschnitts anzuwenden.

In dem für Fragen der ärztlichen Begutachtung weniger bedeutsamen rein arbeitsrechtlichen Bereich des Gesetzes sind vor allem die Beschäftigungspflicht nach §§ 5 ff., die damit zusammenhängende Ausgleichsabgabe nach § 11, die Arbeitgeber betrifft, welche die vom Gesetz geforderte Quote der Beschäftigung von Schwerbehinderten – grundsätzlich bei Vorhandensein von mindestens 16 Arbeitsplätzen wenigstens 6 v.H. – nicht erfüllen, und der besondere Kündigungsschutz für Schwerbehinderte nach §§ 15 ff. – die Kündigung des Arbeitsverhältnisses eines Schwerbehinderten bedarf grundsätzlich der vorherigen Zustimmung der Hauptfürsorgestelle (§ 31) – sowie die Aufgaben des Betriebs-, Personal-, Richter-, Staatsanwalts- und Präsidialrats bezüglich der Eingliederung von Schwerbehinderten (§§ 23 ff.) zu nennen.

Nach 1997 von der Bundesanstalt für Arbeit bekanntgegebenen Zahlen (ANBA 1997, 96 ff.) waren 1995 im gesamten Deutschland von ca. 1 276 000 Pflichtplätzen etwa 737 000 mit Schwerbehinderten, etwa 62 000 mit Gleichgestellten und ca. 45 000 mit sonstigen oder mehrfach angerechneten Personen besetzt. Etwa 516 000 Plätze waren unbesetzt [6].

7.3 Das sozialrechtliche Schwerbehindertenrecht der §§ 1, 3 und 4 SchwbG

Das sozialrechtliche Schwerbehindertenrecht findet sich i.w. in den §§ 1, 3 und 4 SchwbG und ergänzend insbesondere in §§ 59 ff. SchwbG sowie der Ausweisverordnung Schwerbehindertengesetz – SchwbAwV – (BGBl I 1991, 1739).

Im Mittelpunkt steht das Verfahren der Feststellung der Behinderung und ggf. von sog. Nachteilsausgleichen. Nach § 4 Abs. 1 SchwbG stellen die für die Durchführung des Bundesversorgungsgesetzes (BVG) zuständigen Behörden – d.h. die örtlich zuständigen Versorgungsämter – auf Antrag des Behinderten oder eines von ihm Bevollmächtigten das Vorliegen einer

Behinderung und den GdB fest. Andere Behörden sind dazu nicht befugt.

Zum Verfahren der Feststellung einer Behinderung

Das Verfahren richtet sich vorrangig nach dem Sozialgesetzbuch – Zehntes Buch (SGB X) und ergänzend (immer noch) nach dem Gesetz über das Verwaltungsverfahren der Kriegsopferversorgung vom 6. Mai 1976 (BGBI I, 1169) i.d.F. des Art. II § 16 SGB X.

Regelmäßig begehrt der Antragsteller den Erlaß eines Verwaltungsaktes (VA) gem. § 31 SGB X, mit dem seine Schwerbehinderteneigenschaft und/oder der GdB sowie möglicherweise auch die gesundheitlichen Voraussetzungen von Nachteilsausgleichen (zum Begriff vgl. § 48 SchwbG) festgestellt werden sollen. Gegen einen ihn beschwerenden Bescheid kann der Antragsteller innerhalb eines Monats nach dessen Bekanntgabe Widerspruch beim Versorgungsamt einlegen (vgl. §§ 77 ff. Sozialgerichtsgesetz – SGG). Führt der Widerspruch nicht oder nur teilweise zum Erfolg, kann der Antragsteller beim zuständigen Sozialgericht (SG) Klage erheben. Das gerichtliche Verfahren ist für ihn kostenfrei. Nach §§ 20 Abs. 1 und 2 SGB X, 103 SGG haben die Versorgungsämter und, wenn es zum Klageverfahren kommt, auch die Gerichte der Sozialgerichtsbarkeit den Sachverhalt von Amts wegen aufzuklären.

Im Verwaltungsverfahren bestimmt das Versorgungsamt den Inhalt und Umfang der erforderlichen Sachaufklärung. An Beweisanträge des Antragstellers ist es zwar nicht gebunden, wird ihnen aber dann nachgehen, wenn die Anregungen des Antragstellers als zweckmäßig erscheinen, insbesondere er seinen in § 60 Abs. 1 Sozialgesetzbuch – Erstes Buch (SGB I) normierten Mitwirkungspflichten nachkommt und z.B. die ihn behandelnden Ärzte von der Schweigepflicht entbunden und die Einholung von Unterlagen von diesen angeregt hat. Dann wird das Versorgungsamt im Hinblick auf die tatbestandlichen Voraussetzungen des geltend gemachten Anspruchs von diesen Ärzten etwa Befundberichte über den Gesundheitszustand des Antragstellers einholen. Damit leistet es Vorarbeit für ggf. notwendige ärztliche Begutachtungen. Im übrigen kann das Versorgungsamt Auskünfte aller Art einholen sowie Zeugen und Sachverständige vernehmen (vgl. § 21 SGB X).

Nichts anderes gilt im sozialgerichtlichen Verfahren (vgl. §§ 103, 106 SGG). Im sozialgerichtlichen Verfahren tritt eine Besonderheit hinzu. Nach § 109 SGG muß auf Antrag des Versorgungsberechtigten – auch im Feststellungsverfahren nach dem SchwbG – ein bestimmter Arzt gutachtlich gehört werden, es sei denn, die Zulassung des Antrags würde nach Auffassung des Gerichts die Erledigung des Rechtsstreits verzögern und der Antrag ist nach freier Überzeugung des Gerichts in der Absicht, das Verfahren zu verschleppen, oder aus grober Nachlässigkeit nicht früher vorgebracht worden.

Die für die Sachaufklärung wichtigen Grenzen der Mitwirkungspflichten des Antragstellers ergeben sich i.w. aus § 65 SGB I. Für ärztliche Untersuchungen ist insbesondere Abs. 2 dieser Vorschrift von Bedeutung. Danach können Behandlungen und Untersuchungen, bei denen im Einzelfall ein Schaden für Leben oder Gesundheit nicht mit hoher Wahrscheinlichkeit ausgeschlossen werden kann, die mit erheblichen Schmerzen verbunden sind oder die einen erheblichen Eingriff in die körperliche Unversehrtheit bedeuten, abgelehnt werden [7]. Auch lediglich gutachtlich tätig werdende Ärzte müssen diese Vorschrift kennen und beachten.

Grundsätzlich bedürfen auch im Feststellungsverfahren die anspruchsbegründenden Tatsachen des vollen Beweises. Das bedeutet, eine Behinderung darf nur dann festgestellt werden, wenn sie mit an Sicherheit grenzender Wahrscheinlichkeit vorliegt. Beweiserleichterungen, wie im sozialen Entschädigungsrecht, haben für das Feststellungsverfahren, weil es hier nicht um die Aufklärung von Kausalzusammenhängen geht, praktisch kaum Bedeutung.

Hat der Antrag ganz oder teilweise Erfolg, stellen die Versorgungsämter aufgrund der nach § 4 SchwbG getroffenen Feststellungen einen Ausweis insbesondere über die Eigenschaft als Schwerbehinderter, wenn der GdB wenigstens 50 beträgt, und ggf. über das Vorliegen der für die Inanspruchnahme von Nachteilsausgleichen wesentlichen Merkmale (§ 4 Abs. 5 SchwbG) aus. Der Ausweis dient dem Nachweis für die Inanspruchnahme von Rechten und Nachteilsausgleichen, die dem Schwerbehinderten nach dem SchwbG oder anderen Gesetzen zustehen.

Die Feststellung der Behinderung und des zugehörigen GdB

Was unter Behinderung i.S. des SchwbG zu verstehen ist, ist in § 3 des Gesetzes geregelt. Behinderung ist danach die Auswirkung einer nicht nur vorübergehenden Funktionsbeeinträchtigung, die auf einem regelwidrigen körperlichen, geistigen oder seelischen Zustand beruht. Regelwidrig ist der Zustand, der von dem für das Lebensalter typischen abweicht. Als nicht nur vorübergehend gilt ein Zeitraum von mehr als sechs Monaten. Bei mehreren sich gegenseitig beeinflussenden Funktionsbeeinträchtigungen ist deren Gesamtauswirkung maßgeblich. Die Feststellung des GdB erfolgt nach Zehnergraden gestuft, und zwar von 20 bis 100.

Das Bundessozialgericht (BSG) hat inzwischen entschieden, daß nach § 4 Abs. 1 Satz 1 SchwbG **„das Vorliegen einer Behinderung"** festzustellen ist und nicht eine Funktionsbeeinträchtigung oder eine vollständige Vielzahl mehrerer zugleich vorliegender Funktionsbeeinträchtigungen. Das SchwbG kennt nur einen Gesamtzustand der Behinderung. Daran ändert auch die in Praxis und Rechtsprechung eingebürgerte – und vom BSG gebilligte – Übung nichts, schlagwortartig von mehreren „Behinderungen" zu sprechen (auch wenn damit nach dem exakten Sprachgebrauch des SchwbG verschiedene Funktionsbeeinträchtigungen oder gar nur verschiedene körperliche, geistige oder seelische Regelwidrigkeiten gemeint sind). Das BSG hat zudem seit längerem geklärt, daß die nach § 4 Abs. 1 Satz 1 SchwbG festzustellende Behinderung sich nicht durch medizinische Diagnosen – oder durch die Beschreibung daraus folgender Funktionsbeeinträchtigungen – bezeichnen läßt [8].

Wie der GdB im einzelnen festgestellt wird, ergibt sich deutlich aus der einschlägigen Rechtsprechung des BSG [9]. Der GdB ist als Ausmaß der Behinderung nach dem SchwbG unter Heranziehung der jeweils geltenden Anhaltspunkte für die ärztliche Gutachtertätigkeit im sozialen Entschädigungsrecht und nach dem Schwerbehindertengesetz (AHP – zuletzt AHP 1996) zu bestimmen [10]. Der GdB wird nur für den Gesamtzustand der Behinderung festgestellt.

Allerdings hat die Versorungsverwaltung nach den AHP 1996, die seit 1. Januar 1997 gelten, beim Vorliegen mehrerer Funktionsbeeinträchtigungen jeweils einen Einzel-GdB anzugeben (AHP 1996 Nr. 19 Abs. 1 S. 33). Dabei handelt es sich aber lediglich um Einsatzgrößen, mit denen die Einschätzung des Gesamt-GdB vorbereitet und zugleich nachvollziehbar überprüfbar gemacht wird. In der Funktion als Einsatzgröße erschöpft sich die Bedeutung des Einzel-GdB, wenn mehrere Funktionsbeeinträchtigungen vorliegen [11]. Er wird deshalb auch nicht mit Bindungswirkung im Verfügungsatz des Bescheides über die Feststellung der Behinderung genannt und damit als Einzel-GdB festgestellt. Nur in der Begründung des Bescheides soll er aufgeführt werden. Relevante Behinderungen sind nur solche mit einem GdB von mindestens 10 (AHP 1996 Nr. 17, S. 28).

Ist bei einem Antragsteller/Kläger bereits eine Behinderung mit einem bestimmten GdB anerkannt, hat dieser dann keinen Anspruch auf die Feststellung weiterer Funktionsbeeinträchtigungen, wenn diese als isolierte Feststellung nicht zugleich auch eine Änderung des anerkannten GdB zur Folge haben. Liegen beim Antragsteller/Kläger mehrere Funktionsbeeinträchtigungen mit jedenfalls einem Einzel-GdB von 10 vor, muß eine Gesamtschau aller Beeinträchtigungen den letztlich festzustellenden GdB ergeben. Dies ergibt sich aus § 4 Abs. 3 SchwbG.

Unzulässig ist eine Addition der einzelnen Prozentsätze der jeweiligen Funktionsbeeinträchtigungen, denn es muß dem Umstand Rechnung getragen werden, daß je nach Lage des Einzelfalls mehrere Funktionsbeeinträchtigungen voneinander gänzlich unabhängig sein können, weil sie etwa in verschiedenen Körperteilen auftreten, andere sich aber auch gegenseitig beeinflussen. In dem Fall können sie sich gegenseitig verstärken, aber auch aufheben. Deshalb sind nach der gebotenen natürlichen und zugleich wirklichkeitsnahen Betrachtungsweise alle Funktionsstörungen in einer willentlich orientierten Gesamtschau ohne starre Beweisregel unter Berücksichtigung ihrer wechselseitigen Beziehungen zur Ermittlung des Gesamt-GdB einzusetzen [12].

Ein Feststellungsverfahren ist regelmäßig nicht statthaft, wenn zugunsten des Antragstellers bereits in einem anderen, in § 4 Abs. 2 SchwbG genannten Verfahren z.B. eine Entscheidung über eine Rente durch einen Unfallversicherungsträger oder insbesondere auch der Versorgungsverwaltung über einen Anspruch auf soziale Entschädigung, Feststellungen über einen bestimmten, dort angegebenen Grad der MdE getroffen worden sind. Dieser Maßstab gilt dann auch für den GdB. Solange dem eine versorgungsrechtliche Entscheidung über die MdE nach § 30 Abs. 1 BVG zugrunde liegt, ist das im Hinblick auf § 3 Abs. 3 SchwbG, weil der Maßstab für die MdE dem für den GdB entspricht, unproblematisch. Anders kann es liegen, wenn die früher tätig gewesene Behörde andere, für ihn ungünstigere Maßstäbe für die dort eingeschätzte MdE verwendet hat. Dann kann der Behinderte ein Interesse an der (erneuten) Feststellung haben. Dies kann z.B. der Fall sein, wenn eine MdE nach Unfallversicherungsrecht festgestellt worden ist.

Feststellung von gesundheitlichen Merkmalen für die Inanspruchnahme von Nachteilsausgleichen

Der Behinderungsbegriff des Gesetzes ist kein rein medizinischer, weil die Funktionsbeeinträchtigungen verschiedene soziale Dimensionen haben (vgl. die Gesetzesbegründung in BT-Drucks. 10/3138 S. 14). Durch Funktionsbeeinträchtigungen können dem Behinderten in den verschiedensten Lebensbereichen, z.B. in Arbeit, Beruf oder Gesellschaft, Nachteile in unterschiedlicher Schwere erwachsen. Solche behinderungsbedingten Nachteile müssen durch unterschiedliche Vorbeugungs- und Ausgleichsmaßnahmen soweit wie möglich – dem Grundgedanken des Art. 3 Abs 3 Satz 2 GG entsprechend – kompensiert werden.

Für die hier zu betrachtenden **Nachteilsausgleiche** bestimmt § 48 SchwbG, daß die Vorschriften über Hilfen für Behinderte zum Ausgleich behinderungsbedingter Nachteile oder Mehraufwendungen (Nachteilsausgleich) so zu gestalten sind, daß sie der Art oder Schwere der Behinderung Rechnung tragen, und zwar unabhängig von der Ursache der Behinderung. Nach § 4 Abs. 4 SchwbG haben die Versorgungsämter die erforderlichen Feststellungen im Verfahren nach Abs. 1 dieser Vorschrift zu treffen. Diese sind in dem darüber auszustellenden Ausweis zu dokumentieren (§ 4 Abs. 5 SchwbG). Das geschieht nach der 4. Verordnung zur Durchführung des Schwerbehindertengesetzes (SchwbAwV) durch Eintragung der in § 3 SchwbAwV genannten, hier vor allem interessierenden Merkzeichen.

Neben einigen weniger bedeutenden sind folgende Merkzeichen zu nennen: **aG** (außergewöhnliche Gehbehinderung), **H** (Hilflosigkeit), **Bl** (Blindheit), **RF** (Befreiung insbesondere von den Rundfunk- und Fernsehgebühren), **1. Klasse** (Benutzung der 1. Wagenklasse mit Fahrausweis der 2. Wagenklasse im Eisenbahnverkehr), **B** (Notwendigkeit ständiger Begleitung) und **G** (erhebliche Gehbehinderung). Damit die mit der Feststelllung dieser Merkzeichen gewährten Nachteilsausgleiche in Anspruch genommen werden können, müssen sie aus dem Schwerbehindertenausweis hervorgehen [13].

Das Merkzeichen „G"

Dieses berechtigt u.a. zur unentgeltlichen Beförderung im Personennahverkehr i.S. des § 61 SchwbG (u.a. Straßenbahnen, Busse, S-Bahnen). Auch steuerliche Vergünstigungen kommen in Betracht (vgl. z.B. §§ 33b Abs. 1, 2; 9 Abs. 2 Einkommensteuergesetz <EStG>).

Rechtsgrundlage für die Feststellung des Merkzeichens „G" bilden die §§ 59 Abs. 1 Satz 1 und 60 Abs. 1 SchwbG (vgl. aber auch § 9 Abs. 2 Satz 1 Nr. 2 EStG 1997). Danach ist Voraussetzung für die Feststellung, daß der schwerbehinderte Antragsteller/Kläger in seiner Bewegungsfähigkeit im Straßenverkehr erheblich beeinträchtigt (oder hilflos oder gehörlos) ist. Dazu zählt, wer infolge einer Einschränkung des Gehvermögens, auch durch innere Leiden, oder infolge von Anfällen oder von Störungen der Orientierungsfähigkeit nicht ohne erhebliche Schwierigkeiten oder nicht ohne Gefahren für sich oder andere Wegstrecken im Ortsverkehr zurückzulegen vermag, die üblicherweise noch zu Fuß zurück gelegt werden. Nach der Rechtsprechung des BSG [14] beträgt die allgemein ortsübliche Wegstrecke 2 km. Diese muß zu Fuß in einer Gehzeit von 30 Minuten zurückgelegt werden können. Nur wenn das nicht der Fall ist, kommt die Vergabe des Merkzeichens „G" in Betracht.

In den für die Versorgungsverwaltung verbindlichen AHP 1996 (vorher AHP 1983), die seit 1.1.1997 anzuwenden sind, werden diese Maßstäbe ergänzend und differenzierend ausgeführt. Insbesondere ist dort ausgeführt, welche Funktionsstörungen in welcher Ausprägung vorliegen müssen, bevor angenommen werden kann, daß ein Behinderter infolge einer Einschränkung des Gehvermögens „in seiner Bewegungsfähigkeit im Straßenverkehr erheblich beeinträchtigt ist".

Die AHP 1996 – Nr. 30 S. 164 ff – tragen dem Umstand Rechnung, daß das Gehvermögen des Menschen keine statische Meßgröße ist, sondern von verschiedenen Faktoren geprägt und variiert wird. Darunter sind neben den anatomischen Gegebenheiten des Körpers, also Körperbau und etwaige Behinderungen, vor allem der Trainingszustand, die Tagesform, Witterungseinflüsse, die Art des Gehens (ökonomische Beanspruchung der Muskulatur, Gehtempo und Rhythmus) sowie Persönlichkeitsmerkmale, vor allem die Motivation, zu nennen. Von diesen Faktoren filtern die AHP all jene heraus, die nach § 60 Abs. 1 Satz 1 SchwbG außer Betracht zu bleiben haben, weil sie die Bewegungsfähigkeit des Schwerbehinderten im Straßenverkehr nicht infolge einer behinderungsbedingten Einschränkung des Gehvermögens, auch durch innere Leiden, oder infolge von Anfällen oder von Störungen der Orientierungsfähigkeit, sondern möglicherweise aus anderen Gründen erheblich beeinträchtigen. Die AHP 1996 beschreiben Regelfälle, bei denen nach dem allgemein anerkannten Stand der medizinischen Erkenntnisse die Voraussetzungen für das Merkzeichen „G" als erfüllt anzusehen sind. Diese Maßstäbe sind allen entsprechenden Begutachtungen zugrunde zu legen.

Das Merkzeichen „aG"

Für die Inhaber dieses Merkzeichens sind vor allem straßenverkehrsrechtliche und steuerliche Begünstigungen von Interesse. Dies sind die bereits zum Merkzeichen „G" genannten steuerlichen Vorschriften, aber auch z.B. § 3a des Kraftfahrzeugsteuergesetzes 1994 (BGBl I, 1102, sowie BGBl 1997 I, 805). Auf straßenverkehrsrechtlichem Sektor sind vor allem Ausnahmen oder Einschränkungen von Park- und Halteverboten gemäß § 6 Abs. 1 Nr. 14 Straßenverkehrsgesetz (StVG) i.V.m. § 46 Abs. 1 StVO und den Verwaltungsvorschriften (VV) vom 22. Juli 1976 – BAnz 1976 Nr. 142 – von Bedeutung. Diese Vorschriften bilden die Rechtsgrundlage für die Zuerkennung des Merkzeichens „aG“. Ergänzend sind wiederum die AHP 1996 (Nr. 31 S. 167 f.) zu beachten.

Außergewöhnlich gehbehindert i.S. des § 6 Abs. 1 Nr. 14 StVG i.V.m. mit den VV ist, wer sich wegen der Schwere seines Leidens dauernd nur mit fremder Hilfe oder nur mit großer Anstrengung außerhalb seines Kraftfahrzeugs bewegen kann. Hierzu zählen: Querschnittsgelähmte, Doppeloberschenkelamputierte, Doppelunterschenkelamputierte, Hüftexartikulierte und einseitig Oberschenkelamputierte, die dauernd außerstande sind, ein Kunstbein zu tragen oder nur eine Beckenkorbprothese tragen können oder zugleich unterschenkel- oder armamputiert sind, sowie andere Schwerbehinderte, die nach versorgungsärztlicher Feststellung, auch aufgrund von Erkrankungen, dem vorstehend angeführten Personenkreis gleichzustellen sind.

Hieran anknüpfend liegt nach der Rechtsprechung des BSG eine außergewöhnliche Gehbehinderung nur vor, wenn die Möglichkeit der Fortbewegung in einem hohen Maße eingeschränkt ist, wobei ausdrücklich auf die Behinderung beim Gehen abzustellen ist. Dafür spricht die enumerative Aufzählung der Behindertengruppen in den VV. Bei den dort genannten Personen liegen vornehmlich Schädigungen der unteren Extremitäten in einem erheblichen Ausmaß vor, die dazu führen, daß Beine und Füße die ihnen zukommende Funktion der Fortbewegung nicht oder nur unter besonderen Erschwernissen erfüllen.

Für eine Gleichstellung mit dem in den VV genannten Personenkreis kommt es deshalb nicht entscheidend auf die allgemeine Schwere des Leidens an, sondern allein darauf, daß die Auswirkungen funktionell gleichzuachten sind. Der Leidenszustand muß also ebenfalls wegen einer außergewöhnlichen Behinderung beim Gehen die Fortbewegung auf das schwerste einschränken [15]. Die Vorschrift ist ihrem Zweck entsprechend eng auszulegen, denn sie soll es den Inhabern des Merkzeichens ermöglichen, mit einem Kraftfahrzeug, also in der Regel einem Pkw, möglichst nahe an das jeweilige Ziel zu fahren, damit die unausweislich anfallende tatsächliche Wegstrecke so weit wie möglich verkürzt wird.

Probleme bereitet die exakte Bestimmung des in den AHP 1996 Nr. 31 S. 167 genannten Personenkreises, der nach versorgungsärztlicher Feststellung den auf S. 168 aufgezählten Querschnittsgelähmten und anderen gleichzustellen ist. Entgegen den AHP 1996 hat das BSG inzwischen entschieden [16], daß jede der dort bzw. in den VV beispielhaft genannten Behinderungsgruppen geeignet ist, als Vergleichsmaßstab herangezogen zu werden; denn eine Differenzierung unter den Vergleichsgruppen haben die VV nicht getroffen. Deshalb besteht kein Anlaß, im Wege der Auslegung eine dieser Gruppen auszuschließen oder bevorzugt auf eine andere abzustellen. Daher ist es fehlerhaft, als Vergleichsmaßstab am ehesten das Gehvermögen eines Doppeloberschenkelamputierten heranzuziehen. Solange die VV nicht geändert werden, ist und bleibt es konsequent, alle Gruppen, gleichgültig, ob und wie die einzelnen Gruppen prothetisch versorgt sind, als Vergleichsmaßstab heranzuziehen; denn es wird lediglich nach Art und Ausmaß der Schädigungsfolgen differenziert.

Das kann dazu führen, daß im Einzelfall auch ein prothetisch gut versorgter Doppelunterschenkelamputierter den Nachteilsausgleich erhält. Denn eine große Anzahl von Angehörigen dieser Gruppe leidet häufig unter Stumpfbeschwerden. Dann kann ihre Fortbewegung aufs schwerste beeinträchtigt sein. Die VV gehen deshalb typisierend davon aus, daß dies (dauernd) der Fall ist. Das BSG ist noch einen Schritt weiter gegangen und hat entschieden, daß ein Nachteilsausgleich ausnahmsweise sogar schon dann anzuerkennen ist, wenn der Nachteil, der ausgeglichen werden soll – dort handelte es sich um „aG“ – zwar noch nicht vorliegt, aber bereits unmittelbar droht und sein Eintritt nur durch ein entsprechendes Verhalten des Schwerbehinderten – in jenem Fall Verzicht auf jedes überflüssige Gehen – zeitlich hinausgezögert werden kann. Außerdem müssen die im Straßenverkehr gebotenen Erleichterungen prophylaktisch ins Gewicht fallen [17]. Diese Auffassung erscheint aus Gründen der Rechtssicherheit, aber auch ihrer Praktikabilität für die ärztliche Begutachtung als nicht unbedenklich. Das Vorliegen eines entsprechenden Stadiums sollte deshalb grundsätzlich nur in besonderen Ausnahmefällen bejaht werden.

Das Merkzeichen „H“

Auch dieser Nachteilsausgleich wirkt sich vor allem steuerrechtlich – vgl. nur § 33b Abs. 2, 3 und 6 EStG – sowie gemäß §§ 59 ff. SchwbG für die Beförderung des Schwerbehinderten im Nahverkehr aus. Rechtsgrundlagen für dieses Merkzeichen sind § 35 Abs. 1 BVG bzw. § 33b Abs. 6 EStG jeweils in der Fassung des Art. 26 Nr. 3 Pflegeversicherungsgesetz (PflegeVG) vom 26. Mai 1994 (BGBl I, 1014). Diese Vorschriften gelten ab 1. Januar 1995. Hilflos ist danach derjenige, der für eine Reihe von häufig und regelmäßig wiederkehrenden Verrichtungen zur Sicherung seiner persönlichen Existenz im Ablauf eines Tages fremder Hilfe dauernd bedarf. Gegenüber den früheren Vorschriften haben sich dadurch keine neuen Maßstäbe ergeben, wie das BSG inzwischen mehrfach entschieden hat [18].

Auszugehen ist danach davon, daß eine Begrenzung der in § 35 Abs. 1 BVG bzw. § 33b Abs. 6 EStG genannten Verrichtungen für die Annahme von Hilflosigkeit geboten ist. Im wesentlichen zählen dazu: das An- und Auskleiden, die Nahrungsaufnahme (Essen und Trinken), Körperpflege (Waschen, Kämmen, Rasieren), Verrichten der Notdurft (Stuhlgang, Wasserlassen), Mobilität (Aufstehen, Zubettgehen, Bewegung in der Wohnung und außerhalb), geistige Anregungen und Kommunikation (Sehen, Hören, Sprechen, Fähigkeit zu Interaktionen). Hauswirtschaftliche Verrichtungen (Instandhalten und Reinigen der Wohnung, Einkaufen von Lebensmitteln, Nahrungszubereitung, Wäsche waschen) gehören im Gegensatz zum Recht der Pflegeversicherung – siehe besonders § 14 Abs. 4 SGB XI – nicht dazu, um den Kreis der für die Hilflosigkeit maßgebenden Verrichtungen des täglichen Lebens zu bestimmen. Denn der Gesetzgeber wollte für den Bereich des BVG/EStG den bis dahin bestehenden Rechtszustand nicht ändern und Leistungen oder Steuervorteile weder einschränken noch ausweiten, wie aus den Gesetzesmaterialen – BT-Drucks. 12/5262 S. 164, 172 – hervorgeht.

Ob ein Antragsteller Anspruch auf das Merkmal „H" hat, hängt zudem vom Umfang der regelmäßig wiederkehrenden Verrichtungen des täglichen Lebens, die der Behinderte ohne fremde Hilfe nicht ausführen kann, ab. Dafür ist das Verhältnis der dem Behinderten ohne fremde Hilfe nicht mehr möglichen Verrichtungen zu denen, die er auch ohne fremde Hilfe noch bewältigen kann, entscheidend. In der Regel wird dabei auf die Zahl der Verrichtungen und insbesondere den zeitlichen Aufwand abzustellen sein – BT-Drucks., a.a.O., S. 164. Das BSG geht von einer zeitlichen Mindestgrenze des Hilfebedarfs von täglich mehr als einer Stunde aus [19]. Die Versorgungsverwaltung muß unter Berücksichtigung der AHP 1996 Nr. 21 S. 36 ff. regelmäßig mit ärztlicher Hilfe den Umfang der notwendigen Hilfe feststellen. Bei Kindern und Jugendlichen gelten Besonderheiten, die in den AHP 1996 Nr. 22 S. 38–43 aufgeführt sind.

Das BSG hat in diesem Zusammenhang entschieden, daß die Kommunikation zu den gewöhnlichen und regelmäßigen Verrichtungen des täglichen Lebens gehört und, solange es keinen speziellen Nachteilsausgleich für Hör- und Sprachgeschädigte gibt, ihnen das Merkzeichen „H" jedenfalls bis zum Abschluß einer ersten Ausbildung zu belassen ist. Gerade in solchen Fällen kann der Hilfebedarf für die gesamte Lebensführung prägend und bereits deshalb fremde Hilfe im erheblichen Umfang erforderlich sein. Solange sich derart Geschädigte noch in einer Ausbildung befinden, bewirkt der durch Gehör- und Sprachlosigkeit bedingte Kommunikationsmangel eine Hilfsbedürftigkeit von erheblichem Umfang. Nach Abschluß einer beruflichen Erstausbildung steht nach Auffassung des BSG den Inhabern das Merkzeichen jedoch nicht mehr zu, denn eine Notwendigkeit lebenslangen Lernens zum Erhalt und zur Anpassung beruflicher Kenntnis mache allein nicht hilflos.

Das BSG hat jedoch eingeräumt, daß es Ausnahmefälle geben kann, z.B. in denen der Gehörlose etwa wegen Minderbegabung, bei geistiger Behinderung oder bei zusätzlichen Gesundheitsstörungen nicht in der Lage ist, das Mindestmaß an Verständigungsmöglichkeiten mit der hörenden Umwelt zu erlernen, das bei einem erfolgreichen Besuch einer Gehörlosenschule vermittelt wird [20].

Das Merkzeichen „B"

Dieses Merkzeichen berechtigt Schwerbehinderte, die infolge ihrer Behinderung zur Vermeidung von Gefahren für sich und andere regelmäßig auf fremde Hilfe angewiesen sind, öffentliche Verkehrsmittel mit einer ständigen Begleitung zu benutzen, wenn sie selbst Anspruch auf unentgeltliche Beförderung im Nahverkehr haben. Die Begleitperson wird im Nah- und Fernverkehr unentgeltlich befördert, solange dem Schwerbehinderten selbst die Merkzeichen„G" und „B" zuerkannt sind (§§ 59 Abs. 1 und 2; 60 Abs. 1 und 2 SchwbG; §§1 Abs. 2 und 3 Abs. 2 SchwbAwV). Anspruch auf das Merkzeichen „B" haben solche Schwerbehinderte, die Anspruch auf das Merkzeichen „G" haben oder hilflos oder gehörlos sind. Die Notwendigkeit ständiger Begleitung wird insbesondere für Querschnittsgelähmte, Blinde und Ohnhänder, aber auch bei den in den AHP 1996 Nr. 30 Abs. 4 und 5 genannten Sehbehinderten, Hörbehinderten, geistig Behinderten und Anfallkranken angenommen, wenn deren Bewegungsfähigkeit im Straßenverkehr erheblich gemindert ist.

Das Merkzeichen „Bl"

Für Blinde gelten steuerrechtliche Nachteilsausgleiche, z.B. § 33b Abs. 3 EStG oder auch § 3a des Kraftfahrzeugsteuergesetzes, und regelmäßig auch die Begünstigungen der §§ 59, 60 SchwbG sowie die bei Vorliegen der Voraussetzungen der §§ 6 Abs. 1 Nr. 14 StVG, 46 Abs. 1 StVO einschlägigen.

Nach § 3 Abs. 1 Nr. 3 SchwbAwV ist dieses Merkzeichen zu gewähren, wenn der Schwerbehinderte blind i.S.d. § 24 Abs. 1 Bundessozialhilfegesetz (BSHG) oder entsprechender Vorschriften ist. Nachdem in § 24 BSHG die sog. Orientierungsblindheit bereits durch Gesetz vom 14. August 1969 – BGBI I, 1153 – gestrichen worden war, wurde § 24 BSHG gemäß Art. 7 des Gesetzes vom 23. Juni 1993 (BGBI I, 944) ganz aufgehoben; zugleich ist § 76 Abs. 2a Nr. 3 in das BSHG eingefügt worden. Nach dieser Vorschrift sind bei Personen, die Leistungen der Hilfe zum Lebensunterhalt erhalten, vom Einkommen Beträge u.a. (Nr. 3) für Erwerbstätige abzusetzen, die blind sind oder deren Sehschärfe auf dem besseren Auge nicht mehr als 1/50 beträgt oder bei denen dem Schweregrad dieser Sehschärfe gleichzuachtende, nicht nur vorübergehende Störungen des Sehvermögens vorliegen. Blind ist danach derjenige, dem das Augenlicht fehlt (AHP 1996 Nr. 23 S. 44 f.) oder aber dessen Sehschärfe sehr stark eingeschränkt ist bzw. bei dem erhebliche Sehbehinderungen vorliegen (AHP 1996 Nr. 26.4 S. 63 ff.).

Das Merkzeichen „RF"

Dieses Merkzeichen führt nach im wesentlichen einheitlichen landesrechtlichen Vorschriften zur Befreiung bzw. Ermäßigung von Rundfunk- und Fernsehgebühren. Auch die Telekom gewährt Ermäßigung auf die Telefongrundgebühren.

Anspruch auf dieses Merkzeichen haben hauptsächlich solche Schwerbehinderten, die nicht nur vorübergehend in ihrer Erwerbsfähigkeit um wenigstens 80 v.H. gemindert sind und wegen ihres Leidens an öffentlichen Veranstaltungen ständig nicht teilnehmen können [21], aber auch Blinde und erheblich Seh- und Hörgeschädigte (AHP 1996, Nr. 33 S. 169 f.). Dem Zweck der Befreiung von der Gebührenpflicht für den Rundfunk- und Fernsehempfang wird dann genügt, wenn der Schwerbehinderte wegen seiner Leiden ständig, d.h. allgemein und umfassend, vom Besuch von Zusammenkünften politischer, künstlerischer, wissenschaftlicher, kirchlicher, sportlicher, unterhaltender oder wirtschaftlicher Art ausgeschlossen ist. Das ist regelmäßig dann der Fall, wenn er praktisch an das Haus gebunden und allenfalls an einer nicht nennenswerten Zahl von Veranstaltungen teilnehmen kann.

Die Voraussetzungen für die Gewährung des Merkzeichens können aber auch dann vorliegen, wenn dem Schwerbehinderten das Aufsuchen fast aller öffentlichen Veranstaltungen lediglich mit Rücksicht auf die Störung anderer Teilnehmer nicht zugemutet werden kann. Denn es kann den anderen Teilnehmern an öffentlichen Veranstaltungen in bestimmten Fällen unzumutbar sein, Behinderte wegen Auswirkungen ihrer Behinderungen zu ertragen, insbesondere, wenn diese durch ihre Behinderung auf ihre Umgebung unzumutbar abstoßend oder störend wirken, z.B. durch Entstellung, Geruchsbelästigung oder unzureichend verschließbaren Anus praeter, häufige hirnorganische Anfälle, grobe unwillkürliche Kopf- und Gliedmaßenbewegungen bei Spastikern, laute Atemgeräusche, wie sie etwa bei Asthmaanfällen vorkommen können, oder bei ekelerregenden oder ansteckenden Krankheiten [22].

Dafür, daß andere Teilnehmer öffentlicher Veranstaltungen Behinderte nicht ertragen müssen, sind die Maßstäbe allerdings streng, damit Behinderte nicht entgegen dem Sinngehalt des Art. 3 Abs. 3 Satz 2 GG benachteiligt werden. Jede gegenteilige Annahme würde nicht mit den wesentlichen Zielen des Schwerbehindertengesetzes zu vereinbaren sein. Denn danach steht die aktive Teilnahme Schwerbehinderter am gesellschaftlichen Leben im Vordergrund. Die Behinderten sollen möglichst weitgehend in die Gesellschaft eingegliedert werden, gerade auch durch die Teilnahme an öffentlichen Veranstaltungen. Von den Nichtbehinderten wird um dieses vorrangigen Zieles willen ein hohes Maß an Toleranz gefordert. Umgekehrt muß nach der Rechtsprechung des BSG auch der Behinderte seine Lebensgewohnheiten, sofern und soweit er damit Belästigungen anderer entgegenwirken und damit an öffentlichen Veranstaltungen teilnehmen kann, soweit ihm dies aus medizinischen Gründen zumutbar ist, ebenfalls einschränken, wie das BSG in der vorgenannten Entscheidung ausgeführt hat.

Besondere Probleme entstehen, wenn für ein Kleinkind das Merkzeichen „RF" beantragt wird. Das BSG hat dazu entschieden, daß dieses Merkzeichen grundsätzlich nicht vor Vollendung des 2. Lebensjahres gewährt werden kann, denn bis zu diesem Zeitpunkt ist nicht die Behinderung, sondern die altersbedingte Konstitution des Kindes dafür entscheidend, daß es ständig nicht an öffentlichen Veranstaltungen teilnehmen kann [23].

Anmerkungen

[1] Vgl. Neumann: Schwerbehindertengesetz. Beck-Texte im dtv. 21 Aufl., 1998, Einführung I 1.

[2] Vgl. Bürck: ZfS 1998, 97 ff. = Brennpunkte des Sozialrechts 1998, Schriftenreihe des Deutschen Anwaltsinstituts e.V., Bochum, S. 249 ff.; Großmann/Schimanski/Dopatka/Pikullik/Poppe-Bahr: Gemeinschaftskommentar zum Schwerbehindertengesetz – GK 1992, Einleitung B. I RdNrn. 54 ff.; zum Zeitpunkt des Inkrafttretens im Beitrittsgebiet vgl. Cramer: Schwerbehindertengesetz, Kommentar, 4. Aufl. 1992, Einführung E; im übrigen 5. Aufl. 1998, Einführung E II und F 1.

[3] Vgl. z.B. Osterloh, in: Sachs. Grundgesetz (1996), Art. 3 RdNrn 305 ff.

[4] Vgl. z.B. Cramer, a.a.O.; Gröninger/Thomas: Schwerbehindertengesetz, Stand April 1997; Großmann et al. (wie Fn. 2).
[5] Cramer, a.a.O. (Fn. 2), Einführung F. I.
[6] Neumann, a.a.O. (Fn. 1), Einführung III 1.
[7] Vgl. näher Mrozynski, SGB I – Kommentar, 2. Auflage 1995, § 65 RdNrn 14 ff.
[8] Vgl. Urteil des BSG vom 24. Juni 1998 – B 9 SB 17/97 R BSGE 82, 176 = SozR 3-3870 § 4 Nr 24; weiter BSG MDR 1998, 166 = br 1998, 74, BSG SozR 3870 § 4 Nr 3; BSGE 81, 50 = SozR 3-3870 § 3 Nr 7.
[9] Vgl. BSGE 75, 176, 177 f. = SozR 3-3870 § 3 Nr 5, bestätigt durch Beschluß des BVerfG vom 6. März 1995, SozR 3-3870 § 3 Nr 6, BSG SozR 3-3870 § 4 Nr 19 sowie BSGE 81, 50 = SozR 3-3870 § 3 Nr 7.
[10] Zur Bedeutung der AHP für die ärztliche Gutachtertätigkeit vgl. oben Abschnitt 6.3. – Soziales Entschädigungsrecht.
[11] Vgl. BSG SozR 3-3870 § 4 Nr 5.
[12] Vgl. z.B. SozR 3-3870 § 4 Nr 19; BSGE 81, 50 = SozR 3-3870 § 3 Nr. 7 und aus der Literatur Wachholz br 1992, 35; Goedelt, ZfS 1994, 97; Kunze, Versorgungsverwaltung 1994, 70.
[13] Bürck, a.a.O. (Fn. 2) ZfS 1998, 98.
[14] Vgl. BSGE 62, 273 = SozR 3870 § 60 Nr. 2 und BSG SozR 3-3870 § 60 Nr. 2; Bürck. a.a.O. (Fn. 2; 13) 98 f.
[15] Vgl. BSG SozR 3870 § 3 Nr. 18; BSG SozR 3-3870 § 4 Nr 11; BSG SozR3-3870 § 4 Nr 22.
[16] Vgl. BSG SozR 3-3870 § 4 Nr 22.
[17] Vgl. BSG SozR 3-3870 § 4 Nr 23.
[18] Vg. BSG SozR 3-3870 § 4 Nr 12; BSG SozR 3-3100 § 35 Nr 6.
[19] Vgl. BSGE 67, 204, 207 = SozR 3-3870 § 4 Nr 12; BSG SozR 3-3870 § 4 Nr 12.
[20] Vgl. BSGE 72, 285 = SozR 3-3879 § 4 Nr. 6; BSGE 79, 231 = SozR 3-3870 § 4 Nr 15.
[21] Vgl. z.B. BSGE 53, 175 f. = SozR 3-3870 § 3 Nr 15 sowie BSG SozR 3-3870 § 4 Nr 17.
[22] Vgl. BSG SozR 3-3870 § 48 Nr 2.
[23] Vgl. BSG SozR 3-3870 § 4 Nr 18.

8 Beamtenrecht

Klaus Burchardt

8.1 Gesundheitliche Eignung

Zu den im Rahmen der Beamtengesetze zu berücksichtigenden Voraussetzungen für die Übernahme in das Beamtenverhältnis gehört auch, daß sich der Beamte in der Probezeit bewährt hat und damit den Anforderungen genügt, die an einen Beamten seiner Laufbahn in körperlicher, geistiger, charakterlicher und fachlicher Hinsicht zu stellen sind. Zu diesen Anforderungen gehört auch die gesundheitliche Eignung der Beamten. Die Bewährung insoweit kann schon dann nicht festgestellt werden, wenn die Möglichkeit künftiger Erkrankungen oder des Eintritts dauernder Dienstunfähigkeit vor Erreichen der Altersgrenze nicht mit einem hohen Grad an Wahrscheinlichkeit ausgeschlossen werden kann [1].

8.2 Dienstunfall

Ein Dienstunfall ist ein auf äußerer Einwirkung beruhendes, plötzliches, örtlich und zeitlich bestimmbares, einen Körperschaden verursachendes Ereignis, das in Ausübung oder infolge des Dienstes eingetreten ist (§ 31 Abs. 1 BeamtVG). Der Dienstunfall entspricht weitgehend dem Begriff des Arbeitsunfalls in der gesetzlichen Unfallversicherung (s. dortige Ausführungen). Für die Beurteilung der Frage, ob das Unfallereignis den Körperschaden verursacht hat und ob der Unfall in Ausübung oder infolge des Dienstes eingetreten ist, legt die Rechtsprechung der Verwaltungsgerichtsbarkeit den aus der Unfallversicherung übernommenen Begriff der *wesentlichen Bedingung* zugrunde [2].

8.3 Dienstunfähigkeit

Dienstunfähigkeit i.S. des Beamtenrechts ist gegeben, wenn der Beamte infolge eines körperlichen Gebrechens oder wegen Schwäche seiner körperlichen oder geistigen Kräfte zur Erfüllung seiner Dienstpflichten dauernd unfähig ist (§ 42 Abs. 1 Satz 1 BBG). Dienstunfähigkeit liegt grundsätzlich dann vor, wenn der Beamte für das konkrete Amt, in das er berufen ist, dienstunfähig ist, wobei der Begriff „Amt“ in diesem Zusammenhang nicht mit dem innegehabten Dienstposten eines Sekretärs, Inspektors, Regierungsrats bei seiner Beschäftigungsbehörde zu verstehen ist. Prüfungsmaßstab für die Fähigkeit oder dauernde Unfähigkeit des Beamten, seine Dienstpflichten zu erfüllen, ist somit das funktionelle Amt im abstrakten Sinne, also das Amt eines Oberamtsrates usw. bei einer bestimmten Behörde ohne Beschränkung auf einen bestimmten Dienstposten [3].

Der Kreis der möglichen Ursachen der dauernden Unfähigkeit, die Dienstpflicht zu erfüllen, ist begrenzt auf körperliche Gebrechen sowie Schäden der körperlichen oder geistigen Kräfte. Unter körperlichen Gebrechen sind vor allem Erkrankungen im herkömmlichen Sinne zu verstehen, wenn sie chronisch oder jedenfalls lang andauernd sind. Aber auch endgültig eingetretene, keiner ärztlichen Behandlung mehr unterliegende Folgen einer Verletzung oder sonstigen Schädigung (z.B. Fehlen von Gliedmaßen) können hierunter fallen Mit „Schwäche seiner körperlichen oder geistigen Kräfte“ sind über eigentliche Erkrankungen hinaus körperliche und geistig-seelische Zustände angesprochen, die die Erfüllung der Dienstpflicht untragbar beeinträchtigen [4].

Als dienstunfähig kann der Beamte auch angesehen werden, wenn er infolge Erkrankung innerhalb eines Zeitraums von sechs Monaten mehr als drei Monate keinen Dienst getan hat und keine Aussicht besteht, daß er innerhalb weiterer sechs Monate wieder voll dienstfähig wird (§ 42 Abs. 1 Satz 2 BBG). Bestehen Zweifel über die Dienstfähigkeit des Beamten, so ist er verpflichtet, sich nach Weisung der Behörde ärztlich untersuchen und, falls der Amtsarzt dies für erforderlich hält, auch beobachten zu lassen (§ 42 Abs. 1 Satz 3 BBG).

Anmerkungen

[1] BVerwGE 92, 147, 149.

[2] Stegmüller M, Schmalhofer R, Bauer E: Beamtenversorgungsgesetz. Kommentar mit Rechtsverordnungen und Verwaltungsvorschriften (Loseblattwerk), Stand: Dezember 1999. Jehle Rehm, München, § 31 RdNrn 5 ff.

[3] BVerwG ZBR 1990, 352.

[4] Plog E, Wiedow A (fortgeführt von Beck G, Lemhöfer B): Kommentar zum Bundesbeamtengesetz mit Beamtenversorgungsgesetz (Loseblattwerk), Stand: Dezember 1999. Luchterhand, Neuwied, § 42 Rdnr 9.

9 Eignung zum Führen eines Kraftfahrzeugs

Otto Ernst Krasney

Erweist sich jemand als **ungeeignet** oder nicht befähigt zum Führen eines Kraftfahrzeugs (Kfz), so hat ihm die Fahrerlaubnisbehörde die Fahrerlaubnis zu entziehen (§ 3 Abs. 1 S. 1 Straßenverkehrsgesetz – StVG; früher § 15b Straßenverkehrs-Zulassungs-Ordnung; Fahrerlaubnis-Verordnung vom 18.8.1998 – BGBl I 2214–FeV). Geeignet zum Führen eines Kfz ist, wer die notwendigen körperlichen und geistigen Anforderungen erfüllt und nicht erheblich oder nicht wiederholt gegen verkehrsrechtliche Vorschriften oder gegen Strafgesetze verstoßen hat (§ 2 Abs. 4 S. 1 StVG). Der zweite Teil dieser zuletzt genannten Vorschrift schließt charakterlich-sittliche Beurteilungen nicht nur im Straßenverkehr ein, sondern erstreckt sich auf das gesamte strafrechtlich relevante Verhalten. Die Fähigkeit zum Führen eines Kfz umfaßt die Kenntnisse zum Führen eines Kfz und das sichere Verhalten im Straßenverkehr (Jagusch, Hentschel 1999).

Sowohl für die Erteilung als auch für die Entziehung der Fahrerlaubnis ist demnach in dem für den medizinischen Sachverständigen relevanten Bereich erheblich, daß der Betroffene zum Führen eines Kfz **„geeignet"** ist. Entscheidend ist, **ob er die notwendigen „körperlichen und geistigen Anforderungen" hierzu erfüllt.** Es reicht für die Erteilung der Fahrerlaubnis einerseits nicht aus, wenn der Bewerber einer Fahrerlaubnis frei von körperlichen oder geistigen Krankheiten ist, wie andererseits eine Nichteignung nicht bereits aus dem Vorliegen einer Krankheit folgt. Deshalb kann bei einer Krankheit zunächst weiterhin die Eignung zum Führen eines Kfz bestehen, diese aber später im fortgeschrittenen Stadium durch die damit verbundenen erheblichen Ausfallerscheinungen entfallen. Auch ohne Vorliegen einer Krankheit im medizinischen Sinne können Ausfallerscheinungen im höheren Alter dazu führen, nicht mehr zum Führen eines Kfz geeignet zu sein.

Es werden aber dennoch vor allem Auswirkungen von Krankheiten die Ursache dafür sein, daß die Anforderungen zum Führen eines Kfz nicht oder nicht mehr erfüllt sind. Dabei kommen auch hier nicht nur körperliche Funktionsausfälle in Betracht (z.B. Lähmungserscheinungen, erhebliche Einschränkung der Sehfähigkeit; s. dazu aber auch unten zur nur bedingten Führung von Kfz), sondern auch erhebliche geistige Einschränkungen, welche z.B. die notwendige Reaktionsfähigkeit, die Konzentrationsfähigkeit und andere für die Führung eines Kfz erforderliche geistige Belastbarkeiten betreffen. Maßgebend sind stets die Besonderheiten des Einzelfalls, wie z.B auch Anfallsleiden oder Alkoholabhängigkeit zeigen.

Ist ein Anfallsleiden medizinisch sicher eingestellt und der Erkrankte auf zwar nicht regelmäßig auftretende, aber ggf. doch nicht mit Sicherheit gänzlich auszuschließende Anfälle ärztlich so vorbereitet, daß er rechtzeitig darauf zu reagieren vermag, so braucht dies die Eignung zum Führen eines Kfz nicht auszuschließen. Zum Vergleich vermag beispielsweise der Inhaber einer Fahrerlaubnis angeführt werden, der bereits einen oder mehrere Herzinfarkte erlitten hat. Nach einer erfolgreichen Behandlung wird zwar eine positive Zukunftsbeurteilung gerechtfertigt sein, ein neuer Herzinfarkt beim Autofahren wird jedoch nicht mit an Sicherheit grenzender Wahrscheinlichkeit auszuschließen sein.

Insoweit wird noch weitergehend zur Vorbeugung einer zu ängstlichen Betrachtungsweise bei diagnostizierten Erkrankungen darauf hingewiesen werden müssen, daß auch bei einem Menschen, bei dem in jährlichen Vorsorgeuntersuchungen keine Ausfallerscheinungen im Bereich des Herzens oder Gehirns feststellbar sind, nicht mit an Sicherheit grenzender Wahrscheinlichkeit auszuschließen ist, daß er bis zur nächsten Untersuchung z.B. keinen Herz- oder Hirninfarkt erleiden wird. Entsprechendes gilt für einen Alkoholabhängigen, der eine Entwöhnungsbehandlung erfolgreich abgeschlossen hat und innerhalb einer ausreichenden Probezeit nicht rückfällig geworden ist.

Ob die körperlichen oder geistigen Anforderungen für das Führen eines Kfz erfüllt sind, bedarf somit im **Zweifelsfall einer ärztlichen Beurteilung.** Unterzieht sich der Bewerber um eine Fahrerlaubnis einer solchen Begutachtung nicht und ist daher seine Eignung zum Führen eines Kfz nicht nachgewiesen, so ist die Fahrerlaubnis zu verweigern. Der Bewerber trägt die objektive Beweislast für das Vorliegen der Anforderungen zum Führen eines Kfz.

Vor allem für die Entziehung der Fahrerlaubnis, bei der die Behörde die Beweislast trägt, ist die Regelung geschaffen, daß die **Fahrerlaubnisbehörde anordnen kann,** daß der Antragsteller **ein Gutachten oder Zeugnis eines Facharztes oder Amtsarztes,** ein Gutachten einer amtlich anerkannten Begutachtungsstelle für Fahreignung oder eines amtlich anerkannten Sachverständigen oder Prüfers für Kraftfahrzeugverkehr innerhalb einer angemessenen Frist beibringt, wenn Tatsachen bekannt werden, die Bedenken gegen die Eignung oder Befähigung des Bewerbers begründen (s. § 2 Abs. 8 StVG). Einerseits müssen entsprechende Tatsachen bekannt werden, andererseits reicht es dann aus, wenn sich daraus (nur) Bedenken gegen die Eignung oder Befähigung des Bewerbers ergeben. Aus den bekanntgegebenen Tatsachen muß sich nicht also bereits der Schluß ziehen lassen, der Bewerber sei ungeeignet.

Stellt der **medizinische Sachverständige** aufgrund der von ihm erhobenen Befunde fest, daß der Bewerber um eine Fahrerlaubnis oder der Inhaber einer Fahrerlaubnis die notwendigen körperlichen und geistigen Anforderungen nicht erfüllt, **so hat er gleichzeitig darzulegen, in welchem Umfang diese Anforderungen nicht erfüllt sind.** Er hat ggf. auf entsprechende Fragen der Fahrerlaubnisbehörde oder des Bewerbers oder des Inhabers einer Fahrerlaubnis darzulegen, ob er aus ärztlicher Sicht die Eignung zum Führen eines Kfz ausschließt.

Ist dies nicht der Fall, so ist ggf weiterhin zu prüfen, ob der Bewerber oder der Inhaber aufgrund körperlicher oder geistiger Mängel nur bedingt zum Führen eines Kfz geeignet ist (s. § 2 Abs. 1 Satz 1 FeV: „Wer sich infolge körperlicher oder geistiger Mängel nicht sicher im Verkehr bewegen kann, darf am Verkehr nur teilnehmen, wenn Vorsorge getroffen ist, daß er andere nicht gefährdet); denn in diesem Fall erteilt die Fahrerlaubnisbehörde die Fahrerlaubnis mit Beschränkungen oder unter Auflagen, wenn aufgrund dieser Maßnahmen das sichere Führen von Kfz gewährleistet ist (s. § 2 Abs. 4 S. 2 StVG; § 3 FeV). Der medizinische Sachverständige hat in diesen Fällen darzulegen, inwieweit die körperlichen und geistigen Anforderungen nur bedingt erfüllt sind und welche Maßnahmen erforderlich sind, um dem Bewerber oder Inhaber der Fahrerlaubnis dennoch das sichere Führen von Kfz zu gewährleisten.

Welche Beschränkungen oder welche Auflagen die Fahrerlaubnisbehörde dann festlegt, ist ihre Entscheidung. Die ärztliche Beurteilung hat nur auf die auszugleichenden Mängel hinzuweisen; jedoch kann auch sie Anhaltspunkte dafür geben, welche Maßnahmen zu treffen sind. Die Anlage 4 zur FeV enthält eine Aufstellung häufiger vorkommender Erkrankungen und Mängel, welche die Eignung zum Führen von Kraftfahrzeugen längere Zeit beeinträchtigen oder aufheben können. Sie umfassen auch Krankheiten des Nervensystems und psychische Störungen.

Literatur

Buschbell H (1997): Straßenverkehrsrecht in der Praxis. C.H. Beck, München.

Jagusch H, Hentschel P (1999): Straßenverkehrsrecht. 35. Aufl. C.H. Beck, München.

Gehrmann L (1999): Die Neuregelungen im Führerscheinrecht ab 1.1.1999. In: Neue Jurist. Wschr. 1999, 455.

10 Zivilrecht

Otto Ernst Krasney

Auch im Zivilrecht kann aus vielfältigem rechtlichem Anlaß und zu nicht überschaubaren Fallgestaltungen die Hilfe des medizinischen Sachverständigen zur Vorbereitung einer rechtlichen Entscheidung gefragt sein. Aus den nicht darstellbaren Fragenbereichen seien hier nur die Geschäftsfähigkeit und die Betreuung kurz behandelt [1].

In der Regel wird mit Hilfe des medizinischen Sachverständigen nicht die Geschäftsfähigkeit, sondern die **Geschäftsunfähigkeit** festzustellen sein, da die Willenserklärung eines Geschäftsunfähigen nichtig ist (s. § 105 Abs. 1 BGB). Geschäftsunfähig ist, wer nicht das siebente Lebensjahr vollendet hat (§ 104 Nr. 1 BGB) oder wer sich in einem die freie Willensbestimmung ausschließenden Zustand krankhafter Störung der

Geistestätigkeit befindet, sofern nicht der Zustand seiner Natur nach ein vorübergehender ist (§ 104 Nr. 2 BGB). Die Nr. 1 des § 104 BGB birgt regelmäßig keine besonderen, jedenfalls grundsätzlich keine mit Hilfe eines Neurologen zu lösenden Probleme.

Eine **krankhafte Störung der Geistestätigkeit** i.S. des § 104 Nr. 2 BGB ist nicht nur gegeben, wenn eine Geisteskrankheit im medizinischen Sinne vorliegt. Vielmehr ist jede krankhafte Störung der Geistestätigkeit gemeint, worunter u.a. auch Geistesschwäche fällt. Aus § 104 Nr. 2 BGB ist außerdem ersichtlich, daß nicht jede, auch nicht jede bereits länger andauernde krankhafte Störung der Geistestätigkeit Geschäftsunfähigkeit begründet. Vielmehr muß sie der Art und Schwere nach so gestaltet sein, daß sie die freie Willensbestimmung des Betroffenen ausschließt. Darüber hinaus muß sie nicht nur vorübergehender Natur sein. Ein nur vorübergehender Zustand begründet nicht allgemein Geschäftsunfähigkeit. Jedoch ist eine im nur vorübergehenden Zustand der Störung der Geistestätigkeit abgegebene Willenserklärung ebenso wie die im Zustand der Bewußtlosigkeit geäußerte nach § 105 Abs. 2 BGB nichtig, wobei allerdings im letzteren Fall überhaupt keine Willenserklärung vorliegen dürfte.

Die **freie Willensbestimmung** i.S. des § 104 Nr. 2 BGB ist **ausgeschlossen,** wenn der Betroffene wegen der krankhaften Störung seiner Geistestätigkeit nicht in der Lage ist, seine Entscheidung von vernünftigen Erwägungen abhängig zu machen. Somit reicht es nicht aus, wenn der Betroffene nur an einer Willensschwäche leidet, die ihn leicht beeinflußbar sein läßt. Es genügt auch nicht, wenn der Betroffene wegen einer Störung seiner Geistestätigkeit nicht die volle Tragweite seiner Erklärung erkennen kann, soweit sie eben nicht schon außerhalb des Bereichs jeglicher vernünftiger Erwägungen liegt.

Strittig ist, ob es eine partielle Geschäftsunfähigkeit gibt, bei der die freie Willensbestimmung nur auf bestimmte Kreise von Angelegenheiten ausgerichtet ist. Der medizinische Sachverständige wird aber dies aus medizinischer Sicht aufzuzeigen haben, wenn er es bei seinen Befunderhebungen und Schlußfolgerungen erkennt. Die Entscheidung darüber, ob Geschäftsunfähigkeit vorliegt, ist sowieso eine rechtliche Entscheidung, was auch für die Annahme einer partiellen Geschäftsunfähigkeit gilt. Der medizinische Sachverständige hat die Störung der Geistestätigkeit und ihre Einwirkungen auf die freie Willensbestimmung nach Art und Umfang darzulegen.

Die freie Willensbestimmung muß im **Zeitpunkt der Abgabe der Willenserklärung** ausgeschlossen sein. Eine Willenserklärung, die in einem sog. lichten Moment **(lucidum intervallum)** abgegeben wird, ist nichtig.

Die **rechtliche Betreuung,** die bei Volljährigen an die Stelle der Vormundschaft getreten ist (s. §§ 1896 ff. BGB einerseits und § 1773 BGB andererseits), begründet für sich allein nicht die Geschäftsunfähigkeit des Betreuten. Die Geschäftsfähigkeit eines Betreuten ist nur dann ausgeschlossen, wenn die Betreuung wegen des Ausschlusses der freien Willensbestimmung durch eine krankhafte Störung der Geistestätigkeit i.S. des § 104 Nr. 2 BGB angeordnet ist. Ein **Betreuer kann aber weitergehend schon bestellt werden,** wenn ein Volljähriger aufgrund einer psychischen Krankheit oder körperlichen, geistigen oder seelischen Behinderung seine Angelegenheiten ganz oder teilweise nicht besorgen kann (§ 1896 Abs. 1 S. 1 BGB). Soweit der Volljährige aufgrund einer körperlichen Behinderung seine Angelegenheiten nicht besorgen kann, darf der Betreuer nur auf Antrag des Volljährigen bestellt werden, es sei denn, daß dieser seinen Willen nicht kundtun kann (§ 1896 Abs. 1 S. 3 BGB).

Der **medizinische Sachverständige** hat daher im Rahmen des § 1896 Abs. 1 S. 1 BGB seine **Beurteilung** darzulegen, ob eine psychische Erkrankung oder eine körperliche, geistige oder seelische Behinderung vorliegt. Darüber hinaus hat er Befunde darüber zu erheben und Schlußfolgerungen zu ziehen, wieweit die Krankheit oder Behinderung den Betroffenen daran hindert, seine Angelegenheiten ganz oder teilweise nicht zu besorgen. Angelegenheiten sind sowohl solche der Vermögens- als auch der Personensorge (z.B. Wohnungsangelegenheiten; Hausverkauf; Aufenthaltsbestimmung bei Heimaufnahme und im Rahmen des § 1906 BGB die Unterbringung; elterliche Sorge; Notwendigkeit und Durchführung ärztlicher Behandlung). Hier kommt es im Rahmen der ärztlichen Begutachtung in besonderem Maße auf die spezielle Fragestellung des Gerichts und auf die ggf. erforderlichen detaillierten Rückfragen des Sachverständigen an (s. dazu auch Anhang).

Literatur

[1] Palandt, O.(2000): Bürgerliches Gesetzbuch. 59. Aufl. C.H. Beck, München.

11 Strafrecht

Otto Ernst Krasney

Am häufigsten und deshalb auch am bekanntesten ist aus dem Strafrecht die Heranziehung eines **medizini-**

schen Sachverständigen zur Beurteilung der Schuldunfähigkeit oder der verminderten Schuldfähigkeit eines Täters [1].

Ohne Schuld handelt, wer bei Begehung der Tat wegen einer krankhaften seelischen Störung, wegen einer tiefgreifenden Bewußtseinsstörung oder wegen Schwachsinns oder einer schweren anderen seelischen Abartigkeit unfähig ist, das Unrecht der Tat einzusehen oder nach dieser Einsicht zu handeln (§ 20 StGB). Ist die Fähigkeit des Täters, das Unrecht der Tat einzusehen oder nach dieser Einsicht zu handeln, aus einem der in § 20 bezeichneten Gründe bei Begehung der Tat erheblich vermindert, so kann die Strafe nach § 49 Abs. 1 gemildert werden (§ 21 StGB). Maßgebend ist demnach in beiden Fällen die Einsichts- oder Steuerungsfähigkeit. Der früher gebräuchliche Begriff der „Zurechnungsfähigkeit“ geht auf eine ältere Rechtsauffassung zurück.

Seelische Störung ist die Durchbrechung des seelischen Sinnzusammenhangs infolge eines sinnfremden organischen Prozesses. Als seelisch wird im wesentlichen eine psychische Störung angesehen. Sie umfaßt sowohl den intellektuellen als auch den emotionalen Bereich des Menschen.

Krankhaft ist – nach allerdings umstrittener Auffassung – eine seelische Störung, wenn sie nachweislich auf eine somatische Ursache zurückgeht oder wenn eine solche Ursache nach psychiatrischer Erkenntnis vermutet (postuliert) werden muß (z.B. hirnorganischer Prozeß, Schizophrenie, manisch-depressives Irresein). Tiefgreifende Bewußtseinsstörung ist auf solche Störungen beschränkt, die das Persönlichkeitsgefüge in vergleichbar schwerwiegender Weise beeinträchtigen wie eine krankhafte seelische Störung. Die Anwendbarkeit dieses Merkmals gegenüber der seelischen Störung erstreckt sich im wesentlichen auf nicht krankhafte Zustände (z.B. Ermüdung, Schock, Vollrausch). Während völliger Bewußtlosigkeit sind Tätigkeiten strafrechtlich schon keine Handlungen, so daß § 20 StGB überhaupt nicht relevant wird.

Schwachsinn oder andere schwere seelische Abartigkeiten haben schon dem Wortlaut nach („andere“) den gemeinsamen Oberbegriff der schweren Abartigkeit, der allerdings in der medizinischen Wissenschaft inhaltlich und in der Grenzziehung als umstritten gilt. Die Abartigkeit muß schwer sein.

In der strafrechtlichen Literatur wird darauf hingewiesen, daß über Möglichkeiten und Grenzen forensischer Begutachtung der Schuldfähigkeit zwischen den verschiedenen Forschungsrichtungen der Seinswissenschaften, namentlich zwischen Psychiatrie und Psychologie, z.T. grundsätzliche Meinungsverschiedenheiten bestehen, die zu einer bis heute nicht überwundenen Uneinheitlichkeit der Gutachtenpraxis geführt haben (Lackner 1999).

Die **Berücksichtigung der verminderten Schuldfähigkeit** im Strafrecht beruht auf der Erwägung, daß auch dem Schuldfähigen unter diesen Voraussetzungen ein normgemäßes Verhalten wesentlich schwerer fallen kann. Verminderte Schuldfähigkeit ist nicht gegeben, wenn nur die Einsichtsfähigkeit vermindert war, der Täter aber das Unrecht im Einzelfall tatsächlich eingesehen hat. Jedoch muß dem Täter das Fehlen der Einsicht vorzuwerfen sein, da sonst Schuldunfähigkeit besteht. Ursache der verminderten Schuldfähigkeit können u.a. Psychopathien, Neurosen, Triebstörungen, leichtere Formen des Schwachsinns, Affektzustände, Folgeerscheinungen von Alkohol- oder Drogenabhängigkeit sein.

Die **Hilfe eines medizinischen Sachverständigen** wird u.a. noch **im Rahmen der Maßregeln der Besserung und Sicherung** gebraucht, z.B. um die Voraussetzungen für die Unterbringung in einem psychiatrischen Krankenhaus (§ 63 StGB), für die Unterbringung in einer Entziehungsanstalt (§ 64 StGB) und für die Unterbringung in der Sicherungsverwahrung (§ 66 StGB, insbesondere Abs. 1 Nr. 3: bei Straftaten, „durch welche die Opfer seelisch oder körperlich schwer geschädigt werden“) festzustellen, sowie später bei der Überprüfung der Fortdauer dieser Maßregel.

Ebenso kann das Gericht einen **medizinischen Sachverständigen** heranziehen, **um bestimmte Tatbestandsmerkmale festzustellen,** wie z.B. die Schwere des Körperschadens (s. § 226 Abs. 1 StGB, u.a. Nr. 3: wenn die verletzte Person „in erheblicher Weise dauernd entstellt wird oder in Siechtum, Lähmung oder geistige Krankheit oder Behinderung verfällt“) oder der Tod als Folge der Körperverletzung eingetreten sein soll (s. § 227 StGB).

Literatur

[1] Tröndle H, Fischer Th (1999): Strafgesetzbuch. 49. Aufl. C.H. Beck, München.

– Lackner K, Kühl, K (1999): Strafgesetzbuch. 23. Aufl. C.H. Beck, München.

– Schönke A, Schröder, H (1997): Strafgesetzbuch. 25. Aufl. C.H. Beck, München

Der Gutachtenauftrag

3 Neurologische Begutachtungsaufträge in der Bundesrepublik Deutschland

Frank Schröter und Richard M. A. Suchenwirth

Inhalt

1 Einführung

Jede(r) Ärztin (Arzt) ist nach der Approbation gemäß § 407 Abs. 1 ZPO verpflichtet, im Rahmen der ärztlichen Tätigkeit Gutachten zu erstellen. Der Gesetzgeber setzt bei allen Ärzten eine hinreichende gutachterliche Kompetenz voraus. Die stete Zunahme an rechtlichen Grundlagen, vor allem auch der gewaltige Wissenszuwachs in der Medizin macht allerdings in den meisten Fällen die Einschaltung eines Facharztes als Gutachter notwendig, wenn es um Entscheidungen geht, die das Gebiet der Neurologie betreffen oder doch berühren, eines Neurologen.

Die **neurologische Begutachtung** hat sich zunächst aus der Sozialgesetzgebung (1883–1889) und der staatlichen Versorgung von Kriegsinvaliden, übergeleitet in die Reichsversicherungsordnung vom 19.7.1911, entwickelt. Aus diesem Zeitraum stammt schon die Monographie von Reichardt (1915), deren letzte Ausgabe, bearbeitet von Störring und Schellworth, 1958 erschien. Es wurde darin ausführlich dargelegt, „was der Arzt als Sachverständiger in erster Linie wissen muß und was nur er infolge seiner medizinischen Vorbildung beherrschen kann". Eine weitere, kürzere Monographie legte Stern 1933 vor. Aus dem englischsprachigen Schrifttum über Legal Neurology seien die Monographien von Beresford (1975) und Gorman (1993) erwähnt. 1977 folgte die eigene Monographie, die zunächst nur die allgemeinen Grundlagen zur Darstellung brachte. Die Monographie von Rauschelbach und Jochheim 1984 (3. Auflage 1997) behandelte dann auch wieder spezielle Fragen. Entsprechend der sehr schnellen Entwicklung, sowohl der medizinischen Grundlagen als auch der immer wichtiger und vielseitiger werdenden juristischen Voraussetzungen der Begutachtung, bestand die Notwendigkeit einer ausführlicheren Darstellung (Suchenwirth und Wolf 1987). Eine knappe, aber die Grundlagen gut darstellende Veröffentlichung wurde von Hausotter 1995 vorgelegt. Weitere kürzere Darstellungen, vor allem auch in den allgemeinen Büchern der ärztlichen Begutachtung, können hier nicht sämtlich aufgezählt werden. Auf mehr rechtliche Abhandlungen zur gutachtlichen Problematik ist zu verweisen (u.a. Erlenkämper 1981, Schulte 1990, Plagemann und Hontschik 1996).

Die häufigen, wenn auch oft recht fraglichen („Kriegszittern", „shell shock") Kriegsverletzungsfolgen des 1. Weltkriegs, noch mehr des 2. Weltkriegs führten zu einer ständigen Weiterentwicklung der Gesetzgebung bis hin zum Bundesversorgungsgesetz (BVG 1950) mit späteren Ergänzungen. Es ergab sich die Notwendigkeit zu immer zahlreicheren neurologischen Begutachtungen zur Entschädigung der Kriegsversehrten. Vor allem die Einführung des Schwerbehindertengesetzes (SchwbG – 1974) brachte eine Verschiebung der Fragestellung mit sich. Jeder Bürger konnte jetzt eine Behinderung geltend machen. Anfang der 90er Jahre waren fast 10% der bundesdeutschen Bevölkerung als Schwerbehinderte anerkannt!

Zahlreiche neue Gesetze im sozialen Entschädigungsbereich (Soldatenversorgungsgesetz (SVG), Zivildienstversorgungsgesetz (ZDG), Häftlingshilfegesetz (HHG), Bundesentschädigungsgesetz für Opfer der nationalsozialistischen Verfolgung (BEG), Opferentschädigungsgesetz (OEG), Bundesseuchengesetz für Opfer von Impfschäden (BseuchG), SED-Unrechtsbereinigungsgesetz (I und II) ergaben vielfältige neue Fragestellungen gerade für den neurologischen Gutachter.

Sehr wichtig ist auch die Beurteilung von Schäden während der Berufstätigkeit für die Berufsgenossenschaften (Schönberger et al. 1998) und vor allem hinsichtlich einer Einschränkung oder Aufhebung der Erwerbs- und Berufsfähigkeit, sowohl für Arbeiter und Angestelltenversicherung (LVA bzw. BfA) als auch bei Bundes-, Landes- und Kommunalbeamten.

Mit den immer höheren Anforderungen an die mentale Leistungsfähigkeit in vielen Berufen (z.B. Piloten, Lokomotivführer, Omnibus- und Taxifahrer, Richter, Polizeibeamte, Ärzte, Lehrer) werden auch hier wichtige Fragen an den neurologischen Gutachter gestellt. Er muß um die Fähigkeit zum Führen eines Kraffahrzeuges ebenso befinden wie über Wehrfähigkeit und gelegentlich die Ehefähigkeit. Die medizinische Indikation zu einem Schwangerschaftsabbruch kann zur Begutachtung stehen, aber auch die Frage nach einer vermeintlichen fehlerhaften Tätigkeit („Kunstfehler") oder die Vernachlässigung der Aufklärungspflicht.

Die Verantwortlichkeit für Straftaten (§ 20 oder 21 StGB) kann zur Disposition stehen, häufiger noch die Frage nach der Geschäftsfähigkeit (auch Testierfähigkeit), u.a. nach § 104 Abs. 2 des Bürgerlichen Gesetzbuches (BGB). Dabei ergeben sich oftmals Überschneidungen mit rein psychiatrischen Gutachten (Lit. bei Venzlaff und Foerster 1999).

Häufig wird auch die Frage nach dem Ausmaß der Betreuungsbedürftigkeit (bis 1992 auch Entmündigung bzw. Einrichtung einer Pflegschaft) gestellt (u.a. Oefele 1996).

Vor allem in den letzten Jahren wurden die Neurologen immer häufiger hinsichtlich zumindest noch ungenügend abgeklärter Krankheitsbilder wie gewisser Schmerzzustände, posttraumatischer Belastungsstörungen, vor allem auch nach den sogenannten „Schleudertraumen", Fibromyalgie, Chronic-fatigue-Syndrom, Multiple-chemical-sensitivity-Syndrom, Sick-building-Syndrom, gelegentlich auch nach dem Amalgam-Syndrom (in den USA u.a. nach dem „Golfkrieg-Syndrom") befragt. Die meisten hier erwähnten Störungen gaben Anlaß, sie eingehend zu überprüfen (Suchenwirth et al. 1997).

Eine Übersicht über die Häufigkeit der Fragestellungen verschiedener Auftraggeber an einen neurologischen Gutachter zeigt Tabelle 3-1. Es versteht sich, daß diese Zahlen nur eines Gutachters nicht verbindlich sind. Andere Gutachter werden eine etwas andere Verteilung in der Häufigkeit der Auftraggeber aufweisen.

Tabelle 3-1 Häufigkeit der Fragestellungen an einen neurologischen Gutachter (3000 Begutachtungsaufträge)

Auftraggeber	Thema	Anzahl der Aufträge	Literatur
Bundesversicherungsanstalt für Angestellte (BfA); Landesversicherungsanstalt für Arbeiter (LVA)	Erwerbs- und Berufsfähigkeit, Rehabilitationsmaßnahmen?	611	Verband der deutschen Rentenversicherungsträger 1995
Personalämter	Dienstfähigkeit als Beamter	29	
Berufsgenossenschaften (und analoge)	Berufsunfallfolgen, Berufskrankheiten	791	Mehrhoff u. Muhr 1998, Schönberger et al. 1998
Sozialgerichte, Landessozialgerichte	u.a. bei Klagen gegen Obengenannte	630	u.a. Plagemann und Hontschik 1996
Privatversicherungen	z.B. private Unfallversicherung	431	u.a. Reichenbach 1998, Konen und Lehmann 1990
Ordentliche Gerichte (Amtsgericht u.a.)	z.B. strafrechtliche Verantwortlichkeit, Geschäftsfähigkeit, Betreuungsbedürftigkeit, Testierfähigkeit	393	u.a. Langelüdecke und Bressler 1976, Venzlaff und Foerster 1999
Versorgungsämter	u.a. Behindertengrad	42	Bundesministerium 1996
Schlichtungsstellen der Ärztekammer	z.B. „Kunstfehler"	36	u.a. Cyran 1992
Sonstige Auftraggeber	z.B. Führerschein, Berufsfähigkeit als Arzt, Apotheker	37	

2 Rentenversicherung der Arbeiter und Angestellten

(s. Sozialmedizinische Begutachtung in der Gesetzlichen Rentenversicherung 1995, s. auch Anhang)

Neben den großen Rentenversicherungen (BfA in Berlin, LVA in den einzelnen Bundesländern) gelten auch für die anderen berufsständisch orientierten Rentenversicherungsträger im wesentlichen die gleichen gesetzlichen Grundlagen. Bei der Begutachtung können auf einem Formblatt 14 verschiedene Einschränkungen hinsichtlich der Arbeitsfähigkeit geltend gemacht werden. Auch zeitlich ist hier eine Einstufung in 4 Abschnitte möglich (0–2, 3–4, 5–6, 7–8 Stunden); zudem sind nicht nur der Beruf, sondern 3 weitere Einsatzmöglichkeiten (etwa auf dem allgemeinen Arbeitsmarkt) zu berücksichtigen. Es stehen gegebenenfalls eine Berufs- oder eine Erwerbsunfähigkeitsrente zur Diskussion.

Hier ist möglicherweise ab Jahresbeginn 2001 durch das Rentenreformgesetz (RRG 99) mit Änderungen zu rechnen. Das zweistufige System von *Berufsunfähigkeitsrente* und der – bei zusätzlich gesteigerter Berufsunfähigkeit um $^1/_3$ höheren – *Erwerbsunfähigkeitsrente* soll ersetzt werden durch einen einheitlichen Tatbestand der **Erwerbsminderungsrente.**

Die nach den bisherigen Regelungen (SGB VI) nur eingeschränkte berufliche Verweisbarkeit entfällt gänzlich. Der bisher geforderte konkrete Vergleich der Leistungsfähigkeit mit dem Anforderungsprofil einer bestimmten Verweisungstätigkeit ist dann nicht mehr gefragt. Es genügt jetzt bei allen – auch hochqualifizierten – Versicherten die Beurteilung, ob das Restleistungsvermögen einfache körperliche Verrichtungen erlaubt, die bei ungelernten, körperlich und mental nicht beanspruchenden Hilfstätigkeiten abverlangt werden. Mit dieser Maßgeblichkeit des allgemeinen Arbeitsmarktes entfällt daher das bislang für den Versicherungsfall „Berufsunfähigkeit" in der Verweisungsfrage geltende abgestufte Berufsschutzsystem. Das RRG 99 kennt keinen Berufsschutz mehr! Das in der Rechtsprechung des BSG zum Verweisungsmerkmal „Zumutbarkeit" (§ 43 Abs. 2 S. 2 SGB VI) entwickelte Mehrstufenschema ist überholt. Allein für Rentenempfänger, deren Rente wegen verminderter Erwerbsfähigkeit nach dem gegenwärtigen Recht bewilligt worden ist, sieht das RRG 99 vor, daß diese Rente weiterhin so lange zu leisten ist, wie die Voraussetzungen des gegenwärtigen Rechts vorliegen.

Die Voraussetzungen für eine Erwerbsminderungsrente sollen im RRG 99 wie folgt geregelt werden:

Ein Versicherter, der auf dem allgemeinen Arbeitsmarkt

- nur noch unter 3 Stunden täglich erwerbsfähig sein kann erhält eine *volle,*
- zwischen 3 und unter 6 Stunden erwerbsmäßig sein kann, erhält eine *halbe,*
- noch 6 Stunden und länger erwerbstätig sein kann, *keine* Erwerbsminderungsrente.

Voll erwerbsgemindert ist *nicht,* wer

- eine selbständige Berufstätigkeit ausübt oder
- eine Beschäftigung tatsächlich ausübt und daraus Arbeitsentgelt erzielt, das $^1/_7$ der monatlichen Bezugsgröße überschreitet, wobei ein zweimaliges Überschreiten um jeweils einen Betrag bis zur Höhe $^1/_7$ der monatlichen Bezugsgröße im Laufe eines jeden Kalenderjahres außer Betracht bleibt.

! Es kommt also nicht mehr darauf an, ob und inwieweit der Versicherte seinen bisherigen Beruf noch ausüben kann. Entscheidend ist die Leistungsfähigkeit eines Versicherten auf dem allgemeinen Arbeitsmarkt in jeder nur denkbaren Tätigkeit.

Somit entfällt die sogenannte „qualitative" Leistungsbeurteilung im Rentengutachten, die auf die Zumutbarkeit bestimmter Arbeitsplatzbedingungen abzielte. Es verbleibt nur eine „quantitative" Leistungsbeurteilung, unabhängig von jeglichen Arbeitsplatzmerkmalen mit der Frage, ob selbst leichteste, auch mental nicht belastende Tätigkeiten nur noch in den entsprechenden Zeitabstufungen ausgeübt werden können. Das RRG 99 bringt eine weitere wesentlich Änderung dahingehend, daß die Arbeitsmarktsituation keine Berücksichtigung mehr findet.

! Es kommt allein auf den Gesundheitszustand und die Behinderung an, nicht darauf, ob die jeweilige Arbeitsmarktlage dem Versicherten überhaupt die Möglichkeit eröffnet, seine Resterwerbsfähigkeit zu Erwerbszwecken zu nutzen.

Die vom Großen Senat des Bundessozialgerichts in mehreren Beschlüssen (1969, 1976) für die gesundheitlich noch zu *Teilzeitarbeit* fähigen Pflichtversicherten für verbindlich erklärte „konkrete Betrachtungsweise" wird also wieder abgelöst durch eine „abstrakte Betrachtungsweise". Dies bedeutet, daß viele Leistungseingeschränkte, für die der Teilzeitarbeitsmarkt mit gesundheitlich und beruflich zumutbaren Arbeiten verschlossen ist, nunmehr zunächst auf das Arbeitslosengeld und danach – bei entsprechender Bedürftigkeit – auf die Arbeitslosenhilfe, schließlich auf die Sozialhilfe angewiesen sind. Ganz klar ist noch nicht, wie sich die Rentenversicherungsträger die konkrete Umsetzung der Bestimmungen des RRG 99 im gutachtlichen Bereich vorstellen. Einigkeit besteht darin, daß mit dieser Änderung der gesetzlichen Grundlagen höchste qualitative Anforderungen an den Gutachter gestellt werden.

Es wird schwer sein, diesen eng gewordenen Möglichkeiten eines gesundheitlich bedingten Ausscheidens aus dem Berufsleben gerecht zu werden.

Bei Begutachtung über eventuelle berufliche Eingliederungsmaßnahmen (zur *Rehabilitation)* sind 48 mögliche Beeinträchtigungen bei der beruflichen Tätigkeit auf einem Formblatt zu berücksichtigen. Hinsichtlich der gesetzlichen Rentenversicherung informiert im übrigen eingehend das vom Verband der deutschen Rentenversicherungsträger herausgegebene Buch über Sozialmedizinische Begutachtung (zuletzt 1995).

3 Berufsunfähigkeitsversicherung (BV) der privaten Lebensversicherung

Mit der Änderung des Rentenversicherungsrechtes ergeben sich insbesondere für die Angehörigen höher qualifizierter und damit meist auch besser bezahlter Berufe erhebliche Nachteile, so daß zu erwarten steht, daß zusätzliche Absicherungen mit den bisher schon möglichen Berufsunfähigkeits-Zusatzversicherungen (BUZ) in Anspruch genommen werden.

War früher eine Berufsunfähigkeits-Zusatzversicherung nur bei Abschluß einer Lebensversicherung möglich, bieten jetzt bereits zahlreiche Gesellschaften eine eigenständige BV an, die unabhängig davon geschlossen werden kann. Im Hinblick auf das RRG 99 bemüht sich die Versicherungswirtschaft um vielfältige Varianten, um für die jeweiligen Berufsgruppen maßgeschneiderte Absicherungen des Berufsunfähigkeitsrisikos anbieten zu können.

Die derzeitigen Musterbedingungen der BUZ/BV) sehen folgende Regelungen vor:

1. **Vollständige Berufsunfähigkeit** liegt vor, wenn der Versicherte infolge von ärztlich nachzuweisender Krankheit, Körperverletzung und eines Kräfteverfalls voraussichtlich dauernd außerstande ist, seinen Beruf (oder eine andere aufgrund der Ausbildung

und Erfahrung mögliche andere Tätigkeit, die seiner bisherigen Lebensstellung entspricht) auszuüben.

2. **Teilweise Berufsunfähigkeit** liegt vor, wenn die unter 1. genannten Voraussetzungen in einem bestimmten Grade voraussichtlich dauernd gegeben sind.
3. Ist der Versicherte 6 Monate ununterbrochen infolge ärztlich nachzuweisender Krankheit, Körperverletzung oder eines Kräfteverfalls vollständig oder teilweise außerstande gewesen, seinen Beruf oder eine andere Tätigkeit (wie unter 1. ausgeführt) auszuüben, so gilt die Fortdauer dieses Zustandes als vollständige oder teilweise Berufsunfähigkeit.

Auf der Basis dieser Musterbedingungen (MB-BUZ/BV) entsteht ein Anspruch auf Leistungen in der Regel dann, wenn eine Berufsunfähigkeit von mindestens 50% erreicht wird. Varianten in der Vertragsgestaltung erlauben auch gestaffelte Rentenzahlungen von 25%/50%/75%, haben jedoch zahlenmäßig nur eine geringe Bedeutung.

Eine Erweiterung der Bedingungen mit prämienreduzierten EU-Absicherungen ab einem Leistungsgrad von 75% bzw. 100% Berufsunfähigkeit sowie eine „Katastrophendeckung" (nur bei Eintritt kompletter Erwerbsunfähigkeit) werden zwischenzeitlich als sogenannte *„Dread-disease-Versicherung"* angeboten. Weitere „Produktvarianten" der Lebensversicherer nach den Anforderungen des Marktes sind zu erwarten.

Im Leistungsfall handelt es sich um eine anspruchsvolle Beurteilung, die überwiegend im rechtlichen Bereich abgehandelt und entschieden wird. Der neurologische Gutachter wird daher nur in speziell gelagerten Einzelfällen eingeschaltet, hat dann jedoch einen sehr sensiblen Auftrag und wird im Bereich der BV/BUZ auch zukünftig eine zweigeteilte Beurteilung (qualitativ und quantitativ) vornehmen müssen.

4 Dienstfähigkeit als Beamter

Auftraggeber ist der Dienstherr des Beamten mit der Frage, wie es um die Dienstfähigkeit – gegebenenfalls auch Rehabilitationsfähigkeit – bestellt ist. Der Verweisbarkeit in einer Behörde sind nach dem Beamtenrecht enge Grenzen gesetzt, außerhalb der entsprechenden Behörde fast ausgeschlossen, sofern der Beamte nicht freiwillig zustimmt. Erfahrungsgemäß spielen in diesem Bereich (z.B. Lehrer) psychosomatische Störungen (oder Akzentuierungen) eine erhebliche Rolle, so daß besonders der nervenärztliche Gutachter mit solchen Gutachtenaufträgen rechnen muß.

Der Gutachtenauftrag sollte Auskunft über die Arbeitsplatzverhältnisse geben. Die üblicherweise mitgesandte Personalakte kann weitere Einblicke eröffnen, die durch Befragung des Betroffenen zu ergänzen sind. Einige Beamtentätigkeiten erfordern neben einem guten körperlichen und psychischen Leistungsvermögen ein hohes Maß an Disziplin und Verantwortungsbewußtsein. Dies gilt besonders für alle Waffenträger (Offiziere, Polizisten und Forstbeamte), aber auch für andere sehr verantwortliche Tätigkeiten (z.B. Piloten, Lokomotivführer, Lehrer, Ärzte, Apotheker infolge Notfall-, Nacht- und Bereitschaftsdienst).

! Die psychische Belastbarkeit steht hier im Vordergrund; ihre Beurteilung verlangt ein hohes Maß an Erfahrung.

Dienstunfähigkeit kann bereits bejaht werden, wenn nur scheinbar unbedeutende Störungen vorliegen, z.B. bei einer Teilversteifung eines Fingergelenks an der rechten (Haupt-)Hand eines Polizeibeamten, der somit zum Waffengebrauch nicht mehr in der Lage ist. Da für die Beamten keine gesetzliche Unfallversicherung besteht, sind die Folgen eines Dienstunfalls nach dem Beamtenrecht zu beurteilen. Hier gelten im wesentlichen die gleichen Kausalitätskriterien und Bewertungsmaßstäbe wie bei der gesetzlichen Unfallversicherung.

5 Gesetzliche Unfallversicherung (UV)

(s. Schönberger und Mitarbeiter 1998, Blome 1998, Mehrhoff und Muhr 1998)

Mit dem Sozialgesetzbuch VII wurde zum 1.1.1997 die bisher gültige Reichsversicherungsordnung (RVO) endgültig abgelöst, ohne daß tiefgreifende Reformen erfolgten. Das Unfallversicherungsrecht wurde behutsam fortentwickelt, gestrafft und modernisiert, dabei der Kreis der Versicherten erweitert (z.B. für Kinder in Tageseinrichtungen mit kindergartenähnlichem Charakter). Der Prävention wurde mehr Aufmerksamkeit gewidmet.

Eine für die gutachterliche Tätigkeit relevante Änderung findet sich im § 200 Abs. 2 SGB VII: „Vor Erteilung eines Gutachtenauftrages soll der Unfallversicherungsträger dem Versicherten mehrere Gutachter zur Auswahl benennen." Die Verwaltung (meist der Berufsgenossenschaften = BG) soll mindestens drei Ärzte benennen, und der Versicherte kann sich einen davon aussuchen. In besonderen Ausnahmefällen, wenn für die Fragestellung nur ein oder zwei Sachverständige im Bundesgebiet kompetent sind, kann von dieser Regel abgewichen werden.

Die Zuständigkeit der gesetzlichen Unfallversicherung ist immer gegeben, wenn der unfallbringende Vorgang im Rahmen der generell versicherten Tätigkeit (mit Hin- und Rückweg) zu einem unfreiwillig erlittenen, zeitlich begrenzten körperlich schädigenden Ereignis führte **(haftungbegründende Kausalität)** und dieser Unfall – zumindest im Sinne der rechtlich wesentlichen Bedingung – den Körperschaden bewirkte oder eine Verschlimmerung einer vorbestehenden krankhaften Veränderung zur Folge hatte **(haftungsausfüllende Kausalität).**

Resultierte der Unfall aus inneren Ursachen, z.B. durch ein Kreislaufversagen am Arbeitsplatz, so ist in der Regel eine Anerkennung nicht möglich. Hat jedoch die versicherte Tätigkeit, z.B. die Benutzung einer Leiter mit Sturz, die Art und Schwere der Verletzung wesentlich mitbestimmt, ist also die dabei genutzte Betriebseinrichtung maßgeblich für die Verletzungsfolgen, wird dies als Berufsunfall anerkannt.

Alkoholeinfluß kann die haftungsbegründende Kausalität unterbrechen, wenn nachzuweisen ist, daß der Versicherte infolge zu hoher Blutalkoholkonzentration keine sachgerechte, dem Betrieb noch dienliche Verrichtung ausüben konnte. Ausnahmen davon sind in engen Grenzen unter bestimmten Voraussetzungen möglich (s. Schönberger et al. 1998).

Die Prüfung der *haftungsbegründenden Kausalität* obliegt der berufsgenossenschaftlichen Verwaltung. Verbleiben Zweifel an der *haftungsausfüllenden Kausalität,* ob also das Ereignis tatsächlich die Gesundheitsstörung wesentlich mitverursacht hat, wird in der Regel eine Zusammenhangsbegutachtung erforderlich. Ärztlicherseits gilt es dabei zu prüfen, ob das angeschuldigte Ereignis die rechtlich wesentliche Bedingung für den Eintritt der Gesundheitsstörung darstellt. Zunächst ist zu bedenken, ob sie nicht weggedacht werden kann, ohne daß die eingetretene Wirkung in etwa dem gleichen Zeitraum gedanklich entfallen müßte. Ist dies der Fall, so folgt die Prüfung, ob diese Bedingung am Erfolg auch wesentlich mitgewirkt hat. Auch wenn mehrere Teilursachen am „Erfolg" beteiligt waren, reicht die mit der versicherten Tätigkeit und dem Ereignis verknüpfte wesentliche Teilursache im Sinne der rechtlich wesentlichen Bedingung für die Anerkennung der gesamten Gesundheitsstörung als Unfallfolge aus (s.a. Rauschelbach und Jochheim 1997).

Nach Abschluß eines eventuellen Heilverfahrens wird seitens der berufsgenossenschaftlichen Verwaltung ein Rentenverfahren eingeleitet. Nach § 56 Abs. 1 SGB VII besteht ein Rentenanspruch jedoch nur dann, wenn über die 26. Woche nach dem Versicherungsfall hinaus eine verminderte Erwerbsfähigkeit infolge des Versicherungsfalles von wenigstens 20% besteht. Bei mehreren Versicherungsfällen muß die Summe mindestens 20% ergeben, im konkreten Versicherungsfall mindestens 10% betragen.

Nach § 56 Abs. 2 SGB VII richtet sich die Minderung der Erwerbsfähigkeit (MdE) nach dem Umfang der sich aus der Beeinträchtigung des körperlichen (und psychischen) Leistungsvermögens ergebenden verminderten Arbeitsmöglichkeiten auf dem gesamten Gebiet des Erwerbslebens. In der Praxis hat es sich bewährt, auf historisch gewachsene, allgemein in dem jeweiligen Fachgebiet und von der Rechtsprechung akzeptierte tabellarische Bewertungsmaßstäbe zurückzugreifen. Starr fixierte, also verbindliche Prozentsätze gibt es nicht. Wird von diesen Vorgaben abgewichen, muß dies im Einzelfall plausibel und nachvollziehbar begründet werden.

Sind Folgen einer Mehrfachverletzung durch Begutachtungen auf mehreren Fachgebieten festzustellen, obliegt es dem von der BG genannten Hauptgutachter, einen Vorschlag auf *Gesamt-MdE* zu erarbeiten. Die Einzelbewertungen dürfen dabei nicht einfach additiv zusammengeführt werden. Maßgeblich für die Bildung der Gesamt-MdE sind die einzelnen Funktionsstörungen in ihrer Gesamtheit unter Berücksichtigung ihrer wechselseitigen Beziehungen. Sinnvollerweise geht man dabei von der Funktionsstörung mit der höchsten Einzel-MdE aus, um dann zu prüfen, ob die weiteren Funktionsstörungen das Ausmaß der Behinderung vergrößern (s. Schröter 1997).

Spätestens nach Ende des 3. Jahres nach dem Unfall ist der Versicherungsträger gehalten, die Rente auf unbestimmte Zeit (früher Dauerrente) in einem Bescheid festzustellen. Bedarf es hierzu einer neuerlichen Begutachtung, erfolgt eine freie Neueinschätzung der MdE unabhängig von vorausgegangenen Bewertungen. Nur innerhalb des vorläufigen Rentenzeitraumes und nach Feststellung der Rente auf unbestimmte Zeit ist eine Änderung der MdE an den Nachweis einer *wesentlichen Änderung der Unfallfolgen* (Verschlimmerung oder Besserung) gebunden.

Der Sachverständige darf keine Auskünfte über die von ihm geschätzte MdE erteilen, da er nur einen Vorschlag vorlegt. Nur der Rentenausschuß des Versicherungsträgers ist berechtigt, nach Auswertung des Gutachtens und eventuell Anhörung des Beratungsarztes über die Höhe der MdE zu entscheiden. Gegen den Bescheid kann Widerspruch erhoben, im Falle der Erfolglosigkeit vor dem Sozialgericht geklagt werden.

6 Berufskrankheiten

(s. Blome 1998, Schönberger et al. 1998)

Zuständig sind auch hier die gesetzlichen Unfallversicherungsträger. Die Bundesregierung ist nach § 9 (I) SGB VII ermächtigt, in der Rechtsverordnung Krankheiten als **Berufskrankheiten** zu bezeichnen, die nach den Erkenntnissen der medizinischen Wissenschaft durch besondere Einwirkungen verursacht sind, denen bestimmte Personengruppen in ihrer versicherten Tätigkeit in erheblich höherem Grade als die übrige Bevölkerung ausgesetzt sind. Die **Berufskrankheiten-Verordnung (BKV)** enthält zahlreiche Erkrankungen, zu deren Feststellung und Beurteilung der Neurologe als Sachverständiger hinzugezogen werden muß (Tab. 3-2).

Tabelle 3-2 Beispiele für Berufskrankheiten

Krankheitsgruppe	BK-Listennummer
Erkrankungen durch Blei oder seine Verbindungen	1101
Erkrankungen durch Quecksilber	1102
Erkrankungen durch Thallium	1106
Erkrankungen durch Arsen	1108
Erkrankungen durch Benzol und seine Homologe (auch Styrol)	1303
Drucklähmungen der Nerven	2106
Erkrankungen durch ionisierende Strahlen	2402
Infektionskrankheiten (bei besonderer beruflicher Exposition)*	3101*
Von Tieren übertragene Krankheiten (Zoonosen)	3102*
Tropenkrankheiten	3104*

* Erwähnt seien hier u.a. manche Tropeninfektionskrankheiten, gelegentlich eine Leptospirose, die Borreliose und die FSME bei Gärtnerei- und Waldarbeitern, die übertragbare Hepatitis und die HIV-Infektion.

Grundsätzlich ist die **berufliche Exposition** seitens des Versicherungsträgers aufzuklären. Im Regelfall wird der Sachverständige erst hinzugezogen, wenn daran keine vernünftigen Zweifel bestehen. Die Aufgabe des Sachverständigen besteht dann in der Sicherung der Diagnose, der Kausalitätsbeziehung zwischen Exposition und Erkrankung und dem Ausschluß alternativer Ursachen, die einer Anerkennungsempfehlung entgegenstehen. Aus der bestätigten Erkrankung darf also nicht automatisch auf eine berufliche Verursachung geschlossen werden. Sonst könnte eine inkongruente, rechtlich nicht tragfähige Kausalitätsbeziehung angenommen werden.

Erst bei Anerkennung des Zusammenhangs sind die Folgen zu definieren und eine MdE nach der sich ergebenden verminderten Arbeitsmöglichkeit für das gesamte Gebiet des Erwerbslebens (§ 56 Abs. 2 SGB VII) vorzuschlagen.

7 Private Unfallversicherung (PUV)

(s. Konen und Lehmann 1990, Reichenbach 1998, Lehmann 1996)

Die Wurzeln der privaten Unfallversicherung reichen zurück bis in das 16. Jahrhundert. Nach dem Seerecht von Visby aus dem Jahr 1541 konnten Schiffseigentümer für ihre Kapitäne Seereise-Unfallversicherungen abschließen (Manes 1932). Die auch heute noch genutzte Gliedertaxe geht wohl auf eine Rücklagenregelung der Piraten aus dem Jahr 1597 zurück (Oppens 1981). Jeder Gliedmaßenverlust wurde damals genau bewertet, etwa mit 600 Piaster oder 6 Sklaven für die Einbuße des rechten, 500 Piaster (5 Sklaven) für die des linken Arms.

Mit Aufkommen der Eisenbahnen wurde im Deutschen Bund 1853 die erste „Spezialversicherung für Eisenbahnunfälle" gegründet. Seit Einführung der sozialen Unfallversicherung (1885) entwickelte sich eine völlig eigenständige, private Unfallversicherung in der heutigen Form mit zwischenzeitlich zusätzlichen Varianten, z.B. der Kraftfahr- und Luftfahrt-Unfallversicherung.

In der privaten Unfallversicherung können verschiedene Leistungsarten (Invaliditätsversicherung, Übergangsleistung, Tagegeld, Krankenhaustagegeld, Genesungsgeld, Todesfalleistung u.a.) vertraglich vereinbart werden. Nicht versicherbar sind Heilkosten, die allenfalls über besondere Bedingungen vereinbart werden können, jedoch nicht in den allgemeinen Vertragsbedingungen (AUB 99) enthalten sind. Der Schwerpunkt der Leistungen liegt – anders als bei der gesetzlichen Unfallversicherung – bei der PUV in der Invaliditätsleistung, die bei dauerhaften Unfallfolgen frühestens nach Ablauf des 1., spätestens des 3. Jahres nach dem Unfall zu leisten ist.

Die Höhe der **Invaliditätsleistung** richtet sich nach dem Grad der Invalidität (Ziff. 2.1. AUB 99) und der vertraglich vereinbarten Versicherungssumme. Um ein hohes Maß an Gleichbehandlung der Versicherten zu erzielen, bedient sich die PUV beim größten Teil der zu bearbeitenden Invaliditätsfälle der sogenannten **Gliedertaxe.** Sie sieht vor, daß bei Verlust, Teilverlust, Funktionsunfähigkeit oder -beeinträchtigung der Glieder und der aufgeführten Sinnesorgane der Invaliditätsgrad nach den in ihr festgelegten Sätzen erfolgt, bei Verlust eines Armes in Schulterhöhe z.B. 70 % der Versicherungssumme, bei Verlust eines Auges 50 %. Bei Teilverlust oder Funktionsbeeinträchtigung einer dieser Körperteile wird der entsprechende Teil des Prozentsatzes (z.B. $^1/_3$ Armwert) gutachterlich bestimmt und seitens der Versicherung in die zur Regulierung anstehende Leistung umgerechnet.

Im neurologischen Bereich kommt die Gliedertaxe grundsätzlich bei den peripheren Nervenschäden zum Zuge, auch dann, wenn die Störung selbst topographisch nicht im Bereich der Gliedmaße liegt, jedoch deren Ausfälle als funktionsmindernde Auswirkungen an Gliedmaßen festzustellen sind. So wird bei einer hirnorganischen oder rückenmarkbedingten Lähmung eines Arms eine Bewertung nach der Gliedertaxe notwendig, bei vollem Funktionsausfall etwa „$^1/_1$ Armwert" (s.a. Anhang).

Werden durch den Unfall Körperteile oder Sinnesorgane betroffen, deren Verlust oder Funktionsminderung nicht nach der Gliedertaxe geregelt wird, ist für die Beurteilung der Invaliditätsleistung maßgebend, inwieweit die normale körperliche oder geistige Leistungsfähigkeit unter ausschließlich medizinischen Gesichtspunkten beeinträchtigt ist (2.1.2.2.2. AUB 99; s. Hacks et al. 1993, Hausotter 1995). Berufliche Aspekte spielen seit der AUB 88 keine Rolle, wie etwa noch in der alten AUB 61.

Im neurologischen Bereich fallen unter diese Bestimmung sämtliche hirnorganischen Unfallfolgen, die nicht nach der Gliedertaxe beurteilbar sind, üblicherweise also die hirnorganischen Psychosyndrome. Beim Querschnittsgelähmten sind nach dieser Vertragsbestimmung die Störungen des Urogenitalapparates, dementsprechend auch Potenzstörungen zu beurteilen, nicht aber Lähmungserscheinungen der Gliedmaßen.

Sind durch den Unfall mehrere körperliche oder geistige Funktionen beeinträchtigt, so werden die jeweiligen Invaliditätsgrade addiert, dabei aber nicht mehr als 100 % der Regulierung zugrunde gelegt.

Ähnlich wie im Bereich der gesetzlichen Unfallversicherung (UV) stellen sich auch bei der PUV häufig Fragen nach dem kausalen Zusammenhang. Es gilt also zu klären, ob eine Bedingung (Ursache) und der für die Leistungsart der PUV notwendige behauptete „Erfolg" (Verletzungs- und Unfallfolge mit deren Auswirkungen) in Kausalzusammenhang stehen. Streng genommen ist der Versicherte beweispflichtig, was ihm jedoch in der Regel – im Auftrag und zu Lasten des Versicherers – durch die Einschaltung eines ärztlichen Sachverständigen abgenommen wird. Dabei ist stets eine zweistufige Beurteilung notwendig, zum einen, ob das Unfallereignis und die primäre Gesundheitsschädigung in *Kausalzusammenhang* stehen, zum anderen, ob die gesicherte primär unfallbedingte Gesundheitsschädigung für die Unfallfolgen kausal wurde, unter denen versicherungsrechtlich nicht die verbliebene Funktionsstörung, sondern die daraus resultierende Versicherungsleistung (z.B. Invalidität) verstanden wird.

Der Sachverständige ist gehalten, einerseits gesicherte medizinische Erkenntnisse anzuwenden, andererseits auch die für die PUV gültigen Rechts- und Kausalitätsnormen (maßgeblich ist das BGB) zu beachten, also die im Zivilrecht entwickelte **Adäquanztheorie** zu nutzen. Adäquat kausal ist eine Bedingung für den Erfolg, wenn sie auch bei objektiver nachträglicher Prognose im allgemeinen – und nicht nur unter besonders eigenartigen, unwahrscheinlichen und nach dem gewöhnlichen Verlauf der Dinge außer Betracht zu lassenden Umständen – geeignet war, den Gesundheitsschaden herbeizuführen. Entsprechend muß der Gutachter begründen, daß das Unfallereignis generell und nicht nur nach den besonderen Bedingungen des Einzelfalles geeignet war, den in Frage stehenden krankhaften Zustand herbeizuführen.

Die im Strafrecht anzuwendende *Äquivalenztheorie* sowie die für die UV maßgebliche Frage nach der rechtlich wesentlichen Bedingung (Teilursache) sind in der Kausalitätsbeurteilung der PUV nicht maßgebend.

Im neurologischen Bereich können sich aus diesen unterschiedlichen Rechtsnormen völlig gegensätzliche Beurteilungen einerseits für die PUV, andererseits für die UV und/oder die Haftpflichtversicherung ergeben. Besonders bei schwierigen Zusammenhangsfragen (lange Kausalitätskette) ist es daher ratsam, daß der Gutachter zunächst die Frage des sogenannten natürlichen Unfallzusammenhangs klärt, d.h. dahingehend fragt, ob das Unfallereignis „Conditio sine qua non" war oder hinweggedacht werden kann, ohne daß die eingetretene Gesundheitsschädigung entfällt. Ist letzteres der Fall, fehlt es also schon am natürlichen Kausalitätszusammenhang, stellt sich die Frage der Adäquanz nicht mehr. Ist aber eine Conditio sine qua non im ersten Schritt der Kausalitätsprüfung anzuerkennen, so ist im zweiten Schritt die Frage zu beantworten, ob das Unfallereignis auch adäquat war für die eingetretenen Folgen, da erst dies zur Leistung des Versicherers führt.

War das Unfallereignis zwar adäquat kausal, aber nur eine von mehreren Ursachen der Gesundheitsschädigung und deren Folgen, kann sich eine Einschränkung der Leistungspflicht in der PUV ergeben. Es ist deshalb im zweiten Schritt der Kausalitätsprüfung stets die Frage zu beantworten, in welchem (prozentualen) Ausmaß Krankheiten oder Gebrechen an der Herbeiführung der Folgen mitgewirkt haben Ziff. 3 AUB 99). Eine unfallfremde Mitwirkung von weniger als 25 % hat keine Kürzungen der Leistungen zur Folge.

Eine solche unfallfremde Mitwirkung kann beispielsweise an einer aneurysmatischen Hirnblutung beteiligt sein, aber auch im weiteren Heilverlauf etwa durch nachteilige Auswirkungen eines langjährig bestehenden Diabetes mellitus. Hier kommt es am häufigsten zu gutachtlichen Fehlbeurteilungen (s. Reichenbach 1998). Über die eigentliche Unfalleinwirkung hinaus gewährt die PUV auch für Grenzfälle – durch eine erhöhte Kraftanstrengung herbeigeführte Verrenkungen, Zerreißungen und Zerrungen von Muskeln, Sehnen und Bändern – Versicherungsschutz (Ziff. 1.4. AUB 99).

! Eine durch Kraftanstrengung bedingte Nervenzerrung fällt aber **nicht** unter Versicherungsschutz. Schäden an Bandscheiben sowie Blutungen aus inneren Organen, auch Gehirnblutungen, stehen nur dann unter Versicherungsschutz, wenn ein Unfallereignis im Sinne der vertraglichen Definition die überwiegende Ursache ist (Ziff. 5.2.1. AUB 99). Eine unfallfremde Mitwirkung (Ziff. 3 AUB 99) von 60 % und mehr – wie bei Bandscheibenschäden fast regelhaft zu unterstellen – begründet somit den Versicherungsausschluß (s.a. Kapitel 30).

Neurologischerseits ist von Bedeutung, daß auch für Unfälle durch Geistes- oder Bewußtseinsstörungen, auch soweit diese auf Trunkenheit beruhen, sowie durch Schlaganfall, Epilepsie oder „durch Krampfanfälle, die den ganzen Körper des Versicherten ergreifen", kein Versicherungsschutz besteht, es sei denn, daß die Störungen erst nach dem Unfall durch dessen Folgen verursacht wurden (Ziff. 6.1.1. AUB 99). Eine weitere Ausschlußklausel besagt, daß „krankhafte Störungen infolge psychischer Reaktionen, gleichgültig, wodurch diese verursacht sind" (Ziff. 5.2.6. AUB 99), nicht unter Versicherungsschutz fallen, z.B. bei Fehlverarbeitung eines Unfalls, wie häufig nach dem sogenannten „Schleudertrauma der Halswirbelsäule" oder der früher so häufig geltend gemachten „Hirnerschütterung".

! So steht der Sachverständige in Einzelfällen vor der schwierigen Entscheidung, ob psychische Störungen aus einer organischen Hirnschädigung oder einer nichtorganisch bedingten psychischen Reaktion herrühren.

Die organisch bedingten Störungen werden nicht von der Ausschlußklausel berührt (Lehmann 1996). Weitere Versicherungsausschlüsse beziehen sich auf Gesundheitsschäden durch Kernenergie, Heilmaßnahmen und Eingriffe sowie Vergiftungen infolge Einnahme fester oder flüssiger Stoffe durch den Schlund. Für Infektionen besteht Versicherungsschutz dann, wenn die Krankheit durch eine Unfallverletzung relevanter Art in den Körper gelangt ist. Nicht als Unfallverletzungen gelten Haut- und Schleimhautverletzungen geringfügiger Natur sowie Verletzungen im Rahmen von Heilmaßnahmen, die die Infektion bewirkten.

Bei der Beurteilung der auf Dauer verbliebenen unfallbedingten Invalidität ist schließlich die Frage zu beantworten, ob durch den Unfall eine (körperliche oder geistige) Funktion betroffen wurde, die schon vorher dauernd beeinträchtigt war. Ist dies der Fall, wird ein Abzug in Höhe der „Vorinvalidität" vorgenommen, die in gleicher Weise zu bemessen ist wie die unfallbedingte Invalidität (Ziff. 2.1.2.2.3. AUB 99).

Das Gutachten muß plausibel und vom fachkundigen Leser nachvollziehbar sein. Es genügt, wenn die Folgerungen mit überwiegender Wahrscheinlichkeit gezogen werden (Lehmann 1996, Plagemann und Hontschik 1996).

8 Sozialgerichtsbarkeit

(s.a. u.a. Plagemann und Hontschik 1996)

Entscheidungen sämtlicher Sozialversicherungsträger (Krankenversicherung, Pflegeversicherung, Rentenversicherung der Arbeiter und Angestellten) wie auch des Versorgungsamtes und der gesetzlichen Unfallversicherung können auf Antrag (Klage) des Versicherten kostenfrei sozialgerichtlich überprüft werden. Eine Rechtsvertretung (Rechtsanwalt, Rechtssekretär der Gewerkschaft, VdK u.a.) ist in der ersten Instanz – dem Sozialgericht (SG) – nicht zwingend erforderlich. Die Berufungsinstanz (Landessozialgericht, LSG) kann offenkundig unbegründete Berufungen nicht zur Entscheidung annehmen. Die dritte Instanz (Bundessozialgericht, BSG) wird nur dann tätig, wenn grundsätzliche Fragen des Sozialversicherungsrechtes oder Verfahrensfehler zur Diskussion stehen.

Das BSG ist keine Tatsacheninstanz. Eine Ausnahme besteht für einen besonders geschützten Personenkreis (z.B. Mitglieder des Bundesnachrichtendienstes), für die das BSG die erste, zugleich aber die letzte Instanz der Sozialgerichtsbarkeit darstellt. In besonders gelagerten Fällen kann das BSG im Rahmen einer Sprungrevision direkt nach der ersten Instanz tätig werden. Ärztliche Gutachten für das BSG sind sehr selten. Gutachten für die SGs und LSGs müssen grundsätzlich die gleichen Fragen prüfen, wie sie im jeweiligen Sozialversicherungsbereich gestellt werden.

Auf Grund der längeren Laufzeiten eines Renten-, Widerspruchs- und nachfolgenden Sozialgerichtsverfahrens werden seitens der SG und LSG nicht selten rückwirkende Beurteilungen, im Extremfall über Jahrzehnte hin, abverlangt. Insofern kann auch noch ältere medizinische Literatur bedeutsam sein.

! Solche Gutachten erfordern eine besonders gründliche Auswertung und Heranziehung eines dann meist umfangreichen Aktenmaterials mit Auswertung bereits vorausgegangener Begutachtungen, nicht selten mit widersprechenden Beurteilungen.

Es obliegt dem SG-Gerichtssachverständigen, dazu Stellung zu nehmen, die Ursachen eventuell fehlerhafter Beurteilungen aufzuzeigen und dem Richter wie den Prozeßbeteiligten an Hand gesicherter wissenschaftlicher Erkenntnisse (vorherrschender Lehrmeinungen) die Plausibilität der eigenen Beurteilung in verständlicher Weise – möglichst unter Vermeidung von Fremdworten – darzulegen.

Der im Beweisbeschluß genannte Sachverständige ist verpflichtet, das Gutachten selbst zu erstatten. Soweit er sich, in Kliniken meist unvermeidbar, der Mithilfe eines Mitarbeiters bedient hat, muß er diesen namhaft machen. In der Beurteilung muß er letztendlich auf Grund eigener Meinungsbildung entscheiden, was aus dem Gutachten klar hervorgehen und dem SG (LSG) mitgeteilt werden muß (§ 407 a ZPO). Besondere Vorsicht ist geboten, wenn ein nachgeordneter Arzt das Gutachten fast allein erstellt hat und der benannte Gutachter nur unterzeichnet.

! Für einen eventuellen Fehler des Mitarbeiters haftet der mit dem Gutachten beauftragte Arzt.

In vielen großen Kliniken hat es sich bewährt, daß sich ein Oberarzt verantwortlich den Begutachtungsfragen widmet und somit ein hohes Niveau gesichert ist. Der benannte Gutachter muß nach Eingang des Auftrags prüfen, ob die gutachtliche Problemstellung gemäß § 407 ZPO in sein Fachgebiet fällt; er sollte möglichst den Eingang des Gutachtenauftrags bestätigen. Benötigt er aufwendige Zusatzuntersuchungen, muß er das Einverständnis des SG (LSG) einholen. Mit dem neu eingeführten § 404 a ZPO wird geregelt, daß das Gericht die Tätigkeit des Sachverständigen anleiten und ihm für Art und Umfang der Tätigkeit Weisungen erteilen kann. Bei einem streitigen Sachverhalt kann das Gericht entscheiden, welche Tatsachen der Sachverständige seinen Überlegungen zugrunde legen soll. Falls der Sachverhalt nicht voll geklärt ist, sind alternative Beurteilungen zu erarbeiten.

! Es obliegt grundsätzlich dem Gericht, zu bestimmen, in welchem Umfang der Sachverständige zur Aufklärung der Beweislage befugt ist und inwieweit er mit den Parteien in Verbindung treten darf.

Verweigert der Sachverständige ohne ausreichenden Grund die Erstattung des Gutachtens, kann er zum Ersatz der Kosten und zu einer Ordnungsstrafe verurteilt werden (§ 409 Abs. 1 ZPO). Für die Einreichung des schriftlichen Gutachtens kann das SG (LSG) eine Frist bestimmen. Bei Fristversäumnis kann der Sachverständige nach vorheriger Mahnung mit Strafandrohung unter Setzung einer Nachfrist entsprechend verurteilt werden.

Eine Vereidigung des Gutachters ist im Sozialrecht nicht üblich. Vor Gericht kann sie aber ausnahmsweise auch für ein schriftlich erstelltes Gutachten erfolgen. Er hat sein Gutachten unparteiisch und nach bestem Wissen und Gewissen zu erstatten (§ 410 ZPO).

9 Haftpflichtversicherung

Eine Haftpflichtversicherung (hier abgekürzt HpfV) entspricht der Verpflichtung, den einem anderen zugefügten Schaden wiedergutzumachen. Der § 823 BGB regelt die Haftung wegen *unerlaubter* Handlung: „Wer vorsätzlich oder fahrlässig das Leben, den Körper, die Gesundheit, die Freiheit, das Eigentum oder ein sonstiges Recht eines anderen widerrechtlich verletzt, ist dem anderen zum Ersatz des entstandenen Schadens verpflichtet."

Haftpflichtansprüche können auch aus einer Vertragsverletzung gemäß § 611 BGB hergeleitet werden. Gegen Haftpflichtansprüche ist eine Versicherung möglich, in manchen Bereichen, z.B. für Kraftfahrzeughalter, gesetzlich vorgeschrieben. Dies ist vor dem Hintergrund verständlich, daß sich die meisten Haftpflichtansprüche aus Verkehrsunfällen ergeben.

Im Haftpflichtbereich gilt die Kausalitätsnorm der *Adäquanztheorie,* wie auch im Bereich der privaten Unfallversicherung (PUV). Sie wählt unter den Einzelbedingungen diejenigen aus, die „im allgemeinen und nicht nur unter besonders eigenartigen, ganz unwahrscheinlichen und den regelmäßigen Verlauf der Dinge außer Betracht zu lassenden Umständen zur Herbeiführung des eingetretenen Erfolges geeignet" waren (RG 13-12-1993, BGH 23.10.1951).

Nach den Ausführungen des BGH handelt es sich bei der Prüfung auf Adäquanz nicht eigentlich um eine Frage der Kausalität, sondern um die Ermittlung der Grenze, bis zu der dem Setzer einer Bedingung eine Haftung für ihre Folgen billigerweise zugemutet werden kann. Diese Kausalitätsnorm soll verhindern, daß jemand für Folgen haften muß, die er zwar im philosophisch-naturwissenschaftlichen Sinn durch seine Handlung verursacht hat, die er aber in keiner Weise hat voraussehen können und für die er deshalb billigerweise nicht haftbar gemacht werden kann. Von der gutachterlichen Beweisführung wird keine absolute Gewißheit für die Richtigkeit der Beurteilung verlangt, wohl aber die mit *„an Sicherheit grenzender Wahrscheinlichkeit".*

! Im ärztlichen Gutachten muß sorgsam und pathophysiologisch nachvollziehbar begründet werden, worauf sich dieser hohe Grad an Wahrscheinlichkeit stützt.

Im Haftpflichtrecht wird der Schaden konkret ermittelt. Sämtliche materiellen Schäden (u.a. Verdienstausfall, Behandlungskosten) werden nach der tatsächlich entstandenen Höhe entschädigt. Somit wird auch beim eingetretenen Körperschaden die konkrete erwerbsmindernde Auswirkung abzuschätzen sein. Der Arzt muß bei Haftpflichtansprüchen einerseits die verbliebenen Gesundheitsschäden des Betroffenen aufzeigen, andererseits die nachteiligen Auswirkungen bei der alltäglichen Tätigkeit darlegen. Hierbei können sich sehr schwierige gutachtliche Fragestellungen ergeben. Die Erfahrung aus den zahlreichen Einzelfällen lehrt jedoch, daß nach leichteren Verletzungen trotz verbliebener funktioneller Störungen in der Regel keine meßbare Erwerbseinbußen zu verzeichnen sind; dies auch dann nicht, wenn Rentenleistungen der gesetzlichen Versicherungsträger gewährt werden.

Darüber hinaus hat der Betroffene Anspruch auf **Schmerzensgeld,** dies allerdings nur bei einem Haftungstatbestand aus unerlaubter Handlung, nicht bei Haftung aus Vertrag oder bei ausschließlicher Gefährdungshaftung. Dieser immaterielle Schadensersatzanspruch orientiert sich unter anderem am Ausmaß der Lebensbeeinträchtigung durch Schmerzen oder z.B. das Tragen einer Trachealkanüle, aber auch durch bleibende Entstellungen, Riech-, Seh- und Hörstörungen. Diese sind vom Sachverständigen, auch in der zeitlichen Entwicklung, genau zu beschreiben. Bei der Festsetzung dieser billigen Entschädigung sind grundsätzlich alle in Betracht kommenden Umstände des Falles zu berücksichtigen, darunter auch der Grad des Verschuldens des Versicherten und die wirtschaftlichen Verhältnisse beider Seiten. Für die Bemessung des Schmerzensgeldes existieren keine festen Richtlinien, vorliegende Tabellenwerke (s. Hacks et al. 1993) unterliegen einer ständigen Korrektur durch neue Gerichtsentscheidungen und bieten nur eine Orientierung.

10 Ordentliche Gerichte

(s.a. Langelüdecke und Bresser 1976, Venzlaff und Foerster 1999)

Entscheidungen außerhalb des Bereiches der Sozialversicherungen (PUV, HpfV) unterliegen der ordentlichen Gerichtsbarkeit. Die Tätigkeit des Arztes als Gutachter vor Gericht ist durch die Bestimmungen über Zeugen und Sachverständige im Prozeßrecht (§ 402 ZPO, § 72 StPO) festgelegt. Die Bestellung zum Sachverständigen kann mit Gründen abgelehnt werden, die auch einen Zeugen zur Verweigerung der Aussage berechtigen und die im Gesetz aufgezählt sind: Verwandtschaft mit dem zu Begutachtenden, vermögensrechtliche Nachteile und das Berufsgeheimnis. Die in der Zivilprozeßordnung (ZPO) vorgesehenen Regelungen für die Sachverständigentätigkeit haben nach § 118 SGG auch Gültigkeit im Sozialgerichtsverfahren und wurden dort bereits abgehandelt. Die ZPO sieht zudem vor, daß das Gericht den Sachverständigen zur Erläuterung seines schriftlichen Gutachtens vorladen kann, gegebenenfalls auch zur Erstellung eines ausschließlich mündlichen Gutachtens.

Der Neurologe wird selten zu prüfen haben, ob im Strafprozeß die Voraussetzungen der § 20 oder 21 StGB vorliegen, also die **Einsichts- und Steuerungsfähigkeit** zum Zeitpunkt einer Straftat aufgehoben oder wesentlich eingeschränkt war. Ein derartiges Gutachten muß grundsätzlich vor Gericht dargelegt werden. Da die *Möglichkeit* des Vorliegens einer krankhaften Störung entsprechender Art bereits bedeutsam sein kann, ist die Aufgabe des Sachverständigen hierbei etwas leichter.

Wesentlich häufiger sind Gutachten über die **Geschäftsfähigkeit** (§ 104, Abs. 2 BGB) und **Testierfähigkeit** (§ 2229 Abs. 4 BGB), wenn eine krankhafte

Störung der Geistestätigkeit, Geistesschwäche oder Bewußtseinsstörung vorliegen, die die freie Willensbestimmung ausschließen und der Zustand nicht seiner Natur nach ein vorübergehender ist. Dies kann bei vielen Hirnkrankheiten der Fall sein.

! Bei solchen, oft recht schwierigen Gutachten muß ein sehr hoher Grad der Wahrscheinlichkeit einer solchen Störung nachweisbar sein, was vor allem bei der Beurteilung von Testamenten große Probleme aufwirft.

Die Befragung von Angehörigen durch das Gericht und die Heranziehung aller im Einzelfall denkbaren (vor allem auch schriftlichen) Unterlagen ist dann unvermeidlich. Ein Schriftvergleich kann hier manchmal etwas weiterhelfen, obwohl viele auch nur vorübergehende Umstände die Schrift beeinflussen können (s. Langelüdecke und Bresser 1976, Venzlaff und Foerster 1999).

Besonders häufig stellt sich die Frage nach der Geschäftsfähigkeit bei den Gutachtenaufträgen im Rahmen des **Betreuungsrechts** (BGB § 1896 vom 1.1.1992), womit die juristischen Grundlagen der früheren Entmündigung und Pflegschaft zusammengefaßt wurden. Im einzelnen sind dabei viele Dinge des täglichen Lebens für die Betroffenen zu regeln (s. von Oefele 1993), bis hin zu der Frage, ob eben eine eingeschränkte *Geschäftsfähigkeit* (§ 104 BGB, Abs. 2) vorliegt. Auftraggeber ist das örtlich zuständige Vormundschaftsgericht. Das Gutachten muß sich zur Notwendigkeit ärztlicher Behandlung auch gegen den Willen des Betroffenen, mit oder ohne Freiheitsentziehung, zur Einrichtung einer Betreuung für alle finanziellen und wirtschaftlichen Angelegenheiten (Rente, Heimvertragsabschluß u.a.), auch zum Postempfang usw. äußern. Die Diagnose sollte dann bereits möglichst nach der ICD-10 benannt sein (s.a. Anhang).

Auch Fragen aus dem Haftungsbereich des Arztes – vermeidbar *fehlerhafte ärztliche Behandlungsweisen* – werden an den Neurologen von ordentlichen Gerichten u.a. herangetragen.

! Dabei ist zu bedenken, daß der betroffene Arzt nicht den Erfolg schuldet, aber gemäß § 611 BGB eine bestmögliche ärztliche Versorgung. Aus dem eingetretenen Mißerfolg kann daher nur in sehr seltenen Fällen direkt auf eine vermeidbar fehlerhafte Handlungsweise geschlossen werden.

Nur diese aber stellt eine Vertragsverletzung dar mit daraus abzuleitendem Haftungsanspruch. Beim diagnostischen und therapeutischen Vorgehen in der Neurologie kommen solche Ansprüche recht selten vor, häufiger werden Schäden durch Maßnahmen anderer Fachgebiete, besonders des chirurgischen, geltend gemacht, die dann der Neurologe zu beurteilen hat. Dies betrifft vor allem Schäden peripherer Nerven.

11 Gutachter- und Schlichtungskommissionen der Ärztekammern

Seit rund 20 Jahren bestehen bei den Ärztekammern von Bundesland zu Bundesland in etwas abweichender Form Einrichtungen, die vorgerichtlich zu Klärungen mit dem Ziel eines außergerichtlichen Vergleichs bei vermuteten **ärztlichen Fehlhandlungen** („Kunstfehlern“) führen sollen. Zur Entlastung der Gerichte war damit auch beabsichigt, unzureichend begründete Anträge nach sorgfältiger gutachtlicher Prüfung zur Erledigung zu bringen (Grundsätze und Beispiele für Hessen bei Cyran 1992).

Das schuldhafte Handeln eines Arztes mit Schadensersatzpflicht setzt den Vorsatz oder zumindest Fahrlässigkeit voraus. Nach § 276 BGB handelt nämlich fahrlässig, wer die im Verkehr erforderliche Sorgfalt außer acht läßt. Der Arzt muß schon bei leichter Fahrlässigkeit im vollen Umfang für den verursachten Schaden eintreten. Eine nachgewiesene grobe Fahrlässigkeit hat wesentliche Auswirkungen auf die Beweislastverteilung (s. Brenner 1993, Franz und Hansen 1997).

Es gilt zu bedenken, daß jeder, auch der diagnostisch gebotene und therapeutisch notwendige Eingriff in die körperliche Unversehrtheit rechtlich eine Körperverletzung darstellt, sofern nicht eine rechtlich wirksame Einverständniserklärung des Kranken vorliegt. Ansonsten gilt, daß die Körperverletzung eine Schadensersatzpflicht aus „unerlaubter Handlung“ gemäß § 821 (I) BGB nach sich ziehen kann.

Unter diesen Aspekten wird verständlich, daß der **Aufklärung des Kranken** und Aufklärungsfehlern eine immer größere Bedeutung zukommt.

! Entscheidend für den Arzt ist, daß er und nicht der Kranke für die ordnungsgemäße Aufklärung beweispflichtig ist.

Vor allem muß aus diesem Grund und vielen anderen rechtlichen Gründen eine gute Dokumentation vorliegen.

Vielen Verfahren in der Schlichtungskammer liegen aber psychologische Fehler behandelnder Ärzte zugrunde, die in den fachlichen Bereich projiziert werden. Kranke und Ärzte können den Antrag auf Überprüfung ihrer Handlungsweise stellen, beide müssen aber mit dem Verfahren einverstanden sein.

12 Sonstige Gutachtenauftraggeber

Neurologische Gutachten werden auch von anderen, bisher nicht genannten Auftraggebern benötigt, z.B. dem Arbeitsamt, das Auskunft wünscht über das Ausmaß einer körperlichen (psychischen) Beeinträchtigung und deren Rehabilitationsmöglichkeit. In schwierigen Bereichen kommen Gutachtenaufträge auch aus privaten Wirtschaftsunternehmen, was die Freiwilligkeit des Probanden zur Mitwirkung an einer Untersuchung voraussetzt. Grundsätzlich sollten alle Auftraggeber, die an dieser Stelle nicht sämtlich benannt werden können, ihr Anliegen präzis formulieren und dabei nichts verlangen, was über die ärztliche (neurologische) Kompetenz hinausgeht. Im Zweifelsfall sollte der Gutachtenauftrag durch Rückfragen noch vor der Untersuchung geklärt werden.

Ein Gutachtenauftrag durch die betroffene Person selbst ist stets problematisch, da dem Gutachter in solchen Fällen meist nur einseitige, mehr oder weniger dem Interesse der betroffenen Person dienende Informationen, jedoch nicht die vollständige Vorgeschichte mit allen zur Verfügung stehenden Schriftstücken zur Verfügung stehen. Eine solche lückenhafte Kenntnis der Vorgeschichte führt nicht selten zu Fehlbeurteilungen, was im Extremfall sogar strafrechtliche Konsequenzen (§ 278 StGB) zur Folge haben kann. Auch die denkbare Honorarverweigerung bei der Enttäuschung des Auftraggebers sollte an dieser Stelle nicht unerwähnt bleiben. Derartige Gutachten sind sozusagen immer **Parteiengutachten,** denen oft wenig Gewicht zukommt.

13 Ausblick

Der neurologische Gutachter hat zahlreiche für Auftraggeber wie Probanden unverzichtbare Aufgaben. Teilweise sind sie rein fachlich unproblematisch. Größte Schwierigkeiten hinsichtlich der Beurteilung ergeben sich in vielen Grenzgebieten, etwa zur Psychiatrie, zur Orthopädie, zur Toxikologie und auch zur Inneren Medizin, so daß große Erfahrung, Sachkenntnis und nüchterne Objektivität notwendig sind. Nicht selten sind fachübergreifende Begutachtungen erforderlich. Auch muß der derart arbeitende Neurologe juristische Grundkenntnisse besitzen, um banale Fehler, z.B. in der Anwendung verschiedener Kausalitätstheorien, zu vermeiden.

! Die weitere Entwicklung des Gutachterwesens läßt dabei eher eine Zunahme des Schwierigkeitsgrades als das Gegenteil vermuten.

Eine ständige Weiterbildung auch des neurologischen Gutachters ist unerläßlich, damit er die medizinischen Fortschritte der Neurologie zu den sich ändernden, vor allem auch juristischen Außenbedingungen in die richtige Beziehung bringen kann. Gute Gutachten setzen auch gut durchdachte Gutachtenaufträge voraus.

Literatur

Beresford, H. R. (1975): Legal aspects of neurological practice. Davis, Philadelphia.

Blome, O. (1998): Berufskrankheiten – Merkblätter – Textausgaben – Rechtsgrundlagen. Dühringshofen, Berlin.

Brenner, G. (1993): Arzt und Recht. Gustav Fischer Verlag, Stuttgart-Jena.

Bundesministerium für Arbeit und Sozialordnung (Hrsg.; 1996): Anhaltspunkte für die ärztliche Gutachtertätigkeit im sozialen Entschädigungsrecht und nach dem Schwerbehindertengesetz. Köllen-Verlag, Bonn.

Cyran, W. (Hrsg.; 1992): Vermeidbare Behandlungsfehler des Arztes. Aus der Praxis einer Gutachtenstelle. Gustav Fischer Verlag, Stuttgart-Jena.

Erlenkämper, A. (1981): Sozialrecht für Mediziner. Thieme Verlag, Stuttgart.

Franz, K., Hansen, K.J. (1997): Aufklärungspflicht aus ärztlicher und juristischer Sicht, 2. Aufl. Marseille-Verlag, München.

Gorman, W. F. (1993): Legal neurology and malingering. W. H. Green, St. Louis.

Hacks, S., Ring, A., Böhm, P. (1993):Schmerzensgeldbeträge, 16. Aufl. ADAC, München.

Hausotter, W. (1995): Neurologische Begutachtung. Schattauer, Stuttgart.

Konen, J., Lehmann, R. (1990): AUB 88. VVW, Karlsruhe.

Langelüdecke, A., Bresser, P. A. (1976): Gerichtliche Psychiatrie, 4. Aufl. W. de Gruyter, Berlin.

Lehmann, R. (1996): Private Unfallversicherung. In: Suchenwirth, R. M. A., Ritter, G.: Qualitätssicherung bei der neurologischen Begutachtung. Gustav Fischer Verlag, Stuttgart-Jena-Lübeck-Ulm.

Manes, A. (1932): Versicherungswesen. Bd. 3: Personenversicherung. Leipzig-Berlin.

Mehrhoff, F., Muhr, G. (1998): Unfallbegutachtung, 10. Aufl. W. de Gruyter, Berlin.

Oefele, K. v. (1993): Forensisch-psychiatrische Gesichtspunkte des neuen Betreuungsrechts. Tilia-Verlag, Klingenmünster.

Oppens, E. (1981): Karibik, 2. Aufl. Prestel, München.

Plagemann, H., Hontschik, B. (1996): Medizinische Begutachtung im Sozialrecht, Deutscher Anwaltverlag, Bonn.

Rauschelbach, H. H., Jochheim, K. A., Widder, B. (2000): Das neurologische Gutachten, 4. Aufl. Thieme, Stuttgart.

Reichenbach, M. (1998): Die private Unfallversicherung. In: Mollowitz, G. G. (Hrsg.): Der Unfallmann. Springer, Berlin-Heidelberg.

Reichhardt, M. (1958): Einführung in die Unfall- und Rentenbegutachtung, 4. Aufl. Hrsg.: Störring, G. E., Schellworth, W. Gustav Fischer Verlag, Stuttgart.

Schönberger, A., Mehrtens, G., Valentin, H. (1998): Arbeitsunfall und Berufskrankheit – rechtliche und medizinische Grundlagen für Gutachter, Sozialverwaltung und Gerichte, 5. Aufl. E. Schmidt Verlag, Berlin.

Schröter, F. (1997): Koordination unter den verschiedenen Fachgebieten bei der Einschätzung der Gesamt-MdE. In: Gutachtenkolloquium 12, 77-84. Springer, Berlin.

Schulte, R. M. (1990): Rechts- und Sozialmedizin für die ärztliche Praxis. Hippokrates, Stuttgart.

Stern F. (1993): Neurologische Begutachtung. Springer, Berlin.

Suchenwirth, R. M. A. (1998): Begutachtung der Neuroborreliose. Ärzt. Sachv. 94: 197-200.

Suchenwirth, R. M. A., Wolf, G. (Hrsg.; 1987): Neurologische Begutachtung, 2. Aufl. Gustav Fischer Verlag, Stuttgart.

Suchenwirth, R. M. A., Ritter, G. Widder, B. (Hrsg.; 1997): Neurologische Begutachtung bei inadaequaten Befunden. Gustav Fischer Verlag, Stuttgart-Jena-Lübeck-Ulm.

Venzlaff, U., Foerster, K. (Hrsg.; 1999): Psychiatrische Begutachtung, 3. Aufl. Urban & Fischer Verlag, München-Jena.

Verband deutscher Rentenversicherungsträger (Hrsg.; 1995): Sozialmedizinische Begutachtung in der Gesetzlichen Rentenversicherung, 5. Aufl. Gustav Fischer Verlag, Stuttgart-Jena.

4
Neurologische Begutachtung in Österreich

Gerhart Harrer

Inhalt

* Die Schreibweise „Schmerzengeld" ist die in österreichischen Gesetzen und in der juristischen Literatur Österreichs übliche Form.

1 Begutachtung im Rahmen der gesetzlichen Sozialversicherung (ASVG)

Die österreichische Sozialversicherung umfaßt die Träger der

- Krankenversicherung,
- Unfallversicherung und
- Pensionsversicherung.

Das 1955 in Kraft getretene und inzwischen durch zahlreiche Novellen abgeänderte und ergänzte Allgemeine Sozialversicherungsgesetz (ASVG) stellt die wichtigste Grundlage für die ärztliche Begutachtung in Sozialrechtssachen dar. Es stimmt in weiten Teilen mit dem Bauernsozialversicherungsgesetz (BSVG) und dem Gewerblichen Sozialversicherungsgesetz (GSVG) überein.

1.1 Krankenversicherung

§ 116 (1):
„Die Krankenversichtung trifft Vorsorge
1. für die *Früherkennung* von *Krankheiten* und die *Erhaltung* der Volksgesundheit;
2. für die Versicherungsfälle der *Krankheit*, der *Arbeitsunfähigkeit* infolge *Krankheit* und der *Mutterschaft;*
3. für *Zahnbehandlung* und *Zahnersatz* sowie für Hilfe bei *körperlichen Gebrechen;*
4. für medizinische Maßnahmen der *Rehabilitation;*
5. für die Gesundheitsförderung."

Nach § 119 ASVG werden die Leistungen der Krankenversicherung auch bei Folgen nach einem Arbeitsunfall oder bei Berufserkrankung gewährt.

Die Krankenversicherungsträger gewähren nach § 154a ASVG *medizinische* Maßnahmen der Rehabilitation (Unterbringung in entsprechenden Krankenanstalten, Gewährung von Körperersatzstücken und orthopädischen Behelfen, Gewährung ärztlicher Hilfe, Versorgung mit Heilmitteln und Heilbehelfen).

Nach § 120 (1) ASVG gilt der Versicherungsfall als eingetreten:

- bei **Krankheit** (regelwidriger Körper- und Geisteszustand, der die Krankenbehandlung notwendig macht),
- bei **Arbeitsunfähigkeit** infolge Krankheit,
- bei **Mutterschaft** (ab Beginn der 8. Woche vor der voraussichtlichen Entbindung),
- bei **Organtransplantation** (für den Organspender).

Definitionen

Der Begriff Krankheit im Rechtssinne muß sich nicht schlechthin mit dem medizinischen Begriff decken. Krankheit im Rechtssinne ist ein regelwidriger Körper- oder Geisteszustand, der in der Notwendigkeit einer Krankenbehandlung oder in der Arbeitsunfähigkeit wahrnehmbar zutage tritt.

Arbeitsunfähigkeit in der Krankenversicherung gemäß § 117 Z.3 ASVG und § 120 Abs. 1 Z.2 ASVG liegt dann vor, wenn der Versicherte nicht oder doch nur mit Gefahr, seinen Zustand zu verschlimmern, fähig ist, seiner vor Eintritt des Versicherungsfalles (= Beginn der Krankheit) ausgeübten Erwerbstätigkeit nachzugehen.

1.2 Unfallversicherung

Definitionen

Ein Unfall im Sinne der Rechtsprechung ist ein körperlich schädigendes, zeitlich begrenztes Ereignis. Der früher enger gefaßte Begriff wurde in der gesetzlichen Unfallversicherung im Laufe der Zeit, sicher auch aus sozialen Erwägungen, durch die Judikatur aufgeweicht [24].

Hierzu einige Beispiel aus der Judikatur:
„Wiederholte körperliche Schädigungen, dazu zählen auch solche, die infolge einer psychischen, durch Arbeitsüberlastung geschaffenen Streßsituation eintreten oder hervorgerufen werden, die sich aber nicht im Rahmen einer geschlossenen Arbeitsschicht sichtbar oder meßbar gesundheitsschädigend auswirken, sind auch in ihrem Zusammenwirken nicht als Unfall zu beurteilen" (OLG Wien 15 R 10/71 v. 12.2.1971).
„Auch psychisch bedingte Gesundheitsstörungen (Neurosen), die im Anschluß an einen Unfall eintreten, können unfallversicherungsgeschützte Unfallfolgen im Rechtssinn sein, wenn dadurch die Erwerbsfähigkeit aus medizinischer Sicht gemindert ist" (OGH 10 Ob S 241/91 v. 26.11.1991).
„Ist ein Arbeitsunfall wesentliche Mitursache für den Ausbruch einer Neurose, weil es (nur) bei einer vergleichbaren schweren Verletzung mit vergleichbarem medizinischen (langwierigen) Behandlungsverlauf zu den neurotischen Fehlentwicklungen im gegebenen Ausmaß gekommen wäre, steht die Neurose unter Unfallversicherungsschutz" (OGH 10 Ob 57/92 v. 10.3.1992).
„§ 175 (1) ASVG ‚*Arbeitsunfälle*' sind Unfälle, die sich im örtlichen, zeitlichen und ursächlichen Zusammenhang mit der die Versicherung begründenden Beschäftigung ereignen."

Für den Begriff **Arbeitsunfall** nach dem ASVG gilt es als wesentlich, daß der Betroffene durch eine äußere Verletzung oder durch eine organische Erkrankung eine Schädigung seiner körperlichen oder geistigen Gesundheit erleidet, und ferner, daß diese Schädigung auf ein plötzliches, d.h. in einem verhältnismäßig kurzen Zeitraum eingeschlossenes Ereignis zurückzuführen ist, das mit dem Betrieb in zeitlichem und kausalem Zusammenhang steht.

§ 175 (2) ASVG: „Arbeitsunfälle sind auch Unfälle, die sich ereignen:
1. auf einem mit der Beschäftigung nach Abs. 1 zusammenhängenden Weg zur oder von der Arbeits- oder Ausbildungsstätte; ...
2. auf einem Weg von der Arbeits- oder Ausbildungsstätte oder der Wohnung zu einer Untersuchungs- oder Behandlungsstelle (wie freiberuflich tätiger Arzt, Ambulatorium, Krankenanstalt) zur Inanspruchnahme ärztlicher Hilfe (§ 135), Zahnbehandlung (§ 153) oder der Durchführung einer Vorsorge-(Gesunden-)Untersuchung (§ 132b) und anschließend auf dem Weg zurück zur Arbeits-(Ausbildungs-)Stätte oder zur Wohnung ...“

Leistungen: u.a. Unfallheilbehandlung, Versehrtenrente, berufliche und soziale Maßnahmen der Rehabilitation, Integritätsabgeltung.

Berufskrankheit (nach § 177 ASVG)

„(1) Als Berufskrankheit gelten die in der Anlage 1 zu diesem Bundesgesetz bezeichneten Krankheiten unter den dort angeführten Voraussetzungen, wenn sie durch Ausübung der die Versicherung begründenden Beschäftigung in einem in Spalte 3 der Anlage bezeichneten Unternehmen verursacht sind ...

(2) Eine Krankheit, die in ihrer Art nach nicht in Anlage 1 zu diesem Bundesgesetz enthalten ist, gilt im Einzelfall als Berufskrankheit, wenn der Träger der Unfallversicherung auf Grund gesicherter wissenschaftlicher Erkenntnisse feststellt, daß diese Krankheit ausschließlich oder überwiegend durch die Verwendung schädigender Stoffe oder Strahlen bei einer vom Versicherten ausgeübten Beschäftigung entstanden ist; diese Feststellung bedarf zu ihrer Wirksamkeit der Zustimmung des Bundesministers für Soziale Verwaltung.“

Leistungen: Versehrtenrente.

Versehrtenrente

Nach § 205 (1) ASVG wird die Versehrtenrente „nach dem Grade der durch den Arbeitsunfall oder die Berufskrankheit herbeigeführten Minderung der Erwerbsfähigkeit bemessen ...“ Bemessen werden die Rentenleistungen auf der Basis des Jahreseinkommens (Bemessungsgrundlage) und dem Grad der Minderung der Erwerbsfähigkeit (MdE).

Aufgabe des ärztlichen Sachverständigen ist es, den Leidenszustand des Verletzten festzustellen und zu beurteilen, welche Betätigung seinem körperlichen und geistigen Zustand entspricht. Damit ist dem ärztlichen Sachverständigen die vom Gesetzgeber gezogene Grenze gesetzt (OLG. W. 21.12.1956 10 R 173).

1.3 Pensionsversicherung

§ 221 ASVG:
„Die Pensionsversicherung trifft Vorsorge für die Versicherungsfälle

- des *Alters,*
- der *geminderten Arbeitsfähigkeit* (Invalidität, Berufsunfähigkeit, Dienstunfähigkeit) und
- des *Todes* sowie für
- die *Rehabilitation* und für
- Maßnahmen der *Gesundheitsvorsorge.*“

Definition

Nach § 255 ASVG liegt Invalidität unter folgenden Voraussetzungen vor:

„(1) War der Versicherte überwiegend in erlernten (angelernten) Berufen tätig, gilt er als invalid, wenn seine Arbeitsfähigkeit infolge seines körperlichen oder geistigen Zustandes auf weniger als die Hälfte derjenigen eines körperlich und geistig gesunden Versicherten von ähnlicher Ausbildung und gleichwertigen Kenntnissen und Fähigkeiten in jedem dieser Berufe herabgesunken ist.“

(2) Ein angelernter Beruf im Sinne des Abs. 1 liegt vor, wenn der Versicherte eine Tätigkeit ausübt, für die es erforderlich ist, durch praktische Arbeit qualifizierte Kenntnisse oder Fähigkeiten zu erwerben, welche jenen in einem erlernten Berufe gleichzustellen sind ...

(3) War der Versicherte nicht überwiegend in erlernten (angelernten) Berufen im Sinne der Abs. 1 und 2 tätig, gilt er als invalid, wenn er infolge seines körperlichen oder geistigen Zustandes nicht mehr imstande ist, durch eine Tätigkeit, die auf dem Arbeitsmarkt noch bewertet wird und die ihm unter billiger Berücksichtigung der von ihm ausgeübten Tätigkeiten zugemutet werden kann, wenigstens die Hälfte des Entgeltes zu erwerben, das ein körperlich und geistig gesunder Versicherter regelmäßig durch eine solche Tätigkeit zu erzielen pflegt ...“

Berufsunfähigkeit

Definition

Berufsunfähig ist gemäß § 273 (1) ASVG:

„der Versicherte, dessen Arbeitsfähigkeit infolge eines körperlichen oder geistigen Zustandes auf weniger als die Hälfte derjenigen eines körperlich und geistig gesunden Versicherten von ähnlicher Ausbildung und gleichwertigen Kenntnissen und Fähigkeiten herabgesunken ist“.

Nach der Judikatur zum § 273 ASVG ist das Wort *„herabgesunken“* dahingehend auszulegen, daß die Voraussetzungen dieser Gesetzesstelle nur dann vorliegen, wenn in den Umständen, die für die Beurteilung der Arbeitsunfähigkeit maßgeblich sind, gegenüber einem früheren Zustand eine Verschlechterung eingetreten ist. Anspruch auf eine Berufsunfähigkeitspension besteht daher nur, wenn eine Person ursprünglich in der Lage gewesen ist, eine bestimmte Tätigkeit auszuüben, und nunmehr infolge einer negativen Veränderung des körperlichen oder geistigen Zustandes außerstande gesetzt worden ist, einer geregelten Beschäftigung nachzugehen.

Leistung: Berufsunfähigkeitspension.

Dienstunfähigkeit

Definition

§ 277 ASVG:
„(1) Anspruch auf Knappschaftspension hat der (die) Versicherte, wenn
1. die Dienstunfähigkeit (§ 278) voraussichtlich 6 Monate andauert oder andauern würde und
2. die Wartezeit erfüllt ist ..."

Als *dienstunfähig* gilt nach § 278 ASVG der Versicherte, „der infolge seines körperlichen oder geistigen Zustandes weder imstande ist, die von ihm bisher verrichtete Tätigkeit noch andere im wesentlichen gleichartige und nicht erheblich geringer entlohnte Tätigkeiten von Personen mit ähnlicher Ausbildung sowie gleichwertigen Kenntnissen und Fähigkeiten auszuüben".

Leistung: Knappschaftspension, Bergmannstreuegeld.

Rehabilitation

Für die Rehabilitation, die zu den Pflichtaufgaben der Pensionsversicherung zählt, gilt der Grundsatz der absoluten Freiwilligkeit. Durch das Strukturanpassungsgesetz 1996 wurde aber auch der Grundsatz *„Rehabilitation vor Pension"* gesetzlich verankert. Eine Berufsunfähigkeitspension kann danach nur dann anfallen, wenn zumutbare Rehabilitationsmaßnahmen die Wiedereingliederung in das Berufslebern nicht bewirken können.

Auf die Zuständigkeit der Krankenversicherung für die medizinischen Maßnahmen der Rehabilitation wurde bereits hingewiesen.

In § 300 ASVG heißt es:

„(1) Die Pensionsversicherungsträger treffen Vorsorge für die Rehabilitation von Versicherten und Beziehern einer Pension aus einem Versicherungsfall der geminderten Arbeitsfähigkeit, ausgenommen eine Knappschaftspension, die an einer körperlichen, geistigen oder psychischen Behinderung leiden.

(2) Versicherte gelten als behindert im Sinne des Abs. 1, wenn sie infolge eines Leidens oder Gebrechens ohne Gewährung von Maßnahmen der Rehabilitation die besonderen Voraussetzungen für eine Pension aus dem Versicherungsfall der geminderten Arbeitsfähigkeit, ausgenommen eine Knappschaftspension, wahrscheinlich erfüllen oder in absehbarer Zeit erfüllen werden; vorwiegend altersbedingte Leiden und Gebrechen gelten nicht als Leiden und Gebrechen im Sinne dieses Absatzes.

(3) Die Rehabilitation umfaßt medizinische und berufliche Maßnahmen und, soweit dies zu ihrer Ergänzung erforderlich ist, soziale Maßnahmen mit dem Ziel, Behinderte bis zu einem solchen Grad ihrer Leistungsfähigkeit herzustellen oder wiederherzustellen, der sie in die Lage versetzt, im beruflichen und wirtschaftlichen Leben und in der Gemeinschaft einen ihnen angemessenen Platz möglichst dauernd einnehmen zu können.

(4) Die Gewährung von Maßnahmen zur Festigung der Gesundheit bzw. von Maßnahmen der Gesundheitsvorsorge (§§ 155 und 307d) zählt nicht zu den Aufgaben der Rehabilitation."

Die *medizinischen* Maßnahmen beinhalten die Unterbringung in Krankenanstalten, die Versorgung mit Körperersatzstücken, aber auch z.B. mit Rollstühlen, ärztliche Hilfe sowie Reise- und Transportkosten. Maßnahmen der Gesundheitsvorsorge umfassen ebenfalls die Gewährung stationärer Aufenthalte in Rehabilitationszentren, von Kurkostenzuschüssen, aber auch von ambulanten Behandlungen und eine Reisekostenabgeltung.

Im Strukturanpassungsgesetz 1996 heißt es aber auch (§ 307b ASVG):

„Entzieht sich der Behinderte den Maßnahmen der Rehabilitation oder vereitelt oder gefährdet er durch sein Verhalten ihren Zweck, so sind, wenn ihm diese Maßnahmen unter Berücksichtigung der Dauer und des Umfanges seiner Ausbildung sowie der von ihm bisher ausgeübten Tätigkeit zumutbar sind, das Übergangsgeld und allfällige Zuschüsse und Zulagen zu versagen."

2 Bauernsozialversicherungsgesetz (BSVG) und Gewerbliche Sozialversicherung (GSVG)

Pensionsversicherung

Dauernde Erwerbsunfähigkeit

Definition

(nach § 124 BSVG = § 133 GSVG)
Als „erwerbsunfähig" gilt

„(1) der (die) Versicherte, der (die) infolge von Krankheit oder anderen Gebrechen oder Schwäche seiner (ihrer) körperlichen oder geistigen Kräfte dauernd außerstande ist, einem regelmäßigen Erwerb nachzugehen.

(2) Als erwerbsunfähig gilt ferner der (die) Versicherte,
– der (die) das 55. Lebensjahr vollendet hat und
– dessen (deren) persönliche Arbeitsleistung zur Aufrechterhaltung des Betriebes notwendig war, wenn er (sie) infolge von Krankheit oder anderen Gebrechen oder Schwäche seiner (ihrer) körperlichen oder geistigen Kräfte dauernd außerstande ist, einer selbständigen Erwerbstätigkeit nachzugehen, die eine ähnliche Ausbildung sowie gleichwertige Kenntnisse und Fähigkeiten wie die Erwerbstätigkeit erfordert, die der (die) Versicherte

zuletzt durch mindestens 60 Kalendermonate ausgeübt hat.

(3) Wurden dem (der) Versicherten Maßnahmen der Rehabilitation gewährt, durch die das in § 149 Abs. 3 angestrebte Ziel erreicht worden ist, so gilt er (sie) auch als erwerbsunfähig im Sinne des Abs. 2, wenn seine (ihre) persönliche Arbeitsleistung zur Aufrechterhaltung des Betriebes notwendig war und er (sie) infolge von Krankheit oder anderen Gebrechen oder Schwäche seiner (ihrer) körperlichen oder geistigen Kräfte dauernd außerstande ist, einer selbständigen Erwerbstätigkeit nachzugehen, zu der die Rehabilitation den Versicherten (die Versicherte) befähigt hat und die er (sie) zuletzt durch mindestens 36 Kalendermonate ausgeübt hat."

Die medizinischen Voraussetzungen in Hinblick auf Hilflosenzuschuß, Weitergewährung von Waisenpension und Kinderzuschuß sowie Rehabilitation entsprechen denen im ASVG.

3 Beamten-Dienstrechtsgesetz (BDG 1979)

Dienstunfähigkeit

Definition

(nach § 14 (3))
Ein Beamter ist dienstunfähig,

„wenn er infolge seiner körperlichen oder geistigen Verfassung seine dienstlichen Aufgaben nicht erfüllen und ihm im Wirkungsbereich seiner Dienstbehörde kein mindestens gleichwertiger Arbeitsplatz zugewiesen werden kann, dessen Aufgaben er nach seiner körperlichen und geistigen Verfassung zu erfüllen imstande ist und der ihm mit Rücksicht auf seine persönlichen, familiären und sozialen Verhältnisse billigerweise zugemutet werden kann".

4 Kriegsopferversorgungsgesetz (KOVG)

Dienstbeschädigung

Definition

(nach § 4 (1) KOVG)
Eine Gesundheitsschädigung ist als „Dienstbeschädigung" anzuerkennen,

„wenn und insoweit die festgestellte Gesundheitsschädigung zumindest mit Wahrscheinlichkeit auf das schädigende Ereignis oder die der Dienstleistung eigentümlichen Verhältnisse ursächlich zurückzuführen ist. Wenn dem schädigenden Ereignis oder den der Dienstleistung eigentümlichen Verhältnissen nur ein ursächlicher Anteil an einer Gesundheitsschädigung zugemessen werden kann, die mit Hilflosigkeit oder Blindheit (§§ 18, 19) verbunden ist, ist der die Hilflosigkeit oder Blindheit verursachende Leidenszustand zur Gänze als Dienstbeschädigung im Sinne des § 1 Abs. 1 anzuerkennen.

(2) Die Glaubhaftmachung eines ursächlichen Zusammenhanges durch hierzu geeignete Beweismittel genügt für die Anerkennung einer Gesundheitsschädigung als Dienstbeschädigung, wenn die obwaltenden Verhältnisse die Beschaffung von Urkunden oder amtlichen Beweismitteln zur Führung des Nachweises der Ursächlichkeit ausschließen.

(3) Eine Gesundheitsschädigung gilt, wenn für sie auch nur eine Versorgungsleistung (§ 6) zuerkannt worden ist, für immer, und zwar auch bei Inanspruchnahme jeder anderen Versorgungsleistung (§ 6) als Dienstbeschädigung im Sinne Abs. 1. Dies gilt jedoch nicht für die Zuerkennung einer Hilflosenzulage und eines Zuschusses zu den Kosten für Diätverpflegung".

Beschädigtenrente

Definition

(nach § 7 (1))
Der Beschädigte hat Anspruch auf eine „Beschädigtenrente",

„wenn und insolange seine Erwerbsfähigkeit infolge der Dienstbeschädigung um mindestens 25 v.H. vermindert ist. Unter Minderung der Erwerbsfähigkeit im Sinne dieses Bundesgesetzes ist die durch Dienstbeschädigung bewirkte Beeinträchtigung in Hinsicht auf das allgemeine Erwerbsleben zu verstehen.

(2) Die Minderung der Erwerbsfähigkeit im Sinne des Abs. 1 ist nach Richtsätzen einzuschätzen ..." (Richtsatzverordnung BGBL Nr. 150/1965).

Von den Landesinvalidenämtern wird ein weiterer *Personenkreis* betreut:

„Personen, deren Erwerbsfähigkeit infolge
a) einer Gesundheitsschädigung, für die nach dem KOVG 1957 oder dem Heeresversorgungsgesetz BGBL Nr. 27/1964 Versorgung gewährt wird, oder
b) eines Arbeitsunfalles oder einer Berufskrankheit im Sinne der gesetzlichen Unfallversicherung, oder
c) einer der in § 1 Abs. 1 lit. c des Opferfürsorgegesetzes BGBL Nr. 183/1947 angeführten Ursachen, oder
d) des Zusammenwirkens mehrerer der angeführten Ursachen um mindestens 50 v.H. gemindert ist. Blinde gelten auch dann als Invalide im Sinne dieses Absatzes, wenn die Blindheit auf keine der angeführten Ursachen zurückzuführen ist ..."

5 Private Unfallversicherung

Die allgemeinen Bedingungen für die private Unfallversicherung sind in den *„Vertragsgrundlagen zur Un-*

fallversicherung", Allgemeine Unfall-Versicherungs-Bedingungen (AUVB), geregelt.

Danach wird (Art. 3) eine Versicherungsleistung

(1) „nur für die durch den eingetretenen Unfall hervorgerufenen Folgen (körperliche Schädigung oder Tod) erbracht. Werden somit

a) die Unfallfolgen durch nicht mit dem Unfall zusammenhängende Krankheiten oder Gebrechen beeinflußt, so wird die Leistung entsprechend dem Anteil der Krankheit oder des Gebrechens an diesen Folgen gekürzt. Der Anteil bleibt unberücksichtigt, sobald er weniger als 25 % beträgt;
b) solche Körperteile oder Organe von dem Unfall betroffen, die bereits vor dem Unfall ganz oder teilweise verkrüppelt, verstümmelt oder gebrauchsunfähig waren, oder wird durch die Unfallfolgen ein bestehendes organisches Leiden verschlimmert, so wird eine Versicherungsleistung nur im Ausmaße der Steigerung des Invaliditätsgrades erbracht.

(2) Für psychische oder nervöse Störungen wird eine Leistung nur erbracht, wenn und soweit diese Störungen auf eine durch den Unfall verursachte organische Erkrankung des Nervensystems oder auf Epilepsie zurückzuführen sind, die durch den Unfall erstmals entstanden ist".

Die Höhe der Versicherungssumme und die Dauer des Versicherungsschutzes werden im Versicherungsvertrag festgelegt. In keinem Falle erwächst ein Anspruch auf Schmerzengeldzahlung.

Der Begriff **„Unfall"** unterscheidet sich ganz erheblich von jenem in der gesetzlichen Unfallversicherung.

Als Unfall gilt jedes vom Willen des Versicherten unabhängige Ereignis, das plötzlich von außen mechanisch oder chemisch auf seinen Körper einwirkt und eine körperliche Schädigung oder Tod nach sich zieht. Dazu zählen auch: Ertrinken; Verbrennungen, Verbrühungen, Einwirkung von Blitzschlag oder elektrischem Strom; Einatmen von Gasen oder Dämpfen, Einnehmen von giftigen oder ätzenden Stoffen, es sei denn, daß diese Einwirkungen allmählich erfolgten; Verrenkungen von Gliedern sowie Zerrungen von an Gliedmaßen und an der Wirbelsäule befindlichen Muskeln, Sehnen, Bändern und Kapseln infolge plötzlicher Abweichung vom geplanten Bewegungsablauf.

Krankheiten gelten nicht als Unfälle, übertragbare Krankheiten auch nicht als Unfallfolgen. Dies gilt nicht für Kinderlähmung und die durch Zeckenbiß übertragende Frühsommer-Meningoenzephalitis (FSME). Der Versicherungsschutz gilt auch für Wundstarrkrampf und Tollwut, wenn diese durch einen Unfall verursacht sind.

Ausgeschlossen vom Versicherungsschutz sind u.a. Unfälle bei der Beteiligung an Sportwettkämpfen (z.B. Motorsportveranstaltungen, Wintersportwettbewerben, aber auch beim Fallschirmspringen u.a.), bei der Begehung strafbarer Handlungen, bei Kriegsereignissen und inneren Unruhen, wenn der Versicherte auf seiten der Unruhestifter teilgenommen hat; ferner bei Unfällen, die mittelbar oder unmittelbar durch ionisierende Strahlen oder Kernenergie verursacht wurden. Desgleichen Unfälle, die der Versicherte infolge eines ihn betreffenden Herzinfarktes oder Schlaganfalles erleidet; ein Herzinfarkt gilt in keinem Fall als Unfallfolge; aber auch Unfälle, die der Versicherte infolge einer Bewußtseinsstörung erleidet oder infolge einer wesentlichen Beeinträchtigung seiner psychischen Leistungsfähigkeit durch Alkohol, Suchtgifte oder Medikamente.

Die Versicherungsleistung wird nur für die durch den Unfall hervorgerufenen Folgen (körperliche Schädigung oder Tod) erbracht. Bei Beeinflussung der Unfallfolgen durch andere Krankheiten oder Gebrechen erfolgt eine Kürzung der Leistungen im entsprechenden Ausmaß. Die Kürzung unterbleibt, wenn dieser „Fremd"-Anteil weniger als 25 % beträgt. Bei der Bemessung des Invaliditätsgrades wird ein Abzug in Höhe einer Vorinvalidität nur vorgenommen, wenn durch den Unfall eine körperliche oder geistige Funktion betroffen ist, die schon vorher betroffen war. Für organisch bedingte Störungen des Nervensystems wird eine Leistung nur erbracht, wenn und soweit diese Störung auf eine durch den Unfall verursachte organische Schädigung zurückzuführen ist. Seelische Fehlhaltungen (Neurosen, Psychoneurosen) gelten nicht als Unfallfolgen. Bei Bandscheibenhernien wird eine Leistung nur erbracht, wenn sie durch direkte mechanische Einwirkung auf die Wirbelsäule entstanden sind und es sich nicht um eine Verschlimmerung von vor dem Unfall bestandenen Krankheitserscheinungen handelt.

Der Grad der dauernden Invalidität wird nach der sog. „Gliedertaxe" bemessen. Läßt sich der Invaliditätsgrad auf diese Weise nicht bestimmen, ist maßgebend, inwieweit die körperliche oder geistige Funktionsfähigkeit nach medizinischen Gesichtspunkten beeinträchtigt wurde.

Im Falle von Meinungsverschiedenheiten über Art und Umfang der Unfallfolgen oder in welchem Umfang der eingetretene Schaden auf den Versicherungsfall zurückzuführen ist, sowie über die Beeinflussung der Unfallfolgen durch Krankheit oder Gebrechen hat die *„Ärztekommission"* zu entscheiden.

In der Kausalitätsfrage gilt für den Gutachter in erster Linie die medizinische Kausalität, erst in zweiter Linie die versicherungsrechtliche Kausalität. Im Rahmen der privaten Unfallversicherung ebenso wie im zivilen Schadenersatzrecht ist die *„Adäquanztheorie"* bei Wertung der Kausalität maßgeblich. Ausschlaggebend sind somit jene Bedingungen, die in erster Linie den Erfolg herbeigeführt haben, d.h. für den Erfolg typisch waren oder die erkennbar geeignet sind, den Erfolg herbeizuführen [24].

6 Bundespflegegeldgesetz (BPGG 1993) idF 1996

Mit dem BPGG wurde ein **Pflegegeld** eingeführt, das dem Zweck dienen soll,

„in Form eines Beitrages pflegebedingte Mehraufwendungen pauschaliert abzugelten, um pflegebedürftigen Personen soweit wie möglich die notwendige Betreuung und Hilfe zu sichern sowie die Möglichkeit zu bekommen, ein selbstbestimmtes, bedürfnisorientiertes Leben zu führen".

Die Höhe des Pflegegeldes richtet sich nach der **Pflegestufe.** Die Stufen 1–4 setzen einen monatlichen Pflegebedarf von mehr als 5 bzw. 75 bzw. 120 bzw. 180 Stunden, Stufe 5 zudem noch einen „außergewöhnlichen" Pflegebedarf voraus, Stufe 6 wird gewährt, wenn außer 180 Stunden Pflegebedarf auch eine dauernde Beaufsichtigung oder ein gleichzuachtender Pflegeaufwand erforderlich ist. Liegt eine „praktische Bewegungsunfähigkeit oder ein gleichzuachtender Zustand" vor, ist Stufe 7 zu gewähren. Die Höhe des Pflegegeldes beträgt zur Zeit zwischen 2000,– ATS (= 145,35 Euro) für Stufe 1 und 21 047,– ATS (= 1429,55 Euro) für Stufe 7.

Für die einheitliche Anwendung des BPGG wurden vom Hauptverband der Sozialversicherungsträger *Richtlinien* herausgegeben, die Einzelheiten bezüglich Betreuung, Hilfe, Differenzierung der Pflegestufen 4–7, geistiger und psychischer Behinderung sowie diagnosebezogener Mindesteinstufungen (z.B. bei Sehbehinderung, Rollstuhlbenützern) beinhalten. Weitere Details dazu sowie Lösungsvorschläge finden sich in einem *„Konsensuspapier"*, das im Mai 1996 von Versicherungsträgern in Zusammenarbeit mit dem zuständigen Bundesministerium erstellt wurde. Darin wird u.a. auch zwischen einer „koordinierten" (Pflege kann nach Plan, wie vorgesehen erfolgen) und einer „unkoordinierten" Pflege (erhöhter Pflegeaufwand, da Pflegeplan z.B. wegen psychischer Störungen nicht eingehalten werden kann) unterschieden.

7 Weitere Begutachtungsschwerpunkte

Wenngleich der Schwerpunkt der neurologischen Begutachtung in der Regel auf dem Gebiet der Sozialversicherung liegt, werden doch auch viele andere Fragen an den Sachverständigen herangetragen. Es sollen deshalb im folgenden einige weitere, für den Gutachter wichtige Begriffe und deren gesetzliche Grundlagen in alphabetischer Reihenfolge kurz erläutert werden.

7.1 Berufsgeheimnis

Nach § 121 (3) StGB ist

„ein von einem Gericht oder einer anderen Behörde für ein bestimmtes Verfahren bestellter Sachverständiger zu bestrafen, der ein Geheimnis offenbart oder verwertet, das ihm ausschließlich kraft seiner Sachverständigentätigkeit anvertraut worden oder zugänglich geworden ist und dessen Offenbarung oder Verwertung geeignet ist, ein berechtigtes Interesse der Person zu verletzen, die seine Tätigkeit in Anspruch genommen hat oder für die sie in Anspruch genommen worden ist ..."

(5) Der Täter ist nicht zu bestrafen, wenn die Offenbarung oder Verwertung nach Inhalt und Form durch ein öffentliches oder ein berechtigtes privates Interesse gerechtfertigt ist.

(6) Der Täter ist nur auf Verlangen des in seinem Interesse an der Geheimhaltung Verletzten zu verfolgen".

Zu beachten ist ferner § 54 *Ärztegesetz* 1998 (ÄrzteG 1998) über die **Verschwiegenheitspflicht.**

Diese besteht nicht, wenn

(2) 1. „nach gesetzlichen Vorschriften eine Meldung des Arztes über den Gesundheitszustand bestimmter Personen vorgeschrieben ist,

2. Mitteilungen oder Befunde des Arztes an die Sozialversicherungsträger und Krankenfürsorgeanstalten oder sonstige Kostenträger in dem Umfang, als er für den Empfänger zur Wahrnehmung der ihm übertragenen Aufgaben eine wesentliche Voraussetzung bildet, erforderlich ist,

3. die durch die Offenbarung des Geheimnisses bedrohte Person den Arzt von der Geheimhaltung entbunden hat,

4. die Offenbarung des Geheimnisses nach Art und Inhalt zum Schutz höherwertiger Interessen der öffentlichen Gesundheitspflege oder der Rechtspflege unbedingt erforderlich ist".

Zu berücksichtigen ist ferner der § 1 Abs. 2 des **Datenschutzgesetzes.** Gegebenenfalls kann sich der Sachverständige, sofern er die einschlägigen Befunde selbst anfordern will, mit der ausdrücklichen, somit auch datenschutzrechtlich relevanten Zustimmung des Betroffenen – sofern diese vorliegt – behelfen [5,6].

7.2 Führerscheinuntersuchung

Die Bestimmungen über die Voraussetzungen für die Erteilung einer **Lenkberechtigung** sind im Führerscheingesetz (FSG 1997) und in der Führerschein-Gesundheitsverordnung (FSG-GV 1997) enthalten. Die Bestimmungen über die Sicherungsmaßnahmen gegen die Beeinträchtigung durch Alkohol (0,5-Promille-Grenze, Alcomat) oder durch Suchtgift finden sich in § 50, 20. Novelle (1998) der Straßenverkehrsordnung (StVO 1960). Medizinisch maßgeblich sind die Richtlinien des Rates vom 24.08.1991 über den Führerschein (91/439/EWG).

Nach den Bestimmungen der FSG-GV 1997 wird neben einem Mindest- bzw. Höchstmaß der Körpergröße auch das Fehlen folgender *Erkrankungen* gefordert, soweit sie zu einer Beeinträchtigung der Fähigkeit zum sicheren Beherrschen des Kraftfahrzeuges und Einhalten der geltenden Vorschriften führen können:

- schwere Allgemeinerkrankungen oder schwere lokale Erkrankungen,
- organische Erkrankungen des zentralen oder peripheren Nervensystems,
- Erkrankungen mit unvorhersehbaren Bewußtseinsstörungen oder Bewußtseinstrübungen,
- schwere psychische Erkrankungen,
- Augenerkrankungen.

Aber auch bestimmte *„Behinderungen"* schließen die Eignung zum Lenken von Kraftfahrzeugen aus, sofern sie nicht durch entsprechende Maßnahmen ausgeglichen werden können:

- grobe Störungen des Raum- und Muskelsinnes, des Tastgefühls oder der Koordination der Muskelbewegungen,
- eingeschränkte Beweglichkeit der Gelenke, Muskulatur und Gliedmaßen,
- Defekte an Gliedmaßen,
- das Fehlen einer Hand (bei einspurigen Kraftfahrzeugen),
- respiratorische Insuffizienz,
- mangelhaftes Sehvermögen,
- mangelhaftes Hörvermögen oder Störungen des Gleichgewichts.

Bezüglich der Krankheiten des *Nervensystems* wird in § 12 FSG-GV ausgeführt:

„(1) Personen, die an einer schweren Erkrankung des Nervensystems leiden, darf eine Lenkberechtigung nur erteilt oder belassen werden, wenn die Eignung zum Lenken von Kraftfahrzeugen auch durch eine fachärztliche Stellungnahme bestätigt wird.

(2) Störungen des Nervensystems, die auf Erkrankungen, Verletzungen oder Operationen des zentralen oder peripheren Nervensystems zurückzuführen sind, sich in motorischen, sensiblen, sensorischen, trophischen und/oder neuropsychiatrischen oder neuropsychologischen Symptomen äußern und das Gleichgewicht und die Koordinierung stören, sind im Hinblick auf ihre kraftfahrspezifische Funktionsbeeinträchtigung und Prognose zu beurteilen. Bei Gefahr einer Verschlechterung kann die Lenkberechtigung nur unter der Bedingung ärztlicher Kontrolluntersuchungen und amtsärztlicher Nachuntersuchungen erteilt oder belassen werden.

(3) Personen, die unter epileptischen Anfällen oder anderen anfallsartigen Bewußtseinsstörungen oder -trübungen leiden, kann eine Lenkberechtigung der Gruppe 1 nur unter Einbeziehung einer befürwortenden fachärztlichen Stellungnahme erteilt oder belassen werden. Der Facharzt hat die Epilepsie oder andere Bewußtseinsstörungen, deren klinische Form und Entwicklung, die bisherige Behandlung, die Anfallsfreiheit und das Anfallsrisiko zu beurteilen. Hingegen darf solchen Personen keine Lenkberechtigung der Gruppe 2 erteilt oder belassen werden."

Besteht bei einer Person

1. „eine angeborene oder infolge von Krankheiten, Verletzungen oder neurochirugischen Eingriffen erworbene *schwere psychiatrische Störung,*
2. eine erhebliche *geistige Behinderung,*
3. ein schwerwiegender *pathologischer Alterungsprozeß* oder
4. eine schwere persönlichkeitsbedingte Störung des *Urteilsvermögens, des Verhaltens und der Anpassung",*

darf eine „Lenkberechtigung nur dann erteilt oder belassen werden, wenn das ärztliche Gutachten auf Grund einer psychiatrischen fachärztlichen Stellungnahme, in der die kraftfahrspezifischen psycho-psychischen Leistungsfunktionen mitbeurteilt werden, die Eignung bestätigt" (§ 13 FSG-GV 1998).

Das Gesetz regelt aber auch die Tätigkeiten der *verkehrspsychologischen Untersuchungsstellen.* So wird z.B. die Prüfung folgender Fähigkeiten verlangt:

- Beobachtungsfähigkeit sowie Überblicksgewinnung,
- Reaktionsverhalten, insbesondere die Geschwindigkeit und Sicherheit der Entscheidung und Reaktion sowie die Belastbarkeit des Reaktionsverhaltens,
- Konzentrationsvermögen,
- Intelligenz und Erinnerungsvermögen.

Bezüglich der Auswahl der anzuwendenden *Testverfahren* (Objektivitäts-, Reliabilitäts- und Validitätskriterien, Normierung und Angemessenheit der Testbatterie für die Fragestellung) berät eine eigens für diesen Zweck aufgestellte Expertenkommission, die auch für die Qualitätssicherung zuständig ist.

7.3 Haftfähigkeit

Die Begutachtung der *Haftfähigkeit* hat sich nach § 5 Abs. 1 des Strafvollzugsgesetzes (StVG 1970) zu richten, das als Voraussetzung einer allgemeinen Strafvollzugsuntauglichkeit eine Krankheit, Verletzung, Invalidität oder einen sonstigen körperlichen oder geistigen Schwächezustand anführt, der einen dem Wesen der Freiheitsstrafe (§ 20) entsprechenden Strafvollzug unmöglich macht. Dabei wird in § 20 StGV neben anderen Vollzugszwecken an erster Stelle die *Resozialisierung* genannt. Es muß also ein dem gesetzlich definierten Wesen der Freiheitsstrafe entsprechender Strafvollzug möglich sein, andernfalls ist die Einleitung des Strafvollzuges aufzuschieben.

7.4 Sachverständigenrecht

Nach § 2 Abs. 2 des Ärztegesetztes (ÄrzteG 1998) ist jeder zur selbständigen Ausübung des Berufes berechtigte Arzt befugt, ärztliche Zeugnisse auszustellen und ärztliche Gutachten zu erstellen. Die Voraussetzungen für die Tätigkeit als *„allgemein beeideter gerichtlich zertifizierter Sachverständiger"* wurde im Zuge der Bemühungen um eine erhöhte Qualitätssicherung mit 1.1.1999 (BGBl. Nr. 168 vom 10.1.1998) neu geregelt. Danach zählen zu den Voraussetzungen neben der erforderlichen Sachkunde und Kenntnissen über das Verfahrensrecht, Sachverständigenwesen, Befundaufnahme und Aufbau eines schlüssigen und nachvollziehbaren Gutachtens auch der Abschluß einer Haftpflichtversicherung und die für das jeweilige Fachgebiet notwendige Ausstattung. Die erforderliche Qualifikation ist durch eine mündliche Prüfung vor einer eigens zu diesem Zweck errichteten Kommission nachzuweisen.

7.5 Sachwalterschaft für Behinderte

Das Bundesgesetz für *Sachwalterschaft* (SachwalterR 1983) hat zum Ziel, ein jeweils auf den Einzelfall abgestimmtes System der Beschränkung der Geschäftsfähigkeit zu schaffen.

§ 273 ABGB lautet:

„Vermag eine Person, die an einer psychischen Krankheit leidet oder geistig behindert ist, alle oder einzelne ihrer Angelegenheiten nicht ohne Gefahr eines Nachteils für sich selbst zu besorgen, so ist ihr auf ihren Antrag oder von Amts wegen dazu ein Sachwalter zu bestellen. Die Bestellung eines Sachwalters ist unzulässig, wenn der Betreffende durch andere Hilfe, besonders im Rahmen seiner Familie oder von Einrichtungen der öffentlichen oder privaten Behindertenhilfe, in die Lage versetzt werden kann, seine Angelegenheit im erforderlichen Ausmaß zu besorgen. Ein Sachwalter darf nicht nur deshalb bestellt werden, um einen Dritten vor der Verfolgung eines, wenn auch bloß vermeintlichen Anspruchs zu schützen.

Je nach Ausmaß der Behinderung sowie Art und Umfang der zu besorgenden Angelegenheiten ist der Sachwalter zu betrauen:

1. mit der Besorgung einzelner Angelegenheiten, etwa der Durchsetzung oder der Abwehr eines Anspruchs oder der Eingehung und Abwicklung eines Rechtsgeschäftes,
2. mit der Besorgung eines bestimmten Kreises von Angelegenheiten, etwa der Verwaltung eines Teiles oder des gesamten Vermögens, oder
3. mit der Besorgung aller Angelegenheiten der behinderten Person."

Das Bundesgesetz über die Sachwalterschaft für behinderte Personen hat die aus dem Jahr 1916 stammende Entmündigungsordnung abgelöst, in der nur eine volle oder teilweise Entmündigung vorgesehen war.

7.6 Schmerzengeld*

Nach § 1325 ABGB hat derjenige, der jemanden „an seinem Körper verletzt", die „Heilungskosten" zu bestreiten und ihm den entgangenen oder, „wenn der Beschädigte zum Erwerb unfähig wird, auch den künftig entgehenden Verdienst" zu ersetzen und bezahlt ihm „auf Verlangen überdies ein den erhobenen Umständen angemessenes *Schmerzengeld"*.

Das Schmerzengeld soll weder Strafe noch Buße oder Sühne, sondern eine echte Entschädigung für einen immateriellen Schaden sein. Der Verschuldensgrad und die Vermögenslage des Beschädigers wie auch die des Beschädigten bleiben in der Regel ohne Einfluß auf die Höhe des Schmerzengeldes. Dieses muß vom Beschädigten selbst angesprochen und beziffert werden. Es soll ihm dadurch die Möglichkeit geboten werden, sich zum Ausgleich für die durch die Körperverletzung eingetretenen Unlustgefühle nunmehr Lustgefühle, d.h. Annehmlichkeiten und Erleichterungen, zu verschaffen.

Die Feststellung der Höhe des Schmerzengeldes ist der Würdigung des Richters übertragen. „Dieser hat das Schmerzengeld nach freier Überzeugung (§ 273 ZPO) unter Berücksichtigung aller Umstände des Ein-

* Die Schreibweise „Schmerzengeld" ist die in österreichischen Gesetzen und in der juristischen Literatur Österreichs übliche Form.

zelfalles für alles Ungemach, das der Verletzte bereits erduldet hat und voraussichtlich noch zu erdulden haben wird, grundsätzlich global – also mit einem Kapitalbetrag – festzusetzen" [3].

Aufgabe des ärztlichen Sachverständigen ist es, sich über Art und Schweregrad der Verletzung sowie Dauer und Intensität der den Verletzungen zuzuordnenden Schmerzen und eventuelle Dauerfolgen zu äußern. Üblicherweise werden den monetären Entscheidungen des Richters geschätzte „Schmerzperioden" zugrunde gelegt. Dabei wird vom Gutachter erwartet, daß er die Dauer von Perioden mit starken, mittelstarken und leichten Schmerzen nach *„Schmerztagen"* einschätzt. Nur stundenweise auftretende Schmerzen werden dann in „Schmerztage" umgerechnet, also „gerafft" dargestellt.

Bezüglich der Gradeinteilung der Beeinträchtigungen und Leidenszustände haben sich die *Richtlinien von Holczabek* bewährt [15]:

- Ein *starker* Schmerz-Leidenszustand wird dann anzunehmen sein, wenn Schmerz- und Krankheitsgefühl den Verletzten so beherrschen, daß er trotz Behandlung oder wegen dieser Behandlung nicht in der Lage war oder ist, sich von diesem Zustand zu abstrahieren. Er kann sich nicht ablenken, an nichts erfreuen und war oder ist schwer krank.
- Ein *mittelstarker* Schmerz-Leidenszustand wird dann anzunehmen sein, wenn dieser mit der Fähigkeit, sich von ihm zu abstrahieren, die Waage hielt, wenn der Kranke also schon zu Interessensverwirklichungen bereit und fähig war.
- Der *leichte* Schmerz-Leidenszustand behindert den Patienten nicht, sich zu zerstreuen und abzulenken; er kann geregelter Arbeit nachgehen. Hingegen ist er keineswegs frei von Schmerzen oder Unlustgefühlen.

Eine Sammlung von Entscheidungen des OGH (auch in CD-ROM-Form zur schnellen und gezielten Datenbanksuche) erlaubt Vergleiche mit ähnlich gelagerten Fällen und erleichtert die Einheitlichkeit der Judikatur [3].

Die Rechtsprechung der letzten Jahre läßt eine zunehmende Tendenz erkennen, auch sexuelle Belästigungen und die Integritätsabgeltung zu berücksichtigen. Damit wurde auch das Thema *„seelische Schmerzen"* wieder aktuell. Die Arbeitsgemeinschaft für Forensische Psychiatrie und Neurologie (Gesellschaft österreichischer Neurologen und Psychiater) hat vorgeschlagen, statt des vieldeutigen Begriffes „seelische Schmerzen" den Ausdruck „psychotraumatischer Leidenszustand von Krankheitswert" zu verwenden. Zudem sollte in einem Schmerzengeldverfahren ein derartiger Zustand ohne vorangegangene körperliche Schädigung nur dann angenommen werden, wenn

- ein eindeutiges seelisches Trauma (Verletzung im psychischen Bereich) vorliegt,
- diese seelische Verletzung zu einem krankheitswertigen Leidenszustand geführt hat und
- eine Kausalität zwischen Psychotrauma und Leidenszustand eindeutig nachweisbar ist [1].

Schmerzengeld gebührt übrigens nach einer Entscheidung des OGH (10 Ob 505/95) auch dann, wenn der Verletzte gar nicht in der Lage war, seine Schmerzen bei klarem Bewußtsein zu erleben.

7.7 Testierfähigkeit

Errichtung, Änderung und Widerruf einer testamentarischen Verfügung sind im § 565 ABGB geregelt. Die Erklärung muß „im Zustand der vollen Besonnenheit, mit Überlegung und Ernst, frei von Zwang, Betrug und wesentlichem Irrtum" erfolgen.

Nach den Kommentaren und der Judikatur ist die Testierfähigkeit „weniger als Geschäftsfähigkeit", erfordert nicht Vollbesitz der geistigen Kräfte und wird nur durch eine Beeinträchtigung ausgeschlossen, die die Freiheit der Willensentschließung aufhebt. *Testierunfähigkeit* liegt nur dann vor, „wenn der Erblasser nicht einmal das Bewußtsein hatte, eine letztwillige Verfügung zu treffen, und nicht wußte, was ihr Inhalt sei [4]. Beim „luciden Intervall", mit dem sich § 567 ABGB auseinandersetzt, trifft die Beweislast den, der die Testierfähigkeit behauptet, da es sich dabei um eine Ausnahme handelt, durch die das chronische geistige Unvermögen durchbrochen wird [14].

7.8 Zurechnungsfähigkeit

§ 11 StGB lautet:

„Wer zur Zeit der Tat wegen einer *Geisteskrankheit*, wegen *Schwachsinns*, wegen einer *tiefgreifenden Bewußtseinsstörung* oder wegen einer anderen schweren, einem dieser Zustände *gleichwertigen seelischen Störung* unfähig ist, das Unrecht seiner Tat einzusehen oder nach dieser Einsicht zu handeln, handelt nicht schuldhaft."

Eine „verminderte Zurechnungsfähigkeit", wie das deutsche Recht, kennt das österreichische Strafrecht nicht. Unterschiede bestehen auch in der Zuordnung der verschiedenen Krankheitszustände zu den vier biologischen Merkmalgruppen.

8 Schlußbemerkungen

Die Aufgaben der ärztlichen Sachverständigen werden sich auch im neuen Jahrtausend weiterentwickeln und ausweiten. Um den erforderlichen Mehrbedarf und Nachwuchs an Gutachtern sicherzustellen, erscheint es dringend notwendig, die Attraktivität der Sachverständigentätigkeit zu erhöhen. Gleichzeitig muß aber für eine entsprechende Qualitätssicherung auf dem Gebiet des Gutachterwesens Sorge getragen werden.

Als zweites Ziel ist eine Vereinheitlichung der Begutachtung und ihrer gesetzlichen Grundlagen, zunächst wenigstens innerhalb der deutschsprachigen Länder, anzustreben. Länderübergreifende Fachkongresse und Seminare erscheinen hier als gangbarer und erfolgversprechender Weg. Auch die kurze Darstellung der Verhältnisse auf dem Gebiet der neurologischen Begutachtung in Österreich möge dieses Bestreben unterstützen.

Literatur

[1] Barolin GS, Griebnitz E, Mitterauer B, Quatember B, Scherzer E, Spiel W (1994): Die Begutachtung sogenannter seelischer Schmerzen. Neuropsychiatrie 8: 131-133.

[2] Danzl KH (1998): Schmerzengeld in der Praxis der Gerichte. In: Emberger H, Zerlauth S, Sattler A (Hrsg.): Das ärztliche Gutachten. 3. Aufl. Verlag der Österreichischen Ärztekammer, Wien, S. 229-247.

[3] Danzl KH, Gutiérrez-Lobos K, Müller OF (1998): Das Schmerzengeld in medizinischer und juristischer Sicht. Manz, Wien, S. 424.

[4] Dittrich R, Tades H (1997): Das Allgemeine Bürgerliche Gesetzbuch. 18. Aufl. Manz, Wien, S. 879.

[5] Emberger H, Zerlauth S, Sattler A (1998; Hrsg.): Das ärztliche Gutachten. 3. Aufl. Verlag der Österreichischen Ärztekammer, Wien, S. 636.

[6] Emberger H (1998): Ärztliche Sachverständigentätigkeit und Datenschutz. In: Emberger H, Zerlauth S, Sattler A (Hrsg.): Das ärztliche Gutachten. 3. Aufl. Verlag der Österreichischen Ärztekammer, Wien, S. 87–91.

[7] Ent H, Hopf G (1993): Das Schwalterrecht für Behinderte. Manz, Wien, S. 192.

[8] Foregger E, Kodek G, unter Mitwirkung von Fabrizy EE (1997): Strafgesetzbuch samt Kurzkommentar. Manz, Wien S. 1040.

[9] Foregger E, Kodek G, unter Mitwirkung von Fabrizy EE (1997): Die österreichische Strafprozeßordnung. Manz, Wien, S. 1044.

[10] Grundtner H (1998): Das österreichische Führerscheingesetz nach der 2. Novelle. ARBÖ, Wien, S. 161.

[11] Haller R (1996): Das psychiatrische Gutachten. Manz, Wien, S. 264.

[12] Harrer G (1984): Rechtliche Grundlagen der Rehabilitation in Österreich. In: Barolin GS: Rehabilitation. Enke, Stuttgart, S. 3–5.

[13] Harrer G (1987): Neurologische Begutachtung in Österreich. In: Suchenwirth RMA, Wolf G: Neurologische Begutachtung. Fischer, Stuttgart, S. 60–72.

[14] Harrer G, Frank Ch (1986): Zur Beurteilung der Testierfähigkeit bei cerebralen Abbauprozessen – unter besonderer Berücksichtigung des „luciden Intervalls". In: Pohlmeier H, Deutsch F, Schreiber HL: Forensische Psychiatrie heute. Festschrift für U. Venzlaff. Springer, Berlin, S. 278–290.

[15] Holczabek W (1976): Gerichtsmedizinische Grundlagen der Schmerzengeldbestimmung. In: Forschung und Praxis der Begutachtung. Ges. Gutachterärzte Österreichs 12: 24–49.

[16] Huber W (1997, Hrsg.): Strafvollzugsgesetz – Bewährungshilfegesetz. 2. Aufl. Linde, Wien, S. 200.

[17] Kodek G, Fabrizy EE (1998): Das neue österreichische Suchtmittelgesetz. Juridica Verlag, Wien, S. 254.

[18] Konrad N (1997): Leitfaden der forensisch-psychiatrischen Begutachtung. Thieme, Stuttgart–New York, S. 110.

[19] Laubichler W (1998): Das forensisch-psychiatrische Gutachten. In: Emberger H, Zerlauth S, Sattler A (Hrsg.): Das ärztliche Gutachten. 3. Aufl. Verlag der Österreichischen Ärztekammer, Wien, S. 325–326.

[20] Nedopil N (1996; Hrsg.): Forensische Psychiatrie: Klinik, Begutachtung, Behandlung zwischen Psychiatrie und Recht. Thieme, Stuttgart–New York, S. 304.

[21] Scherff D (1998; Hrsg.): Sozialversicherungs-Handbuch. Das Allgemeine Sozialversicherungsgesetz (ASVG) nach dem Stand vom 1. September 1998. Teil 1, S. 646, und Teil 2 (ASVG-Index), S. 815. ARD-Betriebsdienst, Wien.

[22] Venzlaff U, Foerster K (2000; Hrsg.): Psychiatrische Begutachtung. 3. Aufl. Urban & Fischer, München–Jena.

[23] Zerlauth S (1998): Die Begutachtung im Rahmen der gesetzlichen Unfallversicherung. In: Emberger H, Zerlauth S, Sattler A (Hrsg.): Das ärztliche Gutachten. 3. Aufl. Verlag der Österreichischen Ärztekammer, Wien, S. 395–411.

[24] Zerlauth S (1998): Das Gutachten im Rahmen der privaten Unfallversicherung. In: Emberger H, Zerlauth S, Sattler A (Hrsg.): Das ärztliche Gutachten. 3. Aufl. Verlag der Österreichischen Ärztekammer, Wien, S. 421–433.

5
Neurologische Begutachtung in der Schweiz

Beat Hiltbrunner

Inhalt

1 Einführung

Gutachten sind Mittel, die zur Klärung komplexer Sachverhalte eingesetzt und in allen Bereichen menschlichen Handelns angewandt und von Fachpersonen erstellt werden. Im Gesundheitswesen betreffen sie die Auswirkungen gesundheitlicher Beeinträchtigungen auf das Funktionsvermögen und die Rollenfähigkeit eines Patienten. Im Hintergrund einer Begutachtung stehen Parteien mit unterschiedlichen wirtschaftlichen Interessen und gegenteiligen Einschätzungen des medizinischen Sachverhalts und seiner Folgen. In den hier zur Diskussion stehenden Konflikten, die zu neurologischen Begutachtungen führen, werden die Konfliktparteien meistens durch den Patienten und seinen Rechtsvertreter und die Versicherer gebildet. Zahlenmäßig weniger häufig führen neurologische Streitfragen in Strafprozessen zu Begutachtungen. Sehr selten stehen sich Patient und Arzt in einem Streit um einen neurologischen Behandlungsfehler gegenüber. Gutachten sollen medizinische Fakten und Zusammenhänge erhellen und aufgrund der neutralen Position ihrer Autoren der Konfliktlösung dienen. Die Zahl medizinischer, insbesondere neurologischer Gutachten, die in der Schweiz jedes Jahr veranlaßt und durchgeführt werden, ist nicht bekannt. 1997 wurden in der Schweiz allein von der Schweizerischen Unfallversicherungsanstalt (Suva) 2160 Gutachten im Zusammenhang mit Unfällen, unfallähnlichen Körperschädigungen und Berufskrankheiten (gemäß Unfallversicherungsgesetz, UVG) vergütet. Für die gesamte Schweiz dürfte die Zahl der Gutachten dieser Kategorie bei etwa 3000 liegen.

2 Krankenversicherung

In der Schweiz besteht Versicherungspflicht gegen Krankheiten und Unfälle (Art. 3 KVG). Das Krankenversicherungsgesetz (KVG) wurde 1997 revidiert und eine obligatorische Grundversicherung eingebaut, die in der gesamten Schweiz die gleichen Grundleistungen für ambulante und stationäre Behandlungen garantiert (Art. 25 KVG). Mit seltenen Ausnahmen sind alle in der Schweiz wohnhaften Personen durch die Grundversicherung gegen Krankheiten versichert. Die Grundversicherung enthält im Gegensatz zur obligatorischen Unfallversicherung keinen automatischen Schutz gegen einen Erwerbsausfall. Das schweizerische Obligationenrecht schützt allerdings Arbeitnehmer während einer Krankheit vor Kündigungen und sichert ihnen während einer von der Anstellungsdauer abhängigen Periode Lohnfortzahlungen zu (Art. 324a und 336c OR). Die Leistungen der Grundversicherung können durch Zusatzversicherungen ausgeweitet werden. Dadurch können die Versicherungsleistungen (z.B. eine private Behandlung in allen Kliniken der Schweiz nach Wahl) den individuellen Bedürfnissen angepaßt werden. Zusatzversicherungen ermöglichen auch einen Schutz vor Einkommensverlusten (Art. 67 KVG). Konflikte, die zu Gutachten bei Krankheit führen, sind seltener als nach Unfällen. Sie entstehen aber aus den gleichen Gründen und betreffen die Qualität und Dauer von Behandlungen. Führt eine Krankheit zu andauernder Arbeitsunfähigkeit, tritt die Invalidenversicherung in die Leistungspflicht.

3 Invalidenversicherung

Die Invalidenversicherung (IV) ist eine obligatorische Volksversicherung. Sie erfaßt alle natürlichen Personen mit Wohnsitz in der Schweiz und Ausländer, die in der Schweiz arbeiten, ihren Wohnsitz aber im Ausland haben. IV-Leistungen werden für voraussichtlich bleibende oder lang andauernde, teilweise oder vollständige Erwerbsunfähigkeiten geleistet. Minderjährige erhalten IV-Leistungen für Geburtsgebrechen und Folgen von Krankheiten und Unfälle, die wahrscheinlich ihre spätere Erwerbsfähigkeit beeinträchtigen. Die Leistungspflicht der IV erlischt mit dem Eintritt des Versicherten ins gesetzliche Rentenalter.

Hauptziel der IV ist das Eingliedern der Versicherten in das Erwerbsleben. Sie übernimmt medizinische Maßnahmen, die unmittelbar die berufliche Eingliederung fördern und dadurch die Erwerbsfähigkeit dauernd und wesentlich verbessern. Behandlungen, die nicht diesem Zweck dienen, müssen von der Kranken- oder Unfallversicherung übernommen werden. Die beruflichen Maßnahmen umfassen die Berufsberatung, eine erstmalige Ausbildung oder Umschulung und eine Arbeitsvermittlung. Selbständigerwerbende können zur Wiederaufnahme ihrer Tätigkeit eine Kapitalhilfe beantragen. Während der Dauer der Eingliederungsmaßnahmen werden Taggelder ausgerichtet. Eine IV-Rente wird ausgerichtet, wenn die Maßnahmen zur beruflichen Eingliederung ihr Ziel nicht oder nur teilweise erreichen oder wenn sie von vornherein aussichtslos sind.

Die in einer Verordnung des Invalidenversicherungsgesetzes aufgeführten Geburtsgebrechen werden bezüglich medizinischer Maßnahmen gesondert behandelt, indem minderjährigen Versicherten alle zur Behandlung dieser Gebrechen notwendigen Therapien gewährt werden. Die Liste enthält etwa 40 neurologische Gebrechen. Zudem leistet die IV Beiträge an Sonderschulen und gewährt heilpädagogische Maßnahmen, auch Kindern, die eine reguläre Schule besuchen.

Die Invalidität und ihr Ausmaß werden durch die kantonalen IV-Kommissionen festgelegt. Sie werden durch einen Arzt, einen Juristen, eine Fachperson für berufliche Eingliederungsmaßnahmen und einen Sozialarbeiter unterstützt. Die IV-Kommissionen können zur Beschlußfassung Auskünfte, Berichte Zeugnisse und Gutachten einholen. In mehreren Landesteilen unterhält die IV Abklärungszentren, die sich auf die Begutachtung von Patienten für die IV spezialisiert haben. Ihnen gehören verschiedene Fachärzte, unter anderem Neurologen und Psychiater, an.

4 Unfallversicherung

Am 1.1.1984 trat die obligatorische Unfallversicherung (UVG) in Kraft. Alle in der Schweiz beschäftigten Arbeitnehmer sind obligatorisch gegen Unfälle, unfallähnliche Körperschädigungen und Berufskrankheiten versichert. Die Leistungspflicht gilt gemäß UVG sowohl für Unfälle, die am Arbeitsplatz *(Berufsunfälle),* als auch für solche, die nicht am Arbeitsplatz erfolgten *(Nichtberufsunfälle).* 1997 wurde die Zahl der Vollbeschäftigten auf 3,2 Mio. Personen geschätzt. Im selben Jahr wurden 708 908 Unfälle, davon 267 678 Berufsunfälle und 422 053 Nichtberufsunfälle gemeldet (Unfallstatistik UVG 1998). Den Unfällen gleichgestellt sind bestimmte Körperschädigungen, die zwar nicht durch eine außergewöhnliche äußere Einwirkung, aber doch plötzlich und unfreiwillig entstehen. Seit 1996 sind alle Arbeitslosen, die Anspruch auf Arbeitslosenentschädigung haben, ebenfalls der obligatorischen Unfallversicherung unterstellt. 1997 wurde diese Gruppe auf 169 000 Personen geschätzt. Sie meldeten 19 177 Unfälle an. Alle übrigen in der Schweiz wohnhaften Personen (Kinder, nicht erwerbstätige Hausfrauen und -männer, Studenten, Selbständigerwerbende, Pensionierte usw.) sind nicht nach UVG, sondern nach KVG für Unfallfolgen versichert. Für Selbständigerwerbende ist die Unfallversicherung nach UVG freiwillig.

Der Unfallbegriff ist ein Rechtsbegriff und wird daher durch die rechtsanwendenden Stellen (Versicherer, Gerichte), nicht durch den Arzt beurteilt. Als **Unfall** gilt eine plötzliche, nicht beabsichtigte schädigende Einwirkung eines ungewöhnlichen äußeren Faktors auf den menschlichen Körper (Art. 9 Abs. 1 UVV). Der Zusammenhang zwischen der schädigenden Einwirkung auf den Körper und dem Ausmaß oder der Lokalisation des Schadens ist häufig eine zentrale Frage von Gutachten nach Unfällen. Die Frage, ob ein Unfall vorliegt, d.h. ob eine plötzliche, nicht beabsichtigte schädigende Einwirkung eines ungewöhnlichen äußeren Faktors auf den Körper erfolgte, wird von Juristen beantwortet. Dagegen wird der Gutachter gefragt, ob die schädigende Einwirkung die vorhandenen oder angeblichen Verletzungen erklärt. Die Beantwortung der Kausalitätsfrage erfolgt auf einem Wahrscheinlichkeitsraster (sicher–wahrscheinlich–möglich). Mögliche Zusammenhänge sind solche unter 50 % Wahrscheinlichkeit. Ein wahrscheinlicher Zusammenhang besteht, wenn die positiven Indizien in der Indizienbilanz eindeutig überwiegen, d.h. wenn nach der geltenden medizinisch-wissenschaftlichen Lehrmeinung mehr für als gegen (über 50 %) einen ursächlichen Zusammenhang spricht. Im Sozialversicherungsrecht wird die Haftung der Versicherung bereits bei einer Kausalitätsbeurteilung im Grade der Wahrscheinlichkeit befürwortet; die Sicherheit des Kausalzusammenhangs ist nicht erforderlich, dagegen reicht die bloße Möglichkeit nicht aus.

Nach Art. 9 Abs. 1 UVG gelten als **Berufskrankheiten** jene Krankheiten, die bei der beruflichen Tätigkeit ausschließlich oder vorwiegend durch schädigende Stoffe oder bestimmte Arbeiten verursacht worden sind. Sie sind in Anhang 1 zu Art. 14 UVV aufgelistet. Der Verursachungsanteil der beruflichen Tätigkeit muß überwiegen, d.h. mehr als 50 % betragen. Krankheiten, die nicht in der Liste enthalten sind, müssen der Anforderung der Generalklausel Art. 9 Abs. 2 UVG genügen, die verlangt, daß sie ausschließlich oder stark überwiegend durch die berufliche Tätigkeit verursacht worden sind. Der berufsbedingte Verursachungsanteil muß hier mindestens 75 % betragen. Entscheidend für die Anerkennung als Berufskrankheit ist nicht die Auslösung, sondern die Verursachung der Affektion durch die berufliche Tätigkeit. Die Häufigkeit solcher Krankheiten unter Risikopersonen wurde auf das Vierfache derjenigen von Vergleichsgruppen der Bevölkerung geschätzt (Debrunner und Ramseier 1990).

Die obligatorische Unfallversicherung erbringt Sach- und Geldleistungen. Die Sachleistungen umfassen die Kosten für Heilbehandlungen, Kostenvergütungen für Hilfsmittel, Transporte zur Behandlungsstätte, Rettungsmaßnahmen und Bestattungen. Sie erbringt Geldleistungen als Ersatz für den ausfallenden Verdienst in Form von Taggeldern, Invalidenrenten und Hinterlassenenrenten sowie als Entschädigung für Integritätsschäden und Hilflosigkeit.

Die **Schweizerische Unfallversicherungsanstalt (Suva)** ist als größter Unfallversicherer der Schweiz eine öffentlich-rechtliche Anstalt mit eigener Rechtspersönlichkeit. Sie wird von einem vom Bundesrat gewählten Verwaltungsrat beaufsichtigt, der paritätisch aus 16 Arbeitgeber- und 16 Arbeitnehmervertretern sowie 8 Vertretern des Bundes besteht. Sie besorgt den Gesetzesvollzug für rund ein Drittel aller in der Schweiz unter das UVG fallenden Betriebe, Unternehmungen und Verwaltungen mit rund zwei Dritteln aller versicherten Arbeitnehmer (Art. 66 UVG). Die Suva beaufsichtigt zudem die Anwendung der Vorschriften über die Verhütung von Berufsunfällen und Berufskrankheiten (Art. 49 und 50 VUV). In der VUV sind die Betriebe bzw. Berufszweige genannt, für welche die Suva zuständig ist. Neben der Suva beteiligen sich Privatversicherungen und Krankenkassen an der obligatorischen sozialen Unfallversicherung nach UVG für jene Betriebe und Personen, die nicht dem obligatorischen Unfallversicherungsgesetz unterstellt sind (Art. 68 und 69 UVG).

5 Hintergründe neurologischer Gutachten

Neurologische Gutachten werden häufig durch abweichende Meinungen über die Leistungspflicht des Versicherers vom Versicherten ausgelöst. Die Versicherung übernimmt nur Leistungen für versicherte gesundheitliche Schädigungen und ihre Folgen. Diese sind für Verletzungen, die der obligatorischen Unfallversicherung anheimfallen, umfassender als für Krankheiten, da neben den Heilkosten auch Taggelder und gegebenenfalls auch Invalidenrenten ausgestellt werden. Entsprechend sind Gutachten über gesundheitliche Beeinträchtigungen nach Unfällen häufiger als bei Krankheiten. Es bestehen jedoch keine genauen Zahlen über ihre relative Häufigkeit.

5.1 Diagnosen und Unfallkausalität

Der Gutachter liefert dem Versicherer die medizinischen Diagnosen und Prognosen und schlägt Maßnahmen und Behandlungen vor, die notwendig sind, um die Funktionsfähigkeit zu verbessern oder zu erhalten, oder von Gesetzes wegen vorgeschrieben sind (z. B. Fahrverbot bei symptomatischer Epilepsie). Der Gutachter beschränkt sich dabei auf die Begutachtung von medizinischen Problemen seines Fachgebiets. Psychiatrische Erkrankungen und Unfallfolgen werden nicht durch den Neurologen begutachtet. In diesen Fragen besteht in der Schweiz eine strikte Aufgabentrennung zwischen der Neurologie und Psychiatrie.

Versicherungsleistungen für Unfälle und ihre gesundheitlichen Folgen werden nur dann erbracht, wenn ihr ursächlicher Zusammenhang mit dem Unfall mindestens wahrscheinlich, d.h. größer als 50% ist. Zur Befürwortung eines wahrscheinlichen Kausalzusammenhangs genügt ein zeitliches Aufeinanderfolgen von Ereignis und Schaden nicht. Die schädigende Einwirkung muß proportional zur Verletzung sein, und zwischen dem Unfall oder dem unfallähnlichen Ereignis im Sinne von Art. 9 UVV und der gesundheitlichen Beeinträchtigung muß ein natürlicher, d.h. ein mit naturwissenschaftlichen Argumenten nachvollziehbarer Zusammenhang bestehen. Der Jurist leitet daraus ab, daß die Beeinträchtigung ohne das schädigende Ereignis zu diesem Zeitpunkt nicht eingetreten wäre oder nicht hätte eintreten können. Bejaht er also den natürlichen Kausalzusammenhang, prüft er danach den adäquaten Kausalzusammenhang. Der *adäquate Kausalzusammenhang* wird bejaht, wenn der Unfall oder das unfallähnliche Ereignis im Sinne von Art. 9 UVV geeignet war, die gesundheitlichen Folgen zu verursachen. Für psychische oder organisch nicht zuverlässig nachweisbare Störungen wird die Adäquanz nach einem eigenen Beurteilungsraster entschieden.

Der medizinische Gutachter stellt also die neurologischen Diagnosen, stellt die Komplikationen fest, äußert sich zur Prognose und entscheidet, ob die natürliche Kausalität zum Unfall gegeben ist. Er schweigt jedoch zur Frage der adäquaten Kausalität.

5.2 Arbeitsfähigkeit und Erwerbsfähigkeit

Mit der medizinischen Diagnose steht die berufliche Prognose in loser Verbindung. Sie wird als Ausmaß der Arbeitsfähigkeit bzw. Arbeitsunfähigkeit festgelegt. Die **Arbeitsunfähigkeit** umfaßt die Beeinträchtigung des Leistungsvermögens im bisherigen Beruf. Bei Teilarbeitsunfähigkeit sollten die zeitliche und qualitative Reduktion der Arbeitsleistung auseinandergehalten werden. Die **Erwerbsunfähigkeit** ergibt sich aus der ökonomischen Verwertbarkeit der verbliebenen Fähigkeiten, zumutbare Tätigkeiten auf dem allgemeinen, dem Versicherten zumutbaren Arbeitsmarkt auszuüben. Die Erwerbsunfähigkeit wird vom Versicherer auf der Basis der ärztlich beurteilten Leistungsfähigkeit bzw. Zumutbarkeit von Arbeitsleistungen festgesetzt. Sie wird qualitativ (z.B. leichte, wechselnde körperliche

Arbeiten mit geringen Anforderungen an das Konzentrationsvermögen) und quantitativ (z.B. 6 Stunden mit einer Pause von 1 Stunde Dauer) bestimmt und nicht als Prozentsatz einer fiktiven Arbeitsfähigkeit (z.B. 40% arbeitsfähig als Gärtner) ausgedrückt. Das Ausmaß der Arbeits- und Erwerbsunfähigkeit sind weitere Gründe für Meinungsunterschiede zwischen Versicherten und Versicherer und somit Ziel neurologischer Begutachtungen.

5.3 Integritätsschaden

Aus den unfallbedingten Diagnosen und dem posttraumatischen klinischen Verlauf lassen sich das Ausmaß der bleibenden Beeinträchtigungen, Behinderungen und Handikaps ableiten. Sie werden vom Arzt erhoben und als Integritätsschaden in Prozenten ausgedrückt. Der Versicherer leitet daraus die **Integritätsentschädigung** als einmalige Kapitalzahlung ab. Nach Art. 24 Abs. 1 UVG hat jeder Versicherte, der durch einen Unfall eine dauernde und erhebliche Schädigung der körperlichen oder geistigen Integrität erleidet, Anspruch auf eine angemessene Integritätsentschädigung.

Die Integritätsentschädigung wird unabhängig von Beruf, Alter und Geschlecht einheitlich, d.h. abstrakt-egalitär, gewährt. Der Bundesrat hat im Anhang 3 zur UVV die Höhe einiger Integritätsschäden als Grobraster in einer „Skala der Integritätsschäden" festgelegt. Nicht aufgeführte Integritätsschäden werden nach dem Grad der Schwere in Analogie zum Anhang 3 UVV abgeleitet. Die Suva schuf dazu Tabellen als Feinraster. Sie umfassen alle Körperregionen und Organsysteme. Der gesamte Integritätsschaden muß mindestens 5% erreichen, um als erheblich zu gelten und zur Auszahlung zu gelangen. Bei mehreren Teilintegritätsschäden darf die Summe 100% nicht überschreiten. Der Gesamtschaden wird deshalb durch Quervergleich mit anderen Positionen nach Anhang 3 zur UVV festgesetzt. Unfallfremde Schäden sowie Entschädigungen, die schon für einen anderen Unfall bezogen wurden, werden subtrahiert, womit eine Nettoschätzung errechnet wird (Art. 36 Abs. 3 UVV). Voraussehbare Verschlimmerungen werden in der Schätzung berücksichtigt. Die Festsetzung des Integritätsschadens ist eine Kernaufgabe neurologischer Begutachtungen.

5.4 Komplikationen und Verschlimmerungen

Die obligatorische Unfallversicherung haftet für Komplikationen und Spätfolgen eines Unfalls. Sie erbringt ferner Leistungen für unfallbedingte Komplikationen von Krankheiten (epileptische Anfälle, akuter Schub von multipler Sklerose usw.). Krankheiten, die durch einen Unfall oder eine zweite Krankheit in ihrem Verlauf beeinträchtigt werden, stellen daher eine weitere, eher seltene Kategorie von Ursachen einer neurologischen Begutachtung dar. Der Gutachter wird aufgerufen zu beurteilen, ob oder wie lange eine Krankheit (z.B. eine Epilepsie) durch eine Verletzung (z.B. eine traumatische Hirnverletzung) in ihrem Verlauf beeinträchtigt wurde. Es wird zwischen einer vorübergehenden, dauernden und richtunggebenden Verschlimmerung unterschieden. Bei einer *vorübergehenden Verschlimmerung* wird der gesundheitliche Zustand, wie vor dem Unfall, d.h. der Status quo ante, wieder erreicht. Die Unfallversicherung ist für Leistungen verantwortlich, die aus der Verschlechterung entstehen, bis der Status quo ante erreicht ist. Werden Beeinträchtigungen einer fortschreitenden, z.B. degenerative Erkrankung (z.B. multiple Sklerose) durch einen Unfall bleibend verstärkt (z.B. eine Parese wird zu einer Paralyse), so ist die obligatorische Unfallversicherung so lange leistungspflichtig, als dieselben Beeinträchtigungen nicht durch den spontanen Verlauf der Krankheit auch ohne Unfall (Status quo sine) erklärt werden können. Oft kann dieser Zeitpunkt nur retrospektiv geschätzt werden. Bei einer *dauernden Verschlimmerung* wird er dagegen nicht mehr erreicht. Es verbleibt ein Differenzschaden zu Lasten des Unfalls. Dieser muß im Gutachten geschätzt werden.

5.5 Leistungspflicht des Versicherers

Die **Heilbehandlung** ist gemäß Art. 48 und Art. 54 UVG nach zweckmäßigen und wirtschaftlichen Gesichtspunkten zu leisten. Die Zweckmäßigkeit einer Behandlung ist nicht genau definiert, zielt aber darauf ab, die Funktionsfähigkeit des Patienten zu fördern und ihn in den Arbeitsprozeß einzugliedern um damit seine wirtschaftliche Unabhängigkeit wiederherzustellen. Die Wirtschaftlichkeit der Behandlungsmaßnahmen verlangt, daß optimale, nicht maximale Mittel zur Erreichung der Behandlungsziele eingesetzt werden. Der Versicherte muß sich zumutbaren Behandlungen oder Eingliederungsmaßnahmen unterziehen. Unzumutbare Behandlungen und Eingliederungsmaßnahmen sind unter anderem solche, die eine Gefahr für Leben und Gesundheit des Versicherten darstellen. Im Gegensatz zu chirurgischen und orthopädischen Begutachtungen werden neurologische Gutachten selten zur Abklärungen der Zumutbarkeit von Behandlungsmaßnahmen veranlaßt.

5.6 Berufskrankheiten

Bei Berufskrankheiten lautet der Auftrag an die Gutachter grundsätzlich gleich. Im Vordergrund stehen hier häufig das Festlegen der medizinischen Diagnose und der Grad der beruflichen Beeinträchtigung. Die Beantwortung der Frage, ob die obligatorische Unfallversicherung für eine allfällige Berufskrankheit Leistungen erbringen muß, erfordert selten eine Begutachtung, da die Leistungspflicht an wesentlich einschränkendere Bedingungen geknüpft ist als bei Unfällen.

6 Durchführung der neurologischen Begutachtung

6.1 Auftraggeber

Auftraggeber einer Begutachtung können alle Interessensparteien (Versicherer, Patient, Haftpflichtversicherer) einzeln (Parteigutachten) oder gemeinsam sein sowie Gerichte. Die Beweiskraft von Parteigutachten wird von den Gerichten geringer eingestuft als diejenige von abgesprochenen Gutachten opponierender Parteien oder von Obergutachten, die von den Gerichten in Auftrag gegeben werden. Hin und wieder finden sich in den Akten Gutachten, die vom behandelnden Arzt des zu begutachtenden Patienten ausgeführt wurden. Ihre Beweiskraft vor Gericht ist beschränkt. Sie sind wegen der komplexen Interessenlage des behandelnden Arztes als Gutachter allgemein nicht zu empfehlen. Vertrauensärzte der Versicherer werden als Gutachter in Prozeßverfahren nicht anerkannt, da sie als Parteigutachter gelten. Dagegen gelten außerhalb des Prozesses erstellte Berichte des Vertrauensarztes der Sozialversicherungen als neutral, zumindest solange kein offensichtlicher Verdacht auf Befangenheit vorliegt.

Der Auftrag für ein Gutachten wird schriftlich erteilt und umfaßt den Grund der Begutachtung und die Fragen, die das Gutachten beantworten soll. Der Gutachter kann die Durchführung des Gutachtens annehmen, teilweise annehmen oder ablehnen. Er wird ein Gutachten teilweise ablehnen, wenn der Auftrag sein Fach überschreitet. Der Umfang des Gutachtens kann dann auf die Bedingungen des Gutachters zurechtgeschneidert oder als interdisziplinärer Auftrag ausgeführt werden. Bei Obergutachten, die von Gerichten anberaumt werden, muß ein angeschriebener Gutachter seine Ablehnung begründen.

Auftraggeber neurologischer Gutachten überlassen es im allgemeinen dem Gutachter zu entscheiden, welche fachspezifischen Abklärungen er für notwendig erachtet. Sie schließen alle neurophysiologischen (EEG, Elektroneurographie, Elektromyographie, evozierte Potentiale, vaskuläre Doppleruntersuchungen usw.) und eine neuropsychologische Abklärung ein. Der Gutachter entscheidet, ob er diese Untersuchungen selbst durchführen oder in Auftrag geben will.

6.2 Arten der Begutachtung

Die meisten Gutachten erfordern eine Befragung und Untersuchung des Patienten. Nur in speziellen Fällen, z. B. wenn ein Patient eine Untersuchung verweigert oder wenn er verstorben ist und die Ursache des Ablebens einen Meinungsstreit über eventuelle Versicherungsleistungen auslöst, wird ein Aktengutachten erstellt. In allen Fällen sind die fachlichen Anforderungen an den Gutachter dieselben.

6.3 Qualifikation des Gutachters

Gutachten werden von Fachärzten in der Privatpraxis oder an Kliniken durchgeführt. Die fachärztliche Ausbildung untersteht den Richtlinien der Schweizerischen Ärztegesellschaft, FMH. Eine spezielle Ausbildung mit Zertifikat als Gutachter wird bislang in der Schweiz nicht angeboten. Gutachten, die ausbildenden Kliniken übertragen werden, müssen von voll ausgebildeten Fachärzten betreut und verantwortet werden, wenn sie an Ärzte in Ausbildung (Assistenzärzte) weitergeleitet werden. Aufgrund der fachlichen Anforderungen, die an einen Gutachter gestellt werden, sind in einigen Schweizer Kliniken Oberarztstellen zur Durchführung von Gutachten geschaffen worden. Gutachter beschränken sich auf die Begutachtung fachspezifischer Fragen, allenfalls werden Gutachten in Zusammenarbeit mit anderen Spezialisten, d.h. interdisziplinär, durchgeführt. Die neurologische Begutachtung umfaßt das gesamte Gebiet der muskulären, peripher- und zentralnervösen Erkrankungen oder Unfallschädigungen.

6.4 Aktenstudium

Die Begutachtung wird in drei Schritten, dem Aktenstudium, der Untersuchung und der Dokumentation, ausgeführt. Der erste Schritt besteht in einem gründlichen Studium der Akten, die dem Auftrag an den Gutachter vollständig mitzuliefern sind. Die Akten enthalten medizinische Berichte, Unfallprotokolle, Arbeitsplatzuntersuchungen bei Berufskrankheiten, Angaben über frühere und aktuelle Leistungen am Arbeitsplatz, über berufliche Eingliederungsmaßnahmen usw. sowie das vollständige Dossier bildgebender Untersuchungen.

Die Kenntnis des Patientendossiers ermöglicht dem Gutachter, seine Untersuchung fokussiert und zielorientiert durchzuführen. Der neurologische Gutachter vermißt in den Unterlagen oft Angaben über Erbkrankheiten, Unfälle und Krankheiten während der Kindheit und Jugend, über Schulleistungen, Verhaltens- und Sozialisierungsprobleme und psychische Entgleisungen oder psychiatrische Erkrankungen, Angaben über pharmakologische Behandlungen und eventuelle unerwünschte Medikamentenwirkungen. Unfallanamnesen sind häufig bezüglich Bewußtseinsstörungen und Erinnerungslücken beim Unfall unvollständig. Verhaltensauffälligkeiten oder Wesensänderungen nach Unfällen werden für neurologisch-diagnostische Zwecke nicht ausreichend dokumentiert.

6.5 Untersuchung

Der Gutachter erhebt die fehlenden, zur Ausführung seines Auftrags jedoch relevanten Informationen nebst Angaben über den Tagesablauf, die aktuelle geistige und psychische Leistungsfähigkeit, Behinderung und Handikaps bei der Befragung des zu Begutachtenden. Er holt das Einverständnis ein, Drittpersonen über etwaige Aspekte befragen zu dürfen. Danach führt er eine umfassende, jedoch auf den Inhalt des Auftrags ausgerichtete allgemeinmedizinische und neurologische Untersuchung durch. Dieser folgen gegebenenfalls neurologische Zusatzuntersuchungen, wie EEG, Neurographie, Neuropsychologie, usw.

6.6 Dokumentation

Der dritte Schritt besteht in der Analyse aller Daten, in der synthetischen Dokumentation und Beurteilung des Verlaufs unter Berücksichtigung der erfolgten Behandlungen, in der Festsetzung der Diagnosen, der bleibenden Beeinträchtigungen und Behinderungen, der Arbeitsfähigkeit und des Integritätsschadens. Am Schluß beantwortet er die Fragen der Auftraggeber.

7 Qualitätssicherung

Die Qualitätssicherung in der Durchführung und Berichterstattung von Gutachten wird die Tätigkeit von Gutachtern zunehmend beschäftigen. Sie ist in der Schweiz in allen Belangen erst ansatzweise vorhanden. Gutachten stellen häufig eine unliebsame Pflicht im Aufgabenspektrum von Klinikern und Spezialisten dar, die bereits anderweitig mit verschiedenen Aufgaben ausgelastet sind. Gutachten sind in dieser Auftragspalette kraftfordernde, häufig langwierige und undankbare Zusatzaufgaben, die den Arzt auch einem ihm oft nicht geläufigen Sachbereich aussetzen, nämlich den Versicherungsgesetzen.

Aus diesen Gründen und zur Verbesserung der Gutachten wurde im Herbst 1998 unter dem Patronat der Schweizerischen Ärztegesellschaft (FMH) der erste Gutachterkurs von der Suva und den privaten Unfallversicherern des Schweizerischen Versicherungsbundes (SVV) durchgeführt. Er dauerte zwei Tage und behandelte die versicherungsrechtlichen und propädeutischen Grundlagen sowie den Aufbau von Gutachten. Er ermöglichte den Teilnehmern, an vier verschiedenen Workshops konkrete Probleme der Gutachtenstätigkeit zu diskutieren. Neurologische Belange wurden in einem Workshop über Schädel-Hirn-Traumen behandelt. Sollte die Schweizerische Ärztegesellschaft FMH einen Fähigkeitsausweis für Gutachter ausstellen, müßten die Qualifikationen neurologischer Gutachter festgelegt und Weiterbildungsmöglichkeiten angeboten werden. Spezifische Aspekte der Qualitätssicherung bei neurologischen Gutachten, wie die Anforderung an die Diagnostik, einheitliche Diagnosestellungen (z.B. ICD-10), Qualitätsnachweis bei physiologischen und neuropsychologischen Untersuchungen, müßten noch weitgehend definiert werden. Bei der zunehmenden Anzahl von Gutachten und der Schwierigkeit genügend qualifizierte Gutachter, auch in der Neurologie, zu finden, sollte dies ein dringendes Anliegen der neurologischen Fachgesellschaft sein.

Literatur

Debrunner HU, Ramseier EW (1990): Die Begutachtung von Rückenschäden. Huber, Bern.

Unfallstatistik UVG (1998): Kommission für die Statistik der Unfallversicherung UVG (KSUV). Suva, Fluhmattstrasse 1, CH-6002 Luzern.

KVG, Bundesgesetz über die Krankenversicherung, 18.03.1994.

OR, Schweizerisches Obligationenrecht, 30.03.1911.

UVG, Bundesgesetz über die Unfallversicherung, 20.03.1981.

VUV, Verordnung über die Verhütung von Unfällen und Berufskrankheiten, 19.12.1983.

Allgemeine Durchführung der Untersuchung

6
Vorgeschichte des Gutachtens: Aktendurchsicht

Richard M. A. Suchenwirth

Inhalt

1 Einführung

Das neurologische Gutachten stellt im allgemeinen den Schlußpunkt in einer Entwicklung dar, die wesentlich früher begann. Für den Neurologen sind dabei nicht nur die rein medizinischen Daten wichtig, sondern auch deren Umstände (Lit. bei Kap. 8 [8, 17, 21]).

Man muß wissen, wer einen Renten-(Entschädigungs-)Antrag stellte, wann und in welcher Form dies geschah. Auch sollte der Gutachter alle medizinischen Berichte und Stellungnahmen kennen, die im gerade anhängigen Verfahren bisher erstellt wurden.

Viele Fehler sind hier zu vermeiden, wenn man sich einen *vollen Überblick* verschafft. Insbesondere ergibt sich auf diese Weise die Möglichkeit, den zu Begutachtenden besser zu verstehen und zu führen. Dies verhindert, daß sich der Untersuchte zu Unrecht oder, was noch schlimmer wäre, zu Recht falsch dargestellt fühlt und unter nicht ausgeräumten Widersprüchen von Berichten zu leiden hat. Damit läßt sich oft vermeiden, daß der Begutachtete später offenkundige Widersprüche und Ungenauigkeiten zu seinem Vorteil einseitig ausnutzt, gar in einer querulatorischen Entwicklung verarbeitet oder daß man ihm Unrecht tut.

Bei der Durchsicht der vorhandenen Unterlagen versenkt sich der Neurologe in lebensgeschichtliche Zusammenhänge, er wird vorübergehend eine Art Historiker (Kap. 8 [22]). Als solcher muß er alle wesentlichen Quellen heranziehen und registrieren. Sollte der Auftraggeber des Gutachters dies in der Vorbereitung des Gutachtens versäumt haben – was leider oft aus Bequemlichkeit oder Unüberlegtheit geschieht –, so muß der Neurologe selbst notwendige Unterlagen anfordern oder auf Nachlieferung bestehen.

Als Historiker muß sich der Neurologe auch Gedanken über den Wert der Einzelberichte machen, also *Quellenkritik* betreiben. Mit einiger Übung und gesundem Menschenverstand kann man oft schon ungenaue und widersprüchliche Einzelberichte aussondern. In manchen Berichten werden eher negative Charaktereigenschaften der Zeugen (Schwatzhaftigkeit, Sensationsgier, Ängstlichkeit, mangelnde Bereitschaft zur Mitarbeit u.a.) oder Eigeninteressen deutlich und als Beiträge zur Aufklärung von Sachverhalten geliefert. Andere, vielleicht in schlechtem Deutsch oder orthographisch fehlerhafte, mit schlichten Worten niedergelegte Berichte können sich als äußerst wichtig erweisen. Zu viel Wissen oder vermeintlicher Sachverstand kann den Blick auf die Realität verstellen, die in einem naiven Bericht viel deutlicher zu Tage tritt. Berichte mit Zweckeinschlägen müssen als solche erkannt und gewürdigt werden.

Je mehr Wert auf Einzelheiten und Genauigkeit gelegt wird, je anschaulicher ein Bericht ist, um so höher darf seine Aussagekraft bewertet werden. Das Aktenstudium gehört also zur selbstverständlichen Pflicht des Gutachters, der, je mehr Erfahrung er hat, desto mehr für das anhängige Verfahren entnehmen kann.

2 Aktenauszug

! Alles, was zur Beurteilung wesentlich ist, sollte möglichst wörtlich im Aktenauszug niedergelegt sein. So gesehen, stellt der Aktenauszug einen wertvollen Bestandteil des Gutachtens dar. Jeder, der das Gutachten liest, sollte dadurch in der Lage sein, wenn erwünscht, Originalangabe oder Originalbefund in der angegebenen Akte schnell aufzufinden.

Jede zitierte Stelle muß also mit Angabe der Seitenzahl, möglichst auch der Zeile, angeführt werden. Im allgemeinen geschieht dies, indem man hinter das Zitat die Fundstelle in Klammern angibt z. B. (Akte des Sozialgerichtes, Blatt 5, Zeile 201).

Es versteht sich, daß nur die wirklich wichtigen Dinge zitiert werden. Zweitzitate haben nur dann Berechtigung, wenn das Originalzitat nicht mehr verfügbar ist, wie dies manchmal bei Kriegsopferverfahren der Fall war. Wesentlich sind also Augenzeugenberichte über die Ereignisse, vom Vorgutachter selbst erhobene Befunde, fachliche Stellungnahmen und Urteile. Bei Gerichtsverfahren müssen auch die Argumente der Parteien anklingen. Man erspart sich den vielleicht im Einzelfall unbegründeten Vorwurf, diese nicht beachtet zu haben. Amtlich erhobene Feststellungen sind meist ebenfalls für das Gutachten erwähnenswert.

Zu umfangreiche Aktenauszüge sollten aber auch aus Gründen der Ersparnis und Übersichtlichkeit vermieden werden. Ein bloßes Abschreibenlassen früherer ärztlicher Äußerungen ist ein Verstoß gegen die Vernunft und die Logik des Gutachtens. Sehr erfahrene Gutachter verwerten die Aktenlage manchmal innerhalb der Beurteilung. Dies ist mit Zitaten vertretbar. Andererseits führt dieses Verfahren meist zu einer Überladung der Beurteilung, die als Kernstück des Gutachtens möglichst knapp, klar und übersichtlich ausfallen sollte.

! Ein Gutachten ganz ohne Berücksichtigung vorliegender Akten ist nicht vertretbar. Der Aktenauszug ist der Beleg für die gründliche Auseinandersetzung mit der vorliegenden Problematik. Der Gutachter wie auch der Leser des Gutachtens müssen sich an Hand des Aktenauszuges stets vergegenwärtigen können, warum es eben zu dieser Beurteilung kam. Dies sollte auch dann noch möglich sein, wenn die Akte selbst nicht mehr verfügbar ist.

Es ist hier nicht möglich, in allen Einzelheiten anzuführen, was in den Aktenauszug gehört; dies liegt von Fall zu Fall anders und hängt ganz von den Fragen ab, die an den Gutachter gestellt werden. Einige wesentliche Angaben, die man immer wieder braucht, seien aber für die typischen Gutachten herausgestellt.

2.1 Nichtärztliche Angaben

Hochmut ist hier gänzlich unangebracht, da die nichtärztlichen Angaben oft von größter Wichtigkeit sind. Sie können vom Untersuchten selbst, von Zeugen, Bezugspersonen, aus polizeilichen Erhebungen, von Sozialarbeitern u.a. stammen. Am wertvollsten sind die Angaben im Originalwortlaut. Werden derartige Berichte von anderer Seite nur indirekt mitgeteilt, so ist die Gefahr groß, daß vorgeprägte Ausdrücke oder sogar vorgefestigte Meinungen die echten Beobachtungen verfälschen.

Der Neurologe wird am häufigsten in drei Verfahren eingeschaltet.

2.1.1 Berufsgenossenschaftliche Unfallverfahren

Man kann die Folgen eines Unfalls nicht beurteilen, ohne die wesentlichen Einzelheiten über den **Mechanismus des Unfalls** zu kennen. Sie sind oft zuverlässig den Polizeiberichten zu entnehmen, können aber auch in Berichten der Arbeitgeber oder in Erhebungen der Berufsgenossenschaften selbst enthalten sein. Man muß wissen, aus welcher Höhe etwa der Begutachtete stürzte, ob er mit dem Kopf oder den Beinen zuerst aufschlug, ob der Boden weich oder hart (Beton) war, wie der Zusammenstoß erfolgte (frontal oder nur durch Streifen), aus welcher Geschwindigkeit heraus u.a. mehr. Auch bei Auffahrunfällen kann die Ermittlung der Geschwindigkeit wesentliche Aufschlüsse über die Wucht des Zusammenpralls liefern.

Die Annahme eines **„Schleudertraumas"** (Beschleunigungstraumas der Halswirbelsäule) setzt voraus, daß eine Geschwindigkeit von mehr als 20 km/h beim aufprallenden Fahrzeug gegeben war, auch daß der Proband keine Nackenstütze hatte und auch nicht angegurtet war.

Das Ausmaß des Schadens, etwa bei Kraftfahrzeugen, muß registriert werden. Die Angabe Totalschaden genügt nicht, weil unter besonderen Umständen ein solcher schnell angenommen wird, ohne die einwirkenden Kräfte wirklich zu berücksichtigen. Weiter ist die Frage, ob der Verletzte unter **Alkohol- oder Tabletteneinwirkung** stand, für den Gutachter nicht uninteressant. Sie muß bedacht werden, bevor man die später angeführten eigenen Angaben des Verletzten verwenden kann. Falls der Untersuchte unter Alkohol-(Medikamenten-)Wirkung stand, wird man seinen Äußerungen über eigene Feststellungen zum Unfallzeitpunkt mit Vorsicht begegnen müssen.

Von Bedeutung sind Angaben über das Verhalten des Verletzten am Unfallort. Hier können sachliche Zeugenaussagen wesentliche Hinweise liefern. In all diesen Fällen aber ist das Studium der Originalberichte unumgänglich. Nur selbst Gesehenes sollte verwertet werden, Angaben vom Hörensagen sollten nur ausnahmsweise berücksichtigt werden. (Eine seltene Ausnahme stellt die Schilderung des Unfallhergangs durch einen zwischenzeitlichen Verstorbenen oder Ausgewanderten dar). Zitate müssen in ihrem Zusammenhang berücksichtigt werden.

Allerdings gilt auch hier das bereits Ausgeführte: Jede Quelle muß einer Kritik unterzogen werden. Kann die Angabe des Zeugen, des Arbeitgebers, der Bezugsperson stimmen? Zweifel kann man vielleicht schon beim Aktenauszug anklingen lassen, später bei der Beurteilung sind sie unmißverständlich auszusprechen.

Besonders genau sollten die Erhebungen sein, die bei Anträgen auf Anerkennung einer Berufskrankheit gemacht werden. Hier sind die Art und die Dauer der Tätigkeit besonders zu beachten. Dies gilt beispielsweise bei außergewöhnlichen Belastungen der Wirbelsäule in manchen Berufen, vor allem bei der sehr oft behaupteten Einwirkung von chemischen Substanzen während der Berufstätigkeit. Der Betriebsinhaber, der Betriebsarzt, ein Amtsarzt, die Gewerbeaufsichtsbehörde und/oder Toxikologen sollten sich über mögliche schädliche Einwirkungen geäußert haben. Hier gibt es zahlreiche Selbsthilfegruppen und andere Vereinigungen, deren Aktivitäten nicht immer zur Sachaufklärung beitragen. Besonders schwierig ist dies bei behaupteten Einwirkungen mehrerer Giftstoffe zugleich. Auch über das Internet sind immer mehr nicht ausreichend wissenschaftlich begründete Hinweise zu erhalten, die eher beunruhigend als klärend wirken. Ähnlich genau müßte bei der Behauptung, eine Infektion sei eine Berufskrankheit (medizinische Berufe hinsichtlich HIV, nach Auslandsreisen bezüglich verschiedener Tropenkrankheiten, bei Gärtnerei- und Forstarbeitern eine Borrelioseinfektion betreffend u.a.), vorgegangen werden.

2.1.2 Wehrdienstbeschädigungsverfahren, Festlegung des Behindertengrades (versorgungsamtliche Verfahren)

Das in den mitteleuropäischen Ländern als Folge der Weltkriege hoch entwickelte Versorgungsrecht hat es mit sich gebracht, daß dem neurologischen Gutachten meist ein gründliches Erhebungsverfahren durch die Versorgungsämter vorangeht. Alle wesentlichen Daten sind hier zu berücksichtigen. Auf der anderen Seite sind infolge der Kriegswirren die Originalunterlagen oft verlorengegangen; es stehen dann nur kümmerliche Einträge, etwa der Zentralsammelstelle von Krankenunterlagen, aus Soldbüchern oder Ausweisen zur Verfügung. Der Erfahrene kann jedoch auch hieraus noch Aufschlußreiches entnehmen, etwa die Diagnosennummern oder die Dauer eines Aufenthaltes in einem Speziallazarett.

Bedenken sollte man auch, daß in den Versorgungsämtern Verwaltungsangestellte tätig sind, die durch lange Übung und Erfahrung Spezialisten geworden sind. Hinweise von dort, etwa über die Glaubwürdigkeit von Angaben oder Zweifel an der Glaubwürdigkeit, sind sehr zu beachten.

Wie im Unfallverfahren muß sich der Gutachter über all diese Stellungnahmen kritisch Gedanken machen, bevor er sie verwendet. Hinweise auf andere laufende Verfahren können von Interesse sein. Gesundheitsschäden können vom gleichen Antragsteller einmal als Kriegsfolge, zum anderen als Berufskrankheit oder Unfallfolge geltend gemacht werden; ggf. sollte man versuchen, diese Unterlagen beizuziehen oder beiziehen zu lassen.

Bedeutsamer ist seit langem die Festlegung des Behinderungsgrades.

Der Stil des Antragstellers kann gewichtige Hinweise auf „Helfer" im Hintergrund oder bereits eingetretene querulatorische Entwicklungen geben – in Versorgungsverfahren besonders häufig. Auch hier sind Zitate also ein wesentlicher Bestandteil des Gutachtens.

Nicht der Untersuchte ist manchmal der Querulant; dies gilt auch, wenn Familienangehörige (Ehepartner) glauben, einem zu Begutachtenden zu seinem Recht verhelfen zu müssen. Hinweise aus den Akten in dieser Richtung sollten ernst genommen werden und in dem Aktenauszug erscheinen. Sie können den geklagten Beschwerden den richtigen Stellenwert geben und die Psychologie des Untersuchten schlagartig erhellen.

Bei der Festlegung des Behindertengrades geht es dem Antragsteller im Grunde oft nur darum, für parallel laufende Verfahren flankierende Hilfen zu erhalten. In anderen Fällen gibt die Anerkennung eines Behindertengrades Hilfe bei der Stellung in Familie und Beruf. Die finanziellen Auswirkungen (über Steuerermäßigung) sind meist gering.

2.1.3 Rentenverfahren wegen Berufs- oder Erwerbsunfähigkeit

Die Feststellung oder doch Vermutung eines Antragstellers, er sei nicht mehr erwerbs- oder berufsfähig, ist Grundlage eines jeden Verfahrens dieser Art. Im allgemeinen wird ein derartiger Antrag nicht leichthin gestellt. Es steckt viel Resignation darin, Verzicht auf den gewohnten Arbeitskreis, die zwischenmenschlichen Beziehungen aus der Arbeitswelt, auch das Ansehen der regelmäßigen Berufstätigkeit, zumeist (aber nicht immer!) auch auf ein höheres Einkommen.

Vor der Wertung der medizinischen Befunde sollte der psychologische Akt der Rentenantragstellung durchdacht sein. Wer gab wirklich den Anstoß dazu? Wurde der Antragsteller aus einer hoffnungslosen beruflichen Situation (Massenarbeitslosigkeit!) dazu veranlaßt oder ist es so, daß ein Ehepartner seinen Beruf aufgibt und nun gleiches vom Antragsteller verlangt, man vielleicht mehr als bisher Ferienreisen machen will?

Oft eignet sich der Akteninhalt, um den nötigen Aufschluß über die Antragstellung zu erhalten. War es vielleicht der Arbeitgeber, der über zu häufige Abwesenheit des zu Untersuchenden wegen Krankmeldungen besorgt ist, der vielleicht nur seine Beschäftigtenzahl aus wirtschaftlichen Gründen vermindern will? Ist es das Arbeitsamt, das Schwierigkeiten hat, Arbeitslose gleicher Berufsart zu vermitteln und schnell (manchmal zu schnell!) vom Arbeitsamtsarzt Vermittlungsunfähigkeit attestieren ließ? Ist der Antragsteller ein Mensch, der sich – wie die Bescheinigung der Ortskrankenkasse schnell beweisen kann – wegen jeder Kleinigkeit krank schreiben ließ, also sich arbeitsunfähig fühlte? Oder ist der Antragsteller ein Ehegatte, der seit Jahrzehnten keine Berufsarbeit mehr ausübte und jetzt nur seine Rente kassieren will? Die sozialmedizinische Beurteilung muß in weitem Umfang diese Aktennotizen heranziehen, Hinweise darüber dürfen im Aktenauszug nicht fehlen. Leider sind die Angaben und Hinweise in den Akten diesbezüglich oft dürftig. Frühere ähnliche Verfahren können sehr aufschlußreich sein. Zumindest sollten frühere Bescheide seitens der Landesversicherungsanstalt oder der Bundesversicherungsanstalt für Angestellte berücksichtigt und angeführt werden. All dies macht deutlich, ob der Antragsteller ein armer, passiver Dulder, ein von seiner Umwelt Geschobener, ein träger Willensschwacher oder ein vitaler Kämpfer für das ihm vermeintlich zustehende Recht ist.

2.1.4 Schlußbemerkungen

Natürlich darf man nicht nur auf Grund des Aktenstudiums eine Diagnose stellen. Sie findet aber im Aktenauszug eine wesentliche Grundlage, gewichtige Verdachtsmomente tauchen hier schon auf.

Von großem Interesse, aber oft nur bei BG-Verfahren (Berufsunfälle) verfügbar, sind die bereits erwähnten Angaben der Krankenkassen über frühere Krankmeldungen. Schnell werden die Nackenbeschwerden eines Kranken nach *„Schleudertrauma"* ins rechte Licht gerückt, wenn man erkennt, daß der Kranke früher wegen ähnlicher Beschwerden sich immer wieder krank gemeldet hat. Von noch größerem Interesse ist die Genauigkeit des Aktenauszuges bei Verfahren vor Sozialgerichten. Hier müssen klare Feststellungen der Parteien zitiert werden. Dies sichert den Gutachter vor dem Vorwurf, wichtige Hinweise nicht berücksichtigt zu haben und Anfechtungsgründe zu liefern, mit denen ein vielleicht noch so stichhaltiges Gutachten schnell abgetan werden kann. Zeit, Mühe, fachlicher und vielleicht auch menschlicher Einsatz wären dann vertan.

2.2 Ärztliche Vorberichte

2.2.1 Der Bericht des Hausarztes

Angaben des Hausarztes könnten ideale Grundlage der ärztlichen Beurteilung sein. Wer sonst kennt den Antragsteller (oder zu Begutachtenden) so lange und so gut, oft auch so genau in seinem persönlichen Umfeld, seiner familären Umwelt und Arbeitswelt? Neben den unbestechlichen, ganz auf Grund eigenen Augenscheins und eigener Untersuchung gewonnenen, kurz zusammengefaßten Berichten finden wir leider zu oft wenig Verwendbares. Die Gründe liegen auf der Hand. Die knapp honorierten Berichte werden schnell zusammengeschrieben. Der Zeitdruck der täglichen Arbeit reicht kaum aus, um Einzelheiten oder Beobachtungen zu vermitteln. Gelegentlich werden nur flüchtig hingeworfene, oft wenig durchdachte Diagnosen mitgeteilt, ohne einen Hinweis, wie sie zustande kamen.

! Der Hausarzt ist nicht immer nach seiner Persönlichkeitsstruktur – oder aus anderen Gründen – der souveräne Zeuge, den man braucht.

Rücksichtnahmen oder auch der Wunsch, dem vielleicht durchaus sympathischen Klienten helfen zu wollen, können zu vorschnellem Urteil führen (Lit. Kap. 8 [21]). Der Hausarzt will vielleicht seinen Patienten beeindrucken, weil er u.U. über Verfahrenswege nicht genug Bescheid weiß, mag seine Unkennntnis aber nicht eingestehen.

Aus all diesen Gründen werden hausärztliche Berichte vielfach nur mit großer Skepsis entgegengenommen. Dies gilt vor allem, wenn der Hausarzt kurz vor dem Verfahren dem Kranken selbst eine Bescheinigung ausschreiben mußte. Ratsam wäre es für ihn, dies ganz zu vermeiden. Der Hinweis, daß ein hausärztlicher Bericht um vieles mehr gilt, wenn er direkt vom Verfahrensträger oder Gutachter angefordert wird, könnte ihn fast immer von der Pflicht zu derart schnell hingeworfenen Zeilen entbinden. Wie für alle Berichte gilt auch hier: Der konkrete Befund zählt mehr als die Diagnose, die sozialmedizinische Beurteilung ist fast immer unangebracht.

Für den Gutachter interessant sind die selbst erhobenen neurologischen Befunde mit Datumsangabe, etwa eine Hemiparese, ein Babinski-Zeichen, selbst bestimmte Laborbefunde, wie etwa Blutsenkung und Blutdruck. Anfallsschilderung kann aus eigener Beobachtung mit dem Hinweis, ob seitengleiche oder seitendifferente motorische Entäußerungen auftraten, und mit der Angabe, ob ein Zungenbiß vorlag, weiterhelfen.

Oft erweisen sich fertige Diagnosen für den Gutachter als unbrauchbar. Sie sind entweder zu wenig differenziert, um verwendet werden zu können, oder zu schlecht abgesichert. Eine „Apoplexie" muß nicht durch einen Hirninfarkt verursacht sein – Hirntumoren, Hämatome, Hirnabszesse können das gleiche klinische Bild hervorrufen; auch hinter so häufigen Diagnosen wie multiple Sklerose, Nervenentzündung, Littlesche Krankheit können sich große diagnostische Probleme verbergen. Modische Diagnosen wie Fibromyalgie oder „Schleudertrauma" decken oft nur komplexe Probleme zu.

Die Beurteilung der Arbeitsfähigkeit, also ob, wie lange, unter welchen Bedingungen dem zu Begutachtenden noch Arbeit zugemutet werden kann, setzt voraus, daß man alle schriftlichen Vorgänge und Verfahrensschritte kennt, was dem Hausarzt meist nicht möglich ist. So tragen hausärztliche Berichte gelegentlich zur Verunsicherung und Verwirrung bei. Manche Bescheinigungen dienen nur dem Anschein, daß der Hausarzt auf das anhängige Verfahren im Sinne des Klienten Einfluß nehmen kann. Manchmal fördern hausärztliche Befunde und Meinungen wesentlich die Entwicklung von querulatorischen, neurotischen Fehlentwicklungen! Indessen sind diese Dinge vom Standpunkt des weitgehend unabhängigen Gutachters leicht zu kritisieren. In einer Praxis, z.B. lebenslänglich einer Dorfgemeinschaft ausgeliefert, durch vielfältige Querverbindungen abhängig, sieht vieles anders aus.

2.2.2 Fachärztliche Berichte

! Von wesentlicher Bedeutung sind fachärztliche Befundberichte. Vor allem aus neurologischen, neurochirurgischen und handchirurgischen Untersuchungsbefunden muß das Wesentliche im Gutachten festgehalten werden.

Der Hauptvorzug der fachärztlichen Berichte liegt darin, daß die gleichen bewährten und abgestimmten Untersuchungsverfahren angewandt wurden, wie sie der Gutachter benutzt. Auch kann man in einem fachärztlichen Bericht die größere Vertrautheit mit dem interessierenden neurologischen Krankheitsbild voraussetzen. Aber auch hier muß der Gutachter kritisch bleiben: Werden ihm im fachärztlichen Bericht Fakten oder Meinungen übermittelt? Der Ausbildungsstand der Fachärzte ist unterschiedlich. Vielfach ist auch in der Neurologie die Spezialisierung so weit vorangeschritten, daß wichtige Kriterien diagnostischer, prognostischer und sozialmedizinischer Art nicht allgemein geläufig sind. Darüber hinaus kann auch der Facharzt menschliche Schwächen haben, auch ihm können Fehler unterlaufen.

Jede fachärztliche Äußerung hat Gewicht, aber nicht jede trägt zur Erhellung des Sachbestandes bei. Hierdurch können, erhält der Begutachtete sein Gutachten in die Hand, iatrogene Fehlentwicklungen ausgelöst werden.

Am besten zeigt sich das derzeit im Widerstreit der Meinungen hinsichtlich des **„Schleudertraumas“** (also Beschleunigungstraumas), obwohl neue Daten seit Jahren kaum mehr hinzugekommen sind. Auf jeden Fall müssen die Berichte von Operateuren, also Neurochirurgen, die Rückenmark oder Gehirn freigelegt haben, Neurochirurgen oder Handchirurgen, die eine Nervennaht vorgenommen haben, beschafft werden. Ohne die Operationsberichte kann eine Begutachtung kaum erfolgen. Nur der Operateur hat die Erkrankung (oder Verletzung) selbst sehen können oder sogar durch eigene örtliche Maßnahmen den Krankheitsprozeß beeinflußt. Operationsberichte sind in vielen Fällen eine tragende Säule bei der Bewertung der sozialmedizinischen Ausfalls- und Folgeerscheinungen. Natürlich gibt es Ausnahmefälle, in denen man die Originalberichte nicht herbeischaffen kann.

Besonderer Erwähnung bedürfen die **Durchgangsarzt-Berichte.** Die Berufsgenossenschaften haben, gezwungen durch große finanzielle Aufwendungen für Unfallfolgen, im Laufe von Jahrzehnten ein Verfahren entwickelt, das dem Verletzten die wirklich bestmögliche Hilfe und die wirkliche Aufklärung der Unfallfolgen verspricht. Dazu gehört, daß jeder Verletzte eigens ausgesuchte und ständig weitergebildete Ärzte, die sog. **Durchgangsärzte** (fast immer Chirurgen) aufsuchen muß. Diese geben einen ersten Bericht über die Unfallfolgen. Die angewandten Vordrucke zwingen auch den bei einem Durchgangsarzt tätigen Assistenten, alle wesentlichen Gesichtspunkte zu bedenken. In vielen Fällen sind die Durchgangsarzt-Berichte („D-Berichte“) für den Neurologen außerordentlich aufschlußreich; vor allem gilt dies für den Zusatzbogen bei Kopfverletzungen, der wichtige Daten enthält. Lag eine Kopf- oder Nervenverletzung vor, so hat der D-Arzt im allgemeinen einen Neurologen hinzugezogen, der seine ersten Befunde gründlich erwogen und in einem Formular oder analog zu diesem niedergelegt hat. Im D-Bericht sind auch die die Röntgenbefunde zu finden.

! Die Nichtberücksichtigung von D-Berichten durch neurologische Gutachter muß im berufsgenossenschaftlichen Heilverfahren als „Kunstfehler" angesehen werden.

Wie sehr diese Formulare weiterhelfen, sieht man, wenn man über ähnliche Unfallverletzungen Gutachten für Privatversicherungen zu erstatten hat. Oft erweist es sich als schwierig, die wichtigen Anfangsdaten zu erhalten, zumindest ist manche Rückfrage notwendig.

3 Schlußfolgerungen aus dem Aktenauszug

Der Aktenauszug beweist günstigenfalls, daß der Gutachter mit Gewissenhaftigkeit die vorhandenen schriftlichen Informationsquellen herangezogen und berücksichtigt hat. Aus dem Aktenauszug wird die Fragestellung in allen Feinheiten deutlich. Nur so kann der Verlauf wirklich rekonstruiert werden und ist eine hinreichende Abgrenzung der Unfallfolgen von andersartigen Störungen möglich. Der Untersuchte gibt seinerseits oft ungenaue Daten an, teils weiß er es selbst nicht so genau oder hat es vergessen, falls er nicht überhaupt tendenziös entstellt. Nach dem Studium der Akten glaubt man als Gutachter manchmal, seine Entscheidungen fällen zu können. Das wäre jedoch vorschnell und gegen den Geist eines Gutachtens. Der Untersuchte soll noch einmal die Chance haben, dem

Gutachter neu gegenüberzutreten. Aus diesem Grund nehme ich das Aktenstudium meist nach der Befragung und Untersuchung vor. Nur so kann sichergestellt werden, daß der Gutachter nicht vorbeeinflußt ist. Oft ist es allerdings unumgänglich, den zu Untersuchenden später gezielt noch über den einen oder anderen Umstand der aktenkundigen Vorgeschichte zu befragen. Dies gibt sachlich gelegentlich neue Aufschlüsse und ist fast immer psychologisch interessant. Dramatisierung und Bagatellisierung können deutlich, ein eventueller Zweckeinschlag oder eine Tendenz des Untersuchten erkennbar werden.

Literatur

siehe Kapitel 8

7
Angaben des (der) Untersuchten: Anamnese

Richard M. A. Suchenwirth

Inhalt

1 Einführung

Der zweite Hauptteil des Gutachtens besteht in der Aufnahme der Angaben des (der) Untersuchten. Für diesen Teil wird gerne der Ausdruck **Anamnese** verwendet. In den meisten Fällen ist es allerdings nicht ratsam, den Probanden sich nur frei erinnern zu lassen, da dem Gutachter in diesem Fall zu schnell die Zügel entgleiten können. Steuert man den zu Begutachtenden nicht, so berichtet er nur das, was ihm selbst und im Zusammenhang mit dem anhängigen Begutachtungsverfahren wichtig erscheint. Dabei kann es ihm mehr darauf ankommen, sich darzustellen als klare Daten zu liefern. Auch ist er stets befangen, da es für ihn oft um wesentliche, meist finanzielle Belange geht.

In vielen Studien über die Erhebung der Anamnese wurden wichtige zu beachtende Gesichtspunkte niedergelegt (Lit. Kap. 8 [1, 5, 6, 9, 18, 19, 23]). Die Kunst des Gutachters besteht darin, einerseits alle wichtigen Angaben zu erhalten, dem zu Untersuchenden im Gespräch die Gelegenheit zu geben, sich zu öffnen, sich auch ganz als Person zu zeigen, also das zwischenmenschliche Gespräch zu finden, andererseits aber nicht falsche Hoffnungen zu erwecken, keine leeren Versprechungen zu geben und den Probanden nicht gewissermaßen durch Aufbau eines Arzt-Patienten-Verhältnisses zu übertölpeln. Der als Arzt herangezogene Gutachter muß absolut neutral und sachlich sein. Der Untersuchte muß wissen, daß sich seine Angaben auch gegen ihn selbst richten können. Es wäre unanständig, sein Vertrauen und seine durch falsche Erwartungen geweckte Mitteilungsbereitschaft auszunützen.

Die richtig erhobene Anamnese enthält die gesamte subjektive Schilderung der *Lebensgeschichte* des Untersuchten, soweit sie medizinisch bedeutsam ist. Zahlreiche persönliche Stellungnahmen und Wertungen gehen hier ein. Die körperlichen Erkrankungen erweisen sich dann biographisch gesehen nicht nur als Naturereignisse oder Katastrophen, sondern auch als Schicksalsschläge, Herausforderung, Ansporn oder Vorwand. Der Stellenwert gewisser körperlicher Geschehnisse wird erst dabei durchsichtig. Auf die persönliche Entwicklung hinsichtlich Aufwachsen, Berufsausbildung, Ablösung vom Elternhaus, Gründung einer Existenz und einer Familie, Ausbau eines Lebenswerkes übertragen, gewinnt jede Erkrankung eine individuell andere *Bedeutung*.

Dies muß man sehen, um den Untersuchten besser zu verstehen, auch wenn es juristisch oft keine Konsequenzen hat (Lit. Kap. 8 [14]). Die Anamneseerhebung ausschließlich mit Fragebögen wird man im allgemeinen äußerst skeptisch sehen. Die Möglichkeit, im Gespräch die Fragen ständig zu variieren und dabei auch auf den Untersuchten einzugehen, wäre damit weitgehend vergeben.

In der Fehlerquellenforschung spielen falsch erhobene Anamnesen eine wesentliche Rolle. Heinz (Lit. Kap. 8 [10]) fand solche in 17 von 30 retrograd als falsch zu beurteilenden Gutachten. Er nennt vor allem die Nichterhebung von wesentlichen früheren Erkrankungen, Erhebung von Fehldaten u.a.m. Um von vornherein Abstand von der unmittelbaren Begutachtungssituation zu gewinnen und die Begegnung zwischen Proband und Gutachter zu versachlichen, beginne ich jede Begutachtung nach einem erklärenden Wort mit der Familienvorgeschichte.

2 Familienvorgeschichte

Manchen Gutachtern scheint dieser Teil der Vorgeschichte am wenigsten wichtig, was ich aber nicht für richtig halte. Nur aus einer gründlich erhobenen Familienvorgeschichte werden Erbkrankheiten und überhaupt gewisse Erbfaktoren ersichtlich. Oft werden erbliche Erkrankungen von den Probanden zunächst verdrängt oder gar verschwiegen. Man will ein das eigene Selbstwertgefühl kränkendes Wissen um eine krankhafte Anlage in der Familie nicht wahrhaben. Man weiß auch um die ungünstigen Auswirkungen bei manchen gutachtlichen Fragestellungen, wenn man sich zu einer Erbkrankheit in der Familie bekennt. Die schlechten Erfahrungen zwischen 1933 und 1945 mit den aus Erbkrankheiten sich ergebenden Nachteilen und Eingriffen wirken hier ausgesprochen hemmend.

Im übrigen muß man einräumen, daß auch eine seitens des Gutachters versuchte gründliche Familienvorgeschichte oft genug **Erbkrankheiten** nicht freilegen kann, auch wenn solche in der betreffenden Familie vorkommen. Da die Familienanamnese für die Entscheidung wesentlich sein kann, ist ein zweigleisiges Vorgehen ratsam:

1. Man fragt mit Akribie und Genauigkeit nach dem Lebenslauf von Vater, Mutter, Geschwistern und Kindern. Hat man Verdachtshinweise auf ein Erbleiden, so bemüht man sich, auch über die Großeltern und die Geschwister der Eltern mehr zu erfahren. Der ausgeübte Beruf, die Kinderzahl oder überhaupt der Familienstand sind von Interesse. Der ausgeübte Beruf läßt erste vorsichtige Rückschlüsse auf die Intelligenz, der Umstand, ob verheiratet oder nicht, solche auf gröbere charakterliche Auffälligkeiten in der Familie zu. Bei Todesfällen in der Kindheit oder Jugend interessieren die dem Probanden bekannten Erkrankungen. Bei die-

sem Vorgehen kann man, sofern die Probanden überhaupt etwas über ihre Familie wissen und mitteilen wollen, manche dominante Erbleiden erkennen.

2. Nach Abschluß des systematischen Vorgehens empfiehlt sich noch die gezielte Frage, ob in der Familie Nervenleiden, Anfallsleiden oder Gemütskrankheiten vorkommen, obwohl die Antwort hierauf meist wenig ergiebig ausfällt. Immerhin werden von korrekten und aufrichtigen Patienten dann manchmal noch Erkrankungen erwähnt, die auch unter dem Gesichtspunkt der Erblichkeit von Interesse sind.

Rezessive Erbleiden können bei der Erhebung der Familienanamnese praktisch nie aufgedeckt werden. Hier sind viel eingehendere Untersuchungen und Befragungen notwendig, die während einer Begutachtung im allgemeinen nicht möglich sind.

Ganz unmerklich hat die gründliche Erhebung der Familienanamnese weitere Vorteile mit sich gebracht: In einer relativ neutralen Gesprächsatmosphäre werden die Umrisse des zu Begutachtenden vor seinem **familiären Hintergrund** sichtbar. Der Fall wird zum Menschen, Berührungspunkte klingen an, die Stellung des einzelnen in seiner Umwelt und Zeitgeschichte wird schon hier oft erkennbar. Der Untersucher kann aber auch einer gründlich erhobenen Familienvorgeschichte die Bereitschaft des Untersuchten, sich zu öffnen, entnehmen, seine Fähigkeit, sich zu erinnern, sachlich zu bleiben und genau zu schildern, erkennen.

Gedächtnisstörungen oder auch eine besondere Exaktheit des Untersuchten können deutlich werden. Das Ausmaß der Strukturierung des Altgedächtnisses des Untersuchten wird erkennbar. Da der Untersuchte nicht nur auf gezielte Fragen differenziert antworten muß, sondern auch Gelegenheit zu Spontanäußerungen hat, werden **Sprach- und Denkvermögen** deutlich, **Affekte und Emotionen** können sich zeigen. Konflikte in einer Familie, die für die weitere Entwicklung und das Gesamtverhalten des Probanden wesentlich sind, klingen an.

! Eine gut erhobene Familienvorgeschichte erbringt oft schon einen fast vollständigen psychischen bzw. psychopathologischen Befund. Die Familienanamnese ist eine unentbehrliche Säule bei der Erhebung der Anamnese.

Der Zeitaufwand kann bei Übung des Untersuchers und Wendigkeit des Untersuchten kürzer sein, als man annimmt.

3 Soziale Vorgeschichte

Sozialmedizinisch bedeutsam ist dieser Teil der Anamneseerhebung (Lit. Kap. 8 [4,8,20]). Die Erhebung der sozialen Vorgeschichte kann vom Beurteilten mit besonderem Mißtrauen entgegengenommen werden, auch ist sie in manchen Fällen unerheblich. Da ihr in anderen Fällen aber eine entscheidende Bedeutung zukommen kann, habe ich mir zur Gewohnheit gemacht, die Hauptdaten regelmäßig zu erfragen. Man kann bei skeptischen Einwänden dann guten Gewissens darauf hinweisen, daß dies zur regelmäßig verlangten Routine gehört.

Dabei interessiert, ob der Untersuchte bei den Eltern aufgewachsen ist. Bei dieser Frage stellt sich nicht selten heraus, daß der Proband unehelich geboren ist, was beim Abfragen nach der Familie oft verborgen bleibt. Ferner kann der Schulbildung erhebliche Bedeutung zukommen. Bei der sachlich hingeworfenen Frage, ob der Proband sitzengeblieben sei, wird er im allgemeinen die Wahrheit erfahren. Wenn irgendwie möglich, registriere ich diese, wie überhaupt alle Angaben des Untersuchten wörtlich. Das „Wie" der Antwort ist dabei oft bezeichnender als das „Was".

Auch der weitere Werdegang muß Berücksichtigung finden. Noten sollten vorsichtig erfragt werden. Gelegentlich kann man sich bei der Beurteilung auf Schulnoten stützen, etwa bei Schädel-Hirn-Traumen in der Jugend und deren Auswirkungen. (In wichtigen derartigen Fällen wird man sogar einen Einblick in die Originalzeugnisse wünschen und damit gleich die Gelegenheit haben, auch die Glaubwürdigkeit des Gefragten zu überprüfen. Entstellungen, Schönfärberei oder Bescheidenheit des Probanden können schlagartig Zusammenhänge aufzeigen.) Dies gilt vor allem, wenn eine Wesensänderung oder Intelligenzmängel zur Diskussion stehen.

Der berufliche Werdegang kann den kontinuierlichen Aufstieg eines fleißigen Strebers oder eines bedächtig Ausschreitenden erkennen lassen, das Auf und Ab des Begabten, aber emotional schlecht Gesteuerten, den bruchreichen Weg des Willensschwachen. Intelligenz, Dynamik, Vitalität, aber auch Abenteuerlust oder Enge eines Charakters können dabei deutlich werden. Große Strecken von Arbeitslosigkeit können durch sehr ungünstige äußere Umstände bedingt gewesen sein, aber auch ein Hinweis auf mangelnde Anpassungsfähigkeit oder Anpassungsbereitschaft sein.

Sozialmedizinisch von Interesse ist auch die etwaige Zugehörigkeit zu Berufen, die in der wirtschaftlichen Entwicklung der letzten Jahrzehnte besonders gelitten haben, wie Müller, Schneider, Goldschmied,

Bauer und viele andere mehr. Hier haben oft sehr tüchtige Menschen ihre Existenz durch die sich ständig verschlechternden äußeren Bedingungen verloren. Die Dauer der Tätigkeit am letzten Arbeitsplatz kann aufschlußreich sein. War der Untersuchte zum Zeitpunkt der Erkrankung (des Unfalls) ein gesellschaftlich voll eingeordneter Mensch, der eine ihn ausfüllende Tätigkeit ausübte, oder ergriff ein sozial Ertrinkender einen letzten beruflichen Strohhalm? Bezieht man in die soziale Entwicklung die Familienentwicklung ein, also ob der Untersuchte verheiratet, geschieden, verwitwet oder Junggeselle geblieben ist, so rundet die Erhebung der sozialen Anamnese das Persönlichkeitsbild des Untersuchten recht gut ab, selbst wenn man davon ausgehen muß, nicht alles erfahren zu haben, daß einem vielleicht manches vorsätzlich verschwiegen wurde. Der äußere Lebensweg ist jetzt erkennbar.

Man weiß, ob der Untersuchte ein ruhiger, sachlicher Schilderer, korrekt und zuverlässig ist oder ob seine Angaben dann auch zu den Gesundheitsstörungen eher ungenau und leicht tendenziös entstellt werden. Man kann sich innerlich darauf einstellen, vom Untersuchten jedes Wort als wertvoll und als bare Münze zu registrieren – oder allen Angaben zu der eigentlichen Sache, dem Unfall oder der erwerbsmindernden Erkrankung mit Skepsis entgegenzutreten.

Bereits jetzt hat der Untersucher ein fundiertes, selbst erarbeitetes Persönlichkeitsbild des Untersuchten und kennt damit den Stellenwert seiner Äußerungen. Bei Erfahrung und guter Fragetechnik dauert dieser Teil der Anamneseerhebung höchstens 5 bis 15 Minuten. Allerdings muß man sich davor hüten, den Untersuchten in epischer Breite berichten zu lassen.

Die ausführliche Schilderung der persönlichen Entwicklung (mit der Beziehung zu Eltern, Geschwistern, Ehefrau und anderen Bezugspersonen) erbringt dagegen meist nicht sehr viel. Der Untersuchte bleibt hier im einmaligen Gespräch meist in klischeehafter Darstellung stecken. Wesentliches kann auch hier verdrängt oder verschwiegen werden, anderes ist dem Untersuchten überhaupt nicht bewußt.

4 Gesundheitliche Vorgeschichte

4.1 Allgemeine Anamnese

! Die Anamnese im engeren Sinn kann unter dem Aspekt der neurologischen Begutachtung wichtige Informationen erbringen. Interessant sind alle Krankheiten der frühen Kindheit und Jugend, die Residuen hinterlassen können.

Ergeben sich Hinweise für **Embryopathien,** prä-, peri- und postpartale Schäden? Die Zeit um die Geburt ist eine der gefährlichsten im Leben eines Menschen. **Peripartale Schäden** sind häufig Ursache für Narben- und Defektbildungen im Gehirn. Vor allem kann die atypische Geburt (abnorme Lage, Sturzgeburt, mechanische Geburtshilfen) zu Hirnschäden führen, die lange Zeit latent bleiben, aber später doch etwa Krampfleiden verursachen können *(„Residualepilepsie“).*

Die schweren Hirnschäden gehen zwar im allgemeinen mit Intelligenzdefekten einher, die schon bei der Erhebung der sozialen Anamnese sichtbar wurden (schulische Leistungen!); aber es gibt Ausnahmen, und auch leichtere Hirnschäden an ungünstiger Stelle können Herd für eine epileptische Reaktion und später für ein Anfallsleiden werden. Charakterliche Auffälligkeiten müssen auch im Hinblick auf die Frage einer hirnorganischen Wesensänderung bedacht werden.

Frühkindliche Schäden anderer Art (Meningitiden, Enzephalitiden, schwere Verletzungen, Reaktionen auf Schutzimpfungen, zumal die Pockenschutzimpfung) sind von Interesse. An **Kinderkrankheiten** interessieren Mumps (recht oft – allerdings meist harmlose – Begleitmeningitis), Windpocken, Masern (schwere Begleitenzephalitiden und Meningoenzephalitiden, später SLE?), Keuchhusten, weniger Scharlach und die fast ausgestorbenen Diphtherie und Poliomyelitis anterior. Als Residuen aller meningitischen Prozesse kommen Hydrozephalusbildungen in Betracht.

Viele Probanden gehen über diese Dinge achtlos hinweg, was der Gutachter nicht tun sollte. Vor allem wenn die schwierige Frage der Entstehung eines **Krampfleidens** zur Diskussion steht, hilft nur die minutiöse Bestandaufnahme aller möglichen oder denkbaren ätiologischen Faktoren in der Kindheit.

Andere Probanden betonen Erkrankungen, vor allem Unfälle in der Kindheit. Hier muß sofort nachgehakt werden: Führte der Zustand nach dem Unfall zu einer Einweisung ins Krankenhaus? Man kann davon ausgehen, daß seit vielen Jahrzehnten schwerer verletzte Kinder in Krankenhäuser gebracht wurden. Doch müssen die örtlichen Faktoren (abgelegene Dörfer, Transportmöglichkeiten) mit bedacht werden. Zu oft wird später eine Gehirnerschütterung behauptet, obwohl die wichtigsten Symptome nicht bestanden oder andererseits gar eine Contusio cerebri vorlag.

Groß ist die Zahl der inneren Erkrankungen, die zu Komplikationen seitens des Zentralnervensystems führen können; es ist deshalb nicht möglich, alle anzuführen.

Bei der Erhebung der Anamnese müssen besonders berücksichtigt werden:

- **Lungenerkrankungen** (Meningitis tuberculosa? Tuberkulom im Zentralnervensystem? Neurosarkoidose? Lupus erythematodes visceralis? Hirnabszesse bei Bronchiektasen? Karzinommetastasen im Gehirn bei Bronchialkarzinom? Pancoast-Syndrom beim Ausbrecher-Karzinom mit Plexusschädigung?),
- **Herzerkrankungen** (Embolien im Gehirn bei Vitien? Embolien bei Endokarditis, Herzrhythmusstörungen oder Herzinfarkt? Angeborene Mißbildungen mit zerebralen Durchblutungsstörungen, diakoptischen und echt epileptischen Anfällen?),
- **Lebererkrankungen** (Enzephalopathie bei Leberzirrhose, Delir, Korsakow-Syndrom, Wernicke-Enzephalopathie, Marchiafava-Bignami-Syndrom und Polyneuropathie, zumal bei Alkoholismus mit Leberschädigung, Flapping Tremor, Astereixis bei Shunt-Enzephalopathien? Extrapyramidale Störungen bei Leber und Hirn betreffender Wilson-Strümpell-Westphal-Krankheit durch Kupfereinlagerung ins Gewebe?),
- **Nierenerkrankungen** (Hochdruck-Enzephalopathie, Hirngefäßerkrankungen durch Hochdruck? Urämiewirkungen? Wirkungen von Mineralstoffwechselstörungen?).

Leicht vergißt ein Proband eine überstandene Krankheit, obwohl Sekundärschäden vorliegen! Aber auch **Darmerkrankungen** (Malabsorption) und **endokrine Erkrankungen** (Hypophysentumor? Krampfanfälle bei Hyperinsulinismus?) sind von Bedeutung. Von großem Interesse ist, ob ein **Diabetes mellitus** vorliegt. (Hier helfen auch Hinweise aus der Familienanamnese: Der Diabetes Typ 2 kommt stets familär gehäuft vor.)

In besonderem Maße gilt das Interesse auch **Augenerkrankungen** (Kombination zerebraler und Augenentzündungen, Durchblutungsstörungen), **Ohrenerkrankungen** (Menière-Syndrom, sog. Akustikusneurinom, Cholesteatom mit Einwachsen ins Schädelinnere? Arachnitis oder Abszeßbildung im Gehirn, ausgehend von Nebenhöhlenentzündungen und -vereiterungen) und **Hauterkrankungen.** Die Phakomatosen (Morbus Recklinghausen, Bourneville-Pringles tuberöse Sklerose, von Hippel-Lindausche Retina- und Kleinhirnangiomatose, Sturge-Weber-Syndrom, Louis-Bar-Syndrom u.a.) beschäftigen in gleicher Weise Dermatologen und Neurologen. **Geschlechtskrankheiten** (Lues, HIV-Infektion?) werden oft nicht angegeben oder sind dem Probanden unbekannt. Infektions- und Intoxikationmöglichkeiten müssen genau erfragt werden.

4.2 Spezielle Anamnese

Für die Beurteilung meist entscheidend sind die Angaben zur aktuellen Gesundheitsschädigung, etwa zu einem Unfall. Hier empfiehlt sich besonders wörtliches Mitschreiben. Man kann so später die Angaben mit früher gemachten am besten vergleichen und die Wirkungen des zeitlichen Abstandes (Bagatellisierung, einfaches Vergessen, Mythologisierung und sogar Dramatisierung) gut herausarbeiten. Einige Typen spezieller Anamnesen sind so wichtig, daß sie gesondert dargestellt werden müssen.

4.2.1 Schädel-Hirn-Verletzungen

Rein zahlenmäßig spielen sie eine erhebliche Rolle bei Begutachtungen. Auch wurden besonders oft schwere, vermutete oder andersartig begründete Gesundheitsschäden mit Schädel-Hirn-Traumen in Verbindung gebracht. (Ähnliches gilt allerdings heute mehr für die *Beschleunigungstraumen* der Halswirbelsäule, als „Schleudertrauma" weit über die wirkliche Bedeutung hinaus populär geworden.)

Vorab muß erwähnt werden, daß viele Autoren von *Commotio cerebri* und *Contusio cerebri* sprechen, viele andere vom *Schädel-Hirn-Trauma* 1., 2. und 3.Grades. Aus etwas anderem Blickwinkel deckt sich die Bezeichnung Commotio mit der von Neurochirurgen vorgezogenen Bezeichnung Schädel-Hirn-Trauma 1.Grades (s.a. Kapitel 19).

Retrograde Amnesie

Gerade bei schwersten Schädel-Hirn-Traumen sind die Angaben der Untersuchten zum Unfall selbst dürftig und oft hilflos. Schnell bleibt der Untersuchte in vagen Allgemeindarstellungen stecken. Man erkennt, daß die eigene Anschauung des Unfalls fehlt. Ein kleiner Kunstgriff hilft, dies noch deutlicher zu machen: Fragt man, wer den Unfall verschuldet hat, vielleicht noch mit leichtem Vorwurf, so wird der Untersuchte mit echter retrograder Amnesie oft hilflos den Kopf schütteln. Probanden mit vorgetäuschter oder zumindest nur vorgestellter Bewußtseinsstörung werden hier schnell wach und beredt. Sie wissen genau, daß der andere Schuld hatte! Dieses Vorgehen läßt sich auch bei Kindern anwenden! Oft reißt das Bewußtsein bei der retrograden Amnesie wie ein Faden ab. Der Kranke weiß etwa noch, mit seinem Auto gefahren zu sein, bis zu dieser oder jener Kreuzung gekommen zu sein. Damit ist aber alles zu Ende. Es können aber auch Wochen und Monate in der Erinnerung über die Zeit vor dem Unfall fehlen! Hier kommt es allerdings relativ oft zu gewissen inselhaften Resterinnerungen und Pseudoreminiszenzen.

Kongrade Amnesie

Im Rahmen einer Bewußtlosigkeit ist der Untersuchte selbstverständlich außerstande, Sinneseindrücke wahrzunehmen und einzuspeichern. Der Terminus technicus kongrade Amnesie ist sprachlich also nicht ganz richtig.

Anterograde Amnesie

Diese im angelsächsischen Bereich häufig verwendete Bezeichnung wird von deutschsprachigen Neurologen weniger oft benutzt. Der Begriff meint Gedächtnisstörungen über eine etwaige Bewußtlosigkeit hinaus bis weit in die Phase der Normalisierung hinein. Die Grenzen hierfür sind aber sehr unscharf und oft weder durch Eigenschilderung noch durch Beobachtung durch das Pflegepersonal (Ärzte) hinreichend deutlich zu machen.

Immerhin können manche Kranke vor allem mit leichteren Traumen den Zeitpunkt des Erwachens gut angeben. „Als der Krankenwagen kam... Als ich auf den Röntgentisch gelegt wurde... Als die Angehörigen herbeigeholt wurden..." Dabei lag u.U. nach dem D-Arzt-Bericht nur eine wesentlich kürzere Bewußtlosigkeit vor.

Angaben über retrograde Amnesie und Wiederkehr der Erinnerung kann man bei geschickter Explorationstechnik schon von Kindern ab dem 4. Lebensjahr erhalten. Wichtig ist, daß man besonders gut auf das Kind eingeht und echte plastische Erinnerungen wachzurufen versucht, etwa was mit dem vielleicht gerade benutzten Spielzeug geschah.

Bewußtseinsstörung und Erinnerungslücke decken sich meist nicht. Der Verletzte gibt vielfach eine längere Bewußtlosigkeit an, als sie der Wirklichkeit entsprach. Hier muß oft ein Vergleich mit Originalkrankengeschichten angestellt werden. Bedenken muß man auch, daß manche Bewußtlosigkeit bei der nicht seltenen verständlichen Erregung eines Menschen nach einem Verkehrsunfall durch Medikamente (etwa Valium) hervorgerufen wurde.

Leider sind die unfallchirurgischen Krankenblätter oft diesbezüglich nicht sehr genau. Manchmal kann man aus der Fieberkurve ablesen, wann etwa Schmerzmittel gegeben wurden. Dies könnte ein Erwachen mit Schmerzäußerungen des Verletzten andeuten.

Bewußtlosigkeit

Globale Angaben wie wochenlang, tagelang etc. sollten nicht hingenommen werden. Meist weiß der Proband bei näherer Befragung doch noch mehr zu berichten. Genaue Datumsangaben kann man freilich nicht erwarten, aber allgemeine Feiertage oder besondere Ereignisse im Leben des Probanden und seiner Familie können erwähnt werden und bei einer zeitlichen Einordnung der Angaben helfen. Dabei sollte die auf vegetative und psychische Faktoren zurückführbare fluktuierende Bewußtseinstrübung von der echten tiefen Form abgegrenzt werden, in der keinerlei Sinneseindruck möglich ist.

Grundsätzliche Probleme ergeben sich, wenn der Untersuchte eine völlige Bewußtlosigkeit behauptet, andere Zeugen ihn aber sogar handeln gesehen haben.

Zwei meiner Probanden boten dieses Problem: Sie dirigierten korrekt den Verkehr um, veranlaßten das Abschleppen ihres beschädigten Wagens und konnten sich später nicht mehr daran erinnern. Da keinerlei Zweckeinschlag erkennbar war, keine Entschädigungswünsche oder Ansprüche vorlagen, unterstellten wir die Bewußtseinsstörung als echt, mußten aber offen lassen, ob es sich um einen psychogenen *„besonnenen Dämmerzustand"* gehandelt hatte oder die Bewußtseinsstörung doch organisch ausgelöst worden war, wie gelegentlich behauptet wird.

! Die Dauer der vollen Bewußtlosigkeit ist eines der wichtigsten Kriterien für die Abgrenzung zwischen Commotio und Contusio cerebri. Tiefe Bewußtlosigkeit länger als 10, zumindest als 60 Minuten sollte immer Anlaß geben, von einer Contusio cerebri zu sprechen.

Vegetative Störungen

Typisch für die Commotio cerebri ist die Angabe von Erbrechen, Schwindel, allgemeiner Hinfälligkeit für die Dauer von Stunden (höchstens Tagen). Gerade bei den schwersten Schädel-Hirn-Verletzungen können die Verletzten das nicht selbst beobachten und mitteilen. Dagegen besitzen die genannten vegetativen Symptome nur eine geringe Bedeutung bei der Abgrenzung der echten Commotio cerebri von einer vegetativen Begleitreaktion nach **Schädelprellung.** Auch eine schwerste **Schreckreaktion** (etwa nach Unfällen an Eisenbahnübergängen u.a.) kann schwerste vegetative Begleiterscheinungen bedingen. Pulsanomalien, Blutdruckschwankungen, allgemeine Blässe, Schweißausbruch u.a. sind objektive Phänomene, sollten erfragt und im Gutachten registriert werden.

Neurologische Ausfallserscheinungen

Gerade bei schweren und schwersten Schädel-Hirn-Traumen kann der Kranke Sehstörungen (Blutung in der Optikusscheide), Aufhebung des Geruchsvermögens (Abriß der Fila olfactoria), Ertaubung (Innenohrhämatom), Fazialis- und Abduzensparese, Sensibilitätsstörungen und Hemiparesen zunächst nicht registrieren.

! Als Faustregel gilt: Je weniger der Untersuchte selbst auf Ausfälle Wert legt, desto glaubhafter ist ein Zusammenhang mit dem Unfallgeschehen.

Es versteht sich, daß es viele Ausnahmen von dieser Regel gibt. Gelegentlich hilft die Beachtung einfacher Eigenbeobachtungen weiter: Verletzte berichteten mir: „Ich wollte Milch trinken, da lief mir die Milch seitlich aus dem Mund heraus...", „ich konnte nicht mehr so sicher bremsen und kuppeln...", „ich wurde auf einmal so unsicher mit der rechten Hand..., verschüttete Getränke..." Je länger der Unfall zurückliegt, desto stärker wird natürlich der Kranke auf die Ausfälle aufmerksam, zumal ihn auch seine Umgebung darauf hinweist.

Psychopathologische Ausfallserscheinungen

Bei Erstgutachten sind die Angaben der Untersuchten über psychopathologische Ausfallserscheinungen oft sehr ungenau. Einerseits rührt das von der Unbeholfenheit jedes Menschen gegenüber psychischen Phänomenen und Anomalien her. Zum anderen ist eben bei diesen Verletzten das Organ der Wahrnehmung, Auffassung und Kritik beeinträchtigt. Je genauer ein Kranker Gedächtnis- oder Konzentrationsstörungen schildert, desto unglaubwürdiger werden sie. Der Begutachtete, der mir eine Liste von 48 selbst beobachteten Symptomen vorlegte, bewies, daß er ein phantasievoller Beobachter war, nicht aber ein Hirngeschädigter! Obwohl man vom Probanden in einer solchen Situation kaum Hilfe erwarten kann, sollte man ihm Fragen stellen. In leichten Fällen sind seine Angaben verwertbar, in anderen kann er seine schöpferische Phantasie und auch untergründige Tendenzen und Wünsche ausdrücken.

Oft kann ein Hirnverletzter nach jahrelangem Abstand vom Unfallereignis in gewisser Weise seine Störungen kritisch erfassen und sachlich mitteilen. Wiederum sind die wörtlich mitgeschriebenen Schilderungen besonders aufschlußreich. Oft übersehen wird die **Anosognosie** bei Schäden im hinteren rechtsseitigen Parietalhirn. **Sprachstörungen** kann der Untersuchte oft sehr schwer in Worte fassen.

Problematisch ist auch, wenn der Verletzte Schwierigkeiten bei der Wiedereingliederung in das Berufsleben schildert. Dann fällt es gelegentlich schwer, unfallabhängige Störungen von persönlichkeits- und umstandsbedingten abzugrenzen. Die Wiederaufnahme der Arbeit kann vor allem bei längerer Abwesenheit und bei den hohen Anforderungen vieler Arbeitsplätze an die dort Tätigen große Probleme verursachen. Die Planstelle kann neu besetzt sein, technische Neuentwicklungen können eingeführt sein (dies gilt vor allem für die Umstellung von Arbeitsplätzen im Hinblick auf verschiedene Computersysteme u.a.).

Strom- und Blitzschäden (auch Keraunoparalysen genannt)

Strom- und Blitzschäden führen zwar relativ häufig zu schnellem Tod, können aber auch erhebliche Hirn-, Rückenmark- und Nervenläsionen, die langfristig bestehen, bewirken. Oft sind die Verletzten kurzfristig bewußtlos, zumindest benommen. Bei Hirnsymptomen werden im Regelfall Strommarken am Kopf berichtet, gelegentlich treten auch größere Nekrosezonen auf. Krampfanfälle kommen nicht selten vor. Mit der Annahme von Ausnahmefällen sollte man sehr vorsichtig sein. Wenn möglich, sollte man rekonstruieren, wo nach Meinung des Untersuchten der Stromeintritt und der Stromaustritt erfolgten, ob er kardiale Komplikationen bemerkte u.a.m. (Manche Untersuchte bringen die beim Unfall getragenen Schuhe oder Handschuhe mit – sicherlich ein vernünftiges Verhalten.)

4.2.2 Rückenmarkschäden

In frühen Stadien überrascht oft die Euphorie und Indolenz dieser Kranken. Es fällt ihnen schwer, die Ausfälle zu schildern. Bei den Beschleunigungstraumen der **Halswirbelsäule** beispielsweise stehen die unmittelbaren Unfalleindrücke ganz im Vordergrund, so daß der Verletzte sich noch kaum besinnen kann. Kranke mit Querschnittslähmungen erleben nicht selten phantomartig noch Körperempfindungen, auch wenn der später erhobene Befund echte Wahrnehmungen praktisch ausschließt. Deshalb ist auch der Zeitpunkt des Auftretens von Ausfällen bei subakuten Störungen nicht immer genau feststellbar.

In einer späteren Phase erleben wir oft recht ausgeprägte hypochondrische Überbewertungen der vom Untersuchten empfundenen oder auch nur in seiner Vorstellung bestehenden Ausfälle. Im übrigen kann der Kranke dann meist recht sachlich die Sensibilitätsstörungen, die Lähmungen und die Blasen-Mastdarm-Störungen angeben. Schwierig verhält es sich nur bei den Sexualstörungen, bei denen Schamhaftigkeit, Diskretion, Phantasie, aber auch überhöhte Erwartungen wirklich brauchbare Angaben erschweren oder sogar unmöglich machen.

4.2.3 Periphere Nervenschäden

Im allgemeinen können Kranke ihre Ausfälle gut erkennen und beschreiben. Allerdings dauert es oft einige Monate, bis von allgemeinen Angaben über Lähmungen und Sensibilitätsstörungen abgewichen und differenziert wird. Die Arbeit mit Krankengymnastinnen (Krankengymnasten) macht dem Kranken oft erst das Ausmaß der organischen Ausfälle klar.

Verdeutlichungstendenzen darf man allerdings diesen Untersuchten nicht übelnehmen: Sie wissen, daß im Rahmen eines langen Verfahrens sehr schnell durch den Gutachter Entscheidungen getroffen werden müssen und auch der Gutachter nicht unfehlbar ist. Gelenkveränderungen, Knochen- und Muskelschäden werden dann in Zusammenhang mit neurologischen Ausfällen gebracht, was vorübergehend die Angaben für den Neurologen zu allgemein werden läßt.

Auch die später so häufigen vegetativen Störungen und der Wandel der sensiblen Funktionen können gelegentlich zu recht unklaren, übertrieben wirkenden Angaben führen. Hier bedarf es besonderer Erfahrung, um den Kern der Beschwerden von der wenig charakteristischen Hülle zu trennen. Erhebliche Probleme bereitet dies natürlich, wenn eine **Kausalgie** zur Frage steht. Auch das Ausmaß von Stumpf-Neurom-Beschwerden erfordert oft eine lange und genaue Exploration, wobei einerseits nicht in den Untersuchten hineingefragt werden darf, andererseits echte Angaben nicht unterbewertet werden dürfen. Man sollte sich durch die Angaben aber hindurchfragen, die der Proband unter dem Einfluß von Lektüre, Mitpatienten oder anderen „Helfern" macht. Je mehr Erfahrungen der Untersucher hat, desto sicherer gelangt er zu einem Beschwerdekern, desto plastischer können die Angaben des Untersuchten sein. Die Angabe einer Besserung von Schmerzen nach Eintauchen in kaltes Wasser spricht bekanntlich für die Annahme einer Kausalgie. Nimmt der Schmerz dabei zu, sind eher neuralgische oder andere Schmerzen in Betracht zu ziehen.

Besonders beachtet werden müssen Angaben des Untersuchten über Zusammenhänge der Symptome mit ärztlichen Eingriffen. Solche sind bekanntlich etwa nach Einbringung einer Totalendoprothese im Hüftbereich außerordentlich häufig. Man hüte sich aber, hier auch nur gesprächsweise den Zusammenhang zu früh als gesichert anzusehen. Ein beschuldigter Arzt sollte vorher auch gehört werden.

Auch besondere Freizeitbeschäftigungen können zu Nervenschäden führen. Gefragt werden könnte nach Lösungsmittelwirkungen (Polyneuropathie), Langstreckenlauf, Stiefelgebrauch (Pudendus-Schädigung), Schachspiel (Ulnarisschädigung), Radfahren (Syndrom der Guyon-Loge, Karpaltunnelsyndrom).

4.2.4 Medikamenteneinnahme

! Die viel zu weit verbreitete Einnahme von Medikamenten, auch bei banalen Anlässen, muß berücksichtigt werden. Sie spielt für die Begutachtung eine große Rolle.

Der schnelle Griff zur Tablette bei Schmerzen (einfache Analgetika wie Salizylate oder vom Phenazon-Typ), Erregungen (Baldrian-Präparate, leichte Diazepam-Präparate), Abgeschlagenheit (Koffein oder einfach Bohnenkaffee) und Schlaflosigkeit (leichtere Schlafmittel, vor allem auf pflanzlicher Basis) kann gutachtlich belanglos sein, wenn dies nicht zur Regel geworden ist. Kaum genau festzustellen ist jedoch die Grenze zum **Arzneimittelmißbrauch.** Nun werden Schmerzen (wirksamere Analgetika wie Optalidon®, Dolviran®, vor allem aber auch Fortral®, Tramal® und Valoron®), stärkere Beruhigungsmittel (Tranquilizer der Diazepam-Gruppe wie Valium®, Adumbran®, Demetrin®, Sinquan®, Praxiten®, Tavil® oder Barbiturate) und stärkere Schlafmittel fester Bestandteil der Lebensführung.

Die Grenze zur echten **Sucht** oder polyvalenten **Süchtigkeit** ist dann schnell erreicht.

Viele Untersuchte begründen Arzneimittelmißbrauch und Süchtigkeit mit ihren Beschwerden. Eine lineare Abhängigkeit von (unfall- und krankheitsbedingter) Mißempfindung ist ärztlicherseits jedoch fast nie zu bestätigen. Persönlichkeitsfaktoren (Neigung zu Verstimmungen und Erregungen sowie Haltschwäche) treten hinzu. Aktuelle Lebensschwierigkeiten in Beruf, Ehe und Familie können verschlimmernd wirken. Die Droge erscheint als Strohhalm, an den sich der Untersuchte klammert, ohne rechtzeitig zu erkennen, daß er abhängig wird oder bereits geworden ist. Auch können zusätzlich arzneimitteltoxische Schäden in Einzelfällen wirksam werden. Hier stellt sich dem Gutachter eine schwere Aufgabe. Zu schnelle Entscheidungen können die Abhängigkeit des Untersuchten in seiner Vorstellung verstärken, ja rechtfertigen. Auch wenn der Gutachter fast nie in der Lage sein wird, in derartigen Fällen therapeutisch zu nützen, für den Untersuchten kann eine Begegnung mit einem Facharzt so oder so in gewisser Weise wegweisend sein.

Da zahlreiche Medikamente spezifische und keineswegs erwünschte bis hochgradig schädliche Wirkungen auf das Zentralnervensystem ausüben, müssen sie registriert werden. Tabelle 7-1 zeigt die wichtigsten Komplikationen der medikamentösen Therapie auf das Nervensystem. Die Liste kann nicht vollständig sein und wird auch in Zukunft noch die eine oder andere Erweiterung erfahren.

Tabelle 7-1 Die wichtigsten Krankheitsbilder nach (meist längerer) Einnahme von Medikamenten

Pharmaka	Neurologische Krankheitsbilder
Laxanzien Diuretika Resochin Kortikosteroide Amphotericin B	Myopathien
Antibiotika Penicillamin Chinidin	Myasthenische Syndrome
INH Streptomycin Antibiotika Nitrofurantoin Arsen- und Thalliumpräparate Thalidomid Methaqualon Diphenylhydantoin Disulfiram Vincristin	Polyneuropathien
Barbiturate	Nystagmus Dysarthrie
Carbamazepin Diphenylhydantoin	Kleinhirnschäden
Antibiotika Disulfiram Neuroleptika Piperazin Meprobamat	Krampfanfälle
Antikoagulanzien (selten Azetylsalizylsäure)	Nervenlähmungen spinale zerebrale Symptome durch Blutungen
Neuroleptika	Parkinson-Syndrom akute bukkolinguale und zervikale Hyperkinesien Akathasie chronische orale Hyperkinesien
Lorazepam Triazolam	Gedächtnisstörungen

4.2.5 Berufskrankheiten

Im Regelfall sollte man daran denken, daß typische Berufskrankheiten mit neurologischen Symptomen einhergehen. Vor allem muß ein *Kontakt mit chemischen Substanzen* (Arsen, Benzol, Nitro- und Aminoverbindungen des Benzols, Blei, Fluor, Halogenwasserstoffe, Cadmium, Kohlenmonoxid, Mangan, Methanol, Phosphat, Quecksilber, Schwefelkohlenstoff, Schwefelwasserstoff, Thallium, Vanadium u.a.) in der Anamnese festgehalten werden.

Professionelle Drucklähmungen der Nerven, die Caisson-Krankheit der Taucher, Erkrankungen nach Röntgenstrahlen, das Augenzittern der Bergleute u.a. dürfen nicht übersehen werden.

Einige *Infektionskrankheiten,* die das Nervensystem in Form von Meningoenzephalitiden betreffen können, kommen als Berufskrankheiten in Betracht. Dies gilt besonders für bestimmte Erkrankungen, die durch Tiere übertragen werden (Zoonosen). Jeglicher Tierkontakt sollte dann in den Aufzeichnungen festgehalten sein. Aus eigener Erfahrung kenne ich beispielsweise eine Kryptokokkose als Folge einer regelmäßigen Beschäftigung mit australischen Prachtfinken. Tropenreisen, zumindest beruflicher Art, müssen vermerkt werden. Gleiches gilt für angegebene Zeckenstiche. Die Rechtsprechung ist diesbezüglich ständig in Bewegung. Nervenwurzelschäden nach langer Überlastung der Wirbelsäule stehen zur Diskussion (s.a. Kapitel 30).

Die aus den Angaben des Untersuchten feststellbaren Gefährdungsmöglichkeiten sollten zumindest registriert werden, damit man sie später im Zweifelsfall heranziehen kann.

In derartigen Fällen ist besonderer Wert auf die Rekonstruktion der zeitlichen Zusammenhänge zu legen. Viele Erkrankungen können durch ganz unterschiedliche Ursachen hervorgerufen werden. Auch können sich im Einzelfall Ursachen ergänzen – eine vorschnelle Festlegung auf eine Ursache muß vermieden werden. Für diese Befragungen benötigt man viel Zeit. Viele Probanden vergessen solche Einwirkungen oder haben sie bereits als Ursache neurologischer Störungen fest in ihre Vorstellungen aufgenommen.

4.2.6 Sonstige neurologische Erkrankungen

Es ist unmöglich, die unzähligen Krankheitsbilder der Neurologie hier auch nur anzudeuten, die bei der Anamneseerhebung zu berücksichtigen sind. Nur einige häufige Krankheitsbilder seien noch angeführt:

Die **Hirnarteriosklerose,** die häufig mit einer Arteriosklerose anderer Gefäße (Dysbasia intermittens, Herzinfarkt, Dyspraxia intestinalis u.a.) einhergeht, bietet anfangs mit Wesensänderung (Reizbarkeit, Affektlabilität, Schlaflosigkeit) und wenig charakteristischen Kopfschmerzen schwache Hinweise. Die später folgenden Paresen (oft morgens erstmals bemerkt) sind dann recht beeindruckend und werden meist mitgeteilt. Flüchtige Sehstörungen (als Amaurosis fugax der A. ophthalmica oder als homonyme Hemianopsie) werden aber nicht immer in ausreichender Weise selbst festgestellt und erfragt. Mangelnde Krankheitseinsicht bei rechtshirnigen Scheitelhirnprozessen (Anosognosie), Gedächtnisstörungen und mangelnde Übersicht lassen den Kranken manche Symptome übersehen.

Sensibilitätsstörungen und Ataxie können oft nicht richtig mitgeteilt werden. Aphasische, apraktische und agnostische Störungen müssen geschickt erfragt werden.

Frühsymptome der **Hirntumoren** sind in vielen Fällen der oft wenig charakteristische Anfall oder die vom Kranken nicht mitteilbare Wesensänderung. Ersterer wird gern dissimuliert, letztere vom Kranken selbst nicht bemerkt. Nicht immer sind genaue Beobachter in der Umgebung (Bezugspersonen), die hier weiterhelfen. Bei Schäden der linken Hemisphäre (bei Rechtshändern) fehlt zusätzlich das Organ der sprachlichen Mitteilung durch die Aphasie oder deren Vorstadien; sprachliche Verständigungsschwierigkeiten erschweren die Untersuchung.

Die **Encephalomyelitis disseminata (multiple Sklerose)** kann auch im höheren Lebensalter auftreten und läßt dann die typischen Schübe oft ganz vermissen. Euphorie und Kritikschwäche im mittleren und Spätstadium lassen Symptome übersehen, das „pseudoneurasthenische Frühstadium" wird leicht als bloße Hypochondrie abgetan. Harte Daten sind vor allem die fortgeschrittene Sehnervenstörung (Neuritis nervi optici), die Blasenstörung (beginnender Automatismus), Spastik, Ataxie, die flüchtigen Sensibilitätsstörungen. Oft bedarf es langer geduldiger Befragung, bis man sich über unklare Bagatellsymptome und Kritikschwäche des Probanden hinweg an die Schilderung der typischen Symptome herangearbeitet hat.

5 Schlußfolgerungen

Die Erhebung der Vorgeschichte kann sich bei Wesensänderung oder sehr gesprächigen, immer wieder abschweifenden Probanden recht zeitraubend gestalten. Man sollte sich aber die Zeit nehmen, um sich später nicht Vorwürfen auszusetzen oder Wesentliches zu übersehen. Auch Untersuchte, deren tendenziöse Einstellung im Rentenverfahren sehr deutlich zutage tritt, nehmen weit überdurchschnittlich Zeit in Anspruch. Trotz erheblichem innerem Widerstand muß man also darauf eingehen und es zur eigenen Sicherheit in den Aufzeichnungen registrieren. Indirekt tragen solche Angaben zur Sachaufklärung bei, weil die Verzerrung der Proportionen bei derartigen Menschen ihre Fehleinstellung deutlich werden läßt. Auch setzt man sich sonst zu schnell der Nachrede aus, man habe keine Zeit gehabt und die Beschwerden nicht einmal angehört.

Ein Kunstgriff kann einem dabei noch etwas weiterhelfen: Ich habe es mir zur Gewohnheit gemacht, am Ende jeder Anamneseerhebung dem Probanden freizustellen, in den nächsten Tagen schriftlich weitere Angaben nachzureichen, die im Gutachten erwähnt würden. Nur ein sehr kleiner Teil der Begutachteten machte davon Gebrauch. Der Brief wird zumindest auszugsweise zitiert, wenn auch der Nutzen für die medizinische Diagnose meist sehr gering ist. Die Möglichkeit, etwas Vergessenes noch einbringen zu können, entkrampft aber die Untersuchungssituation, schafft ein besseres psychologisches Klima und schützt auch den Gutachter noch einmal davor, Dinge zu übersehen.

! Gelegentlich stützen sich Gutachter fast nur auf schriftliche Ausführungen des Probanden, was nicht vertretbar ist. Erst im Wechselgespräch werden die wichtigsten Angaben vorgetragen, erhärtet und fehldeutungsfrei.

Der Wortschatz der Untersuchten (die Sprache des Kranken) ist nicht die des Untersuchers. Angelesenes oder im Patientengespräch Gehörtes fließt in schriftlichen Darstellungen eher ein als in der Wechselrede, bei der man sich Einzelbeschwerden näher erklären lassen kann, anscheinend klare Symptome zu zerpflücken vermag oder scheinbar Belangloses an Eigenbeobachtungen große Bedeutung gewinnt.

Die vom Untersuchten selbst gefundenen und gewählten Worte und Formulierungen sind oft viel aufschlußreicher als die verbalen Allgemeinplätze, derer sich viele Probanden all zu schnell bedienen. Der arztgerechte Beschwerdekomplex (Lit. Kap. 8 [25]) erleichtert nur scheinbar die Aufklärung. In Wahrheit bringt er Reflexion und viel angelesenes Halbwissen ein, wo unmittelbare Beobachtung gefragt wäre.

Die ausführlichen Darstellungen über die Erhebung der Anamnese können nicht abgeschlossen werden, ohne festzustellen, daß in vielen Fällen die Erhebung der Anamnese wesentlich einfacher ist. Vor allem nach manchen Traumen peripherer Nerven kann man sich auf einfache zeitliche und sachliche Zusammenhänge beschränken. Ganz außer acht lassen sollte man jedoch auch hier die Allgemeinsituation nicht: Ein beispielsweise gesichertes Karpaltunnelsyndrom kann hinsichtlich der geklagten und zu bewertenden Beschwerden ganz anders zu deuten sein, wenn gleichzeitig eine, dem Probanden vielleicht noch gar nicht bewußte Polyneuropathie vorliegt.

Literatur

siehe Kapitel 8

8
Angaben der Bezugspersonen

Richard M. A. Suchenwirth

Inhalt

Immer dann, wenn der Untersuchte nicht alle Einzelheiten und für die Begutachtung wichtigen Tatsachen aus eigener Anschauung schildern kann, müssen die Aussagen von Bezugspersonen ausgewertet oder nach Möglichkeit diese sogar selbst befragt werden. Dabei ist u.U. das Einverständnis (der Auftrag) des Gerichtes (Auftraggebers) notwendig. In der Praxis handelt es sich um verschiedene Fälle.

1 Unfälle oder Zustände mit Bewußtlosigkeit und Handlungsunfähigkeit

Unfallzeugen können wesentliche Aussagen treffen, da das Verhalten des Verletzten unmittelbar vor dem Ereignis interessiert: Stand er unter Alkohol- oder Tabletteneinwirkung, war er übermüdet? Dies müßte dann in Beziehung gesetzt werden zu den Angaben über die *retrograde Amnesie.* Manche retrograde Erinnerungslücke kam nicht durch den Unfall und die dabei eintretende Einwirkung auf das Gehirn, sondern durch Einschlafen des Verletzten zustande! Bewußtseinsstörungen unter Alkohol- und Tabletteneinwirkung sind völlig anders zu bewerten als solche, die ausschließlich Unfallfolge sind. In sehr seltenen Fällen bleibt der Verletzte eine gewisse Zeit nach dem Unfall handlungsfähig, obwohl er hinterher eine Gedächtnislücke angibt. Derartige Gedächtnislücken werden oft in Strafverfahren vom Angeklagten geltend gemacht. Hier ist eine Befragung von Zeugen – falls möglich – sehr wünschenswert. Zumeist handelt es sich dabei um Schutzbehauptungen. In ganz seltenen Fällen habe ich ohne Zweckeinschlag ein derartiges Verhalten gesehen. Ich glaubte, vor allem auch nach Befragung der Bezugspersonen, daß es sich hier um eine *Emotionslähmung* [16] gehandelt hat.

Ein guter Polizeibericht wird dem Gutachter die Mühe der unmittelbaren Befragung von Unfallzeugen nicht immer ersparen können. Da die Beurteilung von Verletzten manchmal jahrelang auf derartigen Zeugenaussagen aufbauen muß, scheint diese Mühe nicht zu groß.

In diesem Zusammenhang ist es wichtig, durch Zeugen den Zeitpunkt festzulegen, zu welchem überhaupt wieder eine Kontaktaufnahme mit dem Untersuchten möglich war, sowie auch den Zeitpunkt, zu dem der Proband durch gezielte Fragen aus seinem Lebenskreis seine volle Handlungs- und Kritikfähigkeit bewies. Schwer beurteilbar sind dabei die Nächte, in denen der Untersuchte keinen Besuch empfangen konnte. Vor allem abendliche und nächtliche Unfälle führen dann oft zu einer Dunkelstrecke, während der keine Aussagen über die Bewußtseinslage durch Zeugen möglich sind. Hat der Untersuchte nachts normal geschlafen, war er nur durch äußere Umstände an der Kontaktaufnahme zu Angehörigen gehindert, oder war er wirklich bewußtlos (bewußtseinsgetrübt)?

So ist die Dauer der *anterograden Amnesie* oft nur schwer zu beurteilen. Nur in sehr sachlichen Angaben von Bezugspersonen, in Beziehung gesetzt zu den Angaben des Verletzten, ist hier eine Festlegung des Gutachters möglich.

Bei behaupteten *Strom- und Blitzschlagverletzungen* sind die Angaben von Bezugspersonen von großer Bedeutung. Oft waren solche Kranken bewußtlos, viele haben eine retrograde Amnesie. Zeugenaussagen über die Stromeinwirkung, lokale Strommarken, Verbrennungen (auch an Kleidungsstücken oder Schuhen) und das unmittelbare Verhalten des Verletzten am Unfallort sind, wenn irgend möglich, zu berücksichtigen. Wurden Verkrampfungen (oder ein Krampfanfall) beobachtet? Auch flüchtige Lähmungen *(Keraunoparalysen)* können dem Betroffenen selbst entgangen, aber von Unfallzeugen gesehen worden sein.

2 Wesensänderung

Jeder schwere Unfall bedeutet einen tiefen Einschnitt in das Leben des Betroffenen. Größerer Schaden entstand, der ausgeglichen werden muß. Das Sicherheitsgefühl, das man zum täglichen Leben braucht, wurde erschüttert. Oft geht aber der rein wirtschaftliche oder ideelle Schaden viel tiefer. Ein Führerschein wurde entzogen und damit vielleicht die Grundlage für einen bestimmten Beruf zerstört. Andere Verkehrsteilnehmer, vielleicht nahe Angehörige, wurden verletzt oder sogar getötet. Berufliche, aber auch menschliche Enttäuschungen größerer Art können eingetreten sein. Der Proband kann unter (verdrängten) Schuldgefühlen leiden. Jeder schwere Unfall verändert die Menschen, die ihn erlebt haben.

Der Neurologe kann aber mit dieser Veränderung wenig anfangen, da es sich hier um schicksalsbedingte, biographisch, aber nicht medizinisch bedeutsame Änderungen handelt.

! Ganz wesentlich ist dagegen die Frage der Wesensänderung, die ein wichtiges Kriterium für eine organische Hirnschädigung darstellt [23].

Da der Mensch sich ständig ändert, dazulernen, vergessen, sich anpassen muß, reift und altert, erfordert die ärztliche Feststellung einer Wesensänderung besonders viel Erfahrung und ein besonders gründliches Eingehen auf die Persönlichkeit und die Umwelt, in der der Verletzte lebt.

Die Befragung von Angehörigen ist hier in den allermeisten Fällen nicht zu entbehren. Zwar sind auch die Angehörigen oft Partei, überblicken nur einen Ausschnitt der zwischenmenschlichen Beziehungen des Verletzten und diesen aus einem bestimmten Blickwinkel. Die Angaben der Eltern können – erfolgt der Unfall in der Pubertät – oft nur schwer Phänomene der Reifung und Ablösung aus dem Elternhaus abgrenzen. Ehekrisen spiegeln die Wesensänderung nicht einfach wider, sondern vielfältig verzerrt. Der Ehepartner kann nach dem Unfall anpassungsfähiger, hilfloser geworden sein. Mütterliche Instinkte werden beim Partner angesprochen. Seine Primäreigentümlichkeiten und Fehler können aber auch deutlicher und unerträglicher geworden sein, wodurch die Ablehnung eskaliert. Durch den Unfall kann eine Erschütterung der gesamten Familienstrukturen eingetreten sein.

Zunächst erbringt die Angabe dieser Bezugspersonen nur Hinweise auf das Verhältnis von Menschen untereinander vor und nach dem Unfall, nicht aber klare Daten, die eine Wesensänderung beweisen. Weil jeder Einzelfall Besonderheiten bietet, lassen sich die hier auftretenden Probleme nur andeuten. Immer sollte sich aber der Gutachter bewußt sein, daß er – auch bei größtmöglicher Zurückhaltung – nach Befragen von Angehörigen in das Spannungsfeld eingeschaltet ist. Auch vorsichtige Äußerungen können aufgegriffen, verdreht, überbewertet und als Waffe gegeneinander bei dem Probanden und seinen Angehörigen eingesetzt werden.

Dabei sind es oft kleine, scheinbar unwichtige Angaben, die eine Wesensänderung deutlich machen: Der Untersuchte meidet den bisherigen Freundeskreis, verzichtet oder vernachlässigt seine bisherigen Liebhabereien, vernachlässigt auch sich selbst, ist schneller gereizt, braust leichter auf oder ist völlig abgestumpft Dingen gegenüber, die ihn früher sehr interessiert haben. Der Haushalt wird vernachlässigt, die Kleidung nicht mehr gepflegt, der Obst- und Blumengarten bleibt liegen, der Einsatz im Beruf und hier gerade die spezifischen Qualitäten, die den Probanden bisher auszeichneten, lassen zu wünschen übrig. Fast immer geht die Tendenz bei der organischen Wesensänderung zu Entdifferenzierung oder Vergröberung, zum Abbau, zum Verlust an Persönlichkeitsbezügen, zur Entstrukturierung.

Zustände, in denen der Untersuchte bewußtlos war, müssen ebenso durch Heranziehung von Bezugspersonen mit genauer Schilderung des Verhaltens nach Möglichkeit geklärt werden.

! Eine besonders große Rolle spielt die Frage nach einer Wesensänderung auch dann, wenn die Frage der Betreuung vom Amtsgericht aufgeworfen wird.

3 Intellektuelle Leistungseinbuße

Zunächst viel einfacher scheint die Frage nach der intellektuellen Leistungseinbuße zu beantworten, doch Intelligenz ist bekanntlich kein scharf umrissener Begriff. Zumindest kann man diesbezüglich Einzelfaktoren unterscheiden. Allerdings lassen die Angaben der Bezugspersonen den Gutachter auch hier oft im Stich. Entweder können sie etwaige Änderungen nicht hinreichend erkennen und definieren – oder sie sind von der Vorstellung, dem Verletzten helfen zu müssen, affektiv so voreingenommen, daß sie globale Verschlechterungen und Leistungseinbußen angeben. Mit globalen, nur allgemeinen Angaben kann man aber wenig anfangen. Zudem darf nie außer acht gelassen werden, daß die intellektuelle Leistung von der Motivation abhängt.

Auch Angaben der Bezugspersonen über frühere und spätere Leistungen in der Schule sind nur begrenzt verwertbar, obwohl Noten doch ein gewisses Kriterium darstellen könnten. Leistungsverfall in der Schule oder beim Studium kann viele Ursachen haben und tritt häufig genug ohne erkennbare äußere Gründe auf.

Wichtig können Angaben über **Gedächtnisstörungen** sein. Sie müssen aber genau und mit Beispielen belegt sein, um gegen Zweckangaben abgegrenzt werden zu können. Je differenzierter die Persönlichkeit des Verletzten ist, um so genauer möchte man die Feststellung einer intellektuellen Leistungseinbuße durch Bezugspersonen begründet hören. Nur wenige Bezugspersonen sind aber dazu in der Lage, was man nicht immer gegen den Untersuchten auswerten sollte. Das heißt, man darf nicht einfach davon ausgehen, daß keine Leistungseinbuße vorliegt. Falsch wäre es, allgemeine Angaben über eine Leistungsverschlechterung, die von den Angehörigen gemacht werden, als Beweis für eine intellektuelle Schädigung anzusehen. Manche Bezugspersonen bagatellisieren auch bewußt oder unbewußt Ausfälle, um den Untersuchten nicht bloßzustellen. Die Sorge um den Führerschein oder allgemein das Ansehen des Betroffenen kann dabei eine Rolle spielen.

Besonders wichtig ist diese Frage bei Menschen in höherem Lebensalter. Vielen gelingt es, hier lange eine gewisse Leistungshöhe zu halten, wenn sie in der gewohnten Umwelt und im gewohnten Pflichtenkreis stehen. Durch das Unfallereignis aus beidem gerissen, vermögen sie dann oft nicht, sich erneut umzustellen und einen sicheren Lebenskreis aufzubauen. Dieses Verhalten ist nicht immer Ausdruck einer organischen Hirnschädigung, sondern kann auch bei dem alternden Gehirn als eine soziale und psychologische Folge des Unfallereignisses und des damit verbundenen Umweltwandels Lebensschicksal sein!

Bei Klärung aller dieser Fragen können Angehörige wesentlich weiterhelfen. Bevor man aber deren Angaben verwertet, muß man sich – auch hier Quellenkritik – über deren Aussagewert Gedanken machen. Will hier jemand ein Verfahren zugunsten des Verletzten beeinflussen? Ist er ein sachlicher Beobachter oder vielleicht ein durch Lebensalter, Familienstellung oder Intelligenzmangel geprägter Mensch, der nur eine begrenzte Übersicht hat?

Gänzlich unentbehrlich sind die Angaben von Bezugspersonen bei beginnenden und überhaupt dementiellen Prozessen (Morbus Alzheimer), sowohl wenn es um die Arbeits-/Berufsfähigkeit geht als auch in Verfahren zur Errichtung einer Betreuung.

4 Anfälle

! Bei allen Anfallsleiden sind Zeugen unentbehrlich, da man sachliche Angaben benötigt.

Gab es einen Initialschrei, stürzte der Untersuchte hin, zuckte er mit den Extremitäten (z.B. einseitig betont), wurde er zyanotisch, kam es zur Absonderung von Körperflüssigkeiten, vor allem von Speichel und Urin, waren die Pupillen lichtstarr? Die meisten dieser so wichtigen Fragen werden kaum zureichend beantwortet. Man muß sie aber stellen und kann in günstigen Einzelfällen dann den Nachweis von hirnorganischen Anfällen mit einem gut geschilderten Erscheinungsbild erbringen.

Natürlich muß man auch damit rechnen, daß die Untersuchten Anfallsabläufe erlernt haben, wie ich es vereinzelt sah, wobei es aber wohl nie zum Zungenbiß kommt. Auch muß man in Rechnung stellen, daß der Beobachter sich belesen haben könnte. Die echten hirnorganischen Anfälle brechen aber derart drastisch aus, daß die Schilderung meist nicht hinreicht. Immer wieder kann man aber Einzelheiten erfahren, die nur beobachtet worden sein können.

Auch die *postiktale Umdämmerung* von minuten- bis stundenlanger Dauer wird vom normalen Beobachter wahrgenommen, aber sehr schwach in Worte gefaßt. Wenn man hier Geduld hat, auf die Sprachwelt und überhaupt auf den Befragten eingehen kann, bekommt man wichtige Aufschlüsse.

Viele weitere Faktoren, die man von Bezugspersonen erfahren kann, gibt auch der Kranke an, wobei interessiert, wie weit die Lücke zwischen Eigen- und Fremdbeobachtung klafft.

! Als Faustregel kann gelten: Je harmloser die Eigenschilderung und je drastischer die Schilderung der Abläufe durch Zeugen ist, um so mehr handelt es sich um ein organisches Geschehen. Je dramatischer die Eigenschilderung ist, desto unwahrscheinlicher wird die organische Ursache.

5 Frühkindliche Entwicklung

! Bei Kindern ist es unumgänglich, bei Jugendlichen ratsam, die wichtigsten Daten der frühkindlichen und kindlichen Entwicklung von den Eltern (am besten der Mutter) oder nahen Verwandten zu erfragen.

Die Erkennung frühkindlicher Hirnschäden leichterer Art, die Ursache eines Krampfleidens *(Residualepilepsie)*, psychischen Fehlverhaltens und geringer motorischer Auffälligkeiten (spastische Tonuserhöhung oder Hyperkinesie) sein können, bringt oft Schwierigkeiten mit sich.

Die Angaben über die *Schwangerschaft* und etwaige Besonderheiten in deren Verlauf (Röteln, Eklampsie u.a.), über Schwierigkeiten bei und nach der *Geburt* (Wehenschwäche, Übertragung, vorzeitige Plazentaablösung, Nabelschnurumwicklung, überlang dauernde Geburt oder Sturzgeburt) als Hinweis auf prä-, peri- und postnatale Schäden sind von Interesse. Ein besonders intensiver Icterus neonatorum kann mit Kernikterus und damit einer Hirnschädigung einhergegangen sein.

Infektionskrankheiten oder überhaupt *hochfieberhafte Erkrankungen der frühen Kindheit* können auf eine Enzephalitis (Meningoenzephalitis) hinweisen, die für die weitere Hirnentwicklung bedeutsame Hirnnarben hinterließ. Über diese Fakten wissen die Untersuchten selbst meist nichts oder nur Ungenaues.

! Folgeschäden frühkindlicher Erkrankungen sind vor allem bei der Bewertung leichterer Symptome angenommener Unfallsschäden sowie bei der Aufdeckung der Ursache eines späteren Krampfleidens (Epilepsie) von Interesse.

Gibt es keinen direkten Hinweis auf eine frühkindliche Hirnschädigung durch Benennung bestimmter Erkrankungen oder Geburtsanomalien, so kann man noch immer indirekte Hinweise durch Erfragen der Entwicklungsdaten erfahren. Ich pflege nach dem Zeitpunkt des ersten Aufsitzens (normal um 6 Monate), ersten Stehens (normal um 9 Monate), Gehens (normal 11 bis 15 Monate), Sprechens und Trockenheit sowie Sauberkeit am Tag und in der Nacht zu fragen, wobei die allgemeine Angabe „normal" allerdings unbrauchbar ist – es sei denn, die Bezugsperson kann mit anderen Kindern vergleichen.

Gewisse interindividuelle Unterschiede bei der Entwicklung wird man aber immer gelten lassen müssen. Bedeutsam sind Angaben über *„Zahnkrämpfe"*, *„Fieberkrämpfe"* oder überhaupt Zustände von Bewußtlosigkeit; der Hinweis auf einmaliges oder seltenes „Wegbleiben" im Affekt hilft dagegen nicht weiter. Dies kann auch bei emotional sehr lebhaften Kindern und entsprechenden Anlässen der Fall sein.

Immer aber ist auch das *Kausalitätsbedürfnis* der Angehörigen zu bedenken. Äußere Anlässe, auch geringer Art (Hinstürzen, kleine Verletzungen und Erkältungsinfekte u.a.) werden gern sekundär zu Ursachen von Erkrankungen hochstilisiert. Nicht alle behaupteten Zusammenhänge halten kritischem Nachfragen stand.

Literatur

für Kapitel 6, 7 und 8

[1] Adler R, Hämmerler W (1986): Praxis und Theorie der Anamnese. Fischer, Stuttgart.

[2] Arnds HG (1992): Anamneseerhebung. In Battegay R, Glatzel R, Pöldinger J, Rauchfleisch U: Handwörterbuch der Psychiatrie. Enke, Stuttgart.

[3] Blankenburg W (1989; Hrsg.): Biographie und Krankheit. Thieme, Stuttgart.

[4] Christian P (1965): Die soziale Anamnese und ihre Methodik. Krankenhausarzt 38: 1 ff.

[5] Dahmer J (1994): Anamnese und Befund. Thieme, Stuttgart.

[6] Engelhardt K, Engelhardt E (1970): Zur Struktur der Anamnese. Med. Welt, N. F. 21: 15 ff.

[7] Fritze E (1985): Lehrbuch der Anamneseerhebung und allgemeinen Krankenuntersuchung. VCH, Weinheim.

[8] Göppinger H (1974): Praxis der Begutachtung. Springer, Berlin.

[9] Grund G (1947): Die Anamnese. Barth, Leipzig.

[10] Heinz G (1998): Fehler der psychiatrischen Begutachtung. Dtsch. Ärztebl. 95: 2552 ff.

[11] Hollmann E, Jordt H, Strauss E (1960): Beispiele zur sozialen Anamnese. Med. Klin. 55: 2280.

[12] Jüttemann G. (1986; Hrsg.): Die Geschichte des Seelischen. Beltz, Weinheim.

[13] Kmietzyk, HJ (1996): Auftragstellung und Aktenlage. In Suchenwirth, RMA, Ritter G (Hrsg.): Qualitätssicherung bei der neurologischen Begutachtung. Fischer, Stuttgart, S. 53 ff.

[14] March H (1969): Fehlerquellen bei der medizinischen Begutachtung. Fälle und Probleme. De Gruyter, Berlin.

[15] Mende W, Bürke H (1986): Fehlerquellen bei der nervenärztlichen Begutachtung. Forensia 7: 143.

[16] Panse, F. (1952): Angst und Schreck. Thieme, Stuttgart.

[17] Probst J (1961): Begutachtungspsychologie. In :Lob A (Hrsg.): Handbuch der Unfallbegutachtung. Enke, Stuttgart, S. 336 ff.

[18] Scherzer E (1994): Anamnese. In: Scherzer E, Krösl W (Hrsg.): Handbuch der chirurgischen und neurologischen Unfallbegutachtung bei der Privatversicherung. Maudrich-Verlag, Wien.

[19] Scholer H (1960): Probleme der Anamnese und Diagnose. Ärztl. Wochenschr. 15: 153 ff.

[20] Silomon H (1972): Die Anamnese in der Sozialmedizin. Med. Sachverst. 68: 25 ff.

[21] Störring GE (1958): Die Gutachtertätigkeit. In: Reichhardts: Unfall- und Rentenbegutachtung, Fischer, Stuttgart.

[22] Suchenwirth RMA (1963): Probleme der Anamnese, Nervenarzt 34: 381 ff.

[23] Suchenwirth, RMA (1996): Erhebung der Anamnese. In: Suchenwirth RMA, Ritter G (Hrsg.): Qualitätssicherung bei der neurologischen Begutachtung. Fischer, Stuttgart, 61 ff.

[24] Venzlaff U (1983): Fehler und Irrtümer in psychiatrischen Gutachten. NStZ 3: 199 ff.

[25] Wieck HH (1967): Lehrbuch der Psychiatrie. Enke, Stuttgart.

9
Der neurologische Befund

Richard M. A. Suchenwirth

Inhalt

1 Einführung

Für den Probanden wie auch für das Verfahren der Begutachtung stellt die körperliche Untersuchung das Kernstück der Begutachtung dar. Man sollte sich als Gutachter viel Zeit nehmen, systematisch und gewissenhaft untersuchen und genaue Aufzeichnungen machen, auch wenn – wie oft genug – die Dinge sehr einfach liegen. Diese Dokumentation ist Pflicht, eine unzureichende Dokumentation kann u. U. – damit ist in Zukunft noch mehr zu rechnen – zu recht schwierigen Folgeprozessen führen.

Hinsichtlich der Durchführung der Untersuchung besteht zwischen den Neurologen (auch den in anderen Ländern) kaum ein Widerspruch. Im Literaturteil sind zahlreiche Monographien und Lehrbücher mit ausführlicher Schilderung der Untersuchungsmethoden registriert. Sie sollen hier nicht im einzelnen aufgezählt werden. Unterstrichen werden muß nur, daß das Ergebnis der gründlichen neurologischen Untersuchung nicht nur für das entstehende Vertrauensverhältnis zwischen Arzt und Probanden, sondern auch für die Heranziehung weiterer, vor allem technischer Untersuchungsverfahren ausschlaggebend ist. Leider hört man, vor allem bei Folgebegutachtungen, in streitigen Verfahren zu oft – ob begründet oder nicht –, daß der erste Gutachter kaum Wert auf die körperliche Untersuchung gelegt hat. Eine zu kurze neurologische Untersuchung, auch wenn der Fachmann weiß, daß in manchen Fällen eine solche ausreicht, ist leider oft genug die Ursache langwieriger Folgeprozesse.

Nachfolgend wird das Gewicht auf kleine Hinweise für die bestmögliche Ausschöpfung der zeitlich immer begrenzten und oft einmaligen Untersuchungssituation und dabei besonders auf häufig gemachte Fehler gelegt. Im übrigen ist auf die im Literaturteil genannten Monographien zu verweisen (vor allem De Jong 1979, Schenck 1992, Duus 1995).

2 Der allgemeine Befund

Bevor Einzelheiten des neurologischen Befundes berücksichtigt werden, sollte man bei der körperlichen Untersuchung auch folgende Parameter im Auge behalten: Ernährungszustand, Körpergewicht, Körpergröße, Körpertemperatur, Puls, Atmung, Deformitäten an Kopf, Wirbelsäule oder Gliedern, große Narben, gröbere Hautveränderungen (Angiome oder andere Phakomatosen, Naevus Pringle u.a.), Schleimhautveränderungen (Anämie, Stomatitis aphthosa u.a.) sowie ein etwaiger Ikterus und Ödeme müssen registriert werden. Eine Arrhythmie sollte erwähnt werden: Mikroembolien auch ins Gehirn sind sehr häufig! Falls eine äußere Liquorableitung angelegt wurde, sollte man die Funktionsfähigkeit prüfen und im Gutachten angeben. Den Blutdruck kann man mit den heutigen Geräten gut synchron beidseits messen. Bei größerer Erfahrung und Übung werden dem Untersucher dann damit keine wesentlichen, das Verhalten des Untersuchten und die Beurteilung beeinflussenden Krankheitsprozesse entgehen. Es versteht sich, daß man immer, wenn Auffälligkeiten der genannten Art vorliegen, die Frage nach der Heranziehung eines weiteren Gutachters (Internisten, Orthopäden, Dermatologen u.a.) zu prüfen und ggf. mit dem Auftraggeber des Gutachtens zu vereinbaren hat. Alles hängt aber stark von der Fragestellung und den auf anderem Fachgebiet bereits erhobenen Befunden ab.

! Es geht ja bei der Erstellung eines neurologischen Gutachtens fast nie darum, ein lückenloses Bild vom Gesundheitszustand des Untersuchten zu geben. Viel mehr hat sich der Gutachter in den meisten Fällen auf die Beantwortung der von den Auftraggebern genannten Fragen zu beschränken.

3 Der neurologische Status

Erst nach Berücksichtigung des allgemeinen Körperzustandes wird man sich der neurologischen Einzeluntersuchung zuwenden. Hier hat sich wohl jeder Untersucher hinsichtlich Reihenfolge und Berücksichtigung von Einzelheiten im Laufe seiner beruflichen Entwicklung ein eigenes Vorgehen erarbeitet. Unter Bezugnahme auf die eingangs erwähnten Monographien seien einige Hauptpunkte erwähnt, die für das Gutachten bedeutend werden können.

! Dabei sollte man sich eingangs darüber im klaren sein, daß die Untersuchung auf drei verschiedenen Ebenen erfolgt: die Festlegung elementarer Störungen im Bereich der Sensibilität, Motorik und des vegetativen Systems, die Untersuchung der zusammenfassenden Funktionen, wie etwa durch den Reflexstatus, und schließlich bei Steh- und Gehversuchen die Integration der zusammenfassenden Funktionen in Leistungen des Untersuchten.

3.1 Händigkeit (Seitigkeit)

Bereits zu Beginn der Untersuchung sollte man einen Eindruck von der Händigkeit des Untersuchten gewinnen. Man muß dabei wissen, daß Händigkeit nur ein

Zeichen einer bestimmten Hemisphärendominanz ist, es weitere Formen (Beinigkeit, Seitigkeit im Hör-, Seh- und Fühlbereich) gibt und der Untersuchte selbst oft nur wenig exakte Angaben machen kann.

Nur eine extreme **Linkshändigkeit** und ausgeprägte **Rechtshändigkeit** werden im allgemeinen richtig angegeben. Durch Heranziehung von einfachen Leistungsprüfungen und die Frage nach dem Verhalten bei gewissen Funktionen läßt sich dies im allgemeinen punktmäßig gut belegen. Nicht berücksichtigenswert ist, vor allem bei älteren Menschen, ob rechts oder links geschrieben wird: Die strenge schulische Erziehung früherer Jahrzehnte machte aus vielen Linkshändern diesbezüglich Rechtshänder.

Bewährte einfache Funktionsprüfungen zur Festlegung der Seitigkeit

Ist die Führungshand rechts, wird dies jeweils mit 2 Punkten bewertet. Ein extremer Rechtshänder hätte 24, ein extremer Linkshänder 0 Punkte (Suchenwirth 1998):

- Ballwerfen mit einer Hand
- Einen Kreis schlagen
- Eine Ohrfeige andeuten
- Schnelle Abwehr
- Papier zusammenknüllen
- Einfädeln einer Nadel
- Hämmern
- Schraubendreher benutzen
- Schuhe putzen
- Ein Kästchen öffnen
- Aufpumpen eines Fahrrades
- Spatenbenutzung

3.2 Hirnnerven

3.2.1 Olfaktorius

Zur Prüfung des Geruchssinnes reichen in der Regel eine sehr schwach duftende Substanz (Bienenwachs, Vanille), auch der etwas stärker riechende Bohnenkaffee und ein stark riechender Stoff (Asa foetida) aus. Verwendet man nur Parfum, sollte das angegeben werden. Wenn man gezielt vorgeht, sollte man mit den leichtesten Geruchsstoffen beginnen und zwischenzeitlich nicht riechende Substanzen einbeziehen. Auch ein geruchloser Behälter sollte zwischendurch benutzt werden.

Fast immer genügt es festzuhalten, ob der Proband schwach oder stark riechende Substanzen (etwa Bienenwachs, Kaffee, Asa foetida u.a.) bemerkt und erkennt oder nicht. Das richtige Erkennen und damit auch Benennen bereitet vielen Menschen Schwierigkeiten, da der Geruchssinn bei den meisten Menschen kaum geübt, schon gar nicht geschult wurde. Er wirkt oft richtiggehend verkümmert. Die dem Einzelmenschen gegebenen Möglichkeiten mehrere hundert Geruchsstoffe zu unterscheiden, bedarf langfristiger Übung. Eine bloße **Hyposmie** besitzt keine große Aussagekraft.

Nasenerkrankungen (banaler Schnupfen) müssen immer mitbedacht werden. Es empfiehlt sich, dem Probanden jeweils ein Nasenloch kurz zuzuhalten und zu hören, wie der Luftstrom durch das andere Nasenloch zieht. Das Vorhalten einer kleinen Glasplatte (Objektträger) kann hier durch den erkennbaren feuchten Niederschlag weiterhelfen. Auch die Heranziehung von Stoffen mit gleichzeitiger Trigeminusschleimhautwirkung kann bei der Differenzierung helfen. Reagiert der Untersuchte sofort auf diese Reizstoffe, ohne reine Geruchsstoffe zu bemerken, liegt eine echte **Anosmie** vor. Bemerkt er auch die Reizstoffe nicht, dürften örtliche Nasenveränderungen als Grund der **Geruchsstörung** angenommen werden.

Die Prüfung des Geruchssinnes ist vor allem bei Untersuchung von Probanden mit durchgemachten Schädel-Hirn-Traumen bedeutsam. Bekanntlich kann manche Hirnprellung mit einem Olfaktorius-Abriß verbunden sein. Nur in extrem seltenen Fällen kann es, wenn der Abriß nicht vollständig war, zu einer gewissen Rückkehr der Riechfunktion nach einigen Jahren kommen.

3.2.2 Optikus

Die feinere Untersuchung der Sehnervfunktion gehört zu den Aufgaben des Augenarztes. Der Neurologe sollte aber zumindest grob die Sehfähigkeit prüfen (Lesen bei älteren Kindern und Erwachsenen, Bildtafeln bei kleinen Kindern); gröbere Gesichtsausfälle mit Hilfe von Fingerbewegungen beim gegenübersitzenden Probanden dürfen nicht übersehen werden. Bei schwerer Gestörten gibt es oft schon Hinweise, ob der Proband den Untersuchten fixiert und ob er bei Ansprache von beiden Seiten her gleich reagiert. Gerade die schweren Gesichtsfelddefekte, etwa mit zusätzlichen höheren Hirnwerkzeugstörungen (**optische Agnosie,** einseitiges **neglect**) – ausführlicher später behandelt –, führen oft dazu, daß der Augenarzt mit seinen feinen Methoden zu keinem genauen Ergebnis kommt und die Untersuchung unwillig abbricht. Schnelle plötzliche Fingerbewegungen in Augennähe von der einen oder anderen Richtung her werden normalerweise vom Probanden durch Lidschlag oder Augenschluß beantwortet. Liegt ein Gesichtsfelddefekt vor, so kann man gelegentlich dies an einer fehlenden Lidschlagreaktion und der Unberührtheit des Kranken von diesem Reiz erkennen.

Eine Verstellung ist hier bei schneller und im einzelnen wechselnder Untersuchungstechnik kaum möglich. Gibt man allerdings dem Untersuchten viel Zeit, geht man sehr umständlich und langsam vor, kann bei abnormen Reaktionen ein Proband durchaus durch den vorgehaltenen Finger des Untersuchten hindurchblikken, als ob er nicht existierte – obwohl keine eigentliche Sehstörung vorliegt.

Stets muß der Augenhintergrund eingesehen werden. Ob die Sehnervpapille gut abgesetzt ist, eine Anomalie (schräger Sehnerveintritt, Tortuositas vasorum u.a.) oder ein Ödem (Stauungspapille) vorliegt, muß jeder Neurologe erkennen. Auch Drusenpapillen, markhaltige Nervenfasern, Tumoren in Papillennähe müssen zumindest als Auffälligkeit festgehalten werden. Dagegen bleiben die Beurteilung des Zustandes der Retina, der Venenfüllung und auch der arteriellen Durchblutung Anliegen des Augenarztes. Gunnsche Kreuzungsphänomene sollten allerdings erkannt werden.

Da für den Neurologen das Pupillenspiel bei Lichteinfall von verschiedenen Seiten her und bei Konvergenz eine große Bedeutung hat, bevorzugt er eine Untersuchung des Augenhintergrundes, ohne ein Mydriatikum einzutropfen, aber im dunklen Raum. So können ihm Veränderungen, die sich weit lateral der Papille abspielen, leicht entgehen. Die **neurologische Augenhintergrunduntersuchung** kann also nur orientierend sein. Bei entsprechender Fragestellung muß sie durch eine augenärztliche Untersuchung ergänzt werden.

Bei der Beurteilung des **Pupillenspiels** muß man in Betracht ziehen, ob der Proband Medikamente mit oder ohne ärztliche Verordnung allgemein oder lokal (einseitig oder beidseitig) zur Behandlung oder zur Täuschung des Untersuchers benutzt, vielleicht gar eine Sucht besteht. Einige Substanzen die zur Mydriasis oder Miosis führen, sind in Tabelle 9-1 aufgeführt.

Tabelle 9-1 Medikamente mit Einfluß auf die mit Pupillenreaktion

Substanzen, die u.a. eine Pupillenerweiterung hervorrufen	Substanzen, die u.a. eine Pupillenverengung hervorrufen
Muscarin	Pilocarpin
Atropin, Homatropin	Eserin
Scopolamin	Prostigmin
Kokain	Doryl
Weckamine	Morphin (wie auch E 605)

Daß in der Untersuchungssituation Pupillen durch die Erregung des Untersuchten etwas weiter gestellt sein können als in der Norm, sei am Rande erwähnt. Wichtig ist das Pupillenspiel auch dann, wenn einseitig eine Sehnervabblassung vorliegt und die Frage der Erblindung oder doch Sehbehinderung aufwirft. Bei den physiologischen großen Unterschieden in der Färbung des Sehnervs wird man sich nur bei extremer Blässe ganz festlegen können, daß bereits eine Atrophie vorliegt. Ist dagegen auf der gleichen Seite das Pupillenspiel beeinträchtigt (aufgehoben), hat man einen gewichtigen weiteren Hinweis dafür.

Auch kleine Seitendifferenzen der Pupillengröße und Pupillenform können bedeutsam sein, etwa als Leitsymptom eines **Horner-Syndroms.** Enophthalmus und Ptosis können dagegen zurücktreten! Schlechte Reaktion der Pupillen auf Lichteinfall und bei guter Konvergenz („überschießende Konvergenzreaktion") können als unvollständiges **Argyll-Robertsonsches Zeichen** Hinweis auf eine Neurolues sein, sind aber nicht spezifisch und sieht man auch im Senium häufiger (Haymaker 1969).

3.2.3 Okulomotorius, Trochlearis, Abduzens

Die gewissenhafte Prüfung der Augenbewegungen ist unumgänglich. Allerdings wird man sich als Neurologe zumeist auf die veränderte Ruhestellung und die großen Bewegungen nach oben, unten, zu den Seiten und nach schräg oben und schräg unten zu konzentrieren haben. Dabei geben die Untersuchten, wenn die Störung noch nicht kompensiert ist, **Doppelbilder** an. Hinsichtlich aller diagnostischen Möglichkeiten sei auf Brandt und Bückele (1983) verwiesen.

Die Störung des Zusammenspiels der Augenmuskeln kann natürlich auch durch Veränderungen an der Orbita, speziell nach Gesichtsschädelfrakturen, verursacht sein.

Myopathien können die Bewegung der Bulbi in hohem Maße beeinträchtigen. Der Nachweis umschriebener **Okulomotoriuslähmungen** ist wichtig: Beispielsweise kann eine Okulomotoriusschädigung Ausdruck eines Aneurysmas im Bereich der Arteria cerebri posterior sein. Besonders früh (und bei Rückbildung zuletzt) kommt es zu einer Internusparese: Der Kranke kann seine Augen aus der Horizontalebene nicht mehr nach innen bewegen. Es kommt zu Doppelbildern nebeneinander. Die Einschränkung der Blickbewegung nach oben und schräg oben ist zumeist gut erkennbar, ebenso die Ptosis. Letztere soll das zeitlich zuletzt auftretende Symptom sein: „Der Vorhang fällt zuletzt."

Die **Trochlearisparese** führt zu Doppelbildern beim Blick nach schräg unten. Der Untersuchte, der eine relativ frische Trochlearisparese hat, hält kompensatorisch seinen Kopf so, daß er möglichst wenig von den Doppelbildern beeinträchtigt wird.

Unproblematisch ist im allgemeinen die Erkennung der **Abduzensparese:** Der Untersuchte kann an der betroffenen Seite den Bulbus nicht nach außen drehen.

Störungen der Konvergenz (etwa bei Erkrankung des Perliaschen Kerns mit den dazugehörigen Fasersystemen) und der Lichtreaktion (Erkrankung des Westphal-Edingerschen Kerns bzw. der dazugehörigen Nervenfasern) dürfen keinesfalls übersehen werden. Ersterer ist unpaar, letzter paarig angelegt.

Bei allen etwas schwierigeren abnormen Verhältnissen muß der Ophthalmologe hinzugezogen werden.

3.2.4 Trigeminus

Sehr selten ist der motorische Bereich des Nervus trigeminus geschädigt. Eine Verminderung der Kaukraft (und Muskelatrophie!) ist am ehesten noch bei Myopathien zu beobachten.

Sensibilitätsstörungen können nur bei guter Mitarbeit wirklich hinreichend sicher beurteilt werden. Im allgemeinen reichen zentrale Sensibilitätsstörungen nicht ganz bis zur Mittellinie, periphere dagegen dies zumindest in der ersten Zeit nach der Läsion.

Ein Druck auf die Nervenaustrittsstellen (N. frontalis, lateralis und medialis, N. infraorbitalis, N. mentalis, N. nasalis, Zygomatico facialis und Zygomatico temporalis) vermag latente Störungen im jeweiligen Bereich gelegentlich deutlich zu machen. Dies gilt natürlich insbesondere – aber nur mit Vorsicht anzuwenden – beim Aufspüren von Triggerpunkten der Trigeminusneuralgie.

3.2.5 Fazialis

Der siebte Hirnnerv ist gutachtlich besonders interessant, da er bei Traumen und auch bei Entzündungen (Borreliose, Sarkoidose, Herpes zoster) häufig in Mitleidenschaft gezogen wird. Im ersten Abschnitt, zusammen mit dem Nervus petrosus superficialis major und der Chorda tympani laufend, sind diese Schäden mit deutlichen vegetativen Störungen und einer Beeinträchtigung des Geschmackssinnes verbunden. Erst im zweiten Abschnitt des engen Kanals des N. facialis läuft der Nerv mit seinen erheblichen motorischen und geringfügigen sensiblen (N. intermedius) Anteilen isoliert.

Motorische Ausfälle geben also der Fazialislähmung ihr Gewicht: Die Stirn kann nicht gerunzelt, das Auge nicht geschlossen (**Lagophthalmus** = Hasenauge – der Hase soll die Augen kaum schließen können), die Nasolabialfalte nicht innerviert werden. Der Mundwinkel hängt an der betroffenen Seite herab. Das Gesicht wirkt hier maskenhaft starr und schlaff, im späteren Verlauf dann allerdings oft kontrahiert. Dann kann man eine Fazialisparese, wenn man nicht aktiv innervieren läßt, leicht übersehen. Der Zungengrund ist durch Lähmung des M. stylohyoides und des hinteren Digastrikusbauches auch betroffen. Er kann dann etwas niedriger stehen. Eine **Hyperakusis** zeigt, daß auch der erste motorische Ast, der zum M. stapedius führt, gelähmt ist und die Steigbügelplatte also nicht ausreichend kräftig innerviert wird.

Bereits aus der Anamnese wurde deutlich, wenn sich beim Untersuchten Speisen seitlich der Zähne durch eine Erschlaffung der dortigen Muskulatur anreichern. Im Spätstadium der Fazialisparese kann es auch zu abnormen Mitbewegungen kommen, etwa beim Stirnrunzeln zu einem Verziehen der Mundwinkel u.a., gelegentlich auch zum Tränen des Auges.

3.2.6 Chorda tympani

Dieser Nerv vermittelt bekanntlich die Geschmacksempfindung. Seine Funktion wird durch Anwendung von süßen, sauren, bitteren und salzigen Stoffen geprüft. Der Nerv entspringt aus dem Nucleus gustatorius im Hirnstamm, geht bekanntlich streckenweise erst mit dem N. facialis, dann mit einem Ast des Nervus trigeminus einher. Bei der Frage einer Fazialisparese müssen die Geschmacksempfindungen, z.B. mit Zucker-, Chinin-, Essig- und Salzlösungen geprüft werden. Der Untersuchte sollte dabei nach Prüfung mit jeder dieser Substanzen und anschließender Spülung des Mundes auf einer vorgehaltenen Karte die Geschmacksqualität zeigen.

3.2.7 Akustikus und Vestibularis

Die Untersuchung dieser beiden Hirnnerven, die so gänzlich verschiedenen Funktionen wie der Vermittlung von Schallimpulsen und der Orientierung im Raum dienen, ist schwierig und im Zweifelsfall durch den Otologen durchzuführen. Erste Hinweise, ob eine Akustikusschädigung vorliegt oder nicht, gibt die Prüfung der Flüstersprache, wenn dabei jeweils das andere Ohr verschlossen wird. Der Untersuchte sollte dabei auch die Augen verschließen, um nicht von den Lippen ablesen zu können. Liegt eine **Schwerhörigkeit** vor, sollte man immer die Lateralisation des Stimmtons nach Aufsetzen der Stimmgabel auf die Mitte des Schädels prüfen, womit Gehörgang- und Mittelohrstörungen von eigentlichen Hörnervenerkrankungen schnell abgrenzbar sind.

Hinweis auf das Vorliegen einer in jedem Fall durch den Otologen näher abklärungsbedürftigen Vestibularisschädigung kann das Vorhandensein eines **Nystagmus** sein. Benannt wird er nach seiner schnellen Komponente und nach seiner Richtung – horizontal, vertikal oder rotatorisch. Das Ausmaß (kleinschlägig = Bewegungsausschlag unter 5 Grad, mittelschlägig = Bewegungsausschlag von 5 bis 25 Grad, grobschlägig = Bewegungsausschlag über 25 Grad) ist festzuhalten. Der *Pendelnystagmus* (Bewegung in beiden Richtungen gleich schnell!) spielt diagnostisch keine so große Rolle. Die Frenzelbrille erleichtert die Untersuchung sehr und sollte stets zur Verfügung stehen. Der physiologischerweise vorhandene *optokinetische Nystagmus* kann bei Lobus-occipitalis-, Scheitelhirn-, Hirnstamm- und oralen Brückenprozessen fehlen und wird mit einer Drehtrommel geprüft.

! Als Faustregel gilt: Periphere (Nerven-)Läsionen führen zu kontralateralem, zentrale (supranukleäre) Prozesse zu homolateralem Nystagmus.

3.2.8 Glossopharyngikus

Schäden des IX. Hirnnerven, der sensibel Zungengrund, Paukenhöhle und Rachen, motorisch Gaumensegel und Schlundheber versorgt und einen Teil der Geschmacksfasern im hinteren Zungendrittel führt, sind nicht immer leicht zu erkennen. (Auch der N. facialis innerviert das Gaumensegel, Schlundheber und Gaumensegel werden zusätzlich vom Vagus innerviert.) Die Prüfung der Sensibilität und der Geschmacksempfindung im hinteren Zungenbereich ist bei Verdacht auf eine Glossopharyngikusschädigung notwendig, jedoch schwierig. Der Untersuchte (und der Untersucher!) muß besonders geduldig sein.

Die Aufhebung des Würgreflexes reicht allein nicht aus, um eine Glossopharyngikusschädigung anzunehmen. Dieser Reflex fehlt auch bei manchen Gesunden.

Unverkennbar ist allerdings die bei der Glossopharyngikuslähmung auftretende **Gaumensegellähmung** durch die veränderte nasale Sprache und die Angabe des Untersuchten, Flüssigkeit laufe aus dem Rachen in die Nase. Nur die Abgrenzung, vor allem auch gegen eine Vaguslähmung, ist dabei nicht immer leicht. (Narbenzüge nach Tonsillenoperation oder peritonsillärem Abszeß können eine einseitige Parese des Gaumensegels vortäuschen.)

3.2.9 Vagus

Der X. Hirnnerv streift durch weite Körperregionen und dient vielerlei vegetativen Funktionen. Für den Neurologen interessant sind vor allem die bereits erwähnte Gaumensegellähmung und die durch Unfähigkeit, vor allem hohe Töne („i") zu bilden, erkennbare **Rekurrenslähmung.** Die Stimme des Kranken ist dabei oft heiser. Allerdings lernt er, einseitige Ausfälle dieses Nervs durch stärkere Anspannung des Stimmbandes der anderen Seite auszugleichen.

Schluckstörungen können vor dem Röntgenschirm deutlich gemacht werden. Der IX. und X. Hirnnerv sind insgesamt – zumal isoliert – verhältnismäßig selten erkrankt, so daß sie den Gutachter weniger interessieren. Ist einer der genannten Nerven geschädigt, muß immer wieder die Frage einer – wenn auch vielleicht zunächst noch geringeren – Mitschädigung der Nachbarnerven geprüft werden. IX., X. und XI. Hirnnerv erkranken gemeinsam bei Prozessen im Bereich des Foramen jugulare.

3.2.10 Akzessorius

Der ganze Hirnnerv erkrankt selten isoliert, meist sind Nachbarnerven mit betroffen. Nicht so selten, zumal nach Operationen im Bereich der lateralen Halsseite (Lymphdrüsenexstirpation), sieht man allerdings eine **Akzessoriuslähmung,** die dann auch für den Gutachter sehr wichtig sein kann. Der N. sternocleidomastoideus wird gelähmt und atrophisch. Die Kopfwendung nach der genannten Seite ist beeinträchtigt. Auffallender noch ist die Auswirkung der Trapeziuslähmung: Schulterblatt (und Schulter) stehen tiefer, eine Scapula alata deutet sich an, die Clavicula läuft horizontal, die Hebung des Armes ist auf der betroffenen Seite deutlich beeinträchtigt. Die Skapula steht in „Schaukelstellung". Bei der Akzessoriuslähmung ist von großer Bedeutung, ob im seitlichen Halsbereich Narben vorliegen, die jedenfalls im Befundbericht festgehalten werden müssen. Diese Art der Lähmung wird meist dem Operateur angelastet.

3.2.11 Hypoglossus

Der rein motorische Zungennerv erkrankt nicht oft einseitig. Häufiger sind schon Erkrankungen im Kerngebiet, dann meist beidseitig (Bulbärparalyse, myotrophe Lateralsklerose). Die **Zungenatrophie** – hier sogar mit fibrillären Zuckungen – gibt darüber deutlich Aufschluß. Durch Überwiegen des M. genioglossus auf der gesunden Seite kommt es beim Vorstrecken der Zunge zu einem Abweichen nach der kranken Seite. Eine einseitige Hypoglossuslähmung wirkt sich auf die Sprache und auch die Fähigkeit zu essen kaum aus. Die beidseitige **Zungenlähmung** freilich führt zu schwersten Störungen. Bei nukleären Störungen ist auch der gleichseitige N. orbicularis oris paretisch, nie bei infranukleären, eigentlichen Nervenlähmungen. Ein Abweichen der Zunge nach einer Seite ist im übrigen ein häufiges Zeichen der Hemiparese: Die Zunge zeigt auf die gelähmte Körperhälfte, was als Folge einer Pyramidenbahnschädigung oberhalb des unteren Hirnstamms gilt.

3.3 Störungen im Bereich des vegetativen Systems des Gesichtes

Bei dem bekannten Zusammenspiel des Sympathikussystems und des kranialautonomen Systems ergeben sich oft schwierige Fragestellungen.

Zu berücksichtigen sind jedenfalls das einseitige Vorliegen eines Horner-Syndroms (Ptosis, Miosis, Enophthalmus), eine einseitige Störung der Lakrimation (Prüfung mit dem Schirmer-Test: Einlegen von Löschpapierstreifen und Ablesen des Tränenflusses im Seitenvergleich), Seitendifferenzen in der Rötung und Erwärmung der Gesichtshaut u.ä.

Schwerer zu bestimmen ist die seitendifferente Produktion von Speichel, etwa durch Einlegen von Watte und Gewichtsvergleich nach einigen Minuten. Die Zusammenarbeit mit einem Ophthalmologen und einem Otologen ist hier, wie bei ausgeprägten Störungen der Pupillarmuskulatur, nicht zu entbehren.

3.4 Untersuchung des Rumpfes und der Extremitäten

3.4.1 Motorische Störungen

! Bei der Prüfung der Kraftleistung muß man sich stets eingedenk sein, daß im Gegensatz zur gewöhnlichen Untersuchungssituation am Krankenbett das Verhalten des Probanden stark von Wunsch- und Zielvorstellungen geprägt sein kann.

Negative Zielvorstellungen (Demonstration, Aggravation) müssen berücksichtigt werden. So kommt der Beobachtung des Probanden vom Beginn bis zum Ende der Untersuchung und auch dann, wenn dieser sich nicht mehr in der Untersuchungssituation glaubt, eine besondere Bedeutung zu. Wie kommt der Kranke ins Untersuchungszimmer herein? Wie ist seine Mimik und Gestik? Wie ist seine Motorik beim Aus- und Ankleiden, der Gang beim Verlassen der Abteilung, seine Mitbewegung? Eine konsequente, natürlich wirkende Vortäuschung einer Lähmung ist recht schwer! Viele Probanden überzeichnen dann die Ausfälle, karikieren also, andere können etwa eine einseitige oder ein Glied betreffende Lähmung nicht dauernd durchhalten, zumal wenn vielfältige Leistungen schnell abwechselnd von ihnen gefordert werden oder Emotionen geweckt sind. Gegeninnervationen sind zu beachten! Sämtliche Auffälligkeiten in der einen oder anderen Richtung sollten notiert werden, sie müssen bei der Endbeurteilung der groben Kraftleistung mit eingehen.

Weitere Zeichen sind: Eine Störung des harmonischen Bewegungsablaufs auf einer Seite und eine Verminderung der ausgeprägten Muskel- und Handzeichnung im Seitenvergleich sind wesentliche Hinweise. Beim liegenden Kranken liegt ein paretischer oder gar paralytischer Arm ausdruckslos schlaff am Rumpf, das Bein ist nach außen gedreht, der Winkel der Seitendifferenz in der Außendrehung ist meßbar! Der Fuß liegt auf der paretischen Seite stärker in Extensionsstellung. Beim Pronationsversuch ist ein echt Paretischer gezwungen, auf der betroffenen Seite den Arm nach innen zu drehen, und er läßt ihn oft sinken.

Echte **Paresen** sind im allgemeinen durch eine gleichmäßige Kraftlosigkeit zu erkennen, vorgetäuschte durch ein plötzliches Nachlassen der Kraft bei der Prüfung! Bei der Festlegung der Kraftgrade von 0 bis 5 (Scheid 1983) muß man sich immer darüber im klaren sein, daß man nicht nur mißt, was der Proband an Kraftleistung aufbringen kann, sondern auch, was er aufbringen will. Ein zu großes Gewicht wird man daher in der Begutachtungssituation auf die Kraftleistung nicht legen dürfen. Dies gilt auch bei Anwendung von Dynamometern.

Besondere Bedeutung kommt dem Verteilungstyp der Paresen (Paralysen) zu. Bei organisch bedingten Paresen wird man in den meisten Fällen herausarbeiten können, ob eine Hemiparese, Paraparese, eine Schwäche (Lähmung) vom Plexus neuralen oder muskulären Typs vorliegt. Allerdings sollte man bedenken, daß Kranke, zumal im Anfangsstadium einer motorischen Schwäche, auch noch intakte Muskeln nicht mehr benutzen, weil das Gesamtzusammenspiel der Muskulatur in den entsprechenden Körperbereichen gestört ist. Am besten lassen sich Kranke diesbezüglich untersuchen, die durch physiotherapeutische Behandlung das wahre Ausmaß der bestehenden Parese gelernt haben.

Auf einzelne Erscheinungsbilder, wie den Wernicke-Mannschen Lähmungstyp mit Zirkumduktion bei Hemiparesen, das Halliprésche Zeichen, das Fromentsche Zeichen und das Lüthysche Zeichen (Flaschenphänomen) wie auch den Steppergang (Hahnentritt) u.a. kann hier nicht näher eingegangen werden.

3.4.2 Atrophien, Umfangsdifferenzen

Vor allem im Seitenvergleich sind Muskelatrophien gut erkennbar. Man kann sie auch durch Betasten der Muskeln noch deutlicher erfahren. Im Seitenvergleich ist es immer zweckmäßig, bei vermuteten Erkrankungen oder Störungen im Bereich der Extremitäten die Umfangsmaße festzulegen. Auch wenn sich daraus nicht immer sofort Rückschlüsse ergeben, so hat man doch u.U. bei einer Nachuntersuchung vergleichbare Werte zur Verfügung. Die Extremitäten müssen allerdings dann auch symmetrisch gleich gelagert werden, damit keine Störungen, wie etwa durch das Herabhängen eines Fußes, sich auf das Maß auswirken. Selbstverständlich muß das Meßergebnis mit Angabe des Meßortes registriert werden.

3.4.3 Sensibilitätsstörungen

Die Prüfung auf Sensibilitätsstörungen setzt noch mehr Eingehen auf den Untersuchten und Mitarbeit desselben voraus. Nicht alle Probanden sind dazu, auch bei bestem Willen, in der Lage. Einige melden überempfindlich bereits Differenzen, wenn sie keine Rückschlüsse erlauben. Andere können sich nicht genügend auf diese Untersuchung konzentrieren. Immerhin kann man doch in den meisten Fällen durch Prüfung mittels einfacher Berührung (Pinsel), einer Nadel (Nadelrad) und Wärme und Kälte vermittelnden Objekten eine erste Einsicht in die Sensibilitätsverhältnisse gewinnen. Sie läßt sich durch die Prüfung der Stell- und Lageempfindung, mittels des Zahlenschreibens, der Anwendung einer Stimmgabel und der Prüfung der Zweipunktdiskrimination vertiefen. Wiederum interessiert nicht nur quantitativ, ob eine Abschwächung der Gefühlsleistung zu beobachten ist, sondern vor allem auch der Verteilungstyp: Eine Hemihypästhesie organischer Genese wird praktisch nie die Mittellinie erreichen, Sensibilitätsstörungen vom Querschnittstyp, Plexustyp und neuralen Typ sind meistens gut zu differenzieren. Untersucht man zu lange, kann Ermüdung zu einer Schwellenlabilität führen.

3.4.4 Vegetative Phänomene

Die Hauttemperatur, die Schweißabsonderung (exakter festzulegen durch den Ninhydrintest oder andere Schweißversuche), die Hautfarbe, auch die Struktur der Haut sollten beachtet werden. Man findet hier immer wieder Seitendifferenzen bei zentralen Prozessen, vor allem auch bei peripheren neurologischen Erkrankungen, bei denen das vegetative Nervensystem in stärkerem Maße einbezogen ist.

3.4.5 Die Prüfung der Reflexe

Hierbei handelt es sich immer schon um eine Untersuchung auf einem höheren Niveau. Jeder Reflex setzt Afferenzen, also einen Sinnesreiz, ein Zentrum und Efferenzen, also motorische oder vegetative Reaktionen, voraus (Tab. 9-2).

Die **Muskeleigenreflexe** – sinnvollerweise benannt nach den Muskeln, an denen sie ausgelöst werden – lassen sich nicht nur an der Trizeps-, der Bizeps- und Brachioradialissehne der Arme sowie der Quadrizeps- und der Achillessehne an den Beinen auslösen. Zahlreiche andere Muskeln können in gleicher Weise durch einen Schlag mit dem Reflexhammer angespannt werden und auf die Anspannung mit einer Kontraktion reagieren. Letzteres ist vor allem wichtig, wenn örtliche Veränderungen, etwa an den Gelenken, die Auslösung eines normalen Muskeleigenreflexes ausschließen.

Am wichtigsten ist zweifellos der **Seitenvergleich.** Die absolute Reflexstärke ist vielen individuellen Eigenheiten unterworfen und nicht so bedeutend. Es gibt Menschen, bei denen die Muskeleigenreflexe nur schwach, andere, bei denen sie sehr intensiv auslösbar sind. Ein völliges Fehlen der Muskeleigenreflexe – auch nach Heranziehung von Hilfsmitteln, etwa dem Jendrassikschen Handgriff –, sollte allerdings im Regelfall als pathologisch gelten. In gleicher Weise wird man pathologische Verhältnisse zu vermuten haben, wenn die reflexogene Zone wesentlich verbreitert ist und der auslösende Schlag mit dem Reflexhammer weitere Muskelgruppen in der Nachbarschaft anspringen läßt.

Vegetative Reflexe sind im Bereich der Kornea, der Konjunktiven, des Rachens sowie an der Haut auslösbar. Ein gesteigerter oder ganz fehlender **Dermographismus** ist im letzteren Fall zu registrieren, wenn auch nur begrenzt verwertbar.

Die **Bauchhautreflexe** sind weniger aufschlußreich. Bei Frauen, die mehrfach entbunden haben, und bei adipösen Menschen pflegen sie kaum oder nicht mehr auslösbar zu sein.

3.5 Spontanbewegungen

Nicht sehr oft hat man während der Untersuchung Gelegenheit, Spontanbewegungen der Probanden zu beobachten. Wenn sie unwillkürlich auftreten, sind sie diagnostisch von großer Bedeutung. Dazu muß vorweg gesagt werden, daß Kranke mit Spontanbewegungen, die sie kennen, versuchen, sie in willkürliche Bewegungen einzubetten. Dann sind sie nicht immer leicht zu erkennen (Conrad und Ceballos-Baumann 1996).

Tabelle 9-2 Wichtige Muskeleigenreflexe und Ausweichmöglichkeiten

Bezeichnung	Wirkung	Nerv	Wurzel
Masseter-Reflex	Unterkieferhebung	Trigeminus	
Biceps-brachii-Reflex	Armbeugung	Musculocutaneus	C5-C6
Brachioradialis-Reflex	Armbeugung	Radialis	(C5) - C6
Triceps-brachii-Reflex	Armstreckung	Radialis	C6-C7 (C8)
Pronator-Reflex	Pronation	Medianus	C6-C7 (C8)
Flexor-pollicis-Reflex	Daumenbeugung	Medianus	C7-C8
Pectoralis-Reflex	Armadduktion	Thoracicus anterior	C5-C8
Adduktoren-Reflex	Beinadduktion	Obturatorius	L2-L3 (L4)
Quadriceps-Reflex	Unterschenkelhebung	Femoralis	L2-L4
Semi-Reflex	Unterschenkelbeugung	Ischiadicus	S1
Biceps-femoris-Reflex	Unterschenkelbeugung	Ischiadicus	S1-S2
Triceps-surae-Reflex	Plantarflexion des Fußes	Tlbialis	S1 S2
Tibialis-posterior-Reflex	Einwärtsbewegung	Tibialis	L5
Sonstige Reflexe			
Korneal-Reflex	Kontraktion des M. orbicularis oculi	Trigeminus-Facialis	
Bauchhaut-Reflex	Verziehen des Nabels		Th7-Th12
Kremaster-Reflex	Hochziehen des Hodens	Genitofemoralis	L1-L2
Fußsohlen-Reflex	Dorsalflexion von Fuß und Zehen	Tibialis	S1-S2
Mayersches Zeichen	Opposition und Adduktion des Daumens	N. ulnaris, Medianus	C8-Th1

Tics, vor allem im Gesichtsbereich, können auf eine Trigeminusneuralgie, ältere Fazialisschädigung, aber auch auf eine zerebrale Störung hinweisen. Grimassieren jeglicher Art kann Ausdruck einer Hyperkinesie sein, extreme Formen, wie beim **Zungen-Schlund-Syndrom,** dürfte ein Gutachter kaum zu Gesicht bekommen. **Choreiforme Bewegungsunruhe** oder **Athetosen** kommen auch im Rahmen einer Begutachtung zur Beobachtung. Die Huntingtonsche Krankheit, eine Chorea gravidarum, kaum je mehr die Chorea Sydernham, müßten bedacht werden. Sehr häufig, aber unverkennbar, sind **Hyperkinesien** vor allem im Mundbereich nach chronischer, jahrelanger Neuroleptikaeinnahme. Auch die ständige Bewegungsunruhe der **Akathasie** ist als Spätfolge der Neuroleptikaeinnahme inzwischen wohlbekannt und nicht selten zu sehen.

Sicherlich unübersehbar sind die meisten fokalen, gar generalisierten **Anfallserscheinungen** im Rahmen hirnorganischer Anfallsleiden, gelegentlich durch Klagen über Geruchsstörungen, seltener andere Halluzinationen eingeleitet. (Freilich dürfte ein Felix Krull mit seinen Bewegungsäußerungen heute wohl kaum zum Ziele kommen, als Kranker anerkannt zu werden. Gleiches gilt für Menschen, die auffällig – und absichtlich – hyperventilieren.)

Eine große Bedeutung kommt der richtigen Einordnung eines **Tremors** zu. Auf die differentialdiagnostische Festlegung kann hier nicht eingegangen werden. Der typische Parkinsontremor, der bei Intention vergeht, ist leicht erkennbar, auch der essentielle Tremor oder der Tremor bei Kleinhirn(seitenstrang)kranken. Auch der vegetative Tremor und der Tremor der Hyperthyreose bereiten im Regelfall keine, bei Grenzfällen große Schwierigkeiten. Der Schütteltremor des Kopfes mag in vielen Fällen Ausdruckscharakter haben, aber dann habituell geworden sein. Grob demonstrativer Tremor ist im allgemeinen als solcher gut erkennbar. Im übrigen ist es immer gut, den Tremor im Rahmen einer komplexen Symptomatik eingebettet zu wissen, bevor man seinen organischen Charakter gutachtlich bestätigt. Einzelfälle können hier sehr schwierig zu beurteilen sein. (Immerhin waren medizinhistorisch die „Kriegsschüttler“ lange ein die Neurologen wissenschaftlich entzweiendes, großes Problem.)

Ballismen, Hemiballismen, Torticollis spasticus, Torsionsdystonien sind normalerweise leicht richtig einzuordnen.

An der Muskulatur können **Myoklonismen** zu berücksichtigen sein, vor allem aber auch faszikuläre **Zuckungen.** Die frühere Bezeichnung fibrilläre Zuckungen sollte lediglich bei entsprechenden Bewegungen im Zungenbereich verwendet werden. Den Myoklonismen wohl zugrunde liegende Prozesse im Mollaretschen Dreieck, also dem Ansatz des Kleinhirns, pflegen im wesentlichen mit gut erkennbaren weiteren Symptomen einherzugehen. Die Myokymien sind praktisch für den Neurologen ohne Bedeutung und können auch durch Kälte provoziert werden.

Alles in allem setzt die richtige Einordnung dieser und anderer Hyperkinesien oder doch spontanmotorischer Äußerungen viel Erfahrung voraus, ebenso wie die Beurteilung myotonischer Auffälligkeiten. Bei einer einmaligen Untersuchung kann einem diesbezüglich manches entgehen, zumal viele Probanden ihre Hyperkinesien in gewollte Bewegungen einzubauen gelernt haben. Im Zweifelsfall ist es besser, bei solchen Bewegungsstörungen eine Kontrolluntersuchung vorzuschlagen.

3.6 Primitivphänomene

Bei zahlreichen Hirnerkrankungen, gleich welcher Genese, kommt es zum Auftreten von Erscheinungen, bei denen man den Eindruck hat, sie zeigen Funktionsäußerungen aus einer onto-, vielleicht sogar phylogenetisch früheren Entwicklungsstufe. Oft können sie grob orientierend auf Ausfälle bestimmter Teile des Gehirns (und des Zentralnervensystems) zurückgeführt werden, gehen jedenfalls mit solchen einher.

Im Kopfbereich ist es vor allem das **Schnauzphänomen.** Beklopft man die Muskulatur rund um den Mund, stülpt der Proband die Lippen eigenartig vor. Dies sollte man natürlich mehrfach prüfen, um eine willkürliche Bewegung der Lippen nicht falsch zu interpretieren. Seltener und nur bei sehr schweren Hirnstörungen kann man das **Sperrphänomen** auslösen. Nähert man sich mit einem auffälligen, etwa glänzenden Gegenstand dem Gesicht, vor allem der Mundpartie, so öffnet der Kranke unwillkürlich den Mund, so wie Jungvögel ihren Schnabel, wenn man einen ganz leichten Reiz ans Nest setzt. (Ich konnte dieses Phänomen in einem Fall über hundertmal nacheinander auslösen.) Auch der seltene **Palmomentalreflex** (Mundbewegung, leichtes Schnauzen bei Reiben an der Handinnenfäche) gehört wohl zu diesen Erscheinungen.

Im Handbereich können Enthemmung des Greifreflexes und in schweren Fällen ein ausgesprochenes **Zwangsgreifen** beobachtet werden. Komplexe Bewegungsmuster, die im Alltag notwendig sind („motorische Schablonen"), treten dabei auf. Dies kann sogar als gewisser Hinweis auf eine, falls einseitig, kontralaterale Stirnhirnschädigung bzw., falls beidseitig, allgemeine Stirnhirnschädigung oder der etwas dahinter liegenden Hirnbereiche interpretiert werden. Möglicherweise ist auch das Trömnersche Zeichen hier als leichteste Form einzuordnen. Man trifft es aber auch ganz allgemein bei jeder Erhöhung des Reflexniveaus. Eigentlich ist es nur bei einseitigem Auftreten interessant. Varianten können hier nicht aufgezählt werden.

Im Beinbereich könnte man hier zunächst die Gruppe der Phänomene einordnen, die mit dem Namen **Babinski** verbunden sind. Man kann es von der Fußsohle, dem lateralen Fußrand, durch Kneten der Unterschenkelmuskulatur und Herabstreichen an der Vorderkante der Tibia auslösen, was mit verschiedenen Eigennamen verbunden ist. Interessant, aber weniger bedeutsam ist das Rossolimosche Zeichen, was etwa dem Trömnerschen Zeichen der Hand entsprechen könnte. Wichtiger fast als die Aufzählung der Einzelphänomene und ihrer Varianten ist, daß derartige eigenartige **Enthemmungszeichen** nicht übersehen und richtig eingeordnet werden. Willkürliche, auf Reize folgende Bewegungen an Gesicht, Hand und Fuß muß man abgrenzen; sogar die Zeichen der Babinskigruppe werden gelegentlich von Probanden nachgeahmt, was aber eher in den Bereich der Psychopathologie gehört. Ein Überspringen von Reflexen auf andere motorische Bereiche, auch ein stark übersteigerter Fluchtreflex (Strümpellsches Zeichen), kann Ausdruck einer Schädigung, hier zumeist des Rückenmarks, sein.

3.7 Kauda-Konus-Phänomen

Bei Abgrenzung und Bewertung der Kauda-Konus-Phänomene ist eine besonders gründliche, aber doch auch vorsichtig erhobene Anamnese zunächst entscheidend. Vor allem **Sexualstörungen** sind behutsam zu erfragen, da – zwar weniger als früher – dieses Thema äußerst gefühls- und vorstellungsbesetzt ist. Die sexuelle „Aufklärungswelle" hat hier hochgradig verunsichernd und nur in geringem Maße klärend gewirkt. Alle Einschränkungen sexueller Funktionen, vor allem der Verlust der Erektionsfähigkeit oder auch zahlenmäßig gehäufte Erektionen, Ejaculatio praecox und ähnliche, nur beim Mann prinzipiell gut abgrenzbare Funktionen, sind im Regelfall mit dem gesamten Umfeld zu sehen, besonders natürlich auch dem Partner, auf den sich die Störung bezieht. Hier läßt sich örtlich, abgesehen vielleicht vom Bulbocavernosus-Reflex und Kremasterreflex, kein Lokalbefund erheben, letztere sind auch mit Vorsicht einzusetzen.

Nicht ganz so schwierig zu beurteilen sind Störungen der **Stuhlentleerung:** Der Sphincter-ani-Reflex ist leicht auszulösen, der Tonus dieses Muskels gut beurteilbar. **Harnblasenentleerungsstörungen** können als Harnträufeln oder plötzlich schwallartige Entleerung, etwa auch bei Reizen im gleichen Segment (etwa am Fuß als Riddochsches Zeichen bekannt), beobachtet werden. Der Zustand der Wäsche, zumal wenn die Untersuchten keine Gelegenheit hatten, diese kurz vorher zu wechseln, ist im übrigen recht bezeichnend.

Die Prüfung von Sensibilitätsstörungen im Genital- und Analbereich muß, falls notwendig, besonders exakt und diskret vorgenommen. Bei den geringsten Zweifeln ist die Zuziehung eines Urologen unumgänglich.

3.8 Hauptfehler bei der neurologischen Untersuchung

Am wichtigsten ist zweifellos, sich geduldig zu zeigen und mit der Bereitschaft, notfalls viel Zeit einzusetzen, zu untersuchen.

Kenntnis und Übung der neurologischen Untersuchungsverfahren müssen hier vorausgesetzt werden. Die Zahl der möglichen Verfahren mit ihren Variationen ist groß und sollte bei Bedarf ausgeschöpft werden. Allerdings muß man schon bei der Erhebung der Anamnese hinsichtlich der folgenden Untersuchungen **Schwerpunkte** setzen, um **Ermüdungserscheinungen** des Probanden zu vermeiden. Dies kann vor allem die Auswertung von Sensibilitätsstörungen hochgradig erschweren. Bei der Prüfung von Schmerzphänomenen können Veränderungen der Schmerzschwelle eintreten. Gleiches gilt, wenn sich der Kranke auch nicht mehr auf andere gesetzte Reize einstellen kann.

Ein zu hastiges Untersuchen kann zu emotional begründeten **Verspannungsphänomenen** führen, so daß etwa die Muskeleigenreflexe praktisch nicht auslösbar sind. Mit den bekannten Hilfen (Jendrassikscher Handgriff beim Quadrizepsreflex, Hinknienlassen beim Triceps-surae-Reflex u.a.) kann dies überwunden werden.

Verdeutlichungstendenzen des (der) Untersuchten sollten beim Untersucher keine Emotionen wecken. Durch geduldiges Eingehen, manchmal auch Zusprechen, sind sie meist überwindbar. Vieles rührt hierbei von der Befürchtung her, der Untersucher könne das eine oder andere übersehen oder aus einer allgemeinen Unsicherheit.

Manchmal muß die Untersuchung zunächst abgebrochen werden, und man kann erst nach Einschieben nicht belastender Verfahren weitermachen. Länger als höchstens 2mal 20 Minuten sollte die Untersuchung nicht dauern, so daß aus dem sehr großen Spektrum von Untersuchungstechniken die wichtigsten und einige bestätigende ausgewählt werden müssen. Allerdings bedürfen widersprüchliche Ergebnisse besonderer Beachtung.

Bei **Multimorbidität** kann es sehr schwer sein, gutachtlich weniger wichtige Vorbefunde von solchen abzugrenzen, die von der zur Frage stehenden Störung herrühren. Unter Umständen muß man auf einer zeitlich versetzten **Nachuntersuchung** bestehen und in der Zwischenzeit ältere Befunde heranziehen.

Kleinste Beobachtungen sollten nicht vernachlässigt werden. Sie können plötzlich Gewicht bekommen; beispielsweise, ob die Schuhsohlen seitengleich abgetragen sind, u.U. ein wichtiger Hinweis auf eine motorische Störung. Die Beschwielung der Handinnenflächen kann einiges verraten. Besonderheiten in Mimik und Gestik, beim Abhusten, bei der Atmung, beim An- und Auskleiden, überhaupt dem gesamten unwillkürlichen Verhalten können gelegentlich wichtige Hinweise auf eine organische Störung geben, die bei der rein schematischen Untersuchung übersehen werden können. Variationen einer Technik können weiterhelfen: Das Lasèguesche Zeichen beispielsweise kennen die meisten Probanden, manche auch das Bragardsche Phänomen. Durch Druck auf die Halsvene kann dann noch durch ebenfalls erhöhten Druck im Liquorraum – vom Schädel fortgepflanzt – die Schmerzempfindung beim Lasègueschen Zeichen verstärkt werden, was als Viet- oder Naffzigersches Zeichen bekannt ist, aber wenig benutzt wird (De Jong 1979).

! Bei allen Überlegungen bleibt zu bedenken, daß das Wichtigste bei der Untersuchung das Verhalten des Untersuchers ist, das die Grundlage der zwischenmenschlichen Begegnung bildet, wie sie eine Untersuchung, besonders des Nervensystems, darstellt.

3.9 Laboratoriumsuntersuchungen

Der Neurologe wird im allgemeinen auf Laboruntersuchungen verzichten. Jedoch gibt es Fälle, bei denen eine derartige Untersuchung erheblich weiterhelfen kann.

Die schnell durchgeführte Blutsenkungsreaktion kann den Untersucher vor dem Übersehen etwa eines entzündlichen Gefäßprozesses (Arteriitis temporalis,

Panarteriitis u.a.) schützen. Der minimale Aufwand ist vertretbar.

Bewährt hat sich auch die Urinuntersuchung mit Teststäbchen, wodurch ein bis dahin unbekannter Diabetes mellitus oder eine schwere Leber- oder Nierenstörung zunächst ausgeschlossen werden kann. (Bei gewichtigen Hinweisen wird man allerdings stets internistische Zusatzgutachten zu verlangen haben.)

Größeres Interesse besitzt die Bestimmung der Blutspiegel bei Anfallskranken unter entsprechenden Medikamenten. Bei der Schwierigkeit, überhaupt die gutachtliche Bedeutung einer Epilepsie im Einzelfall festzulegen, hilft die Einsicht, ob der Proband überhaupt und vor allem auch ausreichend Antikonvulsiva einnimmt. Diese Untersuchung ist auch notwendig, weil beispielsweise eine Überdosierung von Carbamazepin zu einer gutachtlich wichtigen Kleinhirnschädigung führen kann.

Liquoruntersuchungen dürften bei der Begutachtung nur in extremen Ausnahmefällen möglich sein. Sie setzen immer die Einwilligung des Probanden nach gründlicher Aufklärung voraus. Der Eingriff selbst wird mit einem Ataraktikum (etwa Diazepam i.m.) und einem Schmerzmittel abgeschirmt; die verbreitete Angst der Laien vor der Maßnahme ist nicht gerechtfertigt. Sollte tatsächlich solch eine Analyse erfolgen, dann muß die Untersuchung von der Zytologie über die Biochemie bis zur Immunologie besonders gründlich durchgeführt werden, um sich nicht später dem Vorwurf mangelnder Sorgfalt auszusetzen – und dies ist oft genug nicht unbegründet.

Es ist in einem kurzen Kapitel nicht möglich, die ganze Bandbreite der vor allem internistisch wichtigsten Untersuchungen auch nur anzudeuten. Keine dieser Untersuchungen ist so dringlich oder aufschlußreich, um sie in ein einmaliges Untersuchungsprogramm des Neurologen aufzunehmen. Hier ist stets der Internist gefragt.

Literatur

Adams, R. D., Victor, M., Ropper, A. H. (1997): Essentials of Neurology. McGraw Hill, New York, pp. 3-43.

Alpers, B. J., Mancall, E. L. (Hsg.; 1981): Essentials of Neurologic Examination. Davis Company, Philadelphia.

Bärtschi-Rochaix, W. (1952): Neurologische Diagnostik. Reinhardt, München-Basel.

Bickerstaff, E. R., Spillane, J. A. (1989): Neurological Examination in Clinical Practice. Blackwell Scientific Publications, Oxford.

Bing, R. (1973): Kompendium der topischen Gehirn- und Rückenmarkdiagnostik. Urban & Schwarzenberg, Berlin.

Brandt, Th., Bückele, W. (1983): Augenbewegungsstörungen. Fischer, Stuttgart-New York.

Bronisch, J. W. (1973): Die Untersuchung der Reflexe. Thieme, Stuttgart.

Broser, F. (1980): Klinische Diagnostik neurologischer Krankheiten. Urban & Schwarzenberg, München.

Conrad, B., Ceballos-Baumann, A. O. (1996): Bewegungsstörungen in der Neurologie. Thieme, Stuttgart.

Dalmer, J. (1982): Neurologische Untersuchung, in: Quandt, J., Sommer, H. (Hrsg.): Neurologie. Thieme, Leipzig, pp. 15-194.

De Jong, R. (1979): The Neurologic Examination. Harper and Row, New York.

Duus, P. (1995): Neurologisch-topische Diagnostik. Thieme, Stuttgart.

Finke, J. (1968): Die neurologische Untersuchung. Lehmann, München.

Haymaker, W. (1969): Bings local diagnosis in neurological diseases. Mosby, St. Louis.

Janzen, R. (1975): Neurologische Diagnostik, Therapie, Prognostik. Enke, Stuttgart.

Mayo Clinic (1998): Mayo Clinic Examinations in Neurology. Mosby, St. Louis.

Monrad-Krohn, G. H. (1954): Die klinische Untersuchung des Nervensystems. Thieme, Stuttgart.

Mumenthaler, M., Schliack, H., Stöhr, M. (Hrsg.; 1998): Läsionen peripherer Nerven. Thieme, Stuttgart.

Poeck, K. (1987): Neurologie. Springer, Berlin, pp. 1-60.

Reichel, G., Sörgel, H. J. (1996): Leitfaden der neurologischen Untersuchung. Edition Wötzel, Frankfurt/Main.

Samandari, F. (1994): Die funtionelle Anatomie der Hirnnerven und des vegetativen Nervensystems. W. de Gruyter, Berlin.

Scheid, E. (Hrsg.; 1983): Lehrbuch der Neurologie. Thieme, Stuttgart.

Schenck, E. (1992): Neurologische Untersuchungsmethoden. Thieme, Stuttgart.

Schiffter, R. (1985): Neurologie des vegetativen Systems. Springer, Berlin.

Schliack, H., Hopf, H. C. (1988): Diagnostik in der Neurologie. Thieme, Stuttgart.

Schmidt, D., Malin, J. P. (Hrsg.) (1995): Erkrankungen der Hirnnerven. Thieme, Stuttgart.

Suchenwirth, R. M. A. (1998): Neurologische Untersuchung. Verlag Neuromedizin, Bad Hersfeld.

Villiger, E. (1944): Die periphere Innervation. Engelmann, Leipzig.

Wartenberg, R. (1952): Untersuchung der Reflexe. Thieme, Stuttgart.

10
Der psychopathologische Befund

Richard M. A. Suchenwirth

Inhalt

1 Einführung

Die Trennung zwischen Neurologie und Psychiatrie ist seit weit mehr als einem Jahrzehnt vollzogen und dieser Prozeß ist – vor allem auch bei dem gewaltigen Wissenszuwachs beider Fachgebiete – nicht umkehrbar.

Dennoch muß auch der Neurologe in vielen Fällen, besonders wenn es sich um Hirnerkrankungen oder -defekte handelt, Grundlagen der Psychopathologie in seine Überlegungen einbeziehen und zumindest diagnostisch verwerten. Die psychischen Funktionen werden nun einmal nahezu aussschließlich vom Gehirn geleistet. Griesingers Feststellung „Psychische Erkrankungen sind jedesmal Erkrankungen des Gehirns" (1876) läßt sich auch reziprok anwenden. Dies wurde gerade in den letzten Jahrzehnten durch die Fortschritte der Biochemie (Aufdeckung der Neurotransmitterfunktionen) und der funktionellen Neuroanatomie eindrucksvoll unterstrichen. Viele allgemeine und örtliche Hirnerkrankungen gehen mit psychischen Störungen einher; nicht selten sind psychopathologische Symptome zeitlich und in der Bedeutung im Erscheinungsbild dieser Erkrankungen führend. Es versteht sich, daß sich auch der Neurologe an den Ergebnissen der Psychopathologie orientieren muß.

Erwähnt seien die geradezu als klassische Schriften zu bezeichnenden Darstellungen [1, 11, 18, 20]. Hier wird auch reichlich ältere Literatur zitiert. In das Literaturverzeichnis wurden auch neuere Werke aufgenommen [2, 3, 5, 8, 12, 13, 15, 21]. Unverzichtbar sind hinsichtlich der Nomenklatur Abstimmungen mit der ICD 10 [6]. Das Gebiet ist derartig umfangreich, daß damit nur ein erster weiterführender Einstieg in die bestehende Literatur angedeutet werden kann. Im übrigen stellen auch die meisten Lehrbücher der Psychiatrie dies mehr oder weniger eingehend, aber eben aus einem anderen Blickwinkel dar. Besonders hingewiesen werden muß auf zahlreiche Kapitel der Darstellung der für den Neurologen wichtigen Psychopathologie [7a], in denen die Psychopathologie neurologischer Erkrankungen eingehend abgehandelt wird.

Schon diese Zusammenstellung von Übersichten läßt erkennen, daß die Psychopathologie der Hirnkrankheiten von zahlreichen Standpunkten aus gesehen werden kann. Manche Bereiche wurden auch als klinische Hirnpathologie [14], später als klinische Neuropsychologie [13] bezeichnet. Vor allem die derzeit gebräuchliche Bezeichnung Verhaltensneurologie [5, 21] unterstreicht die enge Beziehung zwischen Neurologie und weiten Bereichen der Psychopathologie.

Nachfolgend kann nur das Wichtigste, was bei neurologischen Gutachten zu beachten ist, berücksichtigt werden.

2 Der psychopathologische Grundbefund

Auch hierbei sollte, ähnlich wie bei den anderen Schritten der Untersuchung, systematisch vorgegangen werden. Man kann die psychopathologischen Symptome nach Funktionsbereichen gliedern, auch wenn deren enge Verflechtung deutlich ist. Hinsichtlich der gewählten Bezeichnungen ist u.a. auf Peters [16] zu verweisen.

2.1 Bewußtsein

Gröbere Bewußtseinsstörungen dürften in der Begutachtungssituation sehr selten vorkommen. Sie treten als **Bewußtseinstrübung** (Somnolenz und Sopor), gar **Bewußtlosigkeit** (Koma) meist nur bei klinisch manifesten Hirnerkrankung in Erscheinung.

Gewisse hirnorganisch bedingte **Einengungen des Bewußtseins** können allerdings auch gelegentlich bei ausgedehnten Hirnerkrankungen, hirnorganischen Anfallsleiden, überstarken Emotionen sowie nach Einwirkung z.B. von Alkohol dem Gutachter auffallen und müssen registriert werden. Dies ist besonders wichtig, wenn der Neurologe, etwa als Konsiliarius, relativ schnell zu Kranken mit Schädel-Hirn-Traumen geholt wird. Derartige Störungen werden oft vom Nicht-Neurologen nicht der Beachtung wert gefunden und dann auch in den Krankenblättern nicht vermerkt. Dabei kann es sich um erste gewichtige Hinweise auf eine durchgemachte Hirnprellung (Contusio cerebri) handeln, wenn rein emotional bedingte Ausnahmezustände ausgeschlossen werden können. (Letztere sieht man bei besonders dramatischen, vom Kranken beobachteten Unfallereignissen, z.B. beim Tod anderer Menschen, gar eigener Verwandter; sie sind aber diagnostisch völlig anders einzuordnen.)

2.2 Orientierung

Ob ein Proband hinreichend orientiert ist, sollte immer beachtet werden. Die situative Orientierung ist dabei in den meisten Fällen bei der Begutachtung hinreichend gegeben. Der Proband weiß im Regelfall einigermaßen genau, um was es geht und wem er sich gegenübersieht.

Die örtliche Orientierung setzt ein differenziertes Raumbewußtsein voraus, auch gewisse geographische Grundkenntnisse. Echte **örtliche Orientierungsstörungen** allerdings wird man vor allem bei mittelschweren und schweren hirnorganischen Psychosyndromen, dies meist eingebettet in andere Funktionsstörungen, sowie bei Oligophrenien beobachten können. Vor allem beim Alzheimer-Syndrom pflegen sie sich regelhaft einzustellen. Bei Erkrankungen, vor allem des rechten Parietalhirns, können diese Störungszeichen sehr deutlich werden. Wenn Zweifel auftreten, sollte man für den Untersuchten auf einem Blatt Papier etwa zwei markante Orte aufzeichnen und ihn bitten, einige weitere vom Untersucher benannte anzudeuten.

Zeitliche Orientierungsstörungen sind dagegen häufiger als vermutet. Solche sind schon bei vielen älteren Menschen zu beobachten, die keinen festen Lebens- und Tagesrhythmus mehr haben, nicht mehr Tageszeitungen o.ä. lesen und auch nicht mehr auf den Kalender achten. Diese Desorientierung ist oft mit Gedächtnisstörungen verbunden. Manchmal kann man dabei feststellen, daß die Fähigkeit, Dinge zeitlich zu gliedern (Zeitgitter), hochgradig beeinträchtigt ist. Auch dies kann bei Alzheimer-Syndrom und dann oft schon sehr früh eintreten, was durch eine gut erhaltene Persönlichkeitsfassade und mit ungestörter Emotionalität leicht verdeckt werden kann.

Orientierungsstörungen sind also ab mittelgradigen Oligophrenien fast die Regel, auch bei hirnorganischen Psychosyndromen aller Art, insbesondere auch sog. besonnenen Dämmerzuständen (Delirien, Epilepsie u.a.); sie schränken die Lebensführung erheblich bis hochgradig ein. Isoliert treten sie selten in Erscheinung. Bei endogenen Psychosen bestehen manchmal nur scheinbar Orientierungsstörungen, meist liegen dem andersartige Symptome zugrunde, etwa eine Sperrung oder eine hochgradige Hemmung; der Kranke kann dabei orientiert sein, aber dies in keiner Weise äußern oder zu erkennen geben.

2.3 Wahrnehmung und Auffassung

Ein allgemeines Zeichen einer hirnorganischen Störung ist die Einschränkung (gelegentlich sogar Aufhebung) der Wahrnehmung von Sinnesreizen aller Art. Sieht man von Erkrankungen der Augen oder der Ohren, vielleicht auch der Nase ab, sind derartige Auffälligkeiten fast immer in andere psychische Grundstörungen eingebettet, vor allem in eine Störung des Bewußtseins.

Eine reine Seelenblindheit ist extrem selten. Nicht übersehen darf man allerdings hier bereits das Neglekt, also die Störung der Wahrnehmung in einer Hälfte des subjektiven Raums des Probanden für Sinnesreize aller Art bei kontralateralen Erkrankungen der Parietookzipitalregion. Damit sind selbst manche Augenärzte nicht hinreichend vertraut.

Es wird allerdings von aufmerksamen Angehörigen bereits geschildert: Die Kranken essen etwa die eine Hälfte der Speisen auf dem vor ihnen stehenden Teller nicht oder stoßen immer wieder an der betroffenen Seite an. Auch Verkehrsunfälle durch Übersehen eines seitlich kommenden anderen Verkehrsteilnehmers können erste Hinweise auf eine solche Störung sein. Man kann sie oft mit einem einfachen Zeichenversuch aufdecken: Man legt dem Untersuchten eine schnell angefertigte bilateral-symmetrische Skizze vor – ich stelle meist ein Haus hinter einem Gartenzaun dar, wobei letzterer beidseits etwa 15 Latten hat. Kranke mit einem Neglekt bieten beim Abzeichnen zumindest erhebliche Seitendifferenzen gegenüber der Vorlage.

Während meistens eine Einschränkung der Wahrnehmung besteht, kommt es gerade bei umschriebenen Hirnerkrankungen nicht selten zu kaum strukturierten Fehlwahrnehmungen in Form von **Halluzinationen.** Sie sind als Uncinatus-Krisen mit dem sekunden- bis minutenlangen Auftreten eigenartiger Geruchsphänomene typisch für Erkrankungen dieser oder benachbarter Hirnregionen. Optische Halluzinationen treten vor allem bei Erkrankungen des Okzipitalhirns, haptische bei solchen des Parietalhirns auf. Bei Temporalhirnerkrankungen kann es zu akustischen, meist ungeformten Halluzinationen kommen. Stimmenhören und ähnliches sind allerdings Symptome von Psychosen, die den Neurologen weniger interessieren, allenfalls bei der seltenen Alkoholhalluzinose.

Die Sinneseindrücke pflegen sich bei vielen Herausforderungen gegenseitig zu ergänzen. Oft ist gerade diese **multimodale Verknüpfung** relativ früh gestört.

Häufiger sind zweifellos die **Auffassungsstörungen:** Menschen mit hoher Intelligenz und gut strukturierter Emotionalität fassen Impulse der Umgebung, auch die Fragen des Untersuchers, sehr differenziert auf. (Auch dies zeigt wieder, wie sehr die psychischen Einzelfunktionen miteinander verflochten sind.) Oligophrene und hirnorganisch Gestörte sind dazu oft nicht in der Lage. Verkennung von Fragen, mit unzureichender Beantwortung oder gar Vorbeisprechen, ist dann ungemein häufig. Beim Umgang mit Imbezillen und hirnorganisch Gestörten (etwa auch Menschen mit einem Alzheimer-Syndrom) muß man die sprachlichen Anregungen, Aufträge und Fragen also sehr einfach und vorsichtig formulieren, um noch eine halbwegs verwertbare Auffassung zu erzielen.

Oft liegt allerdings nur eine Verlangsamung der Auffassung vor, und man kann mit geduldigem Vorgehen, auch Wiederholungen, doch noch eine hinreichende Auffassung erkennen. Komplexe Handlungen können rein optisch nicht mehr erkannt werden (Simultanagnosie).

2.4 Merkfähigkeit und Gedächtnis

Das Thema **Gedächtnisstörungen** mit Angabe verschiedener psychologischer Untersuchungstechniken wurde von Markowitsch [15] eingehend dargestellt. Auf diese Monographie sei verwiesen, in der auch die verschiedensten Störungen der *Zeitachse (und des Zeitgitters)* bei zahlreichen Erkrankungen dargestellt werden.

Nachfolgend soll der nach eigener Erfahrung und Erfahrung anderer Gutachter derzeit übliche Weg der Untersuchung dargestellt werden. Dabei muß festgestellt werden, daß auch manche psychologische Tests, z.B. der Benton-Test und der HAWIE, eine erheblichen Anteil an Merkfähigkeit, letzterer auch an Gedächtnis, voraussetzen.

Bereits im ersten Gespräch und während der körperlichen Untersuchung, bei der man verschiedene Aufträge geben muß, lassen sich Störungen der Merkfähigkeit erkennen. Der Proband vergißt, was man ihm aufgetragen hat, verliert schnell den Faden im Gespräch. Die Nacherzählung einer einfachen Fabel, bei der man als Untersucher etwa 20 sinnerfüllte Worte anbietet (beispielsweise die Fabel vom Fuchs und vom Raben o.ä.), kann die Merkfähigkeitsstörung schnell noch deutlicher machen. Der Kranke kann dann oft weniger als zehn sinnvolle Wörter wiedergeben oder verfehlt gänzlich, den Gang der Handlung zu schildern. (Dieser Test, gut vorgegeben, verdeutlicht auch oft bereits eine deutliche Mindermotivation bei der Zusammenarbeit zwischen Proband und Untersucher!)

An sich wären also Störungen der Merkfähigkeit damit – oder auch mit dem Nachsprechen von Zahlenreihen wie beim HAWIE – schnell und leicht zu erkennen. Das Problem besteht darin, daß die Beeinträchtigung der Merkfähigkeit längst in weiten Kreisen der Bevölkerung als Krankeitssymptom bekanntgeworden ist. So wie viele Probanden spontan berichten, daß ihr „Sekundengedächtnis" gestört sei, gibt es solche, die dies auch bei der Untersuchung verdeutlichen wollen. Dann muß man sich bei der Untersuchung schnell darauf besinnen, ob dies auch im Hin und Her des Vorgesprächs erkennbar war, um eine Aggravation auszuschließen.

Die grundsätzliche Unterscheidung in Kurz- und Langzeitgedächtnis fällt dagegen bei der psychopathologischen Untersuchung meist nicht schwer. Schon bei der Erhebung der Familienvorgeschichte, noch deutlicher bei der sozialen und gesundheitlichen Vorgeschichte wird schnell klar, ob der Untersuchte noch ein geordnetes inneres Zeitgitter zur Verfügung hat oder nur inselhafte Erinnerungen anbieten kann – dies oft noch zeitlich durcheinander. Daß oft die alten Engramme besser „ekphoriert" werden können als neuere, ist wohlbekannt.

Dies sind deutliche Hinweise auf ein allgemeines hirnorganisches Psychosyndrom, gelegentlich, etwa bei der sog. *globalen Amnesie,* auch für eine herdförmige Störung im Gyrus hippocampi (?). Zu strenge Maßstäbe sollte man hinsichtlich der Gedächtnisleistungen bei älteren Menschen allerdings nicht anlegen: Einerseits haben sie im Laufe ihres Lebens viel mehr Erinnerugen eingespeichert als junge Menschen. Andererseits haben oft gerade vereinsamte Greisinnen und Greise kaum Gelegenheit, über zurückliegende Dinge aus ihrer Lebensgeschichte zu sprechen. Nimmt man sich viel Zeit und kann Emotionen wecken, ist man oft überrascht, was dann alles noch von den Probanden an Einzelheiten ans Tageslicht gebracht („ekphoriert") wird.

Nach Schädel-Hirn-Verletzungen werden in zeitlichem Abstand teilweise noch erstaunlich viele Dinge berichtet, die vielfach einer Überprüfung nicht standhalten. Dies ist dann allerdings nicht immer echte Erinnerung, sondern den Probanden von anderer Seite Berichtetes, oder es werden *„Pseudoreminiszenzen"* konfabuliert, an deren Wahrheitsgehalt die Untersuchten selbst nicht zweifeln. Die Kranken suchen unbewußt die bestehenden, teilweise tage-, wochen- oder monatelangen Erinnerungslücken auszufüllen.

2.5 Störungen des Denkens und der Kritikfähigkeit

Auch Denkstörungen treten fast nie isoliert auf. Versucht man sie im Einzelfall zu definieren, kann man formale und inhaltliche Denkstörungen unterscheiden.

Am besten gelingt die Erfassung der **formalen Denkstörungen.** Der Gedankengang des Untersuchten kann von seinem Wesen her langsam und umständlich oder schnell und spritzig sein. Pathologisch ist eine ausgesprochene Denkhemmung, wie sie vor allem bei Stirnhirnkranken oder allgemeinen hirnorganischen Psychosyndromen vorkommt, bei letzteren fast immer eingebettet in oder verbunden mit anderen krankhaften Erscheinungen. Die schwere Denkhemmung bei ausgeprägt Depressiven darf dagegen keinesfalls als hirnorganisch gedeutet werden. Die Sperrung der Schizophrenen gehört wie deren Zerfahrenheit nicht in den Bereich der hirnorganischen Psychopathologie.

Diese Änderungen des psychischen Tempos werden also bei den mitgeteilten Gedanken recht deutlich, wobei ihre Ursache meist tiefer liegt. Aus Störungen der Merkfähigkeit, weniger des psychischen Tempos, kann der Zerfall der Gedankengänge herrühren, der als **Inkohärenz** für hirnorganische Störungen recht typisch ist.

Der Kranke verliert dabei immer wieder den roten Faden, gerät gedanklich auf Neben- und Abwege, kommt vom Hunderdsten ins Tausendste oder stockt dann, als wenn sein gedanklicher Faden abgerissen wäre. Ein nur abschweifendes Denken kann auch bei Menschen mit ausgeprägt lebhafter Emotionalität vorkommen; solche Probanden finden allerdings dann fast immer zu ihrem eigentlichen Anliegen zurück. („Was wollte ich noch sagen?")

Auch eine ausgeprägtere Sprunghaftigkeit braucht nichts anderes als Ausdruck eines sehr schnellen Denkens, also einer Variante des psychischen Elementartempos, zu sein. Der Proband überspringt dabei Zwischenstufen seines Denkens, die ihm, aber nicht manchen Zuhörern, selbstverständlich sind.

Inhaltliche Denkstörungen geringeren Ausmaßes kommen als **überwertige Ideen** bei Rentenverfahren oft vor, vor allem wenn der Proband glaubt oder befürchtet, in seinen Rechten geschmälert zu werden, oder wenn dies von anderen induziert wurde. Diese Ideen verstehen sich, wenn man genügend Zeit aufbringt, dann meist von selbst. Ausgeprägte Wahnideen können auch im Rahmen hirnorganischer Erkrankungen auftreten, ebenso bei manchen Anfallsleiden (Epilepsien). Sie sind aber meist eher eine Art Nebensymptom, nicht so vordergründig und psychodynamisch wirksam wie Wahnideen bei endogenen Psychosen, sei es bei Schizophrenien oder affektiv bedingt als katathyme Wahnideen im Rahmen einer Zyklothymie.

! Insgesamt sind es vor allem die formalen Denkstörungen, auf die der Gutachter achten muß. Hier kann auch ein Proband, wenn man lange genug mit ihm spricht, nichts verdeutlichen oder gar vortäuschen. Die Störungen sind zu elementar.

Ausgeprägtere Störungen der Intelligenz sind im allgemeinen mehr ein Anliegen des Psychiaters oder auch des klinischen Psychologen. Nur soweit sich derartige Störungen in den Begriff der **Demenz** einordnen lassen, sind sie für den Neurologen bedeutsam. *Debilität, Imbezillität,* gar noch höhere Grade der *Oligophrenie* sind Zustände, die – angeboren oder frühkindlich erworben – bei der Begutachtung kaum diagnostische Probleme aufwerfen. Hier kommt testpsychologischen Untersuchungen eine gewisse Bedeutung zu.

2.6 Emotionalität und Affektivität

In jedes zwischenmenschliche Gespräch fließen Emotionen oder Affekte ein. Dabei ist die Bandbreite des Verhaltens Gesunder bereits sehr groß. Manche Menschen gehen emotional, gar affektiv überhaupt nicht aus sich heraus, sind spröde oder verhalten. Andere schwingen in ihren Gefühlen bei den behandelten Themen lebhaft, lassen sich vielleicht vorübergehend auch davon ganz beherrschen.

Schon diesbezüglich sollte man als Untersucher aufmerksam sein: Eine **Hyperprosexie,** also übermäßige Zuwendung des Probanden zum Untersucher, kann noch am Rande der normalen Spielbreite des Verhaltens liegen, aber auch bereits erster Hinweis auf eine Enthemmung der emotionalen, gar affektiven Steuerung sein. Umgekehrt kann eine emotionale oder affektive **Resonanzlosigkeit** für eine Persönlichkeitsvariante, aber auch bereits für eine gewisse Abstumpfung sprechen – erster Hinweis auf eine allgemeine Hirnschädigung oder sogar eine Störung im Funktionskreis des limbischen Systems.

Solche Auffälligkeiten müssen aufmerksam registriert werden. Gerade letzteres trifft man nicht nur bei generell überwiegend rational gesteuerten Menschen, sondern auch situativ sich so verhaltenden, wie dies etwa der Fall ist, wenn der Proband von starken eigenen Vorstellungen und Wünschen geleitet wird. Dies ist also besonders bei geplantem Zweckverhalten der Fall. Jedoch kann die erkennbare emotionale oder affektive Sperre auch Ausdruck einer angstbesetzten Verhaltensweise im Hinblick auf die Untersuchungssituation sein, was man dem Probanden keinesfalls anlasten kann.

Wichtiger und vor allem deutlicher wird eine Störung der feineren Gefühlsabstimmungen, also der Emotionen, wie auch der ausgeprägteren, weniger fein strukturierten Affekte, wenn deren Steuerung nicht mehr sicher gelingt. Man sollte als Untersucher immer versuchen, Emotionen oder sogar Affekte auszulösen. Bald kann dann erkennbar werden, daß eine weit überhöhte (oder verminderte?) Auslösbarkeit der Gefühlsregungen vorliegt, ein abnormer Tiefgang (oder andernfalls Abflachung) und ein Überdauern von Emotionen und Affekten. Dies alles kann man bei vielen Hirnkranken beobachten, wenn man sich diesen Erscheinungen zuwendet. Besonders deutlich ist das manchmal bei wesensveränderten Anfallskranken, aber auch Thalamusgestörten. Hier genügen oft kleinste Anlässe, um langdauernde Affekte auszulösen.

Auch dieser Teil der psychopathologischen Untersuchung ergibt sich im Grunde bei einer aufmerksamen Erhebung vor allem der **Familienvorgeschichte:** Die

Beziehungen zu den Eltern und Geschwistern, dem Ehepartner, vor allem aber auch den Kindern gibt vielen Probanden schnell Gelegenheit, Emotionen und Affekte zu zeigen. Diese werden den Neurologen vor allem formal interessieren. Die Inhalte oder vom Untersuchten geäußerten Gründe für besondere Zuneigungen oder Abneigungen, Erfüllungen in den Beziehungen oder Enttäuschungen sind zwar neuropsychologisch interessant, aber für den Neurologen ohne die große Bedeutung, die der Psychiater ihnen zumessen muß.

Da der Untersucher auch, ob er will oder nicht, emotional, manchmal sogar affektiv an der Untersuchung beteiligt ist, wird er bald ein Gefühl dafür entwickeln können, ob der Untersuchte mit seinen Emotionen und Affekten noch in der Spielbreite eines lebhaften Gesprächs mitschwingt oder bereits eine ausgesprochene **Affektlabilität,** gar **Affektinkontinenz,** zumindest eine deutliche Vergröberung (Entstrukturierung?) im emotional-affektiven Bereich vorliegt.

Vor allem bei Hirnstammprozessen, aber auch bei Stirnhirnprozessen sind derartige Störungen häufig mehr oder weniger ausgeprägt erkennbar. Besonders deutlich ist dies bei **Zwangsaffekten** der Fall: Bei solchen Kranken, wie es vor allem bei den erwähnten Thalamusprozessen gesehen wird, genügt es, eine unangenehme oder schmerzliche Emotion anzustoßen, um *Zwangsweinen* oder *Zwangslachen,* aber auch Wut- und Zornausbrüche auszulösen.

2.7 Antriebsstörungen

Bei vielen psychischen Funktionsstörungen kann man erkennen, daß für ihr Zustandekommen gewisse Grundstörungen erforderlich sind. Der **Antrieb** stellt eine derartige Grundfunktion dar. Ein Teil der Wahrnehmungs- und Auffassungsstörungen, der Fähigkeit, Erinnerungen wachzurufen und mitzuteilen, Störungen des Denkens sowie der Emotionalität können auch auf Antriebsstörungen zurückgeführt werden.

Vor allem bei Stirnhirnkranken (Stirnhirnsyndrom) trifft man oft eine sehr ausgeprägte **Antriebshemmung.** Gelegentlich sieht man vor allem bei basalen Stirnhirnprozessen eine gewisse Enthemmung, die sich in einer Auflockerung der Emotionalität und Affektivität bemerkbar machen kann. Verbunden mit einer gewissen Kritikschwäche, kommt es u.U. zu schwererem Fehlverhalten oder auch dem, was als „Witzelsucht" in die Literatur eingegangen ist. Die oft schwierigen moralischen Wertungen können von solchen Menschen dann nicht mehr richtig vollzogen werden, was auch zu strafbaren Handlungen führen kann. So erlebte ich eine rund 40jährige Hebamme, die sich nach einem sehr schweren Schädel-Hirn-Trauma kritiklos völlig auf Abtreibungen spezialisiert hatte und damit viel Schaden anrichtete. Die innere Verbundenheit der psychischen Funktionen kommt auch hier wieder zum Ausdruck.

Das psychische Tempo stellt nach Oswald und Roth auch eine wesentliche Grundlage der Intelligenz dar und ist mit dem von diesen Autoren entwickelten Test (s. Kapitel 11) gut quantifizierbar.

2.8 Komplexe Funktionsstörungen

! Störungen des differenzierten und multimodalen, alle oder doch mehrere Sinnesbereiche gleichzeitig betreffenden Erkennens (Agnosien), des Handelns (Apraxien) der rezeptiven, mnestischen und produktiven Sprachfunktion (Aphasien) sind für die neurologische Begutachtung von größtem Interesse.

Sie sollten bereits bei der psychopathologischen wie auch neurologischen Untersuchung erkannt werden, bedürfen allerdings – vor allem auch hinsichtlich der Wertung – einer zusätzlichen eingehenden Abklärung (s. Kapitel 36).

Vor allem die sprachlichen Störungen werden also bereits bei der Erhebung der Anamnese, die gnostischen und apraktischen bei der Mitarbeit des Untersuchten an der Erhebung des neurologischen Status recht deutlich. Schnell kann man bei entsprechender Aufmerksamkeit auch Lese- und Schreibstörungen, Rechenstörungen und Störungen des Körperschemas erkennen [ausführlich 1, 3, 4, 9, 13 u.a.].

! Alles in allem sollte bei allen Hirnkranken oder Personen mit Folgezuständen nach Hirnverletzungen der allgemeine psychopathologische Befund in die neurologische Untersuchung fest integriert sein.

Die Trennung der Fächer Neurologie und Psychiatrie hat diesen Grenzbereich manchen Untersucher aus den Augen verlieren lassen. Das geht aber bei einer gründlichen und verantwortungsvollen Untersuchung nicht an. Mit der Einführung der Verhaltensneurologie [5, 21] wird dieser Bereich jetzt wieder stärker, auch ärztlich, ausgeleuchtet. Dies ist um so notwendiger, als sich auch viele Psychiater mehr dem Kernbereich ihres Faches zugewandt haben und ein großer Teil der den Neurologen diesbezüglich interessierenden Kranken manchem Psychiater kaum mehr zu Gesicht kommt.

2.9 Coping: Die Krankheits- bzw. Defektbewältigung durch den Probanden

Von großer Bedeutung für die Auswirkung einer neurologischen Erkrankung (oder eines neurologischen Defektes) ist, wie der Betroffene damit umzugehen gelernt hat (**„Coping“** in der englischsprachigen Literatur) .Sein Wille, eine derartige Störung zu überwinden oder doch auszugleichen (oder sogar zu überkompensieren), ist dabei in vielen Fällen entscheidend.

Zahlreiche Erfahrungen an Patienten, die schwerste Defekte auszugleichen gelernt haben, und an solchen, die sich auf geringfügige Störungen oder Beschwerden zentriert haben, hat jeder Arzt gemacht. Was bei Willensanstrengung möglich ist, zeigt der Behindertensport (z.B. Paralympics). Willensstarke Menschen mit Defekten, gleich welcher Art, haben durch von außen angeregte oder selbst entwickelte Lernprozesse oft in langen Lebensabschnitten dies erfahren. Andere Personen, besonders in einem mitunter schon neurotisch verweichlichenden Umfeld, können sich dagegen immer stärker in eine übertriebene Zentrierung auf Restbeschwerden hineinschrauben. Dies kann verständlicherweise auch der Fall sein, wenn der Proband aus äußeren Gründen (familiärer, beruflicher oder wirtschaftlich schwieriger Situation) in der Bewältigung der körperlichen Störungen stark behindert wird.

Vergessen sollte man auch nicht, daß in manchen Familien (Gruppen) oder auch durch manche Ärzte vorhandene oder auch nicht vorhandene Beschwerden (Klagen) induziert werden (s.a. Kapitel 37).

Berücksichtigt werden sollten die Art und das Ausmaß der Krankheits-/Defektbewältigung bei der Beurteilung, jedoch müßte bereits im psychopathologischen Befund darauf eingegeangen werden, sofern die vorhandene Störung einen Ansatz dazu bietet. Theoretisch ist auch die Anwendung genormter Fragebögen, wie sie mehrfach entwickelt wurden [28], denkbar; praktisch erlaubt die ohnehin lange Dauer der gutachtlichen neurologischen Untersuchung dies im allgemeinen selten.

3 Schlußfolgerungen

Es versteht sich, daß der neurologische Gutachter, zumal bei Störungen des Rückenmarks und des peripheren Nerven-/Muskelsystems, keine eingehende psychopathologische Untersuchung braucht, um zu tragfähigen Schlüssen zu kommen. Ganz außer acht lassen sollte er sie aber bereits während der Anamneseerhebung nicht. Befunde und Befinden können oft weit auseinanderliegen, erstere sind für das Ausmaß der Beschwerden und der anscheinenden Auswirkung auf das Alltagsleben oft inadäquat [20]. Hier ein Fehlverhalten des zu Begutachtenden zu erkennen, andererseits ihm aber auch gerecht zu werden, ist während der Untersuchung stets zu berücksichtigen.

! Insgesamt gesehen, kommt dem psychopathologischen Befund bei allen Hirnkrankheiten eine große Bedeutung zu.

Die Befunderhebung setzt allerdings viel Erfahrung voraus, besonders um die Grauzonen zwischen Krankheitssymptomen und den Verhaltensauffälligkeiten im Rahmen der Normalpsychologie bewältigen zu können. Psychologische Tests können dabei helfen, aber auch sie sind nur Stichproben des Verhaltens.

! Eine gewissenhafte psychopathologische Untersuchung durch einen erfahrenen Untersucher, mit der immer wieder notwendigen schnellen Umstellung auf die Eigenheiten des Probanden, dürfte gutachtlich im Zweifelsfall stets das größere Gewicht haben.

Literatur

[1] Ajuriaguerra J, Hecaen H (1964): Le cortex cerebral. Etude neuro-psycho-pathologique. Masson, Paris.

[2] Burchard, JM (1980-1987): Lehrbuch der systematischen Psychopathologie. 3 Bände. Schattauer, Stuttgart.

[3] Canavan AGM, Sartory G (1990): Klinische Neuropsychologie. Enke, Stuttgart.

[4] Cramon V, v. Mai N, Ziegler W (1993;Hrsg.): Neuropsychologische Diagnostik. VCH, Weinheim.

[5] Devinsky O (1992): Behavioral Neurology. Mosby, St. Louis.

[6] Dilling H, Mombour W, Schmidt MH (1991): Internationale Klassifikation psychischer Störungen, ICD 10, pp. 51-79: Organische einschließlich symptomatische psychische Störungen. Huber, Bern.

[7] Faust C (1955): Die cerebralen Herdstörungen bei Hinterhauptsverletzungen und ihre Beurteilung. Thieme, Stuttgart.

[7a] Förstl H (2000; Hrsg.): Klinische Neuro-Psychiatrie. Neurologie psychischer Störungen und Psychiatrie neurologischer Erkrankungen. Thieme, Stuttgart.

[8] Freedmann AM, Kaplan HI, Sadock BJ, Peters UH (1985): Biologische und organische Psychiatrie. Psychiatrie in Praxis und Klinik, Bd. 2. Thieme, Stuttgart.

[9] Goldenberg G (1998): Neuropsychologie, Grundlagen, Klinik, Rehabilitation. Fischer, Stuttgart.

[10] Griesinger W (1876): Pathologie und Therapie der psychischen Erkrankungen. Wreden, Braunschweig.

[11] Jaspers K (1952): Allgemeine Psychopathologie. Springer, Berlin.

[12] Kisker KP, Lauter H, Meyer JE, Müller C, Strömgren E (1988; Hrsg.): Organische Psychosen. In: Psychiatrie der Gegenwart. Springer, Berlin.

[13] Kolb B, Wishaw JO (1990): Human Neuropsychology. Freeman, New York.

[14] Leischner A, Peters G (1973): Beiträge zur klinischen Hirnpathologie. Thieme, Stuttgart.

[15] Markowitsch HJ (1999): Gedächtnisstörungen. Kohlhammer, Stuttgart.

[16] Peters UH (1977): Wörterbuch der Psychiatrie und Medizinischen Psychologie, Urban & Schwarzenberg, München.

[17] Poeck K (1982): Klinische Neuropsychologie. Thieme, Stuttgart.

[18] Psychiatrie der Gegenwart (1969): II. Klinische Psychiatrie. Beiträge K. Conrad, W. Scheid, C. Faust, G. Schorsch, S. 369–777. Springer, Berlin.

[19] Scharfetter C (1976): Allgemeine Psychopathologie. Thieme, Stuttgart.

[20] Schneider K (1959): Klinische Psychopathologie. Thieme, Stuttgart.

[21] Schnider A (1997): Verhaltensneurologie. Thieme, Stuttgart.

[22] Suchenwirth RMA, Ritter G (1994): Begutachtung der hirnorganischen Wesensänderung. Fischer, Stuttgart.

[23] Suchenwirth RMA, Ritter G, Widder B (1997): Neurologische Begutachtung bei inadäquaten Befunden; Suchenwirth RMA: Krankheits- und Defektbewältigung, S. 67–78. Fischer, Ulm.

11 Testpsychologische Untersuchungsbefunde

Richard M. A. Suchenwirth

Inhalt

1 Einführung

In diesem Kapitel kann auf zahlreiche theoretische Voraussetzungen nicht eingegangen werden. Diesbezüglich ist auf die vielfältige psychologische Literatur zu verweisen [9, 11, 16, 23]. Längst ist es aber für viele neurologische Gutachter selbstverständlich geworden, einige testpsychologische Untersuchungen in ihr Untersuchungsprogramm aufzunehmen.

In vielen Fällen stehen für die normale ambulante Untersuchung eines Probanden nicht die Zeit und die Möglichkeit zur Verfügung, Diplom-Psychologen mit Zusatzgutachten zu beauftragen. Darüber hinaus kann man leider immer noch zu oft erleben, daß der Kliniker und der psychologische Zusatzgutachter gänzlich aneinander vorbei zu ihren Schlußfolgerungen kommen.

Natürlich wird es immer Fälle geben, bei denen man ganz auf einen Psychologen angewiesen ist, zumal wenn eine lange vertrauens- und verständnisvolle Zusammenarbeit zwischen den Vertretern der beiden Disziplinen besteht, bei der jeder seine eigenen Grenzen und Möglichkeiten genau kennt. Letztere anzustreben, ist immer noch eine ihrer wichtigsten Aufgaben und Pflichten. Notwendig ist letztlich immer die kritische Zusammenschau der erkennbaren Fakten [14].

Man sollte darüber hinaus nicht vergessen, daß die Testpsychologie mit den Rechentafeln des Nervenarztes Kraepelin und der diagnostischen Anwendung von Klecksographien des Psychiaters Rorschach ihren Anfang genommen hat. Auch in der Folgezeit ist mancher wissenschaftliche Baustein hierfür von Ärzten erbracht worden. Schließlich hat man sich in der klinischen Routine seit Jahrzehnten einfacher testpsychologischer Verfahren bedient, so daß zahlreiche Nervenärzte und Neurologen hier große Erfahrungen besitzen. Der Vergleich mag seine Schwächen haben: Aber die Medizin hat sich immer, etwa im Bereich der physikalischen oder chemischen Untersuchungsmethoden, auch auf Fundamente gestützt, die von Nichtärzten (u.a. Chemikern und Physikern) gelegt worden waren. So schätzen wir die grundlegende wissenschaftliche Erarbeitung auch von psychologischen Testverfahren hoch, müssen uns aber den Einsatz mancher Verfahren nach der selbst erworbenen Erfahrung vorbehalten.

Natürlich kann man testpsychologische Untersuchungen – wie die nachfolgend angeführten – nicht nach Kurzanweisungen mit „Kochbuchcharakter" sinnvoll anwenden. Ihre Anwendung setzt Kenntnisse der Theorie der jeweiligen Verfahren und eine wohl etwa einjährige Praxis im Umgang damit voraus, bevor man sich auf die testpsychologisch gewonnenen Ergebnisse stützen kann. Erst dann wird man in der Lage sein, den Testergebnissen vorsichtig die Rückschlüsse zu entnehmen, die klinisch und in diesem Fall auch gutachtlich relevant sein können.

! Vor allem gilt es zu bedenken, daß, zumal bei der Anwendung quantitativer und semiquantitativer Verfahren, die Motivation des Probanden mit entscheidend ist [14].

Auch können psychopathologische Phänomene, z.B. die Hemmung Depressiver, Sperrung Schizophrener und emotional-affektive Ausnahmezustände hirnorganisch Kranker, weite psychische Bereiche, zumindest zeitweilig, für eine quantitativ auszuwertende Untersuchung verschließen.

Selbstverständlich können in diesem Rahmen nur einige Verfahren kurz gestreift werden. Ausführliche Übersichten über die heute zur Verfügung stehenden Verfahren wurden von verschiedenster Seite vorgelegt (Enzyklopädie der Psychologie 1982; [3, 10]). Das Gebiet der Testpsychologie ist dabei fast unübersehbar ausgeufert. Der große Testkatalog der Testzentrale führt 1998/99 650 Verfahren auf, womit er natürlich keineswegs eine vollständige Übersicht bieten kann.

Man kann die zur Verfügung stehenden Verfahren in solche zur Leistungs- und solche zur Persönlichkeitsbeurteilung einteilen [7, 8]. Nachfolgend seien acht Verfahren aufgeführt, die eine besondere Verbreitung gefunden haben oder mit denen der Autor dieses Kapitels besonders oft gearbeitet hat. Zunächst seien Verfahren zur Leistungsbeurteilung im weitesten Sinne aufgeführt.

2 Aufmerksamkeitsbelastungstest nach Brickenkamp

Das Verfahren, das weit verbreitet ist, besteht darin, daß der Proband nach Einweisung und kurzer Lernphase die Aufgabe hat, auf einem Bogen Papier mit zufälliger Verteilung von d und p mit jeweils 1, 2, 3 oder 4 Strichlein nur die durchzustreichen, die zwei Strichlein (d 2) aufweisen (d 2-Test). Insgesamt sind 14 Zeilen zu bearbeiten, wobei für jede Zeile 20 Sekunden zur Verfügung stehen.

Der Proband sollte möglichst schnell die Einzelentscheidungen treffen, ob der Buchstabe in der Reihe angestrichen werden muß oder nicht. Man kann also bei der Auswertung feststellen, wie viele Unterscheidungen ihm in jeweils 20 sec (zusammen 280 sec) geglückt sind, und bei den unvermeidbaren Fehlern, ob es sich um eine bloße Auslassung oder ein Anstreichen eines falschen Buchstabens gehandelt hat.

Das Verfahren stellt eine standardisierte Weiterentwicklung früherer Durchstreichtests dar und ist bei

Probanden zwischen 9 und 60 Jahren anwendbar. Das Tempo und die Sorgfalt des Arbeitsverhaltens werden erkennbar, was die Beurteilung des individuellen **Aufmerksamkeits- und Konzentrationsverhaltens** ermöglicht. Die Zuverlässigkeit bei Normalprobanden ist hoch, die Gültigkeit belegt. Das Verfahren benötigt einschließlich der Zeit für die Einweisung und die Auswertung etwa 8–10 min.

Bei psychopathologischen Zuständen (aber auch sehr niedriger Motivation) kann die Leistung sehr gering sein. Man sieht sich bei der Auswertung dann oft Bereichen gegenüber, die als abnorm niedrig gelten. Eine schnell abfallende Leistung bei den 14 dargebotenen Zeilen kann eine verstärkte Ermüdbarkeit deutlich machen. Auf weitgehende Rückschlüsse sollte man verzichten. Immerhin kann man gelegentlich mit Kontrolluntersuchungen im Abstand von Wochen Hinweise auf eine Verschlechterung oder Besserung der genannten Funktionen gewinnen. Eine normale Leistung (unter Berücksichtigung des Lebensalters nach den Auswertetabellen) schließt aber gewisse psychopathologische Zustände nicht aus!

3 Zahlenverbindungstest nach Oswald und Roth

Das Verfahren ist gedacht zur Erfassung der („genetisch bedingten"?) **kognitiven Leistungsgeschwindigkeit,** die allen Intelligenzleistungen zugrunde liegen soll. Die Zuverlässigkeit sei hoch, die Gültigkeit verhältnismäßig hoch.

Das Verfahren, das etwa 5–10 min in Anspruch nehmen soll, besteht darin, daß der Proband nach kurzer Einführung und Vorübung 90 willkürlich angeordnete Zahlen in der Reihenfolge 1–90 verbinden muß. Hier kommt es also vor allem auf die benötigte Zeit an.

Es liegen zahlreiche Werte von Probanden im Alter von 6–60 Jahren vor, wobei jeweils Rückschlüsse auf die Intelligenz angegeben werden.

In letzterer Hinsicht ist man bei psychopathologischen Untersuchungen, vor allem in der Begutachtungssituation, meist enttäuscht. Die Ergebnisse sind bei Probanden mit verschiedenartigen psychopathologischen Zuständen doch viel niedriger, als Bildungsgang und ausgeübter Beruf erwarten ließen. Der Test wird zunehmend seltener in Klinik und Praxis eingesetzt, soweit es um die Beurteilung psychopathologischer Zustände geht.

4 Matrizentest nach Raven

Der Einsatz dieses nichtsprachlichen Verfahrens ist lohnend. Obwohl eines der ältesten testpsychologischen Verfahren zur sprachfreien Erfassung des **Intelligenzpotentials,** erfreut es sich immer noch großer Beliebtheit.

Der Proband hat dabei die Aufgabe, in ein Muster mit einer Lücke aus einem Angebot von 5, später 8 Mustern das fehlende einzusetzen. Bei den insgesamt 60 Aufgaben steigt die Anforderung an den Probanden schnell. Unter den selbst untersuchten Probanden lösten nur 4 von weit über 1000 Untersuchten alle Aufgaben richtig.

Bei der Auswertung kann man die Normalverteilung der richtigen Lösungen heranziehen und schon eine mangelnde Motivation und auch eine abnorme Ermüdbarkeit erkennen. Im übrigen ist man gelegentlich überrascht, eine besonders hohe oder eine besonders niedrige Leistung im Verhältnis zu Bildungsgang und beruflicher Tätigkeit festzustellen. Ein interessanter erster Hinweis auf eine Hemisphärenschädigung könnte eine große Diskrepanz zwischen dem Ergebnis eines sprachlichen und dieses sprachfreien Testes sein. Im übrigen muß man mit der Interpretation bei psychopathologischen Fällen sehr vorsichtig sein.

Der Proband benötigt im allgemeinen etwa 30 (–45) min; die Zeit muß registriert werden. Die Einweisung erfordert höchstens 3, die Auswertung 5 Minuten. Insofern ist das Verhältnis zwischen der notwendigen Zeit des Untersuchers und des Untersuchten besonders günstig.

Von diesem Test gibt es mehrere Varianten. Besonders interessant ist eine Form mit 36 Aufgaben, die mehrfarbig sind. Der Test liefert bereits im Lebensalter von $5^1/_2$–11 Jahren Normwerte. So läßt sich der Matrizentest auch bei Kindern mit durchgemachten Schädel-Hirn-Traumen anwenden.

5 Mehrfachwahl-Wortschatz-Intelligenztest

Da es bei allen psychologischen Testuntersuchungen auch darauf ankommt, bei geringem Zeitaufwand des Untersuchers halbwegs exakte Daten seitens des Probanden zu erhalten, hat sich der Mehrfachwahl-Wortschatz-Intelligenztest (MWT) als geeignet durchgesetzt. Der Proband hat nach kurzer Anweisung die Aufgabe, aus jeweils 37 (in einer Variante aus dem

HAWIE 42) Gruppen von Buchstaben die einzig sinnvolle Kombination, die also ein Wort angibt, herauszufinden und zu unterstreichen.

Das Verfahren eignet sich zur Erfassung des **extramorbiden Intelligenzniveaus** [10]. Vorsichtige Rückschlüsse auf den Intelligenzquotienten sind möglich, falls nicht ausgeprägte psychopathologische Phänomene dies ausschließen.

Der Test nimmt etwa 5 min in Anspruch, die Auswertung geht sehr schnell. Normwerte liegen für das Alter von 20–64 Jahren vor [10], in der Variante aus dem HAWIE auch bereits für jüngere Menschen. Ein gewisser Kontrast zum Ergebnis des Matrizentests kann erste orientierende, vorsichtig zu verwertende Hinweise auf eine Hemisphärenschädigung geben. Vor allem bei durchgemachten Aphasien ist die Verwendung des einfachen Verfahrens eine kleine Hilfe. Der Test ist wiederholbar.

6 Hamburg-Wechsler-Intelligenztest für Erwachsene

Der Hamburg-Wechsler-Intelligenztest für Erwachsene ist der Klassiker unter den leistungsbezogenen Verfahren auf der objektiven Meßebene. Die ursprüngliche Konstruktion dieses Verfahrens durch D. Wechsler erfolgte wohl auch auf Anregung des bedeutenden Neurologen I. Wechsler, der sich dies für sein angrenzendes Nachbargebiet im Hinblick auf „Hirnwerkzeugstörungen" wünschte.

Das Verfahren ist rund 60 Jahre alt und wurde mehrfach der soziokulturellen Entwicklung angepaßt. Vor allem die ursprünglich benutzten Wissensfragen, aber auch manche andere Einzelheiten waren der heutigen Zeit nicht mehr angemessen. Die Aussagekraft des Tests ist relativ hoch. Wenn das Verfahren nicht so oft wie wünschenswert angewandt wird, liegt das daran, daß es sich um einen ausgesprochenen Individualtest handelt.

Die Anwendung der zehn Subtests (und des bereits als MWT kurz erwähnten zusätzlichen Wortschatztests) erfordert 60–75 min [7]. Dabei muß der Untersucher während des Tests stets anwesend sein. Bei psychopathologischen Fällen, sofern dies im Einzelfall überhaupt sinnvoll ist, dauert die Anwendung länger. Zudem ist ein Ermüdungsfaktor zu beachten, der gerade bei Kranken sehr hoch sein kann. Allerdings kann das erarbeitete Testprofil, also die Zusammenschau der Einzelergebnisse, auch im Hinblick auf die beiden untersuchten Bereiche (im Verbalteil und Handlungsteil) recht aufschlußreich sein.

Die altersbezogene Auswertung der Testergebnisse nimmt weiterhin mindestens 15–20 min in Anspruch. Der unvermeidbar hohe Zeitaufwand erfordert es, vorher zu prüfen, ob im Einzelfall dieses ursprünglich von der Neurologie her angeregte, an sich sehr gute Verfahren wirklich sinnvoll ist. Der neurologische Gutachter wird den Test schon aus zeitlichen Gründen nur ausnahmsweise einsetzen können.

Seine Anwendung setzt auch voraus, daß man sich mit den Grundlagen und der Durchführung vorher anhand des umfangreichen Handbuchs zum Test wirklich vertraut gemacht hat. Einsetzbar ist er ab dem 12. Lebensjahr, jedoch steht eine ebenso gut ausgearbeitete Form für Kinder (HAWIK) zur Verfügung.

Der HAWIE gilt als eines der besten Verfahren zur Messung der verbalen und nonverbalen **intellektuellen Kapazität.**

7 Benton-Test

Von Neurologen wird gern auch der Benton-Test angewandt. Er dient zur Beurteilung des unmittelbaren Behaltens von visuell-räumlichen Stimuli. Drei Parallelserien mit jeweils 10 geometrischen Stimuluskarten stehen zur Verfügung. Sie werden jeweils dem Probanden 5 (oder 10) sec lang gezeigt und sollen dann so genau wie möglich nachgezeichnet werden. Es gibt einige Varianten; alle bieten eine ausreichende Zuverlässigkeit und Gültigkeit. Bei Anwendung an Hirnverletzten (Dementen) oder Oligophrenen konnten viele Normwerte erarbeitet werden.

Der Test wird gern bei derartigen psychopathologischen Fällen angewandt. Er wurde zuletzt 1992 (deutsche Fassung 1996) in überarbeiteter Form vorgelegt.

Das Verfahren nimmt etwa knapp 10 min in Anspruch und kann bei der Einstufung psychopathologischer Zustände nützlich sein. Der früher sehr geschätzte Bender-Test wird heute kaum mehr angewandt.

8 Freiburger Persönlichkeitsinventar

Nur am Rande für den Neurologen interessant sind Fragebogentests, die Persönlichkeitsstrukturen herausarbeiten helfen. Am ehesten wird man sich ihrer bedienen, wenn Befindensstörungen akzentuiert vorgetragen oder psychosomatische Zusammenhänge zu beurteilen sind. Gerne bedient man sich dann des Freiburger Persönlichkeitsinventars (FPI), das bereits bei Jugendlichen ab 16 Jahren angewandt werden kann [6].

Bei diesem Test, der etwa 20–30 min dauert, hat der Proband die Aufgabe, insgesamt 114 Fragen (in einer neuen Fassung 138), die meist das Verhalten betreffen, mit Ja oder Nein zu beantworten. Durch Auflegen einer Folie kann dann relativ schnell ein Profil erarbeitet werden, das u.a. Gehemmtheit, Aggressivität, Offenheit, Erregbarkeit, Gelassenheit, Extraversion, emotionale Labilität und Maskulinität bei ausreichender Zuverlässigkeit und Gültigkeit aufzeigt. Der Auswerter ist damit höchstens 10 min beschäftigt; der Proband kann den Fragebogen allein ausfüllen.

Als einfaches Verfahren, das eine gewisse Übersicht über die Persönlichkeit des Probanden liefert, ist es auch bei Neurologen beliebt. Es wurde von den Erstbeschreibern mehrfach revidiert und liegt in verschiedenen Parallelformen vor.

9 Minnesota Multiphasic Personality Inventory

Etwas ausführlicher, aber auch zeitraubender ist das ebenfalls seit Jahrzehnten verwendete Minnesota Multiphasic Personality Inventory (MMPI), über das eine reichliche internationale Literatur vorliegt und das vielfach auch im deutschen Sprachraum benutzt wird. Die Bearbeitung des Heftes mit den gestellten Fragen nimmt im allgemeinen mindestens 30 min in Anspruch, bei neurologisch Kranken meistens länger. Man kann die Probanden nach kurzer Einweisung sich auch selbst überlassen. Die Auswertung dauert dann rund 10 min.

In den Auswertebögen wird etwas stärker auf psychiatrische Kategorien (z.B. Depressivität, Hypochondrie, Konversion, Psychopathie, Psychasthenie, Hypomanie, Paranoia) Bezug genommen, ohne daß man allerdings dies direkt übertragen kann. Letztlich kann sich der Neurologe Hinweise auf die Persönlichkeitsstruktur des Probanden erhoffen, auch wird hierbei ein L-Wert („Lügen-Wert") von gewissem Wert zur Verfügung gestellt.

10 HTP-Test und Wartegg-Zeichentest

Diese wie auch andere zeichnerische Gestaltungsverfahren haben den großen Vorteil, den Probanden unstrukturiert und strukturiert eine Entfaltungsmöglichkeit (Gestaltungsmöglichkeit) anzubieten, die Rückschlüsse auf Sonderbegabungen, Raumbeherrschung, Fähigkeit zu geordneter Strukturierung, aber auch auf gewisse Verhaltens- und Persönlichkeitseigenschaften erlaubt (Neigung zu Übergenauigkeit bzw. Flüchtigkeit, Neigung zu übertriebener Ausgestaltung oder auch mangelnde Bereitschaft, sich mitzuteilen).

Am häufigsten wird der Haus-Baum-Person-Test angewandt, im amerikanischen Schrifttum als **HTP-Test (House-Tree-Person-Test)** bezeichnet, bei dem Probanden frei gestalten sollen.

Dagegen stellt der **Wartegg-Test** durch die vorgegebenen 8 Reizzeichen zusätzliche Anforderungen im optisch-gnostischen Bereich. Der Zeitaufwand schwankt für den Untersuchten je nach seiner Bereitschaft mitzuarbeiten und beträgt praktisch nie mehr als 10 min. Für den Auswerter genügt oft eine flüchtige Durchsicht der angebotenen Testzeichnungen, wobei Raumausnutzung, Anordnung und Größe der Objekte im Raum, Durchstrukturierung, Flüchtigkeiten, anankastische Übergenauigkeit, Ausschweifungen, vor allem bei Kindern und überwiegend emotional gesteuerten Menschen, schließlich Themaverfehlungen schnellstens registriert werden können. Man kann mit einem Blick einen Gestaltzerfall, konstruktive Apraxie, ein Neglekt, eine Ataxie, Perseveration, Verbigerationen, mehr oder weniger ausgeprägte Entwicklungsrückstände im zeichnerischen Bereich (auch Oligophrenien), Mikro- und Megalographie erfassen.

Will man allerdings auch die charakterologisch und tiefenpsychologisch in Einzelfällen deutbaren Phänomene nutzen, bedarf es viel Zeit, großer Erfahrung und einer eingehenden Besprechung mit den Probanden. Dies kann nicht Aufgabe des Neurologen sein.

Die vorliegende, oft wenig aufeinander Bezug nehmende Literatur über die verschiedensten Verfahren dieser Art ist groß, stammt aus vielen Blickrichtungen und zeigt gleichzeitig die Hauptnachteile dieser Verfahren. Quantitative Aussagen sind nur vereinzelt möglich, die Auswertung hängt stark von der persönlichen Erfahrung und dem Standpunkt des Untersuchers und seiner Fähigkeit zur Einfühlung in die gebotene Leistung, aber besonders von der Bereitschaft des Untersuchten (also seiner Motivation), mehr als nur das

Nötigste darzustellen, ab. Die Mehrzahl der Tests läßt nur allgemeine Aussagen zu.

Als Tests im eigentlichen Sinne kann man die zeichnerischen Gestaltungsverfahren nicht bezeichnen [7, 17, 18]. Immerhin kann man damit nicht selten und fast ohne eigenen Zeitaufwand den allgemeinen psychopathologischen Befund abrunden.

11 Sonstige Testverfahren

Es ist unmöglich, alle bisher entwickelten psychologischen Testverfahren zu nennen. Viele haben sich im Rahmen umfangreicher neuropsychologischer, aber auch psychologischer Untersuchungsverfahren bei entsprechender Erfahrung des Untersuchers für gewisse Aussagen bewährt. Hier ist noch vieles im Fluß [5, 19, 20]. Erwähnt wurden nur die Verfahren, die man bei der Durchsicht von Gutachten am häufigsten findet und mit denen der Autor dieses Kapitels am meisten Erfahrungen hat.

Literatur

[1] Benton, A. L. (1996): Der Benton-Test. Huber, Bern.

[2] Brickenkamp, R. (1994): Test d 2, Aufmerksamkeits-Belastungstest. Hogrefe, Göttingen.

[3] Brickenkamp, R. (1997, Hrsg.): Handbuch psychologischer und pädagogischer Tests. Hogrefe, Göttingen.

[4] Burgemeister, B. R. (1962): Psychological techniques in neurological diagnosis. Hoeber Medical Book, New York.

[5] Cramon, D. Y. von, Mai, N., Zielger, W. (1993, Hrsg.): Neuropsychologische Diagnostik. VCH, Weinheim.

[6] Fahrenberg, J. Hampel, R., Selg, H. (1989): Das Freiburger Persönlichkeitsinventar. Hogrefe, Göttingen.

[7] Groffmann, K. J., Michel, L. (1983, Hrsg.): Intelligenz- und Leistungsdiagnostik. Enzyklopädie der Psychologie, Band II 2. Hogrefe, Göttingen.

[8] Groffmann, K. J., Michel, L. (1982, Hrsg.): Persönlichkeitsdiagnostik. Enzyklopädie der Psychologie, Band II 3. Hogrefe, Göttigen.

[9] Hiltmann, H. (1977): Kompendium der psychologischen Tests. Huber, Bern.

[10] Lehrl, S., Kinzel, W., Fischer, B., Weidenhammer, W. (1996): Psychiatrische und medizinpsychologische Meßverfahren. Vless, Ebersberg.

[11] Meili, R. (1961): Lehrbuch der psychologischen Diagnostik. Huber, Bern.

[12] MMPI (1982): Deutsche Kurzform für Handauswertung. Huber, Bern.

[13] Oswald, W. D., Roth, E. (1987): Der Zahlenverbindungstest (ZVT). Hogrefe, Göttingen.

[14] Quatember, R. (1994): Bedeutung klinisch-psychologischer Untersuchungsergebnisse für die Begutachtung der hirnorganischen Wesensänderung. In: Suchenwirth, R. M. A., Ritter, G.: Begutachtung der hirnorganischen Wesensänderung, S. 42–47. Fischer, Stuttgart.

[15] Raven, J. C. (1998): Standard progressive matrices. Handbuch mit deutschen Normen. Hrsg.: Heller, A., Kratzmeier, H., Langfelder, A. Beltz, Weinheim.

[16] Schmidt, L. R. (1987): Befunderhebung mit psychologischen Tests zur Funktionsdiagnostik. In: Suchenwirth R. M. A., Wolf, G. (Hrsg.): Neurologische Begutachtung. 2. Aufl., S. 527–543. Fischer, Stuttgart.

[17] Sehringer, W. (1983): Zeichnen und Spielen als Instrumente der psychologischen Diagnostik. Schindele, Heidelberg.

[18] Suchenwirth, R. M. A. (1967): Der Abbau der graphischen Leistung. Zeichen- und Schreibversuche als Hilfsmittel bei der Neuropsychiatrischen Untersuchung. Thieme, Stuttgart.

[19] Sturm, A. (1998): Neuropsychologische Diagnostik. Neurologie Psychiatrie 12: 534–437.

[20] Testkatalog (1998/1999): Testzentrale. Göttingen–Bern.

[21] Tewes, U. (1994): Hamburg-Wechser-Intelligenztest für Erwachsene. Huber, Bern.

[22] Wechsler, I. S. (1958): Textbook of Clinical Neurology. Saunders, Philadelphia.

[23] Wolfram, H., Neumann, J., Wieczorek, V. (1989): Psychologische Leistungstests in der Neurologie und Psychiatrie. Thieme, Leipzig.

[24] Bedeutung der Psychopathometrie im Rahmen der Begutachtung (1994): Schriftenreihe der Sozialversicherung, Band 15. Landesversicherungsanstalt Württemberg, Stuttgart.

12
Neurophysiologische Befunde am Gehirn

Johann Kugler
mit einem Teilbeitrag von Manfred Stöhr

Inhalt

Inhalt

1 Neurophysiologische Methoden

Neurophysiologische Untersuchungen beruhen auf Methoden zum Erfassen oder Messen des Stoffwechsels im Nervengewebe, der Begleiterscheinungen dieses Stoffwechsels, der vom optimalen Stoffwechsel ermöglichten Funktionen und des Kreislaufs im Gehirn.

Etliche dieser Untersuchungen erfolgen mit *radioaktiven Substanzen,* die in den Körper des Menschen eingebracht werden. Man bezeichnet sie gewöhnlich als radiologisch oder nuklearmedizinisch. Dazugehörige Verfahren, wie die Positronen-Emissions-Tomographie (PET) und die Single-Photon-Emissions-Computer-Tomographie (SPECT), sind nicht so einfach und billig wie die Elektroenzephalographie, haben aber über ihren praktischen Nutzen hinaus wichtige Aufschlüsse für die Kenntnis vom Entstehen der hirnelektrischen Vorgänge gebracht.

Als neurophysiologisch im engeren Sinn verbleiben Methoden, mit denen elektrische Begleitvorgänge des Stoffwechsels der Gehirnzellen registriert werden. Unter ihnen spielt die **Elektroenzephalographie** die bedeutsamste Rolle.

Daneben gab es die Rheoenzephalographie, mit der die Impedanzen oder elektrischen Widerstände des Gehirngewebes gemessen wurden, die von der Gehirndurchblutung abhängen. Dieses Verfahren ist jedoch durch bessere Untersuchungen mit Ultraschall und strahlengebenden Substanzen abgelöst worden.

Die **Magnetenzephalographie** dagegen eröffnet neue Wege und ist bereits für die Epilepsiediagnostik wichtig geworden. Bei ihr werden nicht Potentialschwankungen, sondern die dabei an der Schädeloberfläche entstehenden Schwankungen der Magnetfelder mit Detektoren als „MEG“ registriert [17]. Die Methode ist aufwendig und teuer und bei Gutachten nicht verwendbar.

2 Das EEG

! Wir gebrauchen die Bezeichnung EEG für die von einem Schreibsystem registrierten Schwankungen der Spannungsdifferenzen an einem Elektrodenpaar über dem Gehirn. Diese Schwankungen bilden unregelmäßige Folgen von Wellen mit Frequenzen zwischen 0,5 und 30/s und auch Serien von regelmäßigen Wellenfolgen mit geringen Schwankungen um den Mittelwert einer dominierenden Frequenz.

Die Wellen werden, um nicht jede einzelne Frequenz beschreiben zu müssen, in Frequenzbereichen zusammengefasst und mit griechischen Buchstaben bezeichnet:

- δ = 0,5– 3,5/s,
- τ = 4,0– 7,5/s,
- α = 8,0–12,5/s,
- β = 13,0–30,0/s.

Eine einzelne solche Kurve genügt zum Erkennen von Funktionsstörungen in umschriebenen Bereichen des Gehirns nicht. Dazu braucht man mehrere Kurven von mehreren Elektrodenpaaren, die nach einem bestimmten System an der Kopfhaut angelegt wurden. Man kann die Spannungsdifferenzen von je 2 aktiven Elektroden abgreifen, die in Längs- oder Querreihen „bipolar“ angeordnet sind, oder von mehreren aktiven Elektroden, die zu einer gemeinsamen Referenzelektrode als „Bezugsableitung“ geschaltet werden.

Für die klinische Diagnostik wird das EEG zumindest von 8 Schreibsystemen registriert. Diese Schreibsysteme mit den vorgeschalteten Verstärkern und den von ihnen registrierten Kurven werden auch als **„Kanäle“** bezeichnet. Es gibt heute Geräte mit 10 (Abb.12-1) bis 128 Kanälen. Man kann aber nicht erwarten, daß mit steigender Zahl der Kanäle die diagnostischen Möglichkeiten gleichermaßen ansteigen; besser wird die Sicherheit im Unterscheiden der Gehirntätigkeit von Artefakten. Das ist ein Gewinn für die Zuverlässigkeit der Befunde [21].

In den normalen Wellenfolgen der Grundtätigkeit bestehen manchmal einzelne Wellen, die rasch sind und steil ansteigen oder das Niveau der Umgebung überragen. Sie kommen unter manchen Bedingungen bei gesunden Menschen vor, drücken flüchtige Änderungen der Aktivität aus und werden auch als *„Transienten“* bezeichnet. Ähnliche steile Wellen kommen gehäuft bei Epileptikern vor und werden als *„epileptiforme Potentiale“* bezeichnet. Sie können bizarre Formen annehmen und in stereotyper Koppelung von einer Spitze mit einer langsamen Welle sog. „SW-Komplexe“ oder ähnliche Gruppen bilden. Wenn solche Gruppen plötzlich auftreten, werden sie als *„Paroxysmen“* beschrieben (Abb. 12-2).

Bisweilen ist es nicht möglich, eine physiologische von einer „epileptiformen“ steilen Welle zu unterscheiden. „Paroxysmen“ dagegen sind charakteristisch für Epilepsien, wenngleich sie auch bei Krankheiten des Gehirns ohne Anfälle bestehen können.

Den Beschreibungen der Auswerter ist ohne direkte Ansicht solcher steiler Wellen oder Paroxysmen deren Bedeutung nicht zweifelsfrei zu entnehmen. Das zeigt ein Vergleich der Beschreibung von solchen EEG-

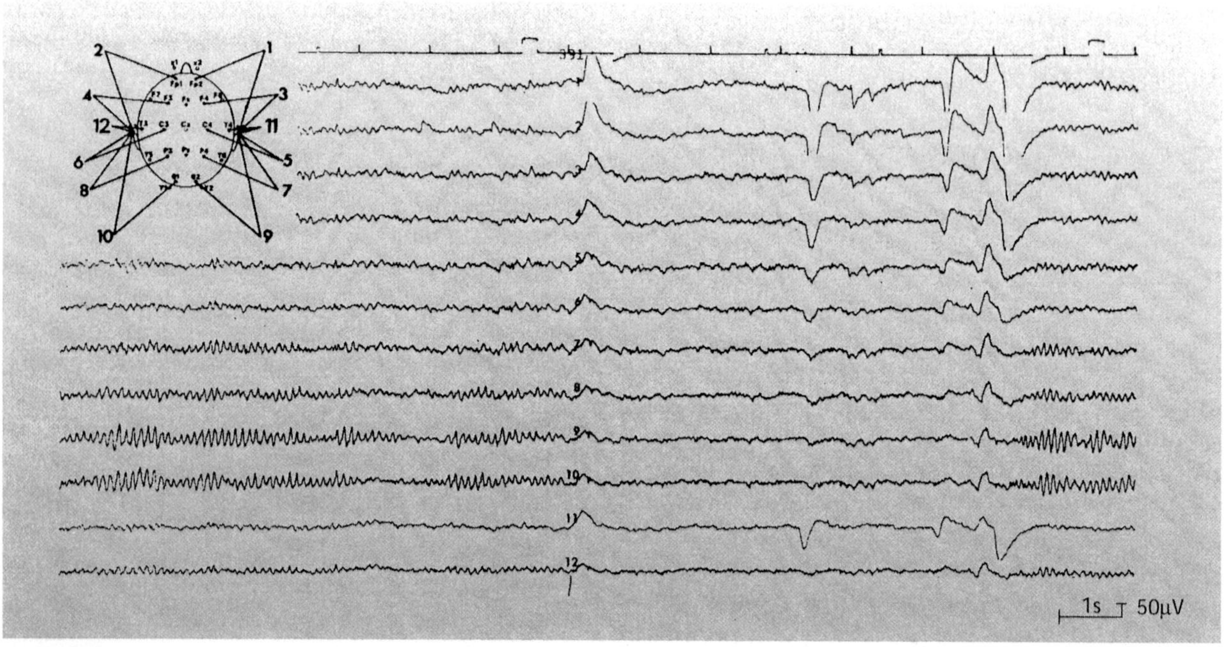

Abb. 12-1 Normales EEG vom α-Typ. Visuelle Blockadereaktion: Verschwinden der α-Wellen bei geöffneten Augen (Quelle [12] mit freundlicher Genehmigung des Autors).

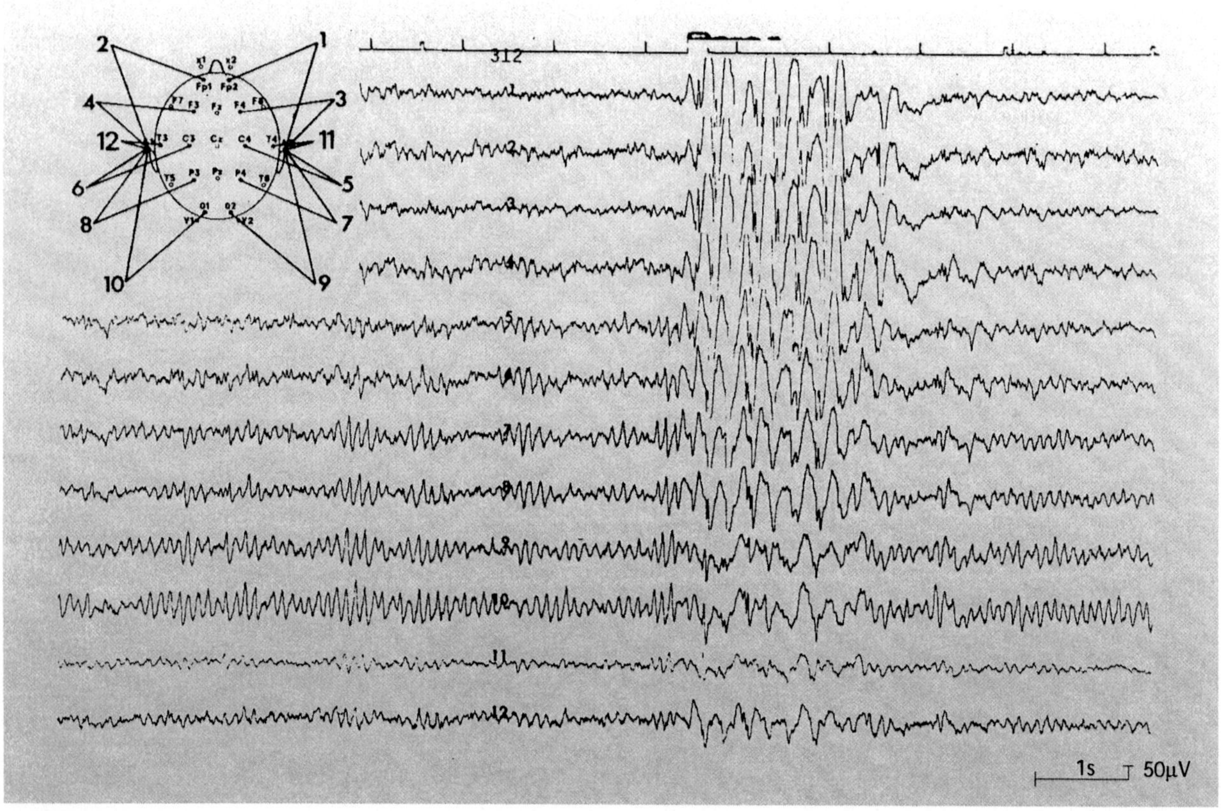

Abb. 12-2 Paroxysmus von frontal betonten, bilateral-synchronen SW-Komplexen bei normaler Grundtätigkeit. 35 Jahre alter Patient mit Anfallsleiden. Begutachtung wegen Schleudertrauma der Halswirbelsäule (Quelle [12] mit freundlicher Genehmigung des Autors).

Anomalien durch Experten mit den von ihnen veröffentlichten EEG-Kurven. Was dem einen nicht paroxysmal ist, wird vom anderen als Paroxysmus bezeichnet [6, 24].

Mißverständnisse in den Definitionen konnten auch durch spezielle Kommissionen nicht überwunden werden; deren Empfehlungen und Richtlinien werden kaum zur Kenntnis genommen. Als Grundsatz gilt aber: Man kann das Zweifelhafte nicht mit dem Ungewissen bestätigen!

3 Der Stellenwert des EEG in Gutachten

An den EEG-Experten werden bei Gutachen andere Fragen gestellt als bei klinischen Untersuchungen. Bei klinischen Untersuchungen müssen Beschwerden, die den Patienten zum Arzt führen, und Symptome, die der Arzt feststellt, einer bestimmten Ätiologie zugeordnet werden. Wenn das bei der ersten Untersuchung nicht gelingt, werden Laboratoriumsbefunde beigezogen, und man tastet sich durch deren Korrelation mit den klinischen Befunden an eine befriedigende Differentialdiagnose.

! Bei Gutachten erhält der Experte den Auftrag, eine schriftlich formulierte Frage zu beantworten. Dafür steht ihm der zugebilligte Rahmen zur Verfügung: Entweder muß er eine eigene Untersuchung durchführen oder erhält bloß neurologische oder psychiatrische Befunde mitgeteilt, die er durch ein EEG-Zusatzgutachten ergänzen soll. Bei Unsicherheit bedarf es für weitere Maßnahmen einer richterlichen Bewilligung. In jedem Fall muß die Stellungnahme schriftlich begründet werden. Diese ist der möglichen Kritik eines Gegengutachters ausgesetzt. Die Grenzen der Aussagemöglichkeiten von EEG-Befunden werden dabei offenkundig.

In Anbetracht der begrenzten Aussagemöglichkeiten überrascht der Bedarf an EEG-Gutachten. Die meisten Richter kommen nicht umhin, unter dem Druck der „öffentlichen Meinung" auch apparative Untersuchungen zu schwierigen Entscheidungen bei neurologischen wie psychiatrischen Problemen heranzuziehen. Sie wählen dazu allerdings Experten, die sich durch angemessene Frist für Termine, Kompetenz, rasche Arbeit, eindeutige Befunde und verständliche Aussagen bei späteren mündlichen Erläuterungen bewährt haben.

Dabei kommt der Wissenschaft vom EEG ein Vorteil zugute: Die Notwendigkeit zu kritischer Zurückhaltung bei den Interpretationen zwingt dazu, Fragwürdigkeiten beseite zu lassen und bei Grenzbefunden zu entscheiden: normal oder abnorm? Dadurch werden viele Zweifel bereinigt und unklare Zeichen von Labilität oder gesteigerter Erregbarkeit vermieden.

Die Rechtsmedizin ist mit forensischen und medikolegalen Problemen in den Sachverzeichnissen der richtungweisenden Handbücher für Elektroenzephalographie spärlich vertreten. In den modernen Literaturbanken findet man unter den in Betracht kommenden Stichworten wenig brauchbare Hinweise. Im modernsten deutschen Lehrbuch für Elektroenzephalographie [46] werden Rechtsfragen selbst bei der Hirntoddiagnostik nicht erwähnt. In den alten Einführungen der Gründerzeit des EEG waren gutachtliche Fragen noch durch einige Kapitel vertreten [21, 29, 34, 40, 41]. Offenbar wurden EEG-Gutachten später bei der größer gewordenen Zahl klinischer Neurophysiologen auf einen relativ kleinen Kreis von Experten beschränkt.

4 Die Entwicklung der EEG-Technik

Vor mehr als 70 Jahren hatte Hans Berger, Professor der Psychiatrie in Jena, mit seiner ersten Veröffentlichung „Über das Elektrenkephalogramm des Menschen" Hoffnungen auf ein brauchbares Instrument zur psychiatrischen Diagnostik geweckt [3]. 1929 bezeichnen wir als das Geburtsjahr der Elektroenzephalographie. Berger war von dem Gedanken ausgegangen, psychische Energie könne durch das Registrieren der elektrischen Tätigkeit des Gehirns gemessen werden.

Die Edelmann-Saitengalvanometer erlaubten Berger bloß das Erkennen von Wellen „erster und zweiter Ordnung". Darunter verstehen wir heute **α-Wellen,** deren durchschnittliche Dauer Berger mit 90 Sigma maß (was dem internationalen Standard von 90 ms und somit der Frequenz 11/s gleichkommt), und **β-Wellen,** deren Dauer er mit 40 Sigma (entsprechend 40 ms und der Frequenz 25/s) angab. Lord Adrian, der die Maße 1934 bestätigen konnte, schlug vor, die Wellen erster Ordnung als „Berger-Wellen" zu bezeichnen, was Berger ablehnte [1].

Berger vermutete, daß die α-Wellen in den 3 äußeren und die β-Wellen in den 3 inneren Schichten der Hirnrinde entstünden. Diese Hypothese war bei den damals verfügbaren Geräten verständlich, aber falsch.

Langsamere Wellen konnte Berger nicht registrieren. **δ-Wellen** mit Frequenzen bis zu 0,5/s wurden erst

1936 von W. G. Walter beschrieben [42] und **τ-Wellen** mit 4–7/s später davon getrennt [43].

Nach 1934 begannen findige Techniker in Amerika und in Europa, bessere Registriergeräte zu bauen [1]. Mit denen hat man dann im Krieg zuerst Untersuchungen bei den Folgen von Schädelverletzungen und für die Tauglichkeit von Piloten durchgeführt.

Nach dem 2. Weltkrieg wuchs die Zahl der klinischen Neurophysiologen, so daß sich 1947 bereits 80 Teilnehmer zu einem ersten internationalen Meeting in London trafen [5]. Eine Kommission von Experten erstellte 1949 Richtlinien für das Vorgehen bei den EEG-Ableitungen. Es kam zur **Polungskonvention:** Die Eingänge der Verstärker sollten so eingerichtet werden, daß eine dem oberen oder vorderen Eingang eines Röhrenverstärkers zugeführte Negativität den Schreiber nach oben auslenkt.

Ein weiterer Vorteil für international einheitliches Vorgehen war, daß sich das Schema zum Anlegen von 19 Elektroden über beiden Hemisphären des Gehirns als Standardposition überall durchsetzte.

Weniger Erfolg war dagegen den Vorschlägen nachfolgender Kommissionen beschieden, die sich mit einer einheitlichen Terminologie, dem Beschreiben von EEG-Kurven oder der Interpretation bestimmter EEG-Elemente beschäftigten [18].

Sprachliche Schwierigkeiten machten bereits Hans Berger und Lord Adrian die Verständigung 1937 beim internationalen Psychologenkongreß in Paris schwer: „We could not discuss the differences which still seemed to exist between us in our interpretation of the waves, for we had no common language ..."[1].

Mit der Erfindung des Gegentaktverstärkers durch J. F. Tönnies, dem Übergang von Röhrerverstärkern auf Transistoren, Uvistoren und zu den Chips, von der analogen auf die digitalisierte Registrierung wurde aus den EEG-Kurven aus Stapeln von Papier das „papierlose" EEG. Die jungen Neurophysiologen gewöhnten sich rasch an das Betrachten der Kurven auf Bildschirmen, nur die alten hängen noch an den gefalteten „Büchern". Etliche Arten von Analysen wurden durch das digitalisierte EEG möglich, manche davon versagten. Für die Gutachten hat noch keine Analyse einen entscheidenden Vorteil gebracht.

Für die Diagnose von Hirntumoren und anderen intrakraniellen Prozessen bis hinunter zu kleinen Dysplasien und Gefäßmißbildungen gibt es heute Methoden, die das EEG überflüssig machen. Nichtsdestoweniger bleibt es zum Nachweis von Funktionsstörungen unentbehrlich [32]. An Funktionsstörungen sind bisweilen auch Veränderungen im Versorgungssystem und an den Gehirnzellen erkennbar, die den bildgebenden Verfahren entgehen. Wo das EEG bisher verwendet wurde, weil es die besseren radiologischen Methoden noch nicht gab, wird es nicht mehr gebraucht.

Dieses Zurücknehmen wurde durch den Einsatz in neu erschlossenen Bereichen wettgemacht. Dafür haben die besseren Pharmakotherapien von Anfallsleiden, die bessere prächirurgische Epilepsie-Diagnostik, der Einsatz von Schlafpolygraphien und das Monitoring in Intensivstationen und bei Narkosen gesorgt. Einige elektrophysiologische Methoden lassen ihren Ursprung aus Bergers Elektrenkephalogramm nicht erkennen, sorgen aber weiter für den Bedarf an gut ausgebildeten elektrophysiologischen Assistenten und veranlassen den gelegentlichen Rückgriff auf das konventionelle EEG.

Davon abgesehen, ist das EEG die harmloseste Methode für die Patienten und auch die billigste. Deshalb fordern auch Juristen bei Problemen in Straf- oder Zivilprozessen EEG-Befunde. Dabei will man den behandelnden Arzt in keinen Interessenkonflikt bringen, wenn er ein objektives Urteil über seinen Patienten schriftlich vorlegen muß. Zumeist werden unabhängige Experten mit EEG-Gutachten beauftragt. Diese bleiben allerdings oft auf die Frage reduziert, ob Funktionsstörungen als Ausdruck einer Schädigungsfolge nachweisbar sind. Das hat den Nachteil, daß der Zusatzgutachter nicht über ein Optimum an klinischen Informationen verfügt. Das schränkt die Zuverlässigkeit der Aussagemöglichkeiten ein.

! Die Funktionsstörungen im EEG sind nur selten spezifisch (einige bei bestimmten Epilepsieformen, andere bei bestimmten Enzephalopathien). Der normale Befund eines Routine-EEG kann Funktionsstörungen, die flüchtig auftreten, nicht ausschließen.

Wenn Anomalien im EEG erkennbar sind, dann drükken sie eine Synchronisation der Tätigkeit von vielen unter dem Einzugsbereich einer Oberflächenelektrode liegenden Verbänden von Neuronen aus [33]. Diese gibt es aber auch bei gesunden Personen unter manchen Bedingungen. Anomalien sind dann schwer von banalen funktionellen Besonderheiten unterscheidbar. Das führt in der Gutachtenpraxis bei klugen Verteidigern oft zu der entscheidenden Frage an den Gutachter: Können sie aus den EEG-Veränderungen mit an Sicherheit grenzender Wahrscheinlichkeit den Bestand einer bestimmten Schädigung nachweisen oder sie ausschließen? Diese Frage muß der Gutachter meist beschämt verneinen.

5 Die EEG-Untersuchung

5.1 Allgemeine Bedingungen

Die Routineableitung des EEG erfolgt in einem Lehnstuhl, halbliegend oder in Rückenlage, in einem matt erleuchteten Raum. Die Ableitung sollte eine ausgebildete Medizinisch-Technische Assistentin vornehmen, doch werden dafür mancherorts auch angelernte Hilfskräfte eingesetzt.

Bei Erwachsenen werden 19 Elektroden mit einer Haube auf die Kopfhaut gedrückt oder daran von spezieller Elektrodenpaste gehalten. Zusatzelektroden kommen an die Ohrläppchen oder andere Schädelregionen. Bei besonderer Suche nach örtlichen EEG-Tätigkeiten können weitere Elektroden angelegt werden.

5.2 Die EEG-Ableitung

5.2.1 Analog

Mit den herkömmlichen alten Verstärkern werden die Potentialschwankungen zwischen zwei Elektroden als Kurve auf einem unter den Schreibsystemen mit einer Geschwindigkeit von 3 cm/s durchgezogenen Papier registriert. Man verwendet 8, 10, 12, 16 oder mehr Schreibsysteme. Dementsprechend kann man auf dem Faltpapier etliche zeitgleich registrierte Kurven betrachten.

Die analogen Registriergeräte wurden nach der Erfindung der Gegentaktverstärker mit Röhrenpaaren weniger anfällig für Artefakte durch Wechselstrom [20]. Später machten Transistoren und Uvistoren die Geräte einfacher, leichter und kleiner. Dennoch enthielten sie viele mechanische Teile, die der Wartung durch einen einsatzfähigen Kundendienst bedurften.

5.2.2 Digital

Das Aufkommen der schnellen Rechner brachte die Möglichkeit, Potentialschwankungen des EEG mit einer raschen Rate von 128 Impulsen/s und mehr abzutasten und die Maxima der Impulse so aneinanderzufügen, daß sie wieder zum Bild einer geschlossenen Kurve verschmelzen. Die einzelnen Impulse und daraus errechneten Amplituden bleiben auf Disketten gespeichert und können weiteren Rechenprozessen zugeführt werden. Damit erübrigte sich das Registrieren auf Papier und dessen Archivierung, wenngleich gewünschte Kurvenabschnitte auch mit Druckern wiedergegeben werden können.

Der Fortfall vieler mechanischer Geräteteile und die Gewichtsersparnis durch den Einsatz von Chips mit zunehmender Speicherkapazität haben die Kosten der Geräte gesenkt.

5.3 Aktivationsmethoden

Wenn in ruhiger Entspannung Funktionsstörungen nicht auftreten, dann kann man bei begründetem Verdacht den Routineableitungen die eine oder andere Methode zur Aktivation von Anomalien anschließen. Viele Provokationsmethoden wurden aufgegeben; beibehalten wurden nur wenige.

5.3.1 Hyperventilation

Hyperventilation bezeichnet willentliche Mehratmung für 4 Minuten Dauer während der EEG-Ableitung. Bei forciertem Atmen wird Kohlendioxid ausgeatmet, und der CO_2-Gehalt des Blutes sinkt. Damit entfallen gefäßerweiternde Effekte des CO_2, die Durchblutung der zerebralen Gefäßbereiche und der Stoffwechsel der Gehirnzellen werden gestört. Zuvor unerkannte Versorgungsstörungen können nunmehr an EEG-Veränderungen sichtbar werden.

Gesunde Personen, die mit sportlichem Einsatz 4 Minuten lang kräftig atmen, erreichen ein beachtliches Atemvolumen und können in vaskuläre oder tetanische Krisen geraten. Dabei kommt es zu Serien von hohen, langsamen Wellen im EEG [21]. Das Unterscheiden abnormer Funktionsstörungen von physiologischen Reaktionen ist mitunter schwierig.

Ängstliche Patienten atmen manchmal gepreßt und ändern ihr Atemvolumen kaum. Infolgedessen bleibt eine erwartete Aktivation aus.

5.3.2 Photostimulation

Ein Lichtblitz, der das Auge trifft, löst in der Okzipitalregion des Gehirns eine synchronisierte Reaktion bestimmter Module von Neuronen aus. Nur bei entsprechender Größe des aktivierten Areals wird im EEG ein evoziertes Potential erkennbar. Es bedarf dazu einer starken Intensität des Blitzes oder einer besonderen persönlichen Bereitschaft. Wenn schwache Lichtreize zur Aktivation benutzt werden, dann kann man durch deren vielfache Wiederholung gemittelte Reizantworten aus den Zufallsschwankungen der Grundtätigkeit hervortreten sehen.

Bei Kranken mit epileptischen Anfällen gibt es abnorm synchronisierte Reizantworten schon nach einzelnen oder wenigen Blitzen, wobei auch deren Wiederholungsfrequenz eine Rolle spielt. Es gibt aber auch kurze Paroxysmen, die mit Zuckungen der Lider oder der Gesichtsmuskulatur einhergehen oder Körpersegmente einbeziehen und bei ängstlicher Spannung ohne Epilepsie als Photomyoklonus-Antwort vorkommen.

Das Abgrenzen wenig bedeutsamer Anomalien von epileptischen Erscheinungen ist mitunter schwierig.

5.3.3 Kurzschlafableitung

Schlaf und auch Schläfrigkeitsstadien sind wirksame Aktivatoren von EEG-Anomalien. Man muß sie bei Erwachsenen nicht mit Schlafmitteln erzwingen. Es genügt dazu, die zu untersuchende Person in der Nacht vor der geplanten EEG-Ableitung vom Einschlafen abzuhalten. Nach entsprechender Aufklärung sind fast alle Patienten bereit, abends lange durchzuhalten, nicht zu Bett zu gehen, bis sie dann doch ihre Schläfrigkeit nicht vollends unterdrücken können. Am nächsten Tag kommen sie unausgeschlafen zur Untersuchung. Es gibt dann nur etwa einen von 100 Untersuchten, bei dem in der folgenden EEG-Ableitung keine Schläfrigkeitsstadien registrierbar sind.

Beim Übergang von einem Schlafstadium in das nächste ist die Wahrscheinlichkeit groß, daß örtliche Funktionsstörungen oder Paroxysmen wie bei Epilepsien aktiviert werden [30].

5.4 Besondere Ableitebedingungen

5.4.1 Polygraphie

Unter Polygraphie versteht man die Ableitung des EEG mit dem simultanen Registrieren mehrerer anderer elektrophysiologischer Meßgrößen. Dafür kommen das EKG, Ableitungen des EMG von mehreren Muskeln, Okulogramm, Atmungsfrequenz, Ballistokardiogramm, Mikrovibrationen des Körpers, Elektroretinogramm, Flüssigkeitsdrücke, Aktogramme (Bewegungen des Körpers) in Betracht. Der apparative und zeitliche Aufwand für solche Untersuchungen ist groß, deshalb werden sie speziellen Indikationen vorbehalten, die bei ersten EEG-Untersuchungen für Gutachten nicht bestehen.

5.4.2 Langzeit-EEG

Für das mobile Langzeit-EEG von 24 Stunden Dauer werden dem Patienten nur wenige, ausgewählte Elektrodenpaare auf die Kopfhaut geklebt, deren EEG-Tätigkeit mittels eines kleinen, tragbaren Kassettenrekorders gespeichert wird. Der Patient kann das Gerät in seine häusliche Umgebung mitbekommen. Die Auswertung erfolgt sodann mit Analysatoren im Laboratorium.

Die Indikation für Langzeitableitungen bleibt der Diagnose von Anfällen vorbehalten [9] und wurde bisher bei Gutachten kaum gefordert.

5.4.3 Schlafpolygraphie

Zum Dokumentieren des Nachtschlafs mit seinen Zyklen werden stundenlange Ableitungen im Bett mit Zusätzen wie bei gewöhnlichen Polygraphien und zumeist auch mit kontinuierlichen Videoaufzeichnungen vorgenommen. Dazu bedarf es der Ausrüstung eines Schlaflaboratoriums.

Mit den simultanen Doppelbildaufzeichnungen wurden beträchtliche Fortschritte in der Kenntnis der Schlafapnoe, von Schlafstörungen und ihrer Behandlungsmöglichkeiten erzielt. Zum Nachweis von Tagesmüdigkeit, Sekundenschlaf und Unfallneigung am Arbeitsplatz werden die Befunde der Schlaflaboratorien zunehmende Bedeutung gewinnen. Schlafpolygraphie kann auch telemetrisch erfolgen.

5.4.4 Telemetrie

Bei der Telemetrie werden ausgewählte EEG-Tätigkeiten von Sendern zu Empfängern übermittelt. Kurze Entfernungen braucht man zu Studien an frei beweglichen Tieren in Käfigen, bei Menschen in geschlossenen Räumen und im Klinikbereich. Große Entfernungen sind der Raumforschung vorbehalten.

5.4.5 Prächirurgische Epilepsie-Diagnostik

Die dafür in Betracht kommenden Verfahren werden nur Patienten zugemutet, bei denen ein operativer Eingriff zur neurochirurgischen Behandlung eines epileptischen Leidens geplant ist. Wenn einzelne Elcktrodenbündel in Form von dünnen Drähten unter radiologischer Kontrolle in das Gehirn bis zu errechneten Zielpunkten eingeführt werden, spricht man von *Tiefenableitungen.* Mehrere solcher Elektrodenbündel in verschiedenen Teilen des Gehirns, die tage- und wochenlang verbleiben können, ergeben die *Stereoenzephalographie.*

Zur prächirurgischen Diagnostik wird auch die Magnetenzephalographie (MEG) eingesetzt [17].

6 Die Leistungsgrenzen des EEG

Um die Grenzen der Beweismöglichkeiten von EEG-Gutachten und deren Fehlerquellen zu verstehen, sollte man sich einen Eindruck vom Zustandekommen des EEG verschaffen.

Die gewöhnlichen, dem Schädel angelegten EEG-Elektroden erfassen ein darunterliegendes Areal der Hirnrinde von etwa 10^7 bis 10^{10} Nervenzellen. 1 mm^3 Hirnrinde enthält so viele Fasern von deren Dendriten, daß sie aneinandergelegt 4000 m ergäben [33]. Alle diese Fasern des Nervensystems würden die Entfernung von der Erde bis zum Mond und zurück überbrücken.

Unter normalen Bedingungen sind etwa 30 Neuronen in einem kleinen Modul oder Dendron [11] gemeinsam tätig und diese wieder in größeren Modulen oder einem „Psychon" vereint und als Säulen mit einem Durchmesser von etwa 300 mm im Kortex radiär angeordnet [10, 37, 38]. Größere Zellnester haben die Möglichkeit zu ständiger, stets wechselnder Verbindung mit anderen in der nächsten Umgebung und in weiter Entfernung und synchronisieren ihre Tätigkeit für bestimmte Aufgaben. Das erfolgt dann mit Oszillationen von 40–80 pro Sekunde, also in Frequenzbereichen, die im konventinellen EEG bisher vernachlässigt wurden, weil man sie von den Artefakten einer Wechseltromeinstreuung oder Radiowellen schwer unterscheiden kann. Seit man aber von ihrer Existenz weiß und sie mit besonderen Analysen nachweisen kann, gewinnen sie an Bedeutung.

Dieser Vielfalt steht gegenüber, daß die regulären 20 Minuten eines Routine-EEG nur ein Hundertstel eines 24-Stunden-Zyklus sind und daß die 19 Elektroden an der Schädeloberfläche nur $^1/_{30}$ der Kortexoberfläche erfassen. Wenn einige von vielen weit auseinanderliegenden Modulen der kortikalen Zellsysteme in eine abnorme Synchronisation einbezogen werden und zu peripheren motorischen Manifestationen führen, dann muß ihre Tätigkeit im EEG nicht sichtbar werden. Manchmal kann man sie durch Aktivieren fassen.

Es ist heute möglich, an digital registrierten EEG-Kurven eine schnelle Fourier-Transformation (Fast Fourier Transformation = FFT) in Perioden von 1 Sekunde vorzunehmen und daraus Leistungsspektren (power spectra) von jedem Elektrodenpaar zu erstellen. Von diesen kann man Mittelwerte jeder gewünschten, zweckmäßigen Dauer längerer Perioden und als Maß der Synchronie die Kohärenzfaktoren zwischen allen Ableiteorten berechnen. Das hat zu wesentlichen Einblicken in die Funktionen unseres Gehirns geführt [33].

Nach den technischen Fortschritten der letzten Jahrzehnte sind etliche Experten davon überzeugt, daß wir an der Schwelle einer Revolution stehen, die einen Paradigmenwechsel [25] in der Elektroenzephalographie bedeutet. Diese Renaissance besteht aber nicht in einer Wiedergeburt, sondern in einem Aufsplitten der alten Elektrenkephalographie zu einer Elektroenzephalosophie. Diese Entwicklung kommt auch darin zum Ausdruck, daß alle Gesellschaften für Elektroenzephalographie ihren Namen in Gesellschaft für klinische Neurophysiologie geändert haben.

7 Zuverlässigkeit der EEG-Befunde

Für **klinische EEG-Befunde** gilt heute noch: „Der diagnostische Fortschritt durch die Einführung des EEG wird aufgehoben durch die EEG-Fehldiagnosen" [28, 19]. Es „werden zu viele abnorme Befunde bei klinisch völlig gesunden Personen beschrieben" [4].

Für **EEG-Gutachten** bestehen andere Voraussetzungen: „Begutachtungssituationen sind Bewährungssituationen sowohl für die Klinik als auch für die Elektroenzephalographie" [29]. Sie verlangen ohne Aufschub weiterführende und verbindliche Aussagen, wogegen in der Klinik der Entscheidungsdruck nicht so groß ist.

Im EEG-Gutachten ist kein Platz für fragwürdige Deutungen, unsichere Labilitätszeichen oder diskrete Anzeichen von Erregbarkeitssteigerung. Im Befund muß klar ausgedrückt werden, ob das EEG normal oder abnorm ist. Grenzbefunde zu beschreiben, verwirrt und bringt das EEG in Mißkredit.

Aus umfangreichen Statistiken ergibt sich, daß bei Gutachten 2 % abnorme EEG-Befunde zu erwarten sind, bei denen die Diagnose durch klinische Korrelationen oder weitere Untersuchungen gesichert werden kann. Wegen eines abnormen Laboratoriumsbefunds muß man nicht krank sein; nicht jede Anomalie ist „pathologisch".

Für den Nachweis von epileptischen Anfällen muß der Beurteiler des EEG epileptiforme Potentiale von epileptischen Paroxysmen unterscheiden. In den klinischen Befunden bürgert sich langsam ein, daß eine steile Welle, die zwar traditionsgemäß ein epileptiformes Potential ist, als steile Transiente bezeichnet werden kann. Das vermeidet viele Bedenken. Wenn sich der Beurteiler an eine strenge Definition der Paroxysmen hält, scheidet er nicht beweiskräftige „pathologische" Befunde aus und engt die Selektion auf zuverlässige Befunde ein.

Wenn weiter Zweifel bleiben, kann man die Indikation zu Kontrollen mit Aktivationsmethoden erwägen. Dafür kommen nicht nur Photostimulation und Schlafentzug in Betracht, sondern auch bedarfsgerechte Maßnahmen, wie Alkoholprovokation [29], Unterdruckkammer, Karotisdruckversuche, Kipptisch [21].

8 Fehlerquellen

Zur Analyse von Fehlerquellen gibt es nur wenige Publikationen. Wir folgen der Einteilung von Karbowski [19].

8.1 Artefakte

Artefakte können fälschlich als EEG-Tätigkeit hingenommen werden und zur Annahme von Anomalien oder „pathologischen" Befunden bei Gesunden führen. Im EEG ist alles Artefakt, was nicht tatsächlich der Tätigkeit des Gehirns entstammt. Ungewöhnliche Wellen sind so lange als Artefakt anzusehen, bis das Gegenteil bewiesen werden kann [21].

Beispiel: Zeitweilige EKG-Einstreuungen bei einem Patienten mit Zwerchfellhochstand und Herzrhythmusstörungen ergaben den Verdacht auf lokalisierte epileptiforme Potentiale. Erst das simultan registrierte EKG offenbarte deren Ursprung.

Manche Artefakte können auch erfahrene Auswerter irreleiten, wenn ihnen ungenügende oder falsche Informationen über Ableitebedingungen und Symptome des Patienten übermittelt werden.

8.2 Fehlinterpretationen und Trugschlüsse

Graphoelemente wurden richtig registriert, werden aber beim Auswerten falsch gedeutet [19]. Es gibt steile Wellen, die nicht als normale Transienten, sondern als epileptiforme Potentiale gewertet werden. Das kann dazu verleiten, daß wiederholte Verhaltensstörungen eines Gesunden als verdächtige Epilepsie-Phänomene gewertet werden.

Etliche funktionelle Besonderheiten kommen zwar bei Kranken häufig, bei Gesunden seltener vor, sind aber für die Diagnose einer Krankheit nicht zuverlässig: Mediotemporale Theta-Rhythmen können auch als Psychomotor-Variant-Muster beschrieben werden.

Beispiel: Bei einem leistungsfähigen Piloten der Luftwaffe wurde im Verlauf einer routinemäßigen Kontrolle ein EEG abgeleitet. Es zeigte häufige, rhythmische Theta-Serien in der linken Temporalregion. Große Aufregung; internationale Experten wurden zur Stellungnahme aufgefordert. Angiographische Untersuchungen zeigten normale Gefäße im Gehirn. Ein Rest von Zweifeln blieb. Es gelang, den Abschluß des Gutachtens lange hinauszuziehen und letztlich ohne Entscheidung zu lassen. 10 Jahre später wurde der Pilot vom NATO-Stützpunkt in Holland bei Erreichen der Altersgrenze als der höchstdekorierte deutsche Fluglehrer verabschiedet.

Trugschlüsse aus Lambda-Wellen in der Okzipitalregion, aus Vertexwellen in Stadien von Subvigilanz und aus ähnlichen physiologischen Besonderheiten sollten heute nicht mehr vorkommen.

8.3 Informationsmängel

Klinische Befunde, die nicht berücksichtigt werden, können Fehler bewirken.

Wenn „blind", ohne ausreichende Kenntnis der neurologischen Befunde ein EEG ausgewertet werden muß, was bei Zusatzgutachten manchmal geschieht, dann können Funktionsanomalien nicht richtig interpretiert werden.

Beispiel: Flüchtige, bilaterale Theta-Gruppen in den vorderen Frontal- oder Temporalregionen haben gesunde Personen bei Emotionen und Vigilanzschwankungen. Sie können aber auch Begleitzeichen von mediobasalen Prozessen wie Hypophysentumoren oder Kraniopharyngeomen sein. Ohne Wissen von Stauungspapille oder ersten Zeichen von Hirndruck können diese EEG-Veränderungen keinen Verdacht begründen.

8.4 Suggestibilität

Der Auswerter kann klinische Angaben bei Bestand von Anomalien in der EEG-Kurve unter- oder überschätzen, erliegt somit der Suggestion einer klinischen Diagnose.

Beispiel: Wenn dem Auswerter mitgeteilt wird, daß ein Patient nach einer Schädelfraktur in der rechten Okzipitalregion gelegentlich über Flimmerskotome klage und bei ihm auch Reflexasymmetrien nachweisbar seien, dann kann der Bestand von asymmetrischen Lambda-Wellen zur irrigen Annahme einer Kontusionsfolge führen.

Die Angabe von kaum auslösbaren Reflexen an den unteren Extremitäten, Veränderungen an der Halswirbelsäule und an der Schädelbasis nach einem Schädeltrauma kann für den Auswerter des EEG zum Verhängnis werden, wenn die Kurve einer genetisch bedingten Normvariante entspricht, bei der die reguläre α-Tätigkeit in der Okzipitalregieon durch regelmäßige langsame Wellen ersetzt ist.

8.5 Verzicht auf Aktivationsmethoden

Mit einem normalen EEG kann man grundsätzlich eine bestehende Schädigung nicht ausschließen. „Absence of evidence is not evidence of absence." Bei klinisch begründetem Verdacht kann man jedoch bestimmte Aktivationsmethoden für zuverlässigere Diagnosen ausnützen.

Bei Kranken mit Anfällen und normalen EEG-Befunden ist der Verzicht auf Hyperventilation, Photostimulation oder Kurzschlaf-EEG eine Nachlässigkeit.

Bei dem Verdacht auf Synkopen bedarf es einer zweckmäßigen Polygraphie, um die Entstehungsart der Bewußtseinstrübung zu klären. Valsalva-Manöver oder Reizungen des Karotissinus übersteigen das Ausmaß von Routineableitungen. Im unterschiedlichen Gebrauch der Polygraphie wurzeln kontroverse Ansichten [2, 23].

8.6 Semantische Mängel

Eine richtige EEG-Diagnose nützt nichts, wenn sie nicht richtig ausgedrückt wird. Die Diagnose soll klar und unmißverständlich formuliert werden.

Houfek und Ellingson haben gezeigt, zu welchen Mängeln die Wortwahl bei der sprachlichen Übermittlung von EEG-Befunden führt [16]. Wenn der Empfänger eines geschriebenen EEG-Befunds mit der Wortwahl des Befunders vertraut ist, gibt es wenig Verwirrung in der Kommunikation. Die Zweideutigkeit einer EEG-Tätigkeit hängt unmittelbar mit der eines Befunds zusammen. Der Gebrauch von vielen qualifizierenden Eigenschaftswörtern ist ein Indikator von Unzuverlässigkeit der Interpretation.

Das läßt die Forderung nach einheitlicher Nomenklatur, nach standardisierter Ausbildung und einheitlichen Verfahren bei der Ableitung des EEG erneuern. Es ist nicht nur für den überweisenden Arzt, sondern auch für den Richter vorteilhaft, „seinen" EEG-Experten und dessen Ausdrucksweise zu kennen.

9 Rechtsmedizinische Probleme

9.1 Grundlagen

Vom Gutachter wird erwartet, daß er rasch entscheidet, ohne zum Klären der Diagnose lange zu beobachten. Er soll unmißverständlich äußern, ob das EEG eine Aussage zuläßt, wie eine Funktionsstörung erklärt und mit welchem Grad von Wahrscheinlichkeit eine bestimmte Schädigung angenommen werden kann. Das erfordert mehr konzentrierte Leistung beim Begutachten als beim klinischen Beurteilen. Voreilige Äußerungen und unbedachte Formulierungen fordern Widersprüche heraus. Es ist peinlich, wenn Urteile später durch weitere Stellungnahmen eingeschränkt oder widerlegt werden.

Ein Vergleich zwischen den Problemen für EEG-Gutachten bei deutschen Gerichten und den Problemen für die Beurteilung von EEG-Anomalien bei anderen Untersuchern zeigt bemerkenswerte Analogien.

In den letzten 100 EEG-Gutachten von Dr. Spatz in München (Psychiatrische Klinik der LMU) waren 94 EEG-Befunde normal oder Normvarianten ohne Möglichkeit des Beweises für eine zerebrale Schädigung. 6 Befunde enthielten Anomalien, die den Verdacht auf eine Schädigungsfolge erhärteten und den Richtern für ihr Urteil halfen. Darüber hinaus bestand in 4 EEG-Kurven rasche Tätigkeit, die dem Einfluß längerdauernder Einnahme von Drogen oder Medikamenten zugeschrieben wurde (Abb. 12-3).

Ähnliche Verhältnisse hat kürzlich Spunda [36] in Wien von seinen EEG-Gutachten berichtet, bei denen kaum 5% EEG-Anomalien bestanden.

Als normal wird unumstritten ein EEG vom α-Typ mit regelmäßiger, spindeliger 8–12/s-Tätigkeit und guter Blockadereaktion gewertet (s. Abb. 12-1). Kutak und Karbowski fanden es in Bern nur bei einem Viertel der gesunden jungen Erwachsenen, dagegen stellten sie bei 29 von 120 Medizinstudenden paroxysmal auftretend „steilere" Wellen fest. In ihren kritischen Schlußfolgerungen warnen die Autoren davor, derartige EEG-Tätigkeiten als Ausdruck eines zerebralen Leidens zu interpretieren. „Bei der Beurteilung des EEG sollte man die Normgrenze so weit fassen, daß die Erhebung von krankhaften Befunden bei anamnestisch und klinisch Gesunden zur ausgesprochenen Rarität wird" [26].

In der Nervenklinik der LMU München hatten wir bei routinemäßigen Untersuchungen von Piloten in Zusammenarbeit mit dem Flugmedizinischen Institut der Luftwaffe (Fürstenfeldbruck) 1000 Befunde zusammengestellt, bei denen in 2% Anomalien im Zusammenhang mit flüchtigen Krankheitssymptomen oder Beschwerden gefunden wurden. Daneben ergaben sich 2,2% Anomalien ohne solche Symptome oder Beschwerden. Bei diesen 22 Piloten führten weitere Untersuchungen zum Aufdecken von Anomalien im Gehirnkreislauf, die erscheinungsfrei geblieben waren [22, 31].

Wenn bei Personen ohne Krankheitszeichen „epileptiforme" EEG-Tätigkeiten festgestellt werden, muß man deren Prognose erwägen. In den USA fanden Zivin und Ajmone-Marsan [45] unter 6497 nicht-epileptischen Patienten bei 142 (was etwa 2% entspricht) in den EEG-Befunden „epileptiforme" Entladungen. Sie bestanden bei manchen Personen ohne Symptome eines Hirnschadens und verbanden sich bei weiterer Beobachtung von 5–20 Jahren nicht mit irgendwelchen epileptischen Manifestationen. Es gab darunter aber auch viele mit kongenitalen oder perinatal erworbenen Hirnschäden, Entwicklungsrückständen und einzelnen anderen Schädigungsfolgen. 20 dieser Patienten erlitten später im Verlauf von Monaten bis zu 10 Jahren Anfälle. Dabei war erkennbar, daß Patienten im Alter über 20 Jahren weniger gefährdet waren als jüngere; auch Patienten ohne Progression neurologischer Störungen waren weniger gefährdet als solche mit Progression.

In England hatten Gregory et al. [14] 13 658 gesunde Kandidaten für die Royal Air Force mit einem Alter von 17–25 Jahren untersucht und bei ihnen 69 (was etwa 0,5% entspricht) mit „epileptischen" Entladungen im EEG gefunden. Von diesen wurden 43 für weitere 5–29 Jahre kontrolliert. Nur bei einem von ihnen kam es zu epileptischen Anfällen. Wenn diese Beobachtung mit den Resultaten ähnlicher Studien kombiniert wird, ergibt sich bei einem Bestand solcher EEG-Anomalien ein nachfolgendes Risiko von 2–3 % für das Aufkommen einer Epilepsie.

9.2 Problemgruppen

In den Fragen, die viele individuelle Probleme betreffen, kann man willkürlich Gruppen bilden.

9.2.1 Organische Schädigungen

Bei der Hälfte aller angeforderten EEG-Gutachten wird nach organischen Schädigungsfolgen gefragt. Man erwartet, daß es zu den neurologischen Ausfällen passende Funktionsstörungen im EEG gibt. Sie sind aber bei unseren Gutachten nur in 8 % der EEG-Kurven nachweisbar und können durch Vergleiche mit den klinischen Befunden meist auf vorangegangene Schädel-Hirn-Traumen, Unfälle, Wehrdienstbeschädigungen oder perinatale Schädigungen zurückgeführt werden [7, 13].

Dysplasien als intrauterine, perinatale oder postnatale Schädigunsgsfolgen (Residualschäden), die zu Reifungsverzögerungen oder Minderbegabung geführt haben, spielen dabei eine Rolle.

Vereinzelt kommen darunter spezielle Ätiologien (Tumoren, Enzephalitisfolgen, Gehirnblutungen und andere Ursachen), aber auch Fragen von Versicherungen nach der Höhe der Entschädigung von Hirnschäden vor.

9.2.2 Medikamentöse Einflüsse

Der Nachweis von EEG-Veränderungen zum Beweis oder Ausschluß des Mißbrauchs von Alkohol oder Drogen betrifft etwa 10 % der EEG-Gutachen.

Darunter gibt es Fälle von Entzugskrämpfen nach Alkohol- oder Drogenmißbrauch. In einigen EEG-Kurven konnten paroxysmale Störungen nachgewiesen werden, wie sie häufig bei Entzug vorkommen. In anderen EEG-Befunden wurde nur rasche Tätigkeit festgestellt, wie sie nach längerdauernder Einnahme von Barbituraten, Benzodiazepinen oder gewissen Drogen gefunden wird (s. Abb. 12-3).

9.2.3 Psychiatrische Probleme

Zumeist werden Psychosen vermutet, bei denen Wahn die Ursache asozialen Verhaltens war (dabei Mord, Mordversuche, Vergewaltigung, sexueller Mißbrauch von Kindern [8]).

Psychosen lassen aber EEG-Veränderungen nur erwarten, wenn sie organisch begründet sind oder auf Stoffwechselstörungen beruhen. Doch gibt es bei dieser Gruppe verhältnismäßig viele EEG-Anomalien, die aber oft durch eine vorangegangene Behandlung mit Neuroleptika, Antidepressiva oder Sedativa bedingt sind. Es handelt sich sowohl um bilaterale, paroxysmale Störungen als auch um vermehrte, diffuse, rasche Tätigkeit.

Die EEG-Tätigkeit kann die individuellen Syndrome des Manuals der psychiatrischen Diagnostik (DSM) und der ICD nicht charakterisieren [27]. Es sind aber Fortschritte in der Analyse von kognitiven Prozessen und Denkstrategien in naher Zukunft zu erwarten. In den richtungweisenden Handbüchern der Elektroenzephalographie umfaßte das Kapitel „Psychiatrie und EEG“ 1971 mit Literaturverzeichnis nur 4 Seiten [27], 1987 bereits 15 Seiten [35], wogegen 1998 für die neurophysiologischen Untersuchungen in der Psychiatrie [15, 39] und die Analyse der Denkprozesse mittels der Kohärenzfaktoren besondere Bücher vorliegen [33].

9.2.4 Zerebrale Anfälle

Der Nachweis von Epilepsien ist zwar die Domäne des EEG, doch wird nach ihnen seltener als nach organischen Schäden gefragt.

Zumeist handelt es sich um eine Schutzbehauptung, wenn ein Delinquent vorgibt, sich an die Tatzeit nicht mehr erinnern zu können [44]. Dennoch kommen dann Richter oder Verteidiger kaum umhin, durch einen Sachverständigen die Frage beantworten zu lassen, ob die Uneinsichtigkeit für die Tat möglicherweise auf einen zerebralen Anfall zurückzuführen war. Wenn die Vorgangsweise bei einer Straftat in Einklang mit dem persönlichen Verhalten des Täters steht, dann genügt oft das Urteil des Psychiaters, und es bedarf keiner EEG-Untersuchung [44]. Das EEG kann selbst beim Bestand flüchtiger „epileptiformer“ Potentiale nicht beweisen, daß sich der Delinquent auch zur Tatzeit in einem längerdauernden, epileptischen Ausnahmezustand befand. Ein abnormer EEG-Befund ist auch kein Grund, mangelhafte Zurechnungsfähigkeit zu attestieren [4].

Bei Untersuchungen zur Tauglichkeit für das Steuern von Fahrzeugen, Flugzeugen und für besonders lohnenswerte Tätigkeiten besteht oft ein anderes Verhältnis: Ein Kraftfahrer mit seltenen Anfällen oder unerwarteten Erstmanifestationen einer Epilepsie versucht seine Anfälle zu verhehlen, um den Führerschein nicht zu verlieren.

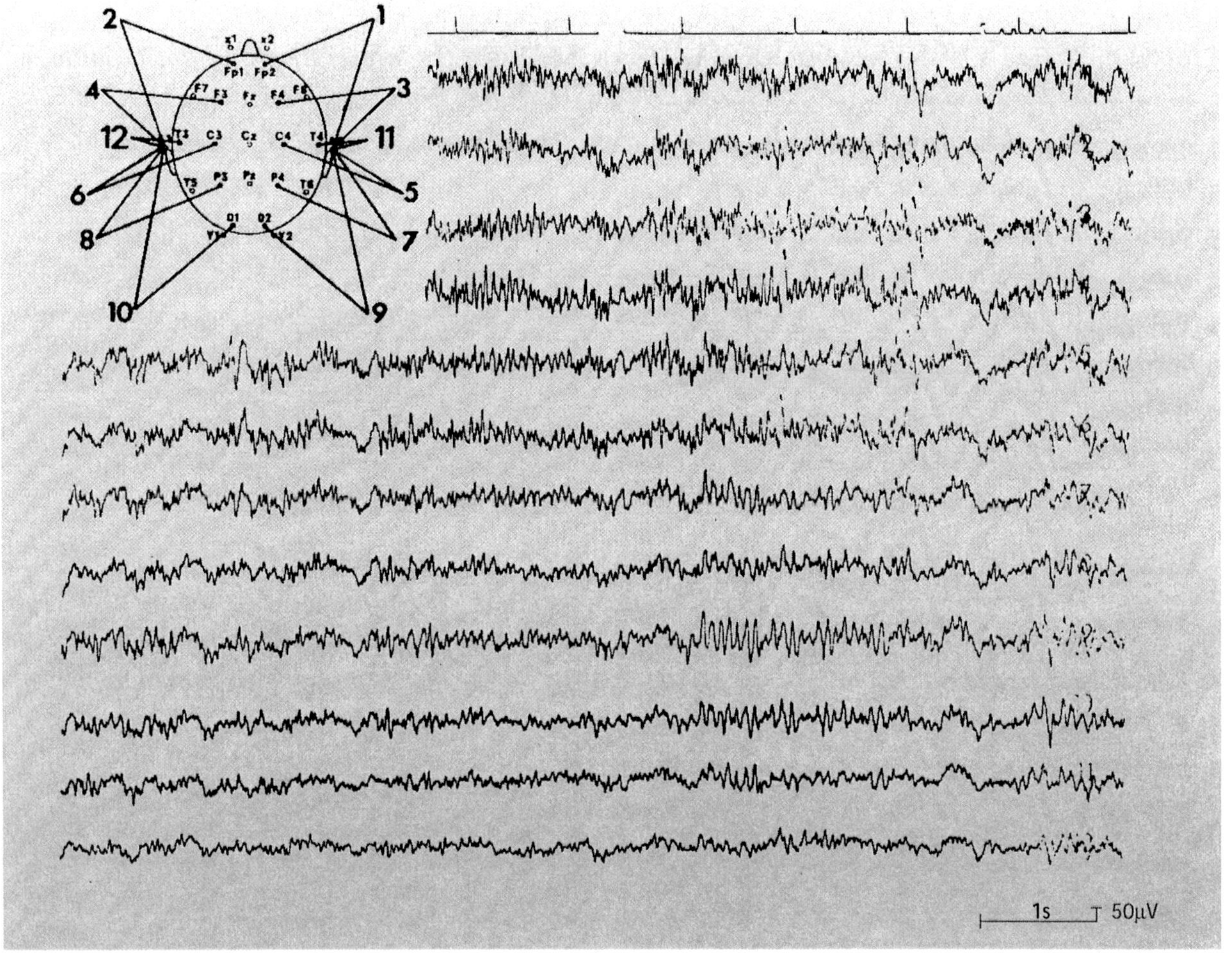

Abb. 12-3 β-Wellen-Aktivität (medikamentös). 35 Jahre alter Patient mit Ischialgie, Behandlung mit Schmerz- und Beruhigungsmitteln (Quelle [12] mit freundlicher Genehmigung des Autors).

Wenn Angaben zu einem längeren Krankheitsverlauf und Vorbefunde eingesehen werden können, ist durch den Zusammenhang zwischen Beschwerden, klinischen Symptomen und wiederholten bilateralen oder lokalisierten Paroxysmen im EEG weitgehend Klarheit zu schaffen, ob ein verursachter Unfall durch eine epileptische Bewußtseinstrübung verursacht war. Das EEG kann wesentlich dazu beitragen, ob ein Unfall ungeklärt bleibt oder ob er auf eine zerebrale Störung bezogen werden muß (Abb. 12-4).

Bei Narkolepsien ist es im Zusammenhang mit klinischen Voraussetzungen möglich, durch das Erfassen von Vigilanzschwankungen mit bestimmten Eigenheiten von Schläfrigkeits- oder Schlafstadien den imperativen Schlafdrang zu bestätigen und die Diagnose zu sichern.

Synkopen (zerebrovaskuläre Krisen) veranlassen unterschiedliche Meinungen. Baust fand, daß das EEG nur bei einem Prozent der Synkopen verwertbare Informationen liefere und folgerte: „Der Einsatz des EEG zur Abklärung der Synkopen ist also nicht sinnvoll“ [2]. Wir sehen bei ausgewählten Indikationen im EEG-Befund mit bestimmten Aktivationsmethoden die Möglichkeit für eine differenzierte Diagnose. Meist gilt es zu klären, ob flüchtige Ohnmacht durch paroxysmale Tachykardien, vasovagale Funktionsstörungen oder Erregbarkeit des Karotissinus ausgelöst wird. Solche Bedingungsgefüge aufzudecken, ist mit angepaßter Polygraphie möglich [21].

9.2.5 Tauglichkeit und Fähigkeit

EEG-Zusatzgutachten werden aus unterschiedlichen Gründen veranlaßt. Man findet darunter strafrechtliche Verantwortung, Schuldfähigkeit, Haftfähigkeit, Urteilsfähigkeit (Erbrecht), berufliche Tauglichkeit (Verbeamtung, Fahreignung, Flugtauglichkeit), Leistungs-

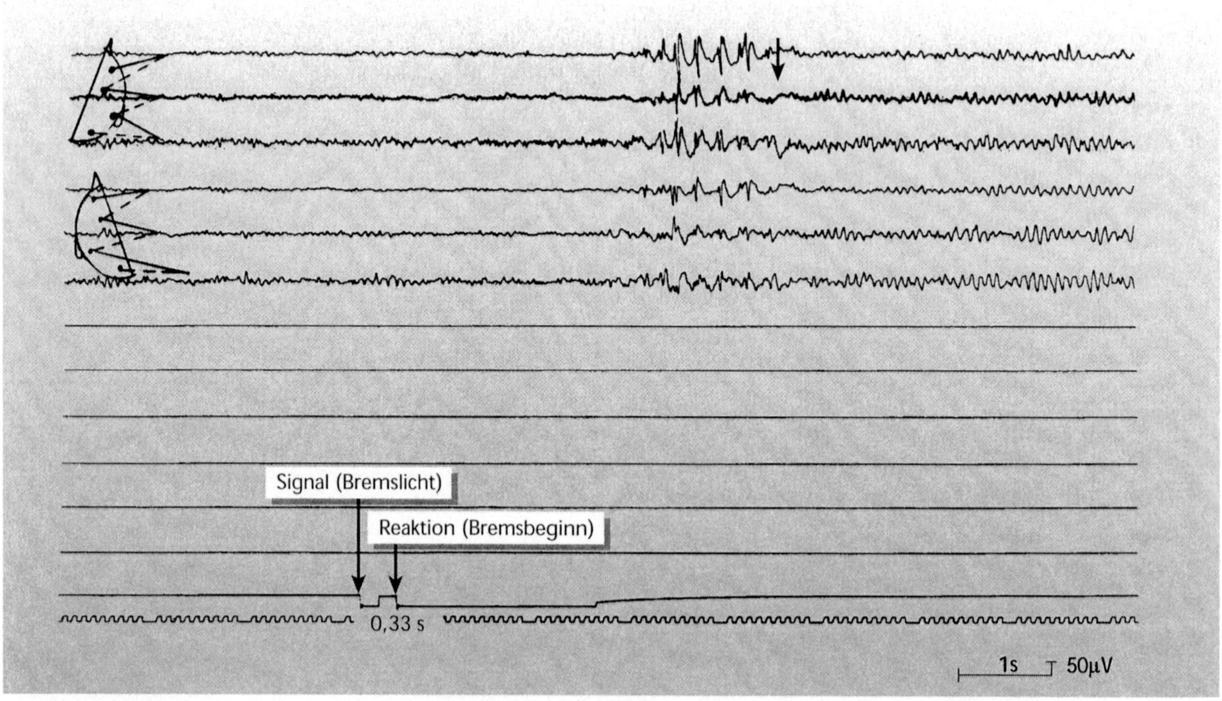

Abb. 12-4a und b Bilaterale SW-Paroxysmen. Der 36 Jahre alte Patient war als LKW-Fahrer in einer Rechtskurve von der Fahrbahn abgewichen und im linken Straßengraben zum Stehen gekommen. Als Unfallursache gab er Sichtbehinderung an. Er war seit 12 Jahren unfallfrei gefahren. Dennoch wurde ein Gutachten veranlaßt. Das Routine-EEG zeigte mehrfach kurze SW-Paroxysmen. Eine Spezialableitung im Simulator (Dr. H. Schulz) mit wenigen Elektroden und mehreren Kanälen zum Registrieren von verschiedenen Signalen ergab beim Aufleuchten von Bremslichtern an einem voranfahrenden PKW außerhalb der Paroxysmen eine Reaktionszeit von 0,33 s (a), während der Paroxysmen eine Verdoppelung der Reaktionszeit auf 0,66 s (b). Der Fahrer konnte im Fuhrpark der Firma als Mechaniker weiterbeschäftigt werden.

fähigkeit (Abb. 12-5), Adoption, Invalidität, Glaubwürdigkeit, Grad einer Schädigung usw. In ihrer Gesamtheit sind alle diese Probleme zahlreicher als die der Epilepsien. Einige davon werden aber als Besonderheiten in speziellen EEG-Einrichtungen konzentriert (s. Abb. 12-4a). Letztlich münden alle Fragen dazu in die Suche nach Beweisen für den Bestand von Begleitzeichen einer organischen Schädigungsfolge oder von funktionellen Störungen, die mit flüchtigen Trübungen des Bewußtseins, der Urteilsfähigkeit oder der strafrechtlichen Verwantwortlichkeit verbunden gewesen sein können.

Das offene Eingeständnis der Unmöglichkeit einer zweifelsfreien Entscheidung verletzt zwar den Stolz und den Ehrgeiz manches Auswerters einer EEG-Kurve, doch schadet der Elektroenzephalographie eine spitzfindige Schlußfolgerung noch viel mehr, wenn sie sich später als unbegründet erweist.

Literatur

[1] Adrian RD (1971): The Discovery of Berger. In: Remond A (Hrsg.): Handbook of Electroencephalography and Clinical Neurophysiology. Vol.1, Part A, S. 5–10. Elsevier, Amsterdam.

[2] Baust W (1996): Neurophysiologische Untersuchung des Gehirns. In: Suchenwirth RMA, Ritter G (Hrsg.): Qualitätssicherung bei der neurologischen Begutachtung, S. 91–98. Fischer, Stuttgart.

[3] Berger H (1929): Über das Elektrenkephalogramm des Menschen. Arch. f. Psychiat. 87: 527–570.

[4] Christian W (1975): Klinische Elektroenzephalographie. Lehrbuch und Atlas (Das EEG bei Verhaltensstörungen, Psychopathien, endogenen Psychosen und Enuresis), S. 348.Thieme, Stuttgart.

[5] Cobb WA (1971): The Past Forty Years of EEG. In: Redmond A (Hrsg.): Handbook of Electroencephalography and Clinical Neurophysiology, Vol.1, Part A, S. 25–38. Elsevier, Amsterdam.

[6] Cobb WA (1976): EEG Interpretation in Clinical Medicine. In: Redmond A (Hrsg.): Handbook of Electroencephalography and Clinical Neurophysiology, Vol.11, Part B. Elsevier, Amsterdam.

[7] Courjon J, Scherzer E (1972): Medico-legal implications. In: Redmond A (Hrsg.): Handbook of Electroencephalography and Clinical Neurophysiology, Vol.14, Part B, S. 92–95. Elsevier, Amsterdam.

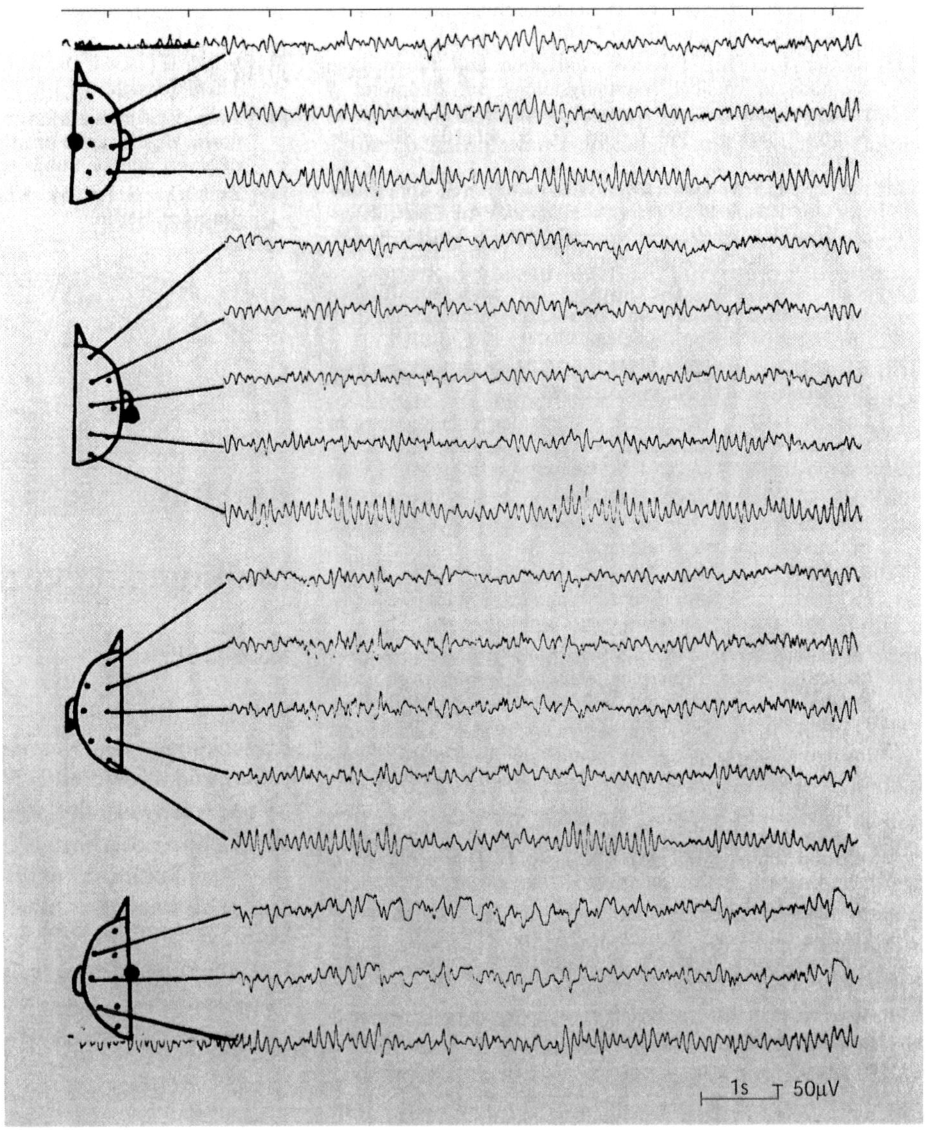

Abb. 12-5 53 Jahre alter Beamter, bei dem in letzter Zeit einige kurze Abwesenheitszustände mit schmatzenden Kaubewegungen auffielen. Es war zu prüfen, ob er im öffentlichen Dienst weiter tätig sein könne. Das EEG zeigte örtliche Störungen (Serien von langsamen Wellen) links temporal. Die radiologischen Befunde waren normal. Der Patient war als Kind an einer Masernenzephalitis erkrankt, hatte sich danach aber gut erholt. In Halbjahresabständen wurden Kontrollen angefertigt, die das Fehlen einer Progredienz zeigten. Der Beamte konnte seinen Dienst weiter verrichten.

[8] Dongier M (1974): Antisocial personality disorders. In: Redmond A (Hrsg.): Handbook of Electroencephalography and Clinical Neurophysiology, Vol.13, Part B, S. 43–45. Elsevier, Amsterdam.

[9] Ebe M, Homma I (1992): Leitfaden für die EEG-Praxis. Ein Bildkompendium. Fischer, Stuttgart.

[10] Eccles JC (1975): Wahrheit und Wirklichkeit. Mensch und Wissenschaft. Springer, Berlin.

[11] Eccles JC.(1989): Die Evolution des Gehirns – die Erschaffung des Selbst. Piper, München.

[12] Flügel KA (1987): Neurophysiologische Untersuchungsbefunde. In: Suchenwirth RMA, Wolf G (Hrsg.): Neurologische Begutachtung, S. 545–583. Fischer, Stuttgart.

[13] Foster JB (1976): Medico-legal aspects of head injury. In: Vinken PJ, Bruyn GW (Hrsg.): Handbook of Clinical Neurology, Bd.24: Injuries of the Brain and Skull, Part II, S. 829–839. North Holland Publ. Comp., Amsterdam.

[14] Gregory RP, Oates T, Merry RTG (1993): Electroencephalogram epileptiform abnormalities in candidates for aircrew training. Electroenceph. Clin. Neurophysiol. 86: 75–77.

[15] Hegerl U (1998): Neurophysiologische Untersuchungen in der Psychiatrie. EEG, EKP, Schlafpolygraphie, Motorik, autonome Funktionen. Springer, Wien.

[16] Houfek EE, Ellingson RJ (1959): On the reliability of clinical EEG interpretation. J. Nerv. Ment. Dis.128/5: 425–437.

[17] Hummel C, Stefan H (1997): Magnetoencephalography. Epilepsia 38/Suppl. 10: 52–57.

[18] IFSECN (1974): A glossary of terms commonly used by clinical electroencephalographers. Electroenceph. Clin. Neurophysiol. 37: 538–548.

[19] Karbowski K (1990): EEG-Fehldiagnosen. Z. EEG-EMG 21: 255.

[20] Kral W (1992): Elektroenzephalographie – Rückblick und Perspektiven der Gerätetechnik. EEG-Labor 14: 97–112.

[21] Kugler J (1981): Elektroenzephalographie in Klinik und Praxis., 3. Aufl. Thieme, Stuttgart.

[22] Kugler J (1973): Rückwirkung flugmedizinischer Untersuchungen auf klinische Befundinterpretationen. Ges. f. Neuro-Elektrodiagnostik der DDR, Weimar, 43: 72.

[23] Kugler J (1976): Physical Activation and Provocation Methods in Clinical Neurophysiology. In: Redmond A (Hrsg.): Handbook of Electroencephalography and Clinical Neurophysiology, Vol.3, Part D, S. 89–103. Elsevier, Amsterdam.

[24] Kugler J (1976): Generalized Non-Paroxysmal Abnormalities. In: Redmond A (Hrsg.): Handbook of Electroencephalography and Clinical Neurophysiology, Vol.11, Part B, S. 33–51. Elsevier, Amsterdam.

[25] Kuhn TS (1999): Die Struktur der wissenschaftlichen Revolutionen (The Structure of Scientific Revolutions). Dt. Taschenbuch Verlag, München.

[26] Kutak L, Karbowski K (1978): EEG-Befunde bei gesunden Erwachsenen. Akt. Neurol. 5: 79–87.

[27] Last SL (1971): Application of Electroencephalography in Psychiatry. In: Redmond A (Hrsg.): Handbook of Electroencephalography and Clinical Neurophysiology, Vol. 1, Part C, S. 35–38. Elsevier, Amsterdam.

[28] Matthes A, Kruse R (1971): Thesen zum EEG. EEG und Epilepsiediagnostik. Kinderarzt 20: 92.

[29] Müller D (1980): EEG in der Begutachtung. In: Niebeling HG (Hrsg.): Einführung in die Elektroenzephalographie, S. 380–386. Barth, Leipzig.

[30] Niedermeyer E, Lopes da Silva F (1987): Electroencephalography. Basic Principles, Clinical Applications, and Related Fields. 3rd Edition. Williams & Wilkins, Baltimore.

[31] Oberholz H, Kugler J, Jessberger W (1975): EEG criteria for flying fitness applied by the German Air Force Institute of Aviation Medicine. Aviat. Space Environm. Med. 46: 194–198.

[32] Petsche H (1988): From Graphein to Topos: Past and Future of Brain Mapping. In: Maurer K (Hrsg.): Topographic Brain Mapping of EEG and Evoked Potentials, S. 11–18. Springer, Berlin–Heidelberg.

[33] Petsche H, Etlinger SC (1998): EEG and Thinking. Power and Coherence Analysis of Cognitive Processes. Verlag Österr. Akad. Wissensch., Wien.

[34] Schwab RS (1951): Electroencephalography in clinical practice. Saunders Comp., Philadelphia.

[35] Small JG: Psychiatric Disorders and EEG. In: Niedermeyer E, Lopes da Silva F: Electroencephalography, 3rd Edition, S. 581–596. Williams & Wilkins, Baltimore.

[36] Spunda C (1998): Erfahrungen mit dem konventionellen EEG. EEG-Labor 10/3: 101–110.

[37] Szentagothai J (1978): Specifity versus (quasi) randomness in cortical connectivity. In: Brazier MAB, Petsche H (Hrsg.): Architectonics of the Cortex, S. 77–97. Raven Press, New York.

[38] Szentagothai J (1983): The modular architectonic principle of neural centers. Rev. Physiol. Biochem. Pharmacol. 98: 11-61.

[39] Ulrich G (1994): Psychiatrische Elektroenzephalographie. Fischer, Stuttgart.

[40] Verdeaux G (1966): Les problèmes de la médecine légale. In: Delay J, Verdeaux G (Hrsg.): Electroencéphalographie clinique, S. 201–209. Masson, Paris.

[41] Verdeaux G, Verdeaux J (1954): Utilisation de l'éctroencéphalographie dans l'expertise médico-légale. Ann. Med. Psych. 112/1: 184–187.

[42] Walter WG (1936): The location of cerebral tumors by electroencephalography. Lancet 2: 305–308.

[43] Walter WG, Dovey VJ (1944): Electroencephalography in cases of sub-cortical tumor. J. Neurol. Neurosurg. Psychiat. 7: 57–65.

[44] Witter H (1936): Der Anfallskranke in der Rechtsprechung. Therapiewoche 17/3-6: 67–71.

[45] Zivin L, Ajmone-Marsan C (1968): Incidence and Prognostic Significance of „Epileptiform" Activity in the EEG of Non-Epileptic Subjects. Brain 91: 751–778.

[46] Zschocke S (1995): Klinische Elektroenzephalographie. Springer, Berlin.

Anhang:

Multimodal evozierte Potentiale

Manfred Stöhr

Erkrankungen des Nervensystems gehen mit funktionellen und strukturellen Veränderungen einher. Dabei ist der Nachweis struktureller Läsionen eine Domäne der bildgebenden Verfahren, während Beeinträchtigungen der Funktion durch die neurophysiologische Funktionsdiagnostik nachgewiesen werden können. Multimodal evozierte Potentiale dienen dem Nachweis von Funktionsstörungen im Bereich der motorischen, somatosensiblen, visuellen und akustischen Leitungsbahnen des Nervensystems.

Somatosensibel evozierte Potentiale (SEP)

SEP-Ableitungen stellen eine Funktionsprüfung des somatosensiblen Systems dar. Bei der klinischen Sensibilitätsprüfung wird versucht, aus den Angaben des Untersuchten über die Wahrnehmung verschiedener Testreize Rückschlüsse auf die Funktion dieses Sinnessystems zu ziehen. SEP-Untersuchungen stellen demgegenüber eine objektive Funktionsprüfung dar, die innerhalb gewisser Grenzen den von der Mitarbeit des Untersuchten unabhängigen Nachweis oder Ausschluss einer somatosensiblen Funktionsstörung gestattet.

Somatosensible Reizantworten können nach elektrischer Stimulation von Arm-, Rumpf-, Beinnerven sowie nach Stimulation von Trigeminus-Endästen abgeleitet werden. Die beste Potentialausprägung findet sich dabei über dem Anteil des somatotopisch gegliederten sensiblen Kortex, der dem stimulierten Körperabschnitt entspricht, d. h. über dem Hand-, Bein- bzw. Gesichtsfeld (Abb. 12-6).

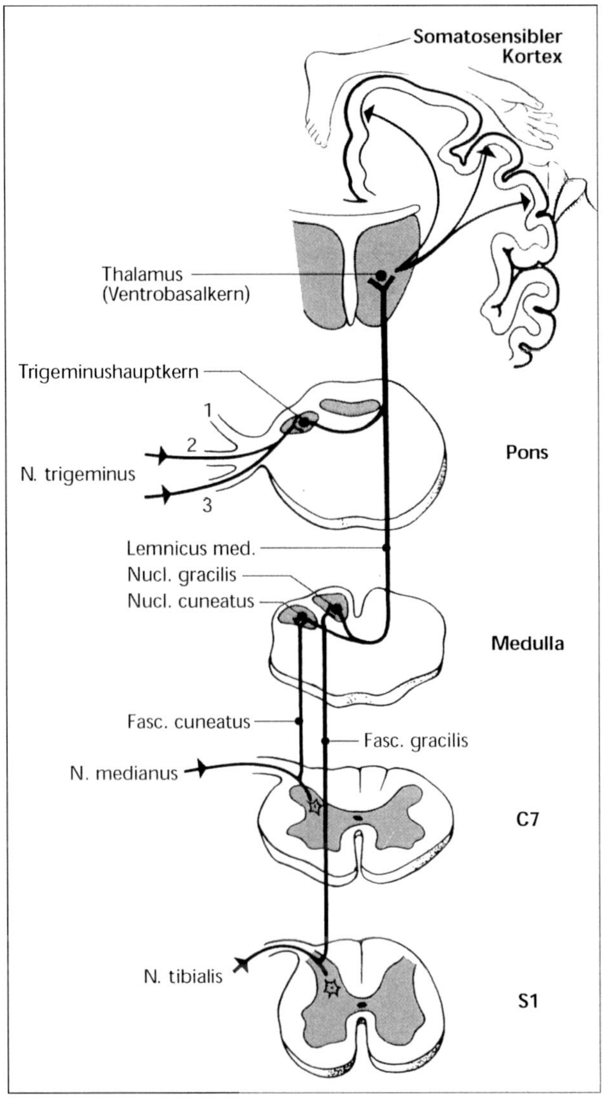

Abb. 12-6 Somatosensible Leitungsbahnen und kortikale Projektionsfelder.

Indikationen. Einsatzmöglichkeiten der somatosensibel evozierten Potentiale bei Erkrankungen des peripheren Nervensystems wurden bereits in Kapitel II.9 beschrieben. Sonstige wichtige Indikationen sind **Myelopathien** unterschiedlichster Genese, bei denen die SEP-Diagnostik Leitungsstörungen im Bereich der Hinterstränge zu objektivieren vermag. Dabei lassen sich Prozesse im Bereich des Halsmarks am genauesten nachweisen und lokalisieren nach Stimulation des N. medianus (Läsionen oberhalb des Segments C7), bzw. des N. ulnaris (Läsionen in Höhe C8/Th1). Weiter kaudal gelegene Rückenmarksschädigungen sind nur durch Stimulation von Rumpf- und besonders Beinnerven erfassbar. Schädigungen die mit einer Axondegeneration verbunden sind, bedingen eine Amplitudenreduktion der rostral der Läsion generierten Reizantworten, während demyelinisierende Prozesse eine Latenzverzögerung nach sich ziehen.

Einen der wichtigsten Einsatzbereiche für SEP-Untersuchungen stellt die **Multiple Sklerose** dar. Bei diesem Krankheitsbild vermögen SEP-Ableitungen klinisch latente Herde im somatosensiblen System aufzudecken und tragen damit zum Nachweis des multifokalen Charakters diese Erkrankung bei. Darüber hinaus weisen die oft ausgeprägten Latenzverzögerungen darauf hin, dass es sich um eine Entmarkungskrankheit handeln muss.

Erkrankungen des Gehirns mit Einbeziehung des spezifischen somatosensiblen Systems, führen in Abhängigkeit von der Schädigungslokalisation zu typischen Veränderungen, der über der sensiblen Rinde ableitbaren Reizantworten. Dabei besteht eine gute Korrelation zwischen dem Grad der SEP-Veränderungen und dem Ausmaß der Sensibilitätsminderung, wobei unter den verschiedenen sensiblen Qualitäten der Lagesinn und die Stereoästhesie am wichtigsten sind. Prozesse in der kaudalen Medulla oblongata (im Bereich der Hinterstrangkerne), führen zu Veränderungen bereits der Komponente N13b nach Medianusstimulation; weiter rostral gelegene Krankheitsherde bedingen demgegenüber eine isolierte Amplitudenreduktion bzw. Verzögerung des kortikalen Primärkomplexes (N20/P25). Hinter der primären sensiblen Rinde gelegenen Herde, führen zu einem isolierten Ausfall der dem kortikalen Primärkomplex folgenden Komponenten.

Recht typische SEP-Veränderungen ergeben sich schließlich bei einer Reihe von **Systemerkrankungen,** wie z. B. der Friedreich'schen Ataxie und der Chorea major.

Für die klinische Neurologie bedeutet die Registrierung somatosensibler Reizantworten von Rückenmark und Gehirn eine nichtinvasive Methode, die folgende über dem klinischen Untersuchungsbefund hinausgehenden Informationen zu liefern vermag:

1. SEP-Messungen stellen eine objektive und mit gewissen Einschränkungen quantitative Funktionsprüfung des somatosensiblen Systems dar. Dies ist von besonderer Wichtigkeit zum Nachweis klinisch inapparenter Läsionen dieses Systems, und bei der

Untersuchung von Patienten, die keine verwertbaren Angaben bei der klinischen Sensibilitätsprüfung machen können oder wollen, wie dies in der Gutachtensituation nicht selten der Fall ist.
2. Bei Ableitung von mehreren Stationen der untersuchten somatosensiblen Bahn ist eine Lokalisationsdiagnostik des vorliegenden Krankheitsprozesses möglich.
3. Das Ausmaß und die Relation von Latenzverzögerungen und Amplitudenerniedrigungen erlauben eine Differenzierung von axonalen und demyelinisierenden Läsionen, und geben somit Hinweise zur Ätiologie (4).

Visuell evozierte Potentiale (VEP)

Visuell evozierte Potentiale sind nach adäquater retinaler Reizung über dem okzipitalen Kortex ableitbar. Sie gestatten eine nichtinvasive Untersuchung des visuellen Systems und dessen Funktionsfähigkeit. VEP werden mit Hilfe von Oberflächenelektroden abgeleitet, die über dem Okzipitalpol angeklebt werden. Die Stimulation der Netzhaut erfolgt bei kooperativen Patienten mit Hilfe eines Schachbrettmustergenerators. Bei Patienten die zur Kooperation nicht willens oder nicht fähig sind, kann eine Blitzlichtstimulation mittels LED-Brillen vorgenommen werden [1].

Die wichtigste Indikation für VEP-Messungen ist die **Retrobulbärneuritis,** die sowohl als eigenständiges Krankheitsbild als auch im Rahmen einer Multiplen Sklerose vorkommt. Im akuten Stadium findet sich typischerweise eine Amplitudenminderung bis zum Ausfall des VEP. Nach Abklingen der akuten Phase treten die visuellen Reizantworten in der Regel wieder auf, wobei die zu Messung benützte Komponente P100 eine mehr oder minder stark ausgeprägte Latenzverzögerung aufweist. Bei Multipler Sklerose lassen sich mittels VEP-Untersuchungen auch klinisch latente Einbeziehungen des N. opticus in den Krankheitsprozess ermitteln, was besonders bei einer klinisch rein spinalen Symptomatik von großer diagnostischer Wichtigkeit ist.

Sonstige Anwendungsbereiche der VEP-Diagnostik umfassen **Kompressionen des N. opticus** durch verschiedenartige Nachbarschaftsprozesse, **Systemerkrankungen** wie die Friedreich'sche Ataxie, die HMSNI und den M. Wilson. Bei Gesichtsfeldstörungen unterschiedlicher Genese erlaubt die Halbfeldstimulation eine Objektivierung des Defektes.

Frühe akustisch evozierte Potentiale (FAEP)

FAEP erlauben eine Funktionsprüfung von Innenohr, Hörnerv und der im Hirnstamm aufsteigenden Hörbahn. Die akustische Stimulation erfolgt mit Hilfe sog. Clicks, die monaural appliziert und – als Fernfeldpotentiale – mittels zweier Ableitelektroden über dem Mastoid und dem Scheitel abgeleitet werden. Normalerweise lassen sich innerhalb der ersten 10 ms nach Reizbeginn 7 skalppositive Wellen registrieren. Bei einer **Innenohrschwerhörigkeit** besteht ein Ausfall bzw. eine Amplitudenminderung ab Welle I. **Kleinhirnbrückenwinkeltumoren** lassen in der Anfangsphase die Welle I unbeeinträchtigt und führen typischerweise zu einer Zunahme des Latenzintervalls I-III. Bei **Prozessen im unteren Pons** besteht eine Veränderung ab Welle III und bei **Herden im oberen Pons** mit Einbeziehung der Hörbahn finden sich Veränderungen des IV/V-Komplexes. Damit gelingt mit diesen Messungen nicht nur eine Objektivierung einer Schädigung der akustischen Leitungsbahn, sondern in gewissen Grenzen außerdem eine Schädigungslokalisation [2].

Motorisch evozierte Potentiale nach Magnetstimulation (MEP)

MEP-Ableitungen erfolgen am häufigsten von der mimischen Muskulatur und besonders von verschiedenen Arm- und Beinmuskeln. Bei Ableitung von den Extremitäten wird das motorische System sowohl kortikal als auch spinal stimuliert, um die zentrale und die periphere Leitungsstrecke getrennt untersuchen zu können.

Entsprechend der Wichtigkeit der motorischen Leitungsbahnen sind MEP-Ableitungen bei zahlreichen neurologischen Krankheitsbildern indiziert, insbesondere bei **Multipler Sklerose, ALS, Myelopathien** unterschiedlicher Genese und bei **Systemerkrankungen.** Bei **psychogenen Lähmungen** sind sie nicht nur geeignet die fehlende Funktionsstörung der motorischen Leitungsbahnen zu demonstrieren, sondern können auch therapeutisch genutzt werden, um den Patienten die prinzipielle Intaktheit seiner motorischen Funktionen bildhaft vor Augen zu führen [3].

! Im Rahmen von Begutachtungen sind die multimodal evozierten Potentiale deshalb von besonderer Bedeutung, weil sie objektive und von der Mitarbeit des Untersuchten unabhängige Befunde liefern, und damit klare

Aussagen zur Beeinträchtigung oder Intaktheit der untersuchten Leitungsbahnen gestatten. In der Hand des erfahrenen Untersuchers lassen sich vorgetäuschte Lähmungen, Sensibilitätsstörungen, Erblindungen oder Ertaubungen mit großer Zuverlässigkeit ausschließen. Umgekehrt können damit aber auch klinisch latente Funktionsstörungen aufgedeckt und diagnostisch nutzbar gemacht werden.

Literatur

[1] Altenmüller, E., Ruether, K., Dichgans, J. (1996): Visuell evozierte Potentiale und Elektroretinogramm. In: Stöhr et al. Evozierte Potentiale. Kap. 3

[2] Buettner U. W. (1996): Akustisch evozierte Potentiale. In: Stöhr et al. Evozierte Potentiale. Kap. 4

[3] Hess, Ch. W. (1996): Die mittels Kortexreizung motorisch evozierten Potentiale. In: Stöhr et al. Evozierte Potentiale. Kap. 8

[4] Stöhr, M. (1996) Somatosensible Reizantworten von Rückenmark und Gehirn: In: M. Stöhr, J. Dichgans, U.W. Buettner, Ch.W. Hess, E. Altenmüller: Evozierte Potentiale. 3. Aufl. Springer Heidelberg New York

13 Neurophysiologische Untersuchungsbefunde bei Erkrankungen des peripheren Nervensystems und der Muskulatur

Manfred Stöhr

Inhalt

1 Untersuchungsmethoden

Elektromyographie (EMG): Die Nadelelektromyographie (EMG) ist in der Diagnostik zahlreicher neuromuskulärer Erkrankungen bedeutsam. Unter den verschiedenen Formen von *pathologischer Spontanaktivität* kommen Fibrillationen, steile positive Wellen und komplexe repetitive Entladungen sowohl bei myogenen als auch neurogenen Prozessen vor, wogegen sich Faszikulationen, Gruppen- und Serienentladungen sowie Myoklonien ausschließlich bei Neuropathien nachweisen lassen [37].

Durch Analyse der bei leichter Willkürinnervation rekrutierten *Muskelaktionspotentiale* lassen sich Muskel- und Nervenerkrankungen voneinander differenzieren. Neuropathien führen zu einem neurogenen Umbau (Polyphasierate >10 %, mittlere Potentialdauer und Potentialamplitude vergrößert), in Kombination mit einer Lichtung des Aktivitätsmusters bei Maximalinnervation. Bei Myopathien ist demgegenüber die mittlere Potentialdauer in der Regel verkürzt, die mittlere Amplitude reduziert, und bei maximaler Muskelanspannung ist das Aktivitätsmuster trotz deutlicher Kraftminderung dicht [8, 21].

! Im Rahmen einer Begutachtung sind pathologische Spontanaktivität und die Ergebnisse der Potentialanalyse objektive Parameter zur Beurteilung einer neuromuskulären Erkrankung.

Dagegen ist die Prüfung des Aktivitätsmusters bei Maximalinnervation – ebenso wie die klinische Prüfung der Muskelkraft – von der Mitarbeit des Untersuchten abhängig und damit weniger aussagekräftig.

Neurographie: Messungen der motorischen und sensiblen Nervenleitgeschwindigkeiten sowie die Analyse der motorischen und sensiblen Reizantworten stellen eine objektive Funktionsprüfung der motorischen bzw. sensiblen Nervenfasern dar [30, 37, 42], die wichtige diagnostische und prognostische Aussagen gestattet (Abb. 13-1).

Eine *Impulsleitungsverzögerung* findet sich bevorzugt bei einer Demyelinisierung von Axonen, wie sie umschrieben bei Nervenengpaß-Syndromen und in diffuser Verteilung bei Polyneuropathien vom demyelinisierenden Typ vorkommt. In der Akutphase solcher Erkrankungen sowie nach akuter exogener Druckeinwirkung kann auch ein kompletter oder partieller *Leitungsblock* resultieren, der in der Regel auf eine günstige Prognose hinweist [25]. Degeneriert ein Teil der Nervenfasern, wie dies z.B. nach Nervenverletzungen häufig der Fall ist *(Axonotmesis),* aber auch bei Polyneuropathien vom axonalen Typ vorkommt, so besteht die entscheidende neurographische Veränderung in einer Erniedrigung der motorischen und/oder sensiblen Antwortpotentiale (Abb. 13-2, rechts).

Um proximal lokalisierte Läsionen zu erfassen, muß die konventionelle Neurographie durch F-Wellen- bzw. H-Reflex-Untersuchungen ergänzt werden, oder es müssen die weiter unten besprochenen Methoden der

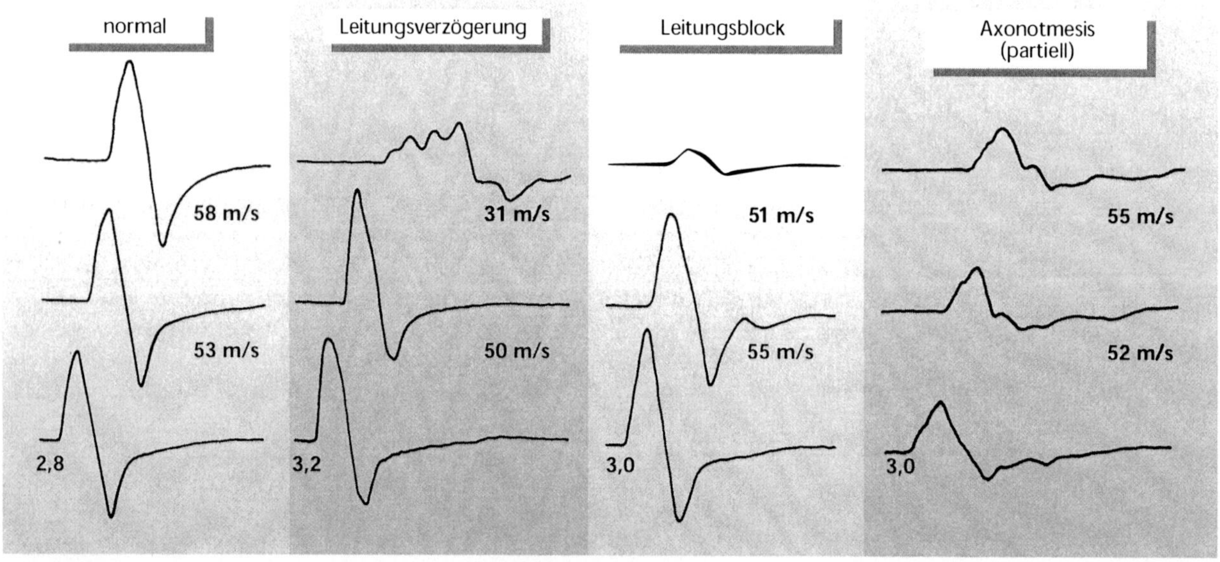

Abb. 13-1 Neurographische Veränderungen bei unterschiedlichen Schädigungen peripherer Nerven (aus: M. Stöhr, 1998).

Magnetstimulation und der Ableitung somatosensibel evozierter Potentiale zum Einsatz kommen [37, 40].

Fehlermöglichkeiten bei neurographischen Untersuchungen ergeben sich einerseits aus einer inadäquaten Untersuchungstechnik (z.B. erniedrigte Hauttemperatur, submaximale Nervenstimulation, Miterregung benachbarter Nerven), andererseits aus Innervationsanomalien und Fehlinterpretationen [37].

Magnetstimulation: Eine Untersuchung proximaler Anteile des peripheren Nervensystems ist mittels der konventionellen motorischen Neurographie unmöglich. Dagegen lassen sich Nervenwurzeln, Nervenplexus und tiefliegende proximale Nervenanteile mit Hilfe des Magnetstimulators reizen, so daß Aussagen über die Impulsleitung in den genannten Abschnitten des peripheren Nervensystems möglich sind.

Bei Stimulation über LWK 5 werden die Nervenwurzeln im Bereich des Foramen intervertebrale erregt. Das bedeutet, daß der lange Nervenwurzelabschnitt zwischen Kerngebiet und Austrittsstelle, d.h. die Cauda equina, nicht in die Funktionsprüfung einbezogen wird. Hierzu ist eine ergänzende kortikale Stimulation nötig, wobei die Laufzeit innerhalb der Cauda equina in die Berechnung der sog. *zentralen motorischen Überleitungszeit* eingeht [15].

Eine Ableitung **motorisch evozierter Potentiale (MEP)** nach kortikaler, spinaler und ggf. nervaler Magnetstimulation ist besonders zum Nachweis proximal lokalisierter Neuropathien vom demyelinisierenden Typ geeignet, so z.B. bei Guillain-Barré Syndrom, chronischer Polyneuroradikulitis und Neuroborreliose.

Somatosensibel evozierte Potentiale (SEP): SEP-Ableitungen können besonders beim Nachweis proximal lokalisierter Nervenläsionen – einschließlich Plexus und radikulärer Syndrome – hilfreich sein, wobei sich eine Modifikation der üblichen Ableittechnik empfiehlt. So erfolgt z.B. nach Armnervenstimulation eine Ableitung in der Ellenbeuge, über dem Erbschen Punkt, oberhalb HWK 7 sowie über der kontralateralen primären sensiblen Rinde. Nach Beinnervenstimulation sind zusätzliche Ableitungen in Höhe des Knies und der Glutäalfalte zweckmäßig [40].

2 Neurophysiologische Befunde bei Nerven- und Plexusläsionen

Bei Nervenverletzungen ebenso wie bei endogenen Nervenläsionen geht es zunächst um eine klare **diagnostische Zuordnung** der bestehenden sensomotorischen Ausfallerscheinungen. So kann z.B. die Unterscheidung zwischen Ulnarisparese, unterer Armplexusparese und C8-Syndrom allein mit klinischen Mitteln Schwierigkeiten bereiten. Die elektromyographische Diagnostik orientiert sich bei dieser Fragestellung an den bekannten nervalen Innervationsmustern. Findet sich z.B. ausschließlich in der Ulnaris-innervierten Handmuskulatur ein pathologischer EMG-Befund, spricht dies am ehesten für eine distale Ulnarisläsion. Ist auch der M. flexor digitorum profundus (ulnarer Teil) betroffen, weist dies auf eine proximale Ulnarisschädigung hin, während ein zusätzlicher pathologischer Befund im M. abductor pollicis brevis eine untere Armplexusparese (oder eine Innervationsanomalie) nahelegt. Findet sich schließlich auch noch in der paravertebralen Muskulatur des Myotoms C8 pathologische Spontanaktivität, so beweist dieser Befund einen radikulären oder nukleären Schädigungsort.

Dieses diagnostische Vorgehen gilt sinngemäß für alle peripheren Nerven, und zwar in erster Linie für *traumatische und iatrogene Nervenschädigungen,* bei denen häufig eine partielle oder totale Axonotmesis oder gar eine Kontinuitätsdurchtrennung (Neurotmesis) vorliegt. Hier stellt die Nadelelektromyographie eine Ergänzung der klinischen Untersuchung dar, mit dem Vorteil, schwer untersuchbare oder nur gering betroffene Muskeln mit zu erfassen [37].

Bei akuten oder chronischen *Nervenkompressionssyndromen* sind dagegen neurographische Untersuchungen aussagekräftiger und erlauben z.T. eine sehr exakte Schädigungslokalisation. Bei Engpaß-Syndromen besteht die wichtigste Änderung in der verlangsamten Impulsleitung, die auf den lädierten Nervenabschnitt beschränkt ist. Nur in schweren Fällen, in denen eine Waller-Degeneration der dicken, schnellleitenden Axone hinzutritt, ist die NLG auch im infraläsionellen Abschnitt herabgesetzt, jedoch weniger stark, so daß der lokale Schwerpunkt der Impulsleitungsverzögerung erkennbar bleibt. Da die Impulsverzögerung in den verschiedenen motorischen bzw. sensiblen Axonen des betroffenen Nervs oft unterschiedlich stark ausgeprägt ist, treten außerdem eine Aufsplitterung und Verlängerung des motorischen bzw. sensiblen Antwortpotentials auf (s. Abb. 13-1).

Häufig ist die Impulsleitung in einem Teil der Axone blockiert; ein solcher *Leitungsblock* äußert sich in einer Amplitudenerniedrigung des Antwortpotentials, wenn die Stimulation (bei motorischer Neurographie) proximal der Läsion erfolgt, während bei Stimulation distal davon normale oder zumindest deutlich höhere Amplituden bestehen. Ist letzteres nicht der Fall, d.h., ist die

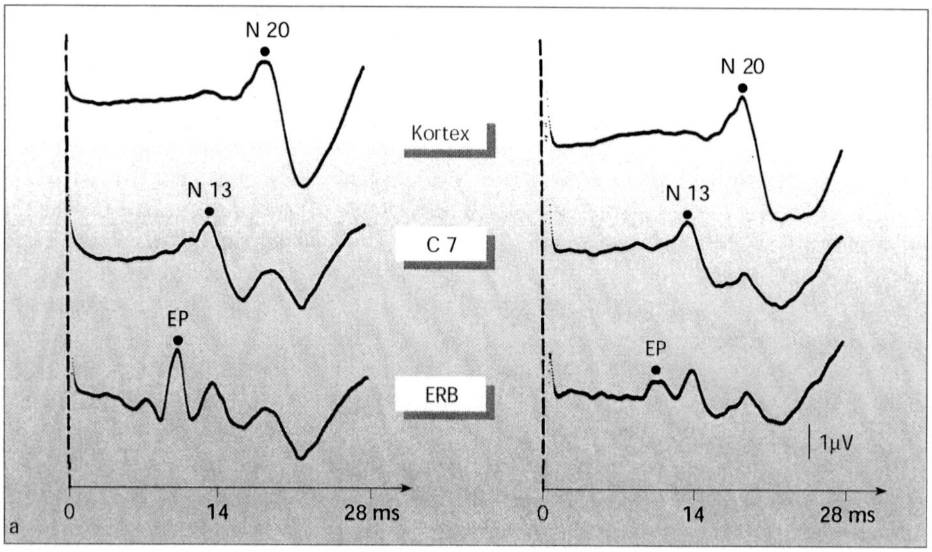

Abb. 13-2a und b SEP-Befunde bei traumatischen Armplexusläsionen.
a Infraganglionärer Schädigungstyp. Nach N.-medianus-Stimulation auf der gesunden Seite normale Reizantworten vom Erbschen Punkt, von HWK7 und vom Kortex (links). Nach Stimulation auf der betroffenen Seite signifikante Erniedrigung des EP-Potentials als Ausdruck einer inkompletten infraganglionären Schädigung (d.h. einer im Armplexus selbst gelegenen Läsion).
b Supraganglionärer Schädigungstyp. Auf der gesunden Seite (links) normale Reizantworten vom N. medianus, Erbschen Punkt und von der unteren Nackenpartie. Nach Medianus-Stimulation auf der betroffenen Seite Ausfall der zervikalen Reizantwort bei normalem EP-Potential. Diese Befundkonstellation spricht für eine Intaktheit des Armplexus selbst, bei vollständigem Funktionsausfall der zugeordneten Nervenwurzeln (Wurzelausriß).

Amplitude auch bei distaler Stimulation erniedrigt, weist dies auf eine eingetretene Waller-Degeneration eines Teils der Nervenfasern hin, was bei schweren chronischen Kompressionssyndromen oft der Fall ist.

Akute exogene Nervenkompressionen kommen besonders lagerungsbedingt und durch Druck von Operationsinstrumenten vor [36]. Sofern die Druckeinwirkung nicht zu schwer war, führt dieser Mechanismus zu einem Leitungsblock in manchen oder auch allen Fasern des betroffenen Nervs. Eine schwerere Gewalteinwirkung auf einen Nerv führt dagegen zur Waller-Degeneration von Axonen. Wenn dabei sämtliche motorische Fasern des betroffenen Nervs degenerieren, resultiert ein Verlust der elektrischen Erregbarkeit des Nervs innerhalb von 6–8 Tagen.

Zur diagnostischen Abklärung einer *traumatischen Armplexusparese* gehört eine exakte Feststellung, ob die Schädigung den Armplexus selbst, die Nervenwurzeln oder beide Anteile betrifft. Zur Beantwortung dieser Frage ist die modifizierte SEP-Technik am besten geeignet [17, 39]: Bei einer Läsion des Plexus ist das in der Supraklavikulargrube (Erbscher Punkt) abgeleitete Potential – je nach Schädigungsgrad – erniedrigt oder ausgefallen (Abb. 13-2a). Betrifft die Verletzung dagegen die Zervikalwurzeln, so bleibt dieses Potential regelrecht, und es besteht eine Amplitudenminderung oder ein Ausfall der zervikalen Reizantwort N13a (Abb. 13-2b). Dies hängt damit zusammen, daß in letzterem Fall das Spinalganglion als trophisches Zentrum des peripheren sensiblen Neurons erhalten bleibt und daraus eine normale Erregbarkeit des distalen Axonfortsatzes resultiert.

Die zur Diagnostik erforderlichen Reizorte variieren in Abhängigkeit davon, welcher Plexusanteil bzw. welche Zervikalwurzeln in die Untersuchung einbezogen werden sollen. Dabei gilt folgende Zuordnung [12]:

- N. ulnaris – unterer Primärstrang – Wurzel C8
- Mittelfinger – mittlerer Primärstrang – Wurzel C7
- Daumen oder N. cutaneus antebrachii radialis – oberer Primärstrang – Wurzel C6.

Unter den *Hirnnervenläsionen* spielt gutachtlich die häufige *Fazialisparese* eine wichtige Rolle. Hier läßt sich durch die Fazialisneurographie innerhalb einer Woche nach Eintritt der Schädigung deren Schweregrad ermitteln: Bleibt das evozierte Muskelaktionspotential in der mimischen Muskulatur > 10% des kontralateralen Vergleichswertes, kann von einer günstigen Prognose ausgegangen werden, während bei einem Ausfall der Reizantwort eine Wallersche Degeneration aller Fazialisfasern unterstellt werden muß und eine Besserung der Lähmung erst nach 3–4 Monaten erwartet werden kann. Zudem resultieren in letzterem Fall häufig Defektheilungen mit Restlähmung und Synkinesien infolge Fehlsprossung [37]. In der Frühphase kann durch die Magnetstimulation eine Unterscheidung der idiopathischen Form (mit raschem Verlust der kanalikulären Erregbarkeit), von Gesichtslähmungen im Rahmen der Neuroborreliose oder des Guillain-Barré-Syndroms getroffen werden [14].

Die objektive Diagnose einer *Optikusneuritis* stellt eine Domäne der visuell evozierten Potentiale (VEP) dar; bei ausgeprägter Visusminderung sind die VEP zunächst ausgefallen, nach teilweiser oder vollständiger Restitution mit deutlich verzögerter P100-Latenz ableitbar.

Eine Läsion des *N. acusticus* läßt sich durch Ableitungen der frühen akustisch evozierten Potentiale (FAEP, s. Kapitel 12) objektivieren und durch wiederholte Messungen mit unterschiedlichen Lautstärken außerdem quantifizieren, was besonders bei unkooperativen Probanden von Wichtigkeit ist.

Nach erfolgter Diagnostik der vorliegenden Nerven- bzw. Plexusläsion und deren Lokalisation besteht die Aufgabe der **objektiven Quantifizierung der sensomotorischen Ausfallerscheinungen.** Hierzu sind die motorische und sensible Neurographie am besten geeignet, sofern man die Amplituden der motorischen und sensiblen Antwortpotentiale als Parameter heranzieht (Abb. 13-3). So spricht z.B. eine Amplitudenminderung der motorischen Reizantwort auf $^{1}/_{10}$ des kontralateralen Vergleichswertes für das Vorliegen einer schweren – aber nicht kompletten – Parese des vorliegenden Muskels. In analoger Weise signalisiert eine starke Amplitudenreduktion oder gar ein Ausfall sensibler Nervenaktionspotentiale eine glaubhafte Beeinträchtigung der epikritischen Sensibilität, während das Schmerz- und Temperaturempfinden durchaus erhalten sein können.

Bei der *Beurteilung der Nervenregeneration* nach stattgehabter Nervenverletzung darf man sich allerdings nicht ausschließlich am quantitativen Ausmaß der Reinnervation orientieren, sondern muß auch funktionsmindernde *Fehlsprossungen* in Rechnung stellen [25]. Werden z.B. die Ulnaris-innervierten Handmuskeln nach erfolgter Durchtrennung des N. ulnaris nicht „orthotop" reinnerviert, so resultiert bei intendierter Ab- oder Adduktion der Finger jeweils eine Masseninnervation (Synkinesie) mit negativer Auswirkung sowohl auf die Kraftentfaltung als vor allem auch auf die Feinmotorik (Abb. 13-4).

3 Neurophysiologische Befunde bei Nervenwurzelläsionen

Die Bedeutung elektrophysiologischer Untersuchungen in der Diagnostik von Nervenwurzelläsionen beruht auf der Tatsache, daß hiermit Funktionsstörungen nachgewiesen werden können, während die bildgebenden Verfahren morphologische Veränderungen aufzeigen, die nicht notwendigerweise mit einer Funktionsbeeinträchtigung korrelieren. Elektrophysiologische und neuroradiologische Untersuchungen sind somit keine konkurrierenden, sondern sich gegenseitig ergänzende Verfahren [43].

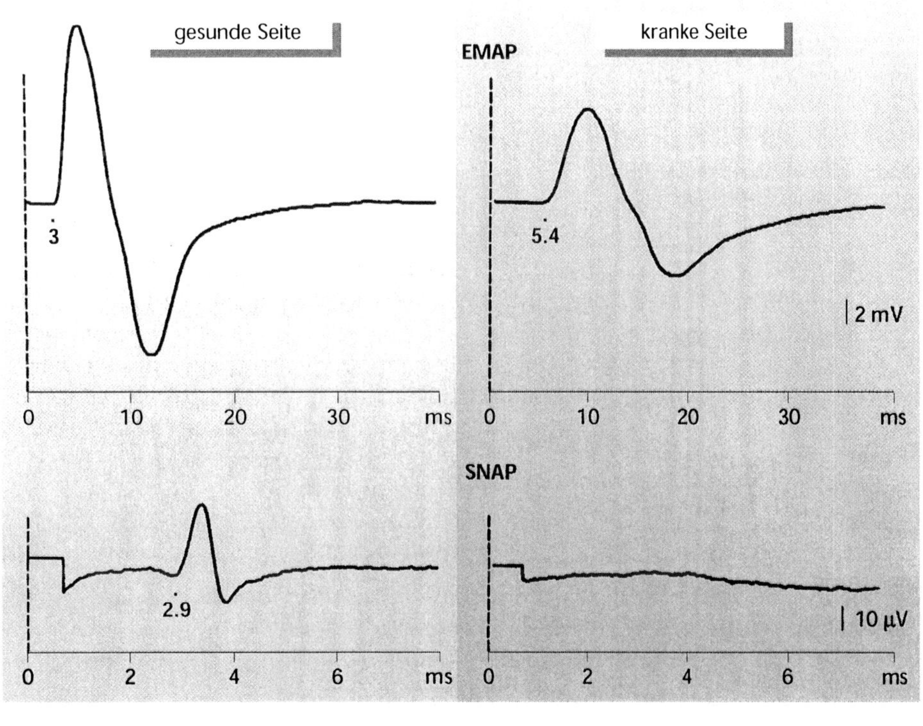

Abb. 13-3 Neurographische Befunde zur Objektivierung sensomotorischer Ausfallerscheinungen nach Nervenläsionen. Das evozierte Muskelaktionspotential (EMAP) erscheint bei Stimulation auf der kranken Seite verzögert und deutlich amplitudengemindert als Hinweis auf einen mäßiggradigen Ausfall motorischer Einheiten (mäßiggradige Restparese). Das sensible Nervenaktionspotential ist auf der kranken Seite ausgefallen, was als objektiver Hinweis auf eine weiterbestehende ausgeprägte Störung der epikritischen Sensibilität anzusehen ist.

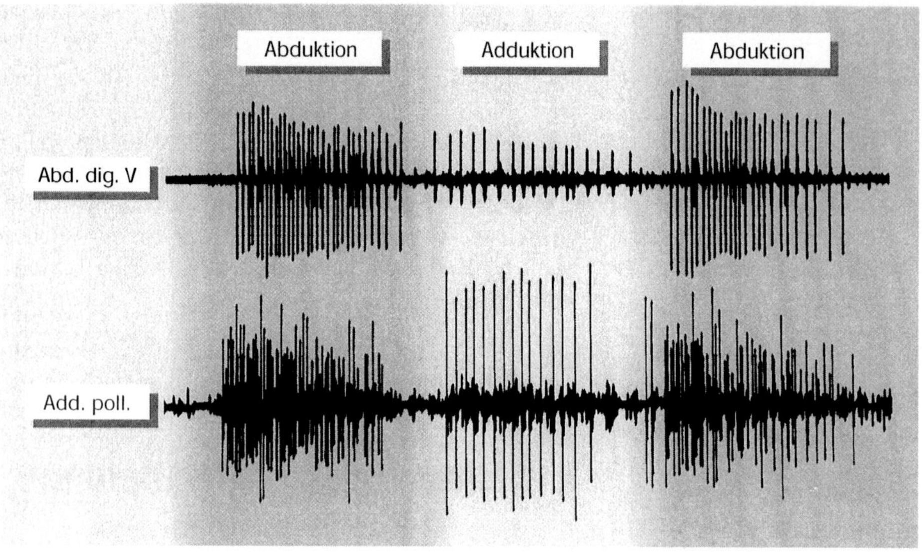

Abb. 13-4 Fehlsprossung nach Kontinuitätsdurchtrennung eines Nervs. Nach Durchtrennung des N. ulnaris mit anschließender Wiedervereinigung eintretende Fehlsprossung mit simultaner Aktivierung der Mm. abductor digiti minimi und adductor pollicis sowohl bei intendierter Abduktion als auch bei Adduktion der Finger.

Die Diagnose einer Nervenwurzelläsion ist im allgemeinen schwieriger als die einer Nervenläsion, da ein bestimmter Muskel nur von einem Nerv, aber von zwei bis drei Nervenwurzeln seine motorische Innervation erhält. Bei der elektromyographischen Untersuchung kommt es daher darauf an, pathologische Befunde in mehreren Kennmuskeln zu sammeln [8,25,38]. So spricht z.B. die in Abbildung 13-5 dargestellte Befundkonstellation mit Denervierungszeichen im Myotom S1 (Mm. glutaeus maximus und gastrocnemius medialis), aber normalem Befund im M. tibialis anterior für eine Schädigung der Wurzel S1 und gegen eine differentialdiagnostisch in Betracht kommende N.-ischiadicus- oder Plexus-sacralis-Läsion, da der vom N. ischiadicus bzw. Plexus sacralis, aber nicht von der Nervenwurzel S1 innervierte M. tibialis anterior einen Normalbefund aufweist. Bestätigt wird diese Annahme durch den zusätzlichen Nachweis von Fibril-

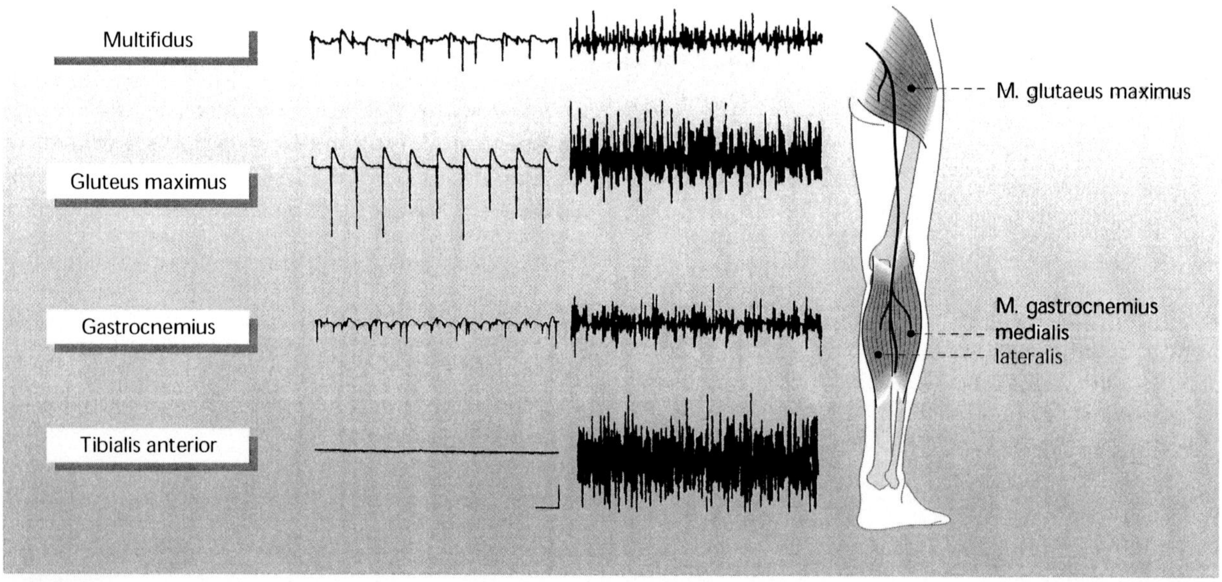

Abb. 13-5 Elektromyographisches Ausfallsmuster bei S1-Syndrom. In der Kennmuskulatur des Myotoms S1 (M. glutaeus maximus und M. gastrocnemius medialis) findet sich pathologische Spontanaktivität, ebenso in der paravertebralen Muskulatur, d.h. in dem vom Ramus dorsalis nervi spinalis innervierten M. multifidus). Der EMG-Befund im M. tibialis anterior (Myotom L5) ist dagegen regelrecht (modifiziert nach M. Stöhr, 1998).

lationen und steilen positiven Wellen in der paravertebralen Muskulatur des Segments S1 (M. multifidus), da diese vom Ramus dorsalis des Spinalnervs versorgt wird, der bereits in Höhe des Foramen intervertebrale abzweigt und daher bei Plexus- und Nervenläsionen nicht einbezogen wird.

Da auch die Kennmuskeln nicht nur von einer Wurzel innerviert werden, gibt es Muskelareale mit ungestörter Innervation und andere, die mehr oder weniger schwer denerviert sind. Bei der elektromyographischen Untersuchung muß deshalb unbedingt in mehreren Muskelarealen abgeleitet und besonders nach Fibrillationen und steilen positiven Wellen gefahndet werden, wobei diese frühestens zwei Wochen nach Eintritt der Schädigung zu finden sind. Die seltener vorkommenden Faszikulationen können dagegen schon zu einem früheren Zeitpunkt registriert werden.

In der Diagnostik von Wurzelläsionen spielt die Nadelelektromyographie eine dominierende Rolle, wobei das praktische Vorgehen in verschiedenen Laboratorien unterschiedlich ist. Manche Untersucher tendieren dazu, eine große Zahl von Muskeln abzuleiten und aus den Ergebnissen eine segmentale Verteilung herauszufiltern. So schlagen Lauder und Dillingham [19] ein Screening mit Untersuchung von 7 Muskeln vor, um zervikale Nervenwurzelläsionen zu identifizieren. Sofern man die Elektromyographie als Ergänzung und nicht als Ersatz der klinischen Diagnostik versteht, stellt ein solches Vorgehen eine unnötige Quälerei für den Patienten und einen unangemessen hohen Arbeitsaufwand für den Untersucher dar. Sinnvoller ist es, durch Exploration und klinische Untersuchung die in Betracht kommende Nervenwurzel zu identifizieren, woraufhin eine Befundbestätigung durch Ableitung aus 2–3 Muskeln genügt.

Neurographische Messungen sind meist weniger aussagekräftig als die Nadelelektromyographie. Allerdings können verlängerte F-Wellen-Latenzen (bei normaler motorischer Nervenleitgeschwindigkeit) die Diagnose einer Radikulopathie stützen, wobei folgende segmentale Zuordnungen gelten [31]:

- M. abductor digiti quinti – C8
- M. extensor digitorum brevis – L5
- M. abductor hallucis – S1.

Eine pathologische Latenzzunahme und/oder Amplitudenreduktion des H-Reflexes im M. soleus findet sich typischerweise bei einer Schädigung der Wurzel S1.

Auch SEP-Untersuchungen können in schwierigen Fällen zur Diagnose einer Radikulopathie beitragen, wobei entweder im betreffenden Dermatom [16] oder in segmental zugeordneten sensiblen Nerven [20, 28, 37, 40] stimuliert wird:

Nervenwurzel	Stimulationsort
C6	Daumen oder N. cutaneus antebrachii lateralis
C7	Mittelfinger
C8	Kleinfinger oder N. ulnaris
L4	N. saphenus
L5	N. peronaeus
S1	N. suralis

F-Wellen-, H-Reflex- und SEP-Messungen sind als Ergänzung zur elektromyographischen Untersuchung vor allem bei denjenigen Nervenwurzelläsionen hilfreich, die nicht mechanisch (z.B. durch einen Bandscheibenvorfall) bedingt sind, sondern im Rahmen metabolischer, entzündlicher oder neoplastischer Prozesse auftreten.

4 Neurophysiologische Befunde bei Polyneuropathien

Die Unterteilung der Polyneuropathien in axonale und demyelinisierende Formen ist umstritten, jedoch empfiehlt sich diese Unterteilung aus didaktischen Gründen. Dabei muß man sich bewußt sein, daß außer reinen auch gemischte Formen vorkommen [41]. Die zur Klassifizierung der verschiedenen Polyneuropathie-Syndrome nötigen Untersuchungsmethoden sind in Tabelle 13-1 zusammengestellt, wobei sich die Auswahl der jeweils notwendigen Messungen an klinischen Kriterien wie Schweregrad, Symmetrie und Lokalisationsschwerpunkten orientiert. So resultiert die Bevorzugung der Beinnerven in der Routinediagnostik aus dem meist stärkeren Betroffensein der unteren Extremitäten. Bei symmetrischer Symptomausprägung genügt die Testung einer Seite, während bei Asymmetrien oder fokaler Schwerpunktbildung ein Vergleich der Meßergebnisse beider Seiten wichtig ist.

Anhand der erhaltenen Meßergebnisse läßt sich unter Berücksichtigung von Schädigungstyp, Lokalisation und betroffener Faserpopulation eine Unterteilung der Polyneuropathien in acht Gruppen vornehmen, wobei jeder dieser Gruppen bestimmte Krankheitsbilder zugeordnet werden können (Tab. 13-2). Bei jeder Polyneuropathie-Abklärung empfiehlt sich also zunächst eine standardisierte Elektrodiagnostik, um eine Zuordnung des jeweils vorliegenden Syndroms in eine der genannten Gruppen vornehmen zu können und damit die Fülle möglicher Ursachen auf ein überschaubares Maß zu reduzieren.

Akute Polyneuroradikulitis (Guillain-Barré-Syndrom): Entsprechend den morphologischen Gegeben-

Tabelle 13-1 Elektromyographisches und neurographisches Untersuchungsprogramm bei Polyneuropathieverdacht

Standardprogramm	▪ Motorische Neurographie Nn. peronaeus und tibialis ▪ F-Antworten Nn. peronaeus und tibialis ▪ Sensible Neurographie Nn. peronaeus superficialis und suralis ▪ H-Reflex zum M. soleus ▪ EMG-Ableitung (M. tibialis anterior)
Bei Normalbefunden und weiterbestehender Verdachtsdiagnose	▪ Sensible Neurographie N. suralis (Fußabschnitt) ▪ EMG-Ableitung Fußmuskulatur (?, s. Text)
Bei fehlenden motorischen bzw. sensiblen Antwortpotentialen	▪ Motorische und sensible Neurographie Nn. medianus und ulnaris ▪ F-Antworten Nn. medianus und ulnaris ▪ Evtl. Fazialis-Neurographie und OoR ▪ EMG Handmuskulatur, evtl. auch paraspinale Ableitung
Bei proximaler Schwerpunktbildung (z.B. Polyradikulitis)	▪ SEP ▪ MEP (nach elektrischer Hochvolt- bzw. magnetischer Stimulation)

heiten mit akuter multifokaler Demyelinisierung bestehen die häufigsten Veränderungen in der Frühphase in einem partiellen Leitungsblock mit Amplitudenminderung des nach proximaler Stimulation evozierten motorischen Antwortpotentials (s. Abb. 13-1). Bei einem Leitungsblock in proximalen Nervenabschnitten resultiert oft ein Ausfall der Reflex- und F-Antworten [33]. In Fällen mit begleitender Axondegeneration kommt es parallel dazu zu einer Amplitudenreduktion des motorischen Antwortpotentials bereits nach distaler Stimulation. Bei Zusammenschau sämtlicher neurophysiologischer Befunde ergeben sich in den ersten zwei Wochen nach Krankheitsbeginn bei etwa 90 %, in den ersten drei Wochen bei 96 % der Patienten Hinweise auf einen demyelinisierenden Prozeß [2]. Bei etwa 5 % aller Patienten sind ausschließlich Zeichen der Axondegeneration vorhanden [7, 11].

Eine frühzeitige prognostische Abschätzung gelingt am besten durch Berücksichtigung der motorischen Antwortpotentiale. Bei ausgeprägter Axondegeneration sind diese stark erniedrigt bis ausgefallen [9, 23, 44]. Einschränkend muß angemerkt werden, daß niedrige motorische Antwortpotentiale nach distaler Stimulation auch durch einen Leitungsblock zwischen Stimulationsort und Muskulatur bedingt sein können [6]: Aus diesem Grund ist in Abbildung 13-6 zusätzlich die direkte faradische Erregbarkeit der Muskulatur, die auch durch einen ganz distal liegenden Leitungsblock nicht beeinträchtigt wird, als prognostisches Kriterium angeführt.

Chronische Polyneuroradikulitis (CIDP): Dieses Krankheitsbild gleicht dem Guillain-Barré-Syndrom in den morphologischen Veränderungen, zeigt jedoch

Tabelle 13-2 Unterteilung der Polyneuropathien in Abhängigkeit von Schädigungstyp, Prozeßlokalisation und betroffener Faserpopulation

Morphologie:	**Demyelinisierung**			**Kombination aus Demyelinisierung und Axondegeneration**	**Axondegeneration**			
Lokalisation des Prozesses:	systemisch (distal betont)		segmental	sytemisch (distal)	neuronal (Nervenzellen)		Axon (distal)	fokal (multifokal)
Betroffene Faser-population:	gemischt (senso-motorisch)	sensibel	motorisch mehr als sensibel	gemischt (sensomotorisch)	motorisch gemischt	sensibel gemischt	gemischt	gemischt
Wichtige Formen:	HMSN I+III (neurale Muskel-atrophie)	Anfangs-stadien von diabetischer Polyneuro-pathie	Guillain-Barré-Syndrom, chronische Poly-neuroradikulitis, Gammopathien, multifokale motorische Neu-ropathie, AIDS (Frühstadium)	Diabetes, Urämie	Spinale Muskel-atrophie (ALS)	Friedreich-Ataxie, HSN akute sensible Neuronopathie, Cisplatin, Neoplasmen	Intoxikationen (Alkohol), HMSN II, AIDS (Spätstadium), Porphyrie	Diabetische Schwerpunkt-Neuropathie, Kollagenosen, Lepra, AIDS, Borreliose

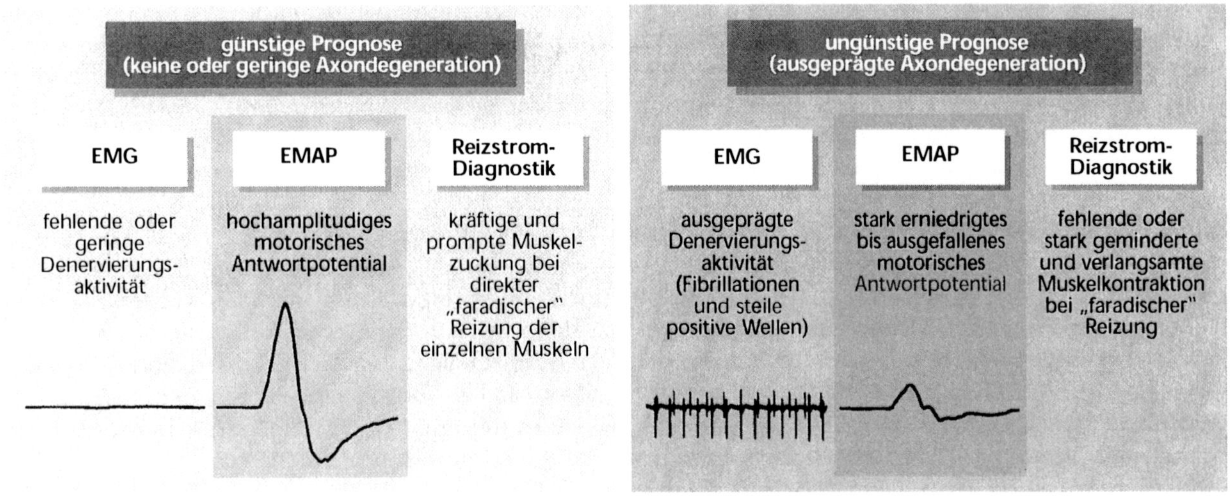

Abb. 13-6 Elektromyographische Prognosenstellung bei Guillain-Barré-Syndrom.

einen andersartigen zeitlichen Verlauf. Dabei gibt es monophasische Formen, bei denen der Höhepunkt der sensomotorischen Ausfallerscheinungen 3 Wochen bis 16 Monate nach Beginn erreicht wird [1]. Andere Krankheitsverläufe sind stetig progredient oder rezidivierend. Entsprechend der längeren Krankheitsdauer und dem Ineinander von De- und Remyelinisierung zeigen sich bei der elektrophysiologischen Diagnostik einerseits gleichartige Veränderungen wie beim Guillain-Barré-Syndrom, andererseits in einem wesentlich höheren Prozentsatz und Ausmaß herabgesetzte Nervenleitgeschwindigkeiten in verschiedenen Abschnitten des peripheren Nervensystems. Die 1991 festgelegten elektrophysiologisch-diagnostischen Kriterien der CIDP zeigt Tabelle 13-3.

Unterstützende Befunde

Herabsetzung der sensiblen NLG auf < 80 % des unteren Grenzwertes
Fehlender H-Reflex (Verlängerung der H-Reflex-Latenz auf > 120 % des oberen Normwertes)
(Verlängerte periphere Laufzeiten bei MEP- und SEP-Untersuchungen)

Dysproteinämische Polyneuropathien: Verlauf und elektrophysiologische Untersuchungsbefunde entsprechen denen bei chronischer Polyneuroradikulitis. Der einzige Unterschied besteht im Vorliegen einer Grundkrankheit (z.B. Myelom, Amyloidose, HIV-Infektion, Gammopathie) [1]. Manche dysproteinämischen Formen gehen mit einer fokalen Schwerpunktbildung einher [13].

Tabelle 13-3 Elektrophysiologisch-diagnostische Kriterien der chronischen Polyneuroradikulitis (CIDP); leicht modifiziert nach den Richtlinien eines Ad-hoc-Komitees der Amerikanischen Akademie für Neurologie von 1991 (eigene Ergänzungen in Klammer)

1. **Herabsetzung der motorischen Nervenleitgeschwindigkeit** in mindestens zwei Nerven
   < 80% des unteren Grenzwertes bei einer Amplitude des EMAP nach distaler Stimulation von > 80% des unteren Grenzwertes
   < 70% bei einer EMAP-Amplitude von > 80%
2. **Partieller Leitungsblock und/oder abnorme temporale Dispersion** in mindestens einem motorischen (bzw. gemischten) Nerv
   (Kriterien s. Text; keine Einbeziehung physiologischer Engstellen in die Meßstrecke)
3. **Verlängerte distale Latenzen** in mindestens zwei Nerven
   > 125% des oberen Normgrenzwertes bei EMAP-Amplituden > 80%
   > 150% des oberen Normgrenzwertes bei EMAP-Amplituden < 80%
4. **Fehlende oder verspätete F-Antworten** in mindestens zwei Muskeln
   Latenzzunahme auf > 120% des oberen Normgrenzwertes

Diabetische Neuropathien: Im Zusammenhang mit einem meist langjährigen Diabetes mellitus kommen zwei unterschiedliche Neuropathieformen vor: ein symmetrischer Typ mit distaler Betonung und eine Schwerpunktneuropathie. Die **symmetrische diabetische Polyneuropathie** mit distalem Beginn an den unteren Extremitäten betrifft initial überwiegend sensible Faseranteile, wobei diese im Sinne einer Demyelinisierung verändert sind. Diagnostisch wegweisend sind in dieser Frühphase herabgesetzte sensible Nervenleitgeschwindigkeiten von Beinnerven, wobei dieser Nachweis öfters nur im Fußsegment, z.B. des N. suralis, gelingt. In späteren Stadien werden auch motorische Faseranteile mit einbezogen, und es resultieren außer Entmarkungsvorgängen auch Axondegenerationen. Elektrodiagnostisch finden sich demnach herabgesetzte motorische und sensible Nervenleitgeschwindigkeiten in Kombination mit amplitudengeminderten sensiblen und motorischen Antwortpotentialen, wobei alle diese Veränderungen distal und beinbetont sind.

Die **diabetischen Schwerpunktneuropathien** manifestieren sich in unterschiedlichen Lokalisationen. Am häufigsten ist die sog. *diabetische Amyotrophie,* die exakter als diabetische *Plexo-Radikulopathie* zu bezeichnen ist und sich einseitig oder asymmetrisch-bilateral manifestiert [26, 38]. Von der Schädigung betroffen sind schwerpunktmäßig der Plexus lumbalis und die segmental zugeordneten Spinalnerven, so daß sich elektromyographisch Denervierungszeichen sowohl in der paravertebralen Muskulatur als auch im Versorgungsgebiet der Nn. femoralis und obturatorius nachweisen lassen. Oft besteht daneben eine, z.T. klinisch latente, symmetrische Hintergrundpolyneuropathie.

Alkoholische Polyneuropathie: Diese stellt eine meist symmetrische, distal- und beinbetonte sensomotorische Form dar, wobei eine Degeneration sensibler und motorischer Axone eintritt. Demgemäß zeigen EMG-Ableitungen in akuten und progressiven Fällen die Zeichen einer floriden Denervierung, ansonsten einen neurogenen Umbau, d.h. eine Erhöhung der mittleren Polyphasierate, Potentialdauer und Potentialamplitude. Bei Maximalinnervation ist das Aktivitätsmuster entsprechend dem Grad der Axondegeneration gelichtet. Bei ungenügender Mitarbeit empfiehlt sich eine ergänzende motorische und sensible Neurographie, da das Ausmaß der Amplitudenminderung der motorischen und sensiblen Reizantworten dem Grad der Axondegeneration parallel läuft.

Hereditäre Neuropathien: Die praktisch wichtigste hereditäre Form ist die neurale Muskelatrophie (hereditäre motorische und sensorische Neuropathie – HMSN). Hier zeigt sich bevorzugt in distalen Muskeln bei der Nadelelektromyographie eine partielle Denervierung. Diagnostisch wichtiger sind die neurographischen Messungen, außer beim neuronalen Typ II, bei dem normale oder nur leicht erniedrigte Nervenleitgeschwindigkeiten gefunden werden. Bci Typ I (Charcot-

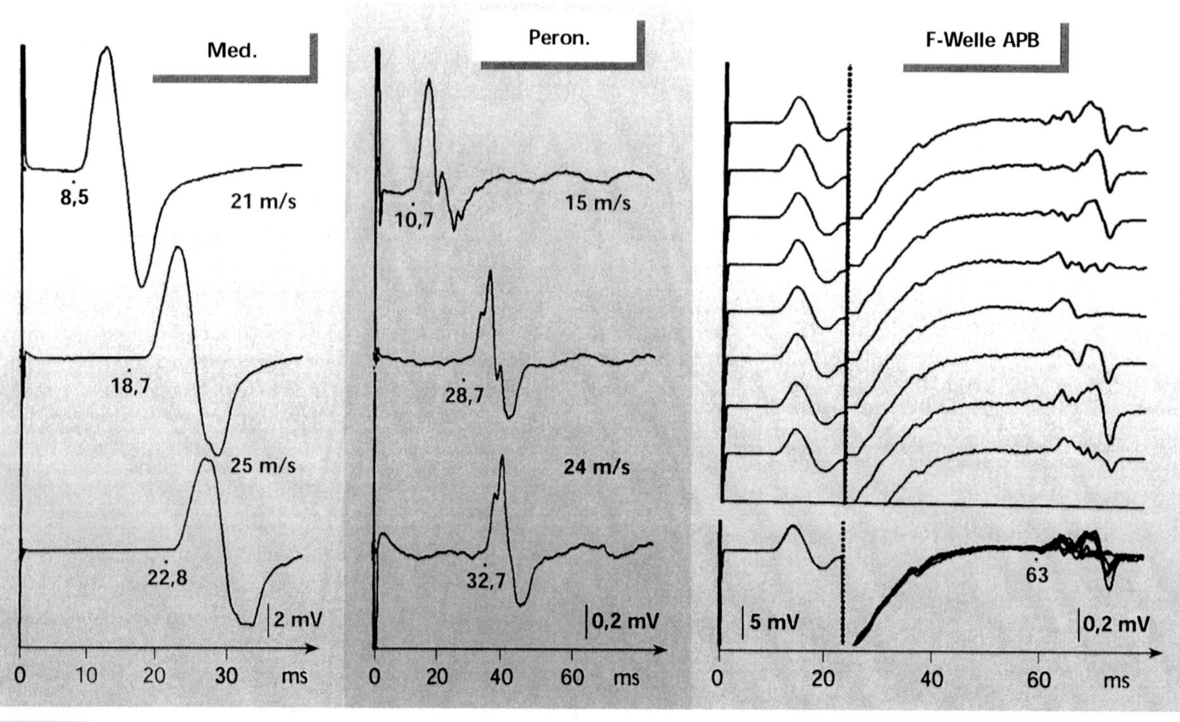

Abb. 13-7 Typischer neurographischer Befund bei neuraler Muskelatrophie (HMSN I). Die motorische Neurographie zeigt distal- und beinbetonte Herabsetzungen der motorischen Nervenleitgeschwindigkeiten sowie eine massive Verlängerung der F-Wellen-Latenz zum M. abductor pollicis brevis.

Marie-Tooth) und noch ausgeprägter bei Typ III (Déjerine-Sottas) und IV (Refsum) sind die motorischen und sensiblen Nervenleitgeschwindigkeiten herabgesetzt, und zwar an den Beinen mehr als an den Armen und in distalen Nervenabschnitten ausgeprägter als in proximalen (Abb. 13-7).

Bei der Abgrenzung gegenüber **chronisch-entzündlichen Polyneuroradikulitiden** sind folgende Besonderheiten wichtig:

- Bei HMSN I und III zeigen alle motorischen und sensiblen Nerven eine distal betonte Impulsleitungsverzögerung [10].
- Die hereditären Formen sind durch den fehlenden Nachweis eines Leitungsblocks charakterisiert.
- Die temporale Dispersion (Aufsplitterung der Reizantworten) ist zwar gegenüber Normalpersonen erhöht, aber – außer bei dem seltenen Typ III – praktisch nie in dem Ausmaß, wie es bei entzündlichen Polyneuropathien vorkommt [4].
- Bei der CIDP finden sich multifokale – z.T. proximale – Schwerpunktbildungen, manchmal auch armbetonte Veränderungen. So spricht z.B. eine stärkere Amplitudenreduktion des sensiblen Antwortpotentials nach Medianusstimulation im Vergleich zur Suralisstimulation für das Vorliegen einer erworbenen demyelinisierenden Neuropathie [5].

5 Vorderhornerkrankungen

Spinale Muskelatrophien: Die EMG-Veränderungen bei den verschiedenen Formen von spinaler Muskelatrophie variieren in Abhängigkeit vom Verlauf. Bei der rasch progredienten infantilen Form (Werdnig-Hoffmann) finden sich Denervierungszeichen, während die mittleren Parameter der Muskelaktionspotentiale nur leicht im Sinne einer neurogenen Schädigung verändert sind. Bei juvenilen und adulten Erkrankungsfällen sind dagegen Fibrillationen und steile positive Wellen spärlich oder überhaupt nicht anzutreffen, wogegen die mittlere Amplitude der Muskelaktionspotentiale erhöht, die mittlere Dauer verlängert ist und eine signifikant erhöhte Polyphasierate vorliegt.

Amyotrophe Lateralsklerose: Die elektromyographische Diagnose einer amyotrophen Lateralsklerose ist meist einfach zu stellen. In der Regel finden sich in generalisierter Ausprägung Fibrillationen, steile positive Wellen sowie Faszikulationen. Letztere treten mehr in klinisch nicht oder wenig betroffenen Muskeln, erstere mehr in deutlich paretischen Muskeln auf. Weiterhin bestehen ein neurogener Umbau und Ausfall motorischer Einheiten in Abhängigkeit vom Ausmaß der Progredienz und vom Schweregrad der Lähmungen.

Die Auswahl der zu untersuchenden Muskeln richtet sich nach der Häufigkeitsverteilung pathologischer Veränderungen:

- M. tibialis anterior 89 %
- M. interosseus dorsalis I 83 %
- M. abductor pollicis brevis 82 %
- M. deltoideus 79 %
- Paravertebrale Muskulatur (thorakal) 78 %
- M. gastrocnemius 74 %
- M. biceps brachii 53 %
- Zungenmuskulatur 27 %

Die Diagnose einer amyotrophen Lateralsklerose wird gestützt durch den Nachweis von Denervierungszeichen und/oder Faszikulationen in mindestens zwei von vier Etagen (bulbär – zervikal – thorakal – lumbosakral), was allerdings bei der ersten Untersuchung nicht bei allen Patienten gelingt [3,18]. In diesen Fällen ist eine Verlaufskontrolle nach zwei bis drei Monaten zur Sicherung der Diagnose zweckmäßig.

Postpoliomyelitisches Syndrom: Viele Jahre, nachdem Patienten eine Poliomyelitis anterior acuta überstanden haben, entwickelt sich bei einer Anzahl von ihnen eine abnorme Ermüdbarkeit, gefolgt von einer zunehmenden Schwäche und Atrophie einzelner Muskelgruppen [24]. Der Verlauf ist langsam progredient, in der Regel deutlich langsamer als bei der differentialdiagnostisch zu erwägenden aufgepfropften ALS. Die elektromyographische Ableitung aus betroffenen Muskeln zeigt häufig Denervierungsaktivität in Kombination mit einem neurogenen Umbau [22].

6 Muskelerkrankungen

Strukturmyopathien sind unabhängig von der jeweiligen Ätiologie durch disseminierte Einzelfasernekrosen gekennzeichnet. Dies bedeutet, daß die Zahl der einer motorischen Einheit zugehörigen Muskelfasern abnimmt, so daß deren Territorium kleiner wird. Dies führt zu einer Verkleinerung der Amplitude und zu einer Verkürzung der Dauer des entsprechenden Einheitspotentials. Im Extremfall sind an eine Nervenfaser nur noch ein bis zwei Muskelfasern angeschlossen, so daß das Muskelaktionspotential einer solchen Einheit nur noch aus ein bis zwei Spike-Komponenten besteht. Die häufig zu findende Polyphasie zahlreicher Muskelaktionspotentiale wird darauf bezogen, daß die Spikes der verbliebenen Muskelfasern einer motorischen

Einheit nicht mehr zu einem Summenpotential verschmelzen, sondern als nebeneinander befindliche Einzelfaserpotentiale erscheinen [29]. Daneben spielt besonders in Frühstadien eine Hypertrophie einzelner erhaltener Muskelfasern eine Rolle, da deren Leitgeschwindigkeit mit dem Durchmesser korreliert [34]. Das diagnostische Kriterium einer verkürzten mittleren Potentialdauer läßt bei vielen klinisch und histologisch eindeutigen Myopathien – vor allem solchen mit benignem Verlauf – im Stich. Dies beruht darauf, daß neben dem Untergang von Muskelfasern regenerative Vorgänge ablaufen, was zur Bildung von Potentialen mit einzelnen oder mehreren späten Komponenten führt. Wichtiger als die mittlere Potentialdauer erscheint uns daher deren Streubreite mit Auftreten sowohl kurzer als auch normal langer oder gar verlängerter Muskelaktionspotentiale. Die niedrige Amplitude vieler Einheitspotentiale bei Myopathien ist ein recht konstanter Befund, aber wegen der großen intra- und interindividuellen Varianz nur bedingt verwertbar. Von großer Bedeutung für die elektromyographische Diagnose einer Myopathie ist das Rekrutierungsverhalten der motorischen Einheiten bei Muskelanspannung gegen zunehmenden Widerstand. Wegen der verminderten Zahl der an eine motorische Einheit angeschlossenen Muskelfasern müssen zur Erzielung einer bestimmten Kraftleistung mehr motorische Einheiten mit höherer Entladungsfrequenz als normal aktiviert werden. Hieraus resultiert ein abnorm dichtes Aktivitätsmuster in Relation zur erzielten Kraft [21].

Von größerer Bedeutung als bei den Strukturmyopathien ist die elektrophysiologische Diagnostik bei den **Funktionsmyopathien,** insbesondere der *Myasthenia gravis.* Am sensitivsten ist die Einzelfaser-Elektromyographie mit pathologischen Befunden bei 92% der Patienten, gefolgt von der repetitiven Nervenstimulation, die in 77% ein pathologisches Dekrement aufzeigt [27].

Die typischen Veränderungen bei der Einzelfaser-Elektromyographie bestehen in einem erhöhten neuromuskulären Jitter, in schwereren Fällen kombiniert mit einem intermittierenden Ausfall von Einzelfaserpotentialen als Hinweis auf einen partiellen neuromuskulären Block [35]. Die repetitive Nervenstimulation sollte aus verschiedenen Gründen bevorzugt an proximal lokalisierten Nerven – wie dem N. accessorius – vorgenommen werden [32], da hier in einem höheren Prozentsatz der pathognomonische partielle neuromuskuläre Block nachweisbar ist. Als pathologisch gilt bei niederfrequenter Stimulation ein Dekrement des 5. gegenüber dem 1. Antwortpotential von mehr als 8%, wobei in leichten Fällen ein solcher Befund manchmal nur in der Phase der posttetanischen Erschöpfung (d. h. 3–5 min nach maximaler Muskelanspannung über 1 min) nachweisbar ist. Sofern ein pathologisches Amplitudendekrement nachgewiesen werden kann, erfolgt eine Kontrolle 30–60 s nach i.v. Gabe von 5–10 mg Tensilon, wodurch eine Abnahme des partiellen neuromuskulären Blocks erzielt wird.

Literatur

[1] Albers JW, Kelly JJ (1989): Acquired inflammatory demyelinating polyneuropathies: Clinical and electrodiagnostic features. Muscle & Nerve 12: 435-451.

[2] Asbury AK, Cornblath DR (1990): Assessment of current diagnostic criteria for Guillain-Barré syndrome. Ann. Neurol. 27: 21-24.

[3] Behnia M, Kelly JJ (1991): Role of electromyography in amyotrophic lateral sclerosis. Muscle & Nerve 14: 1236-1241.

[4] Benstead TJ, Kuntz NL, Miller RG, Daube JR (1990): The electrophysiologic profile of dejerine-sottas disease (HMSN 111). Muscle & Nerve 13: 586-592.

[5] Bromberg MB, Albers JW (1993): Patterns of sensory nerve conduction abnormalities in demyelinating and axonal peripheral nerve disorders. Muscle & Nerve 16: 262-266.

[6] Brown WF, Snow R (1991): Patterns and severity of conduction abnormalities in Guillain-Barré syndrome. J. Neurol. Neurosurg. Psychiat. 54: 768-774.

[7] Brown WF, Feasby TE, Hahn AF (1993): Electrophysiological changes in the acute „axonal" form of Guillain-Barré syndrome. Muscle & Nerve 16: 200-205.

[8] Conrad B, Bischoff C (1998): Das EMG-Buch. Thieme, Stuttgart–New York.

[9] Cornblath DR, Mellits ED, Griffin JW et al. (1988): Motor conduction studies in Guillain-Barré syndrome: Description and prognostic Value. Ann. Neuro. 23: 354-359.

[10] Dyck PJ (1990): Invited review. Limitations in predicting pathologic abnormality of nerves from the EMG examination. Muscle & Nerve 13: 371-375.

[11] Feasby TE, Gilbert JJ, Brown WF et al. (1986): An acute axonal form of Guillian-Barré polyneuropathy. Brain 109: 1115-1126.

[12] Ferrante MA, Wilbourn AJ (1995): The utility of various sensory nerve conduction responses in assessing brachial plexopathies. Muscle & Nerve 18: 879-889.

[13] Gierer S, Scheglmann K, Stöhr M (1998): Schwerpunktneuropathien bei monoklonaler Gammopathie. Klin. Neurophysiol. 29: 51-55.

[14] Glocker FX, Lücking CH (1998): Elektrische und magnetische Reiztechniken zur Diagnostik der Fazialisparese und des Hemispasmus facialis. Klin. Neurophysiol. 29: 59-65.

[15] Hess CW (1996): Die mittels Kortexreizung motorisch evozierten Potentiale (MEP). In: Stöhr M, Dichgans J, Buettner UW, Hess CW, Altenmüller E: Evozierte Potentiale, 3. Aufl. Springer, Berlin–New York.

[16] Jörg J (1983): Praktische SEP-Diagnostik. Enke, Stuttgart.

[17] Jones SJ (1979): Investigations of brachial plexus traction lesions by peripheral and spinal somatosensory evoked potentials. J. Neurol. Neurosurg. Psychiat. 42: 107-116.

[18] Kuncl R, Cornblath DR, Griffin JW (1988): Assessment of thoracic paraspinal muscle in the diagnosis of ALS. Muscle & Nerve 11: 484-492.

[19] Lauder TD, Dillingham TR (1996): The cervical radiculopathy screen: optimizing the number of muscles studied. Muscle & Nerve 19: 662-665.

[20] Liguori R, Krarup C, Trojaborg W (1992): Determination of the segmental sensory and motor innervation of the lumbosacral spinal nerves. Brain 115: 915-934.

[21] Ludin HP (1997): Praktische Elektromyographie. Enke, Stuttgart.

[22] McComas AJ, Quartly C, Griggs RC (1997): Early and late losses of motor units after poliomyelitis. Brain 120: 1415-1421.

[23] Miller RG, Peterson GW, Daube JR, Albers JW (1988): Prognostic value of electrodiagnosis in Gullain-Barré syndrome. Muscle & Nerve 11: 769-774.

[24] Mulder DW (1990): The postpolio syndrome. In: Vinken PJ, Bruyn GW, Klawans HL: Handbook of clinical neurology, Vol. 59, S. 35–40. Elsevier, Amsterdam.

[25] Mumenthaler M, Schliack H, Stöhr M (1998): Läsionen peripherer Nerven und radikuläre Syndrome, 7. Aufl. Thieme, Stuttgart–New York.

[26] Neundörfer B (1987): Polyneuritiden und Polyneuropathien, Bd. 2. VCH, Weinheim.

[27] Oh SJ, Kim DE, Kuruoglu R et al. (1992): Diagnostic sensitivity of the laboratory tests in myasthenia gravis. Muscle & Nerve 15: 720-724.

[28] Phillips LH, Park TS (1993): Electrophysiological mapping of the segmental innervation of the saphenous and sural nerves. Muscle & Nerve 16: 827-831.

[29] Pinelli P, Buchthal F (1953): Muscle action potentials in myopathies with special regard to progressive muscle dystrophy. Neurology 3: 347.

[30] Reiners K (1997): Neurophysiologische und morphologische Aspekte der Nervenleitung. I. Grundlagen und Problematik des Leitungsblocks. Z. EEG-EMG 28: 96-102.

[31] Scelsa SN, Herskovik S, Berger AR (1995): The diagnostic utility of F waves in L5/S1 radiculopathy. Muscle & Nerve 18: 1496.

[32] Schumm F, Stöhr M (1984): Accessory nerve stimulation in the assessment of myasthenia gravis. Muscle & Nerve 7: 147-151.

[33] Shahani BT (1984): H Reflex and F Response studies. Amer. Ass. Electromyogr. Electrodiagn., Rochester, Minn.

[34] Stålberg E (1991): Invited review: Electrodiagnostic assessment and monitoring of motor unit changes in disease. Muscle & Nerve14: 293-303.

[35] Stålberg E, Trontelj JV, Schwartz MS (1976): Single muscle fibre recording of the jitter phenomenon in patients with myasthenia gravis and in members of their families. Ann. NY Acad. Sci. 274: 189.

[36] Stöhr M (1996): Iatrogene Nervenläsionen, 2. Aufl. Thieme, Stuttgart–New York.

[37] Stöhr M (1998): Atlas der klinischen Elektromyographie und Neurographie, 4. Aufl. Kohlhammer, Stuttgart–Berlin–Köln.

[38] Stöhr M, Riffel B (1988): Nerven- und Nervenwurzelläsionen. VCH, Weinheim.

[39] Stöhr M, Gilliatt RW, Willison RG (1981): Supernormal excitability of human sensory fibres after ischemia. Muscle & Nerve 4: 73.

[40] Stöhr M, Dichgans J, Buettner UW, Hess CW, Altenmüller E (1996): Evozierte Potentiale, 3. Aufl. Springer, Berlin.

[41] Swash M, Schwartz MS (1988): Neuromuscular diseases: a practical approach to diagnosis and management, 2. Aufl. Springer, Berlin.

[42] Tackmann W, Richter HP, Stöhr M (1989): Kompressionssyndrome peripherer Nerven. Springer, Berlin.

[43] Trojaborg W (1994): Clinical, electrophysiological, and myelographic studies of 9 patients with cervical spinal root avulsions: discrepancies between EMG and X-ray findings. Muscle & Nerve 17: 913–922.

[44] Van der Meche FGA, Meulstee J, Vermeulen M, Kievit A (1988): Patterns of conduction failure in the Guillian-Barré syndrome. Brain 111: 405-416.

14
Ultraschalldiagnostik

Bernhard Kleiser

Inhalt

Die Ultraschalluntersuchung wird in der neurologischen Diagnostik zur Untersuchung der extra- und intrakraniellen hirnversorgenden Gefäße eingesetzt. Dazu stehen die extrakranielle CW (continuous-wave)-Dopplersonographie, die extrakranielle Duplexsonographie sowie die intrakranielle Doppler- und Duplexsonographie zur Verfügung. In der neurologischen Begutachtung ist diese Methodik nur bei einer Minderzahl der Patienten angezeigt. Dabei ist es aber entscheidend, die Indikationen und Aussagemöglichkeiten der Methodik gut zu kennen und für die Beurteilung verwenden zu können.

1 Historische Übersicht

Der Mathematiker Christian Doppler beschrieb 1847 den Dopplereffekt. Dabei handelt es sich um eine Frequenzverschiebung, die durch eine Relativbewegung zwischen dem Sender und dem Empfänger von Wellen wie Licht oder Schall zustande kommt. Pourcelot [13] entwickelte 1971 das erste „Continuous-wave-Dopplergerät" zur Ableitung der extrakraniellen hirnversorgenden Gefäße. Nach Einführung einer anderen Ultraschalltechnik, der hochauflösenden „Real-time-Sonographie", wurde dieses Schnittbildverfahren zur zweidimensionalen Darstellung der Karotisbifurkation angewendet. Die Kombination von Dopplersonographie und B-Bild-Technik führte zur sog. Duplexsonographie. Dazu kam Ende der 80er Jahre die Darstellung der Blutströmung mit Farben durch die „farbkodierte Duplexsonographie". Die großen Hirnbasisarterien konnten durch die „transkranielle Dopplersonographie" von Aaslid et al. [1] abgeleitet werden. Die farbkodierte Duplexsonographie wurde ebenfalls zur Darstellung der intrakraniellen Gefäße verwendet.

2 Technik der Doppler- und Duplexsonographie

2.1 CW (continuous-wave)-Dopplersonographie

Zur transkutanen Beschallung der extrakraniellen hirnversorgenden Gefäße werden 4- und 8-MHz-Sonden verwendet. Diese Sonden senden kontinuierlich Schallwellen mit einer bestimmten Frequenz und empfangen das von den Blutkörperchen reflektierte Signal. Durch die Strömungsgeschwindigkeit der Erythrozyten kommt es zu einer Frequenzverschiebung dieses Ultraschallsignals, die im akustisch hörbaren Bereich liegt. Zusätzlich kann das Frequenzspektrum mit Hilfe einer Spektralanalyse optisch dargestellt werden.

Die erhaltene Frequenz f hängt nicht nur von der Strömungsgeschwindigkeit v des Blutes, sondern auch vom Beschallungswinkel α ab. Dabei gilt $\delta f \cong v \times \cos \alpha$.

Die Ableitung der Gefäße erfolgt im Seitenvergleich. Die A. supratrochlearis wird in der Regel mit der 8-MHz-Sonde durch Aufsetzen am medialen Augenwinkel untersucht. Im physiologischen Fall wird die A. supratrochlearis von der A. carotis interna versorgt und zeigt bei Kompression der A. temporalis superficialis und A. facialis eine Flußzunahme. Eine retrograde Versorgung der A. supratrochlearis durch Äste der A. carotis externa kann Hinweis auf eine höhergradige Stenose oder einen Verschluß der A. carotis interna sein.

Die A. carotis communis, interna und externa, die A. vertebralis und die A. vertebralis werden mit der 4-MHz-Sonde abgeleitet. Die A. carotis communis wird möglichst weit proximal aufgesucht und nach distal bis zur Bifurkation dargestellt. Die A. carotis interna wird kontinuierlich von der Bifurkation bis unter der Mandibula abgeleitet, sie liegt in 90 % der Fälle dorsal der A. carotis externa. Die A. carotis externa wird durch oszillierende Kompression der A. temporalis superficialis anhand des typischen „Rückschlageffekts" identifiziert. Außerdem ist das Systole-Diastole-Verhältnis in der A. carotis externa in der Regel höher als in der A. carotis interna. Dieser Befund ist jedoch nicht zuverlässig, da die Pulsatilität durch lokale, vor- oder nachgeschaltete Gefäßeinengungen verändert sein kann. Eine umschriebene Erhöhung der Frequenz auf über 4 kHz ist ein Hinweis auf eine Gefäßstenose, kann jedoch auch durch andere Ursachen wie den Gefäßverlauf bedingt sein.

Die A. vertebralis wird üblicherweise unterhalb des Mastoids im Bereich der Atlasschlinge abgeleitet, außerdem kann der Abgang aus der A. subclavia etwa zwei Querfinger oberhalb der Klavikula mit nach kaudal gerichteter Sonde dargestellt werden. Das Systole-Diastole-Verhältnis ist wie in der A. carotis interna niedriger als in muskelversorgenden Gefäßen. Eine Erhöhung der Frequenz kann wie in der A. carotis interna ein Hinweis auf eine Stenose sein. Ein fehlendes Signal kann durch eine Hypoplasie, einen Verschluß oder eine Aplasie bedingt sein. Außerdem lassen sich bei Ableitung der A. vertebralis Steal-Effekte bei höhergradiger Stenosierung oder Verschluß der A. subclavia nachweisen.

Die A. subclavia wird etwa zwei Querfinger oberhalb der Klavikula abgeleitet; proximaler und distaler Anteil können dargestellt werden. Sie weist eine hohe Pulsatilität und im physiologischen Fall einen frühdiastolischen Rückfluß auf. Im pathologischen Fall kann der frühdiastolische Rückfluß deformiert sein oder fehlen.

2.2 Extrakranielle Duplexsonographie

Mit den konventionellen Geräten lassen sich das Schnittbild der Gefäße im B (brightness)-Mode zur Darstellung der Morphologie und eine Dopplersonographie mit gepulster (pw = pulsed wave) oder kontinuierlicher (cw = continuous wave) Beschallung zur Messung der winkelkorrigierten Strömungsgeschwindigkeit durchführen. Bei der farbkodierten Duplexsonographie läßt sich zusätzlich die Strömung in den Gefäßen mit Farbe zweidimensional darstellen.

Die Halsgefäße lassen sich in drei longitudinalen Schnittebenen längs der Gefäßachse von frontal, lateral und dorsal sowie in der transversalen Ebene 90 Grad gedreht zur Gefäßachse abbilden. Die A. carotis communis wird im Schnittbild möglichst weit proximal dargestellt und nach distal verfolgt. Dabei ist auf Veränderungen der Gefäßwand zu achten. Bei der Bewegung nach kranial erscheint die Karotisbifurkation mit Aufzweigung in A. carotis interna und externa oder – öfter – eine leichte Aufweitung durch den Karotisbulbus und anschließende Verjüngung mit dem Lumen der A. carotis interna. In der Mehrzahl der Fälle kann die A. carotis interna durch eine leichte Verschiebung des kranialen Schallkopfendes nach dorsal, die A. carotis externa durch eine leichte Kippung nach frontal im Verlauf am besten gesehen werden. Die sichere Identifizierung erfolgt anhand des Dopplersignals einschließlich oszillierender Kompression der A. temporalis superficialis; gelegentlich lassen sich an der A. carotis externa Gefäßäste erkennen.

Die A. vertebralis läßt sich in der Regel am besten durch Beschallung von vorne auffinden. Leitstrukturen sind dabei die Querfortsätze der Halswirbel mit ihrer typischen Schallauslöschung, zwischen denen die A. und V. vertebralis verläuft. Nach Aufsuchen der Gefäßstrukturen im Längsschnitt erfolgt die dopplersonographische Identifikation. Die farbkodierte Technik führt zu einer deutlichen Verbesserung beim Aufsuchen der A. vertebralis, vor allem bei der Darstellung des Abgangs aus der A. subclavia in der Supraklavikulargrube und der Atlasschlinge unterhalb des Mastoids. Durch die Abgrenzung der Wände kann der Durchmesser bestimmt werden, um zwischen Hypoplasie und proximalen oder distalen Verschlußprozessen zu differenzieren.

2.3 Transkranielle Doppler- und Duplexsonographie

Zur transkraniellen Dopplersonographie wird eine Sonde mit einer relativ niedrigen Sendefrequenz von meist 2 MHz und einer hohen Sendeleistung verwendet, um den knöchernen Schädel mit Ultraschall durchdringen zu können. Zur Bestimmung der Eindringtiefe wird die gepulste Technik mit PW (pulsed-wave)-Sonden angewendet. Dadurch sind die Einstellung und Fokussierung des Ultraschalls auf bestimmte Tiefenbereiche möglich. Zur Beurteilung der Gefäße sind eine Frequenzanalyse mit Darstellung von Spektrum und Strömungsrichtung sowie die Angabe der Eindringtiefe des PW-Signals erforderlich. Die Zuordnung des Dopplersignals zu bestimmten Gefäßabschnitten erfolgt außerdem durch die Sondenposition, die Richtung des Ultraschallstrahls und gegebenenfalls Kompression der A. carotis communis. Bei den Geräten ist eine variable Einstellung der emittierten Leistung erforderlich, um bei größerer Kalottendicke die Energie erhöhen, bei transorbitaler Beschallung dagegen reduzieren zu können.

Die Sonde wird auf die Temporalschuppe aufgesetzt, die im Vergleich zum übrigen Bereich des Schädels eine verminderte Knochendicke aufweist. Hier befinden sich drei „Schallfenster": Das vordere liegt hinter dem lateralen Orbitarand, das mittlere vor dem oberen Ansatz der Ohrmuschel und das hintere oberhalb des äußeren Gehörgangs [2]. In der Regel läßt sich das mittlere „Schallfenster" am besten verwenden. Bei größerer Knochendicke kann die emittierte Sendeleistung erhöht, zusätzlich das Meßvolumen vergrößert werden. Die Signalqualität der transtemporalen Beschallung ist altersabhängig und bei jüngeren Frauen und Männern in 5–10 %, bei älteren Frauen und Männern in ca. 50 % bzw. 20 % der Fälle nur unzureichend oder gar nicht verwertbar.

Bei der transtemporalen Beschallung können Abschnitte der distalen A. carotis interna im Siphon in 60–65 mm Tiefe, die proximale A. cerebri media (M1-Segment) vom Abgang bis zur Trifurkation in 40–55 mm Tiefe, die proximale A. cerebri anterior (A1-Segment) in 65–75 mm Tiefe, die A. cerebri posterior vom Abgang aus der A. basilaris bis zum mittleren Bereich (P1- und P2-Segment) in 65–75 mm Tiefe und ggf. Kollateralgefäße wie Ramus communicans anterior und posterior, wenn sie durchströmt sind, abgeleitet werden.

Zur transorbitalen Ableitung wird die Sonde mit reduzierter Sendeenergie auf den geschlossenen Augenbulbus etwas lateral der Kornea aufgesetzt. Die A. ophthalmica kann dann in 40–60 mm Tiefe abgeleitet und bis zum Abgang aus der A. carotis interna im Karotissiphon in 60–70 mm Tiefe verfolgt werden. Durch die Fissura orbitalis superior kann ebenfalls die A. carotis interna im Siphonbereich abgeleitet werden. In einigen Fällen ist durch dieses Schallfenster auch eine punktuelle Ableitung der A. cerebri anterior in 70 mm Tiefe und des R. communicans posterior in 70–80 mm Tiefe möglich.

Bei der transnuchalen Ableitung wird die Schallsonde im Nacken etwa 2–3 cm unterhalb der Protuberantia occipitalis externa aufgesetzt, der sitzende oder liegende Patient sollte den Kopf nach vorne beugen. Mit der leicht nach kranial gerichteten Sonde können in 50–70 mm Tiefe die Aa. vertebrales gefunden und nach distal verfolgt werden. Je nach Dicke des Nakkens ist bei 70–110 mm die A. basilaris abzuleiten [4, 15]. Beide Gefäße weisen einen Fluß vom Ultraschallkopf weg auf. Bei guten Ableitebedingungen läßt sich die A. basilaris bis zur Aufzweigung in die Aa. cerebri posteriores darstellen. Gelegentlich findet sich in unterschiedlicher Tiefe (öfter um 65 mm) die A. cerebelli posterior inferior (PICA) mit Strömungsrichtung auf die Sonde zu.

Bei der transkraniellen farbkodierten Duplexsonographie werden 2–3-MHz-Sonden verwendet. Transtemporal lassen sich in axialer Schnittführung als Leitstrukturen das Keilbein in 70–80 mm Tiefe, an deren Außenrand die A. carotis interna verläuft, und okzipital davon der Hirnstamm mit der A. cerebri posterior nachweisen. Die A. cerebri media verläuft vom Keilbein schräg nach frontal auf die Sonde zu, die A. cerebri anterior oberhalb des Keilbeins von der Sonde weg. Bei gutem Knochenfenster läßt sich auch das kontralaterale Gefäßsystem darstellen. Im koronaren Schnitt läßt sich die Aufteilung der A. carotis interna in ihre Äste beurteilen, die Darstellung der A. cerebri media ist in dieser Ebene schlechter möglich. Der Vorteil der farbkodierten Duplexsonographie liegt in der besseren topographischen Zuordnung der Hirngefäße und der Möglichkeit einer winkelkorrigierten Strömungsgeschwindigkeitsmessung. Die transorbitale Untersuchung kann zur Darstellung der A. ophthalmica und des Sehnervs verwendet werden, sollte aber wegen der Gefährdung der Augenlinse durch die relativ hohe Schallenergie nur sehr kurzzeitig durchgeführt werden. Bei der transnuchalen Untersuchung dient das Foramen occipitale magnum in 60 mm Tiefe als Leitstruktur [3, 9], die Darstellung der Aa. vertebrales und der A. basilaris ist jedoch nur in einem Teil der Fälle zuverlässig möglich.

3 Indikationen für die Doppler- und Duplexsonographie

3.1 CW (continuous-wave)-Dopplersonographie

Die extrakranielle CW-Dopplersonographie sollte beim Auftreten einer fokalen neurologischen Symptomatik in Form einer TIA oder eines Schlaganfalls, einer unilateralen Sehstörung mit Verdacht auf Amaurosis fugax, eines supraaortalen Strömungsgeräusches, einer Blutdruckdifferenz ab 20 mmHg an den Armen, einer peripheren arteriellen Verschlußkrankheit oder beim Vorliegen von mehreren vaskulären Risikofaktoren vor einer größeren Operation eingesetzt werden [21].

3.2 Extrakranielle Duplexsonographie

Die extrakranielle Duplexuntersuchung wird zur Abklärung unklarer dopplersonographischer Befunde, zur Ursachenabklärung einer zerebralen ischämischen Symptomatik, vor Therapieentscheidungen bei Karotisstenosen und -verschlüssen zur Bestimmung der Ausdehnung von Gefäßveränderungen, zur Messung der A. vertebralis (Hypoplasie oder Verschluß?), zur Abklärung pulsierender Halstumoren, zur Diagnose und Verlaufsbeobachtung extrakranieller Vaskulitiden, zum Ausschluß von Plaques vor Karotiskompression und zur Kontrolle nach gefäßchirurgischen Eingriffen eingesetzt [10, 21].

3.3 Transkranielle Doppler- und Duplexsonographie

Die transkranielle Doppler- und Duplexsonographie dient zur Erkennung und Verlaufsbeobachtung von Stenosen und Verschlüssen intrakranieller Hirnarterien, zur Darstellung der intrakraniellen Kollateralisation bei extrakraniellen Gefäßprozessen, zur Bestimmung der zerebrovaskulären Reservekapazität mit dem Doppler-CO_2- oder -Diamox®-Test bei Verschlüssen oder hochgradigen Stenosen der A. carotis interna, zur Diagnostik und Verlaufskontrolle von Vasospasmen nach einer Subarachnoidalblutung, zur Verlaufskontrolle bei erhöhtem intrakraniellem Druck, zum Nachweis eines irreversiblen zerebralen Kreislaufstillstands bei der Hirntoddiagnostik, zur Erkennung eines Rechts-links-Shunts, z.B. durch ein offenes Foramen ovale, mit Hilfe eines nicht lungengängigen Kontrastmittels mit/ohne Valsalva-Manöver, zum Nachweis persistierender zerebraler Embolisation durch Detektion sog. HITS (High Intensity Transient Signals), zum intraoperativen Monitoring der Hirngefäße während Karotis- und Herzoperationen sowie zum Erkennen zuführender Gefäße von Angiomen [10, 21].

4 Befunde der Doppler- und Duplexsonographie

4.1 Stenosen und Verschlüsse der extrakraniellen Karotiden

Zur Einteilung der Gefäßeinengungen wird in Deutschland der lokale Stenosierungsgrad angegeben [20], der durch das Verhältnis zwischen dem minimalen Restdurchmesser und dem lokalen Lumen des Gefäßes bestimmt werden kann. Mit der CW-Stiftsonde werden die systolischen und diastolischen Frequenzen vor allem im Stenosemaximum, aber auch prä- und poststenotisch gemessen. Die konventionelle Duplexsonographie ermöglicht außerdem eine winkelkorrigierte Bestimmung der Strömungsgeschwindigkeit und eine Darstellung der Stenose im B-Bild. Die Farbkodierung stellt durch das Farbband das durchströmte Restlumen dar und verbessert so die Orientierung. Einschränkungen ergeben sich durch Schallschatten, die gerade im Bereich der Stenose öfter zu finden sind, und bei hochgradigen Stenosen durch wolkenförmige Farbpunkte außerhalb des Gefäßlumens, den sog. Konfetti-Effekt [6].

Geringgradige Veränderungen der Gefäßwand können im B-Bild durch eine Verbreiterung des Grenzzonenreflexes erkannt werden. Im Normalfall handelt es sich dabei um ein physikalisch bedingtes Artefakt deutlich unter 1 mm [17]. Eine Verdickung auf 1 mm und mehr kann durch diffuse Gefäßwandveränderungen (echoreich), z.B. bei Fettstoffwechselstörungen oder Diabetes mellitus, durch eine Vaskulitis (echoarm) oder durch arteriosklerotische Plaques (variable Echodichte, herdförmige Verteilung) bedingt sein [21].

Stenosen unter 50 % können nur mit B-Bild oder (Farb-)Duplexsonographie erkannt werden, das Strömungssignal ist unauffällig. Mittelgradige Stenosen von ca. 50–70 % weisen dopplersonographisch im Stenosebereich eine Strömungsbeschleunigung auf, die systolische Spitzenfrequenz liegt bei der 4-MHz-Sonde über 4 kHz (~120 cm/s). Bei höhergradigen Stenosen von ca. 70–90 % liegt die Spitzenfrequenz über 7 kHz (~200 cm/s), poststenotisch finden sich Strömungsstörungen. Stenosen über 90 % zeichnen sich durch ein hochfrequentes Signal mit geringer Pulsatilität und eine poststenotische Strömungsminderung, bei subtotaler Einengung jedoch wieder eine Frequenzabnahme aus. Beim proximalen Verschluß läßt sich in der A. carotis interna kein Signal ableiten, mit der farbkodierten Duplexsonographie ist eine distale Farbfüllung auszuschließen. Einzelne Farbpunkte in der A. carotis interna können dagegen durch das Einsprossen kleiner Gefäße in das verschlossene Lumen bedingt sein.

Auf hochgradige Karotisstenosen und -verschlüsse können auch indirekte Zeichen wie eine Strömungsminderung oder -umkehr in der ipsilateralen A. supratrochlearis und eine Abnahme der Frequenz (vor allem des diastolischen Anteils) in der ipsilateralen A. carotis communis hinweisen. Ein deutlich verminderter Fluß in der A. carotis interna und communis kann bei stark reduzierter Diastole auf einen distal (intrakraniell) gelegenen Gefäßprozeß der A. carotis interna hindeuten, bei vermindertem Systole/Diastole-Verhältnis dagegen auf eine proximale Stenose, z.B. am Abgang der A. carotis communis.

Bei der sonographischen Plaquemorphologie sind eine klar abgrenzbare Oberfläche, überwiegend echoreiche und homogene Strukturen, eine ausgeprägte Kalzifizierung, kurzstreckige Einengungen unter 1 cm und eine Dicke < 4 mm als prognostisch günstig, dagegen überwiegend echoarme Strukturen, langstreckige Einengungen über 1 cm, eine Dicke > 4 mm, starke Längspulsationen und hohe Strömungsgeschwindigkeiten (~ 400 cm/s) eher als prognostisch ungünstig anzusehen [21].

4.2 Stenosen und Verschlüsse der vorderen Hirnbasisarterien

Einengungen der intrakraniellen A. carotis interna sind im Vergleich zu extrakraniellen Veränderungen öfter durch Dissektionen als durch arteriosklerotische Läsionen bedingt. Hochgradige Stenosen vor dem Abgang der A. ophthalmica können wie extrakranielle Einengungen zu einer Flußabnahme oder -umkehr in der A. supratrochlearis führen, Strömungshindernisse nach dem Abgang der A. ophthalmica dagegen zu einer Strömungszunahme in diesem Gefäß. Bei der extrakraniellen Doppler- und Duplexsonographie finden sich eine

Verminderung der Strömungsgeschwindigkeit und eine Erhöhung der Pulsatilität bis zum Pendelfluß. Bei der transkraniellen Ableitung können je nach Lage der Stenose lokale Turbulenzen oder poststenotische Ablösungsphänomene abgeleitet werden. Schwierigkeiten können kombinierte Stenosen bereiten.

Stenosen der A. cerebri media führen nur bei sehr hochgradiger Einengung in der versorgenden A. carotis interna zu einer im Seitenvergleich erniedrigten Strömungsgeschwindigkeit und erhöhten Pulsatilität, in der Regel ergeben sich extrakraniell keine Hinweise. Bei der transkraniellen Ableitung der A. cerebri media weist eine Erhöhung der Strömungsgeschwindigkeit um 50 % im Seitenvergleich auf eine mittelgradige Stenose hin, als Grenzwerte gelten bei der 2-MHz-Sonde Frequenzen von 3–4 kHz bzw. Strömungsgeschwindigkeiten von 120–160 cm/s als Grenzwerte. Höhergradige Stenosen zeichnen sich durch eine noch ausgeprägtere Strömungsbeschleunigung mit Turbulenzen und ein poststenotisches Signal aus.

Bei einem Verschluß der A. cerebri media im Bereich des Hauptstamms finden sich in der Regel eine verminderte Strömungsgeschwindigkeit und erhöhte Pulsatilität der ipsilateralen A. carotis interna, beim Astverschluß dagegen extrakraniell ein regelrechter Befund. Transkraniell ist bei einem Verschluß im Aufzweigungsbereich der A. cerebri media und anterior (sog. T-Verschluß) meist der R. communicans anterior zur Versorgung der ipsilateralen A. cerebri anterior kräftig perfundiert, während sich im Bereich der A. cerebri media keine oder variable Strömungssignale (von Kollateralen) finden können. Beim Hauptstammverschluß der A. cerebri media ist typischerweise die A. cerebri anterior vermehrt durchströmt, während die A. cerebri media fehlt. Beim Verschluß des Hauptstamms der A. cerebri media nach Abgang der Aa. lenticulostriatae oder eines Hauptastes der A. cerebri media ist die Strömungsgeschwindigkeit in der proximalen A. cerebri media reduziert, die Pulsatilität erhöht. Kleinere Astverschlüsse können nicht erfaßt werden.

4.3 Stenosen und Verschlüsse im vertebrobasilären Stromgebiet

Abgangsstenosen der A. vertebralis werden mit der Dopplersonographie meist nur festgestellt, wenn sie hochgradig sind und hohe Frequenzen mit Turbulenzen aufweisen. Die Pulsatilität ist zwar direkt nach der Einengung vermindert, kann sich aber wegen der variablen Gefäßverhältnisse im distalen Verlauf, z.B. an der Atlasschlinge, wieder normalisieren. Bei der winkelkorrigierten Messung mit der Duplexsonographie können lokale Beschleunigungen über 50 % als pathologisch gewertet werden. Stenosen im intertransversalen Verlauf finden sich in der Regel in Verbindung mit Knickbildungen und Dissektionen, sie können meist nur mit farbkodierter Duplexsonographie festgestellt werden. Stenosen in der Atlasschlinge können meist bereits mit der CW-Sonde erkannt werden. Die farbkodierte Duplexsonographie kann die Ursachen wie Knickbildungen oder Dissektionen aufklären. Auf höhergradige intrakranielle Stenosen der A. vertebralis und A. basilaris weist bei der extrakraniellen Untersuchung eine erhöhte Pulsatilität hin, bei der transnuchalen Beschallung eine lokale Strömungsbeschleunigung und -störung. Als Grenze sind bei Verwendung einer 2-MHz-Sonde systolische Maximalfrequenzen von 2,5–3 kHz bzw. ein Mean-Wert von 1,8 kHz (~70 cm/s) anzusehen [21].

Verschlüsse infolge einer Thrombosierung betreffen wegen der vielfältigen Kollateralisierungen oft nur einzelne Gefäßabschnitte, seltener die gesamte A. vertebralis oder A. basilaris. Extrakranielle Verschlüsse der A. vertebralis können mit der CW-Sonde bei fehlender Ableitbarkeit nicht sicher von einer Hypoplasie oder schwierigen Untersuchungsbedingungen unterschieden werden. Zur sicheren Diagnose ist eine Duplexsonographie mit Darstellung des Gefäßes im B-Bild und fehlendem Signal im Doppler erforderlich. Allerdings können die Befunde im Gefäßverlauf unterschiedlich sein. Bei intrakraniellem Verschluß einer A. vertebralis findet sich extrakraniell eine erhöhte Pulsatilität oder ein Pendelfluß, differentialdiagnostisch sind eine Hypoplasie mit extrakranieller Duplexsonographie und eine hochgradige distale Stenose mit transnuchaler Beschallung auszuschließen. Da die A. vertebralis die A. cerebelli posterior inferior versorgt, läßt sich allerdings bei normalem Fluß ein distaler Verschluß nicht ausschließen. Für einen intrakraniellen Verschluß der A. basilaris gelten die genannten Kriterien für beide Aa. vertebrales, ein sicherer Ausschluß eines Basilarisverschlusses ist jedoch durch unauffällige Befunde der Vertebralarterien ebenfalls nicht möglich. Eine schrittweise Darstellung der A. basilaris bis in 100 mm Tiefe und mehr macht einen Verschluß zumindest im proximalen und mittleren Bereich relativ unwahrscheinlich; bei gutem Abfluß in die Basilarisäste kann allerdings eine Thrombosierung im Spitzenbereich dem Nachweis entgehen.

4.4 Stenosen und Verschlüsse der A. subclavia

Stenosen der A. subclavia sind wegen des hohen peripheren Widerstandes erst bei höhergradigen Einengungen ab 60 % oder mehr zu erkennen. Im Frequenzspektrum zeigen sich ein Verschwinden des frühdiastolischen Rückflusses und ein verbreiterter diastolischer Strömungsanteil. Auskultatorisch findet sich in der Supraklavikulargrube bei Stenosen ein niederfrequentes Stenosegeräusch, bei einem Verschluß kann dagegen im Seitenvergleich oft ein fehlendes Strömungsgeräusch festgestellt werden. Die Blutdruckmessung zeigt im Seitenvergleich bei relevanten Stenosen eine Reduktion um ca. 20 mmHg, bei einem Verschluß um ca. 30 mmHg und mehr. Zur Orientierung ist häufig bereits die gleichzeitige vergleichende Tastung des Radialispulses rechts und links hilfreich.

Bei höhergradigen Stenosen oder einem Verschluß der A. subclavia trägt die A. vertebralis zur Kollateralversorgung bei. Zunächst zeigt sich eine Reduktion des systolischen Anteils in Form der sog. systolischen Entschleunigung (= beginnender Subclavian-Steal-Effekt). Bei Zunahme der Stenosierung fließt der systolische Strömungsanteil nach kaudal und nur noch der diastolische nach kranial in Form eines Pendelflusses (= inkompletter Subclavian-Steal-Effekt). Zuletzt versorgt die A. vertebralis mit vollständig retrogradem Fluß sowohl in der Systole als auch in der Diastole die A. subclavia (= kompletter Subclavian-Steal-Effekt). Zur Überprüfung dient der Oberarmkompressionstest. Dabei wird durch Kompression des Oberarms mit einer Blutdruckmanschette eine Ischämie im Arm erzeugt. Nach Öffnen der Manschette ergibt sich eine kurzzeitige Zunahme des Subclavian-Steal-Effekts in der A. vertebralis. Eine systolische Entschleunigung, selten eine komplette Strömungsumkehr kann sich auch in der A. basilaris zeigen.

5 Gutachtliche Fragestellungen bei der Doppler- und Duplexsonographie

5.1 Differentialdiagnose von zerebralen Ischämien

Zerebrale ischämische Ereignisse in Form einer TIA, eines PRIND oder eines Schlaganfalls sind in rund einem Drittel der Fälle auf Veränderungen an den hirnversorgenden Arterien zurückzuführen. Dabei handelt es sich in der Mehrzahl der Fälle um **arteriosklerotisch bedingte Stenosen oder Verschlüsse** im Abgangsbereich der A. carotis interna, die mit der extrakraniellen Doppler- und Duplexsonographie abgeklärt werden können. Generalisierte Gefäßveränderungen können mit dem B-Bild erfaßt werden. Die Ultraschalluntersuchung sollte beim Vorliegen von ischämischen Ereignissen zur Suche nach den Ursachen, im Rahmen der Abklärung der **beruflichen Leistungsfähigkeit,** bei der Beurteilung des **Behinderungsgrades** und zur Untersuchung der Auswirkung von multiplen **Gefäßrisikofaktoren** durchgeführt werden.

5.2 Differentialdiagnose von traumatischen Gefäßläsionen

Durch Kopf- und Halswirbelsäulenbeschleunigungen kann es zum Eintritt von Blut in die Arterienwand mit der Folge einer langstreckigen Einengung oder eines Verschlusses des Gefäßes kommen. **Dissektionen** treten bevorzugt nahe der Schädelbasis auf und breiten sich sowohl nach kranial als auch nach kaudal bis zum nächsten größeren Gefäßabgang aus [16]. Das Zeitintervall zwischen Trauma, Dissektion und Symptomatik ist sehr variabel und kann mehrere Minuten bis mehrere Wochen betragen. In der extrakraniellen Dopplersonographie findet sich vor der Dissektion in der Regel einer erhöhte Pulsatilität. Die Strömung in der A. supratrochlearis kann retrograd bei proximal der A. ophthalmica liegender Dissektion, orthograd bei distaler Dissektion (supraklinoidal) und fehlend bei zusätzlicher Dissektion der A. ophthalmica sein. Bei der Duplexsonographie sprechen in der A. carotis interna eine längerstreckige Verjüngung („string sign"), u.U. mit Kaliberschwankungen, oder ein spitz zulaufender Stumpf, in der A. carotis communis ein doppeltes Lumen mit „Flatterwand" für eine Dissektion. Bei kürzerstreckigen Einengungen im Abgangsbereich der A. carotis interna kann die Unterscheidung zur arteriosklerotisch bedingten Stenose schwierig sein. Transkraniell findet sich gelegentlich eine Beteiligung des Karotissiphons [8]. Die Feststellung einer Dissektion im Verlauf der A. vertebralis erfolgt in der Regel mit farbkodierter Duplexsonographie.

Infolge von Schädel-Hirn-Verletzungen kann es zu traumatischen **arteriovenösen (AV-) Fisteln** der intrakraniellen A. carotis interna mit dem Sinus cavernosus kommen. Aufgrund des Shuntvolumens besteht oft eine Operationsindikation. Klinische Symptome sind ein pulssynchrones Ohrgeräusch, ein Exophthalmus und eine vermehrte Vaskularisation im Augenbereich. Bei der Untersuchung fällt oft schon mit dem Stethoskop ein positiver Auskultationsbefund über dem Augenbulbus auf. Dopplersonographisch ist der Fluß in den versorgenden Arterien vermehrt.

Die Suche nach traumatischen Gefäßveränderungen sollte im Rahmen von Begutachtungen nach Beschleunigungsverletzungen von Kopf oder Halswirbelsäule für **gesetzliche oder private Unfallversicherungen** erfolgen.

! Die 49jährige Beifahrerin erlitt durch den Aufprall eines nachfolgenden Fahrzeugs eine Distorsion der Halswirbelsäule. Am nächsten Tag bemerkte sie eine Schwäche und Gefühlsstörung im rechten Arm, die sich innerhalb von 24 Stunden zurückbildete. Die Doppler- und Duplexsonographie zeigte langstreckige Einengungen der Aa. carotides internae beidseits, links mehr als rechts, und den Verschluß der linken A. vertebralis. Unter intravenöser Heparinisierung öffnete sich die A. vertebralis nach einigen Tagen wieder, die Lumengröße der Aa. carotides internae normalisierte sich schrittweise im Verlauf von mehreren Wochen.

5.3 Differentialdiagnose von Schwindelattacken

Der Verdacht auf eine vaskuläre Ursache von Schwindel besteht bei einem gerichteten Drehschwindel, Hirnnervenausfällen und/oder Sehstörungen. Ursache können die **ausgeprägte Hypoplasie oder das Fehlen der A. vertebralis** auf der einen Seite und eine vorübergehende Vertebraliskompression durch bestimmte Kopfbewegungen auf der anderen Seite mit gleichzeitig auftretender Symptomatik sein. Beim Provokationstest wird die normal weite A. vertebralis dopplersonographisch abgeleitet, um ein Sistieren der Strömung bei bestimmten Kopfbewegungen nachweisen zu können. Der Nachweis der Hypo-/Aplasie der Gegenseite wird am besten duplexsonographisch durchgeführt. Eine **hochgradige Stenose oder ein Verschluß der A. subclavia** mit Subclavian-Steal-Effekt (s. Abschnitt 4.4) kann als Schwindelursache vermutet werden, wenn eine reproduzierbare Auslösbarkeit der Symptomatik durch Provokation (Belastung des Arms, Oberarmkompressionstest) besteht. Der alleinige Nachweis eines Subclavian-Steal-Effekts in der A. vertebralis oder A. basilaris ist nicht ausreichend. Indikationen sind Begutachtungen des **beruflichen Leistungsvermögens** und die Festlegung des **Grades der Behinderung.**

5.4 Differentialdiagnose von erworbenen Hirnleistungsstörungen

Die Ultraschalldiagnostik gibt indirekte Hinweise für eine zerebrale **Mikroangiopathie,** die eine langsam progrediente dementielle Entwicklung zur Folge haben kann. Methode der Wahl zum Nachweis lakunärer Läsionen oder einer subkortikalen arteriosklerotischen Mikroangiopathie ist allerdings die Kernspintomographie. Bei ausgeprägter Mikroangiopathie ist dopplersonographisch die Pulsatilität in allen hirnversorgenden Arterien erhöht [14]. Eine ähnliche Änderung der Pulsatilität kann differentialdiagnostisch jedoch auch durch eine Aorteninsuffizienz, eine intrakranielle Druckerhöhung oder eine Bradykardie verursacht sein. Außerdem führt die Mikroangiopathie zu einer Reduktion der zerebrovaskulären Reservekapazität [11], die mit dem transkraniellen Doppler-CO_2-Test bestimmt werden kann [19]. Die Verminderung ist allerdings nur relativ gering. Seltener ist eine dementielle Entwicklung durch einen **makroangiopathischen Verschlußprozeß** der hirnversorgenden Arterien verursacht [16]. Diese Befunde sind ebenfalls im Rahmen von Begutachtungen des **beruflichen Leistungsvermögens** und der Einschätzung des **Grades der Behinderung** abzuklären.

5.5 Differentialdiagnose von Kopfschmerzen

Bei Migräne ist eine erhöhte zerebrovaskuläre Reaktivität auf Änderungen des endexspiratorischen CO_2 beschrieben [7,18]. Da sich beim Vergleich von Migränepatienten mit Normalpersonen eine breite Überschneidung der Werte ergibt, ist die Sensitivität des transkraniellen Doppler-CO_2-Tests gering und nur eine überschießende Reaktivität als positiver Hinweis auf Migräne verwertbar [21]. Eine Verwertung des Ergebnisses könnte in die Beurteilung **beruflichen Leistungsvermögens** und des **Grades der Behinderung** einbezogen werden.

5.6 Differentialdiagnose von Synkopen

Bei Patienten mit Synkopen kann in einigen Fällen beim Wechsel vom Liegen zum Stehen, z.B. im sog. Kipptisch-Test, eine deutliche Erniedrigung der Strömungsgeschwindigkeit in den intrakraniellen Gefäßen nachgewiesen werden [5, 12]. Die Untersuchung wird mit Hilfe der transkraniellen Dopplersonographie durchgeführt. Als Ursache wird eine Dysfunktion der zerebralen Autoregulation angenommen. Dieser Befund könnte zur Beurteilung des **beruflichen Leistungsvermögens** und des **Grades der Behinderung** herangezogen werden.

Literatur

[1] Aaslid R, Markwalder TM, Nornes H (1982): Noninvasive transcranial Doppler ultrasound recording of flow velocity in basal cerebral arteries. J Neurosurg 57: 769-774.

[2] Aaslid R (ed.) (1986): Transcranial Doppler sonography. Springer, Wien–New York.

[3] Becker G, Lindner A, Bogdahn U (1993): Imaging of the vertebrobasilar system by transcranial color-coded realtime sonography. J Ultrasound Med 12: 395-401.

[4] Büdingen HJ, Staudacher T (1987): Die Identifizierung der Arteria basilaris mit der transkraniellen Doppler-Sonographie. Ultraschall 8: 95–101.

[5] Daffertshofer M, Diehl RR, Ziems GU, Hennerici M (1991): Orthostatic changes of cerebral blood flow velocity in patients with autonomic dysfunction. J Neurol Sci 104: 32–38.

[6] Görtler M, Niethammer R, Widder B (1994): Differentiating subtotal carotid artery stenoses from occlusions by color-coded duplex sonography. J Neurol 241: 301–305.

[7] Harer C, von Kummer R (1991): Cerebrovascular CO2 reactivity in migraine: assessment by transcranial Doppler ultrasound. J Neurol 238: 23–26.

[8] Kaps M, Dorndorf W, Damian MS, Agnoli L (1990): Intracranial haemodynamics in patients with spontaneous carotid dissection. Eur Arch Psychiatr Neurol Sci 239: 246–256.

[9] Kaps M, Seidel G, Bauer T, Behrmann B (1992): Imaging of the intracranial vertebrobasilar system using color-coded ultrasound. Stroke 23: 1577–1582.

[10] Klingelhöfer J, Spranger M (1997): Klinikleitfaden Neurologie Psychiatrie. Fischer, Stuttgart–Jena–Lübeck–Ulm.

[11] Kuwabara Y, Ichiya Y, Otsuka M, Masuda K, Ichimiya A, Fujisima M (1992): Cerebrovascular responsiveness to hypercapnia in Alzheimer's dementia and vascular dementia of the Binswanger type. Stroke 23: 594–598.

[12] Njemanze PC (1993): Cerebral circulation dysfunction and hemodynamic abnormalities in syncope during upright tilt test. Can J Cardiol 9: 238–242.

[13] Pourcelot L (1971): Nouveau débitmètre sanguin à effet Doppler. In: Ultrasonographia Medica, S. 125–130. Verlag Wiener Med. Akad., Wien.

[14] Ries F, Horn R, Hillekamp J, Honisch C, Konig M, Solymosi L (1993): Differentiation of multi-infarct and Alzheimer dementia by intracranial hemodynamic parameters. Stroke 24: 228–235.

[15] Ringelstein EB, Kahlscheuer B, Niggemeyer E, Otis SM (1990): Transcranial Doppler sonography: anatomical landmarks and normal velocity values. Ultrasound Med Biol 16: 745–761.

[16] Suchenwirth RMA, Ritter G (1996; eds.): Qualitätssicherung bei der Neurologischen Begutachtung. Fischer, Stuttgart–Jena–New York.

[17] Terwey B (1983): Die hochauflösende B-Bild-Sonographie der extracraniellen Arteria carotis. Habilitationsschrift, Heidelberg.

[18] Thomas TD, Harpold GJ, Troost, BT (1990): Cerebral vascular reactivity in migraineurs as measured by transcranial Doppler ultrasound. Cephalalgia 10: 95–99.

[19] Widder B, Paulat K, Hackspacher J, Mayr E (1986): Transcranial Doppler CO2-test for the detection of hemodynamically critical carotid artery stenoses and occlusions. Eur Arch Psychiatr Neurol Sci 236: 162–168.

[20] Widder B, von Reutern GM, Neuerburg-Heusler D (1986): Morphologische und dopplersonographische Kriterien zur Bestimmung von Stenosierungsgraden an der A. carotis interna. Ultraschall 7: 70–75.

[21] Widder B (1995): Doppler- und Duplexsonographie der hirnversorgenden Arterien. 4., neubearbeitete Auflage. Springer, Berlin–Heidelberg.

15
Neuroradiologische Befunde

Hartmut Becker

Inhalt

1 Einführung

Ist im Rahmen einer neurologischen Begutachtung eine bildgebende Diagnostik erforderlich, sollte damit ein Neuroradiologe beauftragt werden.

Der Schwerpunkt Neuroradiologie laut Weiterbildungsordnung der Bundesärztekammer, gekoppelt an den Arzt für diagnostische Radiologie, umfaßt zwei Bereiche: die diagnostische Neuroradiologie und die interventionelle Neuroradiologie. Die **diagnostische Neuroradiologie** beinhaltet die Diagnostik bei Erkrankungen und Veränderungen des Nervensystems und seiner Hüllen auf der Basis bildgebender Modalitäten, wie die konventionelle Röntgentechnik, die Sonographie, die Computertomographie, die Magnetresonanztomographie und die digitale Subtraktionsangiographie. Um diese Verfahren optimal nutzen zu können, verfügt der Neuroradiologe über spezielle Kenntnisse in der Neuroanatomie, Neuropathologie, Neurophysiologie, aber auch in den klinischen Fächern Neurologie, Neurochirurgie, Psychiatrie, Neuropädiatrie, Neurootologie und Neuroophthalmologie.

Die **interventionelle Neuroradiologie** beinhaltet die minimal-invasive Therapie im Bereich des Nervensystems und seiner Hüllen unter Verwendung bildgebender Verfahren (z.B. Embolisation von Gefäßfehlbildungen, Dilatation von Gefäßstenosen, Thrombolyse bei Gefäßverschlüssen).

Neuroradiologen sind heutzutage in den meisten, bedauerlicherweise nicht in allen Universitätskliniken, vereinzelt in Schwerpunktkrankenhäusern und in zunehmendem Maße auch in Radiologischen Gemeinschaftspraxen tätig.

Die bildgebende neuroradiologische Diagnostik im Rahmen einer Begutachtung muß eine schnelle, effektive, möglichst nichtinvasive Untersuchung mit dem Ziel einer exakten Diagnose durch Einsatz aussagekräftiger Untersuchungsverfahren beinhalten. Sie soll erst dann erfolgen, wenn eine ausführliche Anamnese erhoben ist und eine gründliche klinisch-neurologische Untersuchung durchgeführt wurde.

> **!** Für den Gutachtenauftrag an den Neuroradiologen ist es besonders wichtig, daß für die bildgebende Diagnostik eine genaue Fragestellung formuliert wird und notwendige Vorabinformationen mitgeteilt werden. Grundsätzlich gilt: Je detaillierter und spezifizierter der Gutachtenauftrag ist, desto aussagekräftiger kann das neuroradiologische Gutachten sein.

Bildgebende Voruntersuchungen sollten im Original vorliegen. Durch unnötige Wiederholungsuntersuchungen können Kosten gespart und die Strahlenbelastung des zu Begutachtenden reduziert werden. Bei Vorliegen von Voraufnahmen werden Verlaufsbeurteilungen wesentlich vereinfacht. Schriftliche Befundberichte sind generell unzureichend, da die Gefahr besteht, daß Fehlinterpretationen übernommen werden. Zu berücksichtigen ist ferner, daß in Abhängigkeit von der fachlichen Kompetenz des Voruntersuchers und dessen technischer Ausstattung die Untersuchungsqualität variieren kann, zumal häufig derartige Voruntersuchungen nicht von einem Neuroradiologen angefertigt wurden.

Von großem Vorteil ist ein vorheriges klärendes Gespräch zwischen Neurologen und Neuroradiologen, bei dem gemeinsam überlegt werden kann, mit welcher Untersuchungsmethode die zu beantwortenden Fragen am besten geklärt werden können.

> **!** Zu berücksichtigen ist, daß die bildgebende Diagnostik nur ein momentanes Zustandsbild wiedergibt und nur als solches beschrieben und beurteilt werden kann. Der erhobene neuroradiologische Befund muß mit dem neurologischen Befund korreliert werden.

Die Fragestellung des neurologischen Gutachters ist deshalb durch den Neuroradiologen definitiv zu beantworten, damit eine qualitativ hochwertige neurologische Begutachtung möglich wird. Durch die Spezialisierung ist der Neuroradiologe in der Lage, bildgebende Verfahren auf vergleichsweise hohem qualitativem Niveau durchzuführen. Er ist für den Neurologen ein kompetenter Gesprächspartner. Bei der Wertung der bildgebenden Verfahren gilt jedoch, daß dem klinisch-neurologischen Befund die primäre Bedeutung zukommt. Bei der Interpretation der neuroradiologischen Befunde ist ferner zu beachten, daß es sich um morphologische Verfahren handelt. Strukturelle Veränderungen können unterhalb der Auflösungsschwelle der bildgebenden Methode liegen. In der Regel sind keine Aussagen über funktionelle Störungen möglich, wobei sich in letzter Zeit neue Möglichkeiten, insbesondere durch die funktionelle MRT, ergeben haben.

2 Schädel und Gehirn

2.1 Traumafolgen

2.1.1 Röntgennativdiagnostik

Posttraumatische Knochenveränderungen, wie Frakturen und Knochendefekte, sind mit konventionellen

Röntgenaufnahmen übersichtlich darzustellen. Dabei sind Übersichtsaufnahmen des Schädels in anterior-posteriorer, lateraler und frontonuchaler Projektion (zur Beurteilung der Okzipitalschuppe bzw. zur Lokalisation einer frontalen oder okzipitalen Fraktur) erforderlich. Ist eine Kalottenfraktur nachweisbar, die Seitenlokalisation jedoch nicht möglich, helfen rechts- und linksseitig angestellte (plattennahe) Aufnahmen weiter. Frakturen – wenn filmnah dargestellt – sind schärfer abzugrenzen. Auch eine zusätzliche laterale Projektion bei leichter Rotation des Kopfes kann durch Beurteilung der Wanderung der Frakturlinie eine Seitenlokalisation ermöglichen.

Die Heilung von Schädelfrakturen verläuft unterschiedlich. Die Frakturlinien werden durch Umbauvorgänge meist unschärfer und können noch nach Jahren nachweisbar sein. Bei Kindern erfolgt die Ausheilung rascher und vollständiger. Eine verzögerte Heilungstendenz bei Frakturen an der Schädelbasis, besonders an den Pyramiden und im frontobasalen Bereich, ist problematisch, wenn zusätzlich eine Duraverletzung vorgelegen hat, da sie eine Eintrittspforte für Erreger darstellt, so daß die Gefahr rezidivierender Infektionen (Meningitis, Empyem, Abszeß) besteht.

Intrakraniell gelegene Knochensplitter und Metallreste (z. B. nach Schußverletzungen) verändern ihre Lage im allgemeinen nicht. Eine Resorption von Knochensplittern ist möglich. Metallsplitter können infolge ihres Eigengewichtes oder bei Einbruch in das Ventrikelsystem ihre Lage verändern.

Eine Besonderheit stellt die wachsende Schädelfraktur des Kindesalters dar. Durch Mitverletzung des Gehirns und der Hirnhäute kommt es infolge Hirnschwellung zum Auseinanderdrängen der Bruchränder und Eindringen von Liquor durch den Frakturspalt unter die Haut. Der ständige pulsatorische Druck auf den anliegenden Knochen führt zu einer Resorption. Dadurch resultiert ein mehr oder weniger ausgeprägter Knochendefekt. Dieser ist meist spindelförmig, breit klaffend, glatt begrenzt und an seinen Enden spitz zulaufend.

Am häufigsten kommt die Verwechslung einer Fraktur mit einer arteriellen oder venösen Gefäßfurche sowie Diploevenen vor. Schwierigkeiten bereiten oftmals die Gefäßkanäle der A. meningea media und ihrer Äste. Ein ziemlich konstanter und relativ typischer Verlauf – leicht bogig, etwas wellenförmig, die regelmäßige Aufzweigung und Abnahme des Kalibers zur Peripherie hin – sind Hilfestellungen zur Differentialdiagnose. Ältere Frakturen sind ohne Vergleich mit Bildern des Unfalltages oder davor oft nicht von Gefäßstrukturen zu unterscheiden.

Differentialdiagnostische Schwierigkeiten können auch die Schädelnähte in sich bergen. Dabei ist besonders auf die persistierende Frontalnaht oder aber auf das projektionsbedingte „Klaffen“ von Nahtabschnitten hinzuweisen. So werden nicht selten Frakturen beschrieben, die eindeutig Nähte sind. Dies gilt vor allem für die Lambdanaht in ihrem unteren lateralen Anteil, die Sutura temporalis in der anterior-posterioren und halbaxialen Projektion, besonders dann, wenn durch nicht exakte Projektionen vermeintlich eine Einseitigkeit des Befundes vorhanden ist. Zu beachten sind auch die zahlreichen Varianten der Schädelnähte.

Normalerweise am Schädel vorkommende Spaltbildungen (Fissura tympanomastoidea, petrotympanica) können gelegentlich auch zu Fehlinterpretationen führen; das gleiche gilt für noch im Entwicklungsstadium nachweisbare Suturen (z.B. Sutura sphenooccipitalis). Veränderungen an den Weichteilen des Kopfes, dichtes oder verschmutztes Haar können ebenfalls Traumafolgen vortäuschen.

Der Begutachtende muß sich aber auch bewußt sein, daß ein Teil der Frakturen am Schädel, insbesondere im Bereich der Schädelbasis, mit konventionellen Röntgenaufnahmen nicht erfaßt wird. Das liegt teilweise an den Überlagerungen der Projektionsradiographie, an röntgentechnischen Gegebenheiten und an den bereits beschriebenen Ausheilungsvorgängen. Ein Normalbefund schließt somit letztlich eine Fraktur nicht aus.

! Bei der Begutachtung bedingen isolierte Schädelfrakturen und kleine Knochendefekte keine Minderung der Erwerbsfähigkeit.

Größere Kalottendefekte werden heutzutage plastisch gedeckt, so daß der Normalzustand weitgehend wiederhergestellt wird.

Die routinemäßige Anfertigung von Schädelübersichtsaufnahmen bei Patienten mit akutem Schädel-Hirn-Trauma ist in den letzten Jahren zunehmend in die Kritik geraten. Sie sind oft medizinisch unsinnig, da Schädelfrakturen selten gefunden werden und noch seltener eine therapeutische Konsequenz haben.

Murshid [29] fand in einer größeren retrospektiven Studie Schädelfrakturen in 12,7%, wovon nur 0,97% einen neurochirurgischen Eingriff erforderten. Andererseits gibt es intrakranielle Traumafolgen, ohne daß eine Schädelfraktur nachzuweisen ist. Jend und Helkenberg [22] konnten bei 44 % der Patienten mit intrakraniellen Verletzungen keine Schädelfraktur nachweisen. Entscheidend ist immer der klinische Befund. Neurologische Defizite, Bewußtlosigkeit und die Notwendigkeit einer Intubation sind Kriterien, die auf eine intrakranielle Verletzung hinweisen. Wenn der Verdacht auf eine intrakranielle Verletzung vorliegt, sollte der Patient umgehend eine kraniale Computertomographie (CT) als erstes radiologisches Untersuchungsverfahren erhalten [17, 26].

2.1.2 Computertomographie

Als Methode der Wahl für die Untersuchung von Patienten nach akutem Schädel-Hirn-Trauma gilt die Computertomographie (CT), während heutzutage die Magnetresonanztomographie (MRT) das diagnostisch optimale Verfahren zur Erkennung von Spätfolgen ist. Die CT sollte nur noch ergänzend zum Einsatz kommen, um, falls noch erforderlich, knöcherne Residualbefunde nachzuweisen, die mittels MRT nicht dargestellt werden können. Das gilt insbesondere für den Gesichtsschädel und die Schädelbasis.

Durch Berechnung in hochauflösender Knochentechnik lassen sich die Knochenstrukturen besonders übersichtlich darstellen, da es sich um ein echtes Schichtverfahren handelt. Die konventionelle Tomographie mit ihren randständigen störenden Verwischungsschatten hat ihre frühere Bedeutung völlig verloren. Wenn es ausschließlich um die Knochendarstellung geht, kann mit der Spiraltechnik unter Verwendung einer reduzierten Strahlendosis (z.B. 60 mA) untersucht werden. Besondere Bedeutung hat diese Technik zum Nachweis traumatischer Veränderungen im Bereich des Felsenbeines. Folgezustände mit Hörverlust, peripherer Fazialisparese und/oder einer Liquorfistel in Form einer Otorrhö können damit hervorragend untersucht werden. Aus dem Spiraldatensatz lassen sich Informationen in allen gewünschten Raumebenen berechnen. Somit läßt sich beispielsweise auch gezielt der Canalis facialis im Verlauf rekonstruieren (Abb. 15-1).

Bei den **Felsenbeinfrakturen** wird zwischen Pyramidenlängsfrakturen und Pyramidenquerfrakturen unterschieden. Die Längsfraktur (Abb. 15-3) entsteht durch eine direkte temporale Gewalteinwirkung und ist etwa 10mal häufiger als die Querfraktur. In 65 % tritt eine Schalleitungsschwerhörigkeit auf, wobei in 20 % der Fälle eine Gehörknöchelchendislokation vorliegt. Frakturen der Gehörknöchelchen sind selten. Ebenso wie bei den Querfrakturen kommt es in etwa 20 % zu einer Fazialisparese. Die Querfraktur ist Folge einer frontalen oder okzipitalen Gewalteinwirkung. Da besonders das Innenohr betroffen ist, treten ein kompletter Hörverlust und Schwindel in ca. 50 % der Fälle auf. Querfrakturen können durch das Tegmen tympani verlaufen und bei Durazerreißung zu einer Otoliquorrhö führen.

Bei **frontobasalen Schädelfrakturen** besteht die Gefahr einer traumatischen Rhinoliquorrhö, wenn die Bruchlinien in die Wände der Keilbeinhöhle oder Siebbeinzellen einstrahlen. Mit der hochauflösenden CT lassen sich die Frakturen bzw. der knöcherne Defekt im Bereich der Liquorfistel nachweisen. Besteht ein kontinuierlicher Liquorfluß, kann die CT-Zisternographie nach intrathekaler Kontrastmittelgabe durch Lumbalpunktion zum Nachweis einer Liquorfistel eingesetzt werden. Da durch das Kontrastmittel der Liquor in seiner Dichte kräftig angehoben wird, kann der Austritt des Liquors durch den Frakturspalt mit hochauflösender CT-Technik erkannt werden (Abb. 15-2a und b). Mit der MR-Zisternographie mit stark T2-gewichteten

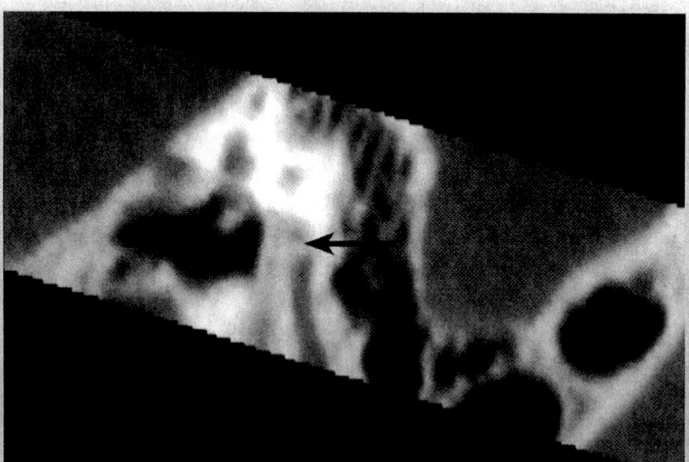

Abb. 15-1 Spiral-CT 2D-Reformation des Canalis nervi facialis, der bei Zustand nach Schädel-Hirn-Trauma mit peripherer Fazialisparese ein Knochenfragment (Pfeil) aufweist.

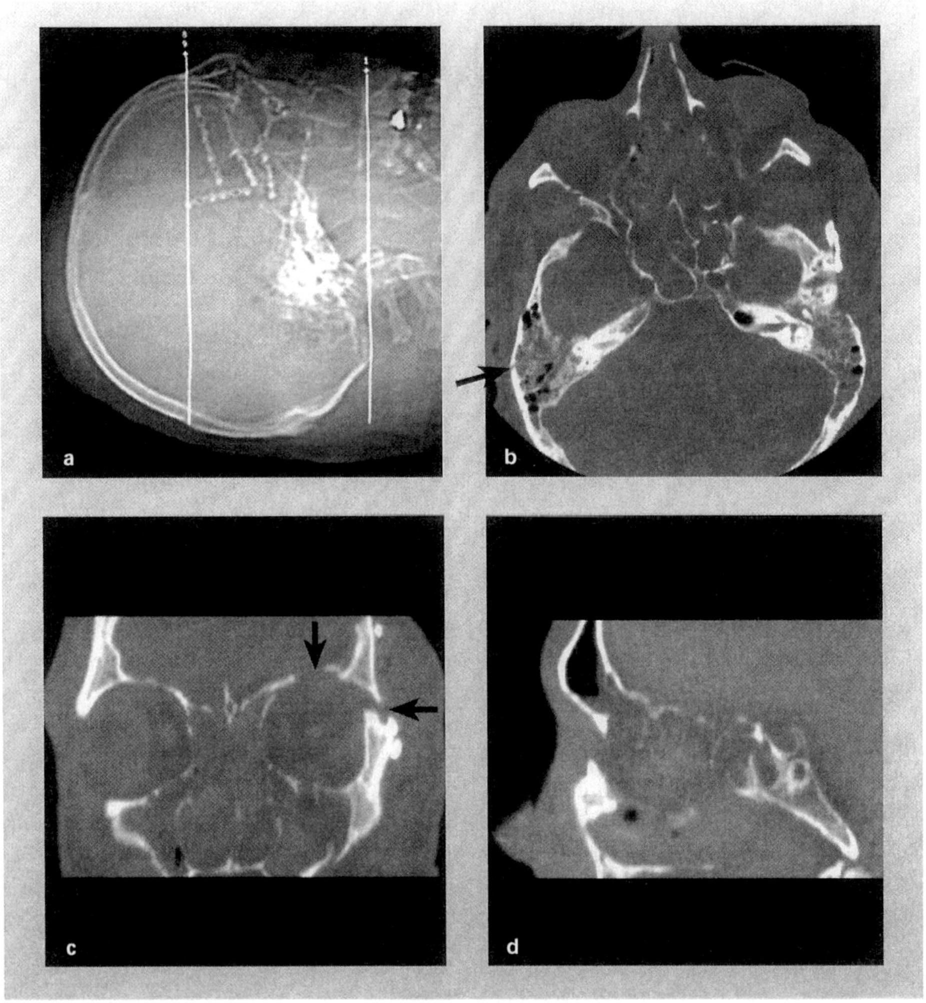

Abb. 15-3 a bis d Spiral-CT: digitales Radiogramm (a), axiale (b), koronare (c) und sagittale (d) Darstellung multipler Gesichtsschädelfrakturen (kleine Pfeile) und einer Pyramidenlängsfraktur (großer Pfeil). Zustand nach Osteosynthese.

Sequenzen besteht eine neue Möglichkeit, nichtinvasiv posttraumatische Liquorfisteln nachzuweisen [36].

Auch bei **Gesichtsschädelverletzungen** ist die hochauflösende CT die Methode der Wahl. Durch Einsatz der Spiral-CT können in bequemer Rückenlage aus dem Datensatz axiale Schichten wie auch koronare und sagittale Reformationen berechnet werden. Damit erhält man eine übersichtliche Darstellung der Verletzungsfolgen in allen drei Raumebenen (s. Abb. 15-3a bis d).

Im Bereich der **Schädelkalotte** lassen sich Frakturen im Computertomogramm nachweisen, wenn sie quer zur Schichtebene verlaufen. Liegt die Fraktur parallel zur Schicht, ist sie u.U. nicht zu erkennen. Impressionsfrakturen sind operativ zu heben, um die Ausbildung einer kortikalen Narbe zu verhindern. Residualbefunde können im CT durch eine Knochen- und Weichteildarstellung beurteilt werden.

Auch zum Nachweis von nach intrakraniell eingedrungenen Fremdkörpern ist die hochauflösende Computertomographie einzusetzen. Bei Schußverletzungen lassen sich Ein- und Ausschuß, der Schußkanal, die Geschoßanteile und die Knochensplitter abgrenzen. Handelt es sich um metallische Fremdkörper, ist allerdings mit Artefakten zu rechnen. Durch kombinierte Darstellung in Knochen- und Weichteiltechnik läßt sich auch das Hirnparenchym soweit wie möglich beurteilen. Ferromagnetische Fremdkörper sind eine absolute Kontraindikation für die MRT, da sie durch die Magnetkräfte in ihrer Position verschoben werden und die Gefahr lebensgefährlicher Verletzungen besteht.

2.1.3 Magnetresonanztomographie

Die MRT ist die Methode der Wahl, um **Spätfolgen nach einem Schädel-Hirn-Trauma** nachzuweisen. Sie zeigt noch nach Jahren, auch wenn die CT unauffällig ist, Kontusionsnarben, die neurologische Ausfallerscheinungen erklären können. Das trifft insbesondere

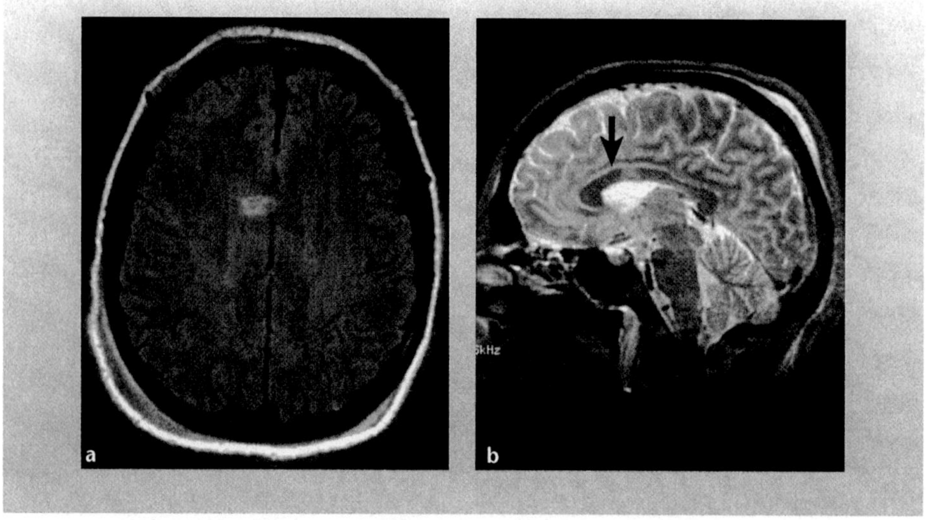

Abb. 15-4a und b MRT: axonale Scherverletzung des Balkens (Pfeil). a) FLAIR, b) FSEIR.

für diffuse axonale Scherverletzungen zu, die im Marklager und im Balken auftreten (Abb. 15-4a und b). Durch die artefaktfreie Darstellung der hinteren Schädelgrube lassen sich posttraumatische Veränderungen im Hirnstamm und Kleinhirn störungsfrei abbilden. Die gliös-narbigen Veränderungen kommen in der T2-gewichteten Fastspinecho-Sequenz (FSE) signalintensiv zur Abbildung. Zur besseren Abgrenzung gegenüber dem ebenfalls hyperintens erscheinenden Liquor ist es vorteilhaft, die Fluid-Attenuated-Inversion-Recovery(FLAIR)-Sequenz einzusetzen, da sich bei ihr die Liquorräume hypointens abbilden, während die Glianarbe hyperintens erscheint (Abb. 15-5).

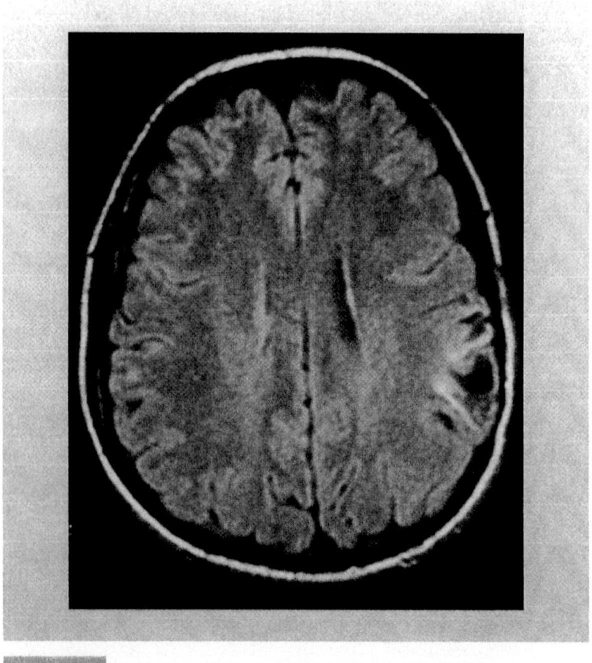

Abb. 15-5 MRT (FLAIR): Kontusionsnarbe parietal links.

Insbesondere mit der Gradientenecho-Sequenz (GE) lassen sich noch lange Zeit nach dem Schädel-Hirn-Trauma Blutabbauprodukte in Form des Hämosiderins erkennen. Durch seine paramagnetischen Eigenschaften kommt Hämosiderin signalgemindert in der Gradientenecho-Sequenz zur Darstellung (Abb. 15-6a und b). Auch im T2-gewichteten Spinecho-Bild erscheint Hämosiderin signalgemindert, während sich die Vorstufe Methämoglobin T2-gewichtet und T1-gewichtet hyperintens abbildet. Durch den kombinierten Einsatz verschiedener Sequenzen läßt sich die diagnostische Aussage über Traumafolgen am Hirnparenchym deutlich erhöhen.

Eine **posttraumatische Hirnatrophie** mit Vergröberung der Sulci, Verschmächtigung der Gyri und Erweiterung der inneren Liquorräume ist durch die Möglichkeit mehrerer Projektionsebenen (axial, koronar, sagittal) und der dreidimensionalen Oberflächendarstellung besonders übersichtlich abzubilden. Zu berücksichtigen ist dabei, daß eine Beurteilung auf der Basis T1-gewichteter Spinecho-Sequenzen erfolgt, da T2-gewichtete Darstellungen die Weite der inneren und äußeren Liquorräume überbetonen.

Der **posttraumatische Hydrozephalus** als Folge einer gestörten Liquorzirkulation nach intrakranieller Blutung ist neben der Ventrikelaufweitung an einer diffusen periventrikulären Signalanhebung in T2-gewichteten Sequenz infolge der subependymalen Liquorresorption im MRT nachzuweisen, die deutlicher als im CT zu erkennen ist, wo sich ggf. eine periventrikuläre Dichteminderung erkennen läßt.

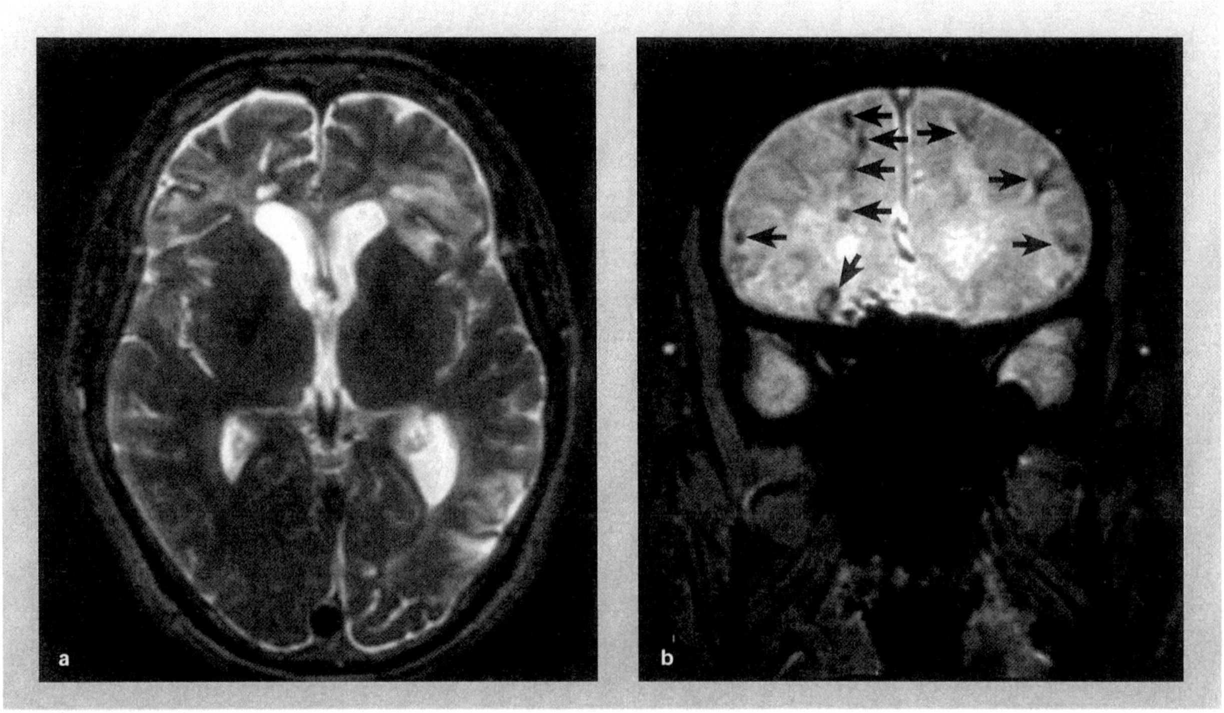

Abb. 15-6a und b MRT: Zustand nach Schädel-Hirn-Trauma. Frontale Kontusionsnarben mit multiplen Hämosiderinresten (Pfeile). a) FSE, b) GE.

Traumatische Gefäßläsionen, wie Karotis-Sinus-cavernosus-Fisteln, Pseudoaneurysmen, Gefäßdissektionen und Gefäßverschlüsse, sind ebenfalls per MRT zu diagnostizieren, da sich schnell fließendes Blut in den Gefäßen durch das Flow-void-Phänomen signalgemindert abbildet. Unter Ausnutzung der Flußphänomene des fließenden Blutes ist eine nichtinvasive Darstellung der Hals- und Hirngefäße möglich. An einer Verbesserung der Bildqualität wird fortlaufend, auch unter Einsatz geringer Mengen intravenös verabreichten Kontrastmittels und spezieller Spulentechnik (Neurovascular Coil), gearbeitet. Zur definitiven angiographischen Klärung, insbesondere auch in Hinblick auf eine mögliche endovaskuläre minimal-invasive Therapie, ist jedoch die digitale Subtraktionsangiographie (DSA) nach wie vor unverzichtbar.

2.1.4 Digitale Subtraktionsangiographie

Bei der DSA handelt es sich um einen nicht duldungspflichtigen Eingriff. Gemeint ist hier ausschließlich die intraarterielle DSA, da die intravenöse DSA sich als qualitativ unzureichend im Bereich der Hals- und Hirngefäße erwiesen hat.

Sollte sich posttraumatisch die Indikation zur DSA ergeben, z.B. bei traumatischen Sinus-cavernosus-Fisteln, Pseudoaneurysmen, Gefäßdissektionen und Gefäßverschlüssen, so steht sie am Ende gezielter Voruntersuchungen wie Sonographie und MRT und wird nur dann eingesetzt, wenn sich daraus therapeutische Konsequenzen ergeben könnten.

Tritt nach einer Schädelverletzung ein Exophthalmus auf (häufig pulsierend) mit Chemosis und pulssynchronem Geräusch, so liegt eine **Karotis-Sinus-cavernosus-Fistel** vor. Häufig läßt sich mit der CT eine Fraktur im Bereich der mittleren Schädelbasis nachweisen. Angiographisch kommt es zu einem Übertritt von Kontrastmittel aus der A. carotis interna in den Sinus cavernosus mit vorzeitiger Füllung dilatierter Venen sowie einem Abfluß zum Sinus petrosus. Zuflüsse können auch über Äste der A. carotis externa erfolgen. Als Therapie der Wahl gilt heute die endovaskuläre neuroradiologische Behandlung mittels ablösbaren Ballons oder Spiralen, die transfemoral über Mikrokatheter an die Fistel herangebracht werden (Abb. 15-7a bis f).

Traumatische Aneurysmen werden an der A. carotis interna typischerweise unterhalb der Schädelbasis in Höhe des Atlas beobachtet. Es handelt sich um dissezierende Aneurysmen oder Pseudoaneurysmen. Sie entstehen durch eine Hyperextension und Rotation des Kopfes, wobei es zu einer Überdehnung der A. carotis interna über den Querfortsatz des 1. Halswirbels

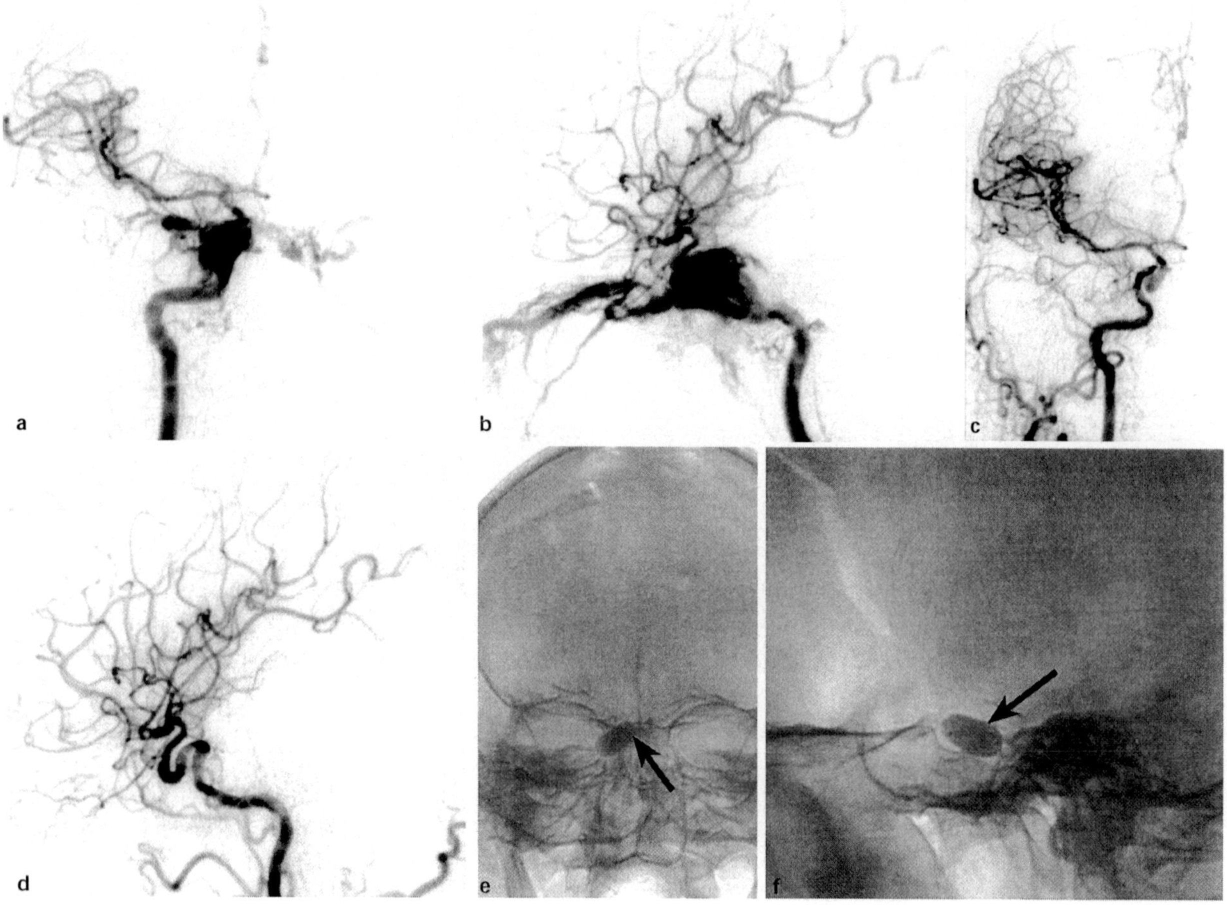

Abb. 15-7a bis f DSA: Karotis-Sinus-cavernosus-Fistel: a) und b) vor Embolisation, c) und d) nach Embolisation, e) und f) Kontrolle des Ballons (Pfeile).

kommt. Solche Aneurysmen haben vor allem deshalb eine klinische Bedeutung, weil sie die Ursache für ein thromboembolisches Geschehen sein können. Da die primäre Diagnostik von Schädel-Hirn-Traumen heutzutage mittels CT erfolgt, bleiben derartige Aneurysmen zunächst unentdeckt. Erst das Auftreten von Hirninfarkten führt zu einer weiteren angiographischen Abklärung. Intrakranielle traumatische Aneurysmen können an der A. pericallosa, im Bereich der A. cerebri media und der A. basilaris auftreten.

Ursache der am häufigsten zu beobachtenden **posttraumatischen Karotisthrombosen** sind Einrisse der Intima (Dissektion). Es bildet sich an der Verletzungsstelle ein wachsender Thrombus. Dabei kann ein freies Intervall von 24 Std. bis zu mehreren Monaten bestehen. Es entwickeln sich Stenosen oder auch komplette Verschlüsse. In Abhängigkeit von der Möglichkeit der Ausbildung eines Kollateralkreislaufes kann es zu zerebralen Durchblutungsstörungen kommen, die sich als transitorisch-ischämische Attacken oder Hirninfarkte manifestieren. Posttraumatische Hirnarterienverschlüsse an der A. basilaris und der A. vertebralis sind seltener. Auch traumatische Verschlüsse im Bereich der A. cerebri media, der A. cerebri posterior und der A. cerebelli superior sind beschrieben worden, wobei jedoch ein embolisches Geschehen infolge abgeschwemmter Emboli zu diskutieren ist [24].

Sehr selten können nach Schädel-Hirn-Traumen **Hirnvenenthrombosen** auftreten. Sie sind im CT nach intravenöser Kontrastmittelgabe mittels Spiral-CT nachzuweisen. Auch die MRT wird zum Nachweis von Hirnvenenthrombosen, ggf. in Kombination mit einer Phasenkontrast-MR-Angiographie, eingesetzt. Dadurch erübrigt sich in der Regel die Durchführung einer digitalen Subtraktionsangiographie.

Tabelle 15-1 gibt einen Überblick über die Möglichkeiten der verschiedenen bildgebenden Modalitäten bei der Begutachtung von Spätfolgen nach Schädel-Hirn-Trauma.

Tabelle 15-1 Einsatz bildgebender Verfahren zur Begutachtung von Spätfolgen nach Schädel-Hirn-Trauma

Spätfolge	Rö.	CT	MRT	DSA
Fraktur	+	+	./.	./.
Knochendefekt	+	+	(+)	./.
Kontusionsnarben	./.	(+)	+	./.
Blutreste	./.	./.	+	./.
Hydrozephalus	./.	+	+	./.
Hirnatrophie	./.	+	+	./.
Gefäßläsionen	./.	(+)	+	+
Liquorfistel	./.	+	+	./.

2.2 Zustand nach Entzündung und Parasitose

Konventionelle Röntgenaufnahmen des Schädels haben zur Darstellung von Residualbefunden nach Infektion des Gehirns und seiner Hüllen durch Bakterien, Viren, Pilze oder Parasiten nur noch eine geringe Bedeutung. Fortgeleitete Infektionen aus den benachbarten Weichteilen können zu Osteomyelitiden der Schädelkalotte führen, die im Schädelröntgenbild übersichtlich dargestellt werden können. Die osteolytischen Veränderungen sind aber auch mit der hochauflösenden CT darzustellen.

Der Nachweis **postentzündlicher Verkalkungen** ist prinzipiell mit Schädelübersichtsaufnahmen möglich, jedoch ist hier die CT infolge ihrer hohen Dichteauflösung das überlegene bildgebende Verfahren. Auf konventionellen Aufnahmen sind Verkalkungen erst ab einem Dichtewert von +75 Hounsfield-Einheiten schemenhaft, ab +110 Hounsfield-Einheiten eindeutig zu erkennen. Andererseits lassen sich Kalkstrukturen im CT ab einem Dichtewert von +30 Hounsfield-Einheiten in Abhängigkeit von den umgebenden Dichtewerten bereits erkennen [4].

Derartige Kalkstrukturen finden sich beispielsweise nach tuberkulöser Meningitis (Abb. 15-8). Die Kalkeinlagerungen erfolgen in das unvollständig resorbierte und organisierte entzündliche Exsudat und wurden besonders bei kindlichen tuberkulösen Meningitiden nach Streptomycintherapie beobachtet. Die Computertomographie zeigt die exakte Beziehung zu den basalen Zisternen, ferner sind weitere Residuen wie Ventrikelaufweitungen durch entzündliche Verklebungen und Infarktnarben infolge einer tuberkulösen Arteriitis nachzuweisen. Auch Tuberkulome können verkalken [16]. Sie sind jedoch in den westlichen Industriestaaten eine Rarität, die hautsächlich bei immunsupprimierten

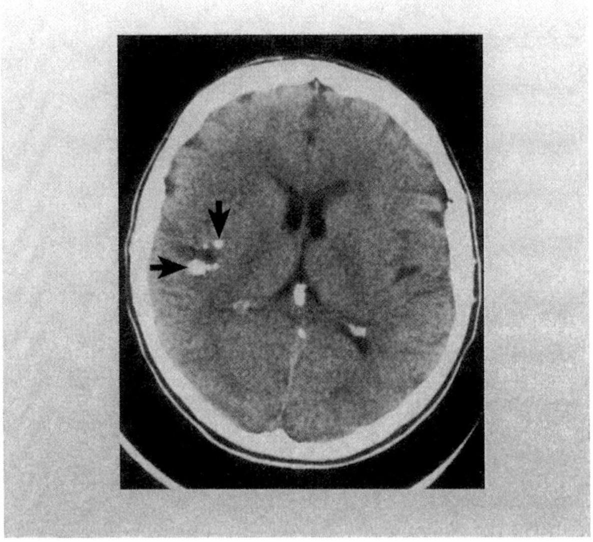

Abb. 15-8 CT: Zustand nach tuberkulöser Meningitis. Verkalkungen in der Inselzisterne (Pfeile).

Patienten auftreten, ebenso wie verkalkte miliare Tuberkel, die sich stecknadelkopf- bis linsengroß im Hirnparenchym diffus verteilt darstellen.

Kalkstrukturen werden als entzündliches Residuum auch nach bakteriellen Abszessen [30], viralen Enzephalitiden, z.B. Herpes-simplex-Enzephalitis [33], Pilzinfektionen, z.B. Kryptokokkose [11] und insbesondere nach Parasitosen gefunden. Hier sind besonders zu erwähnen: Toxoplasmose, Zystizerkose, Echinokokkose, Toxokariasis, Trichinose, Schistosomiasis und Paragonimiasis. Obgleich viele dieser Parasitosen in Mitteleuropa nur eine relativ geringe klinische Bedeutung haben, ist, bedingt durch die modernen Reisemöglichkeiten und den Zustrom von Ausländern aus Entwicklungsländern, mit einem häufigeren Nachweis parasitärer Verkalkungen zu rechnen.

Bedingt durch die HIV-Infektion, hat die Häufigkeit von Toxoplasmose zugenommen, wobei jedoch Verkalkungen vor allem bei konnataler Toxoplasmose beobachtet werden. Die Verkalkungen sind vor allem subependymal im Bereich der hydrozephal erweiterten Seitenventrikel sowie kortikal und subkortikal zu beobachten (Abb. 15-9).

Bezüglich der Parenchymveränderungen ist die MRT die Methode der Wahl, um postentzündliche Veränderungen nachzuweisen. Das trifft beispielsweise für die Herpes-simplex-Enzephalitis zu, für die die MRT hochsensitiv ist, insbesondere auch in Hinblick auf die Frühdiagnose (Abb. 15-10). Bei nicht rechtzeitig einsetzender Behandlung kommt es typischerweise zu einem weitgehend pseudozystischen Umbau des Tem-

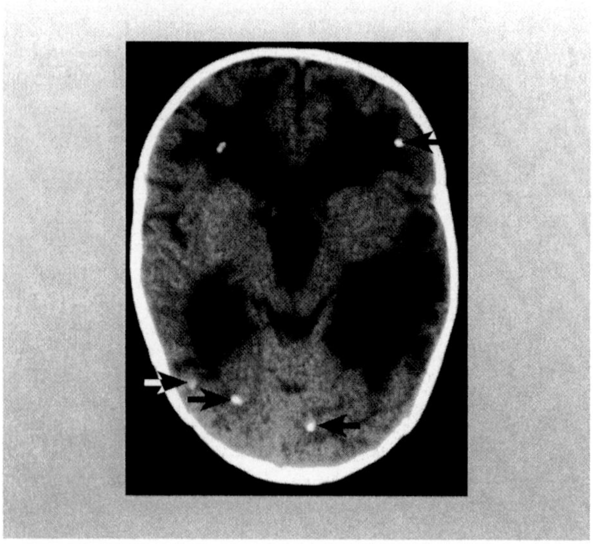

Abb. 15-9 CT: konnatale Toxoplasmose mit Verkalkungen (Pfeile) und Hydrozephalus.

porallappens, der sich T2-gewichtet signalintensiv und T1-gewichtet signalgemindert darstellt [13].

Wie bereits bei der tuberkulösen Meningitis erwähnt, kann es auch im Rahmen anderer Infektionen zu einer zerebralen Gefäßbeteiligung in Form einer Arteriitis oder Thrombophlebitis kommen. Daran können sowohl die großen Arterien an der Hirnbasis, die mittelgroßen Arterien und die kleinen pialen und intraparenchymatösen arteriellen Gefäße als auch die zerebralen Sinus und Venen beteiligt sein. Die Prognose ist ungünstig. Wird die Akutphase überlebt, kommen neben einem Hydrozephalus Hirninfarkte unterschiedlichen Ausmaßes zur Darstellung [31].

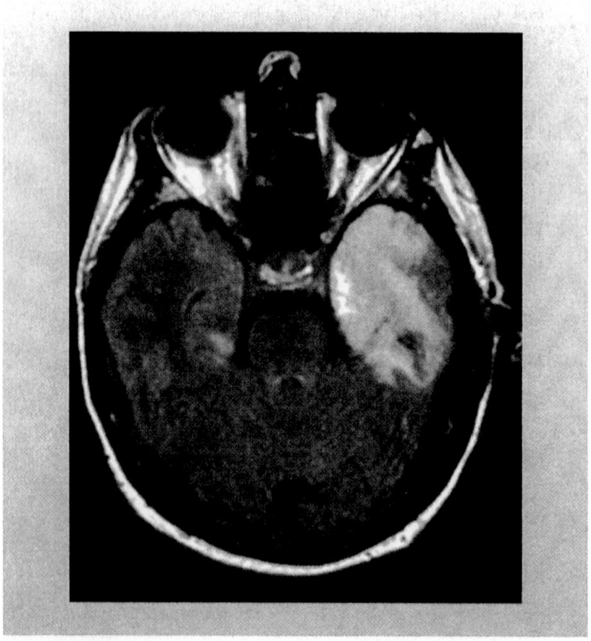

Abb. 15-10 MRT: Herpes-simplex-Enzephalitis temporal links (FLAIR).

2.3 Gefäßerkrankungen

Während in früheren Jahren ein therapeutischer Nihilismus beim Schlaganfall bestand, werden jetzt zunehmend aktive Behandlungskonzepte entwickelt, die ihren Ausdruck in der Schaffung von Schlaganfall-Spezialstationen (Stroke Units) finden [10, 15]. Ein spezialisiertes Schlaganfall-Team gewährleistet die neurologische und neuradiologische Initialdiagnostik, eine pathogenetisch orientierte Therapie, die ein kontinuierliches Monitoring vitaler und neurologischer Parameter beinhaltet. Durch optimale Pflege und frühen Einsatz von Krankengymnastik, Logopädie und Ergotherapie sollen die Krankenhausaufenthalte verkürzt werden und durch eine geringe Morbidität eine deutliche Kostenreduktion erzielt werden. Man geht davon aus, daß jährlich ca. 200 000 Menschen in Deutschland einen Schlaganfall erleiden. In etwa 75% der Fälle wird das Akutereignis überlebt, aber nur 16% der Patienten können bisher in den Arbeitsprozeß zurückkehren.

Etwa 85% der Schlaganfälle sind ursächlich auf Durchblutungsstörungen zurückzuführen, während der Anteil an intrakraniellen Blutungen nur 15% beträgt. Um bei einer Begutachtung Informationen über den Zustand der Hals- und Hirngefäße zu erhalten, ist als nichtinvasives Verfahren die Sonographie angezeigt [2]. Die MRT ist die leistungsfähigste Methode, um vaskuläre Läsionen des Gehirns abzubilden. Das betrifft sowohl Territorial-, Endstrom-, Grenzzonen- und lakunäre Infarkte als auch die subkortikale arteriosklerotische Enzephalopathie (Abb. 15-11a und b). Von besonderem Vorteil ist die völlig artefaktfreie Abbildung von Pons und Medulla oblongata, was aus methodischen Gründen im CT nicht möglich ist. Der Hirninfarkt geht nach dem akuten Nekrosestadium in das subakute Resorptionsstadium über, um schließlich nach ca. 6 Wochen im chronischen Stadium der Zyste und Glianarbe zu enden. In Abhängigkeit von den pathologisch-anatomischen Veränderungen variiert die Darstellung des Hirninfarktes zeitabhängig sowohl im CT als auch im MRT [4]. Im Stadium der Zyste und Glianarbe stellt sich der Hirninfarkt im CT intensiv dichtegemindert dar, während er sich im MRT T1-gewichtet deutlich hypointens und T2-gewichtet stark hyperintens abbildet (Abb. 15-12a und b).

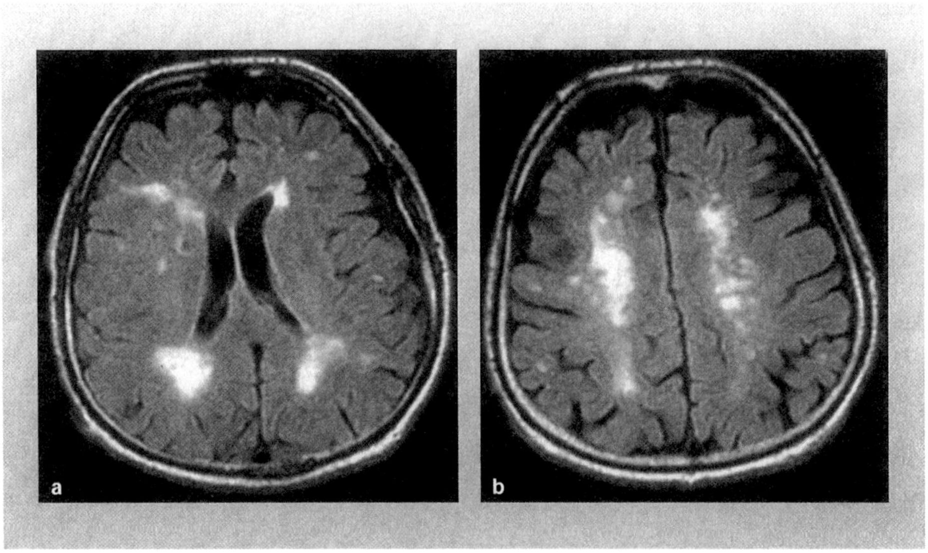

Abb. 15-11a und b MRT: Status lacunaris und subkortikale arteriosklerotische Enzephalopathie. a) und b) FLAIR.

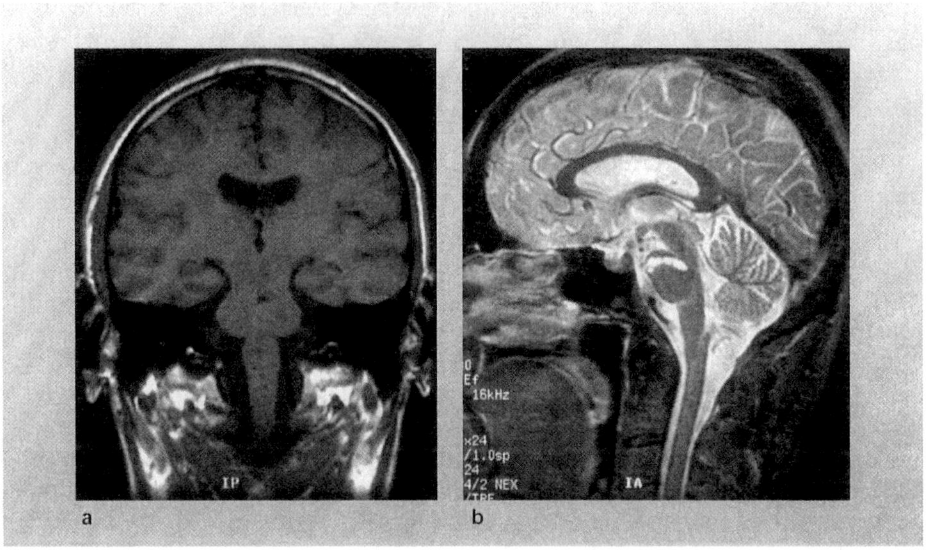

Abb. 15-12a und b MRT: alter Ponsinfarkt. a) SE T1-gewichtet, b) FSEIR T2-gewichtet.

Durch eine ergänzende MR-Angiographie können die zuführenden Halsgefäße und die basisnahen Hirngefäße zur Frage einer Gefäßstenose bzw. eines -verschlusses nichtinvasiv dargestellt werden. Liegen jedoch Wandveränderungen an den peripheren Hirngefäßen (z.B. Vaskulitis) vor, sind diese nur mit der intraarteriellen DSA darstellbar. Aufgrund ihrer Invasivität und ihres Risikos (gefäßgesunde Patienten ca.1‰, gefäßkranke Patienten ca. 1%) wird sie jedoch kaum im Rahmen einer Begutachtung Anwendung finden.

Auch intrazerebrale Blutungen zeigen zeitabhängige Veränderungen, die sowohl im CT als auch im MRT zu beobachten sind. In der chronischen Phase (etwa ab der 3. Woche) kommt die Blutung im CT zunehmend isodens und schließlich stark hypodens bei kollabierter Blutungshöhle zur Abbildung mit Rückgang der raumfordernden Zeichen und einer Verziehung und Aufweitung der angrenzenden Liquorräume. Im MRT [8] wird das Bild in Abhängigkeit von der gewählten Sequenz im Endstadium der Blutung von den Abbauprodukten des Hämoglobins, dem Hämosiderin und Ferritin, bestimmt, die eine typische Signalminderung im peripheren Randsaum der alten Blutungshöhle verursachen (Abb. 15-13a und b).

2.4 Hirnatrophie

Der physiologische Alterungsprozeß geht mit einer Erweiterung der inneren und äußeren Liquorräume einher. Es liegen allerdings bisher keine statistisch gesicherten, allgemein akzeptierten altersabhängigen Normwerte für die Liquorräume vor. Zur Abklärung

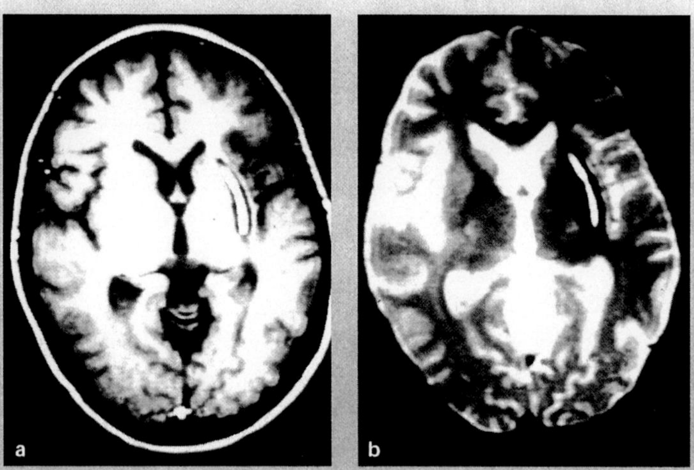

Abb. 15-13a und b MRT: alte Blutungshöhle. a) SE T1-gewichtet, b) SE T2-gewichtet.

einer Hirnleistungsschwäche mit Störung der Merk- und Konzentrationsfähigkeit sowie Intelligenzverlust und Wesensänderung stellt sich die Frage einer vorzeitigen Hirnatrophie. Sie kann sowohl mit der CT als auch MRT dargestellt werden. Bei der MRT ist zu berücksichtigen, daß T2-gewichtete Sequenzen die Liquorräume überbetonen, so daß nur die T1-gewichteten Sequenzen zur Beurteilung ihrer Weite herangezogen werden können.

Eine präsenile Hirnatrophie, die generalisiert oder fokal betont aufgetreten kann, ist das morphologische Korrelat einer degenerativen, vaskulären, metabolischen, entzündlichen oder traumatischen Hirnschädigung. Aufgabe der bildgebenden Verfahren ist es, die verschiedenen Formen der Demenz zu differenzieren. Sie können unterteilt werden in eine **kortikale Demenz** mit dem Morbus Alzheimer und Morbus Pick, eine **subkortikale Demenz** mit dem Morbus Huntington, dem Morbus Parkinson und den Multisystematrophien (striatonigrale Degeneration, Shy-Drager-Syndrom, progressive supranukleäre Lähmung, olivopontozerebelläre Atrophie) sowie eine **vaskuläre Demenz** auf dem Boden von Hirngefäßerkrankungen. Davon sind Hirnsubstanzminderungen nach Alkoholmißbrauch, infolge Ernährungsstörungen, nach Medikamenteneinwirkung, z.B. Steroid- und Chemotherapie oder Hydantoin-Langzeitmedikation, sowie Lösungsmittelexposition aufgrund der anamnestischen Angaben abzugrenzen. Dabei ist zu berücksichtigen, daß sie nach Beendigung einer Steroidgabe, bei erfolgreicher Therapie einer Anorexia nervosa oder nach Ende des Alkoholmißbrauchs reversibel sein können.

Der **Morbus Alzheimer** als die häufigste degenerative Hirnerkrankung zeigt eine überproportionale Erweiterung der inneren und äußeren Liquorräume mit Betonung der Temporallappen. Besonders betroffen ist der Hippokampus. Es kommt zu einer Erweiterung der Temporalhörner, der Sylvischen Zisternen, der Fissurae chorioideae et hippocampi. Speziell die MRT in koronarer Schichtführung zeigt die hippokampale Volumenminderung in T1-gewichteten Schichten. T2-gewichtet, soll im medialen Temporallappen und insbesondere im Hippokampus ein erhöhtes Signal nachweisbar sein, was jedoch umstritten ist [12]. Die MRT-Protonenspektroskopie zeigt eine Erhöhung des Cholins und eine Reduktion des N-Azetylaspartats.

In der Single-Photon-Emission-Computertomographie (SPECT) wird typischerweise eine temporoparietale Hypoperfusion gefunden, während bei der Positronen-Emissions-Tomographie (PET) ein reduzierter Glukosemetabolismus nachgewiesen wird.

Der **Morbus Pick** ist eine weniger häufige präsenile neurodegenerative Erkrankung, die den Frontallappen und den Temporallappen betrifft. Sowohl im CT als auch im MRT kommt die Atrophie des Frontallappens, vor allem medial und inferior, sowie des Temporallappens, beginnend am Temporalpol, zur Darstellung.

Der **Morbus Huntington** ist zu den subkortikalen Demenzen zu zählen. Er ist charakterisiert durch eine Atrophie der Nuclei caudati und der Putamina. Typisch sind eine Ausrundung und Erweiterung der Frontalhörner und der vorderen Abschnitte der Cella media durch Atrophie des Striatums – ein Befund, der sowohl im CT als auch im MRT darzustellen ist.

Der **Morbus Parkinson** zeigt im CT keine spezifischen morphologischen Veränderungen. Im MRT wird eine Abnahme der Breite der Pars compacta im Vergleich zur Pars spongiosa der Substantia nigra beobachtet, jedoch, bedingt durch technische Faktoren wie Schichtdicke, Schichtposition und Bildqualität, kann dieser Befund schwierig abzugrenzen sein. Ansonsten wird eine unspezifische Hirnsubstanzminderung sowohl subkortikal als auch kortikal häufiger bei Parkinson-Patienten als bei gesunden Vergleichsgruppen gefunden.

Die **striatonigrale Degeneration** zeigt eine Atrophie des Striatums. Auf T2-gewichteten MR-Bildern, mit einer Feldstärke von 1,5 Tesla, ist die Hypodensität des Putamens identisch oder stärker als die physiologische altersabhängige Hypointensität des Pallidums. Außerdem wird ein schmaler hyperintenser Randsaum an der Begrenzung des Putamens gefunden.

Das **Shy-Drager-Syndrom,** klinisch charakterisiert durch orthostatische Hypotension, Harninkontinenz und die Unfähigkeit zu schwitzen, zeigt im MRT eine Hypointensität der Basalganglien in den T2-gewichteten Bildern, die sich ebenfalls stärker im Putamen als im Pallidum darstellt.

Bei der **progressiven supranukleären Lähmung** (Steal-Richardson-Olschewski-Syndrom) werden atrophische Veränderungen im Mittelhirn mit einer Aufweitung des Aquäduktes und der perimesenzephalen Zisternen beobachtet. Im Bereich der Vierhügelplatte zeigt insbesondere der Colliculus superior fokal-atrophische Veränderungen. Im T2-gewichteten MRT finden sich um den Aquädukt Hyperintensitäten.

Die **olivopontozerebelläre Atrophie** ist durch eine deutliche Atrophie des Hirnstamms, insbesondere im Bereich der Brücke und der Oliven, sowie des Kleinhirns und der Kleinhirnstiele charakterisiert – ein Befund, der besonders übersichtlich im MRT abzubilden ist, da die Möglichkeit der Anfertigung sagittaler Schichten besteht (Abb. 15-14). Darüber hinaus findet sich im T2-gewichteten Bild eine leichte Hyperintensität im Bereich von Tegmen, Pons und Kleinhirnstielen.

Differentialdiagnostisch wichtig ist die Abgrenzung der Hirnatrophie vom **Normaldruckhydrozephalus.** Er ist gekennzeichnet durch die klinische Trias von Demenz, Gangstörung und Harninkontinenz infolge einer Liquorresorptionsstörung. Dabei besteht eine Diskrepanz zwischen der Weite der inneren Liquorräume und der relativ engen hochparietalen äußeren Liquorräume. Infolge der erhöhten Sensitivität der MRT für Marklagerveränderungen können periventrikuläre Signalanhebungen infolge transependymaler Liquor-

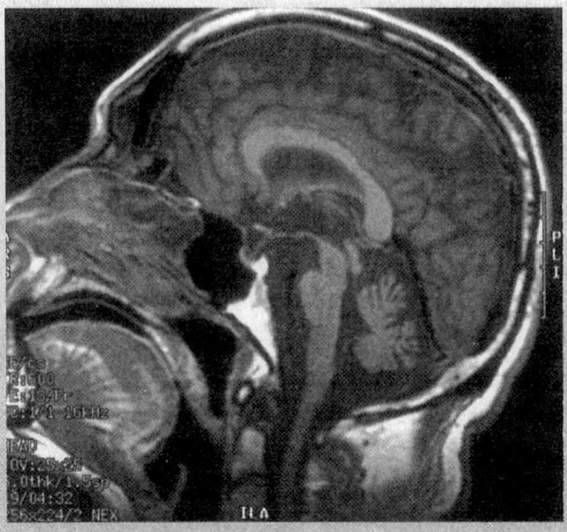

Abb. 15-14 MRT: olivopontozerebelläre Atrophie.

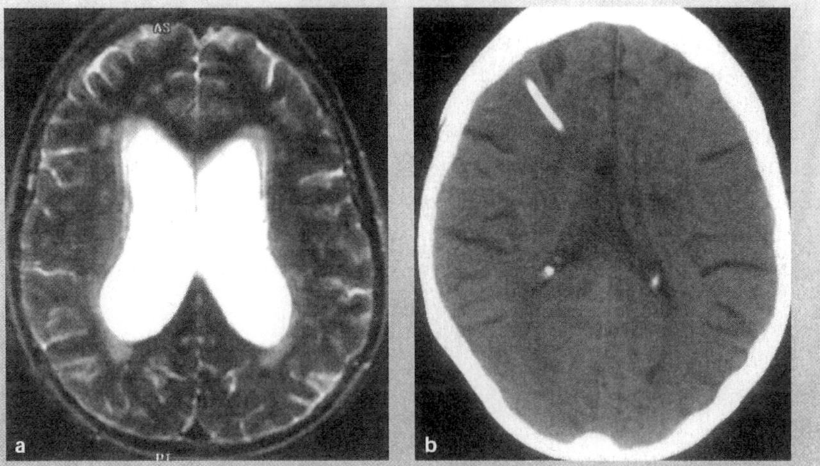

Abb. 15-15a und b a) MRT: Normaldruckhydrozephalus, b) CT: Zustand nach ventrikuloperitonealer Shuntanlage.

resorption besser als im CT erkannt werden. Die Diagnostik eines Normaldruckhydrozephalus hat vor allem deshalb Bedeutung, weil sich durch Anlage eines ventrikulo-peritonealen Shuntsystems nach vorheriger epiduraler Druckmessung die Demenz symptomatisch-therapeutisch beeinflussen läßt (Abb. 15-15a und b).

Grundsätzlich ist festzustellen, daß der Nachweis einer Hirnatrophie mit bildgebenden Verfahren einer kritischen Würdigung unterzogen werden muß, da die Hirnsubstanzminderung nicht zwingend mit dem Ausmaß der Hirnleistungsschwäche korreliert.

! Zu bedenken ist, daß es sich bei der Darstellung des Gehirns mittels CT und MRT um morphologische Untersuchungen handelt, die keine Aussagen über die Funktion zulassen.

2.5 Toxische Hirnschädigung

Es werden nur die toxischen Substanzen besprochen, bei denen charakteristische Hirnschäden mit bildgebenden Verfahren erfaßt werden können.

2.5.1 Alkohol

Der chronische Genuß von Äthanol (Äthylalkohol) führt zur einer Hirnsubstanzminderung mit Erweiterung der äußeren und inneren Liquorräume. Dabei ist zu beachten, daß die zu beobachtende Hirnsubstanzminderung bei abstinenten Patienten rückläufig sein kann [1]. Die Hirnvolumenschwankungen können nicht allein durch eine De- und Rehydratation des Gehirns erklärt werden, wie MR-Untersuchungen ergaben [35]. Änderungen in der Proteinsynthese werden diskutiert.

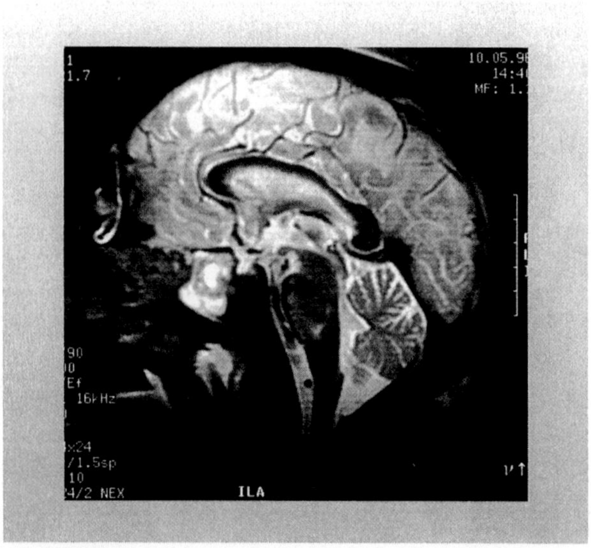

Abb. 15-16 MRT: pontine Myelinolyse.

Folgeerscheinungen nach Wernicke-Enzephalopathie sind die Atrophie der Corpora mamillaria, die sich in sagittalen und koronaren T1-gewichteten MR-Schichten übersichtlich darstellt [39].

Folgeerscheinungen nach Marchiafava-Bignami-Syndrom im Rahmen einer chronischen Alkoholkrankheit sind fokale Nekrosen im Corpus callosum [5].

Alkoholmißbrauch und chronische Mangelernährung sind die hauptsächlichen Faktoren, die zur Auslösung einer zentralen pontinen Myelinolyse führen. Von entscheidender Bedeutung sind dabei Hyponatriämien. Es kommt dabei zu Entmarkungsvorgängen in der Brücke. Die MRT ist hier das optimale Untersuchungsverfahren, um diese morphologischen Veränderungen nachzuweisen (Abb. 15-16). Monate nach Rückbildung der klinischen Symptomatik können erhebliche Defekte nachweisbar sein, die sich im T1-gewichteten Bild signalarm und T2-gewichteten Bild signalreich darstellen und im Gegensatz zum Akutstadium kein Kontrastmittel-Enhancement aufweisen [27].

Methylalkohol, als Antifrostmittel benutzt, führt zur Erblindung infolge einer Schädigung des N. opticus. Morphologisch kommt es zu Nekrosen des Putamens beiderseits mit hämorrhagischen Veränderungen, die im CT und noch ausgeprägter im MRT nachgewiesen werden können. Darüber hinaus kommen ausgeprägte Veränderungen im periventrikulären Marklager zur Darstellung, die ebenso wie die Nekrosen im Spätstadium nachzuweisen sind, wenn die Akutphase überlebt wird [25].

2.5.2 Kohlenmonoxid

Wird eine Kohlenmonoxidvergiftung überlebt, lassen sich am Hirnparenchym hypoxische Hirnschäden nachweisen. Während die CT Dichteminderungen in den Basalganglien und in den Nuclei dentati, aber auch in der Hippokampusregion und im Marklager der Großhirn- und Kleinhirnhemisphären zeigt [19], werden als Folgeerscheinung im T2-gewichteten MRT Hyperintensitäten in den genannten Regionen, insbesondere in der weißen Substanz und im Pallidum, gefunden. Signalminderungen können auch auf Hämosiderinablagerungen infolge stattgefundener hämorrhagischer Transformation hinweisen [21]. Darüber hinaus kommt es zu kortikalen und subkortikalen Atrophien.

2.5.3 Lösungsmittel

Lösungsmittel wie Trichloräthylen sind heutzutage in der Industrie weit verbreitet. Sie werden aber auch von sog. „Schnüfflern" inhaliert und führen zu irreversiblen Hirnschäden; del Amo et al. [14] fanden im MRT eine Hyperintensität auf T1- und T2-gewichteten Spinecho-Bildern zunächst im Pallidum, dann im gesamten Nucleus lentiformis sowie mittelliniennah in beiden Okzipitallappen. Ein halbes Jahr später wurde zusätzlich eine globale Hirnatrophie festgestellt.

2.5.4 Blei

Bei langjähriger Bleiexposition kommt es zu intrazerebralen subkortikalen Verkalkungen, die besonders sensitiv mit der CT nachgewiesen werden können. Brückmann et al. [9] beschrieben derartige girlandenförmige Verkalkungsformationen beiderseits subkortikal, frontoparietal und okzipital, aber auch zerebellär, während Schroter et al. [34] außerdem Verkalkungen in den Basalganglien fanden. Diese Autoren berichten auch über eine erhöhte Signalintensität der periventrikulären weißen Hirnsubstanz, der Basalganglien, der Insel, des hinteren Thalamusabschnittes und des Pons in T2-gewichteten MR-Bildern.

2.6 Zustand nach Operation

Zur Begutachtung postoperativer Veränderungen werden in Abhängigkeit von den zu beurteilenden postoperativen Veränderungen Röntgennativaufnahmen des Schädels, die Computertomographie oder die Magnetresonanztomographie eingesetzt.

Die Schädelübersichtsaufnahmen ergeben einen guten Überblick über die Größe und Lokalisation von Trepanationslücken im Bereich der Schädelkalotte. Wird der Knochendeckel wieder eingesetzt, so kann es zu einer Synostose mit der übrigen Kalotte kommen und der Defekt im Laufe der Jahre verheilen. Andererseits sind Knochendeckel wegen der unzureichenden Blutversorgung gefährdet, durch eine Osteomyelitis zerstört zu werden. Nicht gedeckte Knochendefekte zeigen eine deutliche Atrophie der Knochenränder, Knochenneubildungen von der Dura mit Auftreten von Knocheninseln und damit von knöchernen Überbrükkungen kommen besonders bei Kindern und Jugendlichen vor. Kann die Trepanationslücke nicht mit einem Knochendeckel verschlossen werden, kommt röntgendichter Kunststoff (z.B. Palakos) zum Einsatz, der der Rundung der Kalotte anmodelliert wird. Die Darstellung erfolgt ebenfalls mittels Röntgenübersichtsaufnahmen.

Clips, ebenfalls mit Röntgennativaufnahmen nachweisbar, stellen ein besonderes Problem für die CT dar. Silber- und Tantalclips verursachen erhebliche Artefakte, die die CT-Befundung stören. Alternativ wurden Titanclips empfohlen [38]. Clipmaterialien haben eine besondere Bedeutung nach Einführung der MRT erlangt. Insbesondere ferromagnetische Aneurysmaclips sind eine absolute Kontraindikation, da durch die Magnetkräfte die Gefahr der Torquierung und Verlagerung besteht. Klucznik et al. [23] berichteten über eine tödliche intrakranielle Blutung nach einer MRT-Untersuchung bei einem Patienten mit einem ferromagnetischen Aneurysmaclip. Clips können durch Lageveränderung bei einer Nachbegutachtung auf ein erneutes Tumorwachstum hinweisen, wenn Röntgenvoraufnahmen zum Vergleich vorliegen; allerdings haben derartige indirekte Zeichen heute nur noch eine geringe Bedeutung, da in einem solchen Falle die Tumorregion mittels CT direkt dargestellt werden kann. Eine Migration von Aneurysmaclips ist möglich. Eine Wanderung von Aneurysmaclips, die bei der Operation einer ausgedehnten frontalen arteriovenösen Malformation eingesetzt wurden, in den Recessus infundibularis und in das Hinterhorn wurde von Sievert et al. [37] beschrieben.

Bei Liquorzirkulationsstörungen werden ventrikuloperitoneale Shuntsysteme eingesetzt. Die Röntgennativaufnahmen sind erforderlich, um das Ventil und den gesamten Shuntverlauf übersichtlich abzubilden. Die Verlaufskontrolle der Ventrikelweite nach Anlage eines ventrikulo-peritonealen Shuntsystems erfolgt üblicherweise mit der CT. Unter strahlentherapeutischen Gesichtspunkten empfiehlt sich bei entsprechender Verfügbarkeit jedoch die MRT, soweit das Ventilsystem dafür geeignet ist.

Die Methode der Wahl zur Langzeitkontrolle nach Hirntumoroperation ist die MRT. Durch die Auswertung von Verlaufsuntersuchungen lassen sich postoperative Folgeerscheinungen bezüglich der verbliebenen Hirnparenchymläsion, der Veränderungen der inneren und äußeren Liquorräume und mögliche Tumorreste bzw. Rezidivtumoren relativ einfach erfassen. Auch nach Operationen im Bereich der Schädelbasis ist die MRT wegen der artefaktfreien Darstellung basisnaher Strukturen einzusetzen, ggf. in Kombination mit der hochauflösenden CT zur kombinierten Darstellung der Knochenstrukturen.

3 Wirbelsäule und Rückenmark

3.1 Traumafolgen

3.1.1 Röntgennativdiagnostik

Zur Beurteilung posttraumatischer Veränderungen der Wirbelsäule werden Übersichtsaufnahmen in zwei Ebenen des betroffenen Wirbelsäulenabschnitts angefertigt. Ergänzend können im Bereich der Halswirbelsäule und der Lendenwirbelsäule Schrägaufnahmen und Funktionsaufnahmen erforderlich sein. Zielaufnahmen und konventionelle Schichtaufnahmen sind durch Einsatz der spinalen CT nicht mehr erforderlich.

! Für die Begutachtung sind Röntgenaufnahmen vom Unfallzeitpunkt und, falls vorhanden, aus der Zeit davor zur Verlaufsbeurteilung äußerst hilfreich und sollten, wenn irgend möglich, beschafft werden. Insbesondere bei zu beobachtenden degenerativen Veränderungen stellt sich die Frage, ob sie Folge des Unfallereignisses sind oder ob der Unfall bereits eine degenerativ veränderte Wirbelsäule betroffen hat.

Röntgennativaufnahmen der Wirbelsäule liefern einen Gesamtüberblick über das Ausmaß der knöchernen Verletzungen. Sie sind in der Regel zur Erkennung von Frakturen, Fehlstellungen und zur Beurteilung der Mobilität ausreichend. Handelt es sich jedoch um komplizierte Frakturen und ist die Beziehung zu den Weichteilstrukturen zu klären, da neurologische Ausfallerscheinungen vorliegen, kommt die CT bzw. MRT zum Einsatz.

3.1.2 Computertomographie

Zur genauen Darstellung der Frakturfragmente ist eine hochauflösende Computertomographie in Knochentechnik erforderlich. Diese wird in Form der Spiral-CT durchgeführt. Aus dem Datensatz lassen sich axiale Schichten, aber auch sagittale und koronare Reformationen anfertigen. Die Daten können zur Erzeugung dreidimensionaler CT-Bilder verwendet werden. Sie sind insbesondere bei komplizierten Luxationsfrakturen vorteilhaft, da sie eine bessere topographische Übersicht liefern. Durch leistungsfähige Softwareprogramme sind derartige dreidimensionale Darstellungen in hoher Qualität und mit geringem Zeitaufwand zu erzeugen (Abb. 15-17a bis c). Grundsätzlich ergeben sich durch die 3D-Darstellung keine neuen diagnostischen Gesichtspunkte. Die klinisch relevante Information ist bereits aus den herkömmlichen 2D-Bildern zu entnehmen. Pathologische Befunde können aber topographisch verständlicher dargestellt werden [3]. Insbesondere bei Berstungsfrakturen ist es wichtig zu wissen, ob ein Fragment in den Spinalkanal hineingesprengt worden ist. Diese Information liefern axiale CT-Schichten, ergänzt durch sagittale 2D-Reformationen.

Zur Darstellung traumatischer Bandscheibenvorfälle und Nervenwurzelkompressionen kann die CT bei durch die neurologische Untersuchung genau bestimmbarer Höhenlokalisation in Weichteiltechnik eingesetzt werden. Ist das nicht der Fall, ist die MRT durch die Möglichkeit der Anfertigung sagittaler Schichten wegen der besseren Übersichtlichkeit angezeigt.

3.1.3 Magnetresonanztomographie

Das aussagekräftigste bildgebende Verfahren nach spinalem Trauma zur Beurteilung von Spätfolgen an den nervalen Strukturen ist die MRT (Tab. 15-2). Es lassen sich insbesondere durch die Anfertigung sagittaler Schichten narbige Veränderungen nach Contusio spi-

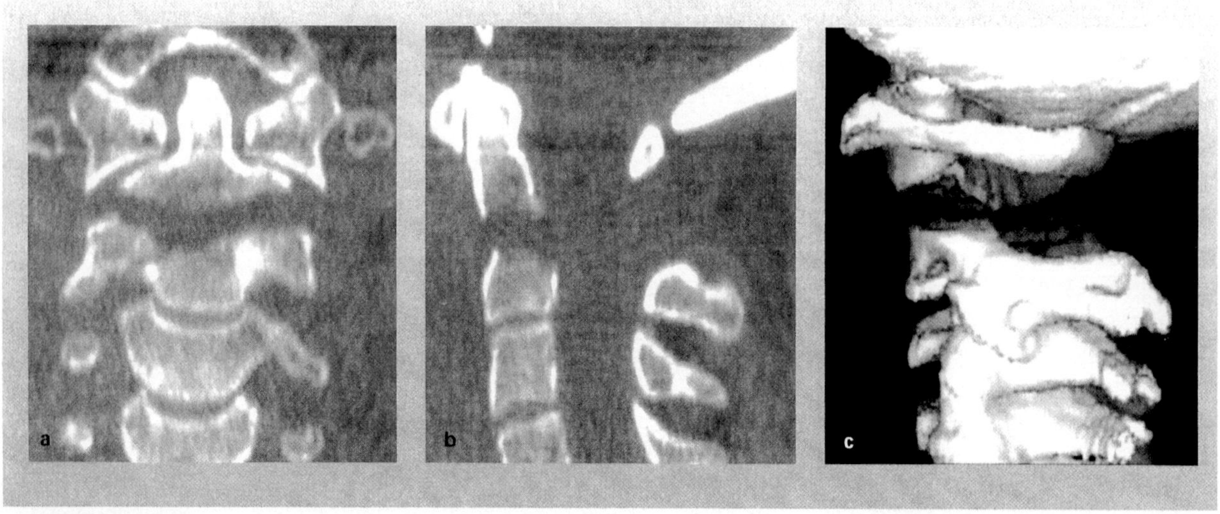

Abb. 15-17a bis c Spiral-CT: Densbasisfraktur: a) koronare 2D-Reformation, b) sagittale 2D-Reformation, c) 3D-Reformation.

Tabelle 15-2 Einsatz bildgebender Verfahren zur Begutachtung von Spätfolgen nach spinalem Trauma

Spätfolge	Rö.	CT	MRT
Frakturen	+	+	(+)
Fehlstellung	+	(+) 3D-CT	+
Mobilität	+	./.	+
Bandscheibenläsionen	(+)	+	+
Nervenwurzelkompression	(+)	+	+
Nervenwurzelausriß	./.	./.	+
intraspinale Knochenfragmente	(+)	+	(+)
extramedulläre Läsion	./.	./.	+
intramedulläre Läsion	./.	./.	+

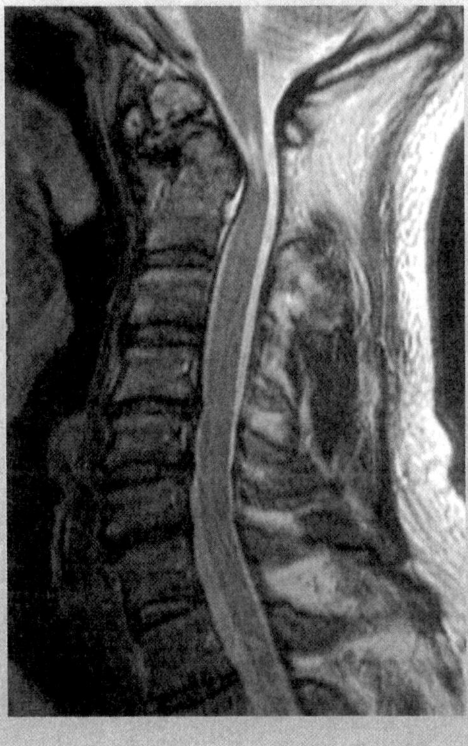

Abb. 15-18 MRT: Zustand nach Contusio spinalis bei alter, operativ nicht versorgter Densfraktur.

nalis mit umschriebenen Atrophien (Abb. 15-18) sowie eine posttraumatische Syringomyelie darstellen. Eine derartige intramedulläre Höhlenbildung erscheint im Tl-gewichteten Bild signalarm, im T2-gewichteten Bild signalreich. Darüber hinaus können alte Wirbelfrakturen und ihre Auswirkung auf die umgebenden Weichteile zur Darstellung kommen. Nervenwurzelausrisse lassen sich ebenfalls mit der MRT nachweisen, wobei die aufgeweitet verplumpte Nervenwurzeltasche mit T2-gewichteten Sequenzen gut zu erkennen ist.

3.1.4 Myelographie

Durch die CT und MRT ist die Bedeutung der Myelographie erheblich zurückgegangen. Sie wird heutzutage nur noch für wenige Fragestellungen gezielt eingesetzt und hat im Rahmen der Begutachtung als invasives Verfahren kaum noch Bedeutung. Wenn sie zum Einsatz kommt, erfolgt generell eine Kombination mit der CT in Form der sog. Myelo-CT.

Denkbare Indikation bei posttraumatischen Veränderungen sind Funktionsstudien bei Wirbelgleiten, die präoperative detaillierte Darstellung von Nervenwurzelausrissen im Zervikalbereich und posttraumatische Duraverletzungen mit Ausbildung einer Pseudomeningozele, um deren Kommunikation mit dem Liquorraum darzustellen.

3.2 Zustand nach Entzündung

Postentzündliche Folgezustände sind am übersichtlichsten mit der MRT zu erfassen. Das gilt sowohl für die Knochenstrukturen als auch für die Weichteile. Herkömmliche Röntgenaufnahmen und CT sind nur ergänzend von Bedeutung.

Die **Myelitis transversa** als fokale Entzündung des Rückenmarks endet mit einer umschriebenen Verschmächtigung des Myelons und narbigen Residuen, die T2-gewichtet signalintensiv zur Darstellung kommen (Abb. 15-19).

Entzündungen an den Rückenmarkhäuten führen zu einer **Arachnopathie.** Es kommt zu einer Proliferation des Bindegewebes mit Verklebungen zwischen den Meningen und der Dura. Der Subarachnoidalraum ist dann umschrieben oder langstreckig verödet. Das Rückenmark kann narbig verzogen sein. Die Fasern der Cauda equina sind miteinander verbacken, der durale Endsack ist obliteriert. Es kann zur Ausbildung von Arachnoidalzysten kommen. Während bisher die Myelographie die Methode der Wahl zum Nachweis einer Arachnoiditis war, hat in den letzten Jahren die MRT als nichtinvasive Methode vergleichbare Ergebnisse erbracht. Das Ausmaß und die Morphologie der arachnoidalen Veränderungen sind mit T2-gewichteten Sequenzen zu erfassen. In einem frühen Erkrankungsstadium kann auf T1-gewichteten Bildern ein pathologisches Enhancement nach intravenöser Kontrastmittelgabe nachzuweisen sein.

Die **Spondylitis** bzw. **Spondylodiszitis** nimmt ihren Ausgangspunkt in der Regel im Bereich der Grund- oder Deckplatte. Es kommt zu einer Destruktion und

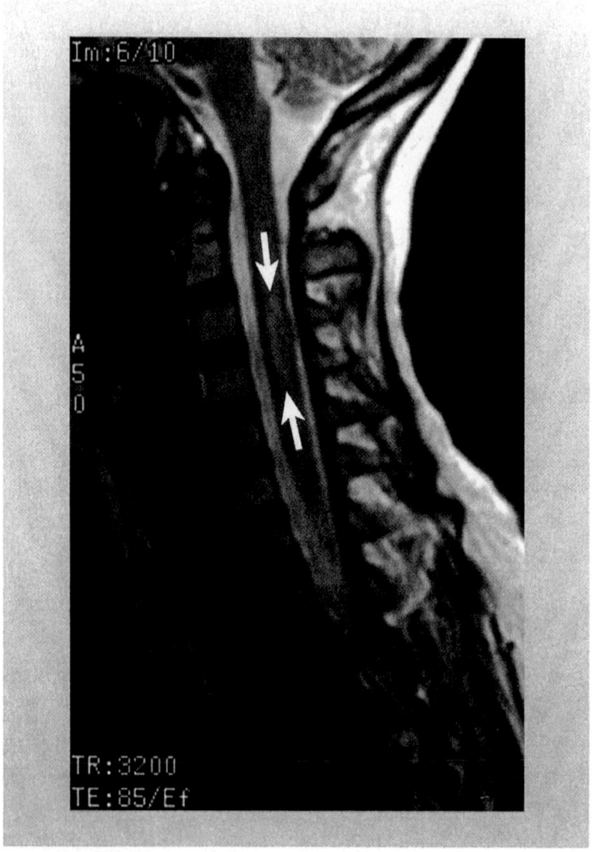

Abb. 15-19 MRT: Residualbefund nach Myelitis (Zytomegalievirus) vor 2 Jahren (Pfeile).

Höhenminderung von Bandscheibe und Wirbelkörper mit keilförmigen Deformierungen und Ausbildung spitzwinkliger Kyphosen und ausgeprägter Skoliosen. Solange ein florider entzündlicher Prozeß besteht, zeigen die T1-gewichteten Aufnahmen infolge Zellinfiltration und Marködem eine Signalminderung, während T2-gewichtete Aufnahmen eine vermehrte Signalintensität aufweisen. Nach Kontrastmittelgabe ist auf T1-gewichteten Aufnahmen eine Signalanhebung im Entzündungsgebiet nachzuweisen. Außerdem lassen sich Begleitkomplikationen wie Epiduralabszesse oder paravertebrale Abszesse darstellen.

Obgleich die **primär chronische Polyarthritis (rheumatoide Arthritis)** in jedem Segment der Wirbelsäule auftreten kann, ist neurologisch der Befall des Atlantodentalgelenks von besonderer Bedeutung. Hier kommt es neben einer Zerstörung des Dens und einer Ausbildung eines Gelenkpannus zu ausgeprägten atlantoaxialen Gefügestörungen. Dadurch entsteht die Gefahr einer Halsmarkkompression. Die MRT kann in übersichtlicher Weise die veränderte anatomische Situation darstellen (Abb. 15-20).

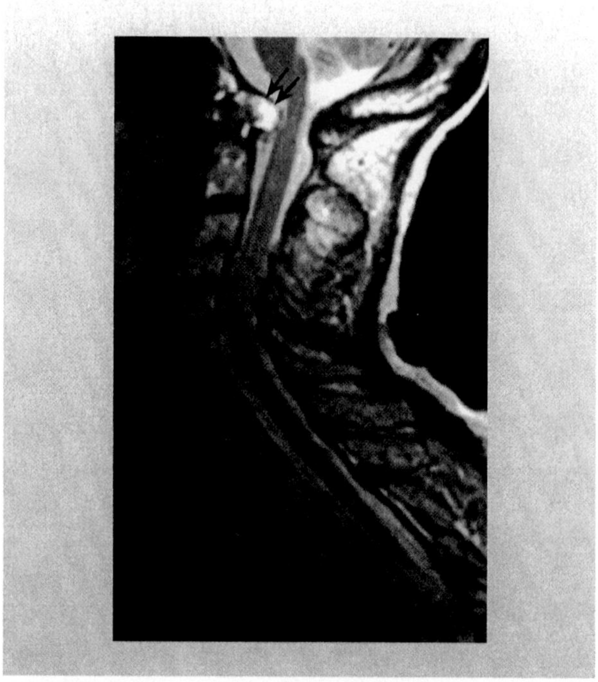

Abb. 15-20 MRT: Befall des Atlantoaxialgelenks bei primär chronischer Polyarthritis mit Gelenkpannus (Pfeil), der den Spinalkanal einengt.

3.3 Degenerative Wirbelsäulenerkrankungen

Hierzu gehören die Osteochondrose, die Kombination aus Bandscheibendegeneration und Sklerosierung der angrenzenden Grund- und Deckplatten, die Spondylose mit Knochenanbauten an den Wirbelkörpern und die Spondylarthrose mit degenerativen Veränderungen an den Zwischenwirbelgelenken. Durch sie werden Wurzelreizsyndrome, Myelopathien und das Syndrom des engen Spinalkanals hervorgerufen.

Etwa 80 % der Menschheit haben im Verlauf des Lebens Wirbelsäulenbeschwerden als Tribut an den aufrechten Gang. Bei der Abklärung der degenerativen Veränderungen der Wirbelsäule ist jedoch zu berücksichtigen, daß radiologische Befunde immer der strengen klinischen Korrelation bedürfen, da eine Diskrepanz zwischen der Ausprägung der radiologischen Befunde und der klinischen Symptomatik bestehen kann.

Eine Osteochondrose, häufig mit reaktiver Spondylose, ist mit konventionellen Röntgenaufnahmen zu erkennen, während die Spondylarthrose mit axialen CT-Schichten genauer abzubilden ist.

Ergibt sich aufgrund der neurologischen Untersuchung der Verdacht auf einen Bandscheibenvorfall, so

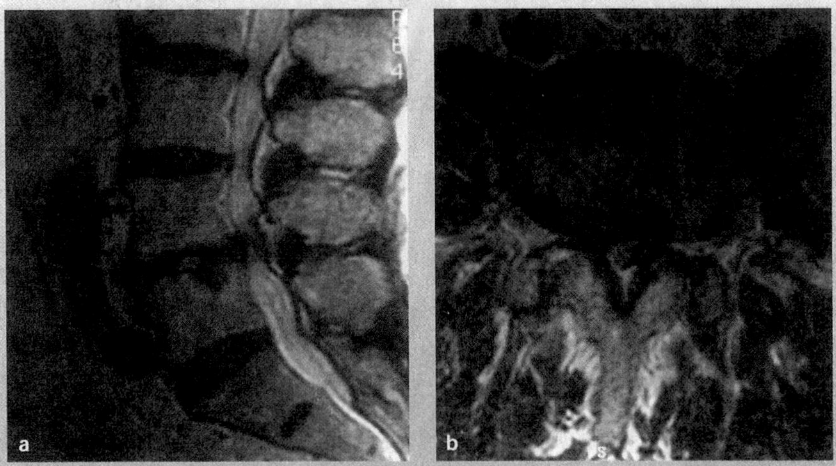

Abb. 15-21a und b MRT: Spinalstenose L4/5. a) FSE sagittal, T2-gewichtet, b) FSE axial, T2-gewichtet.

ist die CT nur geeignet, wenn eine exakte Höhenlokalisation angegeben werden kann. Ist das nicht der Fall, ist wegen der besseren Übersicht die MRT mit der Anfertigung sagittaler Schichten indiziert.

Eine Spinalstenose führt im Zervikalbereich zu einer Myelopathie, im Lumbalbereich zu einer Einengung der Cauda equina mit den klinischen Zeichen einer Claudicatio spinalis. Obgleich für die Diagnostik einer spinalen Enge auch Röntgennativaufnahmen und die CT herangezogen werden können, liefert die umfangreichste Information die MRT. Mit ihr kann sowohl die Einengung des Duralsackes als auch die Kompression des Myelons bzw. der Cauda equina (Abb. 15-21a und b) sichtbar gemacht werden. Dabei ist zu unterscheiden zwischen einer angeborenen und/oder erworbenen Stenose des Spinalkanals.

Bandscheibenprotrusionen, dorsale spondylotische Kantenanbauten, eine Hypertrophie der Ligamenta flava und spondylarthrotische Umbauveränderungen sind die Ursache für eine erworbene spinale Enge. Zu berücksichtigen ist, daß bei den Spinecho-Sequenzen durch Chemical-Shift-Artefakte die Enge des Spinalkanals überbetont wird.

Manchmal kommt die spinale Enge erst bei der Funktionsmyelographie unter Belastung bzw. Antero- und Retroflexion deutlich zur Darstellung (Abb. 15-22a bis c).

Tabelle 15-3 gibt eine Übersicht über den Einsatz der

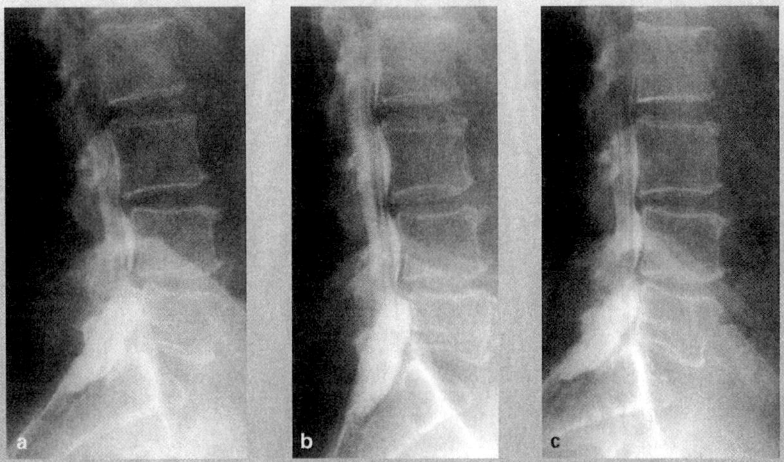

Abb. 15-22a bis c Myelographie bei Spinalstenose: a) Retroflexion, b) Ruheposition, c) Anteroflexion.

Tabelle 15-3 Einsatz bildgebender Verfahren zur Begutachtung degenerativer Wirbelsäulenerkrankungen

Erkrankung	Rö.	CT	MRT
Osteochondrose	+	+	(+)
Spondylose	+	+	(+)
Bandscheibenvorfall	(+)	+	+
Spinalstenose	(+)	(+)	+
Myelopathie	./.	(+)	+

heute relevanten bildgebenden Verfahren bei der Begutachtung degenerativer Wirbelsäulenerkrankungen.

3.4 Zustand nach Operation

Röntgennativaufnahmen werden zur Dokumentation der knöchernen postoperativen Veränderungen wie einer interlaminären Fensterung, einer Hemi- und Laminektomie angefertigt. Oft erleichtert der Vergleich mit präoperativen Aufnahmen, die operativ bedingten Veränderungen zu erkennen. Ventralverblockungen im Bereich der Halswirbelsäule werden in verschiedenen Modifikationen durchgeführt. Werden zusätzlich Verplattungen vorgenommen, interessiert neben einer knöchernen Durchbauung die exakte Lokalisation der Knochenschrauben.

Zwischen 0,75 und 2,8 % der Patienten mit **Bandscheibenoperationen** im Lendenwirbelsäulenbereich erkranken an einer aseptischen Discitis intervertebralis. Das postoperative Beschwerdebild mit heftigsten Lumbalgien und einer maximal beschleunigten Blutsenkungsgeschwindigkeit ist auf konventionellen Aufnahmen erst nach 6–8 Wochen nachzuweisen. Es kommt zu einer Zerstörung der den Bandscheibenraum begrenzenden Grund- und Deckplatten; die Ausheilung erfolgt unter Verblockung mit Abstützungsvorgängen bei Ruhigstellung der Patienten in ca. 2–3 Monaten. Die postoperative Diszitis kann mittels MRT zu einem frühen Zeitpunkt durch Signalveränderungen im Zwischenwirbelraum und im Bereich der angrenzenden Grund- und Deckplatte erkannt werden, die bei einer komplikationslosen Diskektomie nicht üblich sind. Dabei ist insbesondere eine Signalanhebung nach Kontrastmittelgabe entscheidend [7].

Werden Patienten nach Bandscheibenoperation nicht beschwerdefrei, ist die Frage zu klären, ob es sich um einen Rezidivbandscheibenvorfall oder narbige Veränderungen im Bereich der betroffenen Nervenwurzeln handelt. Diese Frage kann ebenfalls am besten mit der MRT unter Einsatz von intravenöser Kontrastmittelgabe geklärt werden. Das bradytrophe Bandscheibengewebe zeigt dabei kein Enhancement, während das gefäßreiche Narbengewebe auch noch nach Jahren eine Signalanhebung aufweist (Abb. 15-23a und b). Differentialdiagnostisch ist auch an eine postoperative Arachnitis zu denken.

4 Periphere Nervenschäden

Röntgennativaufnahmen werden bei Folgezuständen nach traumatischen Verletzungen peripherer Nerven angefertigt, um nach Residualbefunden von Frakturen und Luxationen zu suchen (Tab. 15-4). Spätmanifestationen sind nicht selten durch überschießende Kallusbildungen und sich ausbildende Arthrosen bedingt.

Bei nicht traumatisch bedingten peripheren Nervenschäden kommen Röntgennativaufnahmen bei Kno-

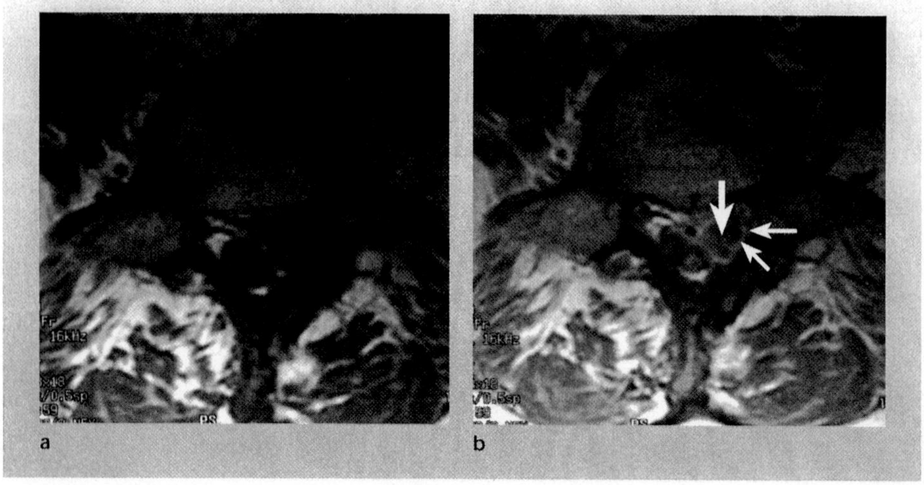

Abb. 15-23a und b MRT: linksmediolateraler Rezidivbandscheibenvorfall L4/5 (großer Pfeil), umgeben von Narbengewebe (kleine Pfeile). a) SE T1-gewichtet nativ, b) SE T2-gewichtet nach intravenöser Kontrastmittelgabe.

Tabelle 15-4 Periphere Nervenschädigung und Frakturlokalisation

Nervenläsion	Frakturlokalisation
N. axillaris	Schulterluxation, vordere/untere
N. suprascapularis	Schulterblatt
N. musculocutaneus	Humerus (ellenbogengelenknah)
N. ulnaris	Ellenbogengelenk
N. medianus	Humerus (suprakondylär)
N. radialis	Humerusschaft
N. ischiadicus	Hüftgelenk (Luxationsfrakturen) Absprengung des Azetabulums
N. tibialis	Tibia
N. peronaeus	Fibulakopf

chentumoren zum Einsatz, bei Ulnarisläsionen kann eine Einengung des Sulcus ulnaris durch arthrotische oder chondromatöse Veränderungen insbesondere durch die axiale Aufnahme des Ellenbogengelenks nachgewiesen werden.

Periphere, besonders traumatische Nervenläsionen führen zum Sudeck-Syndrom, das röntgenologisch typische Veränderungen am Hand- und Fußskelett hervorruft mit zunächst fleckiger, dann diffuser Knochenatrophie.

Neue Möglichkeiten der bildgebenden Diagnostik erwachsen aus der Sonographie. Sie hat den Vorteil einer leicht verfügbaren, einfach durchführbaren, den Patienten nicht belastenden und zugleich kostengünstigen Untersuchung. Sie erlaubt an den Extremitäten und dem Retroperitonealraum eine Darstellung von Strukturveränderungen peripherer Nerven wie Neuromen, Pseudoneuromen und intraneural gelegenen Tumoren. Außerdem können Weichteilveränderungen in der Umgebung der Nerven dargestellt werden [18, 32].

In den letzten Jahren hat sich die MRT in der bildgebenden Diagnostik peripherer Nervenschäden etabliert. Periphere Nerven kommen in der T1-gewichteten Spinecho-Sequenz hyperintens im Vergleich zu Sehnen, Flüssigkeit und Knochen zur Abbildung, während sie sich im Vergleich zu Fettgewebe hypointens darstellen. Muskelgewebe ist dagegen annähernd isointens zum Nervengewebe. Die MRT hat sich bisher besonders zur Abklärung von Läsionen des Plexus brachialis, zum Tumornachweis bzw. -ausschluß etabliert (Abb. 15-24). Der Einsatz der MRT zur Abklärung peripherer Nervenschäden ist kritisch zu betrachten, da bei vielen Fragestellungen die Korrelation zwischen dem MRT-Befund und den klinischen Daten bisher nicht hinreichend untersucht ist [28].

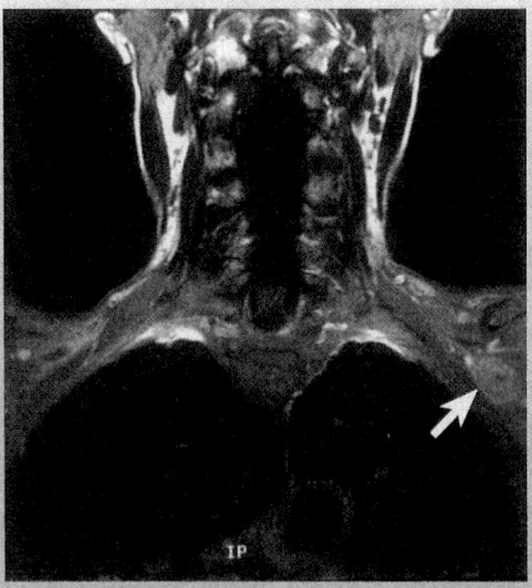

Abb. 15-24 MRT: Karzinommetastase (Pfeil) im Plexus brachialis links, SE T1-gewichtet nach intravenöser Kontrastmittelgabe.

Literatur

[1] Artmann H, Gall MV, Hacker H et al. (1981): Reversible Enlargenent of Cerebral Spinal Fluid Spaces in Chronic Alcoholics. AJNR 2: 23–27.

[2] Bartels E (1999): Farbduplexsonographie der hirnversorgenden Gefäße – Atlas und Handbuch. Schattauer, Stuttgart.

[3] Becker H (1993): New aspects in spinal diagnostics with 3-D computed tomography. Neurosurg. Rev. 16: 179–182.

[4] Becker H, Grau H, Hacker H (1977): Endokranielle Verkalkungen in der Computer-Tomographie – Ein Vergleich zum Röntgenbild. Fortschr. Röntgenstr. 126, 6: 509–512.

[5] Becker H, Hofmann E, Struck M et al. (1992): Marchiafava-Bignami-Syndrom: CT- und MR-Befunde in einem atypischen Fall. Klin. Neuroradiol. 2: 24–27.

[6] Becker H, Uhlenbrock D, Heintz P (1991): Zeitabhängige Veränderungen des Hirninfarktes im Kernspintomogramm. Klin. Neuroradiol. 1: 20–25.

[7] Boden SD, Davis DO, Dina TS et al. (1992): Postoperative Diskitis: Distinguishing Early MR Imaging Findings from Normal Postoperative Disk Space Changes. Radiology 184: 765–771.

[8] Bradley WG (1993): MR Appearance of Hemorrhage in the Brain. Radiology 189: 15–26.

[9] Brückmann H, Krieger D, Zeumer H (1988): Intrazerebrale subkortikale Verkalkungen nach langjähriger Bleiexposition. Fortschr. Röntgenstr. 148, 1: 95–96.

[10] Busse O, Straeten V (1997): Konzept zur besseren Versorgung von Schlaganfallpatienten. psycho 23, 8: 488–493.

[11] Caldemeyer KS, Mathews BA, Edwards-Brown MK et al. (1997): Central Nervous System Cryptococcosis: Parenchymal Calcification and Large Gelationus Pseudocysts. AJNR 18: 107–109.

[12] Campeau NG, Petersen RC, Felmlee JP et al. (1997): Hippocampal Transverse Relaxation Times in Patients with Alzheimer Disease. Radiology 205: 197–201.

[13] de Simone A, Spreer J (1996): Stellenwert der Kernspintomographie in der Frühdiagnose und Verlaufsbeobachtung

der Herpes-simplex-Enzephaliltis. Klein. Neuroradiol. 6, 1: 49–56.

[14] del Amo M, Berenguer J, Pujol T et al. (1996): MR in Trichloroethane Poisoning. AJNR 17: 1180–1182.

[15] Diener HC et al. (1996): Empfehlungen für die Einrichtung von Schlaganfallspezialstationen („Stroke „Units"). Akt. Neurol. 23: 171–175.

[16] Freund M, Hähnel S, Jansen O (1998): Radiologische Befunde beim intrazerebralen Tuberkulom. Fortschr. Röntgenstr. 168, 5: 524–527.

[17] Garniak A, Feivel M, Hertz M, Tadmor R (1986): Skull X-Rays in Head Trauma: Are they still necessary? Europ. J. Radiol. 6: 89–91.

[18] Graif M, Seton A, Nerubai J et al. (1991): Sciatic Nerve: Sonographic Evaluation and Anatomic-Pathologic Considerations. Radiology 181: 405–408.

[19] Grobovschek M, Geretsegger C, Weinberger R et al. (1988): Computertomographie und Klinik bei suizidalen CO-Vergiftungen. Röntgen-Bl. 41: 497–503.

[20] Gut E, Leyhe T, Schleep J et al. (1996): Optimierte Sensitivität der Kernspintomographie bei der Untersuchung des SHT in der Postakut- und Spätphase durch zusätzliche Durchführung einer Gradientenecho-Sequenz. Neurol. Rehabil. 1: 14–20.

[21] Inagaki T, Ishino H, Seno H et al. (1997): A long-term follow-up study of serial magnetic resonance images in patients with delayed encephalopathy after acute carbon monoxide poisoning. Psychiat. Clin. Neurosci. 51, 6: 421–423.

[22] Jend HH, Helkenberg G (1995): Über den Wert der konventionellen Schädelaufnahmen nach Kopfverletzungen. Fortschr. Röntgenstr. 162, 1: 7–12.

[23] Klucznik RP, Carrier DA, Pyka R et al. (1993): Placement of a Ferromagnetic Intracerebral Aneurysm Clip in a Magnetic Field with a Fatal Outcome. Radiology 187: 855–856.

[24] Krüger H, Wodarz R, Werry WD (1982): Hirnarterienverschlüsse nach stumpfen Traumen von Kopf und Hals. Nervenarzt 53: 83–90.

[25] Kuteifan K, Oesterlé H, Tajahmady T et al. (1998): Necrosis and haemorrhage of the putamen in methanol poisoning shown on MIR. Neuroradiology 40: 158–160.

[26] Masters SJ, McClean PM, Arcarese JS et al. (1987): Skull X-Ray Examinations after Head Trauma. New Engl. J. Med. 316, 2: 84–91.

[27] Menger H, Johannsen H, Schwalen S et al. (1993): Zentrale pontine Myelinolyse – Prognostischer Wandel einer Hirnstammerkrankung. Akt. Neurol. 20: 161–169.

[28] Müller-Vahl H, Dengler R (1996): Erkrankungen peripherer Nerven. Akt. Neurol. 23: 1–6.

[29] Murshid WR (1998): Management of minor head injuries: admission criteria, radiological evaluation and treatment of complications. Acta Neurochir. 140: 56–64.

[30] Nitta H, Tachibana O, Hayashi Y et al. (1990): Unusually Large Calcified Brain Abscess: CT Findings. J. Comp. Assist. Tomogr. 14, 3: 485–494.

[31] Pfister HW (1995): Zerebrale Gefäßkomplikationen bei eitriger Meningitis. psycho 21: 196–198.

[32] Redd RA, Peters VJ, Emery SF et al. (1989): Morton Neuroma: Sonographic Evaluation. Radiology 171: 415–417.

[33] Rodiek SO, Backmund H (1984): Die Herpes-simplex-Enzephalitis im Computertomogramm. Fortschr. Röntgenstr. 141, 1: 23–29.

[34] Schroter C, Schroter H, Huffmann G (1991): Neurologic and psychiatric manifestations of lead poisoning in adults. Fortschr. Neurol. Psychiat. 10: 413–424.

[35] Schroth G, Naegele T, Klose U et al. (1988): Reversible brain shrinkage in abstinent alkoholics, measured by MRI. Neuroradiology 30: 385–389.

[36] Shetty PG, Shroff MM, Sahani DV et al. (1998): Evaluation of High-Resolution CT and MR Cisternography in the Diagnosis of Cerebrospinal Fluid Fistula. Am J Neuroradiol. 19: 633–639.

[37] Sievert T, Skalej M, Heiss E (1997): Wanderung von Aneurysmaclips im Ventrikelsystem. Fortschr. Röntgenstr. 166, 5: 451–453.

[38] von Holst H, Bergström M, Möller A et al. (1977): Titanium Clips in Neurosurgery for Elimination of Artefacts in Computer Tomography (CT). Acta Neurochirurgica 38: 101–109.

[39] Yokote K, Miyagi K, Kuzuhara S et al. (1991): Wernicke Encephalopathy: Follow-up Study by CT and MR. J. Comp. Assist. Tomogr. 15, 5: 835–838.

16
Genetisch bedingte Erkrankungen

Hanno Bolz, Eva-Maria Wicklein, Klaus Kunze und Andreas Gal

Inhalt

1 Einführung in die Humangenetik

1.1 Entwicklung der Humangenetik – Von Mendel zum Humangenomprojekt

Die Genetik ist die Lehre von der Vererbung, also von der Weitergabe der genetisch bedingten elterlichen Merkmale an die Nachkommen. Ihre Ursprünge liegen im wesentlichen in den Arbeiten des Augustinermönches Gregor Mendel.

Die Aufklärung der molekularen Ursachen vererbter Erkrankungen verläuft mit der Zunahme an Information über die Organisation und die sequentielle Zusammensetzung des menschlichen Genoms rasant; heute sind zahlreiche „genetisch bedingte", d.h. ausschließlich oder vorwiegend durch Veränderungen des Erbmaterials verursachte Krankheiten bekannt.

Über die molekulargenetische Aufklärung von Erkrankungen durch Nachweis des verursachenden Gendefektes (direkte Gendiagnostik) hinaus wächst auch die Kenntnis über die chromosomale Lokalisation von Krankheitsloci, was häufig den ersten wichtigen Schritt auf dem Wege zur Identifikation des entsprechenden Gens bedeutet. Gleichzeitig ermöglicht die genetische Kartierung eines Krankheitslocus bei familiär auftretenden Krankheiten zumindest eine (indirekte) Genotypdiagnostik in Form von Segregationsanalysen, ohne das Krankheitsgen oder den Gendefekt zu kennen. Im Zeitalter des Internet sind diesbezügliche Informationen jederzeit in Datenbanken abrufbar (mehrere tausend monogene Erbkrankheiten wurden von V. McKusick erstmals katalogisiert und sog. MIM [Mendelian Inheritance in Man]-Nummern zugeordnet) und werden ständig erweitert (Online MIM [OMIM], http://www3.ncbi.nlm.nih.gov/Omim/).

Die sukzessive Sequenzierung, d.h. die Aufschlüsselung des menschlichen Genoms Nukleotid für Nukleotid, ist das Ziel des **Humangenomprojekts.** Im Jahre 2002 soll die vollständige Entschlüsselung des menschlichen Genoms abgeschlossen sein. Die Erforschung des Genoms des Menschen endet heute nicht mehr mit der Aufklärung eines krankheitsverursachenden Gendefekts. Wachsendes Interesse gilt der physiologischen Funktion der entsprechenden Genprodukte sowie der schrittweisen Aufklärung der Fehlsteuerung der einzelnen Prozesse bei genetisch bedingten Erkrankungen. Die Entwicklung von Tiermodellen, in denen bestimmte Gene gezielt ausgeschaltet werden (z.B. Knock-out-Mäuse), oder die Einbringung mutierter (humaner) Gene in embryonale Stammzellen mit der Entwicklung transgener Tiere verfolgt diesen Ansatz. Die Erforschung der Pathophysiologie genetisch bedingter Erkrankungen hat unter anderem zum Ziel, durch besseres Verstehen der betroffenen Mechanismen auch spezifischere und wirkungsvollere Therapien zu entwickeln.

1.2 Bedeutung der Humangenetik in der Neurologie und für das neurologische Gutachten

Die Humangenetik ist aus den genannten Gründen mittlerweile die am schnellsten expandierende Grundlagenwissenschaft der Medizin. Da jedes Fachgebiet der Medizin von genetisch bedingten Erkrankungen tangiert ist, rückt die Humangenetik als fachübergreifende Wissenschaft immer mehr in den Focus des (klinischen) Interesses. Für die Neurologie gilt dies in besonderem Maße, da die Zahl genetisch bedingter neurologischer Erkrankungen sehr groß ist. Die früher auf klinischen oder histologischen Parametern basierende Klassifizierung hereditärer neurologischer Erkrankungen wird heute nach der Aufklärung der genetischen Ursache vielfach neugestaltet.

Zur Erstellung eines fundierten neurologischen Gutachtens ist heute in vielen Fällen das Wissen über die bekannten genetischen Zusammenhänge unabdingbar. Dabei ist es oft schwer, mit dem sprunghaft wachsenden Kenntnisstand hinsichtlich der Ätiologie, aber auch der möglichen Diagnostik neurogenetischer Erkrankungen schrittzuhalten. Die zuweilen schwierige Diagnosestellung samt Differentialdiagnose macht die Einbeziehung von Neurologen und Humangenetikern in vielen Fällen notwendig. Ohne dieses ist ein sinnvolles, zeitlich und finanziell zu verantwortendes diagnostisches Procedere kaum zu gewährleisten. Die an einigen Einrichtungen ins Leben gerufene spezielle neurogenetische Sprechstunde, in der Patienten von einem Neurologen und einem Humangenetiker untersucht und beraten werden, ist eine positive und bewährte Entwicklung in diese Richtung.

2 Grundlagen der Humangenetik

2.1 Das menschliche Genom

Unter dem menschlichen Genom versteht man die Gesamtheit der menschlichen Erbinformation, die in der Desoxyribonukleinsäure (DNA) als Abfolge vier verschiedener Nukleotide kodiert ist. Der überwiegende Teil ist als *nukleäres Genom* im Zellkern, genauer, auf den Chromosomen, lokalisiert. Eine Ausnahme bildet das *mitochondriale Genom,* ein großer Teil der u.a. für die Enzyme der Atmungskette kodierenden Gene liegt auf einem separaten, im Mitochondrium befindlichen Genom.

Träger des (menschlichen) Erbmaterials sind die Chromosomen. Der normale (diploide) Chromosomensatz des Menschen besteht aus 46 Chromosomen, die sich aus 22 Autosomen-Paaren (Chromosomen 1-22) und einem Paar Geschlechtschromosomen (XX oder XY) zusammensetzen. Die Weitergabe an die Nachkommen erfolgt durch das Verschmelzen zweier haploider Keimzellen der Eltern, die als Ergebnis der abgeschlossenen meiotischen Zellteilung und -reifung jeweils nur eine Kopie eines jeden Chromosoms (den einfachen Chromosomensatz) enthalten.

2.2 Chromosomenstörungen

Erkrankungen können durch eine *falsche Chromosomenzahl* (Aneuploidien) oder *strukturelle Aberrationen* (Translokationen, Inversionen, Deletionen usw.) verursacht werden.

! Da nicht selten mehrere (oft bislang unbekannte) Gene in ein chromosomales Rearrangement involviert sind, zeigen Betroffene häufig ein breites Spektrum von Symptomen. Typischerweise finden sich mentale Retardierung und Dysmorphiezeichen oder ausgeprägte Fehlbildungen, die im Rahmen einer Begutachtung immer Anlaß sein sollten, eine chromosomale Aberration durch eine Karyotypisierung beim Betroffenen als Ursache seiner Erkrankung auszuschließen.

Das Auflösungsvermögen der konventionellen zytogenetischen Untersuchung liegt bei etwa 4 Megabasen. Durch Analyse der Patientenchromosomen mit fluoreszenzmarkierten Sonden aus dem interessierenden Bereich (FISH = Fluoreszenz-in-situ-Hybridisierung) können auch kleinere chromosomale Rearrangements detektiert werden.

2.3 Gene, Allele, Mutationen, Polymorphismen

Als Gen bezeichnet man einen DNA-Abschnitt, der für die Synthese eines bestimmten Genproduktes, in vielen Fällen eines Proteins, kodiert. Dabei sind bei den meisten Genen kodierende Abschnitte, *Exons,* von nichtkodierenden Abschnitten, *Introns,* unterbrochen. Nach der Umschreibung der DNA in die mRNA werden die Introns herausgeschnitten und die verbleibenden Exons zusammengefügt *(Splicing).* Nur diese Sequenz wird dann bei der Translation in eine Kette von Aminosäuren übersetzt. Seit 1961 ist der genetische Code entschlüsselt; jeweils drei Nukleotide kodieren für eine Aminosäure. Die genetische Information eines Individuums, der **Genotyp,** wird in Proteine übersetzt und beeinflußt so den Erscheinungstyp **(Phänotyp)** auf Zellebene bzw. des gesamten Individuums im Zusammenspiel mit Umweltfaktoren.

Als **Allele** bezeichnet man die alternativen Formen eines Gens/einer Nukleotidsequenz auf den homologen Chromosomen (am selben Gen/Locus). Existieren an einem Genort zwei oder mehr unterscheidbare Allele (Sequenzvariationen) und kommt der entsprechende Genotyp, der keine offensichtliche krankheitsverursachende Wirkung hat, bei mehr als 1% der Bevölkerung vor, so spricht man von einem **Polymorphismus.** Bei der Gendiagnostik wird der Begriff besonders dann verwendet, wenn Abweichungen in der DNA-Sequenz vorliegen, denen jedoch keine pathogenetisch relevante Bedeutung zukommt.

! Für den Gutachter ist das Wissen um die unterschiedlichen phänotypischen Konsequenzen verschiedener Sequenzvariationen, also die klare Abgrenzung der Polymorphismen von krankheitsverursachenden Mutationen, von immenser Bedeutung.

Als **Wildtyp** bezeichnet man die unveränderte „Normalsequenz" eines Gens. Besitzt ein Individuum am gleichen Genort (homologer Chromosomen) zwei identische Allele, so ist es *homozygot.* Man spricht dagegen von *Heterozygotie,* wenn ein Individuum am gleichen Genort (homologer Chromosomen) sowohl das Wildtyp- als auch ein verändertes Allel besitzt. *Compound-Heterozygotie* liegt vor, wenn ein Individuum auf beiden Allelen des betreffenden Gens je eine unterschiedliche krankheitsrelevante Sequenzvariante hat. Dieses wirkt sich genauso aus wie das homozygote Vorliegen einer Mutation, d.h. in der Manifestation der Erkrankung. *Hemizygotie* liegt vor, wenn nur eine Kopie im Genom vorkommt; Männer sind z.B. hemizygot für X-chromosomale Gene.

Die häufigeren Typen von Genmutationen (stabile und vererbbare Veränderungen, die krankheitsverursachend sein können) seien kurz erläutert (Abb. 16-1):

- Substitution – Austausch eines Nukleotids gegen ein anderes,
- Deletion – Fortfall eines Nukleotids,
- Insertion – Hinzukommen eines Nukleotids zur ursprünglichen Sequenz.

Die beiden letztgenannten Mutationstypen führen zu einer Verschiebung des Leserahmens (es sei denn, die Zahl der deletierten/inserierten Nukleotide ist durch 3 teilbar) mit in der Regel erheblichen Konsequenzen auf das resultierende Genprodukt.

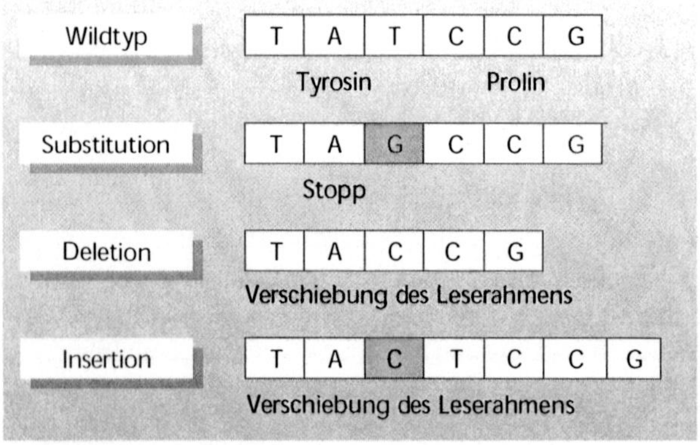

Abb. 16-1 Mutationstypen. Die Mutation liegt in unserem Beispiel jeweils an der Stelle der dritten Base des gezeigten Genausschnitts.

Einen besonderen Mechanismus findet man bei den sog. *dynamischen Mutationen,* wie sie bei den **Trinukleotidrepeat-Erkrankungen** vorliegen: In mehreren Genen bzw. in deren Umgebung gibt es Regionen, in denen sich eine bestimmte Trinukleotideinheit wiederholt. Bis zu einer bestimmten Anzahl werden diese Repeats stabil weitervererbt und ändern sich in ihrer Zahl nicht oder nur geringfügig. Erreicht die Repeatregion jedoch eine kritische Länge, so kann es bei der Bildung der Keimzellen zu erheblichen Expansionen (und vermutlich nur selten zu Kontraktionen), also zu einer Zunahme von Trinukleotideinheiten, kommen. Nach Überschreiten einer bestimmten Grenze (Zahl von Tripleteinheiten) führt eine solche Expansion dann zur Erkrankung. Bei einigen Erkrankungen reicht eine leichtere Expansion (Morbus Huntington, spinozerebelläre Ataxien [SCAs]) aus, um Krankheitserscheinungen hervorzurufen, bei anderen sind die Expansionen ungleich größer (Myotone Dystrophie).

Die Pathophysiologie auf Ebene des Genproduktes scheint, bei ähnlichem Mechanismus auf DNA-Ebene, sehr unterschiedlich zu sein und ist noch nicht in allen Einzelheiten verstanden: Die CAG-Repeatexpansion im translatierten Bereich etlicher Gene (Morbus Huntington, SCAs) führt zur pathologischen Verlängerung des Polyglutaminbereiches des Proteins mit zelltoxischen Konsequenzen. Im Falle des Fragilen-X-Syndroms führt die Expansion eines CGG-Repeats vor dem 5'-Ende des Gens zur Verhinderung der Transkription, die Bildung des kodierten Proteins bleibt aus.

2.4 Segregation, Penetranz, Expressivität, Heterogenität

Während der Meiose werden die Allele eines Gens bei der Verteilung auf die Gameten getrennt. Diese **Segregation** läßt sich in der indirekten Genotypdiagnostik mittels polymorpher Sequenzvarianten bekannter Lokalisation im Genom für die Risikoabschätzung der Vererbung monogen (durch die Veränderung eines bestimmten Gens) bedingter Erkrankungen nutzen.

Die **Penetranz** eines Gendefekts gibt an, mit welcher Wahrscheinlichkeit bzw. Häufigkeit sich dieser phänotypisch auch wirklich manifestiert. Eine Penetranz von 80 % z.B. bedeutet, daß die Erkrankung bei 20 % der Mutationsträger phänotypisch nicht in Erscheinung tritt. Gleichwohl kann der Gendefekt an Nachkommen weitergegeben werden und wird sich dort auch – statistisch – bei 80 % der Genträger manifestieren. Die Kenntnis der Penetranz einer autosomaldominant vererbten Erkrankung ist von großer Bedeutung. Bei reduzierter oder unvollständiger Penetranz eines Gendefekts kann die entsprechende Krankheitsmanifestation im Stammbaum also eine Generation (oder mehrere) überspringen und u.U. zu einer Fehleinschätzung z.B. bei der Beratung/Begutachtung führen (Abb. 16-2 und 16-3).

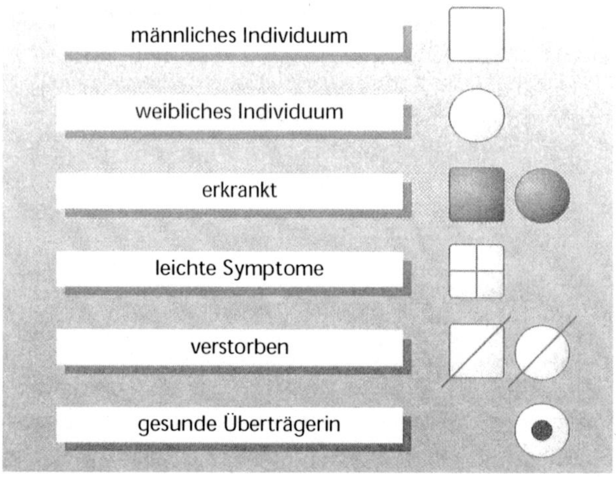

Abb. 16-2 Symbole für nachfolgend gezeigte Stammbäume.

Die **Expressivität** eines Gendefekts bezieht sich auf das Ausmaß bzw. die Art seiner phänotypischen Manifestation. Variable Expressivität bedeutet, daß auch innerhalb einer Familie, in der derselbe Gendekt segregiert, die phänotypische Ausprägung bei den Betroffenen sehr unterschiedlich sein kann. Im Falle der myotonen Dystrophie etwa können Symptome äußerst diskret ausgeprägt sein und dem Betroffenen

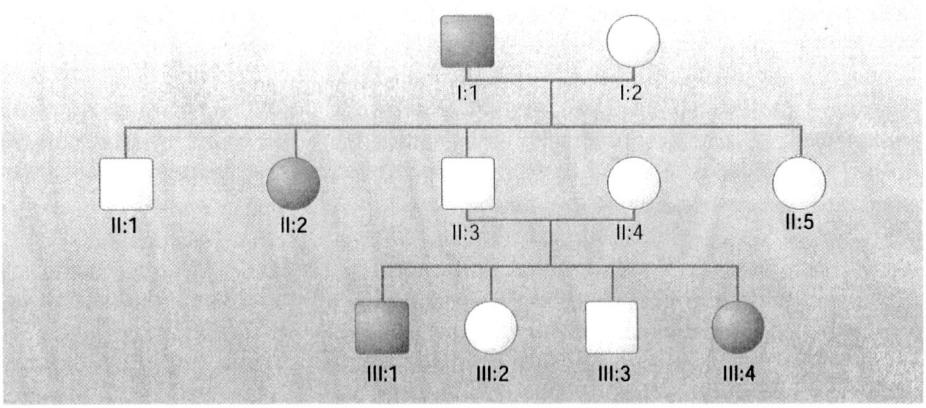

Abb. 16-3 Autosomal-dominant vererbte Erkrankung mit reduzierter Penetranz. Person II:3 ist klinisch gesund, jedoch Träger des krankheitsverursachenden Gendefekts und gibt diesen auch weiter: Zwei seiner Kinder erkranken. Da die Penetranz unvollständig ist, kann aufgrund der klinischen Untersuchung allein nicht entschieden werden, ob II:1, II:5, III:2 und III:3 ebenfalls Genträger sind. Eine genetische Diagnostik (falls sie zur Verfügung steht) kann dies klären helfen.

nie auffallen (Abb. 16-4). In anderen Fällen können die Erstmanifestationen allerdings schwere Herzrhythmusstörungen bis hin zum plötzlichen Herztod sein. Sichert der Neurologe bei einem Patienten die Verdachtsdiagnose einer myotonen Dystrophie, so ist es wichtig, auf die große klinische Variabilität der Erkrankung hinzuweisen – verbunden mit dem Angebot, auch weitere Familienmitglieder, die den Gendefekt tragen könnten, klinisch/molekulargenetisch zu untersuchen und ggf. zu betreuen, um schwere Komplikationen durch frühzeitige Erkennung des Risikos zu vermeiden.

Ein **Mosaik** liegt vor, wenn in unterschiedlichen Geweben/Zellinien eines Individuums die genetische „Ausstattung" differiert. So kann in einer Zellpopulation eine Genmutation oder eine chromosomale Aberration vorliegen, während in einer anderen Zelllinie des gleichen Gewebes die entsprechende Mutation nicht vorliegt. Dies gilt insbesondere für mitochondriale Erkrankungen. Bei dynamischen Mutationen des Trinukleotidrepeat-Typs wie bei Morbus Huntington (CAG-Repeat-Verlängerung) kann die Anzahl der pathologisch expandierten CAG-Repeats von Gewebe

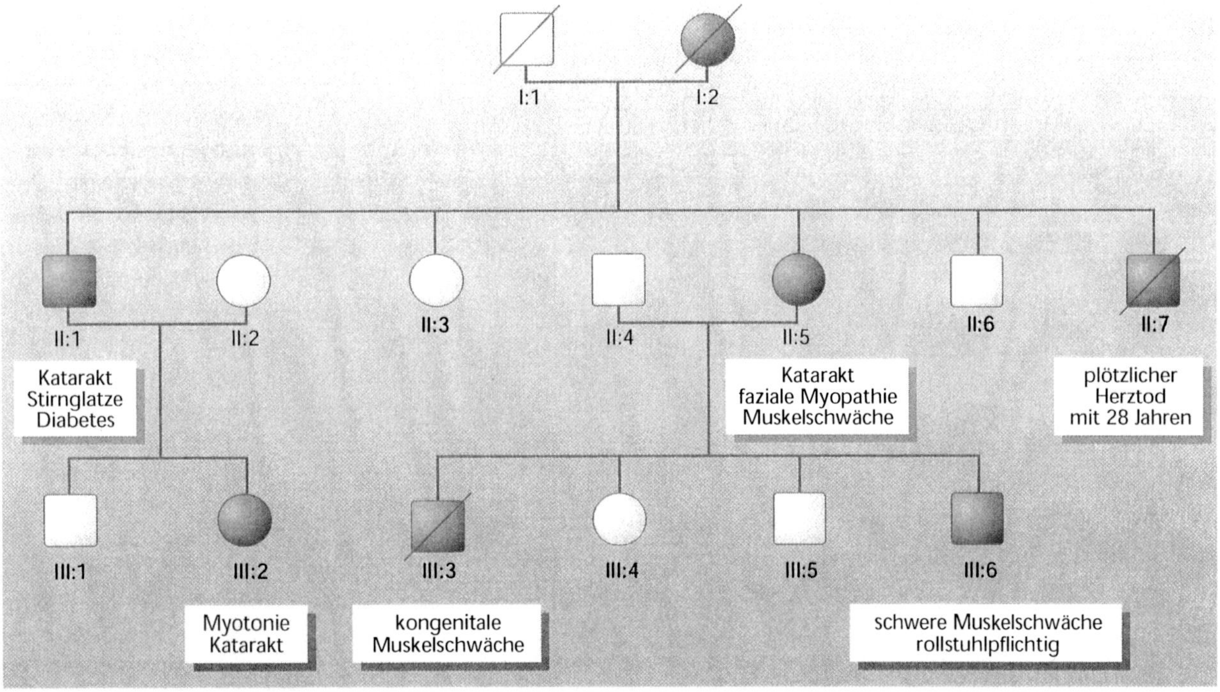

Abb. 16-4 Variable Expressivität in einer Familie mit myotoner Dystrophie. Die Ausprägung reicht von Katarakten als einzigem Symptom bis zur schweren kongenitalen Form.

zu Gewebe unterschiedlich sein, was eine genaue individuelle Prognose hinsichtlich Erkrankungsalter und -schwere nicht zuläßt. Im Gutachten kann man, z.B. bei einer prädiktiven Diagnostik mit Nachweis der krankheitsverursachenden Mutation, nur die hohe statistische Wahrscheinlichkeit des Auftretens der Erkrankung im weiteren Leben nennen. Aussagen hinsichtlich Schwere und Manifestationszeitpunkt sind jedoch individuell nicht möglich.

Als **Antizipation** bezeichnet man das bei einigen Erkrankungen zu beobachtende Phänomen, daß die Ausprägung bzw. Schwere einer vererbten Erkrankung mit jeder folgenden Generation zunimmt und/oder das Erkrankungsalter zunehmend niedriger wird (Abb. 16-5).

Einige neurodegenerative Tripletrepeat-Erkrankungen wie Morbus Huntington oder die spinozerebellären Ataxien können als modellhaft für Antizipation gelten. Die Anamnese einer hereditären Ataxie und einer ständigen Reduzierung des Manifestationsalters mit jeder weiteren Generation kann dem Gutachter bereits helfen, die Verdachtsdiagnose einzuengen und ggf. durch eine molekulargenetische Untersuchung, in diesem Fall durch den Nachweis eines expandierten CAG-Repeats in einem Gen für eine Form der spinozerebellären Ataxien, zu sichern.

Als *nicht-allelische Heterogenie* bei monogenen Erkrankungen wird die Tatsache bezeichnet, daß Veränderungen in unterschiedlichen Genen zu einem klinisch kaum unterscheidbaren Phänotyp führen. Die X-chromosomale Form der spastischen Paraplegie kann z.B. sowohl durch Mutationen im Gen für das Proteolipid-Protein (PLP) als auch in dem für L1CAM verursacht werden. Die molekulargenetische Diagnostik umfaßt somit die Untersuchung von mehreren Genen. Läßt sich die Diagnose molekulargenetisch nicht einengen, weil nicht alle entsprechenden Gene bekannt sind, sollte die genetische **Heterogenität** der Erkrankung im Gutachten thematisiert werden. Man spricht von *allelischer Heterogenie,* wenn verschiedene Mutationen in dem gleichen Gen den Phänotyp hervorrufen. Viele Erkrankungen zeigen selbst bei identischer Mutation eine (intrafamiliäre) phänotypische Variabilität.

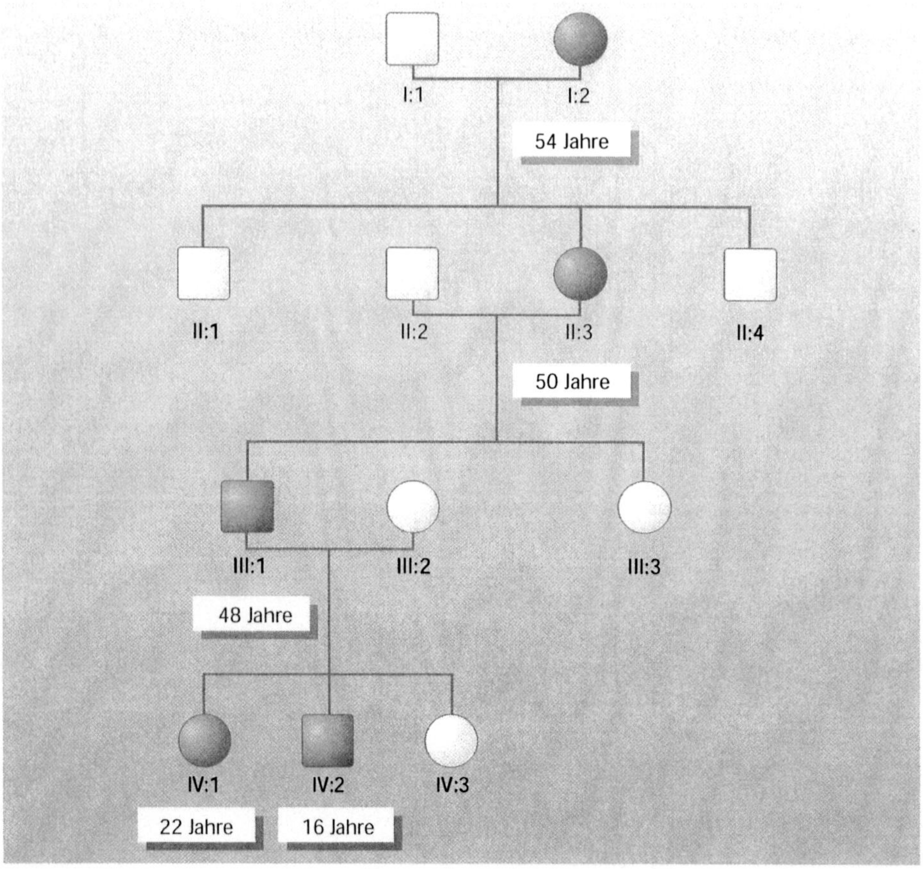

Abb. 16-5 Antizipation in einer Familie mit spinozerebellärer Ataxie Typ 3 (SCA3). Der autosomal-dominant vererbten Erkrankung liegt die Expansion einer CAG-Repeat-(Wiederholungs-)Sequenz zugrunde. Die Ziffern unterhalb der Stammbaumnummern stehen für das Alter beim Auftreten erster Symptome. Neben einer generellen Verringerung des Manifestationsalters von Generation zu Generation fällt auf, daß diese Reduzierung bei den betroffenen Kindern (IV:1 und IV:2) von III:1 deutlich stärker ist als in der restlichen Familie. Es handelt sich bei dieser verstärkten Antizipation bei Weitergabe des expandierten Allels durch den Vater um ein bei CAG-Repeat-Erkrankungen häufig beschriebenes Phänomen.

3 Erbgänge und Erbkrankheiten

3.1 Autosomal-dominanter Erbgang

Erkrankte Individuen finden sich typischerweise in aufeinanderfolgenden Generationen; beide Geschlechter sind in der Regel gleichermaßen betroffen (Abb. 16-6). Eine veränderte Genkopie reicht bereits aus, damit die Erkrankung sich manifestiert. Das Wiederholungsrisiko für Nachkommen Betroffener beträgt statistisch 50 %. „Autosomal" bezeichnet die Lokalisation des veränderten Gens auf einem Körperchromosom (Autosomen).

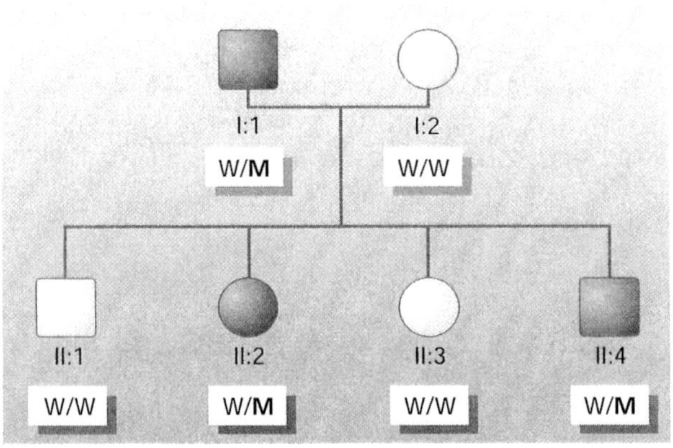

Abb. 16-6 Autosomal-dominanter Erbgang in einer Familie mit Morbus Huntington. Die Erkrankung manifestiert sich in aufeinanderfolgenden Generationen; beide Geschlechter sind gleichermaßen betroffen. W = Wildtyp, M = Mutation.

Tritt eine Erkrankung in einer Familie erstmalig auf, kann es sich um eine Neumutation in einer elterlichen Keimzelle handeln. Bei etwa der Hälfte der Fälle von Neurofibromatose Typ I handelt es sich um Neumutationen. Im Falle autosomal-dominant vererbter Erkrankungen treten solche Ereignisse in den Spermien umso häufiger auf, je älter der Vater ist (> 40 Jahre).

Es ist wichtig, bei sporadischen Fällen, die auf einer Neumutation beruhen könnten, auch andere Ursachen ins Kalkül zu ziehen, z.B. unvollständige Penetranz der Erkrankung (ein Elternteil könnte asymptomatischer Gendefektträger sein), variable Expressivität (möglicherweise diskrete Symptome bei einem Elternteil) oder Keimzellmosaike (Vorliegen mutationstragender Zellinien neben normalen in den Gonaden eines Elternteils).

Die ersten beiden Hypothesen lassen sich im Gegensatz zur dritten häufig mit molekulargenetischen oder klinischen Methoden verifizieren. Dies ist von großer Bedeutung, da – anders als im Falle einer Neumutation – außer dem Indexfall auch andere Personen in der Familie den Gendefekt geerbt haben könnten.

3.2 Autosomal-rezessiver Erbgang

Im Gegensatz zum autosomal-dominanten Erbgang reicht bei der autosomal-rezessiven Vererbung eine intakte Genkopie aus, um die Folgen des Defekts auf dem anderen, mutierten Allel zu kompensieren. Personen, die neben dem defekten Allel auch ein Wildtyp-Allel besitzen (Heterozygotie), sind gesund. Nur wenn im betreffenden Gen beide Allele mutiert sind (Homozygotie oder Compound-Heterozygotie) und so kein ausgleichendes Wildtyp-Allel zur Verfügung steht, erkrankt das Individuum (Abb. 16-7). Konsanguine Partnerschaften bergen ein erhöhtes Risiko für ein Auftreten rezessiver Erkrankungen bei Nachkommen, da für diese durch Abstammung von demselben Vorfahren eine erhöhte Wahrscheinlichkeit besteht, für ein Gen sowohl von der Mutter als auch vom Vater das gleiche Allel zu erhalten und damit homozygot für dieses Allel zu sein. Wird die Diagnose einer autosomal-rezessiven Erkrankung gesichert, so sollte man die Eltern eines Betroffenen, z.B. bei weiterem Kinderwunsch, auf das Wiederholungsrisiko von 25 % hinweisen (was den Eltern oft nicht bewußt ist, da beide – als heterozygote Träger – keine Symptome der Erkrankung aufweisen).

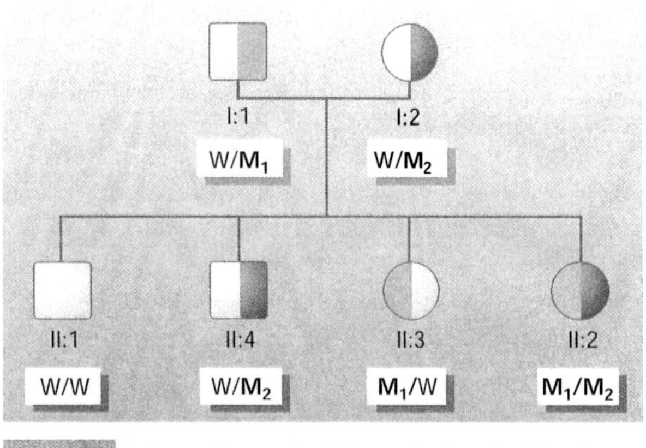

Abb. 16-7 Autosomal-rezessiver Erbgang in einer Familie mit Friedreich-Ataxie. Die Eltern Betroffener sind gesunde heterozygote Anlageträger. Statistisch erkranken 25 % der Kinder, weil sie zwei defekte Allele erhalten. M1/M2 bezeichnen zwei unterschiedliche, pathogenetisch wirksame Sequenzvarianten, die sich kombiniert ähnlich wie eine Homozygotie für eine der beiden Mutationen auswirken (Compound-Heterozygotie).

3.3 X-chromosomaler (geschlechtsgebundener) Erbgang

Das defekte Gen ist auf dem X-Chromosom lokalisiert; typischerweise erkranken nur Männer. Überträgerinnen, die neben einem X-Chromosom mit der veränderten Genkopie auch ein X-Chromosom mit einem intakten Gen tragen, erkranken in der Regel nicht. Töchter solcher Konduktorinnen werden mit einer 50%igen Wahrscheinlichkeit den Gendefekt der Mutter erben und selbst Konduktorinnen sein. Söhne erhalten von der Mutter ebenfalls mit einer Wahrscheinlichkeit von 50% das defekte Allel und erkranken in diesem Fall (Abb. 16-8). Bei Nachkommen eines männlichen Betroffenen werden Söhne nicht erkranken; sie erben vom Vater das Y-Chromosom und erhalten das X-Chromosom von der Mutter. Alle Töchter eines männlichen Betroffenen hingegen erhalten ein X-Chromosom vom Vater und sind somit obligate Konduktorinnen.

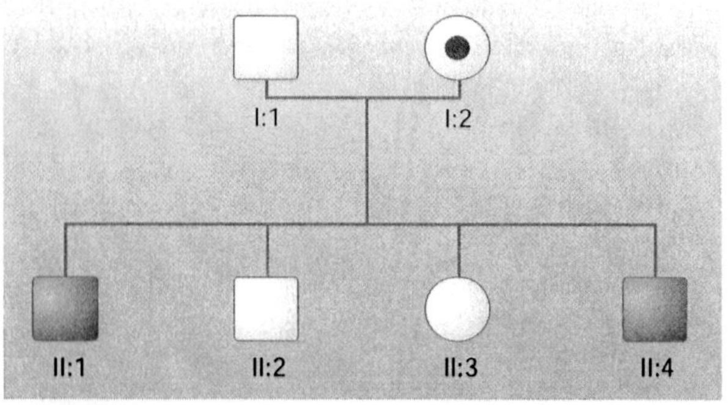

Abb. 16-8 X-chromosomaler Erbgang in einer Familie mit Muskeldystrophie Typ Duchenne.

Als *Lyonisierung* bezeichnet man die Inaktivierung eines der beiden X-Chromosomen in jeder Zelle des weiblichen Organismus. Hierdurch wird in beiden Geschlechtern die gleiche Dosis der auf dem X-Chromosom befindlichen Gene erreicht. Welches X-Chromosom „abgeschaltet“ wird, unterliegt in jeder Zelle dem Zufall. In seltenen Fällen kann diese Inaktivierung vor allem zu Lasten eines X-Chromosoms erfolgen. Geschieht dies bei einer Konduktorin, so kann dies im Falle der (präferentiellen) Inaktivierung des Wildtyp-Allels zur Ausprägung von Krankheitssymptomen bei ihr führen.

Seltener beobachtet man die X-chromosomal-dominante Vererbung, bei der alle Überträgerinnen Symptome zeigen. Wie beim X-chromosomal-rezessiven Erbgang gilt natürlich, daß Söhne betroffener Männer merkmalsfrei sind. Alle Töchter männlicher Betroffener sind dagegen Merkmalsträgerinnen. Frauen sind in der Regel insgesamt etwas leichter betroffen (Effekt der unveränderten Genkopie auf dem anderen X-Chromosom). Bei Kindern weiblicher Kranker zeigt sich eine Aufspaltung betroffen/gesund, die vom Stammbaum her den autosomal-dominanten Erbgang imitiert – beide Geschlechter sind mit gleicher Häufigkeit betroffen (Abb. 16-9).

3.4 Mitochondriale (matrilineare) Vererbung

Die Mitochondrien besitzen ein eigenes DNA-Molekül, das von dem des Zellkerns (nukleäres Genom) getrennt zu betrachten ist. Diese DNA liegt in mehrfacher Kopie vor und wird autonom vermehrt und weitergegeben. Die Vererbung ist matrilinear, d.h. die Weitergabe der Mitochondrien samt ihrer eigenen DNA erfolgt ausschließlich durch die mütterliche Eizelle. Folgerichtig werden mitochondriale Erkrankungen deshalb nur von weiblichen Personen weitervererbt, und nur Töchter geben die Erkrankung dann wiederum weiter (Abb. 16-10). Kinder betroffener Männer tragen kein erhöhtes Erkrankungsrisiko für die jeweilige

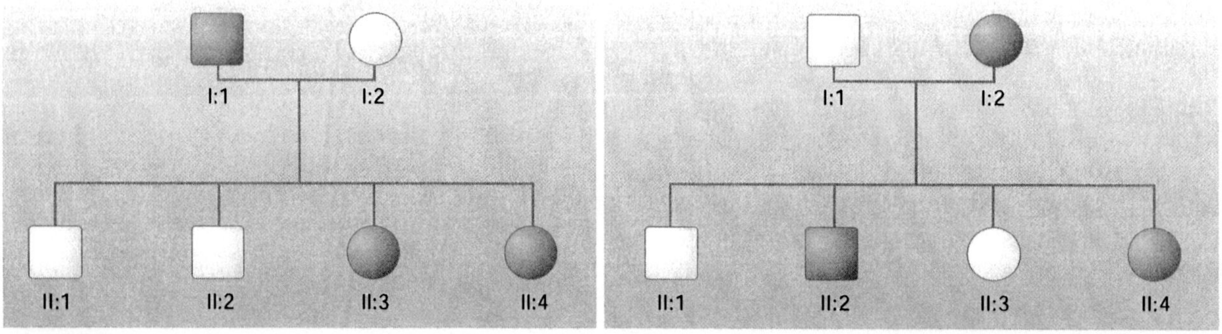

Abb. 16-9 X-chromosomal-dominanter Erbgang bei Charcot-Marie-Tooth-Neuropathie, links im Falle eines betroffenen Vaters, rechts im Falle einer betroffenen Mutter. Erläuterungen im Text.

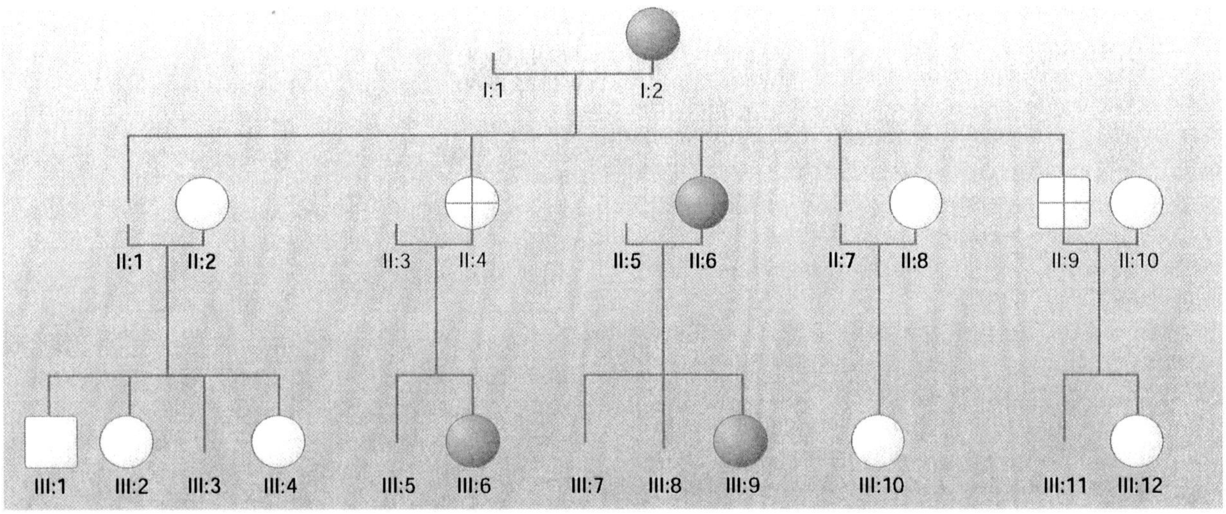

Abb. 16-10 Mitochondriale Vererbung in einer Familie mit Optikusneuropathie Typ Leber. Über die Atrophie des Sehnervs hinaus können zerebelläre Ataxie, periphere Neuropathie und Reizleitungsstörungen im Herzen weitere Symptome bei dieser Erkrankung sein, der überwiegend verschiedene Schädigungen des für den Komplex I der mitochondrialen Atmungskette kodierenden Genoms zugrunde liegen. Der Defekt wird nur von weiblichen Betroffenen/Gendefektträgerinnen an Nachkommen weitergegeben. Die große phänotypische Variabilität kann durch die Heteroplasmie (siehe Text) begründet sein. Einige Genträger zeigen im Vergleich zu Geschwistern lediglich eine geringe Symptomatik (II:4, II:9), wenige haben keine detektierbaren Manifestationen (III:8).

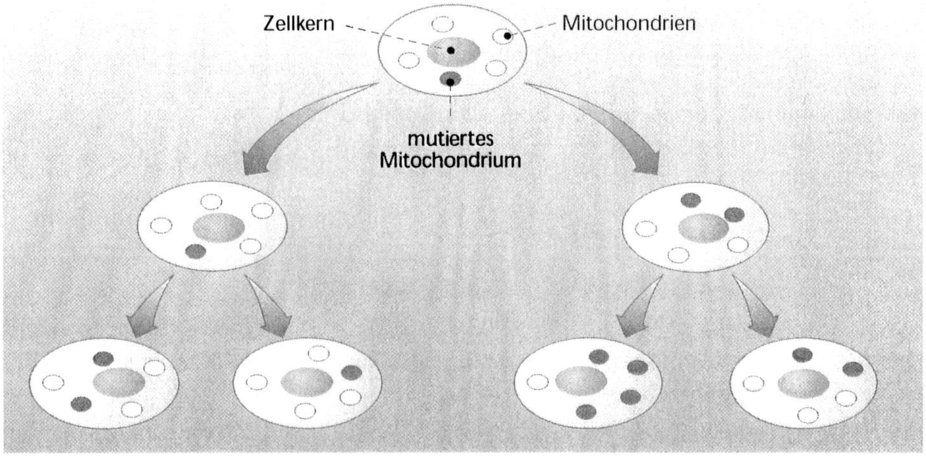

Abb. 16-11 Heteroplasmie. Eine „Ausgangszelle", z.B. eine Zygote, enthält neben normalen Mitochondrien (transparent) auch solche mit mutierter DNA (schwarz). Wiederholte Zellteilungen führen zu einem unterschiedlichen Anteil pathologisch veränderter Mitochondrien (schwarz) in den Tochterzellen.

Mitochondriopathie (da der Vater seine Mitochondrien nicht weitervererbt).

Die Expressivität mitochondrialer Erkrankungen ist sehr variabel. Dies ist vor allem durch Heteroplasmie (Mosaik) begründet. Liegen in einer Zelle mutationstragende Mitochondrien neben unveränderten vor, so unterliegt die Weitergabe an die Tochterzellen im Zuge der Mitose keinem festen Verteilungsmechanismus. Unterschiedliche Tochterzellen können also mutierte Mitochondrien in stark unterschiedlichem Ausmaß enthalten. Die Verteilung mutierter zu nicht-mutierter Mitochondrien-DNA kann auch in verschiedenen Geweben sehr unterschiedlich sein und unterschiedlichste Phänotypen bedingen (Abb. 16-11). Dem Gutachter ist somit eine klare Vorhersage über die Ausprägung der Erkrankung nicht möglich.

3.5 Multifaktorielle Vererbung

Für die multifaktorielle Vererbung gilt, daß die Ausprägung eines bestimmten Merkmals/Phänotyps von den Einflüssen mehrerer genetischer Faktoren (polygene Vererbung) einerseits und von nicht genetisch determinierten Faktoren andererseits bestimmt wird. Man geht von einem „Schwellenwerteffekt" aus, nach dem die

Ausprägung einer multifaktoriell vererbten Erkrankung erst dann zustande kommt, wenn allein an und für sich nicht krankheitsverursachende Veränderungen mehrerer Gene im Zusammenspiel mit äußeren Einflüssen diesen Schwellenwert überschreiten. Dabei kann der Anteil der genetischen bzw. der Umweltkomponente am resultierenden Phänotyp erheblich variieren. Die meisten menschlichen Merkmale, z.B. Körpergröße, Augenfarbe, Intelligenz, unterliegen einer multifaktoriellen Vererbung.

Multifaktorielle Erkrankungen zeigen familiäre Häufungen, ohne – wie aus dem Obengenannten ersichtlich – einem der bereits diskutierten Erbgänge zu folgen. Atopien wie Heuschnupfen, Neurodermitis und Asthma bronchiale sind multifaktoriell bedingt, ebenso wie Klumpfuß und Hüftgelenksdysplasie. Wiederholungswahrscheinlichkeiten stützen sich auf empirische Erhebungen für die einzelnen Erkrankungen, wobei die Spanne solcher prozentualer Risikoangaben aufgrund der Unterschiede zwischen verschiedenen Studien erheblich sein kann. Stets ist bei der Untersuchung/Anamneseerhebung auf weitere Symptome/Erkrankungen zu achten, denn bestimmte Auffälligkeiten wie Neurinome können sowohl als isolierte, nicht monogen verursachte Manifestation als auch als Teilsymptom einer übergeordneten Erkrankung (in diesem Falle z.B. der autosomal-dominant vererbten Neurofibromatose) auftreten und in letzterem Fall mit einer deutlich höheren Wiederholungswahrscheinlichkeit (im Beispiel 50 % für jedes Kind von Betroffenen) assoziiert sein.

3.6 Genetisch bedingte Oligophrenien

Genetisch bedingter mentaler Retardierung können sowohl chromosomale Störungen als auch monogene Ursachen zugrunde liegen. Exogene Faktoren können im Zusammenspiel mit genetischen Faktoren im Sinne einer multifaktoriellen Vererbung wirksam werden. Letztgenannte scheinen häufig einer leichteren geistigen Behinderung zugrunde zu liegen; bei schwerer mentaler Retardierung liegen häufiger Chromosomenaberrationen, erbliche Stoffwechselerkrankungen oder andere monogene Ursachen vor. In jedem Fall sind exogene Faktoren wie perinatale Hirnschäden, Infektionen oder auch nachteilig wirksame soziale Verhältnisse in die Betrachtung einzubeziehen. Im folgenden sind exemplarisch die o.g. beiden häufigen genetischen Ursachen erläutert.

3.6.1 Chromosomale Ursachen

Die meisten numerischen und strukturellen Chromosomenaberrationen gehen mit einer geistigen Behinderung einher. Das **Down-Syndrom** ist mit einer Häufigkeit von ca. 1:700 die häufigste Ursache mentaler Retardierung. Die Diagnose kann zytogenetisch z.B. durch den Nachweis einer Aneuploidie des Chromosoms 21 **(Trisomie 21)** gesichert werden.

Meist findet sich eine *freie Trisomie* (95 %), d.h. drei Chromosomen 21, aufgrund einer Non-Disjunction während der Reifeteilung bei der Keimzellbildung. Die Wahrscheinlichkeit für die Geburt eines Kindes mit einer zahlenmäßigen Chromosomenanomalie, wie z.B. einer freien Trisomie 21, steigt mit dem mütterlichen Alter an. Sehr selten entsteht eine freie Trisomie 21 aufgrund einer postzygotischen mitotischen Non-Disjunction. In diesen Fällen kann man bei den Patienten mitunter zytogenetisch ein Mosaik aus normalen und aus trisomen Zellen feststellen.

In etwa 5 % liegt eine *Translokationstrisomie* vor. Im Gegensatz zur freien Trisomie 21 besteht hier kein Zusammenhang mit dem mütterlichen Alter bei Eintritt der Schwangerschaft. Ist die ursächliche Translokation nicht de novo entstanden, sondern liegt sie bei einem Elternteil in balancierter Form vor, so besteht ein erhöhtes Wiederholungsrisiko bei zukünftigen Kindern. Der Gutachter muß dies bei Erhalt eines entsprechenden Befunds bei einem Down-Patienten berücksichtigen und auch eine entsprechende Analyse beider Eltern vorschlagen. Der zytogenetische Befund läßt in keinem Fall eine individuelle Prognose hinsichtlich der variablen Ausprägung der Klinik des Down-Syndroms zu.

3.6.2 Monogene Ursachen

Das **Fragile-X-Syndrom** (Fra-X-Syndrom) ist die häufigste Form monogen vererbter geistiger Retardierung im männlichen Geschlecht mit einer Häufigkeit von etwa 1:1000–1500. Anders als bei klassischen X-chromosomal vererbten Erkrankungen kommen hier auch männliche Mutationsträger ohne Manifestation und ein hoher Anteil weiblicher Genträger mit Teilmanifestationen vor.

Der Phänotyp ist sehr variabel, der Grad der mentalen Retardierung kann sehr unterschiedlich sein. Ursache der Erkrankung ist die Expansion eines CGG-Repeats im FMR1-Gen auf dem distalen langen Arm eines X-Chromosoms (s. Abschnitt 2.3). Normalerweise liegen in dem FMR1-Gen 10–50 CGG-Repeats vor. Beim Fra-X-Syndrom ist der Übergang von einer Prämutation (50–100 Repeats) ohne klinische Manifestation in eine volle Mutation mit mehr als 200 CGG-

Repeats während der Transmission über die weibliche Keimbahn bekannt. Als Folge einer Vollmutation kommt es zu ausbleibender Ablesung des FMR1-Gens, die Synthese des entsprechenden Proteins findet nicht statt. Das Fehlen des Genprodukts führt zur Ausprägung des Fra-X-Syndroms.

Intellektuell normale männliche Individuen können Träger der Prämutation sein (sog. „normal male transmitter") und diese dann an Töchter weitervererben. Bevor eine Repeatexpansion (ggf. mit phänotypischem Effekt) auftritt, muß das entsprechende Allel durch die weibliche Keimbahn gehen. Dementsprechend tragen Töchter von normalen männlichen Trägern nur die Prämutation und sind phänotypisch nicht betroffen.

Erhält ein weibliches Kind ein X-Chromosom mit einer Vollmutation im FMR1-Gen, so ist in etwa 30 % mit einer schweren geistigen Behinderung der Betroffenen zu rechnen. In 30–40 % resultiert eine leichte Lernbehinderung. Etwa 30 % der Trägerinnen einer Vollmutation sind phänotypisch unauffällig. Die Diagnose der Trägerschaft für eine Vollmutation des Fra-X-Syndroms bei einem weiblichen Feten erlaubt jedoch keine Prognose hinsichtlich des Phänotyps.

Es ist wichtig, daß in sehr seltenen Fällen auch Punktmutationen im FMR1-Gen den Phänotyp des Fra-X-Syndroms verursachen können; in diesem Fall findet sich keine Expansion im CGG-Repeat-Bereich. Die Testung auf solche Veränderungen wird jedoch nicht routinemäßig durchgeführt.

4 Humangenetische Diagnostik

4.1 Anamneseerhebung und humangenetisches Beratungsgespräch

! Der Anamneseerhebung kommt bei Verdacht auf eine genetische Erkrankung besondere Bedeutung zu. Über die körperliche Untersuchung des Patienten und die Eigenanamnese hinaus ist die Familienanamnese häufig sehr hilfreich bei der Abschätzung, ob eine genetische Erkrankung vorliegt und um welche es sich handelt. Dabei muß der Untersucher genetische Besonderheiten wie variable Expressivität oder reduzierte Penetranz einer Erkrankung stets berücksichtigen und solchen Fakten in seiner Anamneseerhebung Rechnung tragen.

So ist bei variabler Expressivität auch auf diskrete Symptome zu achten, die stark von denen voll Erkrankter abweichen können. Das „Überspringen" einer Generation schließt einen autosomal-dominanten Erbgang nicht aus (unvollständige Penetranz).

! Bei jeder konsiliarischen Untersuchung bzw. Begutachtung/humangenetischen Beratung ist es sehr hilfreich, grafisch einen Stammbaum zu erstellen, der bis zu den Großeltern des Indexpatienten/der Ratsuchenden zurückreicht und angeborene Erkrankungen oder Fehlbildungen sowie auch das Erkrankungsalter festhält.

Die Durchführung einer mitunter sehr aufwendigen molekulargenetischen Diagnostik ist wenig sinnvoll, wenn die Untersuchung nur auf einer relativ unwahrscheinlichen Verdachtsdiagnose basiert. Häufig sind sämtliche Erkrankte in der Familie eines Ratsuchenden verstorben. Hier sind die Beiziehung diesbezüglicher Untersuchungsbefunde und eine möglichst detaillierte Erhebung der Familienanamnese essentiell. In Tabelle 16-1 sind einige Schwerpunkte bei der Anamneseerhebung mit dem jeweiligen genetischen Hintergrund aufgelistet.

Tabelle 16-1 Schwerpunkte der Familienanamnese

Fragen zur Anamnese	Genetischer Hintergrund
Alter der Mutter von Betroffenen?	Zunahme einiger numerischer chromosomaler Aberrationen mit zunehmendem maternalem Alter
Alter der Väter von Betroffenen?	Zunahme autosomal-dominanter Erkrankungen infolge einer steigenden Inzidenz von Neumutationen in paternalen Keimzellen
Konsanguinität der Eltern?	Autosomal-rezessiv und multifaktoriell bedingte Erkrankungen sind bei den Nachkommen häufiger
Medikamenten- und Röntgenexposition, Infektionen während der Schwangerschaft	Ursachen kongenitaler Fehlbildungen
Manifestationsalter der Erkrankung?	→ Antizipation?
Progredienz?	→ variable Expressivität → bei Tumorerkrankungen: Abschätzung der Wahrscheinlichkeit einer monogenen Genese
Geschlecht der Betroffenen/der Überträger?	→ X-chromosomal oder autosomal? → maternale Vererbung bei Mitochondriopathie

! Wie in anderen medizinischen Fächern ist der Patient über die (genetische) Grundlage seiner Erkrankung und über die Tragweite einer evtl. genetischen Diagnostik für sich selbst oder seine Anverwandten aufzuklären. Ziel einer solchen ausführlichen Aufklärung ist die freie, kompetente Entscheidung des Patienten/Ratsuchenden für oder gegen den nächsten Schritt.

Die Beratung und Begleitung der Patienten erfolgen häufig interdisziplinär, z.B. unter Einbeziehung von Neurologen, Humangenetikern, Gynäkologen und oft Psychotherapeuten.

Eine besondere Belastung kann für den Ratsuchenden entstehen, wenn eine **prädiktive/präsymptomatische Testung** auf schwerwiegende Gendefekte, die sich erst zu einem späteren Zeitpunkt im Leben manifestieren würden (wie im Falle der Chorea Huntington), gewünscht wird. Hier ist eine unterstützende Betreuung, z.B. durch den Psychotherapeuten, nahezu obligat, da die Auswirkungen des Testergebnisses auf das weitere Leben immens sein können. Der Patient hat das Recht, den diagnostischen Prozeß in jeder Stufe zu stoppen und kann auch nach erfolgter Diagnostik von der Mitteilung des Ergebnisses Abstand nehmen **(Recht auf Nichtwissen).**

Spezifisch für die humangenetische Diagnostik ist, daß häufig auch Familienangehörige von der Diagnose einer erblichen Erkrankung beim Indexpatienten „betroffen" sein können, auch wenn sie die Aufklärung des Sachverhaltes überhaupt nicht „wünschten". So resultiert aus der molekulargenetischen Sicherung einer (häufig spätmanifesten) Chorea Huntington bei einem Elternteil für alle Kinder eine A-priori-Erkrankungswahrscheinlichkeit von 50%. Die belastende Frage einer Testung stellt sich dann also auch für primär zunächst nicht Involvierte.

4.2 Molekulargenetische Diagnostik

4.2.1 Direkte Gendiagnostik

Voraussetzung für die Durchführbarkeit einer sog. direkten Gendiagnostik ist die Kenntnis des krankheitsverursachenden Gens. Bei Genen, die nur aus wenigen kleineren Exons bestehen, ist die vollständige Sequenzierung oft die schnellste Methode. Handelt es sich um große Gene, so ist ein vorsortierendes Screening der einzelnen Genfragmente im Vergleich mit DNA nichtbetroffener Personen sinnvoll. Sequenziert wird dann nur der Abschnitt des Gens, der z.B. in der Gelelektrophorese ein Laufverhalten zeigt, das sich vom Fragment des Wildtyps unterscheidet.

Es muß glaubhaft gemacht worden sein, daß die identifizierten Mutationen die primäre Ursache der Erkrankung sind. Handelt es sich z.B. um eine Expansion eines dafür bekannten Bereichs, wie z.B. einer Repeatregion bei den Trinukleotid-Erkrankungen, so kann dies angenommen werden. Die Interpretation der Bedeutung einer Einzelbasensubstitution beispielsweise kann allerdings schwieriger sein. Auch eine direkte Gendiagnostik führt nicht in allen Fällen zu einer eindeutigen Aussage, wenn z.B. die klinische Diagnose unsicher oder ein Segregationsnachweis für die Mutation in der betroffenen Familie nicht durchführbar ist (weitere Betroffene verstorben, sporadische Fälle usw.). Das gleiche gilt für den Fall, wenn die Mutation bisher nicht im Zusammenhang mit der Erkrankung beschrieben wurde und die Veränderung auf Proteinebene nicht eindeutig pathologisch ist: Im Falle einer frühzeitigen Termination der Translation durch ein neuentstandenes Stopp-Codon wird ein stark verkürztes und aller Wahrscheinlichkeit nach funktionsuntüchtiges Protein erwartet, so daß an der Pathogenität der Mutation praktisch kein Zweifel besteht.

4.2.2 Indirekte Genotypdiagnostik (Segregationsanalyse)

Diese Methode kommt vor allem dann zum Einsatz, wenn zwar nicht das krankheitsrelevante Gen, wohl aber die chromosomale Lokalisation des entsprechenden Krankheitslocus bekannt ist. Voraussetzung ist die Verfügbarkeit von DNA-Proben mehrerer Familienmitglieder, um die Segregation des mutationstragenden Allels verfolgen und dadurch eine Aussage über die statistische Wahrscheinlichkeit des Auftretens der gleichen Erkrankung bei noch symptomfreien Familienmitgliedern treffen zu können. Die DNA-Probe eines Patienten sollte, wenn möglich, mit analysiert werden.

Grundlage des Verfahrens ist das Prinzip von Kosegregation und Rekombination: Zwei Genloci können bei der Weitergabe in der Meiose durch Crossing-over getrennt (rekombiniert) werden, und zwar umso häufiger, je weiter sie auf dem Chromosom voneinander entfernt liegen. Freie Rekombination bei zwei Genorten liegt vor, wenn sie genetisch weit voneinander entfernt oder sogar auf zwei verschiedenen Chromosomen liegen; sie werden dann unabhängig voneinander vererbt. Liegen zwei Genorte auf dem gleichen Chromosom dicht beieinander, so werden sie häufiger *gekoppelt* vererbt, als man es bei einer freien Verteilung erwarten würde.

Bei der Diagnostik führt man anhand der Analyse der DNA-Proben der zu untersuchenden Personen eine Genotypisierung für polymorphe Marker (allelische Varianten eines bestimmten, vor allem durch seine Lokalisation definierten DNA-Abschnitts, die sich z.B. in der Länge unterscheiden) durch, deren Loci möglichst dicht am interessierenden Krankheitslocus liegen (d.h. mit hoher Wahrscheinlichkeit mit ihm gemeinsam vererbt werden). Mit Hilfe der verschiedenen Allele der einzelnen DNA-Polymorphismen, die die Personen für eine Anzahl solcher Marker aufweisen, lassen sich Haplotypen (d.h. die Kombinationen bestimmter Markerallele auf demselben Chromosom) erstellen. Aufgrund der Kosegregation eines bestimmten Allels/Haplotyps mit dem Erkrankungsphänotyp kann eine Risikoabschätzung vorgenommen werden (Abb. 16-12).

4.2.3 Molekulargenetische Diagnostik hereditärer neurologischer Erkrankungen

Tabelle 16-2 enthält eine Aufstellung der genetisch bedingten neurologischen Erkrankungen, bei denen die Gene bekannt sind, so daß eine molekulargenetische Diagnostik am einzelnen Betroffenen möglich ist. Da der jeweilige Stand kontinuierlichen Fortentwicklungen unterworfen ist, sei hier neben der Zusammenstellung in Tabelle 16-2 auf die jeweils aktualisierten Übersichten verwiesen – z.B. der Gesellschaft für Humangenetik in der Zeitschrift „Medizinische Genetik", in den Heften der Zeitschrift „Neuromuscular Disorders" (Elsevier) sowie entsprechende Datenbanken wie etwa OMIM oder die Online-Seiten des Department of Neurology der Washington University in St. Louis (Internet-Adresse: http://www.neuro.wustl.edu/neuromuscular/syaltbrain.html). Eine indirekte Gendiagnostik etwa mittels Segregationsanalyse ist für eine Reihe weiterer Erkrankungen möglich, diese spielt jedoch aus pragmatischen Erwägungen in der neurologischen Begutachtung eine meist untergeordnete Rolle und wird daher hier nicht aufgeführt.

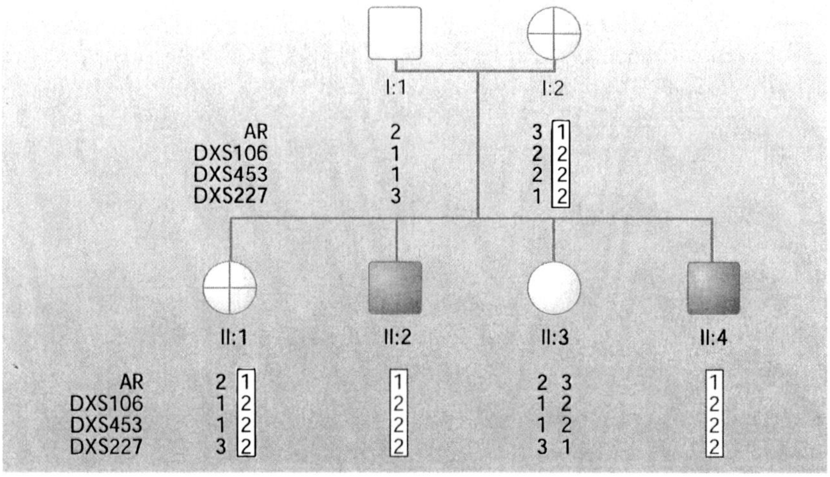

Abb. 16-12 Segregationsanalyse in einer Familie mit X-chromosomaler Charcot-Marie-Tooth-Neuropathie (CMTX). Die Erkrankung wird X-chromosomal-dominant vererbt. Dargestellt sind die Allele der polymorphen Markersequenzen AR, DXS106, DXS453 und DXS227. Der mit der Erkrankung segregierende Haplotyp ist eingerahmt dargestellt. Weibliche Genträger () sind leichter als männliche Erkrankte betroffen. Die CMTX-verursachenden Mutationen liegen im Gen für Connexin 32, das zwischen den Markerloci DXS453 und DXS227 lokalisiert ist. II:3 hat einen anderen mütterlichen Haplotyp als ihre drei Geschwister.

Tabelle 16-2 Auflistung einiger wichtiger Gene in der Diagnostik hereditärer neurologischer Erkrankungen

Erkrankungen / Organ	Gensymbol / Genprodukt	Chromosomale Lokalisation	Erbgang
Gehirn			
Alzheimer-Demenz (familiäre Form)			
– Typ 1	APP	21q21.3-q22.3	ad
– Typ 3	PS1	14q24.3	ad
– Typ 4	PS2	1q31-q42	ad
Creutzfeldt-Jakob-Erkrankung	PRNP	20pter-p12	ad
Adrenoleukodystrophie/Adrenomyeloneuropathie	ALD	Xq28	X
Metachromatische Leukodystrophie	ARSA	22q13.31-qter	ar
Familiäre Migräne mit Hemiplegie	CACNL1A4	19p13	ad
Akut intermittierende Porphyrie	PBGD	11q23.3	ad
MELAS	MTT	mtDNA	maternal
MERFF	MTTK	mtDNA	maternal

Tabelle 16-2 (Fortsetzung) Auflistung einiger wichtiger Gene in der Diagnostik hereditärer neurologischer Erkrankungen

Erkrankungen / Organ	Gensymbol / Genprodukt	Chromosomale Lokalisation	Erbgang
Basalganglien			
Chorea Huntington	HD	4p16.3	ad
Morbus Wilson	WND	13q14.1	ar
Dopa-sensible Dystonie	GCH1	14q22.1-q22.2	ar
Dentato-Rubro-Pallido-Luysische Atrophie	DRPLA	12p13.31	ad
McLeod-Syndrom	XK	Xp21.2-p21.1	X
Kleinhirn und Hirnstamm			
Spinozerebelläre Ataxie			
– Typ 1	SCA1	6p21.3	ad
– Typ 2	SCA2	12q24	ad
– Typ 3	SCA3	14q24.3-q31	ad
– Typ 6	SCA6 (CACNL1A4)	19p13	ad
– Typ 7	SCA7	3p14-21.1	ad
Paroxysmale zerebelläre Ataxie			
– Typ 1	KCNA1	12p	ad
– Typ 2	CACNL1A4	19p13	ad
Friedreich-Ataxie	FA (Frataxin)	9cen-q21	ar
Rückenmark			
Spinobulbäre Muskelatrophie	SBMA (Androgen-rezeptor)	Xq13	X
Amyotrophe Lateralsklerose (familiäre Form)	SOD1	21q22	ad
Spinale Muskelatrophie (Werdnig-Hoffmann, Kugelberg-Welander)	SMN	5q11-q13	ar
Peripheres Nervensystem			
Optikusatrophie Typ Leber	MTND1	mtDNA	maternal
Charcot-Marie-Tooth-Neuropathie Typ I	PMP22 MPZ	17p11.2 1q21-q23	ad ad
Hypertrophische Neuropathie (Déjerine-Sottas)	PMP22 MPZ	17p11.2 1q21-q23	ad ad
Hereditäre Neuropathie mit Neigung zu Druckparesen	PMP22	17p11.2	ad
Charcot-Marie-Tooth-Neuropathie, X-chromosomal dominant	CX32	Xq13	Xd
Familiäre Amyloidose			
– Typ I	TTR	18q11.2-q12.1	ad
– Typ IV	APOA1	11q23	ad
– Typ V	GSN	9q34	ad
Familiäre Dysautonomie (Riley-Day)	HSAN3	9q31-q33	ar
Muskulatur			
Okulopharyngeale Muskeldystrophie	OPMD	14q11.2-q13	ad
Becker/Duchenne-Muskeldystrophie	BMD/DMD	Xp21.2	X
Gliedergürteldystrophie			
– Typ 2A	LGMD2A (Calpain 3)	15q15.-q21.1	ar
– Typ 2C	LGMD2C (Gamma-Sarcoglycan)	13q12	ar
– Typ 2D	LGMD2D (Adhalin)	5q33-q34	ar
– Typ 2E	LGMD2E (Beta-Sarcoglycan)	4q12	ar

Tabelle 16-2 (Fortsetzung) Auflistung einiger wichtiger Gene in der Diagnostik hereditärer neurologischer Erkrankungen

Erkrankungen / Organ	Gensymbol/ Genprodukt	Chromosomale Lokalisation	Erbgang
Desmin-Myopathie	DES CRYAB	2q35 11q22.3-q23.1	ad ar
Fazioskapulohumerale Muskeldystrophie	FSHMD1A	4q35	ad
Emery-Dreifuss-Muskeldystrophie	EMD	Xq28	X
Myotone Dystrophie	DM	19q13.2-q13.3	ad
Myotonia congenita (Thomsen, Becker)	CLCN1	7q35	ad, ar
Paramyotonia congenita / Hyperkaliämische period. Lähmung	SCN4A	17q23.1-q25.3	ad
Hypokaliämische period. Lähmung	CACNL1A3	1q32	ad
Brody-Myopathie	SERCA1	16p12	ar
Glykogenose Typ II (Pompe)	GAA	17q23	ar
Typ V (McArdle)	PYGM	11q13	ar
Kearns-Sayre-Syndrom	MTTL2	mtDNA	maternal
Phakomatosen			
Hippel-Lindau-Syndrom	VHL	3p26-p25	ad
Neurofibromatose – Typ I – Typ II	 NF1 NF2	 17q11.2 22q12.2	 ad ad
Tuberöse Sklerose – Typ I – Typ II	 TSC1 TSC2	 9q34 16p13.3	 ad ad

FN Aufgelistet sind neben den Krankheiten das Gensymbol, die chromosomale Lokalisation (mtDNA = mitochondriale DNA) und der Erbgang (a = autosomal, X = X-chromosomal, d = dominant, r = rezessiv).

4.2.4 Bedeutung der DNA-Diagnostik für die neurologische Begutachtung

Wie eingangs erwähnt, erfährt die molekulargenetische Diagnostik eine immer wichtiger werdende Rolle in der klinischen Neurologie. Zunächst gründen sich mittlerweile verschiedene Klassifikationen neurologischer Erkrankungen, die früher auf klinischen, histologischen und/oder biochemischen Kriterien basierten, auf genetische Merkmale. Beispiele hierfür bilden die spinozerebellären Ataxien oder die hereditären Neuropathien, die im Zuge der genetischen „Entschlüsselung" neu gegliedert wurden. Hierbei fällt auf, daß nicht selten verschiedenen Krankheiten oder auch sehr verschiedenen Ausprägungsgraden einer Erkrankung die gleiche oder eine andere Mutation in ein und demselben Gen zugrunde liegt (z.B. Paramyotonia congenita/ hyperkaliämische periodische Paralyse werden durch Mutationen im Gen für SCN4A [sodium channel alpha-subunit] auf Chromosom 17q23.1-q25.3, die spinale Muskelatrophie Werdnig-Hoffmann/Kugelberg-Welander durch das für SMA auf Chromosom 5q11-q13 verursacht). Ebenso können Mutationen unterschiedlicher Gene ein identisches klinisches Bild bewirken.

Die Korrelation von klinischem Bild (Phänotyp) und primärem Genotyp trägt zu einer Verfeinerung der klinischen Diagnostik bei, überdies ermöglicht sie ein verbessertes Verständnis der zugrunde liegenden Pathomechanismen. So stellten sich beispielsweise für die bisher bei unterschiedlichem Erbgang als Myotonia congenita Thomsen bzw. Myotonia congenita Becker differenzierten Krankheitsbilder Mutationen des gleichen Gens als ursächlich heraus, wobei unterschiedliche biochemische Folgen die Kompensation des Defekts bei Heterozygoten im rezessiven Fall bzw. biologische Dysfunktion mit dominant negativem Effekt den dominanten Erbgang bestimmen.

In der neurologischen Begutachtung sind in der Regel Stellungnahmen zum Krankheitsbild, zu Genese, Prognose und deren Auswirkungen gefordert. Das Spektrum der diagnostischen Möglichkeiten wird inzwischen zunehmend durch die Molekulargenetik erweitert, indem klinische Verdachts- oder Differentialdiagnosen auf diesem Wege ggf. Bestätigung finden können. In ihrer Anwendung und vor allem in der Interpretation der Befunde sind jedoch verschiedene Aspekte zu beachten.

Eine klinische Verdachtsdiagnose kann durch die molekulargenetische Untersuchung ggf. bestätigt werden. Umgekehrt kann ein fehlender Nachweis einer Veränderung im untersuchten Gen die betreffende Verdachtsdiagnose zwar unwahrscheinlich machen, doch meist nicht zwingend ausschließen. Wohl macht ein negativer Befund bei klinischem Verdacht auf **Chorea Huntington** – in diesem Fall eine Repeatlänge im Normbereich, für die bisher mit Ausnahme einer Kasuistik lediglich eine Art der Mutation in dem entsprechenden Gen bekannt ist – das tatsächliche Vorliegen der betreffenden Krankheit höchst unwahrscheinlich. Für die **Friedreich-Ataxie** kommt als Ursache in erster Linie ebenfalls eine Repeat-Expansion im Frataxin-Gen in Betracht; seltener kann auch eine Punktmutation zu dem Krankheitsbild führen. Sehr viel häufiger ist die Aussage der DNA-Untersuchung stärker limitiert. Ein negatives Ergebnis kann auf eine genetische Heterogenität, die für die meisten hereditären neurologischen Erkrankungen nachgewiesen oder zumindest möglich ist, zurückzuführen sein. Die **spinozerebelläre Ataxie** kann durch eine CAG-Repeat-Verlängerung in unterschiedlichen Genen verursacht werden. Die Einschränkung in der Aussage – hier oder für andere Erkrankungen (z.B. Gliedergürteldystrophie) – kann häufig darin liegen, daß weitere Gene nicht immer bekannt und damit nicht immer untersuchbar sind. Inwieweit eine Diagnose ohne Nachweis der vermuteten genetischen Veränderung dennoch zu stellen ist, wird letztlich eine klinische Entscheidung sein.

Ein weiteres Problem, vor allem bei den sog. **Repeat-Erkrankungen,** stellt die Einschätzung des Krankheitswertes vom Normalen abweichender Befunde dar. Für die Gene dieser Erkrankungen sind in der Regel eindeutige Repeatlängen definiert, die streng mit dem Nicht-Auftreten der Erkrankung oder ihrer Manifestation assoziiert sind. Die Interpretation von Ergebnissen im Intermediärbereich ist hingegen schwierig, da eine Grenze zum Pathologischen nicht eindeutig gezogen werden kann. Personen, die intermediäre Repeatlängen aufweisen, können lediglich subklinisch betroffen sein oder ein deutlich erhöhtes Manifestationsalter haben, so daß ein solcher Befund als mit der Krankheit vereinbar, nicht aber als beweisend gilt. Auch hier ist schließlich die klinische Beobachtung für die gutachtliche Einschätzung ausschlaggebend.

Hieraus wird deutlich, daß ein ungezieltes „Screening" oder die DNA-Analyse als Routinediagnostik aufgrund der Einschränkungen in ihrer Aussagekraft nicht sinnvoll sein kann. Vielmehr ergibt sich die Unabdingbarkeit einer genauen klinischen Evaluation mit der Festlegung der klinischen Diagnose, bevor dann im weiteren der gezielte Einsatz der DNA-Analyse erfolgt. In dieser Funktion erlangt die Molekulargenetik nicht nur in den klassischen humangenetischen Fragestellungen und als Grundlagenwissenschaft, sondern auch in der klinischen Anwendung wachsende Bedeutung.

Literatur

[1] Buselmaier W, Tariverdian G (1999): Humangenetik. Springer, Berlin.

[2] Brown TA (1993): Moderne Genetik. Spektrum Akademischer Verlag, Heidelberg.

[3] Jones KL (1997): Smith's Recognizable Patterns of Human Malformation, 5th Edition. Saunders, Philadelphia.

[4] Korf B (1996): Human Genetics – a problem-based approach. Blackwell, Boston.

[5] Murken J, Cleve H (1996): Humangenetik. Enke, Stuttgart.

[6] Passarge E (1994): Taschenatlas der Genetik. Thieme, Stuttgart.

[7] Rosenberg RN, Prusiner SB, DiMauro S, Barchi RL (1998): The Molecular and Genetic Basis of Neurological Disease. Butterworth-Heinemann, Boston.

[8] Strachan T, Read AP (1999): Human Molecular Genetics. BIOS Scientific Publishers, Oxford.

17
Die Beurteilung

Heinz Angstwurm

Inhalt

1 Einführung

Das ärztliche Gutachten soll mit medizinischem Sachwissen und Sachverstand bei einer rechtlichen Entscheidung helfen. Daher muß der Arzt als Sachverständiger mehr als sonst zwischen dem medizinischen Sachverhalt und dem davon betroffenen Menschen unterscheiden: Während sich das ärztliche Handeln vor allem am Wohl und in Grenzen am Willen des einzelnen Kranken orientiert, dient die gutachtliche Stellungnahme der Lösung rechtlicher Fragen nach unpersönlichen Grundsätzen.

! Der Arzt befaßt sich mit dem Kranken, der ärztliche Sachverständige mit Krankheiten und Gesundheitsstörungen und deren rechtlichen Auswirkungen. Die rechtliche Entscheidung selbst obliegt keinem Gutachter und damit auch nicht dem Arzt.

In der **Beurteilung** werden die Fragen des Gutachtenauftrags beantwortet und die Antworten begründet.

Der Gutachter muß die ihm gestellten Fragen auch dann beantworten, wenn er meint, sie erfaßten nicht den ärztlich entscheidenden Sachverhalt, kann aber auf ihm wichtig erscheinende Zusatzfragen hinweisen. Nicht zum Gegenstand des Gutachtenauftrags gehörende, aber im Zusammenhang damit ärztlich als notwendig erkannte Untersuchungen und Behandlungen müssen getrennt veranlaßt werden. Kann der Gutachter eine Frage nicht beantworten, muß er dies begründen und Anregungen zur Lösung der Schwierigkeiten geben.

Die Antwort auf die Gutachtenfragen ergibt sich aus der Anwendung des Sachwissens und Sachverstands auf den konkreten Sachverhalt, dieser aus den in der Aktenlage gezielt zusammengestellten anamnestischen Daten, Vorbefunden, Entwicklungen und bisherigen Beurteilungen sowie aus den vom Gutachter selbst erhobenen Angaben und Befunden. Divergenzen unter den Vorbefunden und bisherigen Diagnosen wie auch gegenüber den selbst ermittelten Einzelheiten und ihrer jetzigen Zuordnung müssen diskutiert und schließlich entweder mit medizinischen Sachgründen entschieden oder als Alternativen behandelt werden. Dies gilt auch für Diskrepanzen zwischen einerseits der Anamnese und klinischen Befunden und andererseits Ergebnissen neurophysiologischer oder bildgebender Untersuchungen.

! Die abschließende „Beweiswürdigung" von Angaben, die rechtlich verbindliche Entscheidung von Widersprüchen und die definitive Festlegung des zu beurteilenden Sachverhalts selbst sind nicht Sache des Gutachters, sondern der Gutachtenanforderung.

Die rechtliche Vorgabe der Beurteilungsgrundlagen und die rechtlichen Festlegungen einschließlich der Begriffsbestimmungen binden den Gutachter. Ihre Mißachtung macht seine Stellungnahme meist unbrauchbar.

Gutachtlich ist teils mehr die Diagnose, teils mehr der Befund wichtig, die Diagnose besonders bei Zusammenhangsfragen und Fragen nach der Prognose, der Befund bei Fragen nach dem Ausmaß und den Auswirkungen von Beeinträchtigungen sowie nach symptomorientierten Therapie- und Komplikationsmöglichkeiten.

Da der ärztliche Gutachter nicht selbst entscheidungsberechtigt ist, muß er die medizinischen Grundlagen der rechtlichen Entscheidungen für einen Laien sachlich wie sprachlich verständlich machen, Fachausdrücke vermeiden oder in Klammern übersetzt anfügen und ggf. erläutern.

Formal kann die Beurteilung entweder als Beantwortung der einzelnen Fragen erfolgen oder als Darlegung und Erörterung des medizinischen Sachverhalts mit abschließend zusammenfassender Antwort auf die Fragen. Die Wahl des Vorgehens hängt zum einen vom Sachverhalt, zum anderen von der medizinischen Präzision der Fragen ab.

2 Fragen der Leistungsminderung mit sozialrechtlichen Folgen

2.1 Berufs- und Erwerbsunfähigkeit

„Berufsunfähig sind Versicherte, deren Erwerbsfähigkeit wegen Krankheit oder Behinderung auf weniger als die Hälfte derjenigen von körperlich, geistig und seelisch gesunden Versicherten mit ähnlicher Ausbildung und gleichwertigen Kenntnissen und Fähigkeiten gesunken ist ... Erwerbsunfähig sind Versicherte, die wegen Krankheit oder Behinderung auf nicht absehbare Zeit außerstande sind, eine Erwerbstätigkeit in gewisser Regelmäßigkeit auszuüben oder Arbeitsentgelt oder Arbeitseinkommen zu erzielen, das ein Siebtel der monatlichen Bezugsgröße übersteigt ..."

Private Berufsunfähigkeitsversicherungen unterscheiden zwischen **vollständiger** und **teilweiser Berufsunfähigkeit:** Bei vollständiger Berufsunfähigkeit „ist der Versicherte infolge ärztlich nachzuweisender Krankheit, Körperverletzung und Kräfteverfalls voraussichtlich dauernd außerstande, seinen Beruf oder eine andere aufgrund der Ausbildung und Erfahrung mögliche Tätigkeit auszuüben, die seiner bisherigen Lebensstellung entspricht. Teilweise Berufsunfähigkeit liegt vor, wenn die ... Voraussetzungen (der vollständigen Berufsunfähigkeit) in einem bestimmten Grad voraussichtlich dauernd gegeben sind".

Demgemäß hat der Gutachter so anschaulich und genau wie möglich darzulegen:

- die krankhaften Befunde,
- ihre Auswirkung auf die einzelnen mit der jeweiligen Berufstätigkeit verbundenen Verrichtungen und Anforderungen,
- eventuelle Einschränkungen bei bestimmten Arbeiten, etwa am Fließband,
- die (durchschnittlich) mögliche tägliche Arbeitszeit,
- Behandlungsmöglichkeiten und die Prognose, die sich vor allem aus der bisherigen Dauer und Entwicklung der zugrunde liegenden Erkrankung abschätzen läßt.

! Die Frage der Berufsunfähigkeit und der Erwerbsunfähigkeit selbst wird nicht vom Gutachter entschieden, zumal er teilweise die Einzelheiten der realen beruflichen Anforderungen nicht kennen kann.

Der Gutachter kann und soll auch nicht beurteilen, ob es „auf dem allgemeinen Arbeitsmarkt" Tätigkeiten gibt, die dem Probanden nach dem medizinischen Befund grundsätzlich möglich sind; hinweisen kann er allenfalls auf seine ärztliche Erfahrung, daß Arbeitnehmer bei wahrheitsgemäßer Angabe ihrer Vorgeschichte, ab einem bestimmten Lebensalter, mit bestimmten ärztlichen Auflagen eines beruflichen Einsatzes etc. kaum eine oder keine Aussicht auf eine entsprechende Arbeit haben.

Im Gesamtzusammenhang wird teilweise nach nicht im üblichen psychischen Befund neurologischer Gutachten vermerkten Phänomenen gefragt, wie „Leistungsmotivation ..., technisches Verständnis ..., Nervenkraft ..., Zuverlässigkeit und Gewissenhaftigkeit ..., praktische Auffassungsgabe" (zitiert aus der Beweisanordnung eines Sozialgerichts). Der Gutachter sollte bei seiner Stellungnahme dazu unterscheiden zwischen einerseits psychoorganisch bedingten Beeinträchtigungen, mit dem Lebensalter zusammenhängenden Einbußen, persönlichen Gegebenheiten, durch die bisherige berufliche Tätigkeit und Entwicklung bedingten Einengungen und andererseits Vermutungen aufgrund von Eindrücken bei der meistens nur einen Untersuchung für das Gutachten.

Privatversicherungen fragen teilweise sehr detailliert, welche jeweils aufgeführten speziellen Tätigkeiten wieviel Stunden verrichtet, ob Leitungs-, Aufsichts- und Kontrollfunktionen übernommen werden können usw. Auch bei solchen Fragen kann und soll der Gutachter Beurteilungen aufgrund von Befundfeststellungen trennen von Annahmen aufgrund der allgemeinen Lebens- und der speziellen ärztlichen Erfahrung, zumal dann, wenn er die Einzelheiten des wirklichen Berufsalltags nicht genau kennt. Dies gilt besonders dann, wenn er keine Unterlagen darüber zur Verfügung hat, welchen prozentualen Anteil eine bestimmte Einzeltätigkeit an der gesamten Berufstätigkeit ausmacht, aber gesagt werden soll, ob die den speziellen Vertragsbedingungen entsprechende Berufsfähigkeit zu einem bestimmten Prozentsatz eingeschränkt ist.

2.2 Behinderung, Grad der Behinderung (GdB) und gutachtlich zu beurteilende Auswirkungen der Behinderung

(Die folgenden Zitate sind entnommen den „Anhaltspunkten für die ärztliche Gutachtertätigkeit im sozialen Entschädigungsrecht und nach dem Schwerbehindertengesetz", herausgegeben vom Bundesministerium für Arbeit und Sozialordnung, Ausgabe 1996.)

„Behinderung ist die Auswirkung einer nicht nur vorübergehenden Funktionsbeeinträchtigung ..., die auf einem regelwidrigen körperlichen, geistigen oder seelischen Zustand beruht und einen GdB (Grad der Behinderung) um wenigstens 10 bedingt ..., regelwidrig ist der Zustand, der von dem für das Lebensalter typischen abweicht. Als nicht nur vorübergehend gilt ein Zeitraum von mehr als sechs Monaten."

Die Behinderung ist also nach den funktionellen Auswirkungen des Befunds und ihrer Dauer zu beurteilen, manchmal – etwa bei der Migräne und bei der Epilepsie – nach der Diagnose und anamnestischen Daten. Die Behinderung und ihr Ausmaß müssen aus der Befundbeschreibung und aus der davon abgeleiteten Auswirkung auf die Motilität etc., aber auch auf die Bewältigung des Alltags ersichtlich gemacht werden, Schmerzen nicht nur aus den Angaben, sondern auch aus ihrer Korrelation zu den auslösenden Befunden, aus der Verhaltensbeobachtung, aus dem – ggf. aus Rezepten erkennbaren – Schmerzmittelverbrauch etc. Beruht die Beurteilung entscheidend auf der Anamnese, muß sich der Gutachter dazu äußern, ob und warum man sie – ärztlich betrachtet – unterstellen, und wie man sie ggf. überprüfen kann. Auch in dieser Hinsicht obliegt die „Beweiswürdigung" nur soweit dem ärztlichen Sachverständigen, wie er sie mit medizinischen Argumenten begründen kann.

Der **Grad der Behinderung (GdB)** ist gemäß den Tabellen in den „Anhaltspunkten..." vorzuschlagen, bei mehreren Behinderungen zunächst getrennt für jede Behinderung einzeln, dann insgesamt. Das gesamte Ausmaß der Behinderung ergibt sich nicht als Summe aus der Addition der den einzelnen Behinderungen entsprechenden Behinderungsgrade, sondern aus der realen Gesamtbehinderung.

„Als hilflos ist derjenige anzusehen, der infolge von Gesundheitsstörungen nach dem Schwerbehindertengesetz und dem Einkommensteuergesetz ,nicht nur vorübergehend, für eine Reihe von häufig und regelmäßig wiederkehrenden Verrichtungen zur Sicherung seiner persönlichen Existenz im Ablauf eines jeden Tages fremder Hilfe dauernd bedarf. Diese Voraussetzungen sind auch erfüllt, wenn die Hilfe in Form einer Überwachung oder einer Anleitung zu den genannten Verrichtungen erforderlich ist oder ... eine ständige Bereitschaft zur Hilfeleistung erforderlich ist.“

Zu beurteilen ist die Fähigkeit zum An- und Auskleiden, zur Körperpflege, zum Essen und zum Verrichten der Notdurft. Berücksichtigt werden müssen aber auch die „notwendige körperliche Bewegung, geistige Anregung und Möglichkeiten zur Kommunikation ... Erheblich ist der Umfang der notwendigen Hilfe ..., wenn (sie) dauernd für zahlreiche (der genannten) Verrichtungen ... benötigt wird...“ Der Gutachter muß wissen, daß sich der „Zustand der Hilflosigkeit“ nicht allein nach dem Untersuchungsbefund beurteilen läßt, sondern nur durch die Synopse aller Umstände. Bei Kindern und Jugendlichen gelten besondere Vorschriften.

Wer „in seiner Bewegungsfähigkeit im Straßenverkehr erheblich beeinträchtigt ist ... oder infolge von Anfällen oder von Störungen der Orientierungsfähigkeit nicht ohne erhebliche Schwierigkeiten oder nicht ohne Gefahr für sich oder andere Wegstrecken im Ortsverkehr zurückzulegen vermag, die üblicherweise noch zu Fuß zurückgelegt werden, ist in seiner Bewegungsfähigkeit im Straßenverkehr erheblich beeinträchtigt“ und erhält auf seinem Schwerbehindertenausweis das **Merkzeichen „G“.**

„Die Notwendigkeit ständiger Begleitung“ wird durch das **Merkzeichen „B“** bescheinigt, wenn die Behinderung bei Benutzung öffentlicher Verkehrsmittel regelmäßige fremde Hilfe erfordert, etwa infolge von Bewegungs- oder von Orientierungsstörungen.

„Als Schwerbehinderte mit **außergewöhnlicher Gehbehinderung (aG)** sind ... Personen anzusehen, die sich wegen der Schwere ihres Leidens nur mit fremder Hilfe oder nur mit großer Anstrengung außerhalb ihres Kraftfahrzeugs bewegen können.“ Der Gutachter muß beachten, daß „die Annahme einer außergewöhnlichen Gehbehinderung nur auf eine Einschränkung der Gehfähigkeit und nicht auf Bewegungsbehinderungen anderer Art bezogen werden darf“. Soll zum Ausdruck kommen, daß die Behinderung eine entsprechende „Gleichstellung“ rechtfertigt, muß dargelegt werden, warum sie so schwer ist, daß sie der eines beidseits oberschenkelamputierten Menschen entspricht. Beispielsweise ist ein Rollstuhlfahrer nur dann entsprechend behindert, wenn „er sich sonst nur mit fremder Hilfe oder nur mit großer Anstrengung fortbewegen kann“.

Auch bei der Beurteilung der „gesundheitlichen Voraussetzungen für die Befreiung von der Rundfunkgebührenpflicht“ entsprechend dem **Merkzeichen „R“** sind die „Anhaltspunkte ...“ zu beachten.

3 Zusammenhangsbeurteilung

3.1 Folgen von Unfällen, Kriegs- und Wehrdienst

Die rechtliche Beurteilung eines Ereignisses als Unfall etc. und die äußeren Umstände des Sachverhalts sind dem Gutachter im allgemeinen vorgegeben und nicht Gegenstand, sondern Voraussetzung seiner medizinischen Stellungnahme. Zuweilen muß er jedoch die Bedeutung äußerer Umstände für den Eintritt oder für die Auswirkung einer aus inneren Gründen entstandenen Gesundheitsstörung beurteilen, etwa dazu Stellung nehmen, ob eine bestimmte Belastung eine Blutung aus einem bislang unbekannten Aneurysma ausgelöst hat, oder dazu, ob die Auswirkungen eines synkopalen Bewußtseinsverlusts durch äußere Umstände am Arbeitsplatz beeinflußt wurden. Entsprechende Beurteilungen stützen sich auf eine möglichst genaue Analyse des realen Geschehens und seiner Einzelumstände, auf statistische Gegebenheiten und auf die besonders vorsichtig einzubeziehende persönliche Erfahrung des einzelnen Gutachters.

Läßt sich ärztlich nicht zwischen einer Gesundheitsstörung aus innerer Ursache mit dadurch bedingtem Unfall und einem primären Unfall unterscheiden, etwa zwischen einer spontanen und einer traumatischen Subarachnoidalblutung, so muß der Gutachter seine Bedenken gegenüber der rechtlichen Festlegung darlegen. Die weitere Beurteilung ist in dieser Lage nur unter unmißverständlich formulierten Prämissen möglich.

! Die Hauptfragen der Zusammenhangsbegutachtung gelten zum einen der ursächlichen Bedeutung eines Ereignisses oder einer Einwirkung für die darauf bezogenen Beschwerden und Befunde, zum anderen der dadurch bedingten Erwerbsminderung, außerdem der Abgrenzung von „Folge-“ und „Nach-Schäden“.

Die bloße Möglichkeit eines ursächlichen Zusammenhangs reicht rechtlich nicht hin, um einen Befund, ein Syndrom oder Beschwerden als Folge eines Ereignisses etc. zu begründen. Deshalb sollen schon – wenn auch nicht nur – aus psychologischen Gründen entsprechende Formulierungen vermieden werden, etwa: Ein Zusammenhang sei nicht ausgeschlossen. Rechtlich entscheidet, ob ein ursächlicher Zusammenhang sachlich mit dem Grad der Wahrscheinlichkeit begründet werden kann, ob also mehr dafür als dagegen oder mehr für diesen als für einen anderen Zusammenhang spricht. Mit dem Grad der Wahrscheinlichkeit müssen nicht nur die objektiv und unzweifelhaft faßbaren Befunde, sondern auch und ggf. besonders die subjektiven Beschwerden als Folge der angeschuldigten Ursache begründet werden. Bei mehreren grundsätzlich möglichen ätiologischen und pathogenetischen Faktoren ist darzulegen, daß und warum die äußere Einwirkung entweder den Ausschlag gegeben hat oder mindestens gleich wichtig wie die anderen möglichen Ursachen gewesen ist, um den Befund etc. zu bewirken. Ist medizinisch keine entsprechende Gewichtung möglich, muß dies deutlich gemacht und begründet werden. Keinesfalls kann und darf der strafrechtliche Grundsatz „Im Zweifel für den Angeklagten" sinngemäß auf Zusammenhangsbeurteilungen übertragen werden; ebensowenig dürfen andere als ausschließlich medizinische Kriterien berücksichtigt werden. Selbst dabei muß der Gutachter streng unterscheiden zwischen einerseits persönlichen Auffassungen und Hypothesen, andererseits der medizinisch-wissenschaftlichen Lehrmeinung. Sie ist und nur sie kann die medizinische Grundlage und Richtlinie aller Gutachten sein, die auch nicht mit der Diskussion in einer wissenschaftlichen Publikation verwechselt werden dürfen. Gegebenenfalls muß der Gutachter klar sagen, daß und warum er im konkreten Zusammenhang von der wissenschaftlichen Lehrmeinung abweichen möchte. Ein anderes Vorgehen ist sowohl aus rechtlichen wie auch aus psychologischen Gründen ärztlich zu widerraten.

Die Zusammenhangsbeurteilung stützt sich auf die – ggf. vom klinischen Gutachter getrennt anzuregende biomechanische – Analyse der Gewalteinwirkung, die biochemischen Daten der Intoxikation usw., die zeitliche und die topographische Korrelation zwischen der Gewalteinwirkung usw. und den unmittelbar und in der weiteren Folge danach aufgetretenen Befunden und Beschwerden sowie auf die allgemeine neurologische Erfahrung mit entsprechenden Unfällen oder anderen potentiellen Schädigungen.

Die Schwere der Gewalteinwirkung gibt sich zu erkennen aus den unmittelbar und im weiteren Verlauf danach aufgetretenen Befunden und Beschwerden. Im allgemeinen gilt: Je früher, je genauer und je einheitlicher die Befunde festgestellt, die Beschwerden und die anamnestischen Daten festgehalten werden, desto größeres Gewicht haben sie für die spätere Abgrenzung unfallbedingter, unfallunabhängiger und psychoreaktiver Phänomene. Darauf beruht die Bedeutung einer möglichst genauen Dokumentation, aber auch einer möglichst detaillierten und umfassenden Rekonstruktion der Vorgeschichte anhand der Unterlagen und der vom Gutachter selbst erhobenen Anamnese. Erst im Lauf der Zeit auftretende, zumal progrediente Befunde und Beschwerden können ursächlich nur dann mit dem Grad der Wahrscheinlichkeit auf eine Gewalteinwirkung zurückgeführt werden, wenn sich in der Zwischenzeit zunächst unbemerkte und jetzt nachzuweisende – nicht nur denkbare, weil grundsätzlich mögliche – Komplikationen entwickelt haben, die den Zeitabstand der Befunde und der Klagen zum Unfall erklären können.

! Ein unmittelbarer oder je nach Schädigung etwas unterschiedlich enger zeitlicher Zusammenhang ist ein wichtiges Kennzeichen, für sich allein aber kein hinreichender Beleg für einen auch ursächlichen Zusammenhang der geltend gemachten Phänomene mit einem Unfall oder anderen äußeren Einflüssen.

So erlauben elektromyographisch festgestellte radikuläre Läsionen je nach dem Zeitpunkt ihrer Feststellung nach einem Unfall Aussagen zu – klinisch evtl. bislang unterschwellig gebliebenen, aber neurophysiologisch faßbaren – vertebragenen Vorschäden, die Verlaufsbeobachtung entsprechender Befunde eine wertvolle Ergänzung der klinischen Verlaufsbeobachtung.

! Besonders zu beachten ist die Differenzierung zwischen diagnostisch obligaten und fakultativen, aber pathogenetisch mehrdeutigen Symptomen.

So kommen Kopfschmerzen und Erbrechen nach Schädeltraumen mit oder ohne Auswirkung auf das Gehirn vor und können deshalb nicht für sich allein, sondern nur zusammen mit einem Bewußtseinsverlust oder zerebralen neurologischen Symptomen die Beteiligung des Gehirns anzeigen. Auch bildgebende Hirnbefunde müssen mit den klinischen Gegebenheiten einschließlich der Anamnese korreliert werden. Selbst ohne oder bei nur kurzem Bewußtseinsverlust kann eine computertomographisch verifizierte Hirnkontusion vorliegen, trotz unauffälligem Computertomogramm eine klinisch unzweifelhafte Hirnstammkontusion.

Die möglichst genaue Aufhellung der Vorgeschichte wird auch benötigt zur Differenzierung prognostisch und therapeutisch unterschiedlicher Unfallfolgen, etwa einer Hirnkontusion und einer ischämisch-hypoxischen Hirnschädigung infolge Aspiration oder erforderlich gewesener Reanimation beim Unfall. Noch darüber hinaus ist bei der Beurteilung von Unfallschäden, etwa alter, aber klinisch bislang äußerlich gesunder und bislang selbständig gewesener Menschen, die allgemeine Anamnese zu berücksichtigen.

Die Diagnose des Unfallschadens ist eine wichtige, aber nicht die einzige Grundlage für die Zusammenhangsbeurteilung späterer Befunde mit einer Schädigung. Denn die bloße Diagnose – etwa „gedeckte Hirnverletzung" – sagt nicht ohne weiteres etwas über die Schwere der jeweiligen Folgen aus. Nicht jede Hirnkontusion bedeutet eine bleibende psychoorganische Leistungsminderung usw. Gibt es bei bestimmten Diagnosen keine allgemein gebrauchten, übereinstimmend verstandenen und mit Befunden begründbaren Gewichtungen ihrer Schwere, sollte der Gutachter Graduierungen vermeiden und sich mit dem – für die Beurteilung ohnehin ausreichenden – objektivierbaren Sachverhalt bescheiden, der Bezeichnung der Schädigung und ihrer Folgen. Der Sachverständige weiß, daß ein klarer Sachverhalt für sich selbst spricht, ein unklarer sich durch Zusatzbezeichnungen objektiv nicht ändern, aber subjektiv verschlimmern kann.

Die Abgrenzung der unfall- oder schädigungsbedingten und der davon unabhängigen Befunde erfolgt nach denselben Kriterien wie die nähere Feststellung der Verletzung etc. und die Beurteilung ihrer Folgen.

Vorbestehende Erkrankungen oder Schädigungen können als solche durch einen Unfall nur ausnahmsweise, ihre Symptome und Behinderungen aber vorübergehend oder anhaltend verschlimmert werden. Die Frage, ob eine Verschlimmerung – sei es als Auswirkungen der Schädigung, sei es infolge davon unabhängiger Gesundheitsstörungen – eingetreten ist, muß unterschieden werden von der Frage nach der Ursache.

Die ursächliche Bedeutung des Unfalls und der davon unabhängigen Erkrankung oder Schädigung für den klinischen Verlauf bis zur jetzigen eigenen Untersuchung und für den dabei festgestellten Befund ergibt sich aus dem Vergleich der zu verschiedenen Zeiten festgestellten Befunde, aus der Artdiagnose der Verletzung und aus der allgemeinen Erfahrung mit der Entwicklung einzelner Krankheiten und einzelner Unfallschäden. Wird beispielsweise die Verschlimmerung – der Auswirkungen, nicht des Krankheitsgeschehens – einer multiplen Sklerose durch einen Unfall geklagt, läßt der Vergleich der Befunde aus der Zeit vorher die Entwicklung der unfallunabhängigen Erkrankung bis zum Unfall erkennen und erlaubt innerhalb der allgemein bekannten Grenzen prognostischer Aussagen gerade bei dieser Erkrankung eine gewisse Abschätzung des weiteren Verlaufs ohne den Unfall. Ein Unfall ist nach dem derzeitigen Stand des Wissens nicht in der Lage, ein chronisches, autoaggressiv-immunologisches Entzündungsgeschehen zu beeinflussen. Die Diagnose und die Schwere der zusätzlichen Schädigung sowie die unmittelbar und in der Folgezeit danach festgestellten Befunde lassen erkennen, ob und wenn ja in welcher Weise und für welche Zeit sich der Unfall auf die Befunde der Vorkrankheit ausgewirkt hat. Abzugrenzen davon sind die erfahrungsgemäß bei gleichem neurologischem Befund unterschiedlichen subjektiven Beeinträchtigungen.

! Bei späteren Verschlimmerungen der Befunde und der Beschwerden müssen mittelbare und „Spät- oder Folgeschäden" des Unfalls etc. von unfallabhängigen „Nachschäden" infolge anderer Erkrankungen abgegrenzt werden. Nur die mittelbaren und die Folgeschäden können ursächlich auf den Unfall zurückgeführt werden.

In Frage kommen Meningitiden, Hirnabszesse, Anfallsleiden, eine adhäsive Arachnopathie, eine Syringomyelie, mechanische Alterationen von Nervenwurzeln, Plexus oder einzelnen Nerven, aber auch orthopädische Konsequenzen wie Kontrakturen usw. Die Zusammenhangsbeurteilung, die ursächliche Zuordnung der Verschlimmerung richtet sich nach der Art der primären Schädigung, nach der topographischen Übereinstimmung der späteren Befunde und der früheren Unfall- oder anderen Schädigungsfolgen, „Brückensymptomen", dem Zeitabstand, dem Ausschluß anderer Erkrankungen und Schäden, der wissenschaftlichen Literatur und Lehrmeinung sowie der eigenen Erfahrung.

! Bei psychischen Phänomenen ist zwischen psychoorganischen und psychoreaktiven Symptomen zu unterscheiden, sowohl aus allgemeinen ärztlichen Gründen und für Therapievorschläge als auch rechtlich für die Zusammenhangsbeurteilungen.

Die – auch psychiatrisch und neuropsychologisch schwierige und nicht immer zweifelsfreie – Differenzierung stützt sich auf die möglichst genaue Rekonstruktion der Vorgeschichte, die Entwicklung der psychischen Befunde, ihre Korrelation mit den anderen Befunden und die Diagnose der Unfallfolgen sowie die nervenärztlich allgemein bekannten Kriterien. Der

Neurologe kann und soll ggf. ein psychiatrisches Gutachten anregen, weil keineswegs alle psychoreaktiven und psychosomatischen Phänomene nach einem Unfall auf „Begehrungsvorstellungen" beruhen und weil die vom Bundesgerichtshof formulierten Kriterien eines rechtlichen Zusammenhangs zwischen Unfall und anderen als psychoorganischen psychischen Phänomenen der psychiatrischen Beurteilung unterliegen.

! Ab dem Ende der unfallbedingten Arbeitsunfähigkeit ist die Erwerbsminderung (MdE) durch die noch bestehenden Befunde und auch Beschwerden vorzuschlagen.

Nur ausnahmsweise kann beim Vorschlag der MdE die besondere, persönliche berufliche Situation der untersuchten Person berücksichtigt werden. Der Gutachter kann aber ggf. darauf hinweisen, daß die den Tabellen gemäße Einschätzung nicht der Berufs- und Lebenswirklichkeit des betroffenen Menschen gerecht wird. Die ärztliche Empfehlung der unfall- oder anderen schädigungsbedingten MdE geht grundsätzlich von einer vorbestehenden vollen Erwerbsfähigkeit aus, unabhängig davon, ob dies wirklich zutraf. Bis zur „Dauerrente" oder der „Rente auf unbestimmte Zeit" kann die MdE unabhängig von vorausgegangenen Vorschlägen empfohlen, dann praktisch nur mehr bei nachgewiesener wesentlicher Verschlechterung oder Besserung geändert werden. Die Prozentsätze können den entsprechenden Tabellen entnommen werden, wobei leider ein gewisser Unterschied zwischen der Unfallversicherung und etwa dem Bundesversorgungsgesetz (s. MdE-Tabellen in den „Anhaltspunkten ...") besteht. „Wesentlich" ist eine Änderung dann, wenn sich dadurch die MdE um wenigstens 10% ändert.

Teilweise wird nicht nach der unfallbedingten prozentualen Erwerbsminderung, sondern nach der Unfallschädigung gemäß der **„Gliedertaxe"** gefragt. Sie drückt die unfallbedingte Beeinträchtigung in Form eines Bruchteils der gleich 1 gesetzten vollen Gebrauchsfähigkeit des Arms etc. aus, z.B. $^1/_4$.

Die **„Kann-Versorgung"** stellt eine Sonderregelung des sozialen Entschädigungsrechts – nicht der Unfallversicherung etc. – dar für den Fall, daß „die zur Anerkennung einer Gesundheitsstörung als Folge einer Schädigung erforderliche Wahrscheinlichkeit nur deshalb nicht gegeben ist, weil über die Ursache des festgestellten Leidens in der medizinischen Wissenschaft Ungewißheit besteht".

Die entsprechenden Erkrankungen sind in den „Anhaltspunkten ..." aufgelistet und danach unterteilt, ob durch das Bundesministerium für Arbeit und Sozialordnung „unter bestimmten Voraussetzungen eine allgemeine Zustimmung ... für die Fälle einer Anerkennung im Sinn der Entstehung erteilt" ist oder ob „die ... vorgesehene Zustimmung im Einzelfall" erteilt werden muß. Unter den aufgeführten neurologischen Erkrankungen finden sich die multiple Sklerose, Motoneuron-Erkrankungen wie die spinale progressive Muskelatrophie, aber auch – im Einzelfall der Zustimmung bedürftig – die Myasthenie und eine idiopathische Polyneuropathie.

Der Gutachter muß feststellen, daß die Ätiologie und Pathogenese des jeweiligen Leidens wissenschaftlich nicht genügend gesichert sind und daß „die ursächliche Bedeutung von Schädigungstatbeständen oder Schädigungsfolgen für die Entstehung und den Verlauf des Leidens nicht mit Wahrscheinlichkeit beurteilt werden können". Zudem muß der Gutachter beachten, daß „eine zeitliche Verbindung gewahrt sein muß, die mit den allgemeinen Erfahrungen über biologische Verläufe und den in den wissenschaftlichen Theorien vertretenen Auffassungen über Art und Wesen des Leidens in Einklang steht". Zu unterscheiden von der Unsicherheit über die Ursache der Erkrankung ist die Ungewißheit des Sachverhalts, etwa der Zeitpunkt der ersten Krankheitserscheinungen.

Erfahrungsgemäß ergeben sich besondere Schwierigkeiten bei der multiplen Sklerose, bei der „in seltenen Einzelfällen" sogar ein Zusammenhang wahrscheinlich sein kann bei „augenfälliger zeitlicher Verbindung mit außergewöhnlich massiven Belastungsfaktoren" und bei der für die „Kann-Versorgung" zu beurteilen ist, ob die ursächlich vom betroffenen Menschen geltend gemachten Faktoren „nach Art, Dauer und Schwere geeignet sind, die Resistenz herabzusetzen". Der Schweregrad von „Belastungsfaktoren" und die Möglichkeit einer Resistenzminderung durch bestimmte Einwirkungen werden – für den Neurologen verständlicherweise, für den betroffenen Menschen aber nur schwer akzeptabel – von verschiedenen Gutachtern verschieden beurteilt. Eine grundsätzliche, allgemein überzeugende Lösung ist offenkundig leider unmöglich. Der einzelne Gutachter kann nur dafür sorgen, daß er seine Beurteilung so ausführlich wie möglich begründet.

3.2 Berufskrankheiten

„Berufskrankheiten sind Krankheiten, welche die Bundesregierung durch Rechtsverordnung mit Zustimmung des Bundesrats bezeichnet ... (und) die nach den Erkenntnissen der medizinischen Wissenschaft durch besondere Einwirkungen verursacht sind, denen bestimmte Personengruppen durch ihre Arbeit in erheblich höherem Grade als die übrige Bevölkerung ausgesetzt sind."

Andere als in der „Berufskrankheiten-Verordnung" aufgeführte Erkrankungen können nur ausnahmsweise als Berufskrankheiten angesehen werden, was neue entsprechende medizinische Erkenntnisse voraussetzt.

! Rechtlich entspricht die Berufskrankheit dem Arbeitsunfall. Die ärztliche Beurteilung muß die Frage der Wahrscheinlichkeit des ursächlichen Zusammenhangs zwischen den arbeitsbedingten schädigenden Einwirkungen und der Krankheit beantworten.

Die schädlichen Einflüsse selbst, etwa Intoxikationen, werden dem neurologischen Gutachter vorgegeben. Seine Aufgabe besteht in der Ermittlung der krankhaften neurologischen und psychoorganischen Befunde und ihrer wahrscheinlichen ätiopathogenetischen Zuordnung.

3.3 Ärztliche Haftpflichtschäden

Die Schwierigkeit ihrer Beurteilung liegt sowohl im psychologischen wie im sachlichen Bereich, aber auch darin, daß die betroffenen Menschen – und manche ihrer Angehörigen – diese beiden Belange nicht immer hinreichend auseinanderhalten.

Ein **„Kunstfehler"** ist ein Verstoß gegen allgemein anerkannte Regeln der Diagnostik oder/und der Therapie, ein „grober" Kunstfehler jener, der einem Arzt schlechterdings nicht unterlaufen darf.

Da auch ein allen Anforderungen entsprechender Eingriff Komplikationen nicht sicher verhüten kann, werden rechtlich hohe Anforderungen an die vorherige Aufklärung gestellt. Die Verantwortung für die Aufklärung liegt allein beim Arzt. Die Einzelheiten des Aufklärungsgesprächs einschließlich seiner äußeren Umstände kann der Gutachter bei divergenten Aussagen nicht mit seinen Mitteln feststellen. Er muß aber bei persönlicher Untersuchung den betroffenen Menschen nach den für die Beurteilung wichtigen einzelnen Informationen und nach seinem konkreten Verständnis der ärztlichen Mitteilungen fragen und die entsprechenden Angaben festhalten. Diskrepanzen gegenüber den Unterlagen müssen aufgezeigt und ihre Bedeutung für die Beurteilung der geltend gemachten Schädigung dargelegt werden.

Für die gutachtliche Beurteilung des Zusammenhangs zwischen ärztlichem Handeln einschließlich verspäteter oder unterlassener Untersuchungen oder Behandlungen und geklagten Schäden gelten dieselben medizinischen Kriterien wie für alle Zusammenhangsbeurteilungen. Der Gutachter muß aber auch prüfen, ob ein von ihm konstatiertes ärztliches Fehlverhalten der entscheidende Grund für die weitere Krankheitsentwicklung etc. gewesen ist. Zudem wollen die Kompetenzgrenzen beachtet sein, etwa wenn die Aufklärung über verschiedene Untersuchungs- oder Behandlungsmethoden und die Ausführung eines bestimmten Eingriffs beurteilt werden müssen.

Auf Wunsch des Herausgebers wird auf die **Todesfeststellung durch Hirntodnachweis** eingegangen. Die Feststellung des Hirntods muß einschließlich der Qualifikationsanforderungen an die beiden Untersucher und der Protokollierungsvorschriften den Richtlinien der Bundesärztekammer gemäß erfolgen. Eine Fehldiagnose trotz vorschriftsgemäßem Vorgehen ist bisher nicht bekannt geworden und nach Sachlage nicht zu befürchten. Gutachtlich wäre ein solcher Vorwurf wie der Vorwurf einer jeden anderen Fehldiagnose zu überprüfen: Anhand der Krankenblattunterlagen und der Protokolle über die beiden getrennten Hirntodfeststellungen würde der Frage nachgegangen, ob gegen die Richtlinien der Bundesärztekammer verstoßen wurde, im einzelnen: ob die Voraussetzungen der Diagnose und die klinischen Ausfallsymptome des Gehirns überprüft waren und ob die Irreversibilität der Ausfallsymptome nachgewiesen war, außerdem ob beide Untersucher die Qualifikationsanforderungen erfüllten.

Vom Vorwurf einer Fehldiagnose des Hirntods bei einem bestimmten Menschen müssen zum einen die Zweifel gegenüber der Sicherheit und der Vollständigkeit der Untersuchungen zum Hirntodnachweis unterschieden werden, zum anderen die weltanschaulich-metaphysischen Einwände gegen die Bedeutung des gemäß den Richtlinien nachgewiesenen Hirntods als sicheres Todeszeichen des Menschen. Weder die diagnostischen Grundlagen noch die grundsätzliche biologische Bedeutung der Hirntodfeststellung können Gegenstand einer Haftpflichtfrage sein, die sich immer nur mit der individuellen Anwendung der Grundsätze befaßt.

3.4 Fahrtauglichkeit

Die gesundheitlichen Voraussetzungen zum Führen eines Kraftfahrzeugs können ärztlich nur anhand des individuellen Befunds und sollten nicht vorwiegend oder gar ausschließlich nach einer Diagnose beurteilt werden, weil die Krankheitsbezeichnung die Auswirkungen auf die einzelnen Funktionen nicht ohne weiteres erkennen läßt. Der ärztliche Gutachter sollte auch bedenken, daß ein Kraftfahrzeug ein wichtiges Verkehrsmittel gerade für einen kranken Menschen darstellen kann, nicht nur ein Mittel der Lebensfreude, sondern auch ein wichtiges Hilfsmittel für die Krankheitsbewältigung. Gleichwohl muß der Gutachter auch die vom Bundesverkehrsminister herausgegebenen Leitlinien „Krankheit und Kraftverkehr" beachten.

Bei Anfällen gilt, daß „ein wesentliches Risiko von Anfallsrezidiven nicht anzunehmen ist

- nach einem einmaligen Anfall nach einer Beobachtungszeit von 3–6 Monaten – (nach einem) Gelegenheitsanfall wie Schlafentzug ... und ... Nachweis, daß (die bestimmten Bedingungen) nicht mehr gegeben sind,
- (bei fehlender) ursächliche(r) morphologische(r) Läsion ... (und fehlenden Hinweisen) auf eine beginnende idiopathische Epilepsie,
- (bei Anfallsfreiheit eines Anfallskranken) zwei Jahre nach Behandlung und ... (fehlendem) erkennbarem Risiko weiterer Anfälle ... (trotz) der für Epilepsie typischen Wellenformen (im EEG) ..., bei operativ behandelten Epilepsiekranken nach einem anfallsfreien Intervall von einem Jahr,
- (bei) Anfällen ... nur kurzer Zeit nach Hirnoperationen oder Hirnverletzungen ... nach einem anfallsfreien Intervall von $^1/_2$ Jahr".

! Neben der Anfallsfreiheit ist auf die psychoorganischen und die medikamentös bedingten psychopathologischen Phänomene zu achten.

„Die Voraussetzung zum Führen von Kraftfahrzeugen der Gruppe 2 bleibt nach mehreren epileptischen Anfällen grundsätzlich ausgeschlossen. Als Ausnahme gilt eine durch ärztliche Kontrolle nachgewiesene 5jährige Anfallsfreiheit ohne antiepileptische Behandlung." Bei trotz früherer Anfälle bestehender Fahrtauglichkeit „sind Kontrolluntersuchungen in Abständen von 1, 2 und 4 Jahren erforderlich".

Bei verschiedenen neurologischen Erkrankungen kann die Fahrerlaubnis von Auflagen abhängig gemacht werden, wie Umrüstung des Fahrzeugs gemäß den besonderen Bedingungen des betroffenen Menschen.

Literatur

Anhaltspunkte für die ärztliche Gutachtertätigkeit im sozialen Entschädigungsrecht und nach dem Schwerbehindertengesetz, Ausgabe 1996. Bundesministerium für Arbeit und Sozialordnung.

Gutachten „Krankheit und Kraftverkehr", Ausgabe 1998. Bundesministerium für Verkehr.

Wissenschaftlicher Beirat der Bundesärztekammer: „Richtlinien zur Feststellung des Hirntodes". Dritte Fortschreibung 1997 mit Ergänzungen gemäß Transplantationsgesetz. Dtsch. Ärztebl. 95: 1509–1516, 1998.

18
Hauptfehler bei der neurologischen Begutachtung

Richard M. A. Suchenwirth

Inhalt

1 Einführung

Ganz allgemein hat sich bereits March [5] mit den Fehlerquellen der medizinischen Begutachtung auseinandergesetzt. Auch heute noch ist die Lektüre seines mit mehreren prominenten Mitautoren geschriebenen Buches interessant. Er hebt Fehler bei der Anamneseerhebung, bei der Beachtung der psychologischen Faktoren neben gewissen Haltungsstilen bei psychiatrischen Gutachten besonders hervor.

Leider gibt es keine gründliche Untersuchung über Fehler bei der neurologischen Begutachtung, wie eine solche etwa von Heinz [4] in der Psychiatrie erstellt wurde. Heinz konnte sich damals zunächst auf ein Material von 1115 Gutachten aus Wiederaufnahmeverfahren stützen, aus denen dann 50 von 128 Personen herausgefiltert wurden. Auf Einzelheiten der umfangreichen Studie kann nicht eingegangen werden. Bei den untersuchten Gutachten waren Fehlerquellen eine mangelhafte *Anamneseerhebung* (48 %), eine mangelhafte *Befunderhebung* (60 %), eine Abwehrhaltung der Gutachter und eine mangelhafte Berücksichtigung der Prozeßrollen, wobei sich die letztgenannten sicherlich ganz überwiegend in psychiatrischen Begutachtungen finden dürften. Als Neurologe muß man sich zunächst darauf beschränken, Einzelfälle beispielhaft darzustellen, wie dies bereits an anderer Stelle erfolgte [8]. Bei der neurologischen Begutachtung erwiesen sich die folgenden 6 Fehler als die häufigsten. Anhand von Kasuistiken werden diese Fehler vorgestellt.

2 Mangelhafte Heranziehung der objektiven Unterlagen über das angeschuldigte Unfallereignis

Ein 48jähriger Lokomotivführer macht geltend, daß er mit seinem Zug in eine Gruppe von Bahnarbeitern gefahren sei. Er habe sie zu spät gesehen und dann nur mit Mühe den Zug zum Halten gebracht. Seitdem sei er verändert, traurig, verstimmt, mutlos und ratlos. Zwar habe er keinen körperlichen Schaden – obwohl bei dem Bremsvorgang stark vorgeschleudert – dabei erlitten, aber seitdem fühle er sich außerstande, noch eine Lokomotive zu führen. Ein Schleudertrauma, das der Untersuchte selbst geltend machen wollte, war absolut unwahrscheinlich und durch nichts zu belegen.

Ein niedergelassener Nervenarzt nimmt auf Grund dieser Anamnese, ohne sie zu überprüfen, eine *posttraumatische Belastungsstörung* an. Mit dieser Diagnose sucht der Beamte mit der Bitte um ein Gutachten selbst einen weiteren Neurologen auf, der wegen der immer noch angegebenen mangelnden Leistungsfähigkeit, angstvollen Vorstellungen, einem deutlichen emotionalen Rückzug, Anhedonie, vegetativen Unregelmäßigkeiten sowie Schlaflosigkeit die Diagnose bestätigt. Ein wie üblich eingeschalteter Bahnarzt übernimmt die Diagnose, der Mann wird pensioniert und ein Dienstunfall unterstellt.

Als der Proband eine höhere Anerkennung für den Dienstunfall beantragt, wird der Fall noch einmal aufgerollt. Dabei ergibt sich bei gründlicher Aktendurchsicht schnell, daß es zwar zu einer Vollbremsung vor einer Gruppe von Arbeitern auf einer Bahnstrecke gekommen ist, jedoch keiner der Bahnarbeiter irgendeinen Schaden davongetragen hat. Es hatte also gar kein Unfall im eigentlichen Sonne und schon gar kein Trauma vorgelegen.

Die Anerkennung einer *posttraumatischen Belastungsstörung* setzt aber voraus, daß ausgeprägte schwere Naturereignisse, Kriege, schwere Unfälle oder die Anwesenheit als Zeuge bei gewaltsamen Todesfällen (Vergewaltigungen) zunächst die unbedingt zu verlangende Voraussetzung sind, um eine derartige Diagnose annehmen zu können [1, 2].

Der glückliche Ausgang der Vollbremsung ohne Folgen kann aber nicht als Ursache einer posttraumatischen Belastungsstörung angesehen werden. Hier waren ganz überwiegend innere Faktoren in dem Betroffenen im Spiel, die als charakterologisch oder neurotisch bedingt und in Zusammenhang mit Lebensalter und Milieueinflüssen gesehen werden mußten. Die Pensionierung, gar Anerkennung eines berufsbedingten Schadens war offensichtlich nicht berechtigt. Eine genaue Analyse der Ereignisse hätte zur Aufklärung genügt. Die Akten standen aber für das auf Anforderung (und Bezahlung) des Betroffenen erstellte Gutachten gar nicht zur Verfügung. Dies ist bei sog. Privatgutachten oft der Fall.

! Vorsicht bei der Übernahme von Gutachtenaufträgen, bei denen keine volle Akteneinsicht möglich ist!

3 Unterlassene Heranziehung der primären Krankheitsunterlagen

Ein 57jähriger Kaufmann hatte einen nach den erkennbaren mechanischen Krafteinwirkungen sehr schweren Autobahnunfall mit vollständiger Zerstörung seines

Kraftfahrzeugs. Er kam bald danach ins Krankenhaus und wurde auf sein und seiner Familie Drängen hin bereits etwa nach 12 Tagen entlassen. Die Familie schilderte ihn seither als wesensverändert und in seinem Beruf kaum mehr brauchbar. Allerdings räumte sie dabei ein, daß der Mann einige Jahre zuvor bei einem anderen Autounfall einen Sohn verloren hatte, wobei er allerdings nicht selbst Zeuge war. Vom Unfall selbst wußte der Untersuchte kaum etwas zu berichten, jedoch konnte er für die Zeit bis kurz vor dem Unfall noch gute Angaben machen. Danach bestand eine Gedächtnislücke. Ohne daß ein wesentlicher neurologischer Befund zu registrieren war, wurde wegen der Erinnerungslücke eine schwere *Contusio cerebri* angenommen und eine entsprechende Einschätzung hinsichtlich der Minderung der Erwerbsfähigkeit vorgenommen.

Der Zustand besserte sich nicht, verschlechterte sich sogar. Aber man erkannte dann, daß in der Gegend der Keilbeinhöhle ein Tumor saß, der sich langsam weiterentwickelte. Die psychischen Auffälligkeiten wurden jedoch ganz überwiegend mit dem Unfall in Zusammenhang gebracht.

Das unfallchirurgische Krankenblatt wurde erst in einem neuen Folgeverfahren herangezogen. Dabei ergab sich, daß der Unfallverletzte nach dem Unfall äußerst erregt und motorisch unruhig war, so daß der Notarzt ihm wegen erheblicher Agitiertheit nach dem Unfall zweimal *Valiuminjektionen* geben mußte. Danach wurde er ausgesprochen schläfrig. Aber bereits mehrere Stunden nach der Einlieferung ins Unfallkrankenhaus drängte er aus dem Bett, weil er selbst zur Toilette wollte. Das Pflegepersonal wollte ihm dies nicht gestatten, ein zugezogener Arzt ließ es aber zu und der Verletzte ging selbst auf die Toilette, die er nach Angabe auch prompt fand.

Die genaue pflegetechnische, wenn auch nicht ausführlich psychopathologische Schilderung schloß einen schweren Hirnschaden nahezu aus, zumal sich auch der Kranke relativ schnell erholte und selbst auf der frühen Entlassung bestand. Man konnte nach diesen Schilderungen bedenkenlos eine verständliche, allerdings sehr schwere abnorme psychische Reaktion auf den Autobahnunfell annehmen, wobei die beiden Valiuminjektionen vorübergehend eine (pharmakogene) hirnorganische Komponente auftreten ließen.

Die psychopathologische Verschlechterung in den Folgejahren, vielleicht aber auch schon das Verhalten des Betroffenen am Unfallort mußte auf den *Keilbeinhöhlentumor* zurückgeführt werden, zu dessen Entfernung oder auch nur Abklärung der Untersuchte aber nicht bereit war.

Die diagnostisch entscheidenden Pflegeberichte des Unfallkrankenhauses waren nicht herangezogen worden, wodurch ein falsches Bild entstand.

4 Mangelhafte Hinzuziehung früherer fachärztlicher Berichte

Ein rund 60jähriger, etwas vorgealtert wirkender Bauhilfsarbeiter stürzte bei Arbeiten auf einem Flugplatz aus geringer Höhe in eine Grube und suchte selbst eine Sanitätsstelle auf. Dort kollabierte er. Man brachte ihn, da man einen Kopfunfall als Ursache annahm, mit einem gerade bereitstehenden Rettungsflugzeug in ein nicht sehr weit entferntes Großkrankenhaus. Dort verblieb er einige Wochen. Bei dem sehr umständlich und langsam wirkenden Mann wurden gutachtlich eine *Contusio cerebri* mit *Wesensänderung* und eine erhebliche Minderung der Erwerbsfähigkeit angenommen.

Bei der dann doch erfolgenden Revision des Falles fiel dem untersuchenden Neurologen bei dem insgesamt gewiß sehr schwerfällig und umständlich wirkenden Mann auf, daß eigentlich kein abweichender neurologischer oder elektroenzephalographischer Befund vorlag. Bei der Erhebung der Familienvorgeschichte ergab sich, daß der gewiß arbeitsame und ganz undemonstrativ wirkende Mann keinen Schulabschluß und eine wesentlich geringere berufliche Ausbildung erlangt hatte als seine Geschwister. Einen qualifizierten Beruf hatte er nie erlernen können. Es mußte von einer *primären intellektuellen Minderkapazität* ausgegangen werden.

Dies gab Anlaß, noch einmal alle Unterlagen über den Beginn des angeschuldigten Unfallschadens heranzuziehen. Da ließ sich dann feststellen, daß der Untersuchte unter Blutdruckschwankungen und einem Diabetes mellitus Typ 2 litt, was möglicherweise seinen Kollaps erklärte. Wichtiger noch war, daß gleich nach der Einlieferung ins Unfallkrankenhaus ein Neurochirurg den Gestürzten untersucht hatte und auch nach Heranziehung einer Computertomographie keinerlei Anhalt für eine traumatische Hirnschädigung gefunden hatte.

Die etwas dramatische Einlieferung mit dem Rettungsflugzeug und die Symptome einer Oligophrenie mittleren Grades hatten fälschlich den ersten Gutachter zur Annahme eines Hirntraumas mit Folgeschaden veranlaßt, was vermeidbar gewesen wäre, wenn man den neurochirurgischen Befund sofort herangezogen hätte.

5 Versäumnis, Angehörige zu befragen

In vielen Fällen ergibt die Befragung von Angehörigen ein deutlich anderes, meist vertieftes Bild von den Ereignissen, die sich abgespielt haben, und von der Persönlichkeit des (der) Betroffenen.

Eine 25jährige Sozialarbeiterin wird – in diesem Zusammenhang aber wahrscheinlich bedeutungslos – ohne eigenes Verschulden an einem Bahnübergang in ihrem Kraftfahrzeug von einem relativ schnell fahrenden Zug erfaßt und 17 m mitgeschleift. Das Kraftfahrzeug wird dann noch gegen eine Betonmauer gequetscht.

Die Betroffene kann sich noch an Fahrschwierigkeiten wegen des winterlichen Wetters einige Meter vor dem Bahnübergang erinnern, gab auch, aber nur „traumhafte Erinnerungen" an den Zug an, keine an den Unfall selbst. Sie wird mit mehreren Frakturen, vor allem der Wirbelssäule, des Kreuzbeins und eines Mittelfußes, in ein Unfallkrankenhaus gebracht und auch neurolgisch untersucht, ohne daß ein krankhafter Befund diesbezüglich erhoben wird. Auch wegen Bettenmangels wird sie nach etwa 18 Tagen mit ihrem Einverständnis entlassen. Als neurologische Diagnose wird eine *Commotio cerebri* angenommen.

Angehörige wurden nicht befragt. Der dann von einem anderen Gutachter befragte Vater berichtete, daß seine Tochter primär ein sehr willensstarker und einsatzfreudiger Mensch sei, der sich „nicht unterkriegen" lasse und Probleme oft bewußt verdränge. Bei dem Unfall blieb, wie mitgebrachte Fotos des Vaters zeigten, nur Schrott übrig, das Auto war vollkommen zerquetscht. Das Überleben der Fahrerin war einem Wunder gleichzusetzen. Die Tochter war zwar mit der schnellen Entlassung – bei ihrer Wesensart verständlich – einverstanden, hatte aber nicht bedacht, daß weder in ihrer kleinen Wohnung irgendwelche Pflegemöglichkeiten bestanden noch in ihrem Elternhaus ein überzähliges Bett zur Verfügung stand; es mußte erst schnellstens beschafft werden. Die Tochter habe, wie die Befragung des Vaters ergab, doch einige Erinnerungen mehr an das Geschehen gehabt.

Die spätere eingehende Befragung der Verletzten bestätigte dies dann eindeutig: Sie habe den herankommenden Zug noch gesehen und sei noch am Unfallort wach geworden. „Umstehende Arbeiter versuchten, als ich da im Schnee lag, mich zu trösten und sagten: ‚Mädchen, reg dich nicht auf, gleich kommt der Krankenwagen.'" Schwere vegetative Primärsymptome wie Erbrechen u.ä. werden dagegen nicht geschildert. Sie traten dann in Form von Herzjagen, Atemnot und Schweißausbrüchen erst einige Wochen später zunehmend auf.

Dies sprach sehr gegen eine echte *Commotio cerebri* (ein Schädel-Hirn-Trauma ersten Grades), vielmehr für eine schwerste, absolut verständliche abnorme *Schreckreaktion,* wie sie etwa auch von Panse [6] geschildert wurde. Offenbar bestand vorübergehend für einige Tage (Wochen?) eine psychogene Schreckamnesie mit *„Emotionslähmung",* wodurch die Verletzte selbst den Zustand ihrer Primärpersönlichkeit entsprechend so bagatellisierte, daß eine derart frühe Entlassung (trotz multipler Frakturen und ohne Befragung der dafür ganz unvorbereiteten Angehörigen) erfolgte. Die entstehende Vertrauenskrise zwischen der Untersuchten, ihrer Familie und den behandelnden Ärzten führte zu mehreren lang hingezogenen Prozessen; dies zumal, da die Verletzte einige Wochen später, wie angeführt, zahlreiche vegetative und zwanghaft auftretende Angstsymptome entwickelte, wie für eine *posttraumatische Belastungsstörung* typisch. Die letztgenannten Symptome verschwanden erst nach rund 3 Jahren weitgehend.

6 Fehlerhafte Interpretation erhobener Befunde

In einer chemischen Fabrik war es zum Ausstoß von hochtoxischem *Arsenwasserstoff* gekommen, wodurch sieben Arbeiter gesundheitliche Schäden erlitten, einer davon mit tödlichem Ausgang. Bronchial- und Lungensymptome, eine Hämolyse und in schwersten Fällen ein Nierenversagen mit Urämie sind die typischen Folgen einer Arsenwasserstoffvergiftung.

Die Arbeiter wurden sämtlich nach einigen Monaten neurologisch nachuntersucht, wobei sich Parästhesien bei sonst nur ganz undeutlich peripher-neurologischen Symptomen ergaben. Als die letztgenannten etwa ein Jahr später immer noch angegeben wurden, nahm man eine toxisch bedingte *Polyneuropathie* bei mehreren dieser Männer an und bewertete sie als *Berufskrankheit.*

Bei der erneuten neurologischen Nachuntersuchung ergab sich zunächst wiederum nur ein recht geringfügiger objektiver Befund, keineswegs auch nur andeutungsweise das Bild einer Polyneuropathie. Die Männer hatten schon lange nicht mehr gearbeitet und teilweise eine Urämie und eine deutliche Alkoholanamnese bzw. vertebragene Wurzelreizsymptome.

Die genaue Durchsicht der umfangreichen Literatur und die Besprechung mit einem Gerichtsmediziner ergaben dann eindeutig, daß Arsenwasserstoff bereits in kleinen Mengen zwar ein eminent gefährlicher Stoff ist, der akut Lungenerscheinungen, Hämolyse und ein tödliches akutes Nierenversagen hervorrufen kann, aber keine chronischen Schäden wie etwa Schwermetalle, da die eigentliche Arsendosis dabei nur minimal ist.

Die angegebene, objektiv nicht zu belegende Symptomatik war fälschlich als Nervenschaden nach Arsenvergiftung interpretiert worden, obwohl auch die Verlaufsdynamik mit einem Gleichbleiben der geringen Befunde und Zunahme der Beschwerden ganz gegen eine toxische Spätfolge gesprochen hatte. Um Arsenvergiftungen mit Polyneuropathien hervorzurufen, sind um ein Vielfaches höhere Mengen dieses Elements notwendig. Bei derartigen und ähnlichen, zum Glück jetzt recht seltenen Vergiftungen sind eingehende Literaturstudien und ein Gespräch mit einem Gerichtsmediziner oder Toxikologen absolut unerläßlich.

7 Kleine Fehler bei der Begutachtung mit psychologischer Auswirkung

Psychologische Faktoren spielen im Verhältnis zwischen Arzt (Gutachter) und Krankem wie auch dessen Angehörigen eine ganz große Rolle. Bei der Arbeit in der Schlichtungskammer erwiesen sich viele Streitverfahren durch oft nur kleine Fehler in der Menschenführung zwischen Arzt (Gutachter) und Krankem (Angehörigen) als *emotionaler Resonanzboden,* vor dem auch Kleinigkeiten plötzlich für die Beschwerdeführer wirksam werden.

Oft sind es sachlich fast bedeutungslose Dinge, die ein an sich wertvolles Gutachten nicht wirksam werden lassen, obwohl alle sachlichen Voraussetzungen hinsichtlich der gestellten Fragen schlüssig gegeben sind. Medizinische Diagnosen können fehlverstanden werden. Auch fehlt dem Laien meist die Fähigkeit zu erkennen, daß Diagnosen von verschiedenen Standpunkten aus im Grunde das gleiche meinen. Besonders vorsichtig muß man sein, wenn Meinungen geäußert werden, die einen bereits Verstorbenen betreffen.

Ein 45jähriger Lehrer hatte, seit Jahren bekannt, ein temporoparietales Gliom rechts, das zunächst als Astrozytom eingeordnet wurde. Offenbar bestand bei dem Rechtshänder eine gewisse Anosognosie. Er wurde zweimal operiert, wobei bei der letzten Operation klar war, daß der Tumor nicht mehr ganz entfernt werden konnte und in tiefe Hirnstrukturen eingewachsen war. Am Morgen nach einer wegen eines Zeckenstichs vorgenommenen *FSME-Impfung* kam es zu einer Verstärkung – für den Kranken als neu empfunden – einer jedoch bereits einige Monate zuvor erstmals, wenn auch nur flüchtig in Erscheinung getretenen Hemiparese links.

Wegen des zeitlichen Zusammenhangs machte vor allem die Frau einen Zusammenhang zwischen der Impfung und der sich in den Folgemonaten verstärkenden linksseitigen Lähmung geltend und wollte dies nach *Bundesseuchengesetz* anerkannt wissen.

Der Verlauf der Tumorerkrankung bis zum Tode (nach zwei Operationen), rund 15 Jahre dauernd, war an sich ganz gewöhnlich. Allerdings war trotz inoperablen Tumors und gelegentlicher Krampfanfälle und vermutlich durch Übersehen der *Anosognosie* seitens des Amtes für Versorgung eine verhältnismäßig niedrige Einstufung von 50 % – auch im Widerspruchverfahren – erfolgt, was zu mehreren Prozessen vor dem Sozialgericht führte. In die psychologisch stark angeheizte Stimmung hinein bemerkte der vorletzte Gutachter unklugerweise, daß bei Ablehnung des Zusammenhangs zwischen FSME und fortschreitender Lähmung links die nur am Rande interessierenden symptomatischen Krampfanfälle möglicherweise durch Alkohol und Nikotin gefördert worden waren. Dies wollte die Frau nach dem Tode des Mannes nun keineswegs gelten lassen und verlangte ein erneutes, an sich sachlich unnötiges Gutachten.

Der Fall bestätigt die Erfahrung, daß viele Prozesse wie auch sehr viele Verfahren vor den ärztlichen Schlichtungskammern mehr aus psychologischem Ungeschick der behandelnden oder begutachtenden Ärzte entstehen als durch echte sachliche Fehlentscheidungen. Die Frage einer Mitwirkung des wahrscheinlich sehr geringen wenn überhaupt vorhandenen Alkohol- und Nikotingenusses war bei dem Fortschreiten der Tumorerkrankung und der interkurrierenden FSME-Impfung gänzlich unerheblich, führte aber psychologisch voll verständlich bei der ohnedies aufgebrachten Witwe zum dringenden Verlangen nach einer erneuten Begutachtung.

Auf einige andere, vorwiegend auf Außenfaktoren beruhende fehlerhafte Begutachtungen [7] kann hier im einzelnen nicht eingegangen werden, besonders auch im Hinblick darauf, daß die eigentlich sachlichen Beurteilungsfehler den speziellen Kapiteln entnommen werden müssen.

Die genannten Fehler, die oft sonst gute Gutachten auflaufen lassen können, sind bei gewissenhaftem Vorgehen nach den genannten Ausführungen absolut vermeidbar.

Einige interessante Kritikpunkte aus juristischer Sicht, auch hinsichtlich gewisser Einzelkrankheiten, finden sich bei Schimanski [7].

Zu den psychologischen Faktoren, die bedeutend werden können, kann auch beitragen, wenn schon vor der Begutachtung eine gewisse Frontstellung erkennbar wird. Wir erfahren mehr und mehr, daß die oft sehr nützlichen Selbsthilfeorganisationen auch bei den Untersuchten Widerstände und Vorurteile aufbauen. Man hört immer wieder, daß Gutachter vor der Untersuchung befragt werden, ob sie denn vom angeschuldigten Krankheitsbild überhaupt etwas verstünden, sie diesbezüglich qualifiziert seien. Es wird also von vornherein einigen Gutachtern unterstellt, daß sie kritiklos und ohne Streben nach Objektivität Gutachten anfertigen, ohne zu bedenken, daß Gutachten auf allgemeingültigen Kriterien erstellt werden. Hier muß sich neuerdings auch der neurologische Gutachter davor hüten, sich von etwaigem Mißtrauen des Probanden in eine stets unberechtigte Frontstellung hineintreiben zu lassen. Vorgefaßte, von außen induzierte Meinungen oder ein entsprechendes Mißtrauen des Probanden dürfen ihn nicht beeinflussen und davon abhalten, sein Gutachten so sachlich und objektiv wie eben möglich vorzulegen.

Literatur

[1] Boerner RJ, Möller HJ (1998): Die posttraumatische Belastungsstörung. Psychopharmakotherapie 5: 2–7.

[2] Dilling H, Mombour W, Schmidt MH (1991; Hrsg.): Internationale Klassifikation psychischer Störungen. Huber, Bern.

[3] Frank G (1975): Neurologische und psychiatrische Folgesymptome bei akuter Arsen-Wasserstoffvergiftung. Arch. Psychiat. 218: 49–70.

[4] Heinz G (1982): Fehlerquellen forensisch-psychiatrischer Gutachten. Kriminalistik Verlag, Heidelberg.

[5] March H (1969; Hrsg): Fehlerquellen medizinischer Begutachtung. De Gruyter, Berlin.

[6] Panse F (1952): Angst und Schreck. Thieme, Stuttgart.

[7] Schimanski W (1975): Beurteilung medizinischer Gutachten. De Gruyter, Berlin.

[8] Suchenwirth RMA (1983): Fehlerquellen bei der neurologischen Begutachtung. Forensia 4: 103–115.

Spezielle Begutachtung

19
Schädel-Hirn-Trauma

Hannelore Krömer und Klaus Kunze

Inhalt

1 Definition

Ein Schädel-Hirn-Trauma ist eine durch Gewalteinwirkung entstandene Verletzung von Schädel und Gehirn. Art, Schwere und Richtung der auftreffenden Gewalt bestimmen wesentlich den Schweregrad der Verletzung.

Die klinische Einschätzung des Schweregrades einer Hirnbeteiligung orientiert sich vor allem an der Ausprägung und Dauer der Bewußtseinsstörung, dem Vorliegen zusätzlicher neurologischer Herdsymptome, epileptischer Anfälle und eines hirnorganischen Psychosyndroms. Die primäre, rein traumatische Schädigung kann durch sekundäre Komplikationen wesentlich verstärkt werden, so daß die im Notarztprotokoll dokumentierte Einschätzung der Verletzungsschwere am Unfallort im weiteren Verlauf kontinuierlich überprüft und revidiert werden muß, bevor abschließend eine definitive Schweregradfeststellung möglich ist.

Es können Funktions- und Strukturschädigungen des Gehirns vorliegen, die ohne oder mit zeitlich variabel begrenzten Störungen oder Dauerbeeinträchtigungen ausheilen können.

Verletzungen der äußeren Weichteile oder des knöchernen Schädels ohne Funktionsstörungen des Gehirns entsprechen einem reinen Schädeltrauma. Auch bei ausgedehnten Verletzungen erlaubt dieses keine Feststellung von Folge-, Spät- oder gar Dauerschäden der Gehirnfunktion. Wohl aber können Funktionsstörungen von Muskeln oder Nerven vorliegen, die eine Beeinträchtigung im täglichen Leben bedingen.

! Hinsichtlich gutachtlicher Fragestellungen ist festzuhalten, daß nicht das Trauma in seiner Schwere als abstrakte Größe zu beurteilen ist, sondern der Mensch mit seinen etwaigen Funktions- oder Leistungsstörungen. Auch ausgedehnte morphologische Schäden bedingen nicht per se eine Funktionsbeeinträchtigung oder Leistungsminderung, erlauben also keine Rückschlüsse auf den Grad der Behinderung.

[Literatur: 2,13,20,27]

2 Pathophysiologie und Pathomorphologie

2.1 Verletzungsmuster

Durch Gewalteinwirkung auf den Kopf werden Verletzungen des Gesichts- und/oder Hirnschädels verursacht, die eine Beteiligung von äußeren Weichteilen, Blutgefäßen, peripheren Nerven, Knochen, Hirnhäuten und des Gehirns aufweisen können. In der Mehrzahl der Fälle handelt es sich um kombinierte Verletzungen dieser Strukturen.

Nach der Art der auf den Schädel einwirkenden Gewalt unterscheidet man spitze oder scharfe Traumata (durch Stich, Schnitt, Schuß), die eine relativ kleine Fläche erreichen, und stumpfe Verletzungen (durch Schlag, Stoß), die breitflächig auftreffen.

Ist der Kopf zum Verletzungszeitpunkt fixiert, also anliegend oder eingeklemmt, so entsteht ein **Kompressionstrauma.** Ist er frei beweglich, so spricht man von einem **Akzelerationstrauma.** Verläuft bei diesem die Stoßachse annähernd durch den Schädelmittelpunkt, entsteht durch Beschleunigung und Verzögerung eine Translationsverletzung, trifft sie tangential auf den Schädel auf, kommt es unter der Einwirkung von Scherkräften zum **Rotationstrauma.** In der Praxis ist eine so genaue Differenzierung selten möglich, am häufigsten kommt es beim nichtfixierten Schädel zu einer Mischform aus Translations- und Rotationstrauma.

2.2 Primäre Hirnverletzungen

2.2.1 Diffuse Hirnverletzungen

Bei der diffusen Hirnverletzung entstehen sehr unterschiedliche Läsionsformen:

Im mildesten Fall kommt es zu einer vorübergehenden generalisierten Änderung des zerebralen Funktionszustandes ohne Nachweis struktureller Läsionen. Betroffen sind große Neuronenverbände im aszendierenden retikulären aktivierenden System des Hirnstamms. Vermutlich handelt es sich um Depolarisationsvorgänge und Störungen der synaptischen Transmission, verursacht durch eine mechanische Stoßwelle bei Akzelerationstrauma. Diese Veränderungen sind reversibel und hinterlassen keine Dauerfolgen.

Bei Rotationstraumen treten im Rahmen der Winkelbeschleunigung des Kopfes Scher- und Zugkräfte sowie Unterdruckphänomene auf. Abhängig vom Stärkegrad der Beschleunigung wirken diese sich besonders auf zentrale Hirnanteile aus. Dort führen sie zu meist kleinen Blutungen, Zerrungen und Zerreißungen axonaler Strukturen, vor allem apikal, vertexnah, in den hemisphärischen Marklagern und den Basalganglien. Bei schwereren Formen werden diese Verletzungen auch im Balken und rostralen Hirnstamm gefunden. Mikroskopisch sieht man typische kugelförmige Retraktionsveränderungen, die später durch Mikroglia ersetzt werden.

Dieses Läsionsmuster wird als **diffus-axonales Hirntrauma,** im englischsprachigen Raum als „diffuse axonal injury" (DAI) bezeichnet. Eine traumatisch induzierte metabolische Kaskade von Gewebsveränderungen durch neurotoxische Mediatorsubstanzen mit letztlichem Zusammenbruch der Axonfunktion kann morphologisch das gleiche Bild verursachen.

Wochen nach der Verletzung zeigen sich etwaige strukturelle Folgen in Form einer Reduktion der weißen Substanz, zu erkennen an einer Erweiterung des Ventrikelsystems und der äußeren Liquorräume im Computertomogramm. Eine strenge Korrelation zur Schwere klinischer Symptome liegt dabei aber nicht vor, so daß weder das Vorhandensein solcher bildmorphologischer Korrelate eine klinisch relevante Schädigung beweist noch das Fehlen von Veränderungen klinisch dauerhafte Folgeschäden ausschließt.

2.2.2 Umschriebene Hirnverletzungen

Hirnverletzungen durch Verzögerungskräfte mit Unterdruckphänomenen beim Translationstrauma führen häufig zu umschriebenen Gewebeschädigungen. Bevorzugt findet man diese Kontusionen nach frontalen und okzipitalen Traumata im Bereich der frontalen und temporalen Hirnpole, begünstigt durch den direkten Kontakt der Hirnoberfläche mit vorspringenden Knochenanteilen, in Abhängigkeit von der Stoßrichtung. Ihre Ausdehnung wird vom Grad der auftreffenden Gewalt bestimmt; in aller Regel liegen akute kortikale (teilweise bis in die subkortikale weiße Substanz reichende) und fokale subarachnoidale Rhexisblutungen mit nachfolgenden Gewebsnekrosen vor. Meist sind die rindennahen Verletzungen am Gegenpol des Stoßes durch Unterdruckphänomene noch ausgedehnter (Contrecoup). Im Rahmen körpereigener Reparationsvorgänge entwickelt sich bei Kontusionen innerhalb weniger Stunden ein umgebendes Resorptionsödem, das in Abhängigkeit von seiner Ausdehnung weitere Schädigungen mit ischämischen Läsionen, intrakranieller Raumforderung und Massenverschiebungen von Hirnanteilen nach sich ziehen kann.

2.2.3 Hirnödem

Das Hirnödem spielt bei der Schwere des Krankheitsverlaufs und dadurch bei der Entstehung von Dauerfolgeschäden eine wichtige Rolle. Sein Auftreten verschlechtert die Schweregradzuordnung eines Schädel-Hirn-Traumas und damit auch die Prognose deutlich [13]. Es muß unterschieden werden zwischen einer akuten intrakraniell-intravasalen Blutvolumenzunahme, die insbesondere häufig beim diffusen Hirntrauma beobachtet wird, und einem sich sekundär entwickelnden Ödem.

Die akute Zunahme des Blutvolumens ist vermutlich Ausdruck einer gestörten Autoregulation der Hirngefäße, verursacht durch eine Veränderung des zerebralen Metabolismus, wobei Membranstörungen der Neurone und gesteigerte axonale Entladungen eine wesentliche Rolle spielen.

Beim sekundär auftretenden Ödem werden zunächst vasogene Faktoren wirksam. Als Ausdruck einer gestörten Blut-Hirn-Schranke tritt plasmaartige proteinreiche Flüssigkeit aus geschädigten Endothelien in das Gewebe über. Zusätzlich bewirken im weiteren Verlauf zytotoxische Faktoren eine intrazelluläre Flüssigkeitsansammlung, entstanden durch gestörten Zellmetabolismus bei schwellungsbedingten sekundär ischämischen und damit hypoxischen Zuständen. In beiden Fällen sind durch das Trauma aktivierte chemische Mediatoren anzuschuldigen, hier vor allem Glutamat, freie Fettsäuren, freie Radikale, das Kallikrein-Kinin-System, lysosomale Enzyme und biogene Amine.

Insgesamt läßt sich das traumatisch bedingte Hirnödem als ein Mischbild aus den verschiedenen Faktoren auffassen.

Raumfordernde Entwicklungen nach Schädel-Hirn-Trauma werden zunächst durch Volumenumverteilung kompensiert, vor allem durch Kompression der inneren und äußeren Liquorräume sowie der Blutgefäße. Sind diese Reserveräume aufgebraucht, so steigt der intrakranielle Druck exponentiell an, und es kommt zu Hirnmassenverschiebungen, vor allem nach kaudal, von den Hemisphären in Richtung auf den Tentoriumsschlitz. Dabei werden die medialen Anteile des Temporallappens in diesen hineingepreßt, es kommt zu Gefäßkompressionen mit Ausbildung von Hirninfarkten, vor allem im Bereich der A. cerebri posterior mit ihren Ästen zu den Stammganglien einschließlich des Thalamus. Gefäßverletzungen führen zu Blutungen und nachfolgenden Nekrosen; am Mittelhirn, an den Hirnschenkeln und der Brückenhaube treten Drucknekrosen auf. Durch Druckschädigung des Nervus oculomotorius wird die Pupillenregulation gestört. Bei weiterer Massenverschiebung auf das Foramen magnum hin kommt es zur Verlagerung und Einklemmung der Kleinhirntonsillen, zur Druckschädigung der kaudalen Bulbärhirnanteile und zur Verkippung und Stauchung der Medulla oblongata. Auftretende Nekrosen durch andauernden Druck sind schließlich nicht mehr reversibel und führen in den Hirnstamm-Funktionsverlust.

2.3 Sekundäre Hirnschädigungen

Zur primären, durch das Trauma selbst entstandenen Schädigung können sekundäre Schädigungen hinzukommen. Neben den Komplikationen des eigentlichen Hirntraumas mit raumfordernden und entzündlichen Komplikationen kommen heute zunehmend Sekundärschäden im Rahmen eines Polytraumas infrage, für die in erster Linie hypoxisch-ischämische und metabolisch-toxische Vorgänge verantwortlich sind. Sekundärschäden können in ihren Auswirkungen erheblicher sein als die primäre Schädigung durch das Trauma.

2.4 Schädelfrakturen

Schädelfrakturen treten bei der häufig breitflächigen Gewalteinwirkung meist als sog. Linearfrakturen auf und betreffen dann bevorzugt den temporalen und parietalen Bereich der Kalotte. Sie können dabei bis in die Schädelbasis hineinreichen. Eine Zerreißung der Dura ist möglich. Liquoraustritt durch Ohr oder Nase und/oder im CCT nachweisbare intrakranielle Lufteinschlüsse beweisen dann das Vorliegen eines offenen Schädel-Hirn-Traumas. Hierbei besteht die Gefahr einer Keimeinschleppung in den Liquorraum mit konsekutiver Meningitis/Enzephalitis oder einer Abszeßentwicklung. Verletzungen der meningealen Gefäße und der Brückenvenen sind möglich und führen zu intrakraniellen Blutungen.

Eine Besonderheit ist das Auftreten sog. „wachsender Frakturen" am kindlichen Schädel bis etwa zum 3. Lebensjahr. In Kombination mit einer unter der Fraktur liegenden Duraverletzung kann es über Wochen und Monate zu breiten Knochendefekten kommen, die operativ verschlossen werden müssen.

Bei kleinflächiger, umschriebener Gewalteinwirkung sind Impressionsfrakturen häufig; dabei kommt es zu Stufenbildung, lokaler Knochenzerstörung, oft auch zur Duraverletzung durch Fragmente, teilweise mit lokaler Schädigung von Hirnanteilen, sowie zu intrazerebralen Blutungen.

Bei senkrechter Stauchung des Kopfes kann es zu Frakturen im Bereich des Foramen magnum kommen. Wenn sich hier Hämatome bilden, können diese durch raumfordernde Wirkung in der hinteren Schädelgrube schon bei geringer Ausdehnung lebensbedrohlich sein.

2.5 Weichteilverletzungen

Verletzungen der Weichteile treten als subgaleale Hämatome infolge Blutaustritts aus überwiegend venösen, oberflächlichen Gefäßen auf. Diese können durch Raumforderung und umgebende Schwellung des Gewebes zur Ursache peripherer Nervendruckschäden werden. Scharfe Verletzungen führen häufig zu stark blutenden Wunden und beinhalten die Gefahr der Verletzung peripherer Nerven bis hin zur Durchtrennung.

2.6 Gefäßverletzungen

Gefäßverletzungen kommen an Arterien und Venen vor. Penetrierende Verletzungen werden vor allem an den großen hirnzuführenden Hirngefäßen, A. carotis und A. vertebralis, gesehen. Gefäßwandeinrisse durch Druck oder Zug betreffen meist die Intima der großen Gefäße und können zur Ausbildung eines Aneurysma dissecans mit konsekutiver Thrombusbildung führen. Durch Mobilisation von Emboli oder durch verklebende Intimaverschlüsse sind dann ischämische Sekundärschäden des Gehirns möglich.

Die Ausbildung einer Fistel zwischen A. carotis interna und Sinus cavernosus folgt in der Regel einer schweren Gefäßwandschädigung der A. carotis interna, wobei das arterielle Blut mit hohem Druck in den Sinus cavernosus übertritt. In der Folge wird eine Stauung in den retroorbitalen Venen zur Protrusion und Chemosis des Auges führen sowie die Steigerung des Herzzeitvolumens längerfristig in eine Herzinsuffizienz münden.

Venen und Sinus können durch Knochenfragmente verletzt werden und zu lebensbedrohlichen Hämatomen, vor allem epidural, führen.

2.7 Hirnnervenverletzungen

Hirnnervenverletzungen sind durch direkte Traumatisierung, im Gefolge von Schädelfrakturen sowie durch Zug- und Scherkräfte bei Akzelerationstraumata möglich. Eine Schädigung eines oder mehrerer Hirnnerven belegt keineswegs eine Hirnverletzung, sondern kann rein peripher verursacht und dann auch nur nach den dafür infrage kommenden Sätzen zu entschädigen sein.

2.8 Intrakranielle Blutungen

Intrakranielle Blutungen sind nach jeder Form von Gewalteinwirkung und ohne feste Korrelation zur etwaigen Fixierung des Kopfes, auch ohne Korrelation zu etwaigen Schädelfrakturen möglich und können schon aufgrund ihrer Ausdehnung mit Raumforderung und Massenverschiebungen lebensbedrohlich sein.

2.8.1 Extrazerebrale Blutungen

Nach ihrer Lokalisation unterscheidet man **epidurale** und **subdurale Hämatome.** Erstere bilden sich zwischen Schädelknochen und Dura mater aus, sind überwiegend temporal lokalisiert und werden in erster Linie verursacht durch Verletzung der A. meningica media, aber auch nach Verletzung großer venöser Strukturen. Subdurale Hämatome finden sich zwischen Dura mater und Arachnoidea, werden überwiegend verursacht durch Verletzungen venöser Blutleiter, aber auch pialer Gefäße bei Rindenkontusionen und sind meist frontotemporal lokalisiert.

Bei den subduralen Hämatomen läßt die zeitliche Dynamik des Krankheitsverlaufs eine weitere Unterteilung in folgende Formen zu:

- *akute:* rasche Entwicklung, meist begleitet von Kontusionen, oft mit Schädelbrüchen kombiniert;
- *subakute:* langsame Entwicklung, geringe oder keine begleitenden Hirnverletzungen, oft über eine ganze Hemisphäre verteilt;
- *chronische:* oft ältere Menschen, häufig Bagatellverletzungen, vielfach überhaupt kein Trauma erinnerlich.

2.8.2 Subarachnoidale Blutungen

Traumatisch bedingte Subarachnoidalblutungen entstehen durch Einrisse extrazerebraler Gefäße und finden sich meist begleitend bei Hirnkontusionen oder einem diffus-axonalen Trauma. Mögliche Folgen sind wie bei der Aneurysmablutung die Entwicklung von Spasmen mit der Gefahr von Hirninfarkten sowie die Ausbildung einer Liquorresorptionsstörung mit konsekutivem Hydrozephalus.

2.8.3 Intrazerebrale Blutungen

Intrazerebrale Hämatome werden durch Gefäßzerreißungen aufgrund von Scher- und Zugkräften verursacht. Gegenüber hämorrhagischen Kontusionen sind sie oft nur unzureichend abgrenzbar; wie diese führen sie zur direkten Parenchymschädigung mit nachfolgender Nekrose und letztlich Substanzdefekten. Je nach ihrer Lokalisation, primären Größe oder deren Zunahme nach wiederholten Einblutungen (z.B. im Rahmen von Gerinnungsstörungen) kann es zum Einbruch ins Ventrikelsystem mit nachfolgendem Hydrozephalus oder zu lebensbedrohlicher Raumforderung mit Hirnmassenverschiebungen kommen.

[Literatur: 2,13]

3 Klinische Leitsymptome und diagnostische/differentialdiagnostische Kriterien

3.1 Klinische Befunde

Klinische Leitsymptome des Schädel-Hirn-Traumas sind die Bewußtseinsstörung im Zusammenhang mit weiteren neurologischen Defiziten. Nach ihrer qualitativen und quantitativen Ausprägung bemißt sich die Einschätzung des Schweregrades in der Initialphase. Am weiteren klinischen Verlauf und an etwa verbleibenden Dauerschäden wird sich die letztliche Gesamteinschätzung orientieren.

Eine Ausnahme bilden umschriebene Hirnverletzungen, wie sie bei Trauma durch Schuß oder Stich vorkommen können. Hier ist die Bewußtseinsstörung ein unzuverlässiger Gradmesser für die Verletzungsschwere – es kann initial volle Handlungsfähigkeit trotz gravierender und bleibender Schädigung erhalten sein.

In internationalen Studien wurde festgestellt, daß sich der Schweregrad eines nicht umschriebenen Schädel-Hirn-Traumas in der Initialphase schon aus einer geringen Anzahl klinischer Symptome ableiten läßt, deren Erfassung bereits am Unfallort erstmalig vorgenommen werden muß. Auf dieser Grundlage wurden Skalen entwickelt, die rasch angewendet werden können und im Verlauf beliebig wiederholbar sind. Durch intraindividuellen Vergleich erlauben die Befunde dann eine aussagekräftige Verlaufsbeurteilung und tragen zur Entscheidung über apparative Zusatzdiagnostik und therapeutische Interventionen wesentlich bei.

Voraussetzung für die Anwendung von Skalen war die eindeutige Definition des Koma als eines Zustands der Bewußtlosigkeit ohne Augenöffnen, verbale Äußerung oder Befolgen von Aufforderungen. Auf Empfehlung des Neurotraumatologischen Komitees der World Federation of Neurosurgical Societies wird seit 1976 zusätzlich eine Einteilung in vier Schweregrade vorgenommen, um die **Komatiefe** zu klassifizieren (Tab. 19-1).

Tabelle 19-1 Komatiefe nach dem Neurotraumatologischen Komitee der World Federation of Neurosurgical Societies

Koma I	Koma ohne andere neurologische Symptome
Koma II	Koma mit zusätzlichen Herdstörungen/Anfällen
Koma III	Koma mit Streck-/Beugesynergismen auf Schmerzreize
Koma IV	Koma mit Tonusverlust und weiten Pupillen bei erhaltenem Atemantrieb

Eine der einfachsten Skalen zur Befunddokumentation in der Akutphase ist der **Glasgow-Coma-Score,** der sich sowohl für leichte als auch für schwere Schädel-Hirn-Traumata eignet und im deutschsprachigen Raum im NotarztprotokollVerwendung findet (Tab.19-2). Das Augenöffnen, die verbale und motorische Antwort erlauben eine maximale Bewertung mit 15 Punkten für intakte Funktionen bis hinunter zu 3 Punkten für schwerste Schädigungen. Die **Innsbruck-Koma-Skala** ist demgegenüber weniger verbreitet, zwar ausführlicher, aber eher für Patienten mit schweren Bewußtseinsstörungen geeignet.

Tabelle 19-2 Glasgow-Coma-Score (GCS)

Funktion	Reaktion	Punktwert
Augenöffnen	spontan	4
	auf akustischen Reiz	3
	auf Schmerzreiz	2
	fehlt	1
Verbale Antwort	orientiert	5
	verwirrt	4
	einzelne Worte	3
	unverständlich	2
	keine	1
Motorische Antwort	befolgt Aufforderungen	6
	gezielte Abwehr	5
	ungezielte Abwehr, Wegziehen	4
	Beugen	3
	Strecken	2
	keine	1

Über die Einschätzung nach dem Glasgow-Coma-Score hinaus ist eine differenzierte klinisch-neurologische Befunderhebung unerläßlich, und zwar zum frühestmöglichen Zeitpunkt und so weitgehend wie möglich. Beim wachen und kooperativen Patienten mit leichtergradigem Trauma wird das unmittelbar bei oder kurz nach der Krankenhausaufnahme bereits vollständig möglich sein, beim schwerer traumatisierten, intensivmedizinisch betreuten, sedierten und beatmeten Patienten aber erst nach Abklingen der Sedierung und eines möglichen Psychosyndroms in allen Einzelheiten erfolgen können [11,34].

Im letzteren Fall wird man deshalb mit apparativen Zusatzbefunden das klinische Bild bereits in der Initialphase ergänzen und auch den Verlauf mit zusätzlichen Parametern dokumentieren müssen, um eine Schweregrad- und Prognoseabschätzung durchführen zu können.

3.2 Apparative Befunde

3.2.1 Nativ-Röntgen

Die Nativ-Röntgenaufnahme des Schädels zur Aufdekkung von Schädelfrakturen dokumentiert lediglich die Stärke der auftreffenden Gewalt. Sie trägt zur Diagnostik einer Hirnbeteiligung buchstäblich nichts bei, erst recht sind Rückschlüsse auf den Schweregrad eines Schädel-Hirn-Traumas nicht möglich. Sie ist deshalb beim klinischen Befund eines leichten Schädel-Hirn-Traumas entbehrlich, wenngleich noch weit verbreitet.

3.2.2 Computertomographie

Besteht der Verdacht auf intrakranielle Komplikationen, ist das Computertomogramm des Schädels unerläßlich und sollte sowohl im Weichteil- als auch im Knochenfenster erfolgen. Wird diese Untersuchung sehr rasch nach dem Trauma durchgeführt und ist der Befund unauffällig, so muß unter kritischer Würdigung von Unfallhergang, initialem klinischem Befund und Verlauf innerhalb weniger Stunden eine Kontrolluntersuchung veranlaßt werden. Ein normales CCT schließt eine substantielle Hirnschädigung keineswegs sicher aus, vor allem nicht sich verzögert manifestierende Komplikationen wie Kontusionen, raumfordernde Hämatome, sekundäre Ischämien mit lokaler Schwellung sowie eine sich anbahnende generalisierte Hirnschwellung [4]. Gerade eine Hirnschwellung kann den ursprünglichen Schweregrad eines Traumas und damit die Prognose für das Outcome deutlich verschlechtern.

Die Beurteilung des CCT bei Kindern bereitet häufig Probleme, weil die natürlicherweise der Kalotte anliegenden Hirnstrukturen einem beginnenden Ödem des Erwachsenen zum Verwechseln ähnlich sehen und die Gefahr eines sich maligne entwickelnden Hirnödems bei Kindern besonders hoch ist. Im Bewußtsein dieser Gefahr wird immer wieder der Verdacht auf ein anlaufendes Ödem geäußert, der sich im Verlauf nicht zu bestätigen braucht.

3.2.3 Kernspintomographie

Für eine Kernspintomographie in der Initialphase gibt es beim Schädel-Hirn-Trauma praktisch keine zwingende Indikation. Operativ interventionsbedürftige raumfordernde Befunde werden mit gleicher Sicherheit im CCT dargestellt. Überlegen ist das Kernspintomogramm bei nicht hämorrhagischen Kontusionsherden, deren Sichtbarmachung aber keine operative Konsequenz nach sich zieht. In der Akutphase ergibt sich folglich für einen schwerverletzten Patienten kein Gewinn aus der Untersuchung, so daß wegen der schwierigen Umstände und einer nur eingeschränkt möglichen Überwachung im Gegenteil davon abgeraten werden muß. Bei fokalneurologischen klinischen Defiziten ohne Korrelat im CCT darf man aber von der Kernspintomographie eine höhere Quote pathologischer Befunde erwarten.

3.2.4 Intrakranielle Druckmessung

Eine intrakranielle Druckmessung ist unter Berücksichtigung von Unfallhergang, primärem klinischem und CCT-Befund sowie Lebensalter besonders dann indiziert, wenn schon initial die Notwendigkeit einer längerfristigen Beamtung mit eingeschränkter klinisch-neurologischer Untersuchbarkeit absehbar ist. Wird eine solche Drucksonde angelegt, so empfiehlt sich die Aufzeichnung der Messungen sowohl am Monitor als auch mittels eines Schreibsystems, da nicht nur die aktuellen Werte in Relation zu den Vitalparametern, hier inbesondere dem systemischen Blutdruck, sondern auch Amplitudenänderungen, Plateauwellen und der Gesamttrend der gemessenen ICP-Werte imVerlauf berücksichtigt werden müssen, wenn therapeutische Entscheidungen anstehen.

3.2.5 Sonographie

Unterstützend werden nichtinvasiv die Überwachung der Flußgeschwindigkeiten in den basalen Hirngefäßen mittels transkranieller Dopplersonographie in Relation zum systemischen Blut- und intrakraniellen Druck und die Duplexsonographie des Sehnervs dazu beitragen, relevante Steigerungen des intrakraniellen Druckes auch beim klinisch eingeschränkt beurteilbaren Patienten zu erfassen und therapeutische Maßnahmen schon vor Auftreten klinisch-neurologischer Symptome einzuleiten.

Bei Verdacht auf Gefäßverletzungen oder arteriovenöse Fisteln ist eine doppler- und ggf. auch duplexsonographische Untersuchung erforderlich. Bringt diese nicht die notwendige Sicherheit in der Einschätzung, ist auch heute noch die zerebrale Angiographie indiziert.

3.2.6 Neurophysiologische Untersuchungen

Weniger in der Akutphase als im weiteren Verlauf der stationären Behandlung werden neurophysiologische Untersuchungen sinnvoll.

EEG

Das EEG dient dem Nachweis funktioneller Beeinträchtigungen der Hirntätigkeit und ist gerade dann besonders aussagekräftig für die Schweregradabschätzung, wenn keine morphologisch sichtbare Veränderung des Hirnparenchyms gefunden wird. Daß eine computertomographisch dargestellte Kontusionsblutung mit einer herdförmigen Störung der EEG-Aktivität einhergeht, ist vergleichsweise selbstverständlich und eröffnet nur dann neue Gesichtspunkte, wenn diese mit Zeichen der gesteigerten zerebralen Erregbarkeit verbunden ist und in der Konsequenz zu antikonvulsiver Medikamentenverordnung führt. Wenn aber bei wachem Patienten und unauffälligem Computertomogramm eine Allgemeinveränderung oder gar Hinweise auf eine subkortikale Störung im EEG gefunden werden, die sich im Verlauf zurückbilden, so belegt dieser Befund, daß ein zumindest mittelschweres Schädel-Hirn-Trauma vorgelegen hat. Andererseits spricht ein schon in der Initialphase abgeleitetes normales EEG entschieden gegen das Vorliegen eines relevanten Hirntraumas.

Unter laufender Sedierung in der Akutphase einer intensivmedizinischen Behandlung ist die Ableitung eines konventionellen EEG höchstens im Ausnahmefall sinnvoll, im allgemeinen wird man darauf verzichten. Als Spektralanalyse aber stellt die Ableitung des EEG ein wertvolles Monitoring dar. Hierzu genügen durchaus sparsame Ableitungen über zwei Kanäle, die – kontinuierlich gemessen – bedeutsame Änderungen im Verlauf anzeigen können, so die Verschiebung der vorherrschenden Aktivität aus dem langsamen in schnellere Bereiche als prognostisch günstiges Zeichen. Während einer notwendig werdenden Barbituratnarkose im Rahmen einer Hirndruckbehandlung ist ein solches Monitoring zur Steuerung der Narkosetiefe unverzichtbar.

Beim nicht tief sedierten, aber komatösen Patienten ist das konventionelle EEG durchaus sinn- und sogar prognostisch wertvoll, wenn gezielt nach Veränderungen der Aktivität auf Außenreize gesucht wird.

Unter nachlassender Sedierung ist wieder bei allen Patienten eine EEG-Untersuchung wichtig, weil die Rückbildung einer Allgemeinveränderung eine Verbesserung kortikaler Funktionen schon vor ihrem klinischen Erkennbarwerden anzeigen kann.

Im weiteren Verlauf der Remissions- und Rehabilitationsphase wird das EEG die Rückbildung pathologischer klinischer Befunde begleiten und etwaige posttraumatische Epilepsien aufdecken.

Auch wenn das EEG zur Schweregradeinschätzung grundsätzlich wenig beiträgt, kann doch eine in der Frühphase begonnene Längsschnittuntersuchung hinsichtlich funktioneller Restitution dem CCT letztlich überlegen sein.

[Literatur: 29, 30]

Evozierte Potentiale

Die somatosensibel und akustisch evozierten Potentiale geben Hinweise auf Läsionen der zentralen Leitungsbahnen sowie auf die Funktion kortikaler Abschnitte, wobei der Hirnstamm von besonderer Bedeutung ist. Während die einmalige Ableitung dieser Werte in der Akutphase nur im Falle eines Normalbefunds eine definitive Einordnung zuläßt, geben bei schweren Schädel-Hirn-Traumata wiederholte Untersuchungen im Verlauf Hinweise auf Verschlechterung oder Rückbildung von Hirnfunktionsstörungen und werden dann prognostisch wertvoll [5, 8].

3.2.7 Liquor

Eine diagnostische Liquoruntersuchung bei Verdacht auf fortgeleitete Meningitis, z.B. bei offenem Schädel-Hirn-Trauma, wird nur dann durchführbar, wenn eine intrakranielle Raumforderung ausgeschlossen ist. Liegt ein schweres Trauma vor, wird man sich in aller Regel in der Akutphase auch ohne Entzündungsnachweis im Liquor zu einer Antibiotikatherapie entschließen, um den Patienten nicht zusätzlich zu gefährden.

Auch bei Vorliegen einer Subarachnoidalblutung ist die Liquoruntersuchung nur zur Diagnostik einer entzündlichen Komplikation sinnvoll.

3.3 Neuropsychologische Testverfahren

Bei leicht- und mittelgradigen Traumata kommen schon in der Stabilisierungs-, bei höhergradigen erst in der Remissions- und Rehabilitationsphase neuropsychologische Testverfahren zur Dokumentation etwaiger Hirnleistungsstörungen und ihrer Rückbildung im Verlauf zur Anwendung (Tab. 19-3). Eine solche Untersuchung ist im Hinblick auf die Rehabilitation, die Beurteilung ihres Erfolges und zur Frage der weiteren schulischen und/oder beruflichen Laufbahn wertvoll, wenn sie durch Verlaufsuntersuchungen ergänzt wird. Hier soll lediglich eine Auflistung häufig verwendeter Verfahren einen Überblick verschaffen [7, 22]. Zusätzlich verweisen wir auf die Kapitel von Suchenwirth (11) und Wallesch (28) in diesem Band.

4 Verlauf und Prognose

4.1 Phasen des Verlaufs

Nach einem Schädel-Hirn-Trauma lassen sich im klinischen Verlauf vier posttraumatische Phasen abgrenzen.

Akut- oder Frühphase

Die Akut- oder Frühphase erfaßt klinische Symptome unmittelbar nach dem Trauma am Unfallort, auf dem Transport und in der Notaufnahme des Krankenhauses sowie die Besserung oder Verschlechterung des Befundes in den ersten Tagen der stationären Behandlung sowohl hinsichtlich des primären Schädigungsausmaßes als auch im Hinblick auf Komplikationen. Diese Phase dauert je nach Schwere des Traumas zwischen 1 und 14 Tagen.

Stabilisierungsphase

Die Phase der Stabilisierung weist kein weiteres Fortschreiten neurologischer Defizite auf, auch werden keine weiteren primär intrakraniellen Komplikationen gesehen. Die Dauer dieser Phase liegt zwischen wenigen Tagen und mehreren Wochen.

Remissionsphase

Die Remissionsphase zeigt eine Rückbildung der neurologischen Defizite unter zunehmender Mobilisierung und kann Wochen bis Monate dauern.

Rehabilitationsphase

Die Rehabilitationsphase dient der Wiedererlangung körperlicher und geistiger Funktionen für die soziale Re-Integration und kann ebenfalls Wochen bis Monate dauern.

Die Dauer der einzelnen Phasen hängt in hohem Maße von der primären Schwere des Schädel-Hirn-Traumas sowie vom Auftreten sekundärer Komplikationen ab, die den Schweregrad verändern.

In der Früh- und Stabilisierungsphase richtet sich die Einschätzung des Schweregrades eines SHT in erster Linie nach Tiefe und Dauer der Bewußtseinsstörung, den motorischen Reaktionsmustern und der Ausprägung der Hirnstamm-Funktionsstörungen.

In der Remissions- und Rehabilitationsphase bestimmen psychopathologische Störungen und zerebrale Herdsymptome den Behinderungsgrad der Patienten.

4.2 Schweregrad-Einteilung

Eine Schweregrad-Abschätzung bereits in der Akutphase ist nicht immer möglich. Eine scharfe Abgrenzung der Schweregrade ist nicht gegeben, die primäre Schädigung kann im weiteren Verlauf durch Komplikationen belastet und aggraviert werden. Dennoch wird man initial die Intensität und Frequenz der weiteren Überwachung festlegen und Patienten und Angehöri-

Tabelle 19-3 Beispiele für neuropsychologische Testverfahren

Allgemeine Intelligenz	
HAWIE (Hamburg-Wechsler-Intelligenztest für Erwachsene)	Allgemeines Intelligenzniveau, für Kinder HAWIK
L-P-S	Leistungsprüfsystem
I-S-S	Intelligenz-Struktur-System
Spezielle Intelligenz	
CFT2 und 3	Cattell-Grundintelligenztest mit Untertests für visuelle Auffassungsgeschwindigkeit, räumliche Orientierungs- und Vorstellungsfähigkeit, sprachgebundenes und -unabhängiges logisches Denken
Gedächtnis	
Benton-Test	Visuelle Merkfähigkeit
Recurring-Figures-Test (Kimura)	Nonverbales visuelles Gedächtnis
Wechsler-Memory-Scale	Kurz und Langzeitgedächtnis, prüft visuell und akustisch
LGT-3: Lern- und Gedächtnistest	Prüft sprachliche und figurale Inhalte, ausschließlich visuell
Psychomotorik	
Test d 2	Aufmerksamkeits-Belastungs-Test
FMT (Feldmarkierungstest)	In Störreize eingebettete Zeichen unter Zeitdruck finden und markieren
Rev.-T (Revisions-Test) K-V-T (Konzentrations-Verlaufs-Test) K-L-T (Konzentrations-Leistungs-Test)	Tempo- und Sorgfaltsprüfung
MLS nach Schoppe	Motorische Leistungsserie, prüft visuomotorische Koordination
Hand-Dominanz-Test	Auswahl der motorischen Funktionen, speziell Händigkeit
Farb-Wort-Test nach Stroop Perseverationstest nach Remschmidt DUFOUR Wiener Testsystem	Umstellfähigkeit/Reaktionsgeschwindigkeit
Persönlichkeit	
MMPI (Minnesota Multiphasic Personality Inventory) FPI (Freiburger Persönlichkeitsinventar)	Fragebogen erfassen Neurotizismus, Extra- und Introversion, Depressivität, Aggressivität, emotionale Labilität etc.
Hirnwerkzeugstörungen	
AAT: Aachener Aphasietest	Für deutschsprachige Population, klassifiziert Aphasien
Token-Test	Keine Klassifikation, aber Maß für Schwergrad der Aphasie
Mosaik-Test/Figurenlegen (Untertests aus HAWIE) Dreidimensionaler Praxietest von Benton	Objektive und quantifizierende Leistungsbewertung bei (konstruktiver) Apraxie

[Literatur: 2,13]

gen baldmöglichst eine zuverlässige prognostische Einschätzung vermitteln müssen. Dazu bedarf es eines praktikablen Konzepts, das zweckmäßig aus einer primär beobachtenden Haltung unter fortlaufender Prophylaxe von Komplikationen und im Bedarfsfalle sofortiger Entscheidung zu ihrer Behandlung besteht.

Zur Einschätzung des Schweregrads eines Schädel-Hirn-Traumas hat sich die Einteilung nach Tönnies und Loew [28] bewährt. Diese berücksichtigt funktionelle Schädigungsmuster und den klinischen Verlauf. Zahlreiche Ansätze zur weiterer Modifikation wurden mitgeteilt. Stein [21] und Todorow [27] haben die Differenzierung insbesondere für die Grade 2 bis 4 verändert, eine Abgrenzung von Grad 4 ist entfallen. Hilfreich ist die Berücksichtigung des im Notarztprotokoll zu dokumentierenden Glasgow-Coma-Score, der eine interindividuell vergleichbare und überdies frühestmöglich erfolgende ärztliche Einschätzung wiedergibt.

Die überkommene, 200 Jahre alte Einordnung in Commotio cerebri (entspricht dem SHT Grad 1), Contusio cerebri (entspricht SHT Grad 2 und/oder 3, aber nur, wenn keine bedrohliche Schwellung auftritt) und Compressio cerebri (entspricht SHT Grad 3 mit bedrohlicher Schwellung) läßt sich nicht aufrechterhalten, obwohl sie immer noch weit verbreitet ist. Insbesondere die definitorische Abgrenzung der Commotio als einer Schädigung, die „lichtmikroskopisch keine Veränderungen am Hirngewebe" aufweist, bereitet erhebliche Probleme: Vor allem anderen haben histologische ebenso wie bildmorphologische Auffälligkeiten kein definiertes Korrelat zu klinischen Funktionsstörungen. Nur die Funktionsstörungen sind aber entscheidend für die – auch gutachtliche – Beurteilung einer Erkrankung und ihrer Ausheilung. Außerdem wird man kaum je einem gering Verletzten eine histologische Untersuchung seines Gehirns vorschlagen. Schließlich decken immer feinere bildmorphologische Untersuchungsverfahren heute immer kleinere strukturelle Läsionen auf, die wiederum keineswegs mit funktionellen Störungen verknüpft sein müssen und unter Anwendung der alten Definition mit der Bezeichnung „Contusio" dann eine sachlich falsche Dramatisierung von traumatischen Hirnerkrankungen fördern würden.

4.2.1 Schädel-Hirn-Trauma Grad 1 (leichtes SHT)

Werte nach dem Glasgow-Coma-Score initial bei 14/15.

Ein Bewußtseinsverlust setzt, wenn vorhanden, sofort nach dem Trauma ein. Meist dauert er weniger als 15 Minuten, nie mehr als eine Stunde; anschließend sind Durchgangssyndrome mit Somnolenz im Sinne eines posttraumatischen Dämmerzustands über einige Stunden möglich. Immer aber zeigt sich eine deutliche Besserungstendenz schon in den ersten Stunden und eine Restitution dieses Befunds in 24 Stunden.

Eine Benommenheit ist dabei nicht als Bewußtseinsverlust anzusehen, auch psychogene Ausnahmezustände müssen bestmöglich abgegrenzt werden.

Kasuistik

Ein 36jähriger angeschnallter Fahrer eines Pkw kam auf nasser Fahrbahn ins Schleudern und prallte gegen einen Pfeiler. In panischer Angst vor einer möglichen Feuerentwicklung versuchte er trotz heftiger Bauchschmerzen verzweifelt, die Tür zu öffnen, konnte aber erst von Passanten befreit werden. Im Krankenhaus geriet er in eine zunehmende Bewußtseinstrübung bei bestehender Stirnplatzwunde. Ursache war aber keineswegs ein relevantes Hirntrauma, sondern eine beginnende Schocksituation bei stumpfem Bauchtrauma mit umgehender OP-Indikation. Schon sieben Tage nach dem Unfall (und einer ausgedehnten Darmresektion) konnte er nach Hause entlassen werden, erinnerte sich auch später genau an jede Einzelheit des Unfalls.
Er hatte damit keinerlei Anzeichen eines Hirntraumas.

Die Motorik ist schon während der Bewußtseinsstörung gezielt, rasch übergehend in adäquates Befolgen von Aufforderungen.

Fokalneurologische Defizite und/oder diskrete Halbseitensymptome weisen eine rasche und vollständige Rückbildung auf.

Psychopathologische Syndrome mit Verwirrtheit oder Desorientierung, psychomotorischer Unruhe, fehlender Krankheitseinsicht, Konzentrations- und mnestischen Störungen können über wenige Stunden anhalten. Die retrograde Amnesie umfaßt dabei den Zeitraum vor, die anterograde denjenigen nach dem Unfall; sie kann über Minuten bis wenige Stunden, nie über mehr als 24 Stunden ausgedehnt sein. Längerdauernde retrograde Amnesie über viele Stunden läßt an unfallunabhängige Einflüsse, z.B. von Alkohol oder anderen Drogen, denken.

Allgemeine Befindlichkeitsstörungen können sich in depressiver Verstimmung, Reizbarkeit, rascher Erschöpfbarkeit und Schlafstörungen äußern, aber auch in Störungen der Aufmerksamkeit, Konzentration und Merkfähigkeit.

Unspezifische vegetative Symptome wie unsystematischer Schwindel, Übelkeit, Erbrechen finden sich oft beim Aufrichten verstärkt, auch Zittern und/oder Frieren, seltener Schwitzen kommen vor, ebenso wie Geräuschempfindlichkeit und Lichtscheu. Kopfschmerzen treten möglicherweise erst nach Stunden auf.

Die Begleitverletzungen bestehen in Schnittwunden, Weichteilhämatomen, Schädelfrakturen, Hirnnervenverletzungen. Kleine, besonders frontal gelegene intrakranielle Kontusionen oder Hämatome ohne raumfordernde Wirkung sind möglich.

Der Verlauf ist von rascher und letztlich vollständiger Rückbildung aller Störungen gekennzeichnet. Dauerschäden sind nicht zu erwarten [23]. Bei jungen Menschen mit nur kurzer Bewußtlosigkeit und rein vegetativen Symptomen wird dies einige Tage benötigen, bei vorliegender Amnesie über weniger als 1 Stunde etwa 6–12 Wochen. Bei einer Bewußtlosigkeit von mehr als 10 Minuten und einer Amnesie über 4–6

Stunden können Monate bis zur Ausheilung vergehen. Nach drei Monaten werden bei 30–50 % der Patienten noch leichte neuropsychologische Defizite beschrieben, innerhalb von 9 Monaten erfolgt meist die vollständige Remission [15].

Bei 10–15 % der Patienten entwickelt sich ein **chronisches posttraumatisches Syndrom** mit Kopfschmerzen, Schwindel und neuropsychologischen Defiziten sowie Störungen der Befindlichkeit und Affektivität [12]. Begünstigt wird diese Entwicklung durch positive Kopfschmerz- und Schädel-Hirn-Trauma-Anamnese sowie ernsthafte unfallbedingte Begleitverletzungen. Narben und Weichteilverletzungen werden als Ursache hartnäckig über lange Zeit wiederkehrender Kopfschmerzen (vom Spannungstyp) angeschuldigt. Aber auch ein niedriger sozioökonomischer Status und anhängige Rechtsstreitigkeiten fördern fortdauernde Beschwerden. Für die Dauer eines posttraumatischen Allgemeinsyndroms gibt es keine klare Grenze. Waren aber nach dem Trauma die Beschwerden einmal ausgeheilt und treten sie später wieder auf, ist ein Zusammenhang nicht anzunehmen.

4.2.2 Schädel-Hirn-Trauma Grad 2 (mittelschweres SHT)

Werte nach dem Glasgow-Coma-Score initial 9–13.

Die Bewußtseinsstörung bis maximal 24 Stunden hat einen unterschiedlichen Verlauf. Sie kann sofort nach dem Trauma als Koma einsetzen, das von einem fluktuierenden Durchgangssyndrom gefolgt wird; sie kann nach kurzer Dauer ein freies Intervall aufweisen und sekundär erneut auftreten; sie kann aber auch von primär leichter Trübung einen progredienten Verlauf nehmen. Bei den beiden letztgenannten Formen handelt es sich in der Regel um Anzeichen sekundär auftretender intrakranieller Komplikationen.

Psychopathologische Symptome bestehen nach Rückbildung der Bewußtseinsstörung in Verwirrtheit und Desorientierung, psychomotorischer Unruhe, fehlender Krankheitseinsicht, eingeschränkter Kritikfähigkeit, Antriebsstörung. Auch psychotische Durchgangssyndrome mit Wahrnehmungsstörungen und paranoiden Inhalten sind möglich und erfordern die Abklärung hinsichtlich zusätzlicher unfallunabhängiger Beeinflussung durch Medikamente, Alkohol oder andere Drogen. Halten sie länger als 24 Stunden an und sind sie ausschließlich posttraumatisch bedingt, ist das Trauma als Schweregrad 3 einzuordnen.

Die motorischen Reaktionen reichen vom Befolgen einfacher Aufforderungen bis zur ungezielten Abwehr auf Schmerzreize. Bei diffusem Hirntrauma sind Beuge- und Streckreaktionen kurzzeitig möglich, immer aber ist bei diesem Schweregrad eine frühe Besserungstendenz im Verlauf zu beobachten.

Neurologische Herdsymptome mit Gesichtsfeldeinschränkungen, Dysphasie, Dystaxie oder sensiblen Defiziten werden meist erst nach Abklingen der Bewußtseinsstörung erkennbar, Hemiparesen werden je nach Schweregrad oft auch beim Bewußtlosen aufgedeckt.

Hirnstammsymptome mit Störungen der Okulopupillomotorik und der Hirnstammreflexe (Kornealreflex, Okulozephalreflex, vestibulookulärer Reflex, Ziliospinalreflex) können auf Läsionen peripherer Hirnnerven, aber auch auf Funktionsstörungen der Hirnstammstrukturen beruhen und für maximal drei Wochen bestehenbleiben.

Vegetative Symptome werden initial in erster Linie als Atemstörung oder Herzrhythmus- und Blutdruck-Unregelmäßigkeiten registriert. Übelkeit, Schwindel und Kopfschmerzen werden dagegen meist von der Bewußtseinsstörung verdeckt und treten erst in der Remissionsphase in den Vordergrund der Beschwerden.

In 40–70 % der mittelschweren Schädel-Hirn-Traumata finden sich **pathologische CCT-Befunde** mit Kontusionen, Frakturen, Hämatomen oder einer generalisierten Schwellung. Eine im CCT sichtbare traumatische Hirnschädigung oder eine Fraktur mit Durazerreißung führt auch bei klinischen Befunden, die ein leichtes Schädel-Hirn-Trauma nahelegen, zu einer Einstufung in einen mittelschweren Grad [21].

Im Verlauf schließt sich an eine relativ kurze Akutphase rasch die Stabilisierungs- und meist auch schon Remissionsphase an. Traumatisch bedingte Psychosyndrome klingen innerhalb weniger Tage bis Wochen weitestgehend ab; möglich sind Restbeschwerden mit mnestischen Störungen, die sich besonders langsam zurückbilden, und leichten Persönlichkeitsveränderungen.

Neurologische Herdsymptome bilden sich oft völlig zurück, benötigen dafür aber deutlich mehr Zeit als diejenigen bei leichten Schädel-Hirn-Traumata. Wenn sie in leichter bis mäßiger Ausprägung zunächst persistieren, zeigen sie eine deutliche Besserungstendenz.

Leichte vegetative Beschwerden halten oft über mehrere Monate an.

Innerhalb von drei Monaten werden 38 % der Patienten einem guten Outcome zugeordnet, innerhalb von sechs Monaten sind es schon 60–73 %. Bei einem Viertel der Patienten wird ein ungünstigerer Verlauf mit Defektheilung innerhalb von 6 Monaten angegeben, 7 % der Verläufe enden mit einer schweren Behinderung, weitere 7 % in einem apallischen Syndrom, oder die Patienten versterben.

4.2.3 Schädel-Hirn-Trauma Grad 3 (schweres SHT)

Werte nach dem Glasgow-Coma-Score initial 3–8.

Die Bewußtseinsstörung besteht in einem bereits primär vorhandenen oder sich in kurzer Zeit entwickelnden Koma unterschiedlicher Tiefe, das mehr als 6 Stunden, meist über einige Tage anhält, dessen genaue Dauer aber meist wegen notwendiger intensivmedizinischer Behandlung mit Sedierung nicht mehr abgegrenzt werden kann.

Eine Bewußtlosigkeit von weniger als 24 Stunden mit anschließend erkennbarem Hirnstammsyndrom und eine posttraumatische Psychose über mehr als 24 Stunden werden ebenfalls diesem Schweregrad zugeordnet.

Die motorischen Reaktionen bewegen sich zwischen gezielter Abwehr und Beuge- oder Streckmustern. Treten diese bereits akut am Unfallort auf, sind sie fast immer Ausdruck einer primären Hirnstammschädigung bei diffusem Hirntrauma. Wenn sie sich erst später entwickeln, ist eine progrediente intrakranielle Raumforderung mit Hirndrucksteigerung und beginnender transtentorieller Einklemmung hochwahrscheinlich.

Fokalneurologische Defizite werden je nach Schweregrad erst nach abklingender Intensivtherapie und Bewußtseinsstörung erkennbar und halten mehr als drei Wochen lang an.

Die **Zeichen der Hirnstammdysfunktion** mit Veränderungen der Okulopupillomotorik und weiterer Hirnstammreflexe sind wesentlicher Bestandteil des klinischen Monitorings unter intensivmedizinischen Bedingungen [5, 8].

Vegetative Symptome sind häufig und bestehen in Regulationsstörungen von Atmung, Blutdruck und Herzfrequenz unterschiedlicher Ausprägung.

Der Verlauf ist von einer schlechten Prognose überschattet. Bereits in der Akutphase besteht eine durchschnittliche Mortalität von 36 %.

In der **Phase der Remission** werden unterschiedlich ausgeprägte Psychosyndrome von teilweise wochenlanger Dauer gesehen, bei langsamer Rückkehr der vom Bewußtsein regulierten Funktionen.

Ebenso wie die psychopathologischen Veränderungen können fokalneurologische Defizite über lange Zeit bestehenbleiben. Trotz intensiver Rehabilitationsmaßnahmen werden meist dauerhafte Defektsyndrome gesehen, die unterschiedliche Behinderungsgrade bedingen und nach dem Glasgow-Outcome-Score eingeteilt werden können.

Jüngere Patienten konnten nach einem Jahr in 55 % der Fälle einem guten Outcome zugeordnet werden, ältere Patienten (>56 Jahre), die länger als 72 Stunden bewußtlos waren, starben in der Regel innerhalb von 6 Monaten. Sechs Jahre nach schwerem Schädel-Hirn-Trauma wurden 76 % der Patienten nach einer Publikation von 1989 als nicht ausreichend sozial reintegriert befunden, wobei bemerkenswert ist, daß dies auch diejenigen mit einem guten Outcome zu 50 % betraf [1, 33].

Das Schädel-Hirn-Trauma Grad 4 (schwerstes SHT) ist in der neueren Einteilung nicht mehr enthalten. Es war vor allem unter dem Gesichtspunkt der bereits primär sehr schlechten Prognose abgegrenzt worden. Die Bewußtseinsstörung in Form eines tiefen Komas hält über mehr als eine Woche an, die beste motorische Antwort besteht in Beuge- und/oder Streckreaktionen, die Pupillen sind anisokor oder beidseits weit mit gestörter oder erloschener Lichtreaktion, es bestehen ausgeprägte vegetative Funktionsstörungen.

Der Verlauf ist häufig von einem Hirnstammfunktionsverlust mit Hirntodsyndrom gekennzeichnet. Wird die Akutphase überlebt, kann es zur Stabilisierung auf Hirnstammniveau kommen mit Entwicklung eines apallischen Syndroms. Selbst bei Rückkehr einzelner kortikaler Funktionen werden die Patienten selten aus dem Zustand eines schweren Defektsyndroms mit Pflegebedürftigkeit herauskommen.

4.3 Prognose nach Schädel-Hirn-Trauma

4.3.1 Prognose nach klinischen Befunden

Auf der Basis internationaler Datenbanken sind diejenigen Parameter festgestellt worden, deren Einfluß auf die Prognose nach Schädel-Hirn-Trauma am bedeutendsten ist. Hierbei spielen der klinisch-neurologische Befund und der Verlauf in der Akutphase eine entscheidende Rolle (Tab. 19-4).

Tabelle 19-4 Befunde, die häufig die Schweregradeinschätzung eines SHT bestimmen

	Akut- und Stabilisierungsphase			Remissions- und Rehabilitationsphase		
Symptome	Schweregrad 1	2	3	Schweregrad 1	2	3
Bewußtseinsstörung	(+)	+	++	–	–	+
Motorische Reaktion	–	(+)	++	–	–	+
Hirnstammreflexe	–	(+)	++	–	–	+
Vegetative Symptome	(+)	+	++	–	(+)	+
Psychosyndrom	(+)	+	–	–	(+)	++
Herdsymptome	–	+	(–)	–	(+)	++

Unter Berücksichtigung des Lebensalters und der Komadauer sind die beste motorische Reaktion und die Pupillomotorik die wichtigsten Prädiktoren; damit werden die Werte der **Glasgow-Coma-Scale** zum entscheidenden Parameter einer Vorhersage.

Unter den Bedingungen intensivmedizinischer Behandlung sind die klinischen Befunde durch Sedierung verdeckt, so daß zusätzliche apparative Parameter für die Prognoseabschätzung Bedeutung erlangen. Hier haben sich die bildgebenden Verfahren in der Zusammenschau mit neurophysiologischen Untersuchungen und intrakranieller Druckmessung als von größter Relevanz erwiesen.

Die Genauigkeit der prognostischen Vorhersage erhöht sich mit dem zeitlichen Abstand zum Trauma. Nach etwa 3 Wochen ist oft eine Einschätzung des späteren Behinderungsgrades nach dem **Glasgow-Outcome-Score** möglich (Tab. 19-5).

Tabelle 19-5 Glasgow-Outcome-Score

Kategorie	Definition
1	Tod
2	Apallisches Syndrom
3	Schwere Behinderung
4	Leichte bis mäßige Behinderung
5	Ohne Behinderung

Die entscheidende Besserung erfolgt in aller Regel innerhalb der ersten 6 Monate. Nach mehr als 2 Jahren werden gravierende Änderungen kaum noch gesehen. In Abhängigkeit vom Lebensalter werden erstaunliche Rückbildungen von Hemisyndromen und Hirnwerkzeugstörungen gesehen, so daß auch nach schwerem Schädel-Hirn-Trauma bis zu 75 % der Patienten wieder berufstätig werden.

! Apallische Syndrome sind beruflich immer mit einer schlechten Prognose behaftet und bedingen bei Erwachsenen in aller Regel Hilflosigkeit bzw. zumindest erhöhte Pflegebedürftigkeit.

Aber auch von dieser Regel gibt es erfreuliche Ausnahmen, wie die folgende Kasuistik zeigt.

Kasuistik

Eine 28jährige erlitt im Urlaub in Mexiko ein Polytrauma mit schwerem Schädel-Hirn-Trauma. Es bestanden eine diffus-axonale und Hirnstammschädigung mit bifrontalen Kontusionen und Einblutung ins Ventrikelsystem, in der Folge eine ausgeprägte generalisierte Hirnvolumenminderung. Nach einer Komadauer von etwa 2 Wochen wurde die Patientin einen Monat nach dem Unfall im apallischen Syndrom in ihren Heimatort verlegt, und ihr Zustand besserte sich im Verlauf von weiteren 2 Monaten bis zum Sprechen erster Worte.
4 Monate nach dem Unfall war sie vollständig orientiert, 7 Monate nach Trauma im Rollstuhl auf der Station mobil. 17 Monate nach dem Unfall fing sie trotz schwerer fortbestehender zerebellärer Ataxie mit Dysarthrie und linksbetonter Tetraparese wieder an zu arbeiten; sie hatte zum Zeitpunkt der Gutachtenerstellung (30 Monate nach Trauma) eine feste Halbtagsstelle an einem Computerarbeitsplatz. Testpsychologisch bestand lediglich eine geringe Verlangsamung.

4.3.2 Prognose nach Komplikationen

Intrakranielle Hämatome

Intrakranielle Hämatome als Komplikation eines Schädel-Hirn-Traumas führen oft sehr rasch zu bedrohlichen Situationen. Die klinischen Leitsymptome bestehen in einer sekundären Verschlechterung der Bewußtseinslage, in der Entwicklung neuer fokalneurologischer Defizite, einer Anisokorie mit oder ohne Störung der Pupillenlichtreaktion. Schon diese, immer aber das Auftreten von Beuge- oder Streckreaktionen deuten auf eine zunehmende Raumforderung mit beginnender transtentorieller Herniation hin. Einer nachhaltigen Verschlechterung der Prognose ist dann nur durch umgehende operative Entlastung zu begegnen.

Treten diese Komplikationen als extrazerebrale Hämatome bei primär leichtem bis mittelschweren Schädel-Hirn-Trauma auf und wird sofort operiert, so kann bei epiduralen Hämatomen in 60 %, bei subduralen in 20–30% mit einer völligen Wiederherstellung gerechnet werden. Verzögert sich die Operation um nur wenige Stunden, so steigt die Letalität sprunghaft an.

Bei intrazerebralen Hämatomen mit ausgedehnter Raumforderung sind je nach ihrer Lokalisation auch bei operativer Entlastung wegen der Gewebezerstörung und der Entwicklung eines Resorptionsödems bleibende Defizite zu erwarten.

Kasuistik

Ein 53jähriger wurde nach Sturz (fraglich im Rahmen eines epileptischen Anfalls) mit Kopfverletzung aufgenommen. Klinisch-neurologisch bestand bis auf eine Bewußtseinsstörung bei bestehendem Foetor alcoholicus zunächst kein pathologischer Befund, im Röntgen stellte sich eine Schädelfraktur dar, ein CCT war wegen Unruhe zunächst nicht durchführbar. Unter der Überwachung erlitt der Mann dann mehrfach Krampfanfälle, erlangte aber jeweils wieder das Bewußtsein und blieb ohne neurologische Herdzeichen. Die CCT zeigte eine frontale intrazerebrale Kontusionsblutung, zunächst ohne relevante Raumforderung, im weiteren Verlauf und unter intensivmedizinischer Überwachung dann aber doch mit einer diskreten Hemisymptomatik auf der Gegenseite. Drei Tage nach Aufnahme entwickelte sich eine erneute Bewußtseinsstörung mit Anisokorie, ursächlich fand man eine Rezidivblutung in den Kontusionsherd bei Thrombozytopenie von 55 000 mit jetzt deutlicher Raumforderung, die eine sofortige operative Entlastung notwendig machte. Postoperativ kam es zu erheblichen pulmonalen Problemen, Atelektasenbildung, schließlich zur Ausbildung eines ARDS, eines Aszites bei bekannter alkoholtoxischer Leberfunktionsstörung. Nach einer protrahierten intensivmedizinischen Behandlung wurde der Patient einen Monat später mit einem ausgeprägten Psychosyndrom, aber einer nur geringgradigen Hemiparese in die Rehabilitation entlassen, wo er sich weiter erholte.

Bei subarachnoidalen Blutungen ist die Situation anders: Die Blutung selbst hinterläßt in aller Regel keine Dauerfolgen. Es kann sich aber durch gestörte Liquorresorption über mehrere Tage ein Hydrozephalus mit progredienter Hirndruckentwicklung ausbilden, der sich beim wachen Patienten durch Kopfschmerzen, Übelkeit, Erbrechen und zunehmende Bewußtseinstrübung zu erkennen gibt. Die rasche Diagnostik mittels CCT und sofortige externe Ventrikeldrainage kann bleibende Schädigungen mit hoher Sicherheit verhindern. Bei weitem nicht in allen Fällen wird zur definitiven Versorgung ein dauerhafter Ventrikelshunt implantiert werden müssen.

Posttraumatische Epilepsie

Unter den Spätfolgen nach Schädel-Hirn-Trauma ist die Epilepsie die wichtigste und häufigste. Ihr Behandlung erfolgt nach den allgemeinen Richtlinien zur Epilepsietherapie. Eine routinemäßige medikamentöse Prophylaxe nach Schädel-Hirn-Trauma ist nicht gerechtfertigt, beim Auftreten des ersten klinischen Anfalls muß aber mit einer längerfristigen Behandlungsindikation gerechnet werden.

Schon in den ersten Tagen nach Hirntrauma sind epileptische Anfälle, ausgehend von Verletzungen vor allem der Hirnrinde, selbstverständlich möglich. Ein erst- und einmaliger Anfall nach einem Schädel-Hirn-Trauma ist aber noch keine Epilepsie. Auch bei Ausbleiben von Anfällen in der Frühphase kann sich aber nach Monaten und Jahren eine sog. **Spätepilepsie** entwickeln. Bis zum Ablauf des zweiten posttraumatischen Jahres werden etwa 80 % der Epilepsien manifest. Besonders häufig sind Patienten mit Zustand nach offenem Schädel-Hirn-Trauma davon betroffen, bei denen in einer solchen Situation nach einem klinisch bisher stummen Abszeß gefahndet werden muß. Bei geschlossenen Traumata führen Rindenkontusionen, Impressionsfrakturen und intrakranielle Hämatome zu Narben, die als Anfallsgenerator wirken können. Auch an die Entwicklung eines chronischen subduralen Hämatoms lassen spät auftretende Anfälle denken.

Nach Ablauf des zweiten posttraumatischen Jahres sinkt die Wahrscheinlichkeit einer Epilepsie-Entwicklung von Jahr zu Jahr deutlich ab. Als oberste Grenze wird generell das 10. Jahr mit einer Wahrscheinlichkeit von 1% angesehen, es wurde aber auch ein Intervall von 30 Jahren beschrieben.

Im klinischen Erscheinungsbild handelt es sich überwiegend um generalisierte Grand Mal, aber auch fokale und partiell komplexe Anfälle sind möglich. Für die Anerkennung einer Epilepsie als posttraumatisch bedingt wird im Falle fokaler Anfälle die Lokalisation des epileptogenen Fokus und etwaiger umschriebener traumatischer Schädigungen wichtig.

Entzündliche Spätfolgen

Diese werden fast ausschließlich nach offenem Schädel-Hirn-Trauma beobachtet, dies mit Latenzen von Jahrzehnten [25]. Man beobachtet sie bei zunächst nicht ersichtlichem Duraleck als Spätabszeß oder rezidivierende Meningitis, häufig mit epileptischen Anfällen einhergehend. Weitere neurologische Defizite werden von der Topik des Prozesses bestimmt.

Das Fehlen einer entzündlichen Komplikation in der Frühphase ist dabei kein Argument gegen die Anerkennung einer traumaverursachten Spätmanifestation.

Pneumatozele

Nach offenen Schädel-Hirn-Traumata kann es zum Eindringen von Luft in den Schädelinnenraum kommen [25], die u.U. einem Ventilmechanismus unterliegen kann. Eine Begleitmeningitis ist möglich. Größere Luftmengen führen zu Kopfschmerzen, zunehmende Raumforderung zu Hirndrucksymptomen. Das Auftreten einer Pneumatozele in der Akutphase erlaubt keine Aussage über mögliche Dauerfolgen. Umgekehrt schließt ihr Fehlen zu diesem Zeitpunkt eine spätere Manifestation nicht aus, auch nicht das Manifestwerden von dann bleibenden Schäden.

Gefäßverletzungen

Die Entwicklung einer Carotis-cavernosus-Fistel gibt sich durch eine zunehmende Protrusio bulbi mit Chemosis, oft auch durch ein lautes Strömungsgeräusch über dem Auge zu erkennen. Die Therapie soll möglichst rasch nach Diagnosestellung erfolgen, um einerseits einem drohenden Visusverfall, andererseits der Entwicklung einer Herzinsuffizienz oder von thrombotischen Verschlüssen periorbitaler Venen vorzubeugen. Hierzu sind sowohl operative als auch interventionell-neuroradiologische Verfahren zum Verschluß der Fistel selbst oder der zuführenden A. carotis interna möglich.

Hirninfarkte nach dissezierenden Gefäßverletzungen der hirnversorgenden Arterien sind möglich und können auch noch nach längerem freiem Intervall zwischen dem 6. Tag und der 8. Woche auftreten. Einem Ausschluß solcher Verletzungen in der Akutphase kommt damit große Bedeutung zu.

Liquorzirkulationsstörungen

Meningeale Verklebungen als Ursache von Kopfschmerzen werden nach schweren, insbesondere offenen Schädel-Hirn-Traumata unterstellt. Der posttraumatische Hydrozephalus hat eine substantielle Hirnschädigung zur Voraussetzung. Er tritt als Hydrocephalus communicans e vacuo infolge Hirnvolumenminderung oder als Hydrocephalus malresorptivus oder occlusus nach Subarachnoidalblutungen infolge von arachnoidalen Verklebungen auf und äußert sich klinisch in einer Blasen-Mastdarm-Inkontinenz, einer spastisch-ataktischen Gangstörung und progredienten Verschlechterung der Vigilanz und Bewußtseinlage. Eine sekundäre Progredienz als Spätkomplikation ist ausgesprochen selten.

4.4 Schädel-Hirn-Trauma bei Kindern

Das kindliche Gehirn verfügt in Relation zum knöchernen Schädel über eine größere Masse als das von Involutionsvorgängen betroffene erwachsene Gehirn. Die Schädelknochen selbst sind weicher, die Nähte lockerer, die Deformierbarkeit daher erhöht. Die Blut-Hirn-Schranke weist eine erhöhte Permeabilität auf, was eine gesteigerte Ödembereitschaft nach sich zieht, das Hirngewebe ist gegenüber Sauerstoffmangel empfindlicher, die Kreislauf- und Stoffwechselsysteme sind labiler als beim Erwachsenen.

Im Falle eines Schädel-Hirn-Traumas bedingt dies ein häufig ausgedehnteres Verletzungsmuster mit deutlich erhöhter Anfälligkeit für sekundäre Komplikationen, die dann insbesondere hinsichtlich ihrer raumfordernden Wirkung mit beschleunigter Dynamik ablaufen. Die Konsequenz in der Therapie der Akutphase besteht in häufigeren klinischen und apparativen Verlaufskontrollen, um auch bei blander Klinik und atypischer Symptomatik den Zeitpunkt notwendiger Therapiemodifikation nicht zu übersehen.

Auf die Problematik der Interpretation z.B. des CCT wurde schon hingewiesen. Im Zweifel ist es sicher richtig, ein etwa beginnendes Hirnödem nicht auszuschließen und damit für eine erhöhte Alarmbereitschaft in der Therapie Sorge zu tragen. Für die gutachtliche Bewertung muß dies später allerdings richtiggestellt werden.

Kasuistik

Ein 3jähriger Junge wurde als nicht angeschnallter Beifahrer auf dem Rücksitz eines Pkw verletzt. Er war am Unfallort wach, blieb das auch im weiteren Verlauf. Die Primärdiagnostik im Krankenhaus deckte bei unauffäligem klinisch-neurologischem Befund eine Schädelfraktur auf, im CCT wurde ein „leichtes Hirnödem" festgestellt. Die Beobachtung über zwei Tage auf einer Intensivstation zeigte keine Auffälligkeiten, das Kind wurde aber wegen der Schädelfraktur und der CCT-Diagnose weiter im Bett gehalten und durfte am Entlassungstag – drei Wochen nach Trauma – erstmalig aufstehen. Jetzt wurde ein „dysharmonisches" Gangbild konstatiert, das in der Folge Gegenstand zahlreicher klinischer Kontrollen wurde, aber nie neurologisch untersucht und behandelt wurde, sondern „irgendwann von allein" verschwand. Seither wurde jede Unpäßlichkeit und jedes nicht angepaßte Verhalten des Kindes auf den Unfall bezogen, bis sich auch in der Schule herumsprach, er habe ein schweres Schädel-Hirn-Trauma mit der Folge einer „Verzögerung der intellektuellen Entwicklung". Die gutachtliche Untersuchung einschließlich EEG und Kontroll-CCT nach Ablauf von 5 Jahren ergab klinisch-neurologisch und morphologisch einen vollständig normalen Befund. Wegen der von Eltern und Schule geklagten Verhaltensauffälligkeiten wurde ein kinderpsychiatrisches Gutachten angeregt.

Generell hängt die Prognose nach Schädel-Hirn-Trauma nicht nur von der Schwere, sondern auch vom Alter ab, in dem ein Kind verletzt wird. Die beste Prognose haben Jugendliche und junge Erwachsene, bei Säuglingen und Kleinkindern ist sie durchaus nicht so günstig. Eine Bewußtlosigkeit von länger als 30 Minuten wird nach übereinstimmender Einschätzung mehrerer Autoren als Indiz für eine substantielle Hirnschädigung angesehen [14, 16].

Das sog. **„postkontusionelle Syndrom"** mit unspezifischen Beschwerden wie Kopfschmerzen, Schwindel, Wetterfühligkeit, Überempfindlichkeit gegenüber Lärm oder Hitze gibt es bei Kindern und Jugendlichen nur selten. Bei seinem Auftreten ist ein Einfluß besorgter Eltern die Regel.

Paresen im Bereich der Extremitäten bilden sich bei Kindern und Jugendlichen besser zurück als bei Erwachsenen. Bei Hirnverletzungen im ersten Lebensjahrzehnt kommt es durchaus zu einer Wachstumshemmung der geschädigten Körperseite im Sinne einer

Hemiatrophie mit allen Folgen für die Wirbelsäulenstatik. Beidseitige zerebelläre Störungen kommen nach schweren Hirntraumen vor. Oft bilden sie sich gut zurück, aber es können auch schwere Ataxien bestehenbleiben (vgl. Fallbeschreibung in Abschnitt 4.3.1).

[Literatur: 2, 13]

5 Anerkannte Therapie

5.1 Operative Maßnahmen

Unter den Frakturen des Hirnschädels sind es in der Regel die Impressionsfrakturen, die operativ behandelt werden, um eine Stufenbildung auszugleichen und einen möglichen epileptogenen Fokus zu vermeiden.

Frakturen des Gesichtsschädels werden möglichst früh operativ versorgt, wobei Operationsteams der beteiligten Fachrichtungen anzustreben sind. Hier sind auch Duraverletzungen zu berücksichtigen, die zur Vermeidung entzündlicher Komplikationen verschlossen werden.

Weichteilhämatome werden je nach raumfordernder Wirkung, z.B. auf periphere Nerven, entlastet.

Gefäßverletzungen werden ggf. rekonstruiert. Eine Fistelbildung wird möglichst rasch nach Diagnosestellung verschlossen, wobei sowohl operative als auch neuroradiologisch-interventionelle Verfahren möglich sind.

Die Entlastung intrakranieller Hämatome erfolgt in Abwägung des Operationsrisikos je nach klinischen Zeichen der Raumforderung und der neurologischen Defizite.

Im Falle eines schweren Hirntraumas mit Hirndruckentwicklung kann es notwendig werden, operative Revisionen vor allem des Gesichtsschädels mit dafür erforderlicher Kopflagerung erst nach Überwinden der krisengefährdeten Akutphase durchzuführen.

5.2 Konservative Maßnahmen

Eine konservative Therapie der Primärschädigung bei Schädel-Hirn-Trauma ist nicht möglich. Konservative therapeutische Maßnahmen richten sich daher auf die Vermeidung von Sekundärschäden, orientieren sich initial an dem primär erkennbaren Schweregrad des Schädel-Hirn-Traumas und werden der klinischen Entwicklung kontinuierlich angepaßt [6, 9, 26].

Beim leichten und mittelschweren Schädel-Hirn-Trauma steht dabei die Überwachungsfunktion im Mittelpunkt, die bei Auftreten von Komplikationen durch jeweils spezifische (operative) therapeutische Maßnahmen ergänzt und ggf. entsprechend der Verschlechterung auf die Therapie eines schweren Schädel-Hirn-Traumas erweitert wird.

Bei unkompliziertem Verlauf wird bei fehlenden neurologischen Herdzeichen baldmöglichst mobilisiert, analog die krankengymnastische Übungsbehandlung frühzeitig begonnen, ggf. unterstützt durch medikamentöse Beeinflussung einer Spastik. Bei Sprech- oder Sprachstörungen soll die logopädische Behandlung ebenfalls frühzeitig erfolgen. Etwa auftretende epileptische Anfälle werden dem Anfallstyp entsprechend medikamentös behandelt.

Bei schweren Traumata wird eine bereits initial invasive intensivmedizinische Therapie mit Sedierung und kontrollierter Beatmung als sog. Basistherapie durchgeführt. Sie dient der bestmöglichen Prophylaxe sekundärer Hirnschädigung durch Vermeidung zerebraler Stoffwechselsteigerung und damit verbundener Gefahr der Hirnschwellung. Sie umfaßt die 30-Grad-Oberkörperhochlagerung, eine perfusorgesteuerte Analgosedierung, eine kontrollierte Beatmung mit hochnormaler Oxygenierung und milder Hyperventilation, Flüssigkeitsbilanzierung, eine meist katecholamingestützte Aufrechterhaltung eines ausreichenden zerebralen Perfusionsdrucks, den Ausgleich von Elektrolyt- und Glukosestoffwechselstörungen, eine konsequente Vermeidung erhöhter Körpertemperatur, eine exakte Bronchialtoilette, antibiotische Abdeckung vor allem bei offenem Schädel-Hirn-Trauma und nach Aspiration sowie eine allgemeine Abschirmung gegen äußere Reize (Streßvermeidung).

Die Indikation zum Legen einer Hirndrucksonde hängt von Unfallmechanismus, primärem Befund am Unfallort und bildgebendem Befund ab und ist im Zweifel großzügig zu stellen. Bei ungünstigem Verlauf und/oder Auftreten von Komplikationen kann diese durch spezifische Maßnahmen ergänzt und erweitert werden, wobei zusätzlich zu operativen Maßnahmen auch invasive konservative Maßnahmen wie bei Hirndruckentwicklung, z.B. Osmotherapie und Barbituratnarkose, infrage kommen. Bei längerfristiger maschineller Beatmungsnotwendigkeit ist die Tracheotomie durchzuführen.

Die meisten Patienten entwickeln nach einem schweren Schädel-Hirn-Trauma ein Durchgangssyndrom mit psychomotorischer Unruhe, Desorientierung, teilweise motorischer und vegetativer Enthemmung, verlangsamter Auffassung, ängstlicher oder auch aggressiver Verhaltensweise.

Nach Abklingen der Sedierung werden fokalneurologische Defizite und motorische Schädigungen erkennbar. Unbedingt muß spätestens jetzt – auch bei noch nicht abgeschlossener maschineller Beatmung – Krankengymnastik auf neurophysiologischer Grundlage eingesetzt werden, bei sprachgestörten Patienten bald auch Logopädie.

Nach Beendigung der maschinellen Beatmung, begonnener enteraler Nahrungsaufnahme und Mobilisation erfolgen die weitere Beobachtung und Behandlung in der Remissionsphase auf einer peripheren Station. Hier steht die Übungsbehandlung mit krankengymnastischen und ergotherapeutischen, auch logopädischen Konzepten im Mittelpunkt der Therapie. Wo nötig, können Medikamente wie niedrigpotente Neuroleptika eine Wiedereingliederung in einen geordneten Tagesablauf unterstützen. Angehörige sollten in dieser Phase in die Behandlung einbezogen werden, um die emotionale und soziale Wiedereingliederung zu fördern. Die Weiterverlegung in eine Anschlußheilbehandlung zur Rehabilitation und Optimierung der Restitution wird nun vorbereitet.

[Literatur: 2, 13]

6 Gutachtliche Beurteilung nach Schädel-Hirn-Trauma

! Für die gutachtliche Beurteilung bei Zuständen nach Schädel-Hirn-Trauma ist der Versuch einer klinischen Schweregradeinschätzung wichtig. Ein Vergleich der primären und der retrospektiven Einordnung sowie des gemäß dieser Einteilung erwarteten mit dem individuell tatsächlichen Verlauf der Erkrankung ermöglicht die Zuordnung vorhandener Funktionsstörungen zum Trauma im Sinne einer Schädigungsfolge bzw. die differentialdiagnostische Erwägung einer anderen Ätiologie.

6.1 Anamnese

Trotz der Notwendigkeit, die Schilderung des Patienten unvoreingenommen wahrzunehmen, ist es empfehlenswert, sich bereits vor dem Untersuchungstermin einen Aktenauszug anzufertigen, um Unstimmigkeiten im Geschehensablauf sofort aufdecken und klären zu können. Eine Diskrepanz zwischen der subjektiven Schilderung einer Amnesie und der Aktendokumentation kann durchaus auf ein von den behandelnden Ärzten nicht bemerktes oder falsch interpretiertes Durchgangssyndrom hinweisen, dessen Vorhandensein und Dauer für die retrospektive Schweregradeinschätzung eines Traumas relevant ist. Gerade in diesen Fällen kann auch die Befragung von Angehörigen notwendig werden, wenn die Eigenanamnese nicht ausreichend erhellend wirkt.

Kasuistik

Eine 39jährige wurde als Radfahrerin von einem Pkw erfaßt und nach Aktenlage „ansprechbar, aber ohne Erinnerung an den Unfallhergang" im Krankenhaus aufgenommen. Nach 5 Tagen erfolgte die Verlegung in ein anderes Krankenhaus. Erst an diesen Transport kann sich die Patientin retrospektiv klar erinnern. Die aus dieser Angabe nahegelegte Auffassung eines schweren Schädel-Hirn-Traumas wird durch funktionelle und morphologische weitere Schädigungszeichen gestützt, wenngleich der Verlauf insgesamt erfreulich war und letztlich die volle Berufsfähigkeit am alten Arbeitsplatz ermöglichte.

Andererseits kann eine solche Diskrepanz für den Einfluß unfallfremder Faktoren sprechen, hier vor allem von Alkohol und anderen Drogen.

Kasuistik

Eine 41jährige erlitt in alkoholisiertem Zustand einen Fahrradsturz, dabei fraglich eine kurze Bewußtlosigkeit von Minuten, war aber bei der Erstversorgung wieder wach, wenngleich verlangsamt. Der klinische Befund wie auch das EEG am Folgetag waren unauffällig; die Patientin wurde entlassen, klagte aber weiter über Kopfschmerzen und Schwindel. In ihrer Eigenanamnese zur Gutachtenerstellung gab sie an, sich über drei Tage nicht richtig erinnern zu können. Hier war aufgrund des normalen EEG und des dokumentierten Alkoholeinflusses die sich ergebende Diskrepanz in ihrer Zuordnung eindeutig.

! Der Vergleich der Eigenamanese mit der Anamnese nach Aktenlage erlaubt eine erste Einschätzung des Schweregrads des Traumas und der Persönlichkeit des Probanden. Je genauer subjektive Erinnerung und dokumentierte Aktenlage übereinstimmen, desto leichter war das Trauma und desto günstiger waren Verlauf und Restitution.

Das Auftreten von Diskrepanzen ist in seiner Begründung keineswegs einheitlich. Natürlich kommen ganz unbeabsichtigte Verwechslungen vor, auch nachvollziehbares Vergessen, aber eben auch falsches Erinnern, das mit oder ohne vermeintlich positiven Aspekt für die Gesamtbeurteilung des Probanden verknüpft sein kann. Dabei ist zu berücksichtigen, daß dies dem Probanden durchaus nicht bewußt sein muß, er also meist keineswegs „lügt". Vielen Patienten (und Medizinern) ist nicht bewußt, daß die Schwere des Unfalls an sich – dokumentiert z.B. im Totalschaden am Auto – per se noch nichts darüber aussagt, wie schwer der beteiligte Mensch verletzt wurde. Selbst schwere Skelettverletzungen belegen – auch bei Lokalisation am (Mittel-) Gesicht – keineswegs die Schwere einer etwaigen Hirnbeteiligung.

6.2 Aktuelle Beschwerden

Ähnliches ist bei der Schilderung aktuell bestehender Beschwerden zu berücksichtigen: Das zeitliche Auftreten von Beschwerden nach einem stattgehabten Trauma legt für den Laien die kausale Verknüpfung nahe. Hat er das Trauma obendrein noch völlig unverschuldet erlitten, wird jede körperliche Beschwerde zur Anklage gegen den Verursacher oder „das Schicksal". Wenn Schwierigkeiten in der versicherungstechnischen Abwicklung oder gar Rechtsstreitigkeiten hinzukommen, werden auch objektive Bagatellbeschwerden zur subjektiv echten starken Beeinträchtigung.

Kasuistik

So erlitt eine 55jährige ein Schädel-Hirn-Trauma leichten Grades mit Gesichtsverletzungen bei einem nicht verschuldeten Unfall. Trotz des objektiv zum Zeitpunkt der Begutachtung nach 10 Jahren lediglich als zonenförmige sensible Störung im rechten Gesicht imponierenden Befundes wurde sie seither durch Schmerzen in diesem Bereich gequält, die ihr dauernd vor Augen führten, daß sie „durch Narben entstellt" und ihre Mimik durch die gestörte Sensibilität beeinträchtigt sei. Hier war eine entsprechende psychosomatische Behandlung zu indizieren, nicht aber von einer „Simulation" auszugehen.

! Der Patient soll seine Beschwerden klar formulieren. Pathognomonische Beschwerden, die ein abgelaufenes Hirntrauma beweisen, gibt es naturgemäß nicht.

Einschränkungen durch objektivierbare Symptome liegen auf der Hand und bedürfen nur im Einzelfall detaillierter Schilderung durch den Patienten.

! Hirnnervenstörungen, insbesondere die Riechstörung, belegen keineswegs eine Hirnschädigung, sondern können rein peripher verursacht (die Riechstörung speziell bei Frakturen im Nasennebenhöhlenbereich) vorkommen.

Eine Reihe besonders häufiger, aber unspezifischer Klagen muß detailliert geschildert werden, wenn sie auf ihren jeweiligen Traumazusammenhang überprüft werden sollen.

Für Kopfschmerzen gilt dies hinsichtlich Intensität, Charakter, Frequenz, Dauer, Lokalisation, Situationsabhängigkeit, Möglichkeiten eigener Einflußnahme und Schilderung der Einschränkung im täglichen (Berufs-)Leben. Hier ist auf Spannungskopfschmerzen zu achten, bedingt durch muskuläre Fehlregulationen, sehr häufig nach Schleudertrauma und oft zu Unrecht auf ein angeblich begleitendes leichtes Schädel-Hirn-Trauma geschoben. Migräneartige Kopfschmerzen können bei nachgewiesener Gefäßbegleitschädigung im Einzelfall traumatisch verursacht sein.

Bei Schwindel soll neben Angaben zu Frequenz, Dauer und dadurch bedingter Einschränkung vor allem auch hinsichtlich seiner Richtung präzisiert werden.

Schlafstörungen sind zu differenzieren bezüglich Ein-/Durchschlafschwierigkeiten, die Frage nach Schlafenszeiten und Veränderungen im Urlaub gegenüber dem Berufsalltag ist zu stellen.

Die häufig geklagte allgemeine Leistungsminderung bedarf ebenfalls einer Konkretisierung: Was geht wann in welcher Weise nicht mehr so wie früher, und wie wirkt sich das im Alltag aus?

Bei unscharfem Sehen ist die Alterssichtigkeit in Betracht zu ziehen. Ähnliches gilt für erschwertes Hören.

Auch eine vom Patienten geschilderte Veränderung im Wesen ist keineswegs von sich aus auf eine posttraumatische Genese verdächtig, sondern bedarf einer genauen Überprüfung im Hinblick auf die Verletzungsschwere und -lokalisation. Psychosoziale Verhältnisse spielen hier eine gewichtige Rolle, auch Veränderungen durch zunehmendes Lebensalter.

6.3 Klinisch-neurologischer Untersuchungsbefund

Der klinisch-neurologische Untersuchungsbefund wird in der üblichen Form erhoben und gewertet. Er umfaßt neben der neurologischen auch eine orientierend internistische Untersuchung sowie eine Einschätzung des psychopathologischen Befunds, der sich aus dem Gespräch mit dem Patienten ergibt.

Kasuistik

Ein 62jähriger erlitt bei einem Sturz durch Ausrutschen eine Schädelprellung ohne weitergehende neurologische Symptome, klagte aber in der Folge über Kopfschmerzen und hielt deswegen weitgehende Bettruhe ein. Als er 14 Tage später zu einer Routineoperation im Krankenhaus aufgenommen wurde, erlitt er einen Kreislaufkollaps mit vorausgehender Unruhe, ungerichtetem Schwindel und Schwarzwerden vor den Augen. Die apparative Diagnostik unter der Annahme von Folgen eines Schädel-Hirn-Traumas ergab keine pathologischen Befunde, gleichwohl wiederholten sich diese Zustände mehrfach mit steigender Frequenz, ohne daß eine Ursache gefunden wurde. Nach 18 Monaten erfolgte die neurologische Gutachtenerstellung. Jetzt zeigte sich eine behandlungsbedürftige bradykarde Herzrhythmusstörung, die beim Blutdruckmessen ersichtlich wurde.

Im neurologischen Befund spielen Hemisyndrome eine wesentliche Rolle, denn sie beweisen eine erhebliche Hirnschädigung. Gleichwohl ist ihre Ausprägung vom Patienten beeinflußbar, so daß die Verhaltensbeobachtung beim Hereinkommen, Hinsetzen, Gestikulieren während des Gesprächs, Ausziehen, Besteigen der Untersuchungsliege usw. unter Umständen objektivere Befunde liefert als die gezielte Untersuchung.

Kasuistik

Ein 61jähriger hielt auch nach guter Rückbildung einer initial fraglos vorhanden gewesenen spastischen Hemiparese die Extremitäten in der typischen Wernicke-Mann-Haltung und war damit funktionell auch genauso behindert. Wenn man ihn ablenkte, konnte er aber plötzlich physiologische Bewegungen machen, ohne Stock mit abrollendem Fuß und Kniebeugung durchs Krankenhausgelände gehen. Hier lag eine funktionelle Überlagerung einer ehemals spastisch gewesenen Hemiparese vor, gleichzeitig bestand eine (reaktive) Depression, deren Behandlungsaussichten erfolgreich schienen.

Alleinige Störungen der Muskeldehnungsreflexe sind sehr fragliche Indikatoren, auch die Bauchhautreflexe sind z.B. bei Adipositas und Zustand nach Bauchoperation nicht immer aussagekräftig. Keiner Diskussion bedarf natürlich das Babinski-Phänomen, wenn es denn in der geforderten typischen Weise vorliegt.

6.4 Apparative Zusatzbefunde

Notwendige apparative Zusatzuntersuchungen sollen sich an vorhandenen Voruntersuchungen, deren dokumentierten Befunden und dem bisherigen Verlauf orientieren. Handelt es sich um eine erste Begutachtung im noch aktiven Rückbildungsprozeß nach schwerer Schädigung mit morphologischen Defekten, wird z.B. eine erneute *CCT-Untersuchung* oft wenig beitragen können, weil bekannte Defekte sich kaum verändert haben und für die Einschätzung der Minderung der Erwerbsfähigkeit nicht relevant sind. Hier ist besonders darauf hinzuweisen, daß anatomische Dauerschäden nicht grundsätzlich auch funktionelle Störungen bewirken, aus dem CCT also keine Rückschlüsse auf eine Behinderung möglich sind. Auch schreiten passive und reaktive posttraumatische Schäden nicht fort.

! Funktionelle Störungen mit ihrer resultierenden Leistungsminderung aber sind für die Einschätzung einer Minderung der Erwerbsfähigkeit maßgeblich.

Hat die Anamnese in jüngster Zeit unklare Bewußtseinsstörungen enthalten, so wird eine *EEG-Untersuchung* zur Frage epileptischer Phänomene unbedingt anzuraten sein. Grundsätzlich gilt dabei, daß ein EEG-Einzelbefund ohne Korrelation zu Klinik und CCT im allgemeinen wertlos ist, vielmehr Längsschnitt-Untersuchungen angestrebt werden sollten. Ausnahmen sind nur denkbar bei der Aufdeckung gesteigerter zerebraler Erregbarkeit mit Auftreten epileptischer Graphoelemente.

Findet man im EEG einen epileptogenen Fokus, so ist hinsichtlich der traumatischen Verursachung eine Übereinstimmung zwischen klinischem, computertomographischem und hirnelektrischem Befund zu fordern. Primär generalisierte Epilepsien sind nur im Ausnahmefall als traumatisch bedingt einzuordnen.

6.5 Testpsychologische Zusatzbefunde

Eine testpsychologische Untersuchung wird immer dann zu diskutieren sein, wenn Hirnleistungs-, Werkzeug- oder mnestische Störungen vorliegen oder zumindest empfunden werden. Sind solche Störungen zweifelsfrei vorhanden, so werden sie für die Einschätzung der Minderung der Erwerbsfähigkeit relevant. Auch eine Persönlichkeitsveränderung bzw. Wesensänderung mit Störung von Antrieb, Stimmung und Emotionalität ist für die Gesamteinschätzung bedeutsam und läßt sich testpsychologisch erfassen. Bestehen schon aufgrund der klinisch-neurologischen Untersuchung mit Erhebung der Anamnese keine Zweifel am qualitativen Vorhandensein solcher Einschränkungen, sind formale Zusatzuntersuchungen möglicherweise entbehrlich. Auch können einige Verfahren vom klinischen Untersucher selbst eingesetzt und bewertet werden.

Anders ist die Situation, wenn Patienten zwar über Beeinträchtigungen klagen, im ärztlichen Gespräch aber Zweifel an der objektiven Schwere oder sogar dem Vorhandensein solcher Störungen bestehen. Dann werden testpsychologische Untersuchungen als *Zusatzgutachten* sinnvoll und erforderlich, im Einzelfall auch mit Verlaufskontrollen. Wichtig bleibt die abschließende Einbindung des erhobenen testpsychologischen Befundes in die zusammenfassende Beurteilung mit Wertung aller klinischen und apparativen Zusatzbefunde.

Wiederholungsuntersuchungen zur *Verlaufskontrolle* sind dann sinnvoll, wenn eine neuerliche Einschätzung vorgenommen werden soll. Meist wird eine detaillierte Untersuchung nach Ablauf des dritten posttraumatischen Jahres zur dauerhaften Einschätzung der Minderung der Erwerbsfähigkeit ausreichend sein.

6.6 Zusammenfassung

! Die zusammenfassende gutachtliche Wertung setzt sich aus folgenden Parametern zusammen:

1 Unfallhergang – Rekonstruktion des Ablaufs
1.1 Innere Ursache – Gewalteinwirkung
1.2 Stärke und Richtung der auftreffenden Gewalt
1.3 Verletzungsmuster – Hirnbeteiligung
1.4 Bewußtseinsstörung – GCS am Unfallort – klinisch-neurologischer Befund
1.5 Apparative Zusatzbefunde
2 Klinischer Verlauf – Schweregradzuordnung
2.1 Rehabilitation – Berufstätigkeit
3 Aktueller Status
3.1 Subjektive Beschwerden
3.2 Klinisch-neurologischer Befund
3.3 Psychopathologischer Befund
3.4 Apparative Befunde
4 Zusammenfassende Diagnose
5 Wertung des aktuellen Status in bezug auf das Trauma
6 Empfehlungen zu weiteren therapeutischen Maßnahmen
7 Empfehlungen zu weiteren gutachtlichen Untersuchungen
8 Prognoseabschätzung
9 Feststellung einer traumatisch bedingten Minderung der Erwerbsfähigkeit mit/ohne zeitliche Befristung (bei privaten Versicherungen auch Minderung der Leistungsfähigkeit, bei privaten Unfallversicherungen als Invaliditätsgrad anzugeben)

Die Angabe eines Grades der Behinderung (GdB) in Zehnergraden bzw. einer Minderung der Erwerbsfähigkeit in Prozent, wie sie aus Tabellen [3, 20] entnommen werden kann, ist immer ein Richtwert (Tab. 19-6). Dieser muß im Einzelfall durch Berücksichtigung sämtlicher leistungsmindernder Störungen auf körperlichem, geistigem und seelischem Gebiet konkretisiert werden. Die Minderung der Erwerbsfähigkeit (MdE) bezeichnet dabei lediglich die Folge der aktuellen Schädigung, während der Grad der Behinderung alle, auch die nicht auf Fremdschädigung zurückzuführenden Beeinträchtigungen beziffert. Beide sind grundsätzlich unabhängig vom ausgeübten oder angestrebten Beruf zu beurteilen (Ausnahmen im sozialen Entschädigungsrecht) und außerdem nur anwendbar auf einen Zustand, der eine Regelwidrigkeit gegenüber dem für das Lebensalter typischen Zustand bedeutet – sie sind daher nicht anwendbar auf physiologische Einschränkungen sehr junger oder alter Menschen. Bei der quantitativen Einschätzung sind auch seelische Begleiterscheinungen und Schmerzen zu berücksichtigen, wobei die „regelhaft üblichen“ bereits in den angegebenen Sätzen enthalten sind. Über das Übliche hinausgehende Beeinträchtigungen wird man mit Gewinn für den Patienten und die Kompetenz des Gesamtgutachtens oft im Rahmen eines psychiatrischen oder psychosomatischen Zusatzgutachtens beurteilen lassen, bevor man eine definitive Gesamteinschätzung vornimmt.

6.7 Spezielle Anwendungsbereiche

Begutachtung im Rahmen von BG-Heilverfahren oder bei Berufskrankheit

Das Schädel-Hirn-Trauma ist nicht als Berufskrankheit anerkannt. Wohl aber kommen Begutachtungen im Rahmen von BG-Verfahren bei Wege- und Arbeitsunfällen vor. Hier ist sorgfältig auf die Benennung des traumatisch verursachten Anteils an einer etwaigen Gesamtbehinderung zu achten.

Begutachtung für gesetzliche Rentenversicherungsträger

Hier kommt es wesentlich auf die Bestimmung der Erwerbs- und Berufsunfähigkeit an: Das ärztliche Gutachten soll die Frage beantworten, ob der Versicherte im Vergleich zu einem etwa gleichaltrigen gesunden Menschen mit ähnlicher Ausbildung noch die Hälfte des Arbeitslohnes zu verdienen imstande ist – unabhängig davon, ob Arbeitsplätze im entsprechenden Bereich überhaupt verfügbar sind. Ist die Fähigkeit nicht vorhanden, gilt der Versicherte als berufsunfähig.

! Voraussetzung für die Feststellung der dauerhaften Berufsunfähigkeit ist in jedem Fall, daß sämtliche Rehabilitationsmaßnahmen ausgeschöpft wurden und seit dem Trauma eine Frist von 3 Jahren verstrichen ist.

Begutachtung für private Versicherungsträger

Die in der privaten Unfallversicherung bevorzugt benutzte *Gliedertaxe* ist für die Beurteilung nach Schädel-Hirn-Trauma nicht vorgesehen. So wird dem Gutachter in aller Regel freie Hand gelassen, die funktionellen Einschränkungen nach den MdE-Tabellen vorzunehmen.

Tabelle 19-6 Gutachtliche Richtwerte bei Kopf-, Gesichts- und Hirnverletzungen

GdB/MdE/MdL-Grad bei Kopf- und Gesichtsverletzungen	
Schädelfraktur ohne Komplikationen	0
Kleine Knochenlücken, gedeckte Substanzverluste (auch größere)	0–10
Narben am Hirnschädel mit erheblichem Verlust von Knochenmasse (nicht gedeckt) einschließlich entstellender Wirkung	30
Einfache Gesichtsentstellung, wenig störend	10
Einfache Gesichtsentstellung sonst	20–30
Abstoßend wirkende Gesichtsentstellung	50
Sensible Störung im Gesichtsbereich, leicht	0–10
Sensible Störung im Gesichtsbereich, ausgeprägt, oralen Bereich einschließend	20–30
Gesichtsneuralgie, leicht, selten Schmerzen	0–10
Gesichtsneuralgie, mittelgradig, häufiger, durch geringe Reize triggerbar	20–40
Gesichtsneuralgie, schwer, mehrmals im Monat starke Schmerzattacken	50–60
Gesichtsneuralgie, besonders schwer, Attacken mehrmals wöchentlich	70–80
Periphere Hirnnervenparese, einseitig, kosmetisch wenig störend	0–10
Periphere Hirnnervenparese, einseitig, ausgeprägt/Kontrakturen	20–30
Periphere Hirnnervenparese, einseitig, komplett, entstellende Kontrakturen	40
Periphere Hirnnervenparese, beidseitig, komplett	50
GdB/MdE bei Hirnverletzungen*	
Überdauernde vegetative Störungen nach SHT Grad 1 innerhalb des ersten Jahres	10–20
Hirnschaden mit geringer Leistungsbeeinträchtigung	30–40
Hirnschaden mit mittelschwerer Leistungsbeeinträchtigung	50–60
Hirnschaden mit schwerer Leistungsbeeinträchtigung	70–100
Hirnschaden mit leichten psychischen Störungen (im Alltag geringe Auswirkung)	30–40
Hirnschaden mit mittelgradigen psychischen Störungen (im Alltag deutliche Auswirkung)	50–60
Hirnschaden mit schweren psychischen Störungen	70–100
Hirnschaden mit leichten zentralen vegetativen Störungen (Schlaf-Wach-Rhythmus, Vasomotoren, Schweißregulation)	30
Hirnschaden mit mittelgradigen zentralen vegetativen Störungen, auch vereinzelten Synkopen	40
Hirnschaden mit zentralen vegetativen Störungen und erheblichen Auswirkungen auf den Allgemeinzustand	50
Hirnschaden mit Koordinations- und Gleichgewichtsstörungen je nach Ausmaß der Wirkung auf die Ziel- und Feinmotorik einschließlich Gehen und Stehen	30–100
Hirnschaden mit leichten kognitiven Leistungsstörungen (z.B. Rest-Aphasie, Apraxie, Agnosie)	30–40
Hirnschaden mit mittelgradigen kognitiven Leistungsstörungen (z.B. Aphasie mit deutlicher bis sehr ausgeprägter Kommunikationsbeeinträchtigung)	50–80
Hirnschaden mit schweren kognitiven Leistungsstörungen (z.B. globale Aphasie)	90–100
Hirnschaden mit leichter zentraler Restparese und Tonusstörung von Gliedmaßen	30
Hirnschaden mit zentraler Teillähmung in Analogie zu Gliedmaßenverlust/peripherer Parese	variabel
Hirnschaden mit zentraler Hemiplegie	100
Hirnschaden mit epileptischen Anfällen mit Pausen von Monaten (einfach-fokale) bis >1 Jahr (generalisierte)	40
Hirnschaden mit epileptischen Anfällen mit Pausen von Wochen (einfach-fokale) bis Monaten (generalisierte)	50–60
Hirnschaden mit epileptischen Anfällen mit Pausen von Tagen (einfach-fokale) bis Wochen (generalisierte)	60–80
Hirnschaden mit epileptischen Anfällen, täglich (einfach-fokale) bis wöchentlich (generalisierte)	90–100
Hirnschaden mit epileptischen Anfällen nach Anfallsfreiheit von 3 Jahren und weiterer Medikationsnotwendigkeit	30

* Besondere Aspekte sind bei Beeinträchtigungen der geistigen Entwicklung zu beachten. Siehe „Anhaltspunkte" (1996).

Begutachtung für das Versorgungsamt
Hier werden die Tabellen für die Einschätzung des Grades der Behinderung herangezogen.

Einschränkung der Dienstfähigkeit als Beamter
Hier kommt es wesentlich auf den Grad der funktionellen Einschränkungen und deren Prognose an, ob ein Schädel-Hirn-Verletzter als Beamter eingesetzt werden kann, da das Beamtenrecht besondere, hohe Anforderungen an die Belastbarkeit und Gesundheit des Bewerbers stellt. Eine generelle Verweigerung des Beamtenstatus wird natürlich nicht erfolgen.

Sondereinschränkungen (Fahrtüchtigkeit, Flugschein, Schiffspatent u.ä.)
Sind nach Schädel-Hirn-Trauma epileptische Anfälle aufgetreten, so gelten die dort erwähnten Einschränkungen zur Teilnahme am öffentlichen (Straßen-) Verkehr. Bei Einschränkungen der Wahrnehmung von Persönlichkeitsrechten gelten die Regeln des Betreuungsrechts. Umschriebene neurologische Defizite wie Neglect oder Hemianopsie schließen die Teilnahme am Verkehr ebenfalls aus. Bei Einbußen in der Extremitätenfunktion ohne Einschränkung der Hirnleistung kann im Einzelfall ein Sonderfahrzeug eingesetzt werden.

Einschränkungen nach dem Betreuungsrecht (Geschäftsfähigkeit §104 BGB Abs. 2)
Sind nach einem (schweren) Schädel-Hirn-Trauma Hirnleistungs- oder Persönlichkeitsveränderungen zurückgeblieben, die den eigenverantwortlichen Umgang im täglichen Leben einschränken, so sind Betreuungen einzurichten, die sich sowohl auf alle Belange als auch auf Teilbereiche wie Finanzen, Wohnung, Aufenthaltsbestimmung, ärztliche Versorgung etc. erstrecken können. Auf Antrag prüft das Amtsgericht, ob und inwieweit eine solche Betreuung einzurichten ist.

Gutachten für Schlichtungsstellen (Aufklärungsfehler, Behandlungsfehler)
Das Übersehen eines Schädel-Hirn-Traumas wird extrem selten Gegenstand eines Schlichtungsverfahrens sein. Bei der Einschätzung des Schweregrads kann es zu Behandlungsfehlern kommen, wenn das Monitoring und die damit verbundene Kontrollfunktion zur Ersteinschätzung nicht durchgeführt oder nicht dokumentiert werden. Aufklärungsfehler sind bei schweren Hirnverletzungen praktisch nie zu erwarten, da der Patient dann nicht aufklärbar ist. Das zweifelsfrei zu beweisen, ist wiederum eine Sache der Dokumentation im Krankenblatt. Generell zeigt die Praxis, daß ärztliches Handeln sehr viel „darf", wenn nur kontinuierlich und verantwortungsvoll dokumentiert wird.

[Literatur: 18, 23, 24, 25]

7 Zusammenwirken mit anderen Erkrankungen

Grundsätzlich kann jedes Allgemeinleiden die Rückbildungstendenz nach einem Schädel-Hirn-Trauma beeinflussen. Ganz besonders gilt dies für Erkrankungen, die ihrerseits die Hirnfunktion beeinträchtigen.

7.1 Einfluß des Alters

Die Tendenz zur Erholung nach Schädel-Hirn-Trauma ist bei jungen Menschen ausgeprägter als bei älteren, zudem ist die dafür benötigte Zeitspanne kürzer. Beim älteren Patienten ist auch die Adaptationsfähigkeit an etwaige Residualsyndrome geringer als beim jungen. Das bedeutet, daß mit zunehmendem Alter die Dauer der Rehabilitationsbehandlung bei gleicher Traumaschwere ansteigt, die Residualsyndrome einen stärkeren Behinderungsgrad bedingen und ein geringerer Prozentsatz der Patienten wieder arbeitsfähig wird. Dieser ohnehin vorhandene Trend verstärkt sich durch das altersabhängige Auftreten weiterer Hirnerkrankungen wie der vaskulären Läsionen.

Physiologische Veränderungen im Alter, z.B. verminderte körperliche Leistungsfähigkeit, verminderte Beweglichkeit der Wirbelsäule und der Gliedmaßen, Nachlassen des Gedächtnises und der geistigen Beweglichkeit sowie die Einschränkung der Seh- und Hörfähigkeit, sind von eigentlichen Schädigungsfolgen abzugrenzen und bedingen keine Minderung der Erwerbsfähigkeit oder einen Grad der Behinderung [19].

7.2 Vaskuläre Erkrankungen

Hirninfarkte als Folge traumatischer Gefäßverletzungen wurden bereits besprochen. Darüber hinaus sind aber auch bei nicht verletzten Gefäßen durch später spontan auftretende Durchblutungsstörungen Symptome möglich, die über die eigentlichen Folgen des neuen Ereignisses hinausgehen und alte, funktionell kompensierte Schädigungen wieder aus der Latenz heben. Diese alten Schädigungen werden dann verspätet wieder entschädigungspflichtig [19].

Eine späte Embolisation nach Monaten aus einem dokumentiert verletzt gewesenen Gefäß ist zwar problematisch, man wird aber in solch einem Fall die Traumafolge nicht verneinen [18].

7.3 Epilepsie

Eine bereits vor dem Trauma konstitutionell erhöhte Anfallsbereitschaft bedingt nicht den Ausschluß einer posttraumatischen Epilepsie, wenn diese erst nach dem Trauma klinisch manifest wird. Ergibt sich aber keine qualitative Veränderung, sondern lediglich eine vorübergehend erhöhte Anfallsfrequenz, so kann die Erkrankung nicht als traumabedingt verschlimmert eingeschätzt werden. Ein Anfallsleiden gilt als abgeklungen, wenn eine Anfallsfreiheit von 3 Jahren ohne gleichzeitige Einnahme antikonvulsiv wirksamer Medikamente überschritten wird. Ohne nachgewiesenen Hirnschaden ist dann keine Minderung der Erwerbsfähigkeit mehr anzunehmen.

7.4 Wiederholtes Schädel-Hirn-Trauma

Der klassische Fall der Summationsschädigung des Gehirns beim wiederholten Boxtrauma als progredienter Krankheitsprozeß ist nicht mit mehrfach erlittenen Hirntraumata anderer Genese zu vergleichen. Jahrelang zurückliegende Verletzungen mit kompletter Ausheilung sind in der Regel zu vernachlässigen.

Aber auch hier ist zu berücksichtigen, daß kompensierte frühere Störungen bei erneuter Traumatisierung mit Schädigung des kompensierenden Gewebes aus der Latenz gehoben werden können.

7.5 Frühkindlicher Hirnschaden

Auch ein primär bereits behindert gewesener Patient kann durchaus eine so gravierende Hirnschädigung erleiden, daß er aufgrund der Verletzungsfolgen eine Minderung der Erwerbsfähigkeit von 100% erreicht.

Kasuistik

Ein 22jähriger Mann hatte nach frühkindlicher Hirnschädigung die Sonderschule besucht und als 19jähriger ohne seine Eltern die damalige DDR verlassen. Im Westen fand er keine Arbeit, sein Leben war von Rauchen, Bier und Haschisch begleitet. Gleichwohl war er komplett selbständig und wohnte inzwischen in einer betreuten Wohngemeinschaft, mit dem Ziel, eine geregelte Ausbildung anzufangen, als er ein schweres Schädel-Hirn-Trauma mit Hirnstammkontusion und apallischem Durchgangssyndrom erlitt. Nach langwieriger Rehabilitationsbehandlung besserte sich der Zustand so weit, daß er zur früheren Vorgeschichte und aktuell klar orientiert war, aber motorisch einschließlich des Sprechens weiterhin schwerstbehindert, rollstuhlpflichtig und weitestgehend hilfsbedürftig. Die Fortbewegung im Rollstuhl, die Nahrungsaufnahme und die Toilettenbenutzung waren die einzigen funktionell relevanten Erfolge. Diese Schwere seines Behinderungsgrads ließ sich keinesfalls mit frühkindlichem Hirnschaden und anamnestischem Gebrauch toxischer Substanzen erklären, sondern war klar traumatische Schädigungsfolge.

7.6 Metabolische Störungen

Insbesondere die Folgen eines gravierenden Alkoholabusus, aber auch metabolische Erkrankungen anderer Genese können mit der Ausbildung einer Enzephalopathie einhergehen, deren Folgen hinsichtlich Orientierung, Konzentration und Merkfähigkeit sowie allgemeinen psychomotorischen Tempos einem posttraumatischen Allgemeinsyndrom ähneln.

Kasuistik

Ein 54jähriger erlitt bei einem Fahrradsturz ein Schädel-Hirn-Trauma leichten Grades ohne klinisch-neurologisch auffälligen Befund. Eine Alkoholkrankheit war bekannt. Nach Überwinden eines deliranten Durchgangssyndroms im Entzug kam es über eine anschließende Rehabilitationsbehandlung zu rascher und vollständiger Genesung, zunächst auch Alkoholabstinenz. Als die Versuche, doch noch einmal wieder arbeiten zu können, scheiterten, glitt der Mann erneut in den Alkoholmißbrauch ab und fiel dann zwei Jahre später durch ausgeprägte Merkfähigkeitsstörungen und aggressives Verhalten auf. Inzwischen lag eine Leberzirrhose vor. Hier mußte ein Unfallzusammenhang klar verneint werden, denn seinerzeit war der Patient unbestritten beschwerdefrei entlassen worden und die jetzt geklagte Symptomatik zwanglos auf die metabolische Dekompensation zu beziehen.

Literatur

[1] Alberico AM, Ward JD, Choi SC et al. (1987): Outcome after severe head injury. Relationship to mass lesions, diffuse injury and ICP course in pediatric and adult patients. J. Neurosurg. 67: 648–656.

[2] Brandt T, Dichgans J, Diener HC (1998; Hrsg.): Therapie und Verlauf neurologischer Erkrankungen. 3. Aufl. Kohlhammer, Stuttgart.

[3] Bundesministerium für Arbeit und Sozialordnung, Referat Öffentlichkeitsarbeit: Anhaltspunkte für die ärztliche Gutachtertätigkeit im sozialen Entschädigungsrecht und nach dem Schwerbehindertengesetz (1996). Köllen, Bonn.

[4] Dongen KJ von, Braakman R, Gelpke GJ (1983): The prognostic value of computerized tomography in comatose head-injured patients. J. Neurosurg. 59: 951–957.

[5] Gerstenbrand F, Rumpl E (1986): Clinical and topical diagnosis in traumatic brainstem disorders. In: Kunze K, Zangemeister WH, Arlt A: Clinical Problems of Brainstem Disorders, S. 7–16. Thieme, Stuttgart.

[6] Gobiet W (1984): Intensivtherapie nach Schädel-Hirn-Trauma. 2. Aufl. Springer, Berlin.

[7] Huber W, Poeck K, Weniger D (1982): Klinisch-neuropsychologische Syndrome. In: Poeck K (Hrsg.): Klinische Neuropsychologie. Thieme, Stuttgart.

[8] Jellinger K (1986): Neuropathology and clinical signs of brainstem disorders. In Kunze K, Zangemeister WH, Arlt A: Clinical Problems of Brainstem Disorders, S. 17–29. Thieme, Stuttgart.

[9] Jennet B, Teasdale G (1981): Management of Head Injuries. Davis, Philadelphia.

[10] Johannson BB (1986): Brain edema. Acta Neurochir., Suppl. 36: 137–141.

[11] Karimi-Nejad A (1991): Schädel-Hirn-Verletzungen. In: Engelhardt GH (Hrsg.): Unfallheilkunde für die Praxis. 2. Aufl., S. 184-224. De Gruyter, Berlin.

[12] Keidel M, Diener HC (1997): Der posttraumatische Kopfschmerz. Nervenarzt 68: 790–799.

[13] Kunze K (1999): Praxis der Neurologie. 2. Aufl. Thieme, Stuttgart.

[14] Lange-Cosack H, Tepfer G (1973): Das Hirntrauma im Kindes- und Jugendalter. Springer, Berlin.

[15] MacFlynn G, Montgomery E, Fenton GW, Rutherford W (1984): Measurement of reaction time following minor head injury. J. Neurol. Neurosurg. Psychiat. S. 137–140.

[16] Neundörfer B, Wallesch CW, Ehret W, Kömpf D (1977): Das leichte bis mittelschwere Schädelhirntrauma im Kindesalter. Z. Kinder- u. Jugendpsychiat. 5: 203–221.

[17] Packard RC (1994): Posttraumatic headache. Semin. Neurol. 14: 40–45.

[18] Peters G (1983): Spätfolgen offener Hirnverletzungen. In: Hopf HC, Poeck K, Schliack H (Hrsg.): Neurologie in Praxis und Klinik, Bd. I, S. 368–371. Thieme, Stuttgart.

[19] Rauschelbach HH (1963): Zur MdE-Einschätzung bei alternden Hirnverletzten – unter Berücksichtigung der jüngsten Rechtsprechung. Kriegsopferversorg. 12: 188–191.

[20] Scheidt W (1983): Lehrbuch der Neurologie. 5. Aufl. Thieme, Stuttgart.

[21] Stein SC (1996): Classification of head injury: A guide to initial management. J. Neurosurg. 77: 562–564.

[22] Sturm W, Hartje W (1982): Aufgaben und Untersuchungsverfahren der allgemeinen Psychodiagnostik bei Hirnschädigungen. In: Poeck K (Hrsg.): Klinische Neuropsychologie. Thieme, Stuttgart.

[23] Suchenwirth RMA (1982): Die Begutachtung der Spätschäden nach gedeckten Schädel-Hirn-Verletzungen. Unfallheilk. 85: 201–205.

[24] Suchenwirth RMA (1983): Fehlerquellen bei der neurologischen Begutachtung. Forensia 4: 103–115.

[25] Tate RL, Lulham JM, Broe GA et al. (1989): Psychosocial outcome for the survivors of severe blunt head injury: The results from a consecutive series of 100 patients. J. Neurol. Neurosurg. Psychiat. 52: 1128–1134.

[26] Teasdale G (1989): Workshop consensus: clinical management of mild to moderate head injury. In: Hoff JT, Anderson TE, Cole TM (Hrsg.): Mild to moderate head injury, S. 227–229. Clackwell, Boston.

[27] Todorow S, Oldenkott P (1998): Praktische Hirntraumatologie. 4. Aufl. Deutscher Ärzte-Verlag, Köln.

[28] Tönnies W, Loew F (1953): Einteilung der gedeckten Hirnschädigungen. Ärztl. Prax. 5: 13–14

[29] Zschocke S (1986): Diagnostic and prognostic value of EEG in brainstem lesions including spectral analysis. In: Kunze K, Zangemeister WH, Arlt A: Clinical roblems of Brainstem Disorders, S. 145-156. Thieme, Stuttgart.

[30] Zschocke S (1995): Klinische Elektroencephalographie. Springer, Berlin–Heidelberg.

20 Rückenmarktraumen

Martin Tegenthoff, Michael Kutzner und Heinz-Walter Delank

Inhalt

1 Einführung

Schwere Rückenmarkverletzungen und ihre Folgen gehören zweifellos zu den verheerendsten Katastrophen in einem Menschenleben. Schwerwiegende Ausfälle und Beeinträchtigungen unterhalb der Verletzungshöhe führen in der Regel zu einer grundlegenden Umstellung der Lebenssituation [22].

Die erste bekannte Beschreibung einer traumatischen Rückenmarkverletzung ist mehr als 4500 Jahre alt und findet sich in dem „Edwin Smith Papyrus" (2778–2723 v. Chr.). Neben dem typischen Bild einer Tetraparalyse mit komplettem Ausfall der Sensibilität, der Blasenkontrolle und Priapismus wird dort in subtiler diagnostischer Weise eine konjunktivale Kongestion als typische indirekte Folge einer Vasomotorenparalyse beschrieben. Im Hinblick auf die Therapie der Rückenmarkverletzung wird durch die Empfehlung „ein Leiden, das nicht behandelt werden soll", die damals infauste Prognose verdeutlicht [8].

Auch zu Anfang dieses Jahrhunderts endeten traumatische Querschnittlähmungen aufgrund der typischen Folgekomplikationen zumeist noch tödlich. Gestützt auf die allgemeinen Fortschritte in der Medizin, insbesondere im chirurgisch-anästhesiologischen und pharmakologischen Bereich, war es das umfassende Behandlungskonzept von Guttmann, das zu einer wesentlichen Verbesserung der Versorgung der Querschnittverletzten und ihrer Prognose führte [33]. Aufgrund der inzwischen noch weiter verbesserten Prognose stellen die diagnostische Einordnung und die gutachtliche Bewertung von traumatischen Rückenmarkläsionen heute eine durchaus häufigere Aufgabe dar.

Im Vergleich zum Gehirn liegt das Rückenmark innerhalb des knöchernen Gefüges der Wirbelsäule mit ihrem Band- und Muskelapparat in besonderer Weise geschützt. Wegen der geringeren Eigenmasse und des relativ breiten umgebenden Liquormantels ist es Erschütterungen weniger ausgesetzt. Dennoch wird es in 10–30 % aller Wirbelsäulenverletzungen, welche ganz allgemein vorzugsweise die unteren HWS-Abschnitte, den dorsolumbalen Übergang (T11–L2) und die LWS betreffen, mitgeschädigt. Bei gemeinsamen Verletzungen beider Organe ist zu beachten, daß zwischen den Wirbeln und den gleichnamigen Rückenmarksegmenten Höhenunterschiede aufgrund der physiologischen Längendifferenz von Rückenmark und Wirbelsäule bestehen (Abb. 20-1). Entsprechend den Richtlinien der „International Medical Society for Paraplegia" [21] wird bei Rückenmarktraumen die Verletzungshöhe durch das letzte noch intakte Segment ausgedrückt („Lähmung unterhalb von ..., sub ...").

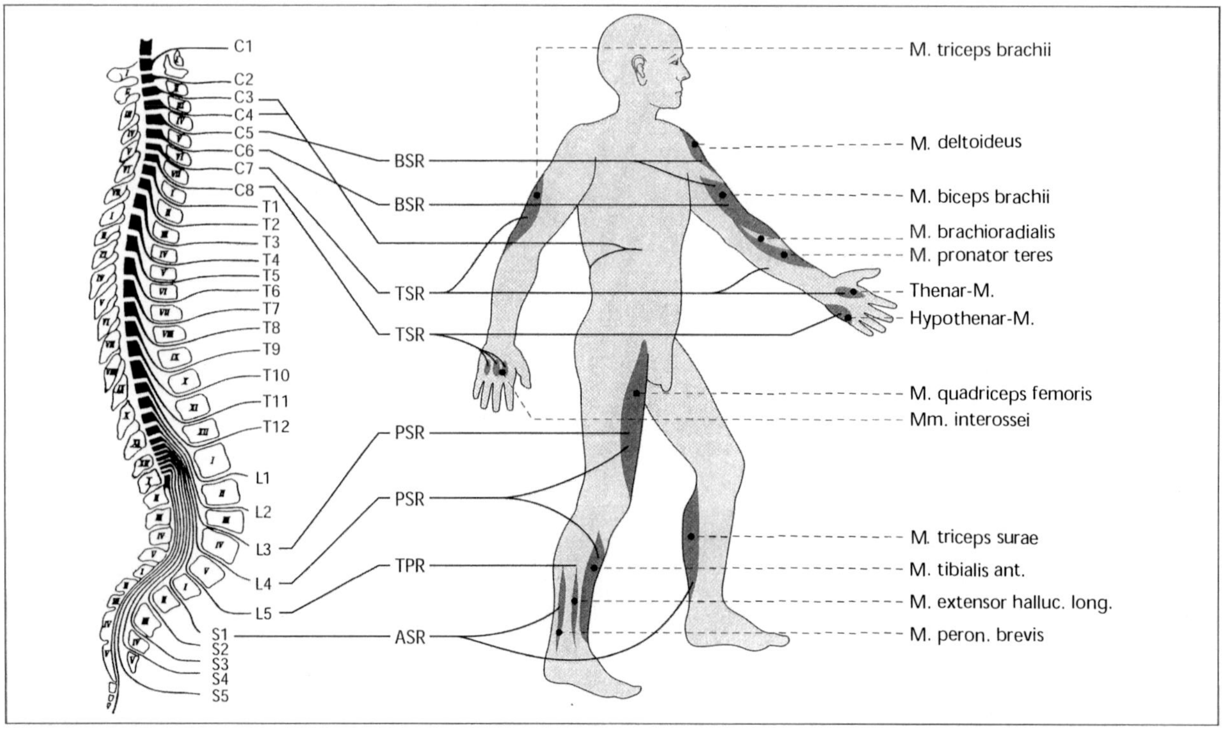

Abb. 20-1 Topographische Beziehungen zwischen Rückenmark, Nervenwurzeln und Wirbelsäule. Darstellung von Kennmuskeln und -reflexen (nach Delank 1985).

2 Definitionen

Offene Rückenmarkverletzungen: Verletzungen mit offener Verbindung zwischen intraduralem Raum und Außenwelt, die meist durch Stich oder Schuß, in Friedenszeiten seltener (5–10% aller Rückenmarktraumen) entstehen. Komplikationen wie Infektionsausbreitung oder Abszeßbildung sind ungewöhnlich wie auch eine echte *anatomische Rückenmarkdurchtrennung* als Ursache kompletter Funktionsausfälle selten vorkommt.

Gedeckte/stumpfe Rückenmarkverletzungen ohne Duraeröffnung sind am häufigsten und kommen durch indirekte Gewalt (vorwiegend mit Wirbelfrakturen oder -luxationen) zustande. Zu unterscheiden sind Commotio und Contusio spinalis.

Commotio spinalis (Rückenmarkerschütterung): flüchtige, innerhalb von Stunden oder Tagen sich vollständig zurückbildende Funktionsstörung des Rückenmarks mit Querschnittsyndrom, morphologisch spurlos wie die Commotio cerebri.

Contusio spinalis (Rückenmarkprellung): partielle oder totale Funktionsstörung des Rückenmarkquerschnitts mit nur zum Teil rückbildungsfähigem Querschnittsyndrom, dessen klinische Symptomatik von der Höhenlokalisation und Ausdehnung der Schäden im Rückenmarkquerschnitt abhängt. Morphologisch ist sie charakterisiert durch zumeist zentral lokalisierte Rhexisblutungen, nachfolgende Ödem- und Nekrosenbildung sowie sekundäre gefäßbedingte Gewebsschäden. Aus Blutungs- bzw. Nekrosenkonfluenz kann das Bild einer **Hämatomyelie** entstehen. Nach Abheilung verbleiben ein Rückenmark-Substanzdefekt, Glianarben durch Zerstörung von Ganglienzellen und bindegewebige Narben, evtl. mit Zystenbildung. Im weiteren Verlauf kann sich hier eine sekundäre Traktdegeneration im Sinne einer Wallerschen Degeneration auf- und absteigender Bahnsysteme mit Markatrophie anschließen [41].

Nekrosezysten können ähnlich wie „Dauernekrosen" durch Ausbleiben der Resorption [66] oder aus zentralen Stiftnekrosen (Liquefaktionsnekrosen) entstehen.

„Wachsende Nekrosezysten" weisen infolge Volumenvergrößerung durch Flüssigkeitsaufnahme in seltenen Fällen progrediente Symptome in der Art eines intramedullären Tumors auf.

Posttraumatische **Compressio spinalis:** Rückenmarkschädigung infolge intraspinaler Drucksteigerung, z.B. durch epidurales Hämatom; in der Regel treten spinale Ausfallsymptome mit zeitlichem Intervall nach dem Trauma auf. Ähnlich den Gegenstoßherden nach Hirnverletzungen, kommen nach Rückenmarktraumen auch Fernschäden im Sinn von *(Fern-)Kontusionen* und Auswirkungen sekundärer posttraumatischer Gefäßreaktionen vor, beispielsweise im Halsmark beim Sturz auf Gesäß oder Füße. Hierzu zählen traumatische **Spinalgefäßschäden:** Thrombosen oder Insuffizienz kleiner Spinalgefäße, seltener Thrombosen der Wurzelgefäße und Insuffizienz oder Verschluß der Arteria spinalis anterior [38, 88].

Extramedulläre Hämatome: epi- und subdurale Hämatome im Spinalkanal. Epidurale Blutungen, meist venöser Herkunft, komprimieren wegen weiträumiger Verteilungsmöglichkeit im epiduralen Fettgewebe das Rückenmark nicht in der posttraumatischen Akutphase, allenfalls erst nach erfolgter Organisation (längere Latenz). Differentialdiagnostisch abzugrenzende intra- bzw. extraspinale Hämatombildungen bei Koagulopathie oder Antikoagulanzientherapie (Marcumar) kommen spontan und nach Bagatelltraumen vor. Subdurale und (gleichzeitig auch mit Commotio spinalis auftretende) subarachnoidale Blutungen sind fast nie raumfordernd.

Spinale Arachnopathie: seltenere Spätfolge durch narbige Verwachsung der weichen und harten Rückenmarkhäute nach subarachnoidalen Blutungen, nach direkten Dura- oder Rückenmarkverletzungen oder auch indirekt als Spätfolge nach Wirbelfrakturen bzw. -luxationen mit Fibrosierung, Liquor- und Blutzirkulationsstörungen. Klinisch radikuläre, seltener spinale transversale Syndrome.

Radikuläre Begleitschäden: traumatische Wurzelschäden durch Rhexisblutungen, sekundäre Degeneration nach Vorderhornzellzerstörung, Zerrung, Kompression oder Ausriß.

Wurzelkompressionssyndrom: durch Wirbelluxation, -subluxation oder seltener durch Wirbelfraktur (meistens der Bogenwurzeln oder der Artikularportionen), intraforaminale Hämatome oder – extrem selten – durch einen traumatischen Bandscheibenvorfall, manchmal auch als Spätfolge reaktiver knöcherner Verheilungsvorgänge (Kallusbildung, Spondylose) hervorgerufene monoradikuläre Syndrome. Klinisch kann man Ausfälle zugehöriger Reflexe, segmentale Schmerzen, Kennmuskellähmung und radikuläre Sensibilitätsminderung beobachten (vollständiger *Sensibilitätsausfall* nur bei Beteiligung mehrerer benachbarter *Wurzeln* zu erwarten, da sich die segmentalen Versorgungsgebiete überlappen). Begleitende vegetative Syndrome können eine ganze Extremität oder einen Körperquadranten in Gestalt gestörter Durchblutung, Schweißsekretion oder Trophik betreffen. Bei Beteiligung der Wurzeln C8 und T1 kann z.B. ein Horner-

Syndrom (Miosis, Ptosis, Enophthalmus) durch Läsion des Grenzstranges auftreten, dessen präganglionäre Fasern vom Centrum ciliospinale durch die Vorderwurzel zum Ganglion cervicale superius ziehen. Längerdauernde vegetative Reizsyndrome können als pathogenetischer Faktor für die Entwicklung neurodystropher Syndrome (Morbus Sudeck, sympathische Reflexdystrophie, complex regional pain syndrome [CRPS] type I) angesehen werden [42].

3 Pathophysiologie und Pathomorphologie

Bei der überwiegenden Mehrzahl der traumatischen Rückenmarkschädigungen handelt es sich im klinischen Alltag um eine **Contusio spinalis nach gedecktem/stumpfem Trauma.** Der Schweregrad einer Contusio spinalis kann von einer kleinen Läsion mit punktförmigen Hämorrhagien bis hin zu schweren, den gesamten Querschnitt betreffenden Markerweichungen reichen [37]. Komplette oder partielle Lazerationen, also Kontinuitätsdurchtrennungen des Rückenmarks, sind, da sie lediglich bei Einwirkung stärkster transversaler Abscherkräfte oder nach extremen Flexions-/Rotationsbewegungen auftreten, ebenso wie raumfordernde Blutungen im Bereich des Spinalkanals eher eine Seltenheit [40].

Die Wahrscheinlichkeit, daß es zu einer traumatischen Läsion des Myelons kommt, ist abhängig vom Ausmaß der initialen Wirbeldislokation, die in maximaler Ausprägung oft nur kurzzeitig zum Unfallzeitpunkt auftritt und sich spontan reponieren kann [57]. Deshalb übertrifft das Ausmaß der Wirbeldislokation zum eigentlichen Unfallzeitpunkt häufig den Wirbelsäulenstatus, wie er sich bei Aufnahme in der erstversorgenden Klinik darstellt. Insofern spiegelt dieser initiale nativ-röntgenologische Befund insbesondere bei Flexionsverletzungen häufig nicht den Schweregrad der tatsächlichen Wirbelverschiebung wider [42]. Grundsätzlich reflektiert die Schwere der knöchernen Wirbelverletzung zwar die Stärke der einwirkenden traumatischen Kräfte, erlaubt jedoch nur bedingt Rückschlüsse auf den Schweregrad der begleitenden Rückenmarkverletzung. Bei einer nur einseitigen Dislokation der Wirbelgelenke verbleibt zumeist ein ausreichender intraspinaler Raum für das Myelon, so daß nur eine geringere Anzahl dieser Patienten eine Rückenmarkläsion davonträgt. Eine beidseitige Dislokation führt in aller Regel zu schweren Myelonschädigungen. Die größte Querschnittsausdehnung der traumatischen Markschädigung findet sich im Epizentrum der medullären Gewalteinwirkung. Insbesondere schwerergradige Extensionsverletzungen gehen häufig mit Myelonschädigungen betont im zentralen Anteil des Marks einher, da bei diesen Verletzungen durch traumatisch induzierte Bandscheibenvorfälle primär die ventrale Myelonregion verletzt werden kann. Ältere Menschen sind insbesondere aufgrund vorbestehender degenerativer Wirbelsäulenveränderungen hier vermehrt gefährdet [50, 84, 90]. Als Vorschaden kommt auch ein sog. „enger Spinalkanal" in Betracht.

Pathomorphologisch lassen sich drei Stadien der Contusio spinalis unterscheiden: Zunächst kommt es zu einer Hämorrhagie mit Ödemreaktion meist in der Zentralregion des Rückenmarks. Hier zeigt sich typischerweise eine zentrifugale Ausdehnung, die nach kranial und kaudal über mehrere Segmente reichen und bis zum Bild einer Hämatomyelie führen kann. Die gleiche Tendenz zur Ausweitung läßt das Marködem erkennen. In diesem Stadium können typischerweise sekundär gefäßbedingte Läsionen entstehen. Im zweiten Stadium nach etwa 48 Stunden kommt es nach Abschluß der Nekrotisierungsphase zu Liquefaktion und Resorption durch einwandernde Makrophagen mit späterer gliöser Narbenbildung. Im weiteren Verlauf kann sich hieran eine sekundäre Traktdegeneration im Sinne einer Wallerschen Degeneration auf- und absteigender Bahnsysteme mit Markatrophie anschließen [41]. Weiterhin sind zystische Degenerationen in seltenen Fällen bis zur Höhlenbildung in Form einer posttraumatischen zystischen Myelopathie zu beobachten. Auf dem Niveau der Schädigung findet sich häufig eine Atrophie der segmentalen Wurzeln [37, 50].

Einen wesentlichen Faktor in der Dynamik des stumpfen Rückenmarktraumas stellen nach der primären mechanischen Schädigung mit dem initialen Zusammenbruch neuronaler/bioelektrischer Funktionen vasozirkulatorische Sekundärphänomene wie Hämorrhagie, Ischämie, Ödem, Autoregulationsstörungen und nachfolgende Gewebeerweichungen dar [37]. Die segmentale, arterielle makrozirkulatorische Versorgung des Rückenmarks ist hierbei von geringerer Bedeutung. Da das bevorzugte Verletzungsmuster eine zentrale Lokalisation der Schädigung mit vorherrschender Erweichung des zentralen Hinterstranggebiets und der ventromedialen Basis der Hinterhörner oft mit röhrenförmiger Ausdehnung über mehrere Segmente ist, kann gefolgert werden, daß der intramedullären Mikrozirkulation eine wesentlichere Bedeutung zukommt. Die arterielle Binnenversorgung des Rückenmarkquerschnitts besteht aus einem großen zentralen und einem peripheren Territorium. Der zentrale Anteil wird von ventral her über die perforierende Zentralarterie versorgt, während der periphere Anteil das hintere Drittel des Rückenmarkquerschnitts sowie eine zirkuläre

Randzone umfaßt. Da es sich bei den kleinen Endästen der Zentralarterien sowie der sog. Corona radiata um Endarterien handelt, findet sich hier eine funktionelle vaskuläre Grenzzone mit vermehrter Anfälligkeit auch für traumatisch bedingte Perfusionsstörungen. Weiterhin kommt der intramedullären Venendrainage im Rahmen des Traumas eine pathogenetische Bedeutung zu [14, 67, 83].

4 Ursachen traumatischer Querschnittlähmungen

Die Häufigkeit verletzungsbedingter Rückenmarkläsionen wird heute in den Industrienationen mit etwa 15 bis 30 Fällen pro eine Million Einwohner im Jahr angegeben. **Verkehrsunfälle** stellen mit 40 bis 75 % die häufigste Ursache aller traumatischen Rückenmarkverletzungen dar, wobei dies bei Kindern noch deutlicher akzentuiert ist. An zweiter Stelle der Ursachenstatistik stehen **Sturzereignisse,** z.T. aus größerer Höhe, die oft im Rahmen von berufsgenossenschaftlich versicherten Arbeitsunfällen (20 bis 25 %), am häufigsten im Bereich der Bauindustrie, aber auch im Rahmen häuslicher Unfälle sowie als suizidal intendierte Fenster- und Brückenstürze zu beobachten sind.

Als **Arbeitsunfälle** finden sich auch Verletzungen durch herabfallende Gegenstände bzw. Verschüttungstraumen. In zunehmender Häufigkeit kommt es zu **Sport- und Freizeitunfällen** mit spinalem Trauma. So sind z.B. immer wieder beim Schwimmen Extensionsverletzungen der Halswirbelsäule nach Kopfsprung in flache Gewässer zu beobachten. Gerade im Sport- und Freizeitbereich sind meistens jüngere Menschen betroffen. Die z.B. in den USA häufigeren spinalen Schuß- und Stichverletzungen finden sich in Mitteleuropa nicht in gleicher Häufigkeit [43, 56].

Bei der Versorgung nach vertebralen bzw. spinalen Verletzungen sind zusätzliche **iatrogene Rückenmarkläsionen** bekannt geworden. Es handelt sich um Rettungs- und Transportschäden im Rahmen der Ersten Hilfe, um Lagerungsschäden beim Röntgen (z.B. bei instabilen Frakturen, Spondylose, Morbus Bechterew oder vorbestehenden Kopf- und Halsgefäßschäden), um Überziehen durch Kopfzüge (Risse von Bandelementen), Folgen manueller Reposition, auch traten vereinzelt Tetraplegien während der Intubation nach frischen Halswirbelsäulenverletzungen auf. Der Erwähnung bedürfen auch übersehene Wirbelsäulenverletzungen besonders im Röntgenbild des zervikookzipitalen und des zervikothorakalen Übergangs. Nach unerkannten Frakturen insbesondere des 2. Halswirbels wurden posttraumatische knöcherne Einengungen des Wirbelkanals mit Rückenmarkirritation beobachtet. Auf weitere iatrogene Rückenmarkschäden wird später eingegangen.

Im Rahmen physikalischer Schädigungsmechanismen kann es beim **Elektro- bzw. Blitzschlagtrauma** des Rückenmarks – je nach Stromfluß – zu Querschnittlähmungen (nach Blitzschlag Keraunoparalyse genannt), oftmals auch – insbesondere bei Stromfluß durch die Arme und das Halsmark – zu nukleären Paresen mit Pyramidenbahnbeteiligung und meist schnell regredienten Sensibilitätsstörungen kommen. Die in der Regel über Monate hin zu erwartende Besserung der atrophisch-spastischen Syndrome kann ausbleiben.

Umstritten sind gelegentlich berichtete progrediente Spätschäden, als deren Ursache eine Meningopathia adhaesiva diskutiert wurde [44, 72]. Im Einzelfall ist eine kritische Abgrenzung von anderweitigen ätiologischen Faktoren und evtl. eine technische Analyse zur Klärung nötig, ob ein adäquater Stromfluß durch das Rückenmark stattgefunden hat. Differentialdiagnostisch abzugrenzen sind periphere Schädigungen im Rahmen einer Critical-ill-Polyneuropathie aufgrund einer längerdauernden intensivmedizinischen Behandlung. Auch ist an mögliche Auswirkungen einer Hirnbeteiligung durch Stromfluß oder sekundärer Art (via Sturz oder Herzstillstand) zu denken; die Frage nach initialen Bewußtseinsstörungen darf daher in der Anamnese nicht fehlen.

Die **Caisson-Krankheit** gilt als Folge intravasaler Gasbildung und -embolie infolge zu rascher Minderung des atmosphärischen Umgebungsdrucks. Bei den betroffenen Tauchern treten nach einer Viertelstunde bis einer Stunde (auch 4–24 Stunden) im Anschluß an die zu rasche Ausschleusung neben weiteren Begleiterscheinungen spinale Ausfälle auf, deren Ausmaß von isolierter Urinretention bis hin zum vollständigen Querschnittsyndrom mit spinalem Schock reichen kann. Die sofortige Rekompression mit nachfolgender langsamer Dekompression und mindestens 24stündiger Überwachung ist in der Regel erfolgreich und läßt eine Restitutio ad integrum erhoffen.

Die **Strahlenmyelopathie** kann nach extensiver Bestrahlung bösartiger, meist im Hals- und Mediastinalbereich gelegener Geschwülste auftreten. Durch die Anwendung neuerer Bestrahlungsplanungen und -techniken ist diese Komplikation seltener geworden. Die Mindestapplikationsdosis soll 20–250 Gy betragen. Nach sechs bis zwölf Monaten oder auch einigen

Jahren beginnen (multi-)segmentale Schmerzen und Sensibilitätsstörungen und schließlich ein sich innerhalb von Wochen bis Monaten komplettierendes Querschnittsyndrom. Der Verlauf kann schubhaft anmuten. Längere oder gar endgültige Stillstände wurden kaum beobachtet, allenfalls bei Befall des Lendenmarks. Chronische Gefäßschäden sollen die spätere Verschlechterung erklären [74]. Anatomisch finden sich asymmetrische Erweichungen und Entmarkungsherde mit sekundären Bahndegenerationen. Eine seltene Verlaufsform mit Beginn innerhalb von drei Monaten nach Bestrahlungsende und mit ausschließlich sensiblen Störungen soll völlig reversibel sein [72]. Differentialdiagnostisch ist stets eine metastatische oder paraneoplastische Genese auszuschließen. Die Strahlenmyelopathie gilt als mittelbare Schädigungs- oder Unfallfolge im Sinne des sozialen Entschädigungsrechts und der gesetzlichen Unfallversicherung, sofern die Strahlenapplikation wegen der Folgen eines versicherten Schädigungsereignisses nötig war. Die wiederholten Einwirkungen kleinerer oder größerer Strahlenmengen, die unter der Nummer 2402 in der Berufskrankheitenverordnung aufgeführt sind, dürften nicht die Größenordnung erreichen, welche für die Entwicklung einer Strahlenmyelopathie vorauszusetzen ist.

Die **Triarylphosphat-Myelopolyneuropathie** ist als seltene Rückenmarkschädigung durch organische Phosphorverbindungen am Rande zu nennen. Am bekanntesten unter diesen Industrietoxinen ist das Tri-Ortho-Kresyl-Phosphat (TOCP). Die Phosphorverbindungen wurden als Glyzerinersatz, als Lösungsmittel für Nitrozellulose, in der Kunststoffherstellung und als Maschinenschmiermittel eingesetzt, auch kamen mißbräuchliche Verwendungen als Speiseöl vor.

Fünf bis 30 Tage nach der oralen Aufnahme tritt mit Ausgang von den unteren Extremitäten eine von Parästhesien begleitete symmetrische sensomotorische Polyneuropathie auf, deren Abklingen zunehmend eine Rückenmarkschädigung erkennen läßt. Es verbleiben spastische Defektsyndrome, die manchmal über etwa acht Jahre hinweg eine gewisse Besserungstendenz zeigen können. Morphologisch handelt es sich um Degenerationen der Pyramidenseitenstrangbahnen und des kranialen Abschnitts der Goll-Stränge. Differentialdiagnostisch wegweisend sind im Akutstadium hochgradige Aktivitätsverminderungen der Cholinesterase und der Pseudocholinesterase. Nach den Maßstäben des sozialen Entschädigungsrechts kann eine nachfolgende spastische Spinalparalyse als Schädigungsfolge einer Intoxikation anerkannt werden (Kann-Versorgung).

5 Klinik

5.1 Verlaufsdynamik

Querschnittlähmungen stellen kein einheitliches klinisches Bild dar. Das scheinbar so leicht verstehbare gängige Bild mit Ausfall motorischer, sensibler und vegetativer Funktionen unterhalb eines bestimmten Rückenmarkquerschnitts stellt nur eine Möglichkeit der klinischen Ausprägung dar [80]. Die Symptomatik kann jedoch von kompletten Para- oder Tetraparesen mit vollständiger Aufhebung sämtlicher Funktionen unterhalb eines Querschnittniveaus über topographisch begrenzte typische Ausfallmuster, wie z.B. beim zentralen Halsmarksyndrom oder beim Arteria-spinalis-anterior-Syndrom, bis hin zu nur diskreten sensomotorischen Störungen reichen [75]. Dieses breite Spektrum möglicher klinischer Ausfallmuster ist zum einen abhängig von der Ausdehnung und Lokalisation der Schädigung im Rückenmarkquerschnitt, zum anderen von der Höhenlokalisation der Läsion. Der posttraumatische Verlauf erfährt einen mehrfachen Wandel der klinischen Symptomatik, der der Kontrolle durch wiederholte neurologische Untersuchungen bedarf.

Initial zeigt sich in ca. 80 % der Fälle ein **spinaler Schock** (Diaschisis) für die individuell sehr unterschiedliche Dauer von Minuten bis zu mehreren Wochen mit einer völligen Funktions- und Reaktionslosigkeit des distal der Schädigungsstelle liegenden Rückenmarkabschnitts. Ursächlich wird der traumatisch bedingte plötzliche Wegfall bahnender Impulse aus höheren Zentren über den Tractus reticulospinalis, rubrospinalis und vestibulospinalis sowie die Pyramidenbahn diskutiert. Dies führt im Bereich der Pyramidenbahn auch zu einer fehlenden Erregbarkeit der spinalen Motoneurone. Ein völliger Ausfall der Motorik (Paralyse) und der Sensibilität, der Blasen- und Darmfunktion (Atonie), der Eigen- und Fremdreflexe, der Viszeromotorik, der Vasomotorik und der Thermoregulation prägen das Zustandsbild. Störungen der Respiration und Nierenfunktion, oftmals gefährlicher Schock und Elektrolytentgleisungen und manchmal Neigung zu reflektorischem Herzstillstand bei Tracheotomie treten hinzu. Hyperthermien entstehen wegen Wärmestaus infolge Abtrennung der peripheren Wärmeabgabefunktion. Ferner kommen bei hohen Halsmarkläsionen zentrale Hyperthermien (ohne Tachykardie und ohne Tachypnoe) zustande.

Differentialdiagnostisch ist stets ein zugrunde liegender Infekt (Harnwegsinfekt, Pneumonie) auszuschließen. Andererseits treten bei hohen Halsmarkläsionen Dysregulationen mit extremer Hypothermie auf. Bei Hals- und Brustmarkschäden oberhalb T6 kommen vegetative hypotone und auch bradykarde Entgleisungen und Kollapsneigung beim Aufrichten vor. Hier finden sich auch heftige vegetative Reaktionen im Sinne einer autonomen Hyperreflexie durch viszerale Reize wie Blasen- und Darmfüllung und auch durch Reize auf gelähmte Körperareale, wie z. B. Schmerzen, Hautulzera oder Verletzungen. Sie werden von exzessivem Blutdruckanstieg, Kopfschmerzen, Schweißausbrüchen, Hautrötungen (Gesicht, Hals und Nacken), gelegentlich von Benommenheit und epileptischen Anfällen begleitet und bilden sich nach Beseitigung der auslösenden Ursache zurück. Ein durch vegetative Störungen bei Halsmarkläsionen sich entwickelnder quälender Priapismus (durch vermehrte Füllung der Corpora cavernosa) gilt als ein hinsichtlich der Lähmungsrückbildung prognostisch ungünstiges Zeichen.

Die Grenze des Sensibilitätsausfalls liegt manchmal unterhalb des geschädigten Segments und verschiebt sich gelegentlich innerhalb der ersten beiden Tage im Rahmen der Ödemphase um mehrere Segmente kranialwärts. Oft wird eine hyperästhetische Randzone mit segmental begrenzten Brennschmerzen (durch Irritation der Hinterwurzeln und Seitenhörner) oberhalb der akuten Rückenmarkschädigung beobachtet, die ansonsten nicht schmerzhaft ist. Schmerzen entstehen eher aus oftmals begleitenden Nervenwurzel- oder Wirbelsäulenverletzungen. Ein – evtl. später persistierendes – Phantomgefühl mit Bewegungserleben der gelähmten Extremitäten oder auch Amputationsempfindungen können hinzutreten [25]. Das Ausmaß der verbleibenden Rückenmarkschädigung läßt sich erst nach Abklingen des spinalen Schocks beurteilen.

Dem spinalen Schock folgt für mehrere Wochen bis Monate die **Phase des Symptomwandels** mit Aufnahme einer infraläsionellen spinalen Eigentätigkeit (Reflexautomatik). Sie beginnt auch bei der – seltenen – kompletten Rückenmarkdurchtrennung innerhalb von drei Monaten. Es kommt in der Reihenfolge des Auftretens zu Reflextätigkeit von Blase und Darm (beim Darm besser funktionierend), Muskeltonuserhöhung, Eigenreflexwiederkehr und -steigerung, Auftreten von Pyramidenbahnzeichen und Reflexsynergismen mit Beuge- und Strecksynergien. Die sich entwickelnden Strecksynergismen können später zum Erlernen der selbständigen Fortbewegung bei der Rehabilitation nützlich werden. Besonders deutlich sind in dieser Umstellungsphase wechselnde vegetative Funktionsstörungen mit Neigung zu Kreislauf- und Temperaturentgleisungen und zu autonomen Hyperreflexien. Die Obergrenzen der Sensibilitätsausfälle können, vermutlich durch Ödembildung und lokale posttraumatische Durchblutungsstörungen des Rückenmarks, erheblich wechseln.

Als wichtige begleitende Komplikationen während der Phase des spinalen Schocks und des Symptomwandels sind Kontrakturen, Dekubitalulzera der Haut und Streßulzera des Magen-Darm-Trakts, Embolien, Nephropathie und nephrogener Hypertonus, Eiweißverlust und Ödembildung an gelähmten Extremitäten zu nennen. Als prognostischer Hinweis läßt ein typisches Babinski-Zeichen eine unvollständige, hingegen eine mehr träge eigenartige Beugung der 2. bis 5. Zehe bei der Prüfung dieses Phänomens eine später vollständig verbleibende Querschnittlähmung erwarten.

Korrespondierend finden sich bei inkompletten Querschnittlähmungen ausgeprägtere spastische Phänomene. Als prognostisch schlechtes Zeichen gelten auch länger persistierende schlaffe Lähmungen infolge irreversibler nukleärer Schäden in der grauen Substanz (Vorderhornsäule). Begleitende radikuläre Lähmungen lassen eine lange Heildauer erwarten wegen des weiten Regenerationsweges der ausgesprossenen Nervenfasern von der spinalen Wurzel bis zum Muskel.

Mit Abschluß der Rückenmarkfunktionsumstellung und des Abklingens der traumatischen Begleitschäden treten die klinischen Syndrome hervor, die sich nunmehr klarer topodiagnostisch den **verbliebenen posttraumatischen Rückenmarkschäden** zuordnen lassen. Von der segmentalen Höhe und vom transversalen Ausmaß der Rückenmarkläsion bestimmt, prägen neben Sensibilitäts- und Reflexstörungen, die für die Höhendiagnostik der Läsion bedeutsam sind (Abb. 20-2, Tab. 20-1), vegetativen Beeinträchtigungen und gestörten Blasen-, Darm- und Sexualfunktionen typische Lähmungsbilder die klinische Symptomatik.

5.2 Syndromales Erscheinungsbild

Komplette Transversalsyndrome sind durch querschnittartig begrenzte Lähmungsbilder gekennzeichnet. **Inkomplette Transversalsyndrome** lassen aufgrund der laminären Anordnung der auf- und absteigenden Bahnsysteme Besonderheiten erkennen, die vorwiegend bei Befall der höheren Rückenmarkabschnitte hervortreten (Abb. 20-3). Besonders im Tractus spinothalamicus und Tractus corticospinalis liegen die den kaudalen Körperhälften zugehörigen Fasern oberflächlicher. So kann bei lateralen traumatischen Einwirkungen (z.B. epiduralem Hämatom) ein lumbal anmutender Lähmungstyp bei Halsmarkschäden auftreten. Die Gesamtwertung eines subtil erhobe-

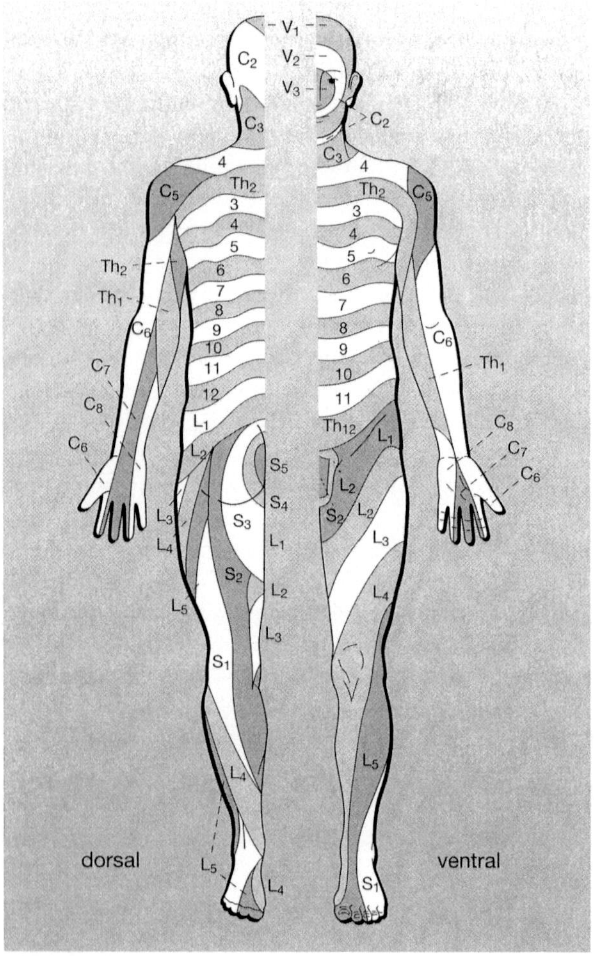

Abb. 20-2 Schema der sensiblen Rückenmarksegmentversorgung (nach Kretschmer 1978).

nen Neurostatus wird jedoch vor Verwechslungen schützen.

Die Obergrenze der Ausfallserscheinungen entspricht dem geschädigten Segment mit entsprechendem nukleärem Kennmuskelausfall (Abb. 20-1), Muskelatrophie und elektromyographisch nachweisbarer Schädigung sowie typischer Sensibilitätsobergrenze (s. Abb. 20-2) und evtl. Dysästhesien im Randbereich. Nicht selten kommen auch radikuläre Ausfallserscheinungen, z.B. bei Wirbelluxationsfrakturen, vor. Die betroffene Nervenwurzel muß dann nicht mit dem gleichnamigen Rückenmarksegment übereinstimmen. Dies ergibt sich daraus, daß einerseits aufgrund des physiologischen Längenunterschieds zwischen Wirbelsäule und Rückenmark Wurzelhöhe und Segmenthöhe besonders kaudalwärts nicht übereinstimmen und daß zum anderen das Ausmaß des Rückenmarkschadens nicht in gesetzmäßiger Beziehung zum Wirbelsäulentrauma steht (s. Abb. 20-1). So kann z.B. bei einer LWS-Verletzung eine radikulär bedingte Muskelatrophie entsprechend den Wurzeln L2–4 bestehen, gleichzeitig aber ein thorakales kontusionelles Querschnittsyndrom.

Klinisch finden sich die folgenden **„typischen Lähmungsbilder"**.

5.2.1 Komplette Transversalsyndrome

Zervikale Transversalsyndrome

Obere Halsmarklähmung (C1–4): schlechte Prognose bei hoher Lokalisation wegen häufiger Stammhirn-Mitschädigung und Bewußtlosigkeit, lebensbedrohlicher zentraler Regulationsstörungen (Kreislauf, Atmung, Temperatur) und einer bei Befall oberhalb C3/4 kompletten Atemmuskellähmung. Letztere wird nur bei sofortiger Beatmung am Unfallort überlebt. Aufgrund des inzwischen fast flächendeckenden Rettungswesens und der verbesserten intensivmedizinischen Therapieverfahren haben diese schwerstbeeinträchtigten Patienten in den letzten Jahren zunehmend die Initialphase nach dem Trauma überlebt. Tetraparalyse der Extremitäten einschließlich Rumpfmuskulatur. Intakt bleiben lediglich die vom N. trigeminus und N. facialis versorgte Gesichts- und Kaumuskulatur, das Platysma (N. facialis) und teilweise der M. sternocleidomastoideus und der vom N. accessorius versorgte Teil des M. trapecius. Von der Läsionshöhe hängen der Grad der Funktionstüchtigkeit des Trapezius, Sternokleidomastoideus und des Platysma sowie die Innervierbarkeit der kurzen Nacken- und Halsmuskeln ab. Schlaff atrophische Schultergürtelmuskulatur.

Mittlere und untere Halsmarklähmung (C5–8): Bei Läsion sub C4 ist die Zwerchfellatmung immer intakt (N.-phrenicus-Versorgung aus C3/4). Leitsymptom (auch beim Bewußtlosen erkennbar) ist eine – wegen Paralyse der Brust- und Bauchmuskulatur ineffektive – Bauchatmung. M. trapezius und sternocleidomastoideus wirken als Atemhilfsmuskulatur auf die obere Thoraxöffnung. Es ist ein Schulterhochstand durch gute Kraft des M. trapezius und die Teilkraft des M. levator scapulae und rhomboideus erkennbar, bei mäßiger Außenrotation (M. supra- und infraspinatus) als einziger Armbewegung.

Bei Läsion sub C5 Schulterheber (Trapezius, Rhomboideus, Levator scapulae), Armaußenrotation (Supra- und Infraspinatus), Armabduktion (Deltoideus), Unterarmbeugung (Bizeps, Brachialis, Brachioradialis) und Unterarmaußendrehung (Supinator brevis) weitgehend funktionstüchtig. Kennmuskel: M. biceps brachii. Als typische Haltung resultieren hochgezogene Schultern, eine Oberarmaußenrotation und -abduktion sowie die

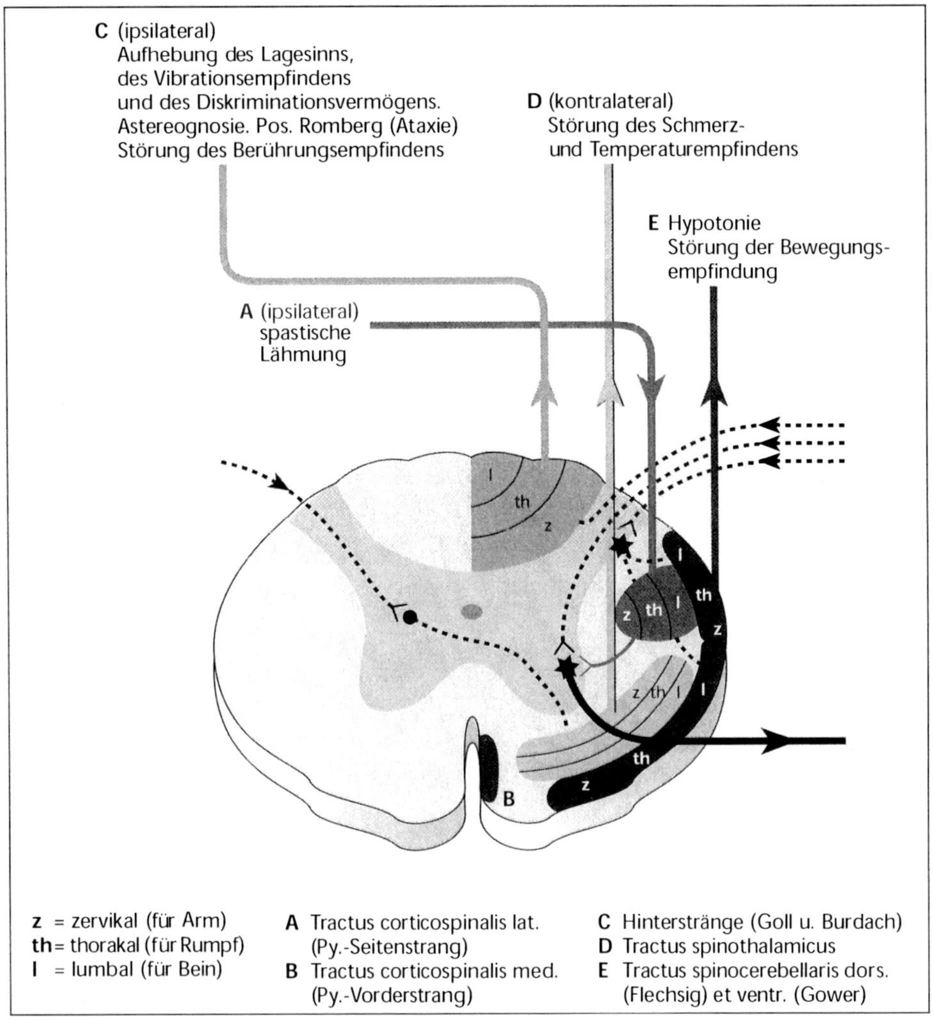

Abb. 20-3 Schematischer Rückenmarkquerschnitt (oberes Halsmark) und Topik der Rückenmarktraumen (nach Delank und Gehlen 1999).

Unterarmbeugung und Supinationshaltung der im übrigen völlig gelähmten Hände.

Bei Läsion sub C6 kann der Kennmuskel M. extensor carpi radialis longus als einziger Hand-und Fingermuskel bewegt werden (Handstreckung und -radialabduktion). Ellenbogenstreckung (M. triceps brachii) wird möglich. Kennreflexe sind der BSR und RPR (C5–6).

Bei Läsion sub C7 ist der aus den Wurzeln C6–8 versorgte M. triceps brachii meist innerviert und der Unterarm nicht mehr in gebeugter Ruhestellung. Fingerbeugung und -streckung sind gering möglich. Wegen des Beuger- und Streckergleichgewichts befindet sich die Hand in normaler Ruhelage. Aufrechte Rumpfstabilisierung durch M. trapezius und M. latissimus dorsi ist begrenzt möglich.

Bei Läsion sub C8 findet man einen stets kräftigen M. triceps. Daumenbeugung, -streckung und -adduktion sind teilweise möglich, jedoch keine Handspreizung, keine Finger-Krallenstellung. Vollkommen bzw. hochgradig gelähmt sind alle kleinen Handmuskeln (Mm. lumbricales, interossei), M. extensor pollicis brevis et longus und der M. abductor pollicis brevis, der monosegmental aus T1 versorgt wird. Es besteht ein nukleäres Horner-Syndrom. Kennreflex ist der TSR (C6–8).

Thorakale Transversalsyndrome

Es treten besonders zur Spastizität neigende Paraplegie-Syndrome mit Beteiligung der Rumpfmuskulatur auf, während Schultergürtel- und Armmotorik intakt bleiben. Je kaudalwärtiger die Läsionshöhe, desto funktionstüchtiger die Interkostal-, Rückenstreck- und Bauchmuskulatur und die Atmung. Sub T5 wird kaudalwärts die gerade und schräge Bauchmuskulatur zunehmend innerviert. Sub T10 weicht der Nabel nicht mehr beim Pressen und Anspannen kopfwärts ab. Sub T12 keine Vorwulstung der schrägen Bauchmuskeln beim Pressen mehr. Diagnostische Hilfe zur Feststellung der Schädigungshöhe sind neben der Feststellung des sensiblen Niveaus die Elektromyographie der Bauchwandmuskulatur und die Bauchhautreflexe (Etage oben T6–8, Mitte T8–10 und unten T10–12).

Tabelle 20-1 Segmenthöhen spinaler Eigen- und Fremdreflexe sowie vegetativer Reflexe

Segmenthöhen spinaler Eigen- und Fremdreflexe		
Bizepsreflex	C5–C6	(Kennsegment C6)
Brachioradialisreflex	C5–C7	(Kennsegment C6)
Trizepsreflex	C7–C8	(Kennsegment C7)
Pronationsreflex	C7–Th1	(Kennsegment C8)
Fingerbeugereflex (Trömner)	C7–Th1	
Oberer Bauchhautreflex	Th6–Th8	
Mittlerer Bauchhautreflex	Th8–Th10	
Unterer Bauchhautreflex	Th10–Th12	
Kremasterreflex	L1–L2	
Quadrizepsreflex	L2–L4	(Kennsegment L3)
Adduktorenreflex	L2–L4	
Tibialis-posterior-Reflex	L5	
Triceps-surae-Reflex	S1–S2	(Kennsegment S1)
Zehenplantarflexorenreflex	L5–S2	
Fußsohlenreflex	S1–S2	
Bulbokavernosusreflex	S2–S3	
Analreflex	S3–S5	(Kennsegment S4)
Segmenthöhen vegetativer Reflexe		
Blasenentleerung	Sympathikus Parasympathikus	Th12–L2 S2–S4
Defäkation	Sympathikus Parasympathikus	Th12–L3 S3–S5
Erektion	Parasympathikus	S3–S5
Ejakulation	Sympathikus Parasympathikus	L1–L2 S2–S3
Piloarrektion	Sympathikus	Th3–L2
Schweißsekretion	Sympathikus	Th3–L2

Lumbale Transversalsyndrome

In Abhängigkeit von der individuell unterschiedlichen Höhe des Myelon-Kauda-Übergangs ist eine vorwiegend schlaffe Paraplegie zu beobachten. Sub L1 ist eine geringe Iliopsoas- und Sartoriusfunktion mit sichtbarer Anspannung der Hüft- und Kniebeugung zu verzeichnen. Bei Läsion sub L2 gelingt dies kräftiger, auch eine geringe Hüftbeugung und -adduktion (M. adductor longus, pectineus und gracilis); der Kremasterreflex (L1–2) ist auslösbar.

Bei Läsion sub L3 bleibt die Hüftbeugung intakt, auch die Beinaußenrotation (M. obturator externus) und -adduktion. Kniebeugung (M. sartorius) und -streckung (M. quadriceps femoris) sind teilweise möglich.

Bei Läsion sub L4 ist der Quadriceps femoris stets kräftig, Kennreflex ist der PSR (L3–4). Geringe Hüftstreckung (M. glutaeus medius, M. tensor fasciae latae) ist möglich, Fuß- und Zehenstreckung und Fußsupination sind vorhanden (M. tibialis anterior et posterior). Bei Läsion sub L5 bleibt die Fuß- und Zehenhebung (M. extensor digitorum longus, peronaeus longus und brevis, hallucis longus) intakt. Der M. glutaeus maximus ist teilparetisch, bei Kniebeugung fehlt der M. biceps femoris fast ganz. Nicht innerviert werden der M. triceps surae (Pes calcaneus), die Zehenflexoren und die Sohlenmuskulatur.

Sakrale Transversalsyndrome

Bei Läsion sub S1 findet man eine intakte Unterschenkelbeugergruppe und Peronäusgruppe, einen voll kräftigen M. biceps femoris, soleus und gastrocnemius. Evtl. sind die Zehenbeuger noch paretisch. Sub S2 gibt es keinen Skelettmuskelausfall mehr. Ausfälle beschränken sich ausschließlich auf Reithosenanästhesie, erloschenen Analreflex und Blasen-, Darm- und Sexualstörungen.

Konus-Transversalsyndrom

Es kommt nur selten isoliert vor (Segmente S3–5 und Kokzygealsegment) und weist klinisch eine Reithosenanästhesie und einen fehlenden Analreflex auf. Außerdem sind eine schlaffe Blasenlähmung (M. detrusor et sphincter vesicae), eine Darmlähmung (Sphinkterparese), Impotenz (fehlende Erektion und Ejakulation wegen Läsion der genitospinalen Zentren S1–5), aber keine Skelettmuskelparese zu diagnostizieren.

Konus-Kauda-Syndrom

Zusätzliche Schädigungen peripherer Anteile der austretenden tiefen Lumbal- und Sakralwurzeln. Es kommt häufiger vor als das isolierte Konussyndrom. Zusätzliche schlaffe, z.T. von heftigen radikulären Schmerzen begleitete periphere Lähmungen an den Beinen sind zu beobachten.

Isolierte Kaudaverletzungen sind keine Rückenmarkverletzungen, vielmehr Läsionen von im Spinalkanal verlaufenden nervalen Strukturen. Je nach betroffener Wurzel treten in sehr unterschiedlichem Verteilungsmuster schlaffe, evtl. von radikulären Schmerzen begleitete Lähmungen der Beine auf (L3 und abwärts). Isolierte periphere Blasen- und Darmlähmungen können vorkommen.

5.2.2 Inkomplette Transversalsyndrome

Das **zentrale Rückenmarksyndrom** tritt meist zervikal auf, wahrscheinlich durch Quetschung des Rückenmarks zwischen Wirbelhinterkante und Ligamentum flavum (Kneifzangenmechanismus). Es kommt auch bei Überstreckungsverletzungen einer vorher eingesteiften Halswirbelsäule und gelegentlich bei schweren Formen des HWS-Schleudertraumas vor. Lähmungen betreffen mehr die oberen Extremitäten aufgrund der exzentrischen Lagerung der langen Rückenmarkbahnen. Sensibilitätsstörungen sind durch Bahnunterbrechungen unterschiedlich ausgeprägt. In den betroffenen Segmenthöhen können schlaffe atrophische Paresen der Arme (bei Vorderhornschädigung) oder auch dissoziierte Sensibilitätsstörungen beidseits auftreten. Blasen- und Darmstörungen fehlen oft.

Das **vordere Marksyndrom** findet sich ebenfalls vorwiegend zervikal durch Druckschädigung bei Wirbelluxationen oder durch Knochensplitter. Klinisch zeigen sich – ähnlich dem Arteria-spinalis-anterior-Syndrom – distalwärts zentrale und in Schädigungshöhe periphere Lähmungen meist beidseits, ferner kaudalwärts dissoziierte Sensibilitätsstörungen (Schmerz- und Temperatursinnstörung bei erhaltener Berührungs- und Lageempfindung).

Das **hintere Rückenmarksyndrom** tritt als seltenere Form eines partiellen Halsmarksyndroms durch HWS-Hyperreflexion auf. Ätiologisch wird eine Drosselung der dorsalen Spinalarterien vermutet. Das klinische Bild ist geprägt durch Hinterstrangausfälle mit Oberflächensensibilitätsdefizit und spinaler Ataxie; spastische Lähmungen treten weniger hervor.

Das **Halbseitensyndrom des Rückenmarks** (Brown-Séquard-Syndrom) entsteht meist durch Stich- oder Schußverletzungen im Bereich des Halsmarks bzw. des mittleren und oberen Brustmarks, seltener bei lateralen Kontusionsherden oder Kompression, z.B. durch epidurale Hämatome. Schlaffe atrophische Paresen der zugehörigen segmentalen Kennmuskeln (Vorderhornzellschädigung), segmentale Hyperästhesie für Oberflächenreize (infolge Ausfalls der dämpfenden Wirkung der ungekreuzten Hinterstrangbahnen), spastische Parese ipsilateral und dissoziiert gekreuzte Sensibilitätsausfälle (homolateral die Tiefensensibilität, kontralateral die Schmerz- und Temperaturempfindung betreffend) sind kennzeichnend.

5.2.3 Weitere klinische Syndrome nach Rückenmarktraumen

Blasenstörungen

Aus der anfänglichen „Schockblase" mit fehlender Detrusorkontraktion und passiver permanenter Inkontinenz (Retentio urinae mit Übergang in Überlaufblase) entwickelt sich, je nach Höhe der Rückenmarkläsion, eine Störung vom supranukleären bzw. nukleären oder infranukleären Typ (Abb. 20-4). Die supranukleäre (Läsion des oberen motorischen Neurons), oberhalb des Sakralmarks bei erhaltenem Reflexbogen spinal gesteuerte Blase (Reflexblase = automatische Blase) äußert sich mit intermittierender Inkontinenz (Entleerung alle zwei bis drei Stunden) und Restharnbildung. Bei Läsionen im Konus-Kauda-Gebiet bzw. im sakral gelegenen Blasenzentrum (Läsion des unteren motorischen Neurons) kommt es zur denervierten oder autonomen Blase (aktive intermittierende Inkontinenz) mit automatischen Entleerungen in größeren Intervallen, gesteuert durch variierende Funktion der parasympathischen Ganglienzellen der Blasenwand. Zur Aufrechterhaltung dieser Funktion bedarf es der Intaktheit der Wand (gefährdet durch Infektionen!). Ist die Blasenwand geschädigt, kommt es zu den in der Praxis häufigen Mischbildern der Blasenstörungstypen, evtl. zur Entwicklung einer atonen überdehnten Blase oder einer sekundären Schrumpfblase, evtl. mit passiver permanenter Inkontinenz (anhaltendem Harnträufeln).

Mastdarmstörungen

Nach anfänglicher Incontinentia alvi bei Sphinkterparese und schlaffem Sphinktertonus im Schock entwickelt sich unter dem Einfluß der spinalen Eigenaktivität meist in recht monomorpher Weise eine automatische Stuhlentleerung, die von den Ganglien der Darmwand gesteuert wird. Sie ist diätetisch und mittels milder Laxanzien zu beeinflussen.

Genitalstörungen

Regelblutungen sind nach Rückenmarktraumen in 50 % der Fälle unterbrochen und normalisieren sich meist nach 6 Monaten. Beim Mann treten Störungen der Erektion (Zentrum im 3. Sakralsegment) bzw. der Ejakulation (Zentrum im 1. Lumbalsegment) auf. Bei vollständigen Lähmungen vom supranukleären Typ sollen spätere reflektorische Erektionen möglich sein, Ejakulationen hingegen äußerst selten, ein Orgasmus überhaupt nicht [5]. Unvollständige Lähmungen ermöglichen auch psychisch ausgelöste Erektionen. Bei vollständigen Lähmungen vom peripheren Typ werden psychisch gesteuerte Erektionen auch mit Ejakulation und Orgasmus angegeben, bei reflektorischen Erregungen selten Ejakulationen. Bei Schädigungen sub L1 wird allgemein eine Impotentia coeundi et generandi angenommen. Zwar trifft die Annahme, jeder querschnittgelähmte Mann sei impotent, nicht zu, jedoch verbleibt meist eine Impotentia generandi. Elektromas-

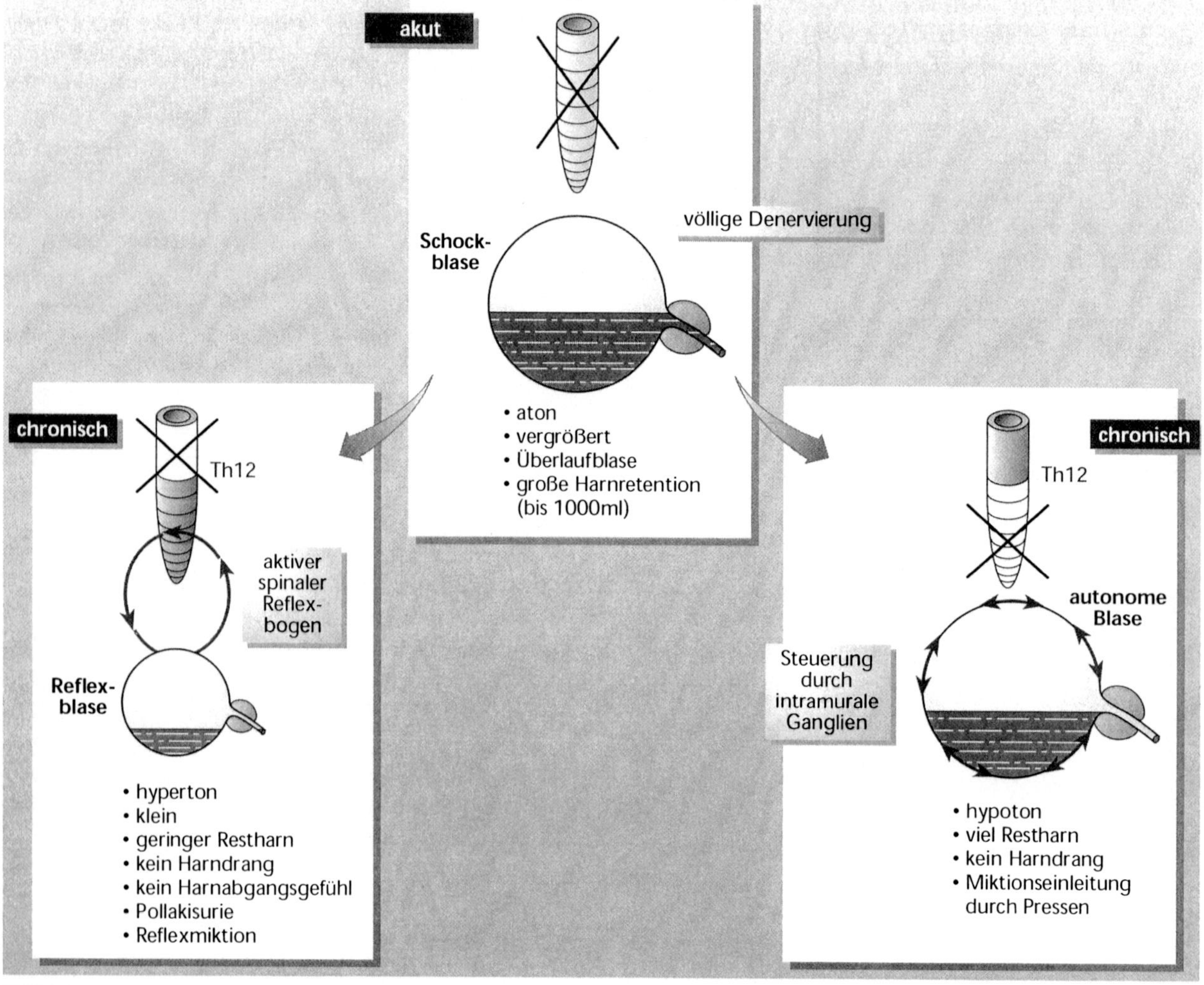

Abb. 20-4 Vereinfachendes Schema spinaler Blasenentleerungsstörungen (nach Delank und Gehlen 1999).

sagen bzw. intrathekale Prostigmin-Gaben [33] wurden früher zur Ejakulationsprovokation eingesetzt, letztere lösten auch schwere autonome Hyperreflexien aus [70]. Durch die orale Gabe von Sildenafil konnte die Erektionsfähigkeit sowie die subjektive Zufriedenheit mit dem eigenen Sexualleben bei Patienten mit Läsionen zwischen T6 und L5 verbessert werden [19]. Testikeluntersuchungen zeigten histologisch innerhalb weniger Wochen nach Rückenmarktraumen eine Depopulation des Samenepithels [65]. Das Ejakulat weist erhebliche Veränderungen auf, eine Hormontherapie ist sinnlos.

Vegetative Störungen

Sie stimmen nicht mit den betroffenen sensiblen Körpermetameren überein und sind für die Höhenlokalisation nicht ohne weiteres nutzbar. Die über das Rückenmarkseitenhorn (C8–L2) geleitete Steuerung von Vasomotorik, Schweißsekretion und Piloarrektion betrifft in Höhe T1–4 Kopf und Hals, T3–6 die Arme, T7–9 den Rumpf und T10–L 2 die Beine und die Ejaculatio seminis. Ausfälle treten nur bei beidseitigem und über mehrere Segmente reichendem Befall auf, lediglich Schweißsekretion und Piloarrektion sind segmental geordnet. Eine spinale vegetative (sympathische) Dysautonomie kommt nur bei Läsionen oberhalb der thorakalen Sympathikus-Ursprünge zustande. Durch Läsionen oberhalb T5 entstehen neben einer Schweißsekretionsstörung von Armen, Nacken und Gesicht und Vasomotoren-Kontrollverlust auch orthostatische Kreislaufstörungen mit Kollapsneigungen. Läsionen im mittleren oder unteren Halsmarkabschnitt ziehen Verlust von Gefäß- und Wärmeregulationskontrolle nach sich. Bei Rückenmarkverletzungen oberhalb T6 treten autonome Hyperreflexien auf.

5.3 Apparative Befunde

In der Akutphase nach Rückenmarktraumen bedarf wegen des Gefährdungsrisikos durch Transport- oder Lagerungsschäden der Einsatz apparativer Diagnostik stets sorgfältiger Indikationsstellung.

Röntgenaufnahmen lassen das Ausmaß des Rückenmarkschadens nicht erkennen. Es genügen zunächst meist Aufnahmen des betroffenen Wirbelsäulenabschnitts in zwei Ebenen zur Darstellung knöcherner Läsionen. Erweiterte Röntgennativdiagnostik wie Funktionsaufnahmen oder „gehaltene Aufnahmen" und Spezialprojektionen sind in der Frühphase im allgemeinen nicht erforderlich, bei Instabilität kontraindiziert. Schichtaufnahmen können z.B. beim kranio-spinalen Trauma unter strengster Indikationsstellung nötig werden (Verdacht auf C1- oder C2-Verletzung).

Die **Computertomographie der Wirbelsäule (CT)** erlaubt eine gute Darstellung des Ausmaßes der knöchernen Schädigung, von Rückenmarkkompressionen, spinalen epiduralen Hämatomen, der Spinalkanalweite und der Art einer evtl. bestehenden Einengung. Auch läßt sich bei Geschoß- oder Steckschußverletzungen oder im Fall eingedrungener Knochensplitter die Lagebeziehung der Fremdkörper zum Myelon beurteilen. Eine direkte Beurteilung von Myelonveränderungen ist kaum möglich.

Die **Kernspintomographie (MRT)** ist konkurrenzlos in der Beurteilung intraspinaler und paravertebraler Weichteilschäden. Die MRT sollte nach der primären Röntgennativdiagnostik in der Akutphase der Schädigung beim Vorhandensein persistierender neurologischer Defizite eingesetzt werden. So können traumatische Schädigungen des Myelons, des Bandapparats und der kleinen Wirbelgelenke dargestellt werden. Im Rahmen sekundärer Verschlechterungen des neurologischen Befunds lassen sich mittels MRT ursächliche traumatische Bandscheibenvorfälle oder epidurale Hämatome zweifelsfrei nachweisen.

MRT-Geräte der neueren Generation sind in der Lage, die innere Architektur des Myelons differenziert darzustellen. Hierbei findet sich eine Korrelation zur Pathologie bzw. zum Schweregrad des spinalen Traumas. Ein intraspinaler Blutungsnachweis in einer Ausdehnung von mehr als 10 mm im Sagittalschnitt spricht hierbei in der Regel für eine komplette Läsion und eine grundsätzlich schlechte Prognose. In gleicher Weise korreliert das kranio-kaudale Ausmaß eines spinalen Ödems mit dem Schweregrad des neurologischen Defizits, wobei die Darstellung eines Ödems allein ohne Blutungsnachweis grundsätzlich mit einer besseren Prognose einhergeht [4, 54].

Im späteren Verlauf lassen sich posttraumatische Traktdegenerationen sowie die Übergänge von zystischen Myelomalazien zum Auftreten einer posttraumatischen Syringomyelie nachweisen. Bei etwa 50 % der Patienten, die im chronischen Stadium eine neuartige Symptomatik, z.B. in Form von Schmerzen oder sich ändernden Sensibilitätsstörungen entwickeln, gelingt so der Nachweis einer posttraumatischen Syringomyelie [81]. Mit dem Einsatz der Kernspinangiographie (MRA) können nichtinvasiv sekundäre arterielle Läsionen (Dissektionen oder Thrombosen) erfaßt werden. Mit der technischen Weiterentwicklung der MRT kann längerfristig auf dieser Basis ein Monitoring neuerer, bislang noch experimenteller Therapieverfahren durchgeführt werden [26].

Die **Myelographie** ist zunehmend von den neueren radiologischen Methoden (CT/MRT) abgelöst worden. Sie eignet sich jedoch weiterhin gut zur Diagnostik von Wurzelausrissen. Das CT nach intrathekaler Anwendung wasserlöslicher Kontrastmittel vermag ebenfalls Wurzelausrisse und Passagestörungen im Liquorraum darzustellen. Da das CT über längere Zeit Kontrastmittel abbildet, kann es auch im Anschluß an eine konventionelle Myelographie angefertigt werden.

Liquoruntersuchung: Der Nachweis blutigen Liquors beim Frischverletzten erlaubt keinen Rückschluß auf Art, Schwere und Lokalisation der Rückenmarkläsion. Bei Passagehindernissen findet sich ein Stop-Liquor (starke Hyperproteinose, Xanthochromie und geringe Pleozytose). Auch geben sich posttraumatische Entzündungen des Rückenmarks und seiner Hüllen durch Nachweis von Pleozytose und Hyperproteinose zu erkennen.

Die Untersuchung **somatosensorisch evozierter Potentiale (SSEP)** erlaubt die Funktionsprüfung afferenter Bahnsysteme des peripheren und zentralen Nervensystems dadurch, daß spinale und kortikale Reizantworten (evozierte Potentiale) nach wiederholter peripherer elektrischer Stimulation abgeleitet werden. Mittels Oberflächenelektroden erfolgt i.d.R. die Nervenstammreizung, insbesondere des N. medianus und des N. tibialis. Die Methode ist risikolos, nicht belastend, beliebig wiederholbar und auch bei Bewußtlosen einsatzfähig. Gerade bei nicht kooperativen Patienten kann durch die SSEP-Ableitung ein objektiver diagnostischer Zugewinn im Hinblick auf Lokalisation und Schweregrad der Rückenmarkläsion erreicht werden [89, 93].

Eine komplette Querschnittläsion geht mit einem Ausfall der kortikalen Reizantworten der SSEP einher, wenn ein unterhalb der Rückenmarkläsion eintretender peripherer Nerv stimuliert wird. Bei inkompletten

Läsionen besteht eine gute Korrelation zwischen der Schwere der Schädigung und der Amplitudenreduktion des kortikalen SSEP. Frühzeitig ausgefallene SSEP deuten auf eine schlechte Prognose [92]. Eine Einschränkung kann sich dadurch ergeben, daß SSEP-Untersuchungen lediglich eine Funktionsprüfung der Hinterstränge und nicht des gesamten Rückenmarks ermöglichen.

Die Ableitung **motorisch evozierter Potentiale (MEP)** nach transkranieller Magnet- oder Elektrostimulation erlaubt eine nichtinvasive objektive Funktionsprüfung der deszendierenden Bahnen. Bei der schmerzfreien transkraniellen Magnetstimulation wird der motorische Kortex durch die Kalotte hindurch mittels eines schnell wechselnden magneto-elektrischen Feldes erregt, so daß über einem definierten Zielmuskel ein MEP abgeleitet werden kann. MEP-Veränderungen spiegeln in erster Linie Funktionsstörungen der Pyramidenbahn wider [60].

MEP erwiesen sich im Vergleich zu den stabileren SSEP als sensitiver in der Erfassung einer akuten Rückenmarkschädigung [86]. Insgesamt ist eine gute Übereinstimmung zwischen den MEP-Befunden und der klinischen Symptomatik festzustellen. Die prognostische Aussagefähigkeit der MEP bei der akuten Rückenmarkschädigung ist umstritten [11, 51]. Eine klinisch relevante Einsatzmöglichkeit der MEP findet sich in der Differentialdiagnostik psychogener Querschnittlähmungen, wo ein erhaltenes MEP eine organische Ursache einer demonstrierten Paralyse oder schwerergradigen Parese ausschließen kann [60, 89]. Methodische Einschränkungen der MEP-Diagnostik ergeben sich durch die supprimierende Wirkung zentral wirksamer Pharmaka [32].

Die **Elektromyographie** kann mittels eingehender „Etagendiagnostik" insbesondere der Rückenstreckmuskulatur das Muster der elektrophysiologisch faßbaren motorischen Ausfälle aufzeigen. Insbesondere ist die Elektromyographie jedoch zur Untersuchung nukleärer und radikulärer Ausfallsyndrome sowie des motorischen Ausfallsmusters nach Kauda-Schädigung geeignet. Im Einzelfall können pathologische Innervationen bei spastischen Syndromen nach Rückenmarkabtrennung (spinale Eigentätigkeit) erfaßt werden.

6 Therapie, Rehabilitation und Prognose

In der Frühphase vordringlich sind das Vermeiden jeglicher zusätzlicher Rückenmark- oder Wirbelsäulenschädigung, das Erhalten der Vitalfunktionen, das Erkennen und die Versorgung oft schwerer Begleitverletzungen (Thoraxtrauma, SHT) und Komplikationen (Ileus) und die Prophylaxe von Sekundärschäden (Thrombose, Dekubitus). Der Verlauf neurologischer Ausfallerscheinungen bedarf engmaschiger Kontrollen. Lagerung, regelmäßiges Drehen und Kippen als Kreislauftraining erfolgen im Spezialbett. Neue medikamentöse Therapieansätze der traumatischen Querschnittlähmung, wie die hochdosierte Steroidgabe, die in einigen Studien die neurologische Ausfallsymptomatik reduzieren konnte, fußen auf einem möglichst frühzeitigen Therapiebeginn von weniger als 8 Stunden nach Trauma [6, 7].

Während die Indikation zur Durchführung einer sofortigen chirurgischen Therapie von Wirbelsäulenverletzungen lange umstritten war, wird heute unter Einsatz der inzwischen verfeinerten chirurgischen Verfahren insbesondere bei einer Instabilität, einer Einengung des Spinalkanals, beim Vorliegen neurologischer Ausfallerscheinungen oder bei einer offenen Verletzung in der Regel ein sofortiger chirurgischer Eingriff durchgeführt. Neben einer eventuellen Dekompression des Rückenmarks mittels Laminektomie muß ggf. nach Reposition gleichzeitig eine osteosynthetische Stabilisierung durchgeführt werden [3, 24, 58]. Ziel ist die im Durchschnitt 4 Wochen früher durchführbare Mobilisierung des Verletzten, der etwa 3 Wochen nach dem Trauma rollstuhlfähig oder als Fußgänger stand- und gehfähig sein sollte. Eine direkte Restitution der traumatogen ausgefallenen Rückenmarkfunktion durch den frühen operativen Eingriff ließ sich nicht eindeutig nachweisen.

Eine frühzeitige neuro-urologische und ggf. internistische Mitbetreuung der Rückenmarkverletzten ist anzustreben. Im Einzelfall kann beim Auftreten typischer Deafferenzierungsschmerzen eine spezielle schmerztherapeutische Versorgung sinnvoll sein. Eine Überwachung der Patienten im Hinblick auf typische Komplikationen wie z.B. Druckgeschwüre, Paraosteoarthropathien (POA) oder pulmonale Erkrankungen ist erforderlich. Frühzeitig sollte neben der krankengymnastischen Behandlung auch eine ergotherapeutische Betreuung im Hinblick auf eine erforderliche Hilfsmittelversorgung erfolgen.

Ein besonderes Problem stellen ateminsuffiziente Patienten mit hohen Halsmarkläsionen dar. Hier muß im Einzelfall über eine Indikation z.B. zur Heimbeatmung oder evtl. zur Implantation eines Zwerchfellschrittmachers entschieden werden. Diese Entscheidungen sollten jedoch ebenso wie beispielsweise die Indikationsstellung zur Elektrostimulation im Bereich der Harnblase spezialisierten Zentren mit entsprechender Erfahrung vorbehalten bleiben.

Neuere, in erster Linie experimentelle Therapieansätze ergeben sich durch die Transplantation von adultem oder auch embryonalem Nervengewebe sowie insbesondere durch den bislang lediglich tierexperimentellen Einsatz von spezifischen Antikörpern, die geeignet sind, Proteine, die das regenerative Wachstum hemmen, zu inaktivieren [63, 77]. Ein weiterer Ansatz besteht in der Anwendung eines Lokomotionstrainings auf dem Laufband [20].

Für die frühe Beurteilung des zu erwartenden Endzustandes stehen im Einzelfall keine absolut verläßlichen **Verlaufskriterien** zur Verfügung. Die stabilsten Ergebnisse in der Verlaufsbeurteilung zeigt die ASIA-Motorik-Skala, da sich bei der Mehrzahl der Patienten das Vorhandensein motorischer Funktionen als der verläßlichste prognostische Parameter erweist [21].

Grundsätzlich persistieren primär vollständige Querschnittlähmungen bei Ausbleiben von Rückbildungstendenzen innerhalb der ersten 48 Stunden. Primär unvollständige Lähmungen lassen eine günstigere Prognose erhoffen, sofern eine Rückbildung innerhalb von vier Wochen erkennbar wird. Anfangs steht die Lähmungsbehandlung neben der Kompensationsschulung der erhaltenen Muskulatur im Vordergrund (Oberkörpertraining des Paraplegikers). Hauptbewegungsmittel ist schließlich der Zimmerrollstuhl oder ein Selbstfahrer. Antrieb mittels Greifreifen kommt für Paraplegiker und tiefer Halsmarkgelähmte in Betracht, ein elektrisch gesteuerter Rollstuhl bei höher Halsmarkgelähmten. Bei fehlender Armmotorik (Lähmungen um C4) wird mittels Kinn oder Mund elektronisch gesteuert. In Zusammenarbeit von Arzt, Pflegepersonal, Physiotherapeut, Sport- und Ergotherapeut, Sozialarbeiter, Berufshelfer und den Sozialdiensten der Versicherungsträger werden die Rehabilitationsmaßnahmen im Team realisiert. Es obliegt dem Arzt, erforderliche Vorbereitungen rechtzeitig einzuleiten und zuständige Kräfte zur Mithilfe heranzuziehen. Zu fördern ist ggf. eine Teilnahme am Gruppensport (Rollstuhlsport) als unterstützende Maßnahme für den Übergang in die häusliche Umgebung und oftmals auch ins Berufsleben. Diese berufliche Eingliederung bereitet unterschiedliche Schwierigkeiten, nicht zuletzt bei der Beschaffung schadensgerechter Arbeitsplätze.

Die ärztliche **psychische Betreuung** des Rückenmarkverletzten unter Einbeziehung der Angehörigen sollte die positive Seite betonen und auf das verbliebene Leistungsvermögen hinweisen. Unangebrachtes Mitleid ist rehabilitationsfeindlich.

Die psychischen Verhaltensweisen nach Rückenmarkverletzungen sind, abhängig von der individuellen prämorbiden Struktur, recht unterschiedlich. Schwere psychische Belastungen ergeben sich aus dem unentrinnbaren Angewiesensein auf Fremdhilfe, aus der ständigen Bedrohung durch komplizierende Sekundärerkrankungen und aus dem oft emotional bedrückenden Verlust des willkürlichen Einflusses auf die vegetativen Lendenmarkzentren. Nach abgeschlossener Rehabilitation stellt sich der Verletzte im Defektstadium auf die konkreten Lebensperspektiven ein. Beste psychische Hilfe kann hier das stetige Herausstellen und Bewußtmachen der erhaltenen Leistungsbreite sein. Dann hängen die Aussichten wesentlich von der sozialen Einbindung in die Umgebung und von der Bindung an den Lebenspartner ab. Psychogene Verhaltensstörungen, Alkoholabusus und Sucht werden bei Rückenmarkverletzten kaum beobachtet, wenn suchtgefährdende Medikamente von Anfang an keine Verwendung finden.

Prognostisch lassen anfänglich unvollständige Lähmungsbilder nach Rückenmarktraumen in ca. 60–70 % und anfänglich vollständige in 20 % Rückbildungen erhoffen, die für den Verletzten auch funktionell verwertbar sind [58]. Eine langfristige Verschlechterung der neurologischen Ausfälle ist heute eher eine Ausnahme. Ein wesentlicher prognostischer Wandel ist langfristig bereits durch die von Guttmann entwickelten Behandlungs- und Rehabilitationsverfahren erreicht worden und drückt sich auch in einer innerhalb der vergangenen fünf Jahrzehnte wesentlich verbesserten Lebenserwartung aus.

7 HWS-Schleudertrauma

Der Begriff des „HWS-Schleudertraumas", der gleich einem Modewort von Laien und auch von Ärzten häufig unkritisch und falsch benutzt wird, beschreibt lediglich einen Unfallmechanismus. Die Bezeichnung „Schleudertrauma" sollte deshalb nicht als Diagnose verwendet werden. Meist wird man bei einer typischen Schleuderverletzung eine HWS-Distorsion bzw. HWS-Zerrung diagnostizieren können. Wichtig dabei ist, daß ein begleitendes Schädel-Hirn-Trauma oder ein direktes HWS-Trauma über eine exakte Unfallanamnese und eine klinische Untersuchung abgegrenzt wird. Ursächlich handelt es sich in der Praxis zumeist um Auffahrunfälle, seltener um Sturz- bzw. Sportverletzungen.

Im typischen Fall folgt auf eine schnelle Rückwärtsbewegung des Kopfes (Retroflexion) eine ungebremste Vorwärtsbewegung (Anteflexion). Bei höhergradigen Distorsionen können Schädigungen verschiedener

Organsysteme (Knochen, Gefäße, Nervensystem) auftreten [23]. Zu einer Rückenmarkverletzung kommt es in diesem Rahmen jedoch eher selten. Das Ausmaß der körperlichen Schädigung korreliert nicht mit dem – häufig auf Fotos eindrucksvoll dokumentierten – sichtbaren Schweregrad des Unfallereignisses bzw. dem Fahrzeugschaden, wobei das Ausmaß der Aufprallgeschwindigkeit allerdings eine Rolle spielen kann. Ausführungen über den technisch-mechanischen Unfallhergang, z.B. über Kollisionsgeschwindigkeiten, sollten im Rahmen dieser Problematik einem technischen Sachverständigen vorbehalten bleiben.

Nach einer **HWS-Distorsion** zeigt sich in vielen Fällen zunächst ein beschwerdefreies Intervall von wenigen Stunden bis zu einem, selten zwei Tagen. Je kürzer das Intervall, desto ausgeprägter stellen sich zumeist die nachfolgenden Verletzungsfolgen dar. Klinisch finden sich in der Akutphase vielgestaltige Beschwerden: Neben Schmerzen im Bereich der HWS und der Schultern, zum Teil mit Ausstrahlung in beide Arme, bieten die Patienten eine schmerzhafte Bewegungseinschränkung der HWS, eine subjektiv empfundene Muskelschwäche sowie Kribbelgefühle oder subjektive Gefühlsstörungen im Bereich der oberen Extremitäten. Weiterhin wird häufig über Schwindel, verbunden mit Übelkeit, Erbrechen, Kopfschmerzen, Hör- oder Sehstörungen sowie Schluckbeschwerden geklagt. In diesem Zusammenhang deutet ein Hämatom an der Rachenhinterwand auf eine höhergradige Verletzung hin.

Die subjektive Beschwerdesymptomatik geht in der Regel mit klinisch faßbaren Veränderungen im körperlichen Untersuchungsbefund einher. Dabei findet sich häufig neben einer schmerzhaft eingeschränkten Beweglichkeit der HWS eine Druckschmerzhaftigkeit des umgebenden Muskelweichteilgewebes mit tastbaren Muskelverhärtungen. Ein solcher klinischer Befund ist von ärztlicher Seite in gewissen Grenzen objektivierbar und sollte möglichst frühzeitig nach dem Unfallereignis sowie ggf. im Verlauf dokumentiert werden. Gleichzeitig müssen durch die frühzeitige körperliche Untersuchung weitergehende Ausfallerscheinungen, z.B. eine mögliche Schädigung des Rückenmarks oder einzelner Nervenwurzeln, ausgeschlossen werden [62,85]. In Abhängigkeit von der jeweiligen Befundkonstellation kann die Indikation zur Durchführung orthopädischer, HNO- und augenärztlicher Konsiliaruntersuchungen bestehen. Zusatzdiagnostisch können ggf. neurophysiologische Verfahren wie EEG, evozierte Potentiale und Dopplersonographie sowie unter gezielten Fragestellungen über die Röntgennativdiagnostik hinausgehende radiologische Verfahren (CT/MRT) erforderlich sein.

Andauernde, ausgeprägte demonstrative Beschwerden ohne entsprechendes organisches Korrelat sollten Anlaß sein, den Patienten frühzeitig einer psychiatrischen/psychosomatischen Untersuchung zuzuführen. Ein differenzierter HNO-ärztlicher Konsiliarbefund hat gerade bei der subjektiven Angabe von Schwindel- oder Schluckbeschwerden eine große Bedeutung, da differentialdiagnostisch z.B. vestibuläre Störungen oder pharynxnahe Hämatome in Betracht zu ziehen sind.

Sehr kritisch sind jedoch isolierte, oft umfangreiche neurootologische Befunde zu betrachten, die unter Einsatz einer umfangreichen apparativen Zusatzdiagnostik unfallbedingte Hirnstammläsionen beschreiben. Diagnostische Begriffe wie „Hirnstammtaumeligkeit" oder „zentral degenerativer Nystagmus" als Grundlage für die Anerkennung einer unfallbedingten Schädigung heranzuziehen, erscheint ohne das entsprechende klinisch-neurologische Korrelat einer Hirnstammschädigung nicht vertretbar. Entsprechendes gilt für häufig gleichfalls umfangreiche neuropsychologische Befunde, die organisch determinierte Störungen kognitiver und affektiver Funktionen im Sinne eines hirnorganischen Psychosyndroms beschreiben, ohne daß eine entsprechende pathogenetische Grundlage in Form einer traumatischen Hirnschädigung vorhanden wäre.

Die Patienten selbst klagen häufig über zerviko-zephal betonte Symptome. Die Möglichkeit einer zerebralen Schädigung im Rahmen einer typischen HWS-Distorsion wird kontrovers beurteilt [1].

! Aus unserer Sicht setzt die Manifestation einer eindeutigen zerebralen Schädigung in aller Regel ein adäquates Schädel-Hirn-Trauma voraus und ist nicht allein mit einer typischen, isolierten HWS-Distorsion erklärbar.

Sieht man von rein subjektiv empfundenen Symptomen wie Kopfschmerzen, (pseudo-)neurasthenischen Beschwerden u.ä. ab, muß eine objektivierbare zerebrale Symptomatik umgehend die Durchführung einer weitergehenden zerebralen Diagnostik zur Folge haben, um begleitende primäre Hirnschädigungen wie eine Contusio cerebri oder aber sekundär gefäßvermittelte zerebrale Schädigungen, wie sie z.B. infolge einer Gefäßdissektion auftreten können, nachzuweisen.

Unter einer „lege artis" durchgeführten Therapie wird die weit überwiegende Mehrzahl der HWS-Distorsionen nach einer üblichen Zeitdauer von etwa 4 bis 8 Wochen folgenlos ausheilen. Grundsätzlich sollte diese prinzipiell günstige Langzeitprognose dem Verletzten und ggf. seinem Umfeld durchgehend verdeutlicht werden. Eine unfallbedingte Arbeitsunfähigkeit wird sich von daher in der Regel je nach Schweregrad der Distorsion für einen Zeitraum von Tagen bis zu maximal 8 Wochen attestieren lassen.

Eine unnötige Dramatisierung der Unfallfolgen kann zu einer längerdauernden psychogenen Fixierung führen. Dazu tragen leider auch häufig unkritisch ohne genaue Kenntnis des Unfallhergangs sowie der Vorgeschichte ausgestellte ärztliche Bescheinigungen bei.

! Zur Annahme eines Unfallzusammenhangs reicht ein möglicherweise geeignetes Unfallereignis allein nicht aus. Für die Anerkennung eines unfallbedingten Folgeschadens müssen folgende Voraussetzungen erfüllt sein:

- der dokumentierte Nachweis einer frischen HWS-Distorsion im zeitlichen Zusammenhang mit dem Unfall mit möglicherweise „typischem" freiem Intervall,
- der dokumentierte Verlauf der Symptomatik sowie des klinischen Befundes, besonders innerhalb der ersten 6 Wochen, der auch bei einem späteren Residualzustand typischerweise einen Decrescendocharakter aufweist.

In der Regel wird sich nach einer HWS-Distorsion oft im Sinne einer vorübergehenden Verschlimmerung eine zeitlich begrenzte Minderung der Erwerbsfähigkeit zwischen 10 und 30 % bis zum Ende des ersten – selten des zweiten – Unfalljahres schätzen lassen [53]. Die Gewährung einer Dauerrente als Folge einer HWS-Distorsion ist nach unserer Erfahrung die Ausnahme. Kein Unfallzusammenhang ist gewöhnlich bei den Krankheitsverläufen anzunehmen, bei denen es nachträglich nach einer zum Teil mehrmonatigen beschwerdefreien Phase zu einer Verschlimmerung kommt. Typisch für solche, leider häufig endlosen Krankheitsverläufe sind u.a. eine zunehmende Ausweitung des Beschwerdekomplexes und ein verspätetes „Miteinschleusen neuer Verletzungseinzelheiten" [27, 76]. Degenerative Veränderungen im Bereich der HWS finden sich bei vielen Menschen bereits im mittleren Lebensalter häufig ohne eine begleitende klinische Beschwerdesymptomatik. Durch eine HWS-Distorsion kann eine solche Vorschädigung „aus der Latenz gehoben werden" und zu klinisch manifesten Symptomen führen. Unter diesen Voraussetzungen kann sich im Rahmen der Begutachtung eine vorübergehende Verschlimmerung eines vorbestehenden Leidens feststellen lassen. In diesen Fällen geht man davon aus, daß ein vorbestehender krankhafter Befund aufgrund des Unfalls für einen begrenzten Zeitraum eine entschädigungspflichtige Zunahme seines Krankheitswertes zeigt.

! Das Auftreten unfallbedingter Spätschäden ist nach unserer Erfahrung sehr selten. Voraussetzungen für eine entsprechende Anerkennung sind eine dokumentierte Brückensymptomatik im Zeitraum zwischen primärer Verletzung und sekundärer Komplikation sowie der eindeutige Ausschluß anderweitiger Krankheitsursachen.

Bei einer kollisionsbedingten Geschwindigkeitsänderung (δ-v) von weniger als 10 km/h soll nicht mit einer HWS-Verletzung zu rechnen sein, wobei die „Grenze der Harmlosigkeit" zwischen 10 und 15 km/h angesetzt wird [10]. Nach unserer Einschätzung läßt sich eine HWS-Verletzung allein aufgrund eines technischen Gutachtens mit einer entsprechenden Festlegung der δ-v nicht ausschließen. Die klinische Erfahrung zeigt, daß auch banal erscheinende Unfälle zu manifesten, selten auch schwerwiegenden Verletzungen führen können. Neben den technischen Befunden sind bei einer solchen gutachtlichen Beurteilung auch individuelle körperliche Faktoren des Verletzten, wie etwa Vorschäden und auch z.B. Sitzposition oder Stellung der Kopfstütze zum Unfallzeitpunkt, zu berücksichtigen.

Die neurophysiologische Zusatzdiagnostik (s.o.) kann Zusatzinformationen im Hinblick auf die Objektivierung bzw. den Ausschluß zentraler oder peripherer nervaler Läsionen liefern. Neurophysiologische Untersuchungsverfahren ermöglichen jedoch letztlich keine Erfassung subjektiv empfundener Schmerzen. Weiterhin lassen sich in der Regel keine spezifisch traumatischen Veränderungen abgrenzen. Grundsätzlich können isolierte pathologische neurophysiologische Zusatzbefunde ohne ein entsprechendes klinisches Korrelat keine Grundlage für die gutachtliche Bewertung bzw. Entschädigung von Unfallschäden sein [87].

8 Gutachtliche Problematik

8.1 Aufbau des Gutachtens

Die Begutachtung nach Rückenmarktraumen dient zunächst dazu, Art und Ausmaß der verbliebenen nervalen Störungen mittels subtiler neurologischer Anamnese- und Befunderhebung zu erfassen. Falls erforderlich, kommen ergänzend unter Beachtung der Zumutbarkeit und Duldungspflicht apparativ-technische Hilfsuntersuchungen in Betracht. Als kleine Hilfe bei der Gutachtenabfassung soll die Zusammenstellung der unerläßlich zu erhebenden Daten und einiger praktischer Hinweise in Form einer **„Checkliste"** dienen

(Tab. 20-2). Je komplizierter das zu beurteilende Bedingungsgefüge, je länger der posttraumatische Verlauf und je größer die Zahl der an der Behandlung beteiligten Ärzte, desto unumgänglicher ist die Einsichtnahme des Gutachters in die früheren Aufzeichnungen und Befunde. Er sollte fehlende Krankenblattunterlagen wie D-Bericht mit neurologischem Befund, neurologische Konsiliarbriefe und ggf. die Röntgen-Verlaufsserie hinzuziehen.

Tabelle 20-2 Checkliste zur Begutachtung nach Rückenmarktrauma

Familienvorgeschichte
Hereditäre Risikofaktoren für Rückenmarkabnormität oder -erkrankungen?
Allgemeine eigene Krankheitsvorgeschichte
Risikofaktoren für Alterationen von Organen, die Sekundärschäden bei Rückenmarkverletzungen aufweisen (z.B. Nierenzysten, nephrogener Hochdruck)?
Frühere WS-Abnormität oder -Erkrankungen, Unfälle oder OPs?
Vegetative Anamnese (Blasen-, Mastdarm-, Sexualfunktion, Medikamenteneinnahme, Genußmittel)
Soziale Vorgeschichte (Schul- und Berufsweg, Ausbildungen, Hobbys, Familienstatus, Wohnverhältnisse, frühere Renten, Führerschein)
Spezielle Unfallvorgeschichte
a) Aktenlage (Erstbefunde: D-Bericht mit neurologischem Befundbericht, Verlaufsbefunde). Fehlende Unterlagen und Röntgen-Verlaufsserie ggf. anfordern
b) Vorgeschichte nach Angaben des Verletzten (Beschwerdeverlauf)
c) Jetzige Beschwerden (Rückenmarkausfälle, Phantom-, Schmerzempfindungen, psychische Auswirkungen, Beeinträchtigungen bei alltäglichen Verrichtungen, Hilfsmittelversorgung)
Körperlicher Untersuchungsbefund
a) Allgemein-körperlicher Befund (Dysplasien, Gelenksekundärschäden, Kontrakturen)
b) Neurologischer Befund (syndromale Zuordnung, differenzierte sensomotorische Funktionsprüfung, Sphinktertonus digital prüfen!)
c) Psychischer Befund (hirnorganisches Psychosyndrom, Medikamentenabhängigkeit, Verarbeitung der Verletzungsfolgen)
Ggf. Fremdanamnese
Lebenspartner insbesondere bei psychisch beeinträchtigten Patienten befragen, um vielleicht Vergessenes oder aus Scham nicht genannte Schwierigkeiten bei der Pflege bzw. der Lebensführung zu erfahren
Zusatzdiagnostik
Labordiagnostik: Urinstatus, Leber-, Nieren-, Entzündungsparameter, Elektrolyte, Eiweißelektrophorese; neurophysiologische Diagnostik, ggf. Nachholen versäumter Röntgenaufnahmen: paraartikuläre Verkalkungen?
Beurteilung
(Verständlich für den Leser = Nichtmediziner ausdrücken)
Synoptische Darstellung des Unfallpathomechanismus, syndromale Darstellung der pathologischen Veränderungen, medizinische Diagnose der Unfallfolgen (Sekundärschäden/Folgeerkrankungen!) und der unfallunabhängigen gesundheitlichen Störungen
Vorschlag evtl. nötiger Begutachtungen auf anderen Fachgebieten (z.B. chirurgisch, urologisch, internistisch, psychiatrisch)
Beantwortung der gutachtlichen Fragestellung (verbliebene aktuelle Leistungsfähigkeit, weitere Behandlungs-, Berufsförderungs-, berufliche Wiedereingliederungs-, Pflege- oder Heilmaßnahmen, Hilfsmittelversorgung, evtl. Wohnungshilfe, evtl. Kfz-Ausstattung, ggf. Einschätzung der MdE, ggf. Nachuntersuchng oder Dauerzustand)

Früher als die Hirnverletzungsfolgen haben im allgemeinen die spinalen Ausfälle nach Abklingen der lokal-reaktiven Vorgänge bereits bei der ersten Begutachtung oftmals einen Dauerzustand erreicht, der eine Progredienz der Symptome nicht mehr erwarten läßt.

! Gutachtliche Abschlußbeurteilungen der Folgen eines Rückenmarktraumas können im allgemeinen ein halbes Jahr bis zwei Jahre nach dem Unfall durchgeführt werden. Nur nach leichteren folgenlosen Läsionen wie einer Commotio spinalis werden sie bereits am Ende der Heilbehandlung möglich sein.

Der Gutachter ermittelt stets die aus den neurologischen Ausfällen resultierende Beeinträchtigung. Der zuständige Hauptgutachter sollte eine integrative Bewertung der Zusatzgutachten aus den anderen Fachgebieten vornehmen und dabei den Verletzten in seiner Gesamtheit als „funktionelle Einheit" betrachten [59]. Funktionell belanglose Befunde wie Reflexdifferenzen, unbedeutende Sensibilitätsstörungen oder diskrete Pyramidenbahnzeichen allein stellen keinen für die verbliebene **Leistungseinbuße** relevanten Schaden dar.

Das **Ausmaß der neurologischen Störungen** kann von geringfügigen Befunden oder Beschwerden über isolierte Paresen, Sensibilitätsausfälle mit evtl. behindernder Auswirkung, vegetativ-trophische Störungen, Blasen-Mastdarm-Störungen und Beeinträchtigungen der Sexualfunktion bis hin zu kompletten Querschnittsyndromen reichen. Diese stellen immer ungewöhnlich schwere Unfallfolgen dar, die u.U. erhebliche Hilfsbedürftigkeit, Rückwirkungen auf das psychische Befinden und eine schwerwiegende Beeinträchtigung der Lebensqualität mit sich bringen. Letztere bedarf besonderer Beachtung bei Entschädigungsfragen in Haftpflichtangelegenheiten oder zivilrechtlichen Verfahren. Schließlich hat der Neurologe auch auf begleitende **Sekundärerkrankungen,** wie beispielsweise trophische Druckgeschwüre, paraartikuläre Ossifikationen oder Harnweginfekte, zu achten und nötigenfalls kompetente weitere Begutachtungen auf anderen Fachgebieten herbeizuführen.

Der Gutachter steht z.T. vor der Unmöglichkeit, subjektive Beschwerden durch klinische Untersuchungsmethoden oder pathomorphologische Befunde objektivieren zu können.

! Die gutachtliche Einschätzung der posttraumatischen Schäden sowie der daraus resultierenden wirtschaftlich meßbaren Beeinträchtigungen wird nach der allgemeinen ärztlichen Erfahrung vorgenommen. Gutachten sollten immer auch Hilfe und Teil der Rehabilitation sein und kritisch dazu Stellung nehmen, ob alle diagnostischen, therapeutischen und rehabilitativen Notwendigkeiten ausgeschöpft sind; ggf. sollten weitere aufgezeigt werden.

Allerdings darf man nicht übersehen, daß manchmal Rehabilitationsziel (Besserung der Unfallfolgen) und gutachtliches Beurteilungsergebnis (höhere MdE bei Ausbleiben von Besserungserfolg) im Falle entschädigungspflichtiger Unfallfolgen konkurrieren.

! Gutachtliche Nachuntersuchungen werden im Rahmen der gesetzlichen Unfallversicherung und des Versorgungswesens bei erkennbarer Verlaufsdynamik nach einem weiteren halben bis einem Jahr sinnvoll sein, Abschlußbeurteilungen vor Ablauf des zweiten Unfalljahres.

Besserungen (meist von Teillähmungen) oder selten auch Verschlimmerungen im Sinne von Sekundärkomplikationen werden durch entsprechende Veränderungen der MdE-Einschätzung bewertet. Organisch determinierte Befundänderungen müssen dabei von Trainingseffekten und ggf. auch von selteneren Aggravationen abgegrenzt werden. Nach der Abschlußbeurteilung werden weitere Gutachten nur bei Verschlimmerung nötig. Medizinische Nachsorge wird allerdings gerade bei Rückenmarkverletzten in der Regel lebenslang erforderlich sein. Bei der gesetzlichen Rentenversicherung, die das Leistungsvermögen erfragt, kommen Nachuntersuchungen im allgemeinen nach Abschluß der Berufsförderungsmaßnahmen bzw. frühestens ein Jahr nach Wiederaufnahme einer regelmäßigen Tätigkeit in Betracht. Nach den Maßstäben der privaten Unfallversicherung und Haftpflichtversicherung wird im allgemeinen der End- bzw. Dauerzustand beurteilt.

! Das Gutachten sollte dann erstellt werden, wenn mit Wahrscheinlichkeit wesentliche Änderungen des Gesundheitszustands nicht mehr zu erwarten sind. Im allgemeinen erfolgt dies bei vollständigen Lähmungen innerhalb des ersten und bei teilweisen Lähmungen innerhalb des zweiten Jahres nach dem Rückenmarktrauma.

8.2 Zusammenhangsfragen

Wie in allen unfallmedizinischen Gutachten stellt die Zusammenhangsfrage (kausaler Bezug der Gesundheitsschäden zum Unfall) bei Beurteilungen von Rückenmarktraumen eine spezifische und gleichzeitig zentrale Aufgabe für den Gutachter dar. Diese wie alle weiteren dem Gutachter gestellten Fragen sollten vom Auftraggeber präzise angegeben sein. Die medizinisch-gutachtliche Erörterung des Zusammenhangs geht von der exakten Beschreibung der neurologischen Ausfallerscheinungen und Beschwerden aus. Meist ist die Beantwortung der medizinisch zu klärenden Zusammenhangsfrage (traumatische Ursache der vorgefundenen Störungen), z.B. bei einem Querschnittsyndrom nach einem adäquaten Wirbelsäulentrauma, problemlos möglich.

Schwierigkeiten bei der Kausalitätsbeurteilung ergeben sich bei den Gesundheitsstörungen, die für eine Traumatogenese eher ungewöhnlich sind, und besonders dort, wo ein multifaktorielles Bedingungsgefüge als Ursache eines Gesundheitsschadens aufgeschlüsselt werden muß. So kann sich beispielsweise bei einem posttraumatisch abgeklungenen Halsmarksyndrom und schwerwiegenden spondylotischen Wirbelveränderungen mit in den Spinalkanal reichenden Osteophyten die Frage nach der hauptsächlichen Verursachung des aktuellen Beschwerdebilds im Hinblick auf die sozialmedizinische Gewichtung stellen. Der Unfallversicherungsträger hat dann zu haften, wenn der Unfall wesentlich am Zustandekommen der bestehenden Störungen mitgewirkt hat. Er hat jedoch nicht dafür einzustehen, wenn ein vorbestehendes Leiden nur bei Gelegenheit der beruflichen Tätigkeit oder des versicherten Unfalls zum Vorschein gekommen ist **(Gelegenheitsursache).** Dies ist beispielsweise der Fall, wenn ein epidurales spinales Hämatom bei einem wegen eines Herzinfarkts marcumarisierten Mann während körperlich schwerer, für ihn nicht ungewöhnlicher Arbeit auftritt. Andererseits kann ein vorbestehendes Leiden posttraumatisch verschlimmert hervortreten, wenn etwa bei prätraumatisch z.B. durch osteophytäre Spondylose vorhandener Wirbelkanaleinengung eine relativ geringe kontusionelle Rückenmarkschädigung unerwartet schwere Ausfälle mit sich bringt. Im Einzelfall ist hier eine **individuelle Faktorenanalyse** erforderlich, die für die Regelung versicherungsmedizinischer Zuständigkeiten von grundlegender Bedeutung ist.

Dem Gutachter begegnen zum einen die **verbliebenen Schädigungsbilder** nach Rückenmarktraumen mit den entsprechenden sensiblen, motorischen und vegetativen Symptomen, zum anderen **Spätkomplikationen** dieser Verletzungen und schließlich **sekundäre Begleiterscheinungen,** wie Kontrakturen, paraartikuläre Ossifikationen oder Druckgeschwüre. Ferner müssen psychische Folgeerscheinungen, das seelische Erleben des posttraumatischen Zustands, Phantomempfindungen und spezielle Schmerzsyndrome berücksichtigt und gegenüber unfallunabhängigen Faktoren abgegrenzt werden.

Die typischen **Folgezustände nach Rückenmarkverletzungen** lassen in der Regel eine eindeutige Diagnosestellung und gutachtliche Bewertung zu. Dabei handelt es sich um die klinischen Auswirkungen morphologischer Myelonläsionen sowie Degenerationen auf- und absteigender Rückenmarkbahnen.

Differentialdiagnostische und gutachtliche Probleme bereiten hingegen die eher seltenen, später fortschreitenden oder erst mit zeitlicher Latenz hervortretenden Krankheitsbilder, wie die **posttraumatischen progredienten Myelopathien** und **Arachnopathien.** Morphologisch werden Spätmyelopathien mit Entmarkungen besonders nach atlanto-axialen Luxationen oder Dens-Luxationsfrakturen und mehr gliös narbige Formen im kaudalen Halsmark angetroffen [38]. Daneben kommen zystische Markdegenerationen als Residuen traumatischer Nekrosen, zystischer Narben und zentraler Stiftnekrosen vor.

Klinisch zeigen sich folgende **Erscheinungsbilder:**

1. Die **posttraumatische Spätmyelomalazie** (posttraumatische zystische Myelomalazie, posttraumatische zystische Myelopathie, posttraumatische Syringomyelie) tritt selten auf und ist vorwiegend in Form wachsender Höhlenbildungen im Hals- und Lendenmark lokalisiert. Klinisch äußert sie sich mit zeitlichen Brückensymptomen oder auch nach mehrjähriger Latenz in Gestalt einer zentralen Rückenmarksymptomatik nach Art eines progredienten Tumors oder einer Syringomyelie oberhalb der vom Rückenmarktrauma betroffenen Segmente. Sie kann sich zu einer Raumforderung mit einer spinalen Totalkompression und einem kompletten Querschnittsyndrom entwickeln und einer operativen Entlastung (Drainage) bedürfen. Die Diagnose läßt sich heute meistens eindeutig durch eine gezielte Kernspintomographie stellen. Die durch traumatogene sekundäre Höhlen-(Syrinx-)Bildung entstandene Symptomatik kann ganz derjenigen ähneln, mit welcher sich die zu den Fehlbildungskrankheiten gehörende *Syringomyelie* zeigt. Diese kommt jedoch kaum im Lendenmark vor, sie zeigt manchmal auch eine Hirnstammlokalisation (Syringobulbie, -mesenzephalie), beginnt zumeist mit Schulter-Arm-Symptomen und Schmerzen im zweiten bis vierten Lebensjahrzehnt. Ein Unfallzusammenhang im Sinne einer posttraumatischen progredienten Myelopathie kann dann angenommen werden, wenn diagnostisch unfallunabhängige Faktoren auszuschließen sind, ein medulläres Trauma, evtl. mit Hämatomyelie, in der Initialphase vorgelegen hat und wenn sich die progrediente Symptomatik möglichst an die posttraumatische Akutphase zumindest mit Brückensymptomen anschließt. Diese Differentialdiagnose kann sich bei mehrjährigem freiem zeitlichem Intervall, das ausnahmsweise bis zu zwei Jahrzehnte betragen kann, schwierig gestalten [52].

2. Die seltene **posttraumatische spinale Arachnopathie** kommt durch narbige Veränderungen und Verwachsungen an der Innenschicht der Dura und der Pia mater nach traumatischen Schäden und insbesondere nach Subarachnoidalblutungen zustande, die im Gegensatz zur Gehirnerschütterung auch mit der Commotio spinalis auftreten können. Synonyma sind Arachnitis adhaesiva circumscripta, Pachymeningeosis (Pachymeningitis) hypertrophicans, posttraumatische indirekte Meningopathie und Arachnitis cystica.

Klinisch kann es nach Monaten bis Jahren zur Verschlechterung der posttraumatischen Residualsymptomatik oder zu progredienten radikulären Syndromen kommen. Oft zeigen sich gürtelförmige Schmerzen und nukleäre atrophische Paresen, bei spinaler Kompression Para- oder Tetraspastik, bei Kaudabefall schmerzhafte Beinparesen, bei Lokalisation im Zervikalkanal auch ein Lhermittesches Zeichen (Strom-Schmerzgefühl von der Segmenthöhe kaudalwärts entlang der Wirbelsäule bis in die Arme und Beine bei kräftiger Kopfbeugung). Der Verlauf wird durch Remissionen und Exazerbationen gekennzeichnet. Die Differentialdiagnose gegenüber anderen unfallunabhängigen extramedullären Prozessen wie Tumoren oder Bandscheibenvorfällen und Auswirkungen osteophytärer Wirbelsäulenveränderungen oder früherer Rückenmarkerkrankungen fällt oft schwer. Das früher typischerweise beschriebene myelographische Bild wachskerzenartigen, tropfenförmigen Hängenbleibens des Kontrastmittels im extramedullären Raum ist letztlich nicht pathognomonisch.

3. Nach zunächst übersehenen Knochenabsprengungen im Bereich der Wirbelbögen, durch Infraktionen, Luxationen oder auch Läsionen des Bandapparats kommen Irritationssyndrome in Form **chronischer Vorderhornprozesse** vor. Umschriebene nukleäre atro-

phische Paresen, evtl. mit Faszikulationen, können dem Krankheitsbild einer spinalen Muskelatrophie oder auch einer amyotrophen Lateralsklerose gleichen. Letztere kommt insbesondere dann in Betracht, wenn zum Erscheinungsbild durch Rückenmarkkompression eine Spastik hinzutritt.

Differentialdiagnostisch lassen sich diese systemdegenerativen Leiden durch den Nachweis weiterer typischer zugehöriger Symptome abgrenzen, wie z.B. Zungenfaszikulieren, Faszikulieren auch an anderen Körperregionen oder Bulbärparalyse. Diagnostisch kann die Untersuchung des betroffenen spinalen Segments mittels Kernspintomographie oder Computertomographie Klärung bringen. Die Entstehung und mögliche Auslösung progredienter Vorderhornprozesse, vergleichbar den spinalen Muskelatrophien, sind als Einzelfälle nach Elektrotraumen des Rückenmarks belegt und gutachtlich im Einzelfall anzuerkennen.

4. **Spinalis-anterior-Syndrome** stellen sowohl bei ihrem Auftreten während der posttraumatischen Akutphase als auch insbesondere bei späterem Hervortreten in den Jahren nach dem Trauma eine schwierige Aufgabe bezüglich Differentialdiagnostik und Kausalitätsbeurteilung dar. Sie äußern sich (vorwiegend in Höhe C3/4) als vordere Marksyndrome, die bei zerviko-thorakalem Befall spastisch und bei lumbalem Befall schlaff paretisch sind und von dissoziierten sensiblen Querschnittsyndromen und Blasen- und Mastdarmstörungen begleitet werden. Sie bedürfen der diagnostischen Abgrenzung von raumfordernden Tumoren. Besonders bei Rückenmarkverletzungen im Senium kommen ätiologisch Einflüsse der zumeist vorhandenen Spondylophytenbildungen im Sinn gefäßbeengender mechanischer Lokalfaktoren und eine evtl. an das Trauma sich anschließende Kreislaufinsuffizienz als zusätzliche hämodynamische Entstehungsbedingungen dieser Syndrome in Betracht. Auch bei Spätformen ist sorgfältig zu prüfen, ob mechanische Lokalfaktoren wie schwere dorsalwärtige Wirbelveränderungen oder unfallunabhängige Faktoren (schwere Arteriosklerose, Aortendissektion, Kreislaufinsuffizienz) eher für eine unfallunabhängige Genese sprechen. In seltenen Fällen wird über Spinalis-anterior-Syndrome nach Bagatelltraumen bei Kindern berichtet [88]. Diagnostisch können evtl. spinale Angiographie oder Aortographie sinnvoll sein.

Als Ursache posttraumatischer progredienter Schäden des Rückenmarks werden auch spätere **Auswirkungen übersehener oder in Fehlstellung verheilter Wirbelsäulenverletzungen** diskutiert. Die pathogenetischen Zusammenhänge werden im Einzelfall exakt zu untersuchen sein.

Bei *Spinalis-anterior-Syndromen* und *posttraumatischen progredienten Myelopathien* sollten zumindest folgende Voraussetzungen gegeben sein, um einen *Unfallzusammenhang* mit der erforderlichen Wahrscheinlichkeit anzunehmen: Unfallmechanismus und Gewalteinwirkung müssen lokalisatorisch geeignet gewesen sein, die bestehenden Rückenmarkstörungen hervorzurufen. Unfallunabhängige Leiden sind als wesentlicher pathogenetischer Faktor auszuschließen. Lokalsymptome sollten während der posttraumatischen Akutphase und möglichst auch als Brückensymptome während der Latenzzeit bis zum Auftreten der späteren Störungen vorhanden gewesen sein. Lagen wesentliche pathogenetische Voraussetzungen, beispielsweise eines Spinalis-anterior-Syndroms, evtl. mit gelegentlicher Claudicatio intermittens spinalis, prätraumatisch vor, jedoch insgesamt noch in einem subklinischen Stadium, so würde einem Unfall dann eine Bedeutung als wesentliche Teilursache einer akuten Manifestation auch dieser Symptome im Rahmen der posttraumatischen Akutsymptomatik zuzusprechen sein, wenn sie unmittelbar nach dem Unfall auftreten.

5. **Abszesse** kommen unter den Spätkomplikationen nach offenen Rückenmarkverletzungen vor. Sie äußern sich in der Regel nicht so bedrohlich wie die Hirnabszesse und können kernspintomographisch sicher diagnostiziert werden.

6. Die Entstehung von **Meningeomen** nach Rückenmarkverletzungen wurde verschiedentlich anhand von Einzelbeobachtungen diskutiert. Eine Traumatogenese dieser Tumoren hat sich bis heute nicht mit hinreichender Wahrscheinlichkeit belegen lassen.

7. Die gutachtliche Anerkennung **psychogener Querschnittsyndrome** setzt neben einer sicheren diagnostischen Einordnung einen zeitlichen Zusammenhang zum Unfallereignis sowie eine nachvollziehbare psychodynamische Grundlage und den Ausschluß einer *Gelegenheitsursache* (s.o.) voraus. Hier sollte eine entsprechend kompetente psychiatrische/psychosomatische Mitbegutachtung angestrebt werden.

Bei der *differentialdiagnostischen* Abgrenzung nach Rückenmarktraumen kommen neben anderweitigen Vorerkrankungen wie Myelitis, funikulärer Spinalerkrankung bei B_{12}-Hypovitaminose, Vitamin-E-Hypovitaminose, Adrenomyeloneuropathie oder systemdegenerativen Erkrankungen gelegentlich auch einmal *Impfschäden* des Rückenmarks in Betracht [35, 39]. Diese treten selten nach Pocken-, Poliomyelitis-, Pertussis- und Lyssa-Schutzimpfungen auf. Die postvakzinalen Myelitiden äußern sich (im Gegensatz zu den Hirnaffektionen) bereits am dritten oder vierten Tag unter dem Bild kompletter oder inkompletter Transversalsyndrome oder ähnlich einer Poliomyelitis anterior, meist in Kombination mit einer Enzephalitis. Residuen können verbleiben. Impfpoliomyelitiden, die unter 1 Million Geimpften einmal vorkommen können, sind durch die innerhalb von vier Wochen auftretende Symptomatik charakterisiert und können typische Bilder einer Kinderlähmung hinterlassen. Unter Pertussis- oder Lyssa-Impfkomplikationen tritt eine Begleitmyelitis äußerst selten auf.

! Nach dem sozialen Entschädigungsrecht kann eine Gesundheitsstörung als Schädigungsfolge anerkannt werden, wenn die erforderliche Wahrscheinlichkeit nur deshalb nicht gegeben ist, weil über die Ursache des festgestellten Leidens in der medizinischen Wissenschaft Ungewißheit besteht (Kann-Versorgung). Zur Anerkennung des ursächlichen Zusammenhanges genügt es dann, wenn nach der geltenden medizinisch-wissenschaftlichen Lehrmeinung mehr für als gegen ihn spricht.

Diese Regelung weicht ab von der beispielsweise im Rahmen der gesetzlichen Unfallversicherung geforderten nicht unterbrochenen Kausalkette zwischen dem schädigenden Vorgang und den zur Diskussion stehenden Gesundheitsstörungen. Unter die Kann-Versorgung fallen nach erlittenen schweren (nicht näher definierten) Rückenmarktraumen die Syringomyelie, die amyotrophe Lateralsklerose (AML) und die progressive spinale Muskelatrophie. Nach den Anhaltspunkten für die ärztliche Gutachtertätigkeit im sozialen Entschädigungsrecht [2] sind die Voraussetzungen für eine Anerkennung gegeben, wenn Krankheitssymptome sofort oder bis zu sechs Monate nach dem Schädigungsereignis aufgetreten sind. Die vorgenannten Erkrankungen können ebenso wie die Myelitis, die spastische Spinalparalyse und die multiple Sklerose auch nach anderweitigen extremen Einwirkungen und Witterungseinflüssen als Schädigungsfolgen Anerkennung finden. Auch kann die amyotrophe Lateralsklerose nach Barotraumen (Druckfallkrankheit) und neben ihr die progressive spinale Muskelatrophie nach Elektrotraumen mit Stromverlaufsrichtung über das Rückenmark nach der Kann-Versorgung Anerkennung finden. Im sozialen Entschädigungsrecht wird die Bezeichnung *Querschnittlähmung* nur bei kompletter funktioneller Rückenmarkunterbrechung (komplettem Transversalsyndrom) benutzt.

8.3 Besondere Fragestellungen, Pflegegeld und Beschädigungsgrad

Die **gesetzliche Unfallversicherung** kennt Folgen aus versicherten Unfällen und aus dem Bereich der entschädigungspflichtigen Berufskrankheiten. Unter den **Berufskrankheiten** sind Folgen der Caisson-Krankheit bei Tauchern anerkannt (Bk 2201). Nach allgemeiner Ansicht sind Rückenmarkschäden infolge langfristiger Vibrationsexposition (Bk 2103) nicht in überzeugender Weise bekannt geworden und werden deshalb nicht anerkannt.

Bei den **Unfällen** zählen die Rückenmarktraumen zu den schweren Verletzungen, die durch das sog. Verletzungsartenverfahren erfaßt sind und für deren stationäre Behandlung nur Krankenhäuser zugelassen werden, die über besondere personelle und technische Einrichtungen verfügen. Der bundesweit zentrale Nachweis freier Behandlungsplätze in den Spezialkliniken für Querschnittverletzte erfolgt über das Berufsgenossenschaftliche Unfallkrankenhaus Hamburg (Tel. 040/73 06 26 04). Schwerverletzte, die eine MdE von 50 % oder mehr erreichen (hierzu zählen viele Rückenmarkverletzte), erhalten 10 % Zulage zur Verletztenrente und Kinderzulagen, wenn sie aufgrund der Unfallfolgen auf Dauer einer Erwerbstätigkeit nicht nachgehen können und keine andere Versichertenrente erhalten.

Nach dem **sozialen Entschädigungsrecht** wird der Grad der Behinderung (GdB) bzw. die Minderung der Erwerbsfähigkeit (MdE) nach Rückenmarktraumen nicht aufgrund neurologischer Syndrome oder Ausfälle, sondern aufgrund von Funktionsausfällen der Gliedmaßen und der Blasen-, Darm- und Sexualfunktionen bewertet. Diese sind den GdB/MdE-Tabellen zu entnehmen, welche bezüglich der Gliedmaßen auch Total- und Teilverluste, periphere Lähmungen und andere Funktionseinbußen beziffern [2]. Aus diesen, mehr nach Verlust, mechanischen Gebrauchseinschränkungen und peripher-nerval entstandenen Störungen orientierten Tabellen ist dann ein Bild herzustellen, das den sensomotorischen und vegetativen Ausfällen beim Rückenmarkverletzten entspricht (s. Tab. 20-4).

Seelische Begleiterscheinungen und Schmerzen sind in „üblichem Ausmaß" in den GdB/MdE-Tabellen berücksichtigt. Außergewöhnliche psychoreaktive Störungen oder Schmerzsyndrome, z.B. Phantomschmerzen, nicht jedoch Phantom- und Amputationsempfindungen allein, können zu einer höheren GdB/MdE-Einschätzung führen. Als Vergleichsmaßstab wird die allgemeine ärztliche Erfahrung aus regelhaften Auswirkungen gleichartiger Körperschäden zugrunde gelegt. Auch kann ein besonderes berufliches Betroffensein, das sicherlich oft nach schweren Rückenmarkverletzungen vorliegt, zu einer höheren MdE-Bewertung führen. Die Entscheidung obliegt hier jedoch der Versorgungsverwaltung. Nach Rückenmarktraumen mit höherer verbliebener MdE sind oft die Voraussetzungen zur Schwerstbeschädigtenzulage gegeben.

! Als Schwerstbeschädigter wird anerkannt, wer durch Schädigungsfolgen erwerbsunfähig und außergewöhnlich betroffen ist. Dies wird durch ein auf der MdE aufbauendes Punktsystem festgelegt und ist auch an die Pflegezulage (Anspruch zumindest nach Stufe III) gebunden [2].

Nach dem **Schwerbehindertengesetz** (SchwbG) kommt es nicht nur auf den Grad der Behinderung an, welche bei Anerkennung der Schwerbeschädigteneigenschaft zur Sicherung der beruflichen Eingliederung Bedeutung hat. Im Falle der Anerkennung gelten Schutzvorschriften bezüglich des Arbeitsplatzes. Für die bei der Mehrzahl der Antragstellungen bedeutsamen Vergünstigungen werden Schwerbehinderung von mindestens 50% GdB und weitere „gesundheitliche Merkmale" gefordert. Diese liegen beim Verbleiben wesentlicher Folgen nach Rückenmarktraumen meist vor.

Bei den Voraussetzungen für die Vergünstigung Schwerbeschädigter bei Fahrten im öffentlichen Personenverkehr kommt es auf die Einschränkung des Gehvermögens an. Die Frage lautet dann, ob Wegstrecken im Ortsverkehr, die üblicherweise zu Fuß zurückgelegt werden, ohne erhebliche Schwierigkeiten und gefahrlos zu bewältigen sind. Hierbei sind neben Lähmungen auch sensibel-ataktische Gehfähigkeitseinschränkungen nach Rückenmarktraumen zu berücksichtigen.

Die Notwendigkeit der unentgeltlichen Beförderung einer Begleitperson wird anerkannt, wenn ein Behinderter zur Vermeidung von Gefahren für sich und andere bei Benutzung von öffentlichen Verkehrsmitteln regelmäßig auf fremde Hilfe beim Ein- und Aussteigen oder während der Fahrt angewiesen ist, auch bei Hilflosigkeit oder außergewöhnlicher Gehbehinderung. Auch diese Voraussetzungen sind im Falle des Verbleibens von Residuen nach Rückenmarktraumen oft gegeben. Dies gilt i.d.R. auch für die Parkerleichterungen bei außergewöhnlicher Gehbehinderung.

Für die Befreiung von der Rundfunkgebührenpflicht sind Behinderungen entsprechend einer GdB von mindestens 80% Voraussetzung, die es ständig nicht erlauben, an öffentlichen Veranstaltungen jeglicher Art teilzunehmen. Dies muß bei schweren Rückenmarkverletzungsfolgen mit Transporteinschränkung und Gebundensein an den Wohnungsbereich im Einzelfall bewertet werden.

Hilfsmittelgewährungen sind bei den gesetzlichen Unfallversicherungen nach den „Gemeinsamen Richtlinien der Unfallversicherungsträger über Gewährung, Gebrauch und Ersatz von Körperersatzstücken, Hilfsmitteln und Hilfen" geregelt, bei den Trägern im Bereich des sozialen Entschädigungsrechtes nach der „Bundesprothesenliste" und bei den Rentenversicherungen und Krankenkassen nach dem „Hilfsmittelkatalog der Krankenversicherungen". Diese Aufstellungen enthalten detaillierte Angaben der Hilfs- und Heilmittel bzw. technischer Hilfen. Im Einzelfall kann an den Gutachter gezielt die Frage nach anderweitigen Spezialmaßnahmen oder -geräten gestellt werden. In diesem Fall ist eine individuelle Einschätzung erforderlich. Eine Übersicht über die Auswahl von Hilfsmitteln in bezug auf die segmentale Höhe von Rückenmarkverletzungen ist in Tabelle 20-3 dargestellt.

Wohnungshilfe zur Erstellung einer rollstuhlgerechten Wohnung (DIN-Norm 18025, Bl.1) kommt in Betracht, wenn ständig oder zeitweise ein Rollstuhl in geschlossenen Räumen benutzt werden muß.

! Pflegegeld oder Pflege in Form von Dienstleistungen erhalten im Bereich der gesetzlichen Unfallversicherung Verletzte bei unfallbedingter Hilflosigkeit. Es obliegt dem Gutachter, dem Versicherungsträger Vorschläge zur Pflegegeldeinstufung zu machen.

Die aktuellen „Anhaltspunkte für die Bemessung von Pflegegeld", herausgegeben vom Hauptverband der Gewerblichen Berufsgenossenschaften, enthalten folgende Kategorien für Verletzte nach Rückenmarktraumen:

- Kategorie A (100% des Höchstbetrages): Verletzte mit vollständiger Halsmarklähmung (Tetraplegiker).
- Kategorie B (90%): Verletzte mit unvollständiger Halsmarklähmung (Tetraplegiker); Paraplegiker mit Blasen- und Mastdarmlähmung.
- Kategorie C (80%): Teilquerschnittlähmung mit Blasen- und Mastdarmlähmung.
- Kategorie D (70%): *Keine explizite Erwähnung von Querschnittläsionen.*
- Kategorie E (60%): *Keine explizite Erwähnung von Querschnittläsionen.*
- Kategorie F (50%): Verletzte mit vollständiger Lähmung beider Beine ohne Blasen- und Mastdarmbeteiligung.
- Kategorie G (40%): *Keine explizite Erwähnung von Querschnittläsionen.*
- Kategorie H (35 %): *Keine explizite Erwähnung von Querschnittläsionen.*
- Kategorie I (30 %): Keine explizite Erwähnung von Querschnittläsionen.

Tabelle 20-3 Funktionelle Auswirkungen bei kompletter Querschnittlähmung und Hilfsmittelversorgung in Abhängigkeit von der Schädigungshöhe (modifiziert nach Meinecke 1980 und Paeslack 1983)

Läsionshöhe	Funktionelle Fähigkeiten/Einschränkungen	Hilfsmittelversorgung
C1–3	Vollständig pflegeabhängig, keine ausreichende Eigenatmung, fehlende Extremitäten-/Rumpfmotorik	Respirator (Dauerbeatmung), ggf. Zwerchfellstimulator, elektrischer Rollstuhl, mechanischer Rollstuhl, Pflegehilfen (z.B. Lifter)
C4	Vollständig pflegeabhängig, eingeschränkte Lungenfunktion, keine funktionsrelevante Extremitätenmotorik	Elektrischer Rollstuhl, mechanischer Rollstuhl, elektrisches Stehbrett, Umweltsteuergeräte, Pflegehilfen (s.o.)
C5	Pflegeabhängig, begrenzte Handfunktion	Elektrischer Rollstuhl, mechanischer Rollstuhl, Hand-Unterarm-Hilfen, Stehbrett, Umweltsteuergeräte, Pflegehilfen
C6	Sehr eingeschränkt selbständig, Handfunktion	Elektrischer Rollstuhl, mechanischer Rollstuhl, Hand-Unterarm-Hilfen, Stehbrett, Pflegehilfen, evtl. angepaßter PKW
C7	Körperpflege und Ankleiden begrenzt selbständig, Essen (spezielle Hilfsmittel)	Zwei mechanische Rollstühle, ggf. angepaßter PKW, Hand- Unterarm-Hilfen, Stehbrett, ggf. Pflegehilfen
C8	Pflegeunabhängig, gute Hand-/Armfunktion, eingeschränkte Lungenfunktion	Zwei mechanische Rollstühle, ggf. angepaßter PKW, evtl. Handhilfen, Stehbarren oder Stehbrett
Th1–10	Selbständig, rollstuhlabhängig	Zwei mech. Rollstühle, angepaßter PKW, Beinstützenapparat, Unterarmgehstützen
Th11–L2	Selbständig, rollstuhlabhängig, vollständige Sitzkontrolle, eingeschränkt Treppensteigen	Zwei mechanische Rollstühle, angepaßter PKW, Beinstützenapparat, Unterarmgehstützen
L3–L4	Selbständig, verbesserte Gehfunktionen, teilweise rollstuhlabhängig, Treppensteigen	Zwei mechanische Rollstühle, angepaßter PKW, Peronäushilfe, evtl. Beinstützen, Unterarmgehstützen
L5–S1	Selbständig, eigenständige Gehfähigkeit	Angepaßter PKW, Peronäushilfe, ggf. zwei Gehstöcke, angepaßte Schuhversorgung
S 2/3	Keine relevanten motorischen Ausfälle	——

Diese Liste soll als „Anhaltspunkt" für eine flexible, individuelle Entscheidung dienen. Im Einzelfall muß in Abhängigkeit von der konkreten Behinderung des Verletzten bei den Verrichtungen des täglichen Lebens eine angemessene Über- oder Unterschreitung des Listensatzes erfolgen.

! Nach den Regelungen im sozialen Entschädigungsrecht hängt die Gewährung der Pflegezulage davon ab, in welchem Umfang die schädigungsbedingten Gesundheitsstörungen eine dauernde Hilfeleistung durch andere Personen erforderlich machen.

Auf ansonsten notwendige eingehende Begründungen kann bei Querschnittlähmungen verzichtet werden. Entsteht die zur Pflegezulagegewährung vorauszusetzende Anerkennung der Hilflosigkeit sowohl durch schicksalhafte als auch durch schädigungsbedingte Störungen, so genügt zur Anerkennung des Kausalzusammenhangs, daß die Schädigungsfolgen gegenüber anderen Gesundheitsstörungen für den Eintritt der Hilflosigkeit annähernd gleichwertige Bedeutung haben.

Analog gilt dies nach den Maßstäben der gesetzlichen Unfallversicherung für die Folgen von Arbeitsunfällen. Pflegezulage wird in sechs Stufen (I–VI, je nach Ausmaß der Hilfsbedürftigkeit) gewährt. Diese Stufen werden u.a. nach Gliedmaßen- bzw. Sehverlust unterteilt. Bei den nicht ausdrücklich genannten Krankheitsbildern wird von Fall zu Fall über die Einstufung entschieden. Berücksichtigung findet auch, welche Belastungen dem Kranken nach Art und Ausdehnung des Leidens und nach der Schwere des Befunds zugemutet werden dürfen. Ferner wird ein außergewöhnliches Pflegebedürfnis anerkannt, wenn ein Pflegeaufwand etwa wie bei dauerndem Krankenlager nötig ist. Dies setzt nicht voraus, daß der Beschädigte das Bett überhaupt nicht verlassen kann. Rückenmarkverletzungen finden explizit nur Erwähnung bei Pflegezulage nach Stufe V (Querschnittgelähmte mit Blasen- und Mastdarmlähmung) und Pflegezulage nach Stufe VI (erhebliche Teillähmungen an beiden Armen bei vollständiger Lähmung beider Beine mit Blasen- und Mastdarmlähmung).

Bewertungsrichtlinien für die Beurteilung von Dauerschäden nach Rückenmarktraumen sind in Tabelle 20-4 aufgeführt.

8.4 Weitere Fragestellungen

Bei der Beurteilung von **Körperschäden im Sinne der Privatversicherungen** werden nach den Allgemeinen Unfallversicherungsbedingungen Fragen nach dem End- bzw. Dauerzustand gestellt. Die Begutachtung erfolgt erst dann, wenn keine wesentlichen Änderungen mehr zu erwarten sind, und zwar bei vollständigen Lähmungen frühestens innerhalb des ersten Jahres, bei unvollständigen Lähmungen meist nach zwei Jahren. Bemessen wird die Gebrauchsunfähigkeit entsprechend einem Verlust von Extremitäten und Sinnesorganen. Schemata wie die Gliedertaxe sind bei Rückenmarkschäden meist nicht tauglich. Auch sind Sekundärschäden nach Rückenmarkverletzungen wie Thrombosen, Dekubitus, Kontrakturen, Harnwegsinfekte und Wirbelsäulendeformierungen zu berücksichtigen. Für die Bewertung von Rückenmarkverletzungsfolgen wird in Betracht gezogen, inwieweit der Versicherte imstande ist, eine Tätigkeit auszuüben, die seinen Kräften und Fähigkeiten entspricht und die ihm unter billiger Berücksichtigung seiner Ausbildung und seines bisherigen Berufes zugemutet werden kann. Bei der an sich abstrakten Schadensbemessung kann der individuelle Zustand des Versicherten eine Rolle spielen.

! Grundsätzlich kommt es nicht auf die konkreten Berufs- und Erwerbsverhältnisse des Versicherten an, sondern auf die dem Versicherungsverhältnis zugrunde gelegte Berufssituation. Die prozentuale Beurteilung der Invaliditätsgrade wird nach Rückenmarktraumen jeweils individuell vorgenommen (Tab. 20-4).

Neben einer Beurteilung der **Berufsfähigkeit und Erwerbsfähigkeit** auf dem allgemeinen Arbeitsmarkt wird nach Rückenmarktraumen vom Gutachter z.T. eine Aussage zu möglichen Umschulungsmaßnahmen erwartet. Es geht bei der Frage der Erwerbsfähigkeit darum, inwieweit aus der Allgemeinprognose der erlittenen Verletzung und aus dem individuellen Verlauf festzustellen ist, ob auf nicht absehbare Zeit eine verminderte Leistungsfähigkeit bestehenbleiben wird. Zeitrenten kommen für die Dauer von längstens drei Jahren in Betracht; diese Zeit wird sicherlich bei Zuständen nach Rückenmarktraumen in aller Regel nicht

Tabelle 20-4 Neurologische Bewertungsrichtlinien für die Beurteilung von Dauerschäden nach Rückenmarktraumen (modifiziert nach Delank 1970 und Wahle 1968)

Art der Verletzungsfolgen	GdB in %[1] Soz. Entsch.-Recht	MdE in % Gesetzl. UV	Invaliditätsgrad in % Priv. UV[2]
Komplette Halsmarkschädigung mit Tetraparalyse und Blasen- und Mastdarmstörung	100 %	100 %	100 %
Komplette Brustmark-, Lendenmark- oder Kaudaschädigung mit Paraparalyse und Blasen-Mastdarm-Störung	100 %	80–100 %	100 %
Inkomplette Halsmarkschädigung mit gewichtiger Tetraparese und Blasen-Mastdarm-Störung	100 %	80–100 %	80–100 %
Inkomplette leichte Halsmarkschädigung mit bds. geringen sensomotorischen Ausfällen ohne Blasen-Mastdarm-Störung	30–60 %	30–60 %	30–60 %
Inkomplette Brustmark-, Lendenmark- oder Kaudaschädigung mit Teillähmung beider Beine und Blasen-Mastdarm-Störung	60–80 %	60–80 %	60–80 %
Inkomplette Brustmark-, Lendenmark- oder Kaudaschädigung mit Teillähmung beider Beine ohne Blasen-Mastdarm-Störung	30–60 %	30–60 %	30–60 %
Spinal bedingte Blasen-Mastdarm-Störungen als alleinige Unfallfolge			
Harninkontinenz			
▪ relative (leichter Harnabgang bei Belastung)	0–10 %		
▪ Harnabgang tags und nachts	20–40 %	20–40 %	
▪ völlige Mastdarminkontinenz	50 %	60–100 %	
▪ mit seltenem, nur unter Belastung auftretendem unwillkürlichem Stuhlabgang	10 %		
▪ sonst	20–40 %	30 %	
▪ völlige	50 %		

[1] Die GdB, die aus Funktionsausfällen der Gliedmaßen und dem Grad der Blasen-, Mastdarm- und Sexualstörungen ermittelt wird, entspricht meist etwa der MdE in der gesetzlichen UV.

[2] Es erfolgt eine individuelle Bewertung unter Berücksichtigung z.B. der Berufssituation (s. Text).

überschritten. Vielmehr kann zum Zeitpunkt der Begutachtung zumeist beurteilt werden, ob Berufs- und Erwerbsfähigkeit auf Dauer vorliegt bzw. welche Einschränkungen bestehen.

Bei der Beurteilung der Berufsfähigkeit wird man zu berücksichtigen haben, daß schon geringe paraspastische oder das Lageempfinden betreffende Residualsymptome keine Arbeiten mit überwiegendem Einsatz im Stehen bzw. mit Gehen erlauben. Auch lassen verbliebene Sensibilitätsstörungen der Hände Behinderungen bei feineren Arbeiten und beim Greifen erwarten. Insbesondere führen dissoziierte Sensibilitätsstörungen aufgrund verminderter oder aufgehobener Schmerz- und Temperaturempfindung zu Gefährdungen, da Verbrennungen oder Verletzungen nicht bemerkt werden. So kommen keine Arbeiten an Öfen oder mit erhitzten Werkstücken und keine Arbeitsplätze mit erhöhter mechanischer Verletzungsgefahr in Betracht. Verletzte mit Blasen-Mastdarm-Störungen benötigen mehr Zeit für die Körperpflege und von daher u.a. eine großzügigere Pausenregelung am Arbeitsplatz. Die knappschaftliche Rentenversicherung kennt als Besonderheit in der beruflichen Verwendung die verminderte bergmännische Berufsfähigkeit. Für bergmännischen Einsatz unter Tage sind Verletzte nach Rückenmarktraumen mit wesentlichen Ausfallsresiduen in der Regel nicht geeignet.

Das **Beamtenrecht** setzt bei Einstellung und dienstlicher Verwendung volle gesundheitliche Eignung voraus. Die Beurteilung der gesundheitlichen Eignung von auch im öffentlichen Dienst eingestellten schwerbehinderten Bewerbern (Berufsanwärtern) bezieht sich auf die Frage, ob ein Mindestmaß an körperlicher Rüstigkeit für die betreffende Stelle vorliegt, was sich im Einzelfall konkret beantworten läßt. Nach Regelungen in verschiedenen Ministerien des Bundes und der Länder kann eine Eignung noch dann ausreichen, wenn der Schwerstbehinderte nur für die Wahrnehmung bestimmter Dienstposten der betreffenden Laufbahn geistig und körperlich geeignet ist und voraussichtlich noch wenigstens zehn Jahre dienstfähig sein wird. Dies dürfte sich bei bekanntem Dauerzustand nach Rückenmarktraumen im allgemeinen ausreichend sicher abschätzen lassen.

Spezielle Dienstfähigkeitsbeurteilungen obliegen im allgemeinen dem Amtsarzt. Besondere gesundheitliche Anforderungen werden an Polizeivollzugsbeamte und Angehörige der Berufsfeuerwehr gestellt. Hier werden im allgemeinen seitens der Gesundheitsämter oder auch der innerbetrieblichen Dienststellen (Polizeiärztliche Dienste) Beurteilungen vorgenommen. Dem außerhalb dieser Dienststellen tätigen Gutachter werden in der Regel speziell zu beantwortende Fragestellungen aus seinem Fachgebiet vorgelegt.

Die **Wehrtauglichkeit**, die im allgemeinen von Bundeswehrärzten beurteilt wird, enthält unter den Körperfehler-Aufzählungen im hier interessierenden Zusammenhang nur den Zustand nach schweren Verletzungen oder Operationen der Wirbelsäule mit Nervenlähmungen mit starker Funktionsbeeinträchtigung (Fehlergrad VI). Im allgemeinen wird man davon ausgehen müssen, daß beim Verbleib wesentlicher Residuen nach Rückenmarktraumen die Fehlergradationen VI und evtl. V (ZDv 46/1) in Betracht kommen. Inwieweit geringere Fehlergradationen eingesetzt werden können, muß individuell im Einzelfall beurteilt werden.

Tauglichkeit zum Führen von Kraftfahrzeugen nach Rückenmarktraumen liegt grundsätzlich bei Querschnittverletzten mit einer Läsion sub C6 vor. Das Kraftfahrzeug muß dazu mit Handkontrolle, Schaltautomatik, Servolenkung und -bremsen behindertengerecht angepaßt werden. Je kaudalwärtiger die inkompletten oder kompletten Querschnittlähmungen angesiedelt sind, desto geringer ist die erforderliche Anpassung. Bei Querschnittlähmungen sub S2 liegen motorische Beineinschränkungen nicht mehr vor. Da Querschnittverletzte auf die Verwendung von Kraftfahrzeugen zwecks Berufsausübung und zur Teilnahme am gesellschaftlichen und allgemeinen Leben besonders angewiesen sind, wird in den Rehabilitationseinrichtungen unter Zusammenarbeit mit speziellen Fahrschulen und Kraftfahrzeugmechanikern der Führerscheinerwerb gefördert. Die Eignung zum Führen von Kraftfahrzeugen der Gruppe 2 (Klassen C, C1, CE, C1E, D, D1, DE, D1E, FzF) ist regelhaft nicht gegeben. Ausnahmen von dieser Regelung bedürfen einer individuellen Prüfung und ggf. Begründung. In den selteneren Fällen einer fortschreitendenden Querschnittymptomatik sind Nachuntersuchungen vorzusehen [9].

Medizinische Indikationen zum **Schwangerschaftsabbruch** oder zur **Sterilisation** kommen bei Frauen nach Rückenmarktraumen kaum in Betracht. Bei vorbestehender Schwangerschaft kommt es oft durch die unfallbegleitenden Pathomechanismen zu Spontanaborten. Intakt gebliebene Schwangerschaften können ausgetragen werden und bedürfen nach allgemeiner Ansicht nicht der Unterbrechung. Allerdings treten bei Tetraplegikerinnen während der vorgeburtlichen Phase und unter der Geburt nicht selten autonome Hyperreflexien auf, die dann zur schnellen Geburtsbeendigung zwingen. Harnwegsinfekte im Gefolge von Querschnittläsionen können vermehrte urologische Komplikationen bei Schwangerschaften mit sich bringen [12].

Allgemein wird die Meinung vertreten, daß eine querschnittgelähmte Frau Kinder empfangen und gebären kann, wenn nicht spezielle Gegengründe dies verhindern (z.B. Adduktionskontrakturen im Hüftgelenk). Die Kohabitationsfähigkeit bleibt bei der Frau prinzipiell erhalten. Die Potentia generandi ist bei Männern nach Rückenmarktraumen meistens beeinträchtigt. Jedoch trifft die Annahme, jeder querschnittgelähmte Mann sei impotent, nicht zu. Vom Lähmungstyp abhängig können die Fähigkeit zur Erektion, Ejakulation und Kohabitation mit Zeugungsfähigkeit eingeschränkt sein.

Bei **forensischen Fragen** und zur Frage von **Schmerzensgeld** finden über die aus Rückenmarktraumen verbleibenden gesundheitlichen Funktionsstörungen hinaus insbesondere Beeinträchtigungen der Lebensqualität, Auswirkungen im seelischen Bereich, Verlust der Eigenständigkeit mit Hilfsbedürftigkeit und weitere immaterielle Schäden Berücksichtigung.

! Die Höhe des Schmerzensgeldes vorzuschlagen, obliegt nicht dem ärztlichen Gutachter, sondern dem Gericht.

Haftpflichtprobleme im Zusammenhang mit Rückenmarkschäden sind nicht ungewöhnlich. Auf mögliche iatrogene Schäden bei der Versorgung nach Rückenmarktraumen wurde bereits zuvor hingewiesen.

Bei zahlreichen Diagnose- und Behandlungsverfahren können weitere **iatrogene Rückenmarkschäden** auftreten, z.B. bei Myelographien [64], gelegentlich nach Vertebralis-Angiographien [79], ebenfalls bei anderen Angiographien [71]. Zur kaudalen Einklemmung oder Blutung kam es nach Lumbalpunktionen [46, 69]. Nach einer Nadelbiopsie wegen des Verdachts auf eine Bandscheibenentzündung wurde ein vorderes Marksyndrom beobachtet [55]. Nach operativen Eingriffen wie Laminektomien, zervikalen Fusionen, Skoliose-Korrekturen [49], Elektrokoagulation eines Spinalgefäßastes [67], Sympathektomie [36] oder auch nach spinalen Anästhesien [78] wurden in Einzelfällen Rückenmarkschäden beobachtet. Unbeabsichtigte Peridural- bzw. Spinalanästhesien bei paravertebraler Injektion führten zur Tetraplegie [82]. Rückenmarkläsionen wurden nach Paravertebralblockaden gesehen. Zu starke HWS-Extension [30] oder Lagerung der HWS in Rückbeugung bei Spondylose [28] wurden als weitere Ursachen berichtet.

Eine Antikoagulanzientherapie kann selten zu spinalen Blutungen führen [45, 73]. Ein epidurales Hämatom in Höhe C6/7 mit Tetraparese soll nach dreimaliger Aspirineinnahme aufgetreten sein [48]. Mehrfach sind nach manualmedizinischen (chiropraktischen) Behandlungen Rückenmarkschäden mit schweren Ausfällen, oft in Kombination mit einer Hirnstammbeteiligung, beobachtet worden. Mechanische Gefäßläsionen, Gefäßspasmen bzw. eine Drosselung der Blutzufuhr infolge von Kopfdrehung und -wendung innerhalb des physiologischen Bereichs werden ätiologisch diskutiert [34, 68]. Sicherlich handelt es sich um insgesamt seltene Komplikationen. Die z.T. gravierende klinische Symptomatik sollte von dem in der Aufklärungspflicht stehenden Arzt im Gespräch mit dem Patienten über Eingriffe und Operationen berücksichtigt werden.

Literatur

[1] Alexander MP (1998): In the pursuit of proof of brain damage after whiplash injury. Neurology 51: 336.

[2] Anhaltspunkte für die ärztliche Gutachtertätigkeit im sozialen Entschädigungsrecht und nach dem Schwerbehindertengesetz (1996): BMAS, Bonn.

[3] Bötel U (1983): Die Indikation zur primären operativen Behandlung der Wirbelsäulenverletzungen mit frischer Querschnittlähmung. Hefte zur Unfallheilkunde 189: 618.

[4] Bondurant FJ, Colter HB, Kulkarni MV et al. (1990): Acute spinal cord injury. A study using physical examination and magnetic resonance imaging. Spine 15: 161.

[5] Bors E, Turner RD (1964): Neurologic Urology. In: Kaufmann JJ: Advances in Diagnostic Urology. Little Brown and Company, London.

[6] Bracken MB, Shepard MJ, Collins WF et al. (1990): A randomized, controlled trial of methylprednisolone or naloxone in treatment of acute spinal cord injury. Results of the Second National Acute Spinal Cord Injury Study. N Engl J Med 332: 1405.

[7] Bracken MB, Shepard MJ, Collins WF et al. (1992): Methylprednisolone or naloxone treatment after acute spinal cord injury: 1-year follow-up data. J Neurosurg 76: 23.

[8] Breasted JH (1965): The Edwin Smith surgical papyrus. In: Wilkins RH: Neurosurgical Classics, S. 1. Johnson Reprint Corp., New York.

[9] Bundesgesetzblatt (1998): Verordnung über die Zulassung von Personen im Straßenverkehr und zur Änderung Straßenverkehrsrechtlicher Vorschriften vom 18. 8.1998. Nr. 55, Teil I, S. 2214.

[10] Castro WH, Schilgen M, Meyer S et al. (1997): Do „whiplash injuries“ occur in low-speed rear impacts? Eur. Spine J. 6: 366.

[11] Clarke CE, Modarres-Sadeghi H, Twomey JA (1994): Prognostic value of cortical magnetic stimulation in spinal cord injury. Paraplegia 32: 554.

[12] Comarr AE (1966): Observations on Menstruation and Pregnancy among Female Spinal Cord Injury Patients. Paraplegia 3: 263.

[13] Critchley E, Eisen A (1992): Diseases of the spinal cord. Springer, London–Berlin–Heidelberg–New York.

[14] Crock HV, Yoshizawa H (1977): The blood supply of the vertebral column and spinal cord in man. Springer, New York–Wien.

[15] Curt A, Dietz V (1997): Zur Prognose traumatischer Rückenmarkläsionen. Nervenarzt 68: 485.

[16] Delank HW (1970): Grundriß der Unfallneurologie. Steinkopff, Darmstadt.

[17] Delank HW (1996): Traumatische und posttraumatische Schädigungen des Nervensystems. In: Fritze E, May B: Die ärztliche Begutachtung, S. 667. Steinkopff, Darmstadt.

[18] Delank HW, Gehlen W (1999): Neurologie, 8. Aufl. Enke, Stuttgart.

[19] Derry FA, Dinsmore WW, Fraser M et al. (1998): Efficacy and safety of oral sildenafil (Viagra) in men with erectile dysfunction caused by spinal cord injury. Neurology 51: 1629.

[20] Dietz V (1999): Motorische Störungen bei spinalen Läsionen. Klin. Neurophysiol. 30: 120.

[21] Ditunno JF, Young W, Donovan WH et al. (1994): The international standard booklet for neurological and functional classification of spinal cord injury. Paraplegia 32: 70.

[22] El Masri WS, Short DJ (1997): Current concepts: spinal injuries and rehabilitation. Current oppinion in Neurology 10: 484.

[23] Erdmann H (1973): Schleuderverletzung der Halswirbelsäule. Hippokrates Stuttgart.

[24] Errico TJ, Bauer RD, Waugh T (1990): Spinal Trauma. Lippincott, Philadelphia.

[25] Ettlin TM, Seiler W, Kaeser H (1980): Phantom and Amputation Illusions in Paraplegic Patients. Eur. Neurol. 19: 12.

[26] Flanders AE, Croul SE (1996): Spinal Trauma. In: Atlas SW (ed.): Magnetic Resonance Imaging of the Brain and Spine, S. 1161. Lippincott Raven, Philadelphia–New York.

[27] Foerster K (1992): Psychiatrische Begutachtung im Sozialrecht. Nervenarzt 63: 129.

[28] Fogelholm R, Karli P (1975): Iatrogenic brainstem infarction. Europ. Neurol. 13: 6.

[29] Frankel HL (ed.) (1992): Spinal cord trauma. In: Vinken PJ, Bruyn GW, Klawans HL: Handbook of Clinical Neurology, Vol. 61. Elsevier, Amsterdam–London.

[30] Fried LC (1974): Cervical Spine Injury during Skeleton Traction. J. Am. Med. Ass. 229: 181.

[31] Gerner HJ (1992): Die Querschnittlähmung. Blackwell, Berlin.

[32] Ghaly RF, Levy WJ, Stone JL (1992): Intraoperatives Monitoring und Anästhesieeffekte. In: Meyer BU: Die Magnetstimulation des Nervensystems. Springer, Berlin–Heidelberg.

[33] Guttmann L (1973): Spinal Cord Injuries. Blackwell, Oxford–London–Edinburgh–Melbourne.

[34] Hensell V (1975): Neurologische Schäden nach Repositionsmaßnahmen an der Wirbelsäule. Med. Welt 27: 656.

[35] Hopf HC, Poeck K, Schliack H (1992): Neurologie in Praxis und Klinik, Bd. 1. Thieme, Stuttgart–New York.

[36] Hughes JT (1965): The Pathology of Vascular Disorders of the Spinal Cord. Paraplegia 2: 207.

[37] Jellinger K (1976): Neuropathology of cord injuries. In: Vinken PJ, Bruyn GW (eds): Handbook of Clinical Neurology, Vol. 25. Injuries of the spine and spinal cord, Part I, p. 43. North Holland Publ., Amsterdam.

[38] Jellinger K (1977): Morphologie und Genese traumatischer Hirn- und Rückenmarkschäden. Acta Neurol. 4: 1.

[39] Jörg J (1992): Rückenmarkerkrankungen. edition medizin, Weinheim.

[40] Kakulas BA, Bedbrook GM (1976): Pathology of injuries of the vertebral spinal cord – with emphasis on the microscopic aspects. In: Vinken PJ, Bruyn GW (eds): Handbook of Clinical Neurology, Vol. 25. Injuries of the spine and spinal cord, Part I, p. 27. North Holland Publ., Amsterdam.

[41] Kakulas BA (1987): The clinical neuropathology of spinal cord injury. A guide to the future. Paraplegia 25: 212.

[42] Kakulas BA, Taylor JR (1992): Pathology of injuries of the vertebral column and spinal cord. In: Vinken PJ, Bruyn GW, Klawans HL (eds): Handbook of Clinical Neurology, Vol. 17 (61): Frankel HL (ed): Spinal cord trauma, S. 21. Elsevier, Amsterdam–London–New York–Tokyo

[43] Köning W, Frowein RA, Firsching R (1987): Epidemiology of spinal cord injuries. In: Harris P: Thoracic and lumbar spine and spinal cord injuries. Springer, Wien–New York.

[44] Koeppen S (1970): Der elektrische Unfall und seine Folgen. In: Bock HW, Gerok W, Hartmann F (Hrsg.): Klinik der Gegenwart. Bd. II. Urban und Schwarzenberg, München–Wien–Baltimore.

[45] Kohli CM, Palmer AH, Gray GH (1974): Spontaneous intraspinal hemorrhage causing paraplegia. Ann. Surg. 179: 197.

[46] Kollar WAF (1971): Neurochirurgische Indikation bei frischen traumatischen inkompletten Querschnittsläsionen. H. Unfallheilkd. 108: 159.

[47] Kretschmer H (1978): Neurotraumatologie. Thieme, Stuttgart.

[48] Labadie EL (1974): Spontaneous Cervical Epidural Hematoma Followed by Disseminated Intravascular Coagulation. Arizona Med. 31: 417.

[49] Laschner W (1973): Indikation, Technik und Ergebnisse der versteifenden Skolioseoperation. Beitr. Orthop. Traumatol. 20: 97.

[50] Leyendecker K, Schirmer M (1985): Traumatische Rückenmarkschädigungen. In: Schirmer M (Hrsg.): Querschnittlähmungen, S. 236. Springer, Berlin–Heidelberg–New York–Tokyo.

[51] Macdonell RAL, Donnan GA (1995): Magnetic cortical stimulation in acute spinal cord injury. Neurology 45: 303.

[52] Malin JP, Schiffter R (1975): Die zervikale, progressive zystische Myelopathie. Acta Neurol. 2: 59.

[53] Malin JP, Tegenthoff M (1990): Gutachterliche Aspekte des sogenannten „Schleudertraumas" der HWS aus neurologischer Sicht. DAR 59: 164.

[54] Marciello M, Flanders AE, Herbison GJ et al. (1993): Magnetic resonance imaging related to neurologic outcome in cervical spinal cord injury. Arch. Phys. Med .Rehabil. 74: 940.

[55] McLaughlin RE, Miller WR (1976): Quadriparesis after Needle Aspiration of the Cervical Spine. Report of a Case. J. Bone Joint Surg. 58A: 1167.

[56] Meguro K, Tator CH (1988): Effect of multiple trauma on mortality and neurological recovery after spinal cord or cauda equina injury. Neurol. Med. Chir. 28: 34.

[57] Meinecke FW (1980): Verletzungen der Wirbelsäule und des Rückenmarks. In: Baumgartl F, Kremer K, Schreiber HW: Spezielle Chirurgie für die Praxis. Haltungs- und Bewegungsapparat-Traumatologie Bd. III, Teil 2. Thieme, Stuttgart.

[58] Meinecke FW, Exner G (1992): Injuries of the thoracolumbar spine. In: Vinken PJ, Bruyn GW, Klawans HL (eds): Handbook of Clinical Neurology, Vol. 17 (61): Frankel HL (ed.): Spinal cord trauma, S. 89. Elsevier, Amsterdam–London–New York–Tokyo.

[59] Meinecke FW (1997): Rückenmarkschäden-Querschnittsyndrome. In: Rauschelbach HH, Jochheim KA: Das neurologische Gutachten. 3. Aufl. Thieme, Stuttgart–New York.

[60] Meyer BU (1992): Die Magnetstimulation des Nervensystems. Springer, Berlin–Heidelberg.

[61] Michaelis LS (1976): Prognosis of spinal cord injury. In: Vinken PJ, Bruyn GW (eds.): Injuries of the spine and spinal cord. Part II. Handbook of Clinical Neurology. Vol. 26, p. 307. North Holland Publishing Company, Amsterdam.

[62] Münker H, Langwieder K, Chen E et al. (1995): Verletzungen der Halswirbelsäule bei Pkw-Unfällen. Versicherungsmed. 47: 26.

[63] Nacimiento W (1999): Nervenregeneration nach Rückenmarkstrauma. Dt. Ärztebl. 96: 1279.

[64] Occleshaw JV (1983): Myelographie. In: Ansell, G.: Komplikationen in der Röntgendiagnostik. Enke, Stuttgart.

[65] Paeslack V (1983): Konservative Therapie der Rückenmarkstraumen. In: Hopf HC, Poeck K, Schliack H: Neurologie in Praxis und Klinik. Bd. 1. Thieme, Stuttgart–New York.

[66] Peters G (1970): Klinische Neuropathologie. Thieme, Stuttgart.

[67] Piscol K (1972): Die Blutversorgung des Rückenmarks und ihre klinische Relevanz. Schriftenreihe Neurologie, Bd. 8. Springer, Berlin–Heidelberg–New York.

[68] Powell FC, Hanigan WC, Olivero W (1993): A risk/benefit analysis of spinal manipulation therapy for relief of lumbar or cervical pain. Neurosurgery 33: 73.

[69] Rengachery SS, Murphy D (1974): Subarachnoid hematoma following lumbar puncture causing compression of the cauda equina. Neurosurg. 41: 252.

[70] Rossier AB, Ziegler WH, Duchosal PW et al. (1971): Sexual Function and Dysreflexia. Paraplegia 9: 51.

[71] Rücker G (1974): Schäden bei Angiographien. Unfallheilkd. 117: 354.

[72] Scheid W (1980): Lehrbuch der Neurologie. Thieme, Stuttgart.

[73] Schicke R, Seitz D (1970): Spinales epidurales Hämatom unter Antikoagulantientherapie. Dtsch. Med. Wschr. 95: 275.

[74] Schinz R (1964): Strahlenschäden des Rückenmarks. Dtsch. Med. Wschr. 89: 796.

[75] Schirmer M (1985): Querschnittlähmungen. Springer, Berlin–Heidelberg–New York–Tokyo.

[76] Schmand B, Lindeboom J, Schagen S et al. (1998): Cognitive complaints in patients after whiplash injury: the impact of malingering. J. Neurol. Neurosurg. Psychiat. 64: 339.

[77] Schwab ME, Bartholdi D (1996): Degeneration and regeneration of axons in the lesioned spinal cord. Physiol. Rev 76 (2): 319.

[78] Schwarz GA, Bevilaqua J (1964): Paraplegia Following Spinal Anaesthesia. Arch. Neurol. 10: 308.

[79] Seitz D, Hintze A (1976): Myelomalazie infolge Vertebralisangiographie mittels Femoraliskatheter. Fortschr. Röntgenstr. 125: 59.

[80] Sherwood AM, McKay WB., Dimitrijevic MR (1996): Motor control after spinal cord injury: assessment using surface EMG. Muscle Nerve 19: 966.

[81] Silberstein M, Tress BM, Hennessy O (1992): Delayed neurologic deterioration in the patient with spinal trauma: role of MRI imaging. Am. J. Neuroradiol. 13: 1373.

[82] Stöhr M, Mayer K (1976): Nervenwurzelläsionen durch Neuraltherapie. Dtsch. med. Wschr. 101: 1218.

[83] Tator CH, Fehlings MG (1991): Review of the secondary injury theory of acute spinal cord trauma with emphasis on vascular mechanisms. J. Neurosurg. 75: 15.

[84] Taylor JR, Kakulas BA (1991): Neck injuries. Lancet 336: 1343.

[85] Tegenthoff M, Malin JP (1991): Das sogenannte Schleudertrauma der Halswirbelsäule. Dtsch. Med. Wschr. 116: 1030.

[86] Tegenthoff M (1992): Clinical applications of transcranial magnetic stimulation in acute spinal cord injury. In: Lissens M: Clinical applications of magnetic transcranial stimulation, p. 32. Peeters, Löwen.

[87] Tegenthoff M (1993): Neurophysiologische Kriterien für die Feststellung von Folgeschäden nach HWS-Verletzungen. Nervenheilk. 12: 236.

[88] Tegenthoff M, Kotterba S (1993): Ischämische Rückenmarksinfarkte nach minimalem Trauma bei Kindern. In: Huffmann G, Braune HJ, Griewing B: Durchblutungsstörungen im Bereich des Nervensystems, S. 569. Einhorn, Hamburg.

[89] Tegenthoff M (1996): Evozierte Potentiale in der Diagnostik spinaler Notfälle. Z. EEG-EMG 27: 33.

[90] Torg JS, Pavlov H, Sennett B et al. (1991): Axial loading injuries to the middle cervical spine segment: an analysis and classification of twentyfive cases. Am. J. Sports Med.19: 6.

[91] Wahle H (1968): Besonderheiten der sozialmedizinischen Begutachtung. In: Paeslack V, Wahle H, Meinecke, FW: Rehabilitation von Patienten mit Rückenmarkschäden. Gentner, Stuttgart.

[92] York DH, Watts C, Raffensberger M (1983): Utilization of somatosensory evoked cortical potentials in spinal cord injury. Spine 8: 832.

[93] Young W (1990): Neurophysiology of spinal cord injury. In: Errico TJ, Bauer RD, Waugh T: Spinal Trauma, p 377. Lippincott, Philadelphia.

21 Erregerbedingte Entzündungen des Zentralnervensystems

Hilmar Prange

Inhalt

1 Einführung

Erregerbedingte Erkrankungen des Zentralnervensystems sind in Ätiologie und Erscheinungsbild sehr vielfältig, in ihrem Auftreten aber weniger häufig als beispielsweise vaskuläre, degenerative oder tumoröse ZNS-Prozesse. Die Prognose hängt im Einzelfall von Ätiologie, früher Krankheitserkennung, zügigem Therapiebeginn und, falls erforderlich, rechtzeitig begonnener und auf den individuellen Fall zugeschnittener Rehabilitation ab.

Virale Meningitiden haben auch ohne Therapie praktisch immer eine gute Prognose; Rezidive sind jedoch möglich, wie beispielsweise bei der Mollaret-Meningitis. Enzephalitiden viraler Genesen verlaufen unterschiedlich schwer, je nach Erreger und Therapiemöglichkeiten.

Bakterielle Meningitiden weisen immer eine ausgeprägtere Symptomatik auf als die viralen. Das therapeutische Fenster ist mitunter sehr klein. Zu später Therapiebeginn führt in einem hohen Prozentsatz zu Defektsyndromen, die vorzugsweise den Verhaltensbereich, aber auch mnestische oder kognitive Funktionen betreffen. Durch Bakterien verursachte Enzephalitiden werden fast immer zu spät erkannt. Letale Ausgänge und schwere Residualsyndrome sind demzufolge nicht ungewöhnlich. Das trifft für die septischen Herdenzephalitiden ebenso zu wie für Neurotuberkulose und -listeriose. Neuroborreliose und Neurosyphilis sind diagnostisch leichter zu erfassen. Bei rechtzeitigem Erkennen und Behandeln ist die Prognose günstiger. Krasser ist die Situation bei bakteriellem Befall des Rückenmarks. Spinale Abszesse werden zunächst fast immer falsch zugeordnet, weil die Symptomatik unspezifisch ist. Wegen ihres seltenen Auftretens sind sie vielen Neurologen, Neurochirurgen und Orthopäden nicht genügend vertraut. Andere Fachgebiete werden ohnehin mit diesen Leiden kaum konfrontiert.

Pilzinfektionen sind in Mitteleuropa praktisch nur bei Personen mit Abwehrschwäche anzutreffen. Dieser Personenkreis nimmt ständig durch Organtransplantationen, Anwendung aggressiver Chemotherapien, Operationen und weitgesteckte Indikationen für intensivmedizinische Maßnahmen zu. Sporadische Pilzinfektionen bei immunkompetenten Patienten werden in bestimmten überseeischen Regionen angetroffen.

! Grundsätzlich sind bei allen Verdachtsfällen entzündlicher ZNS-Erkrankungen ausgiebige Reiseanamnesen zu erheben.

Krankheiten wie zerebrale Malaria, Bartonellose, Lepra, spezielle Virusenzephalitiden können im Rahmen von Ferntourismus oder längerer Tätigkeit im Auslands- oder Entwicklungsdienst akquiriert werden.

Die **Parasitosen** Zystizerkose, Echinokokkose und Toxocara-Infektionen fallen meist schon bei den bildgebenden Verfahren auf und werden deshalb paradoxerweise früher erkannt als die häufigeren einheimischen ZNS-Infektionen.

Mit dem Erscheinen der bovinen spongiformen Enzephalopathie (BSE, „Rinderwahnsinn“) und der neuen Variante der Creutzfeldt-Jakob-Krankheit ist eine neue Krankheitsgruppe in das Licht der Aufmerksamkeit gerückt, deren gutachtliche Relevanz noch nicht abschätzbar ist.

! Der neurologische Gutachter ist gefragt, wenn ein entzündlicher Prozeß Defekte zurückgelassen hat (Behinderungsgrad, MdE) oder diese sich auf der Basis regelwidrigen ärztlichen Verhaltens (z.B. mangelnde Aufklärung) entwickelt haben (Zusammenhangsfrage).

Bei erregerbedingten Erkrankungen dient das neurologische Gutachten der Klärung, ob Berufskrankheit bzw. Berufsunfall vorliegt, der Entscheidung über Diagnostik- und Therapiefehler, grobe Fahrlässigkeit oder Organisationsverschulden, aber auch der Würdigung von Kriegs- und Vertreibungsschäden. Ein weiterer wichtiger Punkt sind Impfschäden. Für die kompetente Bearbeitung vorgenannter Problembereiche sind dezidierte Kenntnisse und möglichst auch umfangreiche Erfahrungen auf diesem Gebiet erforderlich.

2 Bakteriell verursachte Erkrankungen

2.1 Bakterielle Meningitis

! Nach Häufigkeit, Schweregrad und Zahl der Defektsyndrome kommt der bakteriellen Meningitis unter den erregerbedingten entzündlichen ZNS-Erkrankungen die größte Bedeutung zu.

Der neurologische Gutachter wird in erster Linie zu dem kausalen Zusammenhang zwischen einem schädigenden Ereignis oder einer speziellen Exposition, dem rechtzeitigen oder verspäteten Therapiebeginn und möglichen persistierenden Behinderungen befragt werden. Bei nosokomialen Infektionen stehen möglicherweise auch mangelnde Sorgfalt oder Organisationsverschulden zur Diskussion.

Ein hochgradiger Verdacht auf bakterielle Meningitis ergibt sich immer, wenn entzündliche Allgemeinzeichen (Fieber, BKS-Beschleunigung, Leukozytose, Erhöhung von C-reaktivem Protein und Fibrinogen) mit einem meningitischen Syndrom kombiniert sind. Letztgenanntes wird vor allem durch Kopfschmerz, Übelkeit, Brechneigung, Nackenbeugehemmung, erhöhte Irritierbarkeit, oft auch Schläfrigkeit charakterisiert. Eine komatöse Eintrübung ist bei schweren, schnell verlaufenden Meningitiden nicht ungewöhnlich. Neurologische Herdsymptome, organisch begründbare Psychosen oder epileptische Anfälle gehören im engeren Sinne nicht zur Meningitis und deuten auf eine Beteiligung des Hirnparenchyms am Krankheitsprozeß hin.

Die Sicherung der Diagnose erfolgt via Lumbalpunktion und Liquoranalytik. Eine purulente Konsistenz des Liquor cerebrospinalis, also das Vorhandensein zahlreicher neutrophiler Granulozyten (bis 30 000/µl), ist fast ausschließlich bei bakteriellen Meningitiden gegeben, sieht man von einzelnen differentialdiagnostisch in Frage kommenden Pilz- und Amöbenkrankheiten ab. Die unter sterilen Bedingungen gewonnene Zerebrospinalflüssigkeit wird umgehend bakteriologisch untersucht, wobei Mikroskopie nach Gramfärbung, Erregerkultur und Resistogramm im Reihenverdünnungstest zu fordern sind. Hohe Protein-, Laktat- und CRP-Werte im Liquor bestätigen die bakterielle Genese. Bei komatösen Patienten ist der Lumbalpunktion immer ein bildgebendes Verfahren, möglichst ein kraniales CT, voranzustellen, um ein massives Hirnödem auszuschließen und damit der Gefahr einer punktionsbedingten transtentoriellen Herniation vorzubeugen.

Keine der erforderlichen diagnostischen Maßnahmen darf den Therapiebeginn verzögern. Die sog. „Door-to-needle-Zeit“ soll möglichst 30 Minuten nicht überschreiten. Vor Beginn der antibiotischen Behandlung sind regelhaft Blutkulturen und, sofern sinnvoll, auch Wundabstriche (Rachenabstriche, Abstriche an nässenden oder purulenten Wunden, ggf. Vaginalabstriche) zu entnehmen (MiQ-Empfehlungen 1999). Die Wahrscheinlichkeit eines kulturellen Erregernachweises aus der Blutkultur ist bei hämatogen vermittelten Meningitiden kaum niedriger als aus Liquorproben.

Vom Mikrobiologen wird nicht nur die Keimidentifikation, sondern auch ein Antibiogramm mit quantitativen Angaben der jeweiligen und minimalen Hemmkonzentration (MHK) erwartet. Die Häufigkeit der in Frage kommenden bakteriellen Erreger ist in Tabelle 21-1 aufgelistet.

! Pneumokokken-Meningitiden spielen im Erwachsenenalter eine besondere Rolle.

Vorzugsweise betroffen sind Patienten mit chronisch entzündlichen Nachbarschaftsprozessen, wie Sinusitis, Otitis, Mastoiditis, sowie Patienten mit Liquorfisteln nach Traumen, wobei es sich bei letzteren durchaus um Bagatelltraumen handeln kann. Ein erhöhtes Krankheitsrisiko haben auch abwehrgeschwächte Personen wie Diabetiker, Alkoholiker, Immunsupprimierte und Ältere. Asplenische Patienten neigen zu foudroyanten Verläufen mit septischem Erscheinungsbild und hoher Letalität (OPSI-Syndrom). Das Unterlassen einer Schutzimpfung mit Pneumokokken-Vakzinen vor und/oder nach einer Milzexstirpation muß heute als Therapiefehler gelten, ebenso wie der verzögerte Einsatz von Antibiotika bei solchen Personen (Gietz et al. 1997). Bei gesicherter **Pneumokokken-Meningitis** sollte

Tabelle 21-1 Häufigkeit einzelner Erreger bei bakterieller Meningitis, bezogen auf Altersgruppen (Roos et al. 1991)

Erreger	Neugeborene (< 1 Monat) [%]	Kinder (1 Monat bis 15 Jahre) [%]	Erwachsene (>15 Jahre) [%]
Haemophilus influenzae	0–3	40–60	1–3
Neisseria meningitidis	0–1	25–40	10–35
Streptococcus pneumoniae	0–5	10–20	30–50
Gramnegative Stäbchen	50–60	1–2	1–10
Sonstige Streptokokken	20–40*	2–4	5
Staphylokokken	5	1–2	5–15
Listeria-Spezies	2–10	1–2	5

* vorzugsweise Isolate von Streptokokken der Lancefield-Gruppe B

immer nach einem primären Infektionsherd – und falls die Vorgeschichte Hinweise für ein Schädel-Hirn-Trauma gibt – nach einer Liquorfistel gefahndet werden.

! Neisseria meningitidis führt vorzugsweise bei Kindern, Jugendlichen und jungen Erwachsenen zu Meningitiden oder schweren septischen Krankheitsbildern.

Krankheitshäufungen beobachtet man bei Personen, die in Internaten, Kasernen, Lagern untergebracht sind oder in Gefängnissen sitzen. Epidemien sind mit den Typen A, C, W 135 und Y, nicht aber mit dem Subtyp B assoziiert. In Mitteleuropa werden jedoch mehr als 80 % der **Meningokokken-Meningitiden** gerade durch den bei Säuglingen und Kleinkindern weniger immunogenen Subtyp B verursacht, der selbst nur sporadische Krankheitsfälle hervorruft. Im sog. **Meningitis-Gürtel,** der vor allem afrikanische Regionen südlich der Sahelzone einschließt, steht der Serotyp A im Vordergrund.

Ein Verdacht auf Meningokokken-Meningitis ist schon gerechtfertigt, wenn ein Patient mit allgemeinen Infektionszeichen und meningitischem Syndrom extremitätenbetonte petechiale Hautveränderungen aufweist. Gerinnungsstörungen sind ebenfalls bei einem hohen Prozentsatz anzutreffen. Kontrollierte Therapiestudien haben belegt, daß die Prognose bei frühem Behandlungsbeginn, ggf. schon beim ersten hausärztlichen Kontakt, signifikant verbessert wird (Cartwright et al. 1992, Strang et al. 1992). Das therapeutische Zeitfenster ist bei rasch verlaufenden septischen Fällen außerordentlich eng.

Immunpathologisch ist die Meningokokken-Meningitis dadurch gekennzeichnet, daß bei der Auseinandersetzung zwischen Wirt und Mikroorganismus große Mengen Endotoxin (LPS) freigesetzt werden, die neben Gerinnungsstörung und Gefäßläsionen auch kritische Schädigungen parenchymatöser Organe induzieren können. Eine Extremform stellt das **Waterhouse-Friderichsen-Syndrom** dar. Patienten mit Meningokokken-Meningitis sollten während der ersten Krankheitstage auf Monitoring- oder Intensivstationen behandelt und dabei isoliert werden (Tegtmeyer und Reiss 1997). Die Besonderheiten der Immunpathogenese bei der Meningokokken-Meningitis bedingen das bemerkenswerte Phänomen, daß Todesfälle praktisch nur in den ersten 3 bis 7 Krankheitstagen auftreten. Wird diese Zeit gut überstanden, dann klingt das Leiden zumeist ohne Defekte ab (Zysk et al. 1994). Hierin kontrastiert es erheblich von anderen bakteriellen Meningitiden, insbesondere von der Pneumokokken- und Staphylokokken-Meningitis.

Die Entwicklung einer Meningokokken-Infektion wird mitunter durch vorausgehende Virusinfektionen der oberen Luftwege begünstigt. Ansonsten ist das Verhältnis Keimträger/Erkrankte bei *Neisseria meningitidis* sehr hoch. Dies mag Folge einer im Laufe des Lebens erworbenen Teilimmunität gegen Neisserien sein. Bei Kontaktpersonen ist eine Umgebungsprophylaxe gerechtfertigt, wenn Immunsuppression vorliegt oder kleine Kinder im Umkreis des Erkrankten oder der Kontaktperson leben. Medikamentös bevorzugt man hierfür Rifampicin (2 × 600 mg bei Erwachsenen über 2 Tage). Wird diese Therapie abgelehnt, so kann auch Ceftriaxon (250 mg i.m. einmalig) gegeben werden. Rifampicin erreicht hohe Schleimhautkonzentrationen und verhindert dadurch das Haften der Meningokokken in ihrer Invasionszone an der Rachenschleimhaut.

! Haemophilus-influenzae-Meningitiden sind in Mitteleuropa durch die Einführung der Vakzination selten geworden.

Persistierende Hörschäden sind nach diesem Krankheitsbild nicht ungewöhnlich. Sie werden durch begleitende Kortikoidgabe in der Akutphase reduziert (Lebel et al. 1989). Ähnlich wie bei Meningokokken-Meningitiden wird auch beim Auftreten einer **Haemophilus-influenzae-Meningitis** eine Umgebungsprophylaxe empfohlen. Dies trifft insbesondere wieder für Kinder bzw. Kinderkollektive zu.

Während eine Lumbalpunktion nur in extrem seltenen Fällen eine bakterielle Meningitis zu verursachen vermag, ist dies bei rückenmarknahen Anästhesieformen und Myelographien sowie intrathekaler Instillation von Medikamenten (beispielsweise Zytostatika) grundsätzlich möglich. Als Erreger kommen Streptokokken, Staphylokokken, *Escherichia coli* und *Enterococcus faecalis* in Frage. Seltenere Erreger, die praktisch nur als Folge einer iatrogenen Übertragung auftreten, sind *Pseudomonas aeruginosa,* Koagulase-negative Staphylokokken, Klebsiellen, *Enterobacter,* Serratien, *Acinetobacter calcoaceticus, Corynebacterium*-Spezies und einzelne anaerobe Bakterien.

! Streptokokken-Meningitiden entstehen in der Regel hämatogen. Hier ist immer nach einer Endokarditis zu fahnden.

Staphylokokken-Meningitiden entwickeln sich ebenfalls auf der Basis einer Endokarditis oder als Folge offener Schädel-Hirn-Traumen. Postoperative Meningitiden schließen als Erreger Staphylokokken, *E. coli,*

Pseudomonas, Klebsiellen und Serratien ein. Der Häufigkeit nach überwiegen *Staphylococcus aureus* und Koagulase-negative Staphylokokken. Letzteres trifft auch für die Träger von ventrikulo-aurikulären oder ventrikulo-peritonealen Shunts zu. Die Sanierung des Liquorraums ist hier oft nur durch Shunt-Explantation, offene Liquordrainage und intrathekale Vancomycin-Verabfolgung möglich.

Rupturierte zerebrale oder spinale Abszesse können ebenfalls zu Meningitiden führen, auch hier dominieren Staphylokokken. Andererseits können sich multiple subkortikale Abszesse (subkortikale „Eiter-Seen") als Komplikation einer Pneumokokken-Meningitis entwickeln. Das trifft insbesondere bei verspätetem Therapiebeginn oder falscher Antibiotikawahl (z.B. Chloramphenicol) zu. Eine weitere Komplikation der bakteriellen Meningitiden sind subdurale Empyeme (Durchwanderung in den Subduralraum) und mykotische Aneurysmen.

! Die posttraumatische Meningitis ist für den Gutachter von besonderer Bedeutung; denn schwere Traumen des Schädels und Gehirns werden gelegentlich durch Meningitiden kompliziert, wobei das Zeitintervall von Stunden bis zu Jahren reichen kann. Bei längerer Latenz sollte an eine Liquorfistel als Folge einer Schädelbasisfraktur gedacht werden.

Tabelle 21-2 gibt eine Aufstellung über die Traumaarten, nach denen sich Meningitiden entwickelt haben.

Tabelle 21-2 Mögliche Traumaarten bei posttraumatischer Meningitis (Untersuchung an 91 Patienten; Appelbaum 1960)

Trauma	[n]	[%]
Schädel- oder Nasenfraktur	48	53
Schlag auf Schädel; Schädelverletzung bei Fall oder Autounfall	22	24
Nichtspezifizierte Schädel- oder Gesichtsverletzungen	10	11
Penetrierende Verletzungen (Geschoß oder Stich)	9	10
Hundebiß im Gesicht	1	1
Verbrennungen am Nacken	1	1

Zu bedenken ist, daß eine Rhino- oder Otoliquorrhö auf die Fistel hindeutet. Die Meningitisgefahr ist erfahrungsgemäß dann größer, wenn eine vorher bekannte Fistel ohne deckenden Eingriff spontan den Liquorfluß einstellt. Der Verdacht einer Rhinoliquorrhö läßt sich relativ einfach durch den Nachweis von β-Trace-Protein in der Flüssigkeit führen (Felgenhauer et al. 1987). Dünnflüssiges Nasensekret enthält dieses liquortypische Protein nicht. Die Häufigkeit einzelner Erreger bei posttraumatischen Meningitiden ist in Tabelle 21-3 aufgelistet.

Tabelle 21-3 Bakterielle Erreger bei posttraumatischen Meningitiden (91 Fälle; Appelbaum 1960)

Erreger	[n]	[%]
Streptococcus pneumoniae	47	51,6
Haemophilus influenzae	14	15,4
Hämolysierende Streptokokken	11	12,1
Neisseria meningitidis	9	10
Staphylokokken	5	5,5
Sonstige Streptokokken	3	3,2
Klebsiella pneumoniae	1	1,1
Listeria monocytogenes	1	1,1

Streptococcus pneumoniae dominiert als ursächlicher Keim. Andere, ebenfalls regelhaft in Nase und Nasennebenhöhlen angesiedelte Erreger, wie *Streptococcus milleri*, Corynebakterien etc., spielen eine geringere Rolle. Dasselbe trifft für gramnegative Keime bzw. *Enterobacteriaceae* zu. Für die gutachtliche Fragestellung hat der nachgewiesene Keim eher eine untergeordnete Bedeutung.

Nach Bauer und Mortinger (1983) sind alle Meningitiden als posttraumatisch anzusehen, die einer offenen Schädel-Hirn-Verletzung folgen – ungeachtet ob otogen, rhinogen, stomatogen, fortgeleitet nach Entzündungen von Knochen und Kopfweichteilen –, wenn das Trauma und die Gehirnhautentzündung über eine Bedeutungskette miteinander im Zusammenhang stehen. Schwierig wird die Beantwortung der Zusammenhangsfrage, falls ein durch Verletzung hervorgerufener Entzündungsprozeß weitab im Körper lokalisiert ist und erst mit zeitlicher Verzögerung eine Meningitis auftritt.

! Die Prognose der purulenten Meningitiden ist weniger günstig, als allgemein angenommen wird. Das betrifft insbesondere die kognitiven, mnestischen und konzentrativen Leistungsdefizite.

Diese werden oft erst im Rahmen einer sorgfältigen neuropsychologischen Testdiagnostik aufgedeckt. Die durchschnittliche Letalität der bakteriellen Meningitiden liegt bei 13%. Eine komplette Heilung tritt bei 53% ein. In den restlichen 34% der Fälle besteht ein mehr oder weniger ausgeprägtes **Defektsyndrom.** Epileptische Anfälle können sich noch Jahre nach der Meningitis entwickeln und sind als Folgeschädigung anzuerkennen, wenn keine zusätzliche familiäre Häufung vorliegt und auch keine anamnestischen Hinweise für eine frühere Manifestation bestehen.

Manche Patienten führen ein chronisches Kopfschmerzleiden auf eine früher durchgemachte Meningitis zurück. In solchen Fällen ist eine differenzierte Kopfschmerzdiagnostik erforderlich. Typische Migräneleiden sind nicht signifikant mit durchgemachten Meningitiden assoziiert. Bei der Beantwortung der Frage nach persistierenden Meningitisfolgen ist auch zu bedenken, daß Sinusthrombosen und Arteriitiden einen Meningitisverlauf komplizieren können. Diese Komplikationen ziehen nicht selten Spätfolgen nach sich. Für das Ausmaß der Defekte spielt – wie schon erwähnt – auch die Art des Erregers eine Rolle. Ein höheres Maß an Residualsyndromen ist nach Listerien-, Pneumokokken-, E.-coli- und Staphylokokken-Erkrankung zur erwarten (Zysk et al. 1994). Typische postmeningitische Defekte sind beidseitige Ertaubung, Epilepsien, Hemi- und Tetraparesen, Erblindung, Hydrozephalus, Anosmie und vestibuläre Störungen.

2.2 Hirnabszesse

Hirnabszesse sind seltener als purulente Meningitiden (0,3–1,3 pro 100 000). Noch seltener sind subdurale Empyeme. Bezüglich der Erregerinvasion unterscheiden wir beim Hirnabszeß hämatogene und fortgeleitete Erregerpropagation sowie traumabedingte Direktinfektionen, iatrogene Infektionen und Infektionen ungeklärter Genese. Bei hämatogener Erregervermittlung spielen vor allem Endokarditiden, kongenitale Herzvitien, Morbus Osler und verschiedene Eiterherde im Körper eine Rolle. Intrakraniell verbliebene Fremdkörper können noch Jahre nach dem Trauma zu sog. **Spätabszessen** führen. Die Erregerkonstellation bei Hirnabszessen ist in Tabelle 21-4 zusammengestellt.

Tabelle 21-4 Die häufigsten Erreger des Hirnabszesses (Wispelwey et al. 1991)

Erreger	[n]	[%]
Aerobe Keime	**420**	**61,2**
Staphylococcus aureus	92	13,4
Gramnegative Stäbchen	108	15,7
Streptokokken	220	32,1
Anaerobier	**220**	**32,1**
Streptokokken	66	9,6
Bacteroides-Spezies	74	10,8
Andere Anaerobier	80	11,7
Sonstige Erreger	**46**	**6,7**

Zu beachten ist, daß anaerobe und mikroaerophile Erreger (Peptostreptokokken, *Bacteroides, Fusobacterium* und *Propionibacterium)* als Koinfektion oder alleinige Abszeßursache in Frage kommen. Die antibiotische Behandlung muß dieser Tatsache gerecht werden. Zur Therapie des Hirnabszesses – konservativ, Abszeßpunktion, Exstirpation – gibt es unterschiedliche Indikationen und unterschiedliche Auffassungen. Auf ein operatives Vorgehen wird nur verzichtet, wenn der Abszeß sehr ungünstig liegt und der Erreger mit hoher Wahrscheinlichkeit bekannt ist oder sich der Patient in einem inoperablen Zustand befindet. Abszeßpunktion und Abszeßexzision gelten heute als gleichwertig, allerdings mit unterschiedlicher Indikationsstellung (Lit. bei Prange und Nau 1997). Zu beachten ist, daß sich Hirnabszesse zumeist aus einer lokalen Hirnphlegmone („Zerebritis“) entwickeln. Frühe Computertomogramme demonstrieren daher noch nicht die typische ringförmige Struktur mit Kontrastmittelanreicherung. Dies führt namentlich bei hämatogenen Hirnabszessen mitunter zu Verwechslungen mit vaskulären Prozessen.

! Jeder Hirnabszeß wird bereits auf den Verdacht hin antibiotisch behandelt.

Die empfohlenen Therapieschemata unterscheiden sich von Klinik zu Klinik.

Die Letalität der Hirnabszesse ist hoch. Die Statistiken geben Zahlen zwischen 5 und 15% an, unabhängig von der Technik des operativen Vorgehens. Ähnlich wie bei der Meningitis sind auch nach Hirnabszessen neuropsychologische Defekte nicht ungewöhnlich. Sie richten sich nach der Lage des Prozesses. Etwa ein Drittel der Patienten entwickelt nach kurzen oder längeren Zeitintervallen ein Anfallsleiden.

2.3 Septische Herdenzephalitiden

! Das wesentliche Merkmal der septischen Herdenzephalitis ist die direkte Erregerverschleppung in das ZNS bei primärem Bakterienbefall anderer Organe und daraus folgender Septikämie.

Wir unterscheiden zwei Unterformen: die **septisch-embolische Herdenzephalitis,** die sich nahezu immer als Komplikation einer bakteriellen Endokarditis entwickelt, und die **septisch-metastatische Herdenzephalitis.** Letztere kann bei beliebigen septischen Streuungsherden im Körper in Erscheinung treten. Bei der septisch-embolischen Herdenzephalitis findet ein doppelter Schädigungsmechanismus statt: eine Hirnembolie mit gleichzeitiger Erregerstreuung. Es kommt also zu lokalisierten (emboliebedingten) Ischämien mit simultaner Erregerinfiltration in das Hirnparenchym.

Entsprechend ihrer Pathogenese steht bei der septisch-embolischen Herdenzephalitis die Herdsymptomatik im Vordergrund. Die Prognose ist ungünstig. Wegen des Auftretens pyogener Arteriitiden in verschiedenen Körperregionen kommt es bei der embolischen Unterform unter therapeutischer Heparinisierung gehäuft zu bedrohlichen Blutungen.

Bei der septisch-metastatischen Herdenzephalitis werden Erregerkonglomerate aus verschiedenen Regionen des Körpers in Gehirn und andere Organe verschleppt. Die Folge sind Mikroabszesse. Die Erkrankung geht eher mit einer diffusen ZNS-Symptomatik einher. Später, insbesondere bei fehlender Behandung, entwickeln sich auch Herdsymptome. Durch antibiotische Therapie läßt sich letztgenanntes Krankheitsbild gut beeinflussen (Bitsch et al. 1996).

Antibiotika der ersten Wahl zur Behandlung der septischen Herdenzephalitiden sind die Cephalosporine der 3. Generation, möglichst in Kombination mit einem Staphylokokken-Antibiotikum (Rifampicin, Vancomycin). Der Erregernachweis erfolgt durch Blutkulturen. Die kardiologische Diagnostik ist obligat. Die Zahl der Herdenzephalitiden ist ansteigend. Sie entwickeln sich bevorzugt bei Abwehrgeschwächten und Personen, die aus therapeutischen Gründen über längere Zeit mit Verweilkathetern versehen waren. Die septischen Herdenzephalitiden werden oft übersehen, obwohl sie diagnostisch bei Durchführung eines bildgebenden Verfahrens und einer Liquoruntersuchung relativ einfach zu erkennen sind.

2.4 Listerien-Meningoenzephalitis

Listeria monocytogenes gilt gemeinhin als Opportunitätskeim und als Erreger schwerer generalisierter Erkrankungen im Perinatalalter. Auch bei immunkompetenten Erwachsenen ohne jegliche Risikofaktoren treten gelegentlich Listerien-Meningoenzephalitiden auf. Eine besondere Krankheitsdisposition besteht bei Immunsupprimierten, Patienten mit konsumierenden Krankheiten, chronischem Alkoholismus und Diabetes mellitus. Als Infektionsquellen gelten tierische und menschliche Exkremente sowie dadurch infizierte Böden, Silofutter, Milch, Käse, Gemüse und Fleisch. Der ZNS-Befall der grampositiven Stäbchen erfolgt hämatogen.

Man kann vier Krankheitsverläufe unterscheiden:

- akute Meningitis/Meningoenzephalitis (90%),
- Hirnstammenzephalitis (5–10%),
- Hirnabszeß oder infizierter Hirninfarkt,
- rekurrierende bzw. chronische Enzephalitiden.

Die akute Verlaufsform äußert sich mit einem ähnlichen Krankheitsbild wie die purulente Meningitis; allerdings sind zusätzliche Herdsymptome nicht ungewöhnlich. Die Liquorpleozytose, entweder als granulozytäres oder „buntes" Zellbild, kann bis 3000 Zellen/µl erreichen. Liquor-Laktat und Gesamtprotein sind erhöht. Die Erregerdiagnostik erfolgt am günstigsten über die Blutkultur; ein mikroskopischer Nachweis mittels Gramfärbung gelingt gelegentlich aus der Liquorprobe.

Die Listerien-Hirnstammenzephalitis verläuft oft biphasisch mit grippeähnlichem Vorstadium. Unbehandelt führt das Leiden zu Hirnstammsymptomen, Koma und Atemstillstand. Allgemeine Infektionszeichen sind immer vorhanden. Auch chronisch rezidivierende Enzephalitiden mit Kopfschmerz, Wesensänderung und mäßiger Liquorpleozytose wurden beschrieben. Die im Rahmen der Krankheit entstehende Ependymgranulation kann zum Verschlußhydrozephalus führen und macht dann zunächst externe Liquordrainage, Liquorsanierung und schließlich Shunt-Implantation erforderlich. Die medikamentöse Therapie der Listerien-Meningoenzephalitis besteht in Amoxicillin- und Gentamicingabe. Bei Penicillinallergie können andere Antibiotika, nicht aber Cephalosporine eingesetzt werden. Die Letalität des Leidens wird mit 20–40% angegeben. Die Häufigkeit von Defekten ist hoch.

2.5 Spirochäten-Erkrankungen

Verschiedene Erreger der Familie *Spirochaetaceae* weisen einen relativen Neurotropismus auf. Hierzu gehören *Borrelia burgdorferi* (Lyme-Erkrankung, Neuroborreliose), *Treponema pallidum* (Syphilis, Neurosyphilis), *Leptospira-interrogans*-Subspezies (Leptospirose, Morbus Weil) und nichttypisierte Treponemen als Koinfektion bei Hirnabszessen. Spirochäten-Erkrankungen erzeugen in der Regel keine purulente Liquorreaktion, dafür kommt es bald nach dem ZNS-Befall zu einer massiven humoralen Immunantwort. Erregerinduzierte Autoimmunreaktionen sind namentlich im Spätstadium dieser Krankheiten nicht ungewöhnlich.

2.5.1 Lyme-Borreliose

! Die Lyme-Borreliose wird durch Arthropoden übertragen und verläuft in verschiedenen Krankheitsphasen.

Dem erregerübertragenden Zeckenstich folgt innerhalb von 3 Tagen bis 16 Wochen das *Primärstadium* oder *Stadium der lokalisierten Infektion.* Es entwickelt sich an der Stichstelle das Erythema migrans (Wanderröte) oder die Lymphadenosis cutis benigna. Allgemeinsymptome wie Fieber, Kopf-, Muskel- und Gliederschmerzen, leichte Nackensteifigkeit, Lymphadenopathien können vorhanden sein.

Etwa 15 % der Infizierten gelangen ca. 3–4 Wochen später in das *zweite Krankheitsstadium (disseminierte Infektion)*, für das vor allem die Borrelien-Meningopolyradikulitis Garin-Bujadeux-Bannwarth charakteristisch ist. Schmerzen, ein- oder doppelseitige Hirnnervenläsionen, asymmetrische Arm- oder Beinparesen sind gemeinsam mit einem entzündlichen Liquorsyndrom (lymphomonozytäre Pleozytose bis 1000 Zellen/µl, Gesamtprotein-Erhöhung, lokale IgM- und IgG-Produktion) charakteristisch. Seltener manifestieren sich in diesem Krankheitsstadium lymphozytäre Meningitis, Plexus-Neuritis, Mononeuritis multiplex, Enzephalitis, Myelitis oder zerebrale Vaskulitis. Extraneurale Manifestationen sind Myoperikarditis, Hautveränderungen, Arthritis, Myositis, generalisierte Lymphadenopathie, okuläre Manifestation, selten auch Hepatitis und Hepatomegalie.

Monate bis Jahre nach der Primärinfektion kommt es in Einzelfällen zu *neurologischen Spätmanifestationen (drittes Krankheitsstadium)*, die als chronisch-progrediente Enzephalitis oder Enzephalomyelitis, zerebrale Vaskulitis, Myositis oder Polyneuropathie (meistens in Kombination mit einer Acrodermatitis chronica atrophicans) in Erscheinung treten. Auch im dritten Krankheitsstadium können andere Organe mitbetroffen sein (Tab. 21-5). In der Zwischenzeit konnte man verschiedene Genospezies von *Borrelia burgdorferi* differenzieren. Es gibt Hinweise auf einen unterschiedlichen Organotropismus dieser Borrelien-Subgruppen.

Die Diagnostik des Leidens erfolgt serologisch nach einem Stufenverfahren, das wie folgt gestaffelt ist:

- Suchtest mit quantitativer Bestimmung der erregerspezifischen IgG- und IgM-Antikörper (ELISA),
- Abklärungstest mittels Immunoblot, spezifiziert nach IgG- und IgM-Antikörpern,
- Reservetests (z.B. IFT).

Weitere diagnostische Optionen sind Serumbakterizidie-Tests, Erregeranzüchtung (Hautbiopsie, Liquor, Gelenkpunktat) und die Polymerase-Kettenreaktion (Gelenkpunktat). Mittels der vorgenannten diagnostischen Methoden läßt sich in Verbindung mit anamnestischen und klinischen Angaben recht gut eine Differenzierung zwischen aktiver Erkrankung, asymptomatischer Infektion sowie persistierender Antikörperreaktion nach Therapie vornehmen.

Die Therapie des Leidens richtet sich nach dem Krankheitsstadium. Im Stadium 1 werden Doxycyclin oder Amoxicillin jeweils über 2 Wochen empfohlen; das häufigste Antibiotikum beim Bannwarth-Syndrom (Stadium 2) ist Ceftriaxon (2 g/Tag i.v. über 14 Tage); für das Stadium 3 werden Doxycyclin (2 × 100 mg/Tag über 30 Tage), Ceftriaxon (2 g/Tag i.v. über 14–21 Tage) oder Cefotaxim (3 × 2 g/Tag über 14–21 Tage) empfohlen. Mögliche Gründe für eine „therapieresistente" Lyme-Erkrankung werden in Tabelle 21-6 aufgelistet.

Tabelle 21-6 Mögliche Gründe für eine „therapieresistente" Lyme-Borreliose (Krause et al. 1997)

- Sehr langsame Rückbildung der Beschwerden über viele Monate
- Insuffiziente Primärtherapie
- Andere Ursachen der Beschwerden (z.B. Fibromyalgie)
- Infektionsbedingte Immunpathologie
- Infektionsbedingte permanente Gewebeschädigung, die auf Antibiotika nicht reagiert
- Reinfektion

! In den letzten Jahren nahmen neurologische Begutachtungen bei vermuteten oder auch vorliegenden Borrelien-Infektionen sprunghaft zu. Gutachtlich relevant sind Lyme-Borreliosen bei Land- und Forstwirten, Gärtnern, Förstern und Jägern. Bei diesen Berufsgruppen kann das Leiden grundsätzlich als Berufskrankheit anerkannt werden (Krankheitsnummer 3102 der Berufskrankheiten-Verordnung). Ein Zeckenbiß ist, sofern das Ereignis glaubhaft gemacht werden kann, als Arbeitsunfall anzuerkennen.

Üblicherweise wird derzeit in Niedersachsen bei Waldarbeitern und ähnlichen Berufen im Falle einer nachgewiesenen Borreliose unterstellt, daß die Infek-

Tabelle 21-5 Klinik der Lyme-Borreliose in Abhängigkeit von Krankheitsstadium (Prange 1999)

Stadium	Inkubationszeit	Haut	Nervensystem	Bewegungsapparat	Sonstige Befunde
I	Tage bis Wochen	Erythema chronicum migrans	Kopfschmerzen	–	subfebrile Temperaturen
II	Wochen bis Monate	Lymphozytom	Meningopolyneuritis	Arthralgien, Myalgien, Arthritis	Karditis, Herzrhythmusstörungen
III	Monate bis Jahre	Acrodermatitis chronica atrophicans	Enzephalomyelitis, Polyneuropathie	Arthritis, Bursitis, Tenosynovitis, Myositis	Kardiomyopathie, Vaskulitis

tion bei der beruflichen Tätigkeit erworben wurde (Horst 1997). Grundsätzlich muß man aber davon ausgehen, daß die Diagnose einer stattgehabten Lyme-Erkrankung zu oft gestellt wird; denn schwach positive Serumreaktionen werden bei 10–30 % der Bevölkerung in Abhängigkeit von Beruf, Wohngegend und Lebensgewohnheiten als Folge einer natürlichen Durchseuchung angetroffen.

Zu beachten ist, daß sich nur knapp die Hälfte der Patienten, die eine Lyme-Borreliose entwickeln, an ein durchgemachtes Erythema chronicum migrans erinnern. Auch der Zeckenstich wird nicht immer wahrgenommen – namentlich wenn die Erregerübertragung durch die kleinen Nymphen oder noch kleineren Larven erfolgte. Letztere sind kaum größer als 1 mm im Durchmesser, sind aber in Endemiegebieten bis zu 3–5 % für den Erregerbefall verantwortlich.

Häufig werden Krankheiten anderen Ursprungs, u.a. psychosomatische Symptomentwicklungen, als Borrelien-Erkrankung fehldiagnostiziert. Für die Diagnose einer Neuroborreliose im 2. oder 3. Krankheitsstadium sollten immer eine Liquordiagnostik und der Nachweis einer intrathekalen erregerspezifischen Antikörperreaktion gefordert werden.

Die gutachtliche Einschätzung wird außerordentlich kompliziert, wenn sich im zeitlichen Zusammenhang mit einer Borrelien-Erkrankung ein Fibromyalgie-Syndrom entwickelt hat. Kausale Zusammenhänge werden von einigen Autorengruppen vermutet (Frey et al. 1995, Goldenberg 1993, Reimers et al. 1995).

Persistierende psychopathologische Veränderungen können sich in Einzelfällen bei der chronischen Enzephalitis im Stadium 3 der Borreliose entwickeln.

! Die MdE-Beurteilung sollte bei rein affektiven Störungen mit 20 v.H. veranschlagt werden. Bei eindeutigen Antriebsstörungen oder kognitiven Defiziten ist die Anerkennung von 30 v.H., bei sich aus den genannten Teilstörungen ergebenden komplexen sozialen Anpassungsstörungen von 50 v.H. gerechtfertigt.

Neurologische Ausfälle – etwa Hemi- oder Paraparesen – bedürfen dabei besonderer Berücksichtigung; es handelt sich immer um schwierige Einzelfallbeurteilungen (Suchenwirth 1998). Da auch langfristig nach der Therapie noch Besserungen möglich sind, müssen Nachuntersuchungen (z.B. nach 12 Monaten) vorgeschlagen werden.

2.5.2 Neurosyphilis

Die Infektion mit *Treponema pallidum* verläuft ebenfalls in 3 Stadien: lokalisierte Infektion im **Primärstadium,** disseminierte Infektion im Stadium der Spirochätämie **(Sekundärstadium)** und schließlich chronisch persistierender Organbefall, auch als **Tertiärstadium** bezeichnet. Letzteres Stadium entwickelt sich aber nur bei 5–10 % aller unbehandelten Syphilis-Infizierten. Der spätsyphilitische Befall von Skelettsystem und kardiovaskulären Strukturen ist häufiger als die ZNS-Beteiligung.

Neurologische Symptome sind im Primärstadium ungewöhnlich, aber nicht ganz ausgeschlossen. Auch im Sekundärstadium stehen Manifestationen anderer Organe, wie Haut, Schleimhäute und Auge, im Vordergrund. Allerdings treten älteren Literaturangaben zufolge meningeale Reaktionen bei rund einem Drittel aller Fälle mit Sekundärsyphilis auf (Lit. bei Prange 1989). Die klinische Symptomatik des „Meningealkatarrhs", der sich in Kopfschmerz und leichter Liquorpleozytose äußert, wird nur bei einem kleinen Prozentsatz geschildert. Noch seltener ist die sog. syphilitische Frühmeningitis. Sie manifestiert sich mit Kopfschmerz, Erbrechen, gelegentlich auch Hirnnervenausfällen sowie einer Liquorpleozytose bis zu einigen 100 Zellen/μl. In diesem Stadium können oft auch Erreger aus dem Liquor isoliert werden.

Eine klinisch manifeste Neurosyphilis (Tertiärstadium) ist überhaupt nur dann zu erwägen, wenn neben positiven Seroreaktionen mindestens zwei der nachfolgenden drei Kriterien erfüllt sind:

- akuter oder chronischer Verlauf einer neurologischen und/oder psychiatrischen Symptomatik, für die keine andere Ursache festgestellt werden kann;
- abnorme Liquorbefunde im Sinne einer Pleozytose und/oder einer lokalen Produktion von IgG (fakultativ auch IgM und IgA) im ZNS;
- positiver Antibiotikaeffekt mit Unterbrechung der klinischen Progredienz und gradueller Normalisierung der Liquorbefunde, wobei zunächst die Pleozytose, dann die Blut-Liquor-Schranken-Störung und erst spät die lokale IgG-Produktion sich in einem exponentiellen Kurvenverlauf zurückbildet.

Verifiziert werden kann eine Neurosyphilis durch den Nachweis der intrathekalen Produktion treponemenspezifischer Antikörper. Dieses erfolgt mittels der beschriebenen spezifischen Antikörper-Indizes. Wir bevorzugen den **ITPA-Index** („Index der intrathekal produzierten Treponema-pallidum-Antikörper"). Er errechnet sich wie folgt:

$$\text{ITPA-Index} = \frac{\dfrac{\text{TPHA-Titer (Liquor)}}{\text{Gesamt-IgG (Liquor)}}}{\dfrac{\text{TPHA-Titer (Serum)}}{\text{Gesamt-IgG (Serum)}}}$$

Ein Index-Wert über 2 macht den syphilitischen ZNS-Befall wahrscheinlich, über 3 kann er als sicher angesehen werden (Sensitivität 96%, Spezifität 100%). In Zukunft wird sich auch die Möglichkeit des Nachweises von erregerspezifischer DNA via PCR auftun. Bis jetzt ist dieser Weg noch nicht ausreichend evaluiert.

Eine Neurosyphilis gilt als aktiv, wenn

- treponemenspezifische IgM-Antikörper im Serum nachweisbar sind (19S-IgM-FTA-ABS-Test, treponemenspezifische IgM-ELISA),
- klinische Progredienz besteht und
- Liquorpleozytose vorliegt.

Die Liquorpleozytose ist allerdings nur in zwei Dritteln der Fälle mit aktiver Neurosyphilis zu erwarten. Feststellbar ist dann ein lymphomonozytäres Zellbild.

Die klinischen Erscheinungsformen der Neurosyphilis variieren erheblich. Wir unterscheiden zwischen den klinisch inapparenten (asymptomatische Neurosyphilis), oligosymptomatischen (unklassifizierbare Neurosyphilis) und den klinisch schwer verlaufenden Krankheitsbildern. Zu letzteren gehören die klassischen Syndrome der Tabes dorsalis, progressiven Paralyse und meningovaskulären Neurosyphilis. Sie treten Monate bis Jahre, mitunter auch Jahrzehnte nach der Infektion in Erscheinung. Die meningovaskuläre Neurosyphilis weist ein weites Spektrum chronisch meningitischer und vaskulitischer Krankheitsmanifestationen auf. Syphilitisch verursachte Krankheitsbilder einer zervikalen Myelopathie, einer spastischen Spinalparalyse, einer Amyotrophie oder einer Polyradikulitis sind ebenso selten wie akute Hörverluste oder die Optikusatrophie. Typische Symptome syphilitischer ZNS-Manifestationen werden in Abbildung 21-1 aufgeführt.

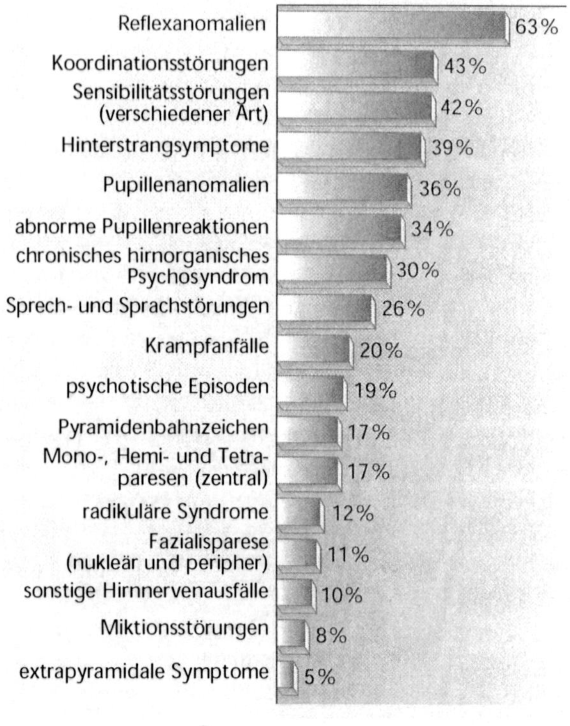

Abb. 21-1 Die häufigsten Symptome bei syphilitischem ZNS-Befall im Tertiärstadium.

Die Therapie der Neurosyphilis folgt dem Ziel, eine treponemozide Antibiotikakonzentration in Liquor und Hirnparenchym zu erzeugen. Als therapeutisch sicher gilt eine Penicillindosis, die im gesamten Verteilungsraum der Erreger eine Konzentration von 0,018 g/µl über 7–10 Tage erzeugt. Die in vitro ermittelte Konzentration, die zu einer 50%igen Immobilisation der Erreger (MIK) führt, beträgt für Penicillin 0,002 g/µl, Ceftriaxon 0,01 g/µl und Amoxicillin 0,07 g/µl. Wünschenswert ist die jeweils 10fache Konzentration im zu behandelnden Körperkompartiment. Sie gilt als therapeutisch effektiv und liegt für Penicillin G bei 0,018–0,02 g/µl.

Die Therapie der ersten Wahl besteht bei der Neurosyphilis weiterhin in einer Tagesdosis von ca. 0,4 Mio I.U./kg Benzylpenicillin-Natrium, verabfolgt in 3–4 Einzeldosen. Dies entspricht beim Erwachsenen 3 × 10 Mio I.U. Penicillin G als Kurzinfusion. Die Therapiedauer soll mindestens zwei Reproduktionszyklen des Erregers einschließen, also etwa 14 Tage dauern. Bei Penicillinunverträglichkeit kann Ceftriaxon (4 g/Tag über 14 Tage) empfohlen werden. Alternativ kommt bei Erwachsenen oder Kindern über 8 Jahren auch Doxycyclin (2–4 mg/kg oral oder i.v. über mindestens 20 Tage) in Betracht. Schwangeren und kleinen Kindern jenseits des Säuglingsalters sollte im Falle einer Penicillinunverträglichkeit Erythromycin verabfolgt werden.

Penicillin kann ausnahmsweise toxische und allergische Reaktionen auslösen. Die Herxheimer-Jarisch-Reaktion, im Frühstadium der Syphilis häufig, kommt bei Neurosyphilis-Patienten selten vor; ihr liegt eine TNF-vermittelte Immunaktivierung wohl als Folge der vermehrten Antigenfreisetzung zugrunde. Sie läuft nach einem Alles-oder-nichts-Gesetz ab und wird durch nichtsteroidale Antiphlogistika symptomatisch behandelt.

Im Zusammenhang mit Syphilisinfektionen, insbesondere der Neurosyphilis, sind die folgenden Aspekte **gutachtlich relevant:**

Akquisition einer Syphilis durch Blut oder Blutprodukte ist selten. Nur mit Einschränkung kommt

Frischblut in Frage, da bereits nach 72stündiger Aufbewahrung der Konserve im Kühlschrank evtl. vorhandene Treponemen nicht mehr infektionstüchtig sind.

„Honorige Syphilisinfektionen". Der Umgang mit syphilitischen Patienten oder infektiösem Material kann bei Ärzten, Zahnärzten, Angehörigen der Pflegeberufe und Laborassistenten bei mangelhaften Schutzmaßnahmen zu einer Treponemeninfektion führen. Hochinfektiös sind indes nur Primäraffekte und deren Exsudationsprodukte, nässende Haut und Schleimhautveränderungen im Sekundärstadium sowie Totgeburten, Plazenta und Fruchtwasser syphiliserkrankter Schwangerer. Blut ist bis zur völligen Heilung potentiell infektiös. Auch Sperma, Vaginalsekret und Speichel können infektionstüchtige Erreger erhalten. Leichenmaterial ist bei normaler Temperatur bis zu 6 Stunden nach dem Tod infektiös.

Nichtdiagnostizieren einer Syphilis. Die Treponematose ist heute keineswegs häufig. Viele neurologische Fachärzte sind mit dem Leiden nicht mehr vertraut und können typische Merkmale nicht deuten. So kommt es vor, daß die Krankheit erst sehr spät erkannt wird. Meistens erfolgen unbewußte Mitbehandlungen durch Antibiotikagabe aus anderer Indikation. Dadurch können die Aktivitätszeichen verschleiert oder uncharakteristisch werden.

Differenzierung zwischen Neurosyphilis und sonstigem infektiösem Prozeß bei positiven FTA-ABS- und/oder TPHA-Test im Serum. In diesem Fall ist eine intrathekale Antikörperproduktion für die Verifizierung einer angenommenen Neurosyphilis zu fordern, d.h., der ausgewählte spezifische Antikörper-Index (z.B. ITPA-Index) muß pathologisch erhöht sein. Er bleibt auch über Jahre bis Jahrzehnte bei erfolgreich behandelten Patienten mit Tertiärsyphilis erhöht und besitzt deshalb einen großen anamnestischen Wert für gutachtliche Fragestellungen. Wir fanden noch Anfang der 80er Jahre Patientinnen mit lanzinierenden Schmerzen, die ihr Leiden glaubhaft auf Vergewaltigungen durch Soldaten ausländischer Mächte in der Kriegs- oder Nachkriegszeit zurückführten. Der trotz früher durchgeführter Penicillintherapie weiter erhöhte ITPA-Index bestätigte die abgelaufene tabische ZNS-Beteiligung als Spätfolgen der Neurosyphilis. Die neuropathischen Schmerzen der Tabiker, also abdominelle Krisen und lanzinierende Schmerzen, persistieren manchmal nach erfolgreicher antibiotischer Behandlung über Jahrzehnte.

Beurteilung krankheitsbedingter Wesensveränderungen. Auch nach erfolgreich behandelter Tertiärsyphilis, insbesondere progressiver Paralyse, überdauern mitunter Wesensänderungen mit kognitiven Defiziten, Antriebsstörungen, Beeinträchtigungen der Distanz und mangelnder Selbstkritik über Jahre. Beispielsweise registrierten wir ein signifikant gehäuftes Auftreten von Alkoholismus und sonstigen dissozialen Verhaltensweisen bei behandelten Paralytikern. Demensprechend wies Scheid bereits 1983 darauf hin, daß bei scheinbar völlig Geheilten Bedenken angebracht sind, sie in verantwortungsvolle Berufe zu lassen oder ihnen die Fahrtüchtigkeit zu bescheinigen. Das Hervortreten krankheitsbedingter Persönlichkeitsveränderungen ist unter besonderen Belastungen möglich, so daß solche Patienten mitunter auch strafrechtlich als vermindert schuldfähig einzustufen sind. Für die MdE-Beurteilung solcher Patienten treffen im wesentlichen die für die Neuroborreliose gegebenen Einschätzungsrichtlinien zu.

2.5.3 Leptospiren-Infektionen

Die Technisierung der Landwirtschaft brachte einen Rückgang von Leptospirosen mit sich. Eine Meningitis tritt bei 7,6–24% der Patienten im septikämischen Krankheitsstadium auf. Die Erreger treten früh in den Liquorraum über, in dem sie schon in der ersten Krankheitswoche nachweisbar sind. Die Leptospiren-Erkrankungen sind echte **Zooanthroponosen.** Exponiert sind Beschäftigte in Tierhaltung, Landwirtschaft sowie Kanalarbeiter, Laborpersonal und Wassersportler. Die schwerste Manifestation der Leptospirose ist – zumindest in Mitteleuropa – die **Weil-Krankheit,** die durch *Leptospira icterohaemorrhagiae* erzeugt wird und bis heute eine Letalität von 10–20% erreicht.

Grundsätzlich weisen auch Leptospiren-Erkrankungen einen mehrphasigen Krankheitsverlauf auf. Im *ersten (septischen) Stadium* imponieren hohes Fieber, Schüttelfrost, Myalgien, Erbrechen und Leibschmerzen. Immer vorhanden sind auch Kopfschmerzen, oft verbunden mit lymphozytärer Liquor-Pleozytose. Auf das typische Zeichen der Episkleritis ist zu achten. Etwa nach einer Woche kommt es zu einer kurzen Entfieberung, dann folgt das *Stadium der Organmanifestation (zweites Stadium).* Befallen werden in abfallender Häufigkeit Leber, Nieren und Hirnhäute. Die Meningitis tritt mit Somnolenz, Verwirrtheit und einer Liquor-Pleozytose (50–1000 Zellen/µl) in Erscheinung. Weitere ZNS-Manifestationen sind Enzephalitiden, Enzephalomyelitiden, Myelitiden und Poliomyelitis-ähnliche Verläufe. Optikusbefall, isolierte Hirnnervenausfälle oder Polyneuritis sind selten. Diskutiert werden für diese Manifestationen immunpathogenetische Mechanismen. Deshalb ist im 2. Stadium die antibiotische Behandlung meistens nicht mehr erfolgreich im Sinne einer Beschleunigung des Heilungsprozesses.

Leptospiren-Erkrankungen werden durch Erregernachweis im Dunkelfeld (zunächst im Blut, ab 8. Tag im Urin), durch kulturellen Nachweis auf Spezialnährböden oder im Tierversuch (nur bis zum 6. Tag aus Blut und Liquor möglich), serologische Untersuchungen mittels Agglutination-Lyse-Reaktion, KBR oder ELISA verifiziert. Die serologischen Verfahren sind ab 2. Krankheitswoche anwendbar. Erhöhte Serumtiter findet man oft noch 2–3 Monate nach Krankheitsbeginn.

Weitere, eher unspezifische Symptome der Leptospirose sind Blutdruckabfall, Bradykardie, Gelenkbeschwerden, gelegentlich skarlatiforme Exantheme, BKS-Beschleunigung, Bilirubinanstieg, Albuminurie und manchmal auch falsch-positive Seroreaktionen der Lipoid-Antikörper (WaR, VDRL).

Für die Therapie der Leptospirose sind Antibiotika nur dann sinnvoll, wenn ihre Verabfolgung in den ersten 2–4 Krankheitstagen begonnen wird. Die Therapie der ersten Wahl ist Penicillin G (3 × 10 Mio. I.E. pro Tag über 7–14 Tage). Alternativ kommt Doxycyclin (2,5–3 mg/kg Körpergewicht täglich) in Frage. Chloramphenicol gilt als unwirksam. Herxheimer-ähnliche Reaktionen wurden vereinzelt beschrieben. Die Kortikosteroid-Verabfolgung in solchen Fällen ist umstritten.

! Von gutachtlichem Interesse könnte die Anerkennung einer Leptospirose als Berufskrankheit sein. Sie ist bei beruflich exponierten Personen gemäß BeKV Nr. 3102 „Von Tieren auf Menschen übertragbare Krankheiten" anzuerkennen, wenn der Zusammenhang zwischen Berufsausübung und Infektion wahrscheinlich gemacht wird.

2.6 Mykobakterielle Erkrankungen

2.6.1 Tuberkulose

Nach Statistiken der WHO ist die Tuberkulose die häuftigste Infektionskrankheit. In Ländern der sog. Dritten Welt stellt sie eine Hauptbedrohung für die allgemeine Volksgesundheit dar. Im Weltmaßstab trägt jeder 3. Mensch den Erreger der Tuberkulose in sich. Allerdings entwickelt nur jede 30. infizierte Person die manifeste Erkrankung. In der Weltbevölkerung leiden derzeit etwa 55 Millionen Menschen an aktiver Tuberkulose; jährlich treten 8 Millionen Neuerkrankungen auf. Die Zahl der Todesfälle soll sich auf 3 Millionen pro Jahr belaufen. In den westlichen Industrieländern manifestieren sich 17–20 % der Tuberkulose-Erkrankungen extrapulmonal. Der ZNS-Befall macht nicht mehr als 2–4,6 % aller Krankheitsfälle aus.

Die Erscheinungsbilder der **Neurotuberkulose** sind Meningitis tuberculosa (70–80 %), isolierte zerebrale oder spinale Tuberkulome, tuberkulöse Hirnabszesse, tuberkulöse Radikulomyelitis, tuberkulöse Pachymeningitis sowie milde verlaufende seröse Meningitiden und enzephalopathische Krankheitsbilder (zusammen 30 %). Die epidemiologischen Zahlen für die Bundesrepublik Deutschland deuten auf eine Inzidenz von 1–2 Neuerkrankungen an Neurotuberkulose pro 100 000 Einwohner. Diese relative Seltenheit der Erkrankung führt zu mangelnder ärztlicher Erfahrung und damit auch zu Unsicherheit im diagnostischen und therapeutischen Vorgehen.

Der Altersgipfel der Erkrankten liegt im 6. und 7. Lebensjahrzehnt. Eine besondere Krankheitsdisposition durch immunsupprimierende Zustände oder Vorerkrankungen liegt zumeist vor. AIDS-Kranke stellen eine besondere Risikogruppe dar. Der bevorzugte Befall sozial benachteiligter Bevölkerungsgruppen läßt sich für Deutschland nicht mehr bestätigen. Alle sozialen Schichten sind gleich häufig betroffen, mit der Ausnahme, daß Asylbewerber, Immigranten und auch Spätaussiedler das erhöhte Risiko ihrer Herkunftsländer mitbringen. Sie machen einen höheren Anteil unter den schwer verlaufenden extrapulmonalen Tuberkuloseformen aus.

Meistens entwickelt sich die **Organtuberkulose des ZNS** im Rahmen der postprimären hämatogenen Generalisation, also der miliaren Streuung. Ein direkter Befall durch Fortleitung nach Parenchymbefall anderer Organe ist ebenfalls möglich. Etwa 40 % der Patienten mit tuberkulöser Meningitis sollen typische radiologische Lungenveränderungen aufweisen. Bei einem Viertel der Patienten mit ZNS-Tuberkulose können säurefeste Stäbchen aus Sputum und Magensaft isoliert werden. Risikofaktoren für die Ausbildung einer ZNS-Tuberkulose sind in Tabelle 21-7 aufgeführt.

Tabelle 21-7 Risikofaktoren für Neurotuberkulose (Davis et al. 1993)

Risikofaktor	[%]
Alkoholismus (Erwachsene)	32
Diabetes mellitus	13
Maligne Neoplasien	8
Kortikosteroidtherapie	8
AIDS	4

Der klinische Verlauf der Tuberkulose ist selten foudroyant, für gewöhnlich subakut bis chronisch, d.h., die Symptomatik (Tab. 21-8) entwickelt sich über Wochen bis Monate in drei abgrenzbaren Stadien:

- Ein 2–8 Wochen andauerndes *Prodromalstadium* geht mit unspezifischen Beschwerden wie schneller Ermüdbarkeit, Appetitlosigkeit, Gewichtsverlust, leichter Temperaturerhöhung, Nachtschweiß und Kopfschmerzen einher.
- Im *meningitischen Stadium* treten Nackensteife und Kopfschmerz in den Vordergrund (s.Tab. 21-8). Vigilanzeinschränkungen sind möglich, ebenso wie zunächst noch leichtere neurologische Ausfälle.
- Ein *enzephalitisches Stadium* ist von ausgeprägten Vigilanzstörungen bis hin zum Koma, gelegentlich auch produktiven Psychosen, neurologischen Herdsymptomen und epileptischen Anfallen geprägt. Differentialdiagnostisch ist an Neurosarkoidose, Kryptokokkose sowie an Vaskulitiden mit Lungenbeteiligung (Churg-Strauss-Syndrom) zu denken.

Tabelle 21-8 Symptome der tuberkulösen Meningitis (Harms, 1996)

Symptom	[%]	Angaben in der Literatur [%]
Meningismus	75	60– 95
Fieber	70	38–100
Kopfschmerzen	60	50– 85
Psychopathologische Veränderungen	50	30– 77
Übelkeit	30	8– 58
Hirnnervenläsionen	25	15– 40
Stauungspapille	25	23– 27
Hemiparese	15	3– 50
Epileptischer Anfall	10	8– 13
Aphasie	4	2– 8
Koordinationsstörungen	3	0– 6

Die Diagnostik der Tuberkulose erfolgt mittels Liquoranalytik, bakteriologischer Verfahren und bildgebender Techniken. Im Kernspintomogramm lassen sich oft verdickte Meningen oder basale Granulome darstellen. Sie können zunächst unter der tuberkulostatischen Therapie noch an Größe gewinnen. Der tuberkulöse Liquor ist gekennzeichnet durch mäßig ausgeprägte Pleozytose mit zunehmend „buntem“ Zellbild, deutlicher Protein- und mäßiger Laktaterhöhung sowie intrathekaler Immunglobulinsynthese mit IgA-Dominanz. In etwa 20% herrscht allerdings eine intrathekale IgM- oder IgG-Synthese vor. Für die Erregerdiagnostik hat sich die Polymerase-Kettenreaktion (PCR) bzw. die Ligase-Kettenreaktion (LCR) bewährt mit einer Sensitivität um 80% sowie einer Spezifität bis 95% (Fresquet-Wolf et al. 1998). Der mikroskopische Erregernachweis im Liquorausstrich ist nur in 4–40% und die Liquorkultur in 45–90% positiv. Weitere abnorme Befunde, die typischerweise bei Tuberkulose vorliegen, sind Leukozytose, BKS-Beschleunigung, Hyponatriämie, Veränderungen der Thorax-Röntgenaufnahme (bis 40%), positiver Tuberkulinhauttest, bei Kindern in 85–90%, bei Erwachsenen nur in 40–65% nachweisbar. Letztgenannte Untersuchungsbefunde haben keine Beweiskraft für das Leiden.

Die Therapie der Tuberkulose erfolgt bereits auf den begründeten Verdacht hin in einer Dreierkombination (INH, Rifampicin, Pyrazinamid) oder einer Viererkombination (zusätzlich Ethambutol oder in ausgewählten Einzelfällen Streptomycin). Bei erfolgreichem Behandlungsverlauf, der oft erst nach Wochen in der Besserung der Liquorveränderungen und der granulomatösen Manifestation erkennbar wird, kann etwa nach 3 Monaten auf eine Zweierkombination (INH und Rifampicin) zurückgegangen werden. Zu beachten ist folgendes: INH (Isoniazid) kann aufgrund des kompetitiven Pyridoxal-Antagonismus zu Krampfanfällen, Polyneuropathien und Psychosen führen; deshalb muß die INH-Gabe mit einer Vitamin-B_6-Verabfolgung (100 mg/Tag) kombiniert sein.

Alle antituberkulösen Substanzen haben Nebenwirkungen und Kontraindikationen, die bedacht werden müssen. Ethambutol führt gelegentlich zu einer Optikusschädigung, deshalb sollte es nur als Therapeutikum der 2. Wahl eingesetzt werden. Für den behandelnden Arzt ist es wichtig zu wissen, daß nach Beginn der spezifischen Therapie die neurologische Symptomatik mitunter zunächst zunimmt. Angeschuldigt wurde hierfür ein verstärkter Erregerzerfall mit Anregung der Granulombildung. Eine solche klinische Verschlechterung ist kein Grund zum Absetzen der Therapie. Die passagere zusätzliche Gabe von Dexamethason (bis 24 mg/Tag) ist in solchen Fällen zu erwägen, insbesondere wenn die Krankheit eine kritische Entwicklung aufweist. Mitunter ist der Erreger, *Mycobacterium tuberculosis,* resistent gegenüber einem oder mehreren der genannten Chemotherapeutika. Eine Häufung dieser sog. *Multi-Drug-Resistenz* (Resistenz gegenüber INH und Rifampicin) wird aus einigen amerikanischen Metropolen gemeldet. Ausweichpräparate wie Rifabutin, Capreomycin, Moxifloxacin oder Clarithromycin sind verfügbar.

Die Prävention des mykobakteriellen ZNS-Befalls spielt angesichts der hohen Immigration aus Regionen mit hoher Tuberkulose-Inzidenz und des ständig wachsenden Ferntourismus eine zunehmende Rolle. Der Ausbau von Umfelduntersuchungen, Fallfindungsstrategien, Screeningverfahren bei Risikogruppen, regelmäßige Untersuchungstermine bei Immigranten und die Wiedereinführung der BCG-Vakzination bei Kindern stehen in diesem Zusammenhang zur Diskussion.

Eine *präventive Chemotherapie* (300 mg IHN über 6 Monate) ist indiziert bei:

- Personen, die Kontakte mit an offener Tuberkulose Erkrankten im gleichen Haushalt haben,
- Tuberkulin-Positiven mit Begleitkrankheiten wie Silikose, Diabetes mellitus, bei immunsuppressiver Therapie, dialysepflichtiger Niereninsuffizienz,
- HIV-Infizierten mit positivem Tuberkulinhauttest oder mit gesichertem Kontakt zu einer Person mit offener Tuberkulose.

! Der Gutachter ist zur Annahme eines Kausalzusammenhangs zwischen einer Infektionsmöglichkeit und einer manifesten Tuberkulose berechtigt, wenn bereits die einfache Wahrscheinlichkeit gegeben ist. Nach der eingetretenen Erstinfektion kann der Infizierte zu jedem späteren Zeitpunkt seines Lebens tuberkulosekrank werden. Eine Kausalverknüpfung ist dann zu unterstellen, wenn bei einem mehr als verkehrsüblichen Infektionsrisiko das Zeitintervall zwischen Infektionsgelegenheit und Auftreten der Krankheitserscheinungen genügend lang ist, speziell dann, wenn während einer Exposition, etwa im Krankenpflegeberuf, Tuberkulinkonversion eintritt. Bei lange zurückliegender Erstinfektion ist die Neuaufnahme der Erreger, also eine Reinfektion, als Ursache der zur Diskussion stehenden Tuberkulose nur bei einer erheblichen Infektionsgefährdung anzunehmen.

2.6.2 Lepra

Die Lepra ist eine Erkrankung der Haut und der peripheren Nerven. Knorpel, Knochen, Zehen und Augen können sekundär in den Krankheitsprozeß einbezogen werden. Das Leiden ist mit weltweit etwa 10 Millionen Erkrankten nicht nur eine der am meisten verbreiteten Infektionskrankheiten überhaupt; es stellt auch eine der häufigsten Affektionen der peripheren Nerven dar. Ein ZNS-Befall ist selten und in manchen Fällen nicht eindeutig vom Einfluß toxischer Medikamente abzugrenzen. In Europa sind die Inzidenzzahlen nach wie vor sehr niedrig, aber mit steigender Tendenz. Im Jahre 1981 wurden ca. 20 000 Leprakranke in insgesamt 20 europäischen Ländern amtlich registriert. Es handelte sich fast ausschließlich um Einwanderer aus Epidemiegebieten Afrikas und Asiens. Infektionen einzelner Personen nach jahrelangem Aufenthalt im Ausland sind möglich. Die heute übliche Klassifikation der Lepra geht auf Ridley und Jopling (1996) zurück und richtet sich in erster Linie nach dem Abwehrverhalten des Wirtes. Als Diskriminationskriterien gelten neben der klinischen Phänomenologie auch der Leprominhauttest und die Bakterienzahl im Gewebe, die im sog. Skinsmear ermittelt wird.

Folgende **Lepraformen** werden unterschieden:

- Die **Tuberkuloide Lepra (TT)** entsteht bei normaler oder nur gering beeinträchtigter Immunitätslage des Wirtes (Dominanz von $CD4^+$-TH_1-Zellen). Der Lepromintest ist positiv, es sind nur wenige Bakterien im Gewebe. Der Prozeß ist durch eine Schädigung peripherer Nerven infolge granulomatöser Entzündungsreaktion gekennzeichnet.
- Die **lepromatöse Lepra (LL)** ist bedingt durch eine anergische Reaktion des Erkrankten (Dominanz der CD4-TH_2-Zellen). Größere Bakterienmengen liegen im Gewebe vor. Der Lepromintest ist negativ.
- Zwischen TT und LL gibt es Übergangsformen, die als **Borderline-Lepra (BB)** je nach ihrer Nähe zur tuberkuloiden (BT) oder lepromatösen (BL) noch untergliedert werden können. Im frühen Krankheitsstadium ist die Zuordnung mitunter unsicher. Man spricht dann von der **Lepra indeterminata.**

Kritische Reaktionen erwachsen vor allem im ersten Krankheitsjahr bei etwa 30 % der Patienten. Es kommt zu den sog. **Leprareaktionen,** die den Zustand einer akuten Überempfindlichkeitsreaktion gegenüber dem mykobakteriellen Antigen darstellen und durch die Therapie induziert werden. Sie treten als Folge einer Störung der infektionsimmunologischen Balance auf und gehen oft mit schweren Allgemeinsymptomen einher.

! Von gutachtlichem Interesse könnte entsprechend der Berufskrankheitenliste Nr. 3104 (Tropenkrankheiten) ein Erkrankungsfall bei einer lange im Entwicklungsdienst tätigen Person mit besonderer Lepraexposition sein.

2.7 Infektionen mit Mykoplasmen, Chlamydien und Rickettsien

2.7.1 ZNS-Infektionen durch Mykoplasmen

Mykoplasmen sind kleinste, aus zellfreien Medien anzüchtbare Mikroorganismen. Sie besitzen keine Zellwand und sind pleomorph. Als Erreger entzündlicher ZNS-Erkrankungen kommt praktisch nur *Mycoplasma pneumomiae* in Frage. Dieser Keim befällt vorzugsweise Schulkinder und jüngere Erwachsene. Neurologische Manifestationen werden in 0,1% der Fälle gefunden. Sie entwickeln sich typischerweise etwa eine Woche nach der Erkrankung des respiratorischen Systems. Die Letalität der Enzephalitis, die vorzugsweise Hirnstamm und Kleinhirn befällt, liegt bei 15 %.

Beschrieben wurden auch psychotische Krankheitsbilder mit geringfügigen Liquorveränderungen sowie granulomatöse Angitiden der Hirngefäße. Zerebrale Mykoplasma-Manifestationen gehen in der Regel mit EEG-Veränderungen einher. Letztere bilden sich verzögert zurück.

Beweisend für eine Mykoplasmeninfektion ist der vierfache Anstieg des Antikörpertiters (KBR, ELISA, IHT). Bei immunsupprimierten Patienten kann die Seroreaktion falsch ausfallen. Über die Therapie von Mykoplasmen-assoziierten ZNS-Erkrankungen gibt es keine sicheren Erkenntnisse. Der Wert der antibiotischen Chemotherapie (in 1. Wahl Erythromycin) ist nicht sicher belegt, zumal hinsichtlich des Pathomechanismus neben der direkt erregerbedingten Krankheitserzeugung auch autoimmunologische Faktoren diskutiert werden. Mykoplasmeninfektionen können eine Kälteagglutininbildung (bis 50 %) induzieren, die neben der hämolytischen Anämie mitunter zerebrale und extrazerebrale Zirkulationsstörungen hervorruft. In der Heilungsphase des Mykoplasmeninfekts kommt es zu einer passageren Immunsuppression, die virale Superinfektionen ermöglicht.

2.7.2 Chlamydien-Erkrankungen

Chlamydien sind obligat intrazelluläre Erreger, die DNA und RNA enthalten. Sie sind auf den Energiestoffwechsel der Wirtszelle angewiesen. Bei der Gramfärbung stellen sie sich negativ dar (Rotfärbung). Erreger von seltenen ZNS-Erkrankungen sind *Chlamydia psittaci, Chlamydia trachomatis* und *Chlamydia pneumoniae.* Möglicherweise ist in der Vergangenheit *Chlamydia psittaci,* Erreger der Ornithose (Psittakose, Papageienkrankheit), zu oft diagnostiziert worden. Das Leiden manifestiert sich mit Stirnkopfschmerz und der sog. Ornithose-Trias (aufgedunsenes, gerötetes Gesicht, Bläschen um die Nasenöffnung, schnelle Mundatmung). Eine Enzephalitis mit psychotischer Symptomatik oder Herdsymptomen von Hirnstamm und Stammganglien kann auftreten. Liquorveränderungen in Form einer lymphozytären Pleozytose mit einigen 100 Zellen/μl sind nicht immer vorhanden.

Wegweisend für die Diagnosestellung sind Kontakt mit Vögeln, röntgenologischer Befund der atypischen Pneumonie, wenig ausgeprägte allgemeine Entzündungszeichen. Der Erregernachweis ist kulturell, über Antigennachweis und neuerdings auch über die PCR möglich. Die Therapie der Psittakose besteht in Doxycyclingabe; alternativ kommen Makrolide mit unsicherer Wirksamkeit in Frage. In letzter Zeit wird die Rolle der Chlamydien bei koronarer Herzkrankheit (Medizinreport 1997) und autoimmunologischen Prozessen wie der Encephalomyelitis disseminata diskutiert.

2.7.3 Rickettsiosen

Die häufigste Rickettsien-Erkrankung ist das **Q-Fieber,** das durch *Coxiella burnetii* hervorgerufen wird und auch in Mitteleuropa in kleinen Epidemien auftritt. Das natürliche Erregerreservoir sind Rinder, Schafe, Ziegen, aber auch Zecken. Die Übertragung erfolgt vorzugsweise durch Staub und Aerosole; kontaminierte Nahrungsmittel kommen auch in Frage.

Die akute Erkrankung äußerst sich als Pneumonie. Herzklappenbefall erfolgt bei Vorschädigung. Hepatitis und Meningoenzephalitis sind selten. Besonders exponiert sind Arbeiter in Schlachthäusern, Landwirte, Tierärzte und Personen, die nicht-pasteurisierte Milch konsumieren. Die Enzephalitis geht mit hirnorganischem Psychosyndrom, Bewußtseinsstörungen, paranoid-halluzinatorischen Krankheitsbildern und/oder Kleinhirndysfunktionen einher. Hirnnervenläsionen, Optikusneuritis, epileptische Anfälle und spinale Symptome wurden beobachtet. Die Verdachtsdiagnose des akuten Q-Fiebers ergibt sich, wenn bei exponierten Personen Pneumonie, Fieber und Kopfschmerz auftreten.

Der Erregernachweis erfolgt mit serologischen Methoden. Die Liquorveränderungen sind uncharakteristisch und wenig ausgeprägt. Die Therapie der Wahl besteht in der Verabreichung von Doxycyclin. Als Alternative kommen Chloramphenicol oder Gyrasehemmer in Frage. Die Therapiedauer soll mindestens 3 Wochen betragen, mitunter wesentlich länger sein. Chronische Krankheitsformen müssen über 2–3 Jahre mit Antibiotikakombinationen (Doxycyclin/Rifampicin oder Doxycyclin/Chloroquin) behandelt werden.

3 Viruserkrankungen

! Eine klare Unterscheidung zwischen Virusmeningitiden und Virusenzephalitiden ist wichtig, weil rein meningeale Manifestationen immer eine gute Prognose haben. Dies trifft für enzephalitische Krankheitsbilder keinesfalls immer zu.

Abbildung 21-2 demonstriert, wie sich Virusinfektionen des ZNS als Meningitiden oder Enzephalitiden manifestieren können, welche Verlaufsformen sie annehmen und welche Prognose erwartet werden kann. In Tabelle 21-9 sind die in Mitteleuropa klinisch relevanten Viruserkrankungen aufgelistet.

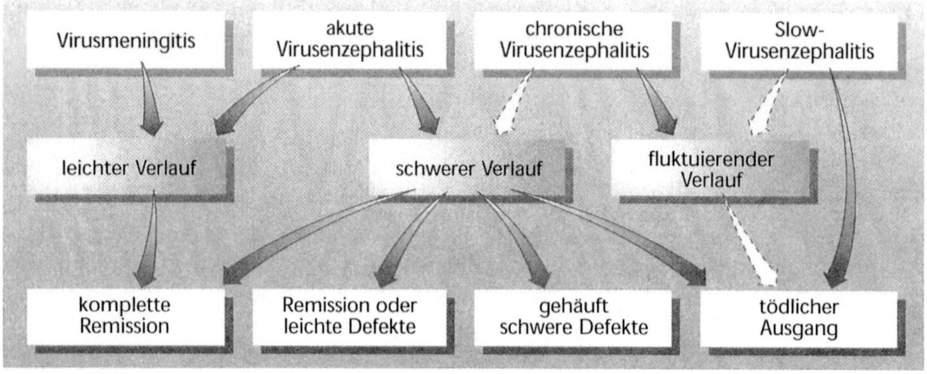

Abb. 21-2 Mögliche Verlaufsvariationen bei viralen ZNS-Erkrankungen.

Tabelle 21-9 Erreger viraler ZNS-Erkrankungen in Mitteleuropa

Virusfamilie	Erreger	Krankheit
Adenoviridae	Adenovirus Typ 7 etc.	Meningoenzephalitis, Meningitis, Augen-, Lungen- und Darm-Manifestationen
Herpetoviridae	Herpes-simplex-Virus Typ 1	typische HSV-Enzephalitis (lokalisiert), Meningitis (?)
	Herpes-simplex-Virus Typ 2	neonatale HSV-Enzephalitis (diffuser Hirnbefall), Meningitis
	Varicella/Zoster-Virus	Varizellen-Enzephalitis (oft parainfektiös), akute zerebelläre Ataxie, Zoster-Enzephalitis und -Vaskulitis, Meningitis, Myelitis
	Epstein-Barr-Virus	Meningitis, Enzephalitis, Myelitis „Zerebellitis", Polyradikulitis
	Zytomegalie-Virus	subakute Enzephalitis, Polyradikulitis
Papovaviridae	JC-Virus	progressive multifokale Leukenzephalopathie (chronisch)
Picornaviridae	Polio-Viren	Poliomyelitis und -enzephalitis
	Coxsackie-Viren	Meningitis, Pleurodynie, Enzephalitis
	sonstige Entero- und Echo-Viren	Meningitis, Enzephalitis, Myelitis, (Myokarditis)
Togaviridae	FSME-Virus (TBE-Virus)	Meningitis, Enzephalitis, Myelitis
	Rubella-Virus	Röteln, postinfektiöse Enzephalomyelitis
Orthomyxoviridae	Influenza-A- und -B-Virus	para-/postinfektiöse Enzephalitis und Enzephalomyelitis
Paramyxoviridae	Mumps-Virus	Parotitis, Pankreatitis, Orchitis, Meningitis, Meningoenzephalitis, Myelitis, Vaskulitis
	Masern-Virus	para-/postinfektiöse Enzephalitis und Enzephalomyelitis, SSPE
Rhabdoviridae	Lyssa-Virus	Tollwut
Retroviridae	HIV	Meningitis, Enzephalitis, Myelitis, opportunistische ZNS-Krankheiten
	HTLV 1	(tropische) spastische Paraparese
Arenaviridae	LCM-Virus	lymphozytäre Choriomeningitis

Typisch für akute virale Enzephalitiden ist das Vorausgehen von Allgemeinsymptomen oder Allgemeinkrankheiten. Letzteres ist bei Röteln, Masern, Mumps etc. der Fall. Die neurologische Symptomatik beginnt in der Regel mit Fieber, Kopfschmerz, Meningismus, Verhaltensauffälligkeiten, Verwirrtheit, Desorientiertheit, Bewußtseinseinschränkung, fokalen und generalisierten Anfällen sowie sonstigen neurologischen Herdsymptomen. Das Liquorzellbild ist überwiegend lymphozytär mit geringer Laktaterhöhung.

Für die **Erregerdiagnostik** gibt es mehrere Möglichkeiten:

- Zellkultur mit Liquor- oder Stuhlproben,
- Ermittlung der Antikörperentwicklung im Serum und Liquor (Indexberechnung),
- Nukleinsäureamplifikation (z.B. PCR),
- Nachweis virusspezifischer Antigene im Liquor.

Bei chronischen Erkrankungen oder in der postakuten Phase akuter Enzephalitiden ist die Bestimmung des spezifischen Antikörper-Index für die Verifizierung einer angenommenen Erregerdiagnose besonders geeignet (Reiber 1999).

3.1 Virusmeningitis

Die typischen Symptome der „abakteriellen" Meningitis sind Kopf- und Nackenschmerzen, Fieber, Übelkeit, Erbrechen, Schwindel, Muskel- und Gliederschmerzen. Im Liquor finden sich bis zu 1000 Zellen/µl; Gesamtprotein und Laktat sind meist nicht erhöht, der Liquor ist klar. Typische Erreger sind neben verschiedenen Picorna-Viren, Mumps, LCM-Virus, Varicella/Zoster- und Herpes simplex-Virus (HSV 2). Eine spezifische Therapie ist nicht nötig.

3.2 Herpes-simplex-Enzephalitis

Die Herpes-simplex-Enzephalitis hat eine größere klinische Bedeutung, weil sie unbehandelt eine Letalität von mindestens 70 % aufweist. Bei früher Krankheitserkennung und rechtzeitigem Therapiebeginn ist die Prognose jedoch wesentlich besser. Die jährliche Inzidenz dieser sporadischen Enzephalitis wird auf 1,5 bis 4 pro 1 Million Einwohner geschätzt.

Der Krankheitsverlauf erfolgt in zwei Stadien: einem grippalen Vorstadium und dem Stadium der eigentlichen ZNS-Symptomatik. Letztere äußert sich in Kopfschmerz, Fieber, Wernicke-Aphasie, Verwirrtheit sowie kurzen psychotischen Episoden (psychotisches Stadium). Unbehandelt geht das Leiden in ein konvulsives Stadium mit komplex-fokalen, sekundär generalisierten Krampfanfällen und schließlich in ein komatöses Stadium über. Je später die Behandlung beginnt, desto ausgeprägter sind die Defektsyndrome. Die Therapie soll auf den Verdachtsfall hin mit Aciclovir begonnen werden.

Für die Verifizierung der Diagnose, die innerhalb von 2 Tagen möglich ist, sind neben dem phasenhaften klinischen Verlauf der typische MRT-Befund mit uni- oder bitemporalem Entzündungsherd und der positive Befund der Liquor-PCR entscheidend. Die nach 10–14 Tagen bereits nachweisbare intrathekale Produktion von HSV-1-Antikörpern persistiert über Monate bis Jahre und hat in manchem Gutachtenfall zur nachträglichen Aufklärung der Ätiologie einer früher durchgemachten HSV-Enzephalitis beigetragen (Felgenhauer und Reiber 1992). Ein verspäteter Behandlungsbeginn kann durchaus den Tatbestand eines Diagnostik- oder Therapiefehlers darstellen.

Solange die Diagnose nicht gesichert ist, muß differentialdiagnostisch an in Frage kommende bakterielle Erkrankungen (beginnender Hirnabszeß, septische Herdenzephalitis, Neurolisteriose, Neurosyphilis) gedacht werden und eine antibiotische Begleittherapie gewährleistet sein.

3.3 Enzephalitiden durch andere Herpesviren

Enzephalitiden durch das **Varicella/Zoster-Virus (VZV)** treten selten einmal als para- oder postinfektiöse Komplikation einer Windpockeninfektion auf. Bei Kindern ist dann eine zerebelläre Symptomatik (Zerebellitis) nicht ungewöhnlich. Die davon abzugrenzende Zoster-Enzephalitis kann sehr ähnlich wie die Herpes-simplex-Enzephalitis ablaufen und hat unbehandelt immerhin eine Letalität von 5–20 %. Bei Lymphompatienten – einer besonders disponierten Krankheitsgruppe – ist der letale Ausgang wesentlich häufiger. Die Krankheitssymptome bestehen in Bewußtseinstrübung, epileptischen Anfällen und Herdzeichen. Im Gegensatz zur Herpes-simplex-Enzephalitis, die nicht mit dem Herpes labialis assoziiert ist, geht der Zoster-Enzephalitis fast immer eine Gürtel- oder Gesichtsrose voraus. Therapeutisch ist die Anwendung von Aciclovir indiziert. Bei immuninkompetenten Kranken ist auch die Gabe von Interferon-b zu erwägen. Neben Meningitis und Enzephalitis werden durch VZV auch Myelitiden, zerebrale Vaskulitiden, Hirnnervenausfälle, Guillain-Barré-Syndrom und Myositiden hervorgerufen.

Das **Zytomegalie-Virus (CMV)** spielt als Enzephalitisursache bei AIDS-Kranken, bei Immunsuppression nach Organtransplantation oder nach zytostatischer Behandlung eine zunehmende Rolle. CMV verursacht darüber hinaus schwere prä- und postnatale Enzephalitiden mit persistierenden Defektsyndromen. Die klinische Symptomatik im Kindes- und Erwachsenenalter reicht von Bewußtseinstrübung und epileptischen Anfällen bis zu fokalen neurologischen Ausfällen, letztere das koordinative System einschließend. Das Leiden verläuft praktisch nie akut, sondern eher schleichend und läßt sich mittels PCR sowie durch Nachweis intrathekaler CMV-Antikörper verifizieren. Nachweis des pp65 (erregerspezifisches γ-Protein) in Blutgranulozyten deutet auf eine systemische CMV-Infektion hin. Im Kernspintomogramm sind größere Entzündungsherde, die Marklager- und Rindenareale einschließen, erkennbar. Als therapeutische Optionen stehen Foscarnet, Ganciclovir und Cidofovir zur Verfügung. Die Kombination mit einem CMV-Hyperimmunserum ist umstritten.

Das **Epstein-Barr-Virus (EBV)** kann ausnahmsweise eine Polyradikulitis bei jüngeren Patienten, aber auch Meningoenzephalitiden, zerebelläre Ataxie, Querschnittsmyelitis, Fazialisparese und andere Hirnnervenläsionen hervorrufen. Die infektiöse Mononukleose geht in 1,7% der Fälle mit neurologischen

Komplikationen einher. Die diagnostische Zuordnung basiert vor allem auf der typischen Konstellation der Serumantikörper (Anti-VCA-IgM- und -IgG positiv, Anti-EA-Antikörper positiv, Anti-EBNA-Antikörper negativ oder positiv). Bezüglich des ZNS-Befalls sind Nachweis der intrathekalen Antikörperproduktion und Auftreten atypischer Lymphozyten im Liquor richtungweisend. Eine spezifische Therapie ist derzeit nicht gegeben. Bei Chronifizierung ist ein Behandlungsversuch mit IL-2 sowie Aciclovir oder Famciclovir (in hoher Dosis) indiziert.

! Von gutachtlichem Interesse kann die sog. Transfusionsmononukleose werden. Sie wird bei EBV-Seronegativen nach Bluttransfusion oder Organtransplantation mit EBV-positivem Material beobachtet. Da die EBV-Durchseuchung in der Durchschnittsbevölkerung sehr hoch ist (bis 100 % bei über 30jährigen), ist die Zusammenhangsfrage nicht leicht zu klären.

Die Rolle der erst in den letzten Jahren identifizierten Herpesviren **HHV 6, HHV 7** und **HHV 8** für ZNS-Erkrankungen ist nicht ausreichend definiert. Die klinische Dignität vorgenannter Viren wird erst in den nächsten Jahren besser umrissen werden.

3.4 Enzephalitiden durch Arboviren

Der häufigste Vertreter dieser Krankheitsgruppe ist in Mitteleuropa die **Frühsommer-Meningoenzephalitis (FSME),** deren Erreger der Gruppe der Flaviviren zugeordnet wird. Die Erkrankung wird ebenso wie die Lyme-Erkrankung (Borreliose) durch den einheimischen Holzbock **(Ixodes ricinus)** übertragen. Bekannte Endemiegebiete finden sich in Süddeutschland, Österreich, der Slowakei und auf dem Balkan. Die aktuelle jährliche Häufigkeitszahl liegt bei 0,15–0,2/100 000 Einwohner.

Lediglich bei 20 % der Infizierten kommt es zu einem ZNS-Befall, der nach einwöchiger Inkubationszeit biphasisch verläuft. Dem katarrhalischen Vorstadium folgt nach kurzer Besserung ein meningitisches oder meningoenzephalitisches Krankheitsbild, bei dem zerebelläre, extrapyramidale und psychoorganische Funktionsstörungen dominieren. Auch Paresen können sich entwickeln. Im MRT stellen sich mitunter symmetrische oder asymmetrische stammganglienahe und zerebelläre Entzündungsherde dar. Der Liquor ist in der Regel pathologisch mit ca. 100 mononukleären Zellen/µl, mäßiger Gesamtproteinerhöhung und grenzwertigem Laktat. Etwa 1–2 Wochen nach Krankheitsbeginn läßt sich eine intrathekale Synthese von IgM-Antikörpern im -Ketten-spezifischen IgM-ELISA nachweisen. Sie bestätigen gemeinsam mit der PCR die Verdachtsdiagnose. Mittels PCR wird auch das Virusgenom in der Zecke aufgefunden.

Eine spezifische Therapie ist nicht verfügbar. Die Letalität des Leidens liegt bei 1–2 %. Residualsymptome werden mit 7–70 % wesentlich häufiger angetroffen. Für exponierte Personen wird die aktive Immunisierung mit einem verfügbaren Impfstoff angeboten. Die Postexpositionsprophylaxe durch ein Hyperimmunserum ist wegen nicht unerheblichen Nebenwirkungen umstritten und wird für Kinder seit neuestem abgelehnt. Das Präparat (FSME-Bulin®) sollte – wenn überhaupt – nur innerhalb der ersten 24–48 Stunden nach dem Zeckenbiß eingesetzt werden. Einige Autoren empfehlen beim manifesten Krankheitsbild die Gabe vom Amantadin (200–500 mg/kg Körpergewicht). Die Effektivität dieses Präparats in extrem hoher Dosierung ist mehr als fragwürdig.

! Zu den exponierten Personen gehören Land- und Forstwirte, Waldarbeiter, Förster und sonstige Personen, die in den Naturherden einem erhöhten Zeckenstichrisiko ausgesetzt sind. Besteht ein Kausalzusammenhang zwischen berufsbedingter Exposition und Krankheitsentwicklung mit hoher Wahrscheinlichkeit, so ist die Annahme einer Berufskrankheit (Nr. 3102 der BekV) gerechtfertigt.

Andere Arboviren kommen als Erreger außereuropäischer Enzephalitiden vor allem auf dem amerikanischen Kontinent in Frage. Mit der FSME verwandte Flaviviren sind das **Japanische B-Enzephalitis-Virus (JBE)** und das **West-Nile-Virus (WNV).** Das JBE-Virus könnte im Rahmen des Ferntourismus akquiriert werden. In Mitteleuropa wurden bisher keine Krankheitsfälle bekannt. Enzephalitiden durch das WNV traten als kleine Epidemien nicht nur in Nordafrika, sondern auch auf dem südlichen Balkan auf.

3.5 Enterovirus-Erkrankungen

Der bekannteste Vertreter neurotroper Enteroviren ist das **Poliomyelitis-Virus.** Es spielt heute dank umfassender Schutzimpfungen nur noch eine untergeordnete Rolle. Die Infektion verläuft enterooral (Abb. 21-3). Die Polioviren vom Typ I Brunhilde (80 %), Typ II Lansing und Typ III Leon (20 %) befallen vorwiegend die motorischen Vorderhornzellen des Rückenmarks. Zuvor kommt es jedoch zu einem mehrtägigen katarrhalischen Stadium mit Fieberanstieg, Meningismus, Rückenschmerzen, Diarrhö und vegetativen Symptomen wie Hyperhidrosis und Pollakisurie. Das paralyti-

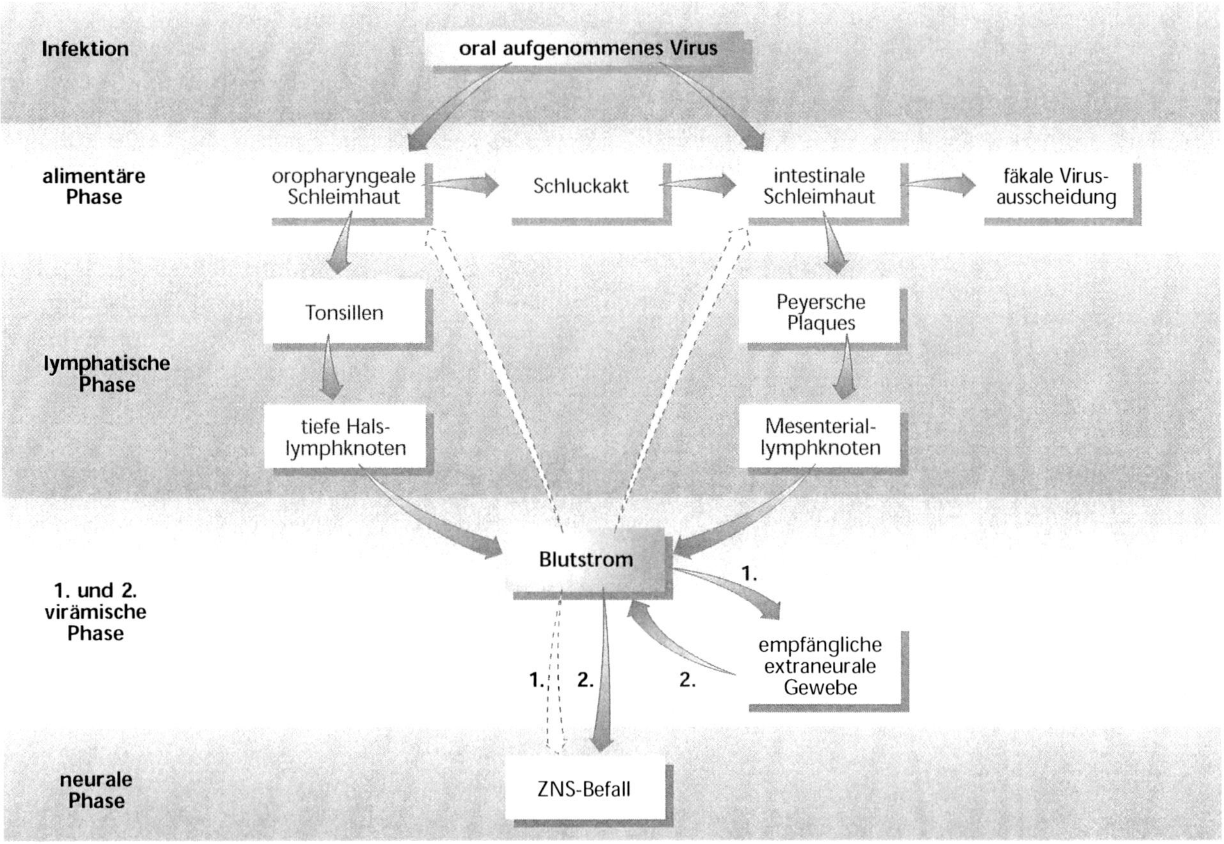

Abb. 21-3 Pathogenese einer typischen viralen ZNS-Erkrankung, dargestellt am Beispiel der Poliomyelitis (modifiziert nach Bodian).

sche Stadium tritt nicht in jedem Fall auf, führt aber bei seinem Erscheinen zu asymmetrischen Paresen einzelner Muskelgruppen der oberen und unteren Extremitäten, des Rumpfes und/oder der motorischen Hirnnerven. Entzündungsherde in supratentoriellen Strukturen des motorischen Systems werden ebenfalls gefunden. Der Liquor weist eine lymphozytäre Pleozytose auf. Sensibilitätsstörungen fehlen. Gefürchtet ist eine Beteiligung der Atemmuskulatur am Krankheitsprozeß. Nach Abklingen des akuten Stadiums können Lähmungen bis in 30% der Fälle persistieren.

! Von gutachtlichem Interesse sind die Impfkomplikationen. Sie sind mit einem Risiko von 1 pro 3,2 Millionen Geimpften ausgesprochen niedrig, steigen aber bei Personen mit Immundefekt deutlich an.

Die Verabfolgung des attenuierten Lebend-Impfstoffes (Sabin-Impfstoff; Polioschluckimpfung) ist bei Kindern, in deren Haushalt sich Personen mit Immundefekten oder immunsuppressiver Behandlung befinden, streng kontraindiziert, weil der Geimpfte das Impfvirus bis zu 8 Wochen mit dem Stuhl ausscheidet. In dieser Zeit ist das ursprünglich durchaus gewollte Risiko der Infektion anderer Familienmitglieder naheliegend. Immunsupprimierte Angehörige, insbesondere Kinder, können nunmehr eine **Vakzine-assoziierte Poliomyelitis** (VAPP) entwickeln. Aufgrund dieser Gefährdung wird heute gemäß der geänderten Empfehlung der ständigen Impfkommission am Robert-Koch-Institut die Impfung mit inaktivierten Polioviren, d.h. der trivalente Totimpfstoff nach Salk, bevorzugt. Dieser Impfstoff trägt nicht das VAPP-Risiko in sich. Bei Verwendung des Sabin-Impfstoffes muß der Impfling bzw. der Sorgeberechtigte auf die Möglichkeit einer Ansteckungsgefahr für Dritte hingewiesen (VAPP-Risiko: 1–2 Fälle pro Jahr in Deutschland) und über die zur Vermeidung einer Ansteckung gebotenen Schutzmaßnahmen informiert werden. Die Pflege oral geimpfter Säuglinge sollte für 6–8 Wochen auf poliogeimpfte Personen beschränkt bleiben. Grundsätzlich kontraindiziert ist der orale Polioimpfstoff bei Immundefizienz, HIV-Infizierten und Personen, die mit HIV-Infizierten zusammenleben.

Der neurologische Gutachter wird gelegentlich über **Impfschäden** befragt.

! Für die Anerkennung eines Impfschadens nach Gabe des Lebendimpfstoffes müssen folgende Voraussetzungen gegeben sein:
- Die Erkrankung tritt zwischen dem 4. und 30. Tag nach Verabfolgung des infrage kommenden Virustyps in Erscheinung; eine Parese wird nicht vor dem 6. Tag nach der Impfung erkennbar.
- Die Paresen persistieren und sind auf das 2. Motoneuron (Vorderhornzellen) beschränkt.
- Die Laborbefunde widersprechen nicht der anzunehmenden Vermehrung des verabreichten Impfvirus, beispielsweise kann das Impfvirus noch im akuten bzw. subakuten Stadium (aus dem Stuhl) angezüchtet werden. Wichtig sind die Typenbestimmung und der Ausschluß anderer Enteroviren als ätiologisches Agens. Ein Antikörperanstieg im Neutralisationstest sollte auch vorliegen.
- Es besteht kein Hinweis auf eine Erkrankung des 1. Motoneurons (Pyramidenbahnläsion); Sensibilitätsstörungen sind nicht vorhanden. Fortschreiten oder Wiederaufflackern der paralytischen Erkrankung später als ein Monat nach Krankheitsbeginn spricht gegen einen Impfschaden.

Die Entschädigung von Personen, die einen Impfschaden erlitten haben, ist nach §§ 51 und 52 des Bundesseuchengesetzes (BseuchG) reguliert.

Zunehmende Bedeutung in der öffentlichen Diskussion gewannen in letzter Zeit die Spätreaktionen nach Poliomyelitis. Als syndromale Erscheinungsbilder wurden bisher das **Post-Polio-Syndrom (PPS)** und die Progressive **Postpoliomyelitische Muskelatrophie (PPMA)** beschrieben.

Das PPS ist charakterisiert durch Muskel- und Skelettschmerz, Müdigkeit (Fatigue), Schwäche und andere neurologische Auffälligkeiten, die sich viele Jahre nach einer akuten Poliomyelitis entwickeln.

Die PPMA setzt 30–40 Jahre nach einer paralytischen Polioinfektion ein und verläuft schleichend. In den vorgeschädigten Muskelgruppen nehmen Kraft und Muskelvolumen kontinuierlich ab, ohne daß Muskelbiopsie und EMG eine klare differentialdiagnostische Abgrenzung von einem stabilen Residualsymptom nach Poliomyelitis zulassen. Selbst wenn man entzündliche Reaktionen bei verstorbenen PPMA-Patienten im Rückenmark gefunden hat, ist die Diskussion, ob es sich um eine chronisch persistierende Viruserkrankung, ein immunpathogenetisches Leiden oder eine überlastungsbedingte vorzeitige Degeneration von Motoneuronen handelt, nicht abgeschlossen.

Fakultiv neurotrope Erreger der Enterovirusgruppe sind **Coxsackie-, Echo- und Enteroviren.** In ihrer Gesamtheit stellen sie die häufigsten Erreger der lymphozytären Meningitiden sowie mild verlaufender Enzephalitiden dar. Letztere manifestieren sich durch Hemiparesen, Koordinationsstörungen oder Hirnnervenausfälle. Auch Polyneuritiden und Myositiden wurden beschrieben. Am besten bekannt ist die **Bornholm-Krankheit** (epidemische Pleurodynie), die durch Coxsackie B-Viren verursacht wird und in etwa 6% der Fälle zentralnervöse Komplikationen aufweist.

Echoviren erzeugen Meningitiden mit biphasischem Verlauf, oft auch mit Exanthemen. Bei Kindern mit hereditärer Hypogammaglobulinämie verlaufen sie regelhaft tödlich. Auch die seltene Enzephalomyokarditis hat bei Kindern ein höheres Letalitätsrisiko.

3.6 Sonstige akute Virusenzephalitiden

Enzephalitiden durch **Adenoviren** treten gelegentlich bei Kindern auf. Häufiger betroffen sind Respirationstrakt, Auge, Verdauungstrakt und mesenteriale Lymphknoten. Generalisierte Infektionen können ZNS und Myokard befallen und haben eine höhere Letalität. Die bevorzugten Erreger sind Typ 4, 7, 34, 35. Eine Übertragung erfolgt auf fäkal-oralem Weg. Mitunter geht die Infektion von Schwimmbädern, ärztlichen Praxen und ungenügend sterilisierten augenärztlichen Geräten aus. Adenovirusinfektionen haben einen Winter/Frühjahr-Gipfel. Eine spezifische Therapie ist nicht verfügbar, über Entschädigungsverfahren ist nichts bekannt geworden. Mangel an strengsten Hygienemaßnahmen in Augenkliniken oder Kindergärten in Epidemiephasen könnten einem Organisationsverschulden gleichkommen.

Die **Tollwut** ist eine typische Zooanthroponose. Das neurotrope Virus gehört der Gruppe der Rhabdoviren an. Nach unterschiedlich langer Inkubationszeit (im Mittel 3 Monate) entwickelt sich die Krankheit, deren Letalität auch heute noch bei 100% liegt. Das Leiden, das in drei Stadien – Prodromalstadium, Exzitationsstadium, paralytisches Stadium – verläuft, ist aufgrund prophylaktischer Maßnahmen in Mitteleuropa extrem selten geworden. Eine spezifische Therapie gibt es nicht. Spezielle diagnostische Maßnahmen sind Immunfluoreszenzfärbung eines Hornhautabstriches, Hirnbiopsie (Nachweis von Negri-Körperchen in Hippocampus und Kleinhirn) und ein spezieller Tierversuch. Nach dem Biß ist nur die frühe postexpositionelle Prophylaxe mit HDC-Vakzine, verabfolgt in Einzelgaben, lebensrettend. Bei kopfnahen Bißstellen empfiehlt sich zusätzlich die Immunisierung durch ein humanes Hyperimmunserum. Gründliche Behandlung der Wundstelle mit Wundexzision und Desinfektion unmittelbar nach der Exposition ist unerläßlich. Auch bei diesem Krankheitsbild sind Land- und Forstwirte, Waldarbeiter und Förster besonders exponiert.

Die **lymphozytäre Choriomeningitis** (s. Tab. 21-9) wird durch Körperflüssigkeiten und Exkremente von Muriden (Mäusen und Ratten) übertragen. Der Krankheitsgipfel liegt in der kalten Jahreszeit, wenn die Nager verstärkt menschliche Behausungen aufsuchen. Auch Hamster kommen ausnahmsweise als Überträger des Leidens in Frage. Eine Übertragung von Mensch zu Mensch gibt es nicht. Die Letalität der meningitischen, meningoenzephalitischen oder enzephalomyelitischen Verlaufsformen liegt deutlich unter 1%.

3.7 HIV-assoziierte ZNS-Erkrankungen

Die primär HIV-bedingten neurologischen Krankheitsbilder sind in Tabelle 21-10 zusammengestellt. HIV-Befall des Nervensystems ist grundsätzlich in allen Krankheitsstadien, auch schon in der Phase der Serokonversion, möglich. Chronisch-progrediente Enzephalitisverläufe sind häufiger als eine subakute Meningitis. Ausmaß und Art der klinischen Symptomatik variieren erheblich. Zumeist dominieren kognitive und affektive Störungen. Im Endstadium entwickelt sich eine Demenz. Die ZNS-Beteiligung wird durch Nachweis einer intrathekalen erregerspezifischen Antikörperproduktion mittels Anti-HIV-ELISA und Westernblot gesichert. Auch myelitische und polyneuritische Krankheitsbilder trifft man an.

Tabelle 21-10 Primär HIV-bedingte neurologische Krankheitsbilder

1. Frühkomplikationen (Zeitpunkt der Serokonversion)
■ akute aseptische Meningoenzephalitis ■ akute Myelitis ■ akute Polyneuritis
2. Latenzperiode/Stadium des Lymphadenopathiesyndroms
■ chronisch-rezidivierende Meningitis ■ entzündlich demyelinisierende Polyneuropathie ■ Mononeuritis multiplex ■ Polyneuritis cranialis ■ autonome Polyneuropathie ■ Polymyositis
3. Spätkomplikationen (AIDS-Vollbild)
■ HIV-Riesenzellenzephalitis ■ vakuoläre Myelopathie ■ distal symmetrische sensible Polyneuropathie ■ lumbosakrale Polyradikulopathie (toxische Myopathie durch AZT)

Das Virus wird vorzugsweise durch Sexualkontakte übertragen. Es gibt jedoch auch andere Ansteckungswege, wie kontaminierte Spritzen. Hauptbetroffene sind homo- und bisexuelle Männer, Drogenabhängige (intravenös), Sexualpartner von Infizierten, Neugeborene infizierter Mütter sowie Hämophile und Transfusionsempfänger, wobei heute das Risiko einer HIV-Übertragung durch Blutprodukte nur noch äußerst gering ist (1:1 Mio). Eine minimale, jedoch reale Infektionsmöglichkeit betrifft Krankenpflegepersonal, Ärzte usw. bei Stich- und Schnittverletzungen mit viruskontaminiertem Instrumentarium. Nach der Infektion persistiert das Virus wahrscheinlich lebenslang. Die Infizierten sind grundsätzlich immer kontagiös, wenn auch die Ansteckungsmöglichkeit während der Latenzphase wesentlich geringer ist als im fortgeschrittenen Stadium der Virämie.

Bei der Therapie von AIDS- und HIV-Infektionen gelten derzeit folgende Grundsätze:

- Unabhängig von CD4-Zellzahlen und Virusbelastung sollten alle Patienten mit HIV-assoziierten Symptomen bzw. mit AIDS-definierenden Komplikationen antiretroviral behandelt werden.
- Asymptomatische Patienten sollen behandelt werden, wenn die Virusbelastung in zwei verschiedenen Messungen über 5000–10 000 Kopien ansteigt und/oder wenn die $CD4^{+}$-Zellzahlen unter 350/µl absinken.
- Erwogen werden kann ein Therapieangebot bei Patienten mit akuter HIV-Krankheit oder Personen in der Serokonversion.
- Bei der Therapie soll immer eine Kombination eingesetzt werden. Die verwendeten Präparate sollen synergistisch sein. Die Richtigkeit der Medikamentenwahl ist über die Effektivität zu überprüfen.
- Therapieunterbrechung oder Dosisreduzierung gefährdet das Therapieziel.
- Durch AZT kann die vertikale HIV-Transmission während der Schwangerschaft um etwa 66% reduziert werden. Schwangere Frauen mit einer HIV-Infektion sollten daher intensiv beraten und in Zentren mit spezieller Erfahrung betreut werden.
- Nadelstichverletzungen bei medizinischem Personal sollten möglichst rasch eine Postexpositionsprophylaxe mit mindestens 2 verschiedenen Medikamenten zur Folge haben, insbesondere wenn das Infektionsrisiko hoch ist. Dies setzt eine unverzügliche kompetente Beratung und Risikoabschätzung voraus.

Die derzeitigen Therapieschemata umfassen sowohl Reverse-Transkriptase-Inhibitoren als auch Proteinase-Inhibitoren (Tab. 21-11). Meistens wird eine Dreierkombination (z.B. AZT+3TC+Saquinavir) gewählt. Die Therapiekontrolle erfolgt in dreimonatigem Abstand. Die Virusbelastung wird bestimmt und daraus

Tabelle 21-11 HIV-wirksame Substanzen

Reverse-Transkriptase-Hemmer (Nukleosid-Analoga)	Reverse-Transkriptase-Hemmer (ohne Nukleosid-Struktur)	Proteinase-Inhibitoren
Zidovudin (AZT) Stavudin (d4T) Didanosin (DDI) Zalzitabin (DDC) Lamivudin (3TC)	Nevirapine Delaviridine	Saquinavir Ritonavir Indinavir Nelfinavir

Tabelle 21-12 HIV-assoziierte Symptome bzw. Erkrankungen der Kategorien A, B und C (Emminger und Eichenlaub 1999)

Kategorie A	Kategorie B	Kategorie C
Akute HIV-Erkrankung	Candidose (oral, vaginal)	**Infektionen durch Protozoen** ■ Pneumocystis-carinii-Pneumonie
Asymptomatische Infektion	Hairy Cell Leukoplakie der Zunge	■ Toxoplasma-gondii-Enzephalitis ■ Kryptosporidiose (chronisch intestinal)
Persistierende Lymphadenopathie (LAS)	Herpes zoster in mehr als einem Dermatom Idiopathische Thrombozytopenie (HIV-assoziierte) periphere Neuropathie, Fieber, Diarrhö > 1 Monat Listeriose Carcinoma in situ, bazilläre Angiomatose	**Virale Infektionen** ■ Zytomegalievirus (CMV) Retinitis Gastrointestinaltrakt, Lunge, ZNS ■ Herpes-simplex-Virus chronische mukokutan-ulzerierende Bronchitis, Pneumonie Ösophagitis ■ HIV-Enzephalopathie ■ Progressive multifokale Leukenzephalopathie (JC) **Pilzinfektionen** ■ Candidose Ösophagus, Bronchien, Trachea, Lungen ■ Kryptokokkose ■ Histoplasmose **Bakterielle Infektionen** rezidivierende Pneumonien innerhalb eines Jahres ■ Tuberkulose (pulmonal, extrapulmonal) ■ atypische Mykobakteriosen ■ rezidivierende Salmonellen-Septikämien **Malignome** ■ Kaposi-Sarkom ■ maligne Lymphome (einschl. ZNS-Lymphom) **Sonstige Erkrankungen:** ■ Wasting-Syndrom

die Effektivität der Therapie sowie der Bedarf einer Therapieänderung abgeleitet.

HIV-assoziierte Symptome bzw. Erkrankungen der Kategorie A, B und C sind in Tabelle 21-12 dargestellt.

3.8 Akute disseminierte Enzephalomyelitis (ADEM)

Die Erkrankungen dieser Gruppe entstehen immunpathogenetisch nach Viruskrankheiten wie Influenza, Masern, Mumps, Röteln, Varizellen und nach Schutzimpfungen (postvakzinal) sowie nach der Verabfolgung von Medikamenten mit Hapten-Eigenschaften. Die ADEM entspricht den sog. para- oder postinfektiösen Enzephalomyelitiden, die aufgrund ihres charakteristischen neuropathologischen Befunds auch als perivenöse Enzephalitiden bezeichnet wurden.

Das Krankheitsbild schließt Herdsymptome, Bewußtseinseinschränkung, Krampfanfälle und spinale Läsionen ein. Der Liquor unterscheidet sich nicht wesentlich von erregerbedingten Virusenzephalitiden, mitunter ist schon früh oligoklonales IgG nachweisbar, das im weiteren Verlauf wieder verschwindet. Im Kernspintomogramm findet man mehr oder weniger großflächige Entmarkungsherde. Der beträchtlichen Letalität, die vor allem bei der akuten hämorrhagischen Leukenzephalitis (HURST), einer perakuten Verlaufsform der ADEM, hoch ist, kann durch frühe intensivmedizinische Maßnahmen begegnet werden. Die Effektivität von Kortikosteroidgaben oder i.v. verabreichten Immunglobulinen ist bisher nicht ausreichend klinisch evaluiert. Solange bei ADEM und HURST-Enzephalitis die diagnostische Zuordnung noch nicht eindeutig abgeschlossen ist, sollte eine antiherpetische und antibiotische Begleittherapie stattfinden.

3.9 Chronische Viruserkrankungen

Unter den chronischen Viruserkrankungen spielt die **progressive multifokale Leukenzephalopathie,** hervorgerufen durch das JC-Virus aus der Gruppe der Papova-Viren, eine besondere Rolle. Das Krankheitsbild tritt vor allem bei AIDS und Leukämien auf und äußert sich in einer langsam fortschreitenden subkortikalen Marklagerdegeneration. Das klinische Korrelat sind psychopathologische Veränderungen, Hemisyndrome, Krampfanfälle, Aphasie, Dysarthrie, Hirnstammsymptome, Ataxie und Demenz. Die aktuell empfohlenen Therapieversuche schließen Cidofovir, Campthocetin und ggf. Interferon- ein. In allen Fällen handelt es sich um einen Heilversuch.

Die **subakute sklerosierende Panenzephalitis (SSPE)** entspricht einer persistierenden Maserninfektion des ZNS. Die Latenzzeit zwischen Maserninfektion und Auftreten der SSPE beträgt viele Jahre. Durch Einführung der Masern-Schutzimpfung konnte das Auftreten der SSPE auf ein Zehntel reduziert werden. Die heute gelegentlich noch anzutreffenden Fälle sind auf nicht geimpfte Personen beschränkt.

Charakteristische Merkmale des Leidens sind der langsam fortschreitende Demenzprozeß, kombiniert mit Myoklonien, epileptischen Anfällen, ggf. Herdbefunden. Im EEG finden sich die sog. Radermecker-Komplexe (periodisch auftretende hochamplitudige, triphasische Wellen). Der Liquor weist eine ausgeprägte lokale IgG-Produktion und eine noch ausgeprägtere Antikörpersynthese gegen Masernviren auf. Die Pathogenese des Krankheitsbilds ist nicht völlig aufgeklärt, wahrscheinlich handelt es sich um eine Persistenz von Masernviren in ZNS-Zellen als Folge einer defekten Virusreplikation. Eine effektive Therapie der SSEP ist bis heute nicht bekannt. Das Leiden führt nach Monaten oder Jahren zum Tode.

Bei einem eigenen Fall einer schwangeren Patientin verlief die Krankheit wie eine akute Enzephalitis mit komatöser Eintrübung innerhalb von 2–3 Wochen und letalem Ausgang etwa 6 Wochen nach Krankheitsbeginn. Die Leibesfrucht konnte in der 29. Schwangerschaftswoche bei der zu diesem Zeitpunkt wahrscheinlich bereits hirntoten Patientin per Sectio entbunden werden. Das Kind hatte keine Zeichen einer Virusinfektion und nahm, abgesehen von den typischen Komplikationen der Frühgeborenen, einen normalen Entwicklungsverlauf. Ähnliche Berichte wurden in der Literatur mitgeteilt (Thiel et al. 1996).

Da sich die SSEP praktisch nur im ZNS abspielt, ist eine fetale Infektion bei erkrankten Schwangeren höchst unwahrscheinlich.

4 Prionerkrankungen

Das Auftreten der Mad Cow Disease (Rinderwahnsinn), später auch als **bovine spongiforme Enzephalopathie (BSE)** bezeichnet, im Jahre 1985 als Folge der Herstellung und Verwendung von Kraftfutter für Kälber, das Material von scrapiekranken Schafen und schließlich auch BSE-kranken Rindern enthielt, war wie ein Alarmsignal für Wissenschaftler und Mitarbeiter im öffentlichen Gesundheitswesen, sich mit den sog. Prionerkrankungen, aber auch mit den Gepflogenheiten bei der Herstellung von Tierfutter intensiver zu befassen.

Bei den **Prionosen** handelt es sich um eine Krankheitsgruppe, die zu einem Demenzprozeß führt, begleitet von verschiedenen neurologischen Störungen. Die Krankheiten sind übertragbar, gehen aber mit langer Inkubationszeit einher. Die bis heute in der Humanmedizin bekannten Prionosen sind Creutzfeldt-Jakob-Krankheit, Gerstmann-Sträussler-Scheinker-Syndrom, Kuru, tödliche familiäre Insomnie und die neue Variante der Creutzfeldt-Jakob-Krankheit. Letztere ist höchstwahrscheinlich die Folge eines Fleischverzehrs von BSE-kranken Rindern.

Die orale Übertragbarkeit dieser Leiden war schon seit der Entdeckung der Kuru bei einem Naturvolk in Neuguinea etwa Mitte der 50er Jahre bekannt. Kuru wurde von Mensch zu Mensch durch rituellen Kannibalismus übertragen. Die Speziesgrenzen überschreitende Übertragbarkeit ist allerdings eine neue Erkenntnis, zu der man im Zusammenhang mit BSE und der neuen Variante der Creutzfeldt-Jakob-Krankheit kam. Da sich das infektiöse Agens („Prion“ = Proteinaceous Infectious Particles) auch auf dem Blutwege ausbreiten kann (vom Darm als Aufnahmeorgan zum Gehirn als Erfolgsorgan), muß grundsätzlich die Übertragung durch zelluläre Blutprodukte erwogen werden. Das infektiöse Agens ist, wie zahlreiche Übertragungsversuche zeigten, eine vorzugsweise in Gehirn, Rückenmark, peripheren Nerven, Retina, Eingeweiden und Liquor vorhandene Substanz, die sich gegenüber Virus und Nukleinsäure zerstörenden Prozeduren (Alkohol, Formalin, ionisierenden Strahlen, Proteasen und Nukleasen) als resistent erwies, aber mit proteinspaltenden Maßnahmen (Autoklavieren, extreme pH-Werte, Detergenzien, Phenol) ihre Infektiosität verliert.

Typische pathologische Befunde der Prionosen sind periodische Komplexe im EEG, Nachweis von Protein 14-3-3 im Liquor, außerdem erhöhte Liquorwerte von NSE und S100-Protein sowie charakteristische MRT-Befunde. Für die neue Variante soll auch die Tonsillenbiopsie den intravitalen Krankheitsnachweis ermöglichen (Hill et al. 1999).

Die Liste der in der Vergangenheit aus Unkenntnis heraus durch ärztliche Prozeduren übertragenen Fälle von **Creutzfeldt-Jakob-Krankheit** ist betrüblich lang: Allein mehr als 100 Krankheitsfälle wurden durch Hormonpräparate (Wachstumshormone und gonadotrope Hormone) induziert. Das Leiden manifestierte sich im Mittel 8 bis 18 Jahre nach der Hormongabe. Weitere Krankheitsübertragungen erfolgten im Rahmen von Kornea-Transplantationen, Epilepsie-Chirurgie und stereotaktischen EEG-Explorationen unter Verwendung von Geräten, die zum Teil 2 Jahre nach Alkohol-formalin-Sterilisation noch infektös waren. Nahezu übereinstimmend betrug die Inkubationszeit ca. 14 Monate. Nach Verwendung von aufbereiteter Leichendura bei neurochirurgischen Eingriffen kam es in mehr als 80 Fällen 16 Monate bis 17 Jahre später zur Manifestation der Creutzfeldt-Jakob-Krankheit.

In der Zwischenzeit sind namentlich in Großbritannien über 40 Fälle der neuen Variante der Creutzfeldt-Jakob-Krankheit identifiziert worden. Man ist sich weitgehend sicher, daß dies Folge des Fleischkonsums BSE-verseuchter Rinder war. Die Inkubationszeit bei dieser neuen Variante liegt etwa bei 4–5 Jahren (Johnson und Gibbs 1998). Eine Übertragung von Mensch zu Mensch über zelluläre Blutprodukte ist denkbar (Hill et al. 1999).

5 Pilzerkrankungen

Unter den **Systemmykosen** mit möglichem Befall kann man 2 Krankheitsgruppen unterscheiden:

- tropische Mykosen mit hoher Pathogenität,
- einheimische Mykosen, die als opportunistische Erkrankungen bei vorgeschädigten Personen auftreten.

Bezüglich der Erreger nichteuropäischer Mykosen und deren spezieller Ausbreitungsbereiche muß auf die Spezialliteratur verwiesen werden. Touristikunternehmen, die Reisen in Endemiegebiete anbieten, sollten ihre Kunden auf mögliche Gesundheitsrisiken hinweisen. Die Erreger einheimischer Mykosen sind Hefe- und Sproßpilze (Candida-Arten, Cryptococcus) sowie Schimmelpilze (Aspergillus, Mucoraceen). Diese ubiquitären Pilze befallen einen gesunden Menschen normalerweise nicht. Betroffen sind allerdings Personen unter Polychemotherapie, länger dauernder Intensivtherapie, nach großen chirurgischen Eingriffen sowie mit abwehrschwächenden Krankheiten wie Diabetes mellitus, chronischem Alkoholismus und AIDS.

Die **ZNS-Komplikationen,** sofern sie überhaupt auftreten, bestehen in Meningitiden, granulomatösen Enzephalitiden und ausnahmsweise auch Hirnabszessen. Neurologisch äußert sich dies in Nackensteife, Hirnnervensymptomen, Stauungspapille, Krampfanfällen sowie Para- und Tetraparesen. Die Kryptokokkose stellt eine gewisse Ausnahme dar, weil sie gelegentlich auch immunkompetente Personen befällt. Der Erreger wird vor allem durch Vogelkot übertragen. Besonders exponiert sind Dachdecker und Taubenzüchter. Die Eintrittspforte der meisten Pilze ist die Lunge, so auch bei Kryptokokkose. Das Krankheitsbild ist manchmal schwierig von einer Tuberkulose abgrenzbar. Im Liquor lassen sich durch Tuschefärbung die Erreger nachweisen, die mit ihrer Schleimkapsel die Größe kleiner Lymphozyten erreichen können.

Während die Sproßpilze durch die üblichen Antimykotika therapeutisch zu beherrschen sind, verläuft der ZNS-Befall durch Aspergillus und durch Mucoraceen in den meisten Fällen letal. Entweder findet die Diagnostik zu spät statt, oder es wird eine ungenügende Konzentration wirksamer Antimykotika im ZNS erreicht. An eine ZNS-Aspergillose ist immer zu denken bei Personen, die unter längerer Kortikosteroidgabe eine diffuse neurologische Symptomatik entwickeln und im CT Entzündungsherde mit Einblutung aufweisen. Der Verdachtsfall sollte zu einer Hirnbiopsie veranlassen. Die Mukormykose manifestiert sich vorzugsweise bei Patienten mit azidotisch entgleistem Diabetes mellitus. Sie ist erkennbar an einem schwarzen Nasensekret. Der Pilz infiltriert bei der kraniofazialen Verlaufsform, ausgehend von den Nasennebenhöhlen, die Orbita und das Gehirn. Unbehandelt enden alle Pilzinfektionen des ZNS letal. Die verfügbaren Antimykotika sind Amphotericin B, Flucytosin und neuere Präparate der Triazolgruppe. Zu beachten ist dabei, daß bestimmte Candida-Arten *(Candida krusi, Candida glabrata)* und Aspergillus oft gegen Triazole resistent sind.

6 Parasitosen

Zu den Parasiten, die das Zentralnervensystem befallen können, zählen Einzeller und Helminthen (Würmer). Der Parasitenbefall von Gehirn und Rückenmark ist selten und in seiner Symptomatik von Erreger zu Erreger sehr variabel. In Mitteleuropa kommen fast nur Toxoplasmen, Amöben, Plasmodien und Wurmleiden in Frage.

Toxoplasmose-gefährdet sind Feten frisch infizierter Schwangerer und Abwehrgeschwächte jeglichen Lebensalters. Der Erreger ist ubiquitär und wird durch Genuß zystenhaltigen Fleisches, durch Organtransplantate und ausnahmsweise auch durch Katzenkot übertragen. Die konnatale Toxoplasmose geht mit Hydrozephalus, Chorioretinitis, intrazerebralen Verkalkungen, Epilepsie, spastischen Paresen und Entwicklungsretardierung einher. Im Liquor bestehen eine geringe Pleozytose und Gesamtproteinerhöhung. Die erworbene Toxoplasmose führt in weniger als 50 % der Fälle zu einer ZNS-Beteiligung. Es handelt sich dann um ein akutes Krankheitsbild mit typischen Zeichen des Allgemeininfekts, Kopfschmerzen und Meningismus. Je nach Lokalisation des Prozesses entwickeln sich Hemiparese, Hirnnervenausfälle und Epilepsie. Der Liquor zeigt allgemeine Entzündungszeichen und eine intrathekale Antikörpersynthese. Oft erbringen die bildgebenden Verfahren charakteristische Befunde.

Für die serologische Diagnostik stehen verschiedene Methoden zur Verfügung (Sabin-Feldman-Test, Immunfluoreszenz, Antikörper-ELISA). Beweisend für die Krankheit sind nicht hohe Einzeltiter, sondern Titeranstiege während des Krankheitsverlaufs. Für die Therapie der Toxoplasmose werden bestimmte Schemata vorgeschlagen. Sie bestehen in der Regel in Pyrimethamin+Sulfonamid+Folinsäure (Prange und Bitsch 1999). Bei HIV-Infizierten muß schon im Verdachtsfall unverzüglich die Therapie eingeleitet werden, weil die Krankheit dort nach kurzem Verlauf letal sein kann. Die Toxoplasmose ist meldepflichtig.

Der **Amöbenbefall** des ZNS tritt in sehr unterschiedlichen, zumeist dramatisch verlaufenden Krankheitsbildern in Erscheinung. Wir kennen die zerebrale Amöbiasis (durch *Entamoeba histolytica),* die primäre Amöben-Meningoenzephalitis und die granulomatöse Amöben-Enzephalitis (durch Akanthamöben). Jedes der genannten Krankheitsbilder ist äußerst selten. Der Nachweis erfolgt in der Kombination bildgebender Verfahren mit der Liquordiagnostik. Eine hohe Letalität weist vor allem die primäre Amöben-Meningoenzephalitis durch *Naegleria fowleri* auf; besonders disponiert sind Schwimmer und Taucher. Therapeutische Optionen sind verfügbar, sofern die Erkrankungen rechtzeitig erkannt werden.

An eine **zerebrale Malaria** ist zu denken, wenn folgende WHO-Kriterien vorliegen:

- (akute) Infektion mit *Plasmodium falciparum,*
- unerweckbares Koma,
- Ausschluß anderer Komaursachen.

Plasmodium vivax kann in Ausnahmefällen ebenfalls eine ZNS-Beteiligung verursachen. Der Malaria-Enzephalopathie liegt eine Purpura cerebri, eine Massenblutung oder ein Hirninfarkt zugrunde. Parasitenbeladene Erythrozyten verklumpen in den postkapillären Venolen und erzeugen ringförmige Hämorrhagien unterschiedlicher Größe.

Das klinische Erscheinungsbild ist geprägt von Allgemeinsymptomen der Malaria (Fieber, Anämie, Ikterus, Kopfschmerzen, Spleno- und Hepatomegalie, Erbrechen) und zerebralen Funktionsstörungen wie Meningismus, Verwirrtheit, tonisch-klonischen Krampfanfällen, Herdstörungen bis hin zum Koma. Unbehandelt kommt es in ca. 50 % der Fälle nach 24 bis 72 Stunden zum Tod.

Besonders betroffen sind Personen, die sich längerfristig in Ländern des sog. Malariagürtels (zwischen dem 40. nördlichen und 30. südlichen Breitengrad) aufgehalten haben. Wichtig ist, daß in bestimmten Regionen Resistenzentwicklungen vorliegen, welche die empfohlene Chemoprophylaxe unwirksam werden lassen. Die Krankheit kann noch Monate und Jahre nach Verlassen des Endemiegebiets auftreten. Wir sahen Patienten mit sog. Chronic-Fatigue-Syndrom (CFS), die medizinisch in Endemiegebieten tätig waren und bei denen später eine Malaria als Ursache aufgedeckt werden konnte.

Helminthosen des ZNS sind in Mitteleuropa eher eine Ausnahmeerscheinung. Gelegentlich angetroffen werden Neurozystizerkose, Echinokokkose und Toxocariasis. Die Trichinellose wurde durch Fleischbeschau weitgehend zurückgedrängt. Die ZNS-Beteiligung der Wurmleiden geht nicht immer mit neurologischen Ausfallserscheinungen einher, häufiger sind Allgemeinsymptome.

Die **Zystizerkose** bezieht in 20 % das Hirnparenchym in den Krankheitsprozeß mit ein. Die chronisch-progrediente Meningoenzephalitis wird durch längere Remissionsphasen unterbrochen. Die Inkubationszeit ist variabel. Im kranialen CT und MRT findet man im Frühstadium multiple kleine Herde, die Kontrastmittel aufnehmen. Ein sich entwickelnder Hydrozephalus ist Folge der Ependymgranulation. Der Liquor weist eine lymphozytäre Pleozytose und intrathekale IgG-Produktion auf. Später werden die Erreger von einer Kapsel umgeben. Die Aufnahme der Erreger erfolgt durch Verzehr verunreinigten Gemüses oder Genuß kontaminierten Wassers. Eine Übertragung (anal, oral) von Mensch zu Mensch ist möglich. Wirksame Chemotherapeutika (Praziquantel, Albendazol) sind verfügbar. Umschriebene Muskelverkalkungen sind mitunter ein Hinweis auf das Leiden.

Die **zerebrale Echinokokkose** wird ebenfalls durch kontaminierte Nahrungsmittel übertragen und tritt vorzugsweise bei Kindern auf (Inzidenz 1–2 Fälle pro 1 Mio). Kontakt mit Hunden oder wildlebenden Caniden (Füchsen) gehen fast immer der Erkrankung voraus. Die Symptomatik besteht in einer Herdneurologie. Die Liquordiagnostik ist unergiebig. Im Serum findet man Eosinophilie sowie IgG- und IgE-Erhöhung; der indirekte Hämagglutinationstest ist relativ zuverlässig. Entscheidend für die Diagnostik sind bildgebende Verfahren. Die Prognose des Befalls mit *Echinococcus multilocularis* (Fuchsbandwurm) ist selbst bei günstigen Therapievoraussetzungen wegen des malignomartigen Wachstums des metazestodischen Gewebes wesentlich schlechter als die mit *Echinococcus granularis* (Hundebandwurm). Neben der chirurgischen Behandlung ist die Gabe von Mebendazol oder Albendazol indiziert.

7 Allgemeine gutachtliche Gesichtspunkte bei entzündlichen ZNS-Erkrankungen

! Der Gutachter wird in erster Linie zur Zusammenhangsfrage Stellung nehmen müssen. Typische Gründe von gerichtlichen und außergerichtlichen Auseinandersetzungen sind: die Anerkennung als Berufskrankheit oder Arbeitsunfall, mögliche Versäumnisse bei der Diagnostik und/oder Therapie, Organisationsverschulden und die daraus abgeleiteten Entschädigungsansprüche.

Für die Beurteilung der Zusammenhangsfrage muß der Gutachter zunächst überprüfen, ob die ursächlich angeschuldigte Erkrankung überhaupt vorliegt und, falls das zutrifft, ob sie nach Art und Schwere in der Lage ist, die diskutierten körperlichen und psychischen Ausfälle hervorzurufen. Gutachtlich einfach ist die Feststellung des ätiologischen Zusammenhangs zwischen einer fokalen Spätepilepsie und einem früher durchgemachten Hirnabszeß. Schwieriger ist die Frage, wenn nach längerem Intervall bei anamnestisch bekannter lymphozytärer Meningitis ein Anfallsleiden auftritt oder nach bakterieller Meningitis später über ein chronisches Kopfschmerzleiden geklagt wird. Zunächst ist zu klären, inwieweit die jeweilige entzündliche Erkrankung auf einen schädigenden Einfluß zurückgeführt werden kann und inwieweit dieser mehr als eine vorübergehende Verschlimmerung, d.h. eine anhaltende abgrenzbare oder sogar eine richtunggebende Verschlimmerung ausgelöst hat.

Eine *vorübergehende Verschlimmerung* heißt, daß ein vorbestehendes Grundleiden, z.B. eine Entwicklungsretardierung, durch ein sekundäres Ereignis – in diesem Fall beispielsweise eine Meningitis – verschlechtert wurde: Die geistigen und körperlichen Funktionen sind für eine bestimmte Zeitspanne über den vorbestehenden Schweregrad angestiegen, um den Status quo ante nach der Rekonvaleszenz wieder zu erreichen.

Eine *anhaltende abgrenzbare Verschlimmerung* ist hingegen anzunehmen, wenn ein schädigungsbedingtes Mehr an Krankheitswert andauernd persistiert und dadurch die durch das Primärleiden vorbestehende Funktionseinbuße überdauernd vergrößert, ohne die Richtung des Leidensverlaufs zu verändern. Handelt es sich bei dem Vorschaden um einen langsam fortschreitenden Prozeß (beispielsweise eine Leukodystrophie), so könnte durch die Sekundärschädigung eine biographische Vorverlagerung der Leistungseinbuße erreicht werden, ohne daß der Prozeß selbst eine neue Dynamik erreicht.

Bei *einer richtunggebenden Verschlimmerung* schreitet das Primärleiden durch Einwirkung des Schädigungsereignisses schneller fort als zuvor. Es wurde also durch das zweite Krankheitsgeschehen in eine neue Richtung gedrängt.

Wenn nach einer frontobasalen unfallbedingten Verletzung eine Liquorfistel auftritt und diese zu einer Meningitis führt, diese aber nicht folgenlos abklingt (beispielsweise Ertaubung), so sind die persistierenden Meningitiskomplikationen als mittelbare Unfallfolge zu werten. Der Zusammenhang ist mehr oder weniger eindeutig. Es handelt sich um eine anhaltende abgrenzbare Verschlimmerung. Kommt es hingegen bei einem Patienten mit vorbestehender, aber „sanierend" behandelter Neurosyphilis zu einer HIV-Infektion (beispielsweise als Verletzungs- oder Transfusionsfolge), so kann, wie von Einzelfällen bekannt ist, die Neurosyphilis wieder aufflackern. Hier liegt eine richtungweisende Verschlimmerung des Grundleidens vor.

Ein Defektsyndrom nach überlebter Herpes-Enzephalitis, die während des Wehrdienstes auftrat, ist nicht als Wehrdienstbeschädigung aufzufassen, denn die Faktoren, die zur Entstehung der Krankheit führen, sind gänzlich unbekannt, und es liegen keine Erkenntnisse vor, die für einen Zusammenhang zwischen den körperlichen Belastungen und der Enzephalitis sprechen. Dennoch gibt es im Soldatenversorgungsgesetz, in der Kriegsopferversorgung, im Bundesseuchengesetz und im Bundesentschädigungsgesetz die sog. **„Kann-Versorgung“.** Sie besagt: „Wenn die zur Anerkennung einer Gesundheitsstörung als Folge einer Schädigung erforderliche Wahrscheinlichkeit nur deshalb nicht gegeben ist, weil über die Ursache des festgestellten Leidens in der medizinischen Wissenschaft Ungewißheit besteht, kann die Gesundheitsstörung als Folge einer Schädigung anerkannt werden“ (Bundesversorgungsgesetz § 1, Abs. 2, Satz 2).

Allerdings werden je nach Leistungsträger Zusammenhangsfragen nicht einheitlich beurteilt: Für die **gesetzliche Unfallversicherung** und die **Haftpflichtversicherung** muß in der Regel mindestens eine hohe Wahrscheinlichkeit vorliegen, im **Versorgungswesen** genügt im Zweifelsfall die einfache Wahrscheinlich-

Tabelle 21-13 Bewertung der Folgen entzündlicher Hirnerkrankungen (in Anlehnung an Scheid 1983)

Schädigungsfolge	Minderung der Erwerbsfähigkeit (MdE) in Prozentwerten	Invaliditätsgrad in Prozentwerten	
	Kriegsopferversorgung (KOV) Schwerbehindertengesetz (GdB)	Gesetzliche Unfallversicherung	Private Unfallversicherung
A. Gesamt-MdE bei Hirnschädigungen			
– geringe Leistungsbeeinträchtigung	30– 40	10– 20	10
– mittelschwere Leistungsbeeinträchtigung	50– 60	30– 50	20– 50
– schwere Leistungsbeeinträchtigung	70–100	60–100	60–100
B. MdE bei isoliertem Vorkommen von			
a) organisch-psychischen Störungen			
– leicht	40– 50	30– 40	30– 40
– mittelgradig	50– 70	50	50
– schwer	70–100	60–100	60–100
b) zentralen vegetativen Störungen (etwa Kopfschmerz, Schwindel, Schlafstörungen, vasomotorischen Störungen)			
– leicht	30	10– 20	10
– mittelgradig	40	20– 30	20– 30
– schwere Auswirkungen auf den Allgemeinzustand	50– 60	40	40
c) Koordinations- und Gleichgewichtsstörungen	40–100	30–100	30–100
d) herdbedingten Ausfällen (z.B. Aphasie, Apraxie, Agnosie)			
– leicht	30– 40	30	30
– mittelgradig	50– 70	40– 60	40– 60
– schwer	80–100	70–100	70–100
e) zerebral bedingten Teillähmungen und Lähmungen (pyramidaler und extrapyramidaler Art)			
– leicht	30	30	30
– mittelgradig	40– 60	40– 50	40– 50
– schwer	70– 80	60– 80	60– 80
f) zerebralen Anfällen			
– selten mit Pausen von Monaten	50– 60	40	40
– mittlere Häufigkeit mit Pausen von Wochen	60– 80	50– 60	50– 60
– häufig oder mit Serien von Krampfanfällen	90–100	70–100	60–100
– nach drei Jahren Anfallsfreiheit bei noch pathologischem EEG und weiterer Notwendigkeit antikonvulsiver Behandlung	30	20	20

keit, im **Bundesentschädigungsrecht** darf ein Zusammenhang schon bei der einfachen Wahrscheinlichkeit angenommen werden. Bei mehreren verursachenden Bedingungen reicht hier aus, wenn der Versorgungsschaden zumindest zu einem Viertel auf die infrage kommende Schädigung zurückgeführt werden kann. Da die einzelnen Krankheiten nicht grundsätzlich gleich bewertet werden, muß sich der Gutachter bei einzelnen Krankheiten auf die Feststellung einer besonderen Exposition beschränken. Dies trifft beispielsweise für Tropenkrankheiten zu.

Das Ausmaß einer Schädigung ist erst nach Abheilung der zugrunde liegenden entzündlichen Erkrankung des Nervensystems abzuschätzen. Tabelle 21-13 stellt die Richtlinien für die Einschätzung des verbleibenden Schadens zusammen, sofern das Ausmaß als **Minderung der Erwerbsfähigkeit (MdE)** in Prozenten auszudrücken ist.

! Im Vordergrund der Begutachtung steht nicht die Ätiologie des Leidens, sondern das Maß der verbleibenden Schädigung.

Im **sozialen Entschädigungsrecht** und in der Begutachtung nach dem **Schwerbehindertengesetz** ist immer dann von einer MdE von mindestens 20% auszugehen, wenn nach Abklingen der akuten Phase Symptome einer organischen Veränderung des Gehirns nachgewiesen werden, auch wenn diese bei späteren Untersuchungen nicht mehr zu objektivieren sind. Bei Erkrankungen, deren Ausheilung zunächst nicht sicher zu beurteilen ist, wie das beispielsweise bei Fällen der Neurosyphilis oder der Neuroborreliose im 3. Stadium zutrifft, oder wenn über die Langzeitverläufe solcher Leiden wenig bekannt ist, muß eine längere Beobachtungszeit angesetzt werden. Der Gutachter bewertet hier lediglich die aktuellen Krankheitszeichen bzw. die noch bestehenden Leistungsdefizite. Er weist auf die Möglichkeit einer weiteren Befundänderung durch spätere Rekonvaleszenz oder Fortschreiten des Prozesses hin.

Wichtig ist auch die Beachtung der Tatsache, daß nach entzündlichen ZNS-Erkrankungen psychopathologische Defektsyndrome auftreten können, die in der einfachen Exploration und Untersuchung inapparent sind und erst im Rahmen einer weitergehenden neuropsychologischen Leistungsdiagnostik auffällig werden. Manche krankheitsbedingten Änderungen der Primärpersönlichkeit wirken sich relativ selektiv auf den Bereich von Willen, Antrieb und Trieb aus („hirnlokales Psychosyndrom" nach Bleuler). Sie werden selbst bei neuropsychologischen Untersuchungen schlecht erfaßt, machen sich aber mit Versagen im sozialen Bereich bemerkbar. Nach entzündlichen ZNS-Prozesses stellen sich auch Wesensänderungen mit affektiver Abstumpfung, vermehrter Reizbarkeit, Neigung zu inadäquaten Handlungen, Reduktion der kritischen Distanz gegenüber Genußgiften oder auch dissozialen Verhaltensweisen ein. Sie machen den Geschädigten ungeeignet für bestimmte Berufe (Lehrerberuf, Tätigkeit in der Personenbeförderung etc.). Auch die Einsatzfähigkeit eines Geschädigten als Beamter muß nach den geforderten Leistungen abgeschätzt werden.

Bereits leichtere und nur unter besonderen Belastungen manifest werdende Persönlichkeitsdefekte führen zu einer eingeschränkten strafrechtlichen Verantwortlichkeit, schwerwiegende Störungen bedingen Schuldunfähigkeit. In diesem Bereich werden mitunter auch Geschäfts- und Ehefähigkeit einzuschätzen sein.

Affektive Störungen spielen in diesem Bereich eine geringere Rolle. Neurologische Residualsyndrome nach entzündlichen ZNS-Erkrankungen sind leichter und eindeutiger zu definieren als Defizite im Bereich von Persönlichkeit, Kognition, Langzeitbelastbarkeit etc. Die berufliche Wiedereingliederung hängt von Art und Ausmaß eines Dauerschadens und der Möglichkeit eines Hilfsmitteleinsatzes ab.

Literatur

Appelbaum E (1960): Meningitis following trauma to the head and face. JAMA 173: 1818–1822.

Bauer G, Mortinger H. (1983): Zur Begutachtung der traumatischen Meningitis. Med. Sach. 79: 67–69.

Bitsch A, Nau R, Hilgers RA, Verheggen R, Werner G, Prange HW (1996): Focal neurologic deficits in infective endocarditis and other septic diseases. Acta Neurol. Scand. 94: 279–286.

Bleuler E (1975): Lehrbuch der Psychiatrie, S. 211–213. Springer, Berlin.

Cartwright K, Reilly S, White D, Stuart J (1992): Early treatment with parenteral penicillin in meningococcal disease. BJM 305:143–147.

Davis LE, Rastogi KR, Lamberts LC et al. (1993): Tuberculous meningitis in the southwest United States. Neurology 43: 1775–1778.

Emminger C, Eichenlaub D (1999): Aids und HIV-Infektion. In: Paumgartner, G (Hrsg.): Therapie Innerer Krankheiten, S. 1370–1386. Springer, Berlin.

Felgenhauer K, Schädlich HJ, Nekic M (1987): Beta trace-protein as marker for cerebrospinal fistula. Klin. Wschr. 65: 764–768.

Felgenhauer K, Reiber H (1992): The diagnostic significance of antibody specificity indices in multiple sclerosis and herpes virus-induced diseases of the nervous system. Clin. Invest. 70: 28–37.

Fresquet-Wolf C, Haas J, Wildemann B, Storch-Hagenlocher B (1998): Wertigkeit der Polymerase-Kettenreaktion (PCR) für die Diagnostik der tuberkulösen Meningitis. Nervenarzt 69: 502–506.

Frey M, Jaulhac B, Sibilia J, Monteil H, Kuntz JL, Vautravers P (1995): Detection of Borrelia burgdorferi DNA by gene amplification in the muscle of a patient with fibromyalgia. Presse medicale 24: 1623.

Gietz J, Prange H, Nau R (1997): Pneumokokken-Sepsis und -Meningitis bei Erwachsenen. In: Prange, H., Bitsch, A. (Hrsg.): Bakterielle ZNS-Erkrankungen bei systemischen Infektionen, S. 17–29. Steinkopff, Darmstadt.

Goldenberg DL (1993): Do infections trigger fibromyalgia? Arthritis Rheumatism 36: 1489–1492.

Harms L (1996): Tuberkulöse Meningitis. In: Henkes H, Kölmel H (Hrsg.): Die entzündlichen Erkrankungen des Zentralnervensystems. 2. Erg.-Lfg., S. 1–67. ecomed, Landsberg.

Hill AF, Butterworth RJ, Joiner S et al. (1999): Investigation of variant Creutzfeldt-Jakob disease and other human prion diseases with tonsil biopsy samples. Lancet 353: 183–189.

Horst H (1997): Einheimische Zeckenborreliose (Lyme-Krankheit) bei Mensch und Tier; 3. Auf. Spitta, Balingen.

Johnson RT, Gibbs CJ (1998): Creutzfeld-Jakob disease and related transmissible spongiform encephalopathies. N. Engl. J. Med. 339: 1994–2004.

Krause A, Kamradt T, Priem S, Burmester GR (1997): Lyme-Arthritis. In: Prange H, Bitsch, A (Hrsg.): Bakterielle ZNS-Erkrankungen bei systemischen Infektionen, S. 111–117. Steinkopff, Darmstadt.

Lebel MH, Freji BJ, Syrogiannopoulos GA, Chrane DF, Hoyt MJ, Stewart SM, Kennard BD, Olsen KD, McCracken GH (1988): Dexamethasone therapy for bacterial meningitis: results of two double-blind, placebo-controlled trials. N. Engl. J. Med. 319: 964–971.

Medizinreport (1997): Die Chlamydien-These. Dtsch. Ärztebl. 94: 944–946.

MIQ-Empfehlungen (Expertengruppe zur Erstellung des mikrobiologisch-infektiologischen Qualitätsstandards für Infektionen des Zentalnervensystems; 2000), Hrsg.: Dtsch. Ges. f. Hygiene und Mikrobiologie (Mauch, H). Fischer, Stuttgart.

Prange H (1987): Neurosyphilis. Edition Medizin, VCH-Verlag, Weinheim.

Prange H (1999): Neuroborreliose und Neurosyphilis. In: Schwab S, Hacke W (Hrsg.): Neurologische Intensivmedizin, S. 469–482. Springer, Berlin.

Prange H, Nau R (1997): Diagnostik und Therapie des Hirnabszesses. Akt. Neurologie 24: 84–89.

Prange H, Bitsch A (1999): Entzündliche Erkrankungen des Nervensystems. In: Paumgartner G (Hrsg.): Therapie innerer Krankheiten, S. 1206–1239. Springer, Berlin.

Reiber H (1999): Liquordiagnostik. In: Berlit P, (Hrsg.): Klinische Neurologie, S. 148–177. Springer, Berlin.

Reimers CD, Ziemann U, Schulz-Schaeffer WJ (1995): Muskuläre Komplikationen bei Borrelia-burgdorferi-Infektionen. Akt. Rheumatologie 20: 201–211.

Ridley DS, Jopling WH (1966): Classification of leprosy according to immunity: a five-group system. Int. J. Lepr. other Mycobact Dis. 34: 255–273.

Roos KL, Tunkel AR, Scheld WM (1991): Acute bacterial meningitis in children and adults. In: Scheld WM, Whitley RJ, Durack DT (Hrsg.): Infections of the central nervous system, pp. 335–409. Raven Press, New York.

Scheid W (1983): Lehrbuch der Neurologie. Thieme, Stuttgart.

Strang JR, Pugh EJ (1992): Meningococcal infections: reducing the case fatility by giving penicillin before admission to hospital. BMJ 305: 141–143.

Suchenwirth RMA (1998): Begutachtung der Neuroborreliose. Der medizinische Sachverständige 94: 197–202.

Tegtmeyer FK, Reiss I (1997): Meningokokken-Sepsis und -Meningitis – aktuelle Aspekte zu Diagnostik, Therapie und Prophylaxe. In: Prange H, Bitsch A (Hrsg.): Bakterielle ZNS-Erkrankungen bei systemischen Infektionen, S. 31–44. Steinkopff, Darmstadt.

Thiel A, Nau R, Fischer F, Meden H, Harms K, Weißbrich B, Prange H (1996): Healthy infant delivered by a mother with subacute sclerosing panencephalitis during pregnancy. Neurology 47: 1604.

Wispelwey B, Dacey RG, Scheld WM (1991): Brain abscess. In: Scheld WM, Whitley RJ, Durack DT (Hrsg.): Infections of the central nervous system, pp. 457–486. Raven Press, New York.

Zysk G, Nau R, Prange H (1994): Bakterielle ZNS-Infektionen bei Erwachsenen in Südniedersachsen. Nervenarzt 65: 527–535.

22
Kryptogenetische Entzündungen des Nervensystems (Kollagenosen, Vaskulitiden, Granulomatosen)

Richard M. A. Suchenwirth

Inhalt

1 Einführung

Im Lauf des letzten Jahrhunderts ist eine größere Anzahl von entzündlichen Prozessen bekannt geworden, die oft auch das Nervensystem in Mitleidenschaft ziehen können und sich mehr oder weniger als Autoimmunkrankheiten einordnen lassen [1,17,19,21]. Dabei handelt es sich meist um Krankheitsbilder, die klinisch und morphologisch sehr gut beschrieben und nicht ganz selten sind. Fast immer sind mehrere Organe betroffen, etwa die Haut, die Lungen, auch manchmal die Augen, die Nieren, vor allem aber das Lymphsystem.

Laboratoriumsuntersuchungen helfen nur sehr begrenzt weiter. Sicherlich ist hier noch manches in Entwicklung. Nicht ganz ausgeschlossen ist, daß sich das eine oder andere Krankheitsbild letztlich doch noch als erregerbedingt einordnen läßt, obwohl bisher alle Ansätze in dieser Richtung scheiterten. (Das Bannwarth-Syndrom, heute im Lyme-Syndrom enthalten, wurde zeitweise auch als eher immunologisch bedingt aufgefaßt und ist seit rund 20 Jahren als durch Borrelien bedingt erkannt.)

Auch ist nicht ausgeschlossen, daß es noch gelingen wird, weitere genetische Faktoren zu entschlüsseln, die zu derartigen Krankheitsbildern nicht unwesentlich beitragen. Allerdings: Eine Erblichkeit oder nur auffallende familiäre Häufung ist bei keinem dieser Krankheitsbilder bekannt geworden, so daß der entscheidende Faktor für das Zustandekommen dieser Krankheitsbilder sich nicht humangenetisch erklären läßt.

Es ist unmöglich, alle hier eingeordnete Krankheitsbilder aufzuführen.

Gemeinsam ist ihnen, daß man oft akute entzündliche Stadien mit den wichtigen Kriterien der Entzündungen, etwa im Blut, von chronischen und wohl auch stationären Zuständen abgrenzen kann. Der Einsatz von Präparaten, die die Immunreaktionen dämpfen (Kortikosteroide, Azathioprin, manchmal auch Zytostatika) kann häufig, allerdings nicht immer in der Behandlung dieser Krankheiten nützlich, bei manchen (z.B. Arteriitis temporalis) sogar entscheidend für den Verlauf sein.

Über diese Krankheitsbilder wurde in der vorigen Auflage der „Neurologischen Begutachtung“ eingehend berichtet [7]. Sehr viel hat sich auf diesem Gebiet kaum geändert, so daß auch auf das dortige Kapitel verwiesen werden kann. Im Rahmen der Neuauflage erscheint es gerechtfertigt, diese Krankheitsprozesse mehr summarisch abzuhandeln. Auch die gutachtlichen Rückschlüsse sind, bei manchen Besonderheiten, nicht weit voneinander entfernt. An Literatur werden überwiegend neueste Übersichten angegeben, die anerkannte Lehrmeinungen vertreten.

Über in enger Beziehung zu den genannten Entzündungen stehende Krankheitsprozesse wie die Polyradikulitis (Guillain-Barré), andere kryptogenetische Polyneuritiden und die Polymyositis wird in anderen Kapiteln berichtet.

2 Übersicht der häufigsten kryptogenetischen Erkrankungen

Tabelle 22-1 informiert über die klinischen Manifestationen, Laborbefunde, neurologischen Symptome und die Häufigkeit kryptogenetischer Entzündungen des Nervensystems.

3 Begutachtung

Grundsätzlich sind bei der Begutachtung von derartigen entzündlichen Prozessen drei Aspekte zu berücksichtigen:

1. Die Aktivität des Grundprozesses: Wie oben ausgeführt, ist es in manchen Fällen nicht ganz sicher zu beurteilen, ob der Prozeß der Kollagenose (Vaskulitis, Granulomatose) noch aktiv oder bereits inaktiv ist. Allerdings lassen sich sehr akute Stadien aus der Gesamtsymptomatik im allgemeinen leicht erkennen, auch sind Anamnese und Befunde bei den zum Stillstand gekommenen Krankheitsbildern als solche einigermaßen sicher festzustellen. Monate- bis jahrelanges Gleichbleiben vorhandener Befunde oder Verschwinden der Symptome bei Fehlen aller entzündlichen Allgemeinbefinden gibt gute Anhaltspunkte. Bei den akuten Formen muß man immer mit dem Auftreten weiterer Organsymptome (besonders auch des Nervensystems) rechnen, bei den inaktiven darf man sich nie ganz sicher sein, dass der Zustand endgültig stabil bleibt.

Das eigentliche Problem stellen die vielen Fälle dar, die noch nicht sicher der ersten oder der zweiten Gruppe zuzuordnen sind. Oft ist es hier ratsam, eine gewisse Verlaufsstrecke für die Beurteilung als unabdingbar zu halten, also etwa nach drei Monaten nachzuuntersuchen, bevor man sich festlegt.

Tabelle 22-1 Kryptogenetische Entzündungen des Nervensystems beim Menschen

Erkrankung	Klinik (Laborbefunde)	Neurologische Hauptsymptome	Häufigkeit [Literatur]
Lupus erythematodes visceralis (systemisch = SLE)	Schmetterlingsförmiger (Gesichts-) Hautausschlag, Arthritis, Pleuritis, Endokarditis, Nephritis (Hochdruck!), Fieber, *Vaskulitis!* LE-Zellen, Anti-DNA-Antikörper	Umschriebene Ausfälle jeglicher Art, meningeale Reizerscheinungen, z.B. hirnorganische Anfälle z.B. hirnorganische Anfälle	bis zu 30% (vorwiegend Frauen) [5,10,12,16,19,21]
Behçet-Gilbert-Syndrom	Iritis (mit sterilem Hypopyon), Stomatitis aphthosa, Vulvitis, Erythema nodosum, Thrombophlebitiden, an Injektionsstellen (Nazzaro-Zeichen) Nekrosen, *Vaskulitis!*	Spastische Paresen, Hirnnervenausfälle, Kleinhirnsymptome, meningitisches Bild, Krampfanfälle, Aphasie	bis zu 20% [8,9,10,20]
Peri-(Pan-)Arteriitis nodosa (P.n.) (Kussmaul-Maier)	Flächenhafte Hautblutungen, Niereninfarkte, Herz-Leber-Milzinfarkte, Eosinophilie? Fieber?	Polyneuritis, verschiedenste Herdstörungen von Gehirn und Rückenmark	bis zu 78% [5,8,13]
Churg-Strauss-Syndrom	Sonderform der P.n. mit Asthma, Eosinophilie! Fieber! *Vaskulitis!*		[5,10,19]
Wegener-Granulomatose	Nekrotisierende Rhinitis, Sinusitis, Bronchitis, Bronchopneumonie, granulomatöse *Vaskulitis,* Herdnephritis, septisches Fieber, α_2-Hyperglobulinämie	Neuritiden, Übergreifen von Granulomen aus dem Nasen-Rachen-Raum, herdförmige Ausfälle des ZNS	ca. 30% [5,13,22]
Sklerodermie (systemische Sklerose)	Ödem, „Maskengesicht", zuvor schon wachsartige Erstarrung der Fingerhaut, Ösophagus, Magen, Darm bei *Vaskulitis*	Herdförmige Ausfälle, Krampfanfälle, hirnorganisches Psychosyndrom (Psychosen)	Einzelfälle [7,10,11]
Sarkoidose (Besnier-Boeck-Schaumann)	Lymphknoten, Lunge, klein- und grobknotige Sarkoide von Haut, Auge und Speicheldrüsen (Heerfordt-Syndrom); Knochenherde: Hyperkalzämie, Nickerson-Kveim-Test, Langhans-Riesenzellen	Lymphozytäre Meningitis, granulomatöse Enzephalitis, Muskelherde, Lähmungen, Krampfanfälle, Fazialisparese (37,5%), Diabetes insipidus (16%), Anfälle, Stauungspapille, Ataxie (ca. 15%), Hydrozephalus	ca. 7% [6,14,16,19]
Melkersson-Rosenthal-Syndrom	Schwellung der Lippen und des Gesichts, Lingua plicata, Krokodilstränen u.a.	Fazialisparese, Standardsymptome, umschriebene Enzephalitiden mit vielfältigen Symptomen	[5,7]
Arteriitis temporalis (cranialis) (Riesenzellarteriitis), Bing-Horton-Syndrom	Verdickung und Druckschmerzen der Arteria temporalis, temporale (diffuse) Kopfschmerzen, Schultermuskelschmerz, *Erblindung!* Sehr hohe Blutkörperchensenkungsgeschwindigkeit (BSG)	krankheitstypisch Verschluß zerebraler und großer Retinaarterien mit lokalen Ausfällen (u.a. Lähmungen)	[5,8,13,23]

Zahlreiche weitere, z.T. sehr seltene Syndrome (z.B. Reiter-Syndrom, Sjögren-Syndrom) können hier nicht aufgelistet werden [2,5,8,13,19].

Für den Fall, daß die Krankheit noch akut ist, handelt es sich ausschließlich um ein Behandlungsproblem. Die Gabe von Substanzen, die das Immunsystem mehr oder weniger blockieren, wird dann meist entscheidend sein. Man darf auch hier keine sehr schnellen Erfolge erwarten und etwa sehr kurze Behandlungszeiten einplanen.

In einem meiner Fälle eines Behçet-Syndroms bekam die Patientin über 15 Jahre kleine Dosen von Kortikosteroiden, zuletzt jahrelang mit einer kleineren Dosis Azathioprin, da immer noch Schleimhautsymptome und gelegentlich eine Iritis auftraten. Gleiches galt für einen Kranken mit einer Neurosarkoidose, der seit rund 8 Jahren kleine Dosen der gleichen Präparate einnahm. Auch besonders bei der Arteriitis temporalis ist eine Dauerbehandlung oft über Jahre hin wohl unverzichtbar. Eine Behandlung oder **Rehabilitation** in klimatisch günstig gelegenen Krankenhäusern (Heilstätten) dürfte oft zweckmäßig sein, so wie etwa für die Sarkoidose in Höchenschwand, auch wenn es schwer ist, den Erfolg im Einzelfall zu beweisen. Mehr als die gutachtliche Empfehlung, hier vorhandene Möglichkeiten auszuschöpfen, sind bei den noch akuten Krankheitsbildern dieser Art für den Gutachter nicht zu beachten.

Bei den eindeutig nicht mehr fortschreitenden Prozessen mit Symptomen seitens des Nervensystems kann der Gutachter auf die bewährten Tabellen sowohl für periphere Lähmungen als auch für Schäden der

Pyramidenbahn oder anderer langer Bahnen und für Anfallsleiden zurückgreifen (s. Anhang).

Bei Querschnittschäden ist die Funktion der Harnblase mit zu beachten. **Berufsunfähigkeit und Erwerbsunfähigkeit** dürften gelegentlich gegeben sein. Im übrigen erscheint es ratsam, grundsätzlich schwere Arbeiten und solche unter ungünstigen Außenbedingungen abzulehnen. Gleiches dürfte für den Schichtdienst gelten. Im Grunde kann man hier aber auf einigermaßen festem Grund stehend entscheiden. Schwerste zerebrale Krankheitsbilder mit Bewußtseinsstörungen, Orientierungsstörungen und vor allem einer hochgradigen Einschränkung der Gedächtnisfunktionen, wie bei diffusen zerebralen Prozessen, dürften in der Einstufung – notfalls bis zu 100 % GdB – keine Schwierigkeiten bereiten.

Schwierig hingegen ist die Einschätzung der **Wesensänderung** bei zerebralen Prozessen: Ist sie hochgradig, sollte eine Einschränkung um 80 % (GdB, MdE, MdL) erste Orientierungsmarke sein. Dies gilt also für hochgradige Antriebsstörungen, eine sehr erhebliche Einschränkung der Anpassungs- und Umstellungsfähigkeit und eine schwerwiegende affektive Enthemmung. Die Festlegung einer quantitativen Beeinträchtigung ist bei den mittelgradig ausgeprägten und gar den leichtgradigen nicht einfach. Hier bedarf es in jedem Fall der gründlichen Befragung, auch eines oder mehrerer Angehöriger, hinsichtlich eventueller Charakter- und Verhaltensveränderungen. Eine Einschränkung von 20–60 % dürfte bei eindeutigen Fällen dem Ausmaß der Störungen gerecht werden.

2. Zu beachten ist, daß außer den direkten Entzündungsauswirkungen in Form einer chronischen Meningitis oder kleinerer neurologischer Herdsymptome **Umbauprozesse,** vor allem im **Zentralnervensystem,** hinzutreten können. Granulome können sich zu Tumormassen entwickeln und sekundär dabei erhebliche Druck- und Zugwirkungen entfalten. Es kann vor allem bei Verlegung des Liquorabflusses zu einem Hydrozephalus kommen. Gelegentlich zwingt dies, etwa bei der Sarkoidose, zu einem operativen Eingriff. Auch kann sich aus Gelegenheitskrämpfen ein hirnorganisches Anfallsleiden einschleifen. Die Symptome des Nervensystems sind oft mit solchen innerer Organe verbunden und erfahren von dorther Rückwirkungen, etwa bei einem Nierenversagen, schweren Lungen- oder Herzveränderungen.

Man muß aber auch bedenken, daß die Herauslösung aus dem Beruf, ein längeres Krankenlager mit teilweise gänzlich neuer Umgebung und dadurch vielleicht einem Zerbrechen von Ehen und familiären Beziehungen den betroffenen Menschen verändern kann, obwohl dies im Regelfall keineswegs als direkte Krankheitsauswirkung gelten kann. In gleicher Weise würden andere gewichtige Umweltfaktoren den betreffenden Menschen vor schwere Probleme stellen, z.B. ein neuer beruflicher Anfang, vielleicht eine Umschulung und die Einstellung auf andere Menschen. Dafür sollte man Verständnis haben. Hier sind aber frühkindliche Prägungen, der Charakter und Außeneinflüsse entscheidend.

Die **Krankheitsbewältigung (Coping)** einer Kollagenose stellt gewiß teilweise hohe Ansprüche an den Betroffenen, verfehlt er sie, kann dies nicht direkt dem Krankheitsprozeß angelastet werden.

3. Tertiärwirkungen sind für den Gutachter zu bedenken: Die langfristig oft notwendige Gabe von Medikamenten, die das Immunsystem blockieren, kann zu weiteren Störungen führen, die dem Grundleiden anzulasten sind: Eine langfristige Kortikosteroidgabe führt zum Cushing-Syndrom, zumindest zur Osteoporose. Notwendige Antikonvulsiva können erhebliche Nebenwirkungen hervorrufen. Andere Komplikationen der Arzneitherapie sind in die Überlegungen einzubeziehen.

Aus diesen Tertiärsymptomen können sich weitere Folgen ergeben, wie Knochenbrüche und anderes mehr, auch wenn dies zum Glück extrem selten vorkommt.

Einzelbeobachtungen einer Dauertherapie bei **Schwangerschaft** lassen eine höhere Gefährdung nicht erkennen, auch nicht für das Kind. Man hat vielmehr gelegentlich den Eindruck, daß etwa die Kortikosteroidapplikation deutlich herabgesetzt werden kann.

Hinsichtlich der Verursachung könnte man bei der Erkrankung vorausgehenden schwersten und länger dauernden körperlichen Belastungen im Versorgungsrecht eine **„Kann-Versorgung“** überlegen. Im übrigen bleiben für die erwähnten Krankheitsbilder die Ursachen zunächst absolut unklar, wenn man einmal vom Lupus erythematodes nach Medikamenten absieht.

Zusammenhangsfragen werden also selten auftauchen.

! Im wesentlichen wird es für den neurologischen Gutachter immer darum gehen, das Ausmaß des Körperschadens festzulegen, zu Maßnahmen der Rehabilitation Stellung zu nehmen und ggf. die Frage nach der Berentung (für einen bestimmten Beruf oder überhaupt die Erwerbsfähigkeit) zu prüfen. Eine Zusammenarbeit mit Ärzten anderer Fachgebiete ist dabei oft unverzichtbar. Dies gilt besonders auch für die Festlegung des Behinderungsgrades (GdB).

Literatur

[1] Aarli JA, Behan H, Behan PO (1987; Hrsg.): Clinical Neuroimmunology. Blackwell, Oxford.

[2] Adams RD, Victor M, Ropper AH (1997): Principles of Neurology. McGraw-Hill, New York.

[3] Asbury AK, McKann GM, McDonald WI (1992): Diseases of the Nervous System – Clinical Neurobiology. Saunders, Philadelphia.

[4] Bach GL (1983): Sjögren-Syndrom, S. 868 ff., Lupus erythematodes, S. 517 ff., Sharp-Syndrom. In: Schwiegk H, Buchborn E (Hrsg.): Handbuch der Inneren Medizin. Rheumatologie. Springer, Berlin.

[5] Brandt T, Dichgans J, Diener HC (1997; Hrsg.): Therapie und Verlauf neurologischer Erkrankungen. Kohlhammer, Stuttgart.

[6] Gilchrist JM (1998; ed.): Prognosis in Neurology. Beitrag, Scott T: Neurosarcoidosis, pp. 415–417. Butterworths Heineman, Boston.

[7] Gottwald W, Suchenwirth RMA (1987): Entzündungskrankheiten ohne Erregernachweis. In: Suchenwirth RMA, Wolf G: Neurologische Begutachtung. 2. Aufl. Fischer, Stuttgart.

[8] Harrison, Fauci AS, Longo DL (1998; eds.):Principles of Internal Medicine, McGraw-Hill, New York.

[9] Hartmann A, Berlitt P, Olbert D, Krastel H (1982): Neurologische Komplikationen bei Morbus Behçet. Aktuelle Neurol. 9. 78–82.

[10] Hielscher HJ, Becker J, Gerhard L (1982): Affektionen des Nervensystems beim Morbus Behçet. Zur Klinik und Morophologie. Fortschr. Neur. 50: 337–348.

[11] Klein G (1983): Die viscerale Organbeteiligung der progressiven systemischen Sklerodermie, S. 826 ff. In: Schwiegk H, Buchborn E (Hrsg.): Handbuch der Inneren Medizin. Rheumatologie. Springer, Berlin.

[12] Krüger KW (1984): Lupus erythematodes und Zentralnervensystem. Nervenarzt 55: 165 ff.

[13] Kunze K (1998; Hrsg.): Neurologie. Thieme, Stuttgart.

[14] Mende D, Suchenwirth RMA (1990): Neurosarkoidose. Vergleichende Analyse des klinischen Profils an Hand von 537 Beobachtungen aus der Weltliteratur. Fortschr. Neur. 58: 7–18.

[15] Rothmeier J (1998): Granulomatosen. AP Neurologie Psychiatrie 12: 649–652.

[16] Scalding JG, Mitchell DN (1985): Sarcoidosis: The nervous system, pp. 290–302. Chapman and Hall, London.

[17] Scheiffarth F, Baenkler HW (1989): Klinische Immunologie. Fischer, Stuttgart.

[18] Schreiber H (1998): Die Vasculitiden. AP Neurologie Psychiatrie12: 626–663.

[19] Scolding N (1999): Immunological and inflammatory diseases of the central nervous system. Butterworths, London.

[20] Suchenwirth RMA (1984): Beitrag zum Problem Morbus Behçet und Nervensystem. Zehnjährige Verlaufsbeobachtung mit Schwangerschaft. Fortschr. Neur. 52: 41–47.

[21] Toyka KV, Hartung HP, Hohlfeld R (1987]: Klinische Neuroimmunologie. VCH, Weinheim.

[22] Wegener F (1981): Wegenersche Granulomatose. In: Hopf HC, Poeck K, Schliack H (Hrsg.): Neurologie in Praxis und Klinik II, S. 4219–4223. Thieme, Stuttgart.

[23] Wollensak J (1981): Arteriitis temporalis. Enke, Stuttgart.

[24] Wurm K (1983; Hrsg.): Sarkoidose. Thieme, Stuttgart.

23
Multiple Sklerose

Sigrid Poser

Inhalt

1 Definition und Häufigkeit

Die multiple Sklerose (MS) ist eine vorwiegend in Schüben und Remissionen verlaufende Erkrankung der weißen Substanz des zentralen Nervensystems. Sie wird auch als disseminierte Sklerose, disseminierte Enzephalomyelitis, Polysklerose oder Morbus Charcot bezeichnet. Gelegentlich wird die monozyklisch verlaufende para- oder postinfektiöse Erkrankung als disseminierte Enzephalomyelitis bezeichnet. Sie wird als akute Erkrankung (ADEM) von der MS abgetrennt. Im folgenden werden – übereinstimmend mit der heute gebräuchlichen Nomenklatur – disseminierte Enzephalomyelitis und MS synonym verwendet. Neben der klassischen, schubförmigen Krankheitsform, die später häufig in eine chronisch-progrediente übergeht, gibt es auch den primär chronisch-progredienten Verlauf (bei etwa 10–15% der Patienten), vor allem bei Krankheitsbeginn im höheren Lebensalter.

Das durchschnittliche Erkrankungsalter der MS liegt bei 30 Jahren. Morphologisch ist die MS gekennzeichnet durch örtlich und zeitlich an ganz verschiedenen Stellen des ZNS auftretende entzündliche Entmarkungsherde, die mit Glianarben abheilen. Diese verhärteten Stellen geben der Krankheit ihren Namen (griech. skleros = hart) . Das klinische Bild besteht aus einer Vielfalt neurologischer Symptome und zeigt einen sehr wechselhaften Verlauf. In einigen Fällen treten klinisch allerdings nur Symptome von seiten des Rückenmarks auf (sog. spinale Verlaufsform). Bei diesen Patienten finden sich in der Kernspintomographie und bei der Sektion fast stets auch supraspinale Herde, die klinisch stumm geblieben waren.

Die Häufigkeit der Erkrankung beträgt in Mitteleuropa etwa 0,1%. In Deutschland rechnet man mit etwa 120 000 MS-Kranken. Diese Schätzung ergibt sich aus epidemiologischen Untersuchungen, die für gut untersuchte Areale in Deutschland eine Prävalenz zwischen 100 und 130 ergibt (Erkrankte pro 100 000 Einwohner zu einem bestimmten Zeitpunkt). Warum Frauen von der MS etwa doppelt so häufig befallen werden wie Männer, ist unklar.

Durch den meist frühen Erkrankungsbeginn und die wechselnd starke und bunte Symptomatik ergeben sich nicht nur medizinische, sondern auch soziale und gutachtliche Probleme.

2 Pathophysiologie

Von den zahlreichen Hypothesen, die im Laufe der Jahrzehnte diskutiert wurden, konzentriert sich das Interesse heute einerseits auf die Entstehung durch ein sog. slow virus andererseits auf eine immunologische Genese der Krankheit. Möglicherweise sind sogar beide Vorstellungen richtig, d.h., in der frühen Kindheit gelangt ein Virus in den Körper, das dann persistiert und durch eine genetisch determinierte Besonderheit des Immunsystems zu einer falsch gesteuerten Immunreaktion führt (Abb. 23-1). Diese läuft später eigengesetzlich weiter und führt auch zur Bildung von Antikörpern gegen das körpereigene Gewebe (Autoaggression). Die geschilderten Abläufe zur Ätiologie und Pathogenese sind bis jetzt unbewiesene Denkmodelle, die dem heutigen Stand der Wissenschaft entsprechen. Sie bieten keinen festen Grund für gutachtliche Beurteilungen. Insbesondere ist es bisher nicht gelungen, das hypothetische Virus nachzuweisen oder sicher zu belegen, daß die gefundenen immunologischen Abweichungen ursächlich von Bedeutung sind.

Verschiedene exogene und endogene Faktoren können bei der Manifestation der Krankheit eine Rolle spielen. Leider hat sich bisher trotz intensiver Bemühungen die Bedeutung der Umweltfaktoren nicht klären lassen.

! Die gutachtlich oft wichtige Frage, ob Infektionen, Traumen, extreme Witterungsbedingungen, Schutzimpfungen und sog. psychischer Streß zur Entstehung oder Verschlimmerung einer MS beitragen können, ist bis jetzt wissenschaftlich nicht zu beantworten.

Obwohl im Einzelfall der Zusammenhang überzeugend erscheint, ergab die statistische Überprüfung an größeren Fallzahlen bisher keinen Hinweis, daß Umweltfaktoren den Krankheitsverlauf signifikant beeinflussen. Sie kommen höchstens als auslösende Faktoren in Frage. Virusinfektionen des oberen Respirationstraktes ließen sich in mehreren Untersuchungen als schubauslösende Faktoren nachweisen [2]. In vielen Fällen erklären sich vorübergehende Verschlechterungen über den ungünstigen Einfluß einer Temperaturerhöhung. Es ist bekannt, daß bestehende Symptome verschlimmert und frühere Symptome wieder provoziert werden können, wenn MS-Patienten sich der prallen Sonne aussetzen, in die Sauna gehen, im warmen Wasser baden oder Hochleistungssport betreiben. Auch Verschlechterungen während fieberhafter Erkrankungen, nach Operationen, Impfungen, Bluttransfusionen und im Rahmen anderer allergischer Reaktionen, z.B. nach Insektenstich, lassen sich so erklären. Sie sind mit Abfallen der Körpertemperatur langsam reversibel und können nicht für bleibende Verschlechterungen verantwortlich gemacht werden.

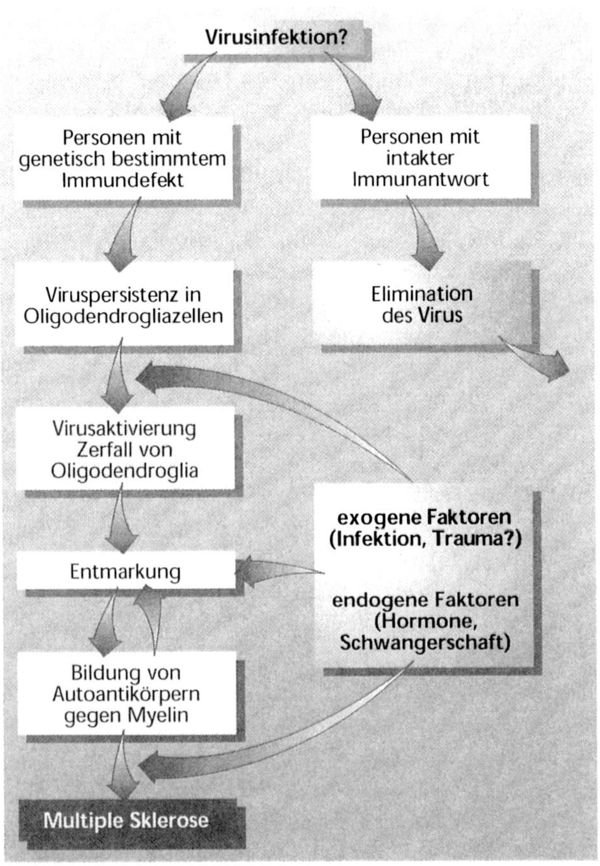

Abb. 23-1 Vorstellungen zur Ätiologie und Pathogenese der multiplen Sklerose.

In der Gutachtenpraxis, vor allem im sozialen Entschädigungsrecht, wird den Umweltfaktoren trotz des fehlenden wissenschaftlichen Nachweises oft eine Bedeutung zugeschrieben mit der Begründung, daß die Ursache der MS nach wie vor ungewiß ist (s. Abschnitt 6.1).

Vor der Neufassung des Bundesversorgungsgesetzes 1964 wurden Zusammenhänge zwischen Wehrdienst und multipler Sklerose sehr unterschiedlich beurteilt, je nachdem, welche ätiologische Hypothese der Gutachter vertrat. Seit der Neufassung des Bundesversorgungsgesetzes genügt der zeitliche Zusammenhang mit schweren kriegsbedingten Belastungen, so daß die ätiopathogenetischen Vorstellungen des Gutachters keine Rolle mehr spielen.

Genetische Faktoren sind bei der MS insofern von Bedeutung, als in Familien bestimmte Vererbungsfaktoren die Empfängnisbereitschaft für die MS erhöhen. Durch die Untersuchung der sog. Histokompatibilitäts-Antigene (HLA-Faktoren) und weiterer immungenetischer Faktoren ließ sich zeigen, daß MS-Patienten häufiger ein bestimmtes genetisches Muster aufweisen, das die Immunabwehr steuert [12]. Daß die multiple Sklerose familiär gehäuft auftritt, ist schon lange bekannt. Durch große Untersuchungsreihen an Zwillingen, Halbgeschwistern und Adoptivkindern in MS-Familien ließ sich nachweisen, daß die genetische Komponente eine größere Rolle spielt als bisher angenommen [44].

! Für die praktische Gutachtentätigkeit ergibt sich also das Problem, daß die MS wahrscheinlich erst durch das Zusammenwirken mehrerer Faktoren manifest wird und es in Einzelfällen fast unmöglich ist, diese Partialfaktoren und ihren Anteil an der Entstehung und weiteren Entwicklung der MS exakt zu kennzeichnen.

3 Diagnostische Kriterien und klinische Leitsymptome

Es gibt bisher keinen für die MS pathognomonischen Untersuchungsbefund bzw. Labortest, so daß sich die Diagnose erst nach dem Baukastenprinzip aus verschiedenen Teilbefunden ergibt. Nur durch die Kombination von ausführlicher Anamneseerhebung, klinischer Symptomatik und Zusatzuntersuchungen kann die Diagnose wahrscheinlich gemacht werden. Eine absolute Sicherheit bietet nur der pathologisch-anatomische Befund.

3.1 Diagnostische Kriterien

Schumacher et al. erarbeiteten 1965 bestimmte Kriterien, die für die Teilnahme an einem Therapieversuch erfüllt sein mußten: Neben der Dissemination der Läsionen im Ort und in der Zeit wurde damals eine Begrenzung des Erkrankungsalters zwischen dem 10. und 50. Lebensjahr vorgegeben. Der Liquorbefund ging nicht in die Kriterien mit ein. In Deutschland entwickelte Bauer 1972 diagnostische Kriterien unter Berücksichtigung des Liquorbefundes. Er unterschied: „klinisch eindeutig, wahrscheinlich und möglich". Weltweit werden heute die von Ch. M. Poser publizierten Kriterien verwendet [33]. Sie beziehen außer dem Liquorbefund die Ergebnisse anderer Zusatzuntersuchungen (evozierte Potentiale, Computer- und Kernspintomogramm) mit ein und unterscheiden folgende Kategorien: klinisch sicher, laborunterstützt sicher, klinisch wahrscheinlich und laborunterstützt wahrscheinlich [36]. Während die Kernspintomographie (abgekürzt meist MRT) inzwischen zum Standard bei der Diagnosestellung gehört [29], ist ihr Stellenwert für die

Prognose und das Therapiemonitoring noch nicht endgültig geklärt.

Die Diagnose „mögliche" multiple Sklerose ist somit nicht mehr vorgesehen. Die Zusatzuntersuchungen erhöhen die diagnostische Sicherheit und erlauben eine frühzeitige Zuordnung vielgestaltiger Beschwerden. Allerdings ergibt sich immer wieder die Situation, daß Patienten mit Kribbelparästhesien ohne neurologische Untersuchung vom Neuroradiologen die Diagnose MS mitgeteilt wird, nur weil dieser 2 kleine signalintensive Herde im Kernspintomogrammm entdeckt hat, oder umgekehrt klammern sich Patienten mit eindeutigen klinischen Zeichen an die Aussage des Neuroradiologen, das MRT sei unauffällig und damit die MS ausgeschlossen.

3.2 Klinische Symptome

Aus Tabelle 23-1 ergeben sich die bei der MS am häufigsten vorkommenden Symptome zu Erkrankungsbeginn, bei einer Querschnittsuntersuchung nach einer durchschnittlichen Krankheitsdauer von elf Jahren und im gesamten Verlauf der Erkrankung [35]. Hinzuweisen wäre noch auf ein Symptom, das in den wenigsten Statistiken erscheint, in der klinischen Praxis und auch im Begutachtungsfall jedoch eine erhebliche Rolle spielt. Etwa 60–80% der MS-Patienten klagen über rasche Ermüdbarkeit und mangelnde körperliche Leistungsfähigkeit, u.U. auch bei fehlenden neurologischen Störungen [11]. Dieses Symptom ist am ausgeprägtesten im Verlauf des späten Nachmittags, kann durch kurze Pausen und einen geregelten Tagesablauf gebessert werden, schränkt jedoch die Leistungsfähigkeit oft ein (s. Abschnitt 6.3).

Tabelle 23-1 Symptomatik von 3248 Patienten mit multipler Sklerose im Verlauf (geordnet nach der Häufigkeit bei der jetzigen Untersuchung)

Störung	Erstauftreten %	Bei der jetzigen Untersuchung %	Im ganzen Verlauf %
Spastik/Babinski	28	75	79
Paresen	44	69	81
Hirnstamm/Zerebellum	24	69	75
Sensibilität	42	68	83
Blase/Darm	9	50	57
Optikus*	33	47	60
Intelligenz/Psyche	4	32	36
Trigeminus/Fazialis	10	18	29
Augenmotilität	14	14	34

* temporale Abblassung inbegriffen

! Für viele Begutachtungsfragen sind die psychischen Symptome besonders wichtig. Diese kommen in verschiedenen Formen und Ausprägungsgraden vor und bereiten bei der Beurteilung oft erhebliche Schwierigkeiten.

Die früher als charakteristisch für die MS beschriebene **Euphorie** kommt seltener und meist erst später vor als die **Depression,** die in den frühen Krankheitsstadien überwiegt und meist als verstehbare Reaktion auf die Krankheit gedeutet wird. Ein Behandlungsversuch mit Antidepressiva ist gerechtfertigt, ersetzt aber nicht die psychotherapeutische Führung und Hilfestellung bei der Bewältigung der mannigfaltigen krankheitsbedingten Probleme. Rehabilitationsmaßnahmen werden oft erst möglich, wenn depressive Verstimmungen adäquat therapiert sind.

Eine Quantifizierung der Depression ist verschiedentlich mit Persönlichkeitstesten (z.B. MMPI, Gießen-Test) versucht worden. Noch schwieriger gestaltet sich aber die exakte Erfassung der Euphorie, die auf die Umgebung als unangemessene Fröhlichkeit und mangelnde Einsicht in die Gegebenheiten wirkt. Sie ist oft mit hirnorganischen Ausfallserscheinungen (Merkfähigkeits- und Gedächtnisstörungen) und intellektuellen Einbußen gekoppelt. Durch diese Kombination kann sie gutachtlich Bedeutung gewinnen, z.B. bei der Beurteilung der Fahrtauglichkeit und bei forensischen Fragen.

Testpsychologisch lassen sich hirnorganische Leistungseinbußen meist gut erfassen, u.U. auch schon dann, wenn sie von der Umwelt noch nicht wahrgenommen werden [24]. Es sollten jedoch Testverfahren verwendet werden, die nicht durch motorische Behinderungen beeinflußt werden, da sonst erhebliche Verfälschungen möglich sind.

Häufig erleben MS-Patienten ihre Einschränkungen stärker, als vom neurologischen Befund her zu erwarten wäre. Das kann verschiedene Gründe haben:

- Pathologische Ermüdung und mangelnde Leistungsfähigkeit lassen sich in der Untersuchungssituation nicht objektivieren. Hier ist man auf die Schilderung der Patienten angewiesen. Die genaue Nachfrage klärt oft die Genese der raschen Ermüdung: Regeneriert sich die Kraft nach 10–20 Minuten Ruhephase, so ist dies ein wichtiger Hinweis auf eine MS-bedingte Störung. Physiologisch oder depressiv bedingte Ermüdung bessert sich dadurch nicht.
- Die Patienten gestalten ihre Symptome unbewußt aus. In seltenen Fällen geschieht dies auch bewußt, oder es wird sogar eine MS simuliert, um Renten und Rechtsstreitigkeiten zu beeinflussen. Ein eindrücklicher Fall wird von Gorman [16] geschildert.

Unserer Erfahrung nach ist dies jedoch sehr selten. Viel häufiger liegt eine Mischung aus organischen und psychosomatischen Beschwerden vor, die im Einzelfall die Zuordnung fast unmöglich macht.

Wenn Patienten von einem Schub sprechen, finden sich häufig angstbedingte Verschlechterungen, die kein Kortikosteroid, sondern Gespräche erfordern. Die Behandlung von MS-Patienten verlangt Zeit, Geduld und Sachkenntnis.

3.3 Zusatzuntersuchungen

! Wenn bei gutachtlichen Fragestellungen die diagnostische Einordnung unklarer klinischer Symptome erwartet wird, sind die evozierten Potentiale und die Kernspintomographie (MRT) als erste Zusatzuntersuchungen anzuordnen.

Die Sensitivität der MRT liegt je nach den verwendeten Kriterien bei über 90%, die Spezifität ist jedoch sehr viel niedriger. Multifokale periventrikuläre Läsionen in der weißen Substanz, die im MRT kaum von MS-Herden unterschieden werden können, finden sich häufig bei vaskulären Hirnkrankheiten. Bei Patienten über 50 dürfen deshalb solche Herde nicht ohne Liquorbefund einer entzündlichen Erkrankung zugeordnet werden; aber auch bei jüngeren Patienten kommen ähnliche Veränderungen bei der monophasisch verlaufenden akuten disseminierten Enzephalomyelitis (nach Infektion oder Impfung), beim zerebralen Lupus erythematodes, bei der Neurosarkoidose u.a. [29] vor.

Es stellt sich bei der Liquorentnahme die Frage der sog. **Duldungspflicht,** d. h., inwieweit der Patient verpflichtet ist, zur Klärung der Diagnose mittels **Lumbalpunktion** beizutragen. Das Sozialgesetzbuch vom 01.01.1976 enthält Hinweise auf die Grenzen einer Mitwirkungspflicht. Behandlungen und Untersuchungen können als unzumutbar von Betroffenen abgelehnt werden, „bei denen im Einzelfall ein Schaden für Leben oder Gesundheit nicht mit hoher Wahrscheinlichkeit ausgeschlossen werden kann, die mit erheblichen Schmerzen verbunden sind oder die einen erheblichen Eingriff in die körperliche Unversehrtheit bedeuten".

Das Bundessozialgericht entschied in einem Urteil vom 30.11.1956 wie folgt: „Ein Beschädigter ist berechtigt, die Vornahme einer Lumbalpunktion an seinem Körper zu Untersuchungszwecken abzulehnen, weil sie einen nicht ungefährlichen Eingriff in die körperliche Unversehrtheit darstellt... Das Gericht hat vielmehr in einem solchen Fall die Beweisergebnisse ohne Rücksicht auf die verweigerte Einwilligung des Beschädigten zu würdigen und aus dem Gesamtergebnis des Verfahrens eine Auffassung sich darüber zu bilden, ob der behauptete ursächliche Zusammenhang besteht."

Obwohl dem Patienten die Weigerung zur Lumbalpunktion somit nicht angelastet werden darf, kann es letztlich doch ein Nachteil für ihn sein, wie das angegebene Beispiel dieses Urteils zeigt (nachzulesen bei Gercke [15], Fall B 10/30) .

Als gefährlich vom medizinischen Standpunkt aus kann man die Lumbalpunktion eigentlich nur dann bezeichnen, wenn besondere Umstände vorliegen, z.B. wenn der zu punktierende Patient eine erhöhte Blutungsgefahr durch Einnahme von oralen Antikoagulanzien aufweist oder wenn eine Hirndrucksymptomatik vorliegt.

Der Verlauf einer MS wird durch die Lumbalpunktion nicht beeinflußt [53], obwohl dies von einigen Patienten immer wieder angegeben wird.

! Eine sorgfältige Aufklärung des Patienten über den Sinn und mögliche Nebenwirkungen der Lumbalpunktion ist auf jeden Fall erforderlich.

Wenn bei früheren Untersuchungen oder Begutachtungen Liquor entnommen wurde und die unten aufgeführten typischen Veränderungen beschrieben sind, erübrigt sich eine nochmalige Liquorentnahme zu diagnostischen Zwecken. Nur wenn bisher nie Liquor gewonnen wurde, der Befund auch unter Hinzuziehung alter Krankenhausberichte nicht zu beschaffen ist oder wenn bei der ersten Punktion untypische oder normale Werte erhoben wurden, ist eine Lumbalpunktion unbedingt erforderlich. In Einzelfällen kann zu Beginn der Erkrankung der Liquorbefund normal sein, und erst im weiteren Verlauf zeigen sich – dann allerdings meist nur diskrete – Veränderungen. Sind die Bestimmungen bei früheren Liquorentnahmen unvollständig oder mit veralteter Methode durchgeführt worden, wird man von Fall zu Fall über die Notwendigkeit einer erneuten Punktion entscheiden müssen. Zellzahl und Gesamteiweiß werden in jedem Routinelabor bestimmt. Für die quantitative und qualitative Bestimmung der Immunglobuline müssen Liquor und Serum an ein Speziallabor geschickt werden.

Ein akuter Schub geht meist, aber nicht immer mit einer leichten **Zellzahlerhöhung** einher (bei Zählung in der Fuchs-Rosenthal-Kammer selten mehr als 150/3 = 50 Zellen pro µl, oberer Normwert 12/3 = 4 Zellen pro µl) . Die Zellvermehrung entspricht dem Frühstadium eines Schubes bzw. geht dem klinischen Schub voran. Sie normalisiert sich oft schon, bevor der klinische Schub abgeklungen ist; unter Kortikosteroidtherapie erfolgt ein beschleunigter Rückgang der Zellzahl. Im Einzelfall kann die Zellzahlerhöhung aber auch das klinische Stadium des Krankheitsschubes überdauern, u.U. sogar ständig vorhanden sein, auch ohne klinische Symptome.

Die Bestimmung des **Gesamteiweiß-Wertes im Liquor** nach einer der üblichen Methoden ergibt bei der MS meist normale oder leicht erhöhte Werte (nicht über das Doppelte des oberen Normalwertes). Der Eiweißwert gewinnt erst durch die Charakterisierung der Unterfraktionen diagnostische Bedeutung. Früher standen nur die Kolloidfällungsreaktionen, wie Goldsol- und Mastixkurve, zur Verfügung. Als typisch betrachtete man den linksgerichteten, tiefen Ausfall der Normomastixkurve, den man korrelierte mit einer Verschiebung des Globulin-Albumin-Verhältnisses im Sinne einer relativen Zunahme von Gammaglobulin. Heute erfolgt die quantitative Bestimmung der Unterfraktionen überwiegend mit immunchemischen Verfahren. Bei über 90% der Patienten läßt sich mit diesen Methoden eine Veränderung des **Immunglobulin G** im Liquor nachweisen. Allerdings muß immer gleichzeitig das Serum untersucht werden, um auszuschließen, daß eine Veränderung im Liquor nur eine Veränderung des Serums wiedergibt. Nur das lokal im ZNS gebildete IgG ist verwertbar. In der Praxis werden die IgG-Werte deshalb als Liquor/Serum-Quotienten angegeben [13].

Die isoelektrische Fokussierung erlaubt eine besonders gute Charakterisierung der intrathekal gebildeten Immunglobuline. Bei den sich dabei ergebenden sog. oligoklonalen Banden handelt es sich um IgG-Subfraktionen, die im Liquor von Normalpersonen nicht zu finden sind, bei MS-Patienten hingegen in 90–95%, je nach angewandter Methode und Patientenselektion. Auch hier gilt, daß gleichzeitig eine Serumuntersuchung durchgeführt werden muß, um aus dem Serum stammende Banden, die nur passiv in den Liquor übergetreten sind und für die MS keinen diagnostischen Wert besitzen, ausschließen zu können.

Lokal gebildete virusspezifische Antikörper sind bei MS-Patienten im Liquor am häufigsten gegen Masern, Röteln und Herpes zoster gerichtet (sog. MRZ-Reaktion). Sie haben sich als guter diagnostischer Marker erwiesen [13], auch wenn sie keine ätiologische Bedeutung haben.

Die Liquorbefunde, insbesondere die Veränderungen des IgG, tragen also zur Diagnose der MS bei, müssen jedoch immer im Zusammenhang mit den klinischen Symptomen beurteilt werden. Andere akut und chronisch entzündliche Erkrankungen, die zu denselben Liquorveränderungen führen können (z.B. die metastatische Herdenzephalitis), müssen ausgeschlossen werden, und es muß bedacht werden, daß bei einem gewissen Prozentsatz der Patienten der Liquor unauffällig ist und bleibt, trotz klinisch eindeutiger Symptomatik und z.T. sogar pathologisch-anatomischer Bestätigung. Im Erstschub ist die Menge des lokal gebildeten IgG oft noch so gering, daß der Quotient im Normbereich liegt. Im weiteren Verlauf der Erkrankung steigt die IgG-Produktion in der Regel an, so daß der Quotient pathologisch wird. Bei weniger als 5% der Patienten bleibt der Liquor immer normal. Die qualitativ nachweisbaren IgG-Subfraktionen (oligoklonalen Banden) und die virusspezifischen Antikörper sind oft im Erstschub schon positiv.

4 Verlauf und Prognose

Die **Lebenserwartung** der Patienten mit multipler Sklerose (Tab. 23-2) hat sich in den letzten Jahrzehnten ständig verbessert [3]. Resch [42] errechnete anhand einer Mortalitätsstatistik ein durchschnittliches Sterbealter von 57,5 Jahren für Männer (verglichen mit 69,1 für die Gesamtheit der Todesfälle ab dem 16. Lebensjahr); das durchschnittliche Sterbealter der Frauen lag bei 58,3 (Vergleichszahl für die Gesamtbevölkerung 74,7).

In sog. **Absterbekurven** werden die durchschnittlichen altersgruppenspezifischen Sterbeziffern graphisch dargestellt [42, 39].

Als Maß für die Übersterblichkeit kann der Quotient aus beobachteter und zu erwartender Sterblichkeit berechnet werden. In einer eigenen Untersuchung war dieses als standardisierte Mortalitätsrate bezeichnete Verhältnis von der Progredienz der Erkrankung abhängig: Je schneller sich eine Behinderung einstellte, desto höher war die Übersterblichkeit der Patienten. Die Krankheitsdauer hatte keinen wesentlichen Einfluß (s. Abschnitt 6.5).

Betrachtet man die Behinderung, die sich nach einer bestimmten Krankheitsdauer eingestellt hat, als Maß für die **Prognose,** so ergibt sich bei epidemiologischen Erhebungen ein viel höherer Prozentsatz gutartiger Fälle (36% für das Göttinger Areal), als allgemein angenommen wird.

Im Einzelfall ist die Prognose allerdings schwer zu beurteilen. Gesichert ist, daß Patienten mit einem primär chronischen Beginn der Erkrankung einen ungünstigeren Verlauf aufweisen im Vergleich zu Patienten mit schubförmig remittierenden Symptomen. Bei primär chronischem Beginn treten klinisch häufig nur spinale Symptome auf, d.h., die Patienten bieten eine progrediente Paraspastik der Beine, meist verbunden mit vegetativen Symptomen. Ein Beginn mit Seh- und Sensibilitätsstörungen soll im allgemeinen prognostisch günstiger sein [43]. Nach fünfjährigem Verlauf weist die Schwere der pyramidalen und zerebellären Symptome auf eine ungünstige Prognose hin. Ein niedriges Erkrankungsalter wird allgemein als Zeichen eines günstigen Verlaufs gewertet, obwohl wahrscheinlich der in diesem Alter häufiger schubförmig verlaufende Krankheitsprozeß diese bessere Prognose mit bedingt. Unter den älter Erkrankten finden sich häufiger Patienten mit dem ungünstigeren primär chronischen Krankheitsbeginn.

Tabelle 23-2 Krankheitsdauer der multiplen Sklerose

Autor	Jahr	Land	mittlere Krankheitsdauer in Jahren
Bramwell	1917	England	11
Sällström	1942	Schweden	9
Allison	1950	Nordirland	22
Kurtzke	1970	USA	35
Resch	1982	Deutschland	27
Poser et al.	1989	Deutschland	35–42

! Besondere Schwierigkeiten im Begutachtungsfall ergeben nicht nur die unterschiedliche Prognose von Patient zu Patient, sondern auch die Fluktuation der Symptome beim einzelnen Patienten. Neben Schüben und Exazerbationen (von Umweltfaktoren bedingte Veränderungen) können auch Temperaturveränderungen und allgemeine Befindlichkeitsstörungen zu Schwankungen beitragen und die Beurteilung erschweren.

Oft ist bei einmaliger Untersuchung nicht zu unterscheiden, ob schon länger bestehende, schubartig aufgetretene Störungen noch rückbildungsfähig sind, ob sie schon als Defekt aufgefaßt werden müssen oder den Beginn einer chronischen Progredienz darstellen. Der Liquorbefund ist meist zur Beantwortung dieser Fragen wenig hilfreich. Symptome, die länger als ein Jahr bestanden haben, werden im allgemeinen als nicht rückbildungsfähig angesehen.

Ob die **Zahl der Schübe** einen Einfluß auf die endgültige Prognose hat, ist umstritten. Weinshenker et al. fanden eine schlechtere Prognose für Patienten mit häufigen Schüben in den ersten 2 Jahren der Erkrankung [52]. Dieser Befund konnte jedoch von anderen Autoren nicht bestätigt werden. Die Schubfrequenz ist zu Beginn der Erkrankung am höchsten und verringert sich im weiteren Verlauf auch ohne Therapie. Entscheidend ist, ob, wann und wie schnell sich eine chronische Progredienz einstellt, da diese als wesentliches Kriterium für die Prognose angesehen werden muß.

Nimmt man die **Arbeitsfähigkeit** als Maß für die prognostische Beurteilung, so ist die oben geschilderte Verbesserung der Prognose in den letzten Jahrzehnten nicht zu finden. Nach Bauer und Firnhaber [4] sollen nach 20jährigem Krankheitsverlauf noch etwa 30% der Patienten, zumindest teilweise, berufstätig sein. Eine neuere eigene Erhebung an einem epidemiologischen Krankengut ergab jedoch nur noch 20% Berufstätige nach 22 Jahren Krankheitsdauer, eine Zahl, die mit neueren anglo-amerikanischen Statistiken ziemlich gut übereinstimmt.

5 Anerkannte Therapie

In den letzten Jahren hat sich eine wesentliche Veränderung in der MS-Therapie vollzogen. Geblieben ist die Therapie der akuten Schübe mit Glukokortikoiden. Allerdings wird heute die kurze hochdosierte intravenöse Verabreichung bevorzugt [21].

Seit der Nachweis erbracht werden konnte, daß **β-Interferone** die Schubrate bei rein schubförmigem Verlauf um etwa 30% senken, hat sich die Intervalltherapie der MS dramatisch verändert. Es stehen neben den verschiedenen zugelassenen Interferonen (Betaferon®, Avonex® und Rebif®) noch weitere Substanzen mit ähnlich guter Wirksamkeit beim rein schubförmigen Verlauf zur Verfügung: Copolymer 1 = Glatirameracetat (Copaxone®) und Immunglobuline [21]. Alle diese Substanzen haben ihren Preis: etwa 25 000–30 000 DM pro Jahr. Der kürzlich erbrachte Nachweis, daß Betaferon® auch die Progredienz bei sekundär chronisch-progredientem Verlauf verlangsamt, wird die Indikation wesentlich erweitern. Es ist empfehlenswert, sich an die Kriterien des ärztlichen Beirats der Deutschen Multiple Sklerose Gesellschaft zu halten bzw. für Patienten, die die Kriterien nicht erfüllen, eine Kostenübernahme bei der Krankenkasse zu beantragen.

Die Kostenerstattung für „Außenseitermethoden", die bei der MS in allen Schattierungen angeboten werden, ist bisher von den Kassen sehr unterschiedlich gehandhabt worden. Seit dem Urteil des Bundessozialgerichts vom 16.09.97 (Az. RK 28/95) entfällt die Leistungspflicht für Behandlungsmethoden, die nicht vom zuständigen Bundesausschuß der Ärzte und Krankenkassen als zweckmäßig anerkannt sind. Die Begründung des subjektiven „Behandlungserfolges" reicht nicht aus.

An der symptomatischen Therapie hat sich in den letzten Jahren wenig geändert. Die Verordnung von Krankengymnastik ist allerdings restriktiver geworden, so daß es schwierig ist, MS-Patienten eine notwendige Dauertherapie zu verschreiben. Hierbei helfen manchmal fachärztliche Bescheinigungen.

6 Gutachtliche Probleme

6.1 Zusammenhangsfragen

Ob eine MS durch einen **Unfall** ausgelöst oder verschlimmert werden kann, ist umstritten. McAlpine et al. [28], die bei ihren Patienten in der Vorgeschichte häufiger Unfälle fanden als bei internistischen und chirurgischen Patienten, forderten außer einem zeitlichen Zusammenhang zwischen dem Trauma und dem Auftreten der Symptome (bis zu drei Monaten) auch eine örtliche Übereinstimmung zwischen der traumatischen Einwirkung und der Lokalisation der dann aufgetretenen MS-Symptome. Nach Baust [5] ist ein zeitlicher Zusammenhang nur dann gegeben, wenn sich die ersten Symptome ein bis vier Wochen nach dem Trauma eingestellt haben.

In einem BSG-Urteil vom 26.06.1958 ([15], Fall B 290/3) wird entschieden, daß eine MS durch einen Unfall nicht verursacht werden kann, jedoch der Verlauf während eines gewissen Zeitabschnitts in wesentlichem Umfang beeinflußt werden kann (vorübergehende Verschlimmerung). Auch in der neueren Literatur bleibt der Zusammenhang zwischen Trauma und MS umstritten. Während Siva et al. [49] bei den gut untersuchten Patienten aus der Mayo-Klinik statistisch keinen Zusammenhang feststellen konnten und damit die Ergebnisse von Sibley et al. [48] bestätigten, nimmt Ch. M. Poser [34] in bestimmten Fällen einen Zusammenhang an, den er über eine Störung der Blut-Hirn-Schranke im traumatisierten Areal erklärt.

Der Fall eines britischen Polizisten, der innerhalb einer Woche nach einem Halswirbelsäulen-Schleudertrauma Symptome einer MS entwickelte, erregte internationales Aufsehen. Nachdem der Zusammenhang 1996 anerkannt worden war, wurde er in der nächsthöheren Instanz 1998 abgelehnt [9]. Nun muß das House of Lords in letzter Instanz entscheiden.

Eine Übersicht über die Problematik findet sich bei Weilbach und Hartung [51].

Der Zusammenhang zwischen **Kriegseinwirkungen** und Auslösung bzw. Verschlimmerung einer MS war nach dem Zweiten Weltkrieg ein häufig vorkommendes gutachtliches Problem.

In dem Neuordnungsgesetz vom 21.01.1982 ist in § 1, Abs. 3 eine **„Kann-Versorgung"** vorgesehen:

„Zur Anerkennung einer Gesundheitsstörung als Folge genügt die Wahrscheinlichkeit des ursächlichen Zusammenhanges. Wenn die zur Anerkennung einer Gesundheitsstörung als Folge einer Schädigung erforderliche Wahrscheinlichkeit nur deshalb nicht gegeben ist, weil über die Ursache des festgestellten Leidens in der medizinischen Wissenschaft Ungewißheit besteht, so kann mit Zustimmung des Bundesministers für Arbeit und Sozialordnung die Gesundheitsstörung als Folge einer Schädigung anerkannt werden."

Als Schädigung im oben genannten Sinne werden anerkannt:

- körperliche Belastungen oder Witterungseinflüsse, die nach Art, Dauer und Schwere geeignet sind, die Resistenz herabzusetzen;
- Krankheiten, bei denen eine toxische Schädigung oder eine erhebliche Herabsetzung der Resistenz in Frage kommt.

Haben solche Umstände als Schädigungstatbestände vorgelegen, so sind die Voraussetzungen für eine Kann-Versorgung dann als gegeben anzusehen, wenn die Erstsymptome der MS während der Einwirkung der genannten Faktoren oder bis zu acht Monaten danach oder aber in der Reparationsphase (bis zu zwei Jahren) im Anschluß an eine unter extremen Lebensbedingungen verlaufende Kriegsgefangenschaft aufgetreten sind. Außerdem sind die Voraussetzungen für eine Kann-Versorgung als erfüllt anzusehen, wenn die MS in enger zeitlicher Verbindung mit langdauernden konsumierenden Krankheiten, die selbst Schädigungsfolge sind, aufgetreten ist [41].

In der Praxis der Begutachtung bereitet der Nachweis von schweren Belastungen weniger Schwierigkeiten als der zeitliche Zusammenhang. Der Nachweis von sog. Brückensymptomen, der oft entscheidend wichtig ist für die Zusammenhangsfrage, gestaltet sich mitunter schwierig, da das Erinnerungsvermögen der Patienten für zeitliche Zusammenhänge nicht besonders gut ist und Familienangehörige und Kriegskameraden oft sich widersprechende Angaben machen.

In einem eigenen Begutachtungsfall hatte ein Patient während der Gefangenschaft eine Hungerdystrophie mit Herzmuskelschaden durchgemacht. Bei seiner Rückkehr klagte er u.a. auch über Sensibilitätsstörungen, die der Hausarzt mit der Hungerdystrophie in Verbindung brachte. Fast zwei Jahre später sind dann die ersten eindeutigen Zeichen der MS in Form einer Retrobulbärneuritis aufgetreten. In der Beurteilung kamen wir zu dem Schluß, daß der zeitliche Zusammen-

hang als gegeben betrachtet werden mußte, da sich in einer bis zu zweijährigen Reparationsphase nach der Kriegsgefangenschaft die ersten Symptome manifestiert hatten.
Auch in einem Sozialgerichtsurteil vom 16.12.1975 wurde der Zusammenhang zwischen den ersten Symptomen einer MS bei bestehendem chronischem Narbenulkus mit Eiterung am Oberschenkel anerkannt. Hierbei genügte schon, daß bei einer solchen Krankheit eine toxische Schädigung in Frage kommt, sie muß nicht tatsächlich vorliegen bzw. nachgewiesen sein ([15], Fall B 290-101).
Bei vorbestehender MS wird bei schweren Belastungen im Krieg oder in der Gefangenschaft meist eine einmalige, nicht richtunggebende Verschlimmerung zuerkannt ([15], Fall B 290-13).

Während die Schädigungsfolgen in der Kriegsopferversorgung und die Verfolgungsschäden der Vergangenheit angehören dürften, werden Wehrdienstbeschädigungen bei Soldaten der Bundeswehr und als Folge einer Zivildienstbeschädigung bei Zivildienstleistenden auch heute noch gelegentlich gutachtlich zu entscheiden sein. Entsprechend der Kann-Versorgung gibt es im Soldatenversorgungsgesetz (SVG) eine gleichartige Bestimmung (§ 81, Abs. 5 SVG) für die Soldaten der Bundeswehr, die eine Wehrdienstbeschädigung erlitten haben, bzw. für Zivildienstleistende (§ 47 des Zivildienstgesetzes).

In einem Urteil des Landessozialgerichtes Nordrhein-Westfalen vom 05.12.96 (AZ L7V 147/94) wurde eine während des Wehrdienstes im Jahre 1960 aufgetretene MS insgesamt anerkannt mit folgender Begründung: „Eine Beeinflussung der Krankheit durch nichtwehrdienstbedingte Faktoren in der Zeit von 1960 bis 1968 haben die Sachverständigen nicht festgestellt. Auch der Versorgungsärztliche Dienst der Beigeladenen hat in seiner Stellungnahme vom 12.08.86, der sich der Beklagte angeschlossen hat, eingeräumt, daß das gesamte Leiden als Schädigungsfolge beurteilt werden muß, wenn die Voraussetzungen der Kann-Versorgung im Sinne der Entstehung bezüglich des MS-Schubes im Jahre 1960 vorliegen."

Eine **Impfschadensanerkennung** nach dem Bundesseuchengesetz (§§ 51–54) wird nach Abschaffung der Pockenschutzimpfung immer seltener. Hingegen sind Zusammenhangsfragen nach Polio- und Grippeschutzimpfungen häufiger [41]. Auch zur Anerkennung eines Gesundheitsschadens als Folge einer gesetzlichen Impfung genügt die Wahrscheinlichkeit des ursächlichen Zusammenhangs. Wenn diese Wahrscheinlichkeit nur deshalb nicht gegeben ist, weil über die Ursache des festgestellten Leidens in der medizinischen Wissenschaft Ungewißheit besteht, kann mit Zustimmung der für die Kriegsopferversorgung zuständigen obersten Landesbehörde Versorgung in gleicher Weise wie für einen Impfschaden gewährt werden.

Neben dem engen zeitlichen Zusammenhang (vier Wochen) ist auch eine Titerbewegung gefordert worden [46]. Unklar ist bisher, ob es sich um eine direkte Viruswirkung oder um einen durch die Impfung ausgelösten immunologischen Prozeß handelt, der den Schub auslöst bzw. verschlimmert. Wenn sich an einen solchen Schub eine chronische Progredienz anschließt, tritt die Frage auf, ob es sich dabei dann um eine richtunggebende Verschlimmerung handelt.

In einem eigenen Begutachtungsfall, in dem im zeitlichen Zusammenhang mit einer Polioimpfung der vierte Schub einer MS auftrat, entschieden wir uns für eine einmalig abgegrenzte und nicht richtunggebende Verschlimmerung, obwohl sich an diesen vierten Schub eine langsam chronisch-progrediente Symptomatik anschloß.

Hepatitis-B-Impfung s. Abschnitt 6.2.

6.2 Begutachtung für BGs oder bei Berufskrankheiten

Diese Fragestellung ist bei MS selten. Bei berufsbedingten Traumen oder Wegeunfällen gelten die oben unter „Zusammenhangsfragen" erörterten Regeln.

In einem BSG-Urteil vom 26.06.1958 (15, Fall B 290-3) wurde ein Wegeunfall mit Commotio cerebri und Contusio spinalis zwar nicht als Ursache der Erkrankung anerkannt. Es wurde aber zugestanden, daß der Verlauf während eines gewissen Zeitabschnitts in rechtlich wesentlichem Umfang durch den Unfall beeinflußt wurde.

Die Zusammenhangsfrage zwischen **Hepatitis-B-Schutzimpfung** bei Laborpersonal hat Aktualität erlangt, nachdem nach Massenimpfungen in Frankreich über MS-ähnliche Nebenwirkungen berichtet wurde [17, 26].

Wir hatten für ein Sozialgericht im Rechtsstreit einer angehenden Krankenpflegehelferin gegen die Berufsgenossenschaft für Gesundheitsdienst und Wohlfahrtspflege ein Gutachten zu erstellen. Der Frau war eine Hepatitis-B-Impfung empfohlen worden. Eine Woche nach der i.m. Gabe eines gentechnologisch hergestellten Impfstoffes entwickelte sie eine von den Füßen aufsteigende Sensibilitätsstörung und anschließende Lähmungen. Es fanden sich 13 Tage nach der Impfung und 5 Tage nach Beginn der neurologischen Symptomatik bereits oligoklonale Banden im Liquor und multiple Läsionen im Kernspintomogramm. In den folgenden Jahren liefen mehrere Schübe der jetzt diagnostizierten multiplen Sklerose ab. Ein ursächlicher Zusammenhang zwischen Impfung und neurologischer Symptomatik mußte abgelehnt werden, da eine postvakzinale akute demyelinisierende Enzephalomyelitis (ADEM) monophasisch abläuft, der Liquor und die kernspintomographischen Befunde für diese Erkrankung eher untypisch waren und die Anti-HbS-Antikörper negativ blieben. Die Auslösung einer bisher klinisch stumm gebliebenen MS mußte offen bleiben. Von den drei in der Literatur beschriebenen Kasuistiken entspricht der von Nadler [31] am ehesten der hier beschriebenen.

6.3 Bestimmung der Erwerbs- und Berufsunfähigkeit

! Vor der Empfehlung an den Patienten, einen Rentenantrag zu stellen, sollte der Versuch einer Rehabilitation stehen.

Für jüngere Patienten sind Umschulungsmaßnahmen zu erwägen (s. Abschnitt 6.4). Bei älteren Arbeitnehmern ist zu prüfen, ob eine innerbetriebliche Umsetzung oder eine Verwendung in ähnlichen Arbeitsbereichen mit Erleichterungen möglich ist. In einer Studie von Verdier-Taillefer et al. [50] ließ sich der Stellenwert der beruflichen Umgebung für die weitere Berufstätigkeit nachweisen: Beschäftigung im öffentlichen Dienst, sitzende Tätigkeit und Arbeitserleichterungen erwiesen sich als protektiv. Berufe, die Körperkraft und manuelle Geschicklichkeit erfordern, häufige Ortswechsel und lange Arbeitszeiten waren ungünstig. Kommen Rehabilitationsmaßnahmen nicht in Frage, so ist meist – abgesehen von rasch progredienten und schwerbehinderten Fällen – eine Rente auf Zeit sinnvoll. So läßt sich die endgültige Entscheidung um drei Jahre hinausschieben.

! In der Praxis werden Funktionsausfälle, die länger als ein Jahr bestanden haben, als Dauerschäden aufgefaßt [19].

Unserer Beobachtung nach werden MS-Patienten häufig aufgrund der Diagnose und nicht wegen bestehender Behinderungen berentet. Obwohl viele Patienten – meist junge Frauen – über leichte Erschöpfbarkeit und mangelndes Durchhaltevermögen klagen, läßt sich nur durch sorgfältige Exploration und evtl. Fremdanamnese klären, ob diese Symptome die Arbeitsfähigkeit tatsächlich so erheblich einschränken, daß eine **Berentung** gerechtfertigt ist. Durch einmalige Untersuchung und ohne Hinzuziehung früherer Unterlagen kann eine solch wichtige Entscheidung unseres Erachtens nicht gefällt werden.

Nicht oder wenig behinderte Patienten begründen ihren Rentenwunsch oft damit, daß die Krankheit sich durch weitere Berufstätigkeit verschlimmern könnte. Eine solche „prophylaktische" Berentung ist im Hinblick auf die vielen gutartigen Fälle nicht gerechtfertigt. Anhaltspunkte für eine prognostische Einschätzung sind im Kapitel 4 gegeben. Die Krankheitsdauer hat keinen wesentlichen Einfluß auf die Arbeitsfähigkeit.

Schwierig gestaltet sich die Situation bei Frauen, die durch Haushalt, Kinder und zusätzliche Berufstätigkeit belastet sind. Hier wäre eine Teilzeitarbeit oft noch zumutbar, aber häufig ist ihnen in diesem Fall der Arbeitsmarkt dann verschlossen, so daß eine Berentung erfolgt, obwohl diese aus rein medizinischen Gründen nicht gerechtfertigt erscheint. Eine Teilzeitarbeit wird oft von den Patienten, selbst wenn sie möglich wäre, unter dem Hinweis abgelehnt, daß sich dadurch die zu erwartende Rente vermindert. Solange der letzte Verdienst als Bemessungsgrundlage in der Rentenversicherung zugrunde gelegt wird, ist diese Ablehnung verständlich.

Spastische Paresen und Koordinationsstörungen sind die wichtigsten Gründe für Berentungen. Leichte spastische Paresen sind für körperlich Tätige schon Grund für eine Berentung, können jedoch in Büroberufen noch jahrelang durch Gehhilfen kompensiert werden. Allerdings dürfen dann keine wesentlichen Sehstörungen, deutliche Wesensveränderungen oder Ataxie der oberen Extremitäten vorliegen.

Arbeiten auf Leitern und Gerüsten und an offenen Maschinen sind bei Schwindel und Koordinationsstörungen nicht zumutbar.

Immer gilt, daß die Motivation und der Stellenwert, den die Arbeit im Leben des Betroffenen hat, einen wesentlichen Einfluß auf die weitere Arbeits- und Berufsfähigkeit ausübt. In Einzelfällen rechtfertigt eine schwere pathologische Ermüdung, ein therapierefraktäres depressives Syndrom oder eine Hirnleistungsschwäche eine Berentung.

! In jedem Gutachten zur Erwerbs- bzw. Berufsunfähigkeit soll eine präzise Beschreibung enthalten sein, inwiefern die Krankheitssymptome den Arbeitseinsatz behindern und welche Arbeitsleistung von dem Rentenbewerber noch zu erwarten ist. Dabei ist einmal von dem erlernten Beruf, zum anderen von der zuletzt ausgeübten Tätigkeit auszugehen.

Eigentlich ist die Erwerbsunfähigkeit im Rentensystem als zweite Stufe gedacht, nämlich dann, wenn das Ausmaß des Leistungsabfalls zu einer stärkeren Beeinträchtigung der Erwerbsfähigkeit geführt hat als Berufsunfähigkeit voraussetzt. Meistens werden MS-Patienten bei Antragstellung jedoch gleich als erwerbsunfähig eingestuft, selbst wenn die Behinderung nur eine Berufsunfähigkeit bedingt.

Der frühen Berentung von MS-Patienten kommt eine erhebliche sozialmedizinische Bedeutung zu: In einer bundesweiten Statistik waren im Jahr 1989 die Frauen bei Berentung 42 Jahre, die Männer 44 Jahre alt.

Bei einer privaten Berufsunfähigkeitszusatzversicherung war die MS die häufigste BU-Ursache. Das durchschnittliche Eintrittsalter lag mit 27 Jahren deutlich niedriger als bei den übrigen neurologischen Erkrankungen [1].

6.4 Rehabilitation

! Der Arzt ist verpflichtet, behinderte Patienten mit deren Einverständnis der zuständigen Krankenkasse zu nennen, damit alle zweckmäßigen Rehabilitationsmaßnahmen schnell und im notwendigen Umfang eingeleitet werden konnen.

Die dafür bestimmten Formblätter [6] sollten ergänzt werden durch genaue Angaben über das verbliebene Leistungsvermögen. **Spastische Paresen, Koordinations- und Blasenstörungen** waren die wichtigsten Symptome, die in einer Untersuchung von Bauer und Firnhaber [4] zur Arbeitsunfähigkeit geführt hatten. Durch zahlreiche neu entwickelte Medikamente können in Kombination mit physikalischen Maßnahmen spastische Paresen oft erstaunlich gut gebessert werden. Auch die differenzierte Therapie von neurogenen Blasenstörungen kann in vielen Fällen eine wesentliche Besserung bringen, allerdings muß vorher eine genaue urologische Abklärung erfolgen [54]. Alle diese Maßnahmen gehören zur medizinischen Rehabilitation und rechtfertigen einen stationären Aufenthalt in einer entsprechenden Einrichtung. Die seit dem 01.01.97 geltenden neuen Rechtsvorschriften für die Rehabilitation verkürzen die stationären medizinischen Leistungen zur Rehabilitation auf 3 Wochen, erhöhen die Zuzahlungsbeträge und berechtigen den Arbeitgeber, eine Anrechnung bestimmter Tage auf den Erholungsurlaub vorzunehmen. Für diese Einschränkungen gelten allerdings zahlreiche Ausnahmen.

Die Rehabilitationsträger lehnen im allgemeinen eine Umschulung bei MS-Patienten ab mit der Begründung, daß der zu erwartende progrediente Verlauf diesen Einsatz nicht rechtfertige und daß längere Fehlzeiten das Umschulungsverfahren beeinträchtigten.

! Bei gutartigen Fällen und entsprechender Motivation sollte der Arzt jedoch unter allen Umständen versuchen, eine berufliche Wiedereingliederung durchzusetzen.

Für die Einschätzung der Prognose gelten die im Abschnitt 4 dargestellten Kriterien. Patienten mit schubförmigem Verlauf haben statistisch gesehen die günstigsten Aussichten. Bei ihnen muß allerdings von vornherein ein evtl. Ausfallen durch Schübe einkalkuliert werden. Manche Rehabilitationseinrichtungen sind dieser Problematik gegenüber durchaus aufgeschlossen.

Bei der Wahl eines neuen Berufes muß sorgfältig überlegt werden, welche Anforderungen er stellt und ob diese mit den bei der MS am häufigsten auftretenden Störungen vereinbar sind (s. Tab. 23-1). Arbeiten im Akkord und am Fließband, Schichtarbeit, Hitzeexposition und Durchnässung sollten vermieden werden. Neben der Gehfähigkeit wird die Feinmotorik der Hände häufig im Laufe der Zeit beeinträchtigt. Deshalb sollten Berufe wie Feinmechaniker, Uhrmacher und ähnliche nicht gewählt werden.

Unsere eigenen Erfahrungen mit Umschulungen sind ungünstig: Nur einer von zwölf Patienten, die ein Umschulungsverfahren angetreten haben, hielt sich später in dem neuen Beruf, die Hälfte der Patienten hat das Umschulungsverfahren abgebrochen. Vom pragmatischen Standpunkt aus ist oft eine Umsetzung am Arbeitsplatz oder die Gewährung von Arbeitserleichterungen erfolgreicher.

6.5 Probleme bei Privatversicherungen

Die meisten privaten Versicherungen schließen von vornherein Patienten mit bestimmten chronischen Krankheiten aus. Der Versicherungsschutz erstreckt sich nicht auf Personen, die „von Geisteskrankheit, völliger Blindheit oder Taubheit, von einer Lähmung durch Schlaganfall, von Epilepsie oder schweren Nervenleiden befallen ... sind“.

Ob nun die MS ein schweres Nervenleiden ist oder nicht, scheint eine Interpretationsfrage zu sein. Die spärliche Literatur zu diesem Thema empfiehlt eine differenzierte Betrachtung bezüglich bisheriger Ausfälle und des Verlaufs. Im Hinblick auf den Abschluß einer Lebensversicherung berechnete Raestrup [40], daß die Sterblichkeit von Multiple-Sklerose-Kranken, die zur Zeit der Antragstellung keine oder nur geringfügige Symptome zeigten und die erst einen Krankheitsschub erlebt hatten, auf das 2- bis 2,5fache der Normalbevölkerung erhöht ist. Werden bei der vertragsärztlichen Untersuchung deutliche Symptome festgestellt, so schätzt er die Sterblichkeit auf etwa das 3fache, bei zwei oder mehr Krankheitsschüben hingegen auf das 4fache ein. Chronisch-progrediente Verläufe schließt er von der Versicherung aus. Zu ähnlichen Berechnungen kommt Pestel [32] für die französische Lebensversicherung. Er geht von einer Übersterblichkeit von 3,5 bis 4,5 aus (s. Abschnitt 4).

In einer eigenen epidemiologischen Untersuchung lag die Übersterblichkeit für Frauen bei 4,19, für Männer bei 2,49. Es bestand eine deutliche Abhängigkeit der Übersterblichkeit von der Behinderung bei Beginn der Studie. Die jüngeren Patienten hatten eine höhere Übersterblichkeit als die älteren. Mit steigendem Lebensalter wuchs die Wahrscheinlichkeit, an einer anderen Krankheit als der MS zu versterben.
Eine Anfrage bei der Iduna-Versicherung ergab, daß vor dem Abschluß einer Lebensversicherung Differenzierungen nach der derzeitigen Behinderung und dem bisherigen Verlauf vorgenommen werden sollen und der sog. Risikozuschlag danach gestaffelt wird. Laut Auskunft werden nur Personen mit schwerwiegenden Symptomen von der Versicherung ganz ausgeschlossen.
Eigene Erfahrungen mit Patienten, die eine Lebensversicherung abschließen wollten, sind allerdings nicht so positiv: Wir wurden z.B. im Abstand von wenigen Monaten von zwei verschiedenen Versicherungsgesellschaften angeschrieben, bei denen eine Patientin mit einem extrem gutartigen Verlauf einer MS einen Antrag auf Lebensversicherung gestellt hatte. Obwohl in beiden Beurteilungen ausdrücklich auf die benigne Erkrankung hingewiesen wurde, sind beide Anträge abgelehnt worden.

Ein spezielles Problem ergibt sich, wenn MS-Patienten Selbstmord begehen. Die Suizidrate ist bei MS auf das 7,5fache erhöht [45]. In den ersten 3 Jahren nach Abschluß einer Lebensversicherung wird deshalb zu prüfen sein, ob der Suizid im Rahmen einer Depression begangen wurde oder aus nicht krankheitsbedingten Gründen.

Die bei privaten Haftpflichtversicherungen gelegentlich auftauchenden Probleme beziehen sich meist auf eine Verschlimmerung einer MS durch einen Verkehrsunfall. Sie werden ähnlich wie die oben beschriebenen Fälle der Unfallversicherung behandelt (s. Abschnitt 6.1). Von privaten Unfallversicherungen werden MS-Patienten so gut wie immer ausgeschlossen.

Auch bezüglich der Leistungspflicht von Privatkrankenkassen werden gelegentlich gutachtliche Stellungnahmen erforderlich. Verschiedene Privatkassen haben sich in der Vergangenheit geweigert, Krankenhaustagegeld für eine Therapie zu bezahlen mit der Begründung, daß es keine „wissenschaftlich allgemein anerkannte Methode“ zur Behandlung der MS gebe. Der Bundesgerichtshof hat in einem Urteil vom 02.12.1981 entschieden, daß die Krankenversicherung verpflichtet ist, das Tagegeld zu zahlen. Da bisher bei der MS weder die Entstehung noch die Behandlung der Krankheit wissenschaftlich geklärt sei, könne man keine der üblichen Behandlungsformen als „allgemein wissenschaftlich anerkannt“ im Sinne der Versicherungsbedingungen bezeichnen; jede Behandlung habe einen gewissen experimentellen Charakter. Durch die jetzt zur Verfügung stehenden wirksamen Therapien wird diese Frage ohnehin nur noch bei Außenseitermethoden auftauchen (s. Abschnitt 5).

In sog. gemischten Einrichtungen, in denen außer Krankenhausbehandlung auch Kuren und Sanatoriumsbehandlungen durchgeführt werden, besteht ebenfalls die Gefahr der Leistungsverweigerung bei privaten Krankenkassen. Es ist deshalb ratsam, eine vorherige Zusage der Kostenübernahme einzuholen.

6.6 Feststellung einer Behinderung

Wegen der bunten neurologischen Symptomatik ist eine schematische Einstufung von MS-Patienten im Sinne der **MdE** bzw. nach dem Grad der Behinderung bei Kriegsbeschädigung, Unfall oder im Behindertenrecht schwierig. In den einschlägigen Tabellen muß an verschiedenen Stellen nachgesehen werden (Tab. 23-3), so unter dem Stichwort „Gehirn“ für Paresen und Lähmungen, Koordinationsstörungen und zentral bedingte Blasen- und Mastdarmstörungen; eine genauere Aufschlüsselung der Blasenstörungen findet sich bei „Harnorganen“. MS-bedingte Sehstörungen sind aus einer Tabelle über das „Sehorgan“ zu entnehmen [8].

Mehrere Teil-MdEs dürfen nicht einfach addiert werden. In der Regel geht man von der Behinderung aus, die den höchsten Einzel-MdE-Grad bedingt, und prüft dann, ob und inwieweit durch andere Störungen das Ausmaß der Beeinträchtigung größer wird, ob also wegen der weiteren Behinderung dem ersten MdE-Grad mehr Vomhundertpunkte hinzuzufügen sind [41]. Finke [14] empfiehlt bei Unfall- und anderen Schädigungsfolgen eine zusätzliche MdE immer auf den jeweils verbliebenen Rest der Erwerbsfähigkeit zu beziehen. Er gibt auch Prozentzahlen an für verschiedene Schweregrade einer Hemiparese, einer Paraparese und einer Ataxie [14], was den tatsächlichen Verhältnissen bei der Begutachtung der MS wesentlich besser gerecht wird als die Angaben nach einzelnen Gliedmaßen in den üblichen Tabellen.

Der Grad der Behinderung nach dem Schwerbehindertengesetz stimmt mit den Einstufungen in der Kriegsopferversorgung im wesentlichen überein, wobei jedoch die Krankheitsaktivität dabei zusätzlich berücksichtigt wird. Im akuten Stadium und für zwei Jahre danach ist in jedem Fall eine MdE um mindestens 50 von 100 anzunehmen. Die im Ausweis festgestellte „Begünstigung“ einer erheblichen **Gehbehinderung** besteht dann, wenn Behinderungen an den unteren Gliedmaßen mit einer MdE von 50 von 100 eingestuft sind. Sie kann aber auch bei einer MdE unter 50 von100 vorliegen, wenn diese Behinderung sich auf die Gehfähigkeit besonders auswirkt.

Eine außergewöhnliche Gehbehinderung und damit der Anspruch auf einen Behindertenparkplatz liegt dann vor, wenn die Personen sich dauernd mit fremder Hilfe oder nur mit großer Anstrengung außerhalb ihres Kraftfahrzeugs bewegen können. Unserer Erfahrung nach wird die außergewöhnliche Gehbehinderung bei MS zu restriktiv behandelt, d.h. nur Rollstuhlfahrern gewährt. Patienten, die sich mit Gehhilfen über kürzere Strecken fortbewegen können, sind oft schlechter mobil als Rollstuhlfahrer und sollten ihren Anspruch auf einen Behindertenparkplatz bei der lokalen Behörde geltend machen, sofern er vom Versorgungsamt abgelehnt wird.

Tabelle 23-3 MdE für die wichtigsten Ausfälle bei multipler Sklerose in der Kriegsopferversorgung bzw. nach dem Schwerbehindertengesetz

Gehirn bzw. Nervensystem und Psyche	Paresen und Lähmungen je Gliedmaße	%
	leicht	30
	mittelgradig	40–60
	fast vollständig bis vollständig	70–80
	Koordinations- und Gleichgewichtsstörungen zerebellärer Ursache	40–100
	Organisch-psychische Störungen (Hirnleistungsschwäche, Wesensveränderung)	
	leicht	40–50
	mittelgradig	50–70
	schwer	70–100
	Zentral bedingte Blasenstörung	30–50
Harnorgane	Entleerungsstörung der Blase	10–40
	mit Notwendigkeit regelmäßigen Katheterisierens	50
	völlige Blaseninkontinenz	50–100
Sehorgan	Sehstörung je nach Visus	5–100
	Zentrales Skotom je nach Größe und unter Berücksichtigung der Sehschärfe	
	einseitig	5–25
	doppelseitig	10–70
	Augenmuskellähmung	30

Bei der Beratung der Patienten muß sorgfältig abgewogen werden, ob der Antrag auf einen **Schwerbehindertenausweis** für den Patienten tatsächlich Vorteile bringt. Wir haben schon des öfteren erlebt, daß die Vergünstigungen, die mit diesem Ausweis verbunden sind, in keinem Verhältnis standen zu den dadurch entstehenden Nachteilen. Bei Patienten, deren Arbeitsplatz durch Fehlzeiten gefährdet ist, kann der Kündigungsschutz vorteilhaft sein, und alle Behinderten sind froh über die zusätzlichen fünf Tage Urlaub im Jahr. Bei Patienten in einer beruflichen Ausbildung und bei Arbeitslosen kann der Ausweis jedoch ein ganz großes Handikap bei der Bewerbung um einen neuen Arbeitsplatz darstellen, vor allem bei wirtschaftlicher Rezession.

Trotz der Richtlinien, die in den Anhaltspunkten festgelegt sind, kommt es unserer Beobachtung nach gerade bei MS-Patienten zu sehr unterschiedlichen Einstufungen nach dem Schwerbehindertengesetz. Es wäre wünschenswert, wenn **standardisierte Behinderungsgrade** der Einstufung zugrunde gelegt und damit die Entscheidungen transparenter würden. Ein entsprechender Vorschlag findet sich bei Rauschelbach und Jochheim [41]. Patienten gehen oft davon aus, daß der behandelnde Arzt den Grad der Behinderung festlegt. Sie fühlen sich benachteiligt, wenn ihre Einstufung nicht ihren Erwartungen entspricht. Hier ist ein aufklärendes Gespräch wichtig, in dem darauf hingewiesen wird, daß das Versorgungsamt lediglich den letzten neurologischen Befund für seine Entscheidung anfordert.

6.7 Einschränkungen in der Dienstfähigkeit als Beamter

In der Beamtenversorgung unterliegt die Beurteilung der Dienstfähigkeit ähnlichen Gesetzen wie die Begutachtung für die Rentenversicherung. Im Gegensatz zu ihr ist jedoch eine Verweisbarkeit praktisch nicht gegeben. Die Beurteilung hat sich also nur auf die jeweilige Diensttätigkeit zu beziehen. Genaue Kenntnisse über die Anforderungen am Arbeitsplatz müssen eingeholt werden. Bei einzelnen Beamten ist es möglich, eine zeitliche Beschränkung der Dienststunden vorzuschlagen (z.B. Reduktion der Stundenzahl bei Lehrern). Dies ist jedoch nur für begrenzte Zeit möglich. Meist ist die Behörde eher an einer schnellen Pensionierung interessiert.

Das Problem der Diensteignung bezieht sich bei MS-kranken Lehrern überwiegend auf die motorischen Störungen. Meistens sind die Schulen nicht behindertengerecht gebaut, und dadurch bereitet schon das schlichte Problem der Fortbewegung Schwierigkeiten. Aber selbst wenn dieses Problem gelöst wäre, ist unserer Erfahrung nach die Bereitschaft, behinderte Lehrer im Schuldienst zu halten, gering.

In einem eigenen Fall empfahl die Dienstbehörde bei einer mäßig ausgeprägten Gangstörung eines beamteten Lehrers die sofortige Pensionierung. Er hatte weder innerhalb der letzten sechs Monate mehr als drei Monate keinen Dienst getan noch war abzusehen, daß er – wie im Beamtengesetz gefordert – wegen Schwäche seiner körperlichen oder geistigen Kräfte zur Erfüllung seiner Dienstpflicht dauernd unfähig sein würde. Erst nach mehrfacher schriftlicher und telefonischer Intervention konnte er wenigstens noch ein Jahr im Dienst bleiben.

Im öffentlichen Dienst tauchen außer Dienstunfähigkeit noch weitere Probleme auf, z.B. ob Angestellte ins Beamtenverhältnis übernommen werden sollen. Hierbei ist eine bekannte MS fast ein absolutes Hindernis. Unangenehme juristische Auseinandersetzungen erlebten wir bei Patienten, die bei der Übernahme ins Beamtenverhältnis ihre Erkrankung verschwiegen bzw. bagatellisiert hatten. Mögliche Folgen eines solchen Verhaltens sollten mit den Patienten klar besprochen werden. Im Zusammenhang mit Beihilfeanträgen wird gelegentlich um gutachtliche Stellungnahme gebeten, ob bestimmte Behandlungsmethoden Aussicht auf einen Behandlungserfolg erwarten lassen.

Wir wurden z.B. befragt, ob eine mehrwöchige stationäre Therapie mit Ultraschall bzw. das Einfahren in einen warmen Heilstollen das Krankheitsbild verbessern könnten. Während wir im ersten Fall aus psychologischen Gründen die Behandlung befürworteten, war uns eine positive Beurteilung der Überwärmung im Heilstollen nicht möglich. Es ist bekannt, daß sich das Krankheitsbild von Patienten mit MS bei Erhöhung der Körpertemperatur eher verschlechtert.

7 Sondereinschränkungen

7.1 Wehrtauglichkeit

Bei der Einschätzung der Wehrtauglichkeit ergeben sich bei der MS insofern keine Probleme, als eine bestehende MS die Wehrtauglichkeit von vornherein ausschließt und bei Bekanntwerden der ersten Symptome während des Wehrdienstes eine Dienstunfähigkeit besteht, die schnell zur Entlassung führt.

Die Frage, ob die MS Folge einer Wehrdienstbeschädigung bei Soldaten bzw. Folge einer Zivildienstbeschädigung bei Zivildienstleistenden ist, wird entsprechend der Kriegsopferversorgung entschieden (s. Abschnitt 6.1).

7.2 Fahrtauglichkeit

Nach den Bestimmungen des Bundesverkehrsministeriums [25] ist zum Führen von Kraftfahrzeugen der Klasse 2 und zur Fahrgastbeförderung ungeeignet, wer unter Erkrankungen des Rückenmarks leidet. Ob die Eignung zum Führen von Kraftfahrzeugen der Klassen 1, 3, 4 und 5 gegeben ist, hängt von der Symptomenausprägung des Erkrankungsfalles ab. Auf jeden Fall muß die fachärztliche Untersuchung ergeben, daß eine Kompensation gemäß den Beurteilungsgrundsätzen für Schäden an den Extremitäten und der Wirbelsäule möglich erscheint.

Diese Kompensationsmöglichkeiten sind in dem Gutachten Krankheit und Kraftverkehr [25] sehr detailliert aufgeführt. Spastische Paresen und Koordinationsstörungen der Beine lassen sich durch derartige Maßnahmen leichter ausgleichen als Ataxien der Arme, die die Fahrtauglichkeit auf Dauer am stärksten einschränken. Im Schub sind es vor allem die Visusminderung und Doppelbilder, die vorübergehende Fahruntauglichkeit bedingen. In Einzelfällen kommt auch einer euphorischen Wesensänderung ein limitierender Faktor zu, obwohl dann meistens auch schwere körperliche Behinderungen vorhanden sind, die im Vordergrund stehen.

Bei progredienten Erkrankungen, worunter auch die MS fällt, sollen Nachuntersuchungen in angemessenen Zeiträumen erfolgen.

In der Literatur ist in einem gerichtsmedizinischen Krankengut eine höhere Verkehrsauffälligkeit für MS-Patienten beschrieben.

Von Knecht [23] wurden 35 MS-Kranke mit einer gesunden Kontrollgruppe verglichen, wobei bei den MS-Patienten signifikant häufiger Unfälle und schwach signifikant häufiger Übertretungen vorkamen. Eine krankheitsspezifische Übertretungs- oder Unfallart konnte allerdings nicht ermittelt werden. Die Kranken selbst betrachteten sich in einer Fragebogenuntersuchung als durchschnittliche bis gute Fahrzeuglenker, was die Autoren dahingehend interpretierten, daß die Patienten sich in ihrer Leistungsfähigkeit mindestens teilweise überschätzten.

Wir analysierten in einer epidemiologischen Studie die Verkehrsauffälligkeit von 294 MS-Patienten und fanden bei ihnen nur elf Verkehrsauffällige, die insgesamt elf Ordnungswidrigkeiten und sechs Delikte aufzuweisen hatten (Daten erfragt beim Kraftfahrtbundesamt in Flensburg). Somit sind die MS-Patienten im Vergleich zur Normalbevölkerung nicht häufiger verkehrsauffällig. Patienten mit und ohne Eintragung unterschieden sich nicht in ihren neurologischen Ausfällen. Obwohl die Mißachtung von Rotlicht die häufigste Ordnungswidrigkeit darstellte (in der sog. Normalbevölkerung sind hingegen Geschwindigkeitsüberschreitungen am häufigsten), war bei den Verkehrsauffälligen auch keine höhere Rate an Visusminderung zu finden. Wir halten es für möglich, daß eine verlängerte Reaktionszeit für diese Häufung verantwortlich ist, und würden vorschlagen, daß bei Zweifeln Reaktionszeitmessungen durchgeführt werden. 21% der Kranken mit Führerschein gaben zum Befragungszeitpunkt an, daß sie keinen Gebrauch von ihm machen. Selbst wenn man die Ergebnisse im Hinblick auf diese Verkehrsteilnehmer korrigiert, werden MS-Patienten nicht häufiger verkehrsauffällig als die sog. Normalbevölkerung.

Allerdings wird in der Rechtsprechung bei MS-Patienten, die Unfälle verursachen, die Fahrtüchtigkeit hinterfragt. So verurteilte das Amtsgericht München am 04.02.1985 einen MS-Patienten wegen fahrlässiger Gefährdung des Straßenverkehrs zu einer Freiheitsstrafe von 6 Monaten auf Bewährung. Er hatte in einem nicht auf Handbetrieb umgerüsteten Auto wegen einer spastischen Lähmung der Beine sein Fahrzeug an einer roten Ampel nicht mehr anhalten können. Bei dem Unfall starben 3 Menschen, 3 weitere wurden verletzt. Das Gericht befand, daß der Angeklagte wegen der zunehmenden Lähmungserscheinungen in den Beinen „hinsichtlich seiner Fahrtauglichkeit daraus hätte den Schluß ziehen müssen, daß er entweder generell nicht mehr fahrtauglich ist, oder sich zumindest bei kompetenter Stelle nach seiner Fahrtauglichkeit hätte erkundigen müssen. Bei einer solchen Nachfrage wäre dem Angeklagten erklärt worden, daß er nicht mehr in der Lage ist, ein normal ausgerüstetes Fahrzeug zu führen. Diese Überprüfung war dem Angeklagten möglich und zumutbar. Bei Durchführung dieser Maßnahme wäre der für den Angeklagten vorhersehbare Unfall vermieden worden."

In der Urteilsbegründung wurde ausgeführt: „Bei der Strafzumessung war zugunsten des Angeklagten zu berücksichtigen, daß er nicht vorbestraft ist und die Voraussetzungen des § 21 StGB (erheblich verminderte Schuldfähigkeit) nicht ausgeschlossen werden können, da er infolge seiner Erkrankung nur mehr über eine eingeschränkte Kritikfähigkeit verfügte. Zu seinen Gunsten mußte auch berücksichtigt werden, daß er bereits seit langen Jahren an dieser Krankheit leidet und bisher unbeanstandet im Straßenverkehr zurechtgekommen ist. Zu Lasten des Angeklagten mußten die verheerenden Folgen seiner Tat berücksichtigt werden, da er zugleich sieben Straftatbestände verwirklicht hat, wobei der generelle Unrechtsgehalt der Straßenverkehrsgefährdung und der fahrlässigen Tötung als hoch anzusehen ist."

! Es ist also empfehlenswert, Patienten aktiv darauf anzusprechen, ob sie Auto fahren, und ggf. Umrüstungen zu empfehlen.

7.3 Medizinische Indikation zum Schwangerschaftsabbruch

! Eine medizinische Indikation zum Schwangerschaftsabbruch ist bei der MS nur in ganz großen Ausnahmefällen gegeben.

Kasuistik

So befürworteten wir bei einer 28 Jahre alten Patientin die Interruptio, nachdem sie wegen eines lebensbedrohlichen Schubes bei uns hochdosiert mit Kortikosteroiden und Antibiotika behandelt worden war. Außerdem waren in Unkenntnis der Frühschwangerschaft mehrfach Röntgenbilder und ein Schillingtest (Verwendung von radioaktiven Stoffen) gemacht worden. Der Gesamtzustand der Patientin verschlechterte sich vorübergehend nach der Unterbrechung, stabilisierte sich jedoch dann wieder auf dem Niveau von vorher. Auch bei dieser Patientin waren soziale Faktoren mit berücksichtigt worden. Die Schwangerschaft war nicht geplant gewesen, und der Ehemann berichtete glaubhaft, daß er schon mit der Pflege seiner Frau völlig überfordert sei und nicht noch die Verantwortung für einen Säugling mitübernehmen könne. In der Regel sind es derartige soziale Faktoren, die die Ärzte zu einer Befürwortung der Interruptio motivieren.

Im Normalfall verläuft die Schwangerschaft bei MS ohne Verschlechterung des Krankheitsbildes, nach der Geburt ist jedoch mit einem häufigeren Auftreten von Krankheitsschüben zu rechnen. Allerdings beeinflussen diese Schübe die Gesamtprognose der Erkrankung nicht. Es gibt sogar Hinweise darauf, daß eine Schwangerschaft nach Ausbruch der MS die Prognose begünstigt [37]. Während der Schwangerschaft war in einer prospektiven Studie die Schubzahl vermindert, im Wochenbett erhöht [10]. Bei bestehendem Kinderwunsch kann also durchaus eine Schwangerschaft ins Auge gefaßt werden. Allerdings bewährt es sich in der täglichen Praxis, eine Stabilisation des Krankheitsbildes abzuwarten, d.h. nach einem Krankheitsschub mindestens ein Jahr zu warten. Diese Empfehlung geht freilich nicht von gesicherten Fakten aus, da es bisher keine Untersuchungen über Schwangerschaftsverläufe bei Patientinnen kurz nach einem akuten Schub bzw. bei rasch progredienter Verschlechterung gibt.

In einer eigenen Untersuchung schützten sich auffallend wenige Patientinnen mit MS vor einer ungewollten Schwangerschaft, und die Quote der Schwangerschaftsabbrüche während der Erkrankung war erschreckend hoch. Hier sollte bessere Aufklärungsarbeit geleistet werden; z.B. steht auf den Waschzetteln mancher Antikonzeptiva die MS als Kontraindikation, obwohl inzwischen geklärt ist, daß hormonale Kontrazeptiva den Krankheitsverlauf nicht ungünstig beeinflussen [38].

Müry [30] untersuchte den Einfluß einer Schwangerschaftsunterbrechung auf den Verlauf der multiplen Sklerose bei 30 Patientinnen. Zwar verschlechterte sich der Krankheitsverlauf nur bei einer dieser Patientinnen, viele Frauen bereuten jedoch nachträglich den Eingriff und hätten rückblickend sehr wahrscheinlich ein Kind aufziehen können. Er leitet daraus die Empfehlung ab, die Indikationsstellung zur Interruptio und eventuellen Sterilisation bei MS mit besonderer Vorsicht zu stellen und mittels differenzierter Kriterien vorzunehmen. Auch aus unseren Untersuchungen geht hervor, daß Sterilisationen bei MS-Patientinnen schon in den Altersstufen zwischen 20 und 29 häufig sind und daß sie nicht mit dem Schweregrad der Erkrankung korrelieren. In vielen Fällen wären reversible Methoden der Konzeptionsverhütung sinnvoller gewesen.

7.4 Ehefähigkeit – Scheidungsrecht

Die sog. **Härteklausel im Scheidungsrecht** sieht vor, daß eine Ehe nicht geschieden werden kann, wenn durch sie außergewöhnliche Umstände herbeigeführt werden, deren Härte durch die Scheidung vermehrt würde. Dies kann im Einzelfall für MS-Patienten zutreffen. Nach Ablauf einer Fünfjahresfrist wurden Ehen ohne weitere Rücksicht auf besondere Belastungen geschieden, bis das Bundesverfassungsgericht 1979 dieses Verfahren für verfassungswidrig erklärte und dem Gesetzgeber auferlegte, dem Gericht die Möglichkeit einzuräumen, in besonderen Härtefällen das Scheidungsverfahren auf unbestimmte Zeit auszusetzen.

Daß Familien mit MS-Kranken schweren Belastungen ausgesetzt sind und oft ungünstige Entwicklungen zeigen, ist unübersehbar. In einer eigenen Untersuchung waren 7,4 % der Ehen von MS-Patientinnen geschieden, während für die sog. Normalbevölkerung nur 3 % zu erwarten gewesen wären. Zu ähnlichen Zahlen gelangte Heier [18] bei Erhebungen an Patienten der MS-Gesellschaft. In Übereinstimmung mit ihm fand sich bei den männlichen MS-Patienten ein geringerer Prozentsatz geschiedener Ehen, was dafür spricht, daß Frauen ihre MS-kranken Männer entsprechend ihrem gesellschaftlichen Rollenverhalten seltener verlassen, sogar oft bis zum Tode pflegen. Eine Untersuchung in niedersächsischen Pflegeheimen ergab, daß in höheren Altersgruppen dort wesentlich mehr Frauen untergebracht waren, als vom Geschlechterverhältnis bei der MS zu erwarten gewesen wären (Bauer, persönliche Mitteilung).

Gutachtliche Stellungnahmen sind gelegentlich erforderlich im Zusammenhang mit Prozessen um das Sorgerecht und die Unterhaltspflicht.

Kasuistik

Wir erlebten kürzlich, daß ein 43 Jahre alter Student mit schwerer Wesensänderung, Ataxie und Sehstörung von seiner als Lehrerin beschäftigten Ehefrau Unterhalt forderte. Die Ehe war nach Krankheitsbeginn geschlossen worden. Die Ehefrau machte geltend, daß der Kläger teilweise am Ausmaß seiner Erkrankung selbst Schuld trage, da er die therapeutischen Empfehlungen nicht beachtet habe. Der Kranke selbst hingegen fühlte sich von seiner Ehefrau mit seiner Krankheit im Stich gelassen und führte die Verschlechterung darauf zurück. Das Gericht verurteilte die Ehefrau zur Unterhaltspflicht.

Von der Möglichkeit, die Aufhebung der Ehe zu beantragen bei „Irrtum über persönliche Eigenschaften" – wozu auch das Verschweigen einer unheilbaren Krankheit gezählt wird –, machen unserer Erfahrung nach Partner von MS-Patienten praktisch keinen Gebrauch.

7.5 Einschränkungen nach dem Betreuungsrecht, Schuldfähigkeit

Eine Betreuung muß bei MS-Patienten nur dann eingerichtet werden, wenn eine zunehmende Demenz und/oder eine euphorische Wesensänderung besteht. Meist sind die Kranken jedoch dann auch körperlich so schwer behindert, daß sich daraus keine wesentlichen Komplikationen ergeben. Noch seltener kommen im Rahmen der MS psychotische, maniforme oder schizophrenieähnliche Bilder vor, deren juristische Beurteilung dann in Analogie zu den entsprechenden endogenen Krankheitsbildern erfolgt.

7.6 Typische mögliche Haftpflichtprobleme

! Aus juristischer Sicht wird verlangt, daß alle Patienten über ihre Diagnose informiert werden, wenn diese medizinisch hinreichend gesichert erscheint [20]. Es soll ermöglicht werden, daß Kranke und ihre Familien eine realistische Lebensplanung vornehmen und die Notwendigkeit zu Behandlungs- und Rehabilitationsmaßnahmen einsehen.

Theoretisch kann es zu Schadenersatzansprüchen des Patienten bzw. seiner Angehörigen gegenüber dem Arzt kommen, was in der Praxis kaum je geschieht. Allerdings beklagen sich viele Patienten im weiteren Verlauf darüber, daß sie nicht früh genug aufgeklärt worden sind.

! Besonders sorgfältige Aufklärung muß erfolgen, wenn Patienten an klinischen Prüfungen von Medikamenten teilnehmen sollen oder besonders risikoreiche und nicht anerkannte Therapieformen zum Einsatz kommen.

Das Einverständnis des Kranken sollte nach Prüfung der Geschäftsfähigkeit möglichst in Gegenwart von

Zeugen schriftlich eingeholt werden. Erfahrungsgemäß sind gerade MS-Patienten zu fast jeder Therapie zu motivieren, was den Therapeuten jedoch nicht dazu verleiten sollte, eine sorgfältige Aufklärung über die möglichen Nebenwirkungen zu unterlassen, sondern in jedem Einzelfall den zu erwartenden Nutzen gegen das eingegangene Risiko abzuwägen.

Schadenersatzansprüche von MS-Patienten gegenüber behandelnden Ärzten sind außerordentlich selten. In der Literatur wird über einen Rechtsstreit berichtet, nachdem sich ein MS-Patient während der Krankengymnastik eine Schenkelhalsfraktur zugezogen hatte [22]. Zwar geben sehr viele Patienten an, daß sich durch die Lumbalpunktion ihre Krankheit wesentlich verschlechtert habe, daraus werden jedoch fast nie Rechtsansprüche abgeleitet. Auch Schadenersatzansprüche im Zusammenhang mit Außenseitermethoden gehören zu den großen Seltenheiten, obwohl dabei Patienten nicht nur zu materiellem, sondern auch zu gesundheitlichem Schaden kommen können. Als behandelnder Schulmediziner kommt man immer wieder in die Verlegenheit, Stellung nehmen zu müssen zu ungewöhnlichen Therapieformen, u.a. auch im Rahmen von Erstattungsmaßnahmen (s. Abschnitt 6.5).

Eine gutachtliche Stellungnahme zur Ermessung des Schmerzensgeldes ist denkbar bei der Abwicklung von privaten Haftpflichtverfahren, wenn akzeptiert wird, daß unfallbedingte Schäden die MS beeinflussen können.

7.7 Arbeitsfähigkeit, Bescheinigungen

In manchen Fällen ist es schwierig, die Dauer einer **Arbeitsunfähigkeit** einzuschätzen. Wir schreiben die Patienten nach Abklingen eines Schubes noch mindestens 14 Tage krank. Es wäre sehr begrüßenswert, wenn von der Möglichkeit einer Belastungserprobung durch stundenweise Wiederaufnahme der Arbeit mehr Gebrauch gemacht würde. Im sog. Hamburger Modell ist dies vorgesehen.

Nachbehandlungsmaßnahmen werden bei noch berufstätigen MS-Patienten als sog. **Anschlußheilbehandlung** vom Rentenversicherungsträger bezahlt. In ähnlicher Form können Heilmaßnahmen im Sinne von Kuren beantragt werden. Bei schon berenteten chronisch Kranken muß die Krankenkasse bzw. der Sozialhilfeträger in Anspruch genommen werden. Eine Behandlungsbedürftigkeit liegt dann vor, wenn sich das Leiden ohne ärztliche Hilfe verschlimmern würde. Darunter fällt bei MS-Patienten auch stationäre Behandlung bei therapieresistenter Spastik.

Ähnlich wie Marx [27], der es als schwierig bezeichnet, antragstellenden Patienten ohne Symptomatik eine Kur auszureden, hatten auch wir Probleme bei der routinemäßigen Befürwortung von Kuren oder regulären stationären Einweisungen von Patienten ohne oder mit nur minimaler neurologischer Symptomatik. Sie sind unseres Erachtens nur gerechtfertigt, wenn die Belastungen zu Hause zur dauernden Überforderung führen oder wenn eine Kombination mit anderen Beschwerden, z.B. Rückenschmerzen, vorliegt.

Die Befürwortung von Hilfsmitteln und Geräten zur Pflegeerleichterung setzt genaue Kenntnisse einerseits des neurologischen Befunds und der Motivation des Patienten sowie der Angehörigen, andererseits eine Sachkenntnis auf dem Hilfsmittelmarkt voraus [7]. In Zusammenarbeit mit Krankengymnastinnen oder Ergotherapeutinnen müssen Hilfsmittel möglichst schon während eines stationären Aufenthalts ausgesucht und benützt werden, damit sie zu Hause auch tatsächlich zum Einsatz kommen. Die Krankenkassen übernehmen nur Körperersatzstücke und andere Hilfsmittel, die auf die Körperbehinderung direkt einwirken. Geräte zur Pflegeerleichterung, Wohnungsumbauten etc. sind Leistungen der Pflegeversicherung bzw. des Bundessozialhilfegesetzes (BSHG).

Seit der Einführung der gesetzlichen Pflegeversicherung gibt es häufige Streitigkeiten um die **Einstufung der Pflegebedürftigkeit,** vor allem zwischen der Pflegestufe II und III. Nach §§ 14 und 15 des Pflegeversicherungsgesetzes sind die Begriffe definiert. Der Medizinische Dienst der Krankenkassen ist mit der Feststellung beauftragt. Gegen seine Einschätzung kann Widerspruch und dann Klage erhoben werden. Der Wortlaut des Gesetzes klingt eindeutig:

! Der Zeitaufwand, den ein Familienangehöriger oder eine andere nicht als Pflegekraft ausgebildete Pflegeperson für die erforderlichen Leistungen der Grundpflege und hauswirtschaftlichen Versorgung benötigt, muß wöchentlich im Tagesdurchschnitt

- in der Pflegestufe I mindestens 90 Minuten betragen; hierbei müssen auf die Grundpflege mehr als 45 Minuten entfallen;
- in der Pflegestufe II mindestens drei Stunden betragen; hierbei müssen auf die Grundpflege mindestens zwei Stunden entfallen;
- in der Pflegestufe III mindestens fünf Stunden betragen; hierbei müssen auf die Grundpflege mindestens vier Stunden entfallen.

Der Zeitaufwand ist in der Praxis aber schwer zu überprüfen.

Täglich werden uns die verschiedensten Bescheinigungen abverlangt, wobei Schwierigkeiten unserer Erfahrung nach dann entstehen, wenn die MS für Wünsche herangezogen wird, die krankheitsunabhängig bestehen. So sollten wir z.B. bei beschwerdefreien Patienten bescheinigen, daß sie als Härtefall bei der Zulassung zum Medizinstudium bzw. bei der Verteilung der Internatsjahrplätze gelten oder daß sie eine Prüfung nicht antreten können. Umgekehrt kommt es (wenn auch seltener) vor, daß erheblich Behinderte bescheinigt haben wollen, daß sie noch in der Lage sind, diese oder jene Tätigkeit auf lange Sicht auszuüben, auch wenn dies offensichtlich illusorisch erscheint.

Eine gute Anleitung zur Ausstellung von Attesten findet sich bei Schulz [47]. Hier wird auch ausführlich auf die Gefahr sog. **Gefälligkeitsatteste** hingewiesen.

Literatur

[1] Akermann S (1990): Leistungsspektrum der Berufsunfähigkeit. Versicherungsmedizin 42: 184.

[2] Andersen O, Lygner PE, Bergstrom T et al. (1993): Viral infections trigger multiple sclerosis relapses: a prospective seroepidemiological study. J. Neurol. 240: 417.

[3] Angstwurm H (1991): Zur Prognose und zur Lebenserwartung bei Multipler Sklerose. Versicherungsmed. 43: 52.

[4] Bauer H, Firnhaber W (1963): Zur Leistungsprognose Multiple-Sklerose-Kranker. Dtsch. Med. Wschr. 88: 1357.

[5] Baust W (1976): Beurteilung des Unfallzusammenhanges nichttraumatischer Nervenerkrankungen. Med. Welt 27: 611.

[6] Bundesarbeitsgemeinschaft für Rehabilitation (1984): Die Rehabilitation Behinderter. Deutscher Ärzte-Verlag, Köln.

[7] Bundesausschuß der Ärzte und Krankenkassen (1997): Ergänzung der Arztinformation zum Hilfsmittelverzeichnis als Anlage zu den Heilmittel- und Hilfsmittel-Richtlinien. Dtsch. Ärztebl. 94: B-1639.

[8] Bundesministerium für Arbeit und Sozialordnung (1996): Anhaltspunkte für die ärztliche Gutachtertätigkeit im sozialen Entschädigungsrecht und nach dem Schwerbehindertengesetz. Köllen, Bonn.

[9] Christie B (1998): Appeal overturns link between multiple sclerosis and whiplash. Brit. med. J. 316: 799.

[10] Confavreux C, Hutchinson M, Hours MM et al.(1998): Rate of pregnancy-related relapse in multiple sclerosis. N. Engl. J. Med. 339: 285.

[11] Djaldetti R, Ziv I, Achiron A et al. (1996): Fatigue in multiple sclerosis compared with chronic fatigue syndrome. Neurology 46: 632.

[12] Epplen C, Jäckel S, Santos E et al. (1997): Genetic predisposition to multiple sclerosis as revealed by immunoprinting. Ann. Neurol. 41: 341.

[13] Felgenhauer K (1998): Labordiagnostik neurologischer Erkrankungen. In: Thomas L: Labor und Diagnose, 5. Aufl., S.1341–1359. TH Books, Frankfurt.

[14] Finke J (1981): Neurologische Erkrankungen. In: Klaus D, Tetzlaff D, Vogler W: Praxis der Allgemeinmedizin. Band 3. Urban & Schwarzenberg, München–Wien–Baltimore.

[15] Gercke W (1955 ff): Medizin im Sozialrecht. Luchterhand, Berlin–Neuwied.

[16] Gorman WF (1993): Legal Neurology and Malingering. Green, St. Louis.

[17] Gout O, Théodorou I, Liblau R et al. (1997): Central nervous system demyelination after recombinant hepatitis B vaccination: Report of 25 cases. Neurology 48: A424.

[18] Heier D (1973): Die Lebenssituation von Multiple-Sklerose-Kranken. Aus dem Institut für Freie Berufe, Nürnberg.

[19] Hirschmann J (1976): Die Begutachtung der multiplen Sklerose hinsichtlich Berufsunfähigkeit und Invalidität. Med. Welt 27: 622.

[20] Kern BR, Laufs A (1983): Die ärztliche Aufklärungspflicht. Springer, Berlin–Heidelberg–New York.

[21] Kesselring J (1997): Multiple Sklerose, 3. Aufl. Kohlhammer, Stuttgart–Berlin–Köln.

[22] Kiessling WR, Maske B (1989): Zur Problematik der Schenkelhalsfraktur bei Multipler Sklerose. Fortschr. Neurol. Psychiat. 57: 107.

[23] Knecht J (1977): Der Multiple-Sklerose-Kranke als Motorfahrzeuglenker. Schweiz. Med. Wschr. 107: 373.

[24] Langdon DW, Thompson AJ (1996): Cognitive problems in multiple sclerosis. Multiple Sclerosis 3: 1.

[25] Lewrenz H, Friedel B (1996): Krankheit und Kraftverkehr. Schriftenreihe des Bundesministers für Verkehr. Bonn.

[26] Marshall E. (1998): A shadow falls on hepatitis B vaccination effort. Science 281: 630.

[27] Marx HH (1981): Medizinische Begutachtung. 4. Aufl. Thieme, Stuttgart–New York.

[28] McAlpine D, Lumsden CE, Acheson ED (1972): Multiple Sclerosis. A Reappraisal. Churchill Livingstone, Edinburgh-London.

[29] McDonald I (1998): Diagnostic methods and investigation in multiple sclerosis. In: Compston A: McAlpine's Multiple Sclerosis. 3. Aufl., pp. 251–279. Churchill Livingstone, London.

[30] Müry HR (1968): Auswirkungen der Schwangerschaftsunterbrechung bei Multipler Sklerose. Schweiz. Arch. Neurol. Neurochir. Psychiatr. 101: 60.

[31] Nadler JP (1993): Multiple sclerosis and hepatitis B vaccination. Clin. Infect. Dis. 17: 928.

[32] Pestel M (1976): Sclérose en plaques et assurance-vie. Nouv. Presse Méd. 5: 1071.

[33] Poser CM, Paty DW, Scheinberg L et al. (1983): New diagnostic criteria for multiple sclerosis : Guidelines for research protocols. Ann. Neurol. 13: 227.

[34] Poser CM (1994): The role of trauma in the pathogenesis of multiple sclerosis. Clin. Neurol. Neurosurg. 96: 103.

[35] Poser S (1986): Multiple Sklerose. Wiss. Buchgesellschaft, Darmstadt.

[36] Poser S (1992): Diagnostische Kriterien der multiplen Sklerose. Therapiewoche 42: 12.

[37] Poser S (1998): Schwangerschaft bei neurologischen Erkrankungen. Akt. Neurol. 25: 133.

[38] Poser S, Raun NE., Wikström J et al. (1979): Pregnancy, oral contraceptives and multiple sclerosis. Acta Neurol. Scand. 59: 108.

[39] Poser S, Kurtzke JF, Poser W et al. (1989): Survival in multiple sclerosis. J. Clin. Epidemiol. 42: 159.

[40] Raestrup O (1967): Die Multiple Sklerose und ihre prognostische Beurteilung in der Lebensversicherung. Med. Welt 18: 1075.

[41] Rauschelbach HH, Jochheim KA (1997): Das neurologische Gutachten. 3. Aufl. Thieme, Stuttgart–New York.

[42] Resch J (1982): Die multiple Sklerose als Mortalitätsdiagnose in der Bundesrepublik Deutschland. Fortschr. Neurol. Psychiatr. 50: 52.

[43] Runmarker B, Andersen O (1993): Prognostic factors in a multiple sclerosis incident cohort with twenty-five years of follow-up. Brain 116: 117.

[44] Sadovnick AD, Ebers GC, Dyment DA et al. (1996): Evidence for genetic basis of multiple sclerosis. Lancet 347: 1728.

[45] Sadovnick AD, Eisen K, Ebers GC et al. (1991): Cause of death in patients attending multiple sclerosis clinics. Neurology 41: 1193.

[46] Schaltenbrand G, Hopf HC (1964): Neurologische Komplikationen nach Schluckimpfung. Nervenarzt 35: 120.

[47] Schulz E (1996): Das ärztliche Attest. Versicherungsmed. 48: 18.

[48] Sibley WA, Bamford CR, Clark K et al. (1991): A prospective study of physical trauma and multiple sclerosis. J. Neurol. Neurosurg. Psychiat. 54: 584.

[49] Siva A, Radhakrishnan K, Kurland T et al. (1993): Trauma and multiple sclerosis. Neurology 43: 1878.

[50] Verdier-Taillefer MH, Sazdovitch V, Borgel F. et al. (1995): Occupational environment as risk factor for unemployment in multiple sclerosis. Acta Neurol. Scand. 92: 59.

[51] Weilbach FX, Hartung HP (1997): Physikalisches Trauma und Multiple Sklerose. Nervenarzt 68: 940.

[52] Weinshenker BG, Bass B, Rice GP et al. (1989): The natural history of multiple sclerosis: a geographically based study. 2. Predictive value of the early clinical course. Brain 112: 1419.

[53] Weisner B (1975): Unfavorable effects of lumbar puncture and other diagnostic procedures on the course of multiple sclerosis? In: Klug G, Brock M, Klinger M et al.: Advances in Neurosurgery 2, pp.195–197. Springer, Berlin–Heidelberg–New York.

[54] Zwergel U, Wullich B, Jost WH et al. (1998): Hilfe für Patienten mit Multipler Sklerose: Eine aktuelle Einordnung der Diagnostik- und Behandlungsmöglichkeiten von neurogenen Blasenentleerungsstörungen. Dtsch. Med. Wschr. 123: 707.

24
Gefäßerkrankungen von Gehirn und Rückenmark

Peter Marx

Inhalt

1 Einteilung und Epidemiologie zerebrovaskulärer Erkrankungen

Zerebrovaskuläre Erkrankungen führen zu vier unterschiedlichen Krankheitsbildern:

- ischämischen Insulten (ca. 80%),
- Hirnblutungen (ca. 10–12%),
- Subarachnoidalblutungen (ca. 7–8%),
- Hirnvenenthrombosen (ca. 2–4%).

Klinisch beginnen sie üblicherweise plötzlich, d.h. apoplektiform. Wie für alle neurologischen Erkrankungen gilt der Grundsatz, daß neurologische Ausfälle oder Reizsymptome (partielle oder generalisierte epileptische Anfälle, Kopfschmerzen) dem Ort der Störung entsprechen, aber immer ätiologisch unspezifisch sind. Allein aufgrund der neurologischen Symptome ist der Ort der Störung, nicht aber ihre Ursache zu erschließen. Dies bedeutet, daß man z.B. nur aufgrund der Anamnese und des klinischen Befunds niemals eindeutig zwischen Hirnblutung und ischämischem Insult differenzieren kann. Vor jeder relevanten Therapie (z.B. Antiaggregation oder Antikoagulation) ist daher eine Abklärung der Art und der Ursache unerläßlich.

In der **ICD-10** werden zerebrovaskuläre Erkrankungen unter den Diagnosenummern I 60–I 69 geführt:

- I 60 Subarachnoidalblutung,
- I 61 intrazerebrale Blutung,
- I 62 sonstige nichttraumatische intrakranielle Blutungen,
- I 63 Hirninfarkt,
- I 64 Schlaganfall, nicht als Blutung oder Infarkt bezeichnet,
- I 65 Verschluß und Stenose der extrakraniellen hirnversorgenden Arterien ohne resultierenden Hirninfarkt,
- I 66 Verschluß und Stenose intrakranieller Arterien ohne resultierenden Hirninfarkt,
- I 67 sonstige zerebrovaskuläre Krankheiten,
- I 68 zerebrovaskuläre Störungen bei anderenorts klassifizierten Krankheiten,
- I 69 Folgen zerebrovaskulärer Erkrankungen.

In der Todesursachenstatistik industrialisierter Länder rangieren Hirngefäßkrankheiten nach Herzerkrankungen und bösartigen Geschwülsten an 3. Stelle. 15–20% der Erkrankten sterben in den ersten 4 Wochen. Etwa ein Drittel der Erkrankten behält so schwere Behinderungen, daß sie dauernd pflegebedürftig bleiben; ein weiteres Drittel ist leicht bis mäßig behindert; nur ein Drittel erreicht einen Zustand, der ein unbehindertes Weiterleben ermöglicht. Zerebrovaskuläre Erkrankungen sind die häufigste Ursache schwerer Behinderung im Erwachsenenalter und die teuerste Krankheitsgruppe.

Die Inzidenz von Schlaganfällen liegt in Deutschland bei etwa 180 pro 100000 Einwohner und Jahr. Dies bedeutet, daß etwa 150000 Einwohner pro Jahr erkranken. Man schätzt, daß in Deutschland etwa 800000 Menschen an den Folgen eines Schlaganfalls leiden.

2 Ischämische Insulte

2.1 Zerebrale Gefäßversorgung

Das Gehirn wird von den beiden Karotiden und Vertebralarterien versorgt, die über den Circulus arteriosus Willisii an der Schädelbasis miteinander kommunizieren. Die Karotiden versorgen die Retina des Auges (A. ophthalmica), mediale Anteile des Frontalhirns (A. cerebri anterior) und die lateralen Anteile von Frontal-, Temporal- und Parietalhirn sowie das rostrale Stammganglienmassiv einschließlich der inneren Kapsel (A. cerebri media).

Die Vertebralarterien geben nach ihrem Eintritt in das Schädelinnere zuerst die hintere Kleinhirnarterie (Aa. cerebelli posteriores) ab, die die dorsolaterale Medulla oblongata und große Anteile des Kleinhirns versorgt. Sie vereinigen sich dann zur A. basilaris. Sie versorgt den Hirnstamm und mit der mittleren und oberen Kleinhirnarterie das Kleinhirn. Meist entspringen von ihr die hinteren Hirnarterien (Aa. cerebri posteriores), die den Okzipitallappen und mediale Anteile des Temporallappens versorgen.

Außer über den Circulus arteriosus Willisii stehen die intrakraniellen Arterien über kortikale Anastomosen in Verbindung. Proximal gelegene Gefäßverschlüsse können oft kompensiert werden, Verschlüsse kortikaler Äste oder perforierender Arterien sind dagegen kaum durch Kollateralversorgung kompensierbar.

2.2 Physiologie und Pathophysiologie der Hirndurchblutung

Das Gehirn ist ein äußerst stoffwechselaktives Organ. Obwohl es nur 2% des Körpergewichts ausmacht, beansprucht es ca. 20% des Herzminutenvolumens. Hauptenergielieferant ist der aerobe Glukosestoffwechsel. Da dem Gehirn weder Sauerstoff- noch Glukosespeicher zur Verfügung stehen, ist eine kontinuierliche Zufuhr dieser Energielieferanten von entscheidender Bedeutung.

Sinkt die Hirndurchblutung und damit die arterielle Sauerstoffspannung auf ca 50 % des Normalwertes, kommt es zu einem Funktionsverlust *(Unterschreitung der Funktionsstoffwechselschwelle)*. Erst Verringerung der Durchblutungsgrenze auf unter 15–20 % der Norm führt rasch zu irreversiblem Zellschaden mit nachfolgendem Zelltod *(Unterschreitung der Strukturstoffwechselschwelle)*. Das Hirnareal im Randgebiet des Infarktkerns, in dem die Schwelle des Funktionsstoffwechsels – nicht aber die des Strukturstoffwechsels – unterschritten ist, wird als *Penumbra* (Halbschatten) bezeichnet. Ihre Überlebensfähigkeit hängt entscheidend vom Zeitpunkt der Wiederherstellung einer ausreichenden Sauerstoffversorgung ab, da bisher nur andeutungsweise verstandene pathophysiologische Vorgänge zu einer mit der Zeit zunehmenden Zellschädigung und damit zum Zelltod auch in diesem Areal führen. Dies tritt umso eher ein, je niedriger die Durchblutung in der Penumbra ist.

Die zeitliche Dimension der Schadensabläufe bei völliger Unterbrechung der Sauerstoffzufuhr in einem Hirnteil zeigt schon nach wenigen Sekunden ein Sistieren der bioelektrischen Aktivität und damit Funktionsverlust. Erste irreversible Ganglienzellschäden treten im Infarktkern schon nach 4–5 Minuten ein; die Überlebenschancen der Penumbra nehmen im Verlauf von Stunden ab.

Unter normalen Bedingungen ist die Hirndurchblutung weit überschwellig. Sie folgt dem lokalen Sauerstoffbedarf (metabolische Steuerung) und ist über weite Bereiche vom Blutdruck unabhängig (Autoregulation). Autoregulation und metabolische Steuerung sind in der Mangelperfusion aufgehoben. Dadurch wird die Hirndurchblutung in der Ischämie linear vom Blutdruck abhängig.

2.3 Klinik

2.3.1 Allgemeine Aspekte

Hirndurchblutungsstörungen beginnen üblicherweise apoplektiform. Charakteristisch sind neurologische Ausfälle, die von der Lokalisation der Ischämie abhängen.

Kopfschmerzen fehlen bei den meisten ischämischen Insulten (Ausnahmen: um das Auge lokalisierter Schmerz bei Karotisdissektionen oder -verschlüssen, nuchaler und okzipitaler Kopfschmerz bei Vertebralisdissektionen oder -verschlüssen, meist frontal lokalisierter Schmerz bei Posteriorinfarkten).

Da die Vigilanzregulierung des Gehirns von Systemen geregelt wird, die ihren Ausgang von der Substantia reticularis des oberen Hirnstamms nehmen, in den Thalami umgeschaltet werden und dann in beide Großhirnhemisphären projizieren und einseitige Großhirnläsionen per se nicht zu Bewußtseinsstörungen führen, kommt ein akuter Bewußtseinsverlust zu Beginn der Erkrankung bei ischämischen Insulten nur bei Embolien in die Basilarisspitze bzw. bei Basilaristhrombosen, d.h. äußerst selten vor. Insbesondere bei kurzfristigen Bewußtseinsstörungen ist die Zuordnung als TIA praktisch immer eine Fehldiagnose. Bei den üblichen hemisphärischen Insulten bleibt das Bewußtsein erhalten. Lediglich bei ausgedehnten Media- oder Media- und Anteriorinfarkten finden sich anfänglich leichte bis mäßige Bewußtseinstrübungen. Derartig große Infarkte können jedoch in den ersten Tagen zu intrakranieller Drucksteigerung mit Bewußtseinsverlust und Einklemmungssyndromen führen (maligner Media- oder Kleinhirninfarkt). Gleiches gilt für den malignen Kleinhirninfarkt.

Eine Einleitung des ischämischen Schlaganfalls durch einen Krampfanfall wird in großen Untersuchungen mit 0,4–6,5 % angegeben.

Für Diagnostik und Therapie sind drei Aspekte ischämischer Insulte wesentlich:

- Verlaufsform,
- klinisches Syndrom,
- Ätiologie und Pathogenese des Insults.

2.3.2 Verlaufsformen

Man unterscheidet im wesentlichen drei Verlaufsformen:

- **Passagerer Insult, TIA (transient ischemic attack)**
  Es handelt sich um ein meist nach wenigen Minuten, zumindest aber nach 24 Stunden vollständig zurückgebildetes neurologisches Defizit. Morphologisch nachweisbare Hirninfarkte nehmen mit der Dauer der Störung zu.
- **Progredienter ischämischer Insult**
  Dies ist eine seltene Form des Schlaganfalls, bei der sich die Symptomatik über Stunden oder bei Insulten des hinteren Kreislaufs auch über Tage progredient entwickelt. Zu dieser Schlaganfallform wird auch der sog. Crescendo-TIA gerechnet, bei dem sich Besserungen und Verschlechterungen abwechseln. Morphologisch findet man fast immer einen Hirninfarkt.
- **Vollendeter Schlaganfall, Hirninfarkt (completed stroke)**
  Kennzeichen des Hirninfarkts ist ein stabilisiertes neurologisches Defizit unterschiedlichen Ausmaßes, das vom sog. minimal stroke bis zum schweren Defektstadium reichen kann. In Interventionsstudien

werden TIA und minimal stroke meist zusammengefaßt.

! Jeder ischämische Insult (auch TIA) ist ein akuter Notfall, der unmittelbare diagnostische Zuordnung, ätiologische Abklärung und differenzierte Therapie erfordert.

2.3.3 Klinische Syndrome ischämischer Insulte

Außer über den Ort der Läsion und damit das betroffene Gefäßareal lassen die Symptome und Syndrome meist auch zwischen mikro- und makroangiopathischen Insulten differenzieren, d.h., sie erlauben Rückschlüsse auf den Ort der Schädigung im Gefäßsystem.

Lakunäre Syndrome: Mikroangiopathische Insulte beruhen auf Verschlüssen in den intrazerebralen Verlaufsstrecken der Stammganglien-, Hirnstamm- oder Marklagerarterien. Bei weitem häufigste Ursache für diese Verschlüsse ist die mit Hypertonie und/oder Diabetes mellitus assoziierte Lipohyalinose und/oder Arterio-/Arteriolosklerose dieser Gefäßabschnitte. Ihr morphologisches Korrelat ist die Lakune, d.h. ein subkortikaler Infarkt mit einem Durchmesser $\leq$ 1,5 cm.

Das typische klinische Korrelat ist das lakunäre Syndrom (Tab. 24-1), wobei jedoch auch asymptomatische Verläufe vorkommen.

Tabelle 24-1 Klinische Syndromatologie ischämischer Insulte

Lakunäre Syndrome	Syndrome bei Territorialinfarkten
Rein motorische Hemiparese	Sensomotorische Hemiparese
Rein sensible Halbseitenstörung	Homonyme Hemianopsie
Sensomotorische Hemiparese	Aphasie, Akalkulie und/oder Apraxie
Dysarthrie mit Handungeschicklichkeit	Hemineglekt / Hemiextinkt
Ataktische Hemiparese	
Hemiballismus	Wallenberg-Syndrom
	Kleinhirninfarkte

Rein motorische und *rein sensible Störungen* auf einer Körperseite machen das Hauptkontingent lakunärer Insulte aus. Sie umfassen typischerweise Gesicht und beide Extremitäten und beruhen auf kleinen Läsionen in der Capsula interna oder im Marklager der Großhirnhemisphären sowie auf Läsionen vorwiegend im pontinen Hirnstamm. *Sensomotorische Hemiparesen* kommen sowohl bei lakunären als auch territorialen Infarkten vor und erlauben somit allein keine klinische Differenzierung.

Das Syndrom der *Handungeschicklichkeit mit Dysarthrie* kommt meist bei Läsionen im vorderen Anteil der Capsula interna der linken Hemisphäre vor, findet sich aber auch bei Hirnstammläsionen.

Die *ataktische Hemiparese* (Parese mit ipsilateraler Ataxie bei den Zielversuchen) ist charakteristisch für Insulte im Brückenfuß (Pyramidenbahn und kortikozerebellare Verbindungen betroffen), kommt aber ebenfalls bei anderen Ischämielokalisationen vor.

Beim *akuten Hemiballismus* liegt der Schädigungsort im Corpus Luysii.

Territoriale Insulte beruhen meist auf Verschlüssen der extrazerebralen (aber intrakraniellen, d.h. pialen) Verlaufsstrecken der hirnversorgenden Arterien. Häufigster Verschlußort ist die A. cerebri media oder einer ihrer Äste; es kommen jedoch auch Verschlüsse aller anderen Äste des Circulus arteriosus Willisii und der A. basilaris und ihrer Äste (hintere, mittlere und obere Kleinhirnarterie) vor. Häufigste Ursache territorialer Insulte ist der embolische Verschluß, wobei die Emboli sowohl aus dem Herzen als auch von der Aorta bzw. den supraaortalen Ästen stammen können. Hämodynamisch verursachte Insulte durch Verschluß der extrakraniellen supraaortalen Äste sind demgegenüber selten, gleiches gilt für autochthone Stenosen und Verschlüsse der intrakraniellen Arterien.

Territorialinfarkte im Versorgungsgebiet der Karotiden: Carotis-interna-Verschlüsse führen neben Grenzzoneninfarkten meist durch Abschwemmung von Partikeln vom distalen Thrombusende zu Mediaast-Verschlüssen (Tandemverschluß) mit entsprechenden Infarkten. Da das Versorgungsgebiet der A. cerebri media sowohl Präzentral- wie Postzentralregion und das darunter liegende Marklager umfaßt, findet man regelmäßig *sensomotorische* und nicht rein motorische *Hemiparesen* (Ausnahme: isolierte Monoparese einer Extremität bei kleinen Läsionen in der Präzentralregion). Diese können sehr unterschiedliches Ausmaß haben, das von Verminderung der Feinmotorik, Absinken in den Halteversuchen bis zur Hemiplegie reichen kann. Derartige Paresen (wie auch Paresen bei lakunären Infarkten) können zuerst mit einer Abschwächung der Muskeleigenreflexe verbunden sein, später werden die Reflexe lebhafter als an der gesunden Extremität. Das Babinski-Zeichen kann, muß aber nicht positiv sein.

Ein weiteres charakteristisches Syndrom territorialer Insulte ist die *homonyme Hemianopsie,* d.h. der Sehverlust in der gleichseitigen Gesichtsfeldhälfte beider Augen. Der Kranke berichtet zwar meist fälschlich, daß er auf einem Auge (der dem temporalen Gesichtsfeldausfall entsprechenden Seite) nichts gesehen habe.

Bei genauerer Befragung gibt er dann jedoch an, daß er Personen oder Gegenstände nur zur Hälfte gesehen habe, was bei monokulären Störungen nicht vorkommt.

Ausgedehnte Insulte im Mediastromgebiet führen neben der Hemiparese zu Blickparesen, wobei der Kranke im Gegensatz zu pontinen Infarkten von der Seite der Lähmung wegblickt.

Neben diesen elementaren Ausfällen finden sich bei Territorialinsulten in den Großhirnhemisphären neuropsychologische Störungen, die eine Abgrenzung gegenüber lakunären Insulten ermöglichen.

2.3.4 Neuropsychologische Störungen bei linkshirnigen Insulten

Siehe auch Kapitel 36.

Bedeutsam sind Sprach- und Rechenstörungen sowie Apraxien. Man unterscheidet vier Formen der Aphasie:

- Die schwerste Form ist die **globale Aphasie,** bei der das Sprachverständnis ebenso betroffen ist wie die expressive Sprache. Das Sprachverständnis ist schwerstgestört, gleichzeitig ist der Kranke nicht in der Lage, sprachlich und oft auch gestisch mit seiner Umgebung zu kommunizieren. Er ist dabei aber wach. Gleichzeitig besteht eine bukko-faziale Apraxie (s.u.).
- Bei der **Wernicke-Aphasie** ist das Sprachverständnis schwerstgestört, der Kranke vermag aber flüssig und gut artikuliert zu sprechen. Seine Sprache ist jedoch voller semantischer (inhaltliche Abweichung vom Zielwort) und phonematischer (lautliche Abweichung vom Zielwort) Paraphasien bis hin zum völlig unverständlichen Jargon.
- Die **Broca-Aphasie** ist durch Verminderung und Verlangsamung der Sprachproduktion, eingeschränktes Vokabular, Agrammatismus und phonematische Paraphasien gekennzeichnet. Das Sprachverständnis ist leicht gestört.
- Von **amnestischer Aphasie** spricht man, wenn schwere Wortfindungsschwierigkeiten vorliegen. Bei dieser Form der Aphasie ist das Sprachverständnis nur leicht gestört, semantische und phonematische Paraphasien kommen vor, während Artikulation, Prosodie und Satzbau nicht gestört sind.

Aphasien nach ischämischen Insulten haben unter einer geeigneten Therapie gute Besserungsaussichten. Bei globalen Aphasien stellt sich meist ein Wiedererlangen des Sprachverständnisses ein. Oft erfolgt eine Umwandlung in eine Broca-Aphasie.

In rechtlicher Hinsicht ist bedeutsam, daß alle Aphasiker ein gestörtes Sprachverständnis haben, was sich besonders bei komplexen Sachverhalten, z.B. bei Aufklärung über therapeutische Maßnahmen, auswirkt. Dies gilt nicht nur für gesprochene Sprache, sondern auch für Geschriebenes (Alexie).

Sprachstörungen sind bei rechtshirnigen Läsionen selten. Da Linkshänder oft ambidexter sind, haben Aphasien bei ihnen eine bessere Rückbildungstendenz als bei Rechtshändern.

Neben den Aphasien findet man bei linkshirnigen Läsionen **Apraxien.** Hierunter versteht man Störungen, bei denen die erhaltenen Einzelbewegungen nicht in sinnvolle Bewegungsabläufe oder Handlungen umgesetzt werden können.

- Die **ideomotorische Apraxie** macht es dem Kranken unmöglich, Ausdrucksbewegungen wie Drohen, Winken etc. durchzuführen oder den Gebrauch imaginierter Gegenstände (Kaffeemahlen, Sägen etc.) vorzumachen.
- Auf die **bukkofaziale Apraxie** ist schon hingewiesen worden. Der Kranke kann auf Aufforderung den Mund nicht spitzen oder pfeifen. Er hat Schwierigkeiten beim Schlucken mit der Gefahr der Aspirationspneumonie.
- Von **ideatorischer Apraxie** spricht man, wenn der Kranke Handlungsfolgen wie Kaffee kochen, Büchse öffnen etc. trotz erhaltener einzelner Bewegungsabläufe nicht durchführen kann. Diese Form der Apraxie behindert den Betroffenen bei alltäglichen Verrichtungen.

2.3.5 Neuropsychologische Störungen bei rechtshirnigen Insulten

Besonders bedeutsam sind räumliche Orientierungsstörungen und Hemineglekt; eine Amusie ist äußerst selten.

Die rechte Großhirnhemisphäre ist dominant für räumliche Zuordnung und Orientierung. Ausgedehnte Insulte führen zu einem **multimodalen Neglekt** für die linke Seite. Diese Kranken wirken, als ob links für sie nicht mehr existiert. Spricht man sie von dieser Seite an, wenden sie sich suchend nach rechts. Ihre schweren linksseitigen Ausfälle sind ihnen nicht bewußt. Oft haben sie auch ein Fremdheitsgefühl für ihre linke Seite, insbesondere die Hand, deren Lähmung sie erst auf Ansprache bemerken oder die sie sogar als nicht zu ihnen gehörig empfinden.

Primär oder in der Rückbildungsphase eines supramodalen Neglekts finden sich **Hemiextinkte,** d.h. Auslöschphänomene bei simultaner beidseitiger Reizung. Derartige Patienten sehen dann z.B. bei der separaten Gesichtsfeldprüfung Gegenstände in beiden Gesichtshälften, nehmen aber bei simultaner rechts- und linksseitiger Reizung den Reiz auf der linken Seite nicht wahr. Dieser Ausfall entgeht der üblichen Perimetrie, erlaubt aber z.B. nicht das Fahren eines Kraftfahrzeugs. Die Überprüfung des visuellen Hemiextinkts (oft auch als **visueller Hemineglekt** bezeichnet) gelingt einfach durch die simultane Fingerperimetrie.

Derartige Hemiextinkte finden sich für das visuelle, das akustische System und/oder die Sensibilität.

Betreffen **räumliche Orientierungsstörungen** den eigenen Körper, können sich die Kranken z.B. nicht mehr selber anziehen (sog. Ankleideapraxie). Das Auffinden eines Raumes oder die Orientierung anhand einer Karte kann ebenso betroffen sein wie das Lesen und Schreiben, wobei die Kranken Schwierigkeiten haben, die Zeile zu finden.

Konstruktive Apraxie ist durch das Unvermögen gekennzeichnet, unter visueller Kontrolle einzelne Elemente zu einem räumlichen Gebilde zusammenzufügen. Derartige Patienten versagen z.B. bei Aufgaben, einfache Gegenstände zu zeichnen. Die konstruktive Apraxie kommt im Gegensatz zu den anderen Apraxien vorwiegend bei rechtshirnigen Läsionen vor.

Infarkte im Versorgungsgebiet der A. cerebri anterior haben eine beinbetonte kontralaterale Parese zur Folge. Bilaterale Anteriorinfarkte führen zu Frontalhirnsyndromen bis hin zum akinetischen Mutismus.

Ausgeprägte diffuse oder auch umschriebene Infarkte in beiden Hemisphären führen schließlich zum Bild der Pseudobulbärparalyse und/oder vaskulären Demenz.

2.3.6 Insulte im vertebro-basilären Stromgebiet

Die klinische Differenzierung von mikro- und makroangiopathischen Insulten ist im hinteren Kreislauf schwierig. Symptome lassen sich – wie im Karotisgebiet – auf umschriebene Mangeldurchblutungen zurückführen. Der Begriff „vertebro-basiläre Insuffizienz“ ist nicht exakt definiert und daher völlig unbrauchbar.

Insulte im Versorgungsgebiet der kleinen perforierenden Arterien führen zu **ataktischen Hemiparesen,** gelegentlich zu rein sensiblen Syndromen (z.B. periorales Taubheitsgefühl auf einer Seite) oder zu Schwindel mit oder ohne Nystagmus.

Infarkte infolge Verschlusses medianer oder paramedianer perforierender Hirnstammarterien haben Hemiparese zur Folge. Reicht der Infarkt bis in die Haubenregion, können bei pontinen Infarkten Blicklähmungen beobachtet werden. Der Kranke blickt dann im Gegensatz zu Patienten mit ausgedehnten Großhirnläsionen zur Seite der Lähmung. Auch internukleäre Ophthalmoplegien und andere Störungen der Okulomotorik mit Achsabweichung der Bulbi und entsprechenden Doppelbildern können Symptome vertebrobasilärer Durchblutungsstörungen sein.

Größere Infarkte des Hirnstamms haben gekreuzte Syndrome zur Folge, d.h. Hirnnervenausfälle oder Horner-Syndrom auf der homolateralen Seite, Lähmung und Hemihypästhesie auf der gegenüberliegenden.

Besonders bekannt sind das **Weber-Syndrom** mit Okulomotoriusparese und kontralateraler Hemiparese und das **Wallenberg-Syndrom,** bei dem homolateral der Trigeminuskern (Taubheitsgefühl der Gesichtshälfte, Abschwächung des Kornealreflexes), der Glossopharyngicus und Vagus (Heiserkeit, Schluckstörung, Singultus, Hängen des Gaumensegels, Abschwächung des Würgreflexes) und die zentrale Sympathikusbahn (Horner-Syndrom) betroffen sind. Kontralateral findet sich meist eine Hemihypästhesie vom Hals abwärts. Sind vestibuläre Kerne und Verbindungen betroffen, kommt es zu Schwindel mit Nystagmus, Übelkeit und Erbrechen. Meist findet sich zusätzlich ein ausgedehnter homolateraler Kleinhirnhemisphäreninfarkt im Versorgungsgebiet der hinteren Kleinhirnarterie.

Insulte in den Versorgungsgebieten der großen (zirkumferierenden) Kleinhirnarterien betreffen das Kleinhirn und sind, wenn nicht von Hirnstammsymptomen begleitet, oft erstaunlich symptomarm.

Da die A. cerebri posterior meist aus der A. basilaris entspringt, führen Embolien in die letztgenannte Arterie zuerst zu oft passageren Hirnstammsymptomen, wie Schwindel, Übelkeit, Doppelbildern mit anschließenden homonymen Gesichtsfeldausfällen.

Besonderer Besprechung bedürfen zwei charakteristische Syndrome bei Durchblutungsstörungen des hinteren Kreislaufs:

Das **Syndrom der Basilarisspitze** wird durch meist embolischen Verschluß an der Aufteilungsstelle in die beiden Aa. cerebri posteriores hervorgerufen. Durch Ausfall des rostralen Hirnstamms kommt es unmittelbar zu Bewußtseinsstörungen. Gleichzeitig bestehen Blickparesen mit Ausfall des vertikalen okulozephalen Reflexes (Puppenkopfphänomen) und ein- oder beidseitige Gesichtsfeldausfälle infolge Verschlusses der hinteren Hirnarterien.

Bilaterale Brückeninfarkte infolge Verschluß der A. basilaris können das gefürchtete **Locked-in-Syndrom** hervorrufen, bei dem der Patient bei voll erhaltenem Bewußtsein weder sprechen noch sich bewegen kann. Eine Verständigung ist nur durch vertikale Augenbewegungen möglich.

2.3.7 Grenzzoneninfarkte

Grenzzoneninfarkte entstehen durch hämodynamisches Versagen an den Grenzzonen intrakranieller Arterien. Ihnen liegt meist eine filiforme Stenose oder ein Verschluß einer Karotis oder Vertebralarterie bei erhaltenem Circulus arteriosus Willisii zugrunde. Klinisch findet man meist mehr oder weniger stark ausgeprägte kontralaterale Extremitätenparesen.

Für die quantitative Erfassung neurologischer Ausfälle nach Schlaganfällen wird meist die National Institutes of Health Stroke Scale (NIHSS) benutzt, für die Beschreibung des Funktionszustands der Barthel-Index und die modifizierte Rankin Scale [40].

2.4 Differentialdiagnose ischämischer Insulte

In gutachtlichem Zusammenhang ergibt sich oft die Frage, ob genügend Sorgfalt auf differentialdiagnostische Abwägung gelegt wurde.

Bei akut eingetretenen Symptomen ist die **Hirnblutung** die wichtigste Differentialdiagnose. Kleine bis mittelgroße Blutungen in die Hemisphären unterscheiden sich klinisch nicht von Infarkten im gleichen Gebiet. Ischämische Insulte ereignen sich etwas seltener als Hirnblutungen aus akuten Belastungssituationen und werden seltener durch einen epileptischen Krampfanfall eingeleitet. Die fokalen Symptome eines **Hirntumors** entwickeln sich üblicherweise langsam progredient, es kommen jedoch auch plötzlich einsetzende Symptome oder Verschlechterungen vor (z.B. apoplektisches Gliom).

Schwere primäre Bewußtseinsstörungen sind bei ischämischen Insulten äußerst selten (nur bei Insulten im mesodienzephalen Übergang). Die Diagnose TIA bei Bewußtseinsstörungen ist fast immer eine Fehldiagnose.

Nach Krampfanfällen unterschiedlicher Ursache (infolge ischämischer Narben, von Angiomen oder anderen zerebralen Gefäßmalformationen, Hirntumoren, Hirnabszessen oder bei Hirnvenenthrombosen) kommen postparoxysmale Lähmungen vor **(Todd-Paralyse)**, die nicht mit einem frischen ischämischen Insult verwechselt werden dürfen. Es ist daher wichtig, den Patienten oder beobachtende Personen diesbezüglich gezielt zu explorieren. Allerdings können kurze motorische Entladungen auch durch eine Ischämie getriggert werden.

Hirnvenenthrombosen können ebenfalls apoplektiform zu fokalen neurologischen Ausfällen führen. Für sie ist die Kombination mit Kopfschmerzen hinweisend.

Selten ergibt sich in der Frühphase der **Herpes-Enzephalitis** eine Verwechslungsmöglichkeit mit einem ischämischen Insult. Charakteristisch für diese Erkrankung ist der Beginn mit komplex-fokalen Anfällen, psychischen Veränderungen, Bewußtseinsstörungen und eher gering ausgebildeten Paresen. Ebenfalls selten können Hemiparesen bei **chronischen subduralen Hämatomen** zu Verwechslungen führen, die bei Beachtung der langsamen Progredienz, der Kopfschmerzen und der psychischen Veränderungen vermeidbar sind.

Wirbelsäulen- und bandscheibenbedingte Lähmungen sind durch das Verteilungsmuster der Paresen (radikuläres oder spinales Muster, Fehlen der Hirnnervenbeteiligung) und die begleitenden Schmerzen klinisch sehr leicht von ischämischen Insulten abgrenzbar. Gleiches gilt für **Läsionen an den Plexus oder den peripheren Nerven.** Darüber hinaus bleibt bei ihnen Reflexabschwächung bzw. -verlust zumindest solange bestehen wie die Lähmung.

Ist die Diagnose ischämischer Insult gesichert, muß die Abklärung der Ätiologie erfolgen.

2.5 Ätiologie und Pathogenese ischämischer Insulte

Ischämische Insulte haben vielfältige Ursachen und Auslösemechanismen. Tabelle 24-2 gibt die in der Stroke Data Bank des NINDS [46] gefundene Verteilung der wichtigsten Ursachen wieder.

Tabelle 24-2 Ursachen ischämischer Insulte

Kardioembolisch	19,3%
Arteriosklerose und Tandemläsion	14,3%
Unbekannt	39,9%
Lakunär	26,5%

2.5.1 Kardioembolische Hirnischämien

Etwa 15–25% aller ischämischen Insulte sind durch kardiogene Embolien hervorgerufen. Ihr typisches klinisches und morphologisches Korrelat ist der Territorialinfarkt. Häufigste Embolieursache ist Vorhofflimmern. Tabelle 24-3 gibt das Embolierisiko unterschiedlicher Herzkrankheiten wieder.

Herzstillstand und Kammerflimmern führen zu diffusen hypoxischen bzw. ischämischen Hirnschäden, aber nur selten zu fokalen ischämischen Insulten.

Tabelle 24-3 Embolierisiko kardialer Erkrankungen (modifiziert nach 48)

Niedriges Risiko (< 1% pro Jahr)	Mittleres Risiko (1–6% pro Jahr)	Hohes Risiko (> 6% pro Jahr)
Offenes Foramen ovale	Vorhofflimmern bei KHK	Mitralstenose mit Vorhofflimmern
Idiopathisches Vorhofflimmern	Vorhofflimmern mit Hypertonie	Vorhofflimmern mit vorangegangener Embolie
Mitralringverkalkung	Mitralstenose	Akuter Vorderwandinfarkt, instabile Angina pectoris
Mitralklappenprolaps	Chronische Phase nach Myokardinfarkt	Frühphase nach PTCA oder Bypass
Hinterwandinfarkt	Ventrikelaneurysma	Frühphase nach Lysetherapie
Chronisches linksventrikuläres Herzwandaneurysma	Dilatative Kardiomyopathie	Dilatative Kardiomyopathie mit Thromben
	Mechanische Klappenprothese (neu)	Vorhofmyxom
	Bioprothesen	Mechanischer Klappenersatz (alt)
		Infektiöse Endokarditis

2.5.2 Insulte durch Gefäßerkrankungen

Erkrankungen der **Aorta** und der **supraaortalen Äste** führen meist über arterio-arterielle Embolien in die Äste des Circulus arteriosus Willisii zu territorialen Hirninfarkten. Das Embolierisiko steigt mit dem Stenosegrad. Autochthone Verschlüsse dieser Gefäße oder hämodynamische Mechanismen sind seltenere Ursachen von Hirninfarkten. Man findet dann meist Endstrom- oder Grenzzoneninfarkte. Autochthone Verschlüsse der großen intrakraniellen Arterien (extrazerebrale Abschnitte) sind ebenfalls relativ selten.

Die Entstehungsmechanismen vasogener Emboli sind bisher ungenügend geklärt. Zum einen dürften Plaqueaufbrüche zu wandständigen Thrombozytenaggregationen führen, die als Emboli abgeschwemmt werden. Zum anderen können größere, fibrinöse Thromben an arteriosklerotischen Exulzerationen oder in Nischen durch lokale Stase entstehen. Die Rolle subintimaler Blutungen an hochgradigen Stenosen ist nicht sicher geklärt.

Eine hämodynamische Wirkung kommt erst bei hochgradigen Gefäßstenosen vor. So findet sich bei einer 75%igen Durchmesserverkleinerung (= 94% Lumeneinengung) eine Flußreduktion von ca 40% und bei einer Durchmesserreduktion von 84% (= 96% Lumeneinengung) eine solche von 64%. Klinische Symptome sind daher erst bei ca. 80%igen Durchmesserverringerungen zu erwarten, wenn kein Kollateralzufluß zur Verfügung steht. Entsprechend sind hämodynamisch entstandene Infarkte bei Stenosen der Karotiden oder Vertebralarterien selten.

Mikroangiopathien: In den muskelstarken Druckreduktionsgefäßen, also den kleinen intrazerebralen Arterien und Arteriolen, entwickeln sich besonders bei Hypertonikern und Diabetikern eine Lipohyalinose und Arteriolosklerose mit der Folge autochthoner Gefäßverschlüsse. Typische Folge dieser mikroangiopathischen Gefäßverschlüsse ist der lakunäre Infarkt oder die vaskuläre Leukenzephalopathie (Leukoaraiose).

2.5.3 Risikofaktoren für zerebrovaskuläre Erkrankungen

Den meisten nicht-kardioembolischen ischämischen Insulten liegt eine Arterio- oder Arteriolosklerose hirnversorgender Arterien zugrunde. Insbesondere in Hinblick auf die Prophylaxe von Hirninfarkten ist daher die Kenntnis von Risikofaktoren der Arterio- und Arteriolosklerose-Entwicklung bzw. auch von prokoagulatorischen Störungen, die zusammen oder in Kombination miteinander das Hirninfarktrisiko erhöhen, von wesentlicher Bedeutung. Tabelle 24-4 listet die wichtigsten Risikofaktoren für die Entstehung eines Hirninfarkts auf.

Das Hirninfarktrisiko steigt annähernd exponentiell mit dem **Alter.** Frauen sind bis zur Menopause sehr gut vor arteriosklerotisch bedingten Hirninfarkten geschützt. Die Ursache hierfür ist nicht bekannt, die höhere Östrogenproduktion scheint jedenfalls allein nicht ursächlich zu sein. Nach der Menopause gleicht sich das Hirninfarktrisiko dem der Männer an.

Erbfaktoren, die zu Hypertonus, Diabetes mellitus, Obesitas etc. prädestinieren, bedingen eine höhere Schlaganfallgefährdung. Als Beispiel einer autosomal-dominant vererbten Erkrankung sei CADASIL (Cerebral Autosomal Dominant Arteriopathy with Subcortical Infarcts and Leukoencephalopathy) genannt, die

Tabelle 24-4 Risikofaktoren für vaskulären Hirninfarkt

Beeinflußbar	Relatives Risiko	Nicht beeinflußbar	Relatives Risiko
Hypertonus	2,5–6,3		
Diabetes mellitus	ca. 2,0	Alter	
Rauchen	ca. 3,0		
Hyperlipidämie		männliches Geschlecht	1,15
Hyperfibrinogenämie	ca. 2,0		
Hämatokriterhöhung	ca. 2,5	erbliche Belastung	
Homozysteinsäure			
Übergewicht	ca. 1,5	Protein-C-, Protein-S-, AT-III-Mangel	
Bewegungsmangel	ca. 1,5		
Orale Kontrazeptiva			

schon in frühem Lebensalter zu Hirninfarkten führt. Daneben gibt es offensichtlich bisher noch nicht ausreichend identifizierte genetische Faktoren, die unabhängig von externen Risikofaktoren die Entstehung ischämischer Insulte begünstigen oder vermindern. Es handelt sich dabei um multigenetische Faktoren, deren Identifikation sehr schwierig ist.

Hypertonus ist der wichtigste der gut behandelbaren Risikofaktoren. Er ist am Gehirn mit Mikroangiopathie, d.h. mit lakunären Infarkten, und mit Hirnblutungen assoziiert, verstärkt aber auch die Arterioskleroseentwicklung an den großen Arterien. Nach einer Metaanalyse an 420 000 Probanden steigt das Schlaganfallrisiko je 10 mmHg Erhöhung des diastolischen Blutdrucks in einem Zeitraum von 10 Jahren um ca. 10% [34]; ähnliches dürfte für den systolischen Blutdruck gelten. Ältere Untersuchungen legen sogar einen exponentiellen Anstieg des Schlaganfallrisikos mit zunehmender Blutdruckhöhe nahe.

Diabetes mellitus erhöht die Schlaganfallwahrscheinlichkeit auf etwa das Zweifache. Optimale Diabeteseinstellung verringert das Risiko besser als mäßige oder schlechte Blutzuckerkontrolle.

Hypercholesterinämie erhöht das Herzinfarktrisiko stärker als das Schlaganfallrisiko. Bei Werten > 240 mg/dl Gesamtcholesterin ist eine erhöhte Rate ischämischer Insulte für Männer nachgewiesen. Niedrige Cholesterinwerte (< 160 mg/dl) in Kombination mit Hypertonie sind auffälligerweise mit erhöhtem Hirnblutungsrisiko assoziiert.

Rauchen ist mit Arteriosklerose der supraaortalen Äste assoziiert und erhöht das Schlaganfallrisiko auf etwa das Dreifache.

Genaue Angaben über die Risikoerhöhung durch **Übergewicht, Bewegungsmangel** und **orale Kontrazeptiva** liegen nicht vor.

Jüngere Untersuchungen legen einen protektiven Effekt eines geringen täglichen **Alkoholkonsums** (insbesondere Rotwein) nahe. Das Risiko von Hirn- und Subarachnoidalblutungen steigt jedoch linear mit dem Alkoholkonsum.

Für alle Risikofaktoren gilt, daß ihre Kombination einen überadditiven Effekt hat.

Sonstige Gefäßerkrankungen: Neben Arterio- und Arteriolosklerose und Hyalinose spielen andere Gefäßerkrankungen eine vergleichsweise geringe, wegen spezieller Therapiemöglichkeiten jedoch bedeutsame Rolle. Zu ihnen gehören:

- die spontane (oder traumatische) Karotis- und Vertebralisdissektion,
- die fibromuskuläre Dysplasie,
- die Moya-Moya-Erkrankung,
- entzündliche Gefäßprozesse,
- Gefäßkompressionen durch Tumoren etc.,
- die dominant vererbte CADASIL.

Aus klinischen wie haftungsrechtlichen Gründen muß besonders auf die **spontane Karotis- und Vertebralisdissektion** hingewiesen werden. Sie beginnt oft mit einem heftigen Schmerz entlang dem Gefäßverlauf, der bei Vertebralisdissektionen oft zu der Verwechslung mit einem HWS-Syndrom und zu streng kontraindizierten Einrenkungsmanövern führt. Umgekehrt kann auch ein chiropraktisches Manöver zu traumatischer Vertebralisdissektion führen. Begleitet wird der Schmerz, der bei Karotisdissektion auch in das Auge projiziert wird, oft von einem Horner-Syndrom. Flüchtige oder persistierende neurologische Symptome entstehen durch Abschwemmung von Thromben aus dem distalen Abschnitt des Dissekats oder durch direkte Lumenverlegung.

Die **fibromuskuläre Dysplasie** betrifft besonders häufig junge Frauen. Sie kann zu Hirninfarkten führen

Tabelle 24-5 Ursachen von Vaskulitiden

Erregerbedingte Angiitiden	Immunangiitiden	Angiitiden nach Bestrahlung
Tbc	**Arteriitis temporalis**	**Im Halsbereich**
Lues	Takayasu-Arteriitis	
Haemophilus influenzae	**Isolierte granulomatöse Angiitis des ZNS**	intrakraniell
Streptococcus haemolyticus	**Polyarteriitis nodosa**	
Kolibakterien	Wegener-Granulomatose	intrazerebral
Andere Bakterien	Sarkoidose	
	Lupus erythematodes disseminatus	
Herpes zoster ophthalmicus	Sneddon-Syndrom	
	Morbus Behçet	
Plasmodium malariae	Purpura Moschkowitz	
	Hypersensitivitätsangiitiden	

und ist signifikant mit Spontandissektion hirnversorgender Arterien assoziiert. **Moya-Moya** ist eine vorwiegend – aber nicht ausschließlich – im asiatischen Raum vorkommende Erkrankung, die zu Stenosen und Verschlüssen der Hirnbasisarterien mit konsekutiver Ausbildung abnormer Gefäße im Subarachnoidalraum und Hirnparenchym (Rete mirabile) führt. Klinische Folgen sind Hirninfarkte, Subarachnoidal- und Hirnblutungen. Die Genese der Erkrankung ist unbekannt.

Entzündliche Gefäßprozesse sind selten, dürfen aber wegen der oft spezifischen Therapiemöglichkeiten nicht übersehen werden. Zu unterscheiden sind erregerbedingte und immunologisch oder durch Röntgenstrahlen verursachte Angiitiden. Tabelle 24-5 gibt eine Übersicht über die wichtigsten Ursachen entzündlicher Gefäßprozesse. Auf eine detaillierte Beschreibung muß hier verzichtet werden.

Koagulopathien: Besonders bei Insulten im jüngeren Lebensalter muß man an angeborene oder erworbene Koagulopathien denken. Zu ihnen zählen Protein-C-, Protein-S- und Antithrombin-III-Mangel.

Medikamentös bedingte Hyperkoagulopathien finden sich unter oralen Kontrazeptiva und bei der heparininduzierten Thrombopenie Typ II. Bei malignen Tumoren kommen paraneoplastisch bedingte Gerinnungsstörungen als Ursache der bei diesen Erkrankungen erhöhten Inzidenz von ischämischen Insulten in Frage. Exsikkose, Polyglobulie und Polyzythämie sowie Sichelzellanämie erhöhen ebenfalls das Hirninfarktrisiko.

Darüber hinaus scheint auch ein Anstieg der Fibrinogenkonzentration im Serum neben anderen endothelialen Mechanismen eine Rolle für die erhöhte Inzidenz von ischämischen Insulten nach akuten Infekten zu spielen.

Weitere seltene Hirninfarktursachen: Gasembolien in die Hirnarterien können umschriebene und ausgedehnte kortikale und subkortikale Läsionen hervorrufen. Sie kommen bei Thorax- und Halsverletzungen, gelegentlich auch bei Operationen vor. Besonderer Erwähnung bedarf die Caisson-Krankheit durch unsachgemäße Dekompression nach Tauchgängen.

Fettembolien kommen nur nach ausgedehnten Verletzungen großer markhaltiger Röhrenknochen vor und manifestieren sich vorwiegend durch Vigilanzstörungen und Krampfanfälle.

2.5.4 Insulte ungeklärter Ätiologie

Trotz aller Fortschritte in der Diagnostik von Risiko- und Auslösefaktoren verbleibt eine relativ hohe Anzahl ätiologisch ungeklärter ischämischer Insulte von 30–40 %. Viele dieser Durchblutungsstörungen könnten ihren Ausgang von Atheromen des Aortenbogens genommen haben, der bisher diagnostisch nur unvollständig erfaßt wird. Eine weitere Zuordnungsschwierigkeit liegt darin, daß bei einigen Patienten konkurrierende potentielle Ursachen vorliegen, wie z.B. absolute Arrhythmie bei Vorhofflimmern und eine hochgradige Karotisstenose. Dabei gilt für jede ätiologische Zuordnung, daß der Nachweis einer potentiellen Ursache ein mehr oder weniger starker Hinweis, selten aber ein Beweis dafür ist, daß sie den zur Abklärung anstehenden Insult tatsächlich hervorgerufen hat.

2.6 Diagnostik des ischämischen Insults

Da, wie oben schon erwähnt, neurologische Symptome und Syndrome lediglich Rückschlüsse auf den Ort der Störung, nicht aber auf ihre Verursachung zulassen, ist die Einhaltung klarer diagnostischer Strategien von entscheidender Bedeutung, wenn Fehldiagnosen und konsekutive Therapiefehler vermieden werden sollen.

Abbildung 24-1 zeigt einen diagnostischen Algorithmus für ischämische Insulte.

Anamnese und **neurologischer Befund** erlauben die Identifizierung des funktionsgeschädigten Hirnteils, das unmittelbar und sofort notwendige bildgebende Verfahren ermöglicht die Abklärung der Störungsursache.

In aller Regel wird man zuerst eine **Computertomographie** des Gehirns (CCT) durchführen. Sie erlaubt sofort die Diagnose von Hirnblutungen, die sich als hyperdense Areale darstellen. Ischämische Insulte sind in der Frühphase im CCT nicht oder nur schwer zu erkennen. Frühzeichen in den ersten Stunden sind die Aufhebung der Strukturen im Stammganglienmassiv, das Verdämmern der Mark-Rinden-Zeichnung und eine Verminderung der Sulcusweite an der Hirnoberfläche durch die Entwicklung einer Hirnschwellung. Gleichzeitig kann der Verschluß der betroffenen Arterie durch Hyperdensität des Gefäßes erkennbar sein (z.B. hyperdense A. cerebri media).

Innerhalb von Stunden oder Tagen entwickelt sich dann Hypodensität in dem von der Ischämie betroffenen Gebiet infolge zunehmender Zellschwellung und Ödembildung. In dieser Phase nimmt der Infarkt Kontrastmittel auf. Das Muster entspricht dem Versorgungsbiet der von der Ischämie betroffenen Arterie, reicht also von lakunären Läsionen bis zu den typischen keil- oder trapezförmigen Arealen im Großhirn bei Territorialinfarkten bzw. den parasagittalen oder in den Stammganglien lokalisierten Grenzzonen der arteriellen Versorgungsgebiete. Nach Wochen bildet sich die endgültige Hirninfarktnarbe aus. Klinisches und/oder CT-morphologisches Bild lassen bei ischämischen Insulten meist eine klare Differenzierung in lakunären oder territorialen Schlaganfall zu.

In Abhängigkeit von Infarktursache, zeitlichem Abstand vom Infarktereignis und der verwendeten Methode findet man in bis zu 70 % der Hirninfarkte eine mehr oder weniger ausgedehnte hämorrhagische Umwandlung, beginnend in der ersten Woche mit einem Maximum in der zweiten. Diese betrifft besonders die graue Substanz in der Hirnrinde oder den Stammganglien.

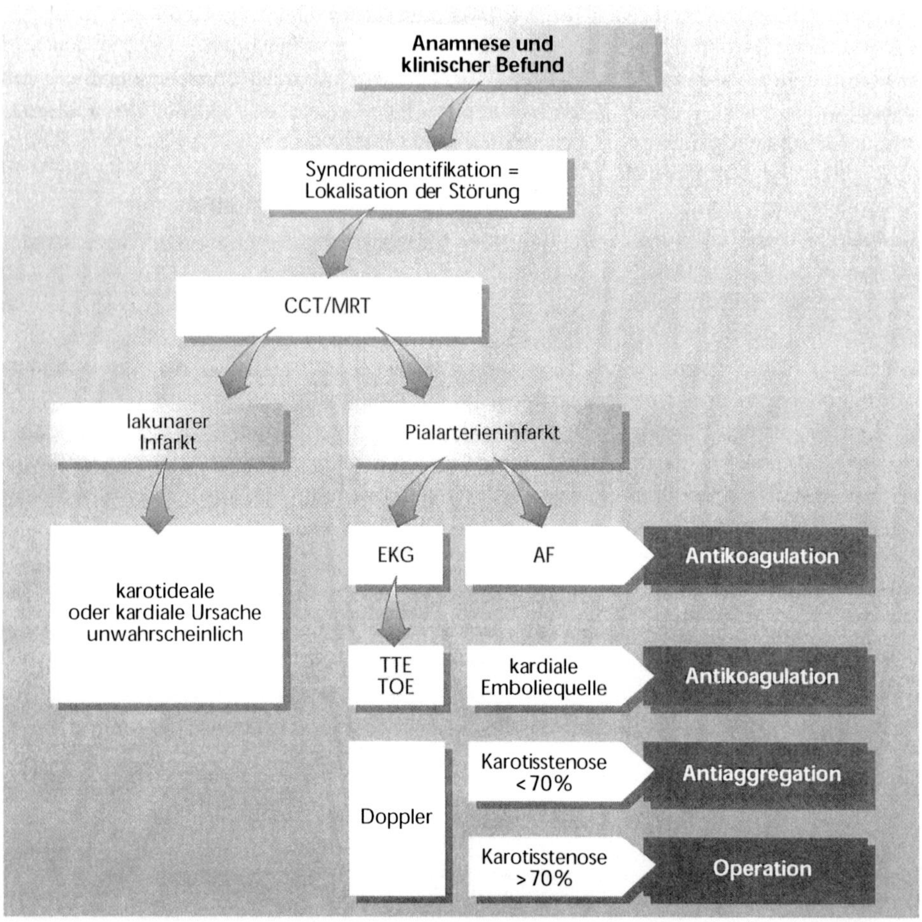

Abb. 24-1 Diagnostischer Algorithmus für ischämische Insulte.

Sie ist meistens klinisch irrelevant und darf nicht mit einer primären Rhexisblutung verwechselt werden. Allerdings kann es in der ersten Woche in seltenen Fällen auch zu konfluierenden Massenblutungen (gelegentlich sogar mit Ventrikeleinbruch) kommen, die bildmorphologisch nicht von primären Rhexisblutungen zu unterscheiden sind und mit schwerer klinischer Verschlechterung einhergehen.

Die weitere Diagnostik hat die **Identifikation der Ursache** des ischämischen Insults zum Ziel. Dabei ist festzuhalten, daß bei lakunären Insulten eine embolische Genese eher unwahrscheinlich ist. Dies gilt insbesondere dann, wenn multiple und bilaterale ältere Lakunen vorliegen, die als Hinweis auf eine Mikroangiopathie gewertet werden können.

Territoriale Infarkte sind meist embolischen Ursprungs; autochthone Verschlüsse der im Subarachnoidalraum verlaufenden Arterienabschnitte (Arterien des Circulus arteriosus Willisii, vordere, mittlere und hintere Hirnarterie, A. basilaris und die von ihr bzw. der A. vertebralis abgehenden zirkumferierenden Äste) sind selten.

Die Embolien nehmen ihren Ursprung wahrscheinlich zumindest ebenso häufig aus dem Herzen wie von Aortenbogen und supraaortalen Ästen (s. Tab. 24-3).

Für arterio-arterielle Embolien gilt, daß das Embolierisiko mit dem Stenosegrad steigt.

Grenzzoneninfarkte gelten als hämodynamisch bedingt und als Hinweis auf einen Verschluß oder eine hochgradige Stenose eines großen vorgeschalteten Gefäßes. Sie sind daher vor allem auf Karotisverschlüsse verdächtig. Dennoch findet man auch Grenzzoneninfarkte bei Patienten ohne Gefäßverschluß oder Stenose, wie es auch bei Karotisverschlüssen häufig territoriale Infarkte (durch Embolisation distaler Thromben in piale Arterien) gibt.

Da bei Territorialinfarkten immer die Vermutung einer embolischen Genese gegeben ist, muß die weitere ätiologische Abklärung sowohl das Herz als auch die supraaortalen Arterien berücksichtigen. Dies bedeutet, daß bei Patienten, die prinzipiell antikoaguliert werden können, eine kardiologische Abklärung notwendig ist.

Findet man im **EKG** Vorhofflimmern, so bedeutet dies in aller Regel die Indikation zur Antikoagulation mit einem Vitamin-K-Antagonisten. Auf eine Echokardiographie kann in diesem Fall meist verzichtet werden.

Zeigt sich im EKG kein auf eine kardiale Emboliequelle hinweisender Befund, ist eine **Echokardiographie** indiziert. Da Vorhofthromben im transthorakalen Echokardiogramm (TTE) meist nicht darstellbar sind, bedeutet das bei diesbezüglich negativem TTE die Indikation für eine transösophageale Echokardiographie (TOE).

Parallel zur kardialen Abklärung muß eine nichtinvasive Darstellung der hirnversorgenden Arterien durchgeführt werden. Hierzu eignen sich die **direktionale Dopplersonographie,** das **B-Bild-Verfahren** und die **farbkodierte Duplexsonographie,** die durch das **transkranielle Dopplersonogramm** ergänzt werden. In Zweifelsfällen und vor einer Gefäßoperation sollte eine Kernspin- oder CT-Angiographie durchgeführt werden, um die dem Ultraschall nicht zugänglichen Gefäßabschnitte unterhalb der Schädelbasis darzustellen. Auf eine invasive Angiographie kann meist verzichtet werden; sie bedarf jedenfalls einer sehr strengen Begründung. Die digitale intravenöse Subtraktionsangiographie hat kein ausreichendes Auflösungsvermögen und ist daher obsolet.

Die **Kernspinangiographie** ist gut geeignet, Gefäßdissektionen aufzuzeigen, die allerdings oft schon auf axialen CT- und/oder Kernspintomogrammen erkennbar sein können, wenn auch Schnittbilder unterhalb der Schädelbasis angefertigt werden.

Die kardiale und vaskuläre Abklärung der Ischämieursache muß rasch nach dem Insultereignis erfolgen, da therapeutische (z.B. Aufrechterhaltung eines relativ hohen Blutdrucks bei Carotis-interna-Verschluß) und prophylaktische Maßnahmen von diesen Untersuchungen abhängen.

Im folgenden werden weitere Untersuchungsmethoden aufgeführt.

Digitale Subtraktionsangiographie (DSA): Die intravenöses DSA hat ein schlechtes Auflösungsvermögen und ist daher für die zerebrale Angiographie nicht geeignet. Sie birgt zudem durch die Notwendigkeit der Applikation hoher Kontrastmittelmengen auch ein Risiko.

Die intraarterielle DSA ist heute weitgehend durch Dopplersonographie, Kernspin- und/oder CT-Angiographie ersetzbar, die die extrakraniellen Abschnitte der hirnversorgenden Arterien ebenso darstellen wie den Circulosus arteriosus Willisii und die proximalen Abschnitte der von ihm abgehenden Äste. Die Tatsache, daß diese Methoden nicht zu Verfügung stehen, berechtigt nicht zu ihrer Durchführung. Eine Indikation zur i.a. DSA ergibt sich in Ausnahmefällen, z.B. bei Verdacht auf eine höchstgradige Karotisstenose (sog. subocclusion) oder eine zerebrale Vaskulitis (Indikation zur i.a. DSA bei SAB und A.-v.-Fehlbildungen s. dort)

Das **EEG** ist bei nachgewiesenem ischämischem Insult meist verzichtbar. Wichtig ist es in Zweifelsfällen, bei denen die Abgrenzung einer Todd-Lähmung (postparoxysmale Lähmung) oder eines epileptischen Sprachverlustes notwendig ist. Dies gilt z.B. besonders für Patienten mit altem Hirninfarkt und plötzlicher Verschlechterung, wenn klare anamnestische Informationen über den Eintritt der Verschlechterung fehlen.

SPECT (Single photon emission computed tomography) ist eine für den klinischen Routinebetrieb nicht hilfreiche und daher verzichtbare Methode. Minderdurchblutungen weisen keineswegs auf Gefäßstenosen hin, sondern sind meist Ausdruck fehlender lokaler Hirnaktivität, z.B. in einem alten Infarktareal. Die Bestimmung der zerebralen Reservekapazität durch Diamox-Test oder CO_2-Provokation ist meist mit der transkraniellen Dopplersonographie möglich, bedarf also keiner teuren und ökologisch belastenden Untersuchungsmethode.

PET (Positron emission tomography) erlaubt die differenzierte Bestimmung von Hirndurchblutungsgröße, zerebralem Blutvolumen und lokalem zerebralem Sauerstoffverbrauch und läßt dadurch Rückschlüsse auf noch rettbares Hirngewebe in der Penumbra zu. Leider steht PET für Routineuntersuchungen nur an sehr wenigen Instituten zur Verfügung.

Die **diffusions- und perfusionsgewichtete Kernspintomographie** sind neue Verfahren, die ähnlich der PET rasch und nicht-invasiv wichtige Aussagen über den Gewebszustand ermöglichen. Da diffusionsgestörte Hirnareale mit hoher Sicherheit irreversiblen Zellschaden signalisieren, erlaubt die Differenzierung zwischen perfusions- und diffusionsgestörten Arealen Aussagen über möglicherweise noch rettbares Hirngewebe. Es ist zu hoffen, daß diese Kernspintechnik rasch Eingang in die Routinediagnostik findet.

Mit Hilfe der ***Perfusions-CCT*** lassen sich ebenfalls Aussagen über den Perfusiongrad des Hirngewebes treffen, d.h. mangeldurchblutete Areale identifizieren. Inwieweit diese Methode wie auch die perfusions- und diffusionsgewichtete Kernspintomographie therapiesteuernde Bedeutung erlangen werden, bleibt abzuwarten.

Laborwerte umfassen das Routinelabor, wobei insbesondere Hämatokrit, Leukozytose und Thrombozytenzahl von Bedeutung sind. Entzündungsparameter wie BSG und CRP können Hinweis auf entzündliche Erkrankungen oder Auslösung eines Hirninfarkts nach Infektionserkrankung sein. Besonders bei jungen Patienten mit fehlenden Arterioskleroserisikofaktoren muß an eine Lues cerebrovascularis oder eine prokoagulatorische Störung gedacht und der TPHA-Test durchgeführt bzw. Protein C, Protein S und AT III bestimmt werden.

2.7 Behandlung des ischämischen Insults

Die Behandlungsmaßnahmen sind umso effektiver, je früher sie beginnen; jede Zeitverzögerung kann zu möglicherweise haftungsbegründenden Verschlechterungen führen. Um unnötige Zeitverluste zu vermeiden, sind alle Anstrengungen zu machen, die Patienten und die Allgemeinheit über Symptome von Schlaganfällen und die von ihnen daraus zu ziehenden Konsequenzen (sofortige Benachrichtigung des Rettungssystems) aufzuklären. Da Diagnostik und Behandlung keine Verzögerung vertragen, empfiehlt sich die sofortige Einweisung in ein entsprechend eingerichtetes Krankenhaus. Hausärzte sollten ihre Sprechstundenhilfen anleiten, Patienten, die sich telefonisch melden, nach Schlaganfallssymptomen zu fragen und bei Verdacht sofort die Einweisung zu veranlassen. Jeder Hausbesuch oder jede Einbestellung bedeutet eine nicht wieder gutzumachende Verzögerung, die z.B. eine Lysetherapie (s.u.) verhindern kann. Die gleiche Empfehlung gilt für die Bereitschaftsdienste der Kassenärztlichen Vereinigungen. Die Feuerwehren sollten instruiert werden, Schlaganfallpatienten unmittelbar in dafür ausgerüstete Krankenhäuser zu fahren. Krankenhäuser müssen ihre Aufnahmeorganisation so einrichten, daß Schlaganfallpatienten als akute Notfälle behandelt werden.

2.7.1 Basistherapie

Hypertonie

Beim ischämischen Insult ist die Aufrechterhaltung eines ausreichenden Blutdrucks von entscheidender Bedeutung. Dies gilt insbesondere bei proximalen Gefäßverschlüssen.

Da die meisten Patienten beim ersten Arztkontakt nach einem ischämischen Insult einen hohen Blutdruck aufweisen, der nach Beruhigung der Situation innerhalb weniger Minuten spontan abfällt, ist eine sofortige Blutdrucksenkung kontraindiziert (Ausnahme: begleitende Angina pectoris). Eine Blutdrucksenkung sollte erst nach etwa 15–20 Minuten bei Werten über 200/110 mmHg, bei Hypertonikern eher bei noch höheren Werten erfolgen. Angestrebt werden leicht übernormale Werte, bei Verschlüssen größerer Arterien auch deutlich übernormale. Antihypertensiva sollen niedrig dosiert werden, um den Druck nur langsam – um zunächst maximal 20 % des Ausgangswertes – zu senken. Vasodilatatorische Blutdrucksenker sollten vermieden werden (Steal-Phänomen, Hirnödemgefahr).

Arterielle Hypotonie
Bei zu niedrigen Blutdruckwerten ist immer zuerst die Ursache zu klären (Herzrhythmusstörung, vermindertes kardiales Auswurfvolumen, Exsikkose). Die Behandlung richtet sich nach der Ursache. Gelegentlich müssen Katecholamine eingesetzt werden. Dies gilt insbesondere bei den Patienten, die unter Blutdruckabnahme eine Verschlechterung der Symptomatik erleben.

Atemfunktion
Hyperkapnie führt über zerebrale Vasodilatation zu intrakranieller Drucksteigerung und möglicherweise zu einem Steal-Phänomen, eine Verminderung des Sauerstoffpartialdrucks bzw. der Sauerstoffsättigung kann den zerebralen Sauerstoffmangel verstärken. Atembehinderungen und Sauerstoffmangel müssen konsequent durch Freihaltung der Atemwege und Sauerstoffzufuhr behandelt werden. Eine Intubation ist nur bei bewußtseinsgetrübten Patienten mit eingeschränkten Schutzreflexen und Aspirationsgefahr oder pCO_2-Werten > 50 mmHg angezeigt. Zur Überwachung eignet sich die Pulsoxymetrie und ggf. die Blutgasanalyse.

Temperatur
Temperaturerhöhung verschlechtert die Prognose des Hirninfarkts. Erhöhte Temperaturen müssen daher symptomatisch (Wadenwickel, Paracetamol) und ggf. bei Infektionen gezielt antibiotisch bekämpft werden.

Hyper- und Hypoglykämie
Erhöhte Blutzuckerspiegel sind mit schlechter Prognose des akuten ischämischen Insults assoziiert. Blutzuckerwerte über 150 mg/dl sollten daher unter enger Kontrolle durch Altinsulin vorsichtig gesenkt werden. Auf Stroke Units und Intensivstationen kommt ein Insulin-Perfusor in Frage.

Hypoglykämie kann die Symptome eines ischämischen Insults imitieren und verschlechtert möglicherweise ebenfalls die Prognose.

Herzrhythmusstörungen
Die Behandlung von Herzrhythmusstörungen folgt internistischen Regeln und kann hier nicht detailliert abgehandelt werden. Tachykarde Rhythmusstörungen erfordern gezielt Volumenzufuhr, Kaliumsubstitution, Digitalis und ggf. Verapamil. Bei bradykarden Störungen sind Atropin und ggf. die Anlage eines passageren oder permanenten Schrittmachers indiziert.

Behandlung des Hirnödems
Die wichtigsten Maßnahmen zur Vorbeugung und Behandlung des Hirnödems sind Oberkörper-(nicht allein Kopf-)Hochlagerung um ca 20–30° zur Verbesserung des zerebrovenösen Abstroms und Vermeidung von Atembehinderungen.

Ist ein ausgeprägtes Hirnödem eingetreten (Massenverschiebung, intrakranielle Druckerhöhung), sollten rechtzeitig Intubation und Beatmung, aber keine Langzeithyperventilation erfolgen. Die Applikation von hyperosmolaren Lösungen sollte auf kritische Situationen beschränkt bleiben; eine sog. prophylaktische Gabe ist nicht indiziert.

Bei drohender Einklemmung ist bei Großhirn- wie Kleinhirninfarkten eine **Entlastungstrepanation** häufig lebensrettend. Besonders bei Kleinhirninfarkten (ohne primäre Hirnstammbeteiligung) ist das funktionelle Ergebnis oft hervorragend. Wichtig ist dabei allerdings, daß der Eingriff rechtzeitig, d.h. vor Einsetzen von Einklemmungssymptomen und ausreichend ausgedehnt vorgenommen wird.

Inwieweit kontrollierte milde Hypothermie durch Verminderung des Hirnödems und Hemmung sonstiger Schädigungsmechanismen die Prognose des Hirninfarktpatienten verbessert, muß in prospektiven Untersuchungen geklärt werden.

Hämodilution und Volumentherapie
Die Hämodilution durch Plasmaexpander verringert die Konzentration der Sauerstoffträger und führt über diesen Mechanismus zu einer Mehrdurchblutung in gesunden Hirnarealen [37]. Ob eine Mehrdurchblutung in ischämisch vorgeschädigtem Gebiet eintritt und die dilutionsbedingte Verminderung der Sauerstofftransportkapazität mehr als zu kompensieren vermag, ist ungewiß. Klinische Studien mit Hypo- oder isovolämischer Hämodilution haben eher Verschlechterungen, niemals Verbesserungen der Prognose belegen können. Sie sind somit obsolet. Hypervolämische Hämodilution ist mit der Gefahr von Hirnödementwicklung, Nieren- und Herzversagen verbunden. Eine Hämodilution sollte daher nur bei Hämatokritwerten über 50 in Erwägung gezogen und der Hämatokrit nicht unter 45 gesenkt werden.

Von großer Bedeutung ist die Flüssigkeitsbilanzierung, da Exsikkose zur Verminderung des Herzzeitvolumens und dadurch zu Verstärkung der zerebralen Mangelsituation beitragen kann. Selbstverständlich ist dabei auf die Leistungsfähigkeit des Herzens zu achten, um Dekompensationen (z.B. Lungenödem) zu verhindern. Dabei können neben Elektrolytlösungen Plasmaexpander eingesetzt werden. Gleichermaßen sollte auf eine ausreichende Kalorienzufuhr geachtet werden.

Neuroprotektiva: Trotz zahlreicher positiver Ergebnisse in Tierversuchen hat sich bisher für keine der sehr zahlreichen Substanzen ein klinischer Effekt nachweisen lassen. Ihre Anwendung ist daher z.Z. rein experimentell.

2.7.2 Maßnahmen mit Einfluß auf die Blutgerinnung und Fibrinolyse

Acetylsalicylsäure in der Frühphase des ischämischen Insults verhindert (im wesentlichen durch Verringerung von Frührezidiven) etwa 9 Todesfälle je 1000 Patienten, die Zahl der Verstorbenen und Schwerbehinderten vermindert sich um 13/1000. Dabei ist das etwas erhöhte Risiko zerebraler Einblutungen eingerechnet [4]. Entsprechende Untersuchungen für Clopidogrel und Ticlopidin liegen nicht vor.

Die Indikation für unfraktioniertes oder fraktioniertes **Heparin** oder **Heparinoide** ist beim akuten Insult unklar, da unterschiedliche Untersuchungen zu unterschiedlichen Resultaten kamen [26, 28, 30]. Sicher ist, daß eine niedrig dosierte Heparintherapie (z.B. 2 × 5000 I.E. täglich) zur Prophylaxe venöser Thrombosen und konsekutiver Lungenembolien indiziert ist. Ob bei höheren Dosierungen der prophylaktische Nutzen hinsichtlich von Frührezidiven oder das Blutungsrisiko überwiegt, ist unklar. Der methodisch angreifbare International Stroke Trial [28] zeigte für Heparin zwar eine knapp unter 1% liegende Verminderung der Rezidivrate in den ersten 2 Wochen, gleichzeitig aber einen gleich hohen Anstieg symptomatischer intrazerebraler Blutungen. Zusätzlich kam es zu einer etwa gleich großen Rate von extrazerebralen tödlichen oder transfusionspflichtigen Blutungen.

Für fraktioniertes Heparin und Heparinoide hat sich in mehreren Studien insgesamt kein eindeutig positiver Effekt zeigen lassen. Dennoch wird von vielen Autoren eine kontrollierte intravenöse Heparinanwendung mit Erhöhung der PTT auf das Zweifache bei Patienten mit hohem kardialem Embolierisiko, bei Koagulopathien, Dissektion extrakranieller Gefäße, hochgradigen extra- und intrakraniellen Stenosen und Verschlüssen sowie präoperativ bei Karotisstenosen empfohlen.

Die **systemische Fibrinolyse** mit 0,9 mg/kg rtPA innerhalb der ersten 3 Stunden nach einem Großhirninfarkt erhöht gegenüber Placebo den Anteil der unbehindert davonkommenden Patienten (Rankin-Skala 1–2) von 26% auf 39%, obwohl die Zahl von Hirnblutungen zunimmt [43]. Die Sterblichkeit und die Rate Schwerstbehinderter werden nicht signifikant beeinflußt. Die systemische Fibrinolyse mit rtPA setzt die strenge Beachtung von Ein- und Ausschlußkriterien, große Erfahrung in Diagnose und Therapie von Hirninfarktpatienten und eine kontinuierliche Überwachung (Stroke Unit oder Intensivstation) der Patienten in den ersten Tagen voraus [24, 25, 43].

Der Stellenwert der lokalen Lyse im Karotisstromgebiet ist nicht gesichert, da die Methode mit erhöhtem Risiko verbunden zu sein scheint. Bei Basilarisverschlüssen kommt der lokalen Lyse angesichts der schlechten Spontanprognose bei Beachtung von Ausschlußkriterien auch bei einem Therapiebeginn nach 3–6 Stunden Bedeutung zu.

Systemisch applizierte Streptokinase ist wegen hoher Komplikationsraten nicht indiziert.

2.7.3 Überwachung klinischer Parameter

Patienten mit akutem Hirninfarkt sind durch viele vegetative Dysregulationen und Stoffwechselentgleisungen gefährdet. Daher gehört die Überwachung von **Blutdruck, EKG, Atmung und Sauerstoffsättigung** zur Standardtherapie auf **Stroke Units** und Intensivstationen, auf denen allerdings derzeit nicht alle Schlaganfallpatienten behandelt werden können. Nach Möglichkeit sollten daher Patienten mit frischen Schlaganfällen (≤ 24 Stunden) in eine Stroke Unit eingewiesen werden, sofern sich therapeutische Konsequenzen ergeben. Das Nicht-Einweisen eines Patienten mit einem frischen ischämischen Insult auf eine in der Nähe zur Verfügung stehende Stroke Unit wird heute schon oft als Behandlungsfehler moniert.

Auch ohne die Behandlungsmöglichkeit einer Stroke Unit sind Blutdruck, Atmung, Herzfrequenz, Temperatur, interner und neurologischer Status regelmäßig zu überwachen. Das gleiche gilt für **Schluckstörungen** und/oder **Vigilanzminderung,** die oft das Legen einer Magensonde (evtl. später PEG) oder eines entsprechenden parenteralen Zugangs erfordern.

2.7.4 Pflegerische, krankengymnastische, ergotherapeutische und sonstige Maßnahmen

Patienten, die sich nicht selbst ausreichend bewegen können, müssen in wenigstens vierstündigem Turnus gelagert werden. Eine möglichst frühe Mobilisation ist durch entsprechende pflegerische und krankengymnastische Aktivitäten anzustreben. Eine Schlucktherapie sollte baldmöglichst begonnen werden, muß aber Aspirationen vermeiden.

Bei Inkontinenz ist gelegentlich ein Urinalkondom hilfreich. Oft läßt sich ein Blasenkatheter nicht vermeiden. Dieser sollte so bald wie möglich entfernt oder durch einen suprapubischen Katheter ersetzt werden.

Bei Aphasien und anderen neuropsychologischen Störungen sollte möglichst frühzeitig eine gezielte Therapie beginnen.

2.7.5 Patientenführung

Schlaganfälle werden oft als schwerer Einbruch in die bisherige Lebensplanung erlebt. Dies führt zu Ängsten und Unsicherheit und besonders bei Patienten mit linkshirnigen Störungen auch zu Depressionen. Hierauf adäquat mit Geduld, Verständnis und Zuwendung zu reagieren, ist wesentliche ärztliche Aufgabe. Eine medikamentöse Ruhigstellung behindert die Frührehabilitationsaktivitäten und sollte nach Möglichkeit vermieden werden. Dagegen können antidepressive Medikamente von großem Nutzen sein.

Sehr wichtig ist eine umfassende, Krankheitseinsicht fördernde, unnötige Ängste möglichst vermeidende Aufklärung des Patienten und seiner Angehörigen über die zugrunde liegende Erkrankung. Nur so wird der Patient vernünftige Strategien zur Risikoverringerung erlernen und akzeptieren können.

2.7.6 Rehabilitation

Die Rehabilitation beginnt in der Akutklinik, sollte aber bald in einer geeigneten Rehabilitationseinrichtung fortgesetzt werden. Die Wahl der Reha-Maßnahme richtet sich nach Art und Schwere der Funktionsausfälle, sie sollte die spezielle Rehabilitationsproblematik des Patienten berücksichtigen (z.B. spezialisierte Einrichtung bei neuropsychologische Störungen).

Für die **Frührehabilitation der Phase B** kommen Patienten in Frage, die einen Barthel-Index ≤ 35 haben. Sie bedürfen spezieller Frührehabilitationsstationen, die auch über Beatmungsplätze verfügen müssen.

Patienten mit einem Barthel-Index von 35–75 Punkten werden der **Rehabilitationsphase C** zugeordnet. Die Rehabilitation erfolgt in geeignet ausgerüsteten neurologischen, geriatrischen oder internistischen Kliniken.

Frühmobilisierte Patienten kommen für eine **Anschlußheilbehandlung (AHB)** in Rehabilitationskliniken oder in ambulanten Reha-Einrichtungen in Frage. Weitere Voraussetzungen sind ausreichende Belastbarkeit und Motivation des Erkrankten. Schließlich sind Möglichkeiten einer ambulanten Rehabilitation gegeben.

Trotz erheblicher Fortschritte in bezug auf Rehabilitationsmöglichkeiten in den letzten Jahren sind erhebliche Schwierigkeiten zu beklagen. Diese beziehen sich besonders auf das komplizierte Finanzierungssystem, die den Kassen oder Rententrägern z.T. überlassene Auswahl der Reha-Einrichtung, die spezielle Rehabilitationsprobleme oft nicht berücksichtigt, und die Tatsache, daß die meisten Rehabilitationskliniken weit ab vom Wohnort des Erkrankten liegen und somit den Kontakt mit den Angehörigen erschweren.

2.8 Prophylaxe

Sowohl in der Primär- wie auch in der Sekundärprophylaxe ist die Bekämpfung der zu Arteriosklerose führenden Risikofaktoren und der Hirninfarkt auslösenden Faktoren von großer Bedeutung. Zu ihnen zählen neben den nicht beeinflußbaren Faktoren Alter und genetische Disposition in erster Linie die folgenden modifizierbaren Risikofaktoren:

- arterielle Hypertonie,
- nicht-insulinpflichtiger Diabetes mellitus,
- Hypercholesterinämie,
- Homozysteinämie,
- Nikotinabusus,
- orale Kontrazeptiva,
- Infektionen, Leukozytose etc.

Hypertonie: Eine antihypertensive Behandlung vermindert das Schlaganfallrisiko. So zeigte sich in einer Metaanalyse an 37000 Patienten [7], daß eine Senkung des diastolischen Blutdrucks um 5–6 mmHg über einen mittleren Zeitraum von 5 Jahren eine Reduktion der Schlaganfälle von 42 % und der Herzinfarkte um 14 % erbrachte. Die Blutdrucksenkung muß konsequent und ausreichend sein. Der Blutdruckwerte sollte auf <140/90 mmHg eingestellt werden. Höhere Blutdrücke (z.B. systolisch 140–149 mmHg) erhöhen das Schlaganfallrisiko schon auf mehr als das Doppelte. Senkung des Blutdrucks unter 130/80 mmHg führt zu keiner weiteren Resultatverbesserung.

Eine Verringerung des Schlaganfallrisikos ist für Reserpin, Diuretika, β-Rezeptorenblocker und Clonidin nachgewiesen; der Effekt dürfte aber auch bei langwirksamen Kalziumantagonisten und ACE-Hemmern vorhanden sein.

Nicht-insulinpflichtiger Diabetes mellitus erhöht das Schlaganfallrisiko auf das 2- bis 4fache. Strenge Blutzuckerregulierung vermindert das Risiko stärker als schlechte oder mittelmäßige.

Hypercholesterinämie erhöht das Schlaganfallrisiko geringer als das koronare Risiko. Dennoch belegen einige Interventionsstudien mit Statinen, bei denen der Hirninfarkt allerdings nicht primärer Endpunkt war, Reduktionen nicht nur des Herzinfarkt-, sondern auch des Schlaganfallrisikos.

Hyperhomozysteinämie ist ein Risikofaktor für Schlaganfälle. Ob eine Senkung des Homozysteinspiegels durch Vitamin-B_6-, Vitamin-B_{12}- oder Folsäuresubstitution zu Risikominderung führt, ist nicht bekannt.

Nikotinabusus erhöht das Schlaganfallrisiko um das 1,5- bis 2fache. Abstinenz senkt das Herzinfarktrisiko um 50–70 %; die Reduktion des Hirninfarktrisikos ist nicht bekannt.

Orale Kontrazeptiva erhöhen insbesondere bei gleichzeitigem Nikotinabusus das Schlaganfallrisiko. Dies gilt insbesondere für Migränikerinnen.

Während starker **Alkoholkonsum** das Schlaganfallrisiko erhöht, scheint mäßiger Alkoholgenuß das Hirninfarktrisiko zu reduzieren. Hirn- und Subarachnoidalblutungsrisiko steigen jedoch linear mit dem Alkoholkonsum. Darüber hinaus muß bedacht werden, daß Alkohol zur Hypertonie führt.

Überernährung und Übergewicht sowie hoher Kochsalzkonsum scheinen das Schlaganfallrisiko ebenfalls zu erhöhen. Sichere Aussagen über den Einfluß ihres Abbaus sind nicht möglich; gesichert scheint jedoch zu sein, daß früchte- und gemüsereiche Nahrung das Schlaganfallrisiko um 25–40 % verringert.

Ergebnisse von Interventionsstudien bei **Hyperfibrinogenämie** und **Hämatokriterhöhung** sind nicht bekannt. Dennoch empfiehlt sich bei Polyzythämie eine konsequente Senkung des Hämatokrits zur Verminderung der Insultgefährdung.

Spezielle Risikofaktoren: Über das Risiko bei kardialen Emboliequellen gibt Tabelle 24-3 Auskunft. Häufigster kardialer Risikofaktor ist das **nicht-rheumatische Vorhofflimmern.** Das Risiko steigt dramatisch, wenn das Vorhofflimmern mit kongestiver Kardiomyopathie, arterieller Hypertonie und vorangegangenen Embolien verbunden ist. Dies dürfte auch für intermittierendes Vorhofflimmern gelten. In prospektiven Untersuchungen [2, 5, 15, 19, 44, 49] hat sich eindeutig zeigen lassen, daß das Hirninfarktrisiko bei Vorhofflimmern (Ausnahme die risikoarme lone atrial fibrillation) durch eine Antikoagulation mit Vitamin-K-Antagonisten um 60–75 % gesenkt werden kann. Dies gilt für die Primär- wie die Sekundärprophylaxe. Antikoagulation mit einer Ziel-INR (der Quickwert ist zu wenig standardisiert, als daß er als verläßlicher Parameter gelten könnte) von 1,5–3,0 hat etwa gleich großen Effekt wie Antikoagulation über 3,0. Fraglich ist allerdings, ob das auch für Hochrisikoquellen gilt, für die allgemein stärkere Antikoagulation empfohlen wird. Selbstverständlich sind Complianceprobleme und Kontraindikationen der Antikoagulation ebenso zu bedenken wie das erhöhte Blutungsrisiko bei sturzgefährdeten Patienten.

Acetylsalicylsäure (ASS) hat beim Vorhofflimmern einen gegenüber Antikoagulanzien geringeren Nutzen. Erkenntnisse über die Wirksamkeit anderer Antiaggreganzien wie Ticlopidin, Clopidogrel und Dipyridamol bei Vorhofflimmern liegen nicht vor.

Das Schlaganfallrisiko beim akuten Myokardinfarkt liegt bei 2,5 % in den ersten 2–4 Wochen. Antikoagulation reduziert das Risiko um 60 %. Auch für ASS konnte eine Wirksamkeit nachgewiesen werden.

In der chronischen Phase nach Herzinfarkt hängt das Hirninfarktrisiko von der ventrikulären Funktion, der Ausbildung von Aneurysmen oder Wandthromben und Rhythmusstörungen ab. Auch hier scheinen Antikoagulanzien etwas wirksamer zu sein als ASS.

Schwierig ist die Risikoeinschätzung bei offenem Foramen ovale und Vorhofseptumaneurysma. Besonders gefährdet sind Patienten mit beiden Anomalien, Rechts-links-Shunt und große Septumaneurysmen. Die Indikation für einen interventionellen oder operativen Verschluß ist nicht gesichert, da Nutzen und Risiko bisher nicht in prospektiven Vergleichsuntersuchungen bestimmt wurden.

Prophylaxe bei Gefäßstenosen oder -verschlüssen

Antiaggreganzien sind die Medikamente der ersten Wahl in der Prophylaxe bei Gefäßstenosen. Geprüft sind **ASS, Dipyridamol, Ticlopidin** und **Clopidogrel.**

ASS reduziert das Hirninfarktrisiko in der Sekundärprophylaxe nach Myokardinfarkt, TIA oder Hirninfarkt signifikant [1]. Der Effekt ist allerdings mit ca 15 % relativ gering. Die optimale Wirkdosis ist nicht bekannt. Empfohlen werden meist Dosen zwischen 100 und 300 mg/die. Ob höhere Dosen bessere Wirksamkeit zeigen, ist umstritten. Sie tragen zweifellos ein höheres Risiko gastrointestinaler Probleme und führen daher öfter zu Therapieabbruch oder sogar zu schweren Magenulzera und Blutungen.

Die Kombination von ASS mit Dipyridamol hat sich in 2 Studien als besser wirksam erwiesen als die Einzelsubstanzen [9,17].

Der ADP-Antagonist Ticlopidin erwies sich in einer Untersuchung als dem ASS in der Wirkung überlegen. Er ist durch Nebenwirkungen (Agranulozytose, Durchfälle etc.) und die dadurch in den ersten 3 Monaten obligaten Blutbildkontrollen belastet. Clopidogrel hat diese Nebenwirkungen nicht und ist in seiner Wirksamkeit dem ASS etwa gleichzusetzen oder geringfügig überlegen [6]. Beide Substanzen sind weit besser magenverträglich als ASS und kommen daher wegen ihrer Mehrkosten vor allem bei Unverträglichkeit oder Kontraindikationen gegen ASS und bei ASS-Versagern zum Einsatz.

Gesicherte Erkenntnisse über die Wirksamkeit und das Nebenwirkungsprofil der Kombination von ASS mit einem ADP-Antagonisten liegen für den Hirnkreislauf nicht vor.

Die Wirksamkeit von Antikoagulanzien in der Behandlung von Gefäßstenosen ist nicht belegt.

Revaskularisierende Eingriffe: Bei der Indikationsstellung zur Karotisendarteriektomie sind immer das operative Risiko und der Langzeitnutzen gegeneinander abzuwägen. In großen Untersuchungen, an denen nur ausgewählte Chirurgen beteiligt waren, hat sich gezeigt, daß die operative Behandlung bei **symptomatischen Internastenosen** mit einer Lumeneinengung von mindestens 70 % der konservativen überlegen ist [16, 42]. Das erhöhte perioperative Risiko wird schon nach etwa einem Jahr aufgeholt, nach 3 Jahren ist die Rate von Todesfällen oder schweren Hirninfarkten um netto ca 5% gesenkt. Dies setzt aber eine perioperative Komplikationsrate von < 1% Sterblichkeit und < 4–5 % behindernder Schlaganfälle voraus. Patienten mit Stenosen niedrigeren Ausmaßes profitieren von der Operation nicht.

Die Indikationsstellung zur Karotisendarteriektomie erfordert die Beachtung von Ein- und Ausschlußkriterien sowie eine enge Zusammenarbeit von Neurologen, Neuroradiologen, Internisten (perioperatives Herzinfarktrisiko ca. 2 %!), Anästhesisten und Chirurgen. Dabei ist zur Erfassung der lokalen Komplikationsrate postoperativ eine obligate neurologische Untersuchung zu fordern.

Der optimale Zeitpunkt der Operation ist bei einem TIA ohne CT-morphologisches Korrelat möglichst früh anzusetzen. Bei eingetretenem Hirninfarkt ist der optimale Zeitpunkt bisher nicht bekannt. Eine Frühoperation wird von einigen Autoren besonders bei Patienten mit rasch rezidivierenden oder progredienten Insulten befürwortet.

Sehr schwierig ist die Indikationsstellung zur Karotisendarteriektomie bei **asymptomatischen Karotisstenosen.** Der operative Nutzen ist hier wesentlich geringer als im symptomatischen Stadium. Während mehrere prospektive Untersuchungen diesbezüglich keinen Vorteil der Operation ergaben, suggeriert eine jüngere Studie [18] einen positiven Effekt ab einem Stenosegrad von 60 %. Dies bezieht aber leichte Infarkte mit Symptompersistenz von > 24 Stunden ein. Für die Verhinderung von schweren Schlaganfällen oder Tod ergab sich dagegen lediglich ein schwacher Trend mit einem erst nach mehreren Jahren eintretenden Risikoausgleich zwischen den Vergleichsgruppen.

Für die Notwendigkeit und Wirksamkeit einer **elektiven Karotisendarteriektomie** vor größeren operativen Eingriffen an anderem Ort (Aortenaneurysma, koronarer Bypass etc.) gibt es bisher keine ausreichenden wissenschaftlichen Belege. Angesichts der Tatsache, daß Karotisverschlüsse meist durch embolische Mechanismen krankheitsverursachend werden, wird der sich kaum manifestierende hämodynamische Aspekt der Stenose meist überschätzt.

Für operative Eingriffe am **Vertebralissystem** liegen bisher keine gesicherten Kenntnisse vor. Es handelt sich um ein experimentelles Verfahren, das nur in kontrollierten Untersuchungen durchgeführt werden sollte. Zu achten ist auf eine strenge Indikationskontrolle. Die oft befürwortete Indikation bei 2 bis 3 „vertebro-basilären" Symptomen, wie z.B. Schwindel, Kopfschmerz, Benommenheit o.ä. (sog. vertebro-basiläre Insuffizienz), ist völlig unspezifisch und nicht für eine Operationsbegründung geeignet.

Die Indikation für eine interventionelle Dilatation (**Angioplastie**) einer Karotisstenose ist bisher nicht geklärt. Es liegt lediglich eine prospektive Untersuchung vor, nach der bei symptomatischen Stenosen Risiko und Langzeiteffekt dem der Endarteriektomie in etwa gleich sind. Für die Wirksamkeit bei asymptomatischen Stenosen gibt es keine Belege. Bei der Aufklärung des Patienten ist daher immer darauf hinzuweisen, daß es sich im Moment noch um ein experimentelles Verfahren handelt.

Die Angioplastie der Vertebralisabgangsstenosen ist weniger belastend und hat wahrscheinlich auch ein geringeres Risiko als die offene Operation. Auch für sie ist die Indikation bisher nicht gesichert, zumal derartige Stenosen in der Regel auch asymptomatisch sind.

[Zusammenfassende Literatur: 3, 10, 11, 13, 38, 39]

3 Nichttraumatische Hirnblutungen

3.1 Ätiologie und Pathogenese

Von den sekundären Einblutungen bei ischämischen Insulten sind primäre Hirnblutungen zu unterscheiden, die durch eine Ruptur arterieller Gefäße oder von Gefäßmißbildungen entstehen (Rhexisblutung). Stauungsblutungen werden bei den Hirnvenenthrombosen beschrieben.

Eine Aufstellung der wichtigsten Ursachen primärer Hirnblutungen findet sich in Tabelle 24-6.

Mit 50–60 % ist der **chronische Hypertonus** die bei weitem häufigste Ursache primärer Hirnblutungen. Er führt in den intrazerebralen Abschnitten der Stammganglien-, Hirnstamm-, Kleinhirn- und Marklagerarterien zu Lipohyalinose und fibrinoider Nekrose sowie zur Ausbildung von Charcot-Bouchard-Mikroaneurysmen. Prädilektionsstellen sind die rostralen Stammganglien (ca. 40 %), das Großhirnhemisphärenmarklager (ca. 25 %), der Thalamus (ca. 20 %), das Kleinhirn (ca. 10%) und die Brücke (ca. 5%). Aber auch akute Drucksteigerungen, wie bei Gestosen, Sympathomimetikaintoxikation, plötzlichem heftigem Schmerz etc., können zu intrazerebralen Gefäßrupturen führen.

Arteriovenöse Malformationen (AVM) machen etwa 20 % aller Hirnblutungsursachen aus und manifestieren sich primär häufig durch partielle oder generalisierte Krampfanfälle. Das Blutungsrisiko beträgt ca. 2 % pro Jahr mit klinisch oft erstaunlich gut rückbildungsfähigen neurologischen Ausfällen.

Kavernome sind nur in der Kernspintomographie gut identifizierbar. Sie finden sich im Hirnstamm, in den Stammganglien und auch in den Hemisphären. Die durch sie hervorgerufenen Blutungen sind oft nur geringfügig.

Tabelle 24-6 Ursachen primärer Hirnblutungen

Arterielle Hypertonie
■ Chronische Hypertonie ■ Akute Drucksteigerung bei Eklampsie etc.
Gefäßmalformationen
■ Arteriovenöse Malformationen ■ Kavernome ■ Durafisteln ■ Kapilläre Teleangiektasie (selten)
Aneurysmen
Abnorme Gefäßfragilität
■ Amyloidangiopathie ■ Arteriitiden
Gerinnungsstörungen
■ Antikoagulanzien ■ Antiaggreganzien ■ Fibrinolytika ■ Thrombozytopenie ■ Hämophilie ■ Leukämie
Tumoren
Granulome
Intoxikationen
■ Alkohol ■ Kokain, Crack, Ecstasy ■ Adrenalin, Monoaminoxidasehemmer ■ Kohlenmonoxid
Hirnvenenthrombosen

Arterielle Aneurysmen bluten primär meist nur in den Subarachnoidalraum. Einblutungen in das Hirnparenchym kommen besonders bei Nach- und Rezidivblutungen vor.

Für die kapilläre Teleangiektasie (Morbus Osler), die zu Hirnblutungen prädestiniert, haben sich zwei unterschiedliche Gendefekte bei gleichem Phänotyp nachweisen lassen.

Bei der **Amyloidangiopathie** (Synonym: Kongophile Angiopathie) handelt es sich um genetisch determinierte Krankheitsbilder (Holland- und Island-Typ), die zu Amyloidablagerung in Media und Adventitia mittelgroßer Arterien führen. Blutungen manifestieren sich vorwiegend im höheren Lebensalter.

Nicht unterschätzt werden darf die Blutungsgefahr durch **Antikoagulanzien,** die in einer deutschen Untersuchung mit 6,8 % der Hirnblutungsursachen angegeben wird [47] und in Populationsstudien etwa 8- bis 11fach höher liegt als bei nicht-antikoagulierten Patienten. Das Risiko steigt mit Begleiterkrankungen, insbesondere Hypertonie, und durch zusätzliche Antiaggreganzien wie ASS. (Hierauf müssen Patienten aufmerksam gemacht werden!) Die Verordnung von Antikoagulanzien setzt neben der medizinischen Indikation und Aufklärung immer Rechenschaft über Einsichts- und Compliancefähigkeit des Patienten über einen längeren Zeitrum voraus. Selbstbestimmung des INR-Wertes durch den Patienten scheint das Blutungsrisiko zu vermindern.

Die Rate symptomatischer Hirnblutungen bei **Fibrinolyse** wegen Herzinfarkt liegt unter 1%, bei Hirninfarkt in kontrollierten Studien zwischen 6,4 und 8,8 %.

Langfristige Anwendung von **Antiaggreganzien** erhöhte das Hirnblutungsrisiko im Vergleich zu Placebo in einigen Studien nicht, in anderen nur gering.

Einblutungen in Tumoren kommen besonders bei **Metastasen** und **Glioblastomen** vor.

3.2 Klinische Leitsymptome

Die klinischen Symptome einer Hirnblutung entwickeln sich im Vergleich zu denen von Hirninfarkten häufiger während körperlicher Aktivität; eine akute psychische oder körperliche Belastungssituation ist bei ca. 10 % zu eruieren. Die Symptome setzen abrupt ein und verschlechtern sich innerhalb von Minuten oder Stunden bei 20–30 % der Patienten.

Fokale neurologische Symptome hängen von der Lokalisation der Blutung ab. Sie entsprechen denen ischämischer Insulte.

Eine Einleitung durch einen epileptischen Krampfanfall ist bei Hemisphärenblutungen häufiger als bei ischämischen Insulten. Die Frequenz initialer Krampfanfälle variiert in großen Untersuchungen zwischen 4 und 15 %.

Nicht-epileptische Bewußtseinsstörungen sind häufiger als bei ischämischen Insulten und kommen bei intrakranieller Druckerhöhung, Blutungen in beide Hemisphären oder in die vigilanzregulierenden Strukturen im Tegmentum des oberen Hirnstamms vor. Etwa 20–25 % der Patienten sind beim ersten Arztkontakt komatös, insgesamt zeigen ca. 50–60 % eine Beeinträchtigung der Vigilanzlage. Je schlechter die Bewußtseinslage, desto schlechter die Prognose.

Kopfschmerzen kommen nur bei Blutübertritt in den Subarachnoidalraum, intrakranieller Druckerhöhung oder lokaler Zug- oder Druckwirkung auf Meningen oder piale Gefäße vor. Sie fehlen initial bei mehr als der Hälfte der Patienten und sind daher kein brauchbares Unterscheidungskriterium zwischen Hirnblutung und Hirninfarkt.

Ein **Meningismus** findet sich bei weniger als 20 % der Patienten und vorwiegend bei Blutungen, die in den Liquorraum eingebrochen sind, oder bei großen Massenverschiebungen.

Im Gefolge von Hirnblutungen sind vegetative Dysregulationen mit Herzrhythmusstörungen häufig. Fieber ist selten zentral bedingt (Hirnstammblutungen, Einblutung in den Subarachnoidalraum) und immer verdächtig auf eine Infektion, besonders eine *Aspirationspneumonie.*

Hirnblutungen führen durch das Hämatomvolumen, konsekutive Hirnödementwicklung und Liquorabflußbehinderung durch Ventrikeleinbruchsblutung oder Massenverschiebungen häufiger als Hirninfarkte zu intrakranieller Drucksteigerung und Einklemmung am Tentoriumsschlitz bzw. Foramen occipitale magnum.

Auf die dabei entstehenden Hirnstammdysfunktionssyndrome kann hier nicht näher eingegangen werden. Zusammenfassende Darstellungen der Symptome der intrakraniellen Drucksteigerung finden sich bei [21, 23, 36].

Zur Dokumentation von Bewußtseinsstörungen werden die Glasgow Coma Scale [40] und die Komaklassifikation der World Federation of Neurological Surgeons [20] benutzt, die allerdings für Traumapatienten entwickelt wurden.

3.3 Differentialdiagnose

Die wichtigste Differentialdiagnose ist der **ischämische Insult.** Eine definitive Unterscheidung ist ohne bildgebende Diagnostik nicht möglich, da Auslösesituationen, Vorerkrankungen und klinische Symptomatik keine pathognomonischen Charakteristika aufweisen. Auf eine Hirnblutung ist besonders hinweisend, wenn sich die Symptomatik innerhalb weniger Minuten oder einer Stunde progredient entwickelt und neurologische Herdausfälle im Vergleich zur Vigilanzstörung eher gering sind.

Weitere Differentialdiagnosen umfassen postparoxysmale Zustände, Herdenzephalitiden, Hirnabszesse, Hirntumoren und extrazerebrale Hämatome.

3.4 Diagnostik

Die differentialdiagnostische Abklärung gelingt durch das **CCT** oder die **Kernspintomographie.** Im CCT bildet sich das Hämatom als hyperdense Struktur ab, die schon bald einen Ödemsaum erhält. Später finden sich unterschiedliche Resorptionsstadien, in denen auch Kontrastmittel anreichernde Ringstrukturen zur Darstellung kommen können. Bei großen Angiomen findet man u.U. zusätzlich Verkalkungen und die charakteristischen abführenden Venenkonvolute.

Im Kernspintomogramm ergeben sich bei Blutungen sehr komplizierte Verhältnisse. Eine kurze Übersicht findet sich in Tabelle 24-7 [12].

Ist eine Hirnblutung diagnostiziert, muß die Frage nach ihrer Genese beantwortet werden. Stammganglienblutungen lassen bei langjährigen Hypertonikern üblicherweise den Rückschluß auf eine hypertensive

Tabelle 24-7 Hämatomdarstellung im Kernspintomogramm

Stadium	Zeitpunkt	Hämoglobinform	T1-Bild	T2-Bild	Hämosiderin (T2-Bild)	Ödem (T2-Bild)
Hyperakut	Stunden	Oxyhämoglobin	≈ oder ↓	↑	–	↑↑
Akut	Tage	Deoxyhämoglobin	≈ oder ↓	↓↓	–	↑↑
Subakut (früh)	Wochen	Methämoglobin (intrazellulär)	↑	↓	↓↓	↑↑
Subakut (spät)	Wochen – Monate	Methämoglobin (extrazellulär)	↑↑	↑↑	↓↓	–
Chronisch	Jahre	Hämosiderin	≈ oder ↓	↓↓	↓↓	–

Blutung zu. Eine **Angiographie** ist bei typischem Aussehen und regelhaftem Resorptionsverlauf nicht nötig. Marklagerblutungen sind diesbezüglich schwieriger, da nur ca. 60 % hypertensiv oder durch Amyloidangiopathie hervorgerufen sind. Im Zweifelsfall oder bei Angiomhinweisen im CCT ist die digitale arterielle Subtraktionsangiographie indiziert.

Kavernome zeigen im Kernspintomogramm oft einen typischen hypointensen Ring um den Kavernomkern, der durch Hämosiderin hervorgerufen wird. Sie sind dadurch gut zu identifizieren. An eine Hirnvenenthrombose als Ursache einer Hirnblutung muß man besonders denken bei bilateralen Blutungen, einseitigen Hämatomen mit diffuser oder vom Hämatom entfernter Hirnschwellung und bei sonstigen Hinweisen auf eine Hirnvenenthrombose (Delta-Zeichen, s.u.).

Bei allen Blutungen muß sofort geklärt werden, ob Antikoagulanzien oder Antiaggreganzien eingenommen wurden; **Thrombozytenzahl** und **Gerinnungsstatus** müssen bestimmt werden.

3.5 Therapie

Die erste Sorge gilt der **Aufrechterhaltung der Vitalfunktionen.** Viele Hirnblutungspatienten bedürfen einer intensivmedizinischen Betreuung. Stark bewußtseinsgestörte oder komatöse Patienten mit Verlust der Schutzreflexe werden schonend intubiert (cave Blutdruckerhöhung!) und beatmet. Im Gegensatz zu ischämischen Infarkten ist eine Blutdrucksenkung rasch notwendig. Sie sollte jedoch schonend erfolgen. Vasodilatatoren sind zu vermeiden. Oberkörperhochlagerung erleichtert den zerebrovenösen Abfluß und vermindert die Gefahr der Ödembildung und intrakraniellen Druckerhöhung. Bei eingetretener intrakranieller Drucksteigerung ist die Operationsindikation sofort zu überprüfen. Osmotherapie (Mannitlösungen, Glycerin) wird nach Möglichkeit vermieden oder nur – falls nötig – unmittelbar präoperativ eingesetzt. Bei inoperablen Blutungen ist sie als Mittel der letzten Hoffnung einsetzbar und wird mit Diuretika kombiniert. Da insbesondere Mannitol zu einem Rebound-Phänomen führen kann, sollte diese Substanz möglichst nur kurz angewendet werden. Eine Hyperventilation wird entgegen früheren Empfehlungen heute eher vermieden. Schließlich kommen auch Barbiturate zum Einsatz.

Operative Behandlung: Prospektive Untersuchungen über den Vergleich konservativer und operativer Behandlung liegen nicht vor. Die Operationsindikation hängt von Ursache, Lage und Größe des Hämatoms sowie dem klinischen Bild des Patienten (drohende Einklemmung) ab. Kleine Blutungen ohne oder mit nur geringer bis mäßiger Raumforderung werden nicht operiert. Große Blutungen werden bei Hemisphärenmark- oder Kleinhirnblutungen operiert, wenn sie in chirurgisch günstiger (angehbarer) Lokalisation sind und postoperativ nicht mit zu viel neurologischem Defizit zu rechnen ist. Kleinhirnblutungen bedürfen auch bei geringem Hämatomvolumen einer sehr engen Überwachung in einem Zentrum, an dem ein neurochirurgischer Noteingriff bei Verschlechterung unmittelbar durchgeführt werden kann. Ausgedehnte Stammganglienblutungen profitieren von einer chirurgischen Intervention nicht.

Arteriovenöse Angiome werden heute meist kombiniert interventionell (Verklebung über superselektiven Katheter) und chirurgisch behandelt, um den chirurgischen Eingriff so klein wie möglich zu halten. Hinsichtlich Aneurysmablutungen siehe unter Subarachnoidalblutung.

Bei **Ventrikeleinbruchsblutungen** mit Verlegung des Liquorabflusses kann die Anlage einer ventrikulären Liquorableitung lebensrettend sein.

Inwieweit sich experimentelle Verfahren wie die **stereotaktische Punktion** des Hämatoms und Absaugung nach lokaler Gabe von Fibrinolytika als sicher und lebensrettend bzw. funktionsverbessernd erweisen, ist z.Z. nicht abzusehen.

Blutungen bei Gerinnungsstörungen bedürfen sofortiger gezielter Antagonisierung (Tab. 24-8).

Tabelle 24-8 Antagonisierung von Gerinnungsstörungen

Vitamin-K-Antagonisten	Gerinnungsfaktoren oder Fresh Frozen Plasma sowie Vitamin-K-Substitution
Heparin	Protaminsulfat
Fibrinolytika	Evtl. Epsilon-Aminocapronsäure, Kryopräzipitate
Plättchenmangel	Thrombozytenkonzentrat
Thrombotisch-thrombozytopenische Purpura	Fresh Frozen Plasma, Kortikoide, Immunsuppressiva

3.6 Prognose

Die Prognose des Patienten mit einer Hirnblutung hängt von deren Größe, Ursache und Lokalisation sowie von allgemeinmedizinischen Faktoren ab. Die Gesamtletalität liegt bei über 40 %, hypertensive Blutungen haben eine Sterblichkeit von knapp über 50 %, Stammganglienblutungen insgesamt von über 60 % und Stammganglienblutungen mit Ventrikeleinbruchsblutung von über 90 %. Wird eine Hirnblutung überlebt, kann die Restitution der Funktion im Vergleich zu der bei ischämischen Insulten allerdings oft viel günstiger sein. Dies liegt offenbar daran, daß der Funktionsverlust der Blutung nicht nur durch Gewebezerreißung, sondern auch durch den Druck des Hämatoms auf Umgebungsstrukturen hervorgerufen wird.

Die Rehabilitation von Patienten mit Hirnblutungen benötigt meist mehr Zeit als die nach Hirninfarkten, da das Rehabilitationspotential erst nach Resorption der Blutung voll genutzt werden kann. Sie entspricht ansonsten weitgehend der von Hirninfarktpatienten.

[Zusammenfassende Literatur: 29, 47]

4 Subarachnoidalblutungen

4.1 Definition und Epidemiologie

Unter Subarachnoidalblutung (SAB) versteht man eine plötzliche Blutung in den Subarachnoidalraum. Die Inzidenz wird mit 10–30/100 000 Einwohner und Jahr angegeben. Subarachnoidalblutungen machen ca. 5–10 % aller Hirngefäßerkrankungen aus. Das Haupterkrankungsalter liegt zwischen dem 40. und 60. Lebensjahr. Frauen sind häufiger betroffen als Männer.

4.2 Klinik

Charakteristisch ist der plötzliche, sehr heftige, sich meist vom Nacken innerhalb von Sekunden oder Minuten nach vorn ausdehnende oder primär diffuse Kopfschmerz **(Vernichtungskopfschmerz).** Innerhalb weniger Stunden kann er auf den Rücken übergreifen. Der Kopfschmerz kann (muß aber nicht!) von vegetativen Symptomen, wie Übelkeit, Erbrechen und Schweißausbruch, begleitet sein. Meist bildet sich rasch ein Meningismus aus.

Ein initialer Bewußtseinsverlust kommt bei ca. 50 % der Patienten vor. Er beruht wahrscheinlich auf einer plötzlichen intrakraniellen Drucksteigerung oder einem Frühspasmus. Viele dieser Patienten sterben innerhalb kurzer Zeit. Bewußtseinstrübungen sind häufig, exogene Psychosen und epileptische Anfälle selten.

Etwa ein Viertel der Patienten erlebt vor der schweren SAB eine **Warnblutung** mit ebenfalls heftigem Kopfschmerz, der sich bald in einen mäßigen diffusen Kopfschmerz umwandelt, der von Schmerzen zwischen den Schulterblättern mit oder ohne Meningismus begleitet sein kann.

Neurologische Symptome sind Ausdruck von Gefäßspasmen oder intrazerebralen Begleitblutungen und entsprechen dem Versorgungsgebiet der spastischen Arterie bzw. dem Ort der Blutung. Bei Blutungen aus der A. communicans anterior findet man Stirnhirnsyndrome und gelegentlich Abulie und Inkontinenz. Rupturen von Aneurysmen der A. cerebri media führen oft zu Hemiparesen und neuropsychologischen Störungen, solche der A. basilaris zu Hirnnerven- und Hirnstammsyndromen.

Gelegentlich finden sich papillennahe Augenhintergrundblutungen und Blutungen in den Glaskörper.

Eine Okulomotoriusparese weist auf ein Aneurysma der A. communicans posterior hin und kommt bei sich vergrößerndem Aneurysma auch ohne SAB vor.

Der Schweregrad einer SAB wird üblicherweise mit der Skala nach Hunt und Hess bestimmt (Tab. 24-9).

Tabelle 24-9 Schweregrad-Einteilung der Subarachnoidalblutung [27]

Grad I	Asymptomatisch oder minimaler Kopfschmerz, minimale Nackensteifigkeit
Grad II	Starker Kopfschmerz und/oder Meningismus, keine neurologischen Ausfälle (außer Hirnnerven)
Grad III	Somnolenz, minimale neurologische Ausfälle, ggf. Verwirrtheit
Grad IV	Stupor, mäßige bis schwere Hemiparese
Grad V	Tiefes Koma, Dezerebrationsstarre

Verlauf der SAB: Etwa ein Drittel der Patienten verstirbt vor Arztkontakt. Die restlichen Patienten sind durch 4 Komplikationen gefährdet, an die bei jeder Verschlechterung gedacht werden muß:

- Rezidivblutung,
- Gefäßspasmus,
- Hydrocephalus communicans,
- Syndrom der inadäquaten Adiuretinausschüttung.

Die **Rezidivblutungsrate** beträgt bei nicht behandelten Aneurysmen in den ersten 24 Stunden 3–4 %, nach 2 Wochen ca. 20 %. Im Durchschnitt kann man von einer Nachblutungsrate von 1–2 %/Tag im ersten Monat ausgehen. Die Sterblichkeit der Nachblutung liegt bei knapp 50 %.

Ein **zerebraler Vasospasmus** bildet sich vorwiegend vom 3.–5. Tag an aus und löst sich nach 3–4 Wochen. Seine Genese ist bisher nicht geklärt, bedeutsam sind offensichtlich Blutabbauprodukte im Subarachnoidalraum. Gefäßspasmen können monolokulär, plurilokulär oder diffus sein und sind klinisch umso bedeutsamer, je ausgedehnter sie sind. Sie können zu Hirninfarkten führen. Bei diffusen Spasmen findet man meist schwere Bewußtseinsstörungen. Spasmen erhöhen das Angiographie- und Operationsrisiko.

Ein **Hydrocephalus communicans** entsteht durch Blockade des basalen Zisternenrings oder Verlegung der Arachnoidalzotten und führt zu Vigilanz- und Antriebsstörungen und schließlich zu Einklemmungssyndromen.

Besonders bei schweren SAB findet man das **Syndrom der inadäquaten Adiuretinausschüttung** mit Hyponatriämie.

Neben diesen Komplikationen sind Herzrhythmusstörungen und EKG-Veränderungen (bei bis zu 80% der Patienten!) zu beachten.

Der Vollständigkeit halber sei erwähnt, daß Aneurysmen des infraklinoidalen Abschnitts der A. carotis interna durch Druck auf die im Sinus cavernosus verlaufenden Hirnnerven V1, III, IV und VI zum Syndrom des Sinus cavernosus führen können. Im Gegensatz zu supraklinoidalen Aneurysmen der Carotis interna führen sie bei Ruptur nicht zu Subarachnoidalblutungen, sondern zum Bild der Sinus-cavernosus-Fistel.

4.3 Diagnostik

Die Verdachtsdiagnose ergibt sich aufgrund des charakteristischen Kopfschmerzes, was auch schon für die Warnblutung gilt.

Erste apparative Untersuchungsmaßnahme ist das **CCT,** das in der Frühphase die Blutung gut nachweisen kann. Die Sensitivität des CCT nimmt jedoch mit dem Abstand zur Blutung ab. Das CCT gibt oft auch Auskunft über den Ort der Blutung oder kann gelegentlich sogar das Aneurysma darstellen. Darüber hinaus erlaubt es Aussagen über die Ventrikelweite und eignet sich somit gut für die Verlaufsbeobachtung bei Verschlechterung.

Ein negatives CCT schließt eine SAB nicht aus!

Die **Kernspintomographie** ist mit den derzeitigen Techniken in der Frühphase nicht geeignet, eine SAB verläßlich nachzuweisen. In der Spätphase lassen sich Blutabbauprodukte mit hohen Signalen in T1- und T2-Bildern besser als im CCT nachweisen.

Ist eine SAB im CCT nachgewiesen, erübrigt sich meist eine diagnostische **Lumbalpunktion.** Sie ist nach wie vor erforderlich bei typischem Kopfschmerz und negativem CCT. Die Abgrenzung einer artefiziellen von einer durch SAB hervorgerufenen Blutung ist in den ersten Stunden schwierig. Gleichmäßige (statt schlierige) Blutbeimengung spricht für SAB. Die Drei-Gläser-Probe zeigt bei artefizieller Blutung abnehmenden Blutgehalt. In Zweifelsfällen empfiehlt sich Zweitpunktion in anderer Etage. Etwa 3 Stunden nach einer SAB kann der Überstand nach vorsichtigem Zentrifugieren des Liquors durch Erythrozytenzerfall gelblichrot (xanthochrom) werden, was bei artefizieller Blutung nur vorkommt, wenn im dem Auffangglas Detergenzienspuren sind; ca. 4 Stunden nach SAB finden sich im Zellsediment, das immer angelegt werden muß, Erythrophagen. Siderophagen sind mit der Eisenfärbung gelegentlich noch Wochen nach einer SAB nachweisbar.

CT- und Kernspinangiographie können Aneurysmen bis zu einem Durchmesser von mindestens 3 mm nachweisen.

Standardmethode für den Aneurysmanachweis ist jedoch noch immer die **arterielle digitale Subtraktionsangiographie** beider Karotiden und Vertebralarterien. Sie ist präoperativ aus folgenden Gründen notwendig:

- Nachweis der Aneurysmalokalisation und der Aneurysmakonfiguration,
- Nachweis multipler Aneurysmen (bei bis zu 30% der Patienten),
- Nachweis von Vasospasmen,
- Beurteilung von Kollateralkreisläufen.

Bei etwa 15% der SAB-Patienten ist das initiale Angiogramm negativ. Dies kann darauf beruhen, daß das Aneurysma (kurzfristig) thrombosiert ist (beachte: größere thrombosierte Aneurysmen werden vom Kernspintomogramm gut erfaßt) oder eine nicht-aneurysmatische Blutungsursache vorliegt, wie z.B. bei der meist **benignen perimesenzephalären SAB.**

Die Entscheidung, ob eine Kontrollangiographie notwendig ist, hängt von Ausmaß und Ort der SAB, klinischem Zustand des Patienten und Verfügbarkeit anderer Methoden ab. Sie ist nach ca. 3 Wochen, d.h. nach der Spasmenphase, indiziert und liefert in etwa 10% den Aneurysmanachweis.

Die **transkranielle Dopplersonographie** eignet sich zum Nachweis und zur Verlaufsbeobachtung von zerebralen Gefäßspasmen.

Entsprechend den oben aufgezeigten Gefährdungen sind regelmäßige **Laborkontrollen** und apparative Überwachung in der Frühphase nach jeder SAB notwendig.

4.4 Differentialdiagnose

Der Kopfschmerz ist so charakteristisch, daß er immer eine entsprechende Abklärung nach sich ziehen muß, wenn man sich nicht eines Diagnosefehlers schuldig machen will. Eine Verwechslung mit einer Migräne oder einem Spannungs- oder „Stress-Kopfschmerz" ist wegen des völlig anderen Schmerzbeginns praktisch nicht möglich. Kopfschmerzpatienten geben auf Befragung auch an, daß dieser Kopfschmerz mit dem sonst üblichen nicht vergleichbar sei.

Die häufigste **Fehldiagnose** ist das **HWS-Syndrom.** Abgesehen davon, daß dieses üblicherweise zu einseitigen oder einseitig betonten okzipitalen Schmerzen und nicht abrupt zu einem holozephalen Kopfschmerz führt, ist diese Fehldiagnose völlig inakzeptabel, wenn vegetative Begleitsymptome oder eine (passagere) Bewußtseinsstörung vorliegen. Im Zweifelsfall sind CCT und Lumbalpunktion obligat. Selten können Erkrankungen des zervikalen Spinalkanals, wie rheumatische oder tumoröse Densdestruktionen und epidurale Abszesse oder Blutungen, differentialdiagnostische Schwierigkeiten bereiten.

Bei einer Meningitis entwickelt sich der Kopfschmerz über einen längeren Zeitraum als bei der SAB. Nackensteifigkeit ist beiden gemeinsam, Fieber und allgemeine Entzündungszeichen können den Weg weisen. Das CCT ist bei Meningitiden meist normal.

Gefäßdissektionen führen besonders an den Vertebralarterien zu heftigen, aber meist einseitigen Kopf- und Nackenschmerzen. CCT- und/oder Kernspinangiographie ermöglichen nicht-invasive Diagnostik. Das Dissekat ist bei zervikaler CCT- oder NMR-Schnittführung oft im gewöhnlichen Nativbild zu erkennen.

Schwierig ist die Abgrenzung des der SAB ähnelnden Kohabitationskopfschmerzes. Auch hier sind immer CCT- und Liquordiagnostik sowie eine Kernspin- oder CT-Angiographie durchzuführen.

Schließlich ist immer auch an eine Hirnvenenthrombose zu denken, die ebenfalls mit plötzlich einsetzenden Kopfschmerzen beginnen kann.

4.5 Ätiologie und Pathogenese

Aneurysmen des Circulus arteriosus Willisii machen bis über 80 % der Blutungsquellen aus. Sie sind meistens sackförmig, selten fusiform. Prädilektionsstellen sind:

- A. communicans anterior (40–45 %),
- A. carotis interna und Abgang der A. communicans posterior (15–20 %),
- A. cerebri media (15–20 %);
- Aneurysmen der A. basilaris und ihrer infratentoriellen Äste machen etwa 15 % aus.

Die Ursache der Aneurysmabildung ist bisher nicht eindeutig geklärt. Vermutet werden Schwachstellen der Tunica elastica interna oder media als genetische Disposition und zusätzliche Risikofaktoren, wie Hypertonie, Alkoholabusus etc. Die genetische Prädisposition ist besonders deutlich bei familiären Aneurysmen und erblichen Gewebekrankheiten, wie Zystennieren (ca. 17 % der Patienten haben zerebrale Aneurysmen), Ehlers-Danlos-Syndrom, Marfan-Syndrom und fibromuskulärer Dysplasie.

Im Gegensatz zu anlagebedingten (kongenitalen) Aneurysmen, die vorwiegend an Aufteilungsstellen des Circulus arteriosus Willisii oder an der A. cerebri media lokalisiert sind, entwickeln sich **mykotische Aneurysmen** weiter distal. Sie machen ca. 5 % aller Aneurysmen aus und entwickeln sich vorwiegend bei bakteriellen Meningitiden (die in etwa 4% zu Aneurysmen führen) oder bei septischen Embolien von einer Endokarditis.

Traumatische Aneurysmen sind selten und betreffen vorwiegend die A. carotis interna, A. cerebri media (in Zusammenhang mit Schädelbasisfrakturen) und A. cerebri anterior (durch Verletzung an der Falx cerebri).

Arteriosklerotische Aneurysmen sind meist vom dolicho-ektatischen und nicht sackförmigen Typ. Sie kommen besonders an der A. basilaris vor und führen fast nie zu einer SAB.

Blutungen aus arteriovenösen Angiomen, Tumoren, bei Vaskulitiden, septischer Embolie bei Endokarditis (mykotische Aneurysmen), Dissektionen und Gerinnungsstörungen können ebenfalls in den Subarachnoidalraum gelangen. Bis zu 20 % der SAB bleiben ätiologisch ungeklärt. Hierzu gehören auch die meist benignen perimesenzephalären SAB ohne Aneurysmanachweis.

Selten liegt eine spinale Blutungsquelle vor. Der Schmerz wird dann meist primär in den Rücken projiziert; es finden sich häufig spinale Ausfälle.

4.6 Therapie

Sicherste Methode zur Vehinderung der Rezidivblutung ist die **Operation,** bei der der Aneurysmahals durch einen Gefäßclip komprimiert wird. Heute wird allgemein bei Patienten in den Stadien Hunt und Hess 1–3, von einigen Autoren auch 4, die Frühoperation empfohlen. Sie erfolgt am Aufnahmetag oder am darauf folgenden Tag, meist nicht in der Nacht, da die Operation hohe Konzentration des operativen Teams, d.h. nicht übermüdete Chirurgen erfordert [45]. Besonders Operationen zwischen dem 7. und 10. Tag haben ein erhöhtes Risiko, wahrscheinlich wegen der hohen Spasmenempfindlichkeit der Gefäße. Endovaskuläre Verfahren, wie die Einbringung von Platin-Spiralen (Coils) in das Aneurysma, sind in der Erprobung und kommen nur für Aneurysmen mit gut ausgebildetem Hals in Frage.

Die **konservative Therapie** besteht zuerst in Sedierung und Schmerzbehandlung, wobei Mittel mit aggregationshemmendem Nebeneffekt (ASS) vermieden werden müssen. Meist wird Buprenorphin empfohlen.

Hohe Blutdruckwerte sollten früh, aber schonend gesenkt werden, wozu in erster Linie Calciumantagonisten und β-Blocker verwendet werden. Die Frage, ob ein hoher Blutdruck zerebrale Gefäßspasmen überwinden oder auch vermeiden kann, ist bisher nicht ausreichend sicher geklärt.

Vasospasmen wird mit der Verordnung von Nimodipin und ausreichender Flüssigkeitszufuhr entgegengewirkt. Die Effektivität einer intraoperativen Zisternenlavage und der intrathekalen Einbringung von rtPA nach Klippung des Aneurysmas ist nicht genau anzugeben. Eine gegen den Vasospasmus gerichtete hypertensive Behandlung durch forcierte Volumengabe und evtl. auch Gabe von Vasopressoren ist nur nach Klippung des Aneurysmas möglich. Von einigen Zentren wird in kritischen Situationen auch die transluminale Angioplastie des Spasmus mit superselektiven Kathetern durchgeführt.

Hirndrucksteigerungen in Folge von Liquorabflußstörungen können durch eine Ventrikelpunktion, aber auch – sofern keine intrazerebrale Begleitblutung oder ausgedehnte Hirnschwellung vorliegt – durch vorsichtige Lumbalpunktion behandelt werden. Krampfanfälle müssen konsequent therapiert und eine adäquate Anfallsprophylaxe durchgeführt werden.

4.7 Prognose

Die primäre Sterblichkeit liegt bei etwa 40 %, nur etwa 20 % der Patienten erreichen wieder ihren prämorbiden Zustand. Die bleibenden Behinderungen beruhen oft nicht auf leicht diagnostizierbaren, umschriebenen neurologischen und neuropsychologischen Ausfällen, sondern auf Konzentrations-, Merkfähigkeits- und Motivationsschwierigkeiten organischer Genese.

[Zusammenfassende Literatur: 3]

5 Nicht rupturierte Aneurysmen

Riesenaneurysmen (Durchmesser > 25 mm) können ohne Ruptur durch Druck auf umliegende Strukturen neurologische Ausfälle hervorrufen (z.B. Okulomotoriusparese bei Aneurysma der A. communicans posterior). Sie sind entgegen früheren Annahmen durchaus rupturgefährdet.

Asymptomatische Aneurysmen mit einem Durchmesser >3 mm werden im allgemeinen Sektionsgut mit einer Prävalenz unter 4 % angegeben. Sie werden heute meist zufällig bei aus anderem Grunde indizierten CCT- oder NMR-Untersuchungen gefunden. Die Gefahr einer Ruptur steigt mit dem Durchmesser des Aneurysmas. Aneurysmen < 10 mm Durchmesser rupturieren sehr selten. Die Operationsindikation bei asymptomatischen Aneurysmen ist bisher nicht ausreichend belegt. Die meisten Autoren empfehlen die Operation bei Aneurysmen > 10 mm Durchmesser.

6 Hirnvenen- und Sinusthrombosen

Der venöse Abfluß vom Gehirn geschieht im wesentlichen über das oberflächliche und innere Hirnvenensystem. Oberflächliche, kortikale Venen drainieren in den Sinus sagittalis superior, der über den Confluens sinuum Anschluß an den Sinus transversus findet, welcher über den Sinus sigmoideus in die Vena jugularis mündet. Die tiefen Hirnvenen drainieren über die Vena Galeni in den Sinus rectus, der in den Confluens sinuum mündet. Zusätzlich bestehen variable Abflüsse über Emissarien der Schädelkalotte und über spinale Venen. Zerebrale Venen und Sinus haben keine Klappen.

6.1 Pathophysiologie

Venenthrombosen führen zu Rückstau mit lokaler, vasogener (nicht wie bei ischämischen Insulten zunächst zytotoxischer) Ödembildung und häufig auch lokalem Austritt von Erythrozyten bzw. zu Stauungsblutungen. Hirndrucksteigerung ist bei ausgedehnten Sinusthrombosen geradezu obligat.

6.2 Klinik

Hirnvenen- und Sinusthrombosen machen wahrscheinlich weniger als 1 % aller Schlaganfälle aus. Man unterscheidet septische von aseptischen Venenthrombosen.

Aseptische Hirnvenen- und Sinusthrombosen präsentieren sich mit sehr unterschiedlichen Symptomen und Syndromen und gehören daher zu den am meisten übersehenen zerebralen Erkrankungen.

Bis zu 90 % der Patienten klagen über **Kopfschmerzen,** die rasch, gelegentlich wie bei einer SAB abrupt einsetzen, den Fokalsymptomen meist vorangehen und von vegetativen Symptomen begleitet sind. Fokale oder generalisierte **Anfälle** finden sich bei mehr als $^1/_3$ der Patienten. **Fokale Ausfälle (vorwiegend Hemisyndrome)** entsprechen dem Schwerpunkt der Abflußstörung oder lokalen Einblutungen. **Psychische Störungen,** wie Apathie, Antriebsmangel, Wesensänderung, Verwirrtheit und Bewußtseinstrübung, sind Ausdruck ausgedehnter Hirnbeteiligung oder einer Thrombose der inneren Hirnvenen. Eine **Stauungspapille** kommt bei etwa $^1/_3$ der Patienten vor.

Der **Pseudotumor cerebri** ist klinisch durch Stauungspapille, Kopfschmerz, Übelkeit, Verschwommensehen und/oder Visusminderung, selten Abduzensparese sowie Hypophyseninsuffizienz charakterisiert. Andere neurologische Ausfälle fehlen. Im CCT oder Kernspintomogramm findet man eine Erweiterung der Optikusscheiden und oft eine leere Sella. Der Liquordruck ist meist erhöht. Als Ursache ist immer an eine Hirnvenenthrombose zu denken.

Eine zerebrale Venen- oder Sinusthrombose muß immer bedacht werden bei:

- fokalen neurologischen Symptomen, die mit Kopfschmerz verbunden sind,
- ätiologisch unklaren epileptischen Anfällen mit/oder ohne postparoxysmale Parese,
- Kopfschmerz, rasch zunehmender Bewußtseinsstörung und beiderseitigen Pyramidenbahnzeichen (Thrombose der inneren Hirnvenen),
- Pseudotumor cerebri.

Bei aseptischen Venenthrombosen ist der Sinus sagittalis superior am häufigsten betroffen. Eine isolierte Thrombose der tiefen Hirnvenen führt infolge der Abflußbehinderung im Thalamus neben Kopfschmerzen zu Vigilanzstörungen, Verwirrtheit, starken mnestischen Störungen und beiderseitigen Pyramidenbahnstörungen. Durch Kompression des Aquädukts kann sich rasch ein Verschlußhydrozephalus ausbilden.

Einer besonderen Erwähnung bedarf die **Thrombose des Sinus cavernosus,** die durch Schmerzprojektion in den ersten Trigeminusast, Ausfall der okulomotorischen Nerven, Protrusio bulbi und massive Injektion der Konjunktiva charakterisiert ist und beidseitig ausgebildet sein kann.

Septische Sinusthrombosen betreffen vor allem den Sinus transversus und sigmoideus durch fortgeleitete Entzündungsprozesse in Mastoid oder Paukenhöhle. An sie muß gedacht werden, wenn bei derartigen Prozessen diffuse Kopfschmerzen und neurologische und/oder psychische Störungen einsetzen.

Septische Thrombosen betreffen auch den Sinus cavernosus, in den Gesichtsvenen über die V. angularis drainieren.

6.3 Differentialdiagnose

Die Differentialdiagnose ist schwierig. Sie umfaßt vor allem Meningitiden, Tumoren, andere chronische Kopfschmerzursachen und bei plötzlich einsetzenden Kopfschmerzen auch eine SAB. Besonders schwierig ist die Situation dadurch, daß Venenthrombosen vorwiegend lymphozytäre Pleozytosen aufweisen können, was zur Fehldiagnose einer Meningitis führen kann. Im Zweifelsfall ist immer eine Kernspinvenographie zur weiteren Abklärung indiziert. Weitere differentialdiagnostische Abgrenzung ist gegen Migräne, Spannungskopfschmerz, Herpes-simplex-Enzephalitis, das chronische subdurale Hämatom und Glioblastome nötig.

6.4 Ätiologie und Pathogenese

Hirnvenenthrombosen kommen bei einem Dysäquilibrium von koagulatorischen und fibrinolytischen Faktoren, Verschlechterung rheologischer Faktoren sowie bei Verschlüssen durch tumoröse oder entzündliche Prozesse vor. Sie werden daher bei einer großen Anzahl von Erkrankungen und Prädispositionen gesehen (Tab. 24-10).

Tabelle 24-10 Prädisponierende Faktoren für Hirnvenen- und Sinusthrombosen

Veränderungen von Gerinnungsfaktoren:	Protein-C-, Protein-S- oder Antithrombin-III-Mangel Orale Kontrazeptiva Schwangerschaft, Puerperium Thrombozytose Disseminierte intravasale Koagulation Paraneoplastische Koagulopathien
Veränderungen rheologischer Parameter:	Polyzythämie Leukämie Dehydratation Herzinsuffizienz Kachexie, Marasmus
Lokale Obstruktion:	Tumor Entzündliche Prozesse Fortgeleitet bei V. jugularis-Katheter

6.5 Diagnostik

Im **CCT** kann man umschriebene Hirnschwellung, Ödem oder Einblutungen finden. Besonders hinweisend sind bilaterale und/oder multiple Veränderungen. Im Kontrastmittel-CCT kann man lokale Anreicherungen und das charakteristische **Delta-Zeichen** finden. Dieses besteht darin, daß sich der Sinus sagittalis superior oder Confluens sinuum nicht mit Kontrastmittel füllt. Man sieht aber seine Randstrukturen deutlich angereichert. Dieses Zeichen hat hohe Spezifität, leider aber geringe Sensitivität, so daß negatives CCT und Deltazeichen eine Hirnvenenthrombose keineswegs ausschließen.

Die **Kernspintomographie** zeigt die Parenchymveränderungen sensitiver als das CCT. Zusätzlich zeigt sie das hyperintense Thrombosesignal des Sinus im sagittalen T1-gewichteten Bild. Die **Kernspinvenographie** erlaubt eine zuverlässige Diagnose und Aussagen über die Ausdehnung der Thrombose in den großen Venen und Sinus. Eine digitale Subtraktionsangiographie ist höchstens bei Verdacht auf umschriebene kortikale Venenthrombose nötig.

Im **Liquor cerebrospinalis** findet man auch bei aseptischen Venenthrombosen vorwiegend lymphozytäre Pleozytosen < 200 Zellen/nl, selten darüber. Gelegentlich sieht man auch Erythrozytenbeimengungen und Erythrophagen. Das Eiweiß ist meist im Sinne einer Schrankenstörung erhöht. Allerdings kann der Liquor auch weitgehend normal sein.

Im **EEG** finden sich unspezifische Herdbefunde oder Allgemeinveränderungen, selten epilepsiespezifische Graphoelemente.

6.6 Therapie

Therapie der Wahl ist die sofortige **intravenöse Heparingabe,** beginnend mit einem Bolus von 5000 I.E., gefolgt von 1000 I.E./Std. über Perfusor. Die Therapiesteuerung erfolgt über die Bestimmung der aPTT, die das 2,5fache des Ausgangswertes erreichen sollte. Die Heparingabe ist auch bei begleitenden Hirnblutungen indiziert. AT-III-Mangel kann sehr hohe Heparindosen notwendig machen und AT-III-Substitution erfordern.

Nach Abklingen der akuten Phase kann man auf orale Antikoagulation für mehrere Monate oder bis zur völligen Rekanalisation übergehen. Bei Gerinnungsstörungen ist evtl. lebenslange Antikoagulation erforderlich.

Eine systemische oder lokale Thrombolyse ist bei sehr ausgedehnten Thrombosen gelegentlich versucht worden. Es ist nicht bekannt, ob sie der einfachen Antikoagulation überlegen ist.

Eine Osmotherapie ist kontraindiziert, da der zerebrale Wasserentzug nicht drainiert werden kann. Wichtig ist Oberkörperhochlagerung zur Verbesserung des venösen Abstroms. Ob Kortikoide hilfreich sind, ist ungewiß.

Die operative Ausräumung des Sinus sagittalis superior ist riskant, ihr klinischer Nutzen nicht erwiesen. Die symptomatische Therapie bekämpft vor allem Kopfschmerzen, Temperaturerhöhungen und Sekundärschäden.

Bei septischen Thrombosen ist die Behandlung bzw. operative Sanierung der primären Infektionsquelle von entscheidender Bedeutung. Bei unbekanntem Erreger wird eine Kombinationsbehandlung mit einem Cephalosporin der zweiten oder dritten Generation und einem Staphylokokken-wirksamen Penicillin empfohlen. Ob Heparin bei septischen Venenthrombosen eingesetzt werden soll, ist unbekannt.

6.7 Prognose

Mortalitäts- und Morbiditätsraten der Hirnvenen- und Sinusthrombosen sind nicht bekannt. Die Sterblichkeit liegt wahrscheinlich bei 15–20 %. Neurologische Symptome bilden sich meist weitgehend zurück, so daß die meisten Überlebenden keine oder nur geringe neurologische Ausfälle aufweisen.

[Zusammenfassende Literatur: 14, 50]

7 Spinale Durchblutungsstörungen

Die Gefäßversorgung des Rückenmarks erfolgt über 6–8 Radikulararterien (Segmentalarterien), deren dickste die A. radicularis magna (Adamkiewicz) ist, die zwischen Th10 und L2 über das Foramen intervertebrale (meist links) in den Wirbelkanal eintritt. Die obersten Rückenmarkarterien entspringen den beiden Vertebralarterien. Diese Arterien werden ventral durch die A. spinalis anterior, dorsal durch die paarigen Aa. spinales posteriores verbunden. Die Strömungsrichtung in der A. spinalis anterior ist nicht durchgehend von oben nach unten oder umgekehrt. Sie wechselt vielmehr in Abhängigkeit von den Zuflüssen, dem Funktionszustand des Rückenmarks und der Körperstellung zwischen den Versorgungssegmenten. Myelomalazien entstehen daher oft an den Grenzzonen zwischen zwei Radikulararterien.

Vaskuläre Ursachen von Rückenmarkläsionen:

- ischämische Infarkte (Myelomalazie),
- Blutungen (Hämatomyelie),
- arteriovenöse Malformationen,
- Durafisteln,
- Venenthrombosen.

Die **klinische Symptomatik** entspricht der Lokalisation und Ausdehnung des Prozesses im Myelon und nicht der Ätiologie der Störung. Die im Folgenden geschilderten Syndrome einer **Myelomalazie** können daher auch bei Blutungen und anderen Ursachen von Rückenmarkschädigungen gefunden werden. Die neurologischen Ausfälle können sich plötzlich, innerhalb von Stunden oder saltatorisch über Tage entwickeln. Häufig beginnen sie mit einem Schmerz in der betroffenen Segmenthöhe, der der Lähmung auch vorausgehen kann.

Wichtig ist die Tatsache, daß die geschilderten Syndrome quantitativ sehr unterschiedlich ausgeprägt sein können. So finden sich oft nur leicht- bis mäßiggradige, belastungsabhängige (Claudicatio spinalis) und/oder in ihrer Intensität fluktuierende Paresen oder Sensibilitätsstörungen. Auf eine Rückenmarkläsion weisen besonders die bilaterale Lokalisation der motorischen und/oder sensiblen Symptome und eine begleitende Miktionsstörung hin.

7.1 Querschnittsyndrome

Das *komplette Querschnittsyndrom* ist je nach Höhe der Läsion durch eine Para- oder Tetraparese gekennzeichnt. Bei Querschnitten auf zervikaler oder thorakaler Rückenmarkebene ist die Bauchdeckenmuskulatur ebenfalls betroffen. In Höhe der Querschnittsläsion sind die Muskeleigenreflexe ausgefallen, in den weiter kaudal gelegenen Segmenten bildet sich nach Überwindung des „spinalen Schocks" eine Spastik aus. Hinterstrang- (Berührungs-, Lage-, Bewegungs-, Vibrationsempfindung, epikritische Sensibilität) und Vorderseitenstrangsensibilität (Schmerz und Temperatur) sind ausgefallen, ebenso die Blasen- und Mastdarmfunktion.

Bei *inkompletten Querschnittsyndromen* können motorischer und sensibler Querschnitt in unterschiedlicher Höhe lokalisiert sein, wobei der sensible meist tiefer liegt als der motorische. Das oberste befallene motorische Segment ist somit hinsichtlich der Diagnose der Lokalisation der Läsion verläßlicher als das sensible Niveau. Generell muß man für die bildgebende Diagnostik in Rechnung stellen, daß das segmentale Rückenmarkniveau nicht mit dem entsprechenden Wirbelkörper übereinstimmt, sondern immer höher angesiedelt ist.

Das Syndrom der A. spinalis anterior

Verschlüsse dieser Arterie führen charakteristischerweise zu einem Infarkt ventraler Anteile des Rückenmarks. Klinisch findet man eine Tetra- oder Paraparese mit Ausfall der Temperatur- und Schmerzempfindung, während die Hinterstrangqualitäten erhalten sind. Auf Läsionsebene fehlen die Muskeleigenreflexe, weiter kaudal sind sie gesteigert, das Babinski-Zeichen kann positiv sein; es finden sich Blasen- und Mastdarmstörungen.

Syndrom der A. sulcocommissuralis

Bei Verschluß dieser Arterie kommt es zu einem halbseitigen Rückenmarkausfall, d.h. zu einem **Brown-Séquard-Syndrom:** homolateral ab Querschnittshöhe Lähmung durch Ausfall der Pyramidenbahn, Ausfall der Hinterstrangsensibilität und kontralateral Ausfall von Schmerz- und Temperaturempfindung. In Läsionshöhe segmentale Muskelatrophie und Anästhesie/Analgesie durch Ausfall der Wurzeleintrittszone. Die Muskeleigenreflexe sind in Höhe des/der befallenen Segmente ausgefallen, darunter werden sie spastisch. Das Babinski-Zeichen wird homolateral positiv.

Zentromedulläre Erweichung

Unterhalb einer Querschnittsläsion kann es zu langstreckigen myelomalazischen Erweichungen der zentralen Rückenmarkanteile kommen. Diese Läsion erkennt man daran, daß sich in tiefer gelegenen Segmenten keine Spastik ausbildet und Pyramidenbahnzeichen fehlen.

Blasen- und Mastdarmstörungen

Beginnende Rückenmarkstörungen führen oft zu dem Syndrom der Dranginkontinenz (urge incontinence): Der Patient kann den Harn nach Verspüren des Harndrangs nicht halten und verliert ihn, bevor er die Toilette erreicht. Im akuten spinalen Querschnittsyndrom kommt es oft zu einem Harnverhalt, der nicht übersehen werden darf (Palpation und Perkussion der Harnblase, ggf. Katheterisierung). Später kann sich ein spinaler Blasenautomatismus (Reflexblase) einstellen, sofern die Region des sakralen Miktionszentrums erhalten ist. Bei Läsionen im Konus-Kauda-Bereich oder der Cauda equina findet man einen Harnverhalt mit schlaffer Blase mit oder ohne Überlaufinkontinenz.

7.2 Differentialdiagnose der Myelomalazie

Die Differentialdiagnose umfaßt die oben erwähnten spinalen Gefäßerkrankungen, vor allem aber tumoröse und metastatische Prozesse der Wirbelsäule und des Wirbelkanals, sub- und epidurale spinale Hämatome und entzündliche Rückenmarkerkrankungen.

7.3 Diagnostik der Myelomalazie

Nach Anamnese und klinischer Untersuchung ist bei gegebenem Verdacht eine spinale Bildgebung indiziert. Die Nativdiagnostik der Wirbelsäule dient vorwiegend der Identifizierung ossärer Tumoren oder Metastasen. Degenerative Veränderungen im Röntgen-Nativbild allein reichen nicht aus zur Diagnose einer Rückenmarkläsion. Methode der Wahl ist heute, sofern keine Kontraindikationen (Herzschrittmacher etc.) vorliegen, die gezielte zervikale oder thorakale Kernspintomographie. Leider findet man noch immer Patienten, die bei eindeutig spastischer Paraparese eine völlig unnötige (und ggf. fehlleitende) Kernspintomographie der LWS mitbringen. Erwähnt sei noch einmal, daß das oberste Niveau der motorischen Störung (Parese im betroffenen Myotom, Ausfall des Kennreflexes) die Läsionshöhe verläßlicher anzeigt als das oft viele Segmente tiefer beginnende sensible Niveau.

Ist eine Kernspintomographie nicht möglich, muß die Klärung der Querschnittursache mittels Nativdiagnostik, CT oder Myelographie angestrebt werden.

Die Liquordiagnostik gibt Auskunft über eine eventuelle entzündliche Genese, wenn auch leichte Pleozytosen durchaus bei arteriosklerotischen Myelomalazien vorkommen. Eine Erhöhung vorwiegend des Albuminquotienten weist entweder auf eine lokale Schrankenstörung oder einen Stop-Liquor hin; eine intrathekale Globulinproduktion ist als Hinweis auf eine chronisch-entzündliche Erkrankung zu werten.

7.4 Ätiologie und Pathogenese der ischämischen Myelomalazie

Als Ursache einer spinalen Mangeldurchblutung kommen die gleichen Faktoren und Erkrankungen in Frage, die zu zerebraler Mangeldurchblutung führen. Zu denken ist besonders an die Arteriosklerose der Aorta, der Vertebral- und der Radikulararterien. Immer muß eine Dissektion der beiden erstgenannten Arterien als Ursache bedacht werden. Zu den entzündliche Gefäßprozessen zählen besonders die Lues cerebrovascularis und die Malaria. Auch die Caisson-Krankheit manifestiert sich oft zuerst an Querschnittsyndromen.

7.5 Spinale arteriovenöse Angiome und Durafisteln

Arteriovenöse Angiome sind angeborene Gefäßfehlbildungen mit arteriovenösen Kurzschlüssen, die sich meist zwischen dem 2. und 4. Lebensjahrzehnt klinisch manifestieren. Sie sind meistens am thorako-lumbalen Übergang lokalisiert. Die klinischen Symptome setzen für gewöhnlich akut oder subakut ein, es kommen aber auch chronisch-progrediente Verläufe vor. Charakteristisch ist die Paraparese bzw. Paraspastik mit abnehmender Gehstrecke und Miktionsstörung. Gleichzeitig findet sich oft ein der Angiomlokalisation entsprechender radikulärer Schmerz.

Die Symptomatik – und damit auch die Differentialdiagnose – kann allen Varianten der oben beschriebenen Querschnittsyndrome entsprechen. Gelegentlich finden sich begleitende Aneurysmen, die auch rupturieren und dann das Bild einer akuten spinalen Subarachnoidalblutung hervorrufen können.

Durafisteln sind ebenfalls arteriovenöse Kurzschlüsse, die allerdings im Gegensatz zu den Angiomen meist erworben werden und primär auf Venenverschlüsse zurückgeführt werden. Ihre Symptomatik entspricht der der Angiome.

Diagnostik: Im Liquor cerebrospinalis findet man bei drei Vierteln der symptomatischen Patienten eine Pleozytose und Eiweißerhöhung. Zytologisch können Erythrophagen und mit Ferritin beladene Makrophagen (Eisenfärbung) gefunden werden.

Im Kernspintomogramm kann man die erweiterten und geschlängelten Venen oft gut erkennen. Noch besser sind sie in der Myelographie sichtbar zu machen. Fehlender Nachweis erweiterter Venen schließt jedoch ausschließlich intradural lokalisierte Durafisteln (sehr selten) nicht aus.

Der Angiom- und Durafistelnachweis oder -ausschluß erfordert die selektive spinale Angiographie, die als invasiver Eingriff allerdings risikobelastet ist.

Therapie: Die Therapie der Gefäßfehlbildungen und Durafisteln ist nach Möglichkeit neuroradiologisch-interventionell, chirurgisch oder kombiniert interventionell-chirurgisch. Das Rehabilitationspotential ist bei partiellen Querschnittsyndromen oft erstaunlich gut, wobei sich Verbesserungen auch nach mehreren Monaten einstellen können (s. auch Kap. 20).

[Zusammenfassende Literatur: 35]

8 Spezielle gutachtliche Aspekte

Begutachtung im Rahmen der BG-Heilverfahren oder bei Berufskrankheiten

! Zerebrovaskuläre Erkrankungen spielen im Rahmen der gesetzlichen Unfallversicherung eine nur untergeordnete Rolle. Gutachtliche Fragestellungen kommen aber z.B. bei Wege- und Berufsunfällen mit traumatischer Karotisdissektion, traumatischen Aneurysmen, bei beruflichen

Taucherunfällen und bei beruflich bedingten Infektionen mit zerebraler Gefäßbeteiligung vor. Keine zerebrovaskuläre Erkrankung ist als Berufskrankheit anerkannt.

Begutachtung für gesetzliche Rentenversicherungsträger

Berufs- und Erwerbsunfähigkeit sind in Kapitel 2 definiert und beschrieben.

! Auch bei zerebrovaskulären Erkrankungen gilt der Grundsatz Rehabilitation vor Rente. Den Rentenversicherungsträgern stehen eigene Einrichtungen zur Rehabilitation zur Verfügung. In der gesetzlichen Rentenversicherung bleiben Gliedertaxe und MdE unberücksichtigt, d.h., es kommt nicht auf Organstörungen oder -verluste, sondern auf die Behinderung im funktionellen Bereich an. Für den Gutachter bedeutet dies, daß die von ihm festgestellten Krankheiten, Gebrechen und/oder Schwächen der körperlichen und geistigen Kräfte nicht einzeln mit festen Prozentwerten einer Minderung der Erwerbs- oder Berufsfähigkeit belegt und sinnvoll zusammengefaßt werden. Er ist vielmehr gehalten, das Leistungsmaß (bzw. die Leistungsgrenze) mit dem eines körperlich und geistig gesunden, gleichaltrigen Versicherten mit ähnlicher Ausbildung und gleichwertigen Kenntnissen und Fähigkeiten zu vergleichen.

Der Kreis der Tätigkeiten, nach denen die Erwerbsfähigkeit eines Versicherten zu beurteilen ist, umfaßt alle Tätigkeiten, die seinen Kräften und Fähigkeiten entsprechen und ihm unter Berücksichtigung der Dauer und des Umfangs seiner Ausbildung sowie seines bisherigen Berufs und der besonderen Anforderungen seiner bisherigen Berufstätigkeit zugemutet werden können. Zumutbar ist eine Tätigkeit dann, wenn der Versicherte durch Maßnahmen zur Erhaltung, Besserung oder Wiederherstellung der Erwerbsfähigkeit mit Erfolg ausgebildet oder umgeschult worden ist. Ein Versicherter kann allerdings nur auf Tätigkeiten verwiesen werden, für die auch Arbeitsplätze tatsächlich in nennenswerter Zahl vorhanden sind, seien sie besetzt oder unbesetzt. Diese Entscheidung obliegt dem Richter, nicht dem Gutachter. Grundsätzlich kann der Versicherte auf Arbeitsplätze im gesamten Bundesgebiet verwiesen werden. Dies gilt aber nicht für Versicherte, die nur noch weniger als halbschichtig tätig sein können. Beträgt eine eventuelle Lohneinbuße nach einem krankheitsbedingten Arbeitsplatzwechsel weniger als die Hälfte des bisherigen Lohnes, ist Berufsunfähigkeit nicht gegeben.

In der gegenwärtigen Rechtsprechung zeigt sich, daß eine **Berufsunfähigkeitsrente** kaum noch zuerkannt wird, da der Versicherte meist auf eine zumutbare andere Tätigkeit verwiesen werden kann. Ähnliches gilt für Erwerbsunfähigkeit, wenn lediglich Einschränkungen der Fähigkeiten, nicht aber der täglichen Arbeitszeit vorliegen. Wird gutachtlich eine zeitliche Begrenzung der täglichen Arbeitszeit anerkannt, führt dies meist zur Zuerkennung einer **Erwerbsunfähigkeitsrente,** da derartige Arbeitsplätze nicht zur Verfügung stehen.

Bei Erkrankungen ohne wesentliche Besserungstendenz ist eine **Dauerrente** anzuerkennen. Ist eine Besserung wahrscheinlich, wird lediglich eine **Rente auf Zeit** anerkannt.

Begutachtung im privaten Versicherungsrecht

Zerebrovaskuläre Erkrankungen spielen bei der privaten Unfall- und Haftpflichtversicherung keine wesentliche Rolle, da sie nur äußerst selten traumatisch bedingt sind (traumatische Dissektionen, Aneurysmen, Taucherunfälle). Sie können gelegentlich Bedeutung gewinnen bei der Erstellung von Attesten für Lebensversicherungen.

! Laut § 2 Allgemeine Unfallversicherungsbedingungen (AUB 88) sind Hirnblutungen und Unfälle durch Schlaganfall von der Leistungspflicht ausgeschlossen.

Begutachtung im Rahmen des Schwerbehindertengesetzes

Diese Begutachtung folgt den allgemeinen Richtlinien. Bei der GdB-Festsetzung sind auch psychische und neuropsychologische Folgen der zerebrovaskulären Erkrankung gebührend zu würdigen.

Fahrtauglichkeit und zerebrovaskuläre Erkrankungen

Bei Bedenken gegen die Eignung oder Befähigung zum Führen eines Kraftfahrzeugs kann die Fahrerlaubnisbehörde dem Antragsteller auferlegen, ein Gutachten zur Fahrtauglichkeit von Fachärzten mit verkehrsmedizinischer Qualifikation, Ärzten des Gesundheitsamtes oder der öffentlichen Verwaltung, Ärzten mit der Gebietsbezeichnung „Arbeitsmedizin" oder der Zusatzbezeichnung „Betriebsmedizin", einer amtlich anerkannten Begutachtungsstelle oder einer Sehteststelle beizubringen. Der Antragsteller ist Gutachtenauftraggeber, kann bei ihm nicht genehmen Ergebnis eine Begutachtung von einem anderen Gutachter anstreben und das erste Gutachten unbeachtet lassen.

Gutachtliche Anhaltspunkte finden sich in der Schriftenreihe Anlage 4 der EU-weit gültigen Fahrerlaubnisverordnung und in Krankheit und Kraftverkehr [31]. Diese Richtlinie soll allerdings in Kürze ersetzt werden.

Für **kreislaufabhängige Störungen der Hirntätigkeit** gilt:

Wer infolge einer Hirnblutung oder Durchblutungsstörung des Gehirns unter Anfällen mit Bewußtseinsstörungen oder zentralen neurologischen Ausfällen leidet, ist im akuten und subakuten Stadium nicht in der Lage, den gestellten Anforderungen zum Führen von Kraftfahrzeugen der Gruppe 1 (Klasse A, A1, B, BE, M, L, T) und der Gruppe 2 (Klasse C, C1, CE, C1E, D, D1, DE, D1E, FzF) gerecht zu werden. Nach erfolgreicher Therapie und nach Abklingen des akuten Ereignisses ohne erhebliche Rückfallgefahr kann, abhängig von den besonderen Umständen, angenommenen werden, daß der Betreffende bedingt wieder in der Lage ist, Kraftfahrzeuge der Gruppe 1 zu führen. Für Kraftfahrzeuge der Gruppe 2 wird Fahrtauglichkeit generell verneint. Dies gilt nach den bisherigen Empfehlungen auch für TIA, Aphasien etc.

Die Begründung stellt auf die Wiederholungsgefahr bei zerebrovaskulären Erkrankungen ab. Es wird Symptomstillstand für wenigstens 1 Jahr gefordert. Dies bedeutet, daß auch erst dann eine Begutachtung sinnvoll ist.

! Bei der Begutachtung sind die entstandenen neurologischen Ausfälle und Behinderungen ebenso zu berücksichtigen wie die Rezidivgefahr.

Patienten mit einer homonymen Hemianopsie oder einem homonymen visuellen Neglekt (entgeht der üblichen Perimetrie!) sind nicht fahrtauglich, gleiches gilt für Patienten mit schweren Gleichgewichtsstörungen. Bei der Begutachtung sind nicht nur fokale Ausfälle und eventuelle Krampfanfälle zu berücksichtigen, sondern auch allgemeine geistige und physische Leistungseinbußen bei Hirngefäßprozessen mit diffusen oder multiplen Hirnschädigungen.

Gelegentlich kann Fahrtauglichkeit erreicht werden durch Beschränkungen. Hierzu gehören z.B. Geltungsbereichseinschränkung auf bestimmte Fahrzeugarten, auf Fahrzeuge mit besonderen Einrichtungen (Handgas, Automatik etc.), Geschwindigkeitsbegrenzung, Fahrerlaubnis nur für bestimmte Wege etc.

Zusätzlich können Auflagen notwendig werde, wie z. B. das Tragen einer Brille. Zudem sind Nachuntersuchungen bei zerebrovaskulären Erkrankungen in der Regel nach ein oder zwei Jahren nötig.

Bei vaskulären Querschnittlähmungen ist abhängig von der Symptomatik eine Fahrerlaubnis für Fahrzeuge der Gruppe 1 mit Auflagen (z.B. Automatik, Handgas, Handbremse) möglich.

Gutachten für Schlichtungsstelle

! Gutachten für die Schlichtungsstelle oder in zivilrechtlichen Verfahren haben zu beurteilen, ob diagnostische und/oder therapeutische Maßnahmen eines Arztes ausreichend oder falsch waren oder nicht. Vorwürfe beziehen sich auf Diagnose- oder Behandlungsfehler, Verletzung der Aufklärungspflicht und in letzter Zeit auch häufiger auf Dokumentationsversäumnisse.

9 Haftungsrechtliche Aspekte bei zerebrovaskulären Erkrankungen

9.1 Zivilrechtliche Haftung

Zivilrechtliche Haftung ergibt sich aus dem Arztvertrag oder, falls ein solcher aus den Umständen heraus nicht abschließbar ist, aus Geschäftsführung ohne Auftrag oder dem Recht der unerlaubten Handlung. Voraussetzungen für eine Inanspruchnahme des Arztes sind:

- Verletzung der Sorgfaltspflicht,
- materieller Schaden,
- adäquater Kausalzusammenhang.

Wichtig ist, daß der Arzt bei der Behandlung eines Patienten nicht nur die übliche, sondern die beruflich gebotene **Sorgfaltspflicht** zu wahren hat [41]. Er muß alle diagnostischen und therapeutischen Methoden beherrschen, die im allgemeinen zur ärztlichen Routine gehören; er muß auf der anderen Seite aber auch die Grenzen seines Könnens einschätzen können und darf den Patienten nicht auf andere Weise behandeln, nur weil er diagnostische oder therapeutische Maßnahmen nicht zur Verfügung hat oder beherrscht. Die Nicht-Hinzuziehung eines Facharztes oder die Nicht-Einweisung eines Schlaganfallpatienten in ein besser als der Arzt ausgerüstetes Krankenhaus kann somit Ersatzansprüche begründen.

Im Verhältnis von Ärzten untereinander gilt der **Vertrauensgrundsatz.** Dieser beinhaltet, daß sich ein Arzt z.B. auf den Befund und die Therapieempfehlungen eines konsiliarisch hinzugezogenen Kollegen verlassen kann. Dieser Vertrauensgrundsatz gilt aber nicht uneingeschränkt, sondern erfordert immer eine Plausibilitätskontrolle.

Die Sorgfaltspflicht des Arztes beginnt mit dem Behandlungsangebot, also z.B. schon bei telefonischer Terminzusage.

! Behandlungsfehler (schließt Diagnosefehler ein): Die Beweislast für einen Behandlungsfehler liegt bei dem Kläger. Werden jedoch schuldhaft Diagnosemaßnahmen unterlassen, die mit großer Wahrscheinlichkeit Klarheit erbracht hätten, so ist zu Lasten des Arztes anzunehmen, daß die richtige Diagnose gestellt worden wäre.

Dies könnte bei Vorliegen der sonstigen Haftungsvoraussetzungen, z.B. bei Unterlassung eines CCT bei einem Schlaganfallpatienten, der Fall sein, wenn sich entgegen der ersten Annahme herausstellt, daß es sich nicht um einen ischämischen Insult, sondern eine Blutung gehandelt hat.

! Allerdings ist nicht jede Fehldiagnose als Behandlungsfehler zu werten. Ein solcher ist nur festzustellen, wenn es sich um eine völlig unbrauchbare Fehldiagnose, Nichterhebung elementarer Kontrollbefunde, Unterlassung der Überprüfung der ursprünglichen Diagnose oder die Nichtausschöpfung zwingend indizierter Diagnosemaßnahmen handelt. Entsprechendes gilt für Behandlungsmaßnahmen.

Grobe Verstöße gegen die diagnostische und/oder therapeutische Sorgfaltspflicht können zur **Beweislastumkehr** führen, d.h. nicht der Kläger muß Verletzung der Sorgfaltspflicht, materiellen Schaden und adäquaten Kausalzusammenhang nachweisen, sondern der Arzt muß nachweisen, daß durch seine Maßnahmen kein Schaden entstanden ist.

! Die Entscheidung, ob ein grober Verstoß gegen die Sorgfaltspflicht vorliegt und somit eine Beweislastumkehr eintritt, obliegt allein dem Richter. Der Gutachter hat lediglich zur Aufklärung des Tatbestands beizutragen.

Wirksame Einwilligung: Jedem Patienten kommt grundsätzlich das Selbstbestimmungrecht zu. Er hat grundsätzlich das Recht zur Ablehnung medizinisch notwendiger diagnostischer oder therapeutischer Maßnahmen, wie auch für die Wahl von z.B. nicht als wirksam erwiesenen Außenseitermethoden.

Jeder ärztliche Heileingriff erfordert daher eine – grundgesetzlich, berufs-, delikt- und vertragsrechtlich gebotene – Einwilligung, die auf freiem Entschluß des ausreichend informierten Patienten beruhen muß.

Das wirksame Einverständnis des Patienten mit einer diagnostischen oder therapeutischen Maßnahme setzt eine wirksame Aufklärung voraus. Die daraus resultierende **Aufklärungspflicht des Arztes** ergibt sich nicht nur vor dem Hintergrund möglicher rechtlicher Folgen, sondern ist gemäß § 1a der BÄO ärztliche Berufspflicht. Ausmaß, Umfang und Zeitpunkt der ärztlichen Aufklärungspflicht sind nicht spezialgesetzlich geregelt, sondern haben sich durch die Rechtsprechung entwickelt.

Die **Aufklärungsverpflichtung** des Arztes umfaßt Information des Patienten über den erhobenen Untersuchungsbefund, den Verlauf der vorliegenden Erkrankung, über Risiken und Vorteile diagnostischer und therapeutischer Maßnahmen, über die Gefahr eines ärztlichen Eingriffs, über mögliche Nebenwirkungen oder bleibende Folgeschäden [32, 51]. Darüber hinaus ist bei medizinischen Außenseitermethoden, aber auch bei suboptimaler Ausrüstung oder Ausbildung für einen Eingriff eine Aufklärung über alternative Behandlungsmethoden bzw. der Hinweis auf besser geeignete Behandlungsinstitutionen angezeigt. Die Aufklärungspflicht dürfte auch für klinisch als effektiv nachgewiesene und im Ausland – aber in Deutschland noch nicht – zugelassene Therapien gelten, wie z.B. die Fibrinolysebehandlung bei ischämischen Insulten (Sachstand Juli 1999).

Die Aufklärung muß für den gegebenen Patienten verständlich sein. **Oberste Maxime ist das Selbstbestimmungsrecht des Kranken.** Dabei lassen sich die Grenzen der im Dienste des Kranken stehenden Risikoaufklärung oft nur schwer bestimmen. Der Patient muß „im großen und ganzen" über die geplante medizinische Maßnahme unterrichtet werden. Verharmlosung von Risiken muß ebenso vermieden werden wie Erzeugung unnötiger Angst. Während der Arzt sich bei der Aufklärung über die allgemeinen, mit jedem Eingriff oder mit einer Vielzahl solcher verbundenen Risiken durchaus zurückhalten darf, müssen Aufschlüsse über die spezifischen Gefahren, die mit bestimmten Eingriffen einhergehen, strengeren Ansprüchen genügen. Die Aufklärungspflicht besteht auch bei äußerst seltenen typischen Risiken.

Allgemein gilt: Je dringlicher ein evtl. lebens- oder gesundheitsrettender Eingriff, desto geringer die Anforderungen an die Aufklärung und umgekehrt. Besonders strenge Anforderungen an die Aufklärung sind bei Einschluß von Patienten in Studien zu stellen, da diese nicht dem unmittelbaren Wohl des Patienten dienen.

! Außer der Aufklärungspflicht bei geplanten Eingriffen oder medikamentösen Maßnahmen besteht für den Arzt auch hinsichtlich von Leistungseinschränkungen eines Patienten durch seine Erkrankung eine Informationsverpflichtung.

Dies gilt z.B. für die Fahrtauglichkeit nach Gefäßerkrankungen des Gehirns.

Im Gegensatz zum Behandlungsfehler trägt der Arzt von vornherein die Beweislast für die Aufklärung über diagnostische oder therapeutische Maßnahmen. Es nimmt daher nicht wunder, daß eine Verletzung der Aufklärungspflicht oft als Vehikel für die Durchsetzung von Schadensansprüchen gewählt wird.

! Insgesamt ergeben sich für den Arzt folgende Aufklärungsregeln:

- Die Aufklärung darf – außer in akuten Notfällen – nicht unter Zeitdruck erfolgen.
- Dem Patienten muß genügend Bedenkzeit gegeben werden. So kann z.B. eine Aufklärung unmittelbar vor einer elektiven Operation ebenso unwirksam sein wie die Aufklärung am Abend zuvor, wenn der Operationstermin schon feststeht (BGH, NJW 1992, 2351).
- Die Aufklärung muß umfassend sein.
- Die Aufklärung muß auch eventuelle Folgen bei der Behandlung notwendig werdender Zusatzmaßnahmen einschließen (z.B. Bluttransfusion bei operativen Eingriffen). Dies gilt auch für mögliche Komplikationen einer Medikation, sobald zusätzlich andere Medikamente eingenommen werden (z.B. Warnung vor Aspirin wegen Kopfschmerzen bei marcumarisierten Patienten).
- Die Aufklärung muß für den Patienten verständlich sein. Hierüber hat sich der Arzt auch während des Aufklärungsgespräches zu informieren.
- Die Aufklärung muß ausreichend dokumentiert sein. Die Beweislast hierfür liegt beim Arzt! Einfaches Unterschreibenlassen eines Formulars gilt nicht als ausreichend.

Rechtfertigung eines Heileingriffs bei nicht einwilligungsfähigen Patienten [53]: Grundsätzlich entscheidet bei nicht einwilligungsfähigen Patienten nur der dazu legitimierte Vertreter, d.h. die Eltern bei Kindern bis zum 14. Lebensjahr (bei 14- bis 18jährigen kommt es auf die individuelle psychosoziale Reife sowie die Schwere des Eingriffes an), der gerichtlich bestellte Vertreter oder eine durch Vollmacht vom Patienten legitimierte Person. Reicht wegen der unmittelbar drohenden Gefahren die Zeit nicht, die Einwilligung des legitimierten Vertreters einzuholen oder die Entscheidung eines Gerichtes herbeizuführen, so muß und darf der Arzt über die unaufschiebbaren Maßnahmen nach dem mutmaßlichen Willen des Patienten entscheiden. Diesbezüglich empfiehlt es sich, Angehörige als Auskunftspersonen zu befragen, denen außer unter den oben angegebenen Voraussetzungen kein Einwilligungsrecht zukommt.

Dokumentation: Verletzungen der Dokumentationspflicht können haftungsrechtliche Konsequenzen haben. Dies gilt nicht nur für unzureichende Dokumentation der Aufklärung eines Patienten, sondern auch für sonstige Dokumentationen in der Krankenakte und insbesondere den Arztbrief.

! Da alle Aufzeichnungen eines Arztes in der Patientenakte juristische Dokumente darstellen, erfordern sie Datum (möglichst mit Uhrzeit) und Unterschrift. Sie müssen leserlich und vollständig sein. Dies gilt insbesondere für die Frühphase nach ischämischen Insulten sowie den Arztbrief und Konsiliarbefunde, die für die weitere Behandlung des Patienten große Bedeutung haben und daher auch zeitgerecht übermittelt werden müssen.

9.2 Strafrechtliche Haftung

Voraussetzung für die Einleitung eines Strafverfahrens durch die Staatsanwaltschaft ist neben dem objektiven Verstoß gegen den jeweiligen Behandlungsstandard (Behandlungsfehler) der **Nachweis einer subjektiven Schuld** des betroffenen Arztes [52]. Die Verletzung der jeweils objektiv gebotenen Sorgfalt führt im Strafrecht also nur dann zu einem Schuldvorwurf, wenn der Arzt nach seinen persönlichen Fähigkeiten und individuellen Kenntnissen imstande war, die von ihm verlangte Behandlung aufzubringen. Ein Schuldvorwurf trifft ihn aber auch, wenn er – außer in Notfallsituationen – eine Tätigkeit übernimmt, der er mangels persönlicher Fähigkeiten, unzureichender Sachkunde oder unzureichender Ausstattung nicht gewachsen ist (Übernahmeverschulden). Der Vorwurf eines „Übernahmeverschuldens“ gründet auf dem Nachweis, daß er statt selber zu behandeln an einen besser geeigneten und/oder ausgestatteten Kollegen oder ein Krankenhaus hätte überweisen müssen.

Neben Behandlungsfehlern, Übernahmeverschulden, Organisationsmangel und Aufklärungsfehlern können auch die Verletzung der Geheimhaltungspflicht und das Ausstellen unrichtiger Gesundheitszeugnisse Gegenstand strafrechtlicher Vorwürfe werden.

Amtsermittlungen wegen fahrlässiger Körperverletzung erfolgen entweder auf Antrag des Verletzten (§ 77 b StGB), der den Antrag innerhalb einer Frist von 3 Monaten stellen muß, oder von Amts wegen, weil ein „besonderes öffentliches Interesse“ besteht.

Während im Zivilrecht die Ursächlichkeit eines Behandlungsfehlers schon dann zu bejahen ist, wenn die Schädigungsfolge im konkreten Fall nach allgemeiner Lebenserfahrung auf dem Pflichtverstoß des Arztes beruht (Adäquanztheorie), ist im Strafrecht die Kausalität einer pflichtwidrigen Handlung oder Unterlassung nur dann zu bejahen, wenn bei sorgfaltsgemäßem

Verhalten Tod oder Körperverletzung mit an Sicherheit grenzender Wahrscheinlichkeit vermieden worden wäre **(Bedingungs- oder Äquivalenztheorie).** Es darf somit im Strafrecht kein *„vernünftiger Zweifel"* daran bestehen, daß bei kunstgerechtem Verhalten bzw. sachgerechter Organisation das Schädigungsereignis vermieden worden wäre. „Überwiegende", „hohe" oder „sehr große" Wahrscheinlichkeit genügt nicht.

Die Folgen eines strafgerichtlichen Verfahrens können für einen Arzt äußerst gravierend sein, da es ein berufsgerichtliches Verfahren nach sich ziehen und schon der bloße Verdacht einer strafbaren Handlung neben dem öffentlichen Interesse zum Ruhen der Approbation bzw. der Aussetzung ihrer Erteilung führen kann.

[Zusammenfassende Literatur: 8, 22, 33]

Literatur

[1] Antiplatelet Trialists Collaboration (1994): Collaborative overview of randomized trials of antiplatelet therapy. I: Prevention of death, myocardial infarction, and stroke by prolonged antiplatelet therapy in various categories of patients. BMJ 308: 81–106.

[2] The Boston Area Anticoagulation Trial for Atrial Fibrillation Investigators (BAATAF; 1990): The effect of low-dose warfarin on the risk of stroke in patients with non-rheumatic atrial fibrillation. N Engl J Med 323: 1505–1511.

[3] Barnett JM, Mohr JP, Stein M, Yatsu FM (1998): Stroke – Pathophysiology, Diagnosis, and Management. Churchill Livingstone, New York.

[4] CAST (Chinese Acute Stroke Trial) Collaborative Group (1997): CAST: randomized placebo-controlled trial of early aspirin use in 20 000 patients with acute ischaemic stroke. Lancet 349:1641–1649.

[5] Conolly SJ, Laupacis A, Gent M et al. (1991): For the CAFA Study Coinvestigators. Canadian Atrial Fibrillation Anticoagulation (CAFA) Study. J. Am. Coll. Cardiol. 18: 349–355.

[6] CAPRIE Steering Committee (1996): A randomised, blinded trial of clopidogrel versus aspirin in patients at risk of ischaemic events (CAPRIE). Lancet 348: 1329–1339.

[7] Collins R, Peto R, MacMahon S et al. (1990): Blood pressure, stroke, and coronary heart disease. Part 2: Short-term reductions in blood pressure: Overview of randomized drug trials in their epidemiological context. Lancet 335: 827–838.

[8] Deutsch E (1995): Begutachtung bei Haftungsfragen. Z. ärztl. Fortb. 89: 581-584.

[9] Diener HC, Cunha L, Forbes C, Sivenius J, Smets P, Lowenthal A (1996): European Stroke Prevention Study. 2. Dipyridamole and acetylsalicylic acid in the secondary prevention of stroke. J. Neurol. Sci. 143:1–13.

[10] Dorndorf W (1983): Schlaganfälle. Klinik und Therapie. Thieme, Stuttgart.

[11] Dorndorf W, Marx P (1994) Stroke Prevention. Karger, Basel.

[12] Dul K, Drayer BP (1994): CT and MR Imaging of Intracerebral Hemorrhage. In: Kase CR, Caplan LR: Intracerebral Hemorrhage, pp. 73–98. Butterworth, Boston.

[13] Einhäupl KM, Diener HC, Hacke W, Hennerici M, Ringelstein, B (1999): Behandlung des akuten ischämischen Insults. Dtsch. Ärztebl. 96: A 1123–1130.

[14] Einhäupl KM, Masuhr F (1996): Zerebrale Sinus- und Venenthrombose. Ther. Umsch. 53: 552–558.

[15] European Atrial Fibrillation Trial Study Group (EAFT; 1993): Secondary prevention in non-rheumatic atrial fibrillation after transient ischemic attack or minor stroke. Lancet 342: 1255–1262.

[16] European Carotid Surgery Trialists' Collaborative Study (1996): Endarterectomy for moderate symptomatic carotid stenosis; interim results from the MRC European Carotid Surgery Trial. Lancet 347: 1591–1593.

[17] European Stroke Prevention Study Group (1990): The European Stroke Prevention Study. Stroke 21: 1122–1139.

[18] Executive Committee for the Asymptomatic Carotid Atherosclerosis Study (1995): endarterectomy for asymptomatic carotid artery stenosis. JAMA 273: 1421–1428.

[19] Ezekowitz MD, Bridgers SL, James KE et al. (1992): Warfarin in the prevention of stroke associated with nonrheumatic atrial fibrillation (VASP). N. Engl. J. Med. 327: 1406–1412.

[20] Frowein RA (1976): Classification of Coma. Acta Neurochir. (Wien) 34: 5–10.

[21] Gerstenbrand F, Lücking CH (1970): Die akuten traumatischen Hirnstammschäden. Arch. Psychiat. Nervenkankh. 213: 246–281.

[22] Gropp W (1998): Ärztliches Handeln als Körperverletzung aus Sicht der Rechtslehre und Jurisdiktion. Z. ärtl. Fortb. Qual. 92: 536–542.

[23] Hacke W (1986): Neurologische Intensivmedizin. perimed, Erlangen.

[24] Hacke W, Kaste M, Fieschi C et al. (1995): Intravenous thrombolysis with recombinant tissue plasminogen activator for acute hemiparetic stroke. The European Cooperation Acute Stroke Study (ECASS): JAMA 274: 1017–1025.

[25] Hacke WK, Kaste M, Fieschi C et al. (1998): For the Second European-Australian Acute Stroke Study Investigators: Randomised double-blind placebo-controlled trial of thrombolytic therapy with intravenous alteplase in acute ischaemic stroke (ECASS II). Lancet 352: 1245–1251.

[26] Hornig CR (1994): Risk evaluation of anticoagulant therapy in cardioembolic stroke. In: Dorndorf W, Marx P (eds.): Stroke Prevention, pp. 210–221.Karger, Basel.

[27] Hunt WE, Hess RM (1969). Surgical risk as related to time of intervention in the repair of intracranial aneurysms. J. Neurosurg. 28: 14.

[28] International Stroke Trial Collaborative Group (1997): The International Stroke Trial (IST): A randomized trial of aspirin, subcutaneous heparin, both or neither among 19 435 patients with acute ischaemic stroke. Lancet 349: 1569–1581.

[29] Kase CR, Caplan LR (1994): Intracerebral hemorrhage. Butterworth, Boston.

[30] Kay R, Wong KS, Yu YL et al. (1995) Low-molecular-weight heparin for the treatment of acute ischemic stroke. N. Engl. J. Med. 333: 1588–1593.

[31] Krankheit und Kraftverkehr. Hrsg: Bundesministerium für Verkehr. Bonn, August 1996.

[32] Laufs A (1994): Grundlagen und Entwicklung der ärztlichen Aufklärungspflicht in den alten und neuen Bundesländern. Z. ärztl. Fortb. 88: 955–963.

[33] Laufs A (1995): Die zivilrechtliche Einstandspflicht des Arztes: Inhalt und Grenzen. Z. ärztl. Fortb. 89: 554–562.

[34] MacMahon S, Peto R, Cutler J et al. (1990): Blood Pressure, stroke, and coronary heart disease: Part 1: Prolonged differences in blood pressure: Prospective observational studies corrected for the regression dilution bias. Lancet 335: 765–774.

[35] Marx P (1997): Die Gefäßerkrankungen von Hirn und Rückenmark. Fischer, Stuttgart.

[36] Marx P. Bewußtseinsstörungen. In: Häring R, Zilch H (1995; Hrsg.): Diagnose und Differentialdiagnose in der Chirurgie und in benachbarten Fachgebieten. 2. Aufl. Chapman & Hall, London.

[37] Marx P, Haaß A, Hartmann A (1995): Hämodilutionsbehandlung des ischämischen Insultes. Münch. Med. Wschr. 137: 147–151.

[38] Marx P (1997): Prophylaxe des Hirninfarktes. Nervenheilk. 16: 472–481.

[39] Marx P, Koennecke HC (1998): Klinische Symptomatik zerebraler Ischämien. In: Rieger H, Schoop W (Hrsg.): Klinische Angiologie, S. 1293–1308. Springer, Berlin.

[40] Masur, H (1995): Skalen und Scores in der Neurologie. Thieme, Stuttgart.

[41] Mertens (1997) in: Münchener Kommentar zum BGB. Münch. Komm. – Mertens. 3.Aufl. RdNr 367 ff.

[42] North American Symptomatic Carotid Endarterectomy Trial (NASCET) Collaborators (1991): Beneficial effect of carotid endarterectomy in symptomatic patients with high-grade carotid stenosis. N. Engl. J. Med. 325: 445–453.

[43] The National Institute of Neurological Disorders Stroke (NINDS; 1996): rt-PA Stroke Study Group. Tissue plasminogen activator for acute ischaemic stroke. N. Engl. J. Med. 333: 1–7.

[44] Petersen P, Boysen G, Godtfredsen J, Andersen ED, Andersen B (1989): Placebo-controlled, randomized trial of warfarin and aspirin for prevention of thromboembolic complications in chronic atrial fibrillation. The Copenhagen AFASAK Study. Lancet II: 175–179.

[45] Pietila TA, Hammersen S, Brock M (1997): Indikationen. Wien. Med. Wschr. 147:149–151.

[46] Sacco RL, Ellenberg JH, Mohr JP, Tatemichi TK, Hier DB, Price TR, Wolf PA (1989): Infarcts of undermined cause: the NINDS Stroke Data Bank. Ann. Neurol. 4: 382–390.

[47] Schütz H (1988): Spontane intrazerebrale Hämatome. Springer, Berlin.

[48] Stein B, Fuster V, Halperin JL, Chesebro JH (1989): Antithrombotic therapy in cardiac disease. An emerging approach based on pathogenesis and risk. Circulation 80: 1501–1513.

[49] Stroke Prevention in Atrial Fibrillation (SPAF) Investigators (1991): Stroke Prevention in Atrial Fibrillation Study. Final Results. Circulation 82: 527–559.

[50] Villringer A, Einhäupl KM: Dural sinus and cerebral venous thrombosis. New Horiz. 5: 332–341.

[51] Ulsenheimer K (1994): Praktische Probleme der ärztlichen Aufklärungspflicht aus juristischer Sicht. Z. ärztl. Fortb. 88: 9643–9670.

[52] Ulsenheimer K (1995): Zur strafrechtlichen Verantwortlichkeit für Behandlungs-, Organisations- und Aufklärungsfehler. Z. ärztl. Fortb. 89: 562–570.

[53] Weißauer W (1990): Der nicht einwilligungsfähige Patient. Anästh. Intensivmed. 4: 209–213.

25
Extrapyramidale Bewegungsstörungen

Günther Deuschl und Horst Högenauer

Inhalt

1 Einleitung

Zu den extrapyramidalen Bewegungsstörungen wird eine ganze Reihe von Bewegungsstörungen gerechnet, obwohl nicht in allen Fällen die primäre Krankheitsursache in den Basalganglien liegen muß. Derzeit werden die Parkinson-Syndrome, die Dystonien, der Tremor, die Chorea und die Tics zu dieser Krankheitsgruppe gezählt. Zu den Basalganglien gehören das Striatum (Nucleus caudatus und Putamen), das Pallidum internum und Pallidum externum, die Substantia nigra und der Nucleus subthalamicus. Funktionell stehen diese Kerne in enger Beziehung. Sie werden über die sog. Basalganglienschleifen verknüpft, die diese Kerngebiete mit unterschiedlichen Hirnarealen verbinden, die für motorische, kognitive und psychische Funktionen verantwortlich sind [7]. Zumindest für einige dieser Störungen gibt es heute überzeugende und teilweise bereits bestätigte Hypothesen, in welcher Richtung das Entladungsverhalten dieser Zellgruppen bei den verschiedenen Erkrankungen verändert ist und wie daraus die Krankheitssymptome zu erklären sind.

Gutachtliche Grundsätze bei der Beurteilung von Bewegungsstörungen

Schwerpunkt dieses Beitrags wird es sein, eine sachgerechte Feststellung des Grades der Behinderung (GdB) nach dem Schwerbehindertengesetz (SchwbG) für die Krankheitsbilder zu ermöglichen. Auf die speziellen Probleme der Begutachtung nach dem sozialen Entschädigungsrecht wird eingegangen. Die Feststellung einer traumatisch, toxisch oder infektiös bedingten Bewegungsstörung als Schädigungsfolge, z.B. Unfallfolge oder Krankheit, resultierend aus einem Schutztatbestand nach dem sozialen Entschädigungsrecht, kommt selten vor.

Die Minderung der Erwerbsfähigkeit (MdE) nach dem sozialen Entschädigungsrecht und der Grad der Behinderung (GdB) nach dem Schwerbehindertengesetz werden nach verbindlichen Richtlinien festgestellt, die in den vom Bundesministerium für Arbeit und Soziales herausgegebenen „Anhaltspunkten für die ärztliche Gutachtertätigkeit im sozialen Entschädigungsrecht und nach dem Schwerbehindertengesetz" enthalten sind.

In diesem Sinne ist nach § 3 SchwbG als *Behinderung* die Auswirkung einer nicht nur vorübergehenden Funktionsbeeinträchtigung anzusehen, die auf einem regelwidrigen, körperlichen, geistigen oder seelischen Zustand beruht und einen GdB um wenigstens 10 bedingt.

MdB und GdB werden nach den gleichen Grundsätzen bemessen. Beide Begriffe unterscheiden sich lediglich dadurch, daß die MdE kausal (nur auf Schädigungsfolgen) und der GdB final (auf alle Gesundheitsstörungen unabhängig von Ihrer Ursache) bezogen ist. Beide Begriffe haben die Auswirkungen von Funktionsbeeinträchtigungen in allen Lebensbereichen und nicht nur die Einschränkungen im allgemeinen Erwerbsleben zum Inhalt. MdE und GdB sind ein Maß für die körperlichen, geistigen, seelischen und sozialen Auswirkungen einer Funktionsbeeinträchtigung aufgrund eines Gesundheitsschadens.

Die vom Bundesministerium für Arbeit und Soziales herausgegebenen Anhaltspunkte (AHP) enthalten für die meisten Behinderungen bzw. Schädigungsfolgen, die aus den Krankheiten der diversen Fachgebiete und Verletzungsfolgen resultieren können, eine umfassende Tabelle an GdB/MdE-Werten, die durch lange gutachtliche Erfahrungen gewonnen wurden.

Nach der Definition „Behinderung" liegt dieser nicht eine Krankheitsbezeichnung oder Diagnose zugrunde, sondern die durch die Krankheits- oder Verletzungsfolge bedingte Funktionseinbuße. Also nicht der „apoplektische Insult" bezeichnet die Behinderung, sondern die durch den Schlaganfall bedingte Funktionsbeeinträchtigung. Beispielsweise wird eine spastische Lähmung der rechten oberen und unteren Extremität, ggf. verbunden mit weiteren Beeinträchtigungen, mit einem GdB/einer MdE ausgewiesen.

Zu den extrapyramidalen Syndromen bringen die „Anhaltspunkte" wegen der Vielgestaltigkeit der Auswirkungen kein eigenes Kapitel, sondern lediglich allgemeine Hinweise mit Ausnahme einer Tabelle für das Parkinson-Syndrom. Bei den in den „Anhaltspunkten" nicht aufgeführten Krankheitsbildern oder Syndromen wird der GdB/die MdE analog den angeführten ähnlichen Störbildern mit vergleichbaren Funktionsdefiziten ermittelt. Dabei gilt grundsätzlich, daß die Defizite beurteilt werden, die nicht nur vorübergehend vorliegen, worunter wir definitionsgemäß einen Zeitraum von länger als einem halben Jahr verstehen. Bei Krankheitsbildern mit schwankendem Verlauf oder solchen, die zu Rezidiven neigen, werden Durchschnittswerte gebildet, die der Beeinträchtigung innerhalb eines längeren Verlaufszeitraumes entsprechen.

Zu beachten ist auch, daß die GdB/MdE-Werte die den organischen Veränderungen entsprechenden üblichen seelischen Begleiterscheinungen und Schmerzen beinhalten. Eine Höherbewertung ist bei außergewöhnlichen seelischen Begleiterscheinungen vorzunehmen. Solche sind anzunehmen, wenn anhaltende psychoreaktive Störungen in solcher Ausprägung vorliegen, daß eine spezielle ärztliche Behandlung dieser Störungen – z.B. eine Psychotherapie – erforderlich ist. Der Einzel-GdB/MdE-Wert hierfür umspannt in der Regel den Wert 20–40, was bei integrierender Verrechnung eine/n Gesamt-GdB/MdE ergibt, der/die um 10 oder 20 Grade über dem Grundwert für die motorische Störung liegt.

Nach dem SchwbG ist der Grad der Behinderung grundsätzlich unabhängig vom ausgeübten oder angestrebten Beruf zu beurteilen, auch dann, wenn die Behinderung z.B. zum Berufswechsel oder zur Erwerbsunfähigkeit führte. Nach dem sozialen Entschädigungsrecht sind hierfür besondere Regelungen vorgesehen.

2 Parkinson-Syndrome

! Unter einem Parkinson-Syndrom versteht man eine Erkrankung, bei der die Kernsymptome Akinese, Rigor, Tremor und Standstörung in wechselnder Ausprägung vorkommen.

75 % dieser Patienten leiden unter dem *idiopathischen Morbus Parkinson,* und 25 % leiden an anderen Grunderkrankungen, die sich aber mit vergleichbarer Symptomatik manifestieren (s. Abschnitt 2.4). Die jährliche Inzidenz beträgt ungefähr 20 pro 100 000, die Prävalenzrate in der Gesamtbevölkerung liegt zwischen 100 und 200 pro 100 000 und steigt jenseits des 60. Lebensjahres steil an. Das Erkrankungsalter liegt bei 10 % der Patienten vor dem 40. Lebensjahr. Typischerweise beginnt die Erkrankung zwischen dem 50. und 60. Lebensjahr.

[Literatur: 1, 2, 3, 4, 6, 7, 12, 13, 14, 18, 20]

2.1 Idiopathischer Morbus Parkinson

Ursache des Morbus Parkinson ist die Degeneration der Substantia nigra, die im Mesenzephalon liegt und zum Striatum projiziert. Der Ausfall dieses Kerngebiets führt zu einer sekundären Störung in der sog. Basalganglienschleife, die vom Kortex über Striatum, Globus pallidus externus, Nucleus subthalamicus, Globus pallidus internus zum Thalamus und zurück zum Kortex führt. Durch experimentelle Untersuchungen konnte gezeigt werden, daß durch den Ausfall der Substantia nigra eine typische Veränderung des Entladungsverhaltens in dieser Basalganglienschleife stattfindet. Dabei kommt es zu einer Zunahme der Entladungsfrequenz im Nucleus subthalamicus und im internen Pallidum. Diese führt dann zu einer verstärkten Hemmung des Thalamus und damit zu einer verstärkten Hemmung kortikaler Areale, die für motorische, kognitive und psychische Funktionen verantwortlich sind.

Die Parkinson-Erkrankung ist die am besten untersuchte neurodegenerative Erkrankung. Ausdruck der Fortschritte auf diesem Gebiet sind nicht nur die neu entwickelte Stimulation der Basalganglien, sondern auch die bei dieser Krankheit erstmalig in der Medizingeschichte erfolgreich durchgeführte Transplantation neuronaler Zellen. Trotz all dieser Fortschritte ist die eigentliche Ursache der Nigradegeneration bis heute unbekannt. Die Entdeckung, daß beim Menschen und beim Affen durch das Neurotoxin MPTP eine selektive Schädigung der Substantia nigra erfolgen kann, hat zu einer intensiven Suche nach **Umweltfaktoren** geführt, die in der Ätiologie des Morbus Parkinson eine Rolle spielen könnten. Epidemiologische Untersuchungen konnten aber keinen überzeugenden Zusammenhang zwischen Umwelteinflüssen und der Parkinson-Erkrankung aufdecken.

Biochemische Veränderungen, die unter dem Stichwort **oxidativer Streß** zusammengefaßt werden, geben nach tierexperimentellen Untersuchungen einen plausiblen Hintergrund für diesen Entstehungsmechanismus der Erkrankung ab. Allerdings sind Therapieversuche, die in diesen pathogenetischen Prozeß eingreifen, bislang erfolglos geblieben.

Genetische Untersuchungen haben bei den sehr seltenen familiären Parkinson-Formen mittlerweile zum Nachweis von **Mutationen** an drei unterschiedlichen Genorten (Chromosom 2, 4 und 6) geführt, die mit der Entstehung eines Parkinson-Syndroms einhergehen. Zumindest für das sog. Parkin-Gen (Chromosom 6) wurde gezeigt, daß es bei Krankheitsbeginn vor dem 30. Lebensjahr relativ häufig vorkommt, aber bei später manifesten Erkrankungen nur sehr selten auftritt. Die Mehrzahl der Patienten mit einer idiopathischen Parkinson-Erkrankung leidet aber nicht unter einer primär erblichen Erkrankung. In den nächsten Jahren sind wichtige neue Einsichten aus diesen Forschungsbemühungen zu erwarten.

2.2 Klinische Symptomatik

! Kardinalsymptom der Erkrankung ist die Bradykinese oder Akinese der Patienten. Dies entspricht einer Verlangsamung der Bewegung und einer Verarmung von Spontanbewegungen.

Klinisch offensichtlich wird dies bereits bei der Armut der Mimik, bei der Verkleinerung der Schrift oder der verkürzten Schrittlänge. Der **Rigor** ist durch eine Tonuserhöhung antagonistischer Muskeln gekennzeichnet, die vom Patienten als Steifigkeit empfunden wird. Sie führt zur charakteristischen gebeugten Körperhaltung der Patienten und kann Anlaß für heftigste Schmerzen sein. Der **Ruhetremor** der Patienten tritt bei Entspannung auf und verschwindet bei Bewegungsbeginn. Viele dieser Patienten haben jedoch zusätzlich einen Halte- oder gar Aktionstremor. Ein besonders wichtiges Symptom ist der **Verlust der Standreflexe,** der in Alltagssituationen zu einer erheblichen Standunsicherheit führen kann.

Darüber hinaus gibt es drei diagnosestützende Kriterien für die Annahme einer idiopathischen Erkrankung. Diese sind die eindeutige Besserung unter L-Dopa-Präparaten, der asymmetrische Beginn und die persistierende Asymmetrie der Symptomatik mit langsam progredientem Verlauf und ein typischer, unkomplizierter Ruhetremor.

Neben diesen motorischen Kernsymptomen kommen **fakultative Symptome** hinzu. Besonders wichtig ist die Depression, die in allen Stadien der Erkrankung auftreten kann, aber als Erstsymptom der Erkrankung besonders häufig ist. Bei den kognitiven Leistungen fällt eine *Verlangsamung der Denkabläufe* auf, die bei der gleichzeitigen Durchführung von Aufgaben besonders evident wird. Eine *Demenz* im engeren Sinne tritt im höheren Alter gelegentlich hinzu. Es handelt sich dabei wahrscheinlich nicht um eine direkte Folge der Parkinson-Erkrankung, sondern um die Manifestation einer Zweiterkrankung. Unter den *autonomen Störungen* ist die Konstipation besonders häufig. Die verlangsamte Transitzeit wird auf eine gestörte Kontraktion der Muskelzellen des Kolons zurückgeführt.

Blasenstörungen, die zumeist mit einer Detrusorhyperaktivität mit erhöhtem Harndrang und Nykturie einhergehen, kommen hinzu. Bei sehr früh auftretender Inkontinenz muß immer an das Vorliegen einer Multisystematrophie gedacht werden (s.u.). *Sexuelle Probleme* werden vor allem von männlichen Patienten in Form von Erektionsstörungen beklagt. Medikamentenbedingte Libidovermehrung kommt vor.

Ein erheblicher Teil der Parkinson-Kranken leidet unter einer *orthostatischen Hypotension.* Wenn diese sehr früh im Verlauf der Erkrankung auftritt, besteht der Verdacht auf das Vorliegen einer Multisystematrophie (s.u.). Sie kommt aber auch in milder Form bei der idiopathischen Erkrankung vor. Weiterhin leiden Patienten unter Störungen der Thermoregulation, die z.T. mit nächtlichen Schwitzanfällen einhergehen können. Der gut bekannten Seborrhö liegt eine exzessive Ölsekretion durch Talgdrüsen zugrunde.

2.3 Stadienabhängige Symptomausprägung

Die Schwere der Erkrankung wird nach der Einteilung von Hoehn und Yahr klassifiziert (Tab. 25-1). Neben dieser nützlichen, aber groben Klassifikation müssen besonders die Probleme der Spätphase berücksichtigt werden. Während in der Frühphase eine meist gleichmäßige Beweglichkeit des Patienten gegeben ist und somit zu jedem Zeitpunkt eine eindeutige Stadienzuordnung gelingt, treten im Spätstadium der Erkrankung Fluktuationen der Beweglichkeit auf. Dies kann im Extremfall so weit gehen, daß der Patient für ein bis zwei Stunden am Tag eine fast normale Beweglichkeit hat (Stadium I oder II), jedoch innerhalb weniger Augenblicke vollständig bewegungsunfähig wird und damit Stadium V erreicht. Neben diesen hypokinetischen Fluktuationen kommen hyperkinetische Fluktuationen vor.

Tabelle 25-1 Stadieneinteilung des Morbus Parkinson nach Hoehn und Yahr [8]

Stadium	Ausmaß der Beeinträchtigung
Stadium 0	Keine Erkrankung
Stadium I	Einseitige Erkrankung, keine oder nur minimale funktionelle Beeinträchtigung
Stadium II	Leichte, aber sicher beidseitige Erkrankung ohne schwere Gleichgewichtsstörung
Stadium III	Mäßige beidseitige Ekrankung, Haltungsinstabilität, körperlich unabhängig
Stadium IV	Schwere Behinderung, Hilfsbedürftigkeit bei Alltagsverrichtungen, noch ohne Hilfe stand- und gangfähig
Stadium V	Ohne Hilfe auf den Rollstuhl angewiesen oder bettlägerig

Diese **Dyskinesien** werden eingeteilt in die Off-Phase-Dystonien, die biphasischen Dyskinesien und die Peak-dose-Dyskinesien. Die Unterscheidung dieser unterschiedlichen Dyskinesietypen ist vor allem für therapeutische Maßnahmen erforderlich, aber auch für den begutachtenden Arzt von Bedeutung, weil phasenabhängig unterschiedliche Beschwerden zu bewerten sind.

Bei der sog. *Off-Phase-Dystonie* ist der Patient meist im akinetischen Zustand. Er leidet unter schmerzhaften Verkrampfungen. Diese betreffen meistens einen oder beide Füße, können aber auch am Rumpf oder an den Armen oder im Halsbereich auftreten. Diagnostisch wichtig ist die Bindung dieser Dystonie an die Off-Phase und die dystone Bewegungsstörung.

Die *biphasischen Dyskinesien* entstehen beim An- und Abfluten der dopaminergen Medikation. Sie dauern meist unter einer Stunde an. Typischerweise erfolgt in dieser Zeit auch der Übergang von einer Off- in eine On-Phase oder umgekehrt. Die Ausprägung dieser Dyskinesien kann sehr variabel sein. Sie reicht von einer wenig störenden Bewegungsunruhe bis zu schwersten Ballismen, die den Patienten stand- und gangunfähig machen.

Schließlich werden *Peak-dose-Dyskinesien* abgegrenzt, die im On-Zustand auftreten und mit einer überwiegend choreatischen Bewegungsstörung einhergehen. Die Fluktuationen können von unterschiedlichen vegetativen und psychischen Störungen begleitet sein. So treten in den Off-Phasen und während der Off-Dystonien häufig schwere Angstzustände auf. Vegetative Störungen mit Schwitzanfällen können vorkommen.

Ein weiteres Problem der fortgeschrittenen Krankheitsstadien sind die *medikamentös induzierten Psychosen.* Sie kündigen sich meist nachts mit lebhaften Träumen an, an die sich Pseudohalluzinationen anschließen. Oft halten die Patienten anfangs noch Distanz zu diesen Halluzinationen. Verlieren sie diese, so kann es zu schweren, oft deliranten Psychosen kommen, die u.U. eine stationäre Behandlung erfordern. Je nach Ausmaß der psychotischen Symptome besteht eine erhebliche Einschränkung der Entscheidungsfähigkeit.

Als weitere Komplikation in der Spätphase wird auf das *maligne Dopa-Entzugssyndrom* hingewiesen, das mit einem schweren Rigor, Fieber und einer Bewußtseinsstörung einhergeht und das sich typischerweise nach abruptem Absetzen der dopaminergen Medikation entwickeln kann.

2.4 Differentialdiagnose

Neben dem idiopathischen Morbus Parkinson kommt in 25 % der Fälle eine andere Ursache eines Parkinson-Syndroms in Frage (Tab. 25-2). Dabei beobachtet man sog. sekundäre **Parkinson-Syndrome,** die am häufigsten beim Normaldruckhydrozephalus, bei der subkortikalen arteriosklerotischen Enzephalopathie oder medikamenteninduziert (Neuroleptika, Reserpin, Lithium, Flunarizin, Cinarizin, Diltiazem) gefunden werden. Daneben gibt es eine Gruppe von **anderen neuronalen Systemdegenerationen.** Hier sind vor allem die Multisystematrophie, die progressive supanukleäre Blickparese und die kortikobasale Degeneration bedeutsam. Sehr selten kommen auch andere **heredodegenerative Erkrankungen** differentialdiagnostisch in Frage.

Diese Differentialdiagnosen weisen auf die Wichtigkeit einer initial genauen neurologischen Untersuchung und eventueller Zusatzuntersuchungen hin. Eine Reihe dieser Erkrankungen ist nämlich im Gegensatz zum Morbus Parkinson kausal behandelbar. Hierzu zählt besonders der Normaldruckhydrozephalus und ein Parkinson-Syndrom im Rahmen eines frontalen Hirntumors. Bei den Systemdegenerationen ist die Differentialdiagnose nicht nur wegen der unterschiedlichen Therapie, sondern auch wegen der andersartigen Langzeitprognose (Krankheitsdauer meist unter 10 Jahre) von Bedeutung. Bei der subkortikalen Enzephalopathie, bei der Multisystematrophie und bei der progressiven supranukleären Blickparese treten schwere Gangstörungen oft schon relativ früh im Verlauf der Erkrankung auf. In der amerikanischen Literatur spricht man daher von sog. *Rollstuhlzeichen* als diagnostischem Hinweis auf das Vorliegen einer nicht-idiopathischen Parkinson-Erkrankung.

Tabelle 25-2 Ätiologische Klassifikation der Parkinson-Syndrome [12]

I. Idiopatisches Parkinson Syndrom (Morbus Parkinson, Parkinson-Krankheit)
II. Sekundäre Parkinson-Syndrome ▪ Medikamenteninduziert (z.B. Neuroleptika, Reserpin, Calcium-Antagonisten) ▪ Normaldruckhydrozephalus ▪ Vaskulär (subkortikale arteriosklerotische Enzephalopathie) ▪ Tumoren (meist frontal, mittelliniennah) ▪ Infektiös (z.B. AIDS, Creutzfeldt-Jakob-Krankheit) ▪ Hypoxie ▪ Toxisch (CO, Mangan, Blei, Cyanide, MPTP) ▪ Traumatisch (z.B. Boxer-Enzephalopathie)
III. Parkinson-Syndrome bei Multisystemdegenerationen ▪ Multisystematrophie (MSA) – Striato-nigraler Typ – Olivo-zerebellärer Typ ▪ Progressive supranukleäre Blickparese ▪ Kortikobasale Degeneration ▪ Demenzsyndrome (Morbus Alzheimer, Lewy-Körper-Demenz, Morbus Pick)
IV. Heredodegenerative Erkrankungen ▪ Hallervorden-Spatz-Krankheit ▪ Morbus Wilson ▪ Morbus Huntington ▪ Neuroakanthozytose ▪ Mitochondriale Enzephalopathie

2.5 Therapieprinzipien

Die detaillierte Diskussion der Therapiemöglichkeiten und der stadienabhängigen Besonderheiten übersteigt die Aufgabenstellung dieses Beitrags (Übersicht bei

[12]). Hier kann es nur darum gehen, dem begutachtenden Arzt Anhaltspunkte zu geben, in welchem Umfang eine Verbesserung der verschiedenen Einzelsymptome in den verschiedenen Stadien gelingen kann. Qualitativ werden vor allem Dopamin-Ersatzstoffe, DOPA-Agonisten, Anticholinergika, COMT-Hemmer und eine Reihe anderer Einzelsubstanzen zur Behandlung der verschiedenen Formen der Parkinson-Erkrankung eingesetzt.

Bei der idiopathischen Parkinson-Erkrankung ist das Behandlungergebnis während der ersten Jahre ausgesprochen erfreulich und zufriedenstellend. Dennoch bleiben auch nach optimaler Einstellung häufig noch ein lästiger und sozial störender Ruhetremor, eine Standunsicherheit und damit verbundene Körperstörung, eine Bewegungsverlangsamung sowie eine gewisse Verlangsamung der Denkabläufe als Symptome, die bei der gutachtlichen Beurteilung berücksichtigt werden müssen. Besonders bei den kognitiven Leistungen muß sehr sorgfältig auf den Anteil einer eventuellen Depression bei den Insuffizienzgefühlen, die die Patienten oft klagen, geachtet werden. Viele Patienten sind auch in verantwortungsvollen Positionen noch nach vielen Jahren der Erkrankung arbeitsfähig. Berühmte Beispiele hierfür sind zwanglos der Boulevardpresse zu entnehmen.

! Als Richtschnur für den begutachtenden Arzt kann gelten, daß Parkinson-Patienten krankheitsbedingt eher zur Dissimulation ihrer Beschwerden neigen. Daher sollten ihre Klagen besonders ernst genommen werden.

Im fortgeschrittenen Stadium der Erkrankung sind die ausgeprägten Fluktuationen der Patienten häufig Anlaß zu Schwierigkeiten bei der Beurteilung. Der begutachtende Arzt sieht den Patienten möglicherweise im On-Zustand und kann sich kaum vorstellen, daß derselbe eben noch mobile Patient innerhalb weniger Minuten vollständig „einfriert" und nicht einmal mehr gangfähig ist; ggf. sollten hier Tagebuchaufzeichnungen mit einem Beweglichkeitsprotokoll angefordert werden.

Von den kausal behandelbaren Erkrankungen abgesehen, sind bei den nicht-idiopathischen Parkinson-Syndromen die Therapiemöglichkeiten geringer. Durch L-Dopa, Anticholinergika, trizyklische Antidepressiva und andere Substanzen ist eine gewisse Besserung zu erzielen. Eine fundamentale und anhaltende Besserung wie bei der idiopathischen Parkinson-Erkrankung gelingt aber nur selten.

Neuerdings wird zur Behandlung des idiopathischen Parkinson-Syndroms auch die neurochirurgische Hochfrequenzstimulation tiefer Basalganglienkerne eingesetzt. Mit dieser Behandlung gelingt insbesondere ein Ausgleich der Fluktuationen und damit eine oft gleichmäßigere Beweglichkeit. In einigen Fällen ist es dadurch bereits gelungen, die Patienten wieder zur Arbeitsfähigkeit zurückzuführen.

2.6 Begutachtung

Aufgrund der Vielgestaltigkeit der krankheitsbedingten Funktionsbeeinträchtigung im körperlichen, geistigen und seelischen Bereich ist eine tabellarische Darstellung dieser Krankheitsbilder mit fest zugeordneten MdE/GdB-Werten nicht möglich. Die „Anhaltspunkte" [5] gliedern die motorischen Funktionsdefizite des Parkinson-Syndroms in drei Schweregrade (Tab. 25-3), verbunden mit Hinweisen auf die Bewertung anderer extrapyramidaler Syndrome. Es handelt sich hierbei um eine Basisbewertung der motorischen Kernsymptomatik, die fakultativen Symptome sind zusätzlich zu bewerten.

Zur Beurteilung der fakultativen Syndrome wie Depression, Beeinträchtigung der kognitiven Leistungsfähigkeit, Demenz, Blasen-, Libido- und Erektionsstörungen sowie orthostatische Hypotension etc. ist auf die entsprechenden Kapitel der „Anhaltspunkte" zu verweisen. Dabei ist zu beachten, daß die entsprechenden Teil-GdB-Werte für die einzelnen Funktionsstörungen nicht addiert werden dürfen. Vielmehr ist von der Bewertung der schwersten Teilschädigung auszugehen und zu prüfen, inwieweit sich die weiteren Teilfunktionsstörungen verschlimmernd auf das gesamte Zustandsbild auswirken. Aus dieser integrierenden Betrachtungsweise ergibt sich der Gesamt-GdB.

Angesichts der Vielfalt der Symptomkombinationen empfiehlt es sich, alle Störbilder in einem Funktionssystem zu einer Wertung zusammenzufassen, z.B. „Deutliche Störung der Bewegungsabläufe, Gleichgewichtsstörungen, Unsicherheit beim Umdrehen, stärkere Verlangsamung" GdB/MdE 50–70 (s. Tab. 25-3). Blasen-Mastdarm-Störungen, Störungen der Sexualfunktionen, Hyperhidrosis, Seborrhö etc. sind unter „vegetative Symptomatik" zusammengefaßt. Schwankenden Verläufen aufgrund des natürlichen Fortschreitens der Grunderkrankung oder als Folge von therapeutisch-medikamentösen Problemen oder unterschiedlicher Compliance wird durch Bildung einer Durchschnitts-MdE über einen längeren Beobachtungszeitraum hinweg Rechnung getragen.

Tabelle 25-3 GdB/MdE-Grad nach den Anhaltspunkten für die ärztliche Begutachtung [5]

Klinische Ausprägung	GdB/MdE-Grad
Ein- oder beidseitig, geringe Störung der Bewegungsabläufe, keine Gleichgewichtsstörung, geringe Verlangsamung	30–40
Deutliche Störung der Bewegungsabläufe, Gleichgewichtsstörungen, Unsicherheit beim Umdrehen, stärkere Verlangsamung	50–70
Schwere Störung der Bewegungsabläufe bis zur Immobilität	**80–100**

Da es im Geltungsbereich des Schwerbehindertengesetzes in der Regel keine unbehandelten Parkinsonfälle gibt, sondern nur medikamentös mehr oder weniger optimal eingestellte Patienten, bestimmen neben der Compliance die Reaktion des Krankheitsbilds auf die Medikamente, die Nebenwirkungen und sonstige Komplikationen den GdB und Nachteilsausgleiche.

! In der Praxis bedeutet dies, daß GdB/MdE-Werte unter 50 nur bei leichteren, insbesondere monosymptomatischen Krankheitsbildern in Frage kommen, die nicht oder noch nicht mit L-Dopa behandelt werden. Bei mit L-Dopa behandelten Krankheitsbildern, wenn die Betroffenen im Alltagsleben noch gut kompensiert sind, auch berufstätig sein können, ist der GdB/MdE-Wert nicht niedriger als 50 anzusetzen wegen der bekannten Nebenwirkungen dieser Substanz. In diesem GdB/MdE-Wert (bedeutet Schwerbehinderung!) sind die vegetativen Symptome – wie oben beschrieben – ggf. enthalten. Bei deutlicher Störung der Bewegungsabläufe, also einem medikamentös nicht mehr kompensierbaren Krankheitsbild, liegen die Werte je nach Ausprägung in der Regel über 50 bis zu 100.

Die hypokinetischen und hyperkinetischen Fluktuationen unter dopaminergen Medikamenten werden im fortgeschrittenen Stadium beobachtet, sie markieren bei regelmäßigem Auftreten eine/n GdB/MdE von 80–100. Diese Komplikationen haben insbesondere Einfluß auf die Zuerkennung von **Merkzeichen,** da sie einen mehr oder weniger großen Hilfebedarf des Betroffenen signalisieren. Entsprechend den einschlägigen Bestimmungen zur Feststellung der Merkzeichen „G", „BV", „aG", „H" und „RF" wird auf die „Anhaltspunkte" verwiesen.

Merkzeichen „G" – erhebliche Beeinträchtigung der Bewegungsfähigkeit im Straßenverkehr (60 SchwbG und § 9 EStG): Danach ist zu beurteilen, „ob der Behinderte infolge seiner Behinderung in seiner Bewegungsfähigkeit im Straßenverkehr erheblich beeinträchtigt ist. Dies trifft zu, wenn Wegstrecken im Ortsverkehr, die üblicherweise noch zu Fuß zurückgelegt werden, infolge einer Einschränkung des Gehvermögens, auch durch innere Leiden bzw. infolge von Anfällen oder von Störungen der Orientierungsfähigkeit, nicht ohne erhebliche Schwierigkeiten oder nicht ohne Gefahr für sich oder andere zurückgelegt werden können." In der Praxis bedeutet dies, daß der Betroffene schwerbehindert sein muß (Mindest-GdB/MdE von 50) und daß sich die Behinderung in besonderem Maße auf die Gehfähigkeit ungünstig auswirken muß. Dies dürfte konkret immer der Fall sein, wenn eine deutliche Störung der Bewegungsabläufe, Gleichgewichtsstörungen, Unsicherheit beim Umdrehen und stärkere Verlangsamung vorliegen und der GdB/die MdE deshalb 50 beträgt.

Die Notwendigkeit ständiger Begleitung (Merkzeichen „B" im Schwerbehindertenausweis) ist gegeben, wenn die Betroffenen infolge ihrer Behinderung zur Vermeidung von Gefahren für sich und andere bei Benutzung öffentlicher Verkehrsmittel regelmäßig auf fremde Hilfe angewiesen sind. Dies ist in der Regel dann der Fall, wenn der GdB/die MdE wegen der Parkinsonschen Erkrankung 80 beträgt oder die Voraussetzungen für das Merkzeichen „H" vorliegen. Beim Vorliegen von fluktuierenden Dyskinesien sind die Voraussetzungen von „B" im Einzelfall bei GdB/MdE-Werten unter 80 zu prüfen.

Das Ausgleichsmerkmal „aG" für „außergewöhnliche Gehbehinderung" bleibt solchen Personen vorbehalten, die sich wegen der Schwere des Leidens dauernd nur mit fremder Hilfe oder nur mit großer Anstrengung außerhalb ihres Kraftfahrzeugs bewegen können. Die Bestimmung ist eng auszulegen. Konkret trifft dies für Behinderte mit Mindest-GdB von 80 zu, die ständig auf die Benutzung eines Rollstuhls angewiesen sind oder durch Hilfspersonen gestützt werden müssen. Die Benutzung eines Rollstuhls zur bequemeren oder schnelleren Fortbewegung oder die Notwendigkeit einer Begleitperson als Führhilfe zur Vermeidung eines Sturzes genügt nicht. Die Voraussetzungen sind ab GdB 80 individuell zu prüfen und dürften beim Gesamt-GdB von 100 allein wegen der Parkinson-Erkrankung im Regelfall vorliegen.

Die gesundheitlichen Voraussetzungen für die Befreiung von der Rundfunkgebührenpflicht **(Merkzeichen „RF"** im Schwerbehindertenausweis) sind ab einem GdB/einer MdE von 80 erfüllt, wenn die Betroffenen wegen erheblicher Bewegungsunruhe, Inkontinenz oder vermehrten Speichelflusses bei öffentlichen Veranstaltungen störend wirken.

Hilflosigkeit (Merkzeichen „H" im Schwerbehindertenausweis) ist dann anzunehmen, wenn der Betroffene infolge von Gesundheitsstörungen für eine Reihe von häufig und regelmäßig wiederkehrenden Verrichtungen zur Sicherung seiner persönlichen Existenz im Ablauf eines jeden Tages fremder Hilfe dauernd bedarf. Bei den schweren Formen eines Parkinson-Syndroms, die allein eine/n GdB/MdE von 100 bedingen, ist dies regelmäßig anzunehmen.

3 Dystonien

[Literatur: 8, 10, 11, 16, 17]

3.1 Definition

Definitionsgemäß versteht man unter Dystonien Erkrankungen, bei denen unwillkürliche und anhaltende Muskelkontraktionen bestehen, die zu abnormen Bewegungen oder Haltungen führen [3, 6, 7]. Diese Bewegungsstörung kann entweder generalisiert auftreten, oder sie bleibt fokal begrenzt auf eine bestimmte funktionelle Region. Man spricht daher von generalisierten und fokalen Dystonien.

Während die **generalisierte Dystonie** schon früh als erbliche Erkrankung identifiziert und daher eindeutig organischen Grundlagen zugeordnet wurde, blieben die **fokalen Dystonien** lange im Grenzgebiet zwischen Neurologie und Psychiatrie verhaftet. Es gibt auch heute noch vereinzelt die Auffassung, daß die fokalen Dystonien psychogener Natur sind.

Besonderheiten der klinischen Präsentation und die sekundären psychogenen Veränderungen wurden immer als kausale Ursachen dieser Erkrankungen gewertet und entsprechend fehlinterpretiert. Weiterhin hat die früheren Kliniker irritiert, daß bei der Dystonie in der pathologischen Untersuchung eindeutige, sichtbare Gewebsveränderungen fehlen. Die Neurologie konnte in den letzten 20 Jahren eine Fülle von Untersuchungsbefunden vorlegen, die zeigen, daß den Dystonien eine Funktionsstörung der Basalganglien zugrunde liegt. Man nimmt daher heute an, daß bei den Dystonien wie bei anderen Funktionsstörungen des Zerebrums trotz normaler Histologie Transmitterverschiebungen oder ähnliches zu funktional bedeutsamen Störungen neurologischer Funktionen führen [6]. Bei einigen speziellen Dystonien ist mittlerweile der fast lückenlose Beweis gelungen, wie genetische Veränderungen die Ausbildung dystoner Symptome bewirken können.

3.2 Allgemeine Diagnose der dystonen Erkrankungen

Die Dystonie ist ein klinisches Syndrom und keine primär ätiologisch definierte Erkrankung. Die ausgesprochen vielfältigen Manifestationen dystoner Syndrome haben dazu geführt, daß unterschiediche Klassifikationssysteme vorgeschlagen wurden. Die wichtigsten Klassifikationssysteme beziehen sich auf die topographische Verteilung der dystonen Störungen, auf das Alter bei Beginn der Erkrankung und die Ätiologie.

Bei der **topographischen Verteilung** kennt man *generalisierte Dystonien,* bei denen zumindest der Rumpf und beide Beine einbezogen sind. Fakultativ nehmen auch die Arme und kraniozervikale Regionen an der Dystonie teil. Bei der *segmentalen Dystonie* handelt es sich um dystone Störungen, die in benachbarten Körperregionen (z.B. rechtem Arm und Hals oder Augenregion und Zungen-Schlund-Region) auftreten. Bei der *multifokalen Dystonie* finden sich dystone Störungen in nicht zusammenhängenden Körperregionen (z.B. linke Hand und rechtes Bein). Die *Hemidystonie* tritt typischerweise als Folge einer kontralateralen Hirnschädigung auf.

Quantitativ überwiegen die fokalen Dystonien mit zwei Dritteln aller dystonen Syndrome, während die übrigen Dystonien (generalisierte, segmentale, multifokale und Hemidystonie) etwa ein Drittel der Patienten ausmachen. Epidemiologisch liegt die Prävalenz der generalisierten Dystonie bei 3,4 von 100 000 Einwohnern und der fokalen Dystonie bei 30 von 100 000 Einwohnern. Klassifikationsschemata nach dem Alter unterscheiden vor allem zwischen den im Jugendalter beginnenden, in der Regel hereditären Dystonien und den meist später beginnenden fokalen Dystonien.

Die Klassifikation von Dystonien nach der **Ätiologie** unterscheidet sog. *primäre* von den *symptomatischen Dystonien* nach anderen Hirnerkrankungen. Tabelle 25-4 listet die heute bekannten unterschiedlichen Ursachen der Dystonien auf. Eine Reihe dieser Störungen tritt als reine Dystonie auf, bei anderen finden sich Zusatzsymptome, welche die Diagnose erleichtern. Etwa 90 % aller Dystonien gehören zu den sog. *sporadischen Dystonien,* deren Ursache noch nicht geklärt ist, und nur 10 % lassen sich unter den ätiologisch eindeutig zuzuordnenden Syndromen klassifizieren. Die differenzierte Besprechung der ätiologischen Differentialdiagnose würde den Rahmen dieser Arbeit sprengen. Es sei hier nur darauf verwiesen, daß in jedem Falle eine neurologische, häufig sogar stationäre Untersuchung zur Abklärung dieser Frage notwendig ist.

Tabelle 25-4 Ätiologische Klassifikation der Dystonien [6])

Primäre Dystonien

- Sporadische Dystonien
- Autosomal-dominant erbliche Erkrankungen
  - Dystonia musculorum deformans (Dystonie-Gen 1: 9q34)
  - Kindliche oder im Erwachsenenalter beginnende kraniozervikale und Extremitätendystonie (Dystonie-Gen 6: 8p21-22)
  - Im Erwachsenenalter beginnende zervikale Dystonie (Dystenie-Gen 7: 18p)

Dystonie-Syndrome mit Zusatzsymptomen

Dystone Syndrome bei anderen sporadischen Erkrankungen

- Morbus Parkinson
- Progressive supranukleäre Paralyse
- Multisystematrophie
- Kortikobasale Degeneration

Erbliche Dystonien

Autosomal-dominante Erkrankungen
- Dopa-sensitive Dystonie (Ddystonie-Gen 5: 14q22.1-GTP Cyclohydrolase-1-Gen)
- Alkoholsensitive Dystonie-Myoklonus-Syndrom (Chromosom 18)
- Alternierende Hemiplegie des Kindesalters

Autosomal-rezessive Formen
- Tyrosinhydroxylase-Mangel (Chromosom 21)
- Biopterin-Mangelerkrankungen
- Aromatische Aminosäuredecarboxylase-Mangel (Dopamin-Agonist, sensitive Dystonie)

Heredodegenerative Erkrankungen

X-chromosonal vererbte Störungen
- Luback-Dystonie (Dystonie-Gen 3: Xq13, X-chromosomales Dystonie-Parkinson-Syndrom)
- Pelizaeus-Merzbacher-Erkrankung
- Lesh-Nyhan-Syndrom
- Taubheit, Dystonie, Retardierung und Blindheit-Syndrom

Autosomal-dominante Formen
- Rasch beginnender Dystonie-Parkinson-Komplex
- Juvenile Parkinson-Dystonie
- Morbus Huntington
- Spinozerebelläre Degenerationen
- Dentato-rubo-pallido-lysianische Atrophie
- Hereditäre spastische Paraplegie mit Dystonie
- Thalamo-oliväre Degeneration mit Wernicke-Enzephalopathie

Autosomal-rezessive Formen
- Morbus Wilson (Gen: 13q14.3)
- Hallervorden-Spatz-Erkrankung
- Hypopräbetalipoproteinämie, Akanthozytose, Retinitis pigmentosa und Pallidumdegeneration
- Ataxia teleangiectatica

Metabolische Erkrankungen

Aminosäure-Stoffwechselstörungen
- Glutamatsäure-Erkrankungen
- Methylmalonazidämie
- Homozystinurie
- Hartnupsche Erkrankung
- Tyrosinose

Lipid-Stoffwechselstörungen
- Metachromatische Leukodystrophie
- Zeroidlipofuszinose
- Niemann-Pick-Erkrankung Typ C
- Gangliosidose GM1, GM2
- Hexosamidase-A- und -B-Mangel

Andere metabolische Erkrankungen
- Tyrosin-Hydroxylase-Mangel (Chromosom 21)
- Triosephosphatisomerase-Mangel
- Aminiosäuredecarboxylcase-Mangel
- Mitochondriale Erkrankungen (Morbus Leigh)
- Lebersche Erkrankung

Erbliche Erkrankungen mit unbekanntem Genort

- Neuroakanthozytose
- Read-Syndrom
- Intraneuronale Einschlußkörpererkrankungen
- Infantile bilaterale striatale Nekrose
- Familiäre Basalganglienkalzifikation
- Hereditäre spastische Paraplegie mit Dystonie (Chromoson 18q)

Andere symptomatische Dystonien

- Perinatale Hirnschädigung und Kernikterus (athetoide Variante der Zerebralparese, Dystonie mit spätem Beginn)
- Infektionen: virale Enzephalitiden, Encephalitis lethargica, Reyes-Syndrom, subakute sklerosierende Panenzephalitis, Creutzfeldt-Jakob-Erkrankung, HIV-Infektionen, Tuberkulose, Syphillis, akuter infektiöser Tortikollis

Medikamentös induzierte Dystonien

- L-Dopa und Dopamin-Agonisten, Dopamin-Rezeptorenblocker
- Phenfluramin, Antikonvulsiva, Ergotderivate, Calciumkanalblocker
- Toxine, Magnesium, Kohlenmonoxid, Schwefelkohlenstoff, Cyanide, Methanol, Disulfiram, 3-Nitropropionsäure

Andere Ursachen

- Metabolischer Hypoparathyreoidismus
- Paraneoplastische Hirnstammenzephalitis
- Vitamin-E-Mangel
- Primäres Antiphospholipid-Syndrom
- Zerebrale vaskuläre oder ischämische Verletzungen
- Multiple Sklerose
- Zentrale pontine Myelolyse
- Hirnstammläsionen
- Rückenmarkläsionen
- Hirntumoren
- Arterio-venöse Malformationen
- Lumbalkanalstenose
- Peripheres Trauma
- Stromverletzungen

Andere hyperkinetische Syndrome, die mit dystonen Symptomen einhergehen können

- Tic-Erkrankungen mit dystonen Tics
- Paroxysmale Dyskinesien
  - paroxysmale kinesiogene Dyskinesie
  - paroxysmale nicht-kinesiogene Dyskinesie
  - paroxysmale aufgabeninduzierte Dystonie
- Psychogene Dystonie
- Pseudodystonien
- Atlanto-axiale Subluxation

- Syringomyelie
- Arnold-Chiari-Malformation
- Trochlearisparese
- Vestibulärer Tortikollis
- Tumoren der hinteren Schädelgrube
- Raumforderung im zervikalen Spinalkanal
- Kongenitaler posturaler Tortikollis
- Kongenitales Klippel-Feil-Syndrom
- Isaac-Syndrom
- Sandiffer-Syndrom
- Stiff-person-Syndrom

Hinsichtlich der genetisch bedingten Krankheitsbilder s. auch Beitrag 16 „Genetisch bedingte Erkrankungen im neurologischen Gutachterwesen" (Bolz/Wicklein/Kunze/Gal).

3.3 Epidemiologie und Genetik

Die Mehrzahl aller generalisierten Dystonien ist erblich. Die häufigste Form ist die von Oppenheim erstmals beschriebene *Dystonia musculorum deformans,* die mit einem chromosomalen Defekt auf Chromosom 9 assoziiert ist und eine Penetranz von 30–40 % aufweist [16]. Meist beginnt die Erkrankung bereits im Kindesalter, häufig mit einer Fußdystonie, die dann im Laufe der Jahre Rumpf, Extremitäten und oft die kraniozervikale Region betrifft. Eine andere mittlerweile genetisch bis auf den Gendefekt identifizierte Dystonie ist die *Dopa-sensitive Dystonie,* die in der Regel im Kindesalter beginnt. Nach epidemiologischen Untersuchungen sind wahrscheinlich auch 50 % aller fokalen Dystonien erblich bedingt.

3.4 Psychische Begleitstörungen

Über viele Jahrzehnte wurde angenommen, daß insbesondere die fokalen Dystonien als psychogene Körperstörungen zu identifizieren sind. Hauptgrund dafür war die Beobachtung, daß bei Hirnobduktionen nie konsistente morphologische Veränderungen nachgewiesen werden konnten, so daß die Annahme einer funktionalen Bewegungsstörung nahe lag. Dementsprechend wurden Patienten mit fokalen Dystonien überwiegend in psychosomatischen und psychiatrischen Kliniken behandelt.

Die Fortschritte im Verständnis dieser dystonen Erkrankungen haben dazu geführt, daß sich die Bewertung der unstrittigen, überwiegend depressiven Störungen bei fokalen Dystonien geändert hat. Heute werden diese psychischen Begleitsymptome als überwiegend reaktiv klassifiziert [9]. Diese Annahme stützt sich auf eine Reihe von sorgfältigen Untersuchungen beim Schreibkrampf, beim Torticollis spasmodicus und beim Blepharospasmus, die übereinstimmend nur geringe Abweichungen im psychometrischen Profil zu Kontrollen ergaben.

Insbesondere die depressive Verstimmung dieser Patienten wurde nach erfolgreicher Behandlung mit Botulinum-Toxin entscheidend gebessert. Daher liegt es nahe, daß die psychischen Veränderungen überwiegend als reaktiv auf die chronische Erkrankung zu interpretieren sind. Davon abzugrenzen sind die wenigen Patienten, die eine eindeutige psychogene Dystonie aufweisen (s.u.).

3.5 Generalisierte Dystonien

Die Mehrzahl der generalisierten Dystonien beginnt vor dem Erwachsenenalter. Am häufigsten sind zunächst die Füße betroffen. Seltener beginnt die Symptomatik in der Hand. Im weiteren Verlauf werden zunehmend andere Körperabschnitte (Extremitäten, Rumpf, kraniozervikale Region) einbezogen. Das Ausmaß der Behinderungen reicht von einer nur leichten Gangstörung bis zu einer völligen Pflegebedürftigkeit. Im allgemeinen schreiten früh beginnende Dystonien rascher fort. Therapeutisch werden bei den idiopathischen generalisierten Dystonien vor allem Anticholinergika (Trihexyphenidyl und Tetrabenazin) eingesetzt. Neuerdings werden auch Baclofen und andere tonusreduzierende Medikamente empfohlen. Besonders störende Einzelsymptome können mit Botulinum-Toxin behandelt werden. Experimentell wird derzeit die Pallidumläsion oder Hochfrequenzstimulation des Pallidums erprobt.

Zu den seltenen generalisierten Dystonien mit guter Behandelbarkeit gehört die **Dopa-sensitive Dystonie.** Mittlerweile wurde der Gendefekt entdeckt. Der Erkrankung liegt ein Biopterinsynthese-Mangel zugrunde. Da Biopterin bei der Dopaminsynthese gebraucht wird, kommt es zu einer Dopaminverarmung. Das Spektrum der dystonen Symptome reicht von einer leichten Behinderung beim Gehen bis zu schwersten dyston-kontrakten Zuständen mit vollständiger Pflegebedürftigkeit. Ein wichtiges diagnostisches Kriterium ist die tageszeitliche Schwankung mit vormittags meist noch recht guter Beweglichkeit und zunehmender dystoner Verkrampfung im Tagesverlauf. Dies ist oft die wichtigste Angabe. Die Krankheit wird besonders im Kindesalter häufig als Spastik oder frühkindliche Hirnschädigung fehldiagnostiziert. Die richtige Diagnosestellung ist hier besonders deshalb so wichtig, weil durch eine sorgfältig eingestellte L-Dopa-Behandlung oft Symptomfreiheit erzielt werden kann.

Bei den **paroxysmalen Dystonien** tritt die dystone Störung nur für Sekunden bis Stunden auf mit Beschwerdefreiheit im Intervall. Meist ist eine Seite stärker betroffen. Klinisch werden die verschiedenen Formen danach unterschieden, wann die Störung beginnt, wie lange die Attacken dauern, welche Auslösesituationen (Alkohol, körperliche Arbeit etc.) vorliegen und in zweiter Linie auch nach der Ansprechbarkeit auf verschiedene Medikamente. Die Mehrzahl der Fälle ist genetisch bedingt. Es wird heute vermutet, daß Gendefekte von Membrankanalproteinen zentraler Neurone vorliegen. Wichtig ist in diesem Zusammenhang die Feststellung, daß solche paroxysmalen dystonen Symptome auch symptomatisch ausgelöst werden. Besonders häufig treten sie bei der multiplen Sklerose auf.

Begutachtung [6,11]: Die **generalisierten Dystonien** führen zu Bewegungsstörungen, die infolge langsamer, anhaltender unwillkürlicher Kontraktionen der Muskulatur zu Verdrehungen und abnormen Haltungen führen. Da das Krankheitsbild sich fortschreitend entwickelt, sowohl im Kindes- als auch im Erwachsenenalter, kommen Behinderungsgrade zwischen 20 und 100 je nach Ausprägungsgrad in Frage.

! Bei ein- oder beidseitiger Ausprägung, geringer Störung der Bewegungsabläufe, z.B. erkennbarer Gangstörung bei noch ungestörter Feinmotorik der Hände: GdB/MdE 30–40.
Deutliche Störung der Bewegungsabläufe, z.B. deutlich beeinträchtigtes Gangbild, deutlich erkennbare dystone Störung der Handmotorik: GdB/MdE 50–70.
Schwere Störung der Bewegungsabläufe bis zur Immobilität: GdB/MdE 80–100.
Bei den seltenen hemidystonen oder paroxysmalen Störungen gelten entsprechend geringere Werte.

Das **Ausgleichsmerkmal „G"** wird in der Regel bereits dann festzusetzen sein, wenn allein im Bereich der unteren Extremitäten ein/e GdB/MdE von 50 vorliegt, vergleichbar etwa der Beeinträchtigung durch eine mittelgradige Paraspastik.

Das **Ausgleichsmerkmal „B"**, also die Notwendigkeit ständiger Begleitung, ist dann erforderlich, wenn die Betroffenen infolge ihrer Behinderung zur Vermeidung von Gefahren für sich und andere bei Benutzung öffentlicher Verkehrsmittel regelmäßig auf fremde Hilfe angewiesen sind. Dies ist in der Regel der Fall, wenn bei einer dystonen Störung der oberen und unteren Extremitäten ein/e Gesamt-GdB/MdE von 80 vorliegt.

Das **Merkzeichen „aG"** wird festgestellt, wenn eine außergewöhnliche Gehbehinderung vorliegt. Als Schwerbehinderte mit außergewöhnlicher Gehbehinderung sind solche Personen anzusehen, die sich wegen der Schwere ihres Leidens dauernd nur mit fremder Hilfe oder nur mit großer Anstrengung außerhalb ihres Kraftfahrzeugs bewegen können. Dies ist der Fall, wenn die Betroffenen auf die ständige Benutzung eines Rollstuhls angewiesen sind. Die Bestimmung ist eng auszulegen. Die Benutzung eines Rollstuhls, um kürzere oder längere Wegstrecken bequemer und schneller zurücklegen zu können, erfüllt die Voraussetzungen zur Gewährung des Merkzeichens „aG" nicht. Auch genügt es für das Ausgleichsmerkmal „aG" nicht, daß einer Begleitperson als Führhilfe zur Vermeidung eines Sturzes notwendig ist. Die Voraussetzungen sind ab GdB/MdE von 80 individuell zu prüfen und dürften bei einem GdB/einer MdE von 100 im Regelfall vorliegen.

Das **Merkzeichen „RF"** für Befreiung von der Rundfunkgebührenpflicht ist ab GdB/MdE von 80 erfüllt, wenn die Betroffenen wegen erheblicher Bewegungsunruhe in Form grober unwillkürlicher Kopf- und Gliedmaßenbewegungen bei öffentlichen Veranstaltungen störend wirken.

Das **Merkzeichen „H"** für „Hilflosigkeit" wird bei den generalisierten Formen der Dystonie ab GbB 80 im Einzelfall geprüft und liegt regelhaft bei einem GdB/einer MdE von 100 vor.

Bei Kindern mit generalisierter Dystonie ist zu beachten, daß das Merkzeichen „H" auch bei niedrigeren Werten als 80 festgesetzt werden kann, weil bei Kindern nicht nur die Hilfestellung bei häufig und regelmäßig wiederkehrenden Verrichtungen zur Sicherung der persönlichen Existenz im Ablauf eines jeden Tages (insbesondere An- und Auskleiden, Nahrungsaufnahme, Körperpflege, Verrichten der Notdurft) Bezugspunkt ist, sondern vor allem auch die Überwachung oder Anleitung zu den genannten Verrichtungen eine Hilfestellung ist, die über den Hilfsbedarf gleichaltriger gesunder Kinder hinausgeht. Auch die Förderung der körperlichen und geistigen Entwicklung, z.B. zu Hause durchgeführte Ergotherapie, Spieltherapie und Krankengymnastik, gehören zu den Hilfeleistungen, die für die Frage der Hilflosigkeit im Kindesalter von Bedeutung sind. In diesem Sinne kann unter Umständen schon bei einem GdB/einer MdE von 50 das Merkzeichen „H" festgestellt werden.

3.6 Fokale Dystonien

3.6.1 Blepharospasmus

Der Blepharospasmus [22] ist gekennzeichnet durch unwillkürliche tonische oder klonische Kontraktionen des M. orbicularis oculi. Gelegentlich ist auch die orofaziale Muskulatur beteiligt; dann spricht man vom

Meige-Syndrom. Über die kosmetische Störung hinaus kann der Blepharospasmus bis zur funktionellen Blindheit führen. Helles Licht und Wind verstärken die Symptomatik häufig. Durch Trickmanöver (z.B. Anlegen des Fingers an die Schläfe) können viele Patienten die dystone Aktivität blockieren. Neben der klassischen Form des Blepharospasmus können manche Patienten den M. levator palpebrae nicht gezielt anspannen, was dann als „Lidöffnungsinhibitionstyp" des Blepharospasmus bezeichnet wird. Hier fehlt oft die klassische Verkrampfung des M. orbicularis oculi, obwohl die Patienten auch dadurch funktionell blind werden können.

Die wesentliche Behinderung bei allen Formen des Blepharospasmus ist die Sehstörung bei intaktem Sehorgan. Therapeutisch ist heute die lokale Injektion von Botulinum-Toxin das Mittel erster Wahl zur Behandlung des Lidkrampfs. Über 70 % der Patienten erfahren dadurch eine so weitgehende Besserung der Dystonie, daß sie zumindest eingeschränkt wieder arbeitsfähig werden. Orale medikamentöse Therapien mit Anticholinergika werden nur noch selten eingesetzt und sind meist nur gering wirksam.

Begutachtung: Der Blepharospasmus führt durch unwillkürliche Kontraktionen des Musculus orbicularis oculi zur Beeinträchtigung des Sehvermögens bis zur faktischen Blindheit, bei Beteiligung der mimischen Muskulatur auch zu kosmetischer Entstellung.

Bei faktischer Blindheit ist ein/e *GdB/MdE von 100* mit dem Merkzeichen „BL", „G", „B", „RF" und „H" festzustellen. (Zur Feststellung von Merkzeichen nach dem SchwbG sind die einschlägigen Vorgaben in den Anhaltspunkten zu berücksichtigen.)

Bei etwas schwächerer Ausprägung, aber mit deutlicher Beeinträchtigung der Orientierungsfähigkeit, insbesondere wenn die ortsüblichen Wegstrecken nicht ohne Gefahren für sich und andere zurückgelegt werden können sowie eine Begleitperson bei der Benutzung öffentlicher Verkehrsmittel erforderlich ist, sind *GdB/MdE-Werte von 70–90* zutreffend. Die Ausweismerkzeichen „G" und „B" sind zuzuerkennen.

Der *GdB/die MdE von 50* wird für die Fälle zutreffen, die sowohl in ihrer Berufsausübung als auch in allen übrigen sozialen Bereichen deutlich beeinträchtigt sind. Darunter fallen Personen, die nur unter erschwerten Bedingungen lesen oder Auto fahren können und den alltäglich notwendigen Anforderungen nur unter besonderer Anstrengung nachkommen können. Bei schwächeren Ausprägung kommen Werte von *10–40* in Betracht.

Bei Beteiligung der orofazialen Muskulatur erhöht sich der GdB/die MdE wegen kosmetischer Entstellung um die Werte von *10 oder 20,* je nach Ausprägung. Vergleichsbehinderung ist die beidseitige Fazialisrestparese mit Kontrakturen, Einzel-GbB 40.

! Die Einzel-GdB/MdE-Werte für „Blepharospasmus" und „Beteiligung der orofazialen Muskulatur" dürfen nicht addiert werden.

3.6.2 Oromandibuläre Dystonie und andere kraniale Dystonien

Die **oromandibulären Dystonien** sind durch dystone Symptome im Bereich von Zungen-, Schlund-, Kau- und Gesichtsmuskeln charakterisiert. Das Meige-Syndrom ist gekennzeichnet durch einen Blepharospasmus zusammen mit orofazialen Dystonien, die neben der kosmetischen Störung zu Schluck- und Kaustörungen oder zu chronischen Schmerzen des Temporo-Mandibulargelenks führen können [22].

Relativ seltener sind isolierte **pharyngeale Dystonien,** die mit einer schweren Dysphagie verbunden sein können. Manchmal kann selbst der Speichel nicht mehr geschluckt werden. Bei der **lingualen Dystonie** sind Kaubewegungen und seltener das Sprechen behindert. Bei der **Mundschließer-Dystonie** kommt es zu einer oft schmerzhaften Verkrampfung der Masseteren mit entsprechender Behinderung der Nahrungsaufnahme. Bei der **Mundöffner-Dystonie** gelingt der Mundschluß nicht mehr oder nicht vollständig. Selten ist die **okuläre Dystonie,** die mit einer tonischen Blickwendung meist nach oben und seitlich einhergeht.

Begutachtung: Beeinträchtigt sind Bewegungen von Lippen, Zunge, Unterkiefer und Schlund. Sprechen und Essen sind gestört. Vergleichsbehinderungen finden sich in den „Anhaltspunkten" unter dem Kapitel „Mundhöhle, Rachenraum und obere Luftwege".

Das führende Symptom der **pharyngealen Dystonie** ist die Schluckstörung. Unter der Rubrik „Schluckstörungen" findet sich in den „Anhaltspunkten" eine *GdB/MdE-Spanne von 10–70:*

- mit erheblicher Behinderung der Nahrungsaufnahme je nach Auswirkung (Einschränkung der Kostform, verlängerte Eßdauer): *GdB/MdE 20–40,*
- mit häufiger Aspiration und erheblicher Beeinträchtigung des Kräfte- und Ernährungszustands: *GdB/MdE 50–70.*

Die Rubrik „schwere Funktionsstörung der Zunge" ist als Vergleichsbehinderung der *lingualen Dystonie* heranzuziehen. Hier reicht der *GdB/MdE-Wert* je nach Umfang und Ausmaß der Artikulationsstörung sowie der Kaubewegungen von 30–50.

Bei der **Mundschließer-Dystonie** kann die „Behinderung der Mundöffnung“ als Vergleichsbehinderung angesehen werden:

- mit entsprechender Behinderung der Nahrungsaufnahme: *GdB/MdE 20–40,*
- bei Kieferklemme mit Notwendigkeit der Aufnahme flüssiger oder passierter Nahrung und entsprechender Sprechstörung: *GdB/MdE 50.*

Bei **Mundöffner-Dystonie** gelingt der Mundschluß nicht mehr oder nicht vollständig:

- Sind die Verhältnisse ähnlich gelagert wie bei Verlust eines Teils des Unterkiefers mit schlaffer Pseudarthrose ohne wesentliche Beeinträchtigung der Kaufunktion und Artikulation: *GdB/MdE 0–10;*
- mit erheblicher Beeinträchtigung der Kaufunktion und Artikulation: *GdB/MdE 20–50.*

3.6.3 Zervikale Dystonie

Die tonische oder phasische unwillkürliche Kopfdrehung (Tortikollis), Seitneigung des Kopfes (Laterokollis) sowie Rück- oder Vorwärtsneigung des Kopfes (Retro- oder Anterokollis) werden heute als zervikale Dystonie oder **Torticollis spasmodicus** zusammengefaßt [7]. Sie tritt meist im mittleren Lebensalter auf. Nur 10% der Patienten zeigen innerhalb der ersten zwei Jahre eine Remission. Die Beschwerden entstehen erstens durch die lästige und zermürbende, stetig anhaltende Fehlhaltung des Kopfes. Zweitens kommen bei längeren Verläufen Nackenschmerzen hinzu. Viele Patienten reagieren mit sekundär-depressivem Rückzug.

Beim Tortikollis ist eine Reihe wichtiger Differentialdiagnosen abzugrenzen, die von peripheren Muskel- und Skelettstörungen bis zu zentralnervösen Syndromen reichen (s. Tab. 25-4). Therapeutisch gilt heute ebenfalls die Behandlung mit Botulinum-Toxin als das Mittel der Wahl. Die Mehrzahl der Kranken kann damit in ihrem Zustand gebessert werden. Auch die psychischen Begleitstörungen können dadurch beeinflußt werden. Allerdings sind die Erfolge nicht immer so befriedigend wie beim Blepharospasmus.

Begutachtung: Die zervikale Dystonie kann, was die Entstellung des körperlichen Erscheinungsbilds anbelangt, mit den schweren Skoliosen der Wirbelsäule (GdB/MdE 50–70) verglichen werden. Nicht berücksichtigt ist damit aber bei den ausgeprägten Formen die Störung der räumlichen Orientierung durch Zwangskopfhaltung. Häufig müssen die Betroffenen „seitwärts gehen“, um nicht anzuecken, da die normale Bewegungsrichtung nicht mehr im Blickfeld liegt. Auch manuelle Tätigkeiten sind erschwert oder unmöglich, wie z.B. das Annähen eines Knopfes, das Einschenken eines Glases oder die Bedienung eines Computers, da der Tätigkeitsbereich der Hände nicht im Blickfeld liegt. Dies trifft insbesondere auch für das Vollbild des Retrokollis zu.

Bei den sehr schweren Fällen, in denen die Betroffenen ohne Gefährdung für sich und andere, insbesondere wegen der Störung der räumlichen Orientierungsfähigkeit, die ortsüblichen Wegstrecken nicht zurücklegen und auch öffentliche Verkehrsmittel ohne Begleitpersonen nicht benutzen können, ferner bei beruflichen und häuslichen Tätigkeiten schwer beeinträchtigt sind, sind ein/e *GdB/MdE von 80* sowie die Ausgleichsmerkmale „G“ und „B“ angemessen.

Bei schwächer ausgeprägten Fällen kommen GdB/MdE-Werte zwischen 50 und 70 in Betracht, bei den leichteren Fällen GdB/MdE-Werte unter 50.

Der *GdB/MdE-Wert unter 50* markiert Fälle, in denen die Betroffenen noch unter besonderer Anstrengung berufstätig sein können, aber unter erheblichen Einschränkungen, insbesondere unter Schmerzen seitens der Halswirbelsäule leiden. Ein GdB/eine MdE unter 50 trifft für therapeutisch gut behandelbare Fälle, aber mit schwankendem Verlauf zu. Die GdB/MdE-Werte orientieren sich hier an den Werten für Versteifung und Deformierung der Wirbelsäule mit mittelgradigen und schweren funktionellen Auswirkungen in einem Wirbelsäulenabschnitt.

3.6.4 Spasmodische Dysphonie

Bei der spasmodischen Dysphonie unterscheidet man die dystone Verkrampfung der Stimmlippenadduktoren *(Adduktionstyp)* mit einer entsprechend gepreßten Stimme vom *Abduktionstyp* mit hauchender Flüsterstimme. Die spasmodische Dysphonie kommt meist als isolierte Störung vor und wird dann besonders häufig mit einer psychogenen Störung verwechselt. Es entsteht dadurch eine Kommunikationsstörung, die für viele Berufe zur Arbeitsunfähigkeit führt. Auch hier hat sich die Botulinumtoxin-Behandlung als Mittel erster Wahl etabliert. Die Injektion in die Stimmlippe kann nur von entsprechend erfahrenen Therapeuten vorgenommen werden. Zusätzliche logopädische Maßnahmen sind oft erforderlich. Orale medikamentöse Maßnahmen sind nur im Ausnahmefall wirksam.

Begutachtung: Die spasmodische Dysphonie kann anhand der Rubrik „Funktionelle und organische Stimmstörungen“ der „Anhaltspunkte“ angemessen bewertet werden:

- mit guter Stimme: *GdB/MdE 0–10,*
- mit dauernder Heiserkeit: *GdB/MdE 20–30,*
- nur Flüsterstimme: *GdB/MdE 40,*
- mit völliger Stimmlosigkeit: *GdB/MdE 50.*

3.7 Extremitäten-Dystonien und aufgabeninduzierte Dystonien

Im Rahmen von generalisierten Dystonien, gelegentlich auch isoliert, können mobile oder fixierte Dystonien der Extremitäten vorkommen. In diesen Fällen sind die Patienten praktisch bei allen Tätigkeiten beeinträchtigt. Je nach betroffener Extremität kann dies zu einer Gangstörung oder zu einer Feinmotorikstörung bis zu einer Gebrauchsunfähigkeit der Extremität führen. Manchmal sind diese Extremitäten-Dystonien mit anderen Erkrankungen kombiniert, z.B. kann die sympathische Reflexdystrophie sekundär zu einer solchen **Extremitäten-Dystonie** führen. Die Behandlung dieser Erkrankungen ist meist sehr schwierig und umfaßt neben der Behandlung mit Botulinum-Toxin und oraler Medikation auch ein systematisches und/oder ergotherapeutisches Training.

Sehr viel häufiger als diese kontinuierlich bestehenden Dystonien sind die sog. **aufgabeninduzierten Dystonien.** Prototyp und häufigste Erkrankung ist dabei der sog. **Schreibkrampf oder Graphospasmus.** Im klassischen Fall kommt es nur beim Schreiben, nicht aber bei anderen Tätigkeiten mit der Hand zu einer Verkrampfung, wobei entweder die Flexoren oder Extensoren überwiegen. Daher gerät die Hand in eine abnorme Haltung, die zu einer schlecht lesbaren Schrift führt. Meist entwickelt sich die Symptomatik im mittleren Lebensalter. Manche Patienten berichten über verschiedene Rezidive und Remissionen ihrer Symptomatik. Diese Störung steht jedoch im Kontext einer sehr viel größeren Gruppe von aufgabeninduzierten Dystonien, die von Oppenheim schon um 1900 als *Beschäftigungskrämpfe* beschrieben wurden.

Bei allen motorisch anspruchsvollen Tätigkeiten kommen solche aufgabeninduzierten Verkrampfungszustände vor. Früher waren dies z.B. die Telegrafisten-, Schneider-, Uhrmacher- oder Melker-Krämpfe. Heutzutage sind besonders professionelle Musiker und Sportler betroffen. Bei Pianisten, Geigern oder Bläsern kommen solche fokalen dystonen Störungen in den Handmuskeln vor. Bei Blasinstrumenten können auch die Lippen betroffen sein. Die aufgabenbezogene Dystonie der Golfer wird als Yips bezeichnet. Manche Sportler haben die Störung besonders bei der exakten Führung des Golfschlägers zum Putten. Andere können lange Kraftschläge wegen dystoner Kontraktionszustände nicht mehr gezielt durchführen. Die Funktionsstörung kann bis zur Berufsunfähigkeit führen.

Die Therapie ist leider nicht immer befriedigend. Orale Medikamente sind meist unwirksam. Botulinumtoxin-Behandlungen nützen vor allem dann, wenn sie mit einem systematischen ergo-, musik- oder sporttherapeutischen Übungsverfahren kombiniert werden. Viele Patienten haben erste Symptome ihrer Störung bereits beim Erlernen des Schreibens oder des Instruments mit dem Aufbau einer falschen Technik erworben. Zur nachhaltigen Besserung der Verkrampfungszustände bedarf es daher eines motorischen Umlernprozesses.

Begutachtung: Beim klassischen Schreibkrampf sind andere, die Motorik bzw. Feinmotorik beanspruchende Funktionen der Hand nicht betroffen. Bei sonst vollständig erhaltener Gebrauchsfähigkeit der Hand kann als Vergleichsbehinderung der „Verlust von Hand GdB/MdE 50“ nicht herangezogen werden. An Vergleichsbehinderungen bieten sich an „Lähmung des Nervus radialis GdB/MdE 30“ oder „Verlust der Finger II und III GdB/MdE 30“.

Ein/e GdB/MdE 30 ist für das Vollbild des Graphospasmus angemessen, da das Schreiben als wichtige Kommunikations- und Kulturtechnik auch andere soziale Bereiche als nur den Beruf betrifft.

Beim isolierten Musikerkrampf des Pianisten mit tonischem Einziehen von Ring- und Kleinfinger bietet sich als Vergleichsbehinderung „Verlust der Finger IV und V GdB/MdE 25“ an. Der GdB/die MdE muß aber für den isolierten Musikerkrampf deutlich darunter liegen, da die Motorik bei Tätigkeiten in allen anderen Lebensbereichen nicht beeinträchtigt ist. Die besondere Auswirkung auf den beruflichen Bereich kann nicht berücksichtigt werden. Ein/e *GdB/MdE 10* wäre angemessen.

3.8 Trauma und Dystonien

Zusammenhänge zwischen der Entwicklung einer Dystonie und einem Trauma des zentralen oder peripheren Nervensystems werden auch im Rahmen gutachtlicher Untersuchungen oft diskutiert.

Bei **eindeutigen Hemidystonien** findet sich in der Mehrzahl der Fälle eine kontralaterale Hirnschädigung. Meist sind die tiefen Kerne lädiert. In diesen Fällen ist ein Zusammehang als gesichert anzunehmen. Überraschenderweise treten solche symptomatischen Dystonien aber keineswegs immer mit kurzer Latenz nach dem schädigenden Ereignis (Trauma, Schlaganfall, geburtstraumatische Schädigung) auf, sondern sie können mit sehr langem Intervall von bis zu 20 Jahren vorkommen.

Der ursächliche Zusammenhang zwischen Trauma und dystoner Störung ist dann mit Wahrscheinlichkeit anzunehmen, wenn eindeutige intrazerebrale Veränderungen bildgebend nachgewiesen werden können und

Brückensymptome zwischen dem Trauma und dem Auftreten der Dystonie bestehen. Solche Brückensymptome können auch anhaltende Schmerzen sein. Liegt dagegen keine Hirnläsion vor ist ein Zusammmenhang in der Regel abzulehnen. Bestehen aber im Einzelfall konsistente neurologische Brückensymptome seit dem Trauma, die in eine Dystonie münden, so kann man einen ursächlichen Zusammenhang annehmen. Dies gilt besonders für geburtstraumatische Schädigungen [17].

Neben der Hirnverletzung können wahrscheinlich auch periphere Schädigungen von Muskeln, Nerven oder Knochen zur Ausbildung einer fokalen Dystonie führen. Gelegentlich bringen Patienten die Entwicklung ihres Tortikollis mit einem Schleudertrauma in Verbindung. Orofaziale Dystonien können nach Kieferverletzungen, eine spasmodische Dysphonie nach Stimmbandoperationen oder Handdystonien nach Frakturen oder Gelenkverletzungen beobachtet werden.

Die pathogenetischen Zusammenhänge werden derzeit detailliert untersucht. Wir wissen heute, daß dystone Störungen nicht nur bei einer zentralen Fehlregulation auftreten können, sondern daß durch Schmerzen oder Nervenschädigungen veränderte Muster der peripheren Afferenz wahrscheinlich ebenfalls zu einer zentralen Fehlsteuerung der Muskelaktivität im Sinne einer Dystonie führen können.

Es gibt tierexperimentelle Hinweise, daß veränderte Rückmeldungen aus den Muskel- und Gelenkrezeptoren zu einer plastischen Veränderung der kortikalen Repräsentationsgebiete führen können. Dies kann dann auch Rückwirkungen auf den motorischen Kortex haben. Beispielsweise erklärt man sich mit dieser Veränderung der zentralen Verarbeitung von afferenten Impulsen auch die Besserung der Dystonie in Muskeln, in die bei einer Botulinumtoxin-Behandlung gar nicht injiziert wurde.

Auch bei solchen durch ein peripheres Trauma induzierten Dystonien tritt die dystone Symptomatik nicht akut auf, sondern sie entwickelt sich meist erst Wochen bis Monate nach dem peripheren Trauma. Ein ursächlicher Zusammenhang zwischen dem auf einem entschädigungspflichtigen Ereignis beruhenden Trauma und der Dystonie wird dann wahrscheinlich, wenn Brückensymptome zwischen dem auslösenden Trauma und dem Auftreten der Dystonie bestehen. Solche Brückensymptome können auch Schmerzen der betroffenen Region sein. Eine Sonderform dieser Dystonie nach Trauma ist die Dystonie bei der sympathischen Reflexdystrophie, die gerade im Spätstadium zu anhaltenden kontrakturähnlichen Zuständen führen kann [3]. MdE und GdB richten sich nach dem Ausmaß der Funktionseinbußen (s.o.).

3.9 Psychogene Dystonie

Noch weit bis in die Zeit nach dem Zweiten Weltkrieg wurden die fokalen Dystonien insgesamt und sogar einige generalisierte Dystonien als primär psychogene Störung interpretiert. Dementsprechend standen damals psychosomatische und psychiatrische Behandlungsmaßnahmen im Vordergrund. Die Fortschritte bei der Diagnostik und pathophysiologischen Forschung haben diese Auffassung widerlegt und mittlerweile zu einer angemesseneren Behandlung der Patienten geführt.

Dennoch gibt es eine kleine Gruppe von Patienten, die dystone Symptome innerhalb eines Konversionssyndroms oder einer somatoformen Störung haben. Noch seltener sind echte Simulanten oder Patienten mit Münchhausen-Syndrom. Diese Patienten herauszufinden, ist besonders schwierig und muß dem in Bewegungsstörungen erfahrenen Neurologen überlassen werden. Wichtige Kriterien dafür sind: inkonsistente dystone Bewegungen oder Haltungen, unübliche fluktuierende Dystonien, inkonsistente sensorische oder motorische Defizite, multiple Somatisierungen in der Vergangenheit, ausgeprägte Ablenkbarkeit und einige weitere Kriterien. In diesen Fällen ist immer die Zusammenarbeit mit dem erfahrenen Psychiater zu suchen, um spezifisch psychiatrische und psychosomatische Behandlungsmöglichkeiten nicht zu versäumen.

Begutachtung: Psychogene Körperstörungen werden, wenn sie erwiesenermaßen durch nervenärztliche Diagnostik und Beobachtung in unkorrigierbarer Weise vorliegen, wie „echte" somatische Defizite bewertet. Bei dystonen Symptomen, die als psychogene Symptomverstärkungen oder Symptomfixierungen im Gefolge schädigungsbedingter organischer Gesundheitsstörungen auftreten, ist zu prüfen, ob die Schädigungsfaktoren fortwirken oder schädigungsunabhängige Faktoren für die Chronifizierung verantwortlich sind (Verschiebung der Wesensgrundlage) [5]. Leichte psychogene Körperstörungen werden im Rahmen des Grundleidens, d.h. Neurose oder Persönlichkeitsstörung, beurteilt.

3.10 Tardive Dystonien

Nach Einnahme von **Neuroleptika** können als Spätkomplikation Dystonien auftreten. Zu Beginn handelt es sich dabei meistens um fokale Dystonien. Bei vielen Fällen generalisiert die Störung im weiteren Verlauf.

Die kraniozervikale Region ist in 90 % der Fälle betroffen. Die Kombination eines Retrokollis mit einer gleichzeitigen dystonen Rumpflordosierung wird besonders häufig angetroffen. Es gibt jedoch keine zuverlässigen klinischen Kriterien, die eine tardive Dystonie von der idiopathischen Form abgrenzen lassen. Alle fokalen, segmentalen und generalisierten Verteilungsmuster kommen vor. Zur Risikogruppe gehören vor allem jüngere Menschen. Alle Neuroleptika können im Prinzip diese Störungen auslösen; die Dauer der Behandlung bis zum Auftreten einer tardiven Dystonie lag in einer größeren Studie zwischen 4 Tagen und 23 Jahren. In einer Langzeitstudie über ca. 10 Jahre hatten nur 14 % der Patienten eine Remission.

Das Beschwerdebild führt zu denselben lästigen Behinderungen wie die idiopathischen Dystonien. Therapeutisch wird heute empfohlen, bei anhaltend notwendiger Neuroleptika-Behandlung auf Clozapin umzustellen. Die Prävention ist für die Verhütung dieser Erkrankung entscheidend. Neuroleptika dürfen nicht als harmloses Medikament betrachtet werden, sondern bedürfen einer jeweils strikten psychiatrischen Indikation. Insbesondere ist ihr Einsatz als unspezifisches Tagessedativum oder Schlafmittel aus neurologischer Sicht nicht zu akzeptieren.

Begutachtung: Die tardive Dystonie erhöht den GdB/die MdE für das Grundleiden, also z.B. die Schizophrenie oder die affektive Psychose. Die Steigerung erfolgt je nach Ausprägungsgrad der Dystonie, in der Regel um *20–30 %.* Als isoliertes Leiden richtet sich der GdB/die MdE nach dem führenden Symptom in Anlehnung an obige Werte.

4 Chorea und Ballismus

Die **Chorea** ist durch nichtrepetitive, besonders distal betonte Hyperkinesen geringer Amplitude gekennzeichnet, während beim **Ballismus** überwiegend halbseitig auftretende Hyperkinesen besonders der proximalen Muskelgruppen dominieren [21].

Die häufigste erbliche choreatische Erkrankung ist die **Chorea Huntington.** Es handelt sich um eine autosomal-dominante Erkrankung, die genetisch bereits charakterisiert ist und auf dem Chromosen 4 mit Extrakopien einer CAG-Nukleotidsequenz an der Stelle liegt, die das Protein „Huntingtin“ kodiert. Initial fällt bei diesen Patienten häufig eine psychopathologische Veränderung auf, die als vermehrte Reizbarkeit, Aggressivität oder auch Gehemmtheit und Ängstlichkeit imponiert. Gleichzeitig damit oder innerhalb einiger Jahre treten dann choreatische Hyperkinesen hinzu, die so massiv werden können, daß die Patienten steh- und gehunfähig werden. Oft ist dann der dementive Prozeß schon so weit fortgeschritten, daß die Arbeitsfähigkeit deutlich eingeschränkt ist. In Spätstadien der Erkrankung sind die Patienten vollständig pflegebedürftig. Neben der Chorea Huntington gibt es noch einige weitere seltene erbliche choreatische Syndrome.

Sehr viel häufiger sind sog. **symptomatische Chorea-Syndrome,** die nach einem Schlaganfall an spezieller Lokalisation bei spezifischen Manifestationen eines Diabetes mellitus, im Rahmen eines Lupus erythematodes, vieler weiterer seltener Ursachen oder bei Arzneimittelüberdosierungen entstehen können. Bei schwer ausgeprägter Symptomatik gehen die choreatischen Hyperkinesen in einen Ballismus über, der immer proximale Muskeln einbezieht. Die Prognose dieser Erkrankungen hängt naturgemäß von der Ursache ab. Bei einer Reihe von symptomatischen Chorea-Formen ist eine Restitutio ad integrum möglich. Hereditäre Erkrankungen oder die sehr seltenen anderen Systemdegenerationen sind irreversibel, leider noch nicht kausal behandelbar. Neuroprotektive Therapien werden derzeit erprobt.

Begutachtung: Bei der *Chorea Huntington* kommen im Frühstadium bei vorwiegend monosymptomatischem Beginn entweder mit choreatischer Bewegungsunruhe oder mit krankheitsbedingten psychischen Störungen *GdB-Werte von 20–40* in Betracht. Bei weiter fortgeschrittenem Krankheitsbild oder typischer polysymptomatischer Ausprägung sind *Werte zwischen 50 und 100* angemessen. Je nach Ausmaß der Bewegungsunruhe, der Unsicherheit und der Gefährdung beim Zurücklegen der ortsüblichen Wegstrecken oder bei Benutzung der öffentlichen Verkehrsmittel, des Grades der sozialen Isolierung und der Hilfsbedürftigkeit kommen die Ausgleichsmerkmale „G“, „B“, „aG“, „H“ und „RF“ in Frage.

Der Mono- oder Hemiballismus ist – abhängig von den meist chronischen Grundleiden – nur selten unter 100 zu bewerten. Beim Vollbild sind die Ausgleichsmerkmale „H“, „RF“ und „aG“ festzustellen. Es muß aber berücksichtigt werden, daß die symptomatischen Chorea- und Ballismus-Formen bezüglich der Bewegungsstörung eine recht gute Prognose haben, so daß entsprechende Nachuntersuchungen in der Regel nach einem Jahr erforderlich sind.

[Literatur: 1, 2, 4, 6, 7, 19, 21]

5 Tic-Erkrankungen

Unter Tics werden unwillkürliche einzelne oder komplex auftretende kurze Bewegungen *(motorische Tics)* oder Laut- und Wortäußerungen *(vokale Tics)* verstanden [12].

Die motorischen Tics sind über einen längeren Zeitraum stabil, sie können aber die Lokalisation wechseln (z.B. vom Arm zum Bein). Sie beginnen meist in der Kindheit und können in der Pubertät sistieren. Bei einer Reihe von Patienten persistiert die Erkrankung jedoch lebenslang. Die Symptomatik dieser Erkrankung umfaßt hinsichtlich Ausprägung und Schweregrad ein breites Spektrum. Dieses beginnt bereits bei Normalpersonen mit einem sog. Blinzel- oder Zwinker-Tic, der keine krankhafte Bedeutung hat, und geht bis zu komplexen motorischen und vokalen Tics, die so heftig sein können, daß die Patienten sich kaum in Gesellschaft bewegen können. Zu den komplexen Tics gehören kurze motorische Handlungen, etwa das Berühren der Nase mit der Hand, Hochspringen, Zwischenschritte beim Gehen oder das Nachahmen von Bewegungen anderer Personen *(Echopraxie).*

Die vokalen Tics reichen vom zwanghaften Ausstoßen einzelner Silben oder Laute bis zu Worten oder Sätzen, die nicht selten obszöne Bedeutungen haben. Das Nachsprechen von Worten oder Sätzen anderer Personen *(Echolalie)* ist selten.

Die häufigste Tic-Erkrankung ist das **Gilles-de-la-Tourette-Syndrom.** Diese Diagnose kann gestellt werden, wenn

- multiple motorische Tics und mindestens ein vokaler Tic im Verlauf der Erkrankung aufgetreten sind,
- die Tics länger als ein Jahr bestehen,
- die Tics vor dem 18. Lebensjahr begonnen haben,
- die Störung zu einer starken inneren Anspannung und zu einer bedeutenden Beeinträchtigung in sozialen, beruflichen oder anderen Lebensbereichen führt,
- symptomatische Tic-Erkrankungen ausgeschlossen sind.

Nicht selten sind die Tic-Erkrankungen von psychopathologischen Störungen begleitet. Zum einen sind diese unmittelbare Folge der Bewegungsstörung, die so abstoßend sein kann, daß die Patienten sozial zurückgewiesen werden und in eine soziale Isolierung geraten können. Häufig treten aber zusammen mit den Tic-Erkrankungen auch Zwangsstörungen auf, die per se krankhaften Wert haben können. Ebenfalls als unmittelbare Folge der Tic-Erkrankung werden die häufig angetroffenen Aufmerksamkeitsstörungen dieser Patienten gewertet, die sekundär zu Lern- und Konzentrationsstörungen führen.

Die Prognose schwer ausgeprägter Tic-Erkrankungen ist leider nicht sehr günstig. Bei einem Drittel der jugendlichen Gilles-de-la-Tourette-Patienten remittiert die Symptomatik bis zum Beginn des Erwachsenenalters. Bei einem Drittel nehmen Stärke und Häufigkeit der Tics mit zunehmendem Alter weiter ab. Bei einem weiteren Drittel persistieren die Tics mit langfristig wellenförmigem Verlauf. Therapeutisch werden in erster Linie Dopamin-Rezeptorenblocker eingesetzt. Damit gelingt häufig eine gewisse Besserung der Symptomatik, jedoch sind Patienten, die unter der Therapie beschwerdefrei werden, die Ausnahme.

Begutachtung: Bei dieser Bewegungsstörung ist eine Behinderung dann anzunehmen, wenn die Betroffenen durch die Störung sozial auffällig werden und darunter psychisch leiden. *GdB-Werte um 50* kommen z.B. bei schwersten Formen von Tics der mimischen Muskulatur in Frage. Man kann sich dann an den „Anhaltspunkten" orientieren, die für eine einfache Gesichtsentstellung *10,* für sonstige *20–30* und für abstoßend wirkende Gesichtsentstellungen *50 GdB* ansetzen [5, S. 50]. Allerdings sind bei Patienten mit Tics in der Regel keine funktionellen Einbußen motorischer Fähigkeiten festzustellen. Die Patienten können sich beispielweise ernähren, obwohl Essen in Gesellschaft manchmal nahezu unmöglich sein kann. Hinzu kommt, daß die Hyperkinesen oft zeitweise unterdrückt werden können. Im Resultat werden daher *GdB-Werte zwischen 20 und 40* ermittelt.

Beim Gilles-de-la-Tourette-Syndrom kommen je nach Ausprägung, Verlaufsform und therapeutischer Beeinflußbarkeit *GdB-Werte bis 100* in Frage. Dieser Maximalwert kommt aber nur bei schwerstbetroffenen Patienten mit offensichtlicher Erkrankung und deutlicher Störung der Sozialkontakte in Betracht.

Im Kindesalter sind die Voraussetzungen für das Ausgleichsmerkmal „H" in der Regel bis zum 16. Lebensjahr gegeben.

[Literatur: 1, 3, 4, 6, 18]

6 Tremor

Der Tremor ist als unwillkürliche rhythmische, oszillierende Bewegung mindestens einer funktionellen Region definiert. Er kommt isoliert oder als Symptom im Rahmen neurologischer Syndrome vor. Unterschiedliche Tremorformen werden anhand klinischer Kriterien getrennt [4]. Die wichtigsten Unterscheidungsmerkmale beziehen sich auf die Aktivierungsbedingungen des Tremors, seine Frequenz und seine topographische Verteilung. Neurologische Zusatzsymptome (z.B. Spastik, Akinese, Dystonie) erlauben manchmal die syndromatische Eingrenzung oder gar ätiologische Zuordnung eines Tremorsyndroms.

Verstärkter physiologischer Tremor tritt als hochfrequenter Haltetremor auf, der häufig durch endogene oder exogene Intoxikationen verursacht wird. Es handelt sich dabei um eine prinzipiell reversible Symptomatik. Eine gründliche Ursachenabklärung ist dazu erforderlich.

Die bei weitem häufigste Tremorform ist der sog. **essentielle Tremor.** Dabei handelt es sich um eine langsam progrediente monosymptomatische Erkrankung mit vorwiegendem Halte- und Aktionstremor. Die Prävalenz liegt zwischen 0,4 und 5,6 % der über 40jährigen. Bei mehr als 60 % liegt eine erbliche Erkrankung vor mit autosomal-dominantem Erbgang. Etwa 70 % stellen eine Reduktion der Tremorstärke nach Alkoholeinnahme fest. Bei über 90 % der Patienten sind die Hände, bei 30 % der Kopf, bei 16 % die Stimme, bei 12 % die Beine und bei 3 % der Rumpf betroffen. Bei einer besonderen Verlaufsform dieser Erkrankung kann es zu einem Intentionstremor mit teilweise schwerer Behinderung kommen. Viele Patienten mit essentiellem Tremor sind durch die Symptomatik sozial eingeschränkt. Ein nicht unerheblicher Teil der Kranken mit Intentionstremor muß tremorbedingt den Beruf wechseln oder sich berenten lassen.

Der **primäre orthostatische Tremor** wird bei der klinischen Untersuchung nicht durch die typische Oszillation des Tremors erkennbar, sondern durch die subjektive Unsicherheit der Patienten beim Stehen, aber völlig normalem Gehen, Sitzen oder Liegen. Diagnostisch kann dieser Tremor mit dem Elektromyogramm durch den Nachweis eines 13–18-Hz-Musters in den Beinmuskeln eindeutig nachgewiesen werden. Diese Patienten werden häufig als Simulanten bezeichnet, weil die wirkliche Ursache ihrer Standunsicherheit unerkannt bleibt.

Aufgaben- oder **positionsspezifischer Tremor** tritt bei einigen Berufsgruppen auf, die einseitige motorische Tätigkeiten ausüben. Besonders häufig sind professionelle Musiker oder Sportler betroffen. Die Bewertung dieser Beschwerden erfolgt ähnlich wie bei den aufgabenspezifischen Dystonien (s. dort).

Bei einer Schädigung des Kleinhirns oder seiner zu- und ableitenden Bahnsysteme kann es zum Auftreten eines sog. **zerebellären Tremors** kommen, der vor allem durch Intentionstremor gekennzeichnet ist. Dieser tritt bei Annäherung der Hand an ein Ziel auf und kann dann oft massivste Amplituden entwickeln. Dieser Intentionstremor geht mit einer erheblichen Behinderung der Funktion der jeweiligen Extremität (meist der Hand) oder sogar völliger Gebrauchsunfähigkeit einher.

Der **Holmes-Tremor** (benannt nach Gordon Holmes, früher Mittelhirntremor oder Ruhetremor) ist durch das gleichzeitige Vorkommen eines Ruhe- und eines Intentionstremors gekennzeichnet. Die betroffenenPatienten leiden meist unter einer umschriebenen Läsion des Mittel- oder Zwischenhirns. Diese Tremorform führt zu schwerster Behinderung, manchmal bis zur völligen Unbrauchbarkeit der betroffenen Extremität.

Begutachtung: Der Tremor als Symptom einer Grunderkrankung mit komplexer neurologischer Symptomatik wird im Rahmen der Grundkrankheit beurteilt. Als monosymptomatische Erkrankung kommt bei stärker erkennbarem Tremor einer oder beider Hände ein *GdB von 30* infrage, wenn feinmotorische Beeinträchtigungen (z.B. deutlich erkennbare Schreibstörungen) auftreten. Falls der Tremor ausgeprägter ist, so daß auch andere tägliche Aktivitäten (z.B. Nahrungsaufnahme) deutlich beeinträchtigt sind, ist ein *GdB von 50* anzusetzen. Bei ausgesprochen schwerem grobschlägigem Tremor beider Hände mit schweren Störungen von Alltagstätigkeiten ist ein *GdB von 80* anzuerkennen. Bei funktioneller Unbrauchbarkeit der Extremität kommen Werte bis zu einem *GdB von 100* mit den entsprechenden Ausgleichsmerkmalen je nach Funktionsdefiziten infrage. Der GdB beim orthostatischen Tremor bemißt sich nach der Schwere der Standstörungen oder gar der Gehbehinderung ähnlich wie bei Lähmungen.

[Literatur: 1, 3, 4, 6, 7, 9]

Literatur

[1] Adams, R.D.,Victor, M.,Ropper, A.H.: Principles of Neurology. McGraw-Hill, New York 1997.

[2] Birkmayer, W., Riederer, P., :Die Parkinson-Krankheit. Biochemie – Klinik – Therapie. Springer, Wien 1980.

[3] Brandt, Th., Caplan, L.R., Dichgans J., Diener, H.C., Kennard, C.: Neurologic disorders:Course and treatment. Academic Press, San Diego 1996.

[4] Braune H.J., Möller, J.C., Oertel, W.H.: Erkrankungen der Basalganglien. In: Kunze, K. (Hrsg.): Praxis der Neurologie. Thieme, Stuttgart–New York 1999.

[5] Bundesministerium für Arbeit und Soziales: Anhaltspunkte für die ärztliche Gutachtertätigkeit im sozialen Entschädigungsrecht und nach dem Schwerbehindertengesetz. Köllen, Köln 1996.

[6] Ceballos-Baumann, A.P., Schwarz, M., Wessel, K., Meyring, W.S.: Bewegungsstörungen. In: Berlitt, P.(Hrsg.): Klinische Neurologie. Springer, Berlin 1999.

[7] Conrad, B., Ceballos-Baumann, A.O.: Bewegungsstörungen in der Neurologie. Thieme, Stuttgart–New York 1996.

[8] Dauer, W.T., Burke, R.E., Greene, P., et al.: Current concepts on the clinical features, aetiology and management of idiopathic cervical dystonia. Brain 121 (1998): 547–60.

[9] Deuschl, G., Bain, P., Brin, M., et al.: Consensus statement of the Movement Disorder Society on Tremor. Mov. Disord. 13 (1998): 2–23.

[10] Deuschl, G., Hallett, M.: Die fokalen Dystonien: Vom Beschäftigungskrampf zur behandelbaren Sensomotorikerkrankung. Akt. Neurol 25 (1998): 320–328.

[11] Deuschl, G., Högenauer, H.: Begutachtung der generalisierten und fokalen Dystonien nach dem Schwerbehindertengesetz. Med. Sachverst. 95 (1998): 97–102.

[12] Deuschl, G., Krack, P.: Morbus Parkinson. In: Hopf, H.C., Deuschl, G., et al. (Hrsg.): Neurologie in Praxis und Klinik. Thieme, Stuttgart–New York 1999.

[13] Fahn, St.: Parkinson's Disease and other basal ganglion disorders. In: Asbury, A.K., McKann, G.M., McDonald, W.I.: (Hrsg.): Diseases of the Nervous System. Saunders, Philadelphia 1992.

[14] Hoehn, M. M.: The natural history of Parkinson's disease in the pre-levodopa and post-levodopa eras. Neurol. Clin. 10 (1992): 331–339.

[15] Jahanshahi, M., Marsden, C.D.: Psychological functioning before and after treatment of torticollis with botulinum toxin. J. Neurol. Neurosurg. Psychiat. 55 (1992): 229–231.

[16] Jankovic, J., Fahn, S. (Hrsg.): Dystonic Disorders: Parkinson's disease and movement disorders. Williams & Wilkins, Baltimore 1998.

[17] Krauss, J.K., Mohadjer, M., Braus, D.F., et al.: Dystonia following head trauma: a report of nine patients and review of the literature (Review). Movement Disorders 7 (1992): 263–272.

[18] Noth, J., Schwarz, M.: Tic-Erkrankungen. In: Hopf, H.C., Deuschl, G., et al. (Hrsg.): Neurologie in Praxis und Klinik. Thieme, Stuttgart 1999.

[19] Oepen, H. (Hrsg.): Die Huntingtonsche Krankheit. Zur Symptomatik, Ätiologie, Früherkennung, Therapie und Selbsthilfe. Hippokrates, Stuttgart 1986.

[20] Schneider, E.: Diagnostik und Therapie des Morbus Parkinson. De Gruyter, Berlin 1991.

[21] Schwarz, M., Noth, J.: Chorea und Ballismus. In: Hopf, H.C., Deuschl, G., et al. (Hrsg.): Neurologie in Praxis und Klinik. Thieme, Stuttgart–New York 1999.

[22] Tolosa, E., Marti, M.J.: Blepharospasm – oromandibular dystonia syndrome (Meige's syndrome): clinical aspects. Adv. Neurol. 49 (1988): 73–84.

26
Zerebrale Anfallsleiden (Epilepsien)

Rolf Spatz

Inhalt

Inhalt

1 Einführung

Die Epilepsien stellen nach wie vor die häufigste Erkrankung des ZNS im Kindes- und Jugendalter und die zweithäufigste bei den Erwachsenen dar. Man schätzt die Prävalenz an sog. **aktiver Epilepsie** (mindestens ein epileptischer Anfall in den letzten fünf Jahren oder eine weiterbestehende antikonvulsive Therapie) weltweit auf vier bis acht pro 1000 Einwohner.

Insgesamt erleiden 3 bis 5 % der Menschheit im Laufe ihres Lebens einen oder mehrere epileptische Anfälle [51].

In der ersten bundesweiten Querschnittsstudie zur Epidemiologie der Epilepsien in Deutschland konnten 1300 Patienten einheitlich zu ihren Problemen mit der Erkrankung befragt werden. Dabei waren Beruf, Ausbildung und körperliche Leistungsfähigkeit am meisten durch die Epilepsie beeinträchtigt. So betrug die Rate der Erwerbstätigkeit nur 43,1% im Gegensatz zu 68 % bei einer gleich großen gesunden Bevölkerungsgruppe. Die Prävalenz behandelter Epilepsien betrug 4,9 ‰. Nur 22,9 % aller befragten Patienten waren seit zwei Jahren anfallsfrei, obwohl 99,1% Antikonvulsiva einnahmen [126a]. Das zeigt gleichzeitig das Problem der ausgeprägten Therapieresistenz. Trotzdem bleiben aber ca. 70 bis 80 % der behandelten Epilepsie-Patienten relativ lange in ihren Berufen, wobei die fachlich qualifizierten und besonders die Patienten mit abgeschlossenem Studium gut abschneiden [94, 119, 120].

Bedenklich stimmt aber, daß fast jeder dritte Patient bei der Berentung jünger als 40 Jahre ist [159]. Von 1990 bis 1995 hat sich die Zahl der frühberenteten Epilepsie-Patienten überproportional vergrößert. Es verbleiben ca. 20 bis 30 % der Epilepsie-Patienten, die wegen ungenügender Reduktion ihrer Anfälle sowie zwischenmenschlicher Kommunikationsstörungen in Beruf und privatem Leben besonders intensiver fachärztlicher Betreuung bedürfen [122]. Eine schlechte **soziale Prognose** haben Epilepsie-Patienten, die ungelernte Arbeiter sind. Schließlich sind ca. 5 % der Erkrankten in Heimen oder Heilanstalten untergebracht.

Legt man die Klassifikation epileptischer Anfälle, erarbeitet von einer Kommission der Internationalen Liga gegen Epilepsie, zugrunde, so lassen sich gewisse prognostische Aussagen zum Epilepsie-Verlauf machen. Am günstigsten sind global die Fälle mit generalisierten Anfällen in Form von Absencen bei Kindern und Jugendlichen mit oft langjähriger Anfallsfreiheit. Bei den juvenilen myoklonischen Anfällen sowie mit Einschränkung auch bei den tonisch-klonischen Anfällen verbleiben immerhin 61 bis 70 % über ein Jahr anfallsfrei.

Eine ungünstigere Prognose haben partielle (fokale) Anfälle. Nach einer englischen Verlaufsstudie an 1102 Patienten blieben nur 23 bis 26% dieser Gruppe ein Jahr anfallsfrei [106]. Alle Patienten hatten dabei eine Monotherapie mit Carbamazepin, Phenobarbital, Phenytoin, Primidon oder Valproinsäure. Bemerkenswert war, daß 50 % der Anfallsrezidive sich bereits in den ersten drei Monaten nach Beginn der antikonvulsiven Therapie ereigneten. Umgekehrt ist bei einer einjährigen Anfallsfreiheit unter dem gewählten Antiepileptikum mit großer Wahrscheinlichkeit davon auszugehen, daß weitere Rezidive nicht mehr eintreten. Insgesamt sind die einfachen fokalen oder elementaren Anfälle, die ohne Bewußtseinstrübung einhergehen, günstiger einzuschätzen als die komplexen fokalen (psychomotorische Anfälle) mit Bewußtseinstrübung.

2 Historische Entwicklung

Die Epilepsien sind eine Gruppe von Erkrankungen, die bereits in vorchristlicher Zeit Gesetzgeber und Begutachter beschäftigten. In den sumerischen und akkadischen Texten (2000 v. Chr.), die im Codex Hammurabi der babylonischen Könige (1650 v. Chr.) zusammengefaßt sind, finden sich in Stein gemeißelte Gesetze zur Eheschließung eines Patienten mit Epilepsie sowie zum Erwerb von Sklaven, die an einer Epilepsie leiden. So mußte der Kauf eines Sklaven wieder aufgehoben werden, wenn dieser an einer Epilepsie erkrankt war. Plato hat viel später diese letzte Bestimmung in sein Buch „Die Gesetze“ aufgenommen, aber hinzugefügt, daß kein Recht auf Rückerstattung des Geldes beim Sklavenverkauf bestehe, wenn der Käufer selbst Arzt sei.

Die griechische Medizin zur Zeit der hippokratischen Schule (240 v. Chr.) deutete den Morbus sacer nicht mehr als heilige Krankheit oder als ein Befallensein von den Kräften des Mondgottes, sondern ersetzte das magisch-rituelle Konzept durch ein naturwissenschaftliches [148].

Die Römer nannten die Epilepsie Morbus comitialis, weil jede Versammlung (Comitia) beim Auftreten eines epileptischen Anfalles sofort vertagt werden mußte. Außerdem setzten sie zur Musterung der Soldaten bereits die Flimmerlicht-Provokation ein. Wer beim Blick durch ein sich drehendes Wagenrad einen epileptischen Anfall erlitt, kam nicht mehr für den Wehrdienst in Frage.

Erst seit Galen setzte sich sehr zögernd die Überzeugung durch, daß die Epilepsien durch Affektionen des Gehirns bedingt werden. Aber noch im Mittelalter grassierten die Ansichten von den magischen Kräften weiter. Schutzheilige (St. Valentin, Patronin Bibiana) wurden angerufen. Paracelsus empfahl in seinen Büchern über Epilepsie (1530) zum Teil Mistelextrakt, Schädelknochen und das Blut von Enthaupteten.

Mit der Entdeckung des Broms (1857) und der Barbitursäure (1912) begann die medikamentöse Therapie gegen die Epilepsien.

3 Jetziger Stand

In den letzten 25 Jahren haben sich, wie in vielen medizinischen Fachgebieten, neue Erkenntnisse bei den neurophysiologischen und biochemischen Basismechanismen, der Epileptogenese, in der Anfallsklassifikation von epileptischen Anfällen und Syndromen, in der Genetik, in der zerebralen Bildgebung sowie in der Therapie mit alten und neuen Antikonvulsiva einschließlich der Epilepsie-Chirurgie bei therapieresistenten Patienten ergeben [14, 18, 31, 53, 104, 115, 135]. Hinzu kommen wichtige neuropsychologische, arbeitsmedizinische und psychosoziale Aspekte. Auch die Begutachtung der Patienten mit Epilepsien erfordert besondere Erfahrung und Geduld bei der Exploration, da psychische Begleiterkrankungen, häufig mitbedingt durch die Langzeittherapie mit den teils sedierenden, teils auch psychotropen Effekten, eine große Rolle spielen.

So wurde die Lebensqualität von Epilepsie-Patienten in einer Studie mit 5200 Patienten in 15 europäischen Ländern untersucht [4]. Dabei wurden die Befragungen an überwiegend schweren Fällen aus neurologischen Ambulanzen sowie Mitgliederlisten von Selbsthilfe- und anderen Epilepsie-Gruppen durchgeführt. Nur 38 % hatten im zurückliegenden Jahr keinen Anfall, dagegen 39 % mehr als einen Anfall im Jahr und 38 % sogar mehrere Anfälle pro Monat. Nur jeder zweite Patient hatte eine regelmäßige Arbeit oder eine Partnerschaft. Jeder vierte Patient machte seine Epilepsie für die fehlende Arbeitsstelle verantwortlich. Die intrafamiliären Beziehungen waren am wenigsten betroffen. Es zeigte sich in dieser bisher größten europäischen Studie, wie häufig der Lebensstandard mit Zukunftsplanung, die sozialen Kontakte und Aktivitäten sowie das Selbstbild der Erkrankten gestört sind.

Von großer volkswirtschaftlicher Bedeutung ist die Schätzung, daß ca. 90 % aller Kosten, die durch die Epilepsien entstehen, zur Finanzierung der Arbeitslosigkeit dieser Patientengruppe benötigt werden [17].

Zu den gutachtlichen Voraussetzungen in der Epileptologie gehört zunächst die richtige **diagnostische Einordnung.** Eine heute noch weitgehend gültige Anfallsklassifikation ist 1981 von einer Kommission der Internationalen Liga gegen Epilepsie (ILAE) erstellt worden [18]. Als wichtigste Gruppen werden Anfälle, die initial sowohl klinisch als auch elektroenzephalographisch generalisiert sind, von fokal beginnenden (mit evtl. nachfolgender sekundärer Generalisation) unterschieden (Tab. 26-1).

Tabelle 26-1 Internationale Klassifikation epileptischer Anfälle, Kurzfassung (1981)

Fokale Anfälle	Generalisierte Anfälle
Einfache fokale Anfälle ▪ mit motorischen Symptomen ▪ mit sensiblen oder sensorischen Symptomen ▪ mit vegetativen Symptomen ▪ mit psychischen Symptomen	Absencen Myoklonische Anfälle Klonische Anfälle Tonische Anfälle
Komplexe fokale Anfälle ▪ einfach fokaler Beginn ▪ mit initialer Bewußtseinsstörung	Tonisch-klonische Anfälle Atonische (astatische) Anfälle
Fokale Anfälle sekundär generalisiert	

Aufgrund mehrerer 100 Video- und EEG-dokumentierter Anfallsanalysen, die in den letzten Jahren von einer internationalen Arbeitsgruppe erstellt wurden, muß diese Klassifikation ergänzt werden. So sind z.B. die Anfälle mit einem plötzlichen Arrest in der Motorik oder Sprache, welche durch eine Exzitation der sog. Negativ-Motorregion entstehen, noch einzuordnen. Besonders ist das Initialsymptom des Anfalls, das den Ursprungsort der epileptischen Erregung markiert, zu beachten [161].

Der Versuch einer internationalen Klassifikation epileptischer Syndrome und Epilepsien ist 1985 und 1989 gemacht worden. Hierbei ging es um eine Verbesserung in den Therapieentscheidungen und in der Beurteilung der Prognose [19]. Dabei sind die kindlichen Epilepsien besser einzuordnen als die Epilepsien Erwachsener. Die etwas gekürzte Fassung, die noch 27 epileptische Syndrome umfaßt, wird in Tabelle 26-2 dargestellt.

Tabelle 26-2 Klassifikation epileptischer Syndrome und Epilepsien (ILAE 1989)

1. Lokalisationsbezogene (fokale, lokale, partielle) Epilepsien und Syndrome
1.1 idiopathisch mit altersbezogenem Beginn, gutartige Epilepsien des Kindesalters mit zentrotemporalem Spike
1.2 symptomatische Epilepsia partialis continua des Kindesalters, Temporallappenepilepsien, Frontallappenepilepsien, Parietallappenepilepsien, Okzipitallappenepilepsien
1.3 kryptogenetische Epilepsien
2. Generalisierte Epilepsien und Syndrome
2.1 Idiopathisch
▪ benigne familiäre Neugeborenenkrämpfe
▪ benigne Neugeborenenkrämpfe
▪ benigne myoklonische Epilepsie des Kleinkindesalters
▪ Absence-Epilepsie des Schulkindesalters (pyknoleptische Absencen)
▪ juvenile Absence-Epilepsie
▪ nicht pyknoleptische Absencen
▪ juvenile myoklonische Epilepsie (Impulsiv-Petit mal)
▪ Aufwach-Grand-mal-Epilepsie
▪ andere generalisierte idiopathische Epilepsien
▪ Epilepsien mit spezifisch ausgelösten Anfällen
2.2 Kryptogen oder symptomatisch
▪ West-Syndrom (Epilepsie mit Blitz-Nick-Salaam-Krämpfen)
▪ Lennox-Gastaut-Syndrom
▪ Epilepsie mit klonisch astatischen Anfällen
▪ Epilepsie mit myoklonischen Absencen
2.3 symptomatisch
3. Epilepsien und Syndrome, die nicht als fokal oder generalisiert bestimmbar sind
▪ Neugeborenenkrämpfe
▪ Schwere myoklonische Epilepsie des Kindesalters
▪ Epilepsie mit anhaltend Spike-wave-Entladungen im synchronisierten Schlaf
▪ Aphasie-Epilepsie-Syndrom
4. Spezielle Syndrome
4.1 Gelegenheitsanfälle, Fieberkrämpfe, isolierte Anfälle

4 Posttraumatische Epilepsie

Die posttraumatische Epilepsie (ptE) umfaßt alle sog. hirnorganischen Anfälle, die durch eine Schädel-Hirn-Verletzung entstanden sind. Als typische **Komplikation eines Schädel-Hirn-Traumas** (SHT) treten dabei nach verschieden langen Zeitintervallen zum Unfallereignis spontane, meist generalisierte epileptische Anfälle auf. Man unterscheidet drei Formen [66, 177], wie in Tabelle 26-3 aufgeführt.

Tabelle 26-3 Posttraumatische Anfälle und Zeitfaktor

- **Frühestanfälle** (Immediate-Anfälle = earliest seizures: generalisiert; Sekunden bis Minuten nach dem Unfall)
- **Frühanfälle** (= early seizures: fokal oder generalisiert, bis zu einer Woche nach dem Unfall)
- **Posttraumatische Epilepsie:** alle Arten zerebraler Anfälle ab einer Woche nach dem Unfall

Die Häufigkeit einer ptE ist abhängig von der Schwere des SHT [2, 70].

In einer größeren Übersicht von 2170 Fällen mit einer Kontusion bei SHT traten in nur 3,3 % posttraumatische Anfälle auf [116]. War ein operativer Eingriff notwendig (z.B. Hämatom oder Lazeration) erhöhte sich die Zahl auf 19,6 %. Bei einem zusätzlichen Koma lag der Prozentsatz bei 14,4 %. In Tabelle 26-4 wird das Auftreten einer ptE in Abhängigkeit von der Schwere des SHT dargestellt.

Tabelle 26-4 Schwere des SHT und posttraumatischer Anfall

Verletzung	Fallzahl	Frühanfälle	Spätanfälle
Hirnkontusion Hämatome	154	30	21
Bewußtseinsverlust 24 Stunden und länger	41	2	2
Impressionsfraktur	52	3	1
Bewußtseinsverlust für 30 min bis 24 h	418	10	8
Schädelbasisfraktur	71	1	0
Lineare Kalottenfraktur	371	2	7
Kopfprellung mit Amnesie	1640	10	12

Wertet man die Inzidenz posttraumatischer Früh- und Spätanfälle bei Kindern und Erwachsenen von acht Autoren aus, so ergeben sich die Daten in Tabelle 26-5.

Tabelle 26-5 Inzidenz posttraumatischer Früh- und Spätanfälle

Kinder, n = 9632	Erwachsene, n = 19 296
Frühanfälle 7,0 %	Frühanfälle 3,4 %
Spätanfälle 4,4 %	Spätanfälle 8,2 %

Auffällig ist dabei, daß Frühanfälle bei Kindern doppelt so häufig sind wie bei Erwachsenen. Die Spätanfälle sind dagegen bei Erwachsenen wesentlich häufiger.

Innerhalb von sechs Monaten haben sich ca. 40 bis 50 % aller ptE manifestiert; nach einem Jahr sind es 60 bis 70 %, nach zwei Jahren 80 % und nach drei Jahren

95 %. Nach dem vierten Jahr ist die Inzidenz einer ptE nicht höher als der Erwartungswert einer spontan auftretenden Epilepsie [103]. Die ptE ist weitaus am häufigsten im Erwachsenenalter zwischen 15. und 40. Lebensjahr, wobei Männer zu 80 % betroffen sind. Dabei spielen die Art der Verletzung, ihre Lokalisation und auch eine individuelle Disposition eine Rolle. Nach offenen Schädel-Hirn-Verletzungen treten häufiger posttraumatische Anfälle auf als nach geschlossenen.

4.1 Kriegsverletzungen

Besonders gefährdet sind Patienten nach **Geschoßverletzungen.** Die Resultate aus den beiden Weltkriegen sowie aus den Kriegen in Korea und Vietnam zeigten, daß es bei 2444 Verletzten in 41 bis 43 % zu Duraverletzungen und in 33 bis 45 % in den fünf folgenden Jahren zu einer posttraumatischen Epilepsie kam [72, 73]. Kommen Wundinfektionen oder Abszesse hinzu, so steigt das Risiko auf 70 % [32]. Es überrascht, daß trotz verbesserter Behandlungsmöglichkeiten und der Bekämpfung von Wundinfektionen die Zahl der Epilepsie-Patienten aus den verletzten Gruppen seit dem Ersten Weltkrieg konstant geblieben ist.

4.2 Zivile Schädel-Hirn-Traumen

Offene und gedeckte SHT nehmen wegen der ausgeprägten Verkehrsdichte, zahlreicher häuslicher und sportlicher Unfälle, der fortschreitenden Industrialisierung und auch wegen der neurochirurgischen Eingriffe zu [85]. Im allgemeinen kann man bei rund 10 bis 20 % der Verletzten mit gedecktem SHT und bei ca. 30 bis 40 % der Patienten mit offenem SHT eine spätere ptE erwarten [46]. Dagegen ereignete sich in den USA bei 3000 Patienten der Mayo-Klinik, die ein mittelschweres SHT mit Bewußtseinsverlust sowie posttraumatischer Amnesie oder Kalottenfraktur hatten, nur in 2 % eine ptE. Der Prozentsatz stieg bei längerdauerndem Koma, einer Amnesiedauer von über 24 Stunden sowie einer intrakraniellen Blutung im ersten Jahr auf 7 % und innerhalb von fünf Jahren auf 12 % an [2].

Eine besondere Bedeutung für die Prognose nach SHT kommt dem Sitz der Verletzung zu. So führen Läsionen in den temporalen und parietalen Regionen des Gehirns mit 42 bis 44 % am häufigsten, dagegen in frontalen und okzipitalen Regionen nur in 17 bis 24 % zu posttraumatischen Anfällen [46, 71]. Treffen mehrere Risikofaktoren wie lange posttraumatische Amnesie nach dem erlittenen SHT, eine Duraverletzung, Herdsymptome und sog. Frühanfälle zusammen, so steigt die Häufigkeit epileptischer Anfälle weiter an.

Zum Auftreten eines Status epilepticus mit einer immer noch hohen Mortalität von ca. 10 bis 15 % kommt es durchschnittlich in 11 bis 17 % aller SHT, besonders nach penetrierenden Verletzungen und bevorzugt bei offenen Stirnhirnläsionen [54, 67]. Nicht traumabedingte, postoperative Anfälle nach supratentoriellen neurochirurgischen Eingriffen werden mit ca. 17 % angegeben [35, 36]. Bei supratentoriellen Tumoroperationen (z.B. Meningeome, Akustikus-Neurinome) sowie nach Operation von rupturierten Aneurysmen besteht ein hohes Risiko für eine ptE, das auf das Doppelte ansteigt, wenn bereits in der präoperativen Phase Anfälle auftraten [74].

Mehr von historischem Wert ist, daß bei einer Gruppe von Geisteskranken, die einer präfrontalen Leukotomie unterzogen wurden, sich nach fünf Jahren in 24 % eine ptE entwikkelte [38].

In therapeutischer Hinsicht besteht eine schlechte Prognose nach penetrierenden Verletzungen des Gehirns, intrazerebralen Hämatomen, Impressionsfrakturen, Metallsplittern, Alkoholabusus, Non-Compliance und hoher initialer Anfallsfrequenz [129]. Auch beim Anlegen eines Bohrloches im Schädelbereich (z.B. Biopsie, ventrikulärer Katheter) bestand bereits in 13 % ein Risiko. Operierte Patienten mit einem chronisch subduralen Hämatom hatten in 7 % und nach einer Hirnabszeß-Operation sogar je nach Lokalisation in 32 bis 92 % eine ptE [36].

4.3 Beurteilung des ursächlichen Zusammenhangs zwischen Trauma und posttraumatischer Epilepsie

! Die Kausalitätsbegutachtung der ptE fordert als wesentliche Bedingung zwingend eine substantielle Gehirnschädigung [122]. Die Zusammenhangsfragen haben eine besonders große Bedeutung im sozialen Entschädigungsrecht (z.B. Kriegsopfer- und Soldatenversorgung) und in der gesetzlichen Unfallversicherung.

Man kann davon ausgehen, daß, je nach statistischer Erfassung die ptE 10- bis 100mal häufiger ist als bei einem Vergleichskollektiv von Patienten ohne Gewalteinwirkung auf das Gehirn [132].

Im einzelnen muß für den Gutachter feststehen, daß tatsächlich epileptische Anfälle vorliegen, die erst nach einem Schädelunfall auftraten. Weiter muß das traumatische Ereignis zu einer Hirnverletzung und nicht nur zu einem geringen SHT, z.B. einer Schädelprellung ohne Bewußtseinsstörung oder mit einer flüchtigen

Bewußtseinstrübung, geführt haben. Auch soll nicht nach plötzlich auftretenden epileptischen Anfällen retrograd auf ein evtl. stumm abgelaufenes SHT geschlossen werden. Schließlich ist zu beachten, ob der schädigende Vorgang ausreichend schwer war, um zu einer Hirnverletzung zu führen. Es ist durchaus einmal möglich, daß bereits ein erstmals auftretender epileptischer Anfall den Patienten zu Boden wirft und es dabei zu einer Schädelverletzung kommt, dieser Sturz dann aber als Unfall gedeutet wird und bei weiterem Auftreten von epileptischen Anfällen die Diagnose einer posttraumatischen Epilepsie gestellt wird.

Die Häufigkeitsangaben für eine Spätepilepsie nach SHT schwanken je nach Schwere der intrakraniellen Verletzung im weiten Bereich zwischen 3 und 70% [47]. Dabei sind folgende **anfallsbegünstigende Faktoren** besonders zu berücksichtigen: akutes Subduralhämatom, einseitige hämorrhagische Schädel-Hirn-Verletzung, besonders in temporalen und parietalen Regionen, weniger in okzipitalen, operierte Verletzungen und Kontusionen, parietale komplizierte Epiduralhämatome, Bulbärhirn- und sekundäres Mittelhirn-Syndrom sowie apallische Zustände [91].

Sehr individuell sollte bei jeder Fragestellung nach einer ptE noch in Erwägung gezogen werden, ob neben dem ermittelten SHT weitere **dispositionelle Faktoren** mitbestimmend waren. Hierzu gehören eine frühkindliche Hirnschädigung, die bisher stumm verlief, eine beträchtliche genetische Belastung mit evtl. bereits im EEG nachweisbaren Paroxysmen im Sinne einer überschießenden neuronalen Erregbarkeit oder einer ausgesprochenen Photosensibilität. So treffen etwa bei jedem sechsten bis zehnten Patienten eine erheblich gesteigerte neuronale Übererregbarkeit und eine traumatische Läsion des Gehirns zusammen, die schließlich anfallsauslösend wirken [122]. In diesen Ausnahmefällen kann man eine sog. **latente Epilepsie,** die durch das äußere Trauma verschlimmert wurde, annehmen. Für derartig schwierige Begutachtungsfälle hat sich ein Waagediagramm bewährt (Abb. 26-1), das die vorrangigen Faktoren für die Gewichtung des ursächlichen Zusammenhangs zwischen SHT und ptE enthält [132].

Auch das erstmalige Manifestationsalter der auftretenden epileptischen Anfälle ist generell und nicht nur für die ptE zu berücksichtigen. So spielt bei Kindern

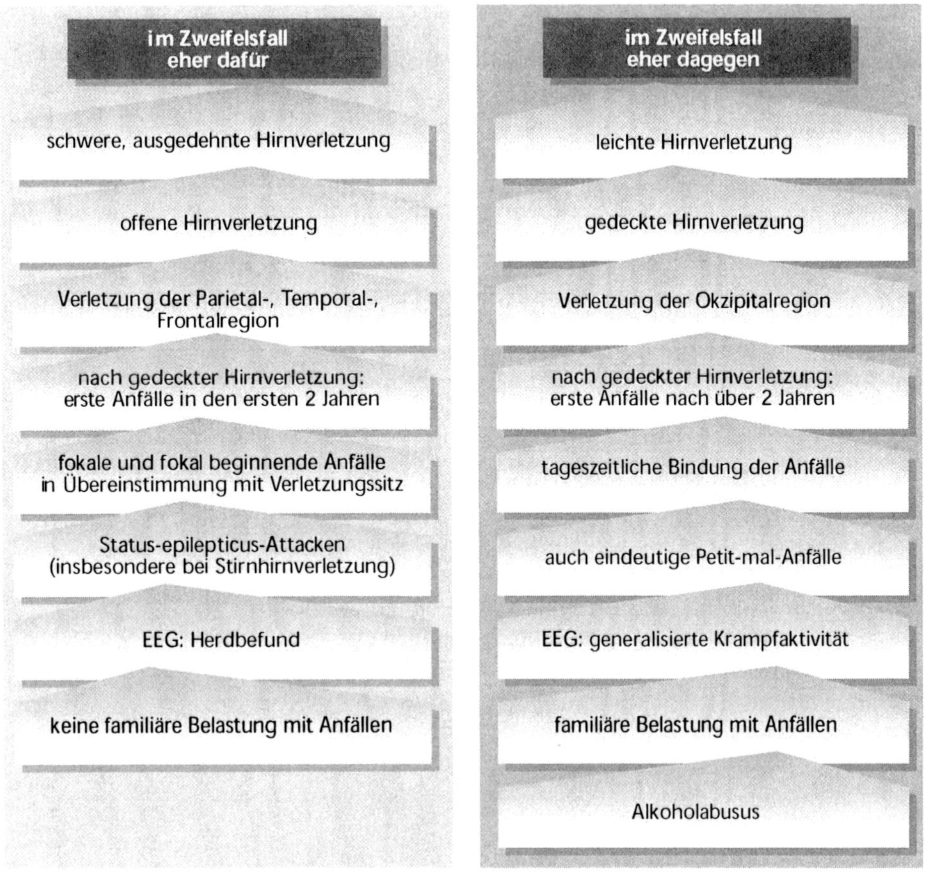

Abb. 26-1 Beurteilung des ursächlichen Zusammenhangs zwischen SHT und ptE.

und Jugendlichen (7–20 Jahre) die **genetische Disposition** eine große Rolle, wobei nach Häufigkeit die Hirntraumen an zweiter Stelle vor den frühkindlichen Residualschäden, den Gefäßmißbildungen und den Hirntumoren rangieren. Im Alter von 21 bis 40 Jahren dominieren die Hirntraumen, gefolgt von den Hirntumoren, Gefäßmißbildungen und Residualschäden des Gehirns. Bei den 41- bis 60jährigen ist der Hirntumor für die epileptischen Anfälle häufigste Ursache. An zweiter Stelle folgt die sog. vaskuläre Epilepsie, und erst an dritter Stelle kommen die Hirntraumen. Ab dem 60. Lebensjahr stehen an erster Stelle die zerebrovaskulären Prozesse vor den Gehirntumoren und den SHT [112, 154].

Von großer Bedeutung ist die Frage, über welchen Zeitraum man noch einen ursächlichen Zusammenhang zwischen SHT und nachfolgenden epileptischen Anfällen annehmen kann. Die Tatsache, daß sich nach Ablauf von zwei Jahren etwa 65 bis 80% aller ptE manifestieren, berechtigt dazu, bei epileptischen Anfällen mit einem Zeitintervall von mindestens drei Jahren etwas zurückhaltender mit der Annahme einer Verkettung SHT und posttraumatischer Anfälle zu sein [174]. Nimmt man auch über diesen Zeitpunkt hinaus noch einen ursächlichen Zusammenhang an, so sollte möglichst eine sichere Entsprechung zwischen initialen und paroxysmalen Herdsymptomen bestehen [46, 70]. Ein später einsetzender Anfallsbeginn muß aber nicht unbedingt gegen eine ptE sprechen, da noch im fünften Unfalljahr und später in 19 bis 25% Fälle beschrieben wurden. Die längsten Latenzen betrugen 10 bis über 30 Jahre [28].

Die posttraumatischen epileptischen Anfälle müssen keinen eindeutigen fokalen Charakter haben, da häufig nur generalisierte Anfälle mit tonisch-klonischen Entäußerungen und nachfolgender Bewußtlosigkeit auftreten. In einem Patientenkollektiv mit ptE (n = 1288) hatten 49% nur generalisierte und 37% fokale epileptische Anfälle [45].

Die ptE stellen den größten Anteil aller sog. **symptomatischen Epilepsien** dar. Narbige Umbauprozesse im Gehirn führen schließlich nach einer verschieden langen Latenz zum epileptogenen Fokus [118]. Dieser einfache kausale Mechanismus wird kompliziert durch ein Zusammenspiel des morphologisch faßbaren Substrats im epileptogenen Herd (gliomesenchymale Vernarbung) seiner Projektion mit anderen Hirnarealen sowie weiteren Faktoren wie konstitutionelle Veranlagung, Alter und Vorschädigung des ZNS [13, 15].

Kann ein ursächlicher Zusammenhang zwischen SHT und ptE vom Gutachter mit Wahrscheinlichkeit nachgewiesen werden, z.B. beim Vorliegen einer Granatsplitter- oder Geschoßverletzung des Gehirns mit nachfolgenden fokalen epileptischen Anfällen, so wird diese Entscheidung respektiert werden. Besonders schwierige Fragestellungen ergeben sich in den zahlreichen Grenzsituationen, z.B. gedecktes SHT und sehr spät auftretende epileptische Anfälle, die evtl. durch Alkoholabusus oder eine andere Suchtproblematik kompliziert werden.

4.4 Persistenz und Remission posttraumatischer Epilepsien

! Als Faustregel gilt, daß initial selten auftretende posttraumatische Anfälle meist auch zu einem späteren Zeitpunkt keine wesentliche Frequenzzunahme zeigen.

Dabei persistieren ptE länger nach offenen als nach gedeckten SHT [46, 173]. Die Prognose sieht schlechter aus, wenn das freie Intervall oder der erstmals auftretende Anfall zum SHT länger wird. Dabei treten besonders nach schweren SHT häufig später Anfallsmanifestationen auf, die dann länger persistieren können [72, 127]. Eine **Remissionsrate** von zwei Jahren erreichen ca. 50%, von fünf Jahren aber nur noch ca. 20% aller Patienten mit einer ptE. Über sehr lange Zeiträume gibt es wenige Daten. Die Remissionsraten scheinen abzufallen (ca. 13% bei Beobachtungszeiträumen von 16 bis 31 Jahren).

Somit ist die ptE im allgemeinen durch sporadische Anfälle und lange Remissionszeiten charakterisiert, so daß man nur selten eine dauerhafte Remission oder Ausheilung annehmen kann [46, 91]. Dabei führen als epileptogene Faktoren nach SHT vor allem Gefäßveränderungen mit Störungen der Blut-Hirn-Schranke in der akuten Reparationsphase über rund eine Woche mit der Gefahr von Blutungen und die Rindenprellungsherde mit Contrecoup zu Komplikationen. Bei den sog. inneren Prellungsherden stellen die Mehrfachläsionen des Unkus-Hippokampus-Bereichs, die bis zu zystischen Defekten mit Ausfällen besonders im limbischen System führen, ein Problem dar [44].

Besonders in den jüngeren Altersgruppen sind diese Anfälle hartnäckiger und können zu Komplikationen in Schule, Familie und Berufsausbildung führen.

5 Begutachtung sogenannter symptomatischer Epilepsien

! Die symptomatischen Epilepsien haben generell eine schlechtere Prognose im Hinblick auf die Berufs- und Erwerbsunfähigkeit als die sog. idiopathischen Epilepsien.

So sind Patienten mit symptomatischen Epilepsien durchschnittlich bereits nach einem Krankheitsverlauf von sieben bis zehn Jahren aus dem Berufsleben ausgeschieden [119,121]. Hierbei ist zu differenzieren, ob die zerebrale Läsion zu einer irreversiblen Schädigung unter Einschluß epileptischer Anfälle geführt hat. In der Analyse der Noxen kommen in erster Linie und oft in Abhängigkeit vom Alter entzündliche, tumoröse, vaskuläre, toxisch-metabolische, residual-atrophische und degenerative in Frage. Zur Diagnosefindung müssen alle klinischen Befunde einschließlich neurophysiologischer und neuroradiologischer Methoden benutzt und kritisch gewürdigt werden [122, 125, 133, 134].

Im folgenden werden die häufigsten Formen der symptomatischen Epilepsien vorgestellt.

5.1 Entzündliche Erkrankungen des ZNS und Epilepsie

Bei der postvakzinalen Enzephalopathie, die seit Abschaffung der Pockenimpfung mehr historischen Wert hat, kam es als Folge einer allergischen Reaktion auf das Vaccinia-Virus mit perivenöser Enzephalitis (nach dem zweiten Lebensjahr) oder einer Schrankenstörung des noch unreifen Gehirns (bis zum zweiten Lebensjahr) zwischen dem 7. und 14. Tag nach der Vakzination zu epileptischen Anfällen, flüchtigen Halbseitenparesen, Vigilanzstörungen und psychomotorischer Unruhe. Der 21. Tag wurde als späteste Möglichkeit der Inkubationszeit angenommen, da der epileptische Anfall innerhalb dieser Zeitspanne häufig als Ausdruck einer postvakzinalen Enzephalopathie gewertet werden konnte. Spätere Anfälle bis zu einem Intervall von 10 Jahren konnten bei Vorliegen einer postvakzinalen Enzephalopathie als Defektsyndrom anerkannt werden [20].

Die heutige gezielte antibiotische Therapie der bakteriellen Meningoenzephalitis einschließlich der Tuberkulose hat zu einem deutlichen Rückgang der zerebralen Defektheilungen mit dem Auftreten von epileptischen Anfällen geführt.

Die Fleckfieber-Enzephalitis ist ebenfalls selten geworden, und nur gelegentlich sind noch bei eindeutigen Brückensymptomen Epilepsien und Narkolepsien neben sog. organischen Psychosyndromen und einem Parkinsonismus relevant.

Die überwiegende Zahl der viralen Meningoenzephalitiden heilt ohne Defekt ab. Sehr selten sind gutachtliche Fragen zur Epilepsie bei den chronischen (Slow-virus-)Infektionen des ZNS wie Kuru, subakute sklerosierende Panenzephalitis (SSPE) und Creutzfeld-Jakob-Krankheit, da diese Erkrankungen meist relativ schnell letal enden.

Bei der Lues des ZNS, die nur nach Bluttransfusionen, Vergewaltigungen sowie Infektionen im Sanitätsdienst als Schädigungsfolge anerkannt wird, sind komplizierend hinzutretende epileptische Anfälle zu berücksichtigen.

Auch bei der AIDS-Erkrankung kann es im weiteren Verlauf zu epileptischen Anfällen kommen.

5.2 Zerebrale Tumoren und Epilepsie

Der epileptische Anfall tritt häufig als eines der ersten Symptome bei einem raumfordernden intrakraniellen Prozeß auf. Dabei können sich initial sowohl fokale als auch generalisierte epileptische Anfälle manifestieren. Man nimmt an, daß fast die Hälfte aller sog. symptomatischen Epilepsien im mittleren Lebensalter durch einen Hirntumor bedingt sind. Bei einem erstmals im Alter auftretenden epileptischen Anfall war in 20 % ein Hirntumor ursächlich [149]. Mit rund 35 % sind Hirntumoren im Kortexbereich auch die häufigste Ursache für fokale epileptische Anfälle [69]. Von der Tumorart her überwiegen bei fokalen Anfällen die gutartigen Gliome mit fast 50 %, besonders Astrozytome und Oligodendrogliome. Meningeome machen ca. 25 %, Glioblastome ca. 10 % aus. Einen Anteil von ca. 18 % stellen die vaskulären Mißbildungen und a.v. Aneurysmen. Bei den zu Anfällen führenden Metastasen ist das Bronchialkarzinom der bei weitem häufigste Ausgangstumor [164].

Nur selten sind sog. **Tumorepilepsien** in gutachtliche Fragen involviert. Sie sind dann nach den allgemeinen Richtlinien unter Berücksichtigung der Anfallsfrequenz zu werten.

5.3 Zerebrovaskuläre Erkrankungen und Epilepsie

Arteriosklerotische Gefäßveränderungen des Gehirns mit den Folgen von Infarkten und Hämorrhagien sind die häufigste Ursache erstmals auftretender epileptischer Anfälle im höheren Lebensalter (EHL). Man kann sie auch als **vaskuläre Epilepsie** bezeichnen. In einem eigenen Patientenkollektiv unserer Münchner

Tabelle 26-6 Ursachen der Epilepsie im höheren Lebensalter

Studie	Anzahl (n)	Alter (Jahre)	Ätiologie (%)					
			Vaskulär	Tumor	Demenz	Trauma	Metabolisch	Unbekannt
Hildick-Smith (1974)	52	61–90	41	10	14	2	8	14
Caney (1976)	92	60–91	20	28	11	-	-	31
Schold et al. (1977)	50	69–97	30	2	-	8	10	50
Robert et al. (1982)	81	57–85	44	12	7	6	2	16
Spatz et al. (1984)	719	50–90	52	14	-	7	11	16
Lühdorf et al. (1986)	151	60–80	32	14	-	4	-	25
Sundaram (1986)	67	> 60	21	25	-	-	7	34
Loiseau et al. (1989)	284	> 60	55	34	-	3	-	8,1
Sung et al (1990)	342	> 60	39	11	-	21	7	11
Durchschnitt	-	-	36,2	16,6	10,7	7,7	8,5	22,4

Klinik (n = 719) mit initialen zerebralen Anfällen nach dem 50. Lebensjahr (sog. Spätepilepsie) war in 52% ein vaskulärer Gefäßprozeß des Gehirns die Ursache [154]. Meist handelt es sich um fokale Anfälle mit oder ohne sekundäre Generalisation (80%).

In Tabelle 26-6 sind die Ergebnisse einiger größerer Studien zur sog. **Altersepilepsie** zusammengestellt [128, 149].

Gegenwärtig sind 15% der Bevölkerung Deutschlands älter als 65 Jahre. Bis zum Jahr 2033 wird dieser Anteil auf 33% ansteigen [37].

Die Inzidenz der Epilepsie nach dem 60. Lebensjahr beträgt nach der umfassenden epidemiologischen Studie aus Rochester/Minnesota 68 pro 10 000 Einwohner und ist damit gegenüber der Gruppe der 20- bis 60jährigen doppelt so hoch [51]. In der größten europäischen Untersuchung bestand sogar eine Epilepsie-Inzidenz von 77 pro 10 000 bei älteren Patienten [100].

In einer prospektiven Untersuchung, die durch kraniale Computertomographie abgesichert wurde, traten bei 1000 Patienten nach einem apoplektischen Insult innerhalb von zwei Wochen in 4,4% epileptische Anfälle auf. Diese ereigneten sich bei Blutungsereignissen (SAB, intrazerebral) mit 8,5% häufiger als bei Ischämien mit 1,3% [114, 151].

Bei verwirrten älteren Patienten ist auch an einen Status non convulsivus zu denken [129]. Die Prognose der Patienten mit sich spät manifestierten Anfällen ist immer abhängig von der Grunderkrankung. Die Ko-Medikation zu den hinzutretenden Antiepileptika mit den allgemein verlangsamten Metabolisierungsvorgängen im Alter kann Probleme bereiten. Meist ist aber eine erfolgreiche antikonvulsive Monotherapie bei den Epilepsien im höheren Alter möglich.

5.4 Toxisch-metabolische Ursachen der Epilepsien

Die Zunahme des Alkoholgenusses in Deutschland sowie die große Zahl von Alkoholentzugskrämpfen machen besondere Probleme. Pro Jahr kommen etwa 5000 Patienten mit einer sog. **Alkoholepilepsie** hinzu. Aber auch eine genetische Disposition spielt hierbei eine Rolle, z.B. wenn ein erster epileptischer Anfall bei Kombination von Schlafentzug und Alkoholexzeß sich am nächsten Morgen als sog. **Aufwach-Grand mal** manifestiert. Bevorzugt treten die alkoholinduzierten Anfälle zwischen dem 30. und 50. Lebensjahr auf [111]. Man schätzt die Häufigkeit epileptischer Anfälle bei Patienten mit Alkoholismus auf 5 bis 35%. Auf ca. 10% wird der Anteil epileptischer Anfälle bei älteren Patienten mit einem Alkohol- oder Medikamentenabusus geschätzt [100].

Sog. **Entzugskrämpfe** treten auch bei Patienten mit **Medikamentenabhängigkeit,** besonders vom Barbiturat- und Benzodiazepin-Typ, auf. Schließlich führen Überdosierungen und Intoxikationen mit Psychopharmaka (Neuroleptika, Antidepressiva, Lithiumsalze) sowie gelegentlich auch bei Antibiotika, Steroiden, Insulin und Anästhetika zu epileptischen Anfällen vom überwiegend generalisierten Typ [40, 157].

Von den **metabolischen Störungen,** die über eine Erniedrigung der Krampfschwelle besonders bei älteren Patienten zu epileptischen Anfällen im Rahmen akuter Enzephalopathien führen, sind vor allem die Urämie, die Leberinsuffizienz mit hepatischer Enzephalopathie, die Hypoglykämie sowie Elektrolytentgleisungen (Hypokalzämie, Hyponatriämie, Hypomagnesiämie) zu nennen [156]. Begutachtungsfragen spielen im allgemeinen bei der Alkoholerkrankung und den anderen metabolischen Entgleisungen für den Bereich der epileptischen Anfälle keine große Rolle, da zunächst die Alkoholkarenz und die Beseitigung der ursächlichen metabolischen Störung im Vordergrund stehen.

5.5 Residualepilepsien und Begutachtung

Epileptische Anfälle im frühen Kindesalter sind häufig durch peri- oder postnatale Läsionen bedingt und können dann als **Residualepilepsien** bezeichnet werden. Man darf sie als Sondergruppe auffassen, da sich die Anfälle meist durch die Schwere der psychischen Störungen (geistige Entwicklungshemmung), das Erscheinungsbild der Anfälle und die EEG-Veränderungen von traumatischen Epilepsien der Erwachsenen unterscheiden. Die Spätfolgen sind gutachtlich oft über viele Jahre schwer einzuschätzen, so daß man mit einer endgültigen Einstufung des Grades der Behinderung bis zur Pubertät warten sollte.

Eine einfache Verschlimmerung kann vorliegen, wenn bei einer Residualepilepsie mit seltenen Anfällen nach erneutem SHT gehäuft Anfälle auftreten.

5.6 Neurodegenerative Prozesse und Epilepsie

Bei Patienten mit **Morbus Alzheimer** kommt es im weiteren Verlauf des dementiellen Prozesses zu einem 8- bis 10mal häufigeren Auftreten von epileptischen Anfällen im Vergleich zu einer gesunden Kontrollgruppe [52]. Im Vorfeld findet man häufiger Myoklonien. Es handelt sich später um generalisierte tonisch-klonische Anfälle. Durchschnittlich treten die ersten Anfälle ca. 6,5 Jahre nach Beginn des dementiellen Prozesses auf. In einer prospektiven Studie über einen Beobachtungszeitraum von 90 Monaten bei bisher anfallsfreien Patienten mit einer beginnenden Demenz vom Alzheimer-Typ (n = 44) traten in 16% epileptische Anfälle auf [143].

Bei Begutachtungsfragen neurodegenerativer Prozesse tritt das Anfallsleiden als kumulativer Faktor hinzu. Im allgemeinen handelt es sich um ältere Patienten, so daß die Einschätzung von Berufs- und Erwerbsfähigkeit bei der Progredienz des Leidens in den Hintergrund tritt.

6 Genetische Fragen und die Bedeutung des EEG

! Bei der Manifestation eines epileptischen Anfalls bzw. einer Epilepsie kommt es zu einer Interaktion mehrerer genetischer und exogener Faktoren. Hinzu kommen Reifungsfaktoren des Gehirns und auch geschlechtsspezifische Einflüsse mit einem höheren Risiko der weiblichen Nachkommen, an einer Epilepsie zu erkranken [25, 26].

Abbildung 26-2 faßt die komplexe Genese der Anfallsbereitschaft zusammen [49].

In den letzten Jahren ist auch in der molekulargenetischen Identifizierung von **Epilepsie-Genen** auf prädisponierenden DNA-Loci durch sog. Kopplungsanalysen in Familienuntersuchungen ein Anfang gemacht worden. Es gelang, einen

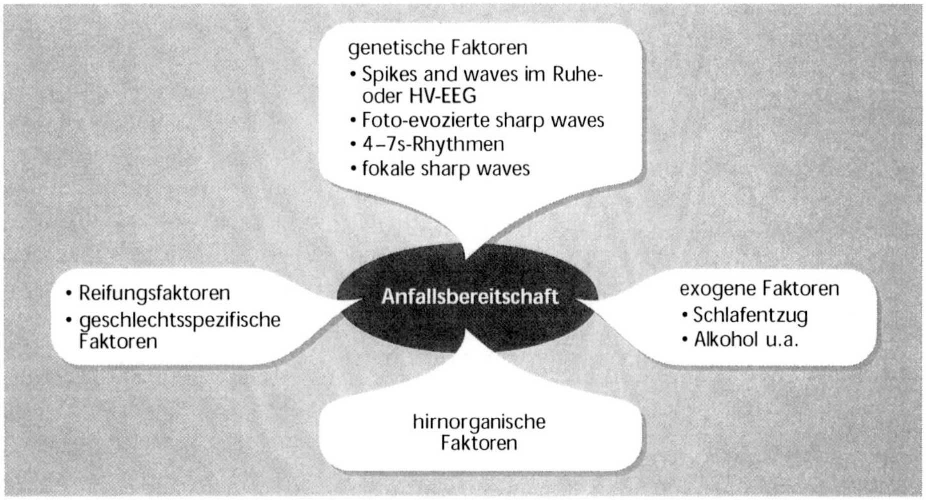

Abb. 26-2 Genese der Anfallsbereitschaft.

DNA-Locus auf dem Chromosom 20 bei Kindern mit benignen familiären neonatalen Anfällen zu bestimmen. Auch bei den jungen Patienten mit juveniler myoklonischer Epilepsie (Janz-Syndrom) konnte man einen Locus auf dem kurzen Arm des Chromosoms 6 (6p) identifizieren [29, 48].

Möglicherweise liegt allen sog. **idiopathischen generalisierten Epilepsien** eine genetische Disposition zugrunde. Bei dieser großen Gruppe von Epilepsien handelt es sich also um Erkrankungen, die sich in einem bestimmten Alter der Patienten manifestieren und von klinischer, neuroradiologischer sowie elektroenzephalographischer Seite keinen eindeutigen morphologischen Herdhinweis geben. Es wird nur die **Disposition zur epileptischen Reaktion** vererbt, wobei Unterschiede zwischen Patienten mit primär generalisierten und fokalen (komplexen) Anfällen bestehen. So haben die Verwandten ersten Grades ein **Epilepsie-Risiko** von ca. 7–10 % bei generalisierten und nur von 3–5 % bei fokalen Epilepsien. Bekanntlich bestehen bei ca. 4–5 % aller Menschen ohne Rassenunterschiede sog. Gelegenheitsanfälle als Ausdruck einer wahrscheinlich genetisch bedingten Erniedrigung der Krampfschwelle (z.B. bei Fieber, Schlaf- und Medikamentenentzug, Streßreaktionen). Man rechnet aber die Gelegenheitsanfälle nicht zu den Epilepsien, die durch spontan auftretende mehrfache epileptische Anfälle gekennzeichnet sind.

! Das EEG kann bei einer genetisch bedingten Epilepsie wichtige Hinweise geben.

Bilateral synchron ablaufende SW-Potentiale und irreguläre SW bei Photostimulation und Hyperventilation sowie bilateral auftretende langsame Wellen (Theta-Delta-Band) mit Maximum parietal bei Kindern sind wichtige Indizien für das Bestehen einer generalisierten idiopathischen Epilepsie. Wichtig ist bei Beachtung der EEG-Befunde, daß es mehr latente Merkmalsträger (ca. 10 %) mit abnormem EEG als mit schließlich auftretender chronischer Epilepsie (nur bei ca. 0,5 % der Bevölkerung) gibt. Dagegen haben ca. 1% weltweit eine sog. **aktive Epilepsie.** Diese wird definiert durch mindestens zwei unprovozierte epileptische Anfälle, davon einer in den letzten fünf Jahren oder bei einem Zustand, in dem noch eine antikonvulsive Therapie besteht [69].

! Das EEG kann ferner als wichtige und duldungspflichtige Untersuchungsmethode bezeichnet werden.

Fast nur bei den zerebralen Anfallsleiden treten sog. anfallsverdächtige Grapho-Elemente in Form von paroxysmalen oder isolierten SW-Mustern, steilen Wellen und Spitzenpotentialen auf. Wenn diese typischen Potentiale erscheinen, ist eine Epilepsie weitgehend gesichert, auch wenn man nur bei 40 bis 50 % aller Patienten mit einer Epilepsie im freien Intervall die entsprechenden Potentiale ableiten kann. Durch Provokationsmethoden wie Hyperventilation, Schlafentzug und Flimmerlicht-Aktivation läßt sich dieser Prozentsatz auf 60 bis 70 % steigern [158].

Auch zur klinischen Prognose kann das EEG beitragen. Wenn im Frühstadium nach einem SHT Anfallsmuster erkennbar sind, deutet dies meist auf eine Großhirnverletzung mit einem erhöhten Risiko für eine Spätepilepsie hin [60]. Später findet man nach penetrierenden Verletzungen des Gehirns häufiger als nach stumpfen Traumen sog. epilepsieverdächtige Potentiale.

Bei Anfällen nach stumpfen SHT bietet sich mehrheitlich das klinische Bild einer Temporallappenepilepsie. Wegen des zunächst unsicheren Kausalzusammenhanges ist auf die Zeichen einer anderen, womöglich progredienten epileptogenen Affektion zu achten, was über mehrere Jahre wiederholte EEG-Kontrollen erforderlich machen kann.

Liegen bilateral-synchrone SW-Paroxysmen vor, so ist außer bei Kindern in der Frühphase eine posttraumatische Genese mit großer Zurückhaltung zu stellen. Insbesondere sind Spitzenwellenmuster kaum je allein einem SHT (außer im ersten Lebensjahr) zuzuordnen.

! Insgesamt gehört zu der vollständigen Untersuchung eines Patienten mit Epilepsie speziell bei Begutachtungsfragen immer eine EEG-Ableitung. Die Grenzen dieser Untersuchungsmethode liegen darin, daß man nur die elektrische Aktivität der Großhirnrinde und nicht der tieferen subkortikalen oder basalen Gehirnareale erfaßt und die typischen Potentiale der Epilepsien nur zeitweise auftreten.

Eine weitere Verbesserung der Diagnostik stellt das mobile 24-Stunden-EEG dar [160]. Aber auch damit ist durch einen normalen EEG-Befund eine Epilepsie nicht ausgeschlossen. Die teils invasive Diagnostik mit Foramen-ovale-Elektroden und intrazerebralen Tiefenableitungen nach Trepanation des Schädels stellen weitere Schritte besonders für die exakte Lokalisation des Ausgangspunktes der epileptischen Erregung dar [175, 176]. Durch diese präoperative Diagnostik wird die Möglichkeit für einen späteren neurochirurgischen Eingriff eröffnet.

7 Berufsunfähigkeit (BU) und Erwerbsunfähigkeit (EU) bei Epilepsien

Nach Schätzungen leben ca. 95% aller Patienten mit Epilepsie in der freien Gesellschaft und nur 5% in Heimen oder Anstalten. Eine ungünstige **soziale Prognose** wegen der Schwere der Erkrankung haben aber ca. 10 bis 15%, so daß nur 70 bis 80% beruflich und sozial integriert sind [125]. Bei günstigem Verlauf der Epilepsien haben schließlich aber nur 50% keine Berufsprobleme. So ist es verständlich, daß Rentenbewerber mit Epilepsie durchschnittlich fünf bis sechs Jahre früher als andere Bewerber in den Ruhestand gehen (Altersdurchschnitt 48,3 bis 48,7 Jahre). Ausschlaggebend sind dabei im allgemeinen nicht die Anfallsfrequenz, sondern die begleitenden psychischen Störungen mit Persönlichkeitsveränderungen, Affektlabilität, Verlangsamung, ungenügender Ausdauer, Merk- und Konzentrationsstörungen, Umständlichkeit und Perseverationen.

Mit berücksichtigt werden muß hierbei der Einfluß der häufig negativ psychotropen und sedativen Wirkung der Antiepileptika, welche zu kognitiven Defiziten und psychiatrischen Auffälligkeiten führen können. Erst nach einer Umstellung dieser Antikonvulsiva (z.B. Barbiturate, Primidon, Benzodiazepine, Phenytoin) auf nichtsedative Antiepileptika, die zusätzlich positiv psychotrope Eigenschaften haben (Carbamazepin, Valproinsäure, Lamotrigin), und nach einer längeren Beobachtungszeit ist dann zur BU und EU nochmals Stellung zu nehmen [125]. Heute stehen bei der Begutachtung nicht mehr die Höhe der Anfallsfrequenz, sondern meist psychische und sozialmedizinische Begleitumstände, welche die Erwerbsaussichten ungünstig beeinflussen, im Vordergrund. So betrug im Jahr 1960 der Anteil der Patienten, die wegen der häufigen epileptischen Anfälle eine EU oder BU erhielten, noch 71%. Im Jahre 1977 waren es dann nur noch 24% [122].

Häufig führen dauernde Diskriminierungen und Enttäuschungen des Patienten mit Epilepsie am Arbeitsplatz, in Arbeitsamt, Betrieb, bei Behörden oder beim Arzt sowie auch in der eigenen Familie dazu, daß es zum vorzeitigen Antrag auf Erwerbsunfähigkeit kommt. Dabei wechseln viele Patienten mehrmals (durchschnittlich drei- bis viermal) den Arbeitsplatz, bis schließlich der Schritt zur Renteneinreichung getan wird. Der soziale Abstieg wird als persönliches Versagen erlebt und der Beruf oft mehr aus Resignation als aus mangelnder Leistungsfähigkeit aufgegeben [131]. Dabei glaubt der Anfallskranke im allgemeinen, daß er wegen der hohen Anfallsfrequenz und nicht wegen anderer Begleitumstände berentet werden muß, wobei vom Kranken oft übersehen wird, daß die medikamentöse Therapie bisher nicht optimal war, eine geregelte Lebensweise unter Vermeidung von Streß, Alkohol und Schlafentzug nicht genügend beachtet oder den Anweisungen des Arztes nicht nachgekommen wurde. Manchmal werden auch zu viele Anfälle angegeben.

! Wichtig können, zusammen mit der Verbesserung der Therapie, berufliche Rehabilitationsmaßnahmen sein. Durch ein derartiges Vorgehen gelingt es öfter, den Antrag auf Rente über viele Jahre hinauszuschieben.

So hatten von 134 jüngeren Patienten mit Epilepsie 69% den Antrag auf eine Rente nach erfolgreichen Reha-Maßnahmen acht bis neun Jahre später noch nicht gestellt [64]. Deshalb sollte man von einer **zeitlich begrenzten EU** in Verbindung mit einem stationären Heilverfahren an einer Spezialklinik nach den bisherigen Erfahrungen in größerem Maßstab Gebrauch machen.

Nun verlangt die Rentengesetzgebung mit ihren Versicherungswesen im Gegensatz zum Versorgungswesen und zur Unfallversicherung eine Einschätzung der Leistungsminderung im Vergleich zu Gesunden. Hier wird nach der Zumutbarkeit einer Tätigkeit und dem noch vorhandenen Leistungsvermögen gefragt [125, 133]. Die prognostische Begutachtung aus arbeitsmedizinischer Sicht unter Beachtung der Ätiologie und Pathogenese der Epilepsie steht im Vordergrund, Grade der MdE kommen dagegen nicht zur Anwendung. Die Anforderungen des Arbeitsplatzes und die genaue Beurteilung der Bedingungen, die im Arbeitsumfeld des Patienten eine Rolle spielen, haben hier die größte Bedeutung.

Nach der letzten Fassung (11/96) der **Anhaltspunkte für die ärztliche Gutachtertätigkeit im sozialen Entschädigungsrecht und nach dem Schwerbehindertenrecht** werden die epileptischen Anfälle nach Frequenz, Anfallstyp, Schwere und tageszeitlicher Verteilung eingeteilt [12]. Es ergibt sich folgende Reihenfolge:

- sehr seltene generalisierte (große) und fokale (partielle) komplexe Anfälle mit Pausen von mehr als einem Jahr sowie einfache fokale Anfälle mit Pausen von Monaten: 40%
- seltene generalisierte und komplexe fokale Anfälle mit Pausen von Monaten oder kleinere einfache fokale Anfälle mit mit Pausen von Wochen: 50 bis 60%

- mittlere Häufigkeit generalisierter und komplexer fokaler Anfälle mit Pausen von Wochen; kleine und einfache fokale Anfälle mit Pausen von Tagen: 60 bis 80%
- häufige, wöchentlich generalisierte und komplexe fokale Anfälle sowie Serien von generalisierten, fokal betonten oder mutifokalen Anfällen, täglich kleine und ein fach fokale Anfälle: 90 bis 100%

Nach dreijähriger Anfallsfreiheit bei weiterer Notwendigkeit antikonvulsiver Therapie 30%

Kein GdB oder keine MdE besteht mehr nach dreijähriger Anfallsfreiheit ohne Therapie bei fehlender Hirnschädigung.

Die Sätze für die gesetzliche Unfallversicherung (MdE) oder für die private Unfallversicherung liegen 10% unter den angegebenen Zahlen.

Bei der Kriegsopferversorgung (KOV), die seltener vorkommt, gelten folgende Prozentzahlen:

- zwei bis drei Anfälle pro Jahr ohne nennenswerte sonstige Ausfälle: 50%
- ein bis vier Anfälle im Monat ohne sonstige nennenswerte Ausfälle: 60%
- etwa sechs Anfälle im Monat ohne sonstige nennenswerte Ausfälle: 70%
- zwei bis vier Anfälle im Monat und sonstige leistungsbeeinträchtigende Ausfälle: 70–100%

Wesensänderung (zum Beispiel Reizbarkeit, Affektlabilität, Enthemmung, Euphorie, Verlangsamung, Antriebsschwäche, depressive Stimmungslage und sonstige Persönlichkeitsveränderungen): 60–100%

Sog. **Hirnleistungsschwäche** (Gedächtnisstörungen, Konzentrationsschwäche, Auffassungsstörung, erhöhte Ermüdbarkeit, formale Denkstörungen, dementielle Symptome):

- bei leichtem Grad: 30–50%
- bei mittelschwerem Grad: 60–70%
- bei schwerem Grad: 80–100%

Wie schon angedeutet, können nicht alle epileptischen Anfälle nur nach ihrer Frequenz beurteilt werden. Grand mal und komplexe fokale Anfälle wiegen im allgemeinen schwerer als einfache fokale Anfälle oder z.B. Anfallsfragmente bei antikonvulsiver Therapie.

Betrachtet man die Anfallstypen im Hinblick auf eine ungünstige Prognose, so ergibt sich folgende Reihung: Absencen, Aufwach- und Schlaf-Grand mal, elementare sowie komplexe fokale Anfälle, diffuses Grand mal, Grand mal multifokaler Genese [122]. Die psychischen und elektroenzephalographischen Veränderungen nehmen in dieser Reihenfolge gleichfalls zu.

Die Bindung der epileptischen Anfälle an eine bestimmte Tageszeit ist ebenfalls von Bedeutung. So sind Patienten mit einer strengen Bindung ihrer Anfälle an die Nachtzeit (sog. Schlaf-Grand mal) oder auch an die Aufwachphase beruflich besser gestellt als Patienten mit sog. diffusem Grand mal. Auch Patienten mit Absencen und relativ erscheinungsarmen komplexen fokalen Anfällen sind, wenn keine Serien oder Staten auftreten, insgesamt günstiger einzustufen. Es besteht aber keine Sicherheit, ob nicht eines Tages die **Zeitgebundenheit der Anfälle** aufhört oder das Auftreten von Anfallsserien die MdE plötzlich stärker beeinflußt. Außerdem sind bei den komplexen fokalen Anfällen (früher psychomotorischen oder Temporallappen-Anfällen) Tonusverluste mit Hinstürzen sowie längere Dämmerzustände und auch eine Generalisation zum Grand-mal-Anfall nicht auszuschließen.

8 Beruf und Epilepsie

Etwa 50% aller Patienten mit Epilepsien haben berufliche Probleme. So beträgt die Quote der Arbeitslosen mit Epilepsien das Dreifache im Vergleich zur Durchschnittsbevölkerung. Bei den männlichen Frührentnern lag das Alter bei der Pensionierung im Schnitt fünf Jahre unter dem Durchschnitt in Deutschland [168]. Auch um- und angelernte Berufe sind stark überrepräsentiert bei dieser Gruppe. Fragt man nach den Gründen für diese ungünstige Arbeitssituation, so scheinen hierfür folgende Faktoren maßgeblich [167, 169]:

- erhöhte Anfallsfrequenz,
- Kombination generalisierter und komplexer fokaler Anfälle ohne zeitliche Bindung,
- nicht abgeschlossene Schul- und Berufsausbildung,
- verminderte intellektuelle Leistungsfähigkeit,
- spezielle neuropsychologische Störungen,
- neurologische Defizite und psychische Beeinträchtigungen.

Diese Komplikationen entwickeln sich meist erst bei einem ungünstigen Verlauf der Epilepsie.

Es sind verschiedene Kriterien bei der Berufseignung von Patienten mit Epilepsien zu beachten. Bei Beschäftigung in Ämtern mit öffentlichem Publikumsverkehr besteht eine soziale Toleranzschwelle. Bei Arbeiten in der Datenverarbeitung können sich z.B. Schwierigkeiten durch falsche Eingaben in Computer und Rechner ergeben. Weiter ist eine Eigen- und Fremdgefährdung an ungeschützten laufenden Maschinen, auf Gerüsten und Leitern mit Absturzgefahr und auch bei sportlicher Betätigung gegeben. Schließlich sind Nacht- und manchmal auch Wechselschichten, Fließband- und Akkordarbeiten zu meiden. Allerdings kann innerhalb eines Berufes die Risikospanne sehr verschieden sein.

! Jeder Fall ist individuell unter Beachtung von Persönlichkeit, intellektueller Fähigkeit, Motivation, evtl. nachweisbaren neuropsychiatrischen Defiziten und antikonvulsiver Therapie zu analysieren, bevor man einen bestimmten Beruf verneint [166,169].

Es gibt zwar ungeeignete Arbeitsplätze, aber fast keine ganz ungeeigneten Berufe für Patienten mit Epilepsie, wenn man einmal vom Führen öffentlicher Verkehrsmittel (Omnibus, Taxi, LKW, Straßenbahn, Lokomotiven, Flugzeugen) absieht. Mit Ausnahme dieser Berufsgruppen, wo schon nach dem ersten epileptischen Anfall Berufsunfähigkeit gegeben ist, besteht z.B. für alle Büro- und Verwaltungsberufe und für die meisten kaufmännischen Berufe weiterhin Berufsfähigkeit, falls nicht eindeutige psychische Störungen eine Beschränkung notwendig machen [122].

Man kann die **beruflichen Einschränkungen für Anfallskranke** je nach Ausprägung des Risikos in drei Gruppen unterteilen (Tab. 26-7).

! Der begutachtende Arzt, die Betriebsleitung und der Sicherheitsberater der entsprechenden Berufsgenossenschaft sollten im Einzelfall die Entscheidung über den zur Diskussion stehenden Arbeitsplatz treffen.

Technische Hilfen, wie Zwangsschaltungen an Schutzvorrichtungen und Lichtschranken sowie Lichtfallen, können das Risiko mindern. So lange die Unfallverhütungs-Vorschriften beachtet werden, besteht für den Arbeitgeber keine Regreßpflicht beim Anfall am Arbeitsplatz. So wird ein Sturz zu ebener Erde im Anfall nicht als Arbeitsunfall beurteilt, sondern erst dann, wenn die Tätigkeit eine erhöhte Betriebsgefahr für den Epilepsie-Kranken bedeutet [110].

Allgemein besteht bei Patienten mit Epilepsie, deren Behinderung ausreichend bekannt ist, kein höheres Unfallrisiko als bei einer normalen Population, wobei der Arbeitsplatz entsprechend ausgesucht sein muß [150, 180]. Nur etwa 1% aller beschäftigten Anfallskranken hat pro Jahr einen anfallbedingten Arbeitsunfall, der zu einer Krankmeldung von über drei Tagen führt [169].

Berufseignung und Rehabilitationsmaßnahmen bei Epilepsie-Patienten

Erste Ansätze für eine zeitgemäße Einschätzung der Patienten mit Epilepsien sind 1987 von einem Arbeitskreis in Berlin entwickelt und laufend ausgebaut worden [167]. Diese Richtlinien waren notwendig, nachdem die allgemeinen Unfallverhütungs-Vorschriften 1977 geändert wurden. Danach durften (Paragraph 36) gefährliche Arbeiten nur geeigneten Personen, denen die damit verbundenen Gefahren bekannt waren, übertragen werden. Wie man verschiedene epileptische Anfallstypen von Patienten unter Beachtung der erreichten antikonvulsiven Therapieerfolge gegen die zu beachtenden Risiken einer großen Zahl von Berufen in Beziehung setzen könnte, zeigte dieser Arbeitskreis. Man hofft, hiermit eine größere Sicherheit in der Auswahl und Beurteilung des Arbeitsplatzes dieser Patientengruppe zu erreichen. So wird z.B. in den Berufsbildungswerken in vielen Bereichen, einschließlich Metall- und Elektrotechnik, für Epilepsie-Patienten ausgebildet [1].

! Will man alle Möglichkeiten einer sachgerechten Beurteilung der beruflichen Chancen für Epilepsie-Kranke ausschöpfen, so sind vor allem drei Gesichtspunkte zu berücksichtigen:

1. der Schweregrad der Epilepsie mit Anfallsfrequenz, Therapiestand und Prognose,
2. die Art des Berufs mit seiner Unfallgefährdung,
3. die bisherige Berufserfahrung des Erkrankten.

Tabelle 26-7 Berufseinschränkung bei Patienten mit Epilepsien [11]

Nicht geeignet	In der Regel nicht zumutbar	Häufig Bedenken bei
Berufskraftfahrt, Absturzgefahr	Nachtschicht	Hitze, Kälte, Lärm
Offenes Wasser und Feuer	Akkordarbeit	Früh- und Spätschicht
Starkstrom und ungeschützte Maschinen	Einzelarbeit	optokinetischen Reizen
Überwachungs- und Steuertätigkeit	Gruppenarbeit	Publikumsverkehr, Unterricht
Mitgefährdung anderer (z.B. Kran, Stellwerk)		langem Arbeitsweg

Zu 1: Der Anfallstyp muß bekannt sein. Besonders zu beachten sind **Auren,** also der Teil des Anfalls, welcher vom Patienten noch wahrgenommen wird. Ist z.B. während der Aura das Reaktionsvermögen noch ungestört, so daß gewisse Schutzmechanismen greifen können, kann ein etwas gefährdeter Beruf noch toleriert werden. Kommt es zu weitergehenden Bewußtseinstrübungen oder einer Bewußtlosigkeit während des Anfalls? Ist die Extremitätenbeweglichkeit erhalten oder gestört? Entwickelt sich ein Tonusverlust oder ein Sturz zu Boden? Ist der Patient im Anfall sehr unruhig, oder kommt es zu situationsunangepaßten Handlungsabläufen? Wie lange dauert die Reorientierungszeit postiktal? Kommt es zu vorübergehenden Paresen oder einem Nachschlaf? Wie lang ist die Dauer bis zur Herstellung der alten Funktionsfähigkeit? Besteht eine zeitliche Bindung der Anfälle (Schlaf-, Aufwachphase, Feierabend, mehr diffus verteilte Anfälle)? Gibt es auslösende Situationen (Schlafverschiebung durch Spät- oder Nachtschicht, Alkoholexzesse, übermäßiger Streß) für den Anfall?

Zu 2: Im Arbeitskreis wurden für die berufliche Eignung der Epilepsie-Patienten **(Berufsprognose)** fünf arbeitsmedizinische Gefährdungskategorien mit zunehmendem Schweregrad gebildet (Tab. 26-8). Bei gleichzeitigem Vorliegen mehrerer Anfallstypen ist der höhere Gefährdungsgrad zu berücksichtigen [169].

Tabelle 26-8 Gefährdungskategorien und Berufsprognose

0	Erhaltenes Bewußtsein, erhaltene Haltungskontrolle und Handlungsfähigkeit
Kommentar:	Anfälle ausschließlich mit Befindlichkeitsstörungen ohne arbeitsmedizinisch relevante Symptome; möglicherweise wird eine Handlung bewußt unterbrochen bis zum Ende der subjektiven Symptome
A	Beeinträchtigung der Handlungsfähigkeit bei erhaltenem Bewußtsein mit Haltungskontrolle
Kommentar:	Anfälle mit Zucken, Versteifen oder Erschlaffen einzelner Muskelgruppen
B	Handlungsunterbrechung bei Bewußtseinsstörung mit Haltungskontrolle
Kommentar:	Plötzliches Innehalten, allenfalls Minimalbewegungen ohne Handlungscharakter
C	Handlungsunfähigkeit mit/ohne Bewußtseinsstörung bei Verlust der Haltungskontrolle
Kommentar:	Plötzlicher Sturz ohne Schutzreflex, langsames In-sich-Zusammensinken, Taumeln und Sturz mit Abstützen
D	Unangemessene Handlungen bei Bewußtseinsstörungen mit oder ohne Haltungskontrolle
Kommentar:	Unkontrollierte komplexe Handlungen oder Bewegungen, meist ohne Situationsbezug.

Die 0-Kategorie bedeutet keine wesentlichen Einschränkungen im beruflichen Leben, da eine inaktive oder therapiekontrollierte Epilepsie vorliegt. Ein Kfz kann geführt werden mit der Ausnahme des gewerblichen Führens von Verkehrsmitteln.

Wenn man etwas pragmatisch Schweregrad der aktiven Epilepsie und berufliche Möglichkeiten analysiert, so könnte man bei den leichteren Epilepsien mit gelegentlichen Anfällen aus dem Schlaf heraus sowie bei einfachen fokalen Anfällen ohne Bewußtseinsstörungen und kurzen Anfällen mit Beeinträchtigung der Aktivität noch eine große Anzahl von geeigneten Berufen, deren Spielraum bei Zunahme der Anfallsfrequenz oder anderen, z.B. psychischen Begleitwirkungen weiter eingeschränkt werden kann, zumuten. In diese Gruppe gehören z.B. Arbeitserzieher, Arzthelferinnen, Beschäftigungstherapeuten, Masseure, Elektroniker und Informatiker.

Treten seltene Sturzanfälle oder eine Aktivitätsbeeinträchtigung unter 30 Minuten, in der nicht situationsgerecht gehandelt wird, hinzu, so sind z.B. Berufe wie Techniker, Maschinenbauer, Elektroniker, Ingenieur, Werkstoffprüfer, Druckvorlagenhersteller, Schweißer, Betriebswirt, Güteprüfer, Sozialversicherungs-Fachangestellter, Versicherungskaufmann und Sozialarbeiter möglich.

Bei häufigeren Sturzanfällen und situationsfremdem Verhalten mit einer Reorientierungszeit bis zu 30 Minuten sind auch noch zahlreiche Berufe wie Bauzeichner und technischer Zeichner, Schriftsetzer, Stahlbauer, Kürschner, Pelzwerker, Büroangestellter, Industriekaufmann, Verwaltungsfachangestellter und Uhrmacher offen. Die Arbeiten sollten aber dann mehr auf dem technischen Niveau eines Familienbetriebs oder möglichst ohne Publikumsverkehr durchgeführt werden.

Wie viele Anfälle können auf dem allgemeinen Arbeitsmarkt toleriert werden? Ist das Leistungsvermögen gut und bestehen keine Verhaltensstörungen, so kann man etwa zwei große Anfälle innerhalb eines Monats in Kauf nehmen. Innerhalb von Behindertenwerkstätten werden vier Anfälle pro Monat angegeben [11]. Partielle komplexe Anfälle und Absencen können in größerer Zahl auftreten, wenn keine stärkeren Leistungseinbußen sowie eine gute Adaptation an den Arbeitsplatz vorliegen [27, 82].

Arbeitgeber und Arbeitskollegen müssen intensiv über diese Patientengruppe beraten werden, um die Vorurteile gegen Patienten mit Epilepsien noch weiter als bisher zu reduzieren [33].

Es ist anzunehmen, daß nur jeder zweite bis vierte Patient mit einer Epilepsie diese Erkrankung bei der Bewerbung und bei der Einstellung in den Beruf angibt [81].

! Für den Betroffenen besteht nur dann eine Auskunftspflicht, wenn aufgrund der ausgeprägten Schwere der Epilepsie für den gewählten Arbeitsplatz eine erhebliche Leistungseinschränkung vorliegt. Auch wenn der Patient bereits Schwerbehinderter ist, muß gegenüber dem Arbeitgeber nicht die Ursache hierfür angegeben werden [11].

Tabelle 26-9 zeigt abschließend die praktischen Anwendungsmöglichkeiten der Gefährdungskategorien unter Beachtung von Anfallstyp, Bewußtseinslage, Haltungskontrolle, Motorik und Anfallsbeschreibung [169].

9 Epilepsie und Rechtsfragen

Bei Patienten mit Epilepsie liegen häufiger als bei anderen Patientengruppen rechtliche Probleme vor. Das hängt zum Teil mit den großen Vorurteilen der Allgemeinbevölkerung gegenüber der Epilepsie zusammen. Noch immer wird die Epilepsie von ca. 25% aller Deutschen (in den USA 3%) für eine Geisteskrankheit gehalten [33]. Auch eine Eingliederung in den Arbeitsprozeß lehnen 18% (in den USA 9%) bei Epilepsie-Patienten ab.

Erste Vorbehalte können bereits bei der Suche nach einem Kindergartenplatz für Anfallskranke auftreten [25]. Die Kindergärten mit öffentlicher Trägerschaft sind aber verpflichtet, anfallskranke Kinder bei ungestörter geistiger und psychosozialer Entwicklung und mit gelegentlichen Anfällen, falls sie nicht zu erheblichen Störungen des Betriebs führen, aufzunehmen. Hierzu besteht ein rechtskräftiges Urteil des Landge-

Tabelle 26-9 Medizinische Bezeichnung und Gefährdungskategorie, Anfallsbeschreibung

Bezeichnung	Bewußtsein	Haltungskontrolle	Motorik	Kategorie	Weitergehende Beschreibung
myoklonisch-impulsive Anfälle (Impulsiv-Petit mal)	nicht gestört	meist erhalten, selten Sturz	gestört	A C (selten)	plötzliche ein- oder mehrmalige heftige Zuckung, meist im Schulter-Arm-Bereich, selten auch der Beine, dann Sturz, gebunden an die Zeit kurz nach dem Erwachen
einfache fokale Anfälle mit motorischer Symptomatik mit sensibler, sensorischer oder psychischer Symptomatik	nicht gestört nicht gestört	z.T. erhalten z.T. Sturz, z.T erhalten	gestört nicht gestört	A, C 0	plötzliche Verkrampfung, Wendebewegung oder Zuckungen einzelner Muskelgruppen oder Körperteile, wenn die Beine betroffen sind: Sturz äußerlich nicht sichtbar, Empfindung wie Kribbeln, Wahrnehmungsänderungen, Gefühlsänderungen
Absencen	gestört	meist erhalten, selten Umsinken	gestört, meist Bewegungslosigkeit, selten unangemessene Bewegungen	B C, D (selten)	plötzliche sekundenlange Bewußtseinspause, z.T. mit Innehalten, z.T. mit automatischer Fortführung der Tätigkeit, bei längerer Dauer leichte Zuckungen des Gesichts und der Arme, automatische Bewegungen und Gleichgewichtsstörungen
Grand mal (primär oder sekundär generalisierte tonisch-klonische Anfälle)	gestört gestört	Sturz Sturz	gestört gestört	C C	mit oder ohne Vorgefühl (Aura) verschiedener Dauer und Ausprägung, Bewußtlosigkeit, Sturz, Verkrampfung (tonische Phase), Zuckungen (klonische Phase), z.T. Zungenbiß, Blauwerden, Einnässen, Speichelfluß, unterschiedlich lange Erholungszeit, Verwirrtheitszustand oder Nachschlaf möglich
Komplexe fokale Anfälle (psychomotorische Anfälle)	gestört	meist erhalten, seltener Sturz	gestört, meist unangemessene Bewegungen, z.T. Bewegungslosigkeit	D B (z.T.)	mit oder ohne Vorgefühl (Aura) verschiedener Dauer und Ausprägung, eingeschränktes bis aufgehobenes Bewußtsein, Unterbrechung der Tätigkeit, z.T. ohne weitere Symptome, häufiger aber automatische Bewegungen, unangemessene Handlungen, Umherlaufen, seltener Zu-Boden-Fallen, z.T. Lautäußerungen

richts Mannheim von 03.03.1982 [92]. Im Urteil zugunsten der Eltern des Kindes wurde aufgeführt, daß es die Aufgabe aller sei, die Integration Behinderter in die soziale Umwelt zu fördern. Die Erziehungsaufgabe eines Kindergartens bestehe auch darin, durch entsprechende Maßnahmen einen unbefangenen und natürlichen Umgang der Kinder mit Behinderten zu erreichen.

Der Besuch eines Sonderkindergartens oder einer stationären Einrichtung ist nur bei sehr häufigen und lang andauernden Anfällen oder Entwicklungsverzögerungen bei entsprechend zerebralen organischen Schädigungen angezeigt [63].

Für Kinder mit Epilepsien, die ins Schulpflichtalter kommen, bestehen in den meisten Fällen keine Schwierigkeiten, da die geistige Entwicklung im allgemeinen nicht beeinträchtigt ist. In Zweifelsfällen sind eine umfassende neuropsychologische Untersuchung einschließlich IQ-Bestimmung und eventuelle Persönlichkeitsdiagnostik angebracht [63]. In den Schulgesetzen der Bundesländer ist festgehalten, unter welchen Kriterien ein Sonderschulunterricht erforderlich ist. So enthält z.B. das bayerische Gesetz über das Erziehungs- und Unterrichtswesen (Artikel 9) den Passus, daß die Sonderschulen als Schulen für Behinderte und Kranke für Schüler bestimmt sind, die in ihrer Entwicklung oder in ihrem Lernen mindestens zeitweilig so beeinträchtigt sind, daß sie in den anderen Schularten nicht ausreichend gefördert werden können [163].

Die örtlichen Schulämter entscheiden über die Einweisung in die Sonderschule; wenn erforderlich, ist ein ärztliches Gutachten einzuholen. Bei Besserung der Epilepsie ist ein Übergang zur allgemeinen Schule möglich. Mit dem 21. Lebensjahr endet die Schulpflicht für Behinderte. Auch Prüfungserleichterungen können zugestanden werden.

Wenn es um die Zulassung zur Universität geht, so kann diese nur verweigert werden, wenn der Bewerber durch Krankheit die Gesundheit anderer Hochschulmitglieder ernsthaft gefährdet oder den ordnungsgemäßen Studienbetrieb erheblich beeinträchtigen würde (Artikel 62 Bayerisches Hochschulgesetz). Bei Epilepsie-Patienten ist dies allenfalls bei experimentellen Praktika im Rahmen der naturwissenschaftlichen Fächer und beim Sportstudium einmal möglich.

9.1 Schuldfähigkeit

Da ein Patient mit Epilepsie im Anfall nicht handlungsfähig ist, besteht nicht das Problem der Zurechnungsfähigkeit. Sehr selten werden während einer nur Sekunden dauernden Aura Straftaten möglich sein, wobei dann die **Zurechnungsfähigkeit** aufgehoben ist.

Präiktale Verstimmungszustände sind über viele Stunden möglich, bedingen aber im allgemeinen keine wesentliche Einschränkung der Zurechnungsfähigkeit [55, 180].

Postiktale Bewußtseinsstörungen mit gelegentlichen Aggressionshandlungen sind ebenso wie lang anhaltende, bis zu Wochen dauernde postiktale Dämmerzustände mit produktiven Psychosen exkulpierbar, bedürfen hierzu jedoch einer umfassenden Diagnose.

Sog. **epileptische Wesensänderungen** und **Pseudodemenzen** durch die langjährige antikonvulsive Therapie stellen schwierige Fragen mit individueller Beurteilung in der forensischen Psychiatrie dar. Allgemein ist aber die Kriminalität bei Anfallskranken nicht größer als bei der Allgemeinbevölkerung.

9.2 Sozialrecht

Grundsätzlich werden Erwerbs- und Berufsunfähigkeitsrenten aus der gesetzlichen Rentenversicherung bei Patienten mit Epilepsie nur dann gewährt, wenn diese bei Eintritt in die Versicherung noch nicht bestanden hat [163]. Somit darf nur eine zur BU oder EU führende Verschlechterung des Leidens anerkannt werden.

Im Jahr 1933 betrug das Durchschnittsalter der wegen einer Epilepsie berenteten Arbeitnehmer 34,6 Jahre. Es lag somit 19 Jahre unter dem Durchschnittsalter (53 Jahre aller wegen anderer Erkrankungen berenteter Patienten) [62, 121]. Bis zum Jahr 1967 ist das Durchschnittsalter der berenteten Patienten mit Epilepsien wegen der inzwischen sehr erfolgreichen antikonvulsiven Therapie auf 46,6 Jahre angestiegen. In den nächsten Jahren kam es dann wieder, bedingt durch die Rezession an den Arbeitsplätzen, zu einem geringen Abfall des Berentungsalters auf 45 Jahre. Innerhalb verschiedener Berufsgruppen ergaben sich große Differenzen. So gehen Gelegenheitsarbeiter durchschnittlich mit 37,8 Jahren, Handwerker und Facharbeiter mit 44,2 Jahren, ungelernte Arbeiter mit 46,3 und Angestellte, Beamte, Kaufleute sowie Gewerbetreibende mit ca. 52 Jahren bei bestehender Epilepsie in Rente. Nur die Akademiker bleiben fast bis zur Pensionierung in ihren Berufen [120].

9.3 Beamtentum

Die Frage der Eignung eines Anfallspatienten für die Aufnahme in das Beamtenverhältnis ist individuell zu prüfen und wird vom jeweiligen Dienstherrn und nicht vom Amtsarzt getroffen [163].

Die Deutsche Liga gegen Epilepsie hat für eine Lockerung der Bestimmungen von Patienten mit Epilepsien, die in die Beamtenlaufbahn wollen oder bereits Beamte waren, plädiert. Danach kann man Patienten mit Epilepsien aus medizinischen Gründen nicht generell von der Beamtenlaufbahn im Staats- oder Kommunaldienst ausschließen. Dagegen sind Anfallskranke nicht geeignet, wenn sie als Beamter für das Leben und die Gesundheit der Allgemeinheit direkt verantwortlich sind (z.B. Verkehrsbetriebe).

Wenn eine Epilepsie bei Beamten zu Problemen führt, ist häufig zunächst zu entscheiden, ob gemäß Paragraph 42 BGB/LBG innerhalb von sechs Monaten die volle Dienstfähigkeit des Beamten wiederhergestellt ist. Wenn dabei Aussicht besteht, daß durch Heilmaßnahmen eine wesentliche Besserung zu erreichen ist (wirkungsvollere antiepileptische Therapie, kontrollierte Plasmaspiegel, Arbeitserprobung unter stationären Bedingungen), so wird man die Dienstfähigkeit zunächst bejahen. Es besteht auch die Möglichkeit, Beamte in Verkehrsbetrieben, Bundesbahn und Polizei, wo sie für die Sicherheit anderer Menschen verantwortlich sind oder in öffentlichem Publikumsverkehr stehen, auf Innendiensttätigkeit und Büroarbeiten zu versetzen, besonders wenn große Anfälle vorliegen.

Für **Beamtenanwärter** sind von der Deutschen Sektion der Internationalen Liga gegen Epilepsie für alle Behörden bzw. ihren medizinischen Gutachtern Richtlinien konzipiert worden [142]. Die wichtigsten Punkte sind folgende:

- Epileptische Anfallskranke generell von der Beamtenlaufbahn im Staats- oder Kommunaldienst auszuschließen, ist aus medizinischen Gründen nicht mehr gerechtfertigt.
- Anfallskranke sind auch nach erfolgreicher Behandlung in keinem Falle für eine Beamtenlaufbahn geeignet, in der sie für das Leben und die Gesundheit der Allgemeinheit direkt verantwortlich sind.
- Anfallskranke ohne psychopathologische Auffälligkeiten, die mindestens zwei Jahre nach Beendigung der Behandlung anfallsfrei geblieben sind und im EEG keine für Epilepsie typischen Wellenformen zeigen, können als geheilt gelten und sind für alle Positionen im Beamtendienst geeignet mit Ausnahme solcher, in der sie für das Leben und die Gesundheit der Allgemeinheit direkt verantwortlich sind.
- Anfallskranke ohne psychopathologische Auffälligkeiten, die noch der medikamentösen Behandlung bedürfen, um anfallsfrei zu bleiben oder dabei nur selten Anfälle haben, sind entsprechend den Unfallverhütungs-Vorschriften nur für Positionen geeignet, in denen ein möglicher epileptischer Anfall zu keiner Gefährdung des Beamten oder Dritter führen kann.

Bei Beamtenanwärtern mit Epilepsie soll gewährleistet sein, daß sie mindestens für zehn Jahre ihren Amtspflichten voll gewachsen sind.

Bei **Bundeswehrangehörigen,** die wiederholte spontane epileptische Anfälle haben, erfolgt eine Entlassung aus dem Dienst. Dagegen hat ein einmaliger sog. Gelegenheitsanfall, ausgelöst durch Übermüdung, Alkohol, starkes Rauchen oder Streßreaktionen sowie Schlafentzug, noch keine derartigen Konsequenzen. Der Soldat muß aber in diesem Fall vom Truppenarzt ohne die vorschnelle Diagnose einer Epilepsie in einer Spezialabteilung untersucht werden. Zunächst bleibt er nur innendienstfähig und darf nicht an gefährlichen Punkten oder Maschinen eingesetzt werden [20).

Dem **Wehrdienst** kommt im allgemeinen weder eine auslösende noch eine verschlimmernde Bedeutung zu, wenn sich eine Epilepsie während dieser Zeit ohne vorausgehendes SHT oder eine andere Erkrankung des Gehirns manifestiert. Eine Ausnahme besteht nur dann, wenn der Patient wegen der Epilepsie nicht entlassen und nicht ausreichend antikonvulsiv behandelt wurde. Dann kann man eine vorübergehende, nicht richtunggebende Verschlimmerung annehmen.

9.4 Kraftfahrtauglichkeit und Epilepsie

Der **Führerschein** mit seiner großen Bedeutung für das tägliche Leben in Beruf und Freizeit sowie mit seinem Sozialprestige spielt bei Patienten mit Epilepsien eine wichtige Rolle.

! Grundsätzlich können alle Patienten, die unter aktuellen anfallsartigen Bewußtseinsstörungen leiden, kein Kraftfahrzeug sicher führen [12, 96, 97].

Auch dürfen keine organischen Persönlichkeitsveränderungen oder deutliche dementielle Leistungseinbußen vorliegen. Ein Abusus von vorwiegend leistungseinschränkenden sedierenden Arzneimitteln muß ausgeschlossen sein. Für viele Epilepsie-Patienten treffen diese ungünstigen Bedingungen zu. Es muß deshalb bei jeder Begutachtung von entsprechenden Patienten sehr individuell und ausführlich begründet sowie gestützt auf die zuletzt im Jahr 2000 erschienenen Leitlinien zur Fahrtauglichkeit Stellung genommen werden [12, 98a].

9.4.1 Historische Entwicklung

Die erste medizinische Mitteilung zum Problem eines eventuellen Fahrverbots wegen eines epileptischen Anfalls nach erfolgtem Autounfall erschien 1906 [165].

1911 sind dann in Deutschland wahrscheinlich erstmals interne Richtlinien für den Fahrzeugführer im öffentlichen Gesundheitswesen erlassen worden [6].
1927 sind diese Richtlinien Bestandteil der „Anweisungen über die Prüfung der Führer von Fahrzeugen" geworden.
Zum Leitsatz wurde dann in der Reichsstraßenverkehrsordnung (1934) folgendes: „Wer infolge körperlicher oder geistiger Mängel sich nicht sicher im Straßenverkehr bewegen kann, darf am Verkehr nur teilnehmen, wenn in geeigneter Weise Vorsorge getroffen ist, daß er andere nicht gefährdet."
1967 erschienen von der Deutschen Liga gegen Epilepsie die Richtlinien für die Beurteilung der Kraftfahrtauglichkeit epileptischer Anfallskranker [5].
1973 wurden im Auftrag des Bundesministers für Verkehr die Grundlagen für ein Gutachten über Krankheit und Kraftverkehr geschaffen, die in Deutschland für den Umgang mit Epilepsie-Patienten verbindlich wurden [96].

Weitere Auflagen dieses Gutachtens folgten bis zur 6., revidierten Auflage im Jahr 2000, die jetzt als Leitsätze formuliert werden. Da sie die Grundlage und den aktuellen Stand für eine fachliche Beurteilung bilden, werden sie im folgenden zitiert [12,98a].

Die **Begutachtungsleitlinien** des gemeinsamen Beirats für Verkehrsmedizin erscheinen unter 3.9.6 Anfallsleiden.

! Gruppe 1: Wenn epileptische Anfälle oder andere anfallsartige Bewußtseinsstörungen aufgetreten sind, ist der Betroffene in der Regel nicht in der Lage, den gestellten Anforderungen zum Führen von Kraftfahrzeugen der Gruppe 1 gerecht zu werden, solange ein wesentliches Risiko von Anfallsrezidiven besteht.

Gleiches gilt bei nicht epileptischen Anfällen mit akuter Beeinträchtigung des Bewußtseins oder der Motorik wie narkoleptischen Reaktionen, affektiven Tonusverlusten, kardiovaskulären Synkopen, psychogenen Anfällen u.ä.
Ausnahmen von der Regel sind gerechtfertigt

- bei einfachen fokalen Anfällen, die keine Bewußtseinsstörung und keine motorische, sensorische oder kognitive Behinderung für das Führen eines Fahrzeugs zur Folge haben und bei denen nach mindestens einjähriger Verlaufsbeobachtung keine relevante Ausdehnung der Anfallssymptomatik und kein Übergang zu komplexen fokalen oder generalisierten Anfällen erkennbar wurde;
- bei ausschließlich an den Schlaf gebundenen Anfällen nach mindestens dreijähriger Beobachtungszeit.

Ein wesentliches Risiko von Anfallsrezidiven ist nicht anzunehmen

- nach einem einmaligen Anfall (nach einer Beobachtungszeit von drei bis sechs Monaten);
- wenn der Anfall an bestimmte Bedingungen geknüpft war (Gelegenheitsanfall), wie z.B. an Schlafentzug oder akute Erkrankungen (Fieber, Vergiftungen, akute Erkrankung des Gehirns oder Stoffwechselstörung), und der Nachweis erbracht wurde, daß jene Bedingungen nicht mehr gegeben sind;
- wenn die neurologische Abklärung weder Hinweise auf eine ursächliche morphologische Läsion noch auf eine beginnende idiopathische Epilepsie ergeben hat;
- wenn der Betroffene (nach Behandlung) zwei Jahre anfallsfrei geblieben ist und kein erkennbares Risiko weiterer Anfälle besteht; das Elektroenzephalogramm (EEG) muß dabei nicht von dem für Epilepsie typischen Wellenformen frei sein, aber eine massiv ausgeprägte Spike-wave-Tätigkeit im EEG, eine im Verlauf nachgewiesene Zunahme von generalisierten Spike-wave-Komplexen und fokalen sharp waves sowie die Persistenz einer Verlangsamung der Grundaktivität sind Indikatoren für eine Rezidivneigung;
- bei operativ behandelten Epilepsie-Kranken nach einem anfallsfreien Intervall von einem Jahr;
- bei Anfällen, die nur kurze Zeit nach Hirnoperationen oder Hirnverletzungen aufgetreten sind, nach einem anfallsfreien Intervall von einem halben Jahr.

Bei Fahrerlaubnisinhabern oder Fahrerlaubnisbewerbern, die dauernd mit Antiepileptika behandelt werden müssen, dürfen keine Intoxikationen oder andere unerwünschte zentral nervöse Nebenwirkungen erkennbar sein. Es dürfen keine die erforderliche Leistungsfähigkeit ausschließenden hirnorganischen Veränderungen vorliegen.

! Gruppe 2: Die Voraussetzung zum Führen von Kraftfahrzeugen der Gruppe 2 bleibt nach mehreren epileptischen Anfällen grundsätzlich ausgeschlossen. Als Ausnahme gilt eine durch ärztliche Kontrolle nachgewiesene fünfjährige Anfallsfreiheit ohne antiepileptische Behandlung.

Bei Fahrerlaubnisinhabern beider Gruppen sind Kontrolluntersuchungen in Abständen von 1, 2 und 4 Jahren erforderlich.

Folgende Begründungen werden für die Leitsätze gegeben: Wenn ein Kraftfahrer jederzeit unvorhersehbar und plötzlich in eine Bewußtseinsveränderung geraten kann und dadurch die Situationsübersicht verliert, so ist die von ihm ausgehende Gefahr bei der heutigen Verkehrsdichte so groß, daß er von der Teilnahme am motorisierten Straßenverkehr ausgeschlossen werden muß. Ob eine besondere Gefahrenlage durch ein Anfallsleiden besteht, ist im Einzelfall zu klären. Mehrfach aufgetretene Bewußtseinsstörungen rechtfertigen schon die Annahme, daß auch künftig mit dem Eintreten unvorhergesehener gefährlicher Bewußtseinsänderung gerechnet werden muß.

! Es ist unerheblich, ob anfallsartig auftretende Bewußtseinsstörungen diagnostisch als epileptische Anfälle anzusehen sind oder nicht.

Fahrerlaubnisinhaber und -bewerber, die unter anfallsartig auftretenden Bewußtseinsstörungen leiden, werden auch dann nicht den Anforderungen zum Führen von Kraftfahrzeugen gerecht, wenn bei ihnen die Anfälle nur relativ selten, z.B. jährlich ein- oder zweimal, auftreten. Entscheidend bleibt, daß diese Anfälle jederzeit unvorhersehbar und für den Kraftfahrer unabwendbar auftreten können. Auch Anfälle mit Prodromi schließen nicht die Annahme aus, daß es beim Führen eines Kraftfahrzeugs zu gefährlichen epileptischen Reaktionen kommen kann. Die Gefahr beim Anfallskranken ist so evident, daß auch langjähriges unfallfreies Fahren des Kranken diese Feststellung nicht widerlegt. Stets sollte beachtet werden, daß das Leiden oft erst durch den großen Anfall als Unfallursache bekannt wird.

Die bei Anfallskranken auftretenden sehr flüchtigen Bewußtseinstrübungen besonderer Art, die sog. Absencen und andere kleine Anfälle, dürften als Unfallursache oft unentdeckt bleiben und daher eine hohe Dunkelziffer bilden.

Auch „Dämmerzustände" verschiedener Genese können erst im Zusammenhang mit einem Unfall als dessen Ursache entdeckt werden.

Zu beachten ist, daß es z.B. postoperative und posttraumatische Anfälle gibt, die schon nach kürzerer Zeit wieder verschwinden, so daß ein anfallsfreies Intervall von mindestens zwei Jahren nicht unbedingt abgewartet zu werden braucht. Das gleiche gilt für operativ behandelte Epilepsie-Kranke, die nach der Operation mindestens ein Jahr anfallsfrei geblieben sind. Jede Beurteilung muß den besonderen, hier keineswegs vollständig aufgezählten Umständen angepaßt bleiben. Den Betroffenen muß zugemutet werden, den günstigen Verlauf im Einzelfall zu belegen. Aus diesem Grunde kann aus ärztlicher Sicht das Kriterium einer eventuell positiven Beurteilung nicht allein die vom Erkrankten selbst behauptete Zeit der Anfallsfreiheit sein. Die Angabe muß vielmehr durch den Nachweis einer regelmäßigen ärztlichen Überwachung und durch Fremdanamnese gesichert werden. Außerdem sind eine entsprechende Zuverlässigkeit und Selbstverantwortung eine wichtige persönliche Voraussetzung.

Mit ausreichender Wahrscheinlichkeit läßt sich die günstige Entwicklung nur durch wiederholte, dem Einzelfall angepaßte Kontrolluntersuchungen untermauern. Dazu gehören routinemäßig das EEG und oft auch die Antiepileptika-Serumspiegel-Bestimmungen und in ausgesuchten Zweifelsfällen eine Untersuchung mit Hilfe der Simultan-Doppelbildaufzeichnung (SDA) von Anfallsmanifestationen und polygraphischen Biosignalen und/oder des mobilen Langzeit-EEG (MLE).

! Die Voraussetzung zum Führen von Fahrzeugen der Gruppe 2 erfordert wegen der damit verbundenen anfallsprovozierenden Belastungen strenge Beurteilungsmaßstäbe.

Die neuen und erweiterten Begutachtungsleitlinien zur Kraftfahreignung [98a] unterscheiden sich von den bisherigen aus dem Jahr 1996 i.w. nur durch 2 Punkte.

So kann das Fahrverbot in Gruppe 1 jetzt bereits auf 1 Jahr verkürzt werden, wenn der Betroffene vorher 1 Jahr anfallsfrei war und kein wesentliches Risiko weiterer Anfälle besteht.

Für die Gruppe 2 ist jetzt nach einem einmaligen Anfall ohne Anhalt für eine beginnende Epilepsie oder eine andere hirnorganische Erkrankung eine anfallsfreie Zeit von 2 Jahren abzuwarten, und bei einem Gelegenheitsanfall ist bei Vermeiden von provozierenden Faktoren bereits nach 6 Monaten keine wesentliche Risikoerhöhung mehr anzunehmen.

Die neuen Leitlinien zur Kraftfahreignung sind zum jetzigen Zeitpunkt noch nicht rechtskräftig.

Gleichzeitig mit der 5. Auflage des Gutachtens Krankheit und Kraftverkehr wurden die 2. EG-Führerschein-Richtlinien sowie der Anhang III mit den gestellten Mindestanforderungen an die geistige und körperliche Tauglichkeit für das Führen eines Kfz ab 7/96 in das innerstaatliche Recht übernommen [39]. Danach werden die bisherigen Fahrzeugklassen 1 bis 5 durch die internationalen **Fahrerlaubnisklassen A, B, C, D, E** abgelöst.

Tabelle 26-10 stellt die alten und neuen Fahrerlaubnisklassen gegenüber.

In den neuen EG-Richtlinien wurden zwei Gruppen gebildet. Gruppe 1 umfaßt die Führer von Fahrzeugen der Klassen A, BE sowie A1 und B1. In Gruppe 2 werden C, CE, DE sowie C1, C1E und D1 zusammengefaßt [12, 39].

9.4.2 Unfallrisiko

Das allgemeine Unfallrisiko der epileptischen Anfälle, bezogen auf sämtliche gemeldeten Straßenverkehrsunfälle in verschiedenen europäischen Ländern, ist nur

Tabelle 26-10 Alte und neue (EG) Fahrerlaubnisklassen

Fahrerlaubnisklasse alt	Fahrerlaubnisklasse neu
1: Leistungsunbeschränkte Krafträder	A: Leistungsunbeschränkte Krafträder
1a: Krafträder bis 25 kW, nicht mehr als 0,16 kW/kg Erwerb der Klasse 1 nur möglich nach mindestens zweijährigem Besitz der Klasse 1a und ausreichender Fahrpraxis (mindestens 4000 km)	A1: Krafträder bis 125 cm3, bis 11 kW; Mitgliederstaaten können weitere einschränkende Merkmale festlegen
1b: Krafträder bis 80 cm3, bis 80 km/h	C: Kfz über 3,5 t mit Anhänger bis 750 kg
2: Kfz über 7,5 t Züge mit mehr als drei Achsen	CE: Kfz über 3,5 t mit Anhänger über 750 kg
3: Kfz bis 7,5t Züge mit nicht mehr als 3 Achsen (d.h., es kann ein einachsiger Anhänger mitgeführt werden; Achsen mit einem Abstand von weniger als 1 m voneinander gelten als eine Achse)	B: Kfz bis 3,5 t mit Anhänger bis 750 kg oder mit Anhänger über 750 kg, sofern die zulässige Gesamtmasse des Anhängers die Leermasse des Zugfahrzeugs und die zulässige Gesamtmasse des Zuges 3,5 t nicht überschreitet
2, 3 (je nach dem zulässigen Gesamtgewicht des Fahrzeugs) + Fahrerlaubnis zur Fahrgastbeförderung in Kraftomnibussen	BE: Kombinationen aus einem Zugfahrzeug der Klasse B und einem Anhänger, die nicht in die Klasse B fallen
	C1: Kfz zwischen 3,5 und 7,5 t mit Anhänger bis 750 kg
	C1E: Kfz der Klasse C1 mit Anhänger über 750 kg, sofern die zulässige Gesamtmasse des Anhängers die Leermasse des Zugfahrzeugs und die zulässige Gesamtmasse der Kombination 12 t nicht überschreiten
	D: Kraftomnibusse mit mehr als 8 Plätzen
	D1: Kraftomnibusse mit mehr als 8, aber nicht mehr als 16 Sitzplätzen
	DE: Kfz der Klasse D mit Anhänger über 750 kg

geringfügig erhöht und liegt zwischen 0,01 und 0,3 %. So waren von 44 000 polizeilich gemeldeten Unfällen in Schweden nur 12 (= 0,3 ‰) durch eine Epilepsie verursacht, und in einer 10-Jahres-Statistik aus Holland hatten sogar nur 0,1‰ eine Epilepsie als Unfallursache [58, 101]. Im Vergleich beträgt die durch Alkohol bedingte Kfz-Unfallhäufigkeit 9,1% und die durch menschliches Versagen bedingte 80 bis 90% [139].

In einer Statistik aus Schweden, die über fünf Jahre insgesamt 65 Unfälle infolge von Epilepsien und Synkopen im Straßenverkehr registrierte, hatten 37 Patienten eine Epilepsie, es kam zu acht Verletzungen und zwei tödlichen Ausgängen. Bei 9 Fällen war es früher nie zu einem Anfall gekommen, sondern der erste epileptische Anfall führte bereits zu dem Autounfall [102]. Insgesamt kommt es im Vergleich zu epileptischen Anfällen als Unfallursache ca. 1500mal häufiger bei überhöhter Geschwindigkeit und ca. 500mal häufiger nach Alkoholexzessen zu einem Unfall [86].

Nun ist die Wahrscheinlichkeit, an einem Unfall zu sterben, bei Epilepsie-Patienten etwa sechsmal größer als bei einem Normalkollektiv. Die häufigste tödliche Unfallursache ist dabei das Ertrinken. 5 bis 6% aller Ertrinkungsunfälle sind mit Epilepsien assoziiert [105]. Diese ereignen sich zu 60% in der Badewanne, zu 16% in Seen oder Flüssen, jeweils 8% in privaten oder öffentlichen Schwimmbädern sowie 4% unter der Dusche und im Whirlpool.

Unfälle durch Verbrennungen sind bei Epilepsie-Kranken ca. 10mal häufiger die Todesursache als bei Nicht-Epilepsie-Kranken. Tödliche Sturzverletzungen sind vierfach höher. Man schätzt, daß ca. 45% aller epileptischen Anfälle mit einem Sturz assoziiert sind. Am häufigsten sind es atonische Zustände, weniger generalisierte tonisch-klonische oder komplexe partielle Anfälle. In ca. 6% kommt es dabei zu Verletzungen, meist leichter Art im Kopf- und Gesichtsbereich. Selten treten auch epi- oder subdurale bzw. intrakranielle Blutungen auf. Die Häufigkeit der schweren Verletzungen liegt im Bereich von 0,01%.

9.4.3 Verkehrsdelinquenz und Epilepsie

In Zusammenarbeit mit dem Kraftfahrtbundesamt in Flensburg wurden 546 gemeldete Patienten mit Epilepsie untersucht. Nur bei 47 Patienten kam es zu einer Auffälligkeit im Straßenverkehr. Insgesamt handelte es sich um 108 Straftaten. Diese gliederten sich auf in

Autofahren ohne Führerschein (30mal), Trunkenheit im Verkehr (20mal), fahrlässige Körperverletzung (11mal), Unfallflucht (9mal) und Benutzung nicht zugelassener bzw. versicherter und versteuerter Fahrzeuge (9mal). Insgesamt ergab sich, daß die Verkehrsdelinquenz in der Art der Delikte nicht anders und zahlenmäßig sogar etwas niedriger als im Bevölkerungsdurchschnitt lag. Dabei waren die sog. hirnorganischen und neurotisch gestörten Patienten mit Epilepsien für 80% aller Straftaten verantwortlich. Die Straftäter wiesen eine schlechte Medikamenteneinnahme und einen häufigen Alkoholmißbrauch auf [136]. Man kann also diese kleine Risikogruppe von Epilepsie-Kranken für die aufgetretenen Unfälle auf der Straße verantwortlich machen [141].

Die Quintessenz dieser Beobachtungen liegt darin, daß Patienten unter regelmäßigen ärztlichen Kontrollen nicht mehr Unfälle verursachen als eine Normalpopulation. Im Einzelfall stellt der Unfall eines Patienten mit Epilepsie aber ein tragisches Ereignis dar. So kam es in einer Gruppe von 56 aktiven Kraftfahrern mit Epilepsie über einen Zeitraum von durchschnittlich 12 Jahren zu vier anfallsverursachten Autounfällen, das entspricht 7,1%. Dagegen war bei einer Gruppe von 75 Patienten mit Epilepsie, die den Führerschein abgegeben hatten oder momentan keinen Gebrauch davon machten, in rund 27% ein Verkehrsunfall durch einen epileptischen Anfall vorausgegangen [68].

Im allgemeinen nehmen trotz ärztlicher Aufklärung und Fahrverbot ca. 50 bis 80% aller Anfallspatienten zumindest zeitweise aktiv am Straßenverkehr teil [86].

Kürzlich gaben 100 Patienten einer Epilepsie-Ambulanz in Mannheim, die über 18 Jahre waren, anonym mit einem Fragebogen ihr Fahrverhalten im Straßenverkehr und ihre aktuelle Anfallssituation bekannt. Von den 83 Patienten mit aktiver Epilepsie und einem gesetzlichen Fahrverbot fuhren 27 ein Kfz (32,5 %), darunter 12 Patienten auch über längere Strecken. 49 Patienten benutzten ein Fahrrad. Ebenfalls 38 Patienten der Gesamtstichprobe hatten wenigstens einmal einen Straßenverkehrsunfall während eines Anfalls verursacht [88].

9.4.4 Internationale Richtlinien zur Vergabe der Fahrlizenz

Seit mehreren Jahren ist eine Diskussion darüber entstanden, ob man auf internationaler Ebene eine Vereinheitlichung der bisher sehr divergierenden Bestimmungen zum Führerschein vornehmen soll [34]. In den verschiedenen Ländern der Erde wird der Führerschein mit sehr unterschiedlichen Bedingungen erteilt (Tab. 26-11). In Japan, Rußland, Brasilien, Indien, Polen und Südafrika gibt es keine Fahrerlaubnis bei Patienten mit Epilepsien. Fünf anfallsfreie Jahre ohne Medikamente werden immer noch in Ungarn gefordert. In anderen Ländern werden die anfallsfreien Intervalle bis zur Wiederanerkennung der Fahrtauglichkeit kürzer. So variieren in den USA die Zeiten je nach Bundesstaat von drei Monaten bis zu zwei Jahren.

Tabelle 26-11 Nationale Regelungen mit gefordertem anfallsfreiem Intervall zur Wiedererlangung der Kfz-Tauglichkeit [34]

Land	Anfallsfreies Intervall
Australien	2 Jahre
Belgien	2 Jahre
Brasilien	gar nicht oder nie
Kanada	1 Jahr
Dänemark	2 Jahre
Deutschland	2 Jahre
England	2 Jahre
Finnland	2 Jahre
Frankreich	individuell
Griechenland	nie
Indien	nie
Irland	2 Jahre
Israel	2 Jahre
Italien	2 Jahre
Japan	nie
Niederlande	2 Jahre
Neuseeland	1 Jahr
Norwegen	2 Jahre
Rußland	nie
Schweden	2 Jahre
Schweiz	2 Jahre
Spanien	2 Jahre
Sri Lanka	individuell
Südafrika	1 bis 2 Jahre
USA	3 Monate bis zu 2 Jahre

9.4.5 Liberalisierungstendenzen in der Beurteilung der Kraftfahrtauglichkeit

Die Straßenverkehrszulassungsordnung (StVZO) regelt auf behördlicher Ebene vor der Erteilung einer Fahrerlaubnis, ob Bedenken gegen die körperliche oder geistige Eignung des Antragstellers zum Führen von Kraftfahrzeugen besteht (Paragraph 9). Bestehen diese, so ist der Kandidat für einen Führerschein ungeeignet (Paragraph 15b).

In einer Fragebogen-Selbstauskunft muß angegeben werden, ob epileptische Anfälle vorliegen. Bewirbt sich der Proband um den Führerschein der Klasse 2, so muß eine ärztliche Untersuchung stattfinden. Tritt die Erkrankung nach der Erteilung des Führerscheins auf, so muß dies der zuständigen Behörde nicht mitgeteilt werden. Stellt sich im weiteren Verlauf aber die Uneignung zum weiteren Führen eines Kfz heraus, so kann es zum Einzug des Führerscheins durch die Behörde kommen. Auf der anderen Seite sollen die Rechte von Epilepsie-Patienten durch zu restriktive Vorgaben nicht zu sehr eingeschränkt, sondern nur die tatsächlichen Risiken eingrenzt werden. Dabei sollte die Nichteignung zum Führen eines Kfz juristisch mit überwiegender Wahrscheinlichkeit festgestellt werden [172].

Die individuelle Beurteilung der Fahrtauglichkeit unter spezieller Beachtung des vorliegenden Anfallstyps bzw. des Epilepsie-Syndroms ist dabei vorrangig [86].

Im Vordergrund der Liberalisierungsfragen stehen vor allem die Dauer der zu fordernden anfallsfreien Zeit, der Stellenwert des EEG für die Fahrtauglichkeit und die Kontrollverfahren vor und nach Erteilung des Führerscheins. So wird in Ländern wie z.B. Kanada, Neuseeland oder in vielen Bundesstaaten der USA nur noch ein anfallsfreies Intervall von einem Jahr bis zur Wiedererteilung des Führerscheins gefordert. Nach den Vorschlägen einer Arbeitsgruppe der deutschen Sektion der Internationalen Liga gegen Epilepsie könnten modifizierende Bedingungen für eine Verkürzung oder Verlängerung des Intervalls eingeführt werden (Tab. 26-12).

Tabelle 26-12 Modifizierende Bedingungen für das anfallsfreie Intervall von einem Jahr [86]

Verkürzung (auf 3 bis 6 Monate)
Erstanfall ohne erkennbares Rezidivrisiko (keine strukturelle ZNS-Läsion, kein Hinweis auf beginnende idiopathische Epilepsie)
Gelegenheitsanfall beim Meiden der provozierenden Bedingungen bzw. Rezidivgefahr, inklusive ▪ posttraumatischer/postoperativer Frühanfall ▪ Anfall nach Schlafentzug ▪ Anfall bei Umstellungs- oder Reduktionsversuch der Antiepileptika ▪ anderer symptomatischer Akutanfall (auch metabolisch-toxischer Genese)
Verlängerung (auf 2 oder mehr Jahre)
Anfallshäufung (Cluster)
Fehlende Compliance bzw. Glaubwürdigkeit der Betroffenen
Bekannter Alkohol-, Medikamenten- oder Drogenabusus
Anfälle aufgrund einer progressiven ZNS-Läsion oder einer metabolischen Störung, die nicht behebbar bzw. ausreichend kontrollierbar ist

Das EEG wird zur Beurteilung der Fahrtauglichkeit nur noch sehr bedingt und z.B. in den USA gar nicht mehr zu dieser Fragestellung eingesetzt. Sogar bilaterale, sekundenlange SW-Paroxysmen sind danach keine verläßlichen Hinweise für eine aktive Epilepsie [34]. Als unspezifisch werden auch fokale Spitzenpotentiale und steile Wellen (sharp waves) angesehen [78]. Auch konnte man nachweisen, daß unter kognitiven Anforderungen z.B. beim Autofahren durch ein erhöhtes Vigilanzniveau sog. epileptiforme EEG-Muster seltener auftreten [79]. Das Schlaf- und Schlafentzugs-EEG sowie mobile 24-Stunden-Ableitungen des EEG oder eine Simultan-Doppelbildaufzeichnung (SDA) erzeugen ebenfalls nur überwiegend unspezifische EEG-Veränderungen. Deshalb sollte das EEG in Zukunft nur noch bei Erstanfällen und anderen begründeten Ausnahmen zur Bewertung der Fahrtauglichkeit berücksichtigt werden. Hierzu gehört z.B. bei den sog. idiopathischen generalisierten Epilepsien eine Dauer der interiktalen SW-Paroxysmen von höchstens drei Sekunden im Ruhe-Wach-Zustand [86].

In der nächsten, dann 6. Fassung des Gutachtens Krankheit und Kraftverkehr sollten nach den Vorschlägen der Führerscheinkommission der Deutschen Liga gegen Epilepsie eine Verkürzung der anfallsfreien Zeit von jetzt zwei Jahren und eine Ausnahmeregelung bei Anfällen erfolgen, die regelmäßig für mindestens eine halbe Minute vorausgehende Auren haben. Auch könnten die bisher geltenden anfallsfreien Intervalle von einem Jahr nach epilepsiechirurgischen Eingriffen und von sechs Monaten nach posttraumatischen bzw. postoperativen Anfällen verkürzt werden [87].

Die neuen *Empfehlungen des 2. Europäischen Workshops „Epilepsy and driving"* in Brüssel sollen abschließend noch dargestellt werden [34].

Für Gruppe 1 (Motorrad und PKW) gilt nach einem ersten Anfall folgende Regelung: Bei fehlenden neurologischen Befunden 3 bis 6 Monate Fahrverbot, bei neurologischem Befund eine individuelle Beurteilung, aber mindestens 6 Monate Fahrverbot.

Bei Gruppe 2 (LKW, Bus, große Anhänger) gilt nach den Vorschlägen zunächst ein dauerndes Fahrverbot über 2 bis 5 Jahre. Als Ausnahme gilt ein Anfall ohne bekannten Grund, ohne neurologische und ohne EEG-Abnormalitäten und mit Anfallsfreiheit ohne antiepileptische Medikamente und ohne epileptische EEG-Aktivität.

Bei einer Epilepsie, d.h. bei mehreren Anfällen mit einem Intervall über 24 Stunden, sollte generell ein Jahr Fahrverbot angeordnet werden. Eine Ausnahme besteht, wenn im letzten Jahr nur Anfälle im Schlaf bekannt waren. Generell sollte dann kein Fahrverbot, aber eine beschränkte Gültigkeitsdauer, z.B. für ein Jahr, bestehen. Treten sporadische Anfälle mit einem

Intervall von mehr als zwei Jahren auf, sollten diese wie nach einem ersten Anfall beurteilt werden. Bei progressiven neurologischen Erkrankungen müsse nach individueller Beurteilung mindestens für ein Jahr Fahrverbot erteilt werden.

Bei einer gesicherten Epilepsie besteht in Gruppe 2 zunächst ein dauerndes Fahrverbot. Ausnahmen sollten eine Anfallsfreiheit ohne antiepileptische Medikation und ohne epileptische EEG-Aktivität mit einem Fahrverbot von 5 bis 10 Jahren darstellen. Schließlich bestehen Vorschläge bei Änderungen der antikonvulsiven Medikation. Nach einer Änderung der Behandlung sollten 0 bis 3 Monate Fahrpause eingehalten werden. Tritt ein Anfall während der Absetzphase der Medikamente auf, sollte man eine Beurteilung wie nach einem ersten Anfall, also 3 bis 6 Monate Fahrverbot, erteilen. Nach Beendigung der Medikation wird folgendes Vorgehen empfohlen: Beträgt die Anfallsfreiheit unter 3 Jahre bei Beendigung der Medikation, so sollte während des Absetzens eine Fahrpause von 3 Monaten eingehalten werden. Wird erst nach 3 Jahren Anfallsfreiheit die Medikation beendet, so wäre keine Fahrpause mehr erforderlich.

10 Psychische Störungen und ihre Begutachtung bei Epilepsien

Ernsthafte und therapiebedürftige psychische Störungen bei den Epilepsien sind häufig und in der Ausprägung sehr mannigfaltig.

! Man muß damit rechnen, daß 30 bis 50% aller Patienten mit zerebralen Anfallskrankheiten während ihres Lebens schwerwiegende psychische Störungen haben [21, 22]. Diese können episodisch oder chronisch, während oder nach einem Anfall auftreten und sowohl reversibel als auch irreversibel sein.

Besonders häufig treten dabei Verstimmung, Erregung, Angst, Gereiztheit, Ratlosigkeit sowie Dämmerzustände auf. In ca. 2 bis 10% kommt es zu sog. **interiktalen Psychosen,** die man in affektive schizophrenieartige und paranoide Psychosen einteilen kann.

2 bis 3% aller Patienten sind wegen eines chronischen Psychosyndroms über lange Zeiten hospitalisiert. Darüber hinaus haben Kinder und Jugendliche mit Epilepsien in ca. 70% Störungen des Lern- und Leistungsvermögens während der Schule. Die langsame Entwicklung einer Demenz stellt sich bei etwa jedem dritten bis vierten älteren Patienten mit einer Epilepsie in Abhängigkeit von Anfallsfrequenz, Typologie und substantiellen Hirnschäden ein. Auch die Kombination mehrerer Anfallstypen und ein „electrical status epilepticus" bei Kindern können zur Demenz führen.

Eine Übersicht zur Vielfältigkeit psychischer Syndrome bei den Epilepsien unter Einschluß von psychopathologischem Befund, klinischer Zuordnung und EEG-Sichtbild wird in Tabelle 26-13 gegeben [55].

Nach einem modernen Konzept wird das sehr breite **Spektrum der psychischen Störungen** bei Epilepsien in 9 gut abgrenzbare Syndrome unterteilt [146, 147]. Man unterscheidet jetzt:

- Persönlichkeitsstörungen,
- Verhaltensstörungen,
- Angststörungen,
- Psychosen,
- Depressionen,
- Intelligenzminderung,
- Demenz,
- Antiepileptika-induzierte Syndrome,
- psychogene Anfälle.

Am häufigsten sind **iktale Psychosen** (55 bis 60%), die immer durch eine Bewußtseinsstörung bei den oft desorientierten und apathischen Patienten charakterisiert sind. Dagegen sind produktive psychotische Symptome wie Wahn oder Halluzinationen seltener. Am schwerwiegendsten und zur Chronifizierung neigend sind die **interiktalen Psychosen** (10 bis 30%). Sie werden auch als schizophrenieähnlich bezeichnet, zeigen aber einen nicht so schweren, oft mit Residuen belasteten Verlauf wie die Schizophrenien bei den endogenen Psychosen.

Die **alternativen Psychosen,** meist bei Rückgang der Anfallsfrequenz auftretend und teils mit sog. forcierter Normalisierung im Elektroenzephalogramm einhergehend, sind mit ca. 7 bis 12% seltener.

Die **Suizidrate** bei Patienten mit Epilepsie ist um das Fünffache erhöht. Wesentliche Ursache hierfür sind neben Depressionen paranoid-halluzinatorische Psychosen, Persönlichkeitsstörungen und narzißtische Krisen. Auch Patienten mit Temporallappenepilepsien (TLE) und einer Barbiturat-, Vigabatrin-, Tiagabin- und Topiramat-Behandlung sind stärker gefährdet. Man nimmt an, daß Patienten mit einer linksseitigen TLE und einer Depression häufig eine Funktionsstörung mit Minderperfusion des Frontallappens (sog. Hypofrontalität) aufweisen [147]. Auch nach epilepsiechirurgischen Eingriffen besteht ein erhöhtes Risiko für Depressionen und Suizide, oft erst ca. 3 bis 6 Monate postoperativ, sogar bei erfolgreichen Operationen mit eingetretener Anfallsfreiheit („burden of normality" oder „old friends syndrome") [16].

Tabelle 26-13 Psychopathologische Syndrome bei Epilepsien [55]

Allgemeine Syndromatologie körperlich begründbarer psychischer Störungen	Spezielle psychopathologische Syndrome	Klinische Zuordnungen (nicht obligat)	Befundzuordnungen (nicht obligat)
Durchgangssyndrome	1. reversible Syndrome, episodische Verstimmung,	eher präparoxysmal	EGG eher forcierte Normalisierung
	episodische Psychosen, produktiv-psychotische Episoden	eher präparoxysmal	eher forcierte Normalisierung
	Stupor	Petit-mal-Status	(un)regelmäßige SW-Komplexe
	Dämmerzustand	Status psychomotoricus eher postparoxysmal	eher temporale Theta-steile Wellen eher Allgemeinveränderung
akute exogene Reaktionstypen	andere „organische" Syndrome	z.B. medikamentöse Intoxikation	SW-Komplexe, Spikes, steile Wellen paroxysmale Dysrhythmie Allgemeinveränderung, Thetawellen
Durchgangssyndrome	2. (ir)reversible, chronische Psychosen, Wesensänderung	lange Epilepsiedauer (mit häufigen Anfällen, Status)	(EEG und neurologischer Befund)
hirnlokales Psychosyndrom	3. irreversible Syndrome, Wesensänderung	„symptomreicher Verlauf" (mit reversiblen Syndromen, psychomotorischen und fokalen Anfällen;	häufig umgrenzter Hirnschaden (bevorzugt temporal)
hirndiffuses Psychosyndrom	Demenz	perinatale oder frühkindliche Hirnschädigung	ausgedehnter oder diffuser Hirnschaden

11 Forensische Aspekte der Epilepsie

Ob Patienten mit Epilepsien eine erhöhte Delinquenzrate haben, wird bisher kontrovers diskutiert. So soll das kriminelle Profil der Anfallskranken grundsätzlich nicht von dem der Gesamtbevölkerung abweichen [137]. Verkehrsdelikte, Diebstähle und Betrug seien führend. Bei einer Untersuchung in England wurde dagegen eine erhöhte Gewaltdelinquenz bei straffälligen Insassen von Anstalten mit einer Epilepsie nachgewiesen. Es fand sich eine Rate von 8,7 zu 1000 bei einem Bevölkerungsdurchschnitt von 5 zu 1000 [50]. Bei 1208 Straftätern in Schleswig-Holstein betrug dieses Verhältnis sogar 12,4 zu 1000 [126]. Hier zeigte sich ein geringfügiges Überwiegen von Sexual- und Gewaltdelikten. Man darf daraus aber nicht schließen, daß Patienten mit Epilepsien prinzipiell eine besondere Gewalttätigkeit oder aggressive Gefährlichkeit aufweisen. So betrug die Gewaltdelinquenz in Deutschland während eines Zeitraums von 10 Jahren zwischen Patienten mit Epilepsien und Patienten mit Geisteskrankheiten 4,5 zu 5,22 ‰ [7].

Zusammenfassend kann angenommen werden, daß der psychisch unauffällige Patient mit Epilepsie wahrscheinlich keine erhöhte Delinquenzquote zeigt, während Anfallskranke mit sog. epileptischen Wesensänderungen, episodischen Verstimmungen, neurotischen Verhaltensstörungen und unter Alkoholeinfluß eine um das 1,5fache erhöhte Delinquenz gegenüber dem Bevölkerungsdurchschnitt zeigen.

Das Aggressionspotential schwankte in einer Sammelstatistik von 1811 Patienten mit Epilepsie je nach Selektionskriterien zwischen 4,8 und 59 % [162]. Dabei korrelierte das fremdaggressive Verhalten hochsignifikant mit der Diagnose einer organischen Persönlichkeitsstörung, einer Intelligenzminderung oder einer psychiatrischen Zusatzdiagnose [162]. Sexualdelikte sind bei Anfallskranken in der Adoleszenz oder bei Vorliegen einer TLE nicht selten und betragen ca. 10 % [23]. Auch bei Dämmerzuständen, evtl. provoziert durch Alkohol, neurotischen Symptomen, einer ungünstigen sozialen Konstellation oder bei Patienten mit posttraumatischen Epilepsien ist die Gefährdung für Aggressions- und Sexualdelikte deutlich erhöht, besonders bei heranwachsenden Männern. Für diese Gruppe von fast 150 000 Patienten in Deutschland mit Epilepsien besteht danach ein zwei- bis dreifach erhöhtes Deliktrisiko zu einer sozial vergleichbaren Durchschnittsbevölkerung [23]. Die Angaben aus der älteren Literatur sind wegen zahlreicher Fehldiagnosen und einer ungenügenden antikonvulsiven Therapie nicht mehr repräsentativ [170].

Die Zahl der durch Strafgerichtsurteile wegen Unzurechnungsfähigkeit oder verminderter Zurechnungsfähigkeit untergebrachten Epilepsie-Patienten in psychiatrischen Kliniken betrug 5% in Rheinland-Pfalz und 4% in Niedersachsen. Nicht straffällige Anfallskranke machten ca. 6% in den Landeskrankenhäusern aus.

Ein kleiner Teil der Delinquenten mit Epilepsie kommt während eines Dämmerzustands oder einer paranoiden Psychose mit dem Gesetz in Konflikt. Überwiegend handelt es sich dabei um jüngere Patienten zwischen dem 20. und 30. Lebensjahr, die an Intelligenzmängeln, Persönlichkeitsstörungen oder Alkoholismus leiden. Die Opfer sind dann häufig in der Familie oder beim Intimpartner zu suchen. Strafrechtlich am meisten gefährdet sind Patienten dann, wenn bereits eine sog. epileptische Wesensänderung oder ein Dämmerzustand vorliegen. Hier besteht Schuldunfähigkeit. Dagegen kommen dranghaft ausgeführte kriminelle Handlungen während eines Verstimmungszustands seltener vor. Schon während der Aura und besonders im Anfall zeichnet sich der Patient durch Handlungsunfähigkeit infolge nur automatisierter, nicht zielgerichteter Aktivitäten aus. Auch Handlungen, die während einer sog. epileptischen Psychose begangen wurden, sind nicht strafbar. Diese Kranken bedürfen oft einer psychiatrischen Unterbringung. Rechtsbrüche kommen auch bei Patienten mit TLE vor.

! Man muß sich davor hüten, jeden Epilepsie-Patient wegen eines Deliktes zu exkulpieren. Bei seltenen Anfällen ohne psychische Störung ist die Schuldfähigkeit voll gegeben. Besonders im Anfallsintervall muß eine sehr individuelle und abwägende Beurteilung erfolgen.

Besteht eine epileptische Wesensänderung und ist die intellektuelle Leistung sehr eingeschränkt, können im Zivilrecht Geschäftsunfähigkeit, evtl. eine Betreuung und das Ehe- sowie Scheidungsrecht zur Diskussion stehen, wobei diese Fälle allerdings relativ selten vorkommen. So waren innerhalb eines Jahres von 1815 Fällen nur 54 Patienten mit Epilepsien nach dem Zivilrecht (48 Betreuungs- und 6 Ehescheidungsgutachten) zu erstellen [24].

Eine symptomatische Epilepsie mit einer hirnorganischen Läsion ist entsprechend im Entschädigungsverfahren zu werten.

Insgesamt liegt der Prozentsatz der Voll- oder Teilexkulpierungen wegen einer Epilepsie mit 5,6% bei 267 Verurteilungen niedrig. In der Allgemeinbevölkerung beträgt die Zahl nur 2%, wenn eine andere Erkrankung vorliegt [170].

Forensische Probleme können entstehen, wenn prä- und postparoxysmale Verstimmungszustände mit gering eingeschränkter Bewußtseinslage sowie mit Gereiztheit und Aggressivität oder wenn noch Alkohol im Spiel ist. Brandstiftungen, Haß- und Vergeltungstaten können in diesen Situationen vorkommen. Sowohl persönlichkeitsfremde Handlungen (sexuelle Vergehen) als auch motivistisch vorgeprägte Delikte (z.B. Diebstahl, Aggressionen, Beleidigungen, Zechbetrug) können, besonders bei einer veränderten Bewußtseinslage (sog. besonnener Dämmerzustand), eintreten. Dagegen sind kriminelle Handlungen bei Patienten mit epileptischen Psychosen selten.

! Allgemein ist die strafrechtliche Verantwortung nach Paragraph 20 aufgehoben und die Formulierung krankhafte seelische Störung berechtigt, wenn man einen Zusammenhang zwischen den epileptischen Anfällen und den daraus resultierenden hirnorganischen Symptomen wie prä- und postparoxysmaler Verstimmungszustand, Somnolenz, schwerwiegender Intelligenzdefekt oder Persönlichkeitsstörungen wahrscheinlich machen kann.

Ausgeprägtere soziale Deformationssyndrome und schwere neurotische Entwicklungen berechtigen zur Annahme einer verminderten Schuldfähigkeit nach Paragraph 21. Eine Geschäftsunfähigkeit ist nur ausnahmsweise gegeben, z.B. bei Demenz und schwerer Wesensveränderung, wohingegen eine vorübergehende Geschäftsunfähigkeit angenommen werden kann, wenn eine Willenserklärung im Zustand der vorübergehenden Störung der Geistestätigkeit erfolgte [170].

12 Narkolepsie

12.1 Einführung

Die Narkolepsie, eine **Störung der Schlaf-Wach-Regulation,** ist bereits 1672 erstmals von Thomas Willis beschrieben worden. Als Hauptkriterium wird eine Tagesmüdigkeit mit Attacken unwiderstehlichen Schlafes, der Sekunden bis 15 Minuten dauert und ohne Bewußtseinsverlust oder tonisch-klonische Entäußerungen einhergeht, angegeben. Gegen andere Formen der Hypersomnien wird die Narkolepsie abgegrenzt durch Kataplexien und affektiven Muskeltonusverlust [43]. Fakultativ können hypnagoge Halluzinationen, Schlaflähmungen und automatische Handlungen hinzutreten. Das Erkrankungsalter liegt meist zwischen dem 15. und 30. Lebensjahr [144, 145].

Seit 1984 ist bekannt, daß die Narkolepsie eine HLA(human leukocyte antigens)-gebundene Erkrankung vom HLA-Typ DR2 ist [76, 93). Dieses HLA-Antigen hat in der Normalbevölkerung eine Häufigkeit von 20 bis 30%. Die Häufigkeit der Narkolepsie beträgt aber nur 0,4 bis 0,6‰, d.h. 4 bis 6 Patienten auf 10 000 Einwohner [144]. Bei einem gleichen Geschlechterverhältnis Männer zu Frauen ist die Erkrankungsrate bei Verwandten ersten Grades 60- bis 200fach erhöht. Die Ursache der Narkolepsie ist nicht bekannt [145].

Man kann eine Einteilung in **idiopathische** (ca. 80 bis 85%) und **symptomatische** (ca. 15 bis 20%) **Narkolepsien** vornehmen, wobei eine Störung des synchronen Schlafsystems angenommen wird [145]. Pathophysiologisch sind drei Funktionssysteme des Gehirns betroffen:

- das REM-System, welches den Traumschlaf induziert und bei der Narkolepsie vorzeitig einsetzt (sleep onset REM),
- das NREM-System mit der Regulierung des Tiefschlafs,
- die Formatio reticularis, die für die Aufrechterhaltung des Vigilanzniveaus mit der Daueraufmerksamkeit verantwortlich ist [108, 145].

Ob die morphologische Läsion im Bereich des Stammhirns, evtl. in der Gegend des dritten Ventrikels, liegt, wird kontrovers diskutiert [61]. Andere symptomatische Ursachen der Narkolepsie sind SHT, Ischämien oder entzündliche Erkrankungen des ZNS.

12.2 Klinische Symptomatik

Man kann mehrere **Hauptsymptome der Narkolepsie** abgrenzen [43, 108]:

- imperative narkoleptische Einschlafattacken, die z.B. bei allen gesellschaftlichen Anlässen, im Gespräch und beim Essen auftreten können;
- kataplektische Attacken, z.B. durch Gemütsbewegungen verursacht, die mit einem abrupten Tonusverlust einhergehen;
- hypnagoge Halluzinationen; hierbei handelt es sich vor allem um traumatische Erlebnisse, die besonders in Phasen der abfallenden Vigilanz auftreten; es können Szenen mit beklemmenden, unangenehmen Abläufen sein;
- Schlaflähmungen oder dissoziiertes Erwachen; dabei können die Patienten nachts beim plötzlichen Erwachen keine Bewegungen ausführen und keine sprachlichen Äußerungen produzieren;
- automatische Handlungen; es wird z.B. ein Ei beim Dinner samt der Schale verzehrt oder ein Scheck mit dem Wort Cognac statt mit dem richtigen Namen unterschrieben [107].
- nächtliche Schlafstörungen mit häufigem Erwachen und einem zu raschen Wechsel der einzelnen Schlafstadien;
- Einschlaf-REM-Episoden (SOREM) [171]; hiermit bezeichnet man eine REM-Periode, die weniger als 15 Minuten nach dem Einschlafen auftritt; gelegentlich findet man SOREM auch bei Depressionen, aber nicht bei gesunden Probanden.

12.3 Gutachtliche Fragen

Für Patienten mit Narkolepsie ergeben sich, vor allem auf psychosozialem Gebiet, oft größere Belastungen als bei Patienten mit Epilepsien [9, 10]. Da bei dieser Erkrankung qualitative Störungen des Wachzustands sowie gehäufte Einschlafattacken mit verlängerten Reaktionszeiten, verkürzter Aufmerksamkeitsdauer und affektivem Tonus auftreten, sind Tätigkeiten an ungesicherten Maschinen und bei Absturzgefahr nicht möglich. Es besteht keine berufliche Eignung, z.B. im Bergbau oder bei Feuerwehr, Polizei, Bundeswehr und Bundesgrenzschutz. Die Fahr- und Flugtauglichkeit muß selbstverständlich verneint werden. Nacht- und Wechselschichten sowie dauernder Zeitzonenwechsel (fliegendes Personal) sind zu meiden. Eine zuverlässige Daueraufmerksamkeit ist vor allem bei sog. NREM-Symptomatik (abnorme Schläfrigkeit und automatisches Verhalten) nicht möglich, was in Berufen wie Schrankenwärter, Kontrolleur, Stellwerker und Arbeiter an Überwachungsbildschirmen von Bedeutung ist. Die Beamtenlaufbahn ist nach individueller Beurteilung mit neurologischen und evtl. psychologischen Zusatzgutachten möglich.

12.4 Wehrdienstbeschädigung, Versorgungsleiden und MdE bei Narkolepsie

Selten kommt es nach einem SHT in zeitlich unterschiedlichen Intervallen zu einer *posttraumatischen Narkolepsie,* die bis auf 8% Häufigkeit geschätzt wird [178]. Ein kritisches Abwägen ist bei der Häufigkeit von SHT und der Seltenheit einer Narkolepsie erforderlich.

Eine *Enzephalitis* kommt ebenfalls als Ursache einer symptomatischen Narkolepsie, die sich im Gegensatz zu den idiopathischen Narkolepsien meist erst nach dem 20. Lebensjahr manifestiert, in Betracht. Schätzungen hinsichtlich dieser Form gehen bis zu 20 %. Auch Vakzinationen und hochfieberhafte Infektionen, z.B. Fleckfieberenzephalitis und Malaria, hat man ursächlich für eine später auftretende Narkolepsie verantwortlich gemacht. Dabei beträgt das freie Intervall bis zu den ersten Schlafanfällen meist nur einige Wochen. Häufig kommt eine Fettsucht hinzu.

MdE und GdB sind sowohl von der Frequenz der Schlafanfälle als auch von weiteren Begleitsymptomen der Narkolepsie abhängig. Die MdE wird auf ca. 20 bis 30 % bei nur isoliert auftretenden Schlafanfällen geschätzt. Kommen Kataplexien (affektiver Tonusverlust), hypnagoge Halluzinationen und eine Schlaflähmung (Wachanfälle) hinzu, wie es bei ca. 70 % aller Narkolepsien der Fall ist, so steigt unter individueller Würdigung aller Fakten die MdE auf 30 bis 50 % an [107, 154].

12.5 Fahrtauglichkeit und Narkolepsie

Bei einer Umfrage von 180 Patienten mit Narkolepsie berichteten 66,5 % über Einschlafen am Steuer. Bei gesunden Kontrollpersonen waren es nur 6,2 % [9].

40,2 % der Patienten hatten während des Fahrens Kataplexien oder Schlaflähmungen (0 % bei Gesunden). Zu Unfällen kam es bei 36,8 % der Narkolepsie-Patienten im Vergleich zu 5,3 % in der Kontrollgruppe. Als Konsequenz ergibt sich für die meisten Narkolepsie-Patienten ein **Führerscheinentzug.** Da jedoch eine beträchtliche Variabilität der Symptome besteht, sollte man erst nach Vorliegen eines ausführlichen fachneurologischen und fachpsychologischen Gutachtens individuell entscheiden. Dabei sind spezielle Verfahren zur Prüfung der Daueraufmerksamkeit einzusetzen.

Die Empfehlungen zur Beurteilung der **Fahrtauglichkeit bei Narkolepsie-Patienten** könnte man in vier Punkten zusammenfassen [107]:

- Eine manifeste REM-Symptomatik (kataplektische Attacken und hypnagoge Halluzinationen) schließt die Fahrtauglichkeit aus,
- Die medikamentös unterdrückte REM-Symptomatik kann erfahrungsgemäß durch symptomatische Therapie mit verschiedenen Stimulanzien (Ritalin) oder β-Blockern (Propranolol) wieder auftreten [108]. Die Erteilung der Fahrerlaubnis ist daher problematisch und kann bei besonderer Verläßlichkeit unter bestimmten Auflagen (regelmäßige Kontrolluntersuchungen beim behandelnden Neurologen) in Erwägung gezogen werden.
- Ist die REM-Symptomatik seit mindestens drei Jahren spontan abgeklungen, so besteht die Wahrscheinlichkeit, daß sie auch in Zukunft nicht mehr auftreten wird. Die Wiedererteilung der Fahrerlaubnis unter der Auflage regelmäßiger neurologischer Kontrolluntersuchungen erscheint deshalb möglich.
- Bei reiner NREM-Symptomatik ist die Erteilung der Fahrerlaubnis möglich, wenn Vorboten der Einschlafattacken in ausreichendem Maße auftreten und die Verlängerung der Reaktionszeiten im Wachzustand das vertretbare Maß nicht überschreitet (also keine Dauerschläfrigkeit vorliegt).

Selten kommt auch einmal die Möglichkeit einer eingeschränkten Fahrerlaubnis in Betracht. Besonders strenge Maßstäbe gelten für Fahrgastbeförderung und Flugtauglichkeit.

Literatur

[1] Albrecht HJ, Mahrenholz L (1990): Rehabilitation junger Menschen mit Epilepsie in Berufsbildungswerken. Berufl. Rehabil. 2: 24–37.

[2] Annegers JF et al. (1980): Seizures after head trauma. A population study. Neurology 30: 683–689.

[3] Arbeitskreis zur Verbesserung der Eingliederungschancen von Personen mit Epilepsie (1984 und 1994): Empfehlungen zur Beurteilung beruflicher Möglichkeiten von Personen mit Epilepsien. Rehabilitation 33: 171–178.

[4] Bakir GA, Jacobi A, Buck D et al. (1997): Quality of life of people with epilepsy: The European study. Epilepsia 38: 353–362.

[5] Bamberger P et al. (1967): Richtlinien für die Beurteilung der Kraftfahrtauglichkeit epileptisch Anfallskranker. Nervenarzt 38: 64.

[6] Besser R et al. (1982): Fahrtauglichkeit bei epileptischen Anfällen. Acta Neurol. 9: 105.

[7] Böker W et al. (1973): Gewalttat Geistesgestörter. Springer, Berlin–Heidelberg–New York.

[8] Bongartz EE (1980): Einfluß cerebraler Erkrankungen auf die Fahrtüchtigkeit. In: Grothe W, Bock WJ (Hrsg.): Führerschein bei Hirnerkrankungen und Schädelhirntraumen. Thieme, Stuttgart.

[9] Broughton R et al. (1981): Life effects of narcolepsy in 180 patients from North America, Asia and Europe compared to matched controls. Can. J. Neurol. Sci. 8: 299–304.

[10] Broughton, R., Guberman, A., Roberts, J. (1984): Comparison of the psychosocial effects of epilepsy and narcolepsy/cataplexie: A controlled study. Epilepsia 25: 423–433.

[11] Blumenthal W (1984): Berufliche Fragen bei Anfallskranken. In: Kügelgen B., Hillemacher A (Hrsg.): Der Anfallskranke in der ärztlichen Sprechstunde. Springer, Berlin–Heidelberg–New York–Tokyo.

[12] Bundesministerium für Arbeit und Sozialordnung (1996): Anhaltspunkte für die ärztliche Gutachtertätigkeit im sozialen Entschädigungsrecht und nach dem Schwerbehindertengesetz. Köllen, Bonn

[13] Caveness WF et al. (1979): The nature of posttraumatic epilepsy. J. Neurosurg .50: 545.

[14] Cerudes F, Caramanos Z, Andermann F (1997): Proton magnetic resonance spectroscopic imaging and magnetic resonance imaging volumetry in lateralisation of temporal lobe epilepsy. A serie of 100 patients. Ann. Neurol. 42: 737–746.

[15] Cervos-Navarro J et al. (1980): Die Neuropathologie der posttraumatischen Epilepsien. In: Remschmidt H, Rentz R, Jungmann J (Hrsg.): Epilepsie 1980. Thieme, Stuttgart.

[16] Chovaz CJ, McLachlan RS et al. (1994): Seizure 3: 171–176.

[17] Cockerell OC, Johnson AL et al. (1997): Prognosis of epilepsy. A review and further analysis of the first nine years of the British national general practice study of epilepsy. A prospective population based study. Epilepsia 38 (1): 31–46.

[18] Commission on classification and terminology of the international liga against epilepsy (1981): Proposal for revised clinical and electroencephalographic classification of epileptic seizures. Epilepsia 22: 489–501.

[19] Commission on classification and terminology of the ILEA (1989): Proposal for revised classification of epilepsies and epileptic syndromes. Epilepsia 30: 389–399.

[20] Delank HW et al. (1982): Probleme der ärztlichen Begutachtung aus der Neurologie. In: Fritze E (Hrsg.): Die ärztliche Begutachtung. Steinkopff, Darmstadt.

[21] Diehl LW (1986): Epilepsie und Suizid. Psych. Neurol. Med. Psychol. 38: 625.

[22] Diehl LW (1990): Psychosen bei Epilepsie. Psych. Neurol. Med. Psychol. 42: 513.

[23] Diehl LW (1991): Aggressionsdelikte bei Epilepsien. Med. Sach. 5: 169.

[24] Donner A (1958): Zur forensischen Bedeutung der Epilepsie. Dissertation, München.

[25] Doose H (1989): Epilepsien im Kindes- und Jugendalter. Severin, Flensburg.

[26] Doose H (1987): Genetic factors in epilepsies with primarily generalised minor seizures. Neuropediat. 18 (1): 2–64.

[27] Dreyer R (1975): Rehabilitation von Anfallskranken: In: Jochheim, K.A., Scholz, J.F. (Hrsg.): Rehabilitation, Band III. Thieme, Stuttgart.

[28] Dubitscher F (1953): Feststellungen bei 1000 Hirnverletzten anhand der Versorgungsakten. Mschr. Unfallheilk. 56: 65–82.

[29] Dumer MT, Sunder T, Greenberg DA (1991): Localisation of idiopathic generalised epilepsies on chromosome 6p in families ascertained through juvenile myoclonic epilepsy patients. Neurology 41: 1651–1655.

[30] Egli M et al. (1977): Die Fahrtauglichkeit Epilepsie-Kranker. Schweiz. Med. Wschr. 107: 379–397.

[31] Elger C, Speckmann J (1991): Epileptische Anfälle: In: Hierholzer, K., Schmidt, R.F. (Hrsg.): Pathophysiologie des Menschen, Kapitel 24. VCH, Weinheim.

[32] Evans JH (1962): Posttraumatic epilepsy. Neurology 12: 665–674.

[33] Finke L (1981): Die Einstellung der Bevölkerung der BRD zur Epilepsie. Nervenarzt 52: 581–584.

[34] Fisher RS, Parsonage M, Sonnen EH (1994): Epilepsy on driving. An international perspective. Epilepsia 35 (3): 675–684.

[35] Foy PM, Shaw MDM et al. (1980): The incidence of postoperative seizures. Acta Neurochirurg. 55: 253–264.

[36] Foy PM, Copeland GP, Shaw MDM (1981): The natural history of the postoperative seizures. Acta Neurochirurg. 57: 15–22.

[37] Franke H (1987): Hoch- und Höchstbetagte. Springer, Berlin–Heidelberg–New York.

[38] Freemann W (1953): Lobotomy and Epilepsy. A study of 1000 patients. Neurology 3: 479–494.

[39] Friedel W, Lappe E (1996): Neue Begutachtungsleitlinien Krankheit und Kraftverkehr. „Was bringen sie neues?" Med. Sach. 92 (5): 144–148.

[40] Fröscher W, Faust F (1990): Epileptische Gelegenheitsanfälle unter besonderer Berücksichtigung von Gelegenheitsanfällen bei Herz- und Gefäßerkrankungen und durch Medikamente. EEG-Labor 12: 92–107.

[41] Fröscher W, Vassella F (1994): Die Epilepsien. Grundlagen, Klinik, Behandlung. De Gruyter, Berlin–New York.

[42] Fröscher W, Krämer G, Schmidt D et al. (1997): Serum-Konzentrationen von Antiepileptika: Praktische Richtlinien zur Messung und sinnvollen Interpretation. Epilepsieblätter 10: 105–111.

[43] Geisler P (1988): Genetik der Narkolepsie. Psycho 14: 178–186.

[44] Gerhard L (1993): Morphologische Befunde bei posttraumatischen Epilepsien. In: Ritz A (Hrsg.): Die posttraumatischen Epilepsien. Forum der Epilepsie, Band I. Edition m + p, Hamburg.

[45] Gibbs FA et al. (1952): Atlas of electroencephalography. Epilepsy Cambridge Mass 1952, 2.

[46] Glötzner FL (1979): Verlaufsprognose der posttraumatischen Epilepsie. Acta Neurol. 6: 241–247.

[47] Glötzner FL (1991): Hirntrauma und Epilepsie. Med. Sach. 87 (5): 164–167.

[48] Greenberg DA, Delgado Esqueta AV, Videliz H (1988): Juvenile myoclonic epilepsy (JME) may be linked to the HLA loci on chromosome 6. Am. J. Med. Genet. 31: 185–192.

[49] Gross-Selbeck G (1994): Ätiologie der Anfälle und Epilepsien. In: Fröscher W, Vassella F (Hrsg.): Die Epilepsien. Grundlagen, Klinik, Behandlung, Kapitel 4.2 Genetische Disposition, S. 57–77. De Gruyter, Berlin–New York.

[50] Gunn J et al. (1971): Criminality and violence in epileptic prisoners. BR J. Psychiat. 118: 337.

[51] Hauser WA, Kurland LT (1991): Praevalence of epilepsy in Rochester, Minnesota, 1940–1980. Epilepsia 32: 429–445.

[52] Hauser WA, Morris ML, Heston L et al. (1986): Seizures and myoclonus in patients with Alzheimer's disease. Neurology 36: 1226–1230.

[53] Heinemann U (1988): Ursachen der Epilepsie. Münch. Med. Wschr. 140, Spezial.: 7–9.

[54] Heintel H (1972): Der Status epilepticus. Fischer, Stuttgart–New York.

[55] Helmchen H (1975): Cerebrale Bedingungskonstellationen psychopathologischer Syndrome bei Epileptikern. In: Hippius H, Helmchen H (Hrsg.): Entwicklungstendenzen biologischer Psychiatrie. Thieme, Stuttgart.

[56] Helmstaetter C (1998): Neuropsychologie. Sinn und Unsinn der Methoden und Verfahren (1998): 38. Kongreß der Deutschen Sektion der Internationalen Liga gegen Epilepsie (Handouts), Bonn.

[57] Henry TR (1996): Progress in epilepsy research: Functional neuroimaging with a positron emission tomography. Epilepsia 37: 1141–1154.

[58] Herner B et al. (1963): Sudden illness as a cause of motor vehicle accidents. Br. J. Int. Med. 23: 37–41.

[59] Hess R (1980): Elektroencephalographische Aspekte posttraumatischer Epilepsien. In: Remschmidt H, Rentz R, Jungmann J (Hrsg.): Epilepsie. Thieme, Stuttgart.

[60] Hess C, Scharfetter C, Mumenthaler M (1984): Klinik der Narkolepsie-, Kataplexie-Syndrome. Nervenarzt 55: 391–401.

[61] Heyck H et al. (1954): Zur Narkolepsiefrage. Klinik und EEG: Fortschr. Neurol. Psychiat. 22: 531–579.

[62] Heydt von der A (1936): Epilepsie und Invalidität. Dtsch. Med. Wschr. 62: 1429–1432.

[63] Hoffmayer O (1991): Begutachtungsfragen bei Epilepsiekranken Kindern und Jugendlichen. Med. Sach. 87 (5): 146–149.

[64] Hoppe R (1980): Die Epilepsie aus sozialmedizinischer Sicht. Fortschr. Neurol. Psychiat. 48: 101–109.

[65] Hufeland A (1998): Therapie der Epilepsien mit neuen Antikonvulsiva. Act Neurol., Sonderband, F 4.1–F 4.13. Thieme, Stuttgart.

[66] Jacobi G (1993): Klinik der posttraumatischen Epilepsie im Kindes- und Jugendalter. In: Ritz A (Hrsg.): Die posttraumatischen Epilepsien. Forum der Epilepsien, Band I, S. 61–82. Edition m + p, Hamburg.

[67] Janz D (1960): Status epilepticus und Stirnhirn. Dtsch. Z. Nervenheilk. 180: 562–594.

[68] Janz D (1967): Über das Unfallrisiko durch epileptische Anfälle im Straßenverkehr. Nervenarzt 38: 67–86.

[69] Janz D (1969): Die Epilepsien. Thieme, Stuttgart.

[70] Janz D (1982): Zur Prognose und Prophylaxe der traumatischen Epilepsien. Nervenarzt 53: 238–245.

[71] Janz D (1971): Epidemiologie und Klassifikation von Epilepsien und epileptischen Anfällen. Acta Neurol. 6: 189–196.

[72] Jennett B (1962): Epilepsy after blunt head injuries. Thomas, Springfield.

[73] Jennett B (1975): Epilepsy after non-missile head injuries. 2nd ed. Heinemann, London.

[74] Jennett B (1981): Die Vorhersage von posttraumatischen Epilepsien. Epilepsie 1980. Thieme, Stuttgart.

[75] Johns-Gotman N, Smith ML, Zatorre RJ (1993): Neuropsychological testing for localising and lateralising the epileptogenic region. In: Engel J (Hrsg.): Surgical treatment of the epilepsies, S. 245–262. Raven Press, New York.

[76] Juji T, Dori Y et al. (1984): HLA antigens in Japanese patients with narcolepsy. Tissue Antigens 24: 316–319.

[77] Jung R et al. (1969): Epilepsie. In: Fischer AW, Herget R, Mollowitz G (Hrsg.): Das ärztliche Gutachten im Versicherungswesen. 3. Aufl. Barth, München.

[78] Kasteleinj-Nolst Trenite DGA, Binnie CD et al. (1987): The influence of subclinical epileptiform EEG, discharges on driving behaviour. Electroenc. Clin. Neurophysiol. 67: 167–170.

[79] Kasteleinj-Nolst Trenite DGA, Siebelink BM et al. (1992): Driving: Clinical neurophysiological aspects. Seizure 1, Suppl A: 40–42.

[80] Ketz E (1981): Erkennung und Wertung pathoplastischer Faktoren bei posttraumatischen Epilepsien. In: Epilepsie 1980. Thieme, Stuttgart.

[81] Kleinsorge H (1982): Einsatzmöglichkeiten Anfallskranker in der chemischen Industrie. In: Fliedner TM (Hrsg.): Kombinierte Belastungen am Arbeitsplatz. Gentner, Stuttgart.

[82] König K et al. (1981): Zur Problematik der beruflichen Eingliederung von Epileptikern. Z. Ges. Hyg 27: 144–147.

[83] Koschlig G (1974): Die neuen ärztlichen Richtlinien zur Tauglichkeitsverordnung zum Führen von Kraftfahrzeugen bei Nerven- und Geisteskrankheiten. Psychiat. Neurol. Med. Psychol. (Leipzig) 26: 606–616.

[84] Krämer G (1984): Epilepsie und Führerschein. Acta Neurol. 11: 6–8.

[85] Krämer G (1995): Posttraumatische Anfälle und Epilepsien. Epilepsieblätter 8: 12–17.

[86] Krämer G, Bauer J, Both R, Leverenz H (1994): Epilepsie und Führerschein. Vorschläge für die Neufassung (5. Auflage) des Gutachtens „Krankheit und Kraftverkehr". Epilepsieblätter 7: 53–58.

[87] Krämer G (1998): Führerschein – sind die neuen Regelungen adäquat? 38. Jahrestagung der Deutschen Sektion der Internationalen Liga gegen Epilepsie (Handouts S. 46–47), Bonn.

[88] Krakow K, Henning O, Pohlmann-Eden B (1996): Epilepsie und Führerschein. Ergebnisse einer anonymen Befragung von Epilepsie-Patienten. Epilepsieblätter Suppl. S: 23.

[89] Krakow K, Pohlman-Eden B (1997): Epilepsien des höheren Lebensalters. Eine Literaturübersicht. Epilepsieblätter: 54–61.

[90] Krumholz A, Fisher RS, Hauser WA et al. (1990): Driving and epilepsy; a review and reappraisal. JAMA 265: 622–626.

[91] Kugler J, Spatz R et al. (1979): Drug-induced paroxysmal EEG activitics. Pharmacopsych. 12: 165–172.

[92] Landgericht Mannheim (1982; AZ 4031/81) Neue Jurist. Wschr.:13–35.

[93] Langdon N, Parkes JD et al. (1984): Genetic markers in narcolepsy. Lancet II: 1178–1180.

[94] Last G (1972): Sozialmediznische, arbeitsmedizinische und Verhaltensprobleme bei Epilepsie. Z. Allgemeinmed. 48: 861–867.

[95] Legg NJ et al. (1973): Epilepsy following cerebral abscess. Brain 96: 259–268.

[96] Lewrenz H et al. (1979): Krankheit und Kraftverkehr. Gutachten des gemeinsamen Beirats für Verkehrsmedizin beim Bundesminister für Verkehr und beim Bundesminister für Jugend, Familie und Gesundheit. 2. und 3. Aufl. Schriftenreihe, Bonn-Bad Godesberg.

[97] Lewrenz H (1984): Eignung zur Führung eines Kraftfahrzeugs. In: Rauschelbach HH, Jochheim KA (Hrsg.): Das neurologische Gutachten, 2. Aufl. Thieme, Stuttgart.

[98] Lewrenz H (1991): Beurteilung der Kraftfahreignung bei Anfallsleiden. Med. Sach. 87 (5): 167–169

[98a] Lewrenz H (2000): Begutachtungsleitlinien zur Kraftfahreignung. Berichte der Bundesanstalt für Straßenwesen. Wirtschaftsverlag NW, Heft M115.

[99] Lorenzo De RJ, Towne AR, Pellock JM (1992): Status epilepticus in children, adults and the elderly. Epilepsia 33 (4): 15–25.

[100] Lühdorf K, Jenson LK, Plesner AM (1986): Epilepsy in the elderly. Incidence, social function and disabilities. Epilepsia 27: 135–141.

[101] Lugt van der PSM (1967): Traffic accidents caused by epilepsy. Epilepsia 16: 747–751.

[102] Lund M (1983): Epilepsie und Führerschein. Nervenarzt 38: 61–64.

[103] Magun CG, Laub MC (1992): Posttraumatische Epilepsie. Epilepsieblätter 5: 90–93.

[104] Marson AG, Kadir ZA, Hutton JL et al. (1997): The new antiepileptic drugs: A systematic review of their efficacy and tolerability. Epilepsia 38: 895–880.

[105] Martin P (1998): Woran stirbt ein Epilepsie-Patient? Unfälle. 38. Jahrestagung der Deutschen Sektion der Internationalen Liga gegen Epilepsie (Handouts, S 11–12), Bonn.

[106] Mattson RH, Cramer JA, Collins JF (1996): Prognosis for total control of complex partial and secondarily generalised tonic-clonic seizures. Neurology 47: 68–75.

[107] Meier-Ewert RK (1983): Zur Begutachtung der Narkolepsien. Öff. Gesundheitsw. 45: 488–493.
[108] Meier-Ewert RK (1984): Aspekte der Narkolepsien. Therapiewoche 35: 1660–1666.
[109] Menrad H (1983): Empfehlungen zur Beurteilung beruflicher Möglichkeiten von Personen mit Epilepsie. Arbeitsmed. Sozialmed. Präventivmed. 18: 147–151.
[110] Mollowitz G (1964): Der Unfallmann. Barth, München.
[111] Neundörfer B (1983): Epileptische Anfälle im Erwachsenenalter. 28. Jahrestagung der Deutschen Sektion der Internationalen Liga gegen Epilepsie, S.11–29, Mannheim.
[112] Niedermeyer, E. (1974): Compendium of the epilepsies. Thomas. Springfield.
[113] Nuutila, A. et al. (1972): Epilepsy among brain-injured veterans 26 to 31 years following the injury. Scand. J. Rehab. Med. 4: 81–84.
[114] Olsen TS, Hogenhaven H, Thage O (1987): Epilepsy after stroke. Neurology 37: 1209–1211.
[115] Olsen RW, Avoli M (1997): Progress in epilepsy research. GABA and Epileptogenesis. Epilepsia 38 (4): 399–407.
[116] Pagni, C.A. (1990): Posttraumatic epilepsy, incidence and prophylaxis. Acta Neurochirurg. (Wien): 50: 38–47.
[117] Parsonnage M (1981): Report of epilepsy. International Committee on Driving License. In: Epilepsy International News 64: 2–9.
[118] Penfield W et al. (1940): Epileptogenic lesions of the brain. A histologic study. Arch. Neurol. Psychiat. (Chicago) 43: 240.
[119] Penin, H. (1960): Epilepsie und vorzeitige Invalidität. Fortschr. Neurol. Psychiat. 28: 448–468.
[120] Penin H (1969): Der soziale Aufstieg der Rentenbewerber mit Epilepsien. Nervenarzt 40: 466–469.
[121] Penin H (1979): Epilepsie und Berufsunfähigkeit, Acta Neurol. 6: 257–265.
[122] Penin H (1982): Begutachtung bei Epilepsie. Acta Neurol 9: 98-104.
[123] Penin H (1984): Epilepsie und Führerschein. Acta Neurol. 11: 10–12.
[124] Penin H (1984): Hirnorganische Anfälle. In: Rauschelbach HH, Jochheim KH (Hrsg.): Das neurologische Gutachten. Thieme, Stuttgart.
[125] Penin H (1997): Hirnorganische Anfälle. In: Rauschelbach HH, Jochheim KH (Hrsg.): Das neurologische Gutachten. 3. Aufl., S. 207–222.Thieme, Stuttgart.
[126] Peters UH et al. (1973): Die Häufigkeit von Epilepsie unter Gefängnisinsassen. Mschr. Kriminol. 56: 93.
[126a] Pfäfflin M, May TW, Stefan H, Adelmeier U (1997): Prävalenz, Behandlung und soziale Aspekte von Epilepsien in Deutschland: Erste Ergebnisse einer epidemiologischen Querschnittsstudie (EPIDEG-Studie). Epilepsieblätter 10: 1–6.
[127] Philipps G (1954): Traumatic epilepsy after closed head injury. J. Neurol. Neurosurg. Psychiat. 17: 1–14.
[128] Pohlmann-Eden B, Hoch DB, Henneri CI et al. (1996): Stroke and epilepsy – critical review of the literature. Part I. Epidemiology and Risk factors. Cerebrovascular Diseases 6: 332–338.
[129] Pohlmann-Eden B, Bruckmayer J (1997): Predictor and dynamics of posttraumatic epilepsy. Acta Neurol. Scand. 95: 257–262.
[130] Pohlmann-Eden B, Bruckmayer J (1997): Posttraumatische Anfälle und Epilepsie – Risikofaktoren und Dynamik. Eine katamnestische Untersuchung aus einer Epilepsie-Ambulanz. Epilepsieblätter 10: 45–49.
[131] Rabe F (1961): Invalidität und Epilepsie. Nervenarzt 32: 283–288.
[132] Rauschelbach HH (1977): Zur gutachterlichen Beurteilung der traumatischen Epilepsie. Med. Sach. 73: 86–88.
[133] Rauschelbach HH (1983): Anhaltspunkte für die ärztliche Gutachtertätigkeit im sozialen Entschädigungsrecht und nach dem Schwerbehindertengesetz. Köllen, Bonn.
[134] Rauschelbach HH (1991): Begutachtung Epilepsie-Kranker nach dem Schwerbehindertengesetz. Med. Sach. 97 (5): 161–163.
[135] Ried S (1998): Therapiekonzepte bei Erwachsenen mit Epilepsie. Münch. Med. Wschr. 140, Spezial: 21–29.
[136] Ritter G et al. (1972): Untersuchungen zur Verkehrsdelinquenz von Epileptikern. Münch. Med. Wschr. 114: 2077–2081.
[137] Ritter G (1976): Medizin-soziologische Aspekte der Epilepsie. Fortschr. Neurol. Psych. 44: 151.
[138] Ritter G (1979): Kraftfahrzeugtauglichkeit neurologisch Kranker. Bayr. Ärztebl. 5: 405–414.
[139] Ritter G, Puller TH (1993): Unfallrisiko bei Epilepsien. Versicherungsmed. 45 (3): 99–101.
[140] Ritz A (1993): Die posttraumatischen Epilepsien. Forum der Epilepsie. Edition m + p, Hamburg.
[141] Ritzel G et al. (1973): Neue Ergebnisse zur Kriminalität von Epileptikern. Beitr. Gerichtl. Med. 31: 79.
[142] Röttgen P et al. (1966): Empfehlungen für die Aufnahme von Anfallkranken in den Beamtenstand. Öff. Gesundh.-Dienst 28: 248–249.
[143] Romanelli MF, Morris JC et al. (1990): Advanced Alzheimer's disease is a risk factor for late on set seizures. Arch. Neurol. 47: 847–850.
[144] Roth B (1984): Narcolepsy. In: Vinken PJ, Bruyn GW, Klawans HL (Hrsg.): Handbook of Clinical Neurology. Vol 45, pp. 147–151.Elsevier, Amsterdam–New York.
[145] Roth B (1971): Pathophysiologische Mechanismen der Narkolepsie und der Hypersomnie. EEG, EMG 2: 153–162.
[146] Schmitz B, Trimble MR et al. (1997): Psychiatric profiles and patterns of cerebral blood flow in focal epilepsy. Interactions between depression, obsessionality and perfusion related to the laterality of the epilepsy. J. Neurol. Neurosurg. Psychiat. 62: 458–463.
[147] Schmitz B (1998):. Woran stirbt ein Epilepsie-Patient? Depression. 38. Jahrestagung der Deutschen Sektion der Internationalen Liga gegen Epilepsie (Handouts, S. 16–17), Bonn.
[148] Schneble H (1998): Epilepsie im Spiegel der Geschichte. Münch. Med. Wschr. 140, Spezial: 4–6.
[149] Schreiner A, Pohlmann-Eden B (1997): Ätiologie und Rezidivrisiko bei älteren Patienten mit ersten unprovozierten epileptischen Anfällen. Epilepsieblätter 10: 26–29.
[150] Schwartz RP (1978): Epilepsy employment. A historical perspective. In: Plan for nation-wide action on epilepsy. DHEW publication 78, Vol 2, Sections 1–6. Washington D.C.
[151] Shinton RA, Gill JS et al. (1988): The frequency characteristics and prognosis of epileptic seizures at the onset of stroke. J. Neurol. Neurosurg. Psychiat. 51: 273–276.
[152] Sonnen AE (1997): Epilepsy and driving. A European view. JBE Publication, Breda, Holland.
[153] Spatz R (1973): Die Narkolepsie in gutachterlicher Sicht. Münch. Med. Wschr. 115: 696–698.
[154] Spatz R et al. (1984): Sind cerebrovaskuläre Erkrankungen die häufigste Ursache für sogenannte Spätepilepsien ab dem 50. Lebensjahr? Psycho 10: 471–471.

[155] Spatz R, Kugler, J, Hiedl, HM (1983): Führerschein und Epilepsie. Möglichkeiten einer Liberalisierung. Münch. Med. Wschr. 125 (44): 999–1002.

[156] Spatz R, Kolmannsberger A et al. (1971): Die hepatische Encephalopathie. Münch. Med. Wschr. 113: 1250–1255.

[157] Spatz R et al. (1993): Psychopharmaka und EEG. EEG Labor 15: 126–136.

[158] Spatz R (1994): Das EEG in der Therapieführung. In: Fröscher B, Vasella F (Hrsg.): Die Epilepsien. Grundlagen, Klinik, Behandlung. De Gruyter, Berlin–New York.

[159] Specht U (1996): Berufliche Rehabilitation bei Menschen mit Epilepsie. Nervenheilk. 15: 226–229.

[160] Stefan H et al. (1980): Diagnostik und 24-Stunden-Langzeitüberwachung von Absencen. Nervenarzt 51: 623–629.

[161] Stefan H (1996): Internationale Klassifikation epileptischer Anfälle und Syndrome: Rück- und Ausblick. Epilepsieblätter 9: 35–43.

[162] Steiner T, Fröscher W (1994): Aggression bei Epilepsie. Nervenheilk 13: 199–205.

[163] Steinmeyer HD, Werner CHR (1994): Rechtsfragen bei Epilepsie. Stiftung Michael, Verlag Lebenshilfe, Lüneburg.

[164] Sung CY, Shu NS (1990): Epileptic seizures in elderly people. Aetiology and seizure type. Age of Ageing 19: 25–30.

[165] Thalwitzer F (1906): Epileptiker als Autofahrer. Münch. Med. Wschr. 53: 1818.

[166] Thorbecke R et al. (1981): Beurteilung der Arbeitsfähigkeit und Berufstauglichkeit von Patienten mit Epilepsie. Therapiewoche 31: 3599–3655.

[167] Thorbecke R (1987): Berufliche Eingliederung von Menschen mit Epilepsie. Rehabilitation 26: 20–22.

[168] Thorbecke R (1991): Berufliche Rehabilitation Epilepsie-Kranker – Grenzen zur Berufs- und Erwerbsfähigkeit. Med. Sach. 87 (5): 153–156.

[169] Thorbecke R, Janz D, Specht U (1995): Arbeit und berufliche Rehabilitation bei Epilepsie. Stiftung Michael, Bergedorfer Buchdruckerei.

[170] Venzlaff U (1977): Forensisch-psychiatrische Aspekte der Epilepsie. Internist 18: 96–100.

[171] Vogel G (1960): Studies in psychophysiology of dreams. III. The dreams of narcolepsy. Arch. Gen. Psychiat. 3: 421–428.

[172] Warzelhahn E, Krämer G (1984): Führerschein und Epilepsie. Neue Jur. Wschr. 37: 2620–2621.

[173] Weiss GH et al. (1972): Prognostic factors in the persistence of posttraumatic epilepsy. J. Neurosurg. 37: 164–169.

[174] Wessely P (1981): Zur Bedeutung von Zeitfaktoren bei posttraumatischen Anfällen. Epilepsie 1980. Thieme, Stuttgart.

[175] Wieser HG (1981): Tiefenableitungen von anfallskranken menschlichen Gehirnen. EEG Labor 3: 84–103.

[176] Wieser HG, Siegel M (1994): Operative Therapie der Epilepsien. In: Fröscher W, Vasella F (Hrsg.): Die Epilepsien. Grundlagen, Klinik, Behandlung. De Gruyter, Berlin–New York.

[177] Wild K (1993): Entstehungsbedingungen und Möglichkeiten antikonvulsiver Prophylaxe der posttraumatischen Epilepsie aus neurologischer Sicht. In: Ritz A (Hrsg.): Die posttraumatischen Epilepsien. Edition m + p, Hamburg.

[178] Wilder J (1935): Narkolepsie. In: Bumke, O., Forster, O. (Hrsg.): Handbuch der Neurologie. Band 17. Springer, Berlin–Heidelberg.

[179] Wuermeling HB (1984): Rechtliche Besonderheiten bei Anfallskranken. In: Kügelgen, B., Hillemacher, A. (Hrsg.): Der Anfallskranke in der ärztlichen Sprechstunde. Springer, Berlin–Heidelberg–New York.

[180] Zielinski JJ (1974): Epidemiology and medical social problems of epilepsy in Warsaw. Psychoneurological Institute, Warschau.

27 Tumoren des Zentralnervensystems

Manfred Westphal

Inhalt

Gutachtliche Fragen im Zusammenhang mit Tumoren des Nervensystems betreffen sehr unterschiedliche Aspekte der Erkrankung. In seltenen Fällen muß zur Frage der Verursachung Stellung bezogen werden. Wesentlicher sind Fragen im Zusammenhang mit den Folgen inklusive einer resultierenden Behinderung sowie Fragen nach der rechtzeitig und richtig gestellten Diagnose, der angemessenen Behandlung und der ausreichenden Aufklärung sowohl über die Therapie als auch die Bedeutung der Erkrankung. Diese Fragen können nur auf dem Hintergrund einer ausreichenden Sachinformation beantwortet werden [21, 23, 32].

1 Definition und Klassifikation

Bei Hirntumoren müssen grundsätzlich primäre und sekundäre Tumoren unterschieden werden.

Als **primäre** oder **hirneigene Hirntumoren** versteht man im allgemeinen Tumoren, die aus den Zellen des Hirnstützgewebes, also der Glia, hervorgehen. Hinzu kommen die Tumoren der Hirnhäute, der Hirngefäße und des Plexus chorioideus im Ventrikelsystem. Aus den eigentlichen Nervenzellen des Gehirns, den differenzierten Neuronen, gehen keine Tumoren hervor. Als weitere Gruppe kann man die primär intrakraniellen, extrazerebralen Tumoren auffassen. Dazu gehören die Tumoren der Hirnhäute und die Tumoren der Hirnanhangsdrüse, die Hypophysentumoren.

Zu den **sekundären Tumoren des ZNS** zählen alle Metastasen. Mit Verbesserung der systemischen Tumortherapien nimmt die Häufigkeit der Hirnmetastasen zu. Primär intrazerebral kommen auch Lymphome als nicht hirneigene Tumoren vor.

Alle o.g. Tumoren kommen mit Ausnahme der Hypophysentumoren auch im Rückenmark oder intraspinal, extramedullär vor.

Tabelle 27-1 Einteilung der ZNS-Tumoren

1. Tumoren des Bindewebes (Glia): intraparenchymatöse Tumoren, Gliome
- Astrozytom
- Oligodendrogliom
- Ependymom

2. Tumoren des Plexus chorioideus: intraventrikuläre Tumoren
- Plexuspapillom
- Plexuskarzinom

3. Tumoren der Hirnhäute: extrazerebrale bzw. extramedulläre Tumoren
- Meningeom
- Hämangioperizytom

4. Tumoren der Hirn- oder Spinalnerven
- Schwannom

5. „Tumoren" des Gefäßsystems
- Angioblastom
- kavernöses Hämangiom

6. Tumoren von Nervenzellen oder neuroglialen Vorläufern
- Neuroblastom
- Medulloblastom und primitiv neuroekdodermale Tumoren, PNETS
- Neurozytom

7. Hypophysentumoren

8. Primäre Lymphome des ZNS

Zusätzlich zur Einteilung entsprechend der Gewebsherkunft (Tab. 27-1) werden die Tumoren noch in unterschiedliche Grade entsprechend einer **WHO Klassifikation** eingeteilt, woraus sich prognostische Einschätzungen ergeben, insbesondere aber auch therapeutische Richtlinien.

Zur Gradierung werden Parameter wie Zelldichte, Pleomorphie, Mitosehäufigkeit, Gefäßdichte bzw. -proliferation und Häufigkeit von spontanen Nekrosen und Gewebsarchitektur herangezogen [10,33]. In diesem Rahmen sollen nur die zwei gößten Gruppen der Hirntumoren ausführlich erläutert werden.

1.1 Astrozytome

Histologisch werden die Astrozytome nach der WHO-Klassifikation in **vier Grade** eingeteilt.

Entsprechend der aktuellen WHO-Klassifikation entspricht das pilozytische Astrozytom dem Astrozytom mit dem WHO-Grad 1. Die Tumoren sind oft zystisch, sind stark Gadolineum-anreichernd im MRT und in der Regel sehr gut abgegrenzt. Sie finden sich vorwiegend bei Kindern und jungen Erwachsenen und liegen meist infratentoriell. Das Optikusgliom hat häufig eine pilozytische Differenzierung.

Zu den differenzierten Astrozytomen WHO-Grad 2 gehören das fibrilläre, protoplasmatische und das gemistozytäre Astrozytom. Letzteres hat nach der WHO schon eine etwas höhere Wertigkeit und steht am Übergang zum Grad 3. Diese Tumoren wachsen in der Regel langsam, sind kaum von einem Kollateralödem umgeben und stellen sich im CCT meist als hypodense, selten als hyperdense Läsion ohne Kontrastmittelanreicherung dar. Im MRT zeigen sie sich ebenfalls als Regionen homogener Intensität, die sich in unterschiedlichen Wichtungen sehr unterschiedlich vom normalen Gehirn abgrenzen lassen.

Anaplastische Astrozytome (WHO-Grad 3) und das Glioblastom (WHO-Grad 4) sind rasch wachsende Tumoren. Anaplastische Astrozytome sind häufig hypodens mit fleckförmiger Kontrastmittelanreicherung (CCT) bzw. Gadoliniumanreicherung (MRT). Das Glioblastom stellt sich nahezu immer als eine ringförmig kontrastmittelanreichernde Läsion mit einem hypodensen Zentrum, meist einer Nekrose, dar. Beide Läsionen sind umgeben von einem ausgeprägten perifokalen Ödem, das sich fingerförmig innerhalb des umgebenden Marklagers ausdehnt. Es besteht oft eine erhebliche Verlagerung und/oder Kompression des Ventrikelsystems.

1.2 Meningeome

Als per definitionem extrazerebrale Tumoren gehen Meningeome von den Hüllstrukturen des ZNS aus, wobei sie in der Regel das Hirn bzw. bei spinaler Lokalisation das Rückenmark verdrängen. Sie wachsen in der Regel langsam und erreichen so oft stattliche Größen, insbesondere in funktionell weniger bedeutsamen Lokalisationen, z.B. frontal oder frontobasal.

Meningeome sind in der Bildgebung in der CCT meist hyperdens, stark kontrastmittelanreichernd und nicht selten spontan verkalkt. In der MRT sind die Tumoren entsprechend hyperintens, Gd-anreichernd. Es findet sich häufig ein umgebendes Ödem, das in seiner Ausprägung sehr unterschiedlich sein kann und keine weiteren Rückschlüsse zuläßt. Im Gegensatz zu den kompakten Tumoren kann ein Meningeom auch „en plaque“ wachsen und so rasenförmig weite Teile der Schädelbasis überwachsen, ohne irgendwo eine größere Masse zu bilden oder eine Umgebungsreaktion auszulösen.

Auch die Meningeome sind in drei unterschiedliche WHO-Grade unterteilt, wobei die differenzierten Meningeome des Grades 1 sich noch einmal in etwa zehn histologische Subtypen unterteilen. Der Grad 2 entspricht den atypischen Meningeomen, die einer erhöhten Nachsorgeintensität bedürfen. Schließlich kommen die eher seltenen Meningeome Grad 3 vor, die anaplastisch sind, mit hoher Wahrscheinlichkeit wiederkehren und somit eine schlechte Prognose besitzen.

Multiple Meningeome finden sich bei 2% der Patienten. In einigen Fällen ist das Auftreten multipler Meningeome mit dem Morbus Recklinghausen vergesellschaftet.

Bei Meningeomen in der Schwangerschaft kann es zu einem sehr raschen Wachstum und subakuter Symptomatik kommen. Schwangere mit einem bekannten Menigeom bedürfen daher besonders sorgfältiger Überwachung.

1.3 Hypophysentumoren

Es handelt sich um Tumoren der Sella, also eigentlich extrazerebrale Tumoren der Hirnanhangsdrüse. Man unterscheidet hormonaktive von hormoninaktiven Tumoren. Sie unterliegen keiner weiteren Gradeinteilung, sind in der Regel langsam wachsend und nur sehr selten aggressiv-infiltrativ hinsichtlich der Umgebungsstrukturen.

1.4 Tumoren des Rückenmarks

Ebenso wie bei den Hirntumoren müssen die intrinsischen Tumoren von den extramedullären, lediglich raumfordernden Tumoren unterschieden werden. Intrinsisch finden sich Gliome, die der gleichen Klassifizierung und Gradierung wie die hirneigenen Tumoren unterliegen.

Extramedullär, aber intraspinal finden sich in der Mehrzahl Meningeome und Schwannome, die der o.g. Klassifikation und Gradierung unterliegen. Hinzu kommen spinale Metastasen.

2 Ätiopathogenese

Über die Entstehung der Hirntumoren ist nichts bekannt. Es gibt zur Zeit keinen sicheren Anhalt für eine virale Genese oder spezifische Noxen der *Ernährung.* Eine Vielzahl von retrospektiven epidemiologischen Erhebungen zur Auswirkung *elektromagnetischer Felder* ist ebenfalls widersprüchlich und unschlüssig geblieben.

Langanhaltende *Immunsuppression* begünstigt die Entstehung von primären ZNS-Lymphomen, zumeist vom B-Zell-Typ. Man geht davon aus, daß 2% der Transplantationspatienten ein Lymphom entwickeln, und zwar mit einer Latenz von knapp vier Jahren [14]. Bis zu 6% der HIV-Patienten entwickeln ein zerebrales Lymphom.

Bei einigen *chemischen Stoffen,* z.B. beim Umgang mit Vinylchlorid oder in der Gummiherstellung, gibt es ein geringfügig über der Normalbevölkerung liegendes Risiko für die Entstehung von Gliomen.

In den 50er Jahren in großen Bevölkerungsgruppen durchgeführte, niedrigdosierte *Bestrahlungen* der Kopfhaut gegen Tinea capitis haben innerhalb der großen Gruppe von Betroffenen zu einer statistisch signifikanten Häufung von Meningeomen geführt. Überhaupt erscheint eine kranielle Bestrahlung auch im Rahmen anderer Tumorerkrankungen die sicherste

Verbindung zu einer nachfolgenden Hirntumorentstehung zu haben, wobei unter höherdosierter Bestrahlung nicht nur Meningeome, sondern auch Sarkome auftreten. Die durchschnittliche Zeit, die nach der Strahlenbehandlung bis zur Tumorentstehung vergeht, beträgt 8–10 Jahre [26].

Es gibt keine wissenschaftlich belegbaren Zusammenhänge zwischen hirneigenen Tumoren oder Meningeomen und *Schädel-Hirn-Traumen,* obwohl immer wieder Koinzidenzen berichtet wurden, die sich allerdings im Rahmen der Zufallswahrscheinlichkeit für ein koinzidentes, aber kausal unabhängiges Auftreten bewegen.

Genetische Defekte: Sicher gibt es keine generelle *Vererbbarkeit* von Hirntumoren. Es finden sich aber zunehmend mit den verschiedenen histologischen Arten von Hirntumoren assoziierte Gendefekte, die für einige der Tumorarten relativ spezifisch sind [10]. Außerdem gibt es einige erbliche Krankheiten, in deren Verlauf Hirntumoren gehäuft auftreten, so die tuberöse Sklerose (assoziiert mit subependymalem Riesenzellastrozytom), den Morbus Recklinghausen bzw. die Neurofibromatose Typ 1 (zusätzlich Optikusgliome), die Neurofibromatose Typ 2 (beidseitige Akustikusneurinome, multiple Meningeome), die Hippel-Lindau-Erkrankung (Hämangioblastome) und das Li-Fraumeni-Syndrom (multiple Tumoren). Es kommen geringe ethnische Variationen und regionale Unterschiede vor, ohne daß sich hieraus eine Systematik erarbeiten ließe.

Es steht zu erwarten, daß in den nächsten Jahren die Tumoren des ZNS weiter molekularpathologisch charakterisiert werden. Dabei ist es möglich, daß aus spezifischen Mutationsmustern u.U. auch auf ursächliche Mechanismen geschlossen werden kann, so daß Molekulargenetik und Epidemiologie verknüpft werden können. Aus diesen Ergebnissen werden sich zunächst präventive Konsequenzen ergeben und dann sicherlich auch gutachtliche Probleme, wenn versucht wird, aus den genetischen Schädigungsmustern Rückschlüsse auf spezifische, haftungsbegründende, externe Noxen im Sinne der BG zu ziehen.

3 Pathophysiologie

Hirntumoren bewirken im allgemeinen eine lokale Raumforderung, die in einem funktionell sensiblen, anatomischen Bezirk zu einer fokal-neurologischen Ausfallsymptomatik führt. Bei Beteiligung funktionell eher weniger bedeutsamer Regionen kommt es erst bei erheblicher Tumorgröße zu Symptomen, die dann u.U. auch schon auf eine allgemeine Hirndrucksteigerung zurückzuführen sind. Zu den unspezifischen, oftmals druckassoziierten Allgemeinsymptomen eines Hirntumors können Übelkeit, Kopfschmerzen, Schwindel, Müdigkeit, Leistungsminderung, Konzentrationsstörungen oder auch psychische Veränderungen im Sinne von Reizbarkeit oder emotionaler Verflachung gehören. Diese Symptome sind allerdings so unspezifisch und weit verbreitet, daß sie erst retrospektiv nach der Diagnose eines Hirntumors damit in Verbindung gebracht werden und aus gutachtlicher Sicht keinesfalls zwangsläufig mit einem Hirntumor in Verbindung gebracht werden müssen und auch nicht im Rahmen einer Diagnoseverzögerung geltend gemacht werden können.

Eine **intrakranielle Drucksteigerung** [29] kommt dadurch zustande, daß im abgeschlossenen Schädelinneren ein neues, raumforderndes Kompartiment entsteht (z.B. Tumor, Blutung, Abszeß, Zyste) oder daß eines der bestehenden Kompartimente an Volumen zunimmt (abflußbehinderter Ventrikel). So kann der interzelluläre Raum durch ein interstitielles Ödem, d.h. Wassereinlagerung, an Volumen zunehmen. Das intravasale Kompartiment kann durch eine venöse Abflußstauung oder Mehrbelastung durch einen hochvaskularisierten Prozeß expandieren. Der Liquorraum kann schließlich durch eine vollständige oder partielle Behinderung des Abflusses an Volumen zunehmen (Hydro-cephalus occlusus). Darüber hinaus ist jede beliebige Kombination denkbar.

Auffällig werden Tumoren oft schon bei einem Volumen von 8–30 ml, d.h. bei einem Durchmesser von 2–3 cm. Langsam wachsende Tumoren in Hirnregionen, die nicht mit sprachlichen Funktionen verbunden sind und außerdem keine oder nur eine geringe Hirnreaktion hervorrufen, können hingegen sehr groß werden (bis 150 ml), um dann erst durch die Raumforderung aufzufallen. Bis zum Zeitpunkt der dann rasch abnehmenden Compliance werden die Reserveräume des Hirns aufgebraucht, d.h. zunächst die Zisternen und die inneren Liquorräume; es kommt dann auch zur Massenverschiebung. Wird ein solcher Tumor entfernt, bleibt nicht selten ein großer Volumendefekt bestehen, auch wenn es sich um einen extrazerebralen Tumor gehandelt hat. Ein solcher Parenchymdefekt ist pathophysiologisch bedeutungslos und *keinesfalls* mit einem Hirnschaden gleichzusetzen!

Die meisten Tumoren rufen ein perifokales Ödem hervor. Dadurch entsteht eine zusätzliche Raumforderung, die vom Masseneffekt her dem Tumorvolumen entsprechen kann. Die Ausprägung des Ödems erlaubt eine gute Abschätzung, wie sich ein u.U. bestehender neurologischer Ausfall nach Gabe von Dexamethason bessern kann. So kann sich eine Parese oder Sprachstörung u.U. schon in einem halben Tag weitgehend zurückbilden. Es ist insofern üblich, bei Diagnose eines Hirntumors mit Ödem sogleich Dexamethason zu verabreichen, wobei es eigentlich Voraussetzung ist, daß nach fachärztlicher Befundung der Schnittbildaufnahmen kein Verdacht auf ein Lymphom bestehen sollte. In einem solchen Verdachtsfall sollten keine Steroide gegeben werden, bevor die Diagnose bioptisch gesichert worden ist.

Hydrozephalus: In solchen Fällen kann notfallmäßig eine externe Liquorableitung indiziert sein, wobei man sich allerdings über die Gesamtprognose und Behandelbarkeit der Grunderkrankung im klaren sein muß und nur handeln sollte, wenn eine solche Maßnahme nicht zu einer eigentlich nicht vertretbaren Leidensverlängerung führt.

4 Klinische Leitsymptome und Diagnostik

4.1 Symptomatik

Hirndrucksteigerung

Normalerweise herrscht im Schädelinneren ein Druck von 7–13 cmH_2O. Im Rahmen einer akuten Steigerung darüber hinaus werden Patienten mit unspezifischen Beschwerden symptomatisch. Bei einer chronischen Hirndrucksteigerung können durchaus höhere Werte erreicht werden, ohne daß Beschwerden auftreten; aber sichere Werte, wie hoch der Hirndruck auf Dauer sein darf, ohne Schaden anzurichten, gibt es nicht. Im Rahmen der Hirndrucktherapie bei Schädel-Hirn-Traumen versucht man, den Hirndruck möglichst unter 20 cmH_2O zu senken und orientiert sich so an den normalen Druckverhältnissen.

Chronische Hirndruckzeichen: Im Vordergrund stehen unspezifische, allgemeine Kopfschmerzen, gelegentlich Nacken-/Hinterkopfschmerzen durch Tonsillentiefstand, Druckgefühl auf den Ohren, gelegentlich auch Ohrensausen, Übelkeit, unvermitteltes schwallartiges Erbrechen, ggf. Gangunsicherheit. Auch unspezifische Sehstörungen werden gelegentlich bemerkt und sind zurückzuführen auf bestehende Stauungspapillen. Hält ein erhöhter Hirndruck unbotmäßig lange an, kann dies zu einer Optikusatrophie führen, deren Symptomatik auch nach Normalisierung des Hirndrucks bis zur Erblindung fortschreiten kann.

Akute Hirndruckzeichen: Es finden sich ebenfalls die bereits genannten Symptome, aber zusätzlich meist eine Beeinträchtigung des Bewußtseins. Ein Singultus ist Ausdruck einer Hirnstammkompression. Ein fluktuierendes Pupillenspiel kann bereits auf eine Kompression des N. oculomotorius hinweisen. Höchste Gefährdung für den Patienten besteht, wenn eine Bradykardie eintritt und zusätzlich ein Hypertonus vorhanden ist (Cushing-Reflex). Bei fortschreitendem Hirndruck kommt es zu Bewußtseinsverlust, Pupillenerweiterung und pathologischen Bewegungsmustern im Sinne von Beuge- und Strecksynergismen.

Wenn sich bei einem Patienten mit Verdacht auf Hirndrucksteigerung dieser in einer Bildgebung mit den indirekten Zeichen gesteigerten Drucks erhärtet, muß man sich von der Anfallsgefährdung des Patienten ein Bild machen. Kommt es aufgrund einer Läsion in einer iktogenen Zone zu einem zerebralen Krampfanfall, kann durch die Hypoxie, den postiktalen pH-Abfall (kurzfristig unter 7,0) und die konsekutive Hirnschwellung eine akute Verschlechterung bis zur Einklemmung eintreten. Insofern sollte bei einer diesbezüglichen Gefährdung sogleich mit einer Anfallsprophylaxe begonnen werden.

Anfälle

Anfälle sind in der Hirntumorerkrankung ein sehr spezifisches Symptom mit durch die Lage bestimmter, sehr unterschiedlicher Semiotik. [15, 22, 27].

Lokalsymptome

Hirntumoren führen je nach ihrer Lage zu typischen Lokalsymptomen, die andernorts sehr ausführlich tabellarisch zusammengefaßt sind [20].

4.2 Diagnostik

4.2.1 Klinische Diagnostik

Zunächst wird in der Anamnese nach den o.g. unspezifischen Symptomen gesucht. Wird von erstmaligen – fokalen oder generalisierten – Anfällen berichtet (bei etwa 25 % aller Patienten), liegt ein hochspezifisches Symptom vor. Die Semiotik erlaubt sogar oft einen ersten Lokalisationshinweis für einen Tumor. Eine progrediente neurologische Ausfallsymptomatik ist ebenfalls hochspezifisch, insbesondere wenn sie von den schon erwähnten Allgemeinsymptomen begleitet wird. Wird in der Anamnese von einer bestehenden Tumorerkrankung berichtet, ist die Konstellation sehr verdächtig für ein metastatisches Geschehen.

Der klinische Untersuchungsbefund, z.B. eine einseitige Betonung der Muskeleigenreflexe, gibt wieder

Hinweise auf die Lokalisation des Tumors. Die Augenspiegelung kann Hinweise auf eine intrakranielle Drucksteigerung bringen.

Hypophysentumoren werden meist durch eine Endokrinopathie im Sinne einer Überfunktion oder Unterfunktion erkannt, Akromegalie, Cushing-Syndrom, Hyperprolaktinämie, Fertilitätstörungen, Nebenniereninsuffizienz, Schilddrüsenunterfunktion [24]. Bei suprasellärer Ausdehnung finden sich typische Sehstörungen (bitemporale Hemianopsie).

4.2.2 Apparative Diagnostik

Von größter Bedeutung für die Diagnostik ist die Bildgebung. Aufgrund der breiten Verfügbarkeit und der vergleichsweise geringen Kosten wird bei Hirntumorverdacht zunächst eine Computertomographie empfohlen. In einem vorzugsweise ohne und mit Kontrastmittelgabe angefertigten CCT lassen sich zunächst aus Lage, Größe, Kontrastmittelanreicherung, Kollateralödem und ggf. Inhomogenität einer Läsion erste artdiagnostische Vermutungen anstellen. Zugleich erkennt man den Grad der Massenverschiebung, die Auswirkungen auf die Liquorpassage (Hydrozephalus) und das Ausmaß eines ggf. bestehenden Begleitödems. Die Kernspintomographie (MRT = Magnetresonanztomographie) ohne und mit Gadolineum zur Signalverstärkung ist eine Alternative zur CCT und mittlerweile breit verfügbar. Die beliebig wählbare Schnittführung und das Fehlen von Knochenartefakten sind bei bei basalen, sellären, temporomesialen Prozessen und Tumoren des Hirnstamms vorteilhaft.

Die zerebrale Angiographie hat in der primären Diagnostik der Tumoren keine Bedeutung. Sie gehört in die klinische Differentialdiagnostik.

4.2.3 Labordiagnostik

Tumormarker finden sich nur bei wenigen intrakraniellen Tumoren. Die Bestimmung von Prolaktin muß unbedingt bei großen sellären Prozessen zur Differenzierung zwischen Meningeomen, großen hormoninaktiven Hypophysenadenomen und Prolaktinomen herangezogen werden. Auch bei hormonaktiven Hypophysentumoren gehört eine Bestimmung der Hormonspiegel zur Diagnostik, in erster Linie allerdings, um eine latente Hypophyseninsuffizienz zu erkennen. In der Gruppe der Pinealislogentumoren können Keimzelltumoren z.T. anhand von Markern wie α-Fetoprotein oder β-HCG diagnostiziert werden.

Steht als Alternative zur Tumorerkrankung ein entzündliches Geschehen differentialdiagnostisch im Raum, kann insbesondere bei HIV-Patienten die Titerbestimmung für einige pathogene Pilze (Candida, Cryptococcus, Aspergillus) oder andere opportunistische Infektionserkrankungen (z.B. Toxoplasmose als häufigste) hilfreich sein.

Ist das CCT mit einer Lumbalpunktion vereinbar, kann in einem solchen Fall auch die Liquorchemie wichtige differentialdiagnostische Hinweise liefern. Die Serodiagnostik ist insbesondere hilfreich, wenn bei multiplen Prozessen auch an Parasitenbefall, Tuberkulose und Syphillis gedacht werden muß.

Die Liquorzytologie kann bei einigen kindlichen Tumoren wie Keimzelltumoren, Medulloblastom oder Ependymom die Diagnose sichern. Bevor allerdings eine Lumbalpunktion durchgeführt werden kann, muß mittels CCT oder MRT ausgeschlossen sein, daß eine Einklemmung im Tentoriumschlitz oder im Foramen magnum vorliegt, da angesichts einer solchen Möglichkeit eine Punktion fatal sein kann, woraus sich gutachtliche Konsequenzen ergeben.

5 Verlauf und Prognose

Da der Krankheitsverlauf je nach Tumorart sehr unterschiedlich ist [30], ergibt sich aus gutachtlicher Sicht die Notwendigkeit einer differenzierten Beurteilung im Zusammenhang mit der Diensttauglichkeit, Schwerbehinderung und der Indikationsstellung zu einer invasiven Therapiemaßnahme. Dabei ist darauf hinzuweisen, daß die Prognose im Einzelfall extremen Schwankungsbreiten unterworfen ist und molekulargenetische Untersuchungen nur teilweise prognostisch verwertbare Zusatzinformationen liefern, aber noch nicht flächendeckend als diagnostischer Standard gefordert werden können.

5.1 Gliome

Gliome des WHO-Grades 1 (pilozytische Astrozytome) sind zu einem großen Teil durch vollständige Resektion definitiv heilbar.

Gliome des WHO-Grades 2 (differenzierte Astrozytome, Oligodendrogliome, Ependymome) sind je nach Lage durch weitgehende Resektion und oder radiochirurgische Maßnahmen langfristig kontrollierbar mit mittleren Überlebenszeiten von ca. 10 Jahren, wobei u.U. mehrere Operationen erfolgen und die rezidivfreien Intervalle 2–4 Jahre betragen.

Gliome des WHO-Grades 3 (anaplastische Astrozytome und Oligodendrogliome, Ependymome): Bei anaplastischen Astrozytomen kann bei einer makroskopisch weitgehenden Resektion (gross total resection) mit nachfolgender Radiatio mit einer mittleren Überlebenszeit von 2,5 Jahren gerechnet werden.

Bei anaplastischen Oligodendrogliomen muß man bei der heutigen Standardtherapie, bestehend aus Resektion, Radiatio und Polychemotherapie, mit sehr langen Krankheitsverläufen rechnen, d.h. 6–10 Jahren, wobei diese Standardtherapie noch nicht an großen Patientenkollektiven ausgewertet worden ist.

Bei anaplastischen Ependymomen erfolgt ebenfalls eine Resektion mit anschließender Radiatio (kraniospinal), wobei diese Tumoren zur Aussaat im Liquorraum neigen und insgesamt eine schlechte Prognose mit weniger als 2 Jahren Überlebenszeit haben.

Gliome WHO-Grad 4 (Glioblastom): Dieser zugleich häufigste und aggressivste Tumor hat eine sehr schlechte Prognose, so daß bei Anwendung der Standardtherapie (Resektion und Bestrahlung) mit mittleren Überlebenszeiten von knapp 12 Monaten zu rechnen ist.

5.2 Meningeome

Meningeome der WHO-Grade 1 und 2 haben eine gute Prognose und sind zum großen Teil chirurgisch heilbar. Zunehmend finden radiochirurgische Therapien Anwendung, insbesondere im Bereich der Schädelbasis. Bis auf wenige Ausnahmen handelt es sich um Tumoren, die dauerhaft oder langfristig (20 Jahre) kontrolliert werden können. Ausnahmen bilden invasive Tumoren der Schädelbasis, die gesondert begutachtet werden müssen.

Die seltenen Meningeome des WHO-Grades 3 (etwa 2 %) haben eine schlechte Prognose, so daß Überlebenszeiten von mehr als 5 Jahren selten sind.

5.3 Hypophysentumoren

In der Regel ist die Prognose sehr gut, da mit der heutigen Standardtherapie (s.u.) zumeist Dauerheilungen oder zumindest langfristige Kontrollen von mehreren Jahrzehnten erreicht werden; u.U. besteht eine lebenslängliche Abhängigkeit von zu substituierenden Hormonen.

5.4 Metastasen

Hirnmetastasen treten im Verlauf einer Tumorerkrankung auf, können aber auch Erstmanifestation sein. Es gelten die Beurteilungen, die für die Grundkrankheit zutreffen. Im allgemeinen ist die Prognose schlecht.

Bei einer Liquorraumbeteiligung (Meningeosis carcinomatosa) ist mit einer Überlebenszeit von etwa 2 Monaten im Spontanverlauf zu rechnen [18].

5.5 Kindliche Hirntumoren

Aus gutachtlicher Sicht stellt sich zumeist die Frage nach der angemessenen Therapie. Für diese Tumoren gibt es sehr ausführliche Therapieschemata der Deutschen Gesellschaft für pädiatrische Onkologie, die flächendeckend Anwendung finden.

5.6 Tumoren des Spinalkanals

Entsprechend der Einteilung der Hirntumoren kommen auch spinal intramedulläre Tumoren (Gliome) und extramedulläre Tumoren (Meningeome, Neurinome) vor [16, 31].

Die Prognose der intramedullären Gliome ist bei Astrozytomen aller Grade schlecht, wobei die höhergradigen Tumoren selten sind. Die Tumoren wachsen diffus und schlecht abgegrenzt, neigen zu Rezidiven und zur fortschreitenden Malignisierung und infiltrieren schließlich das gesamte ZNS. Überlebenszeiten über 5 Jahre sind selten.

Intramedulläre Ependymome haben eine gute Prognose und sind durch mikroneurochirurgische Entfernung heilbar, sofern sie dem Grad 2 entsprechen. Die Tumoren des Grades 3 sind auch nach Bestrahlung progredient und haben eine schlechte Prognose.

Spinale Meningeome sind durch mikroneurochirurgische Entfernung heilbar und haben eine exzellente Prognose, zumal sie nur extrem selten dem Grad 3 zuzuordnen sind.

Neurinome/Schwannome sind ebenfalls heilbar, wenn sie nicht maligne sind. Dann entscheidet die Radikalität der Resektion der extraspinalen Tumoranteile über die Prognose. Sie ist bei malignen Schwannomen der Prognose der Weichteilsarkome gleichzusetzen, also sehr schlecht (vgl. Lehrbücher der Onkologie; [19, 23]).

5.7 Inoperable Tumoren

Besonders schwierig aus gutachtlicher Sicht ist eine subjektiv prognostisch infaust erscheinende Situation. Dies kann schon zum Zeitpunkt der Diagnosestellung der Fall sein. In der Regel handelt es sich hierbei um Patienten mit einer kurzen, rasch progredienten Anamnese mit bereits schlechter Lebensqualität, meist hohem Lebensalter und großen, rasch wachsenden Tumoren in sprachbezogenen Hirnregionen. Die Entscheidung, in das Krankheitsgeschehen nicht aktiv einzugreifen, muß in aller Ausführlichkeit mit dem Patienten und den Angehörigen besprochen werden. Es muß dabei klargemacht werden, daß diese Entscheidung auf der allgemeinen klinischen Erfahrung beruht und einen Teil Subjektivität enthalten muß.

6 Anerkannte Therapie

6.1 Therapie der Hirndrucksteigerung

Bevor ggf. eine Operation erfolgt, können zunächst **hirndrucksenkende Maßnahmen** ergriffen werden, die nachfolgend zusammengefaßt sind [29, modifiziert].

Allgemein:

- Dexamethason, Bolus 40 mg i.v., danach 4 × 4 mg;
- Glycerol 85 oral, z.B. 4 × 60 ml;
- (alternativ nur als Ausweichmöglichkeit 20 mg Furosemid i.v.).

Stationär:

- Entwässerung, z.B. Mannitol 20%, 125 ml über 30 min i.v., 3 × täglich;
- bei extremer Hirndrucksymptomatik als nächster Schritt: Intubation und Hyperventilation; Barbituratnarkose mit EEG-Kontrolle (burst suppression).

6.2 Tumortherapie

Ebenso wie die Prognose ist auch die **Standardtherapie** für die einzelnen Hirntumoren sehr unterschiedlich. Aus gutachtlicher Sicht stehen bei Schlichtungsstellen die Fragen nach der *angemessenen Therapie,* der Indikation, der Standardtherapie und ihrer Ausführung (state of the art) und der Berücksichtigung der alternativen Therapien im Vordergrund.

Die Indikation zur Therapie ergibt sich aus den publizierten Ergebnissen, der Erfahrung an dem behandelnden Zentrum und den aktuellen Ergebnissen von Therapiestudien. In die Indikationsstellung gehen Zustand des Patienten, Alter, Lage des Tumors, Differentialdiagnose aufgrund der Bildgebung und die nach optimaler Therapie zu erwartende Lebensqualität des Patienten ein. Für keine der Hirntumorerkrankungen gibt es bisher verbindliche Leitlinien. Es wird wiederum nur auf die wichtigsten Gruppen eingegangen, und hinsichtlich der kleineren Tumorgruppen (Hämangioblastome, Akustikusneurinome, Pinealislogentumoren) auf spezielle Handbücher verwiesen [23].

6.2.1 Hirneigene Tumoren

Für Tumoren der Grade 1 und 2 gilt grundsätzlich die **Zytoreduktion** als Therapie der Wahl [21, 28]. Hierbei wird die offene Chirurgie für alle Tumoren praktiziert, die mit den modernen mikrochirurgischen Methoden erreichbar sind. Intrinsische Hirnstammgliome werden ausschließlich stereotaktisch biopsiert, wobei sich danach u.U. keine effektive Therapie anschließen kann.

Bei offen schlecht zugänglichen Prozessen (z.B. Stammganglientumoren), die zudem umschrieben sind, muß an eine stereotaktisch geführte radiochirurgische Maßnahme gedacht werden.

Grundsätzlich ist bei jedem Tumor, auch wenn er problemlos zu operieren ist, zu diskutieren, ob man überhaupt operieren soll oder ein stereotaktisches Verfahren, ggf. nur eine Biopsie, bevorzugt. Die Entscheidungsfindung angesichts der Alternativen ist schriftlich festzuhalten.

Anaplastische Tumoren der Grade 3 und 4: Auch bei diesen Tumoren gilt die Zytoreduktion als Standardtherapie. Dieser folgt eine standardisierte Strahlentherapie. Als Alternative wird die stereotaktische Biopsie mit Radiatio und anschließender Chemotherapie angeboten, wobei dies keine Standardtherapie und bei massiver Raumforderung nicht durchführbar ist. Man kann Patienten auf die Möglichkeiten, sich in den elektronischen Medien nach experimentellen Studien zu erkundigen, hinweisen; es können aber keine gesicherten Therapien angeboten werden. Nur für das anaplastische Oligodendrogliom gilt, daß eine Chemotherapie mit PCV durchzuführen ist.

6.2.2 Meningeome

Meningeome der Grade 1 und 2 werden mikroneurochirurgisch entfernt [21, 28]. Bei basalen Meningeomen muß ggf. ein interdisziplinäres Vorgehen zusammen mit HNO und/oder ZMK erfolgen. Als Alternative bietet sich für kleine Tumoren an der Schädelbasis, insbesondere im Sinus cavernosus, eine radiochirurgische Maßnahme.

Bei Tumoren des Grades 3 kommt eine Strahlentherapie hinzu. Die Erfahrungen mit einer Polychemotherapie sind nicht zwingend. Es gibt keine Richtlinien über die notwendige Bemühung von Hilfsmitteln, z.B. Neuronavigation, Laser, Ultraschall, elektrophysiologisches Monitoring. Da Meningeome aber oft an der Schädelbasis wachsen und Hirnnerven oder Hirnstamm komprimieren können, kann hier das elektrophysiologische Monitoring Patienten vor Schaden schützen. Bei Meningeomen der vorderen Schädelbasis mit langstreckiger Karotisummauerung (encasement) muß eine Angiograpie erfolgen (Cross-flow, Wandinfiltration).

6.2.3 Hypophysentumoren

Hormoninaktive Tumoren werden mikroneurochirurgisch, in den allermeisten Fällen auf transnasalem Weg reseziert [24]. Bei sehr großen Tumoren muß auch transkraniell operiert werden. Hormonaktive Tumoren werden, oft unter intraoperativem Monitoring der Hormonwerte, ebenfalls mikroneurochirurgisch selektiv entfernt. Bei Prolaktinomen erfolgt immer zunächst eine medikamentöse Therapie mit Dopaminagonisten. Bei Akromegalie kann als Versuch ein langwirksames Somatostatinanalogon eingesetzt werden.

Aggressive Tumoren mit Infiltration der umgebenden Strukturen bedürfen einer externen Bestrahlung oder einer radiochirurgischen Maßnahme.

Alternativen zu den hier genannten Therapien gibt es nicht.

6.2.4 Metastasen

Wenn eine Indikation zur Therapie gestellt werden kann (s.o.), stehen mikroneurochirurgische und radiochirurgische Verfahren zur Verfügung, die ggf. von einer Ganzhirnbestrahlung gefolgt werden. Die Entscheidung fällt aufgrund der Größe der Läsion, der akuten Raumforderung, Lage, Multiplizität und Präferenz des Patienten.

6.2.5 Tumoren des Rückenmarks

Intramedulläre Tumoren werden mikroneurochirurgisch, zumeist unter Zuhilfenahme des CO_2-Lasers, vollständig entfernt (Ependymome) oder weitgehend reseziert bzw. dekomprimiert (Astrozytome, Oligodendrogliome) [3,28]. Zur Freilegung hat sich die plastische Laminotomie eingebürgert, insbesondere im Halsbereich, da sonst bei einer Laminektomie in mehreren Höhen eine sog. Schwanenhalsdeformität (swan-neck) der HWS entstehen kann (tatsächlicher Gutachtenfall).

Extramedulläre Tumoren werden ebenfalls mikroneurochirurgisch entfernt, wobei bei ventral gelegenen Prozessen im Thorakalbereich über ein hohes Risiko der Querschnittlähmung aufgeklärt werden muß und ein entsprechend weit lateral angelegter Zugang gewählt wird. Es gibt endoskopische transthorakale Alternativverfahren, die für Tumoren noch in der Optimierungsphase sind.

Es ist gebräuchlich, aber nicht zwingend erforderlich, bei Prozessen, die das Rückenmark komprimieren, oder auch bei intramedullären Prozessen ein elektrophysiologisches Monitoring durchzuführen.

6.2.6 Kindliche Tumoren

Bei kindlichen Hirntumoren wird nahezu immer eine multimodale Behandlung durchgeführt [2]. Für die meisten Erkrankungen gibt es Therapieschemata mit internationalem Konsens, und diese beinhalten außer einer chirurgischen Therapie eine Kombination von Chemo- und Strahlentherapie. Es ist derzeit ein Trend zu erkennen, mit optimierten Chemotherapien die Bestrahlung insbesondere bei kleinen Kindern (> 3 Jahre) so lange wie möglich hinauszuschieben.

6.2.7 Lymphome

Die Symptome sind wie bei allen anderen intrakraniellen Prozessen von der Lage der Läsion abhängig. In den bildgebenden Verfahren ist ein Lymphom nicht eindeutig von anderen Prozessen zu differenzieren. Verdächtig ist im CCT eine nicht ganz scharf begrenzt erscheinende, homogen Kontrastmittel anreichernde Raumforderung, die eher im Marklager ist als rindennah.

Lymphome verursachen ein ausgeprägtes Kollateralödem. Die Diagnose muß histologisch entweder nach offener oder meist stereotaktischer Biopsie gestellt werden. Diagnostisch hinweisend kann eine radiologische Besserung bzw. sogar ein vollständiges Verschwinden der Läsion nach einer ungezielten, auf das Ödem gerichteten Dexamethasontherapie sein. Aufgrund eben dieser extremen Sensibilität der Lymphome für Steroide muß bei Verdacht auf ein zerebrales Lymphom die Gabe von Steroiden möglichst unterbleiben. Sind vor einem geplanten Eingriff Kortikosteroide verabreicht worden, muß immer ein CCT im weiteren Verlauf angefertigt werden, da der Herd verschwunden sein kann und sich die OP erübrigt (sog. „ghost-tumors").

Die Therapie der Lymphome besteht heute in Chemotherapie und Ganzhirnbestrahlung. Allein durch eine Ganzhirnbestrahlung mit 54–60 Gy in Einzeldosen von 1,8 Gy kann in 97% der Fälle eine komplette oder teilweise Remission erreicht werden. Mit der modernen multimodalen Therapie werden mediane Überlebenszeiten bis zu zwei Jahren erreicht. Das Ausmaß einer chirurgischen Resektion verbessert die langfristige Prognose allerdings nicht. Unabhängig von diesen erfreulichen therapeutischen Entwicklungen ist der Verlauf zerebraler Lymphome im Rahmen von AIDS mit einer mittleren Überlebenszeit von 2,7 Monaten sehr schlecht.

6.3 Nachsorge

Integraler Teil jeder Therapie ist die regelmäßige Nachsorge zur Sicherstellung des Behandlungserfolgs, der Dokumentation von Behandlungskomplikationen und des frühzeitigen Erkennens eines Rezidivs mit Erörterung weiterer Therapieoptionen. Die Nachsorge erfolgt in der Regel durch eine Ambulanz der behandelnden Institution. Integraler Bestandteil der Nachsorge ist eine regelmäßige Bildgebung mit der Grunderkrankung und dem Verlauf angemessenen Intervallen.

7 Begutachtung

7.1 Tumor und Trauma

Verursachung

Eine traumatische Genese von Hirntumoren wurde zwar in den Anfängen der modernen Neurochirurgie für durchaus möglich gehalten [4,12], wurde dann aber zunehmend kritisch diskutiert [34]. Heute kann man aufgrund umfassender Studien eine traumatische Entstehung von Hirntumoren, d.h. sowohl von Meningeomen als auch Gliomen, generell in Abrede stellen [1]. Allenfalls werden seltene Einzelfälle diskutiert, bei denen sechs Bedingungen als Mindestforderung erfüllt sein müssen [5, 7] und auch dann eine zufällige Koinzidenz nicht auszuschließen ist:

- ausreichende Schwere des Traumas,
- histologische Sicherung des Tumors,
- Identität von Verletzungsort und Tumorlokalisation,
- zutreffende Latenzzeit,
- Brückensymptome (z.B. Anfälle),
- Gesundheit vor dem Trauma.

Verschlimmerung durch Trauma

Ein bestehender Tumor kann im Rahmen eines Schädel-Hirn-Traumas oder Rückenmarktraumas den spontanen Krankheitsverlauf modifizieren und dabei erheblich aggravieren, wenn der Tumor bereits zu einer grenzwertigen Raumforderung geführt hat und das Trauma schwer ist. Im Schädigungsfall ist zu fordern, daß eine sofortige Lokal-, Nachbarschafts- oder Allgemeinsymptomatik einsetzt, die ohne die Tumorerkrankung nicht eingetreten wäre.

Zu unterscheiden ist eine traumabedingte Verschlimmerung als Teilfaktor im Rahmen eines zu erwartenden natürlichen Verlaufs der Erkrankung. Dabei spielt die Prognose (s.o.) eine entscheidende Rolle. Denn es kann nicht davon ausgegangen werden, daß die Verschlimmerung in der Form schicksalhaft auch ohne den Unfall als Teilfaktor innerhalb von Wochen, Monaten oder Jahren unabwendbar eingetreten wäre.

Kommt es z.B. bei einem Patienten mit einem großen temporalen Glioblastom zu einer Einklemmung im Rahmen eines Schädel-Hirn-Traumas, muß von einer Verschlimmerung angesichts einer prognostisch sehr ungünstigen Tumorerkrankung ausgegangen werden. Kommt es hingegen zu einer Einklemmung infolge Hirnschwellung bei einem Patienten mit einem großen frontobasalen Meningeom, muß von einer Verschlimmerung angesichts einer potentiell heilbaren Tumorerkrankung ausgegangen werden.

Eine Querschnittlähmung nach Schleudertrauma bei zervikalem Meningeom ist als eine schwere dauerhafte Verschlimmerung angesichts einer gut behandelbaren Grunderkrankung anzusehen.

Unfallverursachung

Ein Hirntumor kann theoretisch ursächlich an einem Unfall beteiligt sein. Unfallursache kann ein Anfall sein oder eine Sehstörung im Sinne eines Gesichtsfelddefekts. Es ist in der Praxis häufig zu beobachten, daß neurologische Ausfälle von Patienten lange nicht bemerkt werden (insbesondere Gesichtsfeldstörungen), so daß aus einer tumorbedingten Unfallverursachung keine Schuldzuweisung ableitbar ist. Anders sieht es aus, wenn bei einer bekannten Tumordiagnose und Anfallbereitschaft trotz Verbot ein Kraftfahrzeug geführt wird oder durch eine im Rahmen einer definierten Dienstuntauglichkeit ausgeschlossene Führungs- oder Bedienungstätigkeit ein Anfall zu einem Schadensfall führt.

In unserer Praxis sind solche gutachtlichen Fragen nicht vorgekommen; sie sind als sehr selten anzusehen.

7.2 Gesetzliche Unfallversicherung

! Ein Unfall infolge eins Hirntumors oder eines Rückenmarktumors ist weitgehend als ein Unfall aus inneren Ursachen anzusehen und hat insofern keine haftungsbegründende Kausalität.

Wohl aber kann die berufsbedingte Situation, in der der Unfall passierte, zu einer Verschlimmerung führen, wenn z.B. das Unfallopfer aufgrund einer Schwäche im Bein bei einem zervikalen Meningeom von einem Gerüst stürzt und durch ein so aggraviertes Rückenmarktrauma eine Querschnittlähmung eintritt. In einem solchen Fall wird also die Frage, ob der eigentliche Sturz *(haftungsbegründende Kausalität)* tatsächlich die Querschnittlähmung *(haftungsausfülllende Kausalität)* in ihrer Schwere herbeigeführt hat, in einem Zusammenhangsgutachten zu bewerten sein.

Die ggf. bei längerfristiger Beeinträchtigung bestehende MdE richtet sich nach den einschlägigen Tabellen und wird individuell festgelegt.

Hirntumoren oder Rückenmarktumoren sind aufgrund ihrer spontanen Entstehung nicht als Berufserkrankung anzuerkennen und in diesem Zusammenhang (BKVO) bedeutungslos.

7.3 Private Unfallversicherung

Man kann davon ausgehen, daß ein Hirn- oder Rückenmarktumor in der Regel nicht durch ein Trauma verursacht wird. Insofern sind diese Erkrankungen im Sinne der Entstehung nur sehr selten Gegenstand von Gutachten. Hingegen kann ein Unfall zu einer Verschlimmerung führen, wobei die Tumorerkrankung als Teilursache bewertet werden muß. Die Invaliditätsleistung im Rahmen der privaten Unfallversicherung wird frühestens ein Jahr nach dem Unfall geleistet und entsprechend der Gliedertaxe bewertet [25].

7.4 Lebensversicherung

Die Einschätzung des Lebensrisikos bei einem Patienten mit Hirn- oder Rückenmarktumor ist nur zusammen mit den allgemeinen Richtlinien für die Prognose und den Verlauf spezifisch nach Tumorart und -grad möglich. Aufgrund der erheblichen individuellen Schwankungen werden Lebensversicherer ihre Versicherungsleistung ggf. in Zusatzklauseln dem zu Versichernden anpassen. Ein Patient mit einem Konvexitätsmeningeom hat so eine normale Lebenserwartung, wohingegen bei einem Patienten mit einem Glioblastom innerhalb eines Jahres mit einem u.U. nicht mehr behandelbaren Rezidiv zu rechnen ist und so die Tumorerkrankung die fast sicher vorhersehbare Todesursache sein wird.

7.5 Sozialgerichtsbarkeit

Beschädigungsgrad, Berufsunfähigkeit, Erwerbsunfähigkeit

Hirntumoren können jede Lokalisation haben und so zu einer Fülle unterschiedlicher neurologischer Ausfälle führen. Diese können vorübergehend oder dauerhaft sein. Betreffen sie die Funktion der Extremitäten (spastische Hemiparese) oder der Sinne (Hemianopsie, Gleichgewichtsstörungen), sind sie entprechend der einschlägigen MdE-Tabellen zu bewerten. Hinzu kommen zerebrale Krampfanfälle, „Hirnwerkzeugstörungen" (Orientierungsstörung, Gedächtnisstörung, Aphasien, Dyskalkulie) und allgemeine Konzentrationsstörungen.

Der Verlauf ist nach einer Operation sehr unterschiedlich und kann erst nach einer angemessenen Zeit der Rekonvaleszenz bzw. Rehabilitation beurteilt werden. Unglücklicherweise liegt die Rehabilitation der Hirntumorpatienten in Deutschland bei dem keinesfalls generell begründeten Defätismus angesichts der Pauschaldiagnose noch sehr im argen [13], so daß bei vielen Patienten auf kürzere Sicht durchaus sinnvolle Maßnahmen nicht gewährt werden. In der Regel muß man aber davon ausgehen, daß bei Anwendung der geeigneten neuropsychologischen Funktionstests Beeinträchtigungen nach einer Hirntumorbehandlung feststellbar sind, die weitreichende Konsequenzen für die Wiedereingliederung haben [8, 9].

Die Beurteilung eines Rentenbegehrens oder die Feststellung einer MdE muß zusätzlich zu den rein körperlichen Aspekten eine individuelle Beurteilung einbeziehen, die zweckmäßigerweise in einem neurologischen Reha-Zentrum erfolgen kann.

Zur allgemeinen neurologischen Begutachtung s.a. Rauschelbach [17], zur speziellen Wertigkeit eines Anfallsleidens s.a. Penin, Schlegel und Schramm, Spatz [15, 22, 27]. Zur Wertigkeit aphasischer Syndrome s.a. Poeck [16].

Bei **Rückenmarktumoren** gilt ähnliches. Die Erfahrung zeigt, daß im Rahmen einer fünfgradigen Skala der neurologischen Funktion die Patienten sich durch eine Operation zunächst um einen Grad verschlechtern [3]. Die weitere Prognose hängt vom präoperativen Zustand sowie von der Art und dem Grad des Tumors ab. Grundsätzlich gilt, daß erst nach zweijährigen Rehabilitationsbemühungen über einen definitiven neurologischen Endzustand befunden werden kann. Dann gelten die allgemeinen MdE-Tabellen.

Führen eines Kraftfahrzeugs

Im Rahmen der Berufsfähigkeit oder Dienstfähigkeit ist die Fahrtauglichkeit bevorzugter Gegenstand von Begutachtungen.

Ein Anfallsleiden, das nicht langfristig (drei Jahre) medikamentös oder besser ohne Medikamente kontrolliert ist, schließt eine Fahrtauglichkeit ebenso aus wie ein Gesichtsfelddefekt, etwa eine bitemporale oder homonyme Hemianopsie. Bei der Bewilligung einer Fahrerlaubnis mit antikonvulsiver Therapie müssen Zusatzbedingungen erfüllt sein, wie eine zuverlässige Primärpersönlichkeit, normales EEG, ggf. neuropsychologisches Zusatzgutachten.

Abgesehen von u.U. technisch kompensierbaren körperlichen Schäden (Lähmung eines Beines), muß immer eine Zusatzbeurteilung der „Hirnwerkzeuge" erfolgen. So finden sich im Rahmen einer Hirntumorerkrankung auch nach definitiver, operativer oder multimodaler Heilung durchaus Konzentrationsstörungen, Beeinträchtigung der Reaktionsfähigkeit oder Orientierungsstörungen, die individuell beurteilt werden müssen. Komplexere Störungen können eine Fahruntauglichkeit bedingen, auch wenn der Patient äußerlich völlig wiederhergestellt erscheint. So halte ich einen Patienten mit einem ausgeprägten Gerstmann-Syndrom für nicht verkehrstauglich, obwohl er vielleicht von der Konzentration oder körperlichen Verfassung her ein Kraftfahrzeug führen könnte.

7.6 Dienstrecht der Beamten

Bewerber

Beamte sollen besonderen gesundheitlichen Anforderungen entsprechen und nicht vorhersehbar vorzeitig dienstunfähig werden. Zu bewerten sind also die Prognose der Grunderkrankung und die bestehenden und auch nach einer Therapie bleibenden neurologischen Ausfälle.

Die o.g. Anforderung schließt aus, das jemand, der an einem rasch progredienten oder hochwahrscheinlich chronisch-rezidivierenden Hirn- bzw. Rückenmarktumor in den Beamtenstand neu übernommen wird. Dazu gehören alle hirneigenen Tumoren höheren Grades (WHO-Grad 3 und 4) sowie die extrazerebralen Tumoren höheren Grades.

Bei den niedriggradigen Tumoren (WHO-Grade 1 und 2) ist nach einer Therapie durchaus mit sehr langen (Grad 1) oder längeren rezidivfreien Zeiten (4–8 Jahre) zu rechnen. Hier muß individuell abgewogen werden. Bei anderen Tumoren, z.B. Meningeomen, ist in den meisten Fällen von einer Heilung auszugehen.

Hinsichtlich der Ausfälle sind manifeste Paresen, Hirnwerkzeugstörungen, psychoorganische Einschränkungen und Anfälle entsprechend zu berücksichtigen und mit der dem zu Beamtenden zugedachten Aufgabe abzugleichen. Insgesamt wird es die Ausnahme sein, daß bei manifesten Einschränkungen durch einen Hirntumor eine Übernahme in einen Beamtenstand erfolgt. Das gleiche gilt für Rückenmarktumoren.

Dienstfähigkeit

So wie ein rasch wachsender, anaplastischer, höchstwahrscheinlich rezidivierender Tumor die Übernahme in den Beamtenstand aussschließt ist auch nicht von einer Wiedererlangung der Dienstfähigkeit nach Therapie auszugehen.

Bei den anderen, langsam verlaufenderen Tumorerkrankungen kann durchaus eine vorübergehende Dienstfähigkeit wiedererlangt werden. Bei der Wiedereingliederung in den Dienst sind manifeste Paresen, Hirnwerkzeugstörungen, psychoorganische Einschränkungen und Anfallsneigung entsprechend zu berücksichtigen und mit der bisherigen Tätigkeit abzugleichen. In vielen Fällen sind die Einschränkungen mit einer Wiederaufnahme der Dienstfähigkeit nicht vereinbar, z.B. wegen Konzentrationsfähigkeit, Öffentlichkeitskontakt, schneller Reaktionsfähigkeit, Orientierungs- und Merkfähigkeit [11].

7.7 Forensische Aspekte

Ein Hirntumor kann zu einem schweren **hirnorganischen Psychosyndrom** führen, insbesondere bei frontaler, bifrontaler, frontobasaler oder temporaler Lokalisation. Dieses kann zu situativen Verkennungen und einer Minderung der Kritikfähigkeit führen.

In einer solchen Situation begangene Straftaten sind wohl außerordentlich selten und uns aus unserer Praxis nicht bekannt. Wohl aber würde in einer solchen Situation eine aufgehobene oder gemilderte Schuldfähigkeit bestehen, die in einem individuellen neuropsychologischen Gutachten festgestellt werden muß.

Ein hirnorganisches Psychosyndrom vor oder nach Hirntumortherapie kann zu einer vorübergehenden oder bleibenden Einschränkung der Einsichtsfähigkeit, der Willensbestimmbarkeit oder der Befähigung zur Willenserklärung bzw. der Testierfähigkeit führen [11]. Wird diese von einem neuropsychiatrischen Gutachter festgestellt, hat dies u.U. Auswirkungen auf abgeschlossene Verträge oder die chirurgische Einwilligung zur Behandlung.

7.8 Ärztliche Schlichtungsstellen

7.8.1 Diagnose und Behandlungsfehler

Die Diagnostik einer Hirntumor- oder Rückenmarkerkrankung bietet in der Regel nur gutachtliche Probleme, wenn die Diagnose verzögert wurde und daraus ein Schaden entstand. Eine Untersuchung der US-Datenbanken hat ergeben, daß insgesamt nur 40 Fälle in einer kürzlich durchgeführten Studie zur initialen Fehldiagnose auffindbar waren [6]. Dabei hat es sich ausschließlich um langsam wachsende, gutartige, also potentiell heilbare Erkrankungen gehandelt, dabei zum großen Teil Hypophysentumoren mit nachfolgender Sehstörung. Die Verzögerung der richtigen Diagnose aufgrund nicht angeordneter Bildgebung hat bei 35 Verfahren zu 16 Entschädigungen mit einer Entschädigungssumme von insgesamt 14 Mio. US-Dollar geführt. Diese Studie läßt aber auch den Schluß zu, daß der Zeitpunkt der Diagnose einer rasch progredienten Erkrankung z.B. an einem höhergradigen hirneigenen Tumor auf den Krankheitsverlauf kaum einen Einfluß hat und auch sehr selten verkannt wird.

Für die Diagnostik gelten heute einheitlich gehandhabte Richtlinien, so daß dieser Komplex nicht zu Gutachten Anlaß gibt. Ausnahme ist die Lumbalpunktion bei Hirndruckzeichen, insbesondere bei Verschlußhydrozephalus.

Bei Rückenmarktumoren ist ein langes Intervall zwischen Erstsymptomen und definitiver Diagnose häufig die Regel, weil die Symptome sehr diskret beginnen und zunächst oft mit anderen Erkrankungen kompatibel sind und dann sehr lange mit der falschen Diagnose weitertradiert werden. Es ist hier zu entscheiden, zu welchem Zeitpunkt welche diagnostische Maßnahme angesichts eines neurologischen Befunds Klarheit gebracht hätte und wie dann der Krankheitsverlauf gewesen wäre. Diese Fragen sind im Einzelfall schwer zu beantworten.

Die echten Behandlungsfehler sind in diesem Rahmen nicht behandelbar, da es sich um eine spezielle neurochirurgische Einzelbegutachtung handelt.

7.8.2 Aufklärung

Die meisten Gutachtenfragen ergeben sich zum Themenkomplex der Aufklärung.

Zunächst stellt sich die Frage nach der Enwilligungsfähigkeit des Patienten, also der **Geschäftsfähigkeit** (s.o.); ggf. muß diese kurzfristig durch ein psychiatrisches Konsil verbindlich festgestellt werden. Wenn diese zweifelhaft ist, muß bei einer nicht lebensbedrohlichen Situation eine Gesundheitspflegschaft bzw. eine Betreuung über ein Vormundschaftsgericht eingesetzt werden. In unserer Praxis ist dies häufig der Fall und läßt sich in der Regel innerhalb von zwei Tagen einrichten, wenn Dringlichkeit besteht. Muß eine Operation bei zunehmender Bewußtseinstrübung unverzüglich erfolgen, handelt der Arzt in Geschäftsführung ohne Auftrag wie bei jedem anderen medizinischen Notfall mit Bewußtseinstrübung oder -verlust.

Ansonsten gibt es viele Faktoren, die bei einer Aufklärung wichtig sind und hier nicht komplett abgehandelt werden können.

In Hinblick auf die **Operation eines Hirntumors** muß spezifisch eingegangen werden auf:

- das angewendete Operationsverfahren und die typischen Risiken,
- alternative Behandlungsmöglichkeiten,
- Vergleich der Komplikationsraten und Erfolge,
- Spontanverlauf, ggf. Rezidivneigung,
- Operationsfolgen bzw. Erkrankungsfolgen, ggf. Nachbehandlungen.

Bei Rückenmarktumoren gilt das gleiche.

Die Aufklärung über die Operation und die Bedeutung der Erkrankung ist *schriftlich* festzuhalten. Dabei empfiehlt es sich, das Gespräch über die Bedeutung einer Erkrankung, wozu auch die Erörterung der Prognose gehört, schon in der Ambulanz oder anläßlich einer Visite zu dokumentieren und direkt vor der Operation nur den Behandlungsaspekt zu besprechen.

Literatur

[1] Aneggers JF, Laws ER, Kurland LT, Grabow JD (1979): Head trauma and subsequent brain tumors. Neurosurgery 4: 203–206.

[2] Bode U, Fleischhack G (1998): Tumoren des Nervensystems im Kindesalter. In: Schlegel U, Westphal M (Hrsg.): Neuroonkologie, S. 342–375. Thieme, Stuttgart.

[3] Cristante L, Herrmann HD (1994) Surgical managment of intramedullary spinal cord tumors. Functional outcome and sources of morbidity. Neurosurgery 35: 69–76.

[4] Cushing H, Eisenhardt L (1938): Meningiomas : their classification , regional behaviour, life history and surgical end results. Thomas, Springfield/Illinois.

[5] Frowein RA (1997): Tumoren des Zentralnervensystems. In: Suchenwirth RMA, Wolf, G (Hrsg.): Neurologische Begutachtung. 2. Aufl., S. 257–267. Fischer, Stuttgart.

[6] Goebel RH (1999): Improving adverse outcomes in delayed diagnosis of brain tumors : Litigation analysis argues for physician education rather than „No Fault Insurance". Neuro-Oncology 1 (Abstratcs Issue): 20–21.

[7] Herrmann HD (1991): Schädel-Hirn-Trauma als Ursache eines intrakraniellen Tumors. In: Herrmann HD: Neurotraumatologie, S. 205–207. edition medizin, Weinheim.

[8] Hütter BO (1998): Sozialmedizinische Auswirkungen neuroonkologischer Erkrankungen. In: Schlegel U, Westphal M (Hrsg.): Neuroonkologie, S. 408–420. Thieme, Stuttgart.

[9] Kertzendorff D (1986): Bösartige Geschwulsterkrankungen. In: Verband Deutscher Rentenversicherer (Hrsg.): Leitfaden für die sozialmedizinische Begutachtung in der gesetzlichen Rentenversicherung, S. 681 ff. Fischer, Stuttgart.

[10] Kleihues P, Cavanee WK (1997): Pathology and Genetics of Tumours of the Nervous System. International Agency for Research on Cancer, Lyon.

[11] Lauter H (1988): Die organischen Psychosyndrome. In: Kisker, K.P., Lauter,H., Meyer J.E. et al.: Psychiatrie der Gegenwart. 6: 3–56.

[12] von Monakov CV (1924) Gliom und Schädeltrauma. Schweiz. Arch. Neurol. 14: 289–400.

[13] Müller B(1998): Supportive Therapie maligner Gliome. Onkologe 4: 622–631.

[14] Patchell RA (1988): Primary central nervous system lymphoma in the transplant patient. Neurol. Clin. 6: 297–303.

[15] Penin H (1996): Hirnorganische Anfälle. In: Rauschelbach HH, Jochheim, KA (Hrsg.): Das Neurologische Gutachten, S. 207–213. Thieme, Stuttgart.

[16] Poeck K (1996): Aphasien und andere neuropsychologische Syndrome. In: Rauschelbach HH, Jochheim KA (Hrsg.):

Das Neurologische Gutachten, S. 198–206. Thieme, Stuttgart.

[17] Rauschelbach HH, Jochheim KA (1996): Das Neurologische Gutachten. Thieme, Stuttgart.

[18] Schabet M (1999): Leptomeningeale Metastasierung. In: Hopf HC, Deuschl G, Diener HC, Reichmann H (Hrsg.): Neurologie in Praxis und Klinik, Band I, S. 727–738.

[19] Schackert G, Schlegel U (1999); Spinale Raumforderungen. In: Hopf HC, Deuschl G, Diener HC, Reichmann H (Hrsg.): Neurologie in Praxis und Klinik, Band I, S. 697–726.

[20] Schlegel U (1998): Neurologische fokale Symptome. In: Schlegel U, Westphal M (Hrsg.): Neuroonkologie, S. 87–88. Thieme, Stuttgart.

[21] Schlegel U, Tonn JC, Flentje M, Olshausen B, Roosen K, Solymosi L, Westphal M (1999): Zerebrale raumfordernde Prozesse. In: Hopf HC, Deuschl G, Diener HC, Reichmann H (Hrsg.): Neurologie in Praxis und Klinik, Band I, S. 608–696.

[22] Schlegel U, Schramm J (1998): Epileptische Anfälle. In: Schlegel U, Westphal M (Hrsg.): Neuroonkologie, S. 95–102. Thieme, Stuttgart.

[23] Schlegel U, Westphal M (1998): Neuroonkologie. Thieme, Stuttgart.

[24] Schramm J, Kristof RA (1998): Selläre und perisselläre Tumoren. In: Schlegel U, Westphal M (Hrsg.): Neuroonkologie, S. 265–284. Thieme, Stuttgart.

[25] Schröter F, Suchenwirth RMA (2000) Neurologische Gutachtenaufträge in der Bundesrepublik Deutschland. In: Suchenwirth RMA, Kunze K, Krasney OE (Hrsg.): Neurologische Begutachtung. 3. Aufl. Urban & Fischer, München.

[26] Soffer D, Gomori JM, Siegal T, Shalit MN (1993): Intracranial meningiomas after high dose irradiation. Cancer 63: 1514–1519.

[27] Spatz R (2000). Cerebrale Anfallsleiden (Epilepsien). In: Suchenwirth RMA, Kunze K, Krasney OE (Hrsg.): Neurologischen Begutachtung. 3. Aufl. Urban & Fischer, München.

[28] Westphal M (1998): Operative Therapie. In: Schlegel U, Westphal M (Hrsg.): Neuroonkologie, S. 123–147. Thieme, Stuttgart.

[29] Westphal M (1998): Intracranielle Druckerhöhung. In: Schlegel U, Westphal M (Hrsg.): Neuroonkologie, S. 88–94. Thieme, Stuttgart.

[30] Westphal M (1998): Prognose und Verlauf. In: Schlegel U, Westphal M (Hrsg.): Neuroonkologie, S. 86. Thieme, Stuttgart.

[31] Westphal M, Schlegel U (1998): Raumfordernde spinale Prozesse. In: Schlegel U, Westphal M (Hrsg.): Neuroonkologie, S. 291–305. Thieme, Stuttgart.

[32] Westphal M (1999): Hirntumoren. In: Kunze K (Hrsg.): Praxis der Neurologie, S. 571–592. Thieme, Stuttgart.

[33] Wiestler OD (1998): Pathologische Anatomie und WHO-Klassifikation der Tumoren des Nervensystems. In: Schlegel U, Westphal M (Hrsg.): Neuroonkologie, S. 4–46. Thieme, Stuttgart.

[34] Zülch KJ (1984): Trauma und Hirngeschwulst (Traumatische Entstehung von Tumoren des zentralen Nervensystems). In: Rauschelbach HH, Jochheim KA (Hrsg.): Das Neurologische Gutachten, S. 161–170. Thieme, Stuttgart.

28
Dementielle Syndrome

Claus-Werner Wallesch

Inhalt

1 Definition

Demenzen sind häufige Erkrankungen; in Deutschland dürften etwa 1 Million Betroffene leben. Demenz kann bei einer Vielzahl von Erkrankungen auftreten. Tabelle 28-1 gibt einen unvollständigen Überblick. Dieser verdeutlicht, daß eine Reihe von Ursachen einer Demenz behandelbar sind. Die Diagnostik zielt primär auf deren Nachweis bzw. Ausschluß.

Tabelle 28-1 Häufige Ursachen von Demenzerkrankungen

Degenerative Erkrankungen
■ Morbus Alzheimer ■ Frontotemporale Demenz, Morbus Pick und Demenz bei ALS ■ Lewy-Körperchen-Erkrankung ■ Chorea Huntington ■ Systematrophien (z.B. Steele-Richardson-Olszewski-Syndrom)
Zerebrovaskuläre Erkrankungen
■ Subkortikale vaskuläre Enzephalopathie ■ Multiinfarktdemenz ■ Zustand nach Massenblutung ■ Strategische Infarkte (z.B. bilaterale Thalamusinfarkte, bilaterale Anteriorinfarkte)
Entzündliche und infektiöse Erkrankungen
■ Neurosyphilis (Progressive Paralyse) ■ AIDS ■ Multiple Sklerose (Spätstadien) ■ Creutzfeldt-Jakob-Krankheit
Andere Erkrankungen
■ Hydrocephalus malresorptivus ■ Intrakranielle Raumforderung ■ Posttraumatische Demenz ■ Stoffwechselstörungen (z.B. Morbus Wilson) ■ Zustand nach Hypoxie ■ Hypovitaminosen (z.B. Vitamin B12) ■ Endokrinopathien (z.B. Hypothyreose) ■ Intoxikationen (z.B. Alkoholdemenz)

Diagnostische **Klassifikationssysteme** wie das DSM-IV [15] basieren auf folgenden Merkmalen:

- Entwicklung multipler kognitiver Defizite, die sich in einer Gedächtnisbeeinträchtigung und mindestens einer der Störungen Aphasie, Apraxie, Agnosie, Störung von Exekutivfunktionen (z.B. Planung, Vorausschau, kritische Reflexion) zeigen;
- daraus resultierende Beeinträchtigung sozialer oder beruflicher Funktionen und deutliche Verschlechterung gegenüber früherem Leistungsniveau;
- diagnostische Hinweise auf die zugrunde liegende Erkrankung (z.B. bei Morbus Alzheimer schleichender Beginn, fortgesetzter Abbau, Ausschluß anderer Erkrankungen);
- die Defizite dürfen nicht ausschließlich im Verlauf eines Delirs bestehen.

Das **DSM-IV** gibt diagnostische Kriterien für folgende Demenzen an:

- Demenz vom Alzheimer-Typ
- Vaskuläre Demenz
- Demenz aufgrund einer HIV-Erkrankung
- Demenz aufgrund eines Schädel-Hirn-Traumas
- Demenz aufgrund einer Parkinsonschen Erkrankung
- Demenz aufgrund einer Huntingtonschen Erkrankung
- Demenz aufgrund einer Pickschen Erkrankung
- Demenz aufgrund einer Creutzfeldt-Jakob-Krankheit
- Demenz aufgrund eines anderen medizinischen Krankheitsfaktors
- Persistierende substanzinduzierte Demenz
- Demenz aufgrund multipler Ätiologien
- Nicht näher bezeichnete Demenz

Außerdem wurden in den letzten Jahren Forschungskriterien für andere Erkrankungen mit Demenz, wie Demenz bei Lewy-Körperchen-Erkrankung [12], Steele-Richardson-Olszewski-Syndrom [9] und frontotemporale Demenz [10], definiert.

Die diagnostische Klassifikation nach DSM-IV birgt zwei Probleme:

1. Gedächtnisstörung und mindestens eine weitere Störung einer höheren Hirnleistung sind für die Stellung der Diagnose zwingend vorgeschrieben. Insbesondere bei den subkortikalen Demenzen (s.u.) sind jedoch andere als die hier genannten Funktionen primär betroffen.

2. Die Diagnose einer zur Demenz führenden Erkrankung, z.B. eines Morbus Alzheimer oder einer Chorea Huntington, ist möglich, bevor die o.g. Kriterien einer Demenz erfüllt sind. Bei strikter Anwendung der Kriterien müssen also prädementielle Stadien dieser Erkrankungen angenommen werden.

2 Pathophysiologie und Pathomorphologie

Ergebnisse der bildgebenden Diagnostik korrelieren nur eingeschränkt mit Art und Schwere der dementiellen Symptomatik. Die Diagnose eines Morbus Alzheimer kann nach Forschungskriterien bislang nur neuropathologisch gesichert werden [11]. Bei einer Reihe anderer, häufig potentiell behandelbarer Grunderkrankungen gibt die Bildgebung jedoch wichtige diagnostische Hinweise, so daß in jedem Fall einer Demenz neben fachneurologischer Diagnostik minimal ein CT verlangt werden muß.

2.1 Morbus Alzheimer

Pathologisch ist die Krankheit gekennzeichnet durch die Ablagerung abnormer Proteine (Amyloid) in den Neuronen und durch kortikalen Zelluntergang mit Schwerpunkt zunächst im Hippokampus und temporoparietalen Assoziationskortex. Initial steht die Degeneration des Nucleus basalis Meynert, des wichtigsten cholinergen Projektionskerns, im Vordergrund. Später sind auch andere Neurotransmissionssysteme betroffen.

Bildgebende Verfahren dienen klinisch vor allem dem Ausschluß anderer zu einer Demenz führender Erkrankungen, die gutachtlich relevant sein können (z.B. chronisches subdurales Hämatom). MRT (Hippokampusatrophie) und PET/SPECT (temporoparietal betonte kortikale Minderperfusion) können diagnostische Hinweise geben. Bei der diagnostischen Bewertung ist zu berücksichtigen, daß die Kombination von Morbus Alzheimer und vaskulärer Enzephalopathie überzufällig häufig ist.

2.2 Vaskuläre Demenzen

Hier können neben der Demenz nach Massenblutung und nach strategischem Infarkt (z.B. bilateralem Thalamusinfarkt) vereinfachend zwei Prototypen unterschieden werden: die Multiinfarktdemenz, z.B. beim Morbus embolicus, und die subkortikale vaskuläre Enzephalopathie, häufig nicht ganz richtig als Morbus Binswanger bezeichnet. Die Bildgebung zeigt im ersteren Fall multiple, größere Infarkte, meist keilförmig mit kortikaler Beteiligung, im letzteren Fall Marklagerhypodensitäten/T2-Hyperintensitäten und lakunäre Infarkte.

2.3 Subkortikale Demenzen

Neben ausgedehnten Schädigungen subkortikaler Kerngebiete (Steele-Richardson-Olszewski-Syndrom, Chorea Huntington, subkortikale vaskuläre Enzephalopathie) können Störungen der monaminergen Neurotransmission (z.B. endogene Depression) und endokrinologische Erkrankungen (z.B. Hypothyreose) zum klinischen Bild der subkortikalen Demenz (s.u.) führen. Entsprechend vermag die Bildgebung in manchen Fällen Hinweise zu geben, in anderen nicht.

3 Klinische Leitsymptome

Klinisch lassen sich demente Patienten drei prototypischen Demenzsyndromen zuordnen, bei denen jeweils unterschiedliche Leitsymptome im Vordergrund stehen:

1. **Syndrom der kortikalen Demenz** mit im Vordergrund stehenden Teilleistungsstörungen des Gedächtnisses und anderer höherer Hirnleistungen („Hirnwerkzeugstörungen“ der Sprache, des Handelns, des Erkennens, des Handelns im Raum, des Rechnens usw.) bei jedoch lange erhaltener Persönlichkeit und weitgehend intaktem Antrieb. Prototyp und bei weitem häufigste Ursache ist die frühe bis mittelschwere Alzheimer-Demenz.
2. **Syndrom der subkortikalen Demenz** mit im Vordergrund stehender psychomotorischer Verlangsamung und Antriebsstörung. Es findet sich nicht nur bei extrapyramidalen Erkrankungen wie dem Steele-Richardson-Olszewski-Syndrom sondern auch bei chronischer Raumforderung, der subkortikalen vaskulären Enzephalopathie sowie bei metabolischen und endokrinologischen Störungen.
3. **Syndrom der frontalen Demenz** mit im Vordergrund stehenden Störungen der Handlungskontrolle und -planung. Prototyp sind die frontotemporale Demenz und der Morbus Pick.

3.1 Morbus Alzheimer

Zu Beginn steht meistens die Gedächtnisstörung im Vordergrund. Häufig besteht am Anfang der Erkrankung auch eine depressive Verstimmung. In vielen Fällen ist bereits früh eine weitgehend spezifische semantische Störung nachweisbar (Verarmung semantischer Felder in Wortproduktionsaufgaben nach semantischem Kriterium, z.B. Tiernamen oder Supermarktartikel [6]).

Im weiteren Verlauf kommt es zu ebenfalls recht charakteristischen (Item-spezifischen und über die Zeit immer bei denselben Items auftretenden) Wortfindungsstörungen sowie visuell motivierten Paraphasien beim Benennen. Visuelle Agnosie und ideatorische Apraxie sind im Verlauf der Alzheimerschen Erkrankung häufig, während sie bei anderen Erkrankungen nur selten auftreten. Die Sprachstörung ist anfangs durch Wortfindungsstörungen, dann Paraphasien und Echolalie gekennzeichnet. In finalen Stadien besteht Mutismus. Zunehmender Befall des Parietallappens führt zu konstruktiver Apraxie und räumlicher Orientierungsstörung.

Die Alzheimersche Erkrankung stellt den Prototyp der „kortikalen Demenz“ dar. In den ersten Jahren sind

Antrieb und Persönlichkeit des Patienten weitgehend erhalten. Der Antrieb kann sogar gesteigert sein, was zu Problemen in der Beaufsichtigung des Patienten führen kann. „The happy wanderer“, der Patient, der wegläuft und nicht mehr zurückfindet, leidet in der Regel an einem Morbus Alzheimer.

Klinisch ähnliche Bilder können auch bei anderen Grundkrankheiten auftreten, als selbst erlebte Beispiele seien progressive Paralyse, Hydrocephalus malresorptivus, subkortikale vaskuläre Enzephalopathie und frühe Stadien einer Creutzfeldt-Jakob-Krankheit genannt.

3.2 Subkortikale Demenzen

Das Konzept der „subkortikalen Demenz“ wurde 1974 von Albert et al [1] entwickelt, um den Verfall höherer Hirnleistungen beim Steele-Richardson-Olszewski-Syndrom zu charakterisieren und funktionell-anatomisch zuzuordnen. Die Autoren beschrieben ein Demenzsyndrom, das als Achsensymptome psychomotorische und kognitive Verlangsamung aufweist und außerdem durch Gedächtnisdefizite und eine Störung kognitiv-prozeduraler Fertigkeiten charakterisiert ist. Sie erklärten diese Defizite als Ausdruck einer Störung der kortikalen Aktivierung durch Läsion subkortikaler Kerngebiete.

Ob den Demenzen vom subkortikalen Typ tatsächlich eine Funktionsstörung der subkortikalen Kerngebiete und ihrer Verbindungen zugrunde liegt, ist weiterhin umstritten. Das nosologische Konzept der subkortikalen Demenz erwies sich jedoch als klinisch brauchbar. Demenzen mit im Vordergrund stehenden und die Symptomatik weitgehend erklärenden Störungen von Basisfunktionen höherer Hirnleistungen (Antrieb, Aufmerksamkeit, psychomotorische Geschwindigkeit) lassen sich von der kortikalen Demenz, wie sie sich prototypisch beim Morbus Alzheimer findet, klinisch und psychometrisch abgrenzen. Zumindest im frühen Stadium der kortikalen Demenz sind Antrieb, basale Aufmerksamkeitsfunktionen und psychomotorische Aktivität erhalten, die charakteristischen Symptome späterer Stadien des Morbus Alzheimer wie Apraxie und Agnosie fehlen bei der subkortikalen Demenz.

Von besonderer klinischer Bedeutung ist, daß sich unter den Demenzen vom subkortikalen Typ solche Krankheiten häufen, bei denen eine Behandlung möglich ist (z.B. Hydrocephalus malresorptivus, intrakranielle Raumforderung, Hypothyreose, chronische Intoxikation). Anders als beim Morbus Alzheimer finden sich bei den meisten Erkrankungen mit subkortikaler Demenz früh pathologische Zeichen bei der körperlich neurologischen Untersuchung und im EEG.

3.3 Frontale Demenz

Klinisch bestehen Überschneidungen zwischen der subkortikalen und der „frontalen Demenz“. Unter der letzteren Kategorie werden in der Literatur zwei Typen subsumiert:

- Patienten, die Verhaltensauffälligkeiten aufweisen, welche der Läsion des frontobasalen Kortex zugeschrieben werden, also Persönlichkeitsveränderungen, soziales Fehlverhalten, Enthemmungsphänomene, Kritikschwäche;
- Patienten, die klinisch und psychometrisch Auffälligkeiten, wie bei dorsolateralen Frontalhirnläsionen beschrieben, zeigen (Störung frontal-exekutiver Funktionen).

Etwa 10% aller degenerativen Demenzen sollen der „Demenz vom Frontalhirntyp“ mit früh im Vordergrund stehenden Persönlichkeitsveränderungen zuzurechnen sein (klinisch als Morbus Pick beschrieben). Davon soll nur ein Fünftel die pathologischen Kriterien eines Morbus Pick erfüllen [16]. Außerdem besteht eine überzufällig häufige Assoziation mit der amyotrophischen Lateralsklerose. Das Syndrom tritt auch bei ausgedehnten frontalen Raumforderungen auf.

4 Diagnostik

Die Zuordnung zu einem der genannten Demenzsyndrome ist in den meisten klinisch manifesten Fällen durch Fremdanamnese und **verhaltensneurologische Diagnostik** möglich. Letztere umfaßt bei klinisch manifester Demenz die Verhaltensbeobachtung, einfache, auch vom Neurologen anwendbare Instrumente wie den Mini Mental State Test [7] oder den Demenz-Test [6], eine orientierende Prüfung auf apraktische und agnostische Symptome (hinweisend für Morbus Alzheimer und Multiinfarktdemenz) und eine psychopathologische Untersuchung (Erkennung einer ursächlich bedeutsamen oder begleitend bestehenden Depression).

Neuropsychologische Diagnostik durch ausgebildete klinische Neuropsychologen erscheint nur dann zwingend geboten, wenn psychometrische Analysen erforderlich sind, um Leistungsunterschiede statistisch zu erfassen (Profilanalyse zur Erkennung oder Zuordnung eines Demenzsyndroms in Frühstadien; Veränderungsmessung bei therapeutischer Intervention, z.B.

Probepunktion bei Verdacht auf Hydrocephalus malresorptivus).

Da die Zuordnung von Demenzsyndromen zu zugrunde liegenden Erkrankungen unsicher ist, ist zur Identifikation von behandelbaren Ursachen immer fachneurologische Diagnostik erforderlich. Hierbei ist ggf. über die Fragestellung des Gutachtens hinaus Diagnostik in Kostenträgerschaft der Krankenkasse zu veranlassen (Tab. 28-2).

Tabelle 28-2 Notwendige und im Einzelfall erforderliche Untersuchungen zur Differentialdiagnose dementieller Erkrankungen

Notwendige Untersuchungen
Anamnese/Fremdanamnese (familiäre Belastung, zeitliche Entwicklung, Vor- und Begleiterkrankungen, Giftexposition, Medikamente, extreme Ernährungsgewohnheiten)
neurologische Untersuchung
Verhaltensneurologische/neuropsychologische Diagnostik (s. Text sowie Tab. 28-3 und 28-4)
Psychiatrische Exploration
EEG
CT, besser MRT (Leukenzephalopathien)
Endokrinologische Diagnostik (Schilddrüsenhormone)
Lues-Serologie
Im Einzelfall erforderliche Untersuchungen
Vitamin-B_{12}-, Folsäure-Spiegel
HIV-Serologie
Liquoruntersuchung
Diagnostische Liquordrucksenkung durch ausgiebige LP unter motorischem und neuropsychologischem Monitoring
24-h-Liquordruckmessung
Diagnostischer Schlafentzug
Zöruloplasmin, Urin-Kupfer
Elektronystagmographie
Internistische/endokrinologische Untersuchung
24-h-RR
Blutzucker-Tagesprofil, HbA1c
Vaskulitis-Serologie, ACE
Angiographie
Darmbiopsie
Hirnbiopsie

Es sind Gutachtensituationen vorstellbar (z.B. Leistungsausschluß privater Versicherungen bei Morbus Alzheimer oder Chorea Huntington), in denen die Zuordnung zu einer Grunderkrankung entscheidende Bedeutung gewinnt. Die hierzu meist notwendige überwiegende Wahrscheinlichkeit kann bei der Chorea durch molekulargenetische Diagnostik, beim Morbus Alzheimer letztlich nur durch Wahrscheinlichmachung einer anderen Erkrankung erzielt werden. Hierzu tragen nach derzeitigem Wissensstand für die einzelfallbezogene Einschätzung weder nuklearmedizinische (PET, SPECT) noch neuropsychologische Diagnostik wesentlich bei; hingegen können das MRT (Nachweis einer vaskulären Enzephalopathie) und auch der klinisch-neurologische Befund die Entscheidungsfindung erleichtern.

5 Neuropsychologische/verhaltensneurologische Diagnostik bei Erkrankungen mit Demenz

Hier lassen sich verschiedene Fragestellungen unterscheiden:

1. Frühdiagnostik und Differentialdiagnostik einer zur Demenz führenden Erkrankung,
2. Feststellung des Schweregrads einer Demenz,
3. langfristige Verlaufsbeobachtung,
4. kurzfristige Verlaufsbeobachtung im Rahmen einer therapeutischen Intervention (z.B. Probepunktion bei Verdacht auf Hydrocephalus malresorptivus).

Zu 1: Im Rahmen der **Frühdiagnostik** einer zur Demenz führenden Erkrankung sind häufig die Kriterien des DSM (Gedächtnis- und eine andere kognitive Störung, die jeweils soziale oder berufliche Funktionen beeinträchtigen) noch nicht erfüllt. Dennoch kann bei einen entsprechenden Verdacht rechtfertigenden Beschwerden differenzierte Diagnostik notwendig sein, um eine Prognose zu stellen und therapeutische Optionen nutzen zu können (z.B. Cholinesterasehemmer bei Morbus Alzheimer). In der Begutachtung kann die neuropsychologische Frühdiagnostik z.B. bei gestelltem Rentenantrag, bei der Beurteilung der Dienstfähigkeit von Beamten oder (sehr selten) bei der Frage nach Geschäfts- und Testierfähigkeit bedeutsam sein. Eine abschließende Stellungnahme dürfte wegen der großen Variabilität kognitiver Leistungen in der Normalbevölkerung grundsätzlich nur bei Vorliegen von zwei Testuntersuchungen in relevantem zeitlichem Abstand (mindestens 6 Monate) möglich sein. Als Untersuchungsverfahren kommen nur solche psychometrischen Tests in Betracht, die eine hohe Veränderungssensitivität aufweisen (Diagnosesicherung einer progredienten dementiellen Erkrankung) oder eine Profilanalyse erlauben (Differentialdiagnose dementieller Erkrankungen). Derzeit rechtfertigt auch bei hohem neuropsychologischem Methodenstandard die Profilanalyse nur die Stellung einer Verdachtsdiagnose, so daß auf diese Fragestellung nicht differenziert eingegangen werden kann.

Tabelle 28-3 Geeignete Verfahren zur frühen neuropsychologischen Diagnostik in demenzrelevanten kognitiven Funktionsbereichen (z.T. nach Fleischmann. [3])

Kognitive Funktion	Testverfahren	Reliabilität	Normwerte	Veränderungs-sensitivität	Parallelversionen
Gedächtnis					
Arbeitsgedächtnis	TAP [19]	ja	nein	ja	nicht notwendig
Verbales Gedächtnis	Wortliste [13] CVLT [5]	ja	ja	mäßig	ja
Nonverbales Gedächtnis	Bildertest [13]	ja	ja	mäßig	ja
Aufmerksamkeit					
Selektive Aufmerksamkeit	Farbe-Wort-Interferenz [13]	ja	ja	mäßig	nein
Geteilte Aufmerksamkeit	Zahlen-Symbol-Test [13] (Validität durch vielfache Einflußgrößen beeinträchtigt)	ja	ja	mäßig	ja
Psychomotorische Geschwindigkeit	ZVT-G [13] (Validität durch vielfache Einflußgrößen beeinträchtigt)	ja	ja	ja	ja
Intelligenz	LPS 50+[17]	ja	ja	ja	nein

! Wegen der hohen psychometrischen Anforderungen an die Früh- und diagnosesichernde Verlaufsdiagnostik sollte, wenn diese Fragestellungen gutachtenrelevant sind, immer ein neuropsychologisches Zusatzgutachten eingeholt werden.

Tabelle 28-3 stellt Verfahren dar, die nach Fleischmann [3] testtheoretische Mindestanforderungen für die frühe neuropsychologische Diagnostik bei dementiellen Erkrankungen erfüllen. Einige der Verfahren werden im nächsten Abschnitt vorgestellt.

Ein Vergleich mit den verhaltensneurologischen Instrumenten verdeutlicht, daß hier spezielle neuropsychologische Kompetenz gefordert ist. Keines der aufgeführten Verfahren erfüllt alle Testgütekriterien optimal. Pragmatisch empfohlen werden können für eine differenzierte Früh- und Verlaufsdiagnostik bei älteren Probanden das Nürnberger Altersinventar [13], bei Probanden in der Lebensmitte der LPS 50+ [17] und bei Probanden mit bereits klinisch deutlichen Defiziten der Demenztest [6].

Zu 2 und 3: Tabelle 28-4 stellt Verfahren dar, die zur Beurteilung des Schweregrads und zur Dokumentation des Verlaufs einer Demenz geeignet sind. Bei Patienten mit nach DSM-Kriterien etablierter Demenz sind nach eigenen Untersuchungen neuropsychologische Routineverfahren zur Differentialdiagnose zwischen den verschiedenen Demenzsyndromen nur in Einzelfällen geeignet. Statt dessen kommen einfache klinische Skalen und Scores zur Anwendung, die auch von Neurologen ohne weiteres angewendet werden können. Hier kann besonders der Demenztest [6] empfohlen werden.

Zu 4: Wenn bei diagnostischen Interventionen (z.B. Probepunktion bei Hydrocephalus malresorptivus, medikamentöse Therapie) etwaige Verbesserungen statistisch abgesichert werden sollen, müssen Verfahren hoher Veränderungssensitivität angewendet werden. Für

Tabelle 28-4 Verfahren zur Beurteilung des Schweregrads und Verlaufs einer Demenz

Score/Skala/Test	Beschreibung	Bemerkung
Mini Mental Status Test (MMS) (deutsch [7])	eine Zusammenstellung einfacher Aufgaben zur Prüfung der Orientierung und einer Anzahl kognitiver Funktionen	Differenzierte Aussagen sind nicht möglich
Demenztest [6]	MMS + klinische Skalen + Gedächtnistest + Wortflüssigkeitsaufgabe	für die Fragestellung gut geeignet
Brief Cognitive Rating Scale (deutsch [4])	semistandardisiertes diagnostisches Interview	Observer-Rating
Alzheimer's Disease Assessment Scale, ADAS (deutsch [18])	standardisiertes Assessment, Aufgaben ähnlich [7] mit differenzierterem Scoring, Interview und Verhaltensbeobachtung	Observer-Rating (bei Gedächtnis und Orientierung, Zahl gelöster Aufgaben)

diese Fragestellungen kommen vor allem Reaktionszeitmessungen unter unterschiedlichen Aufmerksamkeitsbedingungen [19], außerdem mit Einschränkungen hinsichtlich der Veränderungssensitivität Aufgaben aus dem Nürnberger Altersinventar (Farbe-Wort-Interferenz, Zahlen-Symbol-Test, Gedächtnistests [13]) sowie – mit zusätzlichen Einschränkungen hinsichtlich der Wiederholungsreliabilität – die Wortflüssigkeits- und Gedächtnisaufgaben des Demenztests [6] in Betracht.

Differentialdiagnostische Probleme können die depressive Pseudodemenz und das Ganser-Syndrom (eklatante kognitive Defizite bei dissoziativer Störung) bereiten. Letzteres läßt sich bei entsprechendem Verdacht durch verhaltensneurologische Diagnostik (z.B. systematische Rechenfehler in Zweifach-Wahlaufgaben) und Verhaltensbeobachtung abgrenzen, bei der Pseudodemenz sind neben psychopathologischen und anamnestischen Hinweisen auch die Ergebnisse von therapeutischen Interventionen (Schlafentzug, medikamentöse Behandlung) von Bedeutung.

6 Instrumente der neuropsychologischen und verhaltensneurologischen Demenzdiagnostik

Im folgenden werden einige psychometrische Instrumente vorgestellt, die in der Demenzdiagnostik häufig angewendet werden und die für die Begutachtung bedeutsam sein können. Die psychometrische Qualität der Verfahren nimmt in der Reihenfolge der Darstellung zu, ihre Anwendbarkeit für einen nicht psychometrisch ausgebildeten Neurologen oder Nervenarzt in der Reihenfolge der Darstellung ab. Zumindest der Einsatz der beiden letztgenannten Verfahren (NAI und LPS 50+) bedarf eingehender Erfahrung sowohl mit der Fragestellung als auch mit den Instrumenten. Es sei auch darauf hingewiesen, daß ausgebildete klinische Neuropsychologen (s. Gutachterliste der Gesellschaft für Neuropsychologie) über eine große Anzahl weiterer psychometrischer Instrumente verfügen, die die individuellen Defizite des zu Begutachtenden differenzierter darstellen können, als dies standardisierte Scores und Batterien vermögen. Dies gilt vor allem für die in der Demenzdiagnostik herausragend bedeutsamen Gedächtnisleistungen, Aufmerksamkeits- und frontal-exekutiven Funktionen.

! Neuropsychologische Diagnostik und Begutachtung durch nicht speziell ausgebildete Diplom-Psychologen sind grundsätzlich abzulehnen, da vom Gutachter (auch als Zusatzgutachter) inhaltliche Sachkompetenz zu fordern ist.

Mini Mental Status Test [7]

Es handelt sich um ein einfaches Screening-Instrument zur Erfassung kognitiver Funktionen, das auch außerhalb der Neurologie Bedeutung erlangt hat (z.B. zur der Beurteilung der hepatischen oder urämischen Enzephalopathie). Es enthält 28 Aufgaben, in denen maximal 30 Punkte erreicht werden können (10 Fragen zur Orientierung, Lernen von 3 Wörtern, serielle Subtraktion, Erinnerung an gelernte Wörter, Benennen, Nachsprechen, Kommandos befolgen, Lesen, Schreiben, Abzeichnen). Eine differenzierte Analyse ist wegen zu geringer Itemzahl in den einzelnen Aufgaben nicht möglich. Die Veränderungssensitivität ist gering. Auch bei Depression und vorbestehender Minderbegabung können pathologische Werte auftreten. Das Verfahren eignet sich zur orientierenden Abschätzung des Schweregrads einer Demenz sowie zur Verlaufsbeobachtung über lange Zeiträume, nicht zur Frühdiagnose (Deckeneffekt). Der Test erfordert 5–10 Minuten.

Brief Cognitive Rating Scale [4]

Es handelt sich um ein standardisiertes Interview, ggf. unter Einbeziehung von Angehörigen. Unter Berücksichtigung des prämorbiden Status beurteilt der Untersucher die Leistungen des Probanden auf folgenden Ebenen: Konzentration, Kurzzeitgedächtnis, Langzeitgedächtnis, Orientierung, Alltagskompetenz, Sprache, Psychomotorik, Stimmung und Verhalten, visuokonstruktive Fähigkeit, Rechenfähigkeit. Das Verfahren ist alltagsnäher als der Mini Mental State Test. Es eignet sich ebenfalls nicht zur Frühdiagnose (Deckeneffekt), jedoch gut zur Verlaufsbeschreibung bei fortgeschrittener Demenz. Die Skala benötigt etwa 10 Minuten Durchführungszeit.

Demenztest [6]

Der Test umfaßt den Mini Mental State Test, einen verbalen Gedächtnistest, eine Wortproduktionsaufgabe, einen Handlungstest und Orientierungsaufgaben. Die prämorbide Intelligenz wird aus biographischen Angaben geschätzt und kann zur Frühdiagnostik mit den übrigen Leistungen in Beziehung gesetzt werden. Gedächtnis- und Wortproduktionsaufgabe weisen eine befriedigende Veränderungssensitivität auf. Für eine differenzierte Profilanalyse enthält der Test zu wenige

Aufgabentypen. Dieser Test kann auch Neurologen empfohlen werden, wenn sie sich mit seinen psychometrischen Grundlagen auseinandersetzen und ihn regelmäßig anwenden. Er nimmt etwa 30 Minuten in Anspruch.

Nürnberger Altersinventar [13]

Der Testbatterie liegt ein psychometrisches Konzept zugrunde. Sie umfaßt Tests zu kognitiver Geschwindigkeit, frontal-exekutiven Funktionen, Interferenzneigung, Arbeitsgedächtnis, verbalen und visuellen Gedächtnisleistungen, Fremdbeurteilungs- und Selbstbeurteilungsskalen. Für die Verlaufsanalyse wurden 5 Parallelversionen entwickelt. Normen wurden für Altersklassen von 55–96 Jahren erhoben. Daten zur Wiederholungsreliabilität und Veränderungssensitivität liegen vor. Der Anwender sollte über Erfahrungen in der Demenzdiagnostik und mit dem Verfahren sowie über psychometrische Kenntnisse verfügen. Ein geübter Untersucher benötigt etwa 45 Minuten Durchführungs- und 30 Minuten Auswertzeit. Bei 2 Untersuchungen im Abstand von 6 Monaten ist das NAI auch zur Frühdiagnostik geeignet.

Leistungsprüfsystem für 50- bis 90jährige (LPS 50+ [17])

Es handelt sich um die Neubearbeitung eines häufig angewendeten Intelligenztests für die Altersgruppe 50- bis 90jähriger. Die Aufgaben werden auf Testbögen vorgelegt, die Bearbeitungszeit ist jeweils begrenzt. Patienten mit unkorrigierbaren Visus- und gröberen handmotorischen Beeinträchtigungen können mit dem Test nicht untersucht werden. Für die Gutachtenuntersuchung eignet sich vor allem die Kurzform aus drei sprachgebundenen und drei nonverbalen Untertests, für die eigene Normen vorliegen. Der Test ist ausreichend normiert, um statistische Profilanalysen zu ermöglichen. Für gutachtliche Fragestellungen sollte er nur von klinischen Neuropsychologen angewendet werden.

7 Verlauf und Prognose

Die Mehrzahl dementer Patienten leidet unter einem Morbus Alzheimer. Diese Erkrankung schreitet auch unter den derzeitigen medikamentösen Behandlungsmethoden, evtl. nach vorübergehendem Stillstand oder transienter Besserung, weiter fort. Auch für die Chorea Huntington und die Systematrophien gibt es derzeit nur Möglichkeiten der symptomatischen Behandlung. Die Lebenserwartung hängt bei diesen Erkrankungen neben der individuell unterschiedlichen Progressionsgeschwindigkeit von der Qualität der pflegerischen und ärztlichen Versorgung ab. Andere Erkrankungen können therapeutisch zum Stillstand gebracht oder sogar entscheidend beeinflußt werden (Hypothyreose, Morbus Wilson, progressive Paralyse, Hydrocephalus malresorptivus, Raumforderung, vaskuläre Enzephalopathie, Alkoholdemenz).

Die den Demenzen nach Trauma, Massenblutung, Hypoxie und Intoxikationen zugrunde liegenden Hirnschäden sind zwar nicht eo ipso progredient, es kann jedoch zu einem akzelerierten Abbau intellektueller Leistungen im Rahmen des Alterns kommen.

8 Anerkannte Therapie

Von entscheidender Bedeutung ist die Therapie einer behandelbaren Grundkrankheit. Die symptomatische Progression des Morbus Alzheimer läßt sich medikamentös vorübergehend beeinflussen (Versuch mit Tacrin, Donepezil, Rivastigmin, Metrifonat unter Abwägung von Wirkung und Nebenwirkungen, außerdem evtl. Piracetam, Nicergolin – hier Verlaufsbeobachtung mit Auslaßversuch nach einigen Wochen).

Neben der Therapie der Grundkrankheit bestehen folgende Behandlungsmöglichkeiten:

- Ergotherapie, Logopädie, neuropsychologisches Training, aktivierende Pflege,
- Hilfs- und Psychotherapieangebot für Angehörige,
- Selbsthilfegruppe,
- bei im Vordergrund stehender Verlangsamung und Antriebsstörung: Behandlungsversuch mit Amantadin, Dopaminergika, Piracetam, Auslaßversuch nach 6 Wochen.

9 Begutachtung

9.1 Begutachtung im Rahmen der Pflegeversicherung (SGB XI)

Die Begutachtung der Pflegebedürftigkeit ist Aufgabe des MDK. Nach SGB XI sind pflegebedürftig:

„Personen, die wegen einer körperlichen, geistigen oder seelischen Krankheit oder Behinderung für die gewöhnlichen und regelmäßig wiederkehrenden Verrichtungen im Ablauf des täglichen Lebens auf Dauer, voraussichtlich für mindestens 6 Monate, in erheblichem oder höherem Maße der Hilfe bedürfen“ (Paragraph 14,1). „Störungen des ZNS wie Antriebs-, Gedächtnis- oder Orientierungsstörungen sowie endogene Psychosen, Neurosen oder geistige Behinderungen" sind in SGB XI (Paragraph 14,2) explizit genannt. Die zu leistende Hilfe besteht „in der Unterstützung, in der teilweisen oder vollständigen Übernahme der Verrichtungen im Ablauf des täglichen Lebens oder in der Beaufsichtigung oder Anleitung mit dem Ziel der eigenständigen Übernahme dieser Verrichtungen" (Paragraph 14,3).

Als gewöhnliche und wiederkehrende Verrichtungen werden angesehen:

„1. Im Bereich der Körperpflege das Waschen, Duschen, Baden, die Zahnpflege, das Kämmen, Rasieren, die Darm- oder Blasenentleerung,
2. im Bereich der Ernährung das mundgerechte Zubereiten oder die Aufnahme der Nahrung,
3. im Bereich der Mobilität das selbständige Aufstehen und Zubettgehen, An- und Auskleiden, Gehen, Stehen, Treppensteigen oder das Verlassen und Wiederaufsuchen der Wohnung,
4. im Bereich der hauswirtschaftlichen Versorgung das Einkaufen, Kochen, Reinigen der Wohnung, Spülen, Wechseln und Waschen der Wäsche oder das Beheizen." (Paragraph 14,4).

Minimal wird für den Leistungseintritt die mindestens einmal tägliche Hilfe bei wenigstens zwei Verrichtungen und die zusätzlich mehrmals wöchentliche Hilfe bei der hauswirtschaftlichen Versorgung gefordert (erhebliche Pflegebedürftigkeit – **Pflegestufe I**).

Bei Patienten, die die Demenzkriterien des DSM-IV erfüllen, ist regelmäßig zu prüfen, ob wegen Notwendigkeit der Beaufsichtigung rund um die Uhr das entscheidende Kriterium der **Pflegestufe III** (Schwerstpflegebedürftigkeit) erfüllt ist. Derzeit werden die Kriterien der Pflegestufeneinteilung von den MDK eher restriktiv ausgelegt, so daß mit zunehmenden Gutachtenaufträgen der Sozialgerichte zu rechnen ist.

Paragraph 5 SGB XI besagt, daß die Pflegekassen frühzeitig bei den zuständigen Leistungsträgern darauf hinwirken, daß „frühzeitig alle geeigneten Maßnahmen der Prävention, der Krankenbehandlung und der Rehabilitation eingeleitet werden, um den Eintritt von Pflegebedürftigkeit zu vermeiden". Hier ergibt sich eine Leistungspflicht insbesondere der Krankenkassen vor allem im Vorfeld der Entwicklung einer ausgeprägten Demenz, die bislang kaum verwirklicht wird.

9.2 Begutachtung im Rahmen der BG-Heilverfahren oder bei Berufskrankheiten

Bei posttraumatischen, posthypoxischen sowie selten bei toxisch bedingten Demenzen kann wegen des Vorliegens eines Berufsunfalls oder einer Berufskrankheit Leistungspflicht der Berufsgenossenschaften bestehen.

Die gutachtliche Bewertung betrifft die Zusammenhangsfrage, die Erfassung des Ausmaßes der Behinderung sowie die Bewertung der MdE. Bei Defiziten in mehr als einem Leistungsbereich, die zu sozialen oder beruflichen Beeinträchtigungen geführt hat, ist mindestens von einer „mittelgradigen" Hirnschädigung mit Störung höherer Hirnleistungen, also von einer MdE von wenigstens 50 v.H. auszugehen [14], in der Regel ist eine schwere Schädigung (MdE 80–100) anzunehmen.

Für ein stationäres Heilverfahren besteht eine Indikation vor allem bei kognitiven Defiziten, die nicht den Grad der Demenz erreichen. Bei Patienten mit Demenz sind eher ambulante Rehabilitationsmaßnahmen (Neuropsychologie, Ergotherapie, Logopädie) mit dem Ziel der besseren Bewältigung von Alltagsaufgaben angebracht.

9.3 Bestimmung der Erwerbs- und Berufsunfähigkeit, Leistungsfähigkeit in der privaten Unfallversicherung

Die Definition der Demenz beinhaltet die Beeinträchtigung sozialer und beruflicher Funktionen. Bei den meisten Betroffenen besteht eine relevante Gedächtnisstörung oder – im Falle der subkortikalen Demenz – eine Antriebs-/Aufmerksamkeitsstörung. Bei qualifizierteren Berufen dürfte Berufsfähigkeit in aller Regel ausgeschlossen sein, es sei denn, es besteht durch aktive Förderung des Arbeitgebers ein besonders beschützendes Milieu am Arbeitsplatz. Auch bei unqualifizierten Tätigkeiten und bei der Beurteilung der Frage der Erwerbsfähigkeit ist zu prüfen, ob die zu leistende Arbeit auch in der geforderten Qualität durchgeführt werden kann.

In der **privaten Unfall- und Haftpflichtversicherung** ist festzustellen, ob und inwieweit der Begutachtete einer Tätigkeit nachgehen kann, die ihm unter Berücksichtigung seiner Ausbildung und seiner bisherigen Berufstätigkeit zumutbar ist. Da die Definition der Demenz die deutliche Verschlechterung gegenüber dem bisherigen Leistungsniveau beinhaltet, dürften sich nur selten Probleme der gutachtlichen Bewertung ergeben. In Grenzfällen dürfte ein neuropsychologisches Zusatzgutachten erforderlich sein.

Bei behandelbarer oder stationärer Grundkrankheit ist bei entsprechendem Alter des Begutachteten zu prüfen, ob die Berufs-/Erwerbsfähigkeit durch eine Rehabilitationsmaßnahme gebessert oder wiederhergestellt werden kann. Auch hier wird ein neuropsychologisches Zusatzgutachten empfohlen. Gelegentlich kann in Abhängigkeit vom Versicherungstyp und von der Grundlage der Leistungspflicht umfangreiche Diagnostik zur Abgrenzung von Pseudodemenz und Ganser-Syndrom erforderlich sein.

9.4 Feststellung einer Behinderung (Versorgungsamt-GdB)

Das Vorliegen einer Behinderung ist Bestandteil der Definition der Demenz. Sofern DSM-IV-Kriterien erfüllt werden, liegt der Grad der Behinderung (GdB) bei 80–100.

9.5 Einschränkung der Dienstfähigkeit als Beamter

Das Vorliegen einer Demenz ist mit der Dienstfähigkeit als Beamter nicht vereinbar. Auch reversible Demenzen werden nach Behandlung nur in Ausnahmenfällen zum Wiedereintritt der Dienstfähigkeit führen. Gelegentlich kann umfangreiche Diagnostik zur Abgrenzung von Pseudodemenz und Ganser-Syndrom erforderlich sein.

9.6 Sondereinschränkungen

! Das Vorliegen einer Demenz schließt Fahrtüchtigkeit aus. Auch in prädementiellen Stadien einer zu Demenz führenden Erkrankung kann nur in absoluten Ausnahmefällen und bei engmaschiger Kontrolle für jeweils kurze Zeiträume von jeweils maximal 3 Monaten Fahrtauglichkeit angenommen werden [8].

9.7 Einschränkungen der Geschäfts- und Testierfähigkeit

Einschränkungen der Geschäfts- und Testierfähigkeit von Dementen sind vom Ausmaß und Schweregrad der kognitiven Störung abhängig. Nach einer Entscheidung des Reichsgerichts [2] ist als **geschäftsunfähig** im Sinne von **§ 104, Abs. 2** derjenige anzusehen, „dessen Erwägungen und Willensentschlüsse nicht mehr auf einer der allgemeinen Verkehrsauffassung entsprechenden Würdigung der Außendinge und Lebensverhältnisse beruhen, sondern durch krankhafte Empfindungen, krankhafte Vorstellung und Gedanken oder durch Einflüsse dritter Personen dauernd derart beeinflußt werden, daß sie tatsächlich nicht mehr frei sind ...“. Das Vorliegen des beschriebenen Zustands bei einer Person, die die DSM-Kriterien einer Demenz erfüllt, liegt nahe. Der Zustand muß jedoch zweifelsfrei festgestellt werden, was eine zeitnahe Untersuchung erfordert.

Hinsichtlich der **Testierfähigkeit** besagt **§ 2229, Abs. 3 BGB:** „Wer wegen krankhafter Störung der Geistestätigkeit, wegen Geistesschwäche oder wegen Bewußtseinsstörung nicht in der Lage ist, die Bedeutung einer von ihm abgegebenen Willenserklärung einzusehen und nach dieser Einsicht zu handeln, kann ein Testament nicht errichten.“ Auch hier ist bei dementen Patienten eine zeitnahe verhaltensneurologische und evtl. neuropsychologische Untersuchung sinnvoll.

Das Argument, daß eine Willenserklärung in einem **„luziden Intervall“** erfolgt sei, ist bei dokumentierter Demenz von vergleichsweise geringer Bedeutung. Die luziden Intervalle sind Merkmale von Verwirrtheitszuständen. Auch wenn diese bei Dementen überzufällig häufig sind, wird die gutachtliche Stellungnahme die beiden Störungsmuster stets zu trennen versuchen.

! Stellungnahmen zur Geschäfts- und Testierfähigkeit erfordern stets die kritische Würdigung aller Aspekte und müssen, vor allem bei nachträglicher Einschätzung, Beweismängel berücksichtigen und benennen, da in der Regel zivilrechtliche Interessen die Stellungnahme motivieren. Haftungsansprüche an den Gutachter können geltend gemacht werden.

9.8 Begutachtung nach dem Betreuungsrecht

Die Voraussetzungen nach dem Betreuungsgesetz sind bei Dementen häufig erfüllt. Die Einrichtung einer Betreuung kann den Betroffenen und seine Familie vor Schaden schützen und Auseinandersetzungen, z.B. über die Geschäftsfähigkeit, vorbeugen. Vielen Betroffenen, gerade auch in frühen Stadien einer Demenz, kann der Sinn der Einrichtung einer Betreuung, z.B. für Vermögensangelegenheiten, vermittelt werden. Im Verlauf der Erkrankung werden in der Regel weitere Aufgabenkreise für die Betreuung relevant. Die Begutachtung zur Einrichtung einer Betreuung gegen den Willen des Betroffenen (von Amts wegen) bedarf in Grenzfällen (z.B. bei Aufenthaltsbestimmung) besonderer Sorgfalt.

9.9 Einschränkungen im Hinblick auf die §§ 20 und 21 StGB

Straftaten Dementer sind nicht ganz selten (vor allem Exhibitionismus, Diebstähle, aggressive Durchbrüche). Es obliegt dem Gutachter, Art und Ausmaß der „krankhaften seelischen Störung“ oder des „Schwachsinns“ im Sinne der §§ 20/21 StGB und ihre möglichen Auswirkungen auf den Tathergang dem Gericht darzulegen. Über die Anwendung der gesetzlichen Vorschriften entscheidet allein das Gericht.

Literatur

[1] Albert, M.L., Feldman, R.G., Willis, A.L. (1974): The „subcortical dementia“ of progressive supranuclear palsy. J. Neurol. Neurosurg. Psychiat. 37: 121–130.

[2] Bresser, P.H. (1995): Schuldfähigkeit, Geschäftsfähigkeit, Betreuungsrecht. In: Rauschelbach, H.H., Jochheim, K.A. (Hrsg.): Das neurologische Gutachten. Thieme, Stuttgart.

[3] Fleischmann, U.M. (2000): Gerontoneuropsychologie – Diagnostik, Therapie und Intervention. In: Sturm, W., Herrmann, M., Wallesch, C.-W. (Hrsg.): Lehrbuch der Klinischen Neuropsychologie. Swets, Amsterdam.

[4] Ihl, R., Frölich, L. (1991): Die Reisberg-Skalen GDS, BCRS, FAST – Manual. Beltz, Weinheim.

[5] Ilmberger, J. (1988): Münchner verbaler Gedächtnistest. Institut für Medizinische Psychologie, München.

[6] Kessler, J., Denzler, P., Markowitsch, H.J. (1988): Demenz-Test. Beltz, Weinheim.

[7] Kessler, J., Markowitsch, H.J., Denzler, P. (1990): Mini Mental Status Test. Beltz, Weinheim.

[8] Lewrenz, H., Friedel, B. (1996): Krankheit und Kraftverkehr. Begutachtungs-Leitlinien des Gemeinsamen Beirats für Verkehrsmedizin. Bundesministerium für Verkehr, Bonn.

[9] Litvan, I., Agid, Y., Calne, D., et al. (1996): Clinical research criteria for the diagnosis of progressive supranuclear palsy (Steele-Richardson-Olszewski syndrome): Report of the NINDS-SPSP International Workshop. Neurology 47: 1–9.

[10] Lund and Manchester Group (1994): Clinical and neuropathological criteria for frontotemporal dementia. J. Neurol. Neurosurg. Psychiat. 57: 416–418.

[11] McKhann, G., Drachman, D., Folstein, M., et al. (1984): Clinical diagnosis of Alzheimer's disease: report of the NINCDS-ADRDA work group under the auspices of Department of Health and Human Services task force on Alzheimer's disease. Neurology 34: 930–944.

[12] McKeith, I.G., Galasko, D., Kosaka, K., et al. (1996): Consensus guidelines for the clinical and pathological diagnosis of dementia with Lewy bodies (DLB). Neurology 47: 1113–1124.

[13] Oswald, W.D., Fleischmann, U.M. (1995): Das Nürnberger Alters-Inventar. Hogrefe, Göttingen.

[14] Rauschelbach, H.H.(1995): Minderung der Erwerbsfähigkeit – Grad der Behinderung. In: Rauschelbach, H.H., Jochheim, K.A. (Hrsg.): Das neurologische Gutachten. Thieme, Stuttgart.

[15] Saß, H., Wittchen, H.U., Zaudig, M. (1996): Diagnostisches und statistisches Manual psychischer Störungen DSM-IV. Hogrefe, Göttingen.

[16] Schmidtke, K., Wallesch, C.W. (1994): Demenz und Neuropsychologie: Was gibt es Neues? Acta Neurol. 21: 66–73.

[17] Sturm, W., Willmes, K., Horn, W. (1993): Leistungs-Prüfsystem für 50–90jährige (LPS 50+). Hogrefe, Göttingen.

[18] Weyer, G., Ihl, R., Schambach, M. (1992): Alzheimer's Disease Assessment Scale (ADAS). Beltz, Weinheim.

[19] Zimmermann, P., Fimm, B.(1993): Testbatterie zur Aufmerksamkeitsprüfung (TAP). psytest, Würselen.

29 Ataxien und kortikospinale Motoneuron-Erkrankungen

Klaus Fasshauer

Inhalt

1 Ataxien

1.1 Definition

Heredoataxien sind erbliche degenerative Erkrankungen des Kleinhirns, deren Hauptmerkmal ataktische Bewegungsstörungen sind. Diese beeinträchtigen das Gangbild, die Rumpfhaltung, zielgerichtete Bewegungen aller Art und die sprachliche Artikulation. Daneben treten weitere Symptome von seiten des Kleinhirns auf sowie auch solche anderer Nervenbahnsysteme, besonders des Hirnstamms, der Basalganglien und des Rückenmarks. Eine gleichartige oder ähnliche Symptomatik wird bei nichterblichen degenerativen Kleinhirnerkrankungen und auch bei symptomatischen Erkrankungen beobachtet, etwa bei toxischer, metabolischer oder sonstiger Schädigung des Kleinhirns.

Während früher eine Einteilung der Kleinhirnerkrankungen nach neuropathologischen Befunden vorgenommen wurde, folgt die diagnostische Klassifikation derzeit klinischen und genetischen Kriterien. Informationen über Heredoataxien sind für den Internet-Benutzer den Homepages der **Deutschen Heredo-Ataxie-Gesellschaft Bundesverband e.V. (DHAG)** zu entnehmen (http://ourworld.compuserve.com/homepages/DHAG/home.htm).

! Für die gutachtliche Beurteilung hat die diagnostische Zuordnung einer individuellen Erkrankung ihren Sinn bei der Einschätzung der Prognose und der Ursachenaufklärung, nicht so sehr bei der Beurteilung von Grad und Ausmaß einer Behinderung. Hier ist vielmehr die allgemeine Kenntnis der normalen und gestörten Funktion des Kleinhirns von Bedeutung.

1.2 Klassifikation und Ätiologie

Die nach klinischen und genetischen Merkmalen eingeteilten Krankheiten mit dem **Leitsymptom Ataxie** stellen Gruppen erblicher und nichterblicher Erkrankungen dar (Tab. 29-1). Nach dem Erbmodus werden *autosomal-dominante* und *autosomal-rezessive Ataxien* unterschieden. Die *nichterblichen Ataxien* umfassen solche mit bekannter Ursache *(symptomatische zerebelläre Ataxien)* und solche ohne derartige Zuordnungsmöglichkeit *(idiopathische zerebelläre Ataxien).*

Die früher übliche Einteilung nach neuropathologischen Befunden in spinozerebelläre, rein zerebelläre und olivopontozerebelläre Atrophien hat sich im klinischen Alltag als wenig praktikabel erwiesen, auch mußten gelegentlich Krankheitsfälle aus einer einzigen Familie unterschiedlichen diagnostischen Kategorien zugeordnet werden [27] (s. auch Kap. 16).

Tabelle 29-1 Klassifikation degenerativer Ataxien

1	Heredodegenerative Ataxien
1.1	**Autosomal-rezessiv**
1.1.1	Friedreich-Ataxie (FRDA)
1.1.2	Früh beginnende zerebelläre Ataxie (EOCA) mit erhaltenen Muskeleigenreflexen
1.1.3	Früh beginnende zerebelläre Ataxie mit besonderen Kennzeichen (z.B. Katarakt: Marinesco-Sjögren-Syndrom; Myoklonus: Ramsay-Hunt-Syndrom)
1.1.4	Bassen-Kornzweig-Syndrom (Abetalipoproteinämie)
1.1.5	Morbus Refsum (Phytansäure-Abbaustörung)
1.1.6	Louis-Bar-Syndrom (Ataxia teleangiectatica)
1.1.7	Vitamin-E-Mangel-Ataxie
1.2	**Autosomal dominant**
1.2.1	ADCA-I (autosomal-dominante zerebelläre Ataxie mit zusätzlichen nichtzerebellären Symptomen, spinozerebelläre Ataxie, Nonne, Marie, Menzel)
1.2.1.1	SCA-1
1.2.1.2	SCA-2
1.2.1.3	SCA-3 (Machado-Joseph-Krankheit)
1.2.1.4	SCA-4
1.2.1.5	SCA-6
1.2.2	ADCA-II (progressive Ataxie in Kombination mit pigmentärer Retinadegeneration, Nonne, Marie, Menzel): SCA-7
1.2.3	ADCA-III (progressive rein zerebelläre Ataxie, Nonne, Marie): SCA-5
1.2.4	Autosomal-dominante episodische Ataxie
1.2.4.1	EA-1 (episodische Ataxie mit Myokymie)
1.2.4.2	EA-2 (episodische Ataxie mit Schwindel und Nystagmus)
2	Nichthereditäre Ataxien
2.1	**Idiopathische zerebelläre Ataxien (IDCA)**
2.1.1	IDCA-C rein zerebelläre Ataxie, Marie, Foix, Alajouanine)
2.1.2	IDCA-P, MSA (Ataxie mit zusätzlichen nicht zerebellären Symptomen, Multisystematrophie, Dejerine, Thomas)
2.2	**Symptomatische zerebelläre Ataxien**
2.2.1	Toxisch bedingte Ataxien
2.2.1.1	Alkoholtoxische Enzephalopathie
2.2.1.2	Toxische Enzephalopathien durch organische Lösungsmittel, andere chemische Stoffe, Metalle
2.2.2	Metabolisch bedingte Ataxien (Malabsorptions-Syndrom, Hypothyreose)
2.2.3	Paraneoplastische Ataxie
2.2.4	Ataxien sonstiger Verursachung (Hyperthermie, entzündliche Genese, vaskuläre Genese, intrakranielle Raumforderung, traumatische Genese)

Ätiologie

Die Ätiologie der **erblichen degenerativen Ataxien** wurde großenteils durch molekulargenetische Forschungen aufgeklärt. So wurde bei einigen Erkrankungen am entscheidenden Genort eine „Trinukleotid-Repeat-Expansion" entdeckt. Dabei erfährt eine normale polymorphe Trinukleotid-Repetition durch Mutation eine Längenexpansion, die mit jeder folgenden Generation weiteren Veränderungen unterliegen kann [16, 21]. Diese Veränderungen können zu variabler

Expression der Erkrankung in den absteigenden Generationen führen und zu genetischer Antizipation eines beispielsweise immer früheren Beginns oder zunehmenden Schweregrads bei den betroffenen Nachkommen [3]. Derartige Mutationen finden sich neben anderen neurodegenerativen Erkrankungen insbesondere bei den autosomal-dominanten zerebellären Ataxien (ADCAs) [15, 16, 29] sowie bei der Friedreich-Ataxie [11].

Auch im Tiermodell konnte bei transgenen Mäusen als Auswirkung dieser genetischen Störung eine Degeneration der Purkinjezellen im Kleinhirn mit Ataxie nachgewiesen werden [10].

! Für die Begutachtung ergibt sich hieraus, daß in einer einzigen betroffenen Familie mit einer erheblichen Variabilität in Verlauf, Symptomatik und Schweregrad bei ein und derselben Erkrankung gerechnet werden kann. Analogieschlüsse zu anderen Familienmitgliedern hinsichtlich Art, Ausmaß und Prognose einer Behinderung sind daher nur schwer zu treffen.

Als weitere Möglichkeit einer genetischen Störung sind Ionenkanaldefekte bei erblichen Erkrankungen mit Bewegungsstörungen festgestellt worden, so bei den episodischen Ataxien [7, 16]. Bei anderen Ataxien ist zwar das krankhafte Gen auf einem bestimmten Chromosom lokalisiert worden, die Mutation aber nicht bekannt [41].

Die **symptomatischen Ataxien** sind ätiologisch auf verschiedenartige Krankheiten zurückzuführen. Von diesen führen chronische Intoxikationen oft zur Schädigung der Purkinjezellen des Kleinhirns. Die häufigste toxisch verursachte Ataxie ist die durch Alkohol hervorgerufene. Bei Begutachtungen ist diese daher immer in die differentialdiagnostischen Überlegungen einzubeziehen. Auch bestimmte Arzneimittel, besonders Antiepileptika (Diphenylhydantoin u.a.), führen zu oft irreversiblen Ataxien [5, 13].

Als neurotoxisch gelten ferner zahlreiche in der Industrie und in der Landwirtschaft verwendete chemische Substanzen, die Schäden des peripheren Nervensystems (toxische Polyneuropathien) oder/und des Zentralnervensystems verursachen. Letztere Schädigungen werden als **toxische Enzephalopathien** bezeichnet; sie führen u.a. zu Ataxien, schließen häufig auch meist unspezifische psychische Störungen ein [1,29]. Zu diesen neurotoxischen Substanzen, die Ataxien verursachen können, gehören organische Lösungsmittelgemische mit den Bestandteilen Toluol, Xylol, Ethylbenzol, Trichlorethan, Azeton u.a., ferner Biozide (DDT, Lindan, Organophosphate, Pyrethroide) und Metalle (Blei) [1, 33] (s. auch Kap. 32).

Paraneoplastisch entstehen Degenerationen der Kleinhirnrinde mit Stand- und Gangataxie besonders beim Bronchial- und Ovarialkarzinom [13].

Ataxien sind schließlich ein Frühsymptom bei Prionenerkrankungen, bei denen eine spongiforme Enzephalopathie auch zur Kleinhirndegeneration führt, im Verlauf dann immer zur Demenz. Neben den schon früher bekannten Erkrankungen wie Kuru, Creutzfeldt-Jakob-Krankheit und Gerstmann-Sträussler-Syndrom lassen die Erfahrungen mit der bovinen spongiformen Enzephalopathie (BSE) bisher unbekannte gutachtliche Fragestellungen entstehen, die z.Z. nur in einzelnen Zentren beantwortet werden können.

1.3 Klinische Leitsymptome

Das Kleinhirn ist verantwortlich für die Regelung zweckmäßiger und zielgerichteter Bewegungsabläufe. Dabei erfüllt es die Aufgabe, die Funktion der für eine Bewegung notwendigen Muskelgruppen (Agonisten, Antagonisten und Hilfsmuskeln) in präziser Weise zu koordinieren. Das Kleinhirn stellt ein stabilisierendes Regelsystem dar, das bei jeder Bewegung Informationen über die Bewegungsintention und den jeweiligen Stand des Bewegungsablaufs integrativ verarbeitet und das Ergebnis in die fortlaufenden Bewegungsimpulse einbaut. Hierfür erhält es afferente Informationen aus dem Rückenmark (spinozerebelläre Bahnen), aus dem Gleichgewichtsorgan (vestibulozerebelläre Bahnen) und aus der Großhirnrinde. Die Efferenzen gelangen zum Globus pallidus (extrapyramidal-motorisches System), zum Thalamus (sensorische Relaisstation zum Großhirn) sowie zum Nucleus ruber und von hier ebenfalls zum Thalamus oder durch den Tractus rubrospinalis zum Hirnstamm und Rückenmark.

Klinisch ähnliche Funktionsstörungen sind daher bei Schädigungen oder degenerativen Erkrankungen sowohl des Kleinhirns selbst als auch der mit diesem verbundenen Nervenbahnen zu erwarten. So bedeutet eine **Ataxie** ein Fehlen gleichzeitiger aufeinander abgestimmter Muskelinnervation beim Bemühen, ein motorisches Ziel zu erreichen. Eine **Dyssynergie** bedeutet die fehlende Koordination der an einer Bewegung beteiligten Muskeln oder Muskelgruppen, eine Dysmetrie das fehlerhafte Ausmaß und Tempo einer geplanten Bewegung. Bei der **Dysdiadochokinese** ist das rasche Alternieren von Agonisten und Antagonisten gestört, z.B. bei rascher Pro- und Supinationsbewegung der Hände. Läsionen speziell des Nucleus dentatus des Kleinhirns führen im Rahmen zielgerichteter Bewegungen (Finger-Nase-Versuch) zum **Intentionstremor.** Bei der **Hypotonie** fehlt die normalerweise immer vorhandene tonische Grundspannung der Muskulatur; so kommt es zum Absinken im Positionsversuch, z.B. beim Hochhalten der Arme mit geschlossenen Augen.

Eine Kleinhirnataxie manifestiert sich auch in unsicherem Stand (Romberg-Test), unsicherem, breitbasigem Gang (als „Schwindel" empfunden), Rumpfunsicherheit im Sitzen, beim Vorbeizeigen (Barany-Zeigeversuch) und bei nicht rechtzeitiger Anspannung der Antagonisten zur Bremsung einer überschießenden Bewegung (pathologisches Rebound-Phänomen). Charakteristisch sind ferner ein grobschlägiger Nystagmus in Richtung des Herdes einer Kleinhirnläsion sowie ein abgehacktes, unregelmäßig explosives Sprechen (skandierende Sprache) [37].

1.4 Verlauf und Prognose einzelner Erkrankungen

Bei der **Friedreich-Ataxie** (1863 erstmals von Nicolaus Friedreich beschrieben) liegt ein autosomal-rezessiver Erbgang vor, ursächlich auf die Mutation eines Gens auf Chromosom 9 zurückzuführen. Neuropathologisch finden sich degenerative Veränderungen des peripheren und zentralen Nervensystems und des Myokards. Betroffen sind sensible Nervenfasern, im Rückenmark die Hinterstränge, die spinozerebellären Bahnen und die Pyramidenbahn, im Kleinhirn nur in fortgeschrittenen Stadien die Purkinjezellen. Am Herzen besteht eine hypertrophische Kardiomyopathie.

Die Erkrankung beginnt in der Regel vor dem 20. Lebensjahr. Eine progrediente Ataxie erstreckt sich anfangs auf Gang und Stand, später auch auf die Bewegungen der oberen Extremitäten. Hinzu kommen eine zerebelläre Dysarthrie und Störungen der Okulomotorik, u.a. ein Blickrichtungsnystagmus. Auch Sehstörungen und Hörstörungen, kardiale Symptome und selten ein Diabetes mellitus werden beobachtet.

Charakteristisch bei der neurologischen Untersuchung sind ein Fehlen der Muskeleigenreflexe, zumindest an den Beinen, dennoch bei der Mehrzahl ein Babinski-Zeichen, dazu distal betonte atrophische Paresen (mit normalem Muskeltonus), zunächst an den Beinen, später auch an den Armen, sowie Störungen der Sensibilität zunächst an den unteren Extremitäten, wobei besonders Lagesinn und Vibrationsempfinden betroffen sind. Charakteristisch sind auch Skelettdeformitäten, besonders eine Skoliose der Wirbelsäule und eine Hohlfußbildung („Friedreich-Fuß").

Die Erkrankung verläuft progredient mit verkürzter Lebenserwartung (35 Jahre nach Beginn) und Rollstuhlpflicht im Durchschnitt nach 14 Jahren. Die Diagnose wird nach klinischen Kriterien gestellt; daneben ergeben sich wichtige Hinweise bei elektrodiagnostischen Untersuchungen. Im EMG finden sich chronisch neurogene Muskelpotentialveränderungen; die motorische Nervenleitgeschwindigkeit ist normal oder leicht verlangsamt; die sensiblen Nervenpotentiale sind amplitudengemindert oder fehlen; die SSEP sind immer pathologisch, sie fehlen meist bei Stimulation des N. tibialis. Mit der Magnetstimulation läßt sich eine verzögerte zentralmotorische Leitungszeit nachweisen. Im MRT zeigt sich eine Atrophie des zervikalen Rückenmarks, daneben nur eine leichte Atrophie des Kleinhirnvorderlappens. Pathologische Veränderungen finden sich aufgrund der Kardiomyopathie auch im EKG und in der Echokardiographie.

Therapeutisch kommen nur Krankengymnastik und orthopädische Hilfsmittel infrage, ferner die Behandlung der Kardiomyopathie und möglicherweise des Diabetes mellitus. Die Wirksamkeit spezifischer Medikamente konnte nicht nachgewiesen werden [21, 28]. Bei den nichthereditären Ataxien kommt der **alkoholtoxischen Ataxie** aufgrund der Häufigkeit der zugrunde liegenden Gesundheitsstörung eine besondere Bedeutung zu. Leichte Zeichen einer zerebellären Ataxie wurden bei 49 % der Alkoholiker gefunden. Ursache ist eine alkoholtoxische Degeneration der Purkinjezellen im Kleinhirn. Neuropathologisch sind der Verlust der Purkinjezellen sowie eine Atrophie des Kleinhirnoberwurms, besonders in den Molekular- und Granulosa-Zellschichten, nachweisbar [44]. Klinisch steht eine schwere Gangataxie im Vordergrund der Symptomatik, auch eine zerebelläre Dysarthrie; seltener wird ein Nystagmus beobachtet.

Die klinische Diagnose einer alkoholtoxischen Ataxie fügt sich in der Regel in das Gesamtbild körperlicher Folgeerscheinungen des chronischen Alkoholismus ein und kann daher von anderen Symptomen überlagert sein. Hierzu gehören z.B. die Symptome einer Alkohol-Polyneuropathie mit Lähmungen und Störungen u.a. der Tiefensensibilität, was ebenfalls zu Gangstörungen bis zur völligen Gehunfähigkeit führen kann. Bildgebende Verfahren sind nicht immer hilfreich. In der Regel findet sich zwar eine alkoholassoziierte Zunahme der Größe der Seitenventrikel und der kortikalen Sulci als Zeichen einer Zunahme des Liquorvolumens und des Verlusts grauer Substanz (besonders des Großhirns), eine Atrophie des Kleinhirns zeigt sich aber auch bei Patienten ohne Ataxie.

Bei Abstinenz kann es in Monaten bis Jahren zu einer Rückbildung der Ventrikelerweiterungen kommen, wobei ursächlich Remyelinisierungsvorgänge angenommen werden [32]. Auch die zerebellären

Funktionen bessern sich in diesen Zeiträumen. Bei rückfälligen Alkoholikern kommt es nicht dazu, was für die gutachtliche Prognoseeinschätzung von wesentlicher Bedeutung sein kann.

Die beruflich induzierten Kleinhirnschädigungen etwa durch organische Lösungsmittel treten erst bei den mittelschweren sog. **toxischen Enzephalopathien** auf. Die Betroffenen entwickeln einen Tremor und Koordinationsstörungen mit mehr oder weniger ausgeprägter Ataxie. Die Störungen sind nach Expositionsende nicht progredient und teilweise reversibel [1]; allerdings hängt die Prognose vom Schweregrad der toxischen Schädigung ab. Leichtere Schäden heilen nach spätestens zwei Jahren aus, schwere haben eine verzögerte Heilungstendenz, und es können auch Defekte zurückbleiben [29].

Durch Antiepileptika (besonders Diphenylhydantoin, Barbiturate) verursachte Kleinhirnatrophien sind in der Regel irreversibel. Sie sind gekennzeichnet durch zerebelläre Ataxie, Koordinationsstörungen, Nystagmus und Tremor. Vermeiden lassen sie sich durch blutspiegelorientierte Dosierung dieser Arzneimittel [5].

1.5 Diagnostik bei der Begutachtung

Trotz der großen Vielfalt der Erkrankungen erlauben allein informative anamnestische Angaben und die sorgfältige Symptomerfassung bei der klinischen Untersuchung eine bereits relativ zuverlässige diagnostische Zuordnung. Dazu gehören ebenso Informationen über andere betroffene Familienangehörige, Konsumgewohnheiten (Alkoholkonsum), berufliche Exposition gegenüber neurotoxischen Substanzen wie über das Alter bei Beginn der Erkrankung und den bisherigen Verlauf.

Die klinische Untersuchung erfaßt außer zerebellären auch nichtzerebelläre Symptome, welche die Beteiligung anderer Bahnen und Zentren des Nervensystems beweisen.

! Bei der Begutachtung wird besonders die Frage einer beruflich bedingten Kleinhirnschädigung zu klären sein. Dabei sollte im Gutachten auf die meist vorausgegangenen toxikologischen Bestimmungen verdächtiger Substanzen im Blut eingegangen werden. Diagnostische Kriterien für eine beruflich bedingte Erkrankung sind in der Regel eine hohe Exposition etwa gegenüber Lösungsmitteln mit wiederholten Episoden akuter neurotoxischer Auswirkungen, eine lange Expositionsdauer (mehr als 10 Jahre), Ausschluß anderer bekannter Ursachen, Zeichen einer Polyneuropathie unklarer Ursache, Hinweise auf eine Leberschädigung und Besserung der Symptomatik nach Expositionsende. Kriterien gegen eine berufliche Verursachung sind geringe oder keine Lösungsmittelexposition, geringe Expositionsdauer, andere mögliche neurotoxische Belastungen (z.B. Alkohol) und Progredienz auch nach Expositionsende [34].

Zusätzlich zu den üblichen klinisch-chemischen Untersuchungen gestattet der Nachweis spezifischer Stoffwechselstörungen die diagnostische Klärung einiger autosomal-rezessiver Erkrankungen, so das Fehlen der Betalipoproteinfraktion in der Elektrophorese, Verminderung des Vitamin-E-Spiegels im Serum, Nachweis der Phytansäure oder ein erhöhter Alpha-Fetoproteinspiegel im Serum.

Weitere diagnostische Merkmale lassen sich aus elektrodiagnostischen und bildgebenden Untersuchungen gewinnen. Hierzu gehören Elektromyographie sowie Latenz- und Leitgeschwindigkeitsmessungen der verschiedenen sensiblen und motorischen Leitungsbahnen, um etwa eine axonale Neuropathie bei der Friedreichschen Erkrankung nachzuweisen oder das Fehlen kortikaler Potentiale bei elektrischer N.-tibialis-Stimulation bei derselben Erkrankung. EKG und Echokardiographie lassen eine Kardiomyopathie als Begleiterkrankung erkennen [28].

Mit Hilfe der Computertomographie und besonders der Magnetresonanztomographie lassen sich morphologische Veränderungen nachweisen und eine rein zerebelläre kortikale Atrophie von einer olivopontozerebellären Atrophie, somit einer Erkrankung mit Hirnstammbeteiligung, abgrenzen. Oft lassen sich auch Hirnventrikelerweiterungen oder eine Rückenmarksatrophie nachweisen oder zusätzliche Veränderungen der Signalintensität im MRT, z.B. als Hinweis auf vermehrte Eisenablagerung im Rahmen striataler Degeneration oder auf eine Gliose der pontozerebellären Bahn. Aufgrund einer erheblichen Variabilität der Befunde und oft nur geringer Korrelation mit klinischen Symptomen ist aber bei der Befundinterpretation immer Vorsicht geboten [14, 28].

Die molekulargenetische Untersuchung erlaubt heute eine sichere Diagnose bei den Ataxieformen mit bekannter Mutation und das auch beim einzelnen Betroffenen ohne Einbeziehung weiterer Familienmitglieder. Aus 10 ml EDTA-Vollblut wird die DNA isoliert und die Mutation, auch in ihrem Ausprägungsgrad, nachgewiesen. Möglich ist diese molekulargenetische Diagnostik auch präsymptomatisch und pränatal, was viele ethische und psychologische Fragen aufwirft, in der Begutachtungspraxis aber natürlich keine Rolle spielt. Bei den Ataxien, bei denen die Gene zwar lokalisiert, die Mutationen aber noch nicht identifiziert sind, ist nur eine indirekte Diagnostik mittels DNA-Kopplungsanalyse möglich, wozu jeweils mehrere erkrankte und gesunde Familienmitglieder einbezogen werden müssen. Mit bekannten genetischen Markern, die in der Nähe des mutmaßlichen Genorts liegen, wird die Vererbung der Mutation in der Familie nachvollzogen [22]. Wegen dieses andere Personen einbeziehenden Verfahrens kommt diese indirekte genetische Diagnostik für Begutachtungen im Regelfall nicht infrage.

1.6 Allgemeine gutachtliche Probleme

! Die Begutachtung von Ataxien trifft aufgrund der Vielfalt zugrunde liegender Erkrankungen immer auf die Schwierigkeit der diagnostischen Zuordnung zu symptomatischen, idiopathischen oder heredodegenerativen Krankheitsbildern. Die Erkrankungen sind in der Regel selten. Die Ataxie wird oft von einer Mehrzahl zugehöriger anderer Gesundheitsstörungen begleitet, und verläßliche Informationen über einen Erbmodus sind nicht immer zu erhalten. Für die Anerkennung einer Berufskrankheit ist zunächst die arbeitsmedizinische und toxikologische Klärung von Art, Ausmaß und Dauer der beruflichen Exposition gegenüber einer für die Entstehung der Erkrankung verantwortlich gemachten neurotoxischen Substanz notwendig.

Substanzen, die eine Ataxie hervorrufen können, sind zwar zahlreich, dennoch dürften neurotoxisch entstandene Ataxien selten sein, mit Ausnahme der Alkoholgenese. Eine sorgfältige **Alkoholanamnese** mit Beurteilung von deren Glaubwürdigkeit ist daher unverzichtbar. Die hereditären Erkrankungen sind grundsätzlich keine Schädigungsfolge. Auch wenn Schädigungstatbestände, z.B. besondere körperliche Belastungen, in zeitlichem Zusammenhang mit der Erstmanifestation der Erkrankung oder Verschlimmerungen auftreten, ist ein ursächlicher Zusammenhang kaum jemals mit größerer Wahrscheinlichkeit anzunehmen.

Die diagnostische Klärung auch der heredodegenerativen Erkrankungen im einzelnen kann Bedeutung erlangen bei der Feststellung von Erwerbs- oder Berufsunfähigkeit, insbesondere auch bei der prognosegestützten Einschätzung vorgesehener Heilmaßnahmen. So können gezielte krankengymnastische und ergotherapeutische sowie bisweilen auch logopädische Maßnahmen durch Training und Erschließung von Kompensationsmöglichkeiten die Aktivitäten des täglichen Lebens und auch die Berufsausübung ganz wesentlich verbessern, das Fortschreiten der Behinderungen verzögern und Handikaps ausgleichen.

! Bei der Einschätzung der Erwerbsfähigkeit ist der Schweregrad der Erkrankung nicht immer ausschlaggebend.

Sicherlich bedeutet Rollstuhlpflichtigkeit eine hochgradige Behinderung, und bereits eine leichte Ataxie kann für die Ausführung von Bewegungen schwerer wiegen als eine leichte Lähmung. Dennoch sind Motivation, Flexibilität, psychische Stabilität und geistiges Leistungsvermögen oft dafür entscheidend, ob ein mit den heutigen technischen Möglichkeiten individuell angepaßter Arbeitsplatz ausgefüllt werden kann. Die Erkenntnismöglichkeiten psychologischer Leistungstests können hier bisweilen genutzt werden.

! Besondere Leistungseinschränkungen ergeben sich bei den Ataxien aus der vermehrten Unfallgefährdung durch laufende Maschinen sowie infolge der oft erheblichen Stand- und Gangunsicherheit.

Arbeitsplätze mit Verletzungsmöglichkeit durch ungesteuerte Bewegungen oder mit Absturzgefahr (auf Leitern oder Gerüsten) kommen daher nicht infrage. Besondere Temperatur- und Witterungsumstände spielen dagegen keine wesentliche Rolle, auch nicht Wechsel- oder Schichtdienst.

Eine besondere berufliche Betroffenheit ist gelegentlich in der privaten Rentenversicherung oder bei der Dienstfähigkeit von Beamten zu berücksichtigen. So führt die gestörte Feinmotorik der Hände zu Behinderungen an computergestützten Arbeitsplätzen, eine dysarthrische Sprachstörung erschwert den Umgang mit Publikum, und eine Ataxie macht beispielsweise den Waffengebrauch bei Polizisten oder Förstern unmöglich. Je nach Art und Ausmaß der Funktionseinbußen sind aber immer die Möglichkeiten der Rehabilitation, einer Umschulung oder einer innerbetrieblichen Umsetzung zu prüfen.

! Die Bestimmung des Grades der Behinderung oder der Minderung der Erwerbsfähigkeit richtet sich nach den Anhaltspunkten für die ärztliche Gutachtertätigkeit von 1996. Danach ist der GdB bei „Koordinations- und Gleichgewichtsstörungen spinozerebellärer Ursache" auf 30–100 einzuschätzen.

Eine differenziertere Einteilung ist am ehesten analog der für das Parkinson-Syndrom angegebenen Behinderungsgrade vorzuschlagen. Zusätzliche Behinderungen ergeben sich oft durch Störungen des autonomen Nervensystems, des peripheren Nervensystems und durch Deformitäten des Skeletts, die aber in der Art einer globalen Würdigung in den Gesamt-GdB einbezogen werden müssen.

! Eine Schwerbehinderung ist bei der Mehrzahl der Betroffenen relativ früh anzuerkennen, auch wenn noch keine Rollstuhlpflichtigkeit besteht, die Aktivitäten des täglichen Lebens aber erheblich beeinträchtigt sind.

Durch die Gangataxie kommt es zur Verlangsamung bei der Zurücklegung von Fußwegen. Nur bei leichter Ataxie können Fußwege über 500 Meter in zumutbarer Zeit zurückgelegt werden. In fortgeschrittenen Fällen ist jedoch mit einer erheblichen Beeinträchtigung im Straßenverkehr zu rechnen. Bei Rollstuhlpflichtigkeit liegt eine außergewöhnliche Gehbehinderung vor, die eine Parkerleichterung rechtfertigt. Öffentliche Verkehrsmittel können auch bei fortgeschrittener Ataxie noch lange benutzt werden, wenn nicht zusätzliche Lähmungen vorliegen. Die Notwendigkeit ständiger Begleitung besteht, wenn der Rollstuhl wegen sehr ausgeprägter Ataxie nicht selbständig gesteuert werden kann.

Die Frage des selbständigen Autofahrens ist individuell zu klären, in der Regel durch eine nervenärztliche und, je nach den Umständen, auch psychologische Überprüfung der Leistungsfähigkeit. So ist bei leichteren Erkrankungen das Führen von Kraftfahrzeugen der Fahrerlaubnisklassen 1, 3, 4 und 5 durchaus möglich (entsprechend den neuen Klassen der Gruppe 1: A, B, B+E, A1, B1). Menschen mit zerebellären Erkrankungen sind jedoch grundsätzlich ungeeignet zum Führen von Kraftfahrzeugen der Klasse 2 und Fahrzeugen, die der Personenbeförderung dienen (Gruppe 2 nach neuer Einteilung) [31].

Den Haftungsbereich des Arztes berühren die arzneimitteltoxischen Ataxien. Hier ergeben sich etwa für die Gutachterkommission der Ärztekammern Fragen nach der Dosierung oder Begründung der Dauer einer Antiepileptikamedikation sowie der Dokumentation von Medikamentenspiegelbestimmungen, die eine Überdosierung der Antiepileptika vermeiden lassen.

2 Kortikospinale Motoneuron-Erkrankungen

2.1 Definition

Die Gruppe dieser Erkrankungen umfaßt teils erbliche, teils sporadische Leiden, die mit Symptomen von seiten des zentralen oder peripheren motorischen Neurons einhergehen, also mit spastischen zentralen oder schlaffen peripheren Lähmungen, Muskelatrophien und besonders Gangstörungen. Bisweilen treten zusätzliche neurologische Auffälligkeiten bei „komplizierten" Erkrankungen auf. Störungen der Oberflächensensibilität finden sich bei den hier besprochenen Erkrankungen regelhaft nicht.

Ursachen sind degenerative Krankheitsprozesse der motorischen Nervenbahnen von den Ganglienzellen der Hirnrinde bis zu den Vorderhornzellen des Rückenmarks. Degenerative Erkrankungen im Bereich der peripheren Nerven liegen bei den hereditären Polyneuropathien vor. Diese werden autosomal-dominant oder autosomal-rezessiv vererbt und gehen einher mit atrophischen Paresen besonders der distalen Extremitätenmuskulatur. Sie sind bei der Begutachtung immer differentialdiagnostisch von den hier besprochenen zerebralen und spinalen degenerativen motorischen Erkrankungen abzugrenzen. Die letzteren sind genotypisch und phänotypisch außerordentlich heterogen. Autosomal-dominante und -rezessive sowie auch X-chromosomale Vererbung ist neben den sporadischen Leiden bekannt. Oft sind genetisch heterogene Erkrankungen klinisch einander sehr ähnlich, bisweilen finden sich trotz genetischer Einheitlichkeit phänotypisch unterschiedliche Varianten sowohl inter- als auch intrafamiliär.

Drei Krankheitsgruppen lassen sich abgrenzen: Degenerative Krankheitsprozesse des zentralen motorischen Neurons finden sich bei der spastischen Spinalparalyse, hier besonders den hereditären spastischen Paraplegien (HSP). Degenerationen vor allem der zum peripheren motorischen Neuron gehörenden motorischen Vorderhornzellen des Rückenmarks liegen bei den progressiven spinalen Muskelatrophien (SMA) vor. Die motorischen Vorderhörner sind auch bei dem seltenen Post-Polio-Syndrom betroffen, das Jahrzehnte nach einer früher durchgemachten Poliomyelitis in Erscheinung treten kann. Die amyotrophe Lateralsklerose umfaßt eine Kombination von Atrophien des zentralen und peripheren motorischen Neurons.

2.2 Progressive spinale Muskelatrophien

2.2.1 Klassifikation und Ätiologie

Hereditäre Formen betreffen einerseits die mehr proximalen Muskelgruppen, andererseits die mehr distalen. Bei der proximalen SMA mit autosomal-rezessivem Erbgang und Gendefekt auf dem Chromosom 5q werden 3 Formen unterschieden (SMA I, II, III), die von einer akuten kongenitalen Erkrankung mit Beginn vor dem 6. Lebensmonat über einen intermediären Typ mit Beginn zwischen 6 und 18 Monaten bis zu einer chronischen juvenilen und dann eher günstigen Erkrankung mit Beginn frühestens nach dem 18. Lebensmonat reichen (Werdnig-Hoffmann, intermediärer Typ, Kugelberg-Welander).

Bei über 90 % der SMA-Patienten bestehen Defekte eines „Survival-motor-neuron"-Gens (SMN), das aber nicht als das einzige SMA-Gen gilt. Vielmehr spielen zusätzliche genetische Faktoren eine Rolle [23, 46]. Eine später im 4. Lebensjahrzehnt auftretende Erkrankung (SMA IV) hat keinen Bezug zum Genlocus von SMA I–III und keinen Defekt im SMN-Gen. Sie weist einen autosomal-rezessiven oder -dominanten Erbgang auf. Eine X-chromosomal rezessiv vererbte Erkrankung zwischen dem 20. und 40. Lebensjahr manifestiert sich als bulbospinale Muskelatrophie (Kennedy-Syndrom).

Die distalen SMA können in der Kindheit bis in hohem Lebensalter beginnen, meist im ersten Lebensjahrzehnt. Als heterogene Erkrankungen weisen sie einen autosomal-dominanten oder -rezessiven Erbgang auf. Ein ebenfalls juveniler oder adulter Beginn findet sich bei der skapulo-peronealen Form bei unterschiedlichen Erbgängen. Sporadische Erkrankungen beginnen in der Jugend oder im Erwachsenenalter mit distalen asymmetrischen Paresen an der Hand (Typ Duchenne-Aran) oder am Bein (Typ Dyck-Lambert) oder proximal am Arm (Typ Vulpian-Bernhardt) [6].

2.2.2 Klinische Leitsymptome und Verlauf

Für die Begutachtung spielen nur die juvenilen und adulten Formen der SMA eine Rolle. Die **juvenile Form (SMA III)** beginnt schleichend-progredient in der Beckengürtelmuskulatur und den proximalen Beinmuskeln mit Ausbreitung der atrophischen Paresen auf die Schultermuskulatur und die proximalen Armmuskeln. Klinisch fallen Faszikulationen auf und Myoklonien der Finger, die Muskeleigenreflexe sind schwach oder erloschen. Elektromyographisch und in der Muskelbiopsie sind neurogene Veränderungen nachweisbar, in den proximalen Muskeln auch myogene Veränderungen. Laborklinisch kann die Kreatinkinase (CK) erhöht sein.

Der Verlauf ist chronisch, bei der Hälfte der Patienten ist die Gehfähigkeit nach 40 Jahren noch erhalten, und die Lebenserwartung ist fast unverändert [6, 46].

Bei den anderen hereditären Formen ist die Lebenserwartung entweder verkürzt oder normal. Nach unterschiedlicher Zeit wird eine Gehhilfe benötigt. Die **bulbospinale Muskelatrophie** beginnt mit proximalen Paresen der Beine, breitet sich dann auf die Schultermuskulatur und die bulbäre Muskulatur aus, was zu Atrophie und Faszikulationen der Zunge sowie der Kau-und Gesichtsmuskulatur führt und klinisch zu dysarthrischer Sprachstörung als besonderer Behinderung.

2.3 Post-Polio-Syndrom

Progrediente Muskelatrophien mit Paresen und Faszikulationen finden sich auch bei Patienten, die schon 25–30 Jahre zuvor eine Poliomyelitis durchgemacht haben. Die Muskelschwäche besteht vorwiegend in den ehemals von der Poliomyelitis am schwersten betroffenen Muskeln. Sie ist asymmetrisch langsam progredient und weist auch Stabilisierungsphasen von 3–10 Jahren auf. Oft geht ein Zustand mit rascher Ermüdbarkeit der Muskulatur, verminderter Ausdauer und Gelenkschmerzen voraus.

Für die **Begutachtung** sind als notwendige Einschlußkriterien relevant: die Vorgeschichte einer akuten Poliomyelitis, danach partielle Erholung der motorischen Funktionen und Stabilität über mindestens 15 Jahre, verbliebene asymmetrische Muskelatrophie mit Schwäche, Areflexie und normaler Sensibilität an wenigstens einer Extremität und normale Sphinkterfunktion. Die Entwicklung neuer Muskelschwäche und Ermüdbarkeit in Skelett- oder bulbären Muskeln definiert nach Ausschluß anderer Erkrankungen dann das Post-Polio-Syndrom [12].

2.4 Spastische Spinalparalyse

2.4.1 Klassifikation und Ätiologie

Die im deutschen Sprachraum übliche Bezeichnung „spastische Spinalparalyse" umfaßt degenerative hereditäre Erkrankungen mit im Vordergrund stehender Para- oder Tetraspastik mit oder ohne zusätzliche neurologische Komplikationen, auch sporadische Erkrankungen.

Bei der **hereditären spastischen Paraplegie** (HSP) liegt eine heterogene Gruppe erblicher Krankheiten vor, die durch progrediente Spastik und Schwäche der unteren Extremitäten gekennzeichnet ist. Genorte für eine autosomal-dominante Form wurden auf den Chromosomen 2p, 14q und 15q gefunden (SPG 3, 4, 6). Bei Familien mit autosomal-rezessiver Vererbung wurde teilweise das Chromosom 8q für den SPG 5 identifiziert. Eine X-chromosomale Vererbung (Xq 22) betrifft die Genorte SPG 1 und 2. Die häufigste Vererbung der unkomplizierten autosomal-dominanten HSP ist dem Chromosom 2p zuzuordnen. Hier und auch bei den anderen HSP sind jedoch Familien bekannt, die diesem Genort nicht zugeordnet werden konnten, so daß die Existenz weiterer Genorte angenommen wird [17, 18]. Die genetisch unterschiedlichen Typen sind klinisch einander sehr ähnlich. Andererseits können Erkrankungen mit gemeinsamem Genort (etwa auf Chromosom 2p) phänotypisch heterogen sein und inter- sowie intrafamiliäre Varianten aufweisen [38]. Neben den unkomplizierten Formen der HSP sind komplizierte mit zusätzlichen neurologischen Störungen verbunden, z.B. X-chromosomale HSP mit mentaler Retardierung [17].

Nicht bekannt ist eine Heredität bei der chronisch-progredienten spinobulbären Spastik (primäre Lateralsklerose, PLS) mit den Kennzeichen eines Beginns im höheren Lebensalter, Tetraspastik und pseudobulbärer Symptomatik [22]. Pathologisch-anatomisch finden sich bei den HSP axonale Degenerationen der gekreuzten und ungekreuzten kortikospinalen Bahnen, in Fasern des Fasciculus gracilis sowie in geringem Ausmaß in spinozerebellären Fasern [17]. Symptomatische Formen schließen paraspastische Syndrome nach Intoxikationen, z.B. durch Triorthokresylphosphat, ein.

2.4.2 Klinische Leitsymptome und Verlauf

Die Erkrankung besitzt einen sehr variablen Beginn und Verlauf, sogar innerhalb einer Sippe. Überwiegend beginnt sie im Kindes- oder jüngeren Erwachsenenalter, meist zwischen 10 und 40 Jahren, gelegentlich auch in höherem Lebensalter bis 85 Jahre.

Eine anfängliche, kaum merkliche Gangstörung ist zunächst wenig progredient. Die Betroffenen merken eine Steifigkeit der Beinmuskulatur, stolpern über Treppenstufen. Bei Beginn im Kleinkindalter ist das Laufenlernen verzögert. Später wird das Gangbild langsamer, mühsam und steif, mit Zirkumduktion und der Neigung, auf Vorfuß und Zehen zu gehen. An den Beinen sind die Muskeleigenreflexe gesteigert. Paresen finden sich im weiteren Verlauf besonders in der Iliopsoasmuskulatur, den Beugemuskeln am Oberschenkel und den Fuß- und Zehenextensoren. Muskelatrophien sind allenfalls gering vorhanden. Der Tonus der Beinmuskulatur ist spastisch erhöht mit Kloni, Babinski-Zeichen, gekreuztem Adduktorenreflex, auch Spitzfuß und Kontrakturen.

Als Zeichen einer Hinterstrangbeteiligung ist auch das Vibrationsempfinden distal gestört. Die oberen Extremitäten sind kaum betroffen und zeigen allenfalls lebhafte Muskeleigenreflexe, ein Trömner-Zeichen und eine leichte terminale Dysmetrie bei den Zeigeversuchen. Die bulbäre Muskulatur, auch die übrigen Hirnnerven und die Kognition sind nicht betroffen [17, 26].

Neben dieser „unkomplizierten" Form der HSP ist eine „komplizierte" mit einer Anzahl anderer neurologischer Störungen verbunden. Die chronisch-progrediente spinobulbäre Spastik beginnt im höheren Lebensalter zunächst an einem Bein und einer Hand. Dann entwickeln sich innerhalb von 2–3 Jahren eine beinbetonte Tetraspastik, gleichzeitig eine pseudobulbäre Dysarthrie und Dysphagie, gelegentlich auch Störungen der Augenfolgebewegungen, der Mimik sowie imperatives Lachen und Weinen. Ein Übergang in eine ALS wurde nie beobachtet [22].

2.5 Amyotrophe Lateralsklerose

2.5.1 Klassifikation und Ätiologie

Die Mehrzahl der Fälle tritt sporadisch auf, bei 5–10 % findet sich eine familiäre amyotrophe Lateralsklerose (ALS) mit meist autosomal-dominantem oder -rezessivem Erbgang („ALS-variants"). Bei einigen Familien mit autosomal-dominantem Erbgang besteht auf dem Chromosom 21 eine Mutation im Gen für die Kupfer-Zink-Superoxiddismutase 1, deren mutierter Form eine neurotoxische Funktion zugeschrieben wird [4, 9, 43]. Verschiedene Theorien versuchen die Pathogenese der sporadischen Fälle zu erklären. Dazu zählen Autoimmunitätsvorgänge, oxidativer Streß durch freie Radikale und calciumvermittelte Toxizität bei einer abnormen Glutamat-Rezeptor-Aktivierung [2, 25, 42].

Pathologisch-anatomisch erfaßt der degenerative Krankheitsprozeß den Tractus corticospinalis, die spinalen Motoneurone im Bereich der Vorderhörner des Rückenmarks, die Motoneurone der kaudalen motorischen Hirnnervenkerne und im Kortex besonders Zellen der V. Rindenschicht im Gyrus praecentralis. Bei der familiären Form findet sich oft zusätzlich eine Atrophie der Hinterstränge, vornehmlich des Fasciculus gracilis im Lumbalmark [6, 30].

Als charakteristisch für die ALS gelten Einschlußkörper in unteren Motoneuronen des Rückenmarks und Hirnstamms [24].

Gutachtliche Probleme ergeben sich daraus, daß Syndrome mit kombinierten Muskelatrophien und Spastik auch in Begleitung anderer Erkrankungen (Neoplasmen, Diabetes mellitus) sowie aus exogener Ursache vorkommen („ALS-related syndromes"). Derartige Symptomkombinationen wurden bei Intoxikationen u.a. mit organischen Quecksilberverbindungen, nach Bleiexposition und Triorthokresylphosphat beobachtet, ferner nach Wirbelsäulentrauma und Elektrotrauma mit Verlaufsrichtung des Stroms über das Rükkenmark sowie Barotrauma.

Eine genetisch prädisponierte besondere Empfindlichkeit gegenüber Lösungsmitteln, die etwa auf einem veränderten Metabolismus beruhen kann, ist speziell bei Männern festgestellt worden [19]. Auch Unter- oder Fehlernährung, körperliche Belastungen oder schädliche Witterungseinflüsse wurden mit der ALS in Verbindung gebracht [30].

Eine differentialdiagnostische Abgrenzung nach den El-Escorial-Kriterien für die ALS kann hier für die gutachtliche Beurteilung entscheidend sein. Die Erkrankung gilt als *bewiesen,* wenn klinische Zeichen von Defiziten sowohl des oberen als auch des unteren motorischen Neurons im Bulbärbereich und mindestens 2 spinalen Regionen oder in allen spinalen Regionen (zervikal, thorakal und lumbosakral) nachgewiesen sind. Als *wahrscheinlich* gelten Krankheitsfälle, bei denen Schädigungszeichen des oberen (einige rostral des unteren) und unteren motorischen Neurons in wenigstens 2 Regionen nachzuweisen sind, als *möglich* die gleiche Konstellation in einer Region oder Defizite des oberen motorischen Neurons allein in 2 Regionen, als *verdächtig* Defizite des unteren motorischen Neurons in 2 Regionen [8, 24].

Nach elektrischen Niederspannungsunfällen mit Durchströmung der Vorderhörner werden nach einem symptomfreien Intervall von Stunden bis Tagen Schwäche, Schmerzen, dann Muskelatrophie sowie spastische und bulbäre Symptome beobachtet. Mit einer Latenz auch von einigen Wochen kann es zu einem Krankheitsbild wie einer ALS kommen, das mit dieser aber nicht identisch ist, wobei Erkrankungen dieser Art vollständig ausheilen [34].

2.5.2 Klinische Leitsymptome und Verlauf

Die ALS weist eine Prävalenz von 6–8 auf 100 000 Einwohner auf und eine Inzidenz von 1,5–2 auf 100 000 Einwohner und Jahr. Die Erkrankung ist gekennzeichnet durch eine Kombination von Zeichen der Degeneration des unteren und oberen motorischen Neurons (atrophische Paresen und Spastik) sowie progrediente Ausbreitung dieser Zeichen in einer Region oder in eine andere Region [8]. Männer sind dreimal häufiger betroffen als Frauen.

Zu Beginn (meist zwischen dem 40. und 70. Lebensjahr) bemerken die Patienten oft nur eine einseitige Muskelschwäche distal oder auch proximal oder Atrophien der kleinen Handmuskeln, manchmal Faszikulationen und häufig schmerzhafte Muskelkrämpfe, besonders nachts und in den Waden.

Bei der Untersuchung finden sich asymmetrische Paresen und später meist ausgeprägte Muskelatrophien, oft zuerst in der Unterschenkelmuskulatur oder in der Handmuskulatur. Reflexsteigerungen, erhöhter Muskeltonus und Pyramidenbahnzeichen treten später hinzu, können aber auch als Anfangssymptomatik vorhanden oder infolge massiver atrophischer Paresen „unterdrückt“ sein. Eine bulbäre Symptomatik mit Dysarthrie und Schluckstörungen sowie Atrophie und Faszikulation der Zunge tritt im Spätstadium auf, kann bei einem Viertel der Patienten aber auch von Anfang an im Vordergrund stehen (Bulbärparalyse).

Zunehmend wird die Atemmuskulatur betroffen, und es kommt zu Störungen der Lungenfunktion (Ateminsuffizienz, Aspirationspneumonie), wodurch die Lebensdauer begrenzt wird und sich die schwierige Frage einer künstlichen Beatmung ergibt. Die Sensibilität und die Sphinkterfunktionen bleiben intakt, ebenso die geistigen Funktionen, was zu erheblichen psychischen und ethischen Problemen führen kann. Zwangslachen und Zwangsweinen sind auf gesteigerte Eigenreflexe der Gesichtsmuskeln zurückzufühen und nicht auf Affektinkontinenz.

Für die **Begutachtung** bedeutsam ist die grundsätzlich **schlechte Prognose** bei fehlenden Therapiemöglichkeiten (außer allenfalls geringer Lebensverlängerung). Innerhalb von 3 Jahren sind 80 % der Patienten verstorben und bei vorherrschender Bulbärparalyse 60 % der Patienten innerhalb eines Jahres [37].

2.6 Diagnostik bei der Begutachtung

Das Vorhandensein atrophischer Paresen, Reflexanomalien, Muskeltonusveränderungen, Gangstörungen, manchmal auch dysarthrischer Sprachstörungen bei Fehlen von Störungen der Oberflächensensibilität weist schon bei der klinischen Untersuchung auf eine Erkrankung des zentralen oder peripheren motorischen Neurons hin. Informationen über ähnlich betroffene Familienmitglieder, Alter zu Beginn der Erkrankung, Verlauf und Progredienz sowie Schwerpunkte der Lokalisation erlauben in der Regel zumindest eine Verdachtsdiagnose.

Differentialdiagnostisch sind u.a. Paraproteinämien und Lymphome auszuschließen, die bei Vorderwurzelaffektion eine Vorderhornerkrankung imitieren können, ferner motorische Polyneuropathien [30].

Laborklinisch kann bei den SMA und der ALS die Kreatinkinase gering bis mittelgradig erhöht sein. Bei kernspintomographischer Untersuchung finden sich keine wesentlichen Auffälligkeiten an Gehirn und Rückenmark [38].

Die wichtigsten Zusatzuntersuchungen sind die Elektromyographie und Elektroneurographie sowie die Muskelbiopsie. Sie dienen der Abgrenzung zu möglicherweise ebenfalls hereditären Myopathien und hereditären und anderen Polyneuropathien [8]. Elektromyographisch finden sich bei Beteiligung des peripheren motorischen Neurons pathologische Spontanaktivität und neurogene Veränderungen des Willküraktivitätsmusters. Als besonderes Charakteristikum für motorische Vorderhornerkrankungen (ALS, SMA) sind reichliche Faszikulationen und ein erheblich rarefiziertes Aktivitätsmuster mit sog. Riesenpotentialen als Ausdruck kompensatorischer Reinnervationsvorgänge bei chronischer Denervierung nachzuweisen [30]. Verzögerte zentrale Leitungszeiten bei zerebraler Magnetstimulation weisen auf eine Leitungsstörung zentraler motorischer Bahnen besonders zu den unteren Extremitäten hin [40].

Die genetisch-diagnostische Klärung erfordert die zusätzliche Untersuchung von Familienmitgliedern, wenn die verantwortliche Mutation nicht bekannt ist. Sie ist in der Gutachtensituation daher in der Regel nicht zu realisieren.

! Wichtiger ist für die Begutachtung die Bestimmung von Art, Ausmaß und Prognose einer Behinderung auch ohne exakte genetisch-diagnostische Zuordnung.

2.7 Allgemeine gutachtliche Probleme

Das Vorkommen gleichartiger klinischer Symptomatik bei Erkrankungen degenerativen Ursprungs und bei sporadischen Erkrankungen ohne erkennbare Ursache läßt bisweilen die Frage nach möglichen exogenen Einwirkungsfaktoren entstehen, etwa im Rahmen einer Berufskrankheit oder eines Arbeitsunfalls. Wenn ein heredodegenerativer Ursprung nachgewiesen ist, sind diese auszuschließen.

! Symptomatische Erkrankungen aufgrund toxischer Einflüsse können zur Anerkennung einer Berufskrankheit führen, wenn sie nach den Regeln arbeitsmedizinischer und toxikologischer Untersuchungen geklärt werden.

Zu den exogenen Faktoren, die bei sporadischen Erkrankungen außerdem zu berücksichtigen sind, gehören schwere Wirbelsäulentraumen, Elektrotraumen, Barotraumen (Druckabfall), Unter- oder Fehlernährung sowie körperliche Belastungen und Witterungseinflüsse, welche die Resistenz erheblich herabsetzen.

! Nach den „Anhaltspunkten für die ärztliche Gutachtertätigkeit" von 1996 sind für die ALS die Voraussetzungen für eine „Kann-Versorgung" gegeben, wenn diese Umstände als Schädigungstatbestände vorgelegen haben und die Erstsymptome während der Einwirkung dieser Faktoren oder bis zu 6 Monaten danach aufgetreten sind.

Mit Einschränkung gilt dies auch für die spinale Muskelatrophie und die spastische Spinalparalyse. Nach einer durchgemachten Poliomyelitis kommt die Kann-Versorgung einer ALS infrage, wenn sich die Symptome eng an die der vorangegangenen Poliomyelitis anlehnen, wobei diese auch mehrere Jahre zurückliegen kann. Ein reines Post-Polio-Syndrom gilt unter diesen Kriterien immer als nachgewiesen.

! Der Grad der Behinderung (GdB) wird in Analogie zu den peripheren Nervenschädigungen je nach Lokalisation der Defizite eingeschätzt.

Im allgemeinen bedingen Rückenmarksschäden oder zerebral bedingte Lähmungen und Tonusstörungen (Spastik) der Gliedmaßen einen GdB von 30–100. In diesem Rahmen wird sich in der Regel die individuelle Einschätzung bewegen. Bei der Beurteilung einer **Schwerbehinderung** müssen die erhebliche Beeinträchtigung der Bewegungsfähigkeit bei diesen Erkrankungen und möglicherweise die Notwendigkeit ständiger Begleitung Berücksichtigung finden. Um steuerliche Nachteilsausgleiche zu erhalten, ist allgemein ein GdB von 70 erforderlich, jedoch nur ein GdB von 50, wenn, wie zumeist hier, eine erhebliche Beeinträchtigung der Bewegungsfähigkeit im Straßenverkehr vorliegt. Da bei Patienten mit kortikospinalen motorischen Erkrankungen im Verlauf oft auch mit „außergewöhnlicher Gehbehinderung" zu rechnen ist, kommen Parkerleichterungen und unentgeltliche Beförderung im öffentlichen Personenverkehr infrage. Relativ frühzeitig wird eine „erhebliche Behinderung der Bewegungsfähigkeit im Straßenverkehr" vorliegen, da Patienten auch mit noch geringer Ausprägung dieser Erkrankungen „ortsübliche Wegstrecken" von zwei Kilometern nicht mehr in einer halben Stunde zurücklegen können.

! Wie bei anderen Erkrankungen ist auch bei den hier besprochenen die Einschätzung von Berufs- und Erwerbsfähigkeit nicht ausschließlich vom Schweregrad einer Erkrankung abhängig sondern auch von der Persönlichkeit, vom geistigen Leistungsvermögen, von der psychischen Stabilität und von der Motivation. Psychologische und psychiatrische Testmethoden sind in vielen Fällen hier für die Begutachtung hilfreich.

Zu berücksichtigen sind auch bisher unausgeschöpfte krankengymnastische und ergotherapeutische Maßnahmen, die eine Besserung der Beweglichkeit und Kompensationsmöglichkeiten oft auch bei der Berufstätigkeit erwarten lassen.

Zur Einschätzung der Aussichten längerfristiger Heilmaßnahmen oder Kuraufenthalte ist die aus dem bisherigen Krankheitsverlauf ersichtliche Prognose heranzuziehen, die z.B. bei der ALS besonders schlecht ist. Dennoch sind gerade Patienten mit ALS in oft geradezu verzweifelter Weise bemüht, ihre Berufstätigkeit solange wie eben möglich beizubehalten, und neigen dazu, die Diagnose und die fortschreitende Behinderung nicht wahrhaben zu wollen.

Die Leistungseinschränkungen im Erwerbsleben sind interindividuell sehr unterschiedlich und ergeben sich aus dem Ausmaß der vorhandenen Lähmungen oder der Spastik an oberen und/oder unteren Extremitäten. Eine vermehrte Unfallgefährdung besteht bei Arbeiten an laufenden Maschinen. Tätigkeiten auf Gerüsten, Leitern oder sonst mit Absturzgefahr verbundenen Orten verbieten sich ohnehin. Ungünstige Witterungsverhältnisse und starke Temperaturschwankungen sollen den Krankheitsverlauf ungünstig beeinflussen. Bei Vorliegen einer Spastik verstärken alle exogenen Reize (Kälte, Nässe, Berührung, Lärm, passive Bewegung) die Symptomatik sofort erheblich durch die verminderte oder fehlende Hemmung der spinalen Reflexmechanismen.

Auf den Einzelfall abgestimmt, sind die heutigen Möglichkeiten technischer Hilfsmittel an individuell angepaßten Arbeitsplätzen zu berücksichtigen, die bisweilen ganz erstaunliche Leistungen garantieren können. Zukunftsperspektiven eröffnen hier vielleicht akustisch steuerbare Geräte. Gerade bei den sehr chronisch verlaufenden heredodegenerativen Erkrankungen gelten die allgemeinen Prinzipien der Rehabilitation (insbesondere „Rehabilitation vor Rente").

Die Beeinträchtigung im Straßenverkehr ist bei den hier besprochenen Erkrankungen immer individuell zu klären. Betroffene mit nur geringer oder fehlender Progredienz einer Tetra- oder Paraspastik können oft Fußwege über 500 Meter zwar nur verlangsamt, aber doch ohne wesentliche Einschränkung zurücklegen. Patienten mit Lähmungen vor allem in der proximalen Muskulatur der unteren Extremitäten sind hier schwerer behindert, und Wege über 500 Meter sind schon früh nicht mehr zumutbar. Mehr distale Paresen (z.B. Fußheber) können im Einzelfall durch orthopädisches Schuhwerk ausgeglichen werden.

Bei Rollstuhlpflichtigkeit liegt eine außergewöhnliche Gehbehinderung vor, die derjenigen bei einem Querschnittssyndrom gleichkommt. Öffentliche Verkehrsmittel können in der Regel benutzt werden, wenn sie „barrierefrei" erreichbar sind. Die Notwendigkeit ständiger Begleitung ist bei Rollstuhlpflichtigen anzunehmen, wenn die oberen Extremitäten in behinderndem Ausmaß in den Krankheitsprozeß einbezogen sind, was nicht immer der Fall ist.

Das Führen von Kraftfahrzeugen ist vom Verlauf und Ausprägungsgrad des einzelnen Krankheitsfalls abhängig zu machen, wobei immer Nachuntersuchungen in nach dem bisherigen Verlauf einzuschätzenden Zeitintervallen erforderlich sind. Fahrzeuge der (neuen) Gruppe 2 (alte Klasse 2 und Personenbeförderung) können von Personen mit „fortschreitendem neurogenem und myopathischem Muskelschwund" grundsätzlich nicht geführt werden. Das gleiche gilt für Personen mit spastischer Bewegungseinschränkung (analog „Erkrankungen des Rückenmarks"). Die Fähigkeit zum Führen von Fahrzeugen der (neuen) Gruppe 1 (alte Klassen 1, 3, 4, 5) ist im Zweifelsfall durch das Ergebnis einer nervenärztlichen/neurologischen Untersuchung nachzuweisen [31].

Schließlich können sich bei der Begutachtung von Patienten mit zunehmender Ateminsuffizienz neben den medizinischen auch ethische und soziale Fragen stellen, die mit der Anwendung mechanischer Atemhilfen unter häuslichen Bedingungen oder in Pflegeeinrichtungen (Heimbeatmung) zu tun haben. Ziele einer Langzeitbeatmung sind u.a. Verbesserung der Lebensqualität, vom Kranken gewünschte Lebensverlängerung und Stabilisierung des Krankheitsprozesses durch Verminderung der Folgen chronischer Hypoventilation. Die Indikation stützt sich auf subjektive Symptome, objektive medizinische Parameter (Lungenfunktion, Blutgase), den Patientenwillen nach ausführlicher Aufklärung auch über Konsequenzen sowie die Berücksichtigung von allgemeinem Gesundheitszustand, Persönlichkeit, sozialem Hintergrund und Infrastruktur [45].

Literatur

[1] Altenkirch H (1998): Klinisches Spektrum der Neurotoxizität von organischen Lösungsmitteln. Nervenheilk. 17: 362.

[2] Appel SH (1993): Excitotoxic neuronal cell death in amyotrophic lateral sclerosis. Trends Neurosci. 16: 3.

[3] Ashley jr CT, Warren ST (1995): Trinucleotide repeat expansion and human disease. Ann. Rev.Genetics 29: 703.

[4] Bachus R, Claus A, Meyer T et al. (1997): Molekularbiologische Befunde bei der amyotrophen Lateralsklerose. Nervenarzt 68: 785.

[5] Besser R (1996): Rationale Therapie mit Antikonvulsiva. In: Besser R, Gross-Selbeck G: Epilepsiesyndrome–Therapiestrategien, S. 29–45. Thieme, Stuttgart–New York.

[6] Borasio GD, Büttner U (1998): Motoneuron-Erkrankungen. In: Brandt T, Dichgans J, Diener HC: Therapie und Verlauf neurologischer Erkrankungen. 3. Aufl., S. 928–934. Kohlhammer, Stuttgart–Berlin–Köln.

[7] Brandt T, Strupp M (1997): Episodic ataxia type 1 and 2 (familial periodic ataxia/vertigo). Audiol. Neurootol. 2: 373.

[8] Brooks BR (1994): El Escorial World Federation of Neurology criteria for the diagnosis of amyotrophic lateral sclerosis. J. Neurol. Sci. 124 (Suppl.): 96.

[9] Brown RH (1995): Amyotrophic lateral sclerosis:recent insights from genetics and transgenic mice. Cell 80: 687.

[10] Burright EN, Clark HB, Servadio A et al. (1995): SCA1 transgenic mice: a model for neurodegeneration caused by an expanded CAG trinucleotide repeat. Cell 82: 937.

[11] Campuzano V, Montermini L, Mollò MD et al. (1996): Friedreich's ataxia: autosomal recessive disease caused by an intronic GAA triplet repeat expansion. Science 271: 1423.

[12] Dalakas MC (1995): The Post Polio Syndrome as an evolved clinical entity. Definition and clinical description. Ann. N.Y. Acad. Sci. 753: 68.

[13] Dichgans J, Diener HC, Klockgether T (1992): Degenerative Erkrankungen des Kleinhirns. In: Hopf HC, Poeck K, Schliack H: Neurologie in Praxis und Klinik, Bd. II. 2. Aufl., S. 3.56–3.74. Thieme, Stuttgart–New York.

[14] Diener HC, Müller A, Thron A et al. (1986): Correlation of clinical signs with CT findings in patients with cerebellar disease. J. Neurol. 233: 5.

[15] Dürr A, Brice A (1994): Les ataxies cérébelleuses de transmission autosomique dominante. Rev. Neurol. (Paris) 150: 661.

[16] Dürr A, Brice A (1996): Genetics of movement disorders. Curr. Opin. Neurol. 9: 290.

[17] Fink JK (1997): Advances in hereditary spastic paraplegia. Curr. Opin. Neurol. 10: 313.

[18] Fink JK, Heiman-Patterson T, Bird T et al. (1996): Hereditary spastic paraplegia: advances in genetic research. Hereditary Spastic Paraplegia Working group. Neurology 46: 1507.

[19] Gunnarsson LG (1994): Motor neuron disease and exposure to chemicals – aetiological suggestions from a case-control study. J. Neurol. Sci.124 (Suppl.): 62.

[20] Harding AE (1995): Inherited ataxias. Curr. Opin. Neurol. 8: 306.

[21] Harding AE (1981): Friedreich's ataxia: a clinical and genetic study of 90 families with an analysis of early diagnostic criteria and intrafamilial clustering of clinical features. Brain 104: 589.

[22] Heene R, Kolander D, Krisatschek H (1996): Die chronisch-progrediente spinobulbäre Spastik (primäre Lateralsklerose). Fortschr. Neurol. Psychiat. 64: 192.

[23] Iannaccone ST (1998): Spinal muscular atrophy. Semin. Neurol. 18: 19.

[24] Ince PG, Lowe J, Shaw PJ (1998): Amyotrophic lateral sclerosis: current issues in classification, pathogenesis and molecular pathology. Neuropathol. Appl. Neurobiol. 24: 104.

[25] Jackson CE, Bryan WW (1998): Amyotrophic lateral sclerosis. Semin. Neurol. 18: 27.

[26] Klemm E, Tackmann W (1991): Familiäre spastische Spinalparalyse – Klinisches Spektrum und differentialdiagnostische Erwägungen. Fortschr. Neurol. Psychiat. 59: 176.

[27] Klockgether T, Bürk K, Auburger G et al. (1995): Klassifikation und Diagnostik der degenerativen Ataxien. Nervenarzt 66: 571.

[28] Klockgether T, Bürk K, Dichgans J (1996): Zerebelläre Bewegungsstörungen (Ataxien). In: Conrad B, Ceballos-Baumann AO: Bewegungsstörungen in der Neurologie, S. 254–279. Thieme, Stuttgart-New York.

[29] Konietzko J (1997): Polyneuropathie oder Enzephalopathie durch organische Lösungsmittel oder deren Gemische. Arbeitsmed. Sozialmed. Umweltmed. 32: 404.

[30] Küther G, Dengler R (1992): Amyotrophische Lateralsklerose. In: Hopf HC, Poeck K, Schliack H: Neurologie in Praxis und Klinik, Bd. II. 2. Aufl., S. 3.21–3.35. Thieme, Stuttgart–New York.

[31] Lewrenz H, Friedel B (1996): Krankheit und Kraftverkehr. Begutachtungs-Leitlinien des gemeinsamen Beirats für Verkehrsmedizin. Schriftenreihe des Bundesministeriums für Verkehr, Heft 73, Bonn.

[32] Mann K, Widmann U (1995): Zur Neurobiologie der Alkoholabhängigkeit. Neuropathologie und CT/NMR-Befunde. Fortschr. Neurol. Psychiat. 63: 238.

[33] Mayer K, Stevens A (1998): Zentrales Nervensystem und Neurotoxizität.In: Triebig G, Lehnert G: Neurotoxikologie in der Arbeitsmedizin und Umweltmedizin, S. 127–147. Gentner, Stuttgart.

[34] Mehrtens G, Valentin H, Schönberger A (1998): Arbeitsunfall und Berufskrankheit. 6. Aufl.. E. Schmidt, Berlin.

[37] Mumenthaler M, Mattle H (1997): Neurologie. 10. Aufl. Thieme, Stuttgart–New York.

[38] Nielsen JE, Krabbe K, Jennum P et al. (1998): Autosomal dominant pure spastic paraplegia: a clinical, paraclinical and genetic study. J. Neurol. Neurosurg. Psychiat. 64: 61.

[39] Pandolfo M, Montermini L (1998): Molecular genetics of the hereditary ataxias. Adv. Genet. 38: 31.

[40] Schady W, Dick JP, Sheard A et al. (1991): Central motor conduction studies in hereditary spastic paraplegia. J. Neurol. Neurosurg. Psychiat. 54: 775.

[41] Schöls L, Rieß O, Amoiridis G et al.(1997): Genetische Diagnostik, Klassifikation und klinische Krankheitsentitäten hereditärer Ataxien. Fortschr. Neurol. Psychiat. 65: 79.

[42] Shaw PJ, Ince PG (1997): Glutamate, excitotoxicity and amyotrophic lateral sclerosis. J. Neurol. 244 (Suppl.): 3.

[43] Siddique T, Nijhawan D, Hentati A (1997): Familial amyotrophic lateral sclerosis. J. Neural. Transm. 49 (Suppl.): 219.

[44] Widmann U, Mann K (1996):Alkoholbedingte Veränderungen am ZNS. Neuropathologie und bildgebende Verfahren. In: Mann K, Buchkremer G: Sucht: Grundlagen, Diagnostik, Therapie, S. 77–84. Fischer, Stuttgart–Jena–New York.

[45] Winterholler M, Claus D, Bockelbrink A et al. (1997): Empfehlungen der bayrischen Muskelzentren der DGM zur Heimbeatmung bei neuromuskulären Erkrankungen Erwachsener. Nervenarzt 68: 351.

[46] Zerres K, Wirth B, Rudnik-Schoneborn S (1997): Spinal muscular atrophy – clinical and genetic correlations. Neuromuscul. Disord. 7: 202.

30 Bandscheibenerkrankungen und neurologische Auswirkungen

Johannes Breitenfelder

mit einem Beitrag von Richard M. A. Suchenwirth

Inhalt

1 Pathologisch-anatomische Vorbemerkungen

Die **Wirbelsäule** des Menschen ist nach dem Prinzip einer Gliederkette aufgebaut, die

- den Körper in aufrechter Haltung stabilisiert,
- Bewegungskoordinationen des gesamten Körpers und die Erhaltung des Gleichgewichtes ermöglicht,
- den Schutz des „Signalleitungssystems" gewährleistet und
- wesentliche Teile des Bluterneuerungsgewebes aufnimmt.

Das Achsenorgan der Wirbelsäule ist sowohl tragende Säule für Kopf, Schultergürtel, Arme und Rumpf als auch flexible Achse; erst im Zusammenwirken mit der Rumpfmuskulatur ist sie als Achsenorgan funktionsfähig.

Die Flexibilität der Wirbelsäule wird durch eine segmental gegliederte Anordnung von formkonstantem Knochengewebe (Wirbel) und elastisch verformbarem Knorpelgewebe (Discus intervertebralis) gewährleistet. Jedes der 23 **intervertebralen Bewegungssegmente** (Abb. 30-1) besteht aus einer Zwischenwirbelscheibe mit den beiden benachbarten Wirbeln sowie deren paarigen Wirbelbogengelenken, Quer- und Dornfortsätzen. Wirbelkörper, Zwischenwirbelscheiben, Wirbelbögen, Quer- und Dornfortsätze sind durch einen komplizierten Bandapparat miteinander verbunden. Die Wirbelbogengelenke sind von einer Gelenkkapsel fest umschlossen, Bänder und Kapsel mit sensiblen Rezeptoren dicht besetzt.

Die dorsalen Kanten der benachbarten Wirbelkörper, der dorsale Rand der Zwischenwirbelscheibe, das hintere Längsband, die Wirbelbögen, das gelbe Band und die Bogengelenkfortsätze umgrenzen das Zwischenwirbelloch, durch welches der Spinalnerv den Wirbelkanal verläßt.

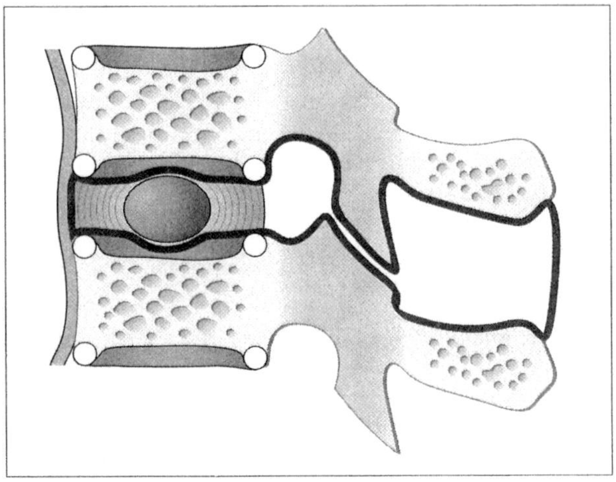

Abb. 30-1: Bewegungssegment nach Junghanns (1959, 1963).

Diese anatomische Situation der Wirbelsäule und ihre Beziehung zum Rückenmark, zu den motorischen, sensiblen und vegetativen Fasern sowie ihre Beziehung zum arteriellen und venösen Gefäßsystem verursachen bei Vorhandensein entsprechender pathologischer Veränderungen von seiten des Skelettsystems der Wirbelsäule Schmerzzustände, die im Halswirbelsäulenbereich als sog. **Zervikalsyndrom,** im Brustwirbelsäulenbereich als **Thorakalsyndrom** und im Lendenwirbelsäulenbereich als **Lumbalsyndrom** (Lumboischialgie) in Erscheinung treten.

Seit den Untersuchungen von Mixter und Barr (1934) wird der mechanischen Pathogenese von Beschwerden, die durch degenerative Wirbelsäulenveränderungen ausgelöst werden können, vorrangige Bedeutung beigemessen. Diese Autoren erkannten die Wertigkeit des Bandscheibenvorfalls in der Pathogenese der Kompressionssyndrome der Nervenwurzeln im Lumbalbereich.

Im Gegensatz zu lumbalen Schmerzzuständen muß die Rolle des echten Bandscheibenprolapses bei Brachialgien viel geringer eingeschätzt werden (Duus 1953). Lindemann uund Kuhlendahl (1953) nahmen Prolapse als Ursache von **Brachialgien** in 5–10 % an, was nach Ansicht von Zukschwerdt et al. (1960) zu hoch eingeschätzt ist. Die eindrucksvollen Röntgenbefunde (Ausziehung der Processus uncinati, Randwulstbildungen an den hinteren Wirbelkanten im Bereich der Foramina intervertebralia mit deren hierdurch bedingten röntgenologisch nachweisbaren, oft hochgradigen Einengungen, Zackenbildungen an den Gelenkfortsätzen) verleiten dazu, in den anatomischen Veränderungen die einzige Ursache der Wurzelbeeinträchtigung zu sehen.

Nach Zukschwerdt et al. (1960) sprechen aber folgende Gründe gegen diese Annahme:

- plötzliches Auftreten der Schmerzzustände bei lange vorher bestehenden anatomischen Veränderungen,
- hochgradige röntgenologische Veränderungen ohne Schmerzen,
- plötzliches Verschwinden der Schmerzen bei geeigneten therapeutischen Maßnahmen ohne Änderung des anatomischen Zustandes,
- Vorkommen zervikaler Wurzelreizzustände ohne röntgenologisch nachweisbare Chondrose.

Die anatomisch und röntgenologisch nachweisbaren Veränderungen im Bereich der Foramina intervertebralia stellen offenbar meist nur die Disposition zur

Wurzelkompression dar. Ausgelöst werden kann der Schmerzzustand durch zusätzliche humorale Faktoren, wie veränderte Schwellungsverhältnisse des Bewegungssegmentes bzw. im Foramen intervertebrale, z.B. bei allergischen Vorgängen und bei hormonalen Veränderungen (Brachialgie bei der Menstruation sowie in der Schwangerschaft). Häufigste Ursache der plötzlich eintretenden Brachialgie ist aber die Wirbelblockierung bei einer „zufälligen Bewegung" oder nach langdauernder Zwangshaltung der Wirbelsäule.

2 Definition des Bandscheibenvorfalls

Der Bandscheibenvorfall ist die häufigste Ursache für lumbale Wurzelreizerscheinungen, er tritt allerdings als Ursache des Zervikal- und Thorakalsyndroms ebenfalls sporadisch in Erscheinung. Verschiedene Arten der Bandscheibenschädigung sind zu unterscheiden, weil jede Art anders behandelt werden muß. Basierend auf den Erfahrungen von Zukschwerdt et al. (1960), kommt man, gestützt auf die intraoperativ erhobenen Befunde, zu folgender Einteilung (Abb. 30-2):

- *einfache Vorwölbung der Bandscheibe (Bandscheibenprotrusion):* Diese Veränderung verdankt ihre Entstehung dem Elastizitätsverlust der Bandscheibe infolge Zermürbung. Der Anulus fibrosus, dessen dorsale Lamellen an sich schon schwächer ausgebildet sind (Thurel 1949) und dessen Festigkeit durch die chondrotischen Veränderungen gelitten hat, wölbt sich dorsal vor. Das Ligamentum longitudinale posterius kann noch einen gewissen Widerstand bieten, so daß die Vorwölbung einseitig oder doppelseitig daneben erfolgt. Diese laterale Vorwölbung bedingt Druckerscheinungen auf Wurzeln, wobei sich das Bild der Ischialgie entwickelt. Gibt auch das hintere Längsband nach, so erfolgt eine gleichmäßige Vorwölbung der Bandscheibe gegen den Rückenmarkkanal. Da in diesem Fall mehr Raum zum Ausweichen vorhanden ist, sind Wurzelkompressionen seltener, Kreuzschmerzen jedoch häufiger. Die einfache Vorwölbung, von Bärtschi-Rochaix (1949) als Protrusio anuli laesi, von Kuhlendahl (1950, 1951) als Stadium II oder Protrusion bezeichnet, ist nach aller Erfahrung die häufigste von der Bandscheibe ausgehende Ursache der Ischialgie.
- *Diskusprolaps und Diskushernie:* Durch einen Riß oder öfter durch ein Loch im hinteren Faserringanteil tritt ein Teil des Nucleus pulposus nach hinten aus. Ist dieser noch von einer Kapsel, d.h. von einer Bindegewebsschicht des Faserrings, umhüllt, so sprechen wir von einer **Hernie,** liegt das Pulposusgewebe völlig frei, von einem **Prolaps.**
- *Bandscbeibensequester:* Hierbei löst sich ein Teil des hinteren Faserrings in toto mit einem anhängenden Stück des Nucleus pulposus ab.

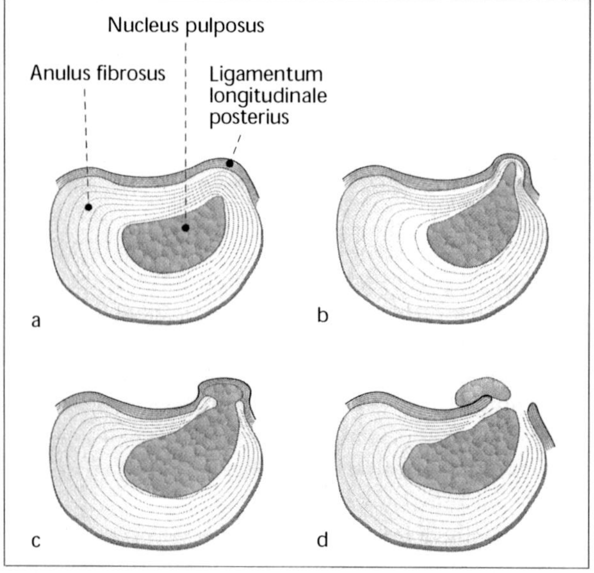

Abb. 30-2: Unterschiedliche Manifestationen des degenerativen Bandscheibenvorfalls: a Bandscheibenprotrusion, b Bandscheibenprolaps, c Bandscheibenextrusion, d Bandscheibensequestration.

Alle diese Formen des Bandscheibenschadens können als laterales oder mediales Geschehen ablaufen. Während der *laterale* Bandscheibenprolaps eine typische Ischialgie mit Betroffensein einer Nervenwurzel, erkennbar an der Irritation des Kennmuskels, verursacht, stellt der *mediale* Massenprolaps ein gefährliches Ereignis dar, da hierdurch die im Dursalsack liegende Cauda equina komprimiert werden kann und ein sog. *Cauda-equina-Syndrom* resultiert, dessen Ausdruck eine Blasen-Mastdarm-Störung und eine typische Reithosenanästhesie sind (Abb. 30-3).

3 Häufigkeit von Bandscheibenerkrankungen

Beim Studium der Literatur stellt man eindeutig fest, daß die beiden letzten Bandscheiben weitaus am häufigsten befallen sind (Lindemann und Kuhlendahl 1953: 97,8 %; Krayenbühl 1942, 1950: 95 %).

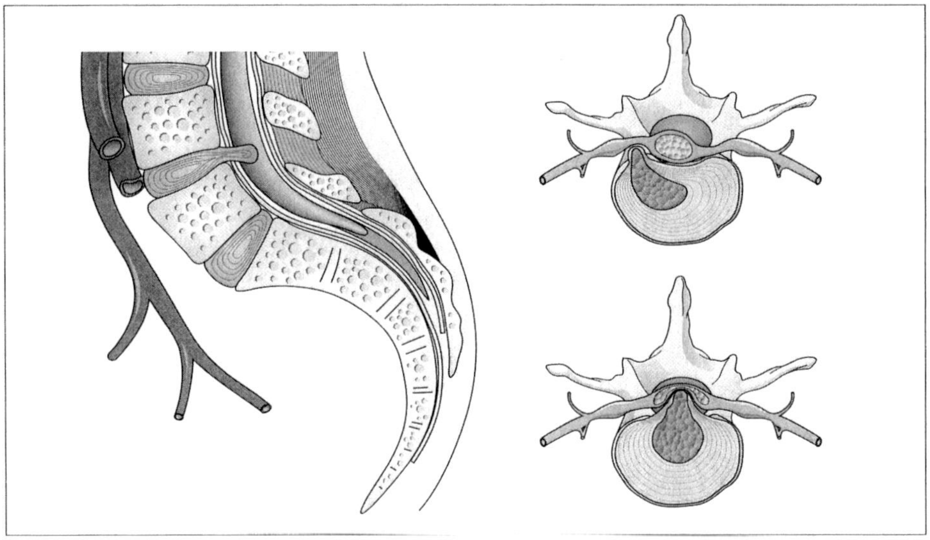

Abb. 30-3: Pathologisch-anatomischer Unterschied zwischen lateralem und medianem Bandscheibenprolaps.

Zukschwerdt al. (1960) fanden unter 250 Operationen in 98,2 % der Fälle ein Betroffensein der Bandscheiben L 4/5 und L5/S1. In unserem Krankengut konnte die Häufigkeit von operativ behandelten lumbalen Bandscheibenerkrankungen mit 95 % im Hinblick auf das Betroffensein der Bandscheibenräume L 4/5 und L 5/S 1 festgestellt werden (Müller 1981; Abb. 30-4). Gleichzeitige Prolapse an zwei verschiedenen Bandscheiben (L 4/5 und L 5/S 1) wurden von Zukschwerdt et al. (1969) in 1,2 % der Fälle angegeben, von Lindemann und Kuhlendahl (1953) in 2,6 % der Fälle. Kroll (1951) gibt die überraschende Zahl von 21% an, was nach Zukschwerdt et al. (1960) darauf zurückzuführen ist, daß bei der einfachen Bandscheibenvorwölbung die Grenze zum noch Normalen subjektiv gezogen wird. Außerdem stellten Zukschwerdt et al. (1960) in diesem Zusammenhang fest, daß sich jede Bandscheibe auslöffeln lasse und der Pathologe in jedem Präparat degenerative Veränderungen finden wird, weshalb diese Tatsachen die Angaben von Kroll (1951) in Frage stellen.

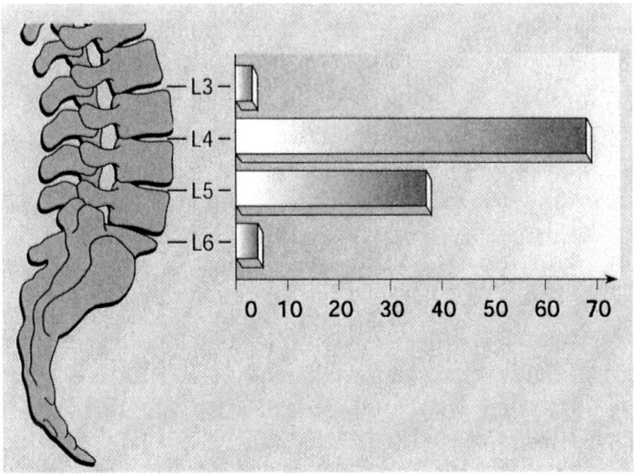

Abb. 30-4: Verteilung der Bandscheibenvorfälle auf die verschiedenen Segmente (eigenes Krankengut).

Im eigenen, von Müller (1981) untersuchten Krankengut konnte in 10,1% der Fälle ein gleichzeitiges Betroffensein der Bandscheiben L 4/5 und L 5/S 1 intraoperativ festgestellt werden.

Altershäufigkeit und Geschlechterverteilung: Männer sind nach der Literatur häufiger vom Bandscheibenschaden betroffen als Frauen; so gaben Krayenbühl und Zander (1953) ein Verhältnis von 59 : 41% zugunsten der Männer an. Im eigenen Krankengut konnte ein Verhältnis von 62 : 38 % zugunsten der Männer eruiert werden (Müller 1981).

Die Wurzelreizung durch Bandscheibenerkrankung ereignet sich bei den weitaus meisten Fällen im besten Mannesalter, also zwischen dem 25. und 40. Lebensjahr, mit einem Gipfel um das 30. Lebensjahr (Krayenbühl und Weber 1945). Die Zahl der neurologischen Bandscheibenkomplikationen läuft also altersgemäß keineswegs parallel zur Schwere der anatomischen Veränderungen infolge Gewebsalterung. Im Gegenteil, je hochgradiger die Altersveränderungen der Wirbelsäule sind, desto seltener treten diese Komplikationen auf. Die Wurzelreizung tritt mit dem Beginn der chondrotischen Störung der Bandscheibe auf und nimmt mit dem Einsetzen reaktiver Erscheinungen am Knochen (Spondylosis deformans) ab. Bei Häufung der Ischialgie im kräftigen Mannesalter liegen körperliche Arbeit, aber auch Sport und dessen Auswüchse nahe.

Im eigenen Krankengut (Müller 1981) war festzustellen, daß es bei beiden Geschlechtern zu gehäuftem Auftreten von Bandscheibenvorfällen in der Altersgruppe zwischen dem 30. und 60. Lebensjahr kommt; in unserem Krankengut war der jüngste Patient 17 Jahre, der älteste 74 Jahre alt, in beiden Fällen handelte es sich um weibliche Patienten (Abb. 30-5).

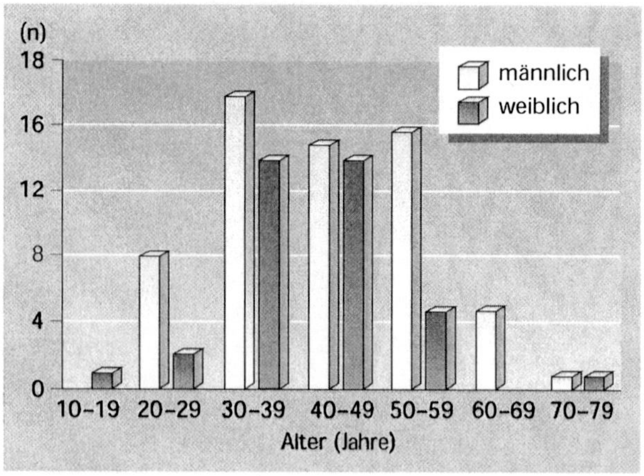

Abb. 30-5: Alters- und Geschlechterverteilung beim Bandscheibenvorfall (eigenes Krankengut).

4 Klinik und Symptomatologie des Bandscheibenvorfalls

4.1 Lokalisation des Bandscheibenvorfalls

Je nach Lokalisation des Bandscheibenvorfalls in den verschiedenen Abschnitten der Wirbelsäule unterscheiden wir zwischen **Kreuzschmerzen** (Lumbago, Lumbalgie), **Hals-Nacken-Beschwerden** (Zervikalsyndrom, Zephalozervikalsyndrom, Zervikobrachialgie) und **Brustwirbelsäulenbeschwerden** (Dorsalsyndrom, Dorsalgie, Interkostalneuralgie). Die Lokalisation der Beschwerden kann im Laufe der Zeit wechseln.

Die Schmerzen treten zuerst nur sporadisch nach größeren Anstrengungen auf, werden dann häufiger und stärker und klingen auch nach längeren Ruheperioden nicht mehr regelmäßig ab. Akute Schübe mit plötzlich einschießenden Schmerzen und fixierten Fehlhaltungen weisen auf temporäre Blockierungen in den Segmenten oder auf Diskushernien hin.

Oft werden bestimmte Stellungen und Haltungen als besonders schmerzhaft empfunden, wohingegen der Patient in anderen Stellungen Erleichterung findet; dies kann für Diagnose und Therapie von Bedeutung sein. Eine übermäßige Lordose der Lendenwirbelsäule ist eine häufige Begleiterscheinung der schmerzhaften Instabilität.

Bei ausstrahlenden Schmerzen in die Arme und Beine zeigt sich häufig ein entsprechendes Reflexmuster und eine entsprechende Sensibilitätsstörung, die auf die jeweilige Lokalisation des Bandscheibenvorfalls Hinweise gibt, d.h. die **topische Diagnose der diskogenen Wurzelkompression** läßt sich bestimmen durch:

- das Verteilungsmuster des Schmerzes in Verbindung mit Funktionsprüfungen (Lasèguesches und Bragardsches Zeichen), ggf. durch die Lokalisation eines Klopf- und Druckschmerzes über den Dornfortsätzen oder paravertebral oder im Verlauf der Ischiasnerven (Valleixsche Druckpunkte),
- durch neurologische Ausfälle in der motorischen (Kennmuskel) oder in der sensiblen (Dermatome) Versorgung oder in der Reflexaktivität.

Besondere Aufmerksamkeit muß Sphinkterstörungen von Blase und Darm und akuten Querschnittsbildern gelten.

4.2 Psychodiagnostische Befunde

Siehe auch Kapitel 37.

Seit Ende der 70er Jahre wurde zunehmend der Einfluß psychodiagnostischer Befunde auf den Genesungsverlauf von lumbalen Bandscheibenpatienten untersucht.

In den meisten Studien wurden **Persönlichkeitsfaktoren** mit dem Minnesota Multiphasic Personality Inventory (MMPI) erfaßt (z.B. Dzioba und Doxey 1974, Pheasant et al. 1979, Herron et al. 1986, Turner et al. 1986).

Überwiegend fanden sich Zusammenhänge zwischen erhöhten Skalenwerten für Hypochondrie und Hysterie sowie leicht erhöhten Skalenwerten für Depressivität, dem sog. „Konversions-V", und einem schlechten Behandlungserfolg.

Hansen et al. (1995) folgerten aus den Ergebnissen eines Langzeitvergleichs von Personen mit und ohne Rückenschmerzen, daß spezifische MMPI-Profile eher die Folge von Rückenschmerzen seien. Nach Hasenbring (1992) lassen sich die Befunde zum MMPI dahingehend zusammenfassen, daß Patienten mit einem schlechten Genesungsverlauf möglicherweise schon vor der Behandlung die Tendenz aufweisen, körperliche Beschwerden eher ängstlich zu beobachten und sich mehr um die Gesundheit zu sorgen sowie körperliche Beschwerden mit subjektivem Erleben und Ausdruck zu dramatisieren (Junge 1996).

4.3 Bildgebende Verfahren zur Objektivierung des Bandscheibenvorfalls

4.3.1 Elektromyographie

Eine objektive Bewertung neurogener motorischer Ausfälle ist nach kurzer Zeit (zwei bis drei Wochen) durch das Elektromyogramm (EMG) möglich. Bei radikulären Syndromen zeigen die segmentalen Kennmuskeln und die vom Ramus dorsalis innervierte paravertebrale Rückenmuskulatur die gleichen Veränderungen, letztere jedoch frühzeitiger, so daß nach drei bis vier Wochen erfolgloser konservativer Therapie schon ein pathologisches EMG zu erheben ist.

Neurogene Potentialveränderungen im Kennmuskel und Denervationszeichen ermöglichen in Verbindung mit dem klinischen Befund meist die korrekte Höhenlokalisation – nach Literaturangaben in 78–90 % der Fälle (Schlegel 1958, Day 1964, Nordby und Lucas 1973) –, so daß die Elektrodiagnostik vor einer operativen Intervention teils obligatorisch, teils nur in unklaren Fällen empfohlen werden muß.

Weiterhin vermag die Verlaufsuntersuchung der Muskelaktionspotentiale objektive Vergleichsmöglichkeiten zu schaffen und zur Therapiebewertung beizutragen, in dem der Rückgang pathologischer Aktivitätsmuster registriert wird.

4.3.2 Myelographie

Über den Nutzen der Kontrastmitteldiagnostik in der Vorbereitung eines Bandscheibeneingriffs besteht weitgehende Übereinstimmung. Nach zahlreichen Veröffentlichungen bestätigt sich die myelographische Höhendiagnose einer Diskushernie intraoperativ etwa zu 80 bis über 90 % (Schlegel 1958, Gördes und Keyl 1974, Schuh 1974, Wiltse et al. 1975, Gain 1977).

Bei der von Müller (1981) am eigenen Krankengut durchgeführten Vergleichsstudie zwischen klinischen, myelographischen und intraoperativ erhobenen Befunden konnte eine Treffsicherheit der lumbalen Myelographie zur Objektivierung der Diagnose eines lumbalen Bandscheibenvorfalls in 79,5 % der Fälle festgestellt werden (Abb. 30-6).

Wegen der Invasivität ist dieses Verfahren im allgemeinen heute verlassen und wird nur noch bei unklaren Befunden, die durch die anderen bildgebenden Verfahren nicht geklärt werden können, durchgeführt.

4.3.3 Diskographie

Die seit ca. 20 Jahren in der Schweiz und in Österreich und seit ca. 17 Jahren auch in Deutschland durchgeführte **Chemonukleolyse** zur Behandlung der Band-

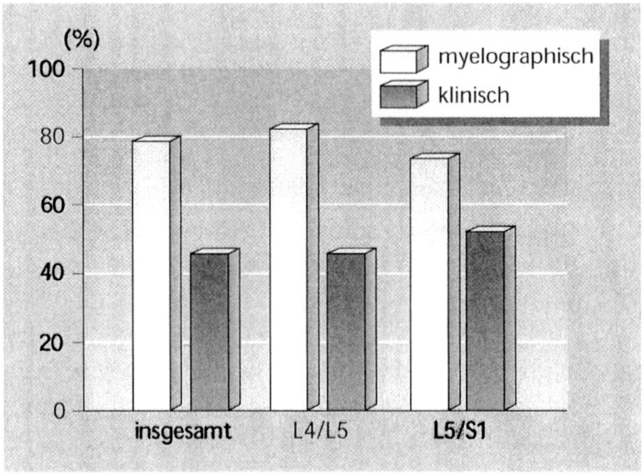

Abb. 30-6: Prozentuale myelographische und klinische Diagnose-Treffsicherheit im eigenen Krankengut, bezogen auf den lumbalen Bandscheibenprolaps und die lumbale Bandscheibenprotrusion.

scheibenprotrusions-bedingten Lumboischialgie (wobei in letzter Zeit eine Ausweitung dieses Behandlungsverfahrens auf den zervikalen Bandscheibenprolaps erfolgt) unterstreicht die Bedeutung der Diskographie als Unterscheidungskriterium zwischen sequestriertem Bandscheibenprolaps und Bandscheibenprotrusion.

4.3.4 Computertomographie

Die Computertomographie der Wirbelsäule ermöglicht durch ihr überlagerungsfreies Horizontalschichtbild und ihre große Befundbreite in der Darstellung von Weichteilstrukturen klinisch wichtige Zusatzinformationen bei Patienten mit lumbalen Wurzelkompressionssyndromen (Hammerschlag et al. 1976, Burton et al. 1979, Dossetor et al. 1979). Der enge Spinalkanal und die Einengung der Recessus laterales durch angeborene Stenosen oder degenerative Veränderungen im Bereich der Wirbelgelenke sind computertomographisch besser nachweisbar als mit konventionellen Aufnahmeverfahren. Die Aussagemöglichkeit der Myelographie beschränkt sich auf den kontrastierenden Liquorraum, der bis zu den Wurzeltaschen reicht. Bei lateralen ossären bzw. bandscheibenbedingten Kompressionssyndromen läßt die Myelographie keine Erkennung zu. Die hohe Treffsicherheit bei der Lokalisation von Bandscheibenprolapsen, die exakte Meßbarkeit der Form und Weite des Spinalkanals sowie die Beurteilung sonstiger Veränderungen haben dieser Methode eine vorrangige Stellung bei der Verifizierung eines Bandscheibenvorfalles zukommen lassen.

Nach Schroeder et al. (1982) liegen die Kosten für eine ambulant durchgeführte CT-Untersuchung der Lendenwirbelsäule bei ca. DM 300,–, die Kosten für eine stationär durchgeführte Myelographie mit einer dreitägigen Verweildauer bei ca. DM 750,–. Heute dürften jedoch die Kosten für die stationär durchgeführte Myelographie deutlich höher liegen, wobei ca. 1200,– DM anzusetzen wären.

4.3.5 Magnetresonanztomographie

Eine besondere Rolle spielt als nichtinvasives Verfahren die Magnetresonanztomographie (MRT). In der Longitudinaldiagnostik hat es im allgemeinen die Myelographie weitgehend verdrängt. Mit dem Kernspintomogramm können in der sagittalen Rekonstruktion bei nicht segmentbezogener klinischer Symptomatik mehrere Höhen dargestellt werden (Hyman et al. 1988, Gruss et al. 1990). Im Gegensatz zum Computertomogramm lassen sich intramedulläre sowie extramedulläre/intradurale Raumforderungen (z.B. Tumor, Syringomyelie) gut erkennen (Enderle et al. 1981, Schulitz et al. 1988). Zudem kann der Nervenwurzelverlauf intra- und extradural abgebildet werden (Modic et al. 1983, Hyman et al. 1988). Bei ungewöhnlicher Lokalisation eines Bandscheibenvorfalls, z.B. lateral-extraforaminal, läßt sich die Beziehung des Bandscheibengewebes zur Nervenwurzel in mehreren Etagen exakt zeigen (Schulitz et al. 1988). Dies ist nicht zuletzt für die Operationsplanung ausschlaggebend (interlaminärer oder extraforaminaler Zugang). Im MRT sind außerdem Knochenmarkveränderungen im Wirbelkörper früh und hochsignifikant darzustellen (z.B. frühes Entzündungsstadium, Knochenmarkinfiltrationen bei Leukose).

Die Darstellung der Bandstrukturen gelingt exakter als mit dem Computertomogramm; so kann neben einer Flavumhypertrophie das hintere Längsband mit einem etwaigen Einriß dargestellt werden (Pech et al. 1985, Hyman et al. 1988). Die Indikation zur Myelographie ist nur noch dann gegeben, wenn eine Diskrepanz zwischen MRT bzw. CT und klinischem Erscheinungsbild besteht. (Eysel 1998).

5 Therapie des Bandscheibenvorfalls

5.1 Nichtinvasive Behandlung

Sowohl heim zervikalen als auch beim dorsalen und lumbalen Bandscheibenvorfall – vorausgesetzt, es bestehen keine absoluten Indikationskriterien für eine operative Intervention – sollte man vorerst einmal mit Analgetika, evtl. in Kombination mit Myotonolytika, beginnen und den Therapieeffekt abwarten. Da das perinervale Bindegewebe stark vaskularisiert ist, kann es bei Irritationen bzw. bei Kompressionen stark entzündlich reagieren, wie man es bei neurochirurgischen Operationen im Rahmen von Nervenwurzeldekompressionen in und um die Nervenwurzel beobachten kann (Bucy 1950, Irrsigler 1951).

Für die **Antiphlogistika** ist somit ein ausreichender Angriffspunkt gegeben. Diese medikamentösen Maßnahmen können durch die **Infiltrationstherapie** unterstützt werden, d.h. die Infiltration von Schmerzzonen mittels eines Anästhetikums, wobei die sog. Triggerpoints, ferner Myogelosen, infiltriert werden können. Es sei auch an die paravertebrale Wurzelblockade erinnert, ebenso können transsakrale Blockaden der Sakralnerven, epidurale Sakralanästhesien sowie paraischiadikale Injektionen durchgeführt werden.

Neben einer entsprechenden Lagerung (Stufenbettlagerung, Lagerung in der Perlschen Schaukel) beim lumbalen Bandscheibenschaden sowie einer entsprechenden vorsichtigen Extension der Halswirbelsäule in der Glissonschlinge steht das gesamte Spektrum der **physikalischen Therapie** zur Verfügung. Auch die **manualtherapeutische Behandlung** sei in diesem Zusammenhang erwähnt, allerdings sollte diese Methode, die bei neurologischen Ausfällen prinzipiell abzulehnen ist, auf entsprechend fachlich versierte Behandler beschränkt werden, da ansonsten doch eine erhebliche Schädigung heraufbeschworen werden kann. Zahlreiche andere Methoden wie die **Neuraltherapie** oder die **Akupunktur** können eingesetzt werden, allerdings sind sie nach unserer Meinung der klassischen orthopädischen Therapie unterlegen.

Chemonukleolyse: Die Chemonukleolyse, in erster Linie für den Lumbalbereich, in letzter Zeit auch für den zervikalen Bandscheibenprolaps eingesetzt, gilt als Behandlungsverfahren, bei dem bei kritischer Indikationsstellung und Vorhandensein eines intakten Anulus fibrosus die Instillation von *Chymopapain* zu einer deutlichen Besserung der Symptomatik führen kann. Voraussetzung ist allerdings, daß der Therapeut das gesamte Spektrum der Behandlungsmöglichkeiten der Bandscheibenprotrusions-bedingten Ischialgie beherrscht und die Auswahl der Patienten zur Anwendung dieses Verfahrens kritisch erfolgt.

! Die Chemonukleolyse ist keine Alternative zur Operation des Bandscheibenvorfalls, sondern eine ergänzende Behandlungsmethode, die ausschließlich bei intaktem Anulus fibrosus – also bei Ischialgien auf dem Boden einer Bandscheibenprotrusion – erfolgreich eingesetzt werden kann.

McCulloch und MacNab (1983), die mit dieser Behandlungsmethode die größten Erfahrungen sammeln konnten (mittlerweile mehr als 10 000 Patienten), sehen in der Chemonukleolyse mit Chymopapain eine effektive, nichtinvasive, kostengünstige und nichttoxische Therapie, die bei kritischer Indikation operative Behandlungsmaßnahmen wie die Nukleotomie und Laminektomie vermeiden helfen kann.

5.2 Operative Behandlung

5.2.1 Nukleotomie (Diskotomie)

Die 1934 von Mixter und Barr angegebene operative Behandlung des Bandscheibenprolapses ist heute zu einer weitverbreiteten Therapie geworden, die allerdings einer strikten Indikation unterworfen werden muß. So stellen wir die Operationsindikation – abgesehen von Fällen mit Querschnittssyndromen und frischer Caudaläsion – nur nach völligem Versagen einer mindestens sechswöchigen Therapie, wobei die Veränderungen im neurologischen Befund die Indikation zur Operation entscheidend mitbestimmen. Während im Bereich der Lendenwirbelsäule die Nukleotomie sowohl von Orthopäden als auch von Neurochirurgen durchgeführt wird, gehört die Bandscheibenoperation an der Halswirbelsäule unseres Erachtens ausschließlich in die Hand erfahrener Neurochirurgen. Zur Vermeidung einer postoperativ auftretenden Instabilität im Halswirbelsäulenbereich bewährt sich die operative Verblockung der beiden Wirbel nach Bandscheibenausräumung nach der von Cloward (1954) beschriebenen Operationsmethode.

5.2.2 Perkutane Diskektomie

Dieses Verfahren geht auf Hijikata (1975) zurück. Der Zugang zur Bandscheibe erfolgt über den dorsolateralen Weg, wie er auch bei der Chemonukleolyse verwendet wird. Nach Darstellung des Zuganges und nach Durchstanzen des Anulus fibrosus mit einer entsprechenden Trephine können dann die Arbeitsinstrumente zur manuellen Diskektomie eingeführt oder die entsprechenden Absaugvorrichtungen zur Durchführung der automatisierten perkutanen Diskektomie eingebracht werden. Dieses automatisierte Verfahren inaugurierten Onik et al. (1985).

Perkutane Laser-Diskektomie

Wie Siebert (1996) angibt, wird für die perkutane Laser-Diskusdekompression unter Bildwandlerkontrolle eine 18-gg-Spezialnadel10 cm bis maximal 12 cm neben der Mittellinie auf der gleichen Seite wie der Bandscheibenvorfall eingeführt und in der Bandscheibe exakt plaziert. Der Zugang ist im großen und ganzen der gleiche wie bei der Chemonukleolyse. Über die liegende Hohlnadel wird ein Führungsdraht in die Bandscheibe eingeführt. Nach einer Diskographie wird anschließend diese Nadel entfernt und die spezielle Laserkanüle über den Führungsdraht problemlos in der Bandscheibe plaziert. Über die Speziallasernadel wird anschließend eine 40–600 µm messende Quarzglasfaser eingeführt. Die Länge des Lichtleiters muß an der Nadel vorher so markiert werden, daß die Faser maximal 4 mm über die Spitze der Kanüle frei ins Bandscheibengewebe ragen kann. Die Spitze der Quarzglasfaser war vor dem Sterilisieren schon über eine Strecke von 0,5 cm von der Kunststoffummantelung befreit worden. Bei der Markierung der Faser ist äußerste Sorgfalt geboten. Die Faser darf in keinem Fall während der Anwendung zu tief vorgeschoben werden, damit sie nicht durch den Bandscheibenraum in Regionen austreten kann, die nicht behandelt werden sollen. Ist die Faser nun korrekt eingebracht und ragt im Minimum 0,2 cm, im Maximum 0,4 cm über die Spitze der Laserkanüle in den Nucleus pulposus vor, kann die Lasertherapie beginnen. Siebert empfiehlt den Holmium-YAG-Laser mit 2,1 µm Wellenlänge bei 0,8 J/8 Hertz, also 6,4 Watt. Nach jeweils 100 J sollte eine Pause von 5 Sekunden eingehalten werden, damit die verdampfte Gewebemenge abgesaugt werden und die Temperatur sich wieder auf den Ausgangszustand abkühlen kann. Insgesamt empfiehlt Siebert eine Applikation bis 1600 J.

Perkutane foraminale Diskektomie nach Mathews

Eine Weiterentwicklung der perkutanen Diskektomie stellt der perkutane foraminale Zugang nach Mathews dar. Es handelt sich hierbei um ein transforaminales endoskopisches Verfahren, bei dem mit Mikroinstrumenten oder einer Laserfaser der Bandscheibenvorfall entfernt bzw. vaporisiert werden kann. In Deutschland liegen diesbezüglich erste Erfahrungen von Siebert et al. (1996) sowie Stücker et al. (1996) vor.

5.2.3 Bandscheibenendoprothese

Bereits am Anfang der 60er Jahre begann man mit der klinischen Erprobung und dem Einsatz von funktionellen Bandscheibenersätzen. Fernström berichtete 1966 über im HWS- und LWS-Bereich implantierte Stahlkugelendoprothesen. In einer Studie dieses Autors von 1972 fanden sich bei 88 % der Patienten Höhenminderungen des Zwischenwirbelraumes. Schon 1970 wurde deshalb die Implantation dieser Stahlkugeln eingestellt. Alle weiteren Entwicklungen haben bis 1984 nicht zu klinischen Einsätzen geführt, obwohl verschiedene Konstruktionen angegeben und als Patente angemeldet wurden. In den 80er Jahren wurde eine eigene Bandscheibenprothese in der Charité Berlin entwickelt und 1984 mit der Implantation der **„SB-Charité"** begonnen, deren dritte Version schließlich auch von anderen Zentren eingesetzt wurde (Büttner-Janz et al. 1988). Nach Auskunft des Herstellers der „SB-Charité" (Fa. Link, Hamburg) waren bis Februar 1997 ca. 1250 Implantate weltweit eingesetzt worden. In letzter Zeit wird dieses Verfahren wieder verstärkt propagiert, obwohl es bisher kein richtig überzeugendes Konzept zum endoprothetischen Bandscheibenersatz gibt (Kiene et al. 1996).

5.3 Nachbehandlung

Grundprinzip für die Nachbehandlung von operativen Eingriffen beim lumbalen Bandscheibenvorfall ist eine frühfunktionelle Therapie, die für alle Interventionen in gleichem Maße gilt. Neben einer stabilisierenden Krankengymnastik, die am ersten postoperativen Tag zu beginnen hat und deren Intensität innerhalb der ersten 4–5 Tag gesteigert wird mit vorsichtiger Inklination und Seitneigung parallel zum fortgesetzten isometrischen Training ab Beginn der 2. Woche und zunehmender Mobilisation der gesamten Wirbelsäule, hat die **Rückenschule** eine immense Bedeutung für das Gesamtergebnis der operativen Interventionen. Bei der Chemonukleolyse hat sich außerdem eine temporäre Korsettversorgung über einen Zeitraum von 3 Monaten bewährt, wobei die von Krämer empfohlene Lumboflex-Bandage – wir benutzen die Tigges-Bandage – indiziert ist. Der Grund für die temporäre Immobilisation nach Chemonukleolyse besteht darin, daß durch sie eine vorübergehende Instabilität im Bewegungssegment erzeugt wird. Innerhalb von 3 Monaten kommt es im allgemeinen zu einer Stabilisierung, so daß dann die Korsettversorgung, die unter anderem auch eine psychologische Wirkung hat, abgesetzt werden kann. Dieses gilt in gleicher Weise für die perkutane Diskektomie sowie für die Laser-Diskusdekompression.

Vergleich der Ergebnisse nach Chemonukleolyse, perkutaner Diskektomie und Laser-Diskusdekompression

Während in der Literatur für die Chemonukleolyse 70–80 % gute bzw. sehr gute Behandlungsergebnisse angegeben sind (Smith 1969, Wiltse et al. 1975, Brown 1976, Nordby 1983, Deutman 1985, Breitenfelder 1988), liegen die Ergebnisse für die perkutane lumbale Diskektomie im Durchschnitt etwas niedriger. So geben hier Hijikata et al. (1975) eine Erfolgsrate von 72 % sowie Onik et al. (1990) von 75,2 % an. Eine statistisch signifikante Differenz der Behandlungsergebnisse dieser beiden Therapieverfahren läßt sich allerdings nicht nachweisen. Was die Ergebnisse der perkutanen Laser-Diskusdekompression anbelangt, geben Siebert et al. (1996) 78,2 % gute bzw. sehr gute Ergebnisse an. Lee et al. (1996) berichteten über 91% sehr gute bzw. gute Ergebnisse. Diese Autoren verglichen auch die perkutane Laser-Diskusdekompression mit der Chemonukleolyse und der perkutanen Diskektomie, wobei sich die perkutane Laser-Diskektomie gegenüber der Chemonukleolyse und der automatisierten perkutanen lumbalen Diskektomie als geringgradig überlegen darstellte.

Wie Grifka (1996) anhand von mittelfristigen Nachuntersuchungen dieser drei Verfahren an der Orthopädischen Universitätsklinik Bochum nachweisen konnte, ist die Chemonukleolyse mit 60 % guten bzw. sehr guten Ergebnissen der perkutanen Diskektomie mit 37% und der Laser-Diskusdekompression mit 32 % eindeutig überlegen.

6 Prognose des Bandscheibenvorfalls

Bedingt durch die Tatsache, daß durch konservative Behandlungsmaßnahmen nur der akute entzündliche Reizzustand beseitigt werden kann, ist gerade diese Patientengruppe gefährdet, Rezidive zu erleiden. Anders verhält es sich bei operativen Maßnahmen, da damit eine Beseitigung des Störfaktors erfolgt.

Im Bereich der Halswirbelsäule zeigt die Cloward-sche Operation (1954) allgemein eine sehr gute Prognose, wenn auch auf Dauer gesehen, bedingt durch die Ausschaltung eines Bewegungssegmentes, in den Bandscheiben über und unter der Fusionsstrecke degenerative Veränderungen auftreten können, da es hier zu einer Kompensation des Bewegungsausfalls des spondylodesierten Bezirkes kommen muß.

Im Lumbalbereich führt der ausgeräumte Bandscheibenraum prinzipiell zu einer Gefügelockerung, so daß in den ersten Monaten nach der Operation eine spezielle Verhaltensweise des Patienten zu fordern ist (Vermeidung von Drehbewegungen und des Tragens schwerer Lasten mit nach vorn gebeugtem Rumpf). Das gleiche gilt für die Chemonukleolyse mit Chymopapain sowie die anderen minimal-invasiven Verfahren.

Beim Studium der Literatur zeigt sich, daß durch die operative Behandlung des lumbalen Bandscheibenvor-

Tabelle 30-1 Beschwerdefreiheit nach operativer Behandlung des lumbalen Bandscheibenvorfalls

Autoren	Jahr der Publikation	Zahl der Fälle	Beobachtungsdauer (Jahre)	Beschwerdefrei (%)	weiterhin Beschwerden (%)
Love	1947	987	5 – 7	53,7	46,3
Echols	1948	101	3 – 8	46,5	53,5
Spurling und Grantham	1949	327	2/12 – 8	40	60
Raaf und Berglung	1949	127	1 – 8	42,7	57,3
Junge	1951	150	1 – 3	51	49
O'Connel	1951	500	1 1/2 – 12	46,5	53,5
Krayenbühl und Zander	1953	170	1 – 2	38	62
Krayenbühl und Zander	1953	95	mehr als 3	42	58
Lindemann und Kuhlendahl	1953	200	2 – 7	55	45

falls lediglich in ungefähr der Hälfte der Fälle völlige Beschwerdefreiheit erreicht werden kann (Tab. 30-1).

Hinsichtlich der Häufigkeit von Re-Operationen stellte Dahmen (1980) fest, daß diese in etwa 5–10 % der Fälle erforderlich werden. In einer Arbeit von Krämer und Klein (1980) wird im Vergleich zu früheren Angaben der Prozentsatz der mäßigen bis unbefriedigenden Ergebnisse nach Diskotomie mit 5–10 % angegeben.

Was die Prognose nach Chemonukleolyse anbelangt, so werden nach McCulloch und MacNab (1983) sowie Hacohen und Mattmann (1982) in 80–90 % der Fälle gute Ergebnisse gemeldet. Die von uns seit ca. 18 Jahren durchgeführte Chemonukleolyse bei bisher mehr als 700 Patienten ergab in 74 % gute bzw. sehr gute mittelfristige Ergebnisse.

7 Gutachtliche Probleme

7.1 Zusammenhangsfragen (Unfallfolgezustände)

In der von Jochheim et al. (1961), Braun (1969), Tönnis und Schildhauer (1971) und anderen gesammelten Literatur werden in 6–10 % **Traumen** als Ursache eines lumbalen Bandscheibenvorfalls angegeben. Frowein und Terhaag (1977) sowie Frowein (1984), die sich mit dieser Problematik ausführlich beschäftigten, kommen jedoch zu dem Ergebnis, daß diese Angaben viel zu hoch liegen. So untermauert vor allen Dingen Frowein (1984) diese Feststellung mit dem Krankengut der Neurochirurgischen Universitätsklinik Köln, wo von 1978 bis 1983 unter 1279 lumbalen Bandscheibenoperationen nur neun fragliche und acht mögliche unfallbedingte Erkrankungen festgestellt worden waren, was einem Prozentsatz von insgesamt 1,3 entspricht. Was die Problematik der traumatisch bedingten Bandscheibenveränderungen der Halswirbelsäule anbelangt, so konnten während des gleichen Zeitraumes von Frowein (1984) 476 Patienten operiert werden, bei denen zwei fragliche, neun mögliche und sechs sichere Unfalleinflüsse, entsprechend einem Prozentsatz von 3,6 %, festgestellt wurden.

7.1.1 Lumbaler Bandscheibenvorfall und Trauma

Zu dieser Problematik sind im Laufe der letzten 6 Jahrzehnte umfangreiche Studien durchgeführt worden (Reischauer 1951, Bürkle de la Camp 1951, Kuhlendahl 1951, Lob 1954, 1958, Güntz 1958, Lob et al. 1958, Junghanns 1959, 1963, Mifka 1963, Bürkle de la Camp und Betzel 1967, Loew et al. 1969, Braun 1969, Tönnis und Schildhauer 1971, Erdmann 1971, Hymmen 1975, Erlenkämper 1975, Frowein und Terhaag 1977, Wenker und Schirmer 1979, Fischer 1979, Saternus 1979, Gercke et al. 1982).

Vor allem ist die Arbeit von Bürkle de la Camp (1951) interessant, in der die Frage der traumatischen Schädigung der gesunden Bandscheibe aufgrund einer Untersuchung von 200 frischen Wirbelbrüchen, wobei kein einziger frischer Bandscheibenvorfall festgestellt werden konnte, negativ beantwortet wurde.

Frowein (1984) schränkt diese Feststellung jedoch ein mit der Begründung, daß die diagnostischen Möglichkeiten seinerzeit sehr begrenzt waren und die Computertomographie zur definitiven Feststellung des Ausmaßes der Schädigung der Bandscheibe noch nicht zur Verfügung stand. Basierend auf den Feststellungen von Bürkle de la Camp (1951) sah sich das Landessozialgericht Rheinland-Pfalz am 05.03.1956 zu dem Beschluß berechtigt, daß ein Bandscheibenschaden so gut wie nie durch einen Unfall hervorgerufen werden kann (Gercke et al. 1982).

Im Gegensatz hierzu hat Junghanns (1959) gezeigt, daß es bei schweren Traumen im Rahmen der Verletzungen des Bewegungssegmentes durchaus zu isolierten Zwischenwirbelscheibenverletzungen kommen kann, woraus ein vorübergehendes klinisches Wirbelsäulensyndrom resultiert, das allerdings bei Jugendlichen extrem selten anzutreffen ist.

Während somit die Frage der traumatischen Schädigungsmöglichkeiten der gesunden oder besser normalen „Bandscheibe" (Kuhlendahl 1951) mit einem eingeschränkten „Nein" beantwortet werden muß, sieht die gleiche Problematik bei Vorhandensein einer vorgeschädigten Bandscheibe anders aus.

7.1.2 Zum Problem des Vorschadens

! Unter Vorschaden versteht man eine schädigungsunabhängige Gesundheitsstörung, die bei Eintritt der Schädigung bereits bestanden hat. Ein Vorschaden kann beim Unfall oder Trauma unterschiedliche Bedeutung haben:

- Der Vorschaden kann den Heilungsverlauf der Unfallfolgen verzögern.
- Der Vorschaden wird vorübergehend oder dauernd verschlimmert.

Vorschäden sind an der Wirbelsäule häufiger anzutreffen als in anderen Abschnitten des Bewegungsapparates. Durch die besonderen biomechanischen Bedingungen setzt die Bandscheibendegeneration beim Menschen schon im frühen Kindesalter ein, so daß man nach Schmorl und Junghanns (1968) jenseits des 30. Lebensjahres keine primär gesunde Wirbelsäule mehr findet. Somit trifft jedes Trauma vom dritten oder vierten Lebensjahrzehnt an auf eine bereits vorgeschädigte Wirbelsäule. Nach dem Grundgedanken der Unfallversicherung ist der Versicherte in dem Gesundheitszustand geschützt, in dem er sich vor dem Unfall befunden hat – also mit seinen Mängeln und Schwächen (Erlenkämper 1975).

Nach Frowein (1984) können bei solchen Vorschädigungen Traumen leichter zu einer vorübergehenden, nicht richtunggebenden Verschlimmerung führen und ein aktuelles klinisches Syndrom auslösen.

Das Landessozialgericht Hamburg hat im Urteil vom 23.07.1964 bestätigt, daß bei Vorschädigungen dann ein alltägliches Bagatelltrauma zur Verschlimmerung keine wesentliche rechtserhebliche Beziehung hat (Gercke et al. 1982). Ein einmaliges schweres Trauma kann jedoch Ursache einer vorübergehenden Verschlimmerung sein, während der Degenerationsprozeß individuell fortschreitet (BSG-Urteil vom 02.06.1959 in Gercke et al. 1982).

Nach Krämer (1978) wird in diesem Zusammenhang festgestellt, daß die wesentliche Aufgabe des Gutachters darin besteht, im Einzelfall zu ermitteln, ob ein über das normale Maß hinausgehender Vorschaden an der Wirbelsäule vor dem Unfallereignis bestanden hat oder nicht. Die Feststellung eines Vorschadens an der Wirbelsäule ist bedeutend schwieriger als an den Extremitäten, wo eine Vergleichsmöglichkeit mit der gesunden Seite gegeben ist. Neben einer exakten Untersuchung unter orthopädisch-biomechanischen Gesichtspunkten und der entsprechenden Anamneseerhebung bleibt allerdings noch der Vergleich mit einer großen Zahl ähnlich gelagerter Fälle (Erdmann 1973).

! Ausgehend von der Empirie, gibt es für die einzelnen Verletzungsformen des Bewegungssegmentes bestimmte Ausheilungszeiten. Nach einer einfachen Distorsion – der bei weitem häufigsten Wirbelsäulenverletzung – bilden sich Schmerzen und Funktionsbeeinträchtigungen mit der Resorption des Ödems bzw. des Hämatoms innerhalb weniger Tage bzw. Wochen zurück. Wenn sich die Ausheilungszeit erheblich verzögert oder nach einem relativ geringfügigen Wirbelsäulentrauma dauernde Schmerzen und Bewegungsbehinderungen verbleiben, muß eine Vorschädigung der Wirbelsäule als unfallfremder Mitwirkungsfaktor angenommen werden. Der verzögerte Heilungsverlauf ist von einem bestimmten Zeitpunkt an nicht mehr entschädigungspflichtig.

Die Verschlimmerung eines degenerativen Bandscheibenschadens durch von außen einwirkende Kräfte tritt – wie bereits ausführlich dargelegt – nur selten ein und wenn, dann nur im Sinne einer vorübergehenden, nicht richtunggebenden Verschlimmerung.

! Eine richtunggebende bzw. meßbare Verschlimmerung eines degenerativen Vorschadens an der Wirbelsäule liegt dann vor, wenn durch das äußere Ereignis nachweisbare Deformierungen entstanden sind, die den Bandscheibenschaden verstärken und vermehrte Beschwerden hervorrufen.

Dazu zählen nach Krämer (1978) posttraumatische Deformierungen des Bewegungssegmentes, z.B. in Fehlstellung verheilte Wirbelfrakturen und Wirbelverschiebungen. Diese Veränderungen müssen bei intakten Bandscheiben zur raschen Entwicklung einer Diskopathie und bei bereits bestehender Vorschädigung zur Verschlimmerung derselben führen.

Ohne unmittelbare rechtliche Bedeutung ist hier – anders als in der privaten UV – allerdings die Frage, ob und ggf. in welchem Ausmaß die Erwerbsfähigkeit des Betroffenen infolge des Vorschadens bereits vor Eintritt des schädigenden Ereignisses gemindert war. Denn insoweit ist dieser durch das Sozialrecht in dem Zustand geschützt, in dem er sich bei Eintritt des schädigenden Ereignisses befunden hat, also unter Einschluß aller früheren Krankheiten und ihrer Folgen, anlage- oder degenerativ bedingter Vorschädigungen usw. Es ist also auch dann, wenn eine Erwerbsfähigkeit infolge eines Vorschadens bereits deutlich gemindert war, bei der Bewertung der MdE aus den nunmehr streitigen Unfall- bzw. Schädigungsfolgen stets von dieser verminderten Erwerbsfähigkeit als der maßgebenden vollen Erwerbsfähigkeit auszugehen, so daß ein bestehender Vorschaden insoweit nicht zu einer geringeren Einschätzung der nunmehr streitigen MdE führen darf.

Im Gegensatz zur Problematik der **Lendenbandscheiben** sind erhebliche traumatische Zerreißungen von **Halsbandscheiben** möglich (Hinz und Plaue 1972, Saternus 1979); so konnte insbesondere Saternus (1979) zentrale Blutungen und Ablösungen der Bandscheibe vom hinteren Längsband bei jüngeren Menschen zeigen, während bei älteren Menschen mit degenerativ vorgeschädigter Bandscheibe durch die traumatische Einwirkung ein dorsaler Bandscheibenprolaps oder Zerreißungen in vorbestehenden Spalten der Bandscheibe entstehen können. Hochgradige osteochondrotische oder spondylotische Randwülste können jedoch die Gewalteinwirkung neutralisieren, ohne daß weitergehende Verletzungen am Bandscheibengewebe zustande kommen. Im Gegensatz zum Lumbalbereich können traumatische Schädigungen der Halsbandscheiben zu Beteiligungen des Rückenmarks führen, wobei häufig durch den Kneifzangenmechanismus eine zentrale Rückenmarkblutung mit einer entsprechenden neurologischen Störung auftreten kann.

! Die Begutachtung von traumatischen Verletzungen der Halswirbelsäule stellt ein großes gutachtliches Problem dar, bei dem sich das Verletzungsausmaß umgekehrt proportional zum Schwierigkeitsgrad der Begutachtung verhält; d.h., gravierende Traumatisierungen der Halswirbelsäule mit dem Schweregrad III und IV nach Krämer bereiten in versicherungsmedizinischer Hinsicht weniger Probleme als Bagatellverletzungen (Krämer 1978).

So führen leichte Distorsionen der Halswirbelsäule, die das Hauptkontingent der Begutachtung darstellen, immer wieder zu langwierigen gutachtlichen Auseinandersetzungen, da objektive Kriterien fehlen.

Nach den klinischen und radiologischen Untersuchungen am großen Krankengut einer Berufsgenossenschaftlichen Klinik stellte Erdmann (1973) fest, daß sich die Ausheilungszeiten nach Schleuderverletzungen der Halswirbelsäule proportional verhalten, d.h., sie sind dem Schweregrad des Verletzungsbefundes einigermaßen angemessen. Leichte Verletzungen mit dem Schweregrad I und II heilen nach seinen Erfahrungen innerhalb weniger Wochen und Monate vollkommen aus.

Der gleichen Ansicht sind noch andere Autoren. Schlegel (1972) erkennt die Folgen einer Halswirbelsäulendistorsion in Zeiträumen von zwei Monaten bis zwei Jahren an. Nach den Untersuchungen von Giebel (1970), Müller (1970) und Jellinger (1971) sind Dauerschäden nach Schleudertraumen selten. Längere Einschränkungen der Erwerbsfähigkeit, etwa für 6–12 Monate um 10%, sind nur in besonderen Ausnahmefällen anzunehmen.

7.1.3 Zum Problem der Begriffe Unfall und Bandscheibenvorfall (privatversicherungsrechtliche Probleme)

! Unter Unfall versteht man in der privaten und sozialen Unfallversicherung ein plötzlich von außen auf den Körper einwirkendes, schädigendes Ereignis. Als Ereignis sind Vorgänge der Außenwelt zu betrachten, die auf den Körper des Versicherten einwirken und auch außerhalb des Einflußbereiches seines Körpers liegen. Wird durch einen Unfall eine körperliche oder geistige Funktion betroffen, die schon vorher dauernd beeinträchtigt war (sog. Vorschaden), so wird privatversicherungsrechtlich ein Abzug in Höhe dieser Vorinvalidität vorgenommen, die nach § 7.I.2 AUB 88 zu bemessen ist (§ 7.I.3 AUB 88).

Als Ursache eines Bandscheibenvorfalls werden aber seltener Unfälle im Sinne der Definition als vielmehr ungewollte plötzliche Muskelanspannungen und Bewegungsabläufe angegeben. In den allgemeinen Bedingungen für die private Unfallversicherung wird diesem Problem Rechnung getragen, wonach auch nach Kraftanstrengungen des Versicherten hervorgerufene Verrenkungen, Zerrungen und Zerreißungen an Gliedmaßen und Wirbelsäule unter den Versicherungsschutz fallen oder zumindest als Grenzfälle bezeichnet werden (Perret 1973, 1976).

Leider fehlen genaue gutachtliche Richtlinien für die Beurteilung einer posttraumatischen Ischialgie oder eines anderen akuten Bandscheibensyndroms. Dem jeweiligen Gutachter bleibt es überlassen, für die Verlagerung des Bandscheibengewebes mit den entsprechenden klinischen Symptomen entweder mehr endogene oder mehr exogene Faktoren verantwortlich zu machen.

Die Ungereimtheiten in der Beurteilung dieser Situationen und die sich hieraus ergebenden Schwierigkeiten zwischen Gutachter und zu Begutachtendem sollten meines Erachtens als Anlaß dienen, in diesem Punkt eine absolute Klärung herbeizuführen, die auch im Interesse der Versicherungspartner anzustreben ist. Die Definition des Begriffes Unfall hat gerade bei Beantwortung der Frage einer traumatisch bedingten Bandscheibenschädigung Pate zu stehen, während durch Kraftanstrengungen des Versicherten hervorgerufene Verrenkungen, Zerrungen und Zerreißungen an Gliedmaßen und Wirbelsäule nur dann zustande kommen können, wenn bereits eine erhebliche Vorschädigung vorhanden ist. Ungewollte plötzliche Muskelanspannungen und Bewegungsabläufe sind somit als bagatelltraumatische Einwirkungen zu interpretieren, die meines Erachtens nicht als entschädigungspflichtig anzusehen sind.

7.1.4 Zusammenfassung zur Problematik Bandscheibenschaden und Trauma

Traumatische Bandscheibenschädigungen sowohl im Hals- als auch im Lendenwirbelsäulenbereich kommen extrem selten vor. Während diese Veränderungen bei Jugendlichen praktisch nie vorkommen, ist jenseits des 30. Lebensjahres bei entsprechender Vorschädigung der Bandscheibe von Fall zu Fall bei Einwirkung eines adäquaten Traumas in bis zu 3,6 % der Fälle eine Schädigung möglich, wobei die hierdurch hervorgerufene akute Symptomatologie eine vorübergehende, nicht richtunggebende Verschlimmerung der Erkrankung darstellt. Nach Frowein (1984) ist eine wesentliche, dem Ereignis noch zuzurechnende Veränderung nur ausnahmsweise später als vier Wochen nach dem Trauma anzuerkennen.

Sozialgerichtliche Entscheidungen über den Zusammenhang zwischen Unfall und Bandscheibenvorfall (LOB et al. 1958)

- Der Bandscheibenvorfall beruht in der Regel auf einer degenerativen Veränderung der Zwischenwirbelscheiben, nur ausnahmsweise ist er Folge eines schweren Unfalls. Die Wertung eines Unfallereignisses muß dem tatsächlichen Geschehensablauf entsprechen (LSG Rheinland-Pfalz, 05.04.1956, SGU 963/54).
- Das Maß der Betriebsüblichkeit einer Arbeit oder dessen Überschreitung ist für die Anerkennung einer Schädigung unerheblich, wenn überhaupt ein Unfall gegeben ist. Der Bandscheibenvorfall ist in der Regel der vorläufige Ausgang einer schon länger bestehenden krankhaften Veränderung und stellt daher keine entschädigungspflichtige Unfallfolge dar (LVA Württemberg-Baden, 07.06.1950, I U 6/48).
- Der Bandscheibenvorfall beruht in der Regel auf schicksalsmäßigen Verschleißvorgängen an der Bandscheibe und ihrem Faserring. Nur unter besonderen Voraussetzungen kann ein schweres Unfallereignis einen Bandscheibenschaden bzw. einen Bandscheibenvorfall verursachen (KnOVA Dortmund, 29.10.1953, Kompaß 1954/47).
- Der Bandscheibenvorfall beruht in der Regel auf einem schicksalsmäßig ablaufenden Leiden. Die ausnahmsweise mögliche Anerkennung des ursächlichen Zusammenhangs zwischen Unfall und Bandscheibenvorfall setzt ein schweres Unfallereignis voraus, das eine noch nicht reißbereite Bandscheibe unmittelbar eingerissen hat. Diese Voraussetzung ist niemals dann erfüllt, wenn der Betroffene weiter arbeitet und sich erst Monate später krank meldet (Bay. LVA, 15.01.1953, Ue 910/52).
- Der Bandscheibenvorfall ist in der Regel ein schicksalsmäßiges Leiden. Nur unter besonderen Voraussetzungen – unter anderem erhebliche Gewalteinwirkung – kann der ursächliche Zusammenhang mit einem Arbeitsunfall angenommen werden (LSG Berlin, 20.05.1955, 3 LSG – 190/54).
- Mehrfache, auf längere Zeit verteilte Gewalteinwirkungen stellen als Komplex nicht einen Unfall im Rechtssinne dar. Insofern ist die „Überanstrengung" der Wirbelsäule kein Unfallgeschehen. Der Bandscheibenvorfall ist in der Regel Folgeerscheinung eines Verschleißvorganges. Nur ein ausgesprochen schweres Trauma kann unter besonderen Umständen Ursache eines Bandscheibenvorfalls sein (Bay. LVA, 01.02.1951, Ue 447/50).
- Ein plötzlich während der Arbeit auftretender Kreuzschmerz ist nur das äußere Zeichen für einen schon vorhanden gewesenen Bandscheibenschaden. Eine Drehbewegung des Körpers, auch wenn sie ungewohnt ist oder plötzliche Ausweichbewegung darstellt, kann keinen Bandscheibenschaden hervorrufen (OVA Düsseldorf, 21.12.1948, 119 U 51/48).
- Nicht das Ergebnis des „letzten Tropfens", sondern nur eine ungewöhnliche körperliche Anstrengung kann als wesentliche Mitursache einen Bandscheibenvorfall verschlimmern (OVA München, 04.09. 1951, 13/2/50 II).
- Der Bandscheibenvorfall ist nicht Folge einer anstrengenden körperlichen Tätigkeit. Diese war nur die zufällige Gelegenheit, bei der das Leiden an der vorher schon verbildeten Wirbelsäule in Erscheinung trat (LSG NRW, 20.09.1954, LS VI UV 308/54).
- Der Bandscheibenvorfall ist nicht als Folge eines „Verhebens" und auch nicht verschlimmert durch

einen Explosionsunfall, bei dem nicht sofort erhebliche Wirbelsäulenbeschwerden aufgetreten sind. Der Bandscheibenvorfall ist vielmehr eine Folge eines langsam ablaufenden Verschleißvorgangs (LSG Schleswig, 10.09.1954, LU 98/54).

- Ein Bandscheibenvorfall wird nicht durch „Verheben" verursacht, ebensowenig durch das Halten einer abgleitenden oder kippenden Last. Auch die Verschlimmerung des Bandscheibenleidens durch solche Ereignisse ist ausgeschlossen (Bay. LSG, 09.09.1954, Ue 1256/53).
- Der Bandscheibenvorfall beruht in der Regel auf Verschleiß- und Aufbrauchserscheinungen am Bandscheibenfaserring. Das Ereignis kann in jedem Lebensalter auftreten, auch jüngere Menschen werden häufig von diesem Leiden befallen. Belanglose Vorgänge, wie z.B. das oft angeschuldigte „Verheben", stellen nur eine Gelegenheitsursache dar, die den Betroffenen das Leiden erstmals zum Bewußtsein kommen lassen. Zunächst rasches Abklingen und erst späteres Rezidivieren der Beschwerden sprechen als Zeichen der periodischen Verlagerung erkrankten Bandscheibengewebes für einen schicksalsmäßigen Bandscheibenvorfall (LSG NRW, 04.07.1956, LS XIV (V) UV 452/54).
- Der Bandscheibenvorfall stellt ein schicksalsmäßiges Geschehen im Ablauf der Abnutzungs- und Verschleißerscheinungen an der Wirbelkörper-Bandscheibenreihe dar, das schon in verhältnismäßig frühem Alter auftreten kann. Prellungen sind weder geeignet, einen Bandscheibenvorfall hervorzurufen, noch wird das bereits bestehende Leiden durch solche belanglosen Ereignisse verschlimmert (LSG Celle, 23.09.1957, L 12 Ko – 697/54).

7.2 Bandscheibenschaden und Kriegsbeschädigung bzw. Wehrdienstbeschädigung

Die **Zwischenwirbelscheibe** spielt in der Wirbelsäulenpathologie eine hervorragende Rolle. Früher oder später kommt es bei allen Menschen durch Flüssigkeits- und Elastizitätsverlust zur Degeneration. Diese Situation ist eine wesentliche Voraussetzung für die Osteochondrose, Spondylose und Spondylarthrose, wobei bevorzugt die untere Halswirbelsäule und die untere Lendenwirbelsäule betroffen werden. Eine weitere Folge kann der **Bandscheibenvorfall** (Protrusion, Prolaps, sequestrierter Bandscheibenprolaps) sein. Bei angeblicher traumatischer Entstehung eines Bandscheibenvorfalls muß – wie unter dem Punkt Unfallfolgen ausführlich diskutiert wurde – geprüft werden, ob das Trauma nach Mechanik und Schwere geeignet war, den Vorfall einer noch leistungsfähigen Bandscheibe zu verursachen, oder ob es lediglich der Anlaß zur klinischen Manifestation bei fortgeschrittener Zermürbung der Bandscheibe war.

In der Beurteilung, ob eine kriegsbeschädigungsbedingte Ursache vorhanden war oder nicht, ergeben sich keine Unterschiede hinsichtlich der Gesamtbeurteilung im Vergleich zu sonstigen Unfallursachen.

Degenerative Veränderungen der Wirbelsäule können gemäß der „Anhaltspunkte für die ärztliche Gutachtertätigkeit im Versorgungswesen" (Ausgabe 1983) in seltenen Fällen durch erhebliche körperliche Belastungen und gleichzeitige Entbehrungen, z.B. in der Gefangenschaft, mitverursacht werden. Ein derartiger Hinweis fehlt allerdings in der Ausgabe von 1996.

7.3 Bandscheibenschaden als Verfolgungsschaden

Auch hier gelten die für den Zusammenhang zwischen Bandscheibenschaden und Kriegsbeschädigung getroffenen Feststellungen, wobei eine kritische Analyse der Verfolgungsvorgeschichte durchgeführt werden muß. In extremen Situationen ist auch hier lediglich eine Mitverursachung anzuerkennen.

7.4 Bandscheibenschaden als Berufskrankheit

! Unter Berufskrankheit versteht man einen gesetzlich festgelegten Gesundheitsschaden, welcher bei der Ausübung bestimmter Berufe entsteht und von dem die Berufsausübenden bevorzugt und in zeitlich engem Zusammenhang mit dieser Tätigkeit befallen werden.

Seit 1925 sind Berufskrankheiten in Deutschland versicherungsrechtlich den Arbeitsunfällen gleichgestellt (Marx 1977). Die Entschädigungspflicht obliegt der jeweiligen Berufsgenossenschaft.

Viele Bandscheibengeschädigte sind der Ansicht, sich ihr Leiden im Krieg, während der Gefangenschaft oder bei einer anstrengenden Berufsarbeit zugezogen zu haben. Dabei werden körperliche Schwerarbeit und Haltungskonstanz in ungünstiger Position gleichermaßen angeschuldigt. Die Anerkennung einer allgemeinen Spondylosis deformans als Folge von „Überlastungen" im Sinne einer Berufskrankheit ist schon verschiedentlich für gewisse Berufsarten vorgeschlagen worden. Im Schrifttum finden sich zahlreiche Arbeiten, die sich mit der Bedeutung der Berufsarbeit für die

Entstehung von Bandscheibenschäden auseinandersetzen.

Es gibt Statistiken, die ein Überwiegen bandscheibenbedingter Erkrankungen bei körperlich schwer Arbeitenden gegenüber körperlich nicht schwer Arbeitenden herausstellen (Lindemann und Kuhlendahl 1953, Maintz 1953, Buetti-Bäuml 1954, de Blecourt 1964, Braun 1969, Wagenhäuser 1969, Buckle et al. 1980).

Andere Autoren fanden keinen Unterschied (Friberg und Hirsch 1950, Hult 1954, Nathan 1959, Reischauer 1959, Viernstein et al. 1960, Groß 1966, Weigert und Hipp 1966, Schmorl und Junghanns 1968, Schröter 1971).

Die meisten Untersuchungen beziehen sich hauptsächlich auf den lumbalen Bandscheibenschaden bzw. Bandscheibenvorfall. Über die möglichen Auswirkungen belastender Berufsarbeit auf die Halswirbelsäule berichtete Bürkle de la Camp 1951, daß sich bei über 500 Preßluftarbeitern ebenso viele Schäden an der Halswirbelsäule wie an einem vergleichbaren Kollektiv von Beamten, Büroangestellten und Hausfrauen ergaben. Beck (1951) und Maintz (1953) bestätigten diese Ergebnisse. Auch Krämer (1978) konnte aufgrund einer von ihm erstellten Statistik ein Überwiegen der schwerarbeitenden Berufsgruppen mit bandscheibenbedingten Erkrankungen nicht erkennen.

Von uns durchgeführte Untersuchungen am Zahnarztkollektiv des Bezirks Unterfranken konnten ebenfalls keinen Nachweis erbringen, daß in der Berufsgruppe der Zahnärzte verstärkte degenerative Veränderungen im Halswirbelsäulenbereich im Vergleich zur Gesamtpopulation nachzuweisen sind (Breitenfelder 1975). Diese Tatsache stimmt mit der Feststellung Nachemsons (1976) überein, der statistische Untersuchungen aus England, USA, Kanada, Israel und Schweden mit dem Satz zusammenfaßt: „White collar workers are afflicted as often as blue collar workers."

Da die Entwicklung eines Bandscheibenschadens mit entsprechenden klinischen Symptomen ein komplexes Geschehen darstellt, bei dem endogene und exogene Faktoren mitwirken, ließ sich bis 1992 eine berufsspezifische Betroffenheit nicht ableiten. Nach Krämer (1978) bestand (bis 1992) keine Veranlassung, gehäufte bandscheibenbedingte Erkrankungen oder einen Diskusprolaps als Berufskrankheit anzuerkennen. In der **Berufskrankheiten-Verordnung (BKVO)** waren dementsprechend Wirbelsäulenschäden bis 1992 auch nicht enthalten.

Chronische Erkrankungen der Bandscheiben wurden im Jahre 1950 erstmals gemeinsam mit berufsbedingten Enthesiopathien und Meniskusschäden unter der Nr. 25 in der Liste der Berufskrankheiten der DDR aufgeführt (VO zur Änderung der Durchführungsverordnung zu den Vorschriften über Berufskrankheiten vom 27. April 1957, GBL DDR Nr. 50, S. 389).

Die Begründung für die Neuaufnahme des arbeitsbedingten Bandscheibenschadens in die Berufskrankheiten-Verordnung ist heute in ihren Einzelheiten kaum nachvollziehbar. Zeitzeugen wie die führenden deutschen Arbeitsmediziner Baader, Kölsch oder Holstein können nicht mehr gefragt werden. Allerdings zeigt ein Blick in die arbeitsmedizinische Standardliteratur der Nachkriegsjahre, daß Baader und Kölsch in Westdeutschland (ebenso wie Holstein in der DDR) zum berufsbedingten Bandscheibenschaden bei Bergleuten, Schwerlastträgern eindeutig positive Positionen bezogen und daß überdies alle deutschen Gewerbeärzte bereits auf ihrer gemeinsamen Tagung in Heidelberg deren Einbeziehung in die 5. Westdeutsche Berufskrankheiten-Verordnung vorgeschlagen hatten (Baader 1954).

Nach Artikel 30, Absatz 6 des Einigungsvertrages zwischen der Bundesrepublik Deutschland und der Deutschen Demokratischen Republik aus dem Jahre 1990 war bei der Fortentwicklung der Berufskrankheiten-Verordnung (BeKV) zu prüfen, inwiefern die bisher in der DDR geltenden Regelungen berücksichtigt werden können (Bundesgesetzblatt, Jahrgang 1990, Teil II, S. 12). Das Bundesministerium für Arbeit und Sozialordnung (BMA) hat daraufhin die Sektion Arbeitsmedizin des ärztlichen Sachverständigenbeirates beim BMA gebeten, die Berufskrankheitenliste der ehemaligen DDR wissenschaftlich zu überprüfen. Nach intensiver Diskussion in der medizinischen Fachliteratur hat die Sektion Arbeitsmedizin dem BMA im Jahr 1992 u.a. empfohlen, „bandscheibenbedingte Erkrankungen der LWS durch langjähriges Heben oder Tragen schwerer Lasten oder durch langjährige Tätigkeit in extremer Rumpfbeugehaltung, die zur Unterlassung aller Tätigkeiten gezwungen haben, die für die Entstehung, die Verschlimmerung oder das Wiederaufleben der Krankheit ursächlich waren oder sein können", als Berufskrankheit anzuerkennen. Diese Berufskrankheit wurde in unveränderter Form am 18.12.1992 in der zweiten Verordnung zur Änderung der BeKV im Bundesgesetzblatt veröffentlicht (Bundesgesetzblatt Jahrgang 1992, Teil 1, S. 2343). Die wissenschaftliche Begründung des Sachverständigenbeirates für die BK 2108 wurde vom BMA im Gegensatz zu neueren Berufskrankheiten nicht veröffentlicht. Einige Anhaltspunkte, insbesondere zum Begriff der bandscheibenbedingten Erkrankung, finden sich in der amtlichen Begründung der Bundesregierung zur BK 2108 (BR-Drucksache 773/93, S. 7–9).

Aus der Erweiterung der Anlage 1 der Berufskrankheitenliste ergibt sich die **Anerkennung der folgenden Berufskrankheitentatbestände:**

1. Bandscheibenbedingte Erkrankungen der LWS durch langjähriges Heben und Tragen schwerer Lasten oder durch langjährige Tätigkeit in extremer Rumpfbeugehaltung, die zur Unterlassung aller Tätigkeiten gezwungen haben, die für die Entstehung, die Verschlimmerung oder das Wiederaufleben der Krankheit ursächlich waren oder sein können **(BK-Nr. 2108).**

2. Bandscheibenbedingte Erkrankungen der HWS nach langjährigem Tragen schwerer Lasten über Kopf und Schulter, die zur Unterlassung aller Tätigkeiten gezwungen haben, die für die Entstehung, die Verschlimmerung oder das Wiederaufleben der Krankheit ursächlich waren oder sein können **(BK-Nr. 2109).**

3. Bandscheibenbedingte Erkrankungen der LWS nach langjähriger, vorwiegend vertikaler Einwirkung von Ganzkörperschwingungen im Sitzen, die zur Unterlassung aller Tätigkeiten gezwungen haben, die für die Entstehung, Verschlimmerung oder das Wiederaufleben der Krankheit ursächlich waren oder sein können **(BK-Nr. 2110).**

! Bei den Berufskrankheiten gilt im Hinblick auf die Anerkennung der Nachweis der hinreichenden Wahrscheinlichkeit, wobei folgende Anerkennungsvoraussetzungen für die LWS vorhanden sein müssen:

- langjähriges Heben und Tragen schwerer Lasten mit extremer Rumpfbeugehaltung,
- bandscheibenbedingte Erkrankungen der LWS (mehrsegmental),
- Zwang zur Unterlassung aller Tätigkeiten, die für die Entstehung, Verschlimmerung oder das Wiederaufleben der Krankheit ursächlich waren oder sind, wobei eine vollkommene Aufgabe der Arbeit nicht notwendig ist.

Definiert man den Begriff der **schweren Last,** so wird in der Literatur davon ausgegangen, daß die schweren Lasten in Abhängigkeit vom Lebensalter unterschiedlich ausgeprägt sein können. Im Alter von 15–17 Jahren ist eine Last von mehr als 15 kg bei Männern als schwer zu interpretieren, wobei das regelmäßige Heben und Tragen derartiger Lasten mit einem erhöhten Risiko für die Entwicklung bandscheibenbedingter Erkrankungen der LWS einhergehen. Im Alter von 18–39 Jahren ist diese Belastungsgrenze mit 25 kg pro Last anzunehmen und ab dem 40. Lebensjahr bei Männern mit 20 kg.

Langjährig bedeutet, daß 10 Berufsjahre als die untere Grenze der Dauer der belastenden Tätigkeit nach den vorgenannten Kriterien zu fordern sind.

Nach Hierholzer et al. liegt dann eine durch Heben oder Tragen schwerer Lasten zustande gekommene bandscheibenbedingte Erkrankung der LWS vor, wenn:

- ein lokales Lumbalsyndrom besteht, dessen Ursache degenerative, vor allen Dingen bandscheibenbedingte Veränderungen darstellen,
- mindestens eine 10jährige Tätigkeit mit Heben oder Tragen schwerer Lasten oder Arbeiten in extremer Rumpfbeugehaltung nachgewiesen werden kann,
- als Anhaltspunkte für den Begriff schwere Last die oben aufgeführten Gewichte herangezogen werden,
- die Lasten mit einer gewissen Regelmäßigkeit und Häufigkeit in der überwiegenden Zahl der Arbeitsschichten gehoben oder getragen worden sind.

Grundlage für eine Entscheidung für oder gegen die Annahme einer Berufskrankheit ist außerdem das Gutachten eines Technischen Sachverständigen eines Institutes für Arbeits- und Sozialhygiene, wobei neben der Beschreibung des Arbeitsplatzes ein Richtwert für die kritische Belastung gesucht und bei dessen Überschreitung ein Schaden als berufsbedingt angesehen werden darf (Pangert et al. 1989).

Grundvoraussetzung für eine Anerkennung der **BK-Nr. 2108** ist ferner, wie bereits erwähnt, der Nachweis eines mehrsegmentalen Bandscheibenschadens. Das Problem liegt darin, daß morphologische Veränderungen der geschädigten Bandscheibe – vor allem die geringeren Schäden – sich konventionell radiologisch nicht darstellen lassen. Sekundärveränderungen wie Spondylose, Osteochondrose und Höhenminderung der Bandscheibenfläche treten, wie Hartwig et al. (1997) feststellten, erst mit einer Latenz auf und können trotz bestehender Bandscheibenschädigung fehlen. Die Kernspintomographie hingegen ermöglicht nicht nur die Darstellung therapierelevanter Bandscheibenvorfälle. Auch anhand des Wassergehaltes des Nucleus pulposus lassen sich degenerative Veränderungen der Bandscheiben frühzeitig darstellen (Modic et al. 1988). Daher ist bei der Beantwortung der Frage, ob eine BK 2108 vorliegt, eine kernspintomographische Untersuchung der Lendenwirbelsäule zu fordern, um die „Linksverschiebung“, d.h. die mehrsegmentale Betroffenheit, exakt bildgebend zu dokumentieren.

Was die **BK-Nr. 2110** anbelangt, so können bandscheibenbedingte Erkrankungen der LWS durch langjährige, vorwiegend vertikale Einwirkung von Ganzkörperschwingungen im Sitzen, die zur Unterlassung aller Tätigkeiten gezwungen haben, die für die Entstehung, Verschlimmerung oder das Wiederaufleben der Krankheit ursächlich waren oder sein können, anerkannt werden.

Nach dem bisherigen Wortlaut der Berufskrankheit „Bandscheibenbedingte Erkrankungen durch Ganzkörperschwingungen“ sind jedoch nur die bandscheibenbedingten Erkrankungen im Bereich der LWS versichert. Die LWS umfaßt anatomisch den 1. bis 5. Lendenwirbel, funktionell sind der 11. und 12. Brustwirbel ebenfalls Bestandteil der LWS. Diese Bewegungssegmente unterscheiden sich in ihrer Exposition nicht von der LWS, wobei nach Ludolph (1996) bei der Auslegung des Begriffes „LWS“ zumindest die Einbeziehung der untersten Brustwirbelsäulensegmente mit erfolgen sollte.

Was die **BK-Nr. 2109** anbelangt, so kann nach Krüger (1991) folgendes festgestellt werden:

1. Berufsbedingte Erkrankungen der HWS sind bislang erst ungenügend untersucht. Methodische Probleme wie Dosis-Wirkungs-Beziehungen, aber auch eine sichere Abgrenzung physiologischer Alterungsprozesse von einer richtunggebenden Verschlimmerung durch den Beruf wirken sich erschwerend auf die Analyse der Berufspathologie der HWS aus.

2. Bei der Entstehung berufsbedingter Erkrankungen der HWS sind heutzutage bedeutsam:

- Haltungsmonotonie der HWS,
- Fehlhaltung des Kopfes,
- ergonomisch schlecht angepaßte Arbeitsplätze.

3. Für die arbeitsmedizinische Bewertung berufsbedingter HWS-Erkrankungen hat sich folgende Vorgehensweise bewährt:

- Nachweis einer langjährigen Über- bzw. Fehlbelastung der HWS. Analyse des Arbeitsablaufs und des Arbeitsplatzes unter Hinzuziehung entsprechender Fotos und Skizzen.
- Zusammenarbeit mit dem Facharzt. Durch diesen erfolgen kompetente Aussagen zur Diagnose und zum Grad der Veränderungen der Wirbelsäule, Aussagen zur Vorschädigung, zu anlagebedingten Erkrankungen und Strukturschwächen.
- Lokalisation des Verschleißzustandes. Die exponierte HWS muß sich mit ihrer beruflich verdächtigen Störung deutlich von den übrigen nicht exponierten Wirbelsäulenabschnitten abheben. Dies bezieht sich auf Schmerzerscheinungen, Nervenausfälle und röntgenologisch darzustellende Veränderungen.

Zusammenfassend kann man feststellen, daß wohl keine anderen Berufskrankheitentatbestände in der Vergangenheit so viel Aufmerksamkeit und Beachtung gefunden haben und in der Presse und in den übrigen Medien derart häufig thematisiert wurden wie die mit Wirkung vom 1.1.1993 in die Berufskrankheitenliste aufgenommenen „Bandscheibenbedingten Erkrankungen der Wirbelsäule". Berücksichtigt man Erhebungen zur Inzidenz und Prävalenz dieser Krankheitsbilder in der Gesamtbevölkerung, so kann es nicht verwundern, daß – ermutigt durch eine Vielzahl überwiegend leider sehr allgemein gehaltener Ankündigungen in der Laienpresse – die seitens des Verordnungsgebers durch die zweite Verordnung zur Änderung der Berufskrankheitenverordnung vom 1.12.1992 (2. ÄVO) umgesetzte sozialpolitische Entscheidung zu einer wahren Flut von Entschädigungsanträgen und Anzeigen auf Verdacht einer Berufskrankheit geführt hat. Solche verschleißbedingten Erkrankungen der HWS und LWS in den Schutz der gesetzlichen Unfallversicherung (UV) einzubeziehen, liegt eine Empfehlung des vom Bundesminister für Arbeit und Soziales eingerichteten ärztlichen Sachverständigenrates, Sektion „Berufskrankheiten", zugrunde.

Allein bei den gewerblichen Berufsgenossenschaften entfielen 1993 26349 und damit 28,6% der insgesamt 92058 registrierten Verdachtsmeldungen auf die BK-Ziffern 2108 bis 2110.

Wie aus Presseveröffentlichungen hervorgeht, ist die Enttäuschung über die Nichtanerkennung bei mehr als 99% der Fälle (Anträge) in der Öffentlichkeit sehr groß. Grund hierfür ist zweifelsohne, trotz vorliegender Richtlinien und Empfehlungen, daß man sich im Bereich der Anerkennung von Berufskrankheiten der Hals- und Lendenwirbelsäule als Gutachter in einem recht schwammigen Milieu bewegt bzw. bewegen muß.

! Wichtig für die Beurteilung der Berufskrankheiten 2108 bis 2110 ist, daß der Gutachter über ausreichende Kenntnisse der Biomechanik der Wirbelsäule verfügen muß.

Über diese Erkenntnisse verfügt aufgrund der Weiterbildung ausschließlich der Facharzt für Orthopädie, allenfalls noch der orthopädisch hinreichend erfahrene Unfallchirurg, so daß somit die Bearbeitung dieser Problematik ausschließlich in diese Hände gehört. Wie Schröter (1998) feststellte, kann ein Neurologe mit seinen Untersuchungsergebnissen zur Klärung der Kausalitätsfrage nichts beitragen. Lediglich im zweiten Schritt – wenn die positive Kausalität feststeht – kann dieser mit seinen Befunderhebungen einen Beitrag leisten zur Bemessung der MdE, nicht mehr und nicht weniger.

Sozialgerichtliche Entscheidungen zum Bandscheibenschaden als Berufskrankheit (BK 2108 – 2110)

- Degenerative mehrsegmentale Bandscheibenerkrankungen bei einem Maurer, der über 19 Jahre vorwiegend bei Einschal- und Betonierarbeiten eingesetzt worden war, sind bei positivem Ausfall der eingeleiteten Feststellungsverfahren durch den Technischen Aufsichtsdienst (TAD) unter Umständen als BK anzuerkennen (LSG Nordrhein-Westfalen, 26.9.1995, L 15 U 89/95).
- Keine Anerkennung einer Wirbelsäulenerkrankung bei einem ungelernten, zuletzt als Hilfsarbeiter tätigen Versicherten als Berufskrankheit, gemäß BK 2108/2109 (LSG Baden-Württemberg, 13.08.1997, L 2 U 2804/96).

- Monosegmentale Bandscheibenerkrankungen können prinzipiell nicht als BK 2108 bis 2110 anerkannt werden (LSG Niedersachsen, 6. Juni 1996, L 6 U 250/95).
- Die von Bolm-Audorff referierten epidemiologischen Studien beweisen über die befristete Beschleunigung des ohnehin ablaufenden Wirbelsäulenverschleißes („Linksverschiebung") hinaus kein gruppentypisch erheblich erhöhtes Risiko für bandscheibenbedingte Erkrankungen der LWS. Vielmehr erscheint die Beurteilung von Hult nach wie vor als zutreffend, angesichts der hohen Verbreitung der Wirbelsäulensymptomatik in allen Gruppen von Beschäftigten und des mäßigen Unterschiedes zwischen leichten und schweren Beschäftigungen könne die Schlußfolgerung gezogen werden, daß schwere Arbeit keine wesentliche Ursache für die Veränderungen sei, die diese Symptomatik verursachen (LSG Niedersachsen, 5. Februar 1998, L 6 U 178/97)!
- Degenerationen in den beiden untersten Bandscheibenräumen bei Nachweis eines Beckenschiefstandes und einer statischen Wirbelsäulenverbiegung können durch ausschließlich schweres Heben nicht verursacht werden und sind somit als BK 2108 nicht anzuerkennen (LSG Niedersachsen, 18. Dezember 1997, L 6 U 184/95).
- Im Hinblick auf die BK 2108 bis 2110 bedarf es bei der Anwendung des Anscheinsbeweises gesicherter Erfahrungsgrundsätze, die es rechtfertigen, von einem typischen Geschehensablauf auszugehen. Ein Anscheinsbeweis genügt nicht (BSG, 18.11.1997, 2 RU 48/96).
- Gegen den Ursachenzusammenhang zwischen beruflichen Einwirkungen im Sinne der Berufskrankheit 2108 zur Anlage der BKV und einer Erkrankung der Lendenwirbelsäule sprechen ein altersentsprechendes Krankheitsbild und das gleichzeitige Vorliegen gleichartig ausgeprägter Veränderungen an den übrigen Teilen der Wirbelsäule. Außerdem ist der § 9 Abs. 3 SGB VII nur anwendbar, wenn die Berufskrankheit in der Anlage zur BKV so genau definiert ist, daß nach medizinischen Erkenntnissen bei Vorliegen der Tatbestandsmerkmale im Regelfall ein wahrscheinlicher Ursachenzusammenhang gegeben ist (LSG Rheinland-Pfalz, 24. Juli 1997, L 7 U 18/97).
- Bestehen in stärkerem Ausmaße bandscheibenbedingte Veränderungen der Halswirbelsäule und zusätzlich weitere Veränderungen an der Brustwirbelsäule, so läßt sich der Nachweis dafür, daß die degenerativen Veränderungen der LWS Berufskrankheit sind, nicht erbringen (SG Karlsruhe, 2. August 1996, S 3 U 3545/95).
- Ein monosegmentaler Schaden ist ein weiteres Indiz für eine nicht schädigungsbedingte Verursachung, auch im Rahmen der Vibrationsbelastungen beim Führen von Kraftfahrzeugen (BK 2110). Nichtmediziner sind für die Beurteilung des Einzelfalls bei einer orthopädischen Problematik nicht kompetent. Wenn im Bereich der mittleren und oberen Lendenwirbelsäule krankhafte Bandscheibenschäden fehlen, läßt sich nicht wahrscheinlich machen, daß objektivierte Bandscheibenschäden im Bereich der beiden unteren Lendenwirbelsäulensegmente berufsbedingt sind (LSG Rheinland-Pfalz, 26. Februar 1996, L 7 U 190/95).
- Berufliche Tätigkeiten eines Landschaftsgärtners sind im allgemeinen nicht geeignet, als ursächlich für die Entstehung einer BK 2108 angesehen zu werden (SG Koblenz, 13. April 1994, S 5 U 39/93).
- Eine Berufskrankheit im Sinne der BK 2108 und 2109 bei einem Zahnarzt ist nach den heutigen Kenntnissen nicht anzuerkennen, da bei einer Tätigkeit als Zahnarzt weder langjähriges Heben und Tragen schwerer Lasten oder langjährige Tätigkeiten in extremer Rumpfbeugung noch langjähriges Tragen schwerer Lasten auf der Schulter auftreten. Auch sind in diesem Beruf Tätigkeiten in extremer Rumpfbeugehaltung, bei denen der Oberkörper aus der aufrechten Haltung um mehr als 90° gebeugt wird, nicht üblich. Außerdem sind nach dem Merkblatt zur BK-Nr. 2109 Lastgewichte von 15 kg und mehr nicht regelmäßig auf den Schultern getragen worden. Die sicherlich ergonomisch ungünstige Haltung eines Zahnarztes bei der Ausübung seiner beruflichen Tätigkeit erfüllt nicht den im Merkblatt zur BK-Nr. 2109 geforderten 90°-Winkel (SG Darmstadt, 11.06.1996, S-3/U-1607/94 und S-3/U-1608/94).
- Langjährige Tätigkeit als Friseurin erfüllt nicht den Tatbestand einer BK 2108. Es ist nicht davon auszugehen, daß die Tätigkeit einer Friseurin in extremer Rumpfbeugehaltung durchgeführt wird (LSG NRW, 25. Februar 1997, L 15 U 240/96) (BSG 1.7.1997, 2 BU 106/97).
- Vibrationen im Schiff bei langjährig tätigen Seeleuten sind nicht geeignet, Schäden im Sinne der BK 2110 hervorzurufen, da es sich dabei lediglich um niederfrequente Schwingungen sehr geringer Stärke handelt (LSG Bremen, 27. Februar 1997, L 2 U 34/96).

7.5 Beschädigungsgrad nach anerkannten degenerativen Wirbelsäulenveränderungen

Kriegsbeschädigung: Im Versorgungswesen werden gemäß der „Anhaltspunkte für die ärztliche Gutachtertätigkeit" (1983) Veränderungen je nach Sitz, Ausdehnung, Bewegungsbehinderungen und Beschwerden mit 0–30 v.H. anerkannt.

Berufsgenossenschaften, Knappschaft etc.: Hier sind je nach Ausmaß des anerkannten Schädigungszustandes Einschätzungen der Minderung der Erwerbsfähigkeit von 0–50 v.H. möglich.

7.6 Sonstige gutachtliche Probleme

! Ausgeprägte Instabilitäten eines oder mehrerer Intervertebralräume, insbesondere nach Laminektomien, beeinträchtigen den Patienten derart, daß Berufs- bzw. Erwerbsunfähigkeit anzunehmen ist. Zur Beurteilung der definitiven Situation ist selbstverständlich auch der neurologische Befund wichtig, d.h. ob erhebliche neurologische Ausfälle der unteren Extremitäten den Allgemeinzustand zusätzlich beeinträchtigen.

Beamtenrechtlich gesehen, stellt der Zustand nach lumbaler Bandscheibenoperation im Hinblick auf die Beschäftigung als *Lehrer* keine gravierende Beeinträchtigung dar, ebenso nicht im Hinblick auf die Beschäftigung im *Post- oder Bahndienst,* während die Einstellung in den *Polizeidienst* mit größter Zurückhaltung erfolgen sollte.

Der Zustand nach Bandscheibenoperation im Hinblick auf die *Wehrdienstfähigkeit* wird nach Maßgabe der „Zentralen Dienstvorschrift ZdV 46/1" des Bundesministeriums für Verteidigung in dem Sinne beurteilt, daß Wehrpflichtige nach operierten Bandscheibenschäden ohne Beschwerden als verwendungsfähig bezeichnet werden können. Allerdings gelten Einschränkungen in der Grundausbildung für bestimmte Tätigkeiten nach Maßgabe des ärztlichen Urteils. Bei noch bestehenden Restbeschwerden nach lumbaler Bandscheibenoperation mit Aussicht auf Besserung besteht eine vorübergehende Wehrdienstunfähigkeit, während nach einem Zustand nach operiertem Bandscheibenschaden mit stärkeren Beschwerden und anhaltenden Wurzelreizerscheinungen auf Dauer gesehen keine Wehrdienstverwendungsfähigkeit vorliegt.

Die Tauglichkeit zur *Führung von Kraftfahrzeugen* nach zervikaler oder lumbaler Bandscheibenoperation ist im allgemeinen nicht beeinträchtigt, allerdings hängt die definitive Feststellung vom neurologischen Befund ab. Unter Umständen muß das Kraftfahrzeug der jeweiligen Situation entsprechend umgerüstet werden.

Ein besonderes Problem nach zervikalen und lumbalen Bandscheibenoperationen stellt sich mit der Abgrenzung zwischen möglichen Komplikationen und einem ärztlichen Fehlverhalten. Wie bei allen anderen operativen Maßnahmen hat man zu unterscheiden zwischen peri- und postoperativen Komplikationen bzw. iatrogenen Schädigungen.

An **intra- bzw. perioperativen Komplikationen** und Schädigungsmöglichkeiten wären Blutungen, u.U. sogar Verletzungen der großen Bauchgefäße, zu erwähnen, ferner Verletzungen der Dura mater mit evtl. konsekutiver Ausbildung von Liquorfisteln sowie Nervenwurzelläsionen.

Im **postoperativen Verlauf** sind echte Bandscheibenrezidive mit erneuter neurologischer Symptomatik möglich, die häufig in anderen als der primär operativ ausgeräumten Etage lokalisiert sind, ferner Spondylitiden sowie instabilitätsbedingte Lumbalgien mit radiologischen Kriterien einer Pseudospondylolisthesis. Die häufigsten Ursachen für Spätbeschwerden stellen jedoch ausgedehnte *Narbenbildungen* dar, die zu strangulierenden oder flächenhaften Verwachsungen von Dura und Nervenwurzeln mit Prolapsresten und dem hinteren Längsband führen, oder begleitende *variköse Venenkonvolute,* woraus sich erneut Kompressionssyndrome sowie isolierte Einengungen der Wurzeln bei unzureichender Dekompression des Wurzelabgangs bei der Erstoperation ergeben können. In manchen Fällen werden neben den extraduralen auch intradurale Verwachsungen gefunden.

Zu den schwersten perioperativen Komplikationen der lumbalen Bandscheibenoperation gehören Verletzungen der Aorta abdominalis durch die Faßzange bei Perforation des vorderen Längsbandes sowie das Auftreten von partiellen Querschnittsläsionen. Während die Perforation des vorderen Längsbandes mit Verletzung der Aorta abdominalis zweifelsohne als ärztliches Fehlverhalten interpretiert werden muß, können die anderen Komplikationen – vor allem bei Zweit- und Mehreingriffen – auftreten, ohne daß sie dem Operateur zur Last zu legen sind.

Eine exakte *präoperative Aufklärung* ist aus diesem Grunde unerläßlich, wobei auch extrem seltene Komplikationsmöglichkeiten mit dem Patienten besprochen werden müssen, mit nachfolgender schriftlicher Dokumentation.

Allerdings muß festgestellt werden, daß der behandelnde Arzt jede Handlung sorgfältig und gewissenhaft durchzuführen hat, um damit den Behandlungsauftrag zu erfüllen. Was die **Haftung des Operateurs,** in diesem Falle im Rahmen der Eingriffe bei degenerativen Wirbelsäulenerkrankungen, anbelangt, so stützt sich die zivilrechtliche Haftung des Operateurs im wesentlichen auf zwei Haftungsgrundlagen: die vertragliche und die deliktische Haftung.

Die *deliktische Haftung* nach der unerlaubten Handlung des § 823 Abs. 1 BGB setzt eine Rechtsgutverletzung voraus. Rechtsgut können Leben, Körper oder die Gesundheit des Patienten sein.

Was die *vertragliche Haftung* anbelangt, so erfolgt sie aufgrund des Behandlungsvertrages, der zwischen dem Arzt und dem Patienten bzw. zwischen dem Krankenhaus und dem Patienten geschlossen wurde. Im Rahmen dieses Behandlungsvertrages schuldet der Arzt dem Patienten eine Behandlung nach den Regeln der ärztlichen Kunst.

Ein **Behandlungsfehler** liegt regelmäßig vor bei einem nach dem Stand der Medizin unsachgemäßen und schädigenden Verhalten des Arztes, das sowohl in einem Tun wie in einem Unterlassen, in der Vornahme eines nicht indizierten wie in der Nichtvornahme eines gebotenen Eingriffes, in Fehlmaßnahmen und unrichtigen Dispositionen des Arztes bei und nach der Behandlung und in der Medikation liegen kann (von Strachwitz-Helmstatt 1998).

Wichtig sind aus diesem Grunde für den Arzt eine sog. *therapeutische* oder *Sicherheitsaufklärung* sowie eine *Selbstbestimmungsaufklärung.* Die therapeutische oder Sicherheitsaufklärung soll Gefahren oder Fehlbehandlungen vermeiden. Die Selbstbestimmungsaufklärung beinhaltet, daß der Patient nur aufgrund ausreichender Information über die beabsichtigte Maßnahme in der Lage ist, sein grundsätzlich garantiertes Selbstbestimmungsrecht ordnungsgemäß auszuüben und so wirksam in den ärztlichen Eingriff einzuwilligen

Die Selbstbestimmungsaufklärung enthält:
- Aufklärung über die Diagnose,
- Aufklärung über Art, Schwere, Umfang, Durchführung und Schmerzhaftigkeit der Therapie,
- die sog. Risikoaufklärung.

Kommt es zu einer Auseinandersetzung zwischen Patient und Arzt bzw. wird ein Haftungsanspruch gegen einen Behandler durchzusetzen versucht, muß des weiteren ein Verschulden im Sinne des § 276 Abs. 1 BGB vorliegen.

Im weiteren Verfahren muß eine Kausalität, d.h. eine Ursächlichkeit, nachgewiesen werden.

Problematisiert werden kann der Prozeß dann, wenn es zur sog. *Umkehr der Beweislast* kommt, wobei in diesem Falle der Arzt die Beweislast zu führen hat. Dies bedeutet, kommt es zu einer derartigen Beweislastumkehr, so trägt der Arzt das Risiko für Dinge, die sich von ihm nicht beweisen lassen.

! Der Schadensersatz ist die Konsequenz aus der deliktischen und vertraglichen Haftung bei Vorliegen aller Anspruchsvoraussetzungen, daß der Patient einen materiellen Schadensersatzanspruch erhält. Die vertragliche Haftung unterliegt einer dreijährigen Verjährungsfrist, die deliktische Haftung einer Verjährungsfrist von 30 Jahren.

Als Vorsorge gegen künftige Arzthaftungsprozesse kann grundsätzlich ein gutes Arzt-Patienten-Verhältnis angesehen werden. Eine weitere wesentliche präventive Maßnahme ist eine ausreichende Dokumentation.

Begutachtungen nach dem **Schwerbehindertengesetz (SchwbG)** haben sich an den vom Bundesministerium für Arbeit und Sozialordnung 1996 herausgegebenen „Anhaltspunkten" zu orientieren.

8 Neurologische Gesichtspunkte

Richard M. A. Suchenwirth

Der Neurologe wird bei den verschiedensten Rückenbeschwerden im allgemeinen erst verhältnismäßig spät zur Beurteilung der Auswirkungen von Wirbel- und Bandscheibenerkrankungen hinzugezogen. Auf deren Ursache und Diagnostik, also Zusammenhangsfragen, Erkennung u.a., braucht hier nicht eingegangen zu werden. Die häufige psychische Komponente wurde bereits angesprochen, gehört teilweise zu den psychogenen somatoformen Krankheitsbildern (s. Beitrag Hausotter in diesem Band) und benötigt gelegentlich die Einschaltung eines Psychiaters. Dennoch ist der Neurologe von einem bestimmten Stadium der Erkrankung an der wichtigste Partner des Orthopäden. Dies gilt für mediolaterale, laterale und besonders für mediale Bandscheibenvorfälle (oder doch erhebliche Protrusionen). Im Zweifelsfall sollte immer ein Neurologe hinzugezogen werden.

8.1 Übersicht neurologischer Krankheitsbilder

Nicht alle, wie man vor allem nach den Erfahrungen mit Computertomographie und Kernspintomographie weiß, aber doch viele Wirbel- und Bandscheibenerkrankungen gehen im weiteren Verlauf mit Nervenwurzelschäden einher. Ihre Beurteilung war seit jeher ein Anliegen der Neurologie.

Nervenwurzelschäden im Bereich der unteren Halswirbelsäule sind für den Betroffenen von großer Bedeutung. Ein C6-, C7- oder C8-Syndrom kann nicht nur sehr schmerzhaft sein, sondern bedeutet oft auch sensible, motorische, trophische und reflektorische Ausfälle im Bereich Schulter, Arm und Hand. Auf Einzelheiten dieser Krankheitsbilder kann hier nicht eingegangen werden (s.a. Mumenthaler; Schliack und Stöhr 1998).

In Laienkreisen taucht gelegentlich noch die Bezeichnung Ischialgie für die so häufigen **Nervenwurzelschäden im Bereich der unteren Lendenwirbelsäule** auf. Tatsächlich können mitunter zwei oder gar mehr Nervenwurzeln geschädigt sein und so eine Ischiadikusschädigung vortäuschen. Meistens allerdings handelt es sich um monoradikuläre Ausfälle, die etwa gleich häufig die Nervenwurzeln LV und SI (bei jeweils rund 40 % der Kranken), wesentlich seltener die Wurzeln LII, LIII und LIV betreffen.

Grundsätzlich kann man bei allen Nervenwurzelschäden **drei Stadien** unterscheiden. Zunächst können sich die Druckerscheinungen auf die Nervenwurzel mit Beeinträchtigung der Mikrozirkulation nur als *Reizerscheinungen* im entsprechenden Segment bemerkbar machen. Ein Ödem im Bereich der Nervenwurzel ist dabei anzunehmen. Diese Reizerscheinungen werden vorwiegend als typische radikuläre Schmerzen angegeben und treten oft perakut („Lumbago", „Hexenschuß") auf. Die Schmerzen verstärken sich häufig, wenn der Kranke längere Zeit steht, sowie beim Druckanstieg im Liquorraum, etwa durch Husten oder Niesen.

Das Lasèguesche Zeichen (Schmerz bei Anhebung des gestreckten Beines) ist dann positiv und nur in Verbindung mit einem Bragardschen Phänomen (weitere Schmerzverstärkung bei Hochziehen des Fußes am gestreckten Bein) bedeutsam. Auch kann das Naffzigersche Zeichen (weitere Schmerzverstärkung bei längerem Druck auf die Halsvenen durch Druckerhöhung im Liquorraum) positiv werden. Der Kranke kann das betroffene Bein bereits im Gehen etwas nachziehen und im Liegen hochziehen. Diese Störungen bilden sich oft ebenso schnell zurück, wie sie kamen. Gutachtlich sind sie wenig bedeutsam.

Vorübergehende Ausfallerscheinungen bestehen in sensiblen (hypalgetischen, dysästhetischen), motorischen und reflektorischen Störungen im betreffenden Segment, auch Myotom. Die typische Kennmuskelschädigung ist durch eine Beeinträchtigung der Streckung im Kniegelenk beim LIV-Syndrom, der Großzehenhebung und der Fußhebung beim LV-Syndrom sowie der Fußstreckung beim SI-Syndrom nachweisbar. Typisch für das LIV-Syndrom ist die Beeinträchtigung des Quadrizeps-(Patellarsehnen-)Reflexes, für das SI-Syndrom der Ausfall des Triceps-surae-(Achillessehnen-)Reflexes. Beim L5-Syndrom findet man extrem selten ein Fehlen des M.-tibialis-posterior-Reflexes. Auch dieses Stadium ist meist reversibel.

Dauerhafte Nervenwurzelschäden sind daran zu erkennen, daß die genannten Zeichen – oder entsprechend andere bei Vorliegen wesentlich seltenerer Nervenwurzelsyndrome – kaum reversibel sind. Es liegen dann bald gut meßbare Muskelatrophien der typischen Muskeln vor. Die Muskeln selbst fühlen sich weich bis schlaff, später auch bindegewebig umgebaut an. Das EMG zeigt schwere neurale Veränderungen (s. Beitrag Stöhr in diesem Band). Am deutlichsten ist dies, wenn eine *Nervenwurzelnekrose* vorliegt. Dann sind irreparable Schäden auch im betreffenden Segment zu erwarten. Ganz wichtig ist, daß der Kranke schmerzfrei sein kann und also der *Nachweis eines Nervendehnungsschmerzes nicht mehr gelingt.* Die betroffene Extremität kann sich kühler anfühlen und eine veränderte Schweißsekretion aufweisen. Es kann zu einer Beeinträchtigung der venösen Durchblutung kommen, wenn die großen geschädigten Muskeln ihrerseits zur Kreislaufarbeit nichts mehr beitragen können. Die Prognose hinsichtlich einer Wiederherstellung ist hierbei also eher schlecht.

Auf die zahlreichen Einzelheiten, die bei der neurologischen Untersuchung zu beachten sind, kann hier nicht eingegangen werden. (s. u.a. Hardy 1982, Suchenwirth 1982, 1989 und 1997, Mumenthaler, Schliack und Stöhr 1998).

Wesentlich sind die medialen Bandscheibenvorfälle, die auch Querschnittsbilder und eine Beeinträchtigung der Harnblasen-, Sexual- und Mastdarmfunktion mit sich bringen können.

8.2 Begutachtung

An dieser Stelle sei nur auf die wichtige Abgrenzung gegen pseudoradikuläre Syndrome hingewiesen, deren Beurteilung ausschließlich orthopädisch sein sollte. Auch sind stets psychogene somatoforme Störungen auszuschließen und Kombinationen im Sinne einer Aggravation in Betracht zu ziehen. Im übrigen ist das Krankheitsbild nicht nur sehr verbreitet, sondern auch im Laienkreisen wohlbekannt, so daß etwa das Lasèguesche Zeichen allein nur einen geringen heuristischen Wert hat. Gewiß kann die Anamnese schon recht typisch sein; wichtiger sind die objektiven Befunde, die zumindest bei echten Nervenwurzelschäden nie völlig fehlen. Der klinische Befund, vor allem auch bei schweren Wurzelschäden, und der neurophysiologische Befund sind unverkennbar. Im Zweifelsfall kann man den Probanden zum monopedalen Hüpfen auffordern, was bei echten schmerzhaften Nervenwurzelschäden unmöglich ist. Auch das unauffällig beobachtete Gangbild (z.B. Fußheben und -abrollen) ist ein wichtiges Indiz. Bei Fehlen aller neurologischen Befunde sollte nur der Orthopäde das Wort haben. Im Falle eines alleinigen Reizsyndroms wird man also abwarten und eine Festlegung von MdE, GdB und MdL nach der Privaten Unfallversicherung ablehnen. In vielen Fällen kommt es zur völligen Wiederherstellung.

Auch beim ausgeprägten mono-(seltener poly-)radikulären Syndrom ist unter entsprechender Behandlung eine Besserung gut möglich, sei es konservativ oder operativ.

Liegt eine Nervenwurzelnekrose vor, ist mit einer Besserung kaum zu rechnen. Es kann dann zu einer genauen Festlegung der Ausfälle und ihrer quantitativen Bewertung kommen. Allerdings ist dabei der Zustand jedes einzelnen Muskels entscheidend. Da die meisten Muskeln von mehreren Segmenten aus innerviert werden, ist jeder Schematismus verfehlt. In vielfacher Hinsicht überschneiden und decken sich die Zahlenwerte mit denen, die bei den peripheren Nervenschäden erwähnt werden (s. Beitrag Manz in diesem Band).

Die Begutachtung von Querschnittsbildern erfolgt im entsprechenden Kapitel.

Literatur

Anhaltspunkte für die ärztliche Gutachtertätigkeit im sozialen Entschädigungsrecht und nach dem Schwerbehindertengesetz (1996). Herausgeber: Bundesministerium für Arbeit und Sozialordnung

Baader, E. W. (1950): Sehnenscheidentzündungen, Meniskus- und Bandscheibenschäden als Berufskrankheit. Neue Med. Welt 40: 1297–1301.

Baader, E.W. (1954): Gewerbekrankheiten. Urban & Schwarzenberg, München.

Bärtschi-Rochaix, W. (1949): Migraine cervicale. Hans Huber, Bern.

Beck, W. (1951): Ergebnisse vergleichender Röntgenuntersuchungen der Halswirbelsäule von Preßluftarbeitern und Nicht-Preßluftarbeitern. Monatsschr. Unfallheilkd. 42: 63.

Bolm-Audorff, U. (1988): Einfluß arbeitsmedizinisch-epidemiologischer Erkenntnisse auf die Kodifizierung der berufsbedingten Bandscheibenerkrankung. In: B. Kügelgen, B. Böhm, F. Schröter (Hrsg.): Lumbale Bandscheibenkrankheit, Neuroorthopädie 7, W. Zuckschwerdt Verlag, München-Bern-Wien-New York, 264–276.

Brandenburg, St. (1998): Kodifizierung der berufsbedingten Bandscheibenerkrankung. Änderungen nach dem Sozialgesetzbuch VII ab 1.1.1997. In: B. Kügelgen, B. Böhm, F. Schröter (Hrsg.). Lumbale Bandscheibenkrankheit, Neuroorthopädie 7, W. Zuckschwerdt Verlag, München-Bern-Wien-New York, 251–263.

Braun, W. (1969): Ursachen des lumbalen Bandscheibenvorfalles. In: Die Wirbelsäule in Forschung und Praxis. H. Junghanns (Hrsg.), Bd. 43. Hippokrates Verlag, Stuttgart.

Braun, W. H. (1981): Chemonucleolyse. Enke, Stuttgart.

Breitenfelder, J. (1975): Die cervicale Osteochondrose und Spondylarthrose, ein Arbeitsschaden des Zahnarztes? Z. Orthop. 113: 649–651.

Breitenfelder, J. (1982): Das Zephalo-Zerviko-Brachial-Syndrom aus orthopädischer Sicht. Therapiewoche 32: 414–416.

Breitenfelder, J., Yücel, M., Köhne, J. (1988): Die Chemonukleolyse. Z. Allg. Med. 64: 108–111.

Breitenfelder, J. (1998): Die Bandscheibe im Spiegel der Medizingeschichte. In: B. Kügelgen, B. Böhm, F. Schröter (Hrsg.): Lumbale Bandscheibenkrankheit, Neuroorthopädie 7, W. Zuckschwerdt Verlag, München-Bern-Wien-New York, 11–18.

Breitenfelder, J. (1998): Operationsmethoden der lumbalen Bandscheibenkrankheit. In: B. Kügelgen, B. Böhm, F. Schröter (Hrsg.): Lumbale Bandscheibenkrankheit, Neuroorthopädie 7, W. Zuckschwerdt Verlag, München-Bern-Wien, New York, 74–80.

Brinckmann, P., Frobin, W. (1998): Primär-mechanische Schädigung lumbaler Bandscheiben. In: B. Kügelgen, B. Böhm, F. Schröter (Hrsg.): Lumbale Bandscheibenkrankheit, Neuroorthopädie 7, W. Zuckschwerdt Verlag, München-Bern-Wien-New York, 181–187.

Brown, M. D. (1976): Chemonucleolysis with Discase. Spine 1: 115.

Buckle, P. W., Kember, P. A., Wood, A. B., Wood, S. N. (1980): Factors influencing occupational back pain in Bedfordshire. Spine 5 (Nr. 3): 254

Bucy P. C. (1950): Compression or degeneration of the spinal cord. Arch. Neurol. (Chicago) 63: 332.

Buetti-Bäuml, C. (1954): Funktionelle Röntgendiagnostik der Halswirbelsäule. Georg Thieme, Stuttgart.

Bürkle de la Camp, H. (1951): Unfall und Bandscheibenschäden – zur Frage der unfallbedingten Entstehung des Bandscheibenschadens. Langenbecks Arch. Chir. 267: 479–483.

Bürkle de la Camp, H., Betzel, F. (1960): Bandscheibenleiden. Ursachen, Vorbeugung, Heilung. Verlag Umschau, Frankfurt/Main.

Burton, C. V., Heithoff, K. B., Kirkaldy-Willis, Ray, D. C. (1979): Computed tomographic scanning and the lumbar spine. II. Clinical consideration. Spine 4: 356–368.

Büttner-Janz, K., Schellnack, K., Zippel, H., Conrad, P. (1988): Experience and results with the SB-Charité lumbar intervertebral endoprosthesis. Z. Klin. Med. 43: 20, 1785–1789.

Cloward, R. B. (1954): Vertebral bodyfusion. J. Bone Jt. Surg. 36 (A): 170.

Dahmen, G. (1980): Editorial – Recidivoperationen nach Nucleotomie. In: Recidive nach lumbalen Bandscheibenoperationen. In: D. Schöllner (Hrsg.). ML-Verlag, Uelzen.

Day, P. L. (1964): Early interim and long term observation on Chemonucleolysis in 876 patients with special comments on the lateral approach. Clin. Orthop. 99: 64.

de Blecourt, J. J. (1964): Einige Bemerkungen über die Bedeutung von Wirbelsäulenschäden anhand von Untersuchungen ganzer Bevölkerungen. In: Rheumatismus in Forschung und Praxis. W. Belart (Hrsg.), Bd. II. Hans Huber, Bern.

Debrunner, H. U. (1998): Gibt es arbeitsbedingte Leiden an der Wirbelsäule? Die Problematik der Wirbelsäulenschäden aus schweizerischer Sicht. In: B. Kügelgen, B. Böhm, F. Schröter (Hrsg.): Lumbale Bandscheibenkrankheit, Neuroorthopädie 7, W. Zuckschwerdt Verlag, München-Bern-Wien-New York, 216–220.

Deutmann, R. (1985): Anatomical considerations. In: Sutton, J. C. (ed.): Current concepts in chemonuleolysis, pp. 35–40.

Dossetor, R. S., Veiga-Pires, J. A., Kaiser, M. (1979): Localization of scanning level in computed tomography of the spine. J. Comput. Assist. Tomogr. 3: 284–285.

Dupuis, H., Hartung, E. (1998): Ganzkörper-Vibrationsbelastung – mechanische und pathophysiologische Reaktionen der LWS-Bewegungssegmente. In: B. Kügelgen, B. Böhm, F. Schröter (Hrsg.): Lumbale Bandscheibenkrankheit, Neuroorthopädie 7, W. Zuckschwerdt Verlag, München-Bern-Wien-New York, 221–228.

Duus, P. (1953): Neurologische Symptome bei Osteochondrose und Spondylose der Halswirbelsäule (S. 146). Unfallchir. Tagung, Frankfurt/Main.

Dzioba, R. B., Doxey, N. C. (1984): A prospective investigation into the orthopaedic and psychologic predictors of outcome of first lumbar surgery following industrial injury. Spine 9: 614–623.

Enderle, A., Schmitt, E., Zichner, L. (1981): Zur Diagnostik herdförmiger Wirbelsäulenerkrankungen – eine kritische Beobachtung. Z. Orthop. 199: 193.

Erdmann, H. (1971): Trauma und degenerative Wirbelsäulenveränderung. Aktuel. Traumatol. 1 (3). 163–166.

Erdmann, H. (1973): Die Schleuderverletzung der Halswirbelsäule. In: Die Wirbelsäule in Forschung und Praxis. H. Junghanns (Hrsg.), Bd. 56. Hippokrates Verlag, Stuttgart.

Erlenkämper, A. (1975): Die Bewertung von Vorschäden an der Brust- und Lendenwirbelsäule aus sozialrechtlicher Sicht. Orthop. Praxis 11: 730–737.

Eysel, P. (1996): Apparative Diagnostik bei der lumbalen Bandscheibenkrankheit. In: B. Kügelgen, B. Böhm, F. Schröter (Hrsg.): Lumbale Bandscheibenkrankheit, Neuroorthopädie 7, W. Zuckschwerdt Verlag, München-Bern-Wien-New York, 51–61.

Fernström, U. (1972: Der Bandscheibenersatz mit Erhaltung der Beweglichkeit. Vortrag auf der 7. Arbeitstagung der Gesellschaft für Wirbelsäulenforschung vom 05.11.1971 in Bad Homburg. In: Junghanns, H. (Hrsg.): Die Wirbelsäule in Forschung und Praxis, Bd. 55. Hippokrates Verlag, Stuttgart, 125–130.

Fischer, H. (1979): Die Unfallverletzungen der Wirbelsäule und ihre Behandlung in der Literatur 1970 – 1978. In: Die Wirbelsäule in Forschung und Praxis. H. Junghanns (Hrsg.). Hippokrates Verlag, Stuttgart.

Friberg, S., Hirsch, C. (1950): Anatomical and clinical studies on lumbar disc degeneration. Acta Orthop. scand. 19: 222.

Frowein, R. A., Terhaag, D. (1977): Traumatische Bandscheibenvorfälle? Advances in Neuro-Surgery 4: 82–89.

Frowein, R. A. (1984): Begutachtung des Ursachenzusammenhangs bei Schäden des Haltungs- und Bewegungsapparates durch den Neurochirurgen: Bandscheibenschaden. Vortrag Kölner Fortbildungs-Seminar deutschsprachiger Chirurgen und Orthopäden, Februar 1984.

Gain, T. (1977): Die myeolographische Funktionsdiagnostik bei lumbalen Discopathien. Inaugural-Dissertation der Gesamthochschule – Universität Essen.

Gercke, W., Böchel, E., Lemme, K. (1982): Medizin im Sozialrecht. Luchterhand, Darmstadt.

Giebel, M. G. (1970): Schleudertrauma der Halswirbelsäule. Vortrag auf der 45. Regensburger Fortbildungstagung. Selecta 49: 4378.

Goetz, E., Rauschelbach, H.-H. (1983): Anhaltspunkte für die ärztliche Gutachtertätigkeit im Versorgungswesen, Ausgabe 1983 (Zusammenstellung). Herausgegeben vom Bundesminister für Arbeit und Sozialordnung, Bonn.

Gördes, W., Keyl, W. (1974): Myelographie und Osso-Venographie als diagnostische Maßnahme bei der lumbalen Nucleushernie. Z. Orthop. 112: 805.

Grifka, J. (1996): Minimalinvasive Therapie an der Lendenwirbelsäule. Vortrag 44. Jahrestagung der Vereinigung Süddeutscher Orthopäden e.V., Baden-Baden.

Gross, D. (1966): Epidemiologie der rheumatischen Wirbelsäulenerkrankungen. In: Wirbelsäule in Forschung und Praxis. H. Junghanns (Hrsg.), Bd. 34. Hippokrates Verlag, Stuttgart.

Gruss, P., Tannenbaum, H., Obletter, N., Breit, A., Lindner, R. (1990): Neue Aspekte zur Diagnostik des Bandscheibenvorfalles der oberen Lendenwirbelsäule unter besonderer Berücksichtigung der MRT. Z. Orthop. 129: 191.

Güntz, E. (1958): Begutachtungsfragen der Wirbelsäule. In: Handbuch der Orthopädie. G. Hohmann, M. Hackenbroch, K. Lindemann (Hrsg.), Bd. II. Georg Thieme, Stuttgart.

Hacohen, H., Mattmann, E. (1982): Über die Chemonucleolyse als ergänzende Discushernienbehandlung. Ther. Umsch. Bd. 39/1: 22–28.

Hammerschlag, S. B., Wolpert, S. M., Carter, B. L. (1976): Computed tomography of the spinal canal. Radiology 121: 361–367.

Hansen, F., Biering-Sörensen, F., Schroll, M. (1995): Minnesota-multiphasic personality inventory profiles in persons with or without low back pain, A 20-year follow-up study. Spine 20: 2716–2720.

Hardy, Russel, W. (1982; eds.): Lumbar disc disease. Raven Publ., New York.

Hartwig, E., Hoellen, E., Liener, O., Kramer, M., Wickstroem, M., Kinzl, L. (1987): Berufserkrankung 2108. Kernspintomographische Degenerationsmuster der LWS von Patienten mit unterschiedlicher wirbelsäulenbelastender Tätigkeit. Unfallchirurg 100: 888–894.

Hasenbring, M. (1992): Chronifizierung bandscheibenbedingter Schmerzen. Schattauer, Stuttgart-New York.

Hax, P.-M., Hierholzer, G. (1998): Berufsfremde Einflüsse auf die Bandscheibenerkrankung. In: B. Kügelgen, B. Böhm, F. Schröter (Hrsg.): Lumbale Bandscheibenkrankheit, Neuroorthopädie 7, W. Zuckschwerdt Verlag, München-Bern-Wien-New York, 229–237.

Herron, L., Turner, J., Clancy, S., Weiner, P. (1986): The differential utility of the Minnesota Multiphasic Personality Inventory – a predictor of outcome in lumbar laminectomy for disc herniation versus spinal stenosis. Spine 11: 847–850.

Heuchert, G. (1993): Erfahrungen mit der BK „Verschleißkrankheiten der Wirbelsäule (Bandscheiben, Wirbelkörperabschlußplatten, Wirbelfortsätze, Bänder, kleine Wirbelgelenke) durch langjährige mechanische Überbelastungen – BK 70 –" in der ehemaligen DDR. In: G. Hierholzer, G. Kunze, D. Peters (Hrsg.): Berufsbedingte Wirbelsäulenschäden, Unfallbegriff und Kausalität. Die Thrombose. Gutachtenkolloquium 8: 3–9. Georg Thieme, Stuttgart.

Hijikata, S. (1975): A method of percutaneous nuclear extraction. J. Toden Hosp. 5: 39–42.

Hinz, P., Plaue, R. (1972): Die Begutachtung von Schleuder- und Abknickverletzungen der Halswirbelsäule. Aktuelle Orthopädie 4: 1–20.

Holstein, E. (1964): Grundriß der Arbeitsmedizin. J. A. Barth, Leipzig.

Hult, L. (1954): The Muncfors investigation. Acta Orthop. scand., Suppl. 16.

Hyman, R., Gorey, M. (1988): Imaging strategies for MR of the spine. Radiol. Klin. NAm. 26: 505.

Hymmen, R. (1975): Allgemeine versicherungsrechtliche Probleme der Begutachtung mit Vorschäden. Hefte Unfallheilk. 121: 260–263.

Irrsigler, F. J. (1951): Mikroskopische Befunde in den Rückenmarkswurzeln beim lumbalen und lumbosacralen (dorsolateralen) Discusprolaps. Acta Neurochir. (Wien) 1: 478.

Jäger, M., Luttmann, A. (1988): Verteilungsmuster der Kompressions- und Schwerkräfte an den lumbalen Bewegungssegmenten unter Bewegung und Belastung. In: B. Kügelgen, B. Böhm, F. Schröter (Hrsg.): Lumbale Bandscheibenkrankheit, Neuroorthopädie 7, W. Zuckschwerdt Verlag, München-Bern-Wien-New York, 188–206.

Jellinger, A. (1971): Schleudertrauma der Halswirbelsäule. Ärztl. Prax. 73: 3301.

Jerosch, J., Witting, U., Brunsmann, D. (1996; Hrsg.): Berufsbedingte Erkrankungen der Wirbelsäule – Die Berufskrankheiten 2108, 2109, 2110 – Arbeitsplatzgestaltung und orthopädische Begutachtung. Enke, Stuttgart.

Jochheim, K. A., Loew, F., Rütt, A. (1961): Lumbaler Bandscheibenvorfall. Konservative und operative Behandlung. Springer, Berlin-Göttingen-Heidelberg.

Junge, A. (1998): Psychosoziale Risikofaktoren für chronifizierte Verläufe nach lumbaler Bandscheibenoperation. In: B. Kügelgen, B. Böhm, F. Schröter (Hrsg.): Lumbale Bandscheibenerkrankung, Neuroorthopädie 7, W. Zuckschwerdt Verlag, München-Bern-Wien-New York, 30–36.

Junghanns, H. (1959): Die Begutachtung von Unfallfolgen an der gesunden und an der vorgeschädigten Wirbelsäule. In: Die Wirbelsäule in Forschung und Praxis. H. Junghanns (Hrsg.), Bd. 9. Hippokrates Verlag, Stuttgart.

Junghanns, H. (1966): Wirbelsäule. In: Handbuch Unfallheilkunde II. H. Bürkle de la Camp, M. Schwaiger (Hrsg.), 3. Aufl. Enke, Stuttgart.

Kiene, W., Lang, K., Zippel, H. (1998): Erfahrungen mit der Bandscheibenendoprothese „SB-Charité" und Schlußfolgerungen für die Möglichkeiten eines funktionellen Bandscheibenersatzes. In: K. A. Matzen (Hrsg.): Therapie des Bandscheibenvorfalles. W. Zuckschwerdt Verlag, München-Bern-Wien-New York, 46–53.

Kirsten, H. (1998): Belastungsadaptive Reaktionen, Mikrotraumatisierung und Reparation. In: B. Kügelgen, B. Böhm, F. Schröter (Hrsg.): Lumbale Bandscheibenkrankheit, Neuroorthopädie 7, W. Zuckschwerdt Verlag, München-Bern-Wien-New York, 207–215.

Kölsch, zitiert bei G. Heuchert (1993).

Krämer, J., Klein, W. (1980): Das Postdiscotomie-Syndrom. In: Recidive nach lumbalen Bandscheibenoperationen. D. Schöllner (Hrsg.). ML-Verlag, Uelzen.

Krämer, J.(1986): Bandscheibenbedingte Erkrankungen. Georg Thieme, Stuttgart.

Krayenbühl, H. (1942): Die Diagnose und Differentialdiagnose der intervertebralen Discushernie. Praxis 31: 1.

Krayenbühl, H., Weber, G. (1945).: Ergebnisse und Spätresultate der operativen Behandlung lumbaler Discushernien. Ärztl. Monatsheft 1: 20.

Krayenbühl, H. (1950): Diagnose und chirurgische Therapie der lumbalen Discushernie. Helvet. Chir. Acta 17: 195.

Krayenbühl, H., Zander, E. (1953): Über lumbale und cervicale Discushernien. Documenta rheumatol. Geigy Nr. I.

Kroll, F. W. (1951): Konservative Therapie bei Bandscheibenprolaps und Ischias. Ther. Gegenw. 290.

Krüger, W. (1991): Verschleißkrankheiten der Wirbelsäule als Berufskrankheit. Arbeitsmed., Sozialmed., Praeventivmed. 26: 9–12.

Kuhlendahl, H. (1950): Über die Beziehungen zwischen anatomischer und funktioneller Läsion der lumbalen Zwischenwirbelscheiben. Ärzt. Wochenschr. 281.

Kuhlendahl, H. (1951): Anatomische und klinische Untersuchungen über die sogenannte Bandscheibendegeneration als Beitrag zur Begutachtungsfrage. Hefte Unfallheilk. 42: 45–55.

Kuhlendahl, H. (1951): Die operative Behandlung der Wurzel-Kompressionssyndrome. Langenbecks Arch. Chir. 267: 438.

Lee, S.-H., Lee, S. J., Paark, H.-H., Lee, I.-M., Sung, A. H., Kim, J. S., Yoon, S.-Y. (1996): Vergleich einer Kombination von percutaner manueller und endoskopischer Laserdiscektomie mit Chemonukleolyse und automatisierter Nukleotomie. Orthopäde 25: 49–55.

Lindemann, K., Kuhlendahl, H. (1953): Die Erkrankungen der Wirbelsäule. Enke, Stuttgart.

Lob, A. (1954): Die Wirbelsäulenverletzung und ihre Ausheilung. 2. Aufl. Georg Thieme, Stuttgart.

Lob, A., Asanger, R., Probst, J. (1958): Sozialgerichtliche Entscheidungen über den Zusammenhang zwischen Unfall und Erkrankung. Enke, Stuttgart.

Lob, A. (1959): Das Wirbelsäulentrauma in der Begutachtung der sozialen Unfallversicherung. In: Die Wirbelsäule in Forschung und Praxis. H. Junghanns (Hrsg.), Bd. 9. Hippokrates Verlag, Stuttgart.

Loew, F., Jochheim, K. A., Kivelitz, R. (1969): Klinik und Behandlung der lumbalen Bandscheibenschäden. Handbuch Neurochir. VII/1. Springer, Berlin-Heidelberg-New York.

Ludolph, E. et al. (1993): Die Berufskrankheiten „Wirbelsäule". Gutachterliche Überlegungen BG: 738.

Ludolph, E. (1996): Persönliche Mitteilung.

Ludolph, E. (1998): Der ärztliche Gutachter: „Lotse" zu einer sachgerechten Entscheidung. . In: B. Kügelgen, B. Böhm, F. Schröter (Hrsg.): Lumbale Bandscheibenkrankheit, Neuroorthopädie 7, W. Zuckschwerdt Verlag, München-Bern-Wien-New York, 289–300.

Maintz, G. (1953): Gibt es Schädigungen der Wirbelsäule durch Preßluftwerkzeugarbeit? Hefte Unfallheilkd. 44: 154.

Marx, H. K. (1992): Medizinische Begutachtung. 6. Aufl. Georg Thieme, Stuttgart.

McCulloch, J. A., MacNab, I. (1983): Sciatica and chymopapain. Williams und Wilkins Publ., Baltimore-London.

Mifka, P. (1963): Die Unfallbegutachtung der Bandscheibenprozesse. Wien. Med. Wschr. 113: 66–69.

Mixter, W. J., Barr, J. S. (1934): Ruptur of the intervertebral disc with involvement of the spinal canal. N. Eng. J. Med. 211: 240.

Modic, M. T., Weinstein, M. A., Parvicek, W. (1983): Nuclear magnetic imaging of the spine. Radiology 149: 757.

Müller, E. (1970): Das Schleudertrauma der Halswirbelsäule. Selecta 49: 4378.

Müller, E. (1981): Zur Bedeutung der lumbalen Myelographie für die Diagnose lumbaler Wurzel-Kompressionssyndrome – eine Vergleichsstudie zwischen klinischen, myelographischen und intraoperativ erhobenen Befunden. Inaugural-Dissertation der Med. Fakultät der Universität Würzburg.

Mumenthaler, M., Schliack, H., Stöhr, M. (1998; Hrsg.): Läsionen peripherer Nerven. Diagnostik und Therapie. 7. Aufl. Georg Thieme, Stuttgart.

Nachemson, A. (1976): The lumbar spine. An orthopaedic challenge. Spine 1: 59.

Nathan, H. (1959): Spondylosis. J. Bone Jt. Surg. 41 A: 303.

Nordby, E. J., Lucas, G. L. (1973): A comparative analysis of lumbar disc disease treated by laminectomy or chemonucleolysis. Clin. Orthop. 90: 119.

Nordby, E. J. (1983): Current concepts review chymopapain in intradiscal therapy. J. Bone Jt. Surg. 65 A: 1350–1353.

Onik, G., Helms, C. A., Ginsburg, L., Hoaglund, F. T., Morris, J. (1985): Percutaneous lumbar discectomy using a new aspiration probe: Porcine and Cadaver model. Radiolgy 155: 251.

Pangert, R., Hartmann, H. (1989): Ein einfaches Verfahren zur Bestimmung der Belastung der Lendenwirbelsäule am Arbeitsplatz. Zentralbl. Arbeitsmed. 39: 191–194.

Pangert, R., Hartmann, H. (1998): Belastungsgrenzen repetitiver Lastaufnahmen nach epidemiologischen Erkenntnissen. In: B. Kügelgen, B. Böhm, F. Schröter (Hrsg.): Lumbale Bandscheibenkrankheit, Neuroorthopädie 7, W. Zuckschwerdt Verlag, München-Bern-Wien-New York, 175–180.

Pech, P., Haughton, V. M. (1985): Lumbar intervertebral disc: correlative MR anatomic study. Radiology 156: 699.

Perret, W. (1976): Gutachterliche Beurteilung der Spätfolgen nach Schleuderung und im Haftpflichtanspruch. In: Die Wirbelsäule in Forschung und Praxis. H. Junghanns (Hrsg.), Bd. 62. Hippokrates Verlag, Stuttgart.

Perret, W. (1980): Was der Arzt von der privaten Unfallversicherung wissen muß. J. A. Barth, München.

Pheasant, H., Gilbert, D., Goldfarb, J., Herron, L. (1979): The MMPI as a predictor of outcome in low-back surgery. Spine 4: 78–84.

Pöhl, K. D., Eilebrecht, G., Hax, P. M., Römer, W. (1997): Zusammenhangsbeurteilung bei den bandscheibenbedingten Wirbelsäulenerkrankungen. Mitteilungsblatt der Berufsgenossenschaften: 670–681.

Reischauer, F. (1951): Über die Begutachtung der Wirbelbandscheibenschäden. Unfallheilk., Beiheft 42: 7–35.

Reischauer, F. (1959): Autofahren und Wirbelsäule. Dtsch. Med. Wochenschr. 84: 617.

Riede, D. (1998): Entwicklung der Rechtsgrundlagen und Anerkennungspraxis der Verschleißkrankheiten der Wirbelsäule in der ehemaligen DDR und der BRD. In: B. Kügelgen, B. Böhm, F. Schröter (Hrsg.): Lumbale Bandscheibenkrankheit, Neuroorthopädie 7, W. Zuckschwerdt Verlag, München-Bern-Wien-New York, 238–250.

Rompe, G., Erlenkämper, A. (1978): Begutachtung der Haltungs- und Bewegungsorgane. Georg Thieme, Stuttgart.

Rompe, G., Erlenkämper, A. (1998; Hrsg.): Begutachtung der Haltungs- und Bewegungsorgane. 3. Auflage. Georg Thieme, Stuttgart-New York).

Saternus, K.-S. (1979): Die Verletzungen von Halswirbelsäule und von Halsweichteilen. In: Die Wirbelsäule in Forschung und Praxis. H. Junghanns (Hrsg.), Bd. 84. Hippokrates Verlag, Stuttgart.

Saternus, K.-S. (1982): Die Begutachtung des Schleudertraumas der Halswirbelsäule. Akt. Traumatol. 12 (1): 4–11.

Schlegel, K. F. (1958): Neurologische Komplikationen bei Mißbildungen, Erkrankungen und Verletzungen der Wirbelsäule. In: Handbuch der Orthopädie. G. Hohmann, M. Hackenbroch, K. Lindemann (Hrsg.), Bd. II, 802 ff. Georg Thieme, Stuttgart.

Schlegel, K. F. (1968): Vergleich klinisch-neurologischer, myelographischer und operativer Befunde bei lumbalen Bandscheibenschäden. Beitr. Orthop. Traumatol. 15: 181.

Schlegel, K. F. (1972): Aussprache zum Thema Schleudertrauma der Halswirbelsäule. Hefte Unfallheilk. 110: 64.

Schmorl, G., Junghanns, H. (1968): Die gesunde und die kranke Wirbelsäule in Röntgenbild und Klinik. 5. Aufl. Georg Thieme, Stuttgart.

Schroeder, S., Lackner, K., Anders, G., Scheele, B. (1982): Die Bedeutung der Computertomographie für die Erkennung pathologischer Verhältnisse im Bereich der Lendenwirbelsäule. Orthop. Praxis XVIII: 219–226.

Schröter, G. (1971): Die Bedeutung von außergewöhnlicher Haltung und Belastung für die Entstehung von Abnutzungsschäden der Wirbelsäule. Beitr. Orthop. Traumatol. 18: 5.

Schröter, F. (1998): Die mechanisch induzierte lumbale Bandscheibenkrankheit – Berufskrankheiten 2108–2110. Einführung in das Thema. In: B. Kügelgen, B. Böhm, F. Schröter (Hrsg.): Lumbale Bandscheibenkrankheit, Neuroorthopädie 7, W. Zuckschwerdt Verlag, München-Bern-Wien-New York, 170–174.

Schröter, F. (1998): Persönliche Mitteilung.

Schuh, R. (1974): Zur Korrelation zwischen klinischem, myelographischem und intraoperativem Befund beim lumbalen Bandscheibensyndrom. Z. Orthop. 112: 819.

Schulitz, K. P., Assheuer, J. (1988): Die Bedeutung der Kernspin-Resonanz-Tomographie für die Diagnose degenerativer Lendenwirbelsäulenerkrankungen. Z. Orthop. 126: 334.

Siebert, W., Berendsen, B., Tolgaard, J. (1996): Die percutane Laserdiscusdekompression (PLDD). Orthopäde 25: 42–48.

Siebert, W. (1996): Demonstrationsfilm über den percutanen foraminalen Zugang nach Mathews.

Smith, L. (1969): Chemonucleolysis. Clin. Orth. Rel. Res. 67: 72.

Strachwitz-Helmstatt, K. von (1998): Die Haftung des Operateurs. . In: B. Kügelgen, B. Böhm, F. Schröter (Hrsg.): Lumbale Bandscheibenkrankheit, Neuroorthopädie 7, W. Zuckschwerdt Verlag, München-Bern-Wien-New York, 162–169.

Stücker, R., Krug, C., Reichelt, A. (1996): Der percutane foraminale Zugang nach Mathews – Indikationen, Technik und Ergebnisse. Vortrag Nr. 101, Kurzreferate der Vorträge der 44. Jahrestagung der Vereinigung Süddeutscher Orthopäden e.V. ML-Verlagsgesellschaft, Uelzen.

Suchenwirth, R. M. A. (1982): Das Zervikalsyndrom aus neurologischer Sicht. Therapiewoche 32: 382–389.

Suchenwirth, R. M. A. (1988): Lumbosakraler Schmerz aus neurologischer Sicht. Krankenhausarzt 61: 788–794.

Suchenwirth, R. M. A. (1997): Die lumbale Bandscheibenstörung als neurologische Krankheit. Tägl. Praxis 38: 349–357.

Thurel, R. (1949): Sciatique tronculaire et sciatique radiculaire. Rev. Neurol. 81: 892.

Tönnis, D., Schildhauer, M. (1971): Isolierte Bandscheibenverletzungen und Unfallgenese von Bandscheibenvorfällen. Akt. Traumatol. 1 (3): 145–149.

Turner, J., Herron L., Weiner, P. (1986): Utility of the Pain Assessment Index in predicting outcome after lumbar surgery. J. Clin. Psychol. 42: 764–769.

Viernstein, K., Hipp, W., Oehler, W. (1960): Der lumbale Bandscheibenvorfall. Z. Orthop. 92: 11.

Wagenhäuser, F. J. (1969): Die Rheumamorbidität. Huber, Bern.

Weber, M. (1998): Gibt es das „typische berufsbedingte Schadensbild"? Empirische Erkenntnisse. In: B. Kügelgen, B. Böhm, F. Schröter (Hrsg.): Lumbale Bandscheibenkrankheit, Neuroorthopädie 7, W. Zuckschwerdt Verlag, München-Bern-Wien-New York, 277–287.

Weigert, M., Hipp, E. (1966): Haltungsstörungen und röntgenologische Veränderungen an der Lendenwirbelsäule beim Bandscheibenschaden. Z. Orthop. 101: 313.

Wenker, H., Schirmer, M. (1979): Lumbaler Bandscheibenvorfall und Lumboischialgie. Huber, Bern.

Wiltse, L. L., Widell, E. H., Hansen, A. Y. (1975): Chymopapain chemonucleolysis in lumbar disc disease. J. Am. Med. Ass. 231: 474.

Wiltse, L. L., Widell, E.H., Yuan, A. A. (1975): Chymopapain chemonucleolysis in lumbar disc disease. J. Am. Med. Ass. 231: 474–479

Zukschwerdt, L., Emminger, E., Biedermann, F., Zettel, H. (1960): Wirbelgelenk und Bandscheibe. Hippokrates Verlag, Stuttgart.

31 Periphere Nervenschäden

Friedemann Manz

Inhalt

1 Allgemeiner Teil

1.1 Ätiologie und Pathogenese

Schädigungen einzelner peripherer Nerven sind meistens mechanisch bedingt. Sie treten bevorzugt an exponierten Stellen als **Drucklähmungen** oder in Engpässen als **Engpaßsyndrome** auf. Beispiele sind die Schlafdrucklähmung des N.radialis am Oberarm, die Peronäusschädigung am Wadenbeinköpfchen und die Neuropathie des N. ulnaris in der Ellenbogenrinne oder die Einklemmung (entrapment) des N. medianus im Karpalkanal [17, 47, 101, 102, 105]. Mononeuropathien treten akut oder chronisch progredient, primär *(idiopathisch)* oder sekundär *(symptomatisch)* auf.

Traumatische Nervenschäden [32, 45, 48, 81] entstehen entweder durch Einwirkung scharfer Gewalt als offene Verletzung, wobei es zur Durchtrennung des Nerven kommen kann, oder durch stumpfe Gewalt, z.B. durch Quetschung und Distorsion oder Kompression und Ischämie von Nerven **(Kompartmentsyndrome).** Auch im Zuge des Heilungsprozesses nach Verletzung sind Nervenschäden möglich durch Fibrose, Adhäsion, Interposition, Kallusdruck und abnorme Fragmentbeweglichkeit bei Pseudarthrose. In anderen Fällen führen chronische Mikrotraumatisierungen, nicht selten beschäftigungsbedingt, zum Nervenschaden. Als weitere Ursachen sind degenerative und entzündliche Gelenk- und Synovialerkrankungen wie Arthrose, Arthritis, Osteochondrose, Chondromatose, Synovitis, Ganglien, Tumordruck und -infiltration sowie Strahleninduration zu nennen.

Schließlich werden Nerven *iatrogen* bei Operationen und Injektionen affiziert. Hinsichtlich des Ursachenspektrums ist auch an eine entzündliche *Mononeuritis* und an Mononeuropathien sowie Schwerpunktpolyneuropathien metabolischer, vaskulärer und toxischer Genese zu denken [22]. Differentialdiagnostisch ist auch die Radikulopathie bzw. Radikulitis (z.B. L 5/S 1 versus N. fibularis, C 8 versus N. ulnaris und C 7 versus N. radialis) abzugrenzen.

1.2 Diagnostische Beurteilung

Eine gezielte Anamnese und ein kompletter klinisch-neurologischer und apparativer Untersuchungsbefund einschließlich Elektrophysiologie und bildgebender Verfahren wie Röntgen, Ultraschall, CT, MRT [62] ist zu erheben, um zu erfahren: Liegt überhaupt ein Nervenschaden vor? Wenn ja, an welcher Stelle? Wie ist er entstanden? Ist er komplett oder nur partiell? Wie wirkt er sich funktionell aus? Siehe Lehrbücher der Neurologie [41, 42, 74, 76, 80, 97].

1.2.1 Anamnese

Die Klagen reichen von leichten sensiblen Reizerscheinungen wie Kribbelparästhesien bis zu schweren Schmerzzuständen in Form von Hyperpathie und Kausalgie. Das Territorium der Schmerzprojektion weist auf den betroffenen Nerven hin, erlaubt aber nicht immer zuverlässige Schlüsse, da Schmerzen proximal und distal ausstrahlen. Sensibilitätsdefizite variieren vom sensiblen Funktionswandel bis zur Anästhesie. Trophoneurosen äußern sich als An- oder Hyperhidrosis mit Haut- und Nagelveränderungen, sie sind besonders bei Schäden des N. medianus, tibialis und ischiadicus häufig, weil diese Nerven viele vegetative Fasern enthalten. Muskelparesen bleiben gelegentlich von den Betroffenen unbemerkt, wenn sie sich langsam entwickeln und Hilfsmuskeln kompensatorisch eingesetzt werden können.

1.2.2 Neurologischer Untersuchungsbefund

Sensibilitätsstörungen nach peripheren Nervenschädigungen sind am sichersten und schnellsten durch Überprüfung der Schmerzempfindung zu erfassen. An der Tastfläche der Hand prüft man die Zwei-Punkt-Diskrimination und den Pick-up-Test. Empfindungsstörungen halten sich an das infraläsionelle Versorgungsgebiet des betroffenen Nerven.

Die vegetative Innervation [5, 55] läßt sich anhand der mechanisch oder elektrisch ausgelösten Pilomotorreaktion und mittels der Schweißsekretion überprüfen.

Ganz wichtig ist der Tastbefund peripherer Nerven: Ist der Nerv verdickt (Neurom, Pseudo-Neurom)? Besteht eine abnorme Fixierung oder Beweglichkeit? Ist der Nerv umschrieben druckempfindlich? Findet sich eine Klopfempfindlichkeit mit ausstrahlenden Parästhesien (Hoffmann-Tinelsches Zeichen)? Ist letzteres nur in Höhe der Verletzungsstelle oder auch weiter distal entlang der Wiederaussprossungsstrecke des regenerierenden Nerven auslösbar?

Der Untersuchungsbefund wird durch die Dokumentation von Muskelatrophien und den Nachweis von Paresen durch gezielte Muskelfunktionsprüfung ergänzt: Lähmungen quantifiziert man üblicherweise wie folgt: 5 = volle Muskelkraft, 4 = Bewegung gegen mäßigen Widerstand, 3 = Bewegung gegen die Schwerkraft, 2 = Bewegungsmöglichkeit bei Ausschaltung der Schwerkraft, 1 = sichtbare Kontraktion ohne Bewegungseffekt, 0 = totale Lähmung.

Der neurologische Befund erfährt für die topische Diagnostik eine Einschränkung dadurch, daß bei par-

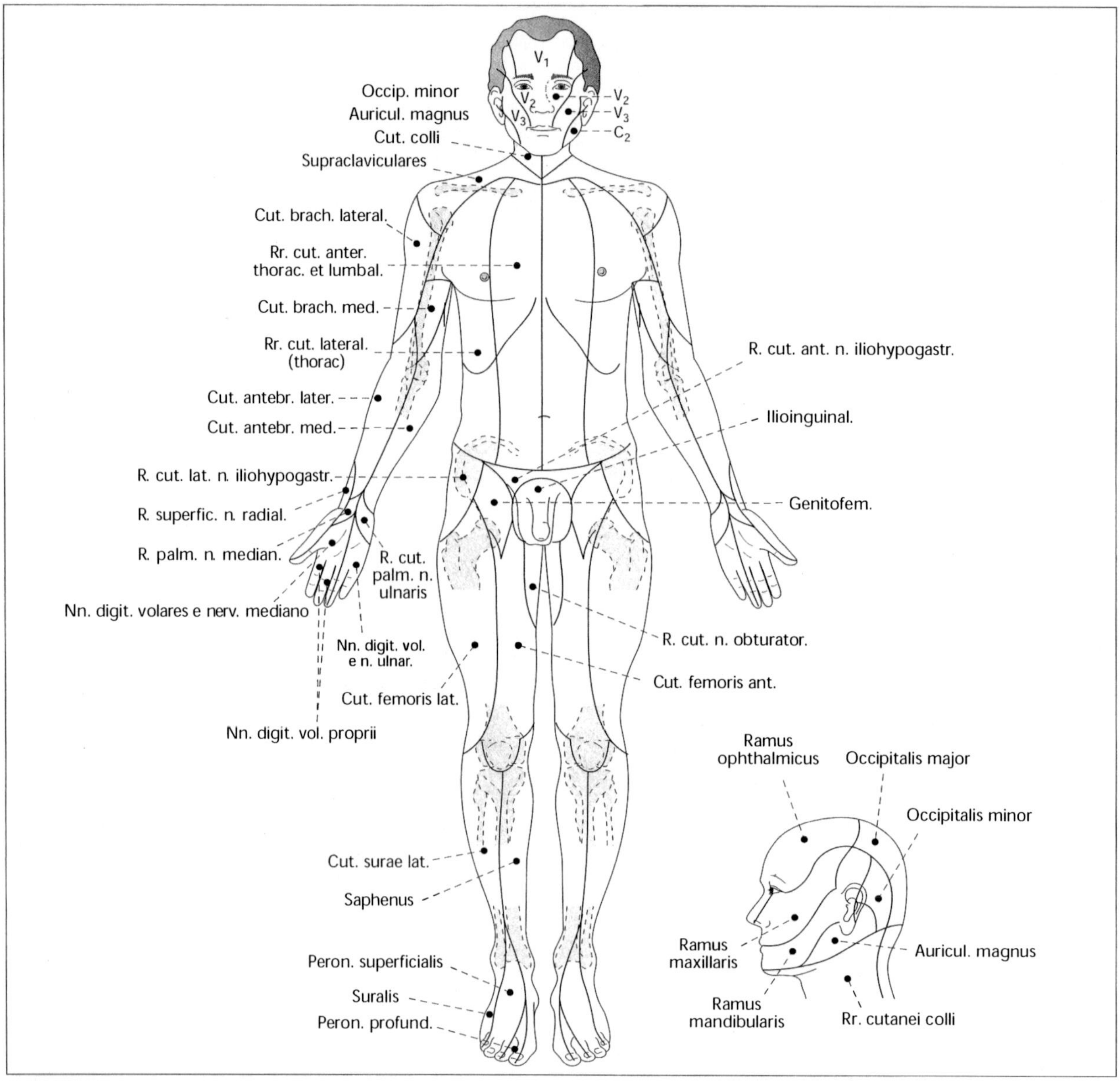

Abb. 31-1 Sensibilitätsschema peripherer Nerven, Vorderansicht [18].

tiellen (inkompletten, inhomogenen, dissoziierten) Nervenschädigungen nur ein Teilbezirk der sensiblen Autonomversorgung (Abb. 31-1 und 31-2) gestört ist und nur ein Teil der motorischen Innervation ausfällt. So findet man beim Karpaltunnelsyndrom gelegentlich nur Gefühlsstörungen an einzelnen Fingerkuppen. Bekannt ist auch das stärkere Betroffensein distaler Muskelpartien bei proximaler Nervenläsion, was dadurch erklärt wird, daß Nervenfasern mit dickeren Markscheiden vulnerabler sind. Schließlich entstehen dissoziierte Schädigungsmuster gemischter Nerven, beispielsweise eine isolierte Daumenballenatrophie oder eine reine Sensibilitätsstörung beim Karpaltunnelsyndrom oder ungewöhnliche (inkomplette) Ausfälle auch durch den faszikulären Nervenaufbau und durch Versorgungsanomalien wie etwa die Grubersche Anastomose zwischen Medianus und Ulnaris im Unterarmbereich. Ganz vereinzelt kommt sogar eine All-ulnar-Hand oder eine All-median-Hand vor [38].

1.2.3 Elektrodiagnostik

Die herkömmliche Elektrodiagnostik mit einem Reizstromgerät wird nicht mehr praktiziert, sie hat allenfalls noch vor einer Elektrotherapie orientierenden Wert, sonst nur historische Bedeutung.

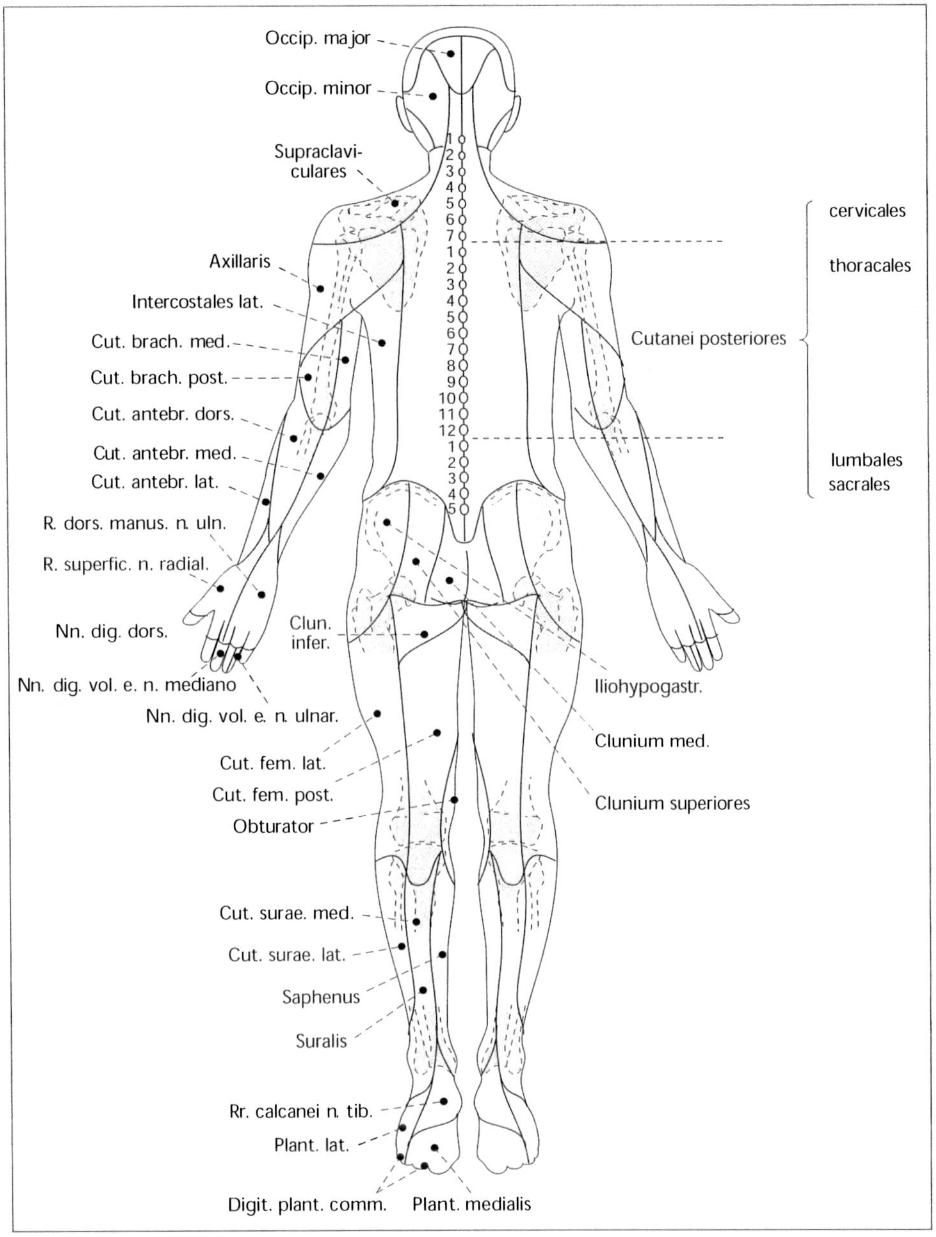

Abb. 31-2 Sensibilitätsschema peripherer Nerven, Rückansicht [18].

Die **Elektroneurographie** und die **Elektromyographie (EMG)** sind heute die entscheidenden Untersuchungsmethoden bei peripheren Nervenläsionen [15, 16, 40, 49, 54, 56]. Die kombinierte Anwendung beider Methoden erlaubt, einen Nervenschaden hinsichtlich seiner Schwere und Vollständigkeit zu quantifizieren. Man kann unterscheiden, ob die Läsion frisch oder alt ist, eine genaue Höhenlokalisation der Schädigung vornehmen und die sensiblen und motorischen Funktionen getrennt objektivieren. Reinnervationszeichen lassen sich frühzeitig, d.h. etwa 3 bis 6 Wochen vor ihrer klinischen Erkennbarkeit, diagnostizieren und aus ihrem Ausbleiben rechtzeitig Konsequenzen für eine operative Revision ziehen. Überhaupt ist es möglich, zur Prognose und Behandlungsindikation zuverlässig Stellung zu nehmen. Neurogene, myogene, andererseits aber auch inaktivitätsbedingte und funktionelle Paresen können differenziert werden.

Nach elektrischer Stimulation motorischer und sensibler Nerven, in der Regel perkutan, leitet man motorische und sensible Reizantwortpotentiale (MAP und NAP) ab. Man kann die motorische und sensible **Nervenleitgeschwindigkeit (NLG)** aus der Relation Wegstrecke durch Zeitdifferenz in m/s bestimmen. Die

Amplitude des MAP und NAP ist ein Maß für die Zahl erregbarer Nervenfasern, daneben werden auch Form und Dauer der Reizantwortpotentiale gewertet, wenn es beispielsweise um den Nachweis eines Nervenleitungsblocks geht. Mit der Nadelelektromyographie lassen sich ab der zweiten Woche Denervationspotentiale, also Fibrillationen und positive scharfe Wellen finden, die Parameter der Aktionspotentiale (AP) beschreiben und ein Ausfall motorischer Einheiten, erkennbar an einer Lichtung des Aktivitätsmusters bei maximaler Willküranspannung, feststellen.

Bei mechanischer Nervenkompression entsteht zunächst ein umschriebener Leitungsblock infolge eines Markscheidenödems oder einer segmentalen Demyelinisierung. Reizt man oberhalb der Schädigungsstelle, so ergibt sich keine oder eine erniedrigte oder/und verzögerte Reizantwort. Unterhalb der Schädigungsstelle bleibt die Leitgeschwindigkeit normal. Denervierungspotentiale sind nicht nachweisbar, weil es zu keiner Axonschädigung kommt. Die Extremitätennerven können in unterschiedlicher Höhe stimuliert werden. Damit lassen sich segmentale Leitungsmessungen vornehmen. In einschlägigen Werken sind die Untersuchungstechniken, die typischen Befundkonstellationen und die Normwerte ausführlich dargestellt. Der Untersucher sollte die Temperatur-, Alters- und Methodenabhängigkeit kennen und bedenken. Proximale Nervenabschnitte können mit Hilfe von F-Wellen-Latenzen beurteilt werden. In den letzten Jahren sind somato-sensible Reizantwortpotentiale (SEP) und durch Magnetstimulation evozierte efferente motorische Antwortpotentiale (MEP) als zusätzliche diagnostische Möglichkeiten hinzugekommen. Bezüglich der Diagnostik autonomer Störungen stehen das periphere autonome Oberflächenpotential (PASP), die Herzfrequenzvariabilitätsmessung und Schweißsekretionstests zur Verfügung.

1.2.4 Schweregrad peripherer Nervenläsionen

Je nach Schwere einer (traumatischen) Nervenschädigung wird nach Seddon [92] zwischen **Neurapraxie, Axonotmesis** und **Neurotmesis** unterschieden. Noch konsequenter und von praktisch therapeutischer Relevanz ist die Einteilung in fünf Schweregrade nach Sunderland [96, 97].

Die **Neurapraxie** als leichteste Form einer mechanischen Nervenschädigung entspricht der **Grad-I-Läsion.** Es handelt sich um einen reinen Konduktionsblock durch Markscheidenödem und/oder segmentale Demyelinisierung. Alle Hüllstrukturen des Nerven einschließlich des Endoneurium und das Axon selbst bleiben intakt. Es fehlen daher Denervationspotentiale im EMG. Die Erholung eines Leitungsblocks tritt spontan und rasch innerhalb Minuten und Stunden bis Wochen ein, und sie ist komplett.

Die **Axonotmesis** entsprechend der **Grad-II-Läsion** führt zusätzlich zu einer Axondegeneration und daher zu einem Verlust der Nervenleitfähigkeit auch unterhalb der Läsionsstelle und zum Auftreten von Fibrillationen und positiven scharfen Wellen im EMG. Da auch bei der Grad-II-Läsion alle Hüllstrukturen einschließlich des Endoneurium intakt bleiben, kommt es in der Regel zu einer – wenngleich verzögerten – Wiederaussprossung von Nervenfasern mit befriedigendem Reinnervationserfolg.

Bei der **Neurotmesis** sind die Hüllstrukturen in unterschiedlichem Grade mitverletzt: bei der **Grad-III-Läsion** das Endoneurium (noch erhaltene Faszikelstruktur), bei der **Grad-IV-Läsion** das Perineurium (Faszikelstruktur zerstört) und bei der **Grad-V-Läsion** das Epineurium (Kontinuitätsverlust des Nerven). Es kommt, wie bei der Grad-II-Läsion, zur absteigenden Axondegeneration, zum Verlust der Nervenleitfähigkeit unterhalb der Läsion und zur Denervierungsaktivität im EMG. Je nach Schwere der Nervenschädigung tritt auch eine unterschiedlich ausgeprägte retrograde Degeneration ein. Spontane Reinnervation ist nur mit Defekt oder überhaupt nicht zu erwarten.

1.3 Verlauf und Prognose

Die Mehrzahl der Nervenläsionen sind gemischte Schäden, also Kombinationen neurapraktisch blockierter und axonotmetisch geschädigter Fasern. Die Hüllstrukturen der Nerven können in wechselndem Ausmaß mit zerstört sein (Neurotmesis).

Grad-I-Läsion: Leitungsblockierte Fasern erholen sich spontan, eine operative Revision entfällt. Nur in den sehr seltenen Fällen eines persistierenden Leitungsblocks wird man nach ausbleibender Regeneration innerhalb der erwarteten Aussprossungszeit eine externe Neurolyse durchführen.

Grad-II-Läsion: Nach einer Axonschädigung setzt die Reinnervation nach einer mittleren Latenz von 13 (1–32) Wochen ein und schreitet dann mit einer Geschwindigkeit von ca. 2 mm pro Tag fort. Für die spontane mittlere Regenerationszeit gilt daher als Faustregel, daß die Dauer der Regeneration in Tagen der Distanz zwischen Schädigungsstelle und Zielmuskel in mm entspricht, man geht also von einer mittleren Regenerationsgeschwindigkeit von 1 mm pro Tag aus. So errechnen sich je nach Sitz der Läsion folgende Aussprossungszeiten: N. radialis 6–13 Monate, N. medianus 4–25 Monate, N. ulnaris 4–25 Monate, N.

ischiadicus 14–30 Monate, N. peronaeus und N. tibialis 11–30 Monate. Nach einer geschlossenen Nervenverletzung werden die proximalsten elektromyographisch kontrollierbaren Muskeln in 4- bis 6wöchigen Abständen untersucht, um festzustellen, ob die Nervenregeneration entsprechend der zeitlichen Erwartung eintritt. Ist dies nicht der Fall, könnte eine Fibrose des epi- und interfaszikulären Epineuriums vorliegen und auch bei einer Grad-II-Läsion dann gelegentlich die Indikation für eine Epineurektomie vorliegen.

Grad-III-Läsion: Hier ist die Chance einer spontanen suffizienten Reinnervation gering.

Grad-IV- und Grad-V-Läsion: Reinnervation ist praktisch ausgeschlossen. Intrafaszikuläre Narbenfibrosen und Neurome sowie Zerstörung der Faszikelstruktur machen es erforderlich, eine operative Nervenrevision durchzuführen mit Narben- bzw. Neuromresektion, Nervennaht oder Interposition von autologen Suralis-Kabeltransplantaten. Die Latenz bis zum Eintreten von Reinnervation im peripheren Nervenstumpf ist nach Nervennaht und Nerventransplantation wesentlich größer als nach einer Grad-II-Läsion mit erhaltenen Hüllstrukturen. Es verstreichen daher Wochen bis Monate, bis eine Reneurotisation nachzuweisen ist.

! Die Prognose einer Nervenverletzung hängt nicht nur vom Schädigungsmechanismus, vom Schweregrad und von der Ausdehnung, sondern auch vom Alter des Patienten, vom jeweils betroffenen Nerv und von der Lokalisation ab.

Beispielsweise hat der N. musculocutaneus eine ausgezeichnete, der N. peronaeus eine sehr schlechte Regenerationspotenz, und distale Schädigungen zeigen eine günstigere Erholungstendenz als proximale.

1.4 Behandlungsmöglichkeiten

Ob eine periphere Nervenläsion zu behandeln ist, hängt von der funktionellen Bedeutung des motorischen, sensiblen oder trophischen Defizits ab. Bei einer frischen **offenen Nervenverletzung** wird im Falle einer Schnittverletzung die *Primärnaht* innerhalb von 24 bis 48 Stunden empfohlen. Bei monofaszikulärem Aufbau genügt die epineurale Nervennaht, bei oligo- oder polyfaszikulärem Aufbau ist die mikrochirurgisch interfaszikuläre Nervennaht geboten. Ist der optimale Zeitpunkt für die Primärnaht verstrichen oder war die Wunde infiziert oder gequetscht, kommt die *frühe Sekundärrevision* innerhalb von 3 bis 4 Wochen in Betracht, da die Wunde zu diesem Zeitpunkt gereinigt und die Proliferationsfähigkeit der Schwannschen Zellen optimal ist. Ist eine spannungsfreie Naht nicht möglich oder der Nerv über eine längere Strecke verletzt, wählt man die Nervenresektion und -transplantation mit autologem Suraliskabeltransplantat.

Bei **gedeckten (geschlossenen) Nervenschäden** mit primären neurologischen Ausfällen, sofern aufgrund des Unfallmechanismus keine Zerreißung anzunehmen ist, behandelt man zunächst konservativ mit Lagerung, Schienenversorgung (Vermeidung von Überdehnung von Kapseln und Muskulatur), passiver Bewegungstherapie (Vermeidung von Kontrakturen) und adäquater *Reizstromtherapie* [21, 24, 99], wenn möglich unter isometrischen Bedingungen innerhalb der Zeitspanne möglicher spontaner Regeneration. Auch wenn die Elektrotherapie die Regeneration nicht beschleunigt, so vermag sie doch das kontraktile Muskelsubstrat vor der Totalatrophie bis zu einer späteren Reneurotisation zu bewahren und in Verbindung mit Willkürintention (sog. Intentionsübungen) das erlernte Bewegungsmuster zu erhalten bzw. funktionellen Gewohnheitslähmungen vorzubeugen. Adäquate Reizströme sind ausreichend breite Dreieckseinzelimpulse (nach dem Prinzip der selektiven Reizung). Neuerdings haben sich auch langdauernde bidirektionale Rechteckimpulsströme von 20 ms Dauer und einer Frequenz von 25 Hz als wirksam erwiesen [68]. Verlaufskontrollen des neurologischen und EMG-Befundes sind unerläßlich.

Bleibt die spontane Regeneration aus, soll die *späte Sekundärrevision* möglichst innerhalb 3 bis 4 (spätestens 6) Monaten nach dem Trauma durchgeführt werden. Eine Nervenoperation zu einem späteren Zeitpunkt bringt deutlich schlechtere Ergebnisse. Bei sehr langen Nerven bzw. weit proximal gelegener Verletzung, z.B. des N. ischiadicus, kann man daher die errechnete spontane Regenerationszeit von 12 bis 24 Monaten nicht abwarten. Der Operationssitus und die Stimulation am freigelegten Nerven (intraoperative Elektroneurographie) entscheiden über das weitere Vorgehen einer äußeren Neurolyse (epifaszikuläre Epineurotomie oder Epineurektomie) oder inneren Neurolyse (interfaszikuläre Epineurektomie) bzw. Narbenresektion, späten Sekundärnaht oder Nerventransplantation. Im Stadium der Totalatrophie des Muskels ist weder die Fortsetzung konservativer Behandlungsmaßnahmen noch eine operative Freilegung sinnvoll, es sei denn, man möchte eine Verbesserung der trophischen Funktionen erreichen. Im übrigen können dann Ersatzoperationen (Muskel- und Sehnentransfer) und Gelenkversteifungen sinnvoll sein. Treten erst mit zeitlicher Latenz nach einer geschlossenen Nervenverletzung neurologische Ausfälle auf, so sollte man mit einer operativen Revision nicht zögern. Dies gilt im übrigen für jede langsam progrediente Nervenausfallsymptomatik [67].

1.5 Schmerzsyndrome nach Verletzung peripherer Nerven

Schmerzen [66, 106, 110, 111, 113] können nicht objektiviert, sondern lediglich durch subtile Schmerzanamnese erfragt und dann unter Berücksichtigung von Befund und Persönlichkeit bewertet werden. Sie lassen sich beschreiben hinsichtlich der *Lokalisation,* der *zeitlichen Verlaufsgestalt, Intensität* und *Qualität.* Dazu dienen auch Schmerzskalen und Schmerzprotokolle (subjektive Algesimetrie). Den Schmerzcharakter kann man als brennend, stechend, bohrend, schneidend, ziehend, reißend, stoßend, kribbelnd, zuckend, elektrisierend, ausstrahlend, dumpf, drückend, krampfartig usw. bezeichnen.

Im einzelnen gelten folgende **Definitionen** für sensible Störungen: Anästhesie, Hypästhesie und Hyperästhesie bzw. Analgesie, Hypalgesie und Hyperalgesie für fehlende, geminderte oder gesteigerte Reaktion auf Berührungs- bzw. Schmerzreize, Anaesthesia dolorosa für Schmerzen in einem anästhetischen Bezirk. Parästhesien sind spontane oder provozierte Mißempfindungen, Dysästhesien unangenehme abnorme spontane oder provozierte Sensationen. Hyperpathie ist die gesteigerte überdauernde Schmerzreaktion, Allodynie der Schmerz, der durch einen normalerweise nicht schmerzhaften Reiz ausgelöst wird. Die Kausalgie ist schließlich der anhaltende Brennschmerz (Allodynie und Hyperpathie).

Der **neuropathische Schmerz** [46], im Gegensatz zum Nozizeptorenschmerz, entsteht durch ektopische Erregungen in teilgeschädigten peripheren Nerven. Er äußert sich als brennender, bohrender Dauerschmerz oder als plötzlich einschießende Schmerzattacke und ist in der Regel mit einem sensiblen Funktionswandel im Versorgungsgebiet des entsprechenden Nerven gekoppelt. Schmerzen im Versorgungsgebiet eines peripheren Nerven nennt man **Neuralgie.**

Während sich die **posttraumatische Neuralgie** in der Regel unmittelbar nach dem Trauma einstellt und nach Abheilung des Nervenschadens wieder zurückbildet, entwickeln sich andere Schmerzsyndrome wie die Reflexdystrophie langanhaltend und nur langsam regredient oder chronisch persistierend wie der Deafferenzierungsschmerz oder sogar mit langer Latenz und irreversibel wie Phantomschmerzen.

Der **Deafferenzierungsschmerz** stellt sich nach zentraler gelegenen Läsionen sensibler afferenter Bahnen in der Hinterwurzel oder im Rückenmark oder dem Thalamus, oft nach iatrogenen Nervenschädigungen wie Exhairese, Alkoholinstillation oder Hitzekoagulation des Ganglion Gasseri und injektionsbedingten Nervenschäden im anästhetisch-analgetischen Areal ein. Deshalb sind neuro-destruktive Maßnahmen bei Nervenschmerzen heute weitgehend verlassen.

Der **sympathisch unterhaltene Schmerz (SMP)** ist durch Sympathikusblockade ausschaltbar. Die sympathische *Reflexdystrophie (SRD, Sudecksche Dystrophie, Algodystrophie)* und die Kausalgie rechnen hierzu. In der neuen Terminologie spricht man vom komplexen regionalen Schmerzsyndrom *(CRPS Typ I),* wenn man den Morbus Sudeck meint. Typisch ist ein diffuser dumpfer Ruheschmerz, nicht territorial begrenzt, mit Überwärmung, Hyperhidrosis, Ödem und Rötung nach Eingriffen und Verletzungen an den Extremitätenenden. Eine Nervenläsion ist dabei meistens nicht nachweisbar, Weichteile und Knochen reagieren mit.

Den bislang als *Kausalgie* bezeichneten, nach Stunden, Wochen oder Monaten im Anschluß an eine partielle Läsion großer Nerven auftretenden brennenden Dauerschmerz, spontan oder durch Sinnesreize ausgelöst, klassifiziert man heute als *CRPS Typ II.* Er stellt eine Kombination von Allodynie, Hyperpathie und autonomen Störungen dar. Eine Kausalgie, beispielsweise nach Verletzung des Medianus, Tibialis oder Ischiadicus, hat gutachtlich besonderes Gewicht.

Neurombeschwerden und **Neuromschmerzen** treten im Zusammenhang mit Fehlregenerationen progredient, meist erst nach Wochen oder Monaten, im Anschluß an Nervenverletzungen auf. Der Schmerzcharakter ist blitzartig im Innervationsgebiet, er wird oft auch mechanisch lokal ausgelöst.

Bei Patienten mit *Amputationsstümpfen* der Gliedmaßen unterscheidet man das unbedeutende Phantomgefühl als schmerzlose Wahrnehmung des nicht mehr vorhandenen Gliedmaßenabschnitts und die *Phantombeschwerden,* besonders **Phantomschmerzen,** über die zwei Drittel der Amputierten klagen. Sie treten meist in Attackenform von stunden- und tagelanger Dauer, von wechselnder Häufigkeit, spontan oder durch Berührung des Stumpfes, seltener als Dauerschmerz auf.

! Phantombeschwerden und Phantomschmerzen sind bei der gutachtlichen Einschätzung besonders zu berücksichtigen. Sie beinhalten je nach Schwere und Behandelbarkeit der Symptome eine erhebliche zusätzliche Beeinträchtigung.

Stumpfbeschwerden, d.h. allein im Stumpf lokalisierte Symptome, darunter in erster Linie Stumpfschmerzen (Stumpfnervenschmerzen, früher auch als Stumpfneuralgie bezeichnet) treten meist in Attacken und ähnlich häufig wie Phantomschmerzen auf, allein oder mit diesen zusammen. Zu den Stumpfbeschwerden zählen auch die Stumpfempfindlichkeit, die Weichteilveränderungen am Stumpf wie Druckulzera und die sog. Stumpfhyperpathie, eine Berührungs- und Drucküberempfindlichkeit, manchmal infolge schlechter Weichteilpolsterung des knöchernen Stumpfendes. Diese Amputierten können dann meist ihre Prothese nicht tragen. Unbedeutend sind dagegen motorische Reizerscheinungen wie Stumpfzucken, -zittern und -schlagen.

! Begutachtung: Übliche Stumpfbeschwerden sind in den MdE/GdB-Werten nach Amputation bereits miterfaßt, nicht dagegen das übliche Maß überschreitende Stumpfnervenschmerzen, Neurom- und Phantomschmerzen.

Belastungs- und trainingsabhängige Schmerzen können auch von Muskelinsertionen/Sehnen ausgehen; sie werden bei Sportlern und Athleten beobachtet und als Overuse-Syndrom bezeichnet [17].

1.6 Therapie von Nervenschmerzen

Die Ausschaltung einer posttraumatischen Neuralgie durch Leitungsanästhesie beweist die neuropathische Genese des Schmerzes. Immer sollte zuerst ein medikamentöser Behandlungsversuch mit antineuralgisch wirksamem retardiertem Carbamazepin erfolgen und eine transkutane Nervenstimulation (TENS) erprobt werden. Erweisen sich diese Maßnahmen über längere Zeit als wirkungslos, so ist zu überlegen, ob ein nervenchirurgischer Eingriff erfolgversprechend wäre. In manchen Fällen kann die äußere Neurolyse die Schmerzen beseitigen. Bei sensiblen Nerven, deren Ausfall nicht stört, kann man die Durchtrennung erwägen (z.B. Ramus infrapatellaris des N. saphenus). Bei neuropathischen Schmerzen sollte man auch an die Möglichkeit der Implantation eines peripheren Nervenstimulators (near nerve stimulation) denken. Allein wegen Schmerzen sollte man Neurome nicht resezieren, ein Mißerfolg wäre vorprogrammiert. Sind Amputationsneurome aber groß und werden sie mechanisch, beispielsweise durch Prothesendruck gereizt, kann man sie in die Weichteile verlagern oder resezieren. Übrigens können Narben in der Umgebung peripherer Nerven und Neurome sehr gut mit Ultraschall oder MRT objektiviert werden.

Haben sich *Schmerzen chronifiziert,* so sollten schmerzschwellenanhebende klassische tri- und tetrazyklische Thymoleptika wie Amitryptilin oder Maprotilin, evtl. zusammen mit dem Neuroleptikum Levomepromazin, eingesetzt werden.

Bei *neuropathischen Attackenschmerzen* sollte retardiertes Carbamazepin allein oder in Kombination mit Psychopharmaka versucht werden. Auch die Antiepileptika Lamotrigin und Gabapentin entfalten eine antineuralgische Potenz. Falls größere Körperregionen der unteren Körperhälfte vom Schmerz betroffen sind, kann die Implantation eines Hinterstrangstimulators (DCS) epidural oder die Implantation einer Morphinpumpe hilfreich sein.

Bei Wurzelausrissen nach traumatischer Armplexusläsion wird vereinzelt noch die Operation nach Nashold (Thermokoagulation der Hinterwurzeleintrittszone) praktiziert. Bei allen schweren und chronischen, insbesondere neuropathischen Schmerzen sind neben peripher wirksamen nichtsteroidalen Analgetika nach dem Stufenschema der WHO auch Opioide mit einem festgelegten Dosierungsintervall und einer festen Dosis nach Schmerzprotokoll einzusetzen.

Bei verselbständigten Schmerzen **(Schmerzkrankheit)** sind Thymoleptika, Neuroleptika und Opioide je nach Situation des Einzelfalles einzusetzen [9, 19].

Die *gutachtliche Bewertung* von Schmerzen muß dem tatsächlichen Ausmaß der Beeinträchtigung entsprechen.

1.7 Iatrogene Nervenschäden

Sie sind von allererster gutachtlicher Bedeutung in der Arzthaftpflicht. Am häufigsten sind die sog. Spritzenlähmungen, also **Punktions- und Injektionsschäden,** die in erster Linie den N. ischiadicus und den N. glutaeus superior oder inferior betreffen, gelegentlich auch den N. medianus. Sie entstehen durch unsachgemäße Punktion des Nerven oder Injektion in die Nerven oder in deren unmittelbaren Nähe. Der Patient verspürt einen Sofortschmerz bei der Punktion oder Injektion. Wird irrtümlich intraarteriell injiziert, führt dies zu ausgedehnter Haut-Unterhautfett-Muskelgewebsnekrose und zur Beteiligung des Nervs über Schädigung der Vasa nervorum (Beispiel: Nicolau-Syndrom durch Injektion in die Glutäalarterie) [72].

Blutungen nach Operationen oder unter Marcumar® müssen je nach Größe punktiert oder operiert werden. Nervenschäden durch **operative Eingriffe** sind zahlreich: beispielsweise Femoralis- und Ischiadicus-Läsionen nach Hüftgelenksoperationen, Femoralisschäden nach gynäkologischen Eingriffen, Läsion des Ramus infrapatellaris des N. saphenus nach Knieoperation.

Druckschäden kommen durch Druck von außen (lagerungsbedingte Schäden des N. fibularis und ulnaris, beengende Verbände), aber auch durch Druck von innen **(Kompartmentsyndrom),** z.B. nach operativer Versorgung von Extremitätenverletzungen, zustande.

Auch nach **Leitungsanästhesie** kommen gelegentlich Nervenschäden vor; schließlich sind **Strahlenspätschäden,** vor allem am Plexus lumbosacralis und Plexus brachialis, bekannt. Neben direkten Wirkungen der ionisierenden Strahlung spielt dabei zusätzlich eine proliferative Strahlenvaskulopathie eine Rolle [50, 71, 104].

1.8 Begutachtung peripherer Nervenschäden

In der *gesetzlichen Unfallversicherung* (GUV), also der Versicherung von Arbeits- und Wegeunfällen durch die Berufsgenossenschaften und Unfallversicherungsverbände, ist die unfallbedingte Minderung der Erwerbsfähigkeit (MdE) in v.H. (vom Hundert) einzuschätzen [6, 65, 69, 100]. Im *sozialen Entschädigungsrecht* (SozER), beispielsweise dem Bundesversorgungsgesetz und analogen Gesetzen, ist nach der schädigungsbedingten MdE in Prozent gefragt.

Im *Schwerbehindertengesetz* (SchwbG) geht es um den Grad der Behinderung (GdB), der mit 10, 20 bis zu 100 (ohne Prozentangabe) eingeschätzt wird. Für die beiden letztgenannten Gesetzeskomplexe gibt es die „Anhaltspunkte für die ärztliche Gutachtertätigkeit im sozialen Entschädigungsrecht und nach dem Schwerbehindertengesetz“, AHP 96 [11].

In der *gesetzlichen Rentenversicherung* sind keine Prozentangaben angebracht, vielmehr soll die Auswirkung der vorliegenden Leiden auf das verbliebene Leistungsvermögen, bezogen auf den allgemeinen Arbeitsmarkt und den Beruf beschrieben werden (Erwerbs- und Berufsunfähigkeit). In der *privaten Unfallversicherung* (PUV) soll die *Invalidität,* d.h. die dauernde Beeinträchtigung der Arbeitsfähigkeit (Altverträge nach AUB 61) bzw. die dauernde Beeinträchtigung der körperlichen und geistigen Leistungsfähigkeit (Neuverträge nach AUB 88) des Versicherten durch Unfallfolgen in Prozent geschätzt werden. Bei Extremitätenverletzungen gilt allerdings die sog. *Gliedertaxe* (GT), der Bruchteil der teilweisen Gebrauchsunfähigkeit einer Gliedmaße (Verlust einer Extremität rechnet sich mit 70 % = $^1/_1$). Je nach Umfang der verbliebenen unfallbedingten Beeinträchtigung der Arbeitsfähigkeit bzw. Leistungsfähigkeit an Arm oder Bein spricht man dann beispielsweise von einer Invalidität von $^1/_7$ Arm oder $^5/_{10}$ Bein [35, 57, 85, 87]. Übersichten zur neurologischen Begutachtung, speziell auch peripherer Nerven, siehe [33, 39, 57, 59, 63, 64, 69, 76, 83, 87].

2 Systematik der Mononeuropathien

2.1 Kopf- und Halsbereich

2.1.1 Hirnnervenläsionen

Hinweise zur topographischen Anatomie, zur Struktur und Pathophysiologie der Hirnnerven siehe [91], klinische Übersichten siehe [98].

Im Endokranium haben die Hirnnerven eine einfache, keine funikuläre Struktur. Sie besitzen lediglich ein Endoneurium, während Peri- und Epineurium fehlen. Dies bedeutet eine stärkere Vulnerabilität auf Zug und Druck, beispielweise durch direkte Kontakte mit cerebralen Gefäßen, Aneurysmen und Massenverschiebung durch Hirnödem oder Tumordruck. Wie bei den Körpernerven gilt, daß beim Leitungsblock volle Reversibilität, bei der Axonotmesis weitgehend identische Wiederaussprossungsmöglichkeit, aber bei Schädigung der Endoneuralscheiden je nach ihrem Ausmaß entweder eine defizitäre Regeneration mit Fehlaussprossungen oder im Falle der Kontinuitätsunterbrechung keine Regenerationsmöglichkeit besteht.

Nervus I (N. olfactorius)

Definition: Olfaktoriusschädigungen führen zu einer Störung des aromatischen Geruchsvermögens und damit auch zu einer Beeinträchtigung aller feinen „Geschmacks“-Qualitäten. Man unterscheidet Hyp- und Anosmie, ein- oder beidseitig. Parosmien sind Falschwahrnehmungen, also Verkennungen von Gerüchen, z.T. von unangenehmem Charakter wie die Kakosmie. Geruchshalluzinationen (Phantosmien) sind spontane olfaktorische Trugwahrnehmungen (DD olfaktorische Auren).

Ätiologie: Nach Ausschluß respiratorischer (nasaler, z.B. Rhinitis atrophicans) Riechstörungen bleiben sensorische, und zwar präbulbäre (Riechepithel, Abriß der Fila olfactoria), bulbäre und postbulbäre Riechstörungen (Bulbus und Tractus olfactorius), am häufigsten durch fronto-basale Kontusionsherde bei frontaler oder okzipitaler Gewalteinwirkung (Contre-coup-Herde). Weitere Ursachen sind fronto-basale Tumoren (Olfaktorius-Meningeom), Folgezustände nach Subarachnoidalblutung, Meningitis, Operation in der vorderen Schädelgrube, aber auch infektiös-toxische Schädigungen des Riechepithels nach Virusgrippe oder medikamentös-toxische Beeinflussungen des Geruchssinnes [1].

Diagnostik: Riechprüfungen mit definierten Riechproben, die rein aromatische Geruchsstoffe (Kaffee, Lavendel, Vanillin) sowie reine Trigeminusreizstoffe (Ammoniak, Eisessig) enthalten. Werden reine Riechstoffe negiert, Trigeminus- und Geschmacksreize aber wahrgenommen, so kann das Vorliegen einer Anosmie oder Hyposmie in der Regel als zutreffend unterstellt werden. In Zweifelsfällen führt man eine Simulationsprobe durch, indem man Kaffee oder Zimt auf die Zunge gibt. Manche HNO-Kliniken verfügen über die Möglichkeit der objektiven Olfaktometrie und der Ableitung olfaktorisch-evozierter Potentiale.

Prognose: Spontanerholung der Hyposmie bei bulbärer und postbulbärer Riechstörung innerhalb eines Jahres möglich. Anosmien sind meistens permanent. Gleichzeitiger kompletter Ausfall von Geruch und Geschmack nach Schädel-Hirn-Trauma kommt in 1% der Fälle vor, siehe auch [34].

Begutachtung: Sie fällt in die Kompetenz des HNO-Gutachters. Nach Feststellung einer olfaktorischen Störung ist zu klären, ob ein Kausalzusammenhang mit dem angeschuldigten Ereignis vorliegt. Bewertung einer kompletten Anosmie einschließlich der damit verbundenen Beeinträchtigung der Geschmackswahrnehmung: GUV 10 v.H., SozER/SchwbG 15%, PUV 10% Invalidität nach der Gliedertaxe.

Nervus opticus

Über die zahlreichen Schädigungsmöglichkeiten des Auges und der Sehbahn (N. opticus, Chiasma, Tractus opticus und Sehrinde), die zu Sehstörungen führen, siehe [79]. Die Diagnose, Differentialdiagnose und Lokalisation werden durch ophthalmologische, neurologische und bildgebende Untersuchungsverfahren (CCT, MRT, Ultraschall) gestellt inklusive VEP und ERG. **Differentialdiagnostisch** sind posttraumatische (Orbitaspitzen- und Blow-out-Fraktur), neoplastische, vaskuläre, entzündliche und toxische, gelegentlich auch iatrogene Ursachen abzugrenzen. Dementsprechend unterschiedlich ist die Prognose.

Die **Begutachtung** ist Domäne des Augenarztes [31, 52].

Nervi III, IV, VI (Nn. oculomotorius, trochlearis und abducens)

Die **Diagnostik** der okulomotorischen Hirnnerven [107] gehört mit zur Aufgabe des Augenarztes. Doppelbilder sind führendes Symptom. Wegen der ätiologischen und lokalisatorischen Abklärung sind zusätzlich der Neurologe, der Neurophysiologe und der Neuroradiologe gefordert. MRT und Hirnstammreflexe (Orbicularis-oculi- und Masseter-Reflex) können diagnostisch wegweisend sein. **Differentialdiagnostisch** ist an ein Aneurysma, einen Tumor, eine vaskuläre [108] pontomesenzephale oder eine entzündliche Genese (Liquor!), eine okuläre Myasthenie (3/s-Stimulations-EMG, Single-fibre-EMG!), nach einem Schädel-Hirn-Trauma in erster Linie an eine posttraumatische Hirnnervenläsion zu denken.

Die **Begutachtung** ist Aufgabe des Augenarztes [31, 52].

Nervus V (N. trigeminus)

Sensibilitätsstörungen im Gesichtsbereich durch Läsionen der peripheren Trigeminusäste (N. ophthalmicus-supraorbitalis, N. maxillaris-infraorbitalis, N. mandibularis-mentalis), des Ganglion Gasseri, der Trigeminuswurzel oder des bulbospinalen Kerngebietes. Motorische Trigeminusfasern können mitgeschädigt sein. Zu Details der Klinik der N.-trigeminus-Läsionen siehe auch [30].

Ätiologie: Traumatisch durch Schnittverletzungen im Gesicht, nach Frakturen der Schädelbasis und des Gesichtsschädels, durch basale Prozesse, Tumoren (Neurinom, Meningeom), multiple Sklerose, Syringobulbie, idiopathische Trigeminusneuralgie, teilweise durch neurovaskuläre Kompression im Brückenwinkel, schließlich in vielfältiger Weise iatrogen, z.B. nach intraneuraler Injektion bei Leitungsanästhesie des N. maxillaris und N. mandibularis und ihrer Endäste (Sofortschmerz und permanente Taubheit bzw. anhaltende Neuralgie) infolge intraneuraler Blutung. Spritzenschäden des N. lingualis führen zu Gefühls- und Geschmacksstörungen der gleichen Zungenhälfte und Brennparästhesien der Zungenspitze; auch nach Kieferhöhlenradikaloperationen, Kieferoperationen und Zahnextraktionen können die Trigeminusäste geschädigt werden, schließlich auch bei kosmetischen Operationen (Facelifting) [104].

Diagnostik: Klinisch subtile Sensibilitätsprüfung inklusive Kornealsensibilität, Überprüfung der Masseter-Pterygoideus-Funktion. Suche nach Druckempfindlichkeit der Nervenaustrittspunkte und Triggerzonen; neben Hypästhesie und Hypalgesie spielen ganz besonders Reizerscheinungen mit und ohne nachweisbare Teilläsion des Nervs, die sog. *Trigeminusneuralgie*, eine Rolle, auch die Sonderform der heute seltenen Anaesthesia dolorosa. HNO- und zahnärztliche Untersuchung, Röntgen, kraniales Computertomogramm inklusive Schädelbasis und Gesichtsschädel, kraniales MRT einschließlich des gesamten Gesichtsschädels, also auch der Mandibula (Ostitis!), Knochenszintigramm, Liquor mit Bestimmung der Zellzahl und der oligoclonalen Globuline. Zur neurophysiologischen Diagnostik gehören somatosensible Trigeminus-evozierte Potentiale, Masseter-Reflex, Orbicularis-oculi-Reflex, Masseter-EMG.

Prognose und Therapie: Bei Teilläsionen in der Peripherie ist spontane Regeneration möglich, bei Durchtrennung entwickeln sich Neurome und posttraumatische Neuralgien. Bei idiopathischer und symptomatischer Trigeminusneuralgie versucht man zuerst eine antineuralgische Behandlung mit retardiertem Carbamazepin in einschleichender Dosierung bis zum Verschwinden des Schmerzes, wobei teilweise hohe Carbamazepin-Spiegel erforderlich sind und auch vertragen werden. Bei Erfolglosigkeit kommt bei der idiopathischen Trigeminusneuralgie die neurovaskuläre Dekompression nach Janetta in Betracht, bei sehr alten Menschen auch noch die Chemolyse des Ganglion Gasseri nach Håkanson oder die Thermokoagulation.

Begutachtung: Entscheidend ist, ob der Trigeminusschaden und die Trigeminusneuralgie in ursächlichem Zusammenhang mit dem angeschuldigten Ereignis stehen. Abhängig von der Schwere der Symptomatik, wird die MdE in der GUV auf 10 bis 20 v.H., im SozER/SchwbG auf 0 bis 10% (leichte Symptome), 20 bis 40% (mittelgradige Störungen), ja sogar auf 50 bis 60% (schwere Trigeminusneuralgie) geschätzt (AHP), etwa bei Folgezuständen nach früherer destruktiver Behandlung mit verbliebener Anaesthesia dolorosa, PUV 10 bis 20%. Im Arzthaftpflichtrecht (Zahnärzte, HNO-Ärzte, Mund-Kiefer-Chirurgen) führen iatrogene Trigeminusschäden zu Regressen und Schmerzensgeldansprüchen.

Nervus VII (N. facialis)

Definition: Motorische Innervation der mimischen Muskulatur, Geschmacksvermittlung der vorderen zwei Drittel der Zunge (N. intermedius). Nukleäre und infranukleäre Läsionen, intrazerebrale und extrazerebrale intrakranielle (Brückenwinkel), intratemporale und infratemporale (präaurikuläre) Läsionen. Zur Anatomie und Topographie des N. facialis und zur intraneuralen Topographie des extrakraniellen Fazialisabschnittes siehe [91], zur Klinik siehe [29]. Bei der kompletten Fazialisschädigung bestehen eine einseitige mimische Lähmung und eine Ageusie der vorderen zwei Drittel der Zunge.

Ätiologie: Idiopathisch (Bellsche Lähmung), erregerbedingt (Zoster oticus, Borreliose), entzündlich (Guillain-Barré-Syndrom), posttraumatisch nach Felsenbeinfraktur, bei Brückenwinkelprozeß (Felsenbein-Meningeom, Akustikus-Neurinom), durch Ohrprozesse (Cholesteatom), bei Parotis-Mischtumor, durch Schnittverletzungen im Gesicht, aber auch iatrogen nach Operationen im Brückenwinkel, im HNO-, Hals- und Gesichts-(Parotis-)Bereich, was entsprechende präoperative Aufklärung erfordert!

Diagnose: Funktionsprüfung der Mimik, der Tränensekretion und des Geschmacks. Bildgebung des Schädels und des Felsenbeines (Röntgen, CCT, Schädel-MRT), Liquordiagnostik, neurophysiologische Diagnostik wie Erregbarkeitsschwelle (NE-Test), distale Latenz und evoziertes MAP nach präaurikulärer elektrischer Stimulation, Nadel-EMG der mimischen Muskulatur, Orbicularis-oculi-Reflex, magnetevozierte Potentiale nach kortikaler und kanalikulärer Stimulation [28].

Prognose und Therapie: Mit den neurophysiologischen Tests läßt sich die Lähmung lokalisieren und quantifizieren und damit bei der idiopathischen Fazialisparese etwa ab dem 5. Tag eine prognostische Aussage treffen [61]. Inkomplette Lähmungen sind prognostisch günstig. Auch für die Verlaufsuntersuchung ist das EMG unverzichtbar, ebenso für die Analyse spontaner intrafazialer Bewegungen (Tic, Synkinesie, Fazialisspasmus, Myokymie).

Die Behandlung richtet sich nach der Ursache und dem Schweregrad der Gesichtsnervenlähmung. Für traumatische Fazialisschäden gilt, daß die primäre komplette Fazialislähmung, insbesondere bei Felsenbeinquerbruch, operativ revidiert werden sollte. Die sekundär auftretenden posttraumatischen Fazialisschädigungen sind durch Blutung und Ödem bedingt, sie regenerieren in aller Regel spontan, sind also prognostisch günstig und brauchen nicht operiert zu werden. Die Wiederaussprossungszeit hängt von der Höhenlokalisation der Schädigung ab, sie beträgt ab Pons 15 Monate, ab Ganglion geniculi 9 Monate, ab Mastoid 5 Monate, ab Parotis 4 Monate. Über diese Latenzzeit bis zum Wiedereintritt von Regeneration müssen Arzt und Patient sich im klaren sein. Die Wirksamkeit einer Elektrotherapie mit adäquatem Reizstrom an der paralytischen mimischen Muskulatur wird heute überwiegend negativ beurteilt.

Bei der idiopathischen Bellschen Gesichtslähmung behandelt man heute auch den kompletten Ausfall konservativ. Nach Fazialisdurchtrennung, unabhängig von der Höhe im Nervenverlauf, sind operative Rekonstruktionen möglich: Sog. Re-routing, autologe Transplantation mit Suralis-Kabeltransplantat, auch faziofaziale Anastomosen (sog. cross face grafts), obwohl die Mehrzahl der Operateure eine Hypoglossus-Fazialis- oder eine Akzessorius-Fazialis-Anastomose wegen des besseren Ergebnisses bevorzugt. Im Endstadium sind noch kosmetische Korrekturen zur Wiederherstellung der Gesichtssymmetrie möglich. Bei verbleibendem Lagophthalmus und Ektropium sind operative Maßnahmen zur Verengung der Lidspalte erforderlich. Nach axonalen Schäden kommt es durch Fehlregeneration zu Fehlaussprossungen in die einzelnen Fazialisäste und dadurch zu Synkinesien, die störend sein können.

Der Fazialisspasmus, ebenso wie intrafaziale Mitbewegungen und der Blepharospasmus (fokale Dystonie), lassen sich durch Botulinumtoxin-Injektionen günstig beeinflussen. Ein Spasmus hemifacialis, der mit Botulinumtoxin nicht ausreichend behandelbar ist, kann nach Janetta erfolgreich operiert werden.

Begutachtung: Bei der Beurteilung peripherer Fazialisparesen ist das Defizit der Mimik, insbesondere die Beeinträchtigung des Lidschlusses, bedeutsam, ferner ein eventuelles Ektropium, die verminderte Lakrimation und die Gefährdung der Kornea. Eine einseitige Geschmacksstörung ist von untergeordneter Bedeutung. Einseitige Fazialislähmung: GUV 10 v.H., SozER/SchwbG 0 bis 30 % für kosmetisch wenig störende Paresen, 20 bis 30 % für ausgeprägte Restparesen oder Kontrakturen, 40 % für komplette Lähmung oder entstellende Kontraktur, PUV 10 %. Doppelseitige komplette Lähmung: GUV 20 bis 30 v.H., SozER/SchwbG bis zu 50 %, PUV 20 bis 30 % Invalidität.

Geschmacksstörungen lassen sich mit Geschmacksproben, aber auch mit Elektrogustometrie objektivieren. Sie kommen hauptsächlich posttraumatisch, aber auch medikamentös-toxisch bedingt vor (hier mehr Dysgeusien). Man unterscheidet verminderte und fehlende Geschmackswahrnehmung (Hypogeusie und Ageusie).

Begutachtung: Doppelseitiger Geschmacksverlust: GUV 10 v.H., SozER/SchwbG 10 %, PUV 5 % Invalidität nach GT.

Nervus VIII (N. statoacusticus bzw. vestibularis und cochlearis)

Die Erfassung von Hör- und Vestibularisstörungen ist Aufgabe des HNO-Arztes [25, 93]. Zur Lokalisation von Schädigungen der Hörbahn ist auch die elektroakustische Untersuchung (FAEP) nützlich, insbesondere zur Frühdiagnostik des Akustikusneurinoms. Zur Differenzierung, Prognose und Therapie von Störungen des Hör- und Vestibularorgans siehe auch [25, 93].

Begutachtung durch den HNO-Arzt [25]. Zur Auswirkung von Hörstörungen auf die Berufs- und Erwerbsunfähigkeit sowie zur Lärmschwerhörigkeit siehe ebendort. Akustische Reizerscheinungen in Form von Ohrgeräuschen (Tinnitus) sind gesondert zu bewerten.

Gleichgewichtsstörungen, insbesondere die Differenzierung zentral- und peripher-vestibulärer Störungen bzw. retrolabyrinthärer und labyrinthärer Läsionen, betreffen gleichermaßen das neurologische Fachgebiet.

Ätiologie: Zentrale Störungen bei Tumoren der hinteren Schädelgrube, Durchblutungsstörungen des vertebrobasilären Systems und entzündliche Affektionen, z.B. multiple Sklerose, aber auch nach Hirnstammkontusion. Peripher-vestibuläre Störungen bei Akustikusneurinom, Neuronitis vestibularis, Labyrinthdurchblutungsstörung, Labyrinthitis, M. Ménière und traumatischem Labyrinthschaden (Commotio und Contusio labyrinthi).

Diagnose: Zentral-vestibuläre Störungen sind an Symptomen der langen Bahnen, des Zerebellums, Blickrichtungsnystagmus, Blickfolgesakkadierung, zentralem Lagenystagmus sowie vertikalem Up-beat- und Down-beat- sowie diagonalem Spontannystagmus, ferner an Störungen der optokinetischen Reaktion erkennbar. Peripher-vestibuläre Läsionen zeigen einen gerichteten, meist horizontalen Spontannystagmus, Abweichungen beim Barany- und Unterberger-Versuch und oft eine kalorische Untererregbarkeit. Zusätzlich bietet sich die Möglichkeit der Elektronystagmographie.

Eine Sonderform der Gleichgewichtsstörung stellt der benigne *paroxysmale Lagerungsschwindel* und -nystagmus dar, den jeder Neurologe kennt. Er entsteht spontan oder posttraumatisch (auch nach einfacher Kopfprellung ohne Hirnbeteiligung). Angeschuldigt wird eine Störung des hinteren Bogenganges (Kanalolithiasis), die man bei der Untersuchung mit der Frenzelbrille klinisch diagnostizieren kann. Es kommt nach Kopfseitenlagerung oder in Kopfhängelage zu einem mit Latenz auftretenden, zum unten liegenden Ohr rotierenden, erschöpflichen, mit starkem Begleitschwindel einhergehenden Nystagmus, der beim Wiederaufrichten gegenläufig ist. Bei mehrfacher Provokation verschwindet der Nystagmus, oder er schwächt sich ab.

Therapie: Lagerungstraining nach Brandt, Befreiungsmanöver nach Sémont. Im Gegensatz dazu ist ein zentraler Lagenystagmus unerschöpflich, er tritt ohne Latenz auf, und ein Begleitschwindel fehlt meist. Zu bedenken ist auch das Krankheitsbild der sog. *Vestibu-*

laris-Paroxysmie, die auf eine neurovaskuläre Kompression im Brückenwinkel zurückgeführt wird [20]. Schließlich ist der angstneurotische (phobische) Schwindel bzw. die psychogene Verunsicherung abzugrenzen.

Begutachtung: Peripher-vestibuläre Störungen sind vom HNO-Arzt zu dokumentieren und zu beurteilen. Der posttraumatische Lagerungsschwindel gehört auch in den Beurteilungsbereich des Neurologen. GUV 20 v.H. für ein halbes Jahr, gelegentlich länger, maximal zwei Jahre, weil dann eine zentrale Kompensation eintritt. Bei Berufen mit Absturzgefahr oder häufigem Bücken und Wiederaufrichten sind bestimmte Tätigkeiten vorübergehend zu untersagen bzw. der Kreis der zumutbaren Tätigkeiten ist einzuschränken (beispielsweise Tätigkeiten auf Leitern und Gerüsten). SozER/SchwbG: Hier gelten die Richtlinien der AHP. PUV: HNO-Gutachter [25].

Nervus IX (N. glossopharyngicus)

Definition: Entsprechend den Funktionen (motorische Fasern zum M. stylomastoideus, parasympathische Fasern zur Karotis, sensible Fasern vom Gaumen, Pharynx, Tonsille, Zunge, sensorische Fasern von den hinteren zwei Dritteln der Zunge) kommt es bei einseitiger Läsion zu einem Herabhängen des Gaumensegels mit Abweichung des Zäpfchens zur Gegenseite, zu einer leichten Dysphonie, zu einem einseitig aufgehobenen Rachenreflex mit Sensibilitätsminderung im Rachen-Gaumen-Gebiet und zu einer einseitigen Geschmacksstörung für bitter am Zungengrund. Bei doppelseitiger Läsion entsteht eine Rhinolalia aperta durch Lähmung des weichen Gaumens und ein vollständiger Ausfall der Bitter-Empfindung. Bei Reizerscheinungen entsteht eine Glossopharyngikus-Neuralgie (sehr viel seltener als die Trigeminusneuralgie). Isolierte Läsionen des N. glossopharyngicus kommen selten, Kombinationen mit Vagus-Läsionen jedoch häufig vor.

Ätiologie: Schädelbasisprozesse, Epipharynx-Malignome, Glomustumor im Foramen jugulare, vaskuläre und entzündliche Oblongata-Syndrome, iatrogen nach Tonsillektomie. Die idiopathische Glossopharyngikus-Neuralgie wird entsprechend der Trigeminusneuralgie auf eine neurovaskuläre Kompression extrazerebral-intrakraniell durch Gefäßschlingen zurückgeführt.

Prognose und Therapie: Behandlung des Grundleidens, bei der idiopathischen Neuralgie antineuralgische Behandlung mit Carbamazepin oder neurovaskuläre Dekompression [58]. Begutachtung: Einseitige bzw. doppelseitige IX-Läsion GUV 10 bzw. 20 v.H., im SozER/SchwbG 10 bis 30 %. Therapieresistente Neuralgien müssen u.U. höher bewertet werden.

Nervus X (N. vagus)

Definition und Diagnose: Entsprechend der Funktion (motorische Innervation des weichen Gaumens und der Schluckmuskeln via Plexus pharyngicus, der inneren Larynxmuskeln via *N. recurrens,* parasympathische Efferenzen zu den Thorax- und Abdominalorganen, sensible Fasern vom äußeren Gehörgang und der hinteren Schädelgrube) ergeben sich bei einseitigem Ausfall Dysphagie und Phonationsstörungen durch Stimmbandlähmung (Heiserkeit), bei doppelseitiger Läsion evtl. Atemnot, je nach Ätiologie auch Schmerzen.

Ätiologie: Nukleär oder peripher, d.h. im Foramen jugulare (Glomustumor), bei Schädelbasisprozessen, kraniozervikaler Dysplasie, postinfektiös entzündlich (Mononeuritis). Es gibt zahlreiche Möglichkeiten einer iatrogen Rekurrensschädigung [98], beispielsweise nach Schilddrüsenoperation, aber auch nach Karotis-TEA, neck dissection, zentralem Venenkatheter, Schrittmacherimplantation.

Prognose und Therapie: Leichte Schäden (Neurapraxie) bilden sich spontan innerhalb Wochen, schwerere Schäden ohne Kontinuitätsunterbrechung innerhalb von 6–12 Monaten je nach Höhe der Läsion zurück.

Begutachtung durch den HNO-Arzt. In der Rentenversicherung resultiert je nach Beruf und Schwere der Störung Berufs- oder Erwerbsunfähigkeit.

Nervus XI (N. accessorius)

Definition und Diagnose: Der N. accessorius versorgt den M. sternocleidomastoideus und den M. trapezius. Bei Schädigung des Nervs steht die betroffene Schulter tiefer und lädt breiter aus, die Schulterelevation ist wegen mangelhafter Fixierung und Rotation der Skapula erschwert. Die Patienten haben meistens Schmerzen nach Belastung.

Ätiologie: Am häufigsten sind periphere Läsionen am Hals, die den M. sternocleidomastoideus aussparen. Der N. XI ist der am häufigsten iatrogen geschädigte Nerv! Die Läsion entsteht meist bei Lymphknotenbiopsien oder sonstigen Operationen im seitlichen Halsdreieck, seltener nach traumatischen Einwirkungen, evtl. auch als Spätfolge durch Narbenbildungen. Bei Neck-dissection-Operation muß der Nerv geopfert werden.

Prognose und Therapie: Spontane Remission findet außer bei flüchtigen druck- und ödembedingten Läsionen selten statt. Nur wenn die Läsion partiell und eine Durchtrennung unwahrscheinlich ist, kann man sich abwartend verhalten. Bei kompletter Läsion oder unklarem Schädigungsmechanismus sollte man dagegen früh operativ revidieren. Je nach intraoperativem

Befund wird man die mikrochirurgische Neurolyse, die Naht oder die autologe Transplantation durchführen. Im Spätstadium mit Totalatrophie des Trapezius kommt eine Operation am Nerven nicht mehr in Betracht. Hier sollte an die Möglichkeit einer Ersatz-Operation gedacht werden.

Begutachtung: GUV 20 v.H., SozER/SchwbG 30 %, PUV $^1/_{10}$ Arm nach GT (m.E. wäre $^1/_7$ Arm angemessener!).

Nervus XII (N. hypoglossus)

Definition: Lähmung des motorischen Zungennervs, Abweichung der vorgestreckten Zunge zur Lähmungsseite.

Ätiologie: Kernläsion bei ALS (Bulbärparalyse), häufiger periphere Läsionen im Submandibularraum, typischerweise iatrogen nach Karotisoperation.

Differentialdiagnose: Bulbär beginnendes GBS, bulbäre Myasthenie, Pseudobulbärparalyse.

Diagnose: Einseitige Lähmungen wirken sich funktionell oft nicht gravierend aus, doppelseitige Lähmungen führen zu erschwertem Essen, dysarthrischer Sprache und Schluckstörungen und zu einer ausgeprägten bilateralen Zungenatrophie. EMG der Zungenmuskulatur und Latenzmessung des N. hypoglossus.

Prognose und Therapie: Nach Verletzungen frühe Nervennaht, dann sehr gute Prognose.

Begutachtung: Bei einseitiger Parese GUV unter 10 v.H., SozER/SchwbG 10 %, PUV 10 %, bei doppelseitiger Schädigung höher. N.-hypoglossus-Läsionen sind häufig Gegenstand von Regreß [104].

2.1.2 Nervus occipitalis major

(aus der dorsalen Wurzel C 2)

Definition: Sensibilitätsstörungen oder Schmerzen am Hinterkopf, Druckdolenz des Nervenaustrittspunktes.

Ätiologie: Selten peripher traumatisch, häufiger radikulär.

Therapie: Novocain-Blockaden, selten, bei läsioneller Genese, operative Nervenrevision oder Thermokoagulation.

Begutachtung: GUV bei fehlender Neuralgie unter 10 v.H., bei persistierender Neuralgie 10–20 v.H., SozER/SchwbG 0 bis 20 %, PUV 0 bis 10 %.

2.1.3 Plexus cervicalis

(ventrale Äste aus C 1 bis C 3, z.T. auch C 4)

Definition: Sensible Versorgung der Vorder- und Seitenfläche des Halses sowie eines Teils des Ohrläppchens (N. auricularis magnus und N. occipitalis minor).

Ätiologie: Iatrogene Verletzungen bei Hals- und Kieferoperationen, traumatische Schädigung durch Schnittverletzungen.

Begutachtung: Meßbare MdE nur bei erheblichen Reizerscheinungen (Schmerzen). Sonst GUV unter 10 v.H., SozER/SchwbG 0–20 %, PUV meist unter 10 %.

2.1.4 Nervus phrenicus

(aus C 3/C 4, z.T. auch C 5)

Definition: Der Nerv innerviert das Zwerchfell, führt Afferenzen vom Perikard, von der Pleura mediastinalis und der Unterfläche des Zwerchfells.

Ätiologie: Schädigung durch Mediastinalprozesse (Bronchialkarzinom) und Thoraxoperationen (Thymektomie, Pneumektomie, kardiochirurgischen Eingriffe), aber auch nach Operationen an der Subklavia, Skalenotomie, Neck-dissection-Operation.

Differentialdignose: Neuralgische Schulteramyotrophie, radikuläre Läsion C 4.

Diagnose: Die einseitige Phrenikusparese bleibt oft symptomlos, doppelseitige Paresen führen zur respiratorischen Insuffizienz. Klinische, radiologische und EMG-Diagnostik: Stimulation am Erbschen Punkt, Ableitung mit Oberflächenelektroden über dem 7. Interkostalraum.

Begutachtung durch den Internisten: In Abhängigkeit vom Grad der Atemfunktionsstörung durch ein- oder doppelseitige Läsion ergibt sich die MdE.

2.2 Schulterbereich

2.2.1 Plexus brachialis

Der Plexus brachialis (Abb. 31-3) bildet sich aus den Rami ventrales von C 5 bis C 8 sowie aus Th 1, C 4 und Th 2 können beteiligt sein. Die ventralen Äste verbinden sich zu den drei Primärsträngen, dem Truncus superior aus C 5/C 6, dem Truncus medialis aus C 7 und dem Truncus inferior aus C 8/Th 1. Aus den dorsalen und ventralen Ästen der Primärstränge formieren sich drei Sekundärstränge oder Fasciculi, denen die langen Armnerven entspringen: aus dem Fasciculus posterior (C 5 bis Th 1) der N. axillaris und der N. radialis, aus dem Fasciculus lateralis (C 5 bis C 7) der N. musculocutaneus und der N. medianus (Radix lateralis), aus dem Fasciculus medialis (C 8 bis Th 1) der N. medianus (Radix medialis), der N. ulnaris, der N. cutaneus brachii medialis und der N. cutaneus antebrachii medialis. Außerdem entspringen dem Armplexus dorsale und ventrale Einzelnerven: N. dorsalis scapulae, N. suprascapularis, N. thoracicus longus, N. thoracodorsalis und die Nn. pectorales [86].

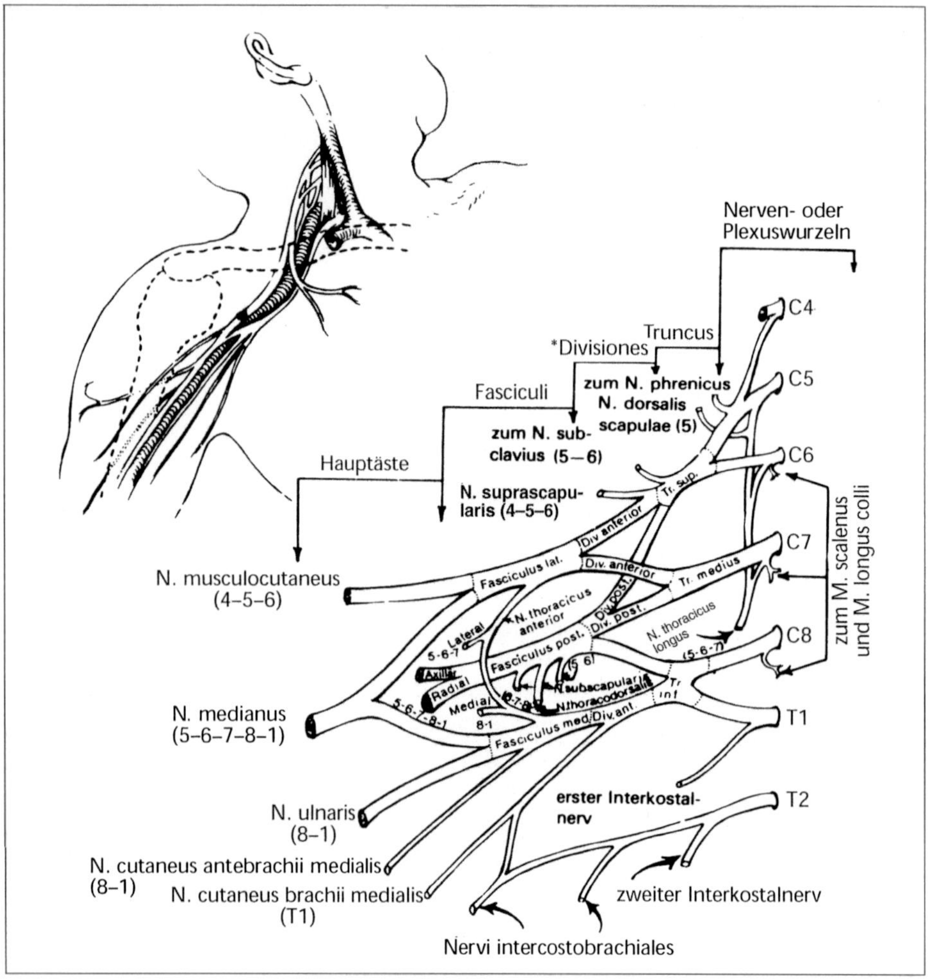

Abb. 31-3 Plexus brachialis [14].

Einzelheiten zur Topik und Symptomatologie von Armplexusläsionen sind in einschlägigen neurologischen Lehrbüchern nachzulesen [74, 76].

Ätiologie: Man unterscheidet offene Verletzungen (Stich, Schnitt, Schuß) von gedeckten Läsionen. Unter letzteren sind am häufigsten Distorsions- bzw. Traktionsverletzungen und Quetschungstraumen durch Verkehrs-, insbesondere Motorradunfälle anzutreffen. Weitere Schädigungsmöglichkeiten: Schulterluxation, selten Fraktur der Klavikula oder ersten Rippe, Hämatom, Druckeinwirkung in der Supraklavikular-Region (Rucksacklähmung), geburtstraumatische Traktionsschäden, Tumordruck und -infiltration (Pancoast-Tumor, Metastasen bei Mammakarzinom), Bestrahlungs-Fibrosen [36], Thoracic-outlet-Syndrom [88, 112], üblicherweise fibromuskuläre Strukturen, Skalenus, Halsrippe, iatrogen nach Eingriffen im Bereich der oberen Thoraxapertur, auch nach Sternotomie, nach Plexus- oder Stellatum-Anästhesie, Subklavia-Katheter und Trendelenburg-Lagerung.

Differentialdiagnose: Radikuläre Läsion, Armplexusneuritis bzw. neuralgische Schulteramyotrophie und multifokale Neuropathie mit Leitungsblock (schmerzlos, ohne Sensibilitätsstörungen), DD nukleäre Atrophie.

Diagnose: Die Quantifizierung und Lokalisation von Armplexusschäden erfordert eine genaue Muskelfunktions- und Sensibilitätsprüfung sowie eine subtile und umfangreiche elektroneuromyographische Diagnostik, inklusive Etagen-SEP-Diagnostik und in jedem Fall Bildgebung (Röntgen, CT, MRT). Das Mitbetroffensein der proximalen Schulterblattmuskeln (C 5 bis C 7), eine Zwerchfell-Lähmung (C 4), ein Horner-Syndrom, das Fehlen von Schweißsekretionsstörungen im Schwitzversuch sowie schwere brennende Schmerzen sprechen für eine Wurzelläsion bzw. proximale wurzelnahe Plexusläsion. Schwierig bis unmöglich ist die Differenzierung bei kombiniertem Plexus- und Wurzelschaden. Unter den bildgebenden Verfahren ist die zervikale Myelographie bzw. Myelo-CT-Untersuchung am wichtigsten und gilt gegenüber der MR und MR-Myelographie beim Nachweis von Wurzelausrissen bzw. traumatischen Zelenbildungen als überlegen. Handelt es sich um reine Wurzelläsionen, so können die sensiblen NAP an der Hand trotz Anästhesie erhalten bleiben, weil die Läsionsstelle präganglionär liegt. Bei der operativen Versorgung traumatischer Armplexusläsionen ist die elektrophysiologische Diagnostik am freigelegten Plexus und den Hinterwurzeln (intraoperative Neurographie, intraoperative Wurzel-SEP) bedeutsam.

Die alte Einteilung unterscheidet die häufige obere *Armplexusparese* (Erb) mit Lähmung der Schulterabduktoren und -außenrotatoren, der Ellenbogenbeuger und des M. supinator sowie die *erweiterte obere Armplexusparese,* die ebenfalls recht häufig vorkommt und bei der außer C 5 und C 6 auch C 7 beteiligt ist, mit zusätzlicher Trizepsschwäche, Hand- und Fingerstrekkerschwäche, Parese des M. flexor carpi radialis. Dagegen treten *untere Armplexusläsionen* (Klumpke) selten auf. Sie führen zu Paresen der kleinen Handmuskeln und der Fingerbeuger, immer auch zu Sensibilitätsstörungen in C 8 und Th 1 und oft zum Horner-Syndrom.

Differentialdiagnose von Armplexusparesen: Sehnenruptur der Rotatorenmanschette, Impingement-Syndrom (früher Periarthropathia humeroscapularis), radikuläre zervikale Syndrome, Axillarvenenthrombose.

Prognose und Therapie: Die Hälfte der traumatischen Plexusläsionen ist zunächst total. Im weiteren Verlauf mit Rückbildung dominieren obere Armplexusläsionen und Schädigungsmuster des Fasciculus lateralis und dorsalis. Der Erstbefund ist prognostisch nicht aussagekräftig. Der Schweregrad der Läsion läßt sich frühestens in der dritten oder vierten Woche, evtl. sogar erst später abschätzen.

Klinische und EMG-Verlaufskontrollen haben für die Beurteilung entscheidende Bedeutung. Folgendes Vorgehen wird empfohlen:

a) offene Verletzungen des Plexus: frühe Sekundärnaht nach Wundheilung, d.h. in der 3. bis 6. Woche, bis dahin konservativ, Lagerung, passive Bewegungstherapie, evtl. adäquate Reizstrombehandlung;
b) akute geschlossene Verletzungen: Partielle Lähmungen werden konservativ behandelt. Für das Grading ist der EMG-Befund in der 3. Woche von Bedeutung.

Hat man eine prognostisch günstige Grad I-Läsion vor sich, so fehlen Denervationspotentiale, MAP und NAP infraläsionell bleiben normal, die NLG ist meßbar. Bei höhergradigen Läsionen wartet man bis zum 3. bis 4. Monat. Tritt keine Regeneration ein oder kommt sie zum Stillstand, so wird die operative Freilegung des Plexus empfohlen, insbesondere bei C 5- bis C 7-Läsionen. Ein operatives Vorgehen nach dem 6. Monat verschlechtert die Chancen. Geburtstraumatische Plexusparesen sollten im 9. Monat operiert werden [3]. Intraoperativ können die geschädigten Armplexussegmente und die ausgerissenen Wurzeln elektrophysiologisch identifiziert werden, und je nach Befund wird dann die einfache Neurolyse, die Exzision von geschädigten Nervenabschnitten und/oder die autologe Kabeltransplantation mit N. suralis durchgeführt. Im Falle von Wurzelausrissen kann ein Nerventransfer mittels der oberen Interkostalnerven auf den Stumpf von C 5 oder C 6 (auf den Fasciculus lateralis, Fasciculus posterior, auf den N. axillaris oder den N. musculocutaneus) durchgeführt werden.

Die **Prognose** unterer Plexusläsionen bleibt schlecht. Je nach Schädigungsmechanismus muß der Plexus sowohl supra- als auch infraklaviculär freigelegt und revidiert werden! Bei schweren Schmerzzuständen nach Armplexusschädigung mit Wurzelausriß wird vereinzelt noch die Operation nach Nashold durchgeführt. Vielleicht kann die Near-nerve-Stimulation als nicht-destruktives Verfahren diesen Eingriff ersetzen. Bei Deafferenzierungsschmerzen sollen vorher Carbamazepin und Analgetika nach einem festen Schema, evtl. in der Kombination mit trizyklischen Thymoleptika, versucht werden.

Beim Thoracic-outlet-Syndrom (TOS) muß die Diagnose klinisch gestellt werden (meist Kompression des unteren Armplexusanteils bzw. Kompression des neurovaskulären Bündels, A. subclavia!). Andere Ursachen einer distalen C 8/Th 1-Wurzelläsion oder Truncus-inferior- oder Fasciculus-medialis-Läsion sollten differentialdiagnostisch abgegrenzt werden. Solange keine neurologischen Defizite vorhanden sind, ist meist die gesamte elektrophysiologische Diagnostik negativ! Man sollte aber trotzdem nach einer proximalen Leitungsverlangsamung der unteren Plexusanteile suchen (F-Welle, Etagen-SEP) und eine umfassende EMG-Diagnostik durchführen.

Bei der radiogenen Plexopathie kann neben analgetischer, antineuralgischer und krankengymnastischer Behandlung die Epineurotomie zur Beseitigung der Strahlenfibrose mit gleichzeitigem Aufbringen eines lokal gestielten oder einer freien mikrovaskulären Muskelhautlappenplastik hilfreich sein. Beim TOS operative Dekompression des Plexus.

Begutachtung: Totale Plexusläsion GUV 75 v.H., SozER/SchwbG 80%, PUV $^1/_1$ Arm. Untere Plexusläsion: GUV 50–60 v.H., SozER/SchwbG 60%, PUV $^{1}/_{1}$ Arm. Obere Plexusläsion (Erbsche Lähmung): GUV 40–50 v.H., SozER/SchwbG 50%, PUV $^{4}/_{10}$ (oder $^{1}/_{3}$) Arm. Kausalgiforme Schmerzen führen zu einer höheren Bewertung.

2.2.2 Nervus dorsalis scapulae

(aus C 3 bis C 5)

Er versorgt den M. levator scapulae und die Mm. rhomboidei.

Ätiologie: Selten posttraumatisch, gelegentlich postoperativ bei Neck-dissection-Operation.

Diagnose: Ein Funktionsausfall fällt nur bei gezielter Untersuchung auf, weil der M. trapezius kompensatorisch einspringt. Für die Diagnostik sind die Stimulation des Nervs am Plexus und die Ableitung mit der Nadelelektrode entscheidend.

Prognose: Abhängig von der Ursache.

Therapie ist nicht erforderlich.

Begutachtung: Keine meßbare MdE/GdB/Invalidität.

2.2.3 Nervus suprascapularis

(aus C 4 bis C 6)

Der rein motorische Nerv entspringt aus dem oberen Trunkus und versorgt den M. supra- und infraspinatus. Sein Ausfall schwächt die Außenrollung und Abduktion des Oberarmes, er kann teilweise durch den M. deltoideus kompensiert werden. Die Atrophie des M. infraspinatus ist leichter erkennbar als die des M. supraspinatus. Untersuchung auf Außenrotations- und Elevationsschwäche des Oberarmes! Prüfung der aktiven (painful arc?) und passiven Schulterbeweglichkeit.

Ätiologie: Isolierte Verletzung bei Stich-, Schnitt-, Schußwunde, Fraktur des Collum scapulae, gutartige Tumoren (Lipom, Fibrom), Spätparese des N. suprascapularis nach Schultertrauma bzw. Schulterblattfraktur, Engpaß-Syndrom in der Incisura scapulae, besonders bei Handball-, Tennis- und Basketballspielern sowie nach Bodybuilding [70], gelegentlich bei Berufen mit bevorzugter Überkopfarbeit (Maler, Innenausbauer, Maurer) sog. Incisura-scapulae-Syndrom. Die Patienten klagen über spontane Schmerzen und lokale Druckempfindlichkeit sowie Schwäche der Außenrotation des Oberarms. Der Nerv kann auch bei hochsitzender Armplexusparese oder bei Plexusneuritis bzw. (multipler) Mononeuritis (neuralgische Schulteramyotrophie), die immer schmerzhaft sind, betroffen sein.

Differentialdiagnose: Radikuläre Läsion C 5/C 6, schmerzschonungs- und inaktivitätsbedingte Atrophie der Schulterblattmuskulatur bei Rotatorenmanschetten- (Supraspinatus-)Ruptur und Einsteifung der Schulter (frozen shoulder).

Neben Bildgebung der Schulter (Röntgen, Ultraschall, MRT) ist für die neurologische **Diagnostik** die Nervenleitungsmessung nach Stimulation am Erbschen Punkt und Nadelableitung aus dem M. supra- und M. infraspinam entscheidend. Daraus läßt sich ableiten, an welcher der beiden möglichen Engpässe des Schulterblattes die Kompression stattfindet, in der Incisura scapulae unter der Ligamentum transversum scapulae superior oder im spinoglenoidalen Raum unter dem Ligamentum transversum scapulae inferior.

Prognose und Therapie: Außer bei entzündlicher und posttraumatischer Genese ist eine spontane Besserung wenig wahrscheinlich. Bei mechanischer Genese empfiehlt sich die operative Revision im Bereich des Ligamentum transversum scapulae superior und inferior [4, 23].

Begutachtung: GUV 10 v.H., SozER/SchwbG 10%, PUV $^{1}/_{20}$ Arm.

2.2.4 Nervus subscapularis

(aus C 5 bis C 8)

Er versorgt den gleichnamigen Muskel und den M. teres major, Innenroller der Schulter. Der Funktionsausfall ist unbedeutend, eine Atrophie wegen der versteckten Lage nicht zu erkennen. Therapie entfällt.

Begutachtung: Keine meßbare MdE.

2.2.5 Nervus thoracicus longus

(aus C 5 bis C 7)

Er versorgt den M. serratus lateralis, der das Schulterblatt am Körper fixiert und die Schulterblattrotation bei Armelevation über die Horizontale ermöglicht. Auffällig ist ein abstehendes Schulterblatt (Scapula alata).

Ätiologie: Am häufigsten ist die Mononeuritis im Rahmen einer neuralgischen Schulteramyotrophie. Isolierte mechanische Läsionen kommen als sog. Rucksacklähmung vor, sie wurden früher bei Lastenträgern beobachtet, heute nach Bodybuilding [70].

Diagnose: Die Scapula alata sieht man am besten, wenn man den Patienten auffordert, die Arme nach vorn zu halten und sich dann mit den ausgestreckten Armen gegen eine Wand zu lehnen.

Differentialdiagnose: Angeborener Schulterblatthochstand, Asymmetrie bei Skoliose, Myopathie mit asymmetrischem Beginn. Elektroneuromyographie ist diagnostisch entscheidend, wobei der Muskel unterhalb des Schulterblattes oder in der mittleren Axillarlinie auf den Rippen aufgesucht wird. Latenzmessung nach Stimulation am Erbschen Punkt.

Prognose und Therapie: Rückbildung innerhalb von 3 bis 12 Monaten, abhängig von der Ätiologie, daher abwartende Einstellung, Defektheilungen sind allerdings häufig. Bei kompletten, bleibenden Lähmungen kommt evtl. eine das Schulterblatt fixierende orthopädische Ersatzoperation in Betracht [10, 90].

Begutachtung: GUV 25 v.H., SozER/SchwbG 20 %, PUV $^{1}/_{7}$ ($^{2}/_{10}$) Arm.

2.2.6 Nervus thoracodorsalis

(aus C 6 bis C 8)

Er versorgt den M. latissimus dorsi und wird selten isoliert geschädigt, und zwar nach Trauma und neuerdings bei Bodybuildern. Keine relevanten Ausfälle, wenn nicht danach gezielt gesucht wird. (Patient kann den Arm nicht über den Rücken zur Gegenseite führen.)

Begutachtung: Bis 10 %, PUV $^{1}/_{20}$ Arm.

2.2.7 Nervi pectorales

Sie versorgen den M. pectoralis major und adduzieren den Oberarm vor dem Körper. Isolierte traumatische Läsionen, auch iatrogen (vereinzelt nach Neck-dissection-Operation) sind sehr selten. Eine Entrapment-Neuropathie des N. pectoralis medialis wurde nach Bodybuilding beobachtet. Differentialdiagnose: kongenitale Aplasie. Keine Therapie.

Begutachtung: Keine MdE.

2.2.8 Nervus axillaris

(aus C 5 und C 6)

Er entspringt aus dem Fasciculus posterior des Armplexus, läuft durch die laterale Achsellücke um das Collum chirurgicum des Humerus und versorgt motorisch den M. deltoideus (hauptsächlich Abductor) und den M. teres minor (Außenrotator, Adduktor).

Ätiologie: Axillarisschäden entstehen meistens traumatisch (auch in Kombination mit Radialis- bzw. Fasciculus-posterior-Läsionen) nach Schulterluxation und -reposition (obligatorisch: vorherige neurologische Untersuchung!), Frakturen des proximalen Humerusdrittels, schwerer Schulterkontusion, Auslagerung des Armes in Narkose (iatrogen), neuritisch im Rahmen einer neuralgischen Schulteramyotrophie, früher auch durch Druck bei Benutzung von Achselgehstützen.

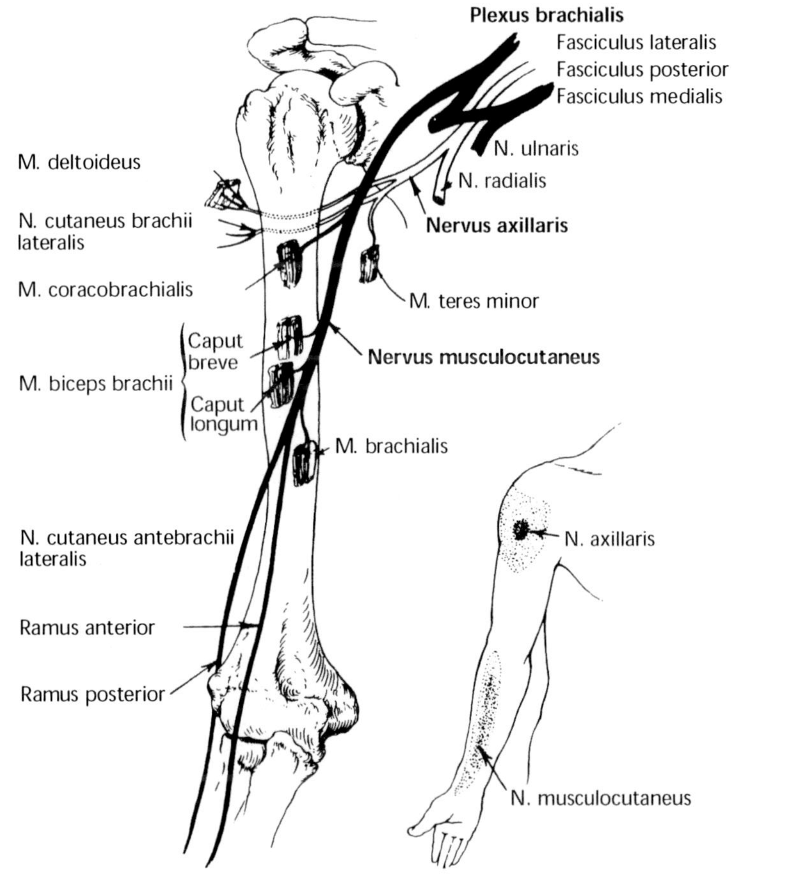

Abb. 31-4 N. axillaris und N. musculocutaneus, motorische und sensible Innervation [14].

Diagnose: Atrophie des M. deltoideus mit oder ohne Sensibilitätsstörungen an der Außenseite des Oberarmes, da die motorischen und sensiblen Endäste des Nerven getrennt verlaufen (Abb. 31-4). Alle Schulterbewegungen sind abgeschwächt.

Differentialdiagnose: Wurzelläsion C 5/C 6, Inaktivitätsatrophie bei Periarthropathie/Supraspinatus-Impingement/Rotatorenmanschetten-Ruptur. EMG des M. deltoideus, Latenzmessung des N. axillaris nach Stimulation am Erbschen Punkt.

Prognose und Therapie: Das Vorgehen ist abhängig von der Genese und Schwere der Läsion. *Partielle* Lähmungen habe eine gute Prognose, sie sollten konservativ mit adäquatem Reizstrom und passiven, später aktiven Bewegungsübungen zur Vermeidung einer Schultersteife behandelt werden. *Totale* Lähmungen: Bei vermuteter Zerreißung oder Nerveninterposition bei Frakturen frühe operative Revision, Neurolyse oder Nervennaht, mit gutem Erfolg. Hierbei muß der proximale Stumpf von ventral, der distale von dorsal aufgesucht werden. Bei geschlossenen Verletzungen soll man die operative Freilegung spätestens nach drei Monaten vornehmen. Bei irreversibler Axillarislähmung evtl. Schulterarthrodese in günstiger Stellung.

Begutachtung: GUV 30 v.H., SozER/SchwbG 30 %, PUV $^{2}/_{10}$ (bis $^{1}/_{4}$) Arm nach GT.

2.3 Oberarm-Ellenbogen-Region

2.3.1 Nervus musculocutaneus

(aus C 5 bis C 7)

Er entspringt aus dem Fasciculus lateralis und versorgt nach kurzem Verlauf durch die Achselhöhle motorisch den M. coracobrachialis, den er durchbohrt, den langen und kurzen Kopf des M. biceps brachii und den M. brachialis, sensibel über den N. cutaneus antebrachii lateralis die radiale Volarseite des Unterarmes (Abb. 31-4).

Ätiologie: Selten wird der Nerv isoliert geschädigt, durch Stich, Schnitt, Schuß, gelegentlich bei schwerem Schultertrauma, bei proximaler Humerusfraktur, im Rahmen traumatischer Plexusschäden. Eine Kompression des Nervs beim Durchtritt durch den M. coracobrachialis wird beobachtet bei Bodybuildern [70], Gewichthebern, durch Tragen von Lasten auf der Schulter mit erhobenem Arm, gelegentlich als Schlafdrucklähmung.

Differentialdiagnose: Mononeuritis, neuralgische Schulteramyotrophie! Der sensible Endast des N. musculocutaneus kann iatrogen in der Ellenbeuge und am Unterarm durch Injektion, Infusion und operative Eingriffe in der Fossa cubitalis geschädigt werden.

Diagnose: Die Flexionsschwäche im Ellenbogen wird durch den M. brachioradialis (N. radialis) und M. pronator teres (N. medianus) teilweise kompensiert, so daß nur eine leichtere Ellenbogenbeugeschwäche, aber eine deutliche Supinationsschwäche resultiert. (Als zusätzlicher Supinator fungiert noch der M. supinator, vom N. radialis versorgt.) Die sensiblen Ausfälle sind wegen häufiger Anastomosen zum Ramus superficialis des N. radialis oft sehr gering.

Differentialdiagnose: Bizepssehnenruptur, Muskelfaserriß. Elektroneuromyographische Diagnostik: Latenz zu und Nadel-EMG aus den Zielmuskeln, Stimulation am Erbschen Punkt. Sensible NLG des Hautastes, ortho- oder antidrom.

Prognose und Therapie: Bei der Entrapment-Neuropathie ist auf Verhaltensänderung zu drängen. Bei geschlossenen Verletzungen wird die spontane Regeneration abgewartet. Bleibt sie nach drei Monaten aus, wird (wie bei offener Verletzung immer) operativ revidiert. Neurolyse und Nervennaht führen zu ausgezeichneten Ergebnissen. Nach irreversiblen Lähmungen kann eine Muskelersatzplastik durchgeführt werden [10, 90].

Begutachtung: GUV 25 v.H., SozER/SchwbG 20 %, PUV $^{3}/_{10}$ Arm nach GT.

2.3.2 Nervus radialis

(aus C 5 bis Th 1)

Dieser Nerv entspringt dem Fasciculus dorsalis, verläuft zunächst mit dem Gefäßnervenstrang, zieht dann nach Abgabe des N. cutaneus brachii posterior zur Streckseite des Oberarmes zwischen die Trizepsköpfe (langer Trizepskopf, Caput mediale und Caput laterale), an die er motorische Äste abgibt, windet sich eng dem Humerus angeschmiegt durch den Sulcus nervi radialis, gibt hier den N. cutaneus antebrachii posterior ab, durchbohrt im distalen Oberarmdrittel das Septum intermusculare und gelangt zwischen M. brachialis und M. brachioradialis an die laterale Vorderseite des Ellenbogens (Abb. 31-5). In der Fossa cubitalis gibt der N. radialis den motorischen Ast zum M. brachioradialis ab, der als Ellenbogenbeuger fungiert. Danach versorgt der N. radialis als N. interosseus posterior die Handgelenk- und Fingerextensoren am Unterarm.

Ätiologie von Radialisschäden im Oberarm-Ellenbogen-Bereich:

a) selten hohe Radialisläsion in der Axilla durch Verletzungen, auch als Druckparese (Achselstützen), klinisch oft mit Schädigung des N. cutaneus brachii posterior;
b) häufig *mittlere Radialislähmung am Oberarm* (der N. radialis ist der am häufigsten am Oberarm

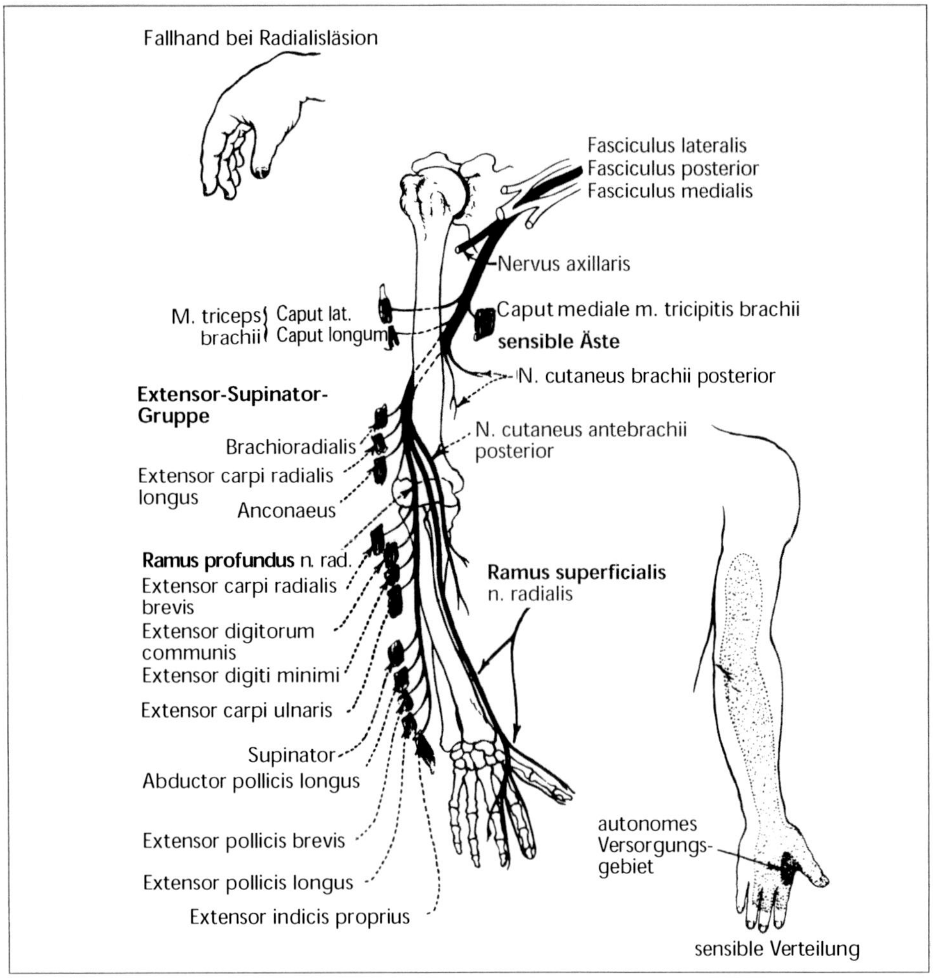

Abb. 31-5 N. radialis, motorische und sensible Innervation [14].

geschädigte Nerv!) nach Humerusschaftfrakturen, besonders im mittleren Drittel, aber auch bei suprakondylären Frakturen, auch nach operativer Versorgung von Humerusfrakturen, durch Hämatom oder Quetschung (Sensibilitätsstörungen meist nur im Autonomgebiet an der Hand!), auch Spätparesen durch Kallusdruck, organisiertes Hämatom oder Pseudarthrose; druckbedingte Schäden entstehen durch Herabhängen des Armes über eine Kante bzw. durch falsche Lagerung (Bewußtlose, Parkbanklähmung der Alkoholiker!), aber auch infolge von Staubinden (Tourniquet-Parese);

c) im *distalen Drittel des Oberarmes,* im Hiatus nervi radialis, beim Durchtritt durch das Septum intermusculare (Kompression des N. radialis durch Sehnenzüge des lateralen Trizepskopfes), beispielsweise als Beschäftigungsneuropathie bei anhaltenden Tätigkeiten mit kräftiger repetitiver Extension im Ellenbogengelenk (Schlagzeuger).

Diagnose: Bei der proximalen Schädigung ist der Trizeps mit gelähmt, bei der häufigeren mittleren Radialislähmung bleibt er ausgespart, und es sind nur M. brachioradialis und die Finger- und Handgelenk-Extensoren paretisch. Sensibilitätsstörungen finden sich wiederum in Abhängigkeit von der Höhe der Läsion mit Gefühlsstörungen an der Streckseite des Oberarmes (N. cutaneus brachii posterior) oder nur des Unterarmes (N. cutaneus antebrachii posterior) oder am Handrücken in der Tabatière (Ramus superficialis nervi radialis). Die Läsionen können inhomogen sein, daher kommt es vor, daß Gefühlsstörungen ganz fehlen. Entscheidend ist die elektroneuromyographische Etagendiagnostik mit segmentaler NLG-Messung bzw. Latenzbestimmung zum M. triceps, M. brachioradialis und den Extensoren am Unterarm nach Stimulation am Erbschen Punkt, an der Innenseite des proximalen Oberarmes und im Sulcus bicipitalis lateralis.

Prognose und Therapie: Der N. radialis ist bei jeder operativ zu versorgenden Oberarmfraktur zu inspizieren. Bei geschlossenen Frakturen mit primärer Radialisbeteiligung wird man ebenfalls operativ vorgehen, da neben dem Frakturhämatom oder einer Nervenkontusion eine Interposition oder Nervenverletzung durch scharfe Fragmente vorliegen könnte. Die spontane Regenerationszeit des N. radialis nach Läsion am Oberarm beträgt ca. 4 bis 6 Monate, bis der nächstgelegene Zielmuskel, der M. brachioradialis, erreicht wird. Im Zweifelsfall wird die operative Revision (Neurolyse) nach 3 bis 4 Monaten empfohlen. Bei irreversiblem Defekt sollte man an eine orthopädische Ersatzoperation für die Fingerstrecker denken [10, 90]. Drucklähmungen bilden sich in der Regel innerhalb von Tagen bis Wochen zurück.

Begutachtung: Oberer (vollständiger) Radialis GUV 30 v.H., SozER/SchwbG 30 %, PUV $^4/_{10}$ Arm nach GT. Mittlerer Radialis, d.h. inklusive Parese des M. brachioradialis bei intaktem M. triceps: GUV 25 v.H., SozER-SchwbG 20 %, PUV $^3/_{10}$ (unterer Radialis siehe später).

2.3.3 Nervus ulnaris

(aus C 8 bis Th 1)

Im Oberarm-Ellenbogen-Bereich verläuft der Nerv zunächst im Sulcus bicipitalis medialis und tritt im distalen Oberarmdrittel auf die Dorsalseite zum Sulcus nervi ulnaris, wo er besonders exponiert liegt (Abb. 31-6). Der N. cutaneus antebrachii medialis geht schon in Achselhöhe aus dem medialen Faszikel ab. Unmittelbar unterhalb der Ellenbogenrinne zieht der erste Muskelast zum M. flexor carpi ulnaris, danach gibt der Ulnarisstamm Äste zur ulnaren Portion des M. flexor digitorum profundus ab (distale Ulnarisversorgung siehe Handregion).

Ätiologie:

a) In der *Axilla:* direkt traumatisch, selten isoliert.
b) Im *Ellenbogenbereich* ist der N. ulnaris der am häufigsten geschädigte Nerv! Er kann lädiert werden direkt traumatisch bei Ellenbogenkontusion, -fraktur oder -luxation, auch sekundär traumatisch als Spätparese nach derartigen Traumen

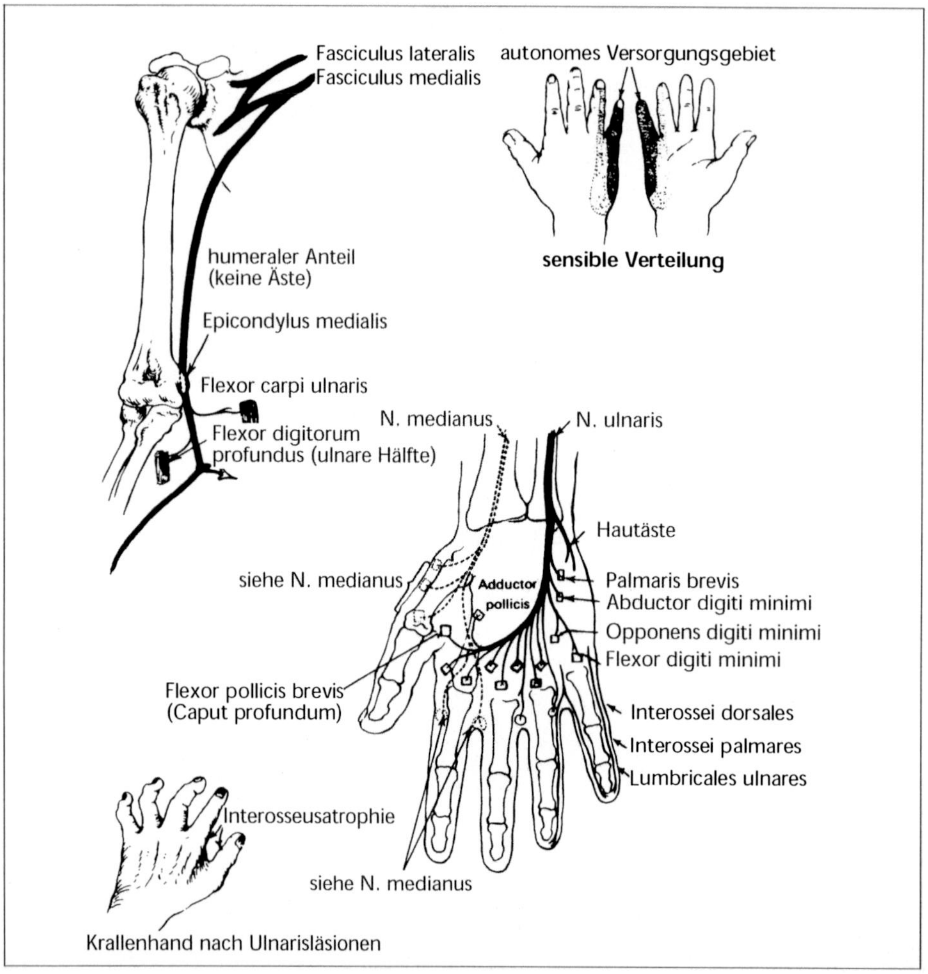

Abb. 31-6 N. ulnaris, motorische und sensible Innervation [14].

mit einer Latenz von Jahren. Die Ulnarisparese in Höhe des Ellenbogengelenks kann auch als Berufskrankheit anzuerkennen sein, z.B. bei Preßluftarbeitern, siehe hierzu Nr. 2106 der Berufskrankheitenverordnung, Drucklähmungen der Nerven [7, 8].

Weitere Ursachen: lagerungsbedingte Druckparesen des N. ulnaris, z.B. bei Narkose, bei Komapatienten und Bettlägrigen. Eine chronische Mikrotraumatisierung des N. ulnaris unter dem Bilde einer idiopathischen, scheinbar spontanen Einklemmungssymptomatik tritt am häufigsten an zwei unterschiedlichen Stellen des Ellenbogens auf: in der Ellenbogenrinne *(Sulcus-nervi-ulnaris-Syndrom)* und im sog. Kubitaltunnel *(Kubitaltunnelsyndrom)*. Beim *Ellenbogenrinnensyndrom* spielen repetitive externe Druckeinwirkungen und Gewohnheiten wie häufiges Aufstützen des Ellenbogens, z.B. bei Rollstuhl- oder Autofahrern (drivers elbow), aber auch konstitutionelle Faktoren wie flache Rinne mit Subluxation des Nervs eine Rolle, andererseits Adhäsionen, Synovialzysten, Ganglien etc. Die Nervenkonstriktion am Ende der Ellenbogenrinne kommt durch eine Faszienverdickung am Eintritt des N. ulnaris zwischen die beiden Köpfe des M. flexor carpi ulnaris zustande. Häufige Ellenbogenbeugungen und -streckungen und forcierte Anspannungen der Mm. flexor carpi ulnaris und flexor digitorum profundus können das Entrapment begünstigen.

Diagnose: (Teil-)Schädigungen des N. ulnaris in Höhe des Oberarmes oder – am häufigsten – in der Ellenbogenrinne stellen sich häufig unter dem Bild eines unteren Ulnarisausfalls mit Krallenhand, Schwäche und Atrophie der Mm. interossei, des Adductor pollicis und der Kleinfingerballenmuskulatur (der ulnare Handbeuger und die ulnare Portion des tiefen Fingerbeugers können ausgespart bleiben!) sowie leichten Sensibilitätsstörungen am V. und IV. Finger dar; Gefühlsstörungen an der Innenseite des Unterarmes fehlen.

Diagnostisch wichtig ist der Tastbefund des Nervs in der Ellenbogenrinne: pseudoneuromartige Verdikkung, abnorme Beweglichkeit, habituelle Volarluxation oder verminderte Beweglichkeit bzw. Fixierung, lokaler Druck- oder Klopfschmerz, positives Hoffmann-Tinelsches Zeichen. Die Ulnarisparese ist die häufigste periphere Nervenlähmung überhaupt sowie die am meisten angetroffene traumatische Nervenläsion! Wegweisend ist eine elektroneuromyographische Segmentdiagnostik mit motorischen und sensiblen Leitungsmessungen. Charakteristisch ist eine signifikante Leitungsverlangsamung der motorischen und vor allem der sensiblen Fasern im Ellenbogensegment [15, 16, 40, 56, 84, 103]. Durch Fehlinterpretation neurophysiologischer Befunde wird die Diagnose heute eher zu häufig gestellt. Es ist zu beachten, daß die segmentale NLG im Ellenbogenabschnitt schon physiologischerweise niedriger als in der Unterarm- und der Oberarmstrecke ist. Besonders ist auch auf Formveränderung des mit Hautelektroden abgeleiteten evozierten MAP zu achten, wenn man mit der Reizelektrode den Ellenbogenabschnitt des Ulnaris in kleinen Schritten abtastet [13]. In der Regel führen druckbedingte Schäden zur Demyelinisierung und zur zusätzlichen Leitungsverlangsamung, jedoch kommen auch rein axonale Schäden vor.

Differentialdiagnose: Epicondylitis humeri ulnaris, C 8-Syndrom.

Prognose und Therapie: Bei akuten exogenen Druckläsionen konservativ, bei chronischer habitueller Druckschädigung zunächst konservativ, solange nur Reizerscheinungen bestehen, bei progredienten neurologischen Ausfällen operative Exploration des N. ulnaris in der Rinne und beim Eintritt in den Kubitaltunnel, in Abhängigkeit vom Befund Neurolyse und ggf. Volarverlagerung (re-routing) des Nervs (unterschiedliche Techniken), bei offenen traumatischen Läsionen Nervendarstellung, bei operativer Revision von Ellenbogenfrakturen Inspektion des Nervs, bei gedeckten traumatischen Teilläsionen zunächst bis zu drei Monaten konservativ abwartende Einstellung. Ersatzoperationen sind indiziert bei irreversibler Ulnarisparese oder unbefriedigendem funktionellen Ergebnis mit Krallenfingerstellung und bleibender Daumenadduktionsschwäche [10, 90].

Begutachtung: Kompletter (proximaler) Ulnaris vom Oberarm-Ellbogen-Typ: GUV 25 v.H., SozER/SchwbG 30 %, PUV $^1/_3$ (bis $^4/_{10}$) Arm nach der GT.

2.3.4 Nervus medianus

(aus C 5 bis Th 1)

Aus dem medialen und lateralen Faszikel bildet sich der Mittelnerv, er zieht im Oberarmsulkus mit dem Gefäßnervenstrang zur Ellenbeuge, wo er medial von der A. brachialis unter dem Lacertus fibrosus verläuft. Er versorgt dann im proximalen Unterarmdrittel den M. pronator teres, den M. flexor carpi radialis, den M. palmaris longus und den M. flexor digitorum superficialis. Danach zieht der Medianusstamm durch den M. pronator teres hindurch, um sich a) in den Ramus interosseus anterior (für die medialen Fingerbeuger und den M. pronator quadratus) und b) den Hauptnervenstamm zur sensiblen Versorgung der Hand und für die motorische Innervation der lateralen Daumenballenmuskula-

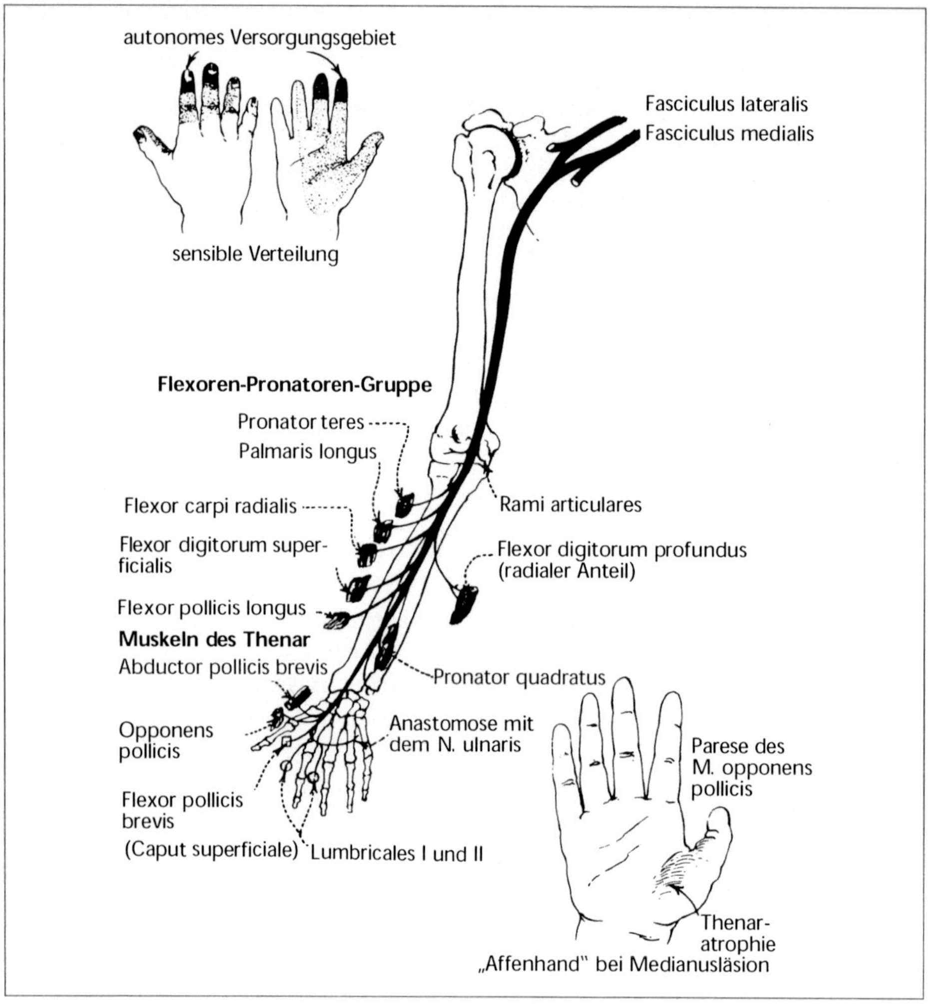

Abb. 31-7 N. medianus, motorische und sensible Innervation [14].

tur und der Mm. lumbricales I und II aufzuzweigen (Abb. 31-7).

Ätiologie: Traumatische Schäden des N. medianus am Oberarm und in der Ellenbogenregion sind weitaus seltener als Radialis- und Ulnarisläsionen. Traumatisch entstehen sie vor allem bei suprakondylären Humerusfrakturen einschließlich der operativen Reposition und Osteosynthese. Schlafdrucklähmungen durch den Kopf des Partners (paralysie des amants) werden beobachtet. Der N. medianus war auch bei den früher geübten Punktionen der A. axillaris und der A. brachialis gefährdet, gelegentlich wird er beim Versuch der Venenpunktion in der Ellenbeuge iatrogen traumatisiert. Vereinzelt führen Tourniquet-Schäden zu Regressen. Ein Processus supracondylicus humeri und das von diesem Knochensporn zum Epicondylus medialis ziehende Struthersche Band als Ursache einer Medianuskompression ist eine Rarität. Das Pronatorsyndrom wird im Abschnitt Unterarm behandelt.

Diagnose: Schwurhand durch Ausfall der Mm. lumbricales I und II und Überwiegen der ulnarisversorgten Handmuskeln, Ausfall der Mm. opponens pollicis und abductor pollicis brevis sowie des oberflächlichen Daumenflexorkopfes. Sensible Reiz- oder Ausfallserscheinungen im Territorium des Medianus, Finger I bis IV an der Hand (siehe auch N. medianus im Unterarm- und Handbereich). Die Elektroneuromyographie ist leider bei Läsionen des N. medianus im Oberarm-Ellenbeugen-Bereich lokalisatorisch oft nicht hilfreich.

Prognose und Therapie: Nach akutem geschlossenem Trauma zunächst konservativ, nach offenem Trauma operative Inspektion, bei fehlender Regeneration (nach 3–4 Monaten) und bei chronisch-progredienter neurologischer Ausfallsymptomatik operativ.

Begutachtung: Medianus komplett GUV 35 v.H., SozER/SchwbG 40 %, PUV $^1/_3$ (bis $^4/_{10}$) Arm nach der GT. Bei Kausalgie und schweren trophischen Störungen höhere Einschätzung.

2.3.5 Übrige sensible Nerven des Ober- und Unterarms

a) N. intercostobrachialis,
b) N. cutaneus antebrachii medialis (Injektionsschäden durch i.v. Injektion/Infusion in der Ellenbeuge oder auf der Unterarmbeugeseite),
c) N. cutaneus antebrachii lateralis (aus dem N. musculocutaneus),
d) N. cutaneus antebrachii posterior.

Diagnostik: Die Nerven b) bis d) können auch mittels sensibler Neurographie untersucht werden.

Begutachtung: In der Regel keine meßbare MdE. Bei deutlicher Schmerzsymptomatik Schmerzensgeldansprüche nach iatrogener Schädigung.

2.4 Unterarm-Hand-Region

2.4.1 Nervus medianus

(aus C 5 bis Th 1)

Im *proximalen Drittel des Unterarms* kann der N. medianus im Pronatorschlitz eingeklemmt werden. Meist wird der Nerv durch den Lacertus fibrosus oder die Sehne des M. flexor digitorum superficialis (Superfizialis-Arkade) komprimiert.

Es kommt zu Schmerzen, die spontan oder nach berufsbedingten gehäuften kraftvollen Pro- und Supinationsbewegungen des Unterarms, zum Teil mit diffuser Projektion distal und proximal, aber auch in das Medianusareal ausstrahlen; gelegentlich kommen diskrete Sensibilitätsstörungen auf der Beugeseite der radialen Finger vor, und es wird über Kraftminderung (Fingerbeugung) geklagt, motorische Ausfälle mit Atrophie sind die Ausnahme.

Die **Diagnose** wird hauptsächlich durch den Handchirurgen/Orthopäden nach Ausschluß anderer Schmerzursachen gestellt, hinweisend sind klinisch ein lokaler Druckschmerz über der Pronatorloge zwei Querfinger unterhalb der Ellenbeuge und die Provokation der Beschwerden bei forcierter Pronation gegen Widerstand bei gebeugtem Handgelenk. Bei dieser häufigen „algetischen Form" des *Pronator-teres-Syndroms* ist sowohl der neurologische Befund als auch der EMG/NLG-Befund so gut wie immer normal. Nur vereinzelt findet man Denervierungsaktivität in den medianusversorgten Beugermuskeln des Unterarms, trotzdem ist die neurophysiologische Diagnostik wichtig zum differentialdiagnostischen Ausschluß eines Karpaltunnelsyndroms. Ohne objektive Kriterien bleibt die Diagnose aber unsicher, und man sollte die operative Exploration erst nach längerem Beschwerdeverlauf erwägen. Posttraumatisch kann es nach ellenbogengelenknahen Unterarmfrakturen und Osteosynthese zu einem symptomatischen Pronatorsyndrom kommen. Bei Verletzungen der A. brachialis, Quetschungen und Frakturen des Unterarms kann ein Kompartmentsyndrom der tiefen Unterarmbeuger mit ischämischer Muskelnekrose sowie ischämischer N.-medianus-Schädigung auftreten mit der Folge einer Volkmannschen Kontraktur.

Prognose und Therapie: Frühe Faszienspaltung bei Verdacht auf Kompartmentsyndrom.

Begutachtung: MdE entsprechend der Schädigungssymptomatik.

Der N. interosseus anterior des N. medianus, der volar auf der Membrana interossea verläuft, kann isoliert geschädigt werden, z.B. nach Unterarmfrakturen. Es gibt aber auch eine idiopathische Kompressionsneuropathie des N. interosseus anterior. Er geht im Mittel 5,1 (2,3 bis 8,0) cm unterhalb des Epikondylus vom Hauptstamm ab und versorgt die tiefen Fingerbeuger II bis III, den langen Daumenbeuger und den M. pronator quadratus (Abb. 31-7).

Diagnose: Bei Schädigung des Nervs kommt es zu einer isolierten, meist schmerzlosen Flexionsschwäche der Fingerendglieder I bis III und zu einer leichten Pronationsschwäche der Hand. Die Patienten können z.B. ein Feuerzeug nicht mehr anzünden. Sensible Störungen fehlen, die Funktion der Thenarmuskulatur bleibt intakt. Das *N.-interosseus-anterior-Syndrom* ist nach Kiloh und Nevin benannt.

Differentialdiagnose: Mononeuritis (schmerzhaft!), siehe auch [44].

Die elektroneuromyographische **Diagnostik** deckt (im Gegensatz zum Pronator-teres-Syndrom) die Nervenschädigung immer zuverlässig auf: Denervierungszeichen und Ausfall motorischer Einheiten in und Latenzverlängerung zu den betroffenen Muskeln (Stimulation in der Ellenbeuge) bei gleichzeitig normalem Medianusbefund zum Thenar und in den sensiblen Medianusfasern. Der Nutzen einer MRT-Bildgebung mit axialen Schichten zur Beurteilung der Kompartmentsyndrome an den Extremitäten ist noch zu wenig bekannt.

Prognose und Therapie: Operative Exploration, vor allem in posttraumatischen, aber auch bei idiopathischen Fällen, wenn innerhalb von 3 Monaten keine Besserung eintritt. EMG-Verlaufskontrolle! Bei irreversiblem Ausfall der radialen Langfingerbeuger Ersatzoperation [10, 90].

Begutachtung: Pronator-teres-Syndrom und Kiloh-Nevin-Syndrom: GUV 10 v.H., SozER/SchwbG 10 bis 20 %, PUV $^{1}/_{20}$ nach GT.

Am Handgelenk ist der N. medianus der am häufigsten geschädigte Nerv. Dieser Schädigungstyp entspricht dem sog. *Karpaltunnelsyndrom* [60, 89].

Ätiologie: Idiopathisch, scheinbar spontan, häufig Synovitis, Verdickung des Ligamentum carpi volare, Arthrose/Arthritis, Ödem (Gravidität), traumatisch bei Stich- und Schnittverletzungen, primär oder sekundär (bei distaler Radiusfraktur in ca. 3 %), Luxationen, Ruhigstellungen. Das idiopathische Karpaltunnelsyndrom ist die häufigste Kompressionsneuropathie überhaupt. Die Anerkennung einer traumatischen Genese setzt daher einen geeigneten Schädigungsmechanismus, vorausgehende Beschwerdefreiheit und einen zeitlichen Zusammenhang (Brückensymptome) voraus. Hiervon sind lediglich sog. Spätparesen ausgenommen. Nach Radiusfraktur loco typico kommt es nicht selten drei Wochen nach dem Trauma, wenn sich das Frakturhämatom organisiert, zu Medianussymptomen. Die sofort mit dem Unfall auftretenden Zeichen einer distalen Medianusläsion (primäre Schädigung) sollten bei offener Verletzung nicht als Karpaltunnelsyndrom bezeichnet werden. Bei später sekundär-posttraumatischer Entwicklung, z.B. nach Os-naviculare-Pseudarthrose, spricht man von einer Spätparese. Bei Arbeiten mit stereotyper manueller Betätigung kann auch die Frage nach einer berufsbedingten Drucklähmung aufkommen.

Diagnose: Die Symptome sind sehr unterschiedlich. Besonders charakteristisch ist die Brachialgia paraesthetica nocturna, Schmerzen können weit proximal ausstrahlen. Kombiniert oder isoliert treten Sensibilitätsstörungen, Daumenballenschwäche und -atrophie (Affenhand) auf, da vom N. medianus an der Hand der M. opponens pollicis, der M. abductor pollicis brevis, der oberflächliche Daumenflexorkopf sowie die Mm. lumbricales I und II versorgt werden. Die Sensibilitätsstörungen können das gesamte Medianusareal, aber auch nur die Kuppen einzelner Finger I bis IV umfassen. Ursache hierfür ist der faszikuläre Nervenaufbau.

Differentialdiagnose: C 6-Syndrom, Daumensattelgelenkarthrose mit Inaktivitätsatrophie der Thenarmuskulatur, nukleäre Atrophie.

Elektroneuromyographische **Diagnostik,** insbesondere Nervenleitungsmessungen des N. medianus, z.B. motorisch zu den Zielmuskeln des Thenar oder des Interdigitalraumes II oder III [78, 82], sensibel zum IV. Finger, im Vergleich zum N. ulnaris an der gleichen Hand und zur Gegenhand. Allerdings ist zu beachten, daß in bis zu 60 % das Karpaltunnelsyndrom an beiden Händen auftritt.

Prognose und Therapie: Bei der Druckneuropathie des Karpaltunnelsyndroms kann Ruhigstellung des Handgelenks in Mittelsstellung oder antiphlogistische Behandlung mit nicht-steroidalen Analgetika eine passagere Erleichterung bringen. Allein die operative Dekompression (besser offen als endoskopisch) ist jedoch dauerhaft eine zuverlässige Behandlung. Anhand des Operationsbefunds und je nach Schwere der Nervenschädigung wird man den Eingriff, wenn möglich, auf eine Karpalbanddurchtrennung und externe Neurolyse beschränken und ggf. auch eine Synovektomie durchführen. Die scharfen Verletzungen erfordern eine operative mikrochirurgische Frührevision.

Begutachtung: Unterer Medianus GUV 25 v.H., SozER/SchwbG 30 %, PUV $^{2}/_{10}$ Arm nach der GT. Vorwiegend sensible Störungen: GUV 20 v.H., SozER/SchwbG 20 %, PUV entsprechend GT-Werten für Daumen und Finger. Bei Hyperpathie und Kausalgie sowie schweren trophischen Störungen ist eine höhere Bewertung angebracht.

2.4.2. Nervus ulnaris

(C 8 bis Th 1)

In seinem Verlauf am *Unterarm* wird der N. ulnaris meistens traumatisch geschädigt (Schnitt- und Stichverletzungen). Da die Muskeläste zum M. flexor carpi ulnaris und zu den ulnaren tiefen Fingerflexoren schon weit proximal abgehen, können diese Muskeln verschont bleiben, man findet dann nur einen distalen N.-ulnaris-Ausfall. Durch die gar nicht seltenen Innervationsanomalien des N. ulnaris bis hin zur „all ulnar hand" können selbst bei vollständiger Durchtrennung des Ulnarisstammes die Ausfälle an der Hand diskret bleiben oder fehlen.

An der *Hand* gibt es vier Typen der Ulnarisläsion: Der sensible Ramus dorsalis manus des N. ulnaris kann isoliert traumatisch geschädigt werden, er verläßt den Nervenstamm schon mehrere Zentimeter oberhalb des Handgelenks, um auf die Streckseite zu ziehen. Unmittelbar oberhalb des Handgelenks ziehen die sensiblen Ulnarisfasern zur Volarseite des V. und halben IV. Fingers noch gemeinsam mit den motorischen Fasern. Verletzungen an dieser Stelle verursachen daher einen kompletten distalen sensomotorischen Ulnarisausfall (außer R. dorsalis manus) mit Gefühlsstörungen an der Beugeseite des Klein- und Ringfingers, motorischen Ausfällen der Kleinfingerballenmuskulatur und der Mm. interossei, der ulnaren Lumbricales und des M. adductor pollicis sowie des tiefen Daumenflexorkopfes. Bei Läsionen weiter distal, in Höhe des Os pisiforme, in der sog. *Loge de Guyon* und in der Hohlhand, finden sich nur noch motorische Ausfälle. Ist der motorische Hypothenarast mit betroffen, resultiert ein Ausfall aller ulnarisversorgten Handmuskeln, bleibt er ausgespart wie bei der reinen *Ramus-profundus-Läsion* in der Hohlhand, führt dies zu einer Krallenhand mit Hyperabduktionsstellung des Kleinfingers.

Ätiologie: Schnittverletzungen an der Hohlhand, Quetschungen und Frakturen der Handwurzel und Hohlhand, Ganglien, Lipome, chronische Synovitis, chronischer Druck durch bestimmte Berufstätigkeiten (Drucklähmung), Benutzung bestimmter Werkzeuge und Gehhilfen, Radfahrerlähmung und idiopathisches Loge-de-Guyon-Syndrom. Die exakte Höhendiagnose läßt sich elektroneuromyographisch subtil stellen durch Leitungsmessungen zu und Nadelableitungen aus den einzelnen Zielmuskeln sowie Bestimmung der sensiblen NLG [12].

Prognose und Therapie: Operative Revision bei scharfen Verletzungen und bei progredienter Ausfallsymptomatik.

Begutachtung: Distale Ulnarisschädigung GUV 20 v.H., SozER/SchwbG 30 %, PUV $^{2}/_{10}$ Arm nach der GT.

2.4.3 Nervus radialis

(aus C 5 bis Th 1)

In der Fossa cubitalis gibt der N. radialis Äste zum M. brachioradialis und den Mm. extensor carpi radialis longus et brevis ab. Er teilt sich danach oberhalb des Radiusköpfchens in den sensiblen Ramus superficialis, der erst an der Streckseite der radialseitigen Hand die Haut versorgt, und in den motorischen Ramus profundus (N. interosseus posterior). Dieser zieht durch den M. supinator in engem Kontakt mit dem proximalen Radiusende. Vor Eintritt in den „Supinatorkanal" gehen Muskeläste zum M. supinator ab, danach die Muskeläste zum M. extensor digitorum communis, M. extensor digiti minimi, M. extensor carpi ulnaris und schließlich zu den Mm. abductor pollicis longus sowie M. extensor pollicis longus et brevis. Der motorische *Ramus profundus* bzw. *N. interosseus posterior* führt über einen sensorischen Endast auch Schmerzafferenzen vom Periost des Radius und der Ulna von den Handwurzelknochen.

Bei einer Schädigung im Supinatorschlitz, dem sog. *Supinatorsyndrom,* entsteht eine rein motorische Radialislähmung, die nur zu einer Schwäche des M. extensor carpi ulnaris und der Fingerstrecker, mitunter sogar nur zu einer Daumenstreck- und Daumenabduktionsschwäche führt. Die radialen Handgelenkextensoren bleiben ausgespart. Allerdings gibt es auch Fälle, die nur mit Schmerzen einhergehen und als algetische Form des Supinatorsyndroms bezeichnet werden. Die Patienten geben einen Schmerzpunkt an der Streckseite des proximalen Unterarms, zwei bis drei Querfinger unterhalb des Epicondylus humeri radialis mit Schmerzmaximum über der Supinatorloge an. Der Schmerz wird durch Supination bei gestrecktem Handgelenk gegen Widerstand verstärkt.

Ätiologie: Schnitt- und Stichverletzungen an der Streckseite des proximalen Unterarms, Luxation des Radiusköpfchens, Monteggia-Fraktur, Unterarmfrakturen, stumpfe Traumen mit Quetschung des Unterarms (Kompartmentsyndrom der Streckerloge), Lipome und Ganglien, Schwannom, schließlich idiopathisch (MRT des proximalen Unterarmes!). Die klinische Verdachtsdiagnose kann in vielen Fällen, insbesondere wenn schon neurologische Ausfälle vorhanden sind, durch eine Leitungsverlangsamung im N. radialis zu den Zielmuskeln (Mm. extensor carpi ulnaris, extensor digitorum und Extensor/Abductor pollicis longus) gesichert werden. Bei der algetischen Form des Supinatorsyndroms wird die Diagnose allein aufgrund klinischer, orthopädisch-handchirurgischer Kriterien gestellt, elektrophysiologische Messungen können die Diagnose dabei nur selten untermauern.

Differentialdiagnose: Epicondylitis humeri radialis, C 7-Radikulopathie.

Prognose und Therapie: Bei der traumatischen N.-interosseus-posterior-Neuropathie früh operativ, beim idiopathischen Supinatorsyndrom in Abhängigkeit von den Befunden und vom Verlauf Exploration und Neurolyse. Bei irreversiblem Defekt des N. interosseus posterior kommen Ersatzoperationen in Betracht [10, 90].

Begutachtung: Unterer Radialis GUV 15–20 v.H., SozER/SchwbG 20 %, PUV $^{1}/_{7}$ bis $^{2}/_{10}$ Arm nach der GT.

Distale sensible Radialisläsion (Ramus superficialis nervi radialis), Wartenberg-Syndrom.

Ätiologie: Schnittverletzungen, Schädigungen durch Injektion oder Shunt-Operation, Tragen enger Uhrarmbänder, Handschellen. Sind stärkere Reizerscheinungen vorhanden, so spricht man von der Cheiralgie.

Die klinische **Verdachtsdiagnose** anhand der Sensibilitätsprüfung wird objektiviert durch sensible Neurographie, wobei entweder das sensible Nervenaktionspotential fehlt oder erniedrigt und/oder verzögert zu registrieren ist.

Prognose und Therapie: Mikrochirurgische Neurolyse bzw. Nervennaht bzw. Ausschaltung des externen Drucks.

Begutachtung: GUV in der Regel unter 10 v.H., bei persistierender Neuralgie eventuell 10 bis 15 v.H., SozER/SchwbG 10 %, PUV bis $^{1}/_{20}$ Arm nach der GT.

2.5 Stammregion

Einzelne Interkostalnerven können irritiert oder lädiert werden und führen dann zu segmentalen sensiblen Reiz- und/oder Ausfallserscheinungen, die mit einer peripheren *„Interkostalneuralgie"* identisch sind.

Ätiologie: Verletzungen wie Wirbel- und Rippenfrakturen, nach Thorakotomien oder Nephrektomien, z.T. von kausalgischem Charakter (Zerrung, Ruptur, Blutung), Tumordruck oder -invasion (Neurinom, Neurom, Metastasen), Narbenstriktur.

Die **Diagnose** wird klinisch und anhand bildgebender Diagnostik gestellt (Röntgen, CT, Ultraschall, MRT). Die Interkostalneuralgie ist in der Regel nur ein Symptom (Osteolysen?).

Differentialdiagnose: Diabetische Radikulopathie, Herpes zoster, Headsche Zone, Tendomyosen, skapulokostales Syndrom, Notalgia paraesthetetica (brennender Schmerz um das Schulterblatt herum mit einem sensiblen Defizit paravertebral, was man auf eine idiopathische Neuropathie der kutanen Äste der Rami dorsales zurückführt), Zosterganglionitis, Borreliose (Liquor!). *Rectus-abdominis-Syndrom:* Äste der Interkostalnerven D 7 bis D 12 können innerhalb des M. rectus abdominis komprimiert werden und Schmerzen beim Aufrichten aus Rückenlage, verbunden mit einem lokalen Druckschmerz, verursachen.

2.6. Becken-Oberschenkel-Region

2.6.1 Nervus iliohypogastricus

(aus Th 12 und L 1)

Der Nerv verläuft zwischen dem M. quadratus lumborum und der Rückfläche der Niere, er versorgt mit Rami musculares den M. transversus abdominis und den M. obliquus internus abdominis. Hierbei gibt er einen sensiblen Ramus cutaneus lateralis über die Crista iliaca zur Außenseite des Beckens und der Hüfte und einen weiteren Hautast, den Ramus cutaneus anterior, durch den Anulus inguinalis superficialis zur Leisten- und Pubisregion ab.

Ätiologie: Paravertebraler Prozeß in Höhe von Th 12/L 1, renale Prozesse (Nierentumor), iatrogen nach Flankenoperationen wie z.B. Nephrektomie, Verletzungen der Beckenschaufel, Beckenstanzen, Leistenoperationen.

Die **Diagnose** wird klinisch gestellt durch den Nachweis lokaler Druckempfindlichkeit und typischer Sensibilitätsstörungen, bei Teilläsion evtl. Schmerzen und Hyperpathie, bei proximaler Nervenläsion inklusive Bauchdeckenparese.

Prognose und Therapie: TENS-Behandlung, Novocain-Infiltrationen, Neurolyse bei postoperativen Läsionen. Der Nerv sollte nicht reseziert werden wegen seiner motorischen Äste zu den Bauchwandmuskeln. Begutachtung: GUV 10 bis 20 v.H. (bei sensiblen Reizerscheinungen und Bauchwandparese), SozER/SchwbG 10 bis 20 %, PUV 10 bis 20 %.

2.6.2 Nervus ilioinguinalis

(aus L 1)

Der Nerv verläuft wie der vorige vom lateralen Psoas über die hintere Abdominalwand zwischen den Bauchwandmuskeln, versorgt motorisch den M. transversus abdominis und M. obliquus internus abdominis, zieht dann in Richtung auf den Darmbeinkamm, tritt in den Leistenkanal ein und übernimmt beim Austritt aus dem Leistenkanal gemeinsam mit dem N. genitofemoralis die sensible Versorgung der Haut am Skrotum bzw. Mons pubis (Nn. scrotales bzw. labiales anteriores).

Ätiologie: Paranephritische Prozesse, Colon-ascendens-Prozesse, iatrogen nach Nephrektomie bzw. Herniotomie, idiopathisches „Ilioinguinalis-Syndrom" oder *N.-ilioinguinalis-Neuralgie*.

Diagnose: Die Patienten klagen über Schmerzen in der Leisten- und Schamregion, sie gehen oft mit gebeugter Hüfte, schlafen mit angezogenem Bein als Entlastungsstellung. Man findet eine Sensibilitätsminderung oder häufiger eine Hyperästhesie oder Hyperpathie in der angegebenen Region, bei proximaler Schädigung auch eine Bauchwandschwäche. Es gibt keine neurophysiologischen Hilfsmittel für die Diagnose.

Differentialdiagnose: L 1-Radikulopathie (hierbei wäre das paraspinale EMG hilfreich durch den Nachweis von Denervierungsaktivität!). Bildgebende Diagnostik (CT, MRT) im Bereich L 1 und entlang des Nervenverlaufs.

Prognose und Therapie: Leitungsanästhesie, TENS, Carbamazepin und Thymoleptika. Wenn Narbengewebe den Nerv komprimiert oder sich ein Neurom nach einer (z.B. iatrogenen) Nervenverletzung entwickelt hat, sollte eine operative Exploration (Neurolyse, Resektion des Neuroms bzw. des sensiblen Nerven) durchgeführt werden.

Begutachtung: 0 bis 10 %. Bei iatrogenen Schäden Regreßmöglichkeit.

2.6.3 Nervus genitofemoralis

(aus L 1 und L 2)

Es handelt sich um einen praktisch rein sensiblen Nerven, der unter der Psoasfaszie nach unten verläuft, dann aus dem M. psoas heraustritt und nach Durchtritt durch das Leistenband als Ramus genitalis und Ramus femoralis an der Haut erscheint. Dabei tritt der Ramus genitalis in den tiefen Inguinalring ein und zieht lateral und dorsal am Samenstrang durch den Leistenkanal; hier werden motorische Fasern zum M. cremaster abgegeben. Nach Verlassen des äußeren Inguinalrings ziehen sensible Fasern zur Haut des Hodensackes und der großen Schamlippen und zu den angrenzenden Teilen der Leisten-Oberschenkel-Region. Der Ramus femoralis zieht in der Gefäßscheide durch die Lacuna vasorum mit der A. iliaca externa zum Leistendreieck, wo er die Haut unterhalb des Leistenbandes versorgt.

Ätiologie: Psoas-Prozesse, Operationen der Beckenarterien, Beckenprozesse, Leisten(bruch)-Operation, Appendektomie, Nephrektomie.

Diagnose: Dysästhesie oder Hyperalgesie im sensiblen Versorgungsareal, abgeschwächter oder fehlender Cremasterreflex, evtl. lokaler Druckpunkt im Bereich der (Leisten-)Operationsnarbe. Bei Schmerzen spricht man von der *Genitofemoralis-Neuralgie*. Eine kombinierte Nervenläsion mit dem N. ilioinguinalis ist keine Seltenheit. Es gibt keine zuverlässige elektrophysiologische Untersuchungsmöglichkeit, dies gilt auch für SEP wegen der Überlappung der sensiblen Versorgungsgebiete im Leistenbereich.

Differentialdiagnose: L 1/L 2-Wurzelreizung.

Prognose und Therapie: Selten spontane Besserung, Infiltrations- oder Leitungsanästhesie (Psoas-Kompartment-Block als Test), evtl. operative Revision und Durchtrennung des (der) sensiblen Nervs (Nerven).

Begutachtung: 0 bis 10 %. Regresse bei iatrogener Verursachung.

2.6.4 Nervus cutaneus femoris lateralis

(aus L 2 und L 3)

Dieser rein sensible Nerv zieht schräg über den M. iliacus in Richtung auf die Spina iliaca anterior superior, wo er variantenreich durch das Leistenband, genauer über oder durch den oder unter dem M. sartorius abgewinkelt zur Vorderaußenseite des Oberschenkels zieht.

Diagnose: Typischerweise *Meralgia paraesthetica* [95], d.h. schmerzhafte Mißempfindungen an der Außen- und Vorderseite des Oberschenkels, gelegentlich aber auch nur Hypästhesie ohne Neuralgie, manchmal Druckpunkt am vorderen Darmbeinstachel. Elektroneurographisch lassen sich das NAP und die sensible NLG des N. cutaneus femoris lateralis messen, auch das SEP kann diagnostisch eingesetzt werden (auf der lädierten Seite fehlend oder verzögert).

Differentialdiagnose: Radikuläre Irritation L 2/L 3, Tendoperiostose des Trochanter major, Bursitis trochanterica.

Ätiologie: Meistens mechanisch, häufig iatrogen; rechts Prozesse der iliozökalen Region, nach Appendektomie, Traumen des vorderen Beckenkammes, nach Knochenspanentnahme und nach Operation in der seitlichen Leistenregion; bei der idiopathischen Läsion wird eine Nerveneinklemmung beim Durchtritt durch die Bauchwand bzw. die Faszienschichten vermutet.

Differentialdiagnose: Mononeuritis bei Diabetikern.

Prognose und Therapie: Spontane Remissionen und Exazerbationen kommen vor. Infiltration des Nervenaustrittspunktes am Leistenband, Gewichtsreduktion, Haltungsgymnastik, retardiertes Carbamazepin. Ein operatives Vorgehen ist nur dann indiziert, wenn alle konservativen Therapiemaßnahmen ausgeschöpft sind, man führt entweder eine Neurolyse oder eine Durchtrennung durch, insbesondere bei iatrogener oder posttraumatischer Läsion [2].

Begutachtung: GUV unter 10 v.H., SozER/SchwbG 10 %, PUV $^1/_{20}$ Bein nach GT.

2.6.5 Plexus lumbosacralis

Störungen des Beinnervengeflechts sind in der Begutachtung ungleich seltener als solche des Armnervengeflechts. Bezüglich Einzelheiten siehe die einschlägigen Lehrbücher [74, 75, 76].

Ätiologie: Tumordruck oder -invasion, retroperitoneales Hämatom (Bluter, Marcumar-Patienten), traumatische Plexusläsionen, ischämische Schädigung bei Arterienverschlüssen in der Beckenetage, iatrogen nach intrapelvinen und gynäkologischen Operationen sowie Geburten; radiogene Spätschäden [94].

Differentialdiagnose: Plexusneuritis, diabetische Plexopathie bzw. proximale asymmetrische Schwerpunktneuropathie, Wurzelläsionen (hierbei keine Schweißsekretionsstörungen), lumbosakrale Radikulitis (Elsberg-Syndrom, Liquor!).

Prognose und Therapie in Abhängigkeit von Ursache und Schwere des Schadens.

Begutachtung: GUV 75 v.H., SozER/SchwbG 80%, PUV bis $^1/_1$ Bein nach der GT.

2.6.6 Nervus femoralis

(z.T. aus L 1, immer aus L 2 bis L 4)

Der Oberschenkelnerv erscheint als stärkster Stamm des Lumbalplexus zwischen dem M. ilacus und M. psoas, er teilt sich im ilioinguinalen Dreieck in einen vorderen Ast zur Haut der Oberschenkelvorderseite (Rami cutanei anteriores) und zum M. sartorius und einen hinteren Hauptstamm, der sensibel die Schienbeinkante über den N. saphenus innerviert, der wiederum einen sensiblen Ast zur Kniescheibe (Ramus infrapatellaris) abgibt und ferner motorisch den M. quadriceps femoris (in der Reihenfolge Mm. rectus femoris, vastus lateralis, intermedius und medialis) versorgt. Bereits im intrapelvinen Abschnitt ziehen motorische Äste zum M. iliopsoas.

Höhendiagnose und Ätiologie: Eine *proximale intrapelvine Läsion* in der Fossa iliaca kommt relativ selten vor. Ursächlich kommen Tumoren, operative Eingriffe an der Appendix und im gynäkologischen Bereich, Psoas-Hämatome und -Abszesse in Betracht. Der M. iliopsoas ist meistens nur teilparetisch, da er auch durch direkte Äste aus dem Plexus lumbosacralis mitinnerviert wird. Sonst umfaßt eine Schädigung in dieser Höhe den gesamten N. femoralis.

Viel häufiger tritt die Läsion *in Höhe des Leistenbandes,* nach Abgang der Äste zum M. iliopsoas auf. Man findet einen fehlenden PSR, eine Quadrizepsparese, sensible Störungen an der Vorderseite des Ober- und Unterschenkels, oft auch Schmerzen in diesem Areal. Ursachen: viele iatrogene Schädigungsmöglichkeiten, nach TEP-Operation, Herniotomie, ilioinguinaler Lymphknotenbiopsie, Operationen am Beckenkamm, Femoralis-Angiographie, traumatisch nach Ospubis-Fraktur, nach Verwundungen, Schnittverletzungen in der Leistenbeuge (Fleischer und Ausbeiner!).

Differentialdiagnose: Diabetische proximale asymmetrische Neuropathie, Neuritis (Liquor!), Radikulopathie L 2 bis 4 (Bildgebung!).

Rein sensible Ramus-infrapatellaris-Läsion siehe Kniegelenkregion.

N. saphenus siehe Unterschenkelregion.

Elektroneuromyographische **Diagnostik:** EMG der Quadrizepsmuskulatur und des M. iliopsoas, motorische Leitungszeit des N. femoralis und Reflexzeit des PSR.

Prognose und Therapie: Offene Verletzungen werden operativ revidiert. Geschlossene Verletzungen mit kompletter Läsion sind je nach Ätiologie konservativ oder operativ zu behandeln.

Begutachtung: Komplette Femoralisläsion: GUV 35 v.H.,SozER/SchwbG 40 %, PUV $^1/_2$ (mindestens aber $^4/_{10}$) Bein nach der GT.

2.6.7 Nervus obturatorius

(aus L 2 bis L 4)

Der Nerv, der durch den Canalis obturatorius aus dem Becken kommt, versorgt motorisch die Adduktorenmuskeln und sensibel die Haut an der distalen Innenseite des Oberschenkels.

Ätiologie: Prozesse und operative Eingriffe im kleinen Becken (Ovar, Ureter), oft posttraumatisch, z.B. Beckenring-(Schambein-)Fraktur, retroperitoneales Hämatom, maligne Tumoren und Lymphknotenmetastasen, geburtstraumatisch, Hernia obturatoria, Schwannom.

Diagnose: Parästhesien im Obturatoriusgebiet, sog. *Obturatorius-Neuralgie* (Schmerzen in Projektion zur Innenseite des Kniegelenks, Howship-Romberg-Phänomen), Ausfall des Adduktorenreflexes, Adduktorenschwäche. EMG der Adduktoren, Reflexzeit des ADR, SEP, Bildgebung!

Differentialdiagnose: Radikulopathie.

Prognose und Therapie: Zunächst konservativ, bei Therapieresistenz je nach Ätiologie operativ.

Begutachtung: GUV 10 %, SozER/SchwbG 10 %, PUV $^1/_{10}$ Bein nach der GT.

2.6.8 Nervus glutaeus superior

(aus L 4 bi s S 1)

Dieser rein motorische Nerv kommt aus dem Foramen suprapiriforme, er versorgt den M. glutaeus medius und minimus und den M. tensor fasciae latae, seine Hauptfunktion besteht in der Stabilisierung des Beckens durch Abduktion des Oberschenkels (Standbein).

Schädigungsmechanismus: Am häufigsten iatrogen durch fehlerhafte intraglutäale Injektion bei nicht exakt durchgeführter, d.h. zu weit medial und kaudal gerichteter „ventroglutäaler" Injektion. Durch sachgemäße i.m. Injektion kann allenfalls der Endast des N. glutaeus superior zum M. extensor fasciae latae erfaßt werden. Bei exakter Injektion und Stichrichtung zum vorderen Darmbeinstachel oder Darmbeinkamm hin wird eine Nervenläsion vermieden. Nervenstammläsionen sind fehlerhaft und entschädigungspflichtig [104]. Leider ist die Methode nach Hochstetter in den gängigen Lehrbüchern der Krankenpflegeausbildung mißverständlich dargestellt. Da der Arzt die Mehrzahl intramuskulärer Injektionen an das Pflegepersonal delegiert, ist er gehalten, sich von der richtigen Injektionstechnik seiner Mitarbeiter regelmäßig zu überzeugen. Selten wird der Nerv durch penetrierende Verletzungen der Gesäßregion geschädigt.

Diagnose: Positives Trendelenburgsches Zeichen, Watschelgang. Eine Muskelatrophie ist wegen der Fettgewebsüberlagerung oft nicht erkennbar. Elektromyographie der Mm. glutaeus medius et minimus!

Differentialdiagnose: Myogene Läsion (meist beidseitig), Hüftleiden, medikamentös-toxische Haut-Muskel-Fettgewebsnekrose oder Embolia cutis medicamentosa *(Nicolau-Syndrom)* durch intraarterielle periphere Injektion bei intendierter i.m. Injektion. MRT-Diagnostik!

Prognose und Therapie: Bei schwereren Schäden frühe operative Revision, ggf. bei irreversiblem Ausfall Ersatzoperation.

Begutachtung: GUV 10 bis 20 v.H., SozER/SchwbG 20 %, PUV $^2/_7$ (bis $^1/_4$) Bein nach der GT.

2.6.9 Nervus glutaeus inferior

(aus L 5 bis S 2)

Der motorische Nerv zieht durch das Foramen infrapiriforme zum M. glutaeus maximus (Hüftextension!).

Schädigungsmechanismus: Früher nach fehlerhafter intraglutäaler Injektion bei Anwendung der alten Technik „im oberen äußeren Quadranten". Hierbei waren oft der N. ischiadicus und der sensible N. cutaneus femoris posterior mitbetroffen. Weitere Ursachen: kolorektale Tumoren, penetrierende Verletzungen in der Gesäßregion. Ein Nerven-Entrapment kommt nach Operationen und Kontusionen der Gesäßgegend, aber auch idiopathisch vor: *Piriformis Syndrom* oder *Foramen-infrapiriforme-Syndrom* mit diffusen Gesäßschmerzen, z.T. auch mit motorischer Schwäche des M. glutaeus maximus. Häufig bei Joggern.

Diagnose: Lokaler Schmerzpunkt im Bereich des M. piriformis bzw. Foramen infrapiriforme, Schmerzen in der Gesäßregion mit Ausstrahlung zur Rückseite des Oberschenkels, evtl. Hüftextensionsschwäche. Elektromyographisch findet sich bei der N.-glutaeus inferior-Läsion Denervierungsaktivität und ein neurogenes Muster, beim Piriformis-Syndrom ist der EMG-Befund allerdings häufig normal. MRT-Diagnostik!

Differentialdiagnose: Radikulär bedingte Muskelschwäche (L 5/S 1), aber auch myogene Schwäche (Muskeldystrophie). Bei fehlerhafter i.m. Injektion mit versehentlicher intraarterieller Injektion kommt es zum Nicolau-Syndrom (s. Abschnitt 2.6.8).

Therapie: Ggf. operative Revision, häufig anatomische Varianten!

Begutachtung: GUV 10 bis 20 v.H., SozER/SchwbG 20 %, PUV $^2/_7$ (bis $^1/_4$) Bein nach der GT.

2.6.10 Nervus ischiadicus

(aus L 4 bis S 3)

Versorgung und Ausfälle: Der N. ischiadicus verläßt das Becken durch das Foramen infrapiriforme und versorgt motorisch am Oberschenkel die Kniebeuger aus der Tibialisportion, den M. semitendineus, M. semimembranosus und den langen Biceps-femoris-Kopf, aus der Peronäusportion den kurzen Bizepskopf, außerdem werden am Unterschenkel und am Fuß sämtliche Muskeln versorgt. Das sensible Territorium umfaßt die Fußsohle (N. tibialis), den Fußrücken (N. peronaeus und N. suralis) und die Außenseite des Unterschenkels. Bei peripherer Läsion finden sich Störungen der Schweißsekretion und Piloarektion.

Ätiologie: Intrapelvine Läsionsmöglichkeiten bei Tumoren, Aneurysma der Aorta abdominalis und der A. hypogastrica. Verletzung bei Hüftluxation und -fraktur, Hüftoperation (TEP), Femurschaftfraktur mit Dislokation, Osteosynthese des Femurs, selten als Lagerungsschädigung bei mageren Patienten und Bewußtlosen, Tumordruck (Schwannom) und -infiltration (Malignome). Eine ischämische Ischiadikusläsion kann bei Verschluß der A. glutaealis inferior bzw. A. circumflexa femoris medialis oder der Aa. perforantes der A. femoralis, auch nach Gefäßoperation und endovaskulärer Therapie auftreten. Die sog. Spritzenschädigung entsteht durch fehlerhafte Injektion in unmittelbarer Nähe des Nervs oder direkte intraneurale Medikamentenapplikation. Meist gibt der Patient schon während der Injektion heftige brennende Schmerzen an, die in das Nerventerritorium ausstrahlen. Es kommt zu sensiblen, motorischen und vegetativen Ausfällen. Zahlreiche weitere iatrogene Schädigungsmöglichkeiten!

Ein *glutäales Kompartmentsyndrom* kann posttraumatisch, aber auch atraumatisch [43] auftreten, nach Marcumar-Blutung oder Rhabdomyolyse, auch längeres Sitzen in hockender Position oder sogar längeres Sitzen auf der Toilette [37] kann druckbedingt zur Ischiadikusschädigung führen, insbesondere bei kachektischen, intoxikierten oder alkoholisierten Personen.

Elektroneuromyographische **Diagnose:** Der N. ischiadicus und seine Zielmuskeln sind in allen Etagen inklusive H-Reflex untersuchbar.

Differentialdiagnose: Radikuläre Störungen L 5/S 1, Cauda-Affektionen (Denervierungsaktivität in der paraspinalen Muskulatur, keine Schweißsekretionsstörungen). Radikulitis (Liquor!).

Prognose und Therapie: Besteht 6 Wochen nach einer traumatischen geschlossenen Läsion ein vollständiger Ischiadikusausfall, sollte operativ revidiert werden, da man beim N. ischiadicus wegen der Länge der Nervenstrecke nicht die spontane Regeneration abwarten kann, ohne eine bleibende Totalatrophie zu riskieren. Bei allen Frakturen mit primärer Ischiadikusläsion wird operativ vorgegangen, bei offenen Verletzungen ohnehin. Bei jeder osteosynthetischen Maßnahme am Oberschenkel und bei Hüftoperationen muß der N. ischiadicus identifiziert, geschont und auf seine Kontinuität geachtet werden. Bei schwerer Spritzenlähmung gilt die Empfehlung, den N. ischiadicus frühzeitig, d.h.

innerhalb von Tagen, operativ zu explorieren. Ein glutäales Kompartmentsyndrom erfordert eine rasche operative Entlastung. Insgesamt ist die Prognose von Ischiadikusschäden mit und ohne Operation wenig günstig.

Begutachtung: N. ischiadicus (ohne Glutäalmuskulatur) GUV 50 v.H, SozER/SchwbG 60 %, PUV $^8/_{10}$ Bein nach der GT. N. ischiadicus mit Glutäalnerven (Mm. glutaei) GUV 70 v.H., SozER/SchwbG 80 %, PUV $^1/_1$ Bein nach der GT.

2.6.11 Übrige sensible Nerven der Becken-Oberschenkel-Region

Der *N. pudendus* (aus S 2 bis S 4) zieht intrapelvin in einer tunnelartigen Faszienduplikatur eingebettet, dem sog. Obturatorkanal oder Alcockschen Kanal, zum Perineum, versorgt dort den M. bulbocavernosus und die externen Sphinkteren des Anus und der Urethra sowie die Haut, auch Skrotum bzw. Labien und mit einem Endast Penis bzw. Klitoris.

Ätiologie: Kompression im Alcockschen Kanal (Beckenfraktur, Beckenchirurgie, *Engpaßsyndrom in der Fossa ischiorectalis* mit perinealen Schmerzen beim Stehen oder Sitzen) und extern am Damm (Drucklähmung perinealer Pudendusäste bei Radfahrern mit *Pudendus-Neuralgie).*

Diagnose: Taubheit und Mißempfindungen im Versorgungsareal, anorektale und urogenitale Dysfunktion. Einige Spezialisten führen auch die elektrophysiologische Diagnostik des Nerven durch: Bulbokavernosus-Reflex, Sphinkteren-EMG, SEP, NLG nach intrarektaler Stimulation.

Differentialdiagnose: Diabetische PNP.

Prognose und Therapie: Abhängig von der Ursache. Beim Fossa-ischiorectalis-Engpaßsyndrom des N. pudendus Kortikoid-Infiltration unter CT-Kontrolle, bei karzinomatöser Infiltration eventuell Neurotomie.

Begutachtung: Bis 10 %.

Der *N. cutaneus femoris posterior* geht direkt aus dem Plexus oder aus einem gemeinsamen Stamm des N. glutaeus inferior hervor (Nn. clunium inferiores, Rr. perineales). Er verläßt das Becken durch das Foramen infrapiriforme.

Ätiologie: Kompression durch anhaltendes Sitzen auf dem Boden oder Tätigkeiten in der Hocke, bei kolorektalen Tumoren, iatrogen nach fehlerhafter i.m. Injektion.

Therapie und Prognose: Abhängig von der Ursache.

Diagnose: Parästhesien und Taubheit an der Rückseite des Oberschenkels, oft ohne sensibles Defizit. Sensible NLG-Messung ist möglich. Das EMG der ischiokruralen Muskulatur ist normal (DD zur radikulären Läsion S 2).

Begutachtung: Keine meßbare MdE.

2.7 Kniegelenkregion

2.7.1 Ramus infrapatellaris des Nervus saphenus

Der *N. saphenus* als sensibler Ast des N. femoralis (s. Abschnitt 2.6) kommt unter dem M. sartorius aus dem Adduktorenkanal (Hunterschen Kanal), wo er bereits komprimiert werden kann, ca. 10 cm oberhalb des medialen Femurkondylus und dann zu Schmerzen in der medialen Knieregion führt, oft ohne sensible Ausfälle, meist aber mit einem Druckpunkt über dem Adduktorenkanal. Etwas weiter distal unter dem Pes anserinus, beispielsweise bei Bursitis, besteht eine zweite Kompressionsmöglichkeit. Es resultieren schmerzhafte Mißempfindungen über der Kniescheibe und der Schienbeinkante, jedoch kann der *Ramus infrapatellaris* des N. saphenus auch isoliert geschädigt werden, es kommt dann zur „Neuropathia patellae" oder „Gonalgia paraesthetica".

Ätiologie: Kniegelenkkontusion, meist aber iatrogen nach Kniegelenkarthroskopie und -arthrotomie (speziell nach Innenmeniskusrevision) und medialer Kapselbandoperation.

Diagnose: Lokaler Druckschmerz und Triggerpunkt über dem medialen Kniegelenkspalt bzw. im Nervenverlauf, häufig sensibler Funktionswandel mit Hyperalgesie oder Hyperpathie über der Patella. Am Unterschenkel wird der N. saphenus posttraumatisch oder perioperativ, z.B. bei Varizenstripping, lädiert. Elektroneurographisch kann der N. saphenus gemessen werden, es läßt sich auch ein SEP ableiten, die isolierte Ramus-infrapatellaris-Läsion muß klinisch diagnostiziert werden.

Prognose und Therapie: Bei Reizerscheinungen wird zunächst die diagnostische Leitungsanästhesie durchgeführt, danach die operative Neurolyse oder Durchtrennung dieses sensiblen Nervs.

Begutachtung: 0 bis 10 %.

2.7.2 Nervus peronaeus communis

(aus L 4 bis S 2)

Der Nerv entspringt dem N. ischiadicus und ist schon weit proximal mit seinen Fasern vom Tibialisanteil separiert, er zieht durch die Kniekehle, verläuft zum Wadenbeinköpfchen, wo er besonders exponiert liegt und Druckschädigungen ausgesetzt ist; er zieht dann durch einen fibro-ossären Kanal zwischen Inser-

Abb. 31-8 N. peronaeus, motorische und sensible Innervation [14].

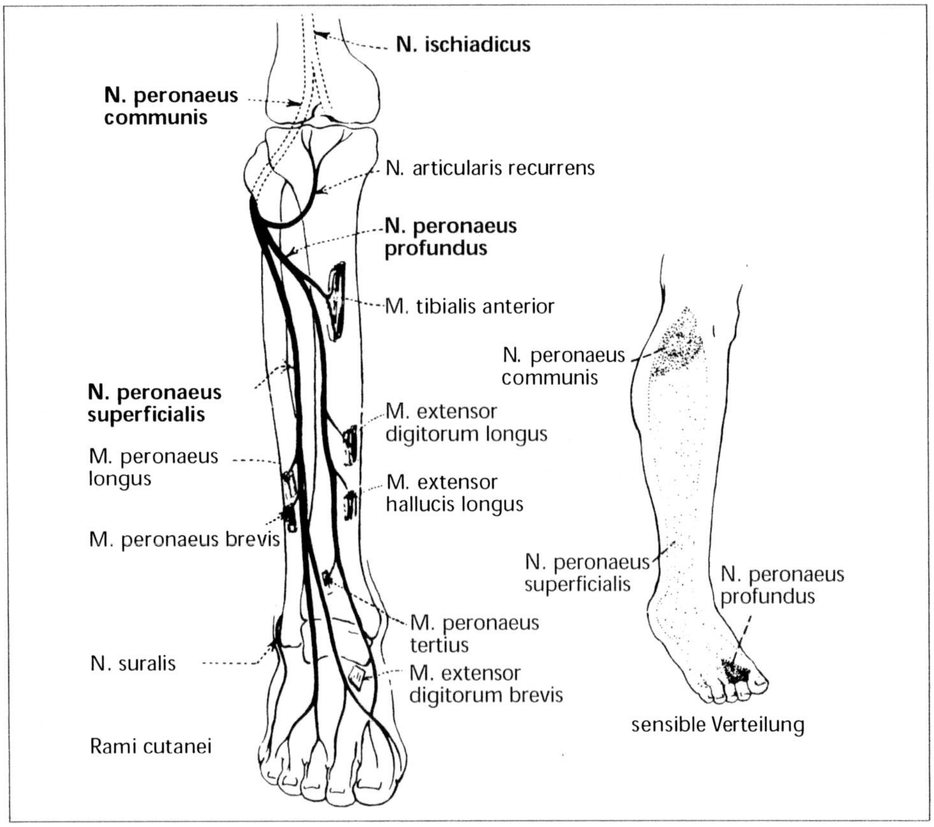

tion des M. peronaeus longus und Fibula (Fibulatunnel). Danach teilt er sich und versorgt über den N. peronaeus superficialis die Mm. peronaei (Lateralabduktoren des Fußes) und sensibel die Haut an der Außenseite des Unterschenkels sowie am Fußrücken, über den N. peronaeus profundus alle Fuß- und Zehenheber (Mm. tibialis anterior, extensor digitorum longus, extensor hallucis longus, extensor digitorum brevis) und sensibel die Haut im Interdigitalraum I/II (Abb. 31-8). Man unterscheidet dabei am Unterschenkel zwei Kompartimente: das laterale, das die Mm. peronaei enthält, und das vordere, das die Fuß- und Zehenheber beinhaltet.

Schädigungsmechanismen: Der N. peronaeus ist am Bein der am häufigsten geschädigte Nerv! Druckparese am Wadenbeinköpfchen durch Lagerung, Frakturen, Quetschung mit Schwellung und Hämatom, Verletzungen in der Kniekehle, Ganglien, Zerrung des Nervs durch Adduktionstrauma des Sprunggelenks.

Diagnose: Fallfuß, Steppergang, Zehenheber- und Lateralabduktionsschwäche, die beschriebenen Sensibilitätsstörungen, manchmal ein Hoffmann-Tinelsches Zeichen. Bei der proximalen mechanischen Wadenbeinnervenläsion kann sowohl der N. peronaeus communis als auch in unterschiedlichem Ausmaß oder isoliert der N. peronaeus profundus oder superficialis betroffen sein. Höhenlokalisation der Schädigung durch elektroneuromyographische Etagendiagnostik.

Differentialdiagnose: Kompartmentsyndrome des Unterschenkels, speziell Tibialogensyndrom, siehe Unterschenkelregion! Neuropathie mit Neigung zu Druckparesen.

Prognose und Therapie: Die Prognose der Wadenbeinnervenläsion ist schlecht, besonders bei einer Läsion in Höhe des Wadenbeinköpfchens, etwas günstiger ist die Prognose bei Läsion in der Kniekehle. Versorgung mit Peronäusschiene, operative Exploration bei allen kompletten und schweren Läsionen. Bei irreversiblen Defekten Ersatzoperation in Form von Sehnenverpflanzung des M. tibialis posterior etc.

Begutachtung: Schädigung des N. peronaeus communis GUV 20 (bis 25 [76]) v.H, SozER/SchwbG 30%, PUV $^4/_{10}$ Bein. Schädigung des N. peronaeus profundus GUV 20 v.H., SozER/SchwbG 30%, PUV $^1/_3$ oder $^3/_{10}$ Bein. Schädigung des N. peronaeus superficialis GUV 15 v.H, SozER/SchwbG 20%, PUV $^1/_{10}$ (bis $^1/_7$) Bein.

2.7.3 Nervus tibialis

(aus L 5 bis S 3)

Er versorgt sensibel einen Teil der Wade (N. cutaneus surae medialis), die Ferse (Rr. calcanei) und die Fußsohle mit der Unterseite der Zehen (Nn. plantares mediales et laterales). Letztere geben motorische Äste zur Fußsohlenmuskulatur ab. Schon in der Höhe des Unterschenkels zweigen die motorischen Äste zu den Mm. gastrocnemius, soleus, tibialis posterior, flexor digitorum longus und flexor hallucis longus ab.

Schädigungsmechanismen: Schnittverletzungen und Operation in der Kniekehle, Ganglion, Baker-Zyste, Tumoren, Kniegelenksverletzungen, Frakturen und Osteosynthese der Tibia bzw. der Unterschenkelknochen, Quetschverletzungen des Unterschenkels, idiopathisches Entrapment in der Kniekehle zwischen den Gastrocnemiusköpfen durch Sehnenbogen am Muskelursprung, z.B. bei Joggern!

Diagnose: Sensible Störungen (oft auch Hyperpathie und Kausalgie) an der Fußsohle, Atrophie und Parese der Fußsohlenmuskulatur mit Krallenzehenstellung; Schwäche und Ausfall der Plantarbeuger können fehlen, so daß ein distales Schädigungsmuster imponiert, wenn die N.-tibialis-Läsion partiell ist. Elektroneuromyographie: Leitgeschwindigkeit des N. tibialis, Nadelelektromyographie aus den Kennmuskeln der Wade und der Fußsohle.

Differentialdiagnose: Tiefes oder oberflächliches dorsales Kompartmentsyndrom des Unterschenkels (s. Abschnitt 2.8.2). Auch radikuläre Läsionen S 1/S 2 sind abzugrenzen. Neuropathie mit Neigung zu Druckparesen.

Prognose und Therapie: Bei N.-tibialis-Läsionen in Abhängigkeit von der Ätiologie und der Schwere des Nervenschadens operative Neurolyse. Bei den hinteren Kompartmentsyndromen frühe ausgiebige Fasziotomie.

Begutachtung: GUV 25 v.H., SozER/SchwbG 30 %, PUV 1/3 Bein nach der GT.

2.8 Unterschenkel- und Fußregion

2.8.1 Nervus peronaeus profundus et superficialis

Versorgungsgebiet und Diagnostik s. Abschnitt 2.7.2.

Ätiologie: Im Verlauf des *Unterschenkels* nach Weichteilverletzungen und Unterschenkel- sowie Wadenbeinfrakturen, Osteosynthese, iatrogen. Es gibt auch druckbedingte Lähmungen nach langem Knien oder Tätigkeiten in der Hocke, schließlich auch bei Joggern. Im distalen Drittel kann eine N.-peronaeus-profundus-Läsion evtl. rein motorisch mit Parese des M. extensor hallucis longus imponieren (DD: Sehnenruptur des genannten Muskels). Elektroneuromyographisch läßt sich eine klare Höhenzuordnung der Nervenläsion vornehmen.

Differentialdiagnose: Vorderes Kompartmentsyndrom des Unterschenkels, sog. *Tibialogen-Syndrom (Tibialis-anterior-Syndrom),* was meist durch posttraumatische oder postoperative Schwellungszustände unter der Tibiafaszie, aber auch nach Gewaltmärschen entsteht und zur ischämisch bedingten Myonekrose und Nervenschädigung führt. Beim Kompartmentsyndrom findet sich im EMG eine Mischung aus myogener und neurogener Läsion bzw. elektrische Stille beim Vollbild des Akutstadiums. Messung des subfaszialen Drucks im Kompartiment! Seltener ist das *laterale Kompartmentsyndrom* des Unterschenkels, das lediglich die Mm. peronaei betrifft [73].

Am *Fuß* resultieren entweder nur noch sensible Störungen (N. peronaeus superficialis) oder Taubheitsgefühle im Zehenzwischenraum I/II und ein Ausfall des kleinen Zehenstreckers (N. peronaeus profundus).

Ätiologie: Verletzungen (Distorsion, Fraktur, Operation) im distalen Drittel des Unterschenkels bzw. der Fibula und des Sprunggelenks sowie des Fußrückens, chronische Druckeinwirkung, z.B. durch zu enges Schuhwerk, *(vorderes Tarsaltunnelsyndrom):* Die Patienten klagen über Dysästhesien am Fußrücken.

Neurographische Diagnostik: Distale Leitungsverlangsamung (Latenzerhöhung) des N. peronaeus profundus, motorisch und sensibel, distale Leitungsverlangsamung des N. peronaeus superficialis.

Prognose und Therapie: Bei höhergradiger N.-peronaeus-Läsion operative Exploration. Beim Tibialogen-Syndrom bzw. beim vorderen und lateralen Kompartmentsyndrom des Unterschenkels frühzeitige Fasziotomie! Bei zu spätem Eingriff entspricht der Folgezustand einem N.-peronaeus-Ausfall.

Begutachtung: s. Abschnitt 2.7.2.

2.8.2 Nervus tibialis

Versorgungsgebiet (Abb. 31-9) und Diagnose s. Abschnitt 2.7.3.

Ätiologie: Am *Unterschenkel* durch Weichteilverletzungen und Frakturen, auch nach Osteosynthese. In der Regel finden sich nur distale Ausfälle, weil die Läsion jenseits des Abgangs der motorischen Äste zum M. triceps surae gelegen ist, also ein Ausfall der Fußsohlenmuskulatur, Hyp- oder Hyperalgesie, häufig mit Kausalgie und trophischen Störungen.

Differentialdiagnose: *Tiefes und oberflächliches hinteres Kompartmentsyndrom* des Unterschenkels.

Abb. 31-9 N. tibialis, motorische und sensible Innervation [14].

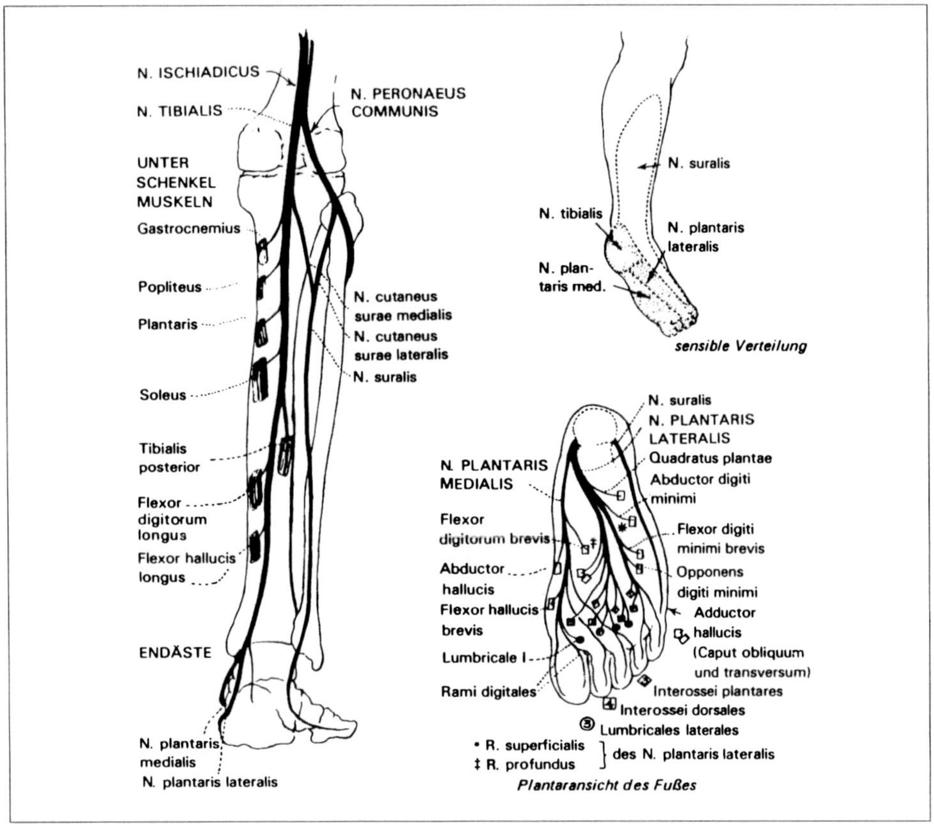

Das oberflächliche Kompartiment beinhaltet den M. triceps surae zwischen der oberflächlichen und tiefen Fascia cruris, das tiefe Kompartiment umfaßt die Mm. tibialis posterior, flexor digitorum longus und flexor hallucis longus zwischen der Lamina profunda der Fascia cruris und der Membrana interossea sowie Tibia und Fibula. Meist sind ursächlich posttraumatische Schwellungszustände und Blutungen anzuschuldigen.

Hinter dem Innenknöchel führt eine Läsion oder Kompression des N. tibialis zum sog. *hinteren Tarsaltunnelsyndrom,* meist nach Innenknöchelfrakturen und -operationen, bei Schwellungzuständen, lokalen Verletzungen, auch durch Fibrosen und Adhäsionen sowie Ganglien.

Diagnose: Gefühlsstörungen und Schmerzen an der Fußsohle, lokale Klopfempfindlichkeit mit Hoffmann-Tinelschem Zeichen hinter dem Innenknöchel, Schwund und Schwäche der Fußsohlenmuskulatur, evtl. Krallenstellung der Zehen. Häufig verkannt als „Blutumlaufstörung" nach Trauma.

Nicht selten beobachtet man ein idiopathisches Entrapment des *Ramus plantaris medialis* (seltener auch des R. plantaris lateralis) *nervi tibialis* am medialen Fußrand, etwa 5 cm distal zum Tarsaltunnel. Hier können die Tibialisäste zwischen der Tuberositas des Os naviculare und dem M. abductor hallucis komprimiert werden und die gleichen Beschwerden wie beim hinteren Tarsaltunnelsyndrom hervorrufen. Man spricht von der Neuropathie des Ramus plantaris medialis (joggers foot).

Außerdem können die *Rami calcanei,* die bereits proximal des Tarsaltunnels zur Ferse ziehen, isoliert komprimiert werden, vor allem durch Verletzungen im Bereich der Ferse und der Achillessehne und damit verbundene operative Maßnahmen; spontanes Entrapment auch bei Athleten.

Der erste Ast des Ramus plantaris lateralis, auch *Ramus calcaneus inferior* genannt, kann einen hartnäckigen Fersenschmerz unterhalten.

Eine Irritation oder Schädigung der interdigitalen Tibialisendäste, *Interdigitalneuropathie* oder *Mortonsche Metatarsalgie* genannt, durch Verletzungen im Metatarsalbereich, aber auch als idiopathisches Entrapment, meist bei Fußdeformität oder durch Tragen eines zu engen Schuhwerks.

Diagnose: Typischer Druckschmerz im Interdigitalraum III oder IV, seltener II, bei plantarer Auslösung. Unangenehme Spontanschmerzen, die beim Ausziehen der Schuhe nachlassen. Quälende Bagatellneuropathie! Bei der Sensibilitätsprüfung werden gelegentlich Gefühlsstörungen im entsprechenden Interdigitalraum angegeben. Die Diagnose kann auch durch Leitungsanästhesie gestützt werden. Elektroneuromyographie der Tarsaltunnelsyndrome: Eine Verlängerung der distalen motorischen Latenz des N. tibialis stützt die Diagnose eines hinteren Tarsaltunnelsyndroms, sie findet sich aber lediglich in etwa der Hälfte der Fälle. Sensible Leitungsmessungen sind häufiger pathologisch, aber hinsichtlich der Interpretation oft problematisch, insbesondere wenn die Patienten zusätzlich eine Polyneuropathie haben [109]. Die Latenz der Rr. plantares beim idiopathischen Entrapment dieser Äste ist meist normal. Die elektrophysiologische Diagnostik der Interdigitalneuropathie ist aufwendig und unsicher [77].

Der sensible Tibialisendast an der Innenseite der Großzehe kann durch Tragen von Riemensandalen, besonders bei Hallux valgus, irritiert oder druckgeschädigt sein.

Diagnose: Taubheitsgefühl an der Innenseite der Großzehe, lokale Druck- und Klopfempfindlichkeit über dem Nervenast.

Prognose und Therapie: Je nach Sitz, Ursache und Schwere einer N.-tibialis-Läsion unterschiedlich. Vollständige Ausfälle oder Teilläsionen mit erheblichen subjektiven Symptomen sollen bei fehlender spontaner Regeneration oder nach offener Verletzung operativ revidiert werden. Die Regenerationspotenz des Nervs ist allerdings relativ schlecht. Frühe Faszienspaltung beim oberflächlichen oder tiefen hinteren Kompartmentsyndrom! Bei Druckneuropathien durch äußere Einwirkung Ausschaltung der Ursache, Änderung des Schuhwerkes. Operative Neurolyse des N. tibialis beim Tarsaltunnelsyndrom sowie der Ramus-plantaris-medialis-Druckneuropathie und der Mortonschen Interdigitalneuropathie, meist mit gutem Erfolg.

Begutachtung: Kompletter Tibialisausfall s. Abschnitt 2.7.2. Distaler Tibialisausfall GUV 10–20 v.H., SozER/SchwbG 20 %, PUV $^1/_4$ Bein nach der GT. Bei Hyperpathie und Kausalgie sind höhere prozentuale Einschätzungen angebracht.

2.8.3 Nervus suralis

Der Endast des sensiblen Wadennerven kann an der Außenseite des distalen Unterschenkeldrittels durch Tragen hoher Schaftschuhe komprimiert werden (Kamerad-Schnürschuh-Syndrom), gelegentlich auch durch das Tragen beengender Kettchen. Neben externer Kompression spielen Verletzungen, besonders auch iatrogene, in Höhe der Kniekehle, der Wade oder – am häufigsten – in Höhe des Außenknöchels und des lateralen Fußrückens eine Rolle. Häufig wird der Nerv bei Osteosynthese und Varizenstripping verletzt. Vereinzelt kommt es zu persistierenden Schmerzsyndromen nach Suralisbiopsie oder Suralisentnahme zu Transplantationszwecken. Neben dem typischen Beschwerdebild schmerzhafter Mißempfindungen finden sich meist ein lokales Hoffmann-Tinelsches Zeichen und ein Sensibilitätsausfall oder eine Hyperpathie im Versorgungsgebiet.

Elektroneurographie: Erniedrigte sensible NLG oder fehlendes NAP des N. suralis. Normales EMG.

Prognose und Therapie: Ausschaltung externen Druckes, operative Neurolyse oder Nervendurchtrennung.

Begutachung: In der Regel keine bleibende meßbare MdE. Bei persistierenden hyperpathischen Zuständen 10 %.

Die gutachtliche Bewertung peripherer Nervenschäden faßt Tabelle 31-1 zusammen.

Literatur

[1] Ackermann, B.H., Karsbekar, N. (1997): Disturbances of taste and smell induced by drugs. Pharmacotherapy 17: 482–496.

[2] Antoniadis, G., Braun, V., Rath, S., Moese, G., Richter, H.-P. (1995): Die Meralgia paraesthetica und ihre operative Behandlung. Nervenarzt 66: 614–617.

[3] Antoniadis, G., Moler, K., Braun, V., Richter, H.-P. (1997): Operative Behandlung von geburtstraumatischen Läsionen des Plexus brachialis. Monatschr. Kinderheilk. 145: 1080–1085.

[4] Antoniadis, G., Richter, H.-P., Rath, St., Braun, V., Moese, G. (1996): Suprascapular nerve entrapment: experience with 28 cases. J. Neurosurg. 85: 1020–1025.

[5] Bannister, Sir R., Matthias, Chr.J. (1992): Autonomic failure. Oxford University Press, Oxford–New York–Tokyo.

[6] Bereiter-Hahn, W., Schieke, H., Mehrtens, G. (1997): Gesetzliche Unfallversicherung, Handkommentar. Schmidt, Berlin.

[7] Blome, O. (1998): Berufskrankheiten. Merkblätter-Textausgabe – Rechtsgrundlagen. Düringshofen, Berlin.

[8] Blome, O., Schürmann, J. (1998): III–1.14 Berufskrankheiten, in: Ludolph et al [57].

[9] Brandt, Th., Caplan, I.R., Dichgans, J., Diener, H.C., Kennard, Chr. (1996): Neurological Disorders, Course and Treatment. Academic Press, San Diego–New York–Boston–London–Sidney–Tokyo–Toronto.

[10] Brüser, P. (1999): Motorische Ersatzoperationen an der oberen Extremität. Deutsch. Ärztebl. 96: 798–803.

[11] Bundesministerium für Arbeits- und Sozialordnung (1996): Anhaltspunkte für die ärztliche Gutachtertätigkeit im sozialen Entschädigungsrecht und nach dem Schwerbehindertengesetz. Koellen, Bonn.

[12] Campbell, W.W. (1989): AAEE case report 18: Ulnar neuropathy in the distal forearm. Muscle & Nerve 12: 347–352.

[13] Campbell, W.W., Pridgeon, R.M., Salmi, K.S. (1992): Short segment incremental studies in the evaluation of ulnar neuropathy at the elbow. Muscle & Nerve 15: 1050–1054.

Tabelle 31-1 Gutachtliche Bewertung peripherer Nervenschäden

Geschädigter Nerv	GUV MdE v.H.	SozER/SchwbG MdE %/GdB	PUV nach der GT
N. accessorius	20	30	1/10 A (bis 1/7A)
Plexus brachialis, totaler	75	80	1/1 A
Plexus brachialis, oberer	40–50	50	4/10 A
Plexus brachialis, unterer	50–60	60	1/2 A
N. axillaris	30	30	2/10 A (bis 1/4 A)
N. thoracicus longus	25	20	1/7 A (bis 2/10 A)
N. suprascapularis	10	10	1/20 A
N. radialis, oberer	30	30	4/10 A
N. radialis, mittlerer	25	20	3/10 A
N. radialis, unterer	20	20	2/10 A
N. musculocutaneus	25	20	3/10 A
N. ulnaris, oberer	25	30	1/3 A (bis 4/10 A)
N. ulnaris, unterer	20	30	2/10 A
N. medianus, oberer	35	40	1/3 A (bis 4/10 A)
N. medianus, unterer	25	30	2/10 A
N. medianus, sensibel	20	20	*)
Nn. radialis et axillaris	60	50	6/10 A
Nn. radialis et ulnaris	60	50	6/10 A
Nn. radialis et medianus	60	50	6/10 A
Nn. ulnaris et medianus	60	50	5/10 A (bis 6/10 A)
Nn. radialis, ulnaris et medianus (in Schulterhöhe)	75	70	8/10 A (bis 9/10 A)
Nn. radialis, ulnaris et medianus (Unterarm)	60	60	6/10 A
Plexus lumbosacralis	75	80	1/1 B
N. ischiadicus, oberer	50	60	8/10 B
N. ischiadicus, unterer (Nn. peronaeus et tibialis)	45	50	1/2 B
N. femoralis	35	40	1/2 B (4/10 B)
N. obturatorius	10	10	1/10 B
N. glutaeus inferior	20	20	2/7 B (1/4 B)
N. glutaeus superior	20	20	2/7 B (1/4 B)
N. cutaneus femoris lateralis	0–10	10	1/20 B
N. peronaeus communis	20	30	4/10 B
N. peronaeus profundus	20	30	1/3 B (3/10 B)
N. peronaeus superficialis	15	20	1/10 B (bis 1/7 B)
N. tibialis, proximal	25	30	1/3 B
N. tibialis, distal	20	20	1/4 B

GUV = gesetzliche Unfallversicherung. Die früher übliche unterschiedliche Bewertung von Gebrauchsarm und Gegenarm hat rechtlich keinen Bestand [6] und wird daher nicht mehr angegeben.
SozER/SchwG = soziales Entschädigungsgesetz/Schwerbehindertengesetz.
PUV = private Unfallversicherung.
A = Arm
B = Bein

*) entsprechend Gliedertaxe (GT), Daumen- und Fingernervenwerte [35].

Alle angegebenen Werte gelten für einen kompletten Ausfall.
Zur Einschätzung in der GUV siehe [65, 69, 76, 87].
Zur Einschätzung im SozER/SchwbG siehe Anhaltspunkte [11].
Zur Einschätzung in der PUV siehe [26, 35, 69, 85, 87].

[14] Chusid, J.G. (1978): Funktionelle Neurologie. Springer, Berlin–Heidelberg–New York.

[15] Conrad, B., Bischoff, Ch. (1998): Das EMG-Buch. Thieme, Stuttgart–New York.

[16] Conrad, B., Benecke, R. (1987): Diagnostische Entscheidungsprozesse mit dem EMG. Edition Medizin VCH, Weinheim.

[17] Dawson, D.M., Hallet, M., Wilbourn, A.J. (1999): Entrapment Neuropathies, 3rd ed. Lippincott-Raven, Philadelphia–New York.

[18] Déjérine, J. (1914): Sémiologie des affections du system nerveux. Masson, Paris.

[19] Diener, H.C., Maier, C. (1997): Das Schmerztherapiebuch. Urban & Schwarzenberg, München–Wien–Baltimore.

[20] Dietrich, M. (1999): Neurovaskuläre Kompression des VIII. Hirnnerven: Vestibularis-Paroxysmie. Akt. Neurologie 26: 55–59.

[21] Drexel, H. et al. (1993; Hrsg.): Physikalische Medizin. Bd. 4: Elektro- und Lichttherapie. Hippokrates, Stuttgart.

[22] Dyck, P.J.,Thomas,P.K., Griffin, J.W., Low, Ph.A., Poduslo, J.F. (1993): Peripheral Neuropathy. 3rd ed. Vol. 1 and 2. Saunders, Philadelphia–London–Toronto–Montreal–Sidney–Tokyo.

[23] Eberhardt, O., Bauer, G. (1999): Das Kompressionssyndrom des N. suprascapularis im Bereich der Incisura scapulae. Orthop.Praxis 35: 85 –88.

[24] Edel, H. (1991): Fibel der Elektrodiagnostik und Elektrotherapie. 6. Aufl. Gesundheit, Berlin.

[25] Feldmann, H. (1997): Das Gutachten des Hals-Nasen-Ohren-Arztes. 4. Aufl. Thieme, Stuttgart–New York.

[26] Fitzek, J. M. (1998): Vergleichende Synopse der Gliedertaxbewertung in der privaten Unfallversicherung, S. 417–420, in. Rompe [87].

[27] Frommelt, P., Grötzbach, H. (1999; Hrsg.): Neuro-Rehabilitation. Grundlagen, Praxis, Dokumentation. Blackwell, Berlin–Wien.

[28] Glocker, F.X., Hopf, H.C. (1997): Die periphere Facialisparese: Differentialdiagnose mittels elektrischer und magnetischer Stimulation und therapeutisches Procedere. Akt. Neurologie 24: 175–181.

[29] Glocker, F.X., Hopf, H.C. (1999): Läsionen des N. facialis, S. 233–244, in: Hopf, H.C. et al. [41].

[30] Glocker, F.X., Hopf, H.C. (1999): Läsionen des N. trigeminus, S. 227–233, in: Hopf, H.C. et al. [41].

[31] Gramberg-Danielsen, B. (1991; Hrsg.): Medizinische Grundlagen der augenärztlichen Begutachtung. Enke, Stuttgart.

[32] Haymaker, W., Woodhall, B. (1967): Peripheral Nerve Injuries. Saunders, Philadelphia–New York.

[33] Hausotter, W. (1995): Neurologische Begutachtung. Einführung und praktischer Leitfaden. Schattauer, Stuttgart–New York.

[34] Herberhold, C. (1999): Riech- und Schmeckstörungen, S. 169–179, in: Hopf, H.C. et al. [41].

[35] Hierholzer, G., Ludolph, E. (1992; Hrsg.): Das ärztliche Gutachten in der privaten Unfallversicherung. Gutachtenkolloqium. Springer, Berlin–Heidelberg–New York–London–Paris–Tokyo–Hongkong–Barcelona–Budapest.

[36] Hierner, R.,Berger, A. (1997): Die radiogenen Läsionen des Plexus brachialis. Akt. Neurologie 24: 150–155.

[37] Holland, N.R., Schwartz-Williams, L., Blotzer, J.W. (1999): „Toilet seat" Sciatic Neuropathy. Arch. Neurol. 56: 116.

[38] Hopf, H.C. (1999): Innervationsanomalien an Hand und Fuß, S. 280–284, in: Hopf, C.H. et al. [41].

[39] Hopf, H.C. (1997): Periphere Nervenschäden und Nervenwurzelschäden bei degenerativen Wirbelsäulenveränderungen sowie Hirnnervenstörungen, in: Rauschelbach, H.H., Jochheim, K.-A. [83].

[40] Hopf, H.C., Dengler, R., Röder, R. (1995): Elektromyographie-Atlas. Praktisches Vorgehen und sichere Befundbewertung. Thieme, Stuttgart–New York.

[41] Hopf, H.C., Deuschl, G., Diener, H.C., Reichmann, H. (1999; Hrsg.): Neurologie in Klinik und Praxis. 3. Aufl. Bd. I und II. Thieme, Stuttgart–New York.

[42] Hufschmidt, A., Lücking, C.H. (1999): Neurologie Kompakt. Leitlinien für Klinik und Praxis. 2. Aufl. Thieme, Stuttgart–New York.

[43] Hynes, J.E., Jackson, A. (1994): Atraumatic glutaeal compartment syndrome. Postgrad. Med.J. 70: 210–212.

[44] Joist, A., Probst, A., Böhm, A., Spakel, B. (1998): Zur Differentialdiagnose des N. interosseus anterior-Syndroms. Nervenarzt 69: 335–337.

[45] Kline, D.G., Hudson, A.R. (1995): Nerve Injuries. Operative Results for Major Nerve Injuries, Entrapment and Tumors. W.B. Saunders, Philadelphia–London–Toronto–Montreal–Sidney–Tokyo.

[46] Koltzenburg, M. , Reiners, K. (1997): Neuropathische Schmerzen. Pathophysiologie und Beurteilung, S. 7–15, in: Suchenwirth, R.M.A., Ritter, G., Widder, B. (Hrsg.): Neurologische Begutachtung bei inadäquaten Befunden. Fischer, Ulm–Stuttgart–Jena–Lübeck.

[47] Kopell, H.P., Thompson, W.A.L. (1963): Peripheral Entrapment Neuropathies. William & Wilkins, Baltimore.

[48] Kretschmer, H. (1984): Traumatologie der peripheren Nerven. Thieme, Stuttgart.

[49] Kukowski, B. (1995): Elektrodiagnostik peripherer Nerven. Thieme, Stuttgart.

[50] Kullmann, H.J. (1987; Hrsg.): Arzthaftpflicht-Rechtsprechung (AHRS). Ergänzbare Ausgabe, Teil I und II. Schmidt, Berlin.

[51] Kunze, K. (1999): Praxis der Neurologie, 2. Aufl. Thieme, Stuttgart–New York.

[52] Lehmann, R., Gramberg-Danielsen, B. (1999): Augenärztliche Begutachtung, Kap VI-4, in: Ludolph, E. et al. [57].

[53] Lewis, R.A. (1996): Pure Motor Hand Weakness. Seminars in Neurology 16: 75- 81.

[54] Liveson, J. A., Dong, M. Ma (1992): Laboratory Reference for Clinical Neurophysiology. F.A. Davis, Philadelphia.

[55] Low, Ph.A. (1997): Clinical autonomic disorders. Evaluation and Management. 2nd ed. Lippincott-Raven, Philadelphia–New York.

[56] Ludin, H.-P. (1997): Praktische Elektromyographie. 5. Aufl. Enke, Stuttgart.

[57] Ludolph, E., Lehmann, R., Schürmann, J. (1998): Kursbuch der ärztlichen Begutachtung. Ecomed, Landsberg.

[58] Malin, J.P., Schliack, H. (1999): Läsion der kaudalen Hirnnerven: N. glossopharyngicus, N. vagus, N. accessorius, N. hypoglossus, S. 264–270, in: Hopf, H.C. et al. [41].

[59] Manz, F., Hartje, W. (1999): Begutachtung, in: Frommelt, P., Grötzbach, H. [27].

[60] Manz, F. (1971): Die Schädigung des N. medianus im Karpalkanal. Habilitationsschrift, Freiburg.

[61] Manz, F.,Schenck, E. (1975): Orbicularis oculi-Reflexe bei idiopathischer Facialisparese. J. Neurol. 210: 271–281.

[62] Maraviller, K.R., Bowen, B.C. (1998): Imaging of the Peripheral Nervous System: Evaluation of Peripheral Neuropathy and Plexopathy. AJNR 19: 1011–1023.

[63] Marx, H.H. (1992; Hrsg.): Medizinische Begutachtung. Grundlagen und Praxis. Thieme, Stuttgart–New York.

[64] Marx, H.H., Klepzik, H. (1997): Basiswissen medizinische Begutachtung. Rechtliche und inhaltliche Grundlagen des ärztlichen Fachgutachtens. Thieme, Stuttgart–New York.

[65] Mehrhoff, F., Muhr, G. (1998): Unfallbegutachtung. 10. Aufl. des Werkes von Rostock, P., Günther, E., Hymmen, R., weitergeführt von Izbicki, W., Neumann, N., Spohr, H. De Gruyter, Berlin–New York.

[66] Merskey, H., Bogduk, N. (1994; eds.): Classification of chronic pain. Descriptions of chronic pain syndromes and definition of pain terms. 2nd ed. Prepared by the Task Force on Taxonomy of the International Association for the Study of Pain. IASP Press, Seattle.

[67] Millesi, H. (1992): Chirurgie der peripheren Nerven. Urban & Schwarzenberg, München–Wien–Baltimore.

[68] Mokrusch, Th., Engelhardt, A., Eichhorn, K.F., Prischenk, G., Prischenk, H., Sack, G., Neundörfer, B. (1990): Effects of long-impulse electrical stimulation on atrophy and fibre type composition of chronically denervated fast rabbit muscle. J. Neurol. 237: 29.

[69] Mollowitz, G.G. (1994; Hrsg.): Der Unfallmann. Begutachtung der Folgen von Arbeitsunfällen, privaten Unfällen und Berufskrankheiten. Springer, Berlin–Heidelberg–New York–London–Paris–Tokyo.

[70] Mondelli, M., Cioni, R., Federico, A. (1998): Rare mononeuropathies of the upper limb in body builders. Muscle & Nerve 21: 809–812.

[71] Müller-Vahl, H. (1980): Zur gutachterlichen Beurteilung von iatrogenen Läsionen peripherer Nerven. Akt. Neurol. 7: 179–184.

[72] Müller-Vahl, H. (1984): Aseptische Gewebsnekrose: Eine schwerwiegende Komplikation nach intramuskulärer Injektion. Dtsch. med. Wschr. 109: 786–792.

[73] Müller-Vahl, H. (1999): Kompartmentsyndrome, S. 356, in: Hopf et al. [41].

[74] Müller-Vahl, H., Schliack, H. (1998): Erkrankungen des peripheren Nervensystems, Kap. 7, S. 179–268, in: Kunze, K. [41].

[75] Müller-Vahl, H. (1999): Plexus lumbosacralis und Beinnerven, S. 331–343, in: Hopf et al. [41].

[76] Mumenthaler, M., Schliack, H., Stöhr, M. (1998): Läsionen peripherer Nerven und radikuläre Syndrome. Thieme, Stuttgart–New York.

[77] Oh, F.J., Kim, H.S., Ahmad, D. (1984): Electrophysiological diagnosis of interdigital neuropathy of the foot. Muscle & Nerve 7: 218–225.

[78] Padua, L., Lo Monaco, M., Gregori, B., Valente, E.M., Padua, R., Tonalis, P. (1997): Neurophysiological classification and sensitivity in 500 carpal tunnel syndrome hands. Acta Neurol. Scand. 96: 211–217.

[79] Pfeiffer, N. (1999): Sehstörungen, S. 179–199, in: Hopf, H.C. et al. [41].

[80] Poeck, K., Hacke, W. (1998): Neurologie. 10. Aufl. Springer, Berlin–Heidelberg–New York.

[81] Pollock, L.J., Davis,L. (1933): Peripheral Nerve Injuries. Hoeber, New York.

[82] Preston, D.C., Logigian, E.L. (1992): Lumbrical and interossei recording in carpal tunnel syndrome. Muscle & Nerve 15: 1253–1257.

[83] Rauschelbach, H.-H., Jochheim, K.-A. (1997): Das neurologische Gutachten. 3. Aufl. Thieme, Stuttgart–New York.

[84] Raynor, E.M., Schefner, J.M., Preston, D.C., Logigian, E.L. (1994): Sensory and mixed nerve conduction studies in the evaluation of ulnar neuropathy at the elbow. Muscle & Nerve 17: 785–792.

[85] Reichenbach, M. (1995): Invalidität in der privaten Unfallversicherung. Deutscher Anwaltsverlag, Bonn.

[86] Röder, R. (1999): Plexus cervicalis und brachialis sowie Schulternerven, Armnerven, S. 294–331, in: Hopf, H. C. et al. [41].

[87] Rompe, G., Erlenkämper, A. (1998): Begutachtung der Haltungs- und Bewegungsorgane. 3. Aufl. Thieme, Stuttgart–New York.

[88] Roos, D.B. (1990): The thoracic outlet syndrome is underrated. Arch.Neurol. 47: 327–328.

[89] Rosenbaum, R.B., Ochoa, J.L. (1993): Karpal-Tunnel-Syndrome and Other Disorders of the Median Nerve. Butterworths-Heinemann, Boston–London–Oxford–Singapur–Sydney–Toronto–Wellington.

[90] Rudigier, R. (1991): Motorische Ersatzoperationen der oberen Extremität. Bibl. f. Handchirurgie. Hrsg. von Buck-Gramcko, D. und Nigst, H. Bd. 1 und 2. Hippokrates, Stuttgart.

[91] Samii, M., Janetta, P.J. (1981; eds.): The Cranial Nerves. Springer, Berlin–Heidelberg–New York.

[92] Seddon, H. (1972): Surgical Disorders of the Peripheral Nerves. Churchill Livingstone, Edinburgh–London.

[93] Seiler, C.F., Shehata-Dieler, W., Helms, J. (1999): Hörstörungen, S. 244–258, in: Hopf, H.C. et al. [41].

[94] Spiess, H. (1972): Schädigungen am peripheren Nervensystem durch ionisierende Strahlen. Springer, Berlin–Heidelberg–New York.

[95] Suchenwirth, R.M.A. (1992): Häufig verkannt. Meralgia paraesthetica (Roth-Bernhardt). Internist. Prax. 32: 315–320.

[96] Sunderland, S. (1990): Nerve Injuries and their Repair. A critical Appraisal. 2nd ed. Livingstone, London.

[97] Sunderland, S. (1978): Nerves and Nerve Injuries. 2nd ed. Churchill Livingstone, Edinburgh–London–New York.

[98] Schmidt, D., Malin, J.-P. (1995): Erkrankungen der Hirnnerven. 2. Aufl. Thieme, Stuttgart–New York.

[99] Schmidt, K.L., Drexel, H., Jochheim, K.-A. (1995): Lehrbuch der physikalischen Medizin und Rehabilitation. Fischer, Stuttgart–Jena–New York.

[100] Schönberger, A., Mehrtens, G., Valentin, H. (1998): Arbeitsunfall und Berufskrankheiten. 6. Aufl. Schmidt, Berlin.

[101] Staal, A., van Gijn, J., Spaans, F. (1998): Mononeuropathies. Examination, Diagnosis and Treatment. W.B. Saunders, Philadelphia–London–Toronto–Montreal–Sidney–Tokyo.

[102] Stewart, J. D. (1993): Focal Peripheral Neuropathies, 2nd ed. Raven, New York.

[103] Stöhr, M. (1998): Atlas der klinischen Elektromyographie und Neurographie. 4. Aufl. Kohlhammer, Stuttgart–Berlin–Köln.

[104] Stöhr, M. (1996): Iatrogene Nervenläsionen. 2.Aufl. Thieme, Stuttgart–New York.

[105] Tackmann, W., Richter, H.P., Stöhr, M. (1989): Kompressionssyndrome peripherer Nerven. Springer, Berlin–Heidelberg–New York–London–Paris–Tokyo.

[106] Thoden, U. (1987): Neurogene Schmerzsyndrome. Differentialdiagnose und Therapie. Hippokrates, Stuttgart.

[107] Thömke, F. (1999): Paresen der oculomotorischen Hirnnerven, S. 199–226, in: Hopf, H.C. et al. [41].

[108] Thömke, F. (1998): Paresen einzelner Hirnnerven als einziges Symptom cerebraler Ischämien. Akt. Neurol. 25: 234–244.

[109] Vogt, Th., Hansen, Ch., Herbsthofer, B. (1997): Die Wertigkeit elektrophysiologischer Diagnostik beim hinteren Tarsaltunnelsyndrom. Akt. Neurologie 24: 156–160.

[110] Wall, P.D., Melzack, R. (1999): Testbook of pain. Churchill Livingstone, London.

[111] Widder, B. (1997): Kriterien zur Leistungsbeurteilung bei Schmerzpatienten, S. 16–25, in: Suchenwirth, R.M.A., Ritter, G., Widder, B. (Hrsg.): Neurologische Begutachtung bei inadäquaten Befunden. Fischer, Ulm–Stuttgart–Jena–Lübeck.

[112] Wilbourn, A.J. (1990): The thoracic outlet syndrome ist overdiagnosed. Arch. Neurol. 47: 328–330.

[113] Zenz, M., Jurna, I. (1993): Lehrbuch der Schmerztherapie. Wissenschaftl. Verlagsges., Stuttgart.

32
Polyneuropathien und Enzephalopathien

Klaus Kunze

Inhalt

Inhalt

1 Polyneuropathien

1.1 Einleitung

Polyneuropathien zu beurteilen, ist aus vielerlei Gründen schwierig. Das hat im wesentlichen damit zu tun, daß es sich bei den Polyneuropathien nicht um ein einheitliches Krankheitsbild, sondern eher um ein Syndrom handelt, also um eine Vielfalt pathogenetischer Aspekte einerseits und unterschiedliche Manifestationsformen und Ausprägungsgrade des klinischen Syndroms andererseits.

Es stehen somit häufig nicht nur Zusammenhangsfragen zur Diskussion, sondern es kommt vor, daß erst im Zusammenhang mit dem Gutachten die Diagnose gestellt oder überprüft werden muß. Dies kann sich besonders schwierig gestalten, wenn Ausfälle im Versorgungsbereich eines Nervs ganz im Vordergrund stehen, so daß man bisher von der Schädigung eines Nervs oder einer Nervenwurzel ausgegangen war, oder wenn systemüberschreitende Manifestationen letztlich sogar im Sinne von Enzephalo-Myelo-Radikuloneuropathien in Frage kommen können. Es kann aber auch vorkommen, daß sich bei der gutachtlichen Untersuchung Polyneuropathien als Zusatzbefund ergeben, der bisher nicht bekannt war und in diesem Zusammenhang entsprechend berücksichtigt werden muß.

Damit verlangt die gutachtliche Beurteilung auf diesem Gebiet nicht nur eine Kenntnis der schädigenden Noxen, beispielsweise auf dem Gebiet der Gewerbegifte, sondern Begutachtung bedeutet hier auch, daß eine genaue Kenntnis des Formenkreises dieser Erkrankungen und ihrer diagnostischen Möglichkeiten vorausgesetzt werden muß.

1.2 Definition

Polyneuropathien sind Erkrankungen des peripheren Nervensystems, die sich in der neuromuskulären Peripherie, also topisch gesehen in einem Bereich zwischen motorischer Vorderhornzelle und Muskelfasern bzw. sensibler Endstrecke bzw. Ganglion abspielen. Dabei führen verschiedene Ursachen zu reversiblen oder bleibenden Funktionsstörungen in unterschiedlicher Verteilung, die unter dem nosologischen Begriff **Polyneuropathie** zusammengefaßt werden. Lediglich bei entzündlichen Erkrankungen wird auch von Polyneuritis gesprochen. **Leitsymptome** der Polyneuropathien sind deshalb neben Muskelschwäche und Muskelatrophie Sensibilitätsstörungen, trophische Störungen und Schmerzen, nicht nur der Muskulatur, sondern auch von Haut und Gelenken.

1.3 Pathophysiologie und Pathomorphologie

Impulsübermittlung im Bereich des pripheren Nervensystems ist eine komplexe Funktion, die an das Zusammenwirken der verschiedenen Strukturelemente Perikaryon, Axon, Schwann-Zelle, Markscheide und periphere Nervenendigungen bzw. -rezeptoren gebunden ist. Im Bereich der markhaltigen Nervenfasern liegt eine saltatorische Erregungsleitung vor, d. h., die Erregung springt von einem Ranvier-Knoten zum nächsten über. Bei den marklosen Fasern breitet sich die Erregung über die Axonmembran aus.

Grundsätzlich wird bei Erkrankungen peripherer Nerven die primäre segmentale Demyelinisierung von der primär axonalen Schädigung (Axonopathie) unterschieden, wobei es natürlich Kombinationsformen wie die sekundär auftretenden Demyelinisierungen oder sekundären axonalen Schädigungen gibt. Die Unterscheidung dieser zugrunde liegenden strukturellen Merkmale ist für die Ursachenzuordnung und damit für die Therapie und für die Prognose von Bedeutung. Die verschiedenen Formen sind durch spezielle Befunde bei neurophysiologischen und pathomorphologischen Untersuchungen von Nerven und Muskulatur gekennzeichnet. Dabei sind gerade durch pathomorphologische Untersuchungen der Muskulatur Zuordnungen zu den unterschiedlichen Typen der Nervenschädigung möglich.

1.4 Klinik

1.4.1 Diagnostische Kriterien

Von besonderer Bedeutung für die Diagnostik und klinische Beurteilung sind die Verteilung und Entwicklung der **Leitsymptome,** also der Muskelschwäche und Muskelatrophie, der Sensibilitätsstörung, der trophischen Störungen und Schmerzsyndrome, und zwar nicht nur der Muskulatur, sondern auch von Haut und Gelenken. Grundlage für die Diagnostik, Verlaufsbeurteilung und Behandlung ist deshalb die Kenntnis der exakten Verteilung der Funktionsstörungen, die eine sorgfältige körperlich-neurologische Untersuchung, eine internistische Untersuchung und neurophysiologische Untersuchungen mit Elektromyographie und Neurographie und nach Möglichkeit auch histologisch-histochemische Untersuchungen an Nerv und Muskulatur sowie biochemische Untersuchungen voraussetzt. In vielen Fällen kommen zusätzlich, ausgehend von der klinischen Befund- und der besonders wichtigen Anamneseerhebung genetische bzw. molekulargene-

Tabelle 32-1 Diagnostisches Vorgehen bei Polyneuropathien

Methodik	Schädigung/Parameter
Elektrophysiologische Diagnostik EMG, motorische und sensible Neurographie, Reflexe, SEP, MST	■ Demyeliniserung/axonale Schädigung oder gemischt ■ Konduktionsblöcke ■ akut/chronisch ■ Regenerationszeichen
Morphologische Diagnostik Nervenbiopsie (N), Muskelbiopsie (M), kombinierte Biopsie	■ Demyeliniserung/axonale Schädigung (N) ■ kleine/große neurogene Gruppenatrophie (M) ■ akut/chronisch (N + M) ■ entzündliche Veränderungen (N + M) ■ Einlagerungen, Vakuolen, mitochondriale Veränderungen (N + M)
Laboruntersuchungen	■ Entzündungsparamter (Blut und Liquor) ■ Stoffwechselstörungen (z. B. Diabetes, Fettstoffwechsel, Vitaminmangel, Enzymdefekte) ■ endokrine Störungen (z. B. Schilddrüsenstoffwechsel-Parameter) ■ spezielle immunologische Untersucherungen (verschiedene Antikörper, z. B. Gangliosid-, ANCA-AK) ■ toxische Substanzen

tische Untersuchungen hinzu (Abb. 32-1, Tab. 32-1). Dabei gehören zur neurophysiologischen Diagnostik nicht nur Elektromyographie, Neurographie und verwandte Methoden (F-Wellen, SEP etc.), sondern auch die vegetative Funktionsdiagnostik.

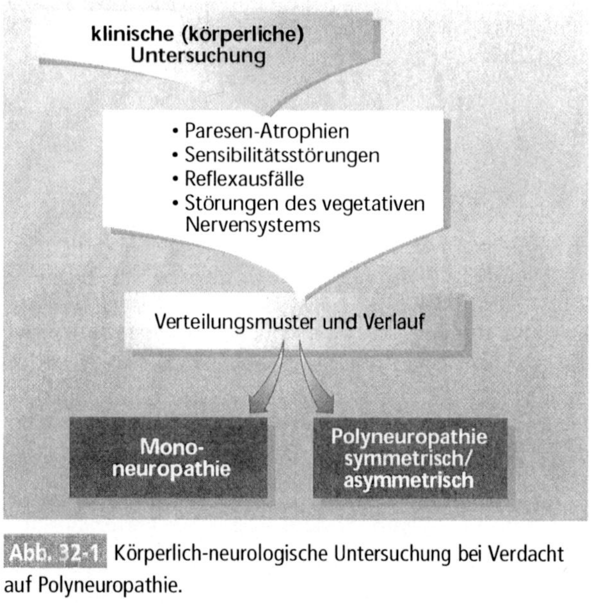

Abb. 32-1 Körperlich-neurologische Untersuchung bei Verdacht auf Polyneuropathie.

Darüber hinaus hat die Aufmerksamkeit nicht allein der Frage der Frühgeneralisation bzw. den subklinischen Formen der Neuropathien zu gelten, sondern auch der Frage, inwieweit andere Strukturen des Nervensystems in den Krankheitsprozeß einbezogen sind. (Tab. 32-2). Verschiedene pathogenetische Faktoren, die zu systemischen Erkrankungen des peripheren Nervensystems führen, können nicht nur Nerven und Nervenwurzeln betreffen, sondern auch Funktionsstörungen im Bereich des Rückenmarks und des Gehirns hervorrufen. Dies ist besonders bei den metabolischen Polyneuropathien, aber auch bei entzündlichen Erkrankungen zu beobachten. Die Klinik der Polyneuropathien demonstriert in besonderer Weise, wie pathogenetische Faktoren hier systemübergreifend auch das zentrale Nervensystem einbeziehen können.

Wenn auch damit eine nosologische Einheit für das Krankheitsbild „Polyneuropathien" nicht gegeben ist, so haben sich doch aufgrund klinisch-diagnostischer Kriterien **Manifestationsformen** abgrenzen lassen, die bis zu einem gewissen Grade Zuordnungen zu verschiedenen Ätiologien oder Pathogenesen ermöglichen. Aus Tabelle 32-3 gehen auch die Ursachen der Polyneuropathien hervor, die sich auf immunologische und entzündliche, metabolische und endokrine, vaskuläre und toxische (inklusive Medikamente) Faktoren beziehen. Paraneoplastische Syndrome und hereditäre Faktoren spielen ebenfalls eine wichtige Rolle.

1.4.2 Verlauf und Prognose

Der Verlauf ist sehr unterschiedlich und häufig nicht vorauszusagen. Neben den akuten bzw. subakuten Verläufen bei Polyradikuloneuritiden (Guillain-Barré-Syndrom) machen chronisch progrediente Verlaufsformen den größten Teil aus. Dabei kann es sich um extrem langsame Verläufe, um eine demyelinisierende oder

Tab. 32-2 Diagnostische Hilfen bei Polyneuropathien, bei denen Kombinationen mit anderen als neuromuskulären Symptomen bestehen

Hirnnervenbeteiligungen
Sehstörungen
Augenmuskelparesen
▪ diabetische Neuropathie
▪ Hirnnervenpolyneuritis
▪ Miller-Fisher-Syndorm
Optikusatrophie, Optikusneuropathie
▪ HMSN, I, II, VI*
* verschiedene Intoxikationen mit Lösungsmitteln, Organophosphaten, Insektiziden (Vitamin-B_{12}-Mangel)
Retinaveränderungen (Retinitis pigmentosa, Retinadegeneration), Nachtblindheit
▪ Heredopathia atactica polyneuritiformis (Refsum)
▪ Abetalipoproteinämie (Bassen-Kornzweig)
▪ Adrenoleukodystrophie
▪ Cockayne-Syndrom
▪ Marinescu-Sjögren-Syndrom (s. zerebelläre Syndrome)
Hörstörungen
▪ Heredopathia atactica polyneuritiformis (Refsum)
▪ HMSN I + II
Zentralnervensystem
Pyramidenbahnzeichen
▪ HMSN V
▪ Globoidzell-Leukodystrophie (Morbus Krabbe)
▪ metachromatische Leukodystrophie
▪ Riesenaxonpolyneuropathie
▪ Xeroderma pigmentosum
▪ verschiedene Intoxikationen (Lösungsmittel, Organophosphate, Insektizide
▪ Vitamin-B_{12}-Mangel
Spinozerebelläre Symptome
▪ Abetalipoproteinämie (Bassen-Kornzweig)
▪ Heredopathia atactica polyneuritiformis (Refsum)
▪ Cockayne-Syndrom
▪ verschiedene genetisch bedingte spinozerebelläre Erkrankungen
▪ Vitamin-B_1-Mangel (Wernicke-Enzephalopathie)
Hirnorganische Psychosyndreome
▪ Porphyrie
▪ verschiedene metabolische Enzephalopathien
▪ Globoidzell-Leukodystrophie (Morbus Krabbe)
▪ Cockayne-Syndrom
▪ Xeroderma pigmentosum
▪ metachromatische Leukodystrophie
▪ Adrenoleukodystrophie
Kardiovaskuläres System
▪ Morbus Fabry (auch renale Beteiligung)
▪ Heredopathia atactica polyneuritiformis (Refsum)
▪ Friedreich-Ataxie

um eine axonale Form handeln. Demyelinisierende Formen der systemischen Polyneuropathien haben in der Regel eine günstigere Prognose als axonale Formen. Die Prognose von Mischformen bzw. solchen Spezialformen wie motorischen Neuropathien mit Konduktionsblöcken ist extrem schwierig und nur mit Verlaufsuntersuchungen möglich.

1.5 Pathogenetische Einteilung der Polyneuropathien

Die unterschiedlichen Ursachen von Polyneuropathien wurden bereits in Tabelle 32-3 angesprochen. Im wesentlichen werden – in der Reihenfolge des Vorkommens – die entzündlich-immunologischen, die metabolischen und endokrinen sowie die toxisch und paraneoplastisch bedingten Polyneuropathien unterschieden. Darüber hinaus kommen, allerdings weniger häufig, vaskuläre Polyneuropathien und Polyneuropathien bei Malabsorptions- und Vitaminmangelsyndromen vor. Differentialdiagnostisch sind dabei immer die hereditären Polyneuropathien zu berücksichtigen.

Die pathogenetische Aufklärung der Polyneuropathie ist nach wie vor schwierig, und selbst unter Berücksichtigung einer extensiven und verfeinerten Diagnostik bleibt eine Reihe dieser Erkrankungen pathogenetisch ungeklärt. Dieser Anteil kann bis zu 30 % gehen. Das hängt insbesondere damit zusammen, daß gerade bei den metabolischen und toxischen Polyneuropathien noch nicht ausreichend bekannt ist, wie und in welcher Form metabolisch-endotoxische oder exogen-toxische Faktoren auf den Stoffwechsel und die Struktur der peripheren Nerven einwirken.

Die Reaktionsformen der neuromuskulären Peripherie unter verschiedenen pathophysiologischen Bedingungen beziehen sich auf die bereits zitierten Parameter. Das reicht aber nicht aus, um den einzelnen pathogenetischen Faktoren, deren Wirkungsweise noch nicht genau bekannt ist, spezielle Formen von Polyneuropathien zuzuordnen. Wohl aber ist es möglich, unter Berücksichtigung der Untersuchungsbefunde und des Verlaufs Manifestationsformen zu beschreiben und ihnen mögliche pathogenetische Faktoren zuzuordnen. Dabei lassen sich die klinischen Manifestationsformen auf wenige Kategorien zurückführen: die **symmetrischen** und **asymmetrischen Polyneuropathien,** die sowohl sensible als auch sensibel-motorische oder in selteneren Fällen nur rein motorische Fälle aufweisen können (s.Tab. 32-3). Dabei zeigt sich, daß die einzelnen pathogenetischen Faktoren durchaus zu unterschiedlichen Manifestationsformen von Polyneuropathien, auch während des Verlaufs, führen können. Allein die Polyneuropathie bei Diabetes mellitus weist acht verschiedene Manifestationsformen auf (Dyck et al. 1993, Erbs-

Tabelle 32-3 Klinische Manifestationstypen der Polyneuropathien

Symmetrische Verteilungstypen	Asymmetrische Verteilungstypen
▪ aufsteigend, senibel-motorisch: Polyradikuloneuritis (Guillain-Barré-Syndrom) ▪ sensibel: entzündliche, medikamentös-toxische, toxische, paraneoplastische Polyneuropathien ▪ sensibel-motorisch: entzündliche, hereditäre metabolische, toxische Polyneuropathien	▪ sensibel-motorisch mit Schwerpunktbildungen: diabetische, Alkohol-, Blei-, entzündliche (z. B. Borreliose), serogenetische Polyneuropathien ▪ Polyneuropathien vom Typ Mononeuritis multiplex bei: Kollagenosen, rheumatischen Erkrankungen, Kohlenmonoxidvergiftung

löh 1967, Gibbels 1980, Kunze 1984 a, b, 1985, 1999, Ludin und Tackmann 1984, Neundörfer 1973).

1.5.1 Entzündlich-hyperergische Polyneuropathien (Polyneuritis, Polyradikuloneuritis)

Infektionskrankheiten als Ursache von Polyneuritiden machen heute im Gesamtspektrum der Ursachen dieser Erkrankungen nur einen verschwindend kleinen Anteil aus, wobei auch zu berücksichtigen ist, daß infolge der modernen Behandlungsmethoden und auch Präventionsmaßnahmen Infektionskrankheiten seltener geworden sind und die Schwere der Infektionskrankheiten zurückgegangen ist. Selbst größere Literatur- und Fallzusammenstellungen aus den letzten Jahren geben deshalb Polyneuritiden als Komplikationen bei den Infektionskrankheiten nur vereinzelt an.

Von seiten der Manifestation kommen zwar sensible Reiz- und Ausfallerscheinungen vor, treten aber in der Regen hinter motorischen Ausfällen zurück, und diese zeigen einerseits eine akrodistal-symmetrische Verteilung, wobei die unteren Extremitäten bevorzugt befallen sind, andererseits Ausfälle im Sinne einer Polyradikulitis oder aber einen Verteilungstyp der Mononeuritis multiplex bzw. der Schwerpunktneuritis. Häufig bleibt die Initialsymptomatik uncharakteristisch und geht mit myalgischen oder arthralgischen Symptomen oder einer Druckschmerzhaftigkeit der Nervenstämme einher, so daß, wenn keine weiteren Ausfälle von seiten des peripheren Nervensystems auftreten, diese Symptome allein noch nicht als Ausdruck einer Polyneuritis aufgefaßt werden können.

Für die Pathogenese, ganz gleich, ob es sich um Bakterien oder Viren handelt, wird der entscheidende Punkt in der direkten Einwirkung der Erreger auf das nervale Gewebe gesehen, wobei sicherlich auch Immunreaktionen zu berücksichtigen sind. Die Ausfallssymptome manifestieren sich in der Regel in einem Zeitraum von bis zu drei Wochen, der aber bei einigen Infektonskrankheiten auch überschritten werden kann. Sehr frühe Reaktionen bzw. Sofortreaktionen werden auf die Wirkung von Erregertoxinen zurückgeführt.

Liquorbefunde sind uncharakteristisch. In einer Reihe von Fällen, bei denen es zum klinischen Bild einer Polyradikulitis kommt, ist ein Liquorsyndrom mit erhöhten Liquoreiweißwerten ohne wesentliche Pleozytose bzw. mit normaler Zellzahl im Liquor verhanden. Grundsätzlich ist aber zu berücksichtigen, daß bei vielen Infektionskrankheiten die Enzephalitis bzw. Meningoenzephalitis wesentlich häufiger auftritt als die hier vorkommenden Polyneuritiden. So werden Polyneuritiden bei den verschiedensten Infektionskrankheiten beobachtet, z. B.Masern, Röteln und Varizellen, bei denen Ausfälle von seiten des peripheren Nervensystems mit im Vordergrund stehenden *motorischen Ausfällen* an den unteren Extremitäten bei Zurücktreten senibler Ausfälle etwa 10–15 Tage nach Aufschießen des Exanthems bemerkt werden können. Es kann dabei auch eine aufsteigende Polyradikulitis, kombiniert mit einer Myelitis, auftreten.

Bei Masern kommt es auch zu Querschnittsmyelitis. In ähnlicher Form treten akrodistral-symmetrische, vorwiegend motorische Ausfälle, meist leichteren Grades, auch bei der Hepatisis epidemica, während Epidemien bei Grippe, bei Typhus und Paratyphus, Rickettsiosen und infektiöser Mononukleose auf.

Neben der akrodistal-symmetrischen Verteilung von motorischen Ausfällen, insbesondere im Bereich der unteren Extremitäten, wird auch eine aufsteigende Polyradikulitis oder die Manifestation in Form einer Schwerpunktpolyneuritis beobachtet. Besonders charakteristisch sind solche schwerpunktmäßigen Ausfälle bei der Zoster-Polyneuritis, während Ausfälle des peripheren Nervensystems bei Herpes-simplex-Infektionen nicht bekannt sind. Polyneuritiden bei Diphtherie gehörten früher zu den besonders häufigen und schweren Komplikationen, wogegen für die übrigen Polyneuritiden bei Infektionskrankheiten die *Prognose* gut ist. Sie gehen in der Regel mit der Genesung zurück bzw. überdauern diese nur kurz. Residualsyndrome sind weniger häufig anzutreffen.

Medikamentöse Behandlungsmaßnahmen sind nicht bekannt. Eine Ausnahme macht die Lepra.

Während bei den übrigen Infektionskrankheiten einerseits die Häufigkeit dieser Erkrankungen unter verbesserten hygienischen Verhältnissen und der verfügbaren Therapie deutlich abgenommen hat und vor allem Manifestationen im Bereich des peripheren Nervensystems insgesamt zu den Seltenheiten gehören, gilt das bei der Lepra weder für die Häufigkeit noch für die Beteiligung des peripheren Nervensystems. Ganz im Gegenteil ist die Affektion der peripheren Nerven sowohl in Form einer systemischen Affektion als auch in Form eines Befalls einzelner Nerven sogar die Regel.

Beim Lepraerreger handelt es sich um das einzige Bakterium, das konstant in das periphere Nervensystem eindringt. Die drei verschiedenen Manifestationsformen der Lepra – die tuberkuloide Lepra, die lepromatöse Lepra und die dimorphe Lepra – gehen alle mit Ausfällen bzw. Manifestationen im Bereich des peripheren Nervensystems einher. Es kann sich dabei je nach Manifestation um ausgeprägte lokale Veränderungen in einzelnen Nerven oder um eine distal-symmetrische Neuropathie mit im Vordergrund stehenden sensiblen Ausfällen handeln, wobei auch Ausfälle von seiten der Schmerz- und Temperaturempfindung beobachtet werden, sowie um Manifestationstypen im Sinne einer Mononeuritis multiplex, wobei z. B. bei der dimorphen Lepra gelegentlich eine komplette Gesichtslähmung, Armplexusschädigungen und Ausfälle von seiten des N. ulnaris oder des N. peronaeus beschrieben worden sind.

Als charakteristischer klinischer Befund gelten die Nervenverdickungen, die besonders beim N. trigeminus im supraorbitalen Bereich, bei den Nn. auricularis magnus, cutaneus antebrachii, ulnaris, medianus, radialis sowie cutaneus femoris bzw. peronaei beobachtet werden. Infolge der ausgeprägten Lokalschädigungen im Bereich der peripheren Nerven kommt es bei der Lepra zu tiefgreifenden Residualsymptomen mit schweren Lähmungsbildern und trophischen Störungen und damit, wenn auch insgesamt über Jahre hin verlaufend, zu einer ungünstigen Prognose.

Den größten Teil der Erkrankungen in dieser Gruppe machen die **Polyneuroradikulitis** bzw. **Polyradikulitis vom Typ Guillain-Barré-Strohl** aus. Diese immunologisch bedingten Erkrankungen des peripheren Nervensystems stellen Reaktionsformen dar, die auf eine Aktivierung von Immunprozessen zurückgeführt werden, ohne daß bisher allgemein anerkannte und spezifisch immunologische Befunde hätten erhoben werden können. Etwa reichlich die Hälfte der Patienten mit diesen Erkrankungen weist vorangegangene virale Erkrankungen, vor allem des Respirationstraktes, auf.

Die klinische Symptomatik verläuft verhältnismäßig uniform und besteht im wesentlichen in symmetrisch angeordneten, an den unteren Extremitäten zunächst ausgeprägten und von dort aus aufsteigenden *motorischen Ausfällen,* wobei diskrete, vornehmlich akrodistal angeordnete sensible Reizerscheinungen, weniger in Form von Sensibilitätsstörungen, sondern in Form von Parästhesien, vorhanden sind.

Die akute Polyradikuloneuritis tritt in allen Altersgruppen und bei beiden Geschlechtern etwa gleichhäufig auf, ein Erkrankungsgipfel liegt zwischen dem 20. und 30., ein anderer zwischen dem 50. und 60. Lebensjahr. Die Häufigkeit wird mit ein bis zwei Fällen auf 100 000 Einwohner angegeben. Die Symptomatik beginnt in über der Hälfte der Fälle mit Parästhesien, akrodistal-symmetrisch, im Bereich der unteren und oberen Extremitäten, wobei sich gleichzeitig motorische Ausfälle, zunächst in Form einer leichten Schwäche, im Bereich der unteren Extremitäten anbahnen. Diese motorischen Ausfälle nehmen an Schwere und Ausbreitung rasch zu, innerhalb von Stunden bis Tagen, wobei ein Maximum der Ausprägung im Zeitraum bis zu acht Wochen erreicht ist.

Als besonders charakteristischer Befund ist das *Liquorsyndrom* anzusehen, das durch eine Eiweißerhöhung bei normaler Zellzahl bzw. nur geringer Pleozytose gekennzeichnet ist. Die Liquoreiweißerhöhrungen können bis 1000 mg% gehen, häufiger liegen sie zwischen 100 und 300 mg%. Liquorveränderungen können initial fehlen und sich erst im Verlauf der Erkrankung einstellen, erreichen aber meistens in den ersten drei Wochen das Maximum ihrer Ausprägung. Auch können initial leichte Liquorpleozytosen ohne Eiweißerhöhung vorkommen.

Die Rückbildung der Symptome erfolgt von kranial nach kaudal und verläuft über Wochen bis Monate, je nach Schweregrad der Ausfälle. In jenen Fällen, bei denen sich auch elektromyographisch die Zeichen einer Denervationsschädigung in der Muskulatur nachweisen ließen, nimmt die Rückbildung längere Zeit in Anspruch; es ist hier mit Residualsymptomen, d. h. Muskelatrophien und -paresen, vor allem distal-symmetrisch an den unteren Extremitäten, aber auch an den oberen Extremitäten, besonders im Handbereich, zu rechnen.

Die ursprüngliche Annahme von Guillain, daß es sich bei dieser Erkrankkung um eine in der Regel gutartige Krankheit mit spontaner Rückbildung handele, bestätigte sich nicht. Vor der Ära der Intensivbehandlung betrug die Todesrate, vor allem infolge Atemlähmung, 10–20 %. Infolge der besseren Möglichkeiten der Intensivmedizin (Beatmungsmöglichkeiten, kardiale Überwachung) ist die Mortalität deutlich zurückgegangen und liegt jetzt zwischen 2 und 6 %, bei besonders risikoreichen Patienten auch höher. Im Kindesalter dagegen scheinen die akuten Polyradikuloneuritiden leichter zu verlaufen, und die Residualsymptomatik ist – insbesondere, was die spätere Behinderung angeht – geringer ausgeprägt, wenn auch die objektiven Befunde durchaus schwere Ausfälle aufweisen können.

Neben dieser akuten Polyradikuloneuritis kommt eine **chronische Polyradikuloneuritis** vor, die sich sowohl primär als auch sekundär aus der akuten Form nach vorübergehender oder nur teilweiser Remission entwickeln kann und von da an in Schüben progredient verläuft. Sie manifestiert sich in dieser Form auch an Kindern und scheint im Erwachsenenalter unter Frauen häufiger zu sein. Das Spektrum der Symptomatik ist hier weiter gefächert als bei den akuten Formen; es kommen zwar hier ebenfalls vorwiegend motorische Ausfälle, daneben aber auch sensible Ausfälle und solche von seiten des autonomen Nervensystems vor.

Von neurophysiologischer Seite finden sich bei den Polyradikuloneuritiden Verlängerungen der distalen motorischen Latenzzeiten und eine Herabsetzung der maximalen motorischen Nervenleitungsgeschwindigkeiten mit einer Verminderung der Amplitude der motorischen Summenreizantwortpotentiale aus der entsprechenden Muskulatur und auch Herabsetzungen der sensiblen Nervenleitungsgeschwindigkeiten bzw. Verminderungen der Amplituden der Nervenaktionspotentiale. Dies findet sich bei den akuten und bei den chronischen Formen. Korrelationen zwischen diesen neurophysiologischen Befunden und dem klinischen Verlauf bzw. dem Schweregrad der Erkrankung gibt es aber genauso wenig wie eine Korrelation zwischen Liquoreiweißwerten und dem Schweregrad der Erkrankung.

Auch für die *Prognose* haben die Befunde der Nervenleitungsgeschwindigkeiten keine entscheidende Bedeutung; aber es zeichnet sich ein Trend insofern ab, als bei ausgeprägten oder deutlicheren neurophysiologischen Befunden, insbesondere mit Nachweis der Denervierungsaktivität, später mit einem ausgeprägteren Residualsyndrom zu rechnen ist. Muskelbioptisch findet man eine mehr oder minder deutliche neurogene Gruppenatrophie mit einer Fasertypgruppierung, wobei immunhistologisch Ablagerungen von Immunkomplexen im Bereich der Gefäße nachgewiesen werden konnten.

Eine Sonderform im Rahmen dieser entzündlichen Erkrankungen des Nervensystems stellt das **Fisher-Syndrom** dar, bei dem sich eine Symptomenkonstellation von akut auftretenden Augenmuskelparesen mit Pupillenanomalien und Ataxie findet. Dieses Krankheitsbild zeigt ebenso wie die akute Polyradikuloneuritis eine gute Rückbildungstendenz, kann aber auch in eine schwerer verlaufende chronische Polyradikuloneuritis übergehen.

Von gutachtlicher Seite aus ist von Bedeutung, daß sich solche Polyradikuloneuritiden mit ihren Folgezuständen im Zusammenhang mit einer Absenkung der Immunitätslage entwickeln können und z. B. auch in zeitlichem Zusammenhang mit größeren Operationen beschrieben worden sind. Bei der durch Zecken übertragenen Neuroborreliose, beispielsweise dem **Bannwarth-Syndrom,** kommt es zu Ausfällen im Bereich des peripheren Nervensystems und der Hirnnerven. Typisch ist eine lymphozytäre Meningoradikulitis (s. Kap. 21).

Schließlich sind in diesem Zusammenhang auch die **Serumneuritis** bzw. **serogenetische Polyneuritis** zu erwähnen, die bis zu etwa 14 Tagen nach einer Serum- bzw. Toxoidbehandlung auftritt. Am häufigsten kommt es dabei zu *asymmetrischen motorischen Ausfällen* im Bereich des Schultergürtels, die sich initial mit Schmerzen manifestieren. Bis etwas 14 Tage später treten dann Paresen oder Paralysen in der Schultergürtelmuskulatur auf (Mm. deltoideus, serratus anterior, trapezius, supra- und infraspinatus). Wesentlich seltener kommt es im Rahmen der Serumneuritis zu einer systemischen Affektion des peripheren Nervensystems im Sinne einer symmetrischen aufsteigenden Polyneuritis, die dann schwer von einer Polyradikuloneuritis abzugrenzen ist. Häufig gehen allergische Reaktionen wie Ödeme, Urtikaria, Gelenkschwellungen, aber auch abdominelle Symptome oder eine Glomerulonephritis damit einher.

Die *Prognose* ist günstig. Es kommt zu einer Rückbildung der Ausfälle, wobei allerdings Paresen, vor allem im Bereich des M. serratus anterior, zurückbleiben können (Arnason 1984, Asbury 1978, Dalakas und King Engel 1981, Dyck et al. 1982, Dyck und Arnason 1984, Hartung et al. 1995, Kunze 1984 a, b, Löffel et al. 1977, McLeod et al. 1976, The Guillain-Barré Study Group 1985, van der Meché und van Doorn 1995).

1.5.2 Metabolische (metabolisch-endotoxische und endokrine) Polyneuropathien

Diese Polyneuropathien, die in ihrer Häufigkeit den entzündlichen Erkrankungen des peripheren Nervensystems gleichkommen oder diese sogar übertreffen, finden sich bei Stoffwechselerkrankungen wie **Diabetes mellitus, Stoffwechselstörungen, Hyperurikämie** und vor allem **Porphyrie.** Es handelt sich um Polyneuropathien mit *sensiblen und motorischen Ausfällen,* die am häufigsten mit symmetrischer und distaler Verteilung mit stärkerer Ausprägung an den unteren Extremitäten vorkommen.

Neurophysiologisch finden sich meist chronisch verlaufende Denervationsschädigungen mit einzelnen Denervationspotentialen, vor allem aber einem rarefizierten Entladungsmuster der Potentiale motorischer Einheiten, die vermehrt polyphasisch sind. Die maximalen motorischen und sensiblen Nervenleitungsgeschwindigkeiten sind häufig herabgesetzt.

Neben den klinisch-manifesten Formen mit Sensibilitätsstörungen und Muskelparesen bzw. -atrophien kommen vor allem bei dieser Gruppe der Polyneuropathien auch **subklinische Formen** vor, die sich von seiten der neurologischen Befunde durch eine Allgemeinsymptomatik mit einer allenfalls nur diskreten, nicht lokal zuzuordnenden Schwäche und Sensibilitätsstörungen eher im Sinne von Parästhesien auszeichnen. Lokale Muskelparsen oder Atrophien finden sich noch nicht. Bei den elektromyographischen und neurographischen Untersuchungen läßt sich bereits ein Hinweis auf eine Denervierungsschädigung, häufig auch schon mit herabgesetzten maximalen motorischen und senibeln Nervenleitungsgeschwindigkeiten, finden. Muskelbioptisch zeigt sich eine beginnende kleine Gruppenatrophie bzw. eine Fasertypgruppierung.

Am häufigsten finden sich diese Polyneuropathien bei **Diabetes mellitus.** Die Prozentzahlen sind in Abhängigkeit von den benutzten Auswahlkriterien sehr unterschiedlich und schwanken zwischen 2 und 70 %. Dabei handelt es sich vorwiegend um distral-symmetrische Polyneuropathien mit *Sensibilitätsstörungen* und *motorischen Ausfällen,* wobei in den Anfangsstadien Reflexausfälle und Parästhesien im Vordergrund stehen können, gefolgt von Störungen des Vibrationsempfindens. Die Ausfälle sind meist an den unteren Extremitäten stärker ausgeprägt, besonders betroffen sind die Fuß- und Zehenheber. Darüber hinaus können schwerpunktmäßig proximale Muskelgruppen, z. B. der Quadriceps femoris, die Oberschenkeladduktoren und an den oberen Extremitäten der Deltoideus, deutliche Paresen zeigen. Auch Hirnnervenausfälle (N. facialis und N. oculomotorius) werden beobachtet, die oftmals wie andere schwerpunktmäßige Manifestationen klinisch anscheinend isoliert vorhanden sind und dann fälschlicherweise zur Diagnose einer Mononeuropathie führen.

Charakteristisch für die diabetische Neuropathie ist das frühzeitige Auftreten neuralgischer Schmerzen, besonders nachts und im Liegen. Diese Schmerzen werden auch als „Burning feet" im Zusammenhang mit „Restless legs" beobachtet.

Die diabetische Neuropathie weist ein weit gefächertes Manifestationsspektrum auf (Tab. 32-4) und reicht von der aktrodistal-symmetrischen, vorwiegend sensiblen Neuropathie bis zur rein motorischen Neuropathie, wobei auch Radikulopathien im lumbosakralen Bereich zu berücksichtigen sind, die in der Abgrenzung gegenüber den mechanisch bedingten Wurzelkompressionssyndromen Schwierigkeiten bereiten können.

Tabelle 32-4 Formen diabetischer Neuropathien (Kombinationen können vorkommen)

Symmetrische Verteilungstypen
vorwiegend sensible distale Neuropathie (diabetische Pseudotabes; hyperalgetische Form)
distal betonte sensibel-motorische Neuropathie
autonome Neuropathie
Asymmetrische Verteilungstypen
motorisch-sensible Neuropathie (auch proximal betont)
Mononeuropathien (auch Hirnnerven)
Neuropathie vom Multiplextyp
„diabetische Amyotrophie"
Sonstige Typen
Myelopathie
subklinische Formen

Insgesamt tritt die diabetische Neuropathie eher im höheren Alter auf, läßt sich aber auch bereits beim juvenilen Diabetiker nachweisen und ist dann in erster Linie durch *sensible Störungen und Ausfälle von seiten des vegetativen Nervensystems* wie Hypotonie, Blasen-Mastdarm-Störungen und Impotenz gekennzeichnet. Zu berücksichtigen ist, daß Dauer und Schwere des Diabetes nicht unbedingt mit dem Auftreten einer Polyneuropathie parallel gehen müssen.

Die *Prognose* der Polyneuropathie bei Diabetes mellitus fällt günstiger aus, wenn die diabetische Stoffwechsellage gebessert werden kann. Dazu ist eine konsequente Diabeteseinstellung und -kontrolle erforderlich. Wenn diese mit oralen Antidiabetika nicht zu erreichen ist, muß eine Umstellung auf Insulin erfolgen. Unter kontinuierlicher Insulinapplikation („Insulinpumpen") hat sich gezeigt, daß sich Neuropathien ebenfalls besserten, was auch für das häufig besonders quälende Schmerzsyndrom gilt. Neben der Diabetestherapie, die in vielen Fällen mit einer Gewichtsreduktion gekoppelt werden muß, gilt aber bei diesen Neuropathien, die auch mit schweren Lähmungsbildern einhergehen können, daß eine intensive und konsequente krankengymnastische Behandlung durchgeführt werden muß.

Neben der diabetischen tritt die **alkoholische Neuropathie** besonders häufig auf, und zwar nicht nur bei Patienten mit schwerem Alkoholabusus oder Delir, sondern gerade auch bei Patienten mit kontinuierlichem Alkoholgenuß, der bisher noch gar nicht zu augenfälligen Ausfallerscheinungen geführt haben muß. Diese Neuropathie kann sowohl unter dem Aspekt metabolisch-nutritiver Faktoren als auch unter toxischem Aspekt gesehen werden, da für die Entstehung neben toxischen Faktoren auch eine Mangelernährung angenommen wird.

Auch hier finden sich von seiten der klinischen Manifestation eine akrodistal-symmetrische Verteilung des Vibrationsempfindens sowie motorische Ausfälle. Verglichen mit der diabetischen Neuropathie sind die „Brennschmerzen" bei der alkoholischen Neuropathie bei weitem nicht so häufig; dagegen kommen Muskelkrämpfe in Ruhe wesentlich öfter vor und können zum Teil auch als pathognomonisch gelten.

Aufgrund klinischer, neurophysiologischer und muskelmorphologischer Untersuchungen lassen sich mindestens *zwei Manifestationsformen* abgrenzen:

- die eher chronische Verlaufsform, bei der sich geringe Paresen mit herabgesetzten maximalen Nervenleitungsgeschwindigkeiten und einer leicht ausgeprägten Denervationsschädigung in der Muskulatur verbinden und die eine relativ gute Prognose aufweist;
- die akute und schwere Verlaufsform mit deutlich ausgeprägten Lähmungserscheinungen, einer schweren Denervationsschädigung in der betroffenen Muskulatur bei nur geringfügig herabgesetzten maximalen Nervenleitungsgeschwindigkeiten; bei dieser, vorwiegend als axonal anzusprechenden Neuropathie findet sich eine insgesamt schlechtere Prognose.

Die Häufigkeit der alkoholischen Neuropathie schwankt zwischen 10 und 30 %. Charakteristisch ist für diese Neuropathie neben den sensiblen und motorischen Ausfällen die deutliche vegetative Symptomatik mit vasomotorisch-neurotrophischen Störungen. Augenmuskelparesen kommen bei der alkoholischen Neuropathie nicht vor, gelten aber als ein wichtiges Kennzeichen der alkoholisch bedingten Wernicke-Enzephalopathie, die überwiegend mit einer leichten Neuropathie zusammen auftritt.

Zu den metabolischen Polyneuropathien wird auch die **urämische Neuropathie** gerechnet, bei der metabolisch-endotoxische Faktoren als Ursache angenommen werden. Die Ausfälle verteilen sich ähnlich wie bei den übrigen Polyneuropathien dieser Gruppe, wenn auch mit stärkerer sensibler Beteiligung, Reflexstörungen und Störungen des Vibrationsempfindens, wobei motorische Ausfälle nicht zu stark ausgeprägt sein müssen, aber mit fortschreitender Erkrankung deutlich zunehmen. Diese bereits von Osler (1892) beobachtete Neuropathie hat als entscheidender Parameter in der Dialysebehandlung und bei der Indikationsstellung zur Nierentransplantation zunehmend an Bedeutung gewonnen. Mit ausreichender Dialyse kann sie nicht nur in Grenzen gehalten werden, sondern sich auch bessern oder sich nach der Nierentransplantation sogar vollständig zurückbilden.

Auf weitere Neuropathien wie die Neuropathien bei *Leber- und Schilddrüsenerkrankungen* und *Akromegalie,* bei *Dysproteinämien, Fettstoffwechselstörungen, Gicht* und *Porphyrien* sei nur hingewiesen (Asbury 1984, Asbury und Johnson 1978, Behse und Buchthal 1977, Bischoff 1963, Bischoff 1971, Fischer et al. 1981, Kunze 1999, Thomas und Eliasson 1984, Victor 1984).

1.5.3 Polyneuropathien durch toxische Substanzen

Schwermetalle und technische Lösungsmittel

Bei dieser Gruppe der Polyneuropathien kommt es durch Einwirkung der toxischen Substanzen zu einer vorwiegend *axonalen Neuropathie,* sowohl mit distal-symmetrischen motorischen und sensiblen Ausfällen als auch mit einer polytopen Verteilung, wobei auch motorische Ausfälle ganz im Vordergrund stehen können. Das gilt mit etwas unterschiedlicher quantitativer Ausprägung sowohl für die Schwermetallintoxikationen wie auch für technische Lösungsmittel, wobei natürlich der Schweregrad der Polyneuropathien in Abhängigkeit von der Menge der aufgenommenen toxischen Substanzen bzw. der zeitlichen Dauer der Aufnahme steht.

Während bei den akuten Intoxikationen, die in der Regel aus suizidaler Absicht entstehen, zunächst die toxische Allgemeinerkrankung mit Störungen von seiten des Magen-Darm-Traktes und mit einer akuten Enzephalopathie überwiegt, kommt es im Rahmen chronischer Expositionen, die sich vor allem bei Berufserkrankungen finden, zu Polyneuropathien unterschiedlicher Ausprägung, zum Teil mit Hautveränderungen im Sinne von Dermatosen und Beteiligungen des zentralen Nervensystems im Sinne von Enzephalopathien. Polyneuropathien durch **Schwermetalle** sind bei Blei, Thallium, Arsen, Quecksilber, Gold und Mangan bekannt (Tab. 32-5) (Triebig und Lehnert 1998, Altenkirch 1999).

Im Gegensatz zu den Polyneuropathien durch Schwermetallintoxikationen haben die Polyneuropathien durch **organische Lösungsmittel** zunehmend an Bedeutung gewonnen, insbesondere im Bereich der kunststoffverarbeitenden Industrie. Das gilt insbesondere für die Anerkennung von dadurch verursachter Polyneuropathie und Enzephalopathie als Berufskrankheit (BK 1317) (Triebig, Grobe und Dietz 1999).

Auch hier entwickeln sich sensibel-motorische Polyneuropathien vom vorwiegend axonalen Typ mit

Tabelle 32-5 Neurotoxizität bei Schwermetallintoxikationen

	Klinische Manifestation	Zusätzliche Organbeteiligung	Nachweise / Laborbefunde	Therapie / Bemerkungen	Literatur
Blei	Motorisch-sensible PN, vorwiegend motorisch, eher Schwerpunkt- bzw. Multiplex-Typ „Fallhandel", Myalgisch-arthralgisches Syndrom	Enzephalopathie, Enteropathie, Nephropathie	Toxische Werte: Blut ~ > 80 µg / 100 ml Urin > 300 µg / Tag Deltaaminolävulinsäure ↑, Koproporphyrin III ↑, Erythrozyten: DAL-Dehydrogenease ↓, Bleisaum; basophile Tüpfelung der Erythrozyten; Bleigehalt der Haare, Nägel ↑	$CaNa_2$-EDTA (Calciumversenat), D-Penicillamin	Araki et al. (1980), Buchthal u. Behse (1979), Chisolm (1970), Sachs et al. (1970), Seppäläinen et al. (1975), Seto (1964), Tsuchiya (1979), Triebig u. Büttner (1983)
Thallium	vorwiegend untere Extremität + Rumpf sensibel-motorisch, z. T. vorwiegend motorische PN, symmetrisch, distal betonte Arthralgien	Enteropathie, Enzepalopathie, Retrobulbärneuropathie (u.a. Hirnnerven), Haarausfall, Nagelwachstumsstörungen, Mees-Streifen	Thalliumnachweis: Blut, Urin, Haare, Nägel	Antidotum thallii Heyl (Berliner Blau), forcierte Diurese, Hämoperfusion, Hämodialyse	Cavanagh et al. (1974), Grossmann (1955), Kamerbeek (1971), Kennedy et al. (1976), Passarge u. Wieck (1965), Reed et al. (1963), Prick (1979)
Arsen	Sensibel-motorische PN, symmetrisches myalgisch-arthralgisches Syndrom	Haut- und Nagelveränderungen (Mees-Streifen), Knochenmark (Anämie, Leukopenie), Enzephalopathie	Arsennachweis: Blut, Urin, Haare, Nägel	D-Penicillamin (BAL)	Heyman et al. (1956), Le Quesne u. McLeod (1977), Beckett et al. (1986)
Quecksilber (Methylquecksilber, organische Quecksilberverbindungen)	vorwiegend symmetrisch-sensible Neuropathie (akrodistal + peroneal), Minamata-Krankheit	Enzephalopathie zerebelläre-Ataxie, Gesichtsfeldstörungen, Myoklonien), Optikusatrophie, Myelopathie, Nephropathie, Hautveränderungen	Quecksilbernachweis: Urin, Blut	BAL, D-Penicillamin	Friberg u. Norberg (1972), Neal u. Jones (1938), Ross (1964), Swaiman u. Hagler (1971) Takeuchi (1977), Feldman (1982)
Gold (Goldsalzbehandlung früher in der Tuberkulose-, jetzt bei Polyarthritisbehandlung)	symmetrisch-sensibel, motorische Polyneuropathie, aber auch Schwerpunkt-PN oder proximal betonte PN, Polyneuroradikulitis-Manifestationen, lanzierende Schmerzen	Hautveränderungen, Enzephalopathie, Knochenmarkbeteiligung	Liquoreiweißerhöhungen, EMG, Neurographie	BAL, D-Penicillamin (allergische Genese, oft schlechte Prognose)	Dyck et al. (1972), Gilg u. Vraa-Jensen (1958), Katrak et al. (1980), Meyer et al. (1978)
Mangan (vielfältige technische Verwendung)	Enzephalopathie extrapyramidal-motorische Symptome, zerebellare Symptome	–	–	L-Dopa, z.T. auch BAL und EDTA	Cook et al. (1974)

PN = Polyneuropathien

nahezu grundsätzlich distaler Lokalisation, die bis zu schweren schlaffen Paresen gehen können. Bekannt sind als auslösende Ursachen vor allem *Acrylamid, n-Hexan und Methyl-n-butylketon, Schwefelkohlenstoff, Trichlorethylen, Triorthokresylphosphat, Methylbromid, Kohlenmonoxid und Insektizide* (Altenkirch 1999, Bleecker und Hansen 1994). Ausfälle von seiten des Nervensystems sind hier sowohl im Rahmen von akuten Intoxikationen als auch bei chronischer Exposition bekannt (Tab. 32-6).

Medikamente

Polyneuropathien treten als Nebenwirkung bei verschiedenen Medikamenten auf, ebenfalls vorwiegend als axonale *Polyneuropathie*, wobei es sich von seiten der klinischen Manifestation um distal betonte *sensible*

Tabelle 32-6 Neurotoxizität bei technischen Lösungsmitteln, Organophosphaten und Insektiziden

	Klinische Manifestation	Zusätzliche Organbeteiligung	Nachweise / Laborbefunde	Therapie / Bemerkungen	Literatur
Acrylamid Luftgrenzwert **0,3 mg / m³**, tägliche Exposition nicht größer **als 0,05** mg / kg	Sensibel-motorische, distale symmetrische Neuropathie, trophische Störungen, initial Muskelkrampi, Ataxie (u.U. Folge der Schädigung der Muskelspindeln)	Haut (exfoliative Dermatitis) Enzephalopathie und visuelle + akustische Halluzinationen	Klinische Diagnostik empfindlicher als Labortests, mit Ausnahme der sensiblen Nervenaktionspotentiale	keine Therapie, Vermeidung der Exposition führt zur teilweisen oder kompletten Rückbildung	Le Quesne (1980), Takahashi et al. (1971)
Hexacarbone (n-Hexan, Methyl-n-butylketon) Schädigung ab Luftgehalt 60 – 240 ppm Lösungsmittel, Schnüffelsucht	Vorwiegend sensible, distal-symmetrische (später auch motorische) Neuropathie, initial Muskelkrampi und Abdominalschmerz, subklinische Neuropathie möglich, Hirnnervenbeteiligung besonderes N. opticus (auch Hirnnerven V + VII), vasomotorische trophische Störungen	bisher nicht gesichert	EMG: Denervierungsschädigung, in fortgeschrittenen Fällen herabgesetzte motorischeund sensible Erregungsleitungsgeschwindigkeit, neuropathologische Riesenaxone, Myelinschädigung	Fortschreiten auch nach Beendigung der Exposition, später langsame Rückbildung	Allen et al. (1975), Altenkirch (1982), Altenkirch et al. (1977), Korobkin et al. (1975)
Schwefelkohlenstoff Grenzwert 30 mg / m³, benutzt in der Gummiindustrie	zunächst subklinische, später vor allem distale sensible Neuropathie in den unteren Extremitäten	Enzephalopathie, psychotische Episoden, extrapyramidale Symptome, ggf. Rückenmarkbeteiligung	EMG, Neurographie (subklinische Neuropathie!), Jodsäuretest mit Urin	keine spezifische Therapie	Gilioli et al. (1978), Pergal et al. (1972), Seppäläinen et al. (1976)
Trichlorethylen Trockenreinigung, Gummiindustrie, früher Anästhetikum	Hirnnervenneuropathie besonders Trigeminus, aber auch Fazialis und Optikus	–	–	–	Feldman (1979)
Triorthokresylphosphate (TOCP) Kunststoffherstellung, Schmiermittel	Distale, vorwiegend sensible Neuropathie, dann auch mit motorischen Ausfällen in den Extensoren (distal untere Extremitäten) nach einer Latenz bis zu 3 Wochen, Kältemißempfindungen, vasomotorische-trophische Störungen, Beginn mit gastrointestinalen Erscheinungen. Im weiteren Verlauf. Entwicklung einer Spastik (Polyneuromyelopathie). Hirnnerven sind selten betroffen.	Rückenmark	EMG und Neurographie, Laborbefunde weitgehend normal, ngelegentlichLiquoreiweißerhöhungen	keine spezifische Therapie, deutliche Residualerscheinungen	Aring (1942) Janz u. Neundörfer (1968), Le Quesne (1978)
Kohlenmonoxid	vor allem Enzephalopathie mit Aphasien, akinetischem Mutismus, Anfällen, Demenz, Parkinsonismus. Einzelne Fälle mit Polyneuropathie unter dem Bild einer Neuritis multiplex. Selten Hirnnervenbeteiligung.	–	Ausfälle abhängig von der Methämoglobinkonzentration. Elektromyographie und Neurographie	–	Snyder (1970), Wilson u. Winkelman (1924), Choi (1983)

Tabelle 32-6 (Fortsetzung) Neurotoxizität bei technischen Lösungsmitteln, Organophosphaten und Insektiziden

	Klinische Manifestation	Zusätzliche Organbeteiligung	Nachweise / Laborbefunde	Therapie / Bemerkungen	Literatur
Methylbromid (benutzt als euerlöscher und Insektizid)	Distale axonale, sensibel-motorische Neuropathie, vor allem untere Extremitäten	bei chronischer Exposition auch und pyramidal-motorische Beteiligung	Intoxikationen ab 2,8 mg / dl, Bromidspiegel	BAL	Greenberg (1971), Kautarjian u. Shaheen (1963)
DDT (Dichlor-diphenyl-trichloräthan)	im Vordergrund zentral-nervöse Reiz- und Ausfallerscheinungen, Erregungs zustände, Konvulsionen, Muskelkrampi, gelegentliche distale symmetrische Polyneuropathien (sensibel-motorisch), Hirnnervenbeteiligung (N. opticus, N. statoacusticus	–	–	–	Hertel (1952), Jenkins u. Toole (1964)
Lindan	Erregungszustände, Muskelkrämpfe, Gleichgewichtsstörungen im Sinne einer akuten Enzephalopathie, vereinzelt Neuropathie bzw. Polyneuroradikulopathie	Myelopathie?	Vereinzelt Liquoreiweißerhöhung, EMG, Neurographie (wechselnde Befunde)	–	Dyck u. Arnason (1984), Onifer u. Whisnant (1957)
Kepon (Chlordecone)	akute Enzephalopathie des Hirnstamms, Nervenschädigung	–	–	–	Taylor et al. (1978)
Toluol	Enzephalopathie mit kognitiven, pyramidalen, zerebellaren Störungen, Hirnstamm- und, Hirnnervendefizite, Tremor, (okulomotorische Störungen, Geruchs- und Hörstörungen, Dysarthrie), vor allem bei chronischem Mißbrauch, aber auch akut bei höheren Konzentrationen, keine Neuropathie	–	–	–	Filley et al. (1990), Hormes, et al. (1986)
Xylol	Verwirrtheit, Gleichgewichtsstörungen	–	–	–	Savolainen et al. (1984), Olson et al. (1985)

bzw. *sensibel-motorische Polyneuropathien* handelt. Ursächlich kommen Medikamentengruppen aus fast allen Bereichen in Frage; es handelt sich jedoch häufig nur um Mitteilungen weniger Fälle. Zu berücksichtigen ist auch, daß Medikamente primär bestehende metabolische Störungen des peripheren Nervensystems verstärken können.

Es gehören dazu u.a. Medikamente aus der Gruppe der Antibiotika und Chemotherapeutika, Antikonvulsiva, Hypnotika, Psychopharmaka, Antihypertensiva bzw. gefäßaktive Substanzen, Zytostatika, Antirheumatika (Tab. 32-7): Am besten bekannt war die INH-Polyneuropathie, die auf einem kompetitiven Verdrängungsmechanismus von Pyridoxin beruht und nach Zusatz von Pyridoxin bei der INH-Behandlung nicht mehr beobachtet wird.

Bei einem Teil dieser Medikamente kommt es nicht allein zu Polyneuropathien, sondern auch zu Myopathien oder zu einer Beeinträchtigung der neuromuskalären Übertragung im Sinne eines myasthenischen Syndroms.

Tabelle 32-7 Medikamentenbedingte Polyneuropathien

Polyneuropathien können bei vielen Medikamenten vorkommen, die Anzahl der Einzelmitteilungen zu diesem Thema ist kaum mehr zu übersehen und wird dauernd größer. Besonders zu berücksichtigen sind die jeweiligen Pathogenitätsmechanismen. Medikamente können von sich aus in unterschiedlicher Weise zu Polyneuropathien führen, zu beachten sind aber dabei internistische Erkrankungen, insbesondere Nierenerkrankungen, die zu einer gestörten Medikamentenausscheidung und damit zur Kumulation führen. Aus naheliegenden Gründen ist die Liste nicht vollständig (Amer. Coll. Neuropsychopharm. 1973; Gibbels 1980; Kaeser 1985; Klinghardt et al. 1954; Le Quesne 1970; Ludin und Tackmann 1984; Karzel 1994; Gelman et al. 1999, Kaufhold 1999).

Antiinfektiva	
Penicillin	(1,3)
Ampicillin	(1,3)
Carbenicillin	(1,3)
Streptomycin	(1)
Thiamphenicol	(1)
Chloramphenicol	(1,3)
Gentamicin	(1,2)
Amphotericin	(3, vorwiegend motorisch)
Colistin	(1)
Aciclovir	
Ganciclovir	
Dideoxycytidin + weitere	
Nukleosidanaloga	
HIV-Proteasehemmer	
Misonidazol	
Nalidixinsäure	
Polymyxin	

Chemotherapeutika	
Sulfonamide	(2, vorwiegend motorisch)
Nitrofurantoin	(2)
INH	(2)
Ethambutol	(2)
Clioquinol	(2)
Metronidazol	(2)
Dapson	(2)

Psychopharmaka, Antikonvulsiva	
Thalidomid	(1,2)
Methaqualon	(1,2)
Glutethimid	(2)
Amitriptylin	(2)
Meprobamat	(3)
Imipramin	(2, z.T. vorwiegend motorisch)
Chlorprotixen	(2)
Nialamid	(2)
Lithium	(2)
Phenytoin	(2, vorwiegend motorisch)
Barbiturate	
Lofepramin	

Zytostatika	
Stickstoff-Lost	(3)
Actinomycin C	(2)
Natriumcyanat	(2)
Cisplatin	(2,4)
Vincristin	(2,4)
Ethoglucal	(2)
Chlorambucil	
Cytarabin	
Doxorubicin	
Nitrofurazon	
Podophyllin	
Procarbazin	
Ifosfamid	

Antirheumatika	
Gold	(2)
Indomethacin	(2)
Colchicin	(2)
Chloroquin	(2,4)
Phenylbutazon	(2)
Mesalazin	
Naproxen	
D-Penicillamin	
Salazosulfapyridin	

Kardiovaskuläre Pharmaka	
Perhexilin	(2)
Amiodaron	(2)
Clofibrat	(2,4)
Ergotaminpräparate	(2)
Hydralazin	(1,2)
Disopyramid	
Bupivacain	
Lidocain	

Andere Medikamente
Disulfiram (2), Tolbutamin (2), Antikoagulanzien (3), Amphetamin (2, 3), Allopurinol (2), Methysergid (2), Hexachlorophen, Natriumcyanat, Propylthiouracil, Morphin, Pyridoxin, Distickstoffoxid, Bromocriptin, Captopril, Carbinazol, Cimetidin, Interferon, Pethidin

1: Sensible Neuropathie oder auch nur sensible Reizerscheinungen in Form von Parästhesien
2: Sensibel-motorische Neuropathie
3: Multiplex-Neuropathie bzw. Schwerpunkt-Neuropathie oder lokale Neuropathie
4: auch in Form der Neuromyopathie vorkommend

1.5.4 Paraneoplastische Polyneuropathien

Paraneoplastische Syndrome zeigen im Bereich des Nervensystems vielfältige Manifestationsformen und treten als Enzephalopathien, Myelopathien, Myopathien, myasthenische Syndrome und vor allem auch als Polyneuropathien auf. Diese Erkrankungen im Bereich des Nervensystems, die dem Nachweis des Tumors um Jahre vorausgehen können, sind pathogenetisch bisher nicht ausreichend geklärt, es werden ursächlich immunologische und vaskuläre, metabolische und entzündliche Faktoren diskutiert. Angaben über die Häufigkeit sind unterschiedlich, an der Spitze stehen aber Polyneuropathien und zerebelläre Atrophie. Für die paraneoplastische Polyneuropathie gilt das gleiche wie für die toxischen Polyneuropathien: Sie treten nicht selten zusammen mit myopathischen Veränderungen im Sinne von Neuromyopathien auf.

Als weitere Parallele zu den toxischen Polyneuropathien mag gelten, daß es sich bei diesen paraneoplastischen Polyneuropathien vorwiegend um Neuropathien vom axonalen Typ mit meist distaler Verteilung handelt, wobei am häufigsten der *sensibel-motorische Manifestationstyp* auftritt.

In diesem Zusammenhang ist von Bedeutung, daß paraneoplastische Polyneuropathien bzw. Neuromyopathien auch proximal betont sein können und einer proximalen Muskelschwäche auch ein Lambert-Eaton-Syndrom zugrunde liegen kann. Während diese paraneoplastischen Polyneuropathien einer Tumormanifestation um Jahre vorausgehen können, d.h. zum Zeitpunkt der Erstfeststellung zu der Gruppe der pathogenetisch nicht geklärten Polyneuropathien gehören, sind von dieser Gruppe die Neuropathien zu unterscheiden, die bei Malignomen auftreten oder durch eine zytostatische Behandlung hervorgerufen werden.

Davon zu differenzieren sind auch die Polyneuropathien, die bei Leukämien und Erkrankungen des lymphoretikulären Systems auftreten (Paraproteinämien) und bei denen Beteiligungen der peripheren Nerven und Nervenwurzeln durch Infiltrate auch direkt zustande kommen (Denny-Brown 1948, Henson und Urich 1970, McLeod 1984, McLeod und Walsh 1984, Paul et al. 1978, Shy und Silverstein 1965).

1.5.5 Vaskuläre Polyneuropathien

Unter der Bezeichnung vaskuläre Polyneuropathien werden Polyneuropathien bei entzündlichen Reaktionen der kleinen Gefäße, auch der Vasa nervorum, und dadurch hervorgerufene ischämische Reaktionen zusammengefaßt, die klinisch unter dem Begriff **Kollagenosen** subsumiert werden. Dazu gehören vor allem die Immunvaskulitiden bzw. die Periarteriitis nodosa, der Lupus erythematodes, rheumatische Erkrankungen, Sklerodermie, Sjögren-Syndrom und die Wegenersche Granulomatose, die mit einer Polyneuropathie einhergehen können.

Das klinische Bild dieser Polyneuropathien ist außerordentlich variabel und kann den Schweregrad der Erkrankung bestimmen. Etwa in der Hälfte der Fälle findet sich eine eher symmetrische, distal betonte, sensibel-motorische Polyneuropathie.

Im übrigen kommen asymmetrische Verteilungen der sensiblen und motorischen Ausfälle oder Manifestationen im Sinne einer Neuritis multiplex vor. Entsprechend dem Grundprozeß handelt es sich um axonale Schädigungen bis zum vollen Faserverlust bzw. Faszikelverlust oder um segmentale Demyelinisierungen. Die Klinik dieser Erkrankungen kann initial durch schmerzhafte Parästhesien und Dysästhesien oder kausalgiforme Schmerzen bestimmt sein und damit zunächst vom Schmerzsyndrom her möglicherweise auf eine falsche Fährte lenken.

Wenn auch für die Diagnostik von Polyneuropathien internistische Allgemein- und Spezialbefunde eine große Rolle spielen, so haben hier häufig neben der erhöhten BSG immunologische Befunde (Komplement, ANA, AMA, DNA-Antikörper) eine besondere Bedeutung (Churg und Strauss 1951, Citron et al. 1970, Cohen et al. 1980, Conn und Dyck 1984, Dyck et al. 1972, Moore und Fauci 1981, Sorensen und Lorenzen 1977, Moore und Cupps 1983).

1.5.6 Polyneuropathien durch Malabsorption und Vitaminmangel

Vitaminmangel und Malabsorption bzw. Maldigestion führen vor allem zu *sensiblen* bzw. *sensibel-motorischen Polyneuropathien* distal-symmetrisch und an den unteren Extremitäten betont. Während ein eigentlicher Mangel der hauptsächlich für diese Neuropathien in Frage kommenden Vitamine B_1 und B_{12} sowie ggf. B_6 selten auftritt, kommt Malabsorptions- und Maldigestionssyndromen im Zusammenhang mit einer defizitären Vitaminzufuhr eine Bedeutung für die Entstehung von Polyneuropathien zu.

Es handelt sich dabei im wesentlichen um sensible, auch sensibel-motorische Polyneuropathien mit Betonung der Ausfälle distal an den unteren Extremitäten, wofür das pathologisch-anatomische Korrelat eine mehr oder minder ausgeprägte, vorwiegend axonale Schädigung – auch mit segmentalen Demyelinisierungen – ist. Die Befunde sind initial sehr diskret und werden leicht übersehen, zumal dann, wenn nur sensible Reizerscheinungen vorliegen. Gastroenterologische Untersuchungen mit dem Nachweis eines Vitaminmangels sind für die Diagnostik und Therapie entscheidend.

Die Ätiologie der *alkoholischen Polyneuropathie* ist nicht einheitlich. Schon vom klinischen und neurophysiologischen Befund, aber auch vom Verlauf her lassen sich mindestens eine Form mit günstigerer Prognose und eine mit ungünstigerer Prognose unterscheiden, wobei bei ersterer eine Schädigung der Markscheiden im Vordergrund steht und bei letzterer eine vorwiegend axonale Schädigung vorliegt. Inwieweit diese unterschiedlichen Schädigungsmechanismen mit Fehlernährung und Vitaminmangel oder der direkten toxischen Wirkung der Alkoholabbauprodukte zu korrelieren sind, ist noch nicht gesichert.

Bei diesen Mangel-Polyneuropathien kommen auch *systemübergreifende Manifestationen,* kombiniert mit Myelopathien und Enzepalopathien, vor. Dabei stellt die *Wernicke-Enzephalopathie* insofern eine Besonderheit dar, als hier genetisch bedingte Anomalien der Transketolase für die Entstehung eine besondere Rolle spielen (Kunze 1981, 1985, Victor 1984).

1.5.7 Systemübergreifende Manifestationen

Im Bereich der neuromuskulären Peripherie ist der periphere Nerv bzw. das periphere Nervensystem nicht so abgeschottet, als daß nicht kombinierte Funktionsstörungen resultierten. Gerade bei den endogen und exogen-toxisch verursachten Erkrankungen und bei den paraneoplastischen Neuropathien kommt es sowohl zu Neuropathien und Myopathien als gesonderte Manifestationen als auch zu Neuromyopathien als systemische Affektion. Darüber hinaus finden sich in dieser Gruppe myasthenische Syndrome, die sich klinisch zunächst von den eigentlichen Myasthenien gar nicht trennen lassen. Die Analyse des klinischen Syndroms Muskelschwäche oder Muskelatrophie kann sich deshalb in solchen Fällen als außerordentlich schwierig erweisen.

Vor allem bei den exogen-toxischen Erkrankungen, z.T. auch im Rahmen der Krankheitsgruppen der hepatischen Enzephalopathie und renalen Enzephalopathien, können Polyneuropathie und Enzephalopathie nebeneinander vorkommen. Bei der hepatischen Enzephalopathie kann sich dies auch als Enzephalomyeloneuropathie ausdrücken. Gleiches kann auch beim Diabetes mellitus beobachtet werden.

Von Bedeutung ist, daß in jedem Einzelfall die Diagnostik für die verschiedenen Organsysteme ausführlich durchgeführt wird, zumal das Vorkommen solcher systemübergreifender Manifestationen zu den Ausnahmen zählt (Erbslöh et al. 1984, Kunze und Leitenmaier 1976).

1.6 Anerkannte Therapie

Die Therapie besteht in der Behandlung der Grunderkrankung bzw. im Weglassen der toxischen Substanzen. Bei einem Teil der toxischen Substanzen sind *Antidote* in den Tabellen 32-5 und 32-6 angegeben.

Für die hyperergischen Polyneuropathien werden *immunologische Therapien* durchgeführt: entweder in Form der Plasmapherese oder Immunglobulinbehandlung bei den akuten Formen der Polyradikuloneuritiden oder mit Corticosteroiden bzw. Imurek bei den chronischen Verlaufsformen. Wenn das nicht greift, ist eine Plasmapherese oder Immunglobulinbehandlung angezeigt.

1.7 Gutachtliche Aspekte

1.7.1 Grundzüge der Begutachtung

Die gutachtliche Problematik der Polyneuropathien ist vielfältig und ergibt sich bereits dadurch, daß Polyneuropathien kein einheitliches Krankheitsbild mit einheitlicher Verursachung darstellen. Im Gegenteil steht in dieser Krankheitsgruppe einer Vielzahl von ursächlichen Faktoren eine verhältnismäßig uniforme Symptomatik mit Muskelschwäche und -atrophie, Sensibilitäts-, trophischen Störungen und Schmerzen gegenüber, die häufig lediglich durch die quantitative Ausprägung bzw. Nichtausprägung der einzelnen Parameter variiert. Besonders wichtig ist auch, daß hier systemübergreifende Manifestationsformen vorkommen (Neuromyopathien, Enzephalomyeloneuropathien).

Für die gutachtliche Beurteilung der Erkrankungen der neuromuskulären Peripherie gilt deshalb in besonderem Maße, daß zunächst das Krankheitsbild neurologisch und allgemein-internistisch unter Zuhilfenahme entsprechender Labor- und Liquordiagnostik, elektromyographisch, neurographisch und ggf. auch muskel- und/oder nervenbioptisch analysiert und eine Diagnose gestellt wird. Bei zusätzlicher Beteiligung des Zentralnervensystems sind neurophysiologische und neuropsychologische Ergänzungsuntersuchungen einzusetzen. In Fällen von Berufserkrankungen bzw. Erkrankungen oder Intoxikationen am Arbeitsplatz ist der Arbeitsmediziner mit einer entsprechenden Arbeitsplatz- und Expositionsanalyse hinzuzuziehen, woraus sich dann auch die notwendigen biochemischen Analysen ergeben.

Die Auswahl der notwendigen Zusatzuntersuchungen ergibt sich aus der initialen klinischen Analyse des Einzelfalls. Das Streben nach einer pathogenetisch gesicherten Diagnose stellt aber eine grundsätzliche Forderung an ein Gutachten auf diesem Gebiet dar, von der auch dann nicht abgegangen werden sollte, wenn in der Fragestellung des Gutachtenauftraggebers – wie das aus Unkenntnis der medizinischen Situation von Auftraggeberseite leider immer wieder geschieht – die Frage nach der Diagnose fehlt. In direktem Zusammenhang mit dieser Diagnosestellung steht die Beantwortung der Frage nach dem **ursächlichen Zusammenhang.**

Bei der Beurteilung von Erkrankungen im Bereich der neuromuskulären Peripherie muß grundsätzlich zwischen **Primärerkrankung** und **Begleiterkrankung** bei anderen Grundleiden, z. B. Polyneuropathie bei Diabetes mellitus oder nach medikamentös-toxischer Einwirkung, unterschieden werden. In jedem Fall ist nach Diagnosestellung und Festlegung der Quantität der Ausfälle ausführlich auf die Möglichkeiten der Behandlung und Rehabilitation, auch unter Berücksichtigung orthopädischer Hilfsmittel, einzugehen.

Für die gutachtliche Beurteilung auf diesem Gebiet können **Vorschädigungen** oder **zusätzliche Schädigungen** von besonderer Bedeutung sein. So kann beispielsweise ein Diabetes mellitus, eine entzündliche Erkrankung oder ein Medikamentenabusus zu einer erhöhten Vulnerabilität peripherer Nerven führen und dann z.B. unter dem Aspekt einer angeblichen Mononeuropathie als Folge einer Druckschädigung eine bis dahin subklinisch verlaufende Neuropathie aus der Latenz heben. Das gleiche gilt bei nicht erkannten Nieren- oder Lebererkrankungen und vor allem beim Alkoholabusus. In diesem Zusammenhang sind auch bis dahin nicht bekannte Toxinexpositionen am Arbeitsplatz zu berücksichtigen. Solche Fragen können sich ferner ergeben, wenn beispielsweise nach einer Narkose erstmals eine schwere Polyneuropathie auftritt und sich dabei die Erstmanifestation einer hepatischen Porphyrie herausstellt.

Bei Druckschädigungen einzelner peripherer Nerven – aus welchen Gründen auch immer, z .B. auch im Zusammenhang mit Lagerungen – ist somit zu überprüfen, ob wirklich eine Mononeuropathie und nicht eine bis dahin unbekannte generalisierte Neuropathie vorliegt.

1.7.2 Berufsunfähigkeit (Erwerbsunfähigkeit)

Polyneuropathien mit schweren oder schwersten motorischen Ausfällen bedingen Berufsunfähigkeit. Liegen motorische Ausfälle in den großen Muskelgruppen vor, so kann dies bei Berufsgruppen, in denen körperliche Hochleistungen gefordert werden, schon bei leichteren Schädigungen der Fall sein. Für eine Reihe von Berufen, bei denen es auf feinmotorische Aktivitäten ankommt, können sensible Reizerscheinungen in Form von Parästhesien oder Dysästhesien, wie sie bei einer ganzen Reihe von Polyneuropathien vorkommen können, den Grund für eine Berufsunfähigkeit darstellen. Grundsätzlich sollte man aber versuchen, diese zu terminieren und gleichzeitig intensive Behandlungs- bzw. Rehabilitationsmaßnahmen einzuleiten.

1.7.3 Erwerbsminderung

Bisher liegen Richtwerte für die Einschätzung der MdE weder bei Polyneuropathien noch bei Myopathien oder myasthenischen Syndromen vor.
Bei Polyneuropathien ist es bislang üblich, die Werte für die einzelnen Nerven analog zu benutzen. Dabei muß man aber in der Beurteilung auf die resultierende sensomotorische *Gesamtschädigung* eingehen, was sich in Fällen einer vorwiegend sensiblen Schädigung, die beispielsweise mit im Vordergrund stehenden Reizerscheinungen einhergeht, als besonders wichtig herausgestellt hat.

Bei Neuromyopathien bzw. Myopathien wird man ähnlich verfahren können. Als besonders schwierig gilt häufig die Einschätzung der Beeinträchtigung durch *myasthenische Syndrome.* Bis zur ausreichenden medikamentösen Kompensation wird man hier je nach Beruf sogar von Berufsunfähigkeit ausgehen müssen. In Fällen einer stabilen *Residualsymptomatik* wird man sich in der Beurteilung der für Myopathien bzw. Neuromyopathien anschließen können, wobei dem Ermüdungsfaktor in besonderer Weise Rechnung zu tragen ist.

1.7.4 Beeinträchtigung spezifischer Leistungen

Spezifische Leistungen, z. B. die Führung eines Kraftfahrzeugs oder Flugzeugs, sind durch das Krankheitsbild einer Polyneuropathie im Prinzip nicht beeinträchtigt, soweit noch entsprechende sensomotorische Leistungen zur Verfügung stehen. Wenn erhebliche sensibel-motorische Ausfälle vorliegen, die durch entsprechende Maßnahmen, z. B. Einbau von Zusatzgeräten, nicht behoben werden können, dann ist es natürlich nicht möglich, eine derartige Erlaubnis zu erteilen. Die Entscheidung obliegt dem Einzelfall.

2 Enzephalopathien

2.1 Einleitung

Enzephalopathien sind diffuse Hirnfunktionsstörungen und -erkrankungen, die durch vielfältige Ursachen zu unterschiedlichen Schädigungsmustern und -verläufen führen. Im Kindes- und Jugendalter, seltener bei Erwachsenen, sind es vor allem die **primären Enzephalopathien,** bedingt durch verschiedene, meist angeborene Stoffwechseldefekte aus dem Aminosäuren-, Kohlenhydrat- und Lipidstoffwechsel, die zu unterschiedlichen Erkrankungen führen. Dabei handelt es sich meistens um zentral-motorische Störungen in Kombination mit kognitiven Defiziten und Hirnleistungsstörungen im Rahmen einer psychomotorischen Retardierung. Zerebrale Krampfanfälle sind nicht selten, auch Polyneuropathien kommen vor. Ein Teil dieser Erkrankungen tritt auch im Erwachsenenalter auf, wie die Zeroidlipofuszinose, die Hallervorden-Spatz-Krankheit, die Pelizaeus-Merzbacher-Krankheit, die metachromatische Leukodystrophie und die Adrenoleukodystrophie. Im Rahmen der Begutachtungsfragen sind aber die **metabolischen (sekundären) Enzephalopathien** wesentlich bedeutsamer. Auf diese wird im folgenden besonders eingegangen.

2.2 Definition

Enzephalopathien sind diffuse, unterschiedlilch verursachte Hirnfunktionsstörungen, die klinisch gekennzeichnet sind durch ein **zerebrales Allgemeinsyndrom** mit psychopathologischen Auffälligkeiten, vegetativen Symptomen und Hirnstammzeichen in Kombination mit **zerebralen Herdsymptomen** verschiedener Lokalisation und Ausprägung und einem **fluktuierenden klinischen Verlauf.** Es handelt sich dabei wie bei den Polyneuropathien nicht um ein einheitliches Krankheitsbild, sondern um unterschiedliche klinische Manifestationsformen.

Dabei kann sich das zerebrale Allgemeinsyndrom, also eine wichtige, aber eben nicht die einzige klinische Manifestation der Enzephalopathien, die aber initial ganz im Vordergrund stehen kann, mit dem Begriff des **hirnorganischen Psychosyndroms** decken.

2.3 Pathophysiologie

Pathophysiologisch gesehen, sind Enzephalopathien Funktionsstörungen des Gehirns, die noch nicht oder jedenfalls nicht initial mit strukturellen Veränderungen einhergehen und bei denen es aus unterschiedlichen Ursachen zu Störungen des Hirnstoffwechsels gekommen ist.

Mit unterschiedlichen Untersuchungsmethoden konnte nachgewiesen werden, daß die Hirndurchblutung global bei einem PCO_2 von 40 mmHg bei 50–55 ml/100 g/Minute liegt. Untersuchungen der regionalen Hirndurchblutung zeigten, daß zwischen Kortex und großen Kerngebieten mit Werten bis 90 ml/100 g/Minute und weißer Substanz mit Werten bis 25 mg/100 g/Minute erhebliche Unterschiede bestehen. Der mittlere Sauerstoffverbrauch beträgt 3,5 µmol/100 g/Minute (graue Substanz bis 6 ml und weiße Substanz bis 1,5 ml). Der mittlere Glukoseverbrauch liegt bei 29–32 µmol/100 g/Minute, mit höchsten Werten im visuellen Kortex mit 45–50 µmol/100 g/Minute und niedrigsten Werten in der weißen Substanz mit 15–22 µmol/100 g/Minute. Für Hirndurchblutung und Sauerstoffverbrauch bestehen enge Korrelationen zum Alter, mit Abnahme der Werte etwa ab 50. Lebensjahr.

Hirndurchblutung und Substratanlieferung werden über spezielle Regulationsmechanismen konstant gehalten bzw. angepaßt. Das erfolgt über die **zerebrale Autoregulation,** die **chemische Regulation,** die **metabolische Regulation** und schließlich über die **neurogene Kontrolle.** Analysen ergaben, daß das Gehirn in besonderem Maße vom ungestörten Glukosetransport und von der Zusammensetzung des Blutes abhängt, da unter den Bedingungen einer Blut-Hirn-Schranken-Störung exogen- und endogen-toxische Substanzen den Hirnstoffwechsel erheblich beeinträchtigen und damit zu Enzephalopathien führen können.

2.4 Klinik

2.4.1 Diagnostische Kriterien

Im Vordergrund der klinischen Symptomatik steht das **zerebrale Allgemeinsyndrom** (Tab. 32-8). Das dazugehörende Psychosyndrom in unterschiedlicher Ausprägung der Symptomatik kann Leitsymptom des klinischen Bildes sein und ist durch Konzentrations- und Merkfähigkeitsstörungen, Orientierungsstörungen und Störungen im affektiven Verhalten und Antrieb gekennzeichnet. Die Störungen können episodenhaft auftreten und dabei einerseits zur vollständigen Amnesie oder schweren Antriebsstörungen führen; andererseits werden auch depressive oder maniforme Syndrome oder paranoid-halluzinatorische Syndrome mit psychomotorischen Erregungszuständen beobachtet, so daß differentialdiagnostisch auch immer psychotische Erkrankungen in Betracht gezogen werden müssen. Als Ausdruck der diffusen zerebralen Gesamtschädigung können als Reizsymptome sowohl initial als auch im Verlauf zerebrale Krampfanfälle auftreten, die stets einer differentialdiagnostischen Abklärung bedürfen. Zu diesem Allgemeinsyndrom gesellen sich in unterschiedlicher Form **zerebrale Herdsymptome** (s. Tab. 32-8).

Die Ursachen der sekundären, exogen verursachten metabolischen Enzephalopathien sind vielfältig und betreffen nicht nur Hypoxie und Ischämie, sondern vor allem auch Organ- und Systemerkrankungen und insbesondere eine Vielfalt toxischer Substanzen.

Tabelle 32-8 Zerebrale Allgemein- und Herdsymptome

Zerebrale Allgemeinsymptome
Vegetative Reizsymptome
■ Schwindel
■ Überkeit
■ Erbrechen
■ vasomotorische und sudomotorische Störungen
Psychopathologische Befunde
Störungen von Wachheit und Bewußtsein
■ Schläfrigkeit
■ Präkoma
■ Koma
■ Hirntod
Krampfanfälle
Zerebrale Herdsymptome
Hemisphärensymptome
■ Hirnnervenstörungen
■ Visusstörungen
■ Aphasie, Apraxie
■ hemispastische, hemiataktische, hemisensible Syndrome
■ Reflex- und Muskeltonusstörungen
■ fokale oder generalisierte Anfälle
Hirnstammsymptome
■ Hirnnervenstörungen
■ Nystagmus, Blickparesen
■ Hirnstammreflexstörungen
■ Dysarthrie, Dysphagie, Atemstörungen
■ ataktische, paretische, sensible Syndrome (alternativ)
■ tetraspastische Syndrome, Reflexstörungen
■ Myoklonus

2.4.2 Verlauf und Prognose

Der Verlauf ist unterschiedlich, kann initial akut oder subakut sein und im weiteren Verlauf außerordentlich variabel, wobei die Entwicklung von residualen Defektzuständen nicht ausgeschlossen ist. Insbesondere hängt aber der Verlauf von der verursachenden Grunderkrankung ab.

2.5 Pathogenetische Einteilung der Enzephalopathien

Bei den Enzephalopathien werden nach pathogenetischen Gesichtspunkten unterschieden:

- hypoxisch und ischämisch bedingte Enzephalopathien, inbesondere subkortikale arteriosklerotische Enzephalopathien (subkortikale arteriosklerotische Enzephalopathie [SAE], hypertensive Enzephalopathie),
- Enzephalopathien bei Leber- und anderen Stoffwechselstörungen (hepatische Enzephalopathie, Wilson-Enzephalopathie, Enzephalopathien bei Porphyrien),
- Enzephalopathien bei Alkoholschädigung (Wernicke-Enzephalopathie [Wernicke-Korsakow-Syndrom]),
- Enzephalopathien bei Nierenstoffwechselstörungen, Elektrolyt- und Wasserhaushaltstörungen,
- Enzephalopathien bei Sepsis und entzündlichen Erkrankungen, insbesondere immunologisch bedingten Entzündungen, sowie bei Tumorerkrankungen des Gehirns,
- Enzephalopathien bei endokrinen Affektionen (Schilddrüse, Nebenschilddrüsen, Nebennierenrinde) und toxischen Erkrankungen (medikamentös-toxisch, organische Substanzen, Lösungsmittel und Schwermetalle).

Die Übersicht führt die hauptsächlichen Enzephalopathien auf. Sie kann beliebig erweitert werden um verschiedenste Stoffwechselstörungen, z. B. bei Malabsorptions- und Maldigestionssyndromen, Pankreasfunktionsstörungen u.a. Auch die paraneoplastisch bedingten Enzephalopathien sind zu erwähnen.

Von besonderer Bedeutung sind die **toxisch bedingten Enzephalopathien** bei den verschiedenen, vor allem chronischen Intoxikationen mit organischen Substanzen, Lösungsmitteln, Schwermetallen und Alkohol. Sie zeigen mit ihrer diffusen Symptomatik des zerebralen Allgemeinsyndroms, das sehr unterschiedlich ausgeprägt sein kann, die Begleitreaktion des Gehirns. Darauf wurde bereits in den Tabellen 32-5 und 32-6 hingewiesen (Triebig und Lehnert 1998, Triebig, Grobe und Dietz 1999).

Wichtiger noch als diese toxischen Reaktionen sind für die Allgemeinmedizin die medikamentös-toxischen Nebenwirkungen, die zu **hirnorganischen Psychosyndromen** (Tab. 32-9) führen können. Abzugrenzen sind medikamentös-toxisch bedingte Verwirrtheitszustände, die ebenfalls bei einer Vielzahl von Medikamenten als Nebenwirkung bekannt sind (Tab. 32-10). Für die medikamentös-toxischen Wirkungen ist dabei zu berücksichtigen, daß diese altersabhängig sind. Teilweise führen grenzwertige Nieren- und Leberfunktionen bereits zu Beeinträchtigungen, wenn übliche Dosierungen verwendet werden.

2.6 Anerkannte Therapie

Die Therapie ist in erster Linie eine Behandlung der Grundkrankheit, wobei darauf geachtet werden muß, ob es sich bei diesen Erkrankungen und Syndromen um Ausdruck oder Hinweis auf erstmals sich manifestierende Störungen von Vitalfunktionen, z.B. im Zusammenhang mit den unterschiedlichen Formen primärer Hirnerkrankungen, eines Sauerstoffmangels bzw.

Tabelle 32-9 Medikamente, die zu akuten hirnorganischen Psychosyndromen führen können

Pharmakagruppe	Beispiele
Psychopharmaka	Lithium, trizyklische Antidepressiva, Phenothiazine, Butyrophenone
Antikonvulsiva	Phenytoin, Barbiturate, Carbamazepin, Ethosuximid, Valproinsäure, Lamotrigin, Vigabatrin
Herz-Kreislauf-Mittel	blutdrucksenkende Präparate (Methyldopa, Clonidin, Betablocker, Dihydralazin, Lisinopril, Nitroprussid), Antiarrhythmika, Digitalisglykoside
Antiparkinsonmittel	Anticholinergika, L-Dopa, Amantadin, MAO-Hemmer
Antibiotika, Chemotherapeutika	Penicillin, Chloramphenicol, Griseofulvin, Polymyxine, Rifampicin, Sulfonamide, Metronidazol, Norfloxazin, Pefloxazin, Tuberkulostatika
Zytostatika, Immunsuppressiva	Methotrexat, Vincristin, Asparaginase, Chlorambucil, Amsacrin, Fludarabin, Procerbazin, Interferon, Ciclosporin
Varia	Myotonolytika (Bachofen, Dautrolen), Nootropika, Opiate, NSAR, Bupivacain, orale Antidiabetika, Bromide, H2-Antihistaminika (Omeprazol, Pirenzipin), Antazida, 5-Aminosalicylsäure, Sulfasalazin, Steroide, Amphetamine, Ergotamin, orale Kontrazeptiva, Inhalationsnarkotika, Hormontherapeutika, Kontrastmittel, Erythropoetin

Tabelle 32-10 Symptome und exogene Faktoren bei Verwirrtheiszuständen (Synonyme: confusional state, amnestisches Syndrom, Korsakow-Syndrom, Delir, globale transitorische Amnesie)

Vorkommen	vorzugsweise im mittleren und höheren Lebensalter
Exogene Faktoren	zerebrovaskuläre Erkrankungen, Schädel-Hirn-Trauma, Hydrozephalus, Meningitis, Enzephalitis, zerebrale Vaskulitis, Epilepsien, Hirntumoren Morbus Parkinson, Intoxikationen, Medikamentenüberdosierung, Antiparkinsonmittel (Anticholinergika, Amantadin, Dopa), Psychopharmaka, andere Medikamente
(Fluktuierende) Störungen	▪ Gedächtnis (Perzeption) ▪ Auffassung, Wahrnehmung, Erlebnisfähigkeit ▪ Orientierung (zeitlich, räumlich zur Person) ▪ Kritik und Urteilsfähigkeit

einer Mangeldurchblutung oder um verschiedene Organ- bzw. Systemerkrankungen handelt. Insbesondere bei Traumafolgen kommen solche Störungen auch im Zusammenhang mit der Medikation als sekundäre Krankheitsmanifestationen vor. Vor allem zu beachten sind dabei Elektrolyt- und Säure-Basen-Haushalt-Störungen. Altersabhängig sich entwickelnde Funktionsstörungen und Risikofaktoren spielen ebenfalls eine große Rolle.

2.7 Gutachtliche Aspekte

2.7.1 Grundzüge der Begutachtung

Allgemeine oder spezielle Hinweise für die Begutachtung von Enzephalopathien gibt es bisher nicht, weil die gutachtliche Problematik außerordentlich vielfältig ist und sich nicht auf ein einheitliches Krankheitsbild bzw. auf eine einheitliche Beeinträchtigung bezieht. Deshalb muß sich die Beurteilung auf das Ausmaß der jeweils vorliegenden Ausfälle richten. Es geht also um folgendes: Neben der Grunderkrankung, etwa einem Schädel-Hirn-Trauma, dekompensieren zusätzliche, schon aus der Vorgeschichte bekannte Risikofaktoren bzw. Stoffwechselanomalien und führen zu einer Enzephalopathie bzw. einem hirnorganischen Psychosyndrom. Das Ausmaß der Beeinträchgung durch die Ausgestaltung dieser Syndromkonstellation muß dann qualitativ und quantitativ beurteilt werden.

Hirnleistungsstörungen sind nach den ausführlichen Analysen initial abzuschätzen und im Hinblick auf den Dauerschaden zu beurteilen. Dabei ist auch die Berufskrankheitenliste mit den geforderten Nachweisen zu berücksichtigen, was sowohl für die Enzephalopathien als auch für die Polyneuropathien gilt (s. Tab. 32-5 und 32-6) (Triebig und Lehnert 1998, Triebig, Grobe und Dietz 1999).

Testpsychologische Untersuchungen (siehe oben), die bei den verschiedensten Hirnerkrankungen z. B. zur Beurteilung von Aufmerksamkeit, Gedächtnis, visuo-konstruktiven Fähigkeiten und visuell-räumlichen Analysen, Planung und Problemlösungen und motorischen Fähigkeiten eingesetzt werden, haben in

Tabelle 32-11 Toxisch bedingte Störungen des visuellen Systems (Bleecker und Hansen 1994, Mergler 1994)

Substanz	A	B	C	D	E	F	G
Acrylamid				+			
Schwefelkohlenstoff	+					+	+
Chlordecone				+			
Diethylether	+						
n-Hexan	+	–				+	+
Blei	+	+	+		+/–		+
Methylquecksilber		+		+	–		+
Styrol	+			+			
Tetrachlorethylen	+						
Toluol							+
Organische Lösungsmittel							
Maler							+
Mikroelektroniker	–		+				
Drucker	+						
Farbenhersteller	+						
Tintenhersteller	+						

\+ Störungen der gemessenen Funktionen, – keine Störungen
A Erworbener Verlust des Farberkennens
B Gesichtsfeldeinschränkung
C Verlust des Kontrastsehens
D Okulomotorische Störungen
E Heraufsetzung der kritischen Flickerfusionsschwelle
F Retina-Abnormalitäten
G Veränderungen der Visuell Evozierten Potentiale

diesem Bereich eine besondere Bedeutung (Tab. 32-11).

Das bedeutet aber auch, daß die Ergebnisse dieser Testuntersuchung nur im Rahmen der gesamtneurologischen Beurteilung verwendet werden können. Da es bei solchen gutachtlichen Fragen auch um schon längerfristig bestehene Leistungs-, Stimmungs- oder Verhaltensbeeinträchtigungen geht, ist es besonders wichtig, diese qualitativ und quantitativ zu erfassen. Für Störungen, die im Zusammenhang mit der Exposition gegenüber Lösungsmitteln, Organophosphaten, Schwermetallen und Insektiziden auftreten, gibt Tabelle 32-12 einen Anhaltspunkt.

2.7.2 Spezielle Aspekte

Im Rahmen der Begutachtung spielt die Beurteilung des **ursächlichen Zusammenhangs** eine wichtige Rolle, weil die jeweilige Grundkrankheit die Bedeutung eines auslösenden Faktors haben könnte. Für die **Minderung der Erwerbsfähigkeit (MdE)** und den **Grad der Behinderung (GdB)** liefern die jeweiligen Bewertungstabellen Anhaltspunkte. Es muß aber stets eine individuelle Beurteilung zugrunde gelegt werden.

Bei diesen Erkrankungen können Sondereinschränkungen, z. B. bei der **Fahrtüchtigkeit zum Führen von Autos, Flugzeugen oder Schiffen** oder auch Einschränkungen nach dem **Betreuungsrecht** (Geschäftsfähigkeit § 104 BGB, Abs. 2 oder bei einer Willenserklärung § 105 BGB, Abs. 2) bestehen. Unter Umständen können auch Einschränkungen der **Schuldfähigkeit** entsprechend § 20 und 21 StGB in Frage kommen.

3 Berufskrankheiten im Bereich des Nervensystems

Im Bereich der Erkrankungen des Nervensystems spielen Berufskrankheiten vor allen Dingen bei neurotoxisch wirkenden Substanzen eine wichtige Rolle (siehe vorangegangene Abschnitte).

Berufskrankheiten sind Krankheiten, die nach den Erkenntnissen der medizinischen Wissenschaft durch besondere Einwirkungen verursacht werden, denen bestimmte Personengruppen durch ihre versicherte Tätigkeit in erheblich höherem Grade als die übrige Bevölkerung ausgesetzt sind. Es ist deshalb von der Bundesregierung eine Berufskrankheitenliste (BK-Liste) veröffentlicht worden, die jeweils aktualisiert wird. Es gilt jetzt die Berufskrankheiten-Verordnung

(BKV) vom 31.10.1997, die auf Grund von § 9 Absatz 1 und 6 und von § 193 Absatz 8 des Siebten Sozialgesetzbuches im Bundesgesetzblatt Teil 1, Nr. 73 vom 5. November 1997 verordnet worden ist.

Es heißt in dieser Verordnung u.a., daß die für den medizinischen Arbeitsschutz zuständigen Stellen ein Zusammenhangsgutachten erstellen und daß zur Vorbereitung dieser Gutachten die Versicherten untersucht werden können oder andere Ärzte auf Kosten der Unfallversicherungsträger mit Untersuchungen beauftragt werden können. Die Berufskrankheiten-Liste umfaßt derzeit 67 Krankheiten. Anzeigen zu Berufskrankheiten werden als Einzelfall geprüft, und die Gesundheitsstörung muß mit Wahrscheinlichkeit auf die besonderen beruflichen Belastungen zurückgeführt werden können. Die häufigsten Anzeigen erfolgen zu Haut- und Wirbelsäulenerkrankungen. Im Zeitraum 1949 bis 1996 nahm die Zahl der Berufskrankheiten-Anzeigen von ungefähr 4000 im Jahre 1949 auf rund 10000 in den Jahren 1994 oder 1996 zu. Dabei wurde aber nur etwa jede 4. Anzeige auf Berufskrankheit auch als solche anerkannt, und die Anzahl der entschädigten Berufserkrankungen lag im Zeitraum von 1949 bis 1996 im Bereich von 500 bis etwa 750 pro Jahr (Köhler 1993, Bolm-Audorff 1995, Schönberger et. al. 1998, Wittig-Götz im Internet).

Die anerkannten Berufskrankheiten beziehen sich vor allem auf physikalische, chemische oder biologische Einzelfaktoren als Ursache. Von neurologischer Seite aus bzw. von seiten der Erkrankungen des Nervensystems aus spielen die Einzelstoffe bei den Metallen, Erstickungsgase, Lösemittel, Schädlingsbekämpfungsmittel (Pestizide und sonstige chemische Stoffe) Nr. 1101–1316 und die neu formulierte Berufskrankheit Nr. 1317 (Polyneuropathie oder Enzephalopathie durch organische Lösungsmittel oder deren Gemische) und im Bereich der durch physikalische Einwirkungen verursachten Erkrankungen die BK Nr. 2106 (Druckläh-

Tabelle 32-12 Testpsychologische Untersuchungen zum Einfluß von Chemikalien (Anger 1992)

Neuropsychologische Tests	Chemikalien bei Laboruntersuchungen	Chemikalien bei Arbeitsplatzuntersuchungen
Gedächtnis Zahlenspanne (Wechsler-Memory-Scale-R) Auditiver Verbaler Lerntest (AVLT)	Halothan Distickstoffoxid Toluol Trichlorethylen	Anästhetika Schwefelkohlenwasserstoff Ethylenoxid Formaldehyd Benzin Blei Quecksilber Organophosphate Pestizide Lösungsmittel Tetrachlorethylen Toluol
Sensomotorik und Aufmerksamkeit Trail-Making-Test-A/B AufmerksamkeitsBelastungs-Test (d2) Einfach-Reaktionen (Wiener Testsystem) Motorische Reaktionszeit Wahlreaktionen Geteilte Aufmerksamkeit (Testbatterie für Aufmerksamkeitsstörungen)	Aceton Methylchloroform Methylchlorid Methylethylketon	Anästhetika Schwefelkohlenstoff Kohlenmonoxid Ethylenoxid Kerosin Blei
Visuell-räumliche Analyse/ konstruktive Fertigkeiten Untertests aus Leistungsprüfsystem (LPS) Rey-Figur	Methylisobutylketon Styrol Distickstoffoxid	Mangan Quecksilber Organophosphate
Exekutive Funktionen „Fluency": verbal, LPS; figural: 5-Punkte-Test Wisconsin-Card-Sorting-Test (WCST)	Toluol Trichlorethylen	Lösungsmittel Styrol Formaldehyd
Befindlichkeit/Persönlichkeit Psychologisch-neurologischer Fragebogen (PNF)	Absoluter Alkohol Halon 1301 Xylol	Tetrachlorethylen Trichlorethylen Toluol Pestizide

mungen der Nerven) und schließlich die bandscheibenbedingten Erkrankungen Nr. 2108–2110 eine Rolle. Gegebenenfalls können auch einmal die Erkrankungen der Gruppe 3 – „Durch Infektionserreger oder Parasiten verursachte Krankheiten sowie Tropenkrankheiten" – in Frage kommen (Tabelle 32-13).

Tabelle 32-13 Berufskrankheitenliste (Anlage 1 zur Berufskrankheitenverordnung – BKV – vom 31. Oktober 1997, Bundesgesetzblatt 1997, Teil 1, Nr. 73 vom 5. November 1997, Seite 2623)

1	**Durch chemische Einwirkungen verursachte Krankheiten**
11	**Metalle und Metalloide**
1101	Erkrankungen durch Blei oder seine Verbindungen
1102	Erkrankungen durch Quecksilber oder seine Verbindungen
1103	Erkrankungen durch Chrom oder seine Verbindungen
1104	Erkrankungen durch Cadmium oder seine Verbindungen
1105	Erkrankungen durch Mangan oder seine Verbindungen
1106	Erkrankungen durch Thallium oder seine Verbindungen
1107	Erkrankungen durch Vanadium oder seine Verbindungen
1108	Erkrankungen durch Arsen oder seine Verbindungen
1109	Erkrankungen durch Phosphor oder seine anorganischen Verbindungen
1110	Erkankungen durch Beryllium oder seine Verbindungen
12	**Erstickungsgase**
1201	Erkrankungen durch Kohlenmonoxid
1202	Erkrankungen durch Schwefelwasserstoff
13	**Lösemittel, Schädlingsbekämpfungsmittel (Pestizide) und sonstige chemische Stoffe**
1301	Schleimhautveränderungen, Krebs oder andere Neubildungen der Harnwege durch aromatische Amine
1302	Erkrankungen durch Halogenkohlenwasserstoffe
1303	Erkrankungen durch Benzol, seine Homologe oder Styrol
1304	Erkrankungen durch Nitro- oder Aminoverbindungen des Benzols oder seiner Homologe oder ihrer Abkömmlinge
1305	Erkrankungen durch Schwefelkohlenstoff
1306	Erkrankungen durch Methylalkohol (Methanol)
1307	Erkrankungen durch organische Phosphorverbindungen
1308	Erkrankungen durch Fluor oder seine Verbindungen
1309	Erkrankungen durch Salpetersäureester
1310	Erkrankungen durch halogenierte Alkyl-, Aryl- oder Alkylaryloxide
1311	Erkrankungen durch halogenierte Alkyl-, Aryl- oder Alkylarylsulfide
1312	Erkrankungen der Zähne durch Säuren
1313	Hornhautschädigungen des Auges durch Benzochinon
1314	Erkrankungen durch para-tertiär-Butylphenol
1315	Erkrankungen durch Isocyanate, die zur Unterlassung aller Tätigkeiten gezwungen haben, die für die Entstehung, die Verschlimmerung oder das Wiederaufleben der Krankheit ursächlich waren oder sein können
1316	Erkrankungen der Leber durch Dimethylformamid
1317	Polyneuropathie oder Enzephalopathie durch organische Lösungsmittel oder deren Gemische
2	**Durch physikalische Einwirkungen verursachte Krankheiten**
21	**Mechanische Einwirkungen**
2101	Erkrankungen der Sehnenscheiden oder des Sehnengleitgewebes sowie der Sehnen- oder Muskelansätze, die zur Unterlassung aller Tätigkeiten gezwungen haben, die für die Entstehung, die Verschlimmerung oder das Wiederaufleben der Krankheit ursächlich waren oder sein können
2102	Meniskusschäden nach mehrjährigen andauernden oder häufig wiederkehrenden, Kniegelenke überdurchschnittlich belastenden Tätigkeiten
2103	Erkrankungen durch Erschütterung bei Arbeit mit Druckluftwerkzeugen oder gleichartig wirkenden Werkzeugen oder Maschinen
2104	Vibrationsbedingte Durchblutungsstörungen an den Händen, die zur Unterlassung aller Tätigkeiten gezwungen haben, die für die Entstehung, die Verschlimmerung oder das Wiederaufleben der Krankheit ursächlich waren oder sein können
2105	Chronische Erkrankungen der Schleimbeutel durch ständigen Druck
2106	Drucklähmungen der Nerven
2106	Abrißbrüche der Wirbelfortsätze
2108	Bandscheibenbedingte Erkrankungen der Lendenwirbelsäule durch langjähriges Heben oder Tragen schwerer Lasten oder durch langjährige Tätigkeiten in extremer Rumpfbeugehaltung, die zur Unterlassung aller Tätigkeiten gezwungen haben, die für die Entstehung, die Verschlimmerung oder das Wiederaufleben der Krankheit ursächlich waren oder sein können
2109	Bandscheibenbedingte Erkrankungen der Halswirbelsäule durch langjähriges Tragen schwerer Lasten auf der Schulter, die zur Unterlassung aller Tätigkeiten gezwungen haben, die für die Entstehung, die Verschlimmerung oder das Wiederaufleben der Krankheit ursächlich waren oder sein können
2110	Bandscheibenbedingte Erkrankungen der Lendenwirbelsäule durch langjährige, vorwiegend vertikale Einwirkung von Ganzkörperschwinungen im Sitzen, die zur Unterlassung aller Tätigkeiten gezwungen haben, die für die Entstehung, die Verschlimmerung oder das Wiederaufleben der Krankheit ursächlich waren oder sein können
2111	Erhöhte Zahnabrasionen durch mehrjährige quarzstaubbelastende Tätigkeit
22	**Druckluft**
2201	Erkrankung durch Arbeit in Druckluft
23	**Lärm**
2301	Lärmschwerhörigkeit
24	**Strahlen**
2401	Grauer Star durch Wärmestrahlung
2402	Erkrankungen durch ionisierende Strahlen
3	**Durch Infektionserreger oder Parasiten verursachte Krankheiten sowie Tropenkrankheiten**
3101	Infektionskrankheiten, wenn der Versicherte im Gesundheitsdienst, in der Wohlfahrtspflege oder in einem Laboratorium tätig oder durch eine andere Tätigkeit der Infektionsgefahr in ähnlichem Maße besonders ausgesetzt war
3102	Von Tieren auf Menschen übertragbare Krankheiten
3103	Wurmkrankheit der Bergleute, verursacht durch Ankylostoma duodenale oder Strongyloides stercoralis
3104	Tropenkrankheiten, Fleckfieber

Unter den Fällen, die als Berufskrankheit angezeigt wurden, stehen Halogenwasserstoffe (Nr. 1302) im Zeitraum von 1991 bis 1995 mit 4417 Fällen als Ursache an der Spitze, gefolgt von Benzol (Nr. 1303) mit 1842 und Blei (Nr. 101) mit 887 Fällen. Für Blei sind die jährlichen Zahlen etwa gleichgeblieben, während für die beiden anderen Ursachen die Anzahl deutlich zugenommen hat. Demgegenüber ist die Anzahl der Rentenfälle deutlich geringer. Hier steht für den gleichen Fünfjahreszeitraum Benzol (Nr. 1303) an erster Stelle mit 218 Anerkennungen, gefolgt von Halogenwasserstoffen (Nr. 1302) mit 152 Fällen und Alkyl-/Aryl-/Alkylaryloxiden (Nr. 1310) mit 105 Fällen. Dabei ist interessant, daß im Zeitraum von 1986 bis 1996 pro Jahr nur Einzelfälle von Polyneuropathien oder Enzephalopathien oder hirnorganischen Psychosyndromen zur Anerkennung und Berentung kamen (Triebig und Lehnert 1998).

Besondere Bedeutung hat die Berufskrankheit Nr. 1317 (Polyneuropathie oder Enzephalopathie durch organische Lösungsmittel oder deren Gemische). Dazu gehören als Verursacher folgende 15 Einzelstoffe :

n-Hexan	Ethanol	Dichlormethan
n-Heptan	Benzol	1,1,1-Trichlorethan
Methylethylketon	Xylole	Trichlorethen
Methylbutylketon	Styrol	Tetrachlorethen
Mathanol	Monochlor-methan	Toluol

Für die Polyneuropathie sind als Ursachen n-Hexan, Methyl-n-butylketon und Gemische mit Methylethylketon gesichert.

Die Enzephalopathien sind bei nachgewiesener toxischer Ätiologie nach ICD-10 einzuordnen, wie Tabelle 32-14 zeigt.

Tabelle 32-14 Klassifikation der toxischen Enzephalopathie (BK 1317) nach ICD-10 (Triebig, Grobe und Dietz 1999)

G 92	Toxische Enzephalopathie
X 40–X 49	Akzidentelle Vergiftung durch und Exposition gegenüber schädlichen Substanzen
X 45	Akzidentelle Vergiftung durch und Exposition gegenüber Alkohol (z.B. Ethanol, Butanol, 2-Propanol, Methanol)
X 46	Akzidentelle Vergiftung durch und Exposition gegenüber organischen Lösungsmitteln und halogenierten Kohlenwasserstoffen und deren Dämpfen (z.B. Benzol, Toluol, Xylole), Erdöl(-Derivaten), Fluorchlorkohlenwasserstoffen, Tetrachlorkohlenstoff
X 49	Akzidentelle Vergiftung durch und Exposition gegenüber sonstigen und nicht näher bezeichneten Chemikalien und schädlichen Substanzen (z.B. Farben, Leime, Klebstoffe)

Die klinische Symptomatik der toxischen Enzephalopathien ist zunächst ganz unspezifisch und gibt natürlich Anlaß, sämtliche Differentialdiagnosen im Rahmen dieser Symptomatik zu berücksichtigen. Insgesamt lassen sich die Enzephalopathien in vier Schweregrade einordnen, die auch eine unterschiedliche Prognose und damit Bewertung zeigen (Tabelle 32-15).

Tabelle 32-15 Klinische Symptomatik der toxischen Enzephalopathien und Einschätzung (Triebig, Grobe und Dietz 1999)

Schweregrad	Symptome	Einschätzung
I leicht	Verstärkte Müdigkeit, Konzentrationsschwierigkeiten, eingeschränktes Kurzzeitgedächtnis, erhöhte Reizbarkeit. Kein eindeutiger Nachweis von Leistungsdefiziten bei neuropsychologischer Testung	Nach Expositionkarenz vollständige Rückbildung, meistens innerhalb mehrerer Wochen oder einiger Monate. MdE: 0–10 %
II mittelschwer Typ A	Starke Müdigkeit, emotionale Labilität, Antriebsstörungen, Veränderung von Stimmung und Motivation, andauernde Beeinträchtigung der Persönlichkeit Nachweis leichter kognitiver Leistungsminderungen (Kurzzeitgedächtnis, psychomotorische Geschwindigkeit, Aufmerksamkeit)	Unterschiedlich, meistens Besserung, teilweise vollständige Rückbildung, auch bleibende Gesundheitsstörung. Keine Progredienz nach Expositionende. MdE: 20–30 %
II mittelschwer Typ B	Stärkere kognitive Insuffizienz und in der Regel neurologische Befunde wie Ataxie, Tremor, Dysdia-Dochokinese. Polyneuropathie-Symptome sind möglich, jedoch nicht obligat	Teilreversibilität möglich. Vollständige Rückbildung fraglich. Keine Progredienz nach Expositionsende. MdE: 40–50 %
III schwer	Globale Einschränkungen der intellektuellen Leistungen und des Gedächtnisses. Diffuse Hirnatrophie möglich es Gedächtnisses. Diffuse Hirnatrophie möglich	Reversibilität unwahrscheinlich. Keine Progredienz nach Ausschalten der Noxe. MdE: 60–100 %

Wenngleich speziell in diesem Zusammenhang nicht aufgeführt, ergeben sich neurotoxische Wirkungen im Bereich des Zentralnervensystems auch in Hinblick auf extrapyramidale, aber auch pyramidale Störungen und möglicherweise auch in Hinblick auf Demenzsyndrome. Für das Parkinson-Syndrom bzw. extrapyramidale Erkrankungen liegen im Rahmen der Neurotoxizität entsprechende Befunde bei Kohlenmonoxid, Methanol, Schwefelkohlenstoff und Mangan oder Manganverbindungen vor. Diese sind unter den entsprechenden Einzelgruppen der Berufserkrankungsursachen subsumiert. Aber auch Lösungsmittel können solche Erkrankungen verursachen, wie dieses kürzlich für eine Langzeit-Lösungsmittelexposition mit der klinischen Entwicklung eines Parkinson-Syndroms, von Pyramidenbahnzeichen, Polyneuropathie und kognitiven Störungen beschrieben wurde (Hagemann et al. 1999).

Grundsätzlich ist im Zusammenhang mit der BK 1317 (Polyneuropathie oder Enzephalopathie) davon auszugehen, daß eine Expositionsdauer von weniger als zehn Jahren nur in Ausnahmefällen in Frage kommt, also im Falle massiver Expositon. Es handelt sich deshalb bei der BK 1317 um eine hoch chronisch verlaufende Intoxikation. Da in solchen Fällen meistens keine objektiven Meßdaten zur Verfügung stehen, hat die ausführliche Arbeitsanamnese zusammen mit Brückensymptomen (also zwischenzeitlich auftretenden Lösungsmittel-assoziierten Organstörungen – z.B. von Leber, Nieren, hämatopoetischem System) eine große Bedeutung (Triebig, Grobe und Dietz 1999).

Es wird in diesem Zusammenhang auch auf die Probleme der akuten und chronischen Intoxikationen hingewiesen, wie sie sich beispielhaft bei der Schwefelwasserstoff-Vergiftung darstellen. Bei der *akuten* Intoxikation kann es, natürlich in Abhängigkeit von der Schwefelwasserstoff-Konzentration in der Atemluft, zu einem apoplektiformen Verlauf mit Atem- und Bewußtseinsstörungen und Krämpfen kommen. Im Fall von *chronischer* Intoxikation kann es bei längerer Exposition zu Ausfällen im zentralen und peripheren Nervensystem kommen, die nicht rückbildungsfähig sein können (Triebig und Lehnert 1998).

Literatur

Allen, N., Mendel, J.R., Billmaier, D.J., Fontaine, R.E., O'Neill, J.: Toxic polyneuropathy due to methyl-n-butyl ketone – an industrial outbreak. Arch. Neurol. 32, 209 (1975).

Altenkirch, H.: Schnüffelsucht und Schnüffelneuropathie. Schriftenreihe Neurologie, Bd. 23. Springer, Berlin–Heidelberg–New York 1982.

Altenkirch, H.: Neurologische Syndrome durch Industriechemikalien und Umweltstoffe. In: Kunze, K. (Hrsg.): Praxis der Neurologie. 2. Aufl. Thieme, Stuttgart 1999

Altenkirch, H., Mager, J., Stoltenburg, G., Helmbrecht, J.: Toxic polyneuropathies after sniffing a glue thinner. J. Neurol 214, 152 (1977).

American College of Neuropsychopharmacology – Food and Drug Administration Task Force. Neurologic syndromes associated with antipsychotic drug use. N. Engl. J. Med. 289, 20 (1973).

Anger, W.K.: Assessment of Neurotoxicity in Humans. In: Tilson, H., Mitchell ,C. (eds.): Neurotoxicology. Raven, New York 1992.

Araki, S., Honma, T., Yanagihara, S., Ushio, K.: Recovery of slowed nerve conduction velocity in lead-exposed workers. Int. Arch. Occup. Environ. Health 46, 151 (1980).

Argov, Z., Mastaglia, F.L.: Drug-induced peripheral neuropathies. Brit. Med. J. I, 663 (1979).

Aring, C.D.: The systemic nervous affinity of triorthocresyl phosphate (Jamaican Ginger Palsy). Brain 65, 34 (1942).

Arnason, B.G.W.: Acute inflammatory demyelinating polyradiculoneuropathies. In: Dyck, P.J., Thomas, P.K., Lambert, E.H., Bunge, R. (eds.): Peripheral Neuropathy, Vol. II, 2nd Edition, pp. 2050–2100. Saunders, Philadelphia–London–Toronto 1984.

Asbury, A.K.: Uremic Neuropathy. In: Dyck, P.J., Thomas, P.K., Lambert, E.H., Bunge, R. (eds.): Peripheral Neuropathy, Vol. II, 2nd Edition, pp. 1811–1825. Saunders, Philadelphia–London –Toronto 1984.

Asbury, A.K., Arnason, B.G., Karp, H.R., McFarlin, D.E.: Criteria for diagnosis of Guillain-Barré syndrome. Ann. Neurol. 3, 565–567 (1978).

Asbury, A.K., Johnson, P.C.; Diabetic neuropathies. In: Asbury, A.K., Johnson P.C. (eds.): Pathology of Perpheral Nerve, p. 96. Saunders, Philadelphia 1978.

Beckett, W.S., Moore, J.L., Keogh, J.P., Bleecker, M.L.: Acute Encephalopathy due to occupational exposure to arsenic. Brit. J. Ind. Med. 43, 66–67 (1986).

Bleecker, M.L., Hansen, J.A. (eds.): Occupational Neurology and Clinical Neurotoxicology. Williams & Wilkins, Baltimore– Philadelphia 1994.

Behse, F., Buchthal, F.: Alcoholic neuropathy: Clinical, electrophysiological, and biopsy findings. Ann. Neurol 2, 95 (1977).

Bischoff, A.: Die diabetische Neuropathie. Thieme, Stuttgart 1963.

Bischoff, A.: Die alkoholische Polyneuropathie. Klinische, ultrastrukturelle und pathogenetische Aspekte. Dtsch. Med. Wschr. 96, 317 (1971).

Bolm-Audorff, U.: Berufskrankheiten. Leitfaden für die betriebliche, medizinische und juristische Praxis. Luchterland, Neuwied/Kriftel, Berlin 1995.

Buchthal, F., Behse, F.: Electrophysiology and nerve biopsy in men exposed to lead. Brit. J. Ind. Med. 36, 135 (1979).

Cavanagh, J.B., Fuller, N.H., Johnson, H.R.M., Rudge, P.: The effects of thallium salts, with particular reference to the nervous system changes. Q. J. Med. 43, 293 (1974).

Chuttani, P.N., Chawla, L.S., Sharma, T.D., Arsenical neuropathy. Neurology 17, 269 (1968).

Chisolm, J.J. jr.; Tretment of acute lead intoxication – choice of chelating agents and supportive therapeutic measures. Clin. Toxicol. 3, 527 (1970).

Choi, D.S.: Delayed neurologic sequelae in carbon monoxide intoxication. Arch. Neurol. 40, 433–435 (1983).

Churg, J., Strauss, L.L: Allergic granulomatosis, allergic angiitis, and periateritis nodosa. Am. J. Pathol. 27, 277 (1951).

Citron, B.P., Halpern, M., McCarron, M., Lundberg, G.D., McCormic, R., Pincus, J.J., Tatter, D., Haverback, B.J.: Necrotizing angiitis in drug addicts. N. Engl. J. Med. 283, 1003 (1970).

Cohen, R.D., Conn, D.L., Ilstrup, D.M.: Clinical features, prognosis and response to treatment in polyarteritis. Mayo Clinic Proc. 55, 146 (1980).

Conn, D.L., Dyck, P.J.: Angiopathic neuropathy in connective tissue disease. In: Dyck, P.J., Thomas, P.K., Lambert, E.H., Bunge, R. (eds.). Peripheral Neuropathiy, Vol. II, 2n Edition. Saunders, Philadelphia–London–Toronto 1984.

Cook D.G., Fahn, S., Brait, K.A.: A chronic manganese intoxication Arch. Neurol. 30, 59 (1974).

Dalakas, M.C., King Engel, W.: Chronic relapsing (dysimmune) polyneuropathy. Pathogenesis and treatment. Ann. Neurol. 9 (suppl.), 134–145 (1981).

Denny-Brown, D.: Primary sensory neurpathy with muscular changes associated with carcinoma. J. Neurol. Neurosurg. Psychiatry 11, 73 (1948).

Dyck, P.J., Arnason, B.: Chronic inflammatory demyelinating polyradiculoneuropathy. In: Dyck, P.J., Thomas, P.K., Lambert, E.H., Bunge, R. (eds.): Peripheral Neuropathy, Vol. 2, 2nd Edition. Saunders, Philadelphia–London–Toronto 1984.

Dyck, P.J., O'Brien, P.C., Oviatt, K.F. et al.: Prednisone improves chronic inflammatory demyelinating polyradiculoneuropathy more than no treatment. Ann. Neurol. 11, 136–141 (1982).

Dyck, P.J., Conn, D.L., Okazaki, H.: Necrotizing angiopathic neuropathy: three-dimensional morphology of fiber degeneration related to sites of occluded vessels. Mayo Clin. Proc. 47, 461 (1972).

Dyck. P.J., Thomas, P.K., Lambert, E.H., Bunge, R. (eds.): Peripheral Neuropathy, Vol. I + II, 3rd Edition. Saunders, Philadelphia–London–Toronto 1993.

Erbslöh, F.: Peripheres Nervensystem: Polytope Erkrankungen (Polyneuritiden). In: Almanach für Neurologie und Psychiatrie S. 13–62 (1967).

Erbslöh, F., Kunze, K., Gottstein, U.: Metabolische Enzphalopathien. In: Bodechtel: Differentialdiagnose neurologischer Krankheitsbilder (Hrsg. Bernsmeier, A., Schrader A., Struppler A. Thieme, Stuttgart–New York 1984.

Feldman, R.G.: Trichlorethylene. In: Vinken, P.J., Bruyn, G.W. (eds.): Handbook of Clinical Neuroloy, Vol. 36, p. 457. Elsevier/North-Holland, Amsterdam 1979.

Feldman, R.G.: Neurological manifestations of mercury intoxication Acta neurol. Scand. 92, 201–209 (1982).

Filley, C.M., Heaton, R.K., Rosenberg, N.L.: White matter dementia in chronic toluene abuse. Neurology 40, 532–534 (1990).

Fischer, W., Reichel, G., Rabending, G.: Die diabetische Polyneuropathie. Beiträge zur klinischen Neurologie und Psychiatrie (Hrsg. Seidel K.). Thieme, Leipzig 1981.

Friberg, L., Norberg, G.F.: Inorganic mercury – relation between exposure and effects. In: Friberg, L., Vostal, J. (eds.): Mercury in the Environment. CRC Press, Cleveland 1972.

Gelman, C.R., Rumack, B.H., Hutchinson, T.A. (eds.): Drugdex®-System. Micromedex, Englewood/Colorado 1999.

Gibbels, E.: Tabellarische Anleitung zur Differentialdiagnose der Polyneuropathien. Fortschr. Neurol. Psychiatr. 48, 31–66 (1980).

Gilg, G., Vraa-Jensen, G.: Histological examination of the central nervous system after gold treatment. Acta Psychiat. Neurol. Scand. 33, 174 (1958).

Giloli, R., Bulgheroni, C., Bertazzi, P.A., Cirla, A.M., Tomasini, M., Cassito, M.G., Jacovone, M.T.: Study of neurological and neurophysiological impairment in carbon disulphide workers. Med. Lav. 69, 130 (1978).

Greenberg, J.O.: The neurological effects of methyl bromide poisoning. Ind. Med. Surg. 40, 27 (1971).

Grossman, H.: Thallotoxicosis: report of a case and a review. Pediatrics 16, 868 (1955).

Hagemann, G., van der Hoek, J., van Hout, M., et al.: Parkinsonism, pyramidal signs, polyneuropathy and cognitive decline after long-term occupational solvent exposure. J Neurol. 246, 198–206 (1999).

Hartung, P.J., Pollard, J.D., Harvey, G.K., Toyka, K.V.: Immunopathogenesis and treatment of the Guillain-Barré-Syndrome. Muscle & Nerve 18 (1995), Part I 137–153, Part II 154–165.

Henson, R.A., Urich, H.: Peripheral neuropathy associated with malignant disease. In: Vinken, P.J., Bruyn, G.W. (eds.): Handbook of Clinical Neurology, Vol. 8. Elsevier/North-Holland, Amsterdam–New York 1970.

Hertel, H.: Chronische DDT-Intoxikation. Dtsch. Arch. Klin. Med. 199, 250 (1952).

Heyman, A., Pfeiffer, J.B., Willet, R.W., Taylor, H.M.: Peripheral neuropathy caused by arsenical intoxication. N. Engl. J. Med. 254, 402 (1956).

Hormes, J.T., Filley, C.M., Rosenberg, N.L.: Neurologic sequelae of chronic solvent vapor abuse. Neurology 36, 698–702 (1986).

Janz, D., Neundörfer, B.: Klinische und elektromyographische Untersuchungen nach Trialkylphosphat-Polyneuropathie. Dtsch. Z. Nervenheilk. 194, 51 (1968).

Jenkins, R.B., Toole, J.F.: Polyneuropathy following exposure to insecticides. Arch. Intern. Med. 113, 691 (1964).

Kaeser, H.E.: Exotoxische und medikamentöse Polyneuropathien. In: Lehmann, H.J. (ed.): Polyneuropathien. Enke, Stuttgart 1985.

Kamerbeek, H.H., Rauws, A.G., Ten Ham, M., Van Heijst, A.N.P.: Dangerous redistribution of thallium by treatment with sodium diethyldithiocarbamate. Arch. Med. Scand. 189, 321 (1971).

Karzel, K.: Medikamentös bedingte Polyneuropathien. Med. Mo. Pharm. 17, 47–53 (1994).

Katrak, S.M., Pollock, M., O'Brien, C.P., Nukada, H., Alilpress, S., Calder, C., Palmer, D.G., Grennan, D.M., McCormack, P.L., Laurent, M.R.: Clinical and morphologic features of gold neuropathy. Brain 103, 671 (1980).

Kaufhold, J.: persönliche Mitteilung 1999.

Kautarjian, A.D., Shaheen, A.S., Methyl bromide poisoning with nervous system manifestations resembling polyneuropathy. Neurology (Minneapolis) 13, 1504 (1963).

Kennedy, P., Cavanagh, J.B.: Spinal changes in the neuropathy of thallium poisoning – a case with neuropathological studies. J. Neurol Sci. 29, 295 (1976).

Klinghardt, G.W., Radenbach, K.L., Mrowka, S.: Neurologische Komplikationen bei der Tuberkulosebehandlung mit Isonikotinsäurehydrazid. Wien. Med. Wschr. 104, 301 (1954).

Köhler, Th.: Das Berufskrankheitenrecht in der aktuellen Diskussion. Med. Sach. 89, 96–100 (1993).

Korobkin, R., Asbury, A.K., Summer, A.J., Nielsen, S.L.: Glue sniffing neuropathy. Arch. Neurol. 32. 158 (1975).

Kunze, K.: Polyneuropathien als Begleitsymptom internistischer Erkrankungen. Therapiewoche 44, 7895–7913 (1977).

Kunze, L.: Polyneuropathien bei Mangelernährung und Alkoholabusus. In: Hopf, H.C., Poeck, K., Schliack, H. (Hrsg.): Neurologie in Praxis und Klinik, Band II. Thieme, Stuttgart–New York 1981.

Kunze, K.: Prognose der Polyneuropathien. Lebensversicherungsmed. 4, 87–93 (1983).

Kunze, K.: Erregerbedingte Polyneuropathien. In: Ludin, H.-P., Tackmann, W. (Hrsg.): Polyneuropathien. Thieme, Stuttgart–New York 1984.

Kunze, K.: Entzündlich-allergische Polyneuropathien. In: Ludin, H.-P., Tackmann, W. (Hrsg.): Polyneuropathien. Thieme, Stuttgart–New York 1984.

Kunze, K.: Vitaminmangel und Malabsorption als Ursache von Polyneuropathien. In: Lehmann, H.-J. (Hrsg.): Polyneuropathien. Enke, Stuttgart 1985.

Kunze, K.: Paraneoplastische Polyneuropathien. In: Hopf, H.C., et al. (Hrsg.): Neurologie in Praxis und Klinik, Band II, 3. Aufl. Thieme, Stuttgart–New York 1999.

Kunze, K. Polyneuropathien bei Fettstoffwechselstörungen In: Hopf, H.C., et al. (Hrsg.): Neurologie in Praxis und Klinik, Band II, 3. Aufl. Thieme,Stuttgart–New York 1999.

Kunze, K., Leitenmeier, K.: Vitamin B_{12} deficiency and subacute combined degeneration of the spinal cord. In: Vinken, P.J., Bruyn, G.W. (eds.): Handbook of Clinical Neurology, Vol. 28, p. 141. Elsevier/North-Holland, Amsterdam–New York 1976.

Le Quesne, P.M.: Iatrogenic neuropathies. In: : Vinken, P.J., Bruyn, G.W. (eds.): Handbook of Clinical Neurology, Vol. 7. Elsevier/North-Holland, Amsterdam–New York 1970.

Le Quesne, P.M.: Acrylamide. In: Spencer, P.S., Schaumburg, H.H. (eds.): Experimental and Chemical Neurotoxicology. Williams & Wilkins, Baltimore 1980.

Le Quesne, P.M.: Neuropathy due to drugs. In: Dyck, P.J., Thomas, P.K., Lambert, E.H., Bunge, R. (eds.): Peripheral Neuropathy, Vol. II, 2nd Edition. Saunders, Philadelphia–London– Toronto 1986.

Le Quesne, P.M., McLeod, J.G.: Peripheral neuropathy following a single exposure to arsenic. J. Neurol. Sci. 32, 437 (1977).

Löffel, N.B., Rossi, L.N., Mumenthaler, M., Lütschg, J., Ludin, H.P.: The Laundry-Guillain-Barré-Syndrome. J. Neurol. Sci. 33, 71–79 (1977).

Ludin, H.-P., Tackmann, W. (eds.): Polyneuropathien. Thieme, Stuttgart–New York 1984.

McLeod, J.G.: Carcinomatous neuropathy. In: Dyck, P.J., Thomas, P.K., Lambert, E.H., Bunge, R. (eds.): Peripheral Neuropathy, Vol. II, 2nd Edition. Saunders, Philadelphia–London– Toronto 1984.

McLeod, J.G.: Walsh, J.C.: Peripheral Neuropathy associated with lymphomas and other reticuloses. In: Dyck, P.J., Thomas, P.K., Lambert, E.H., Bunge, R. (eds.): Peripheral Neuropathy, Vol.II, 2nd Edition, p. 2192. Saunders, Philadelphia–London– Toronto 1984.

McLeod, J.G., Walsh, J.C.: Prineas, J.W.: Acute idiopathic polyneuritis: a clinical and electrophysiological follow-up study. J. Neurol. Sci. 27, 145–162 (1976).

Mergler, D.: Neurotoxicology of the visual system. In: Bleecker, M.L. (ed.): Occupational Neurology and Clinical Neurotoxicology. Williams & Wilkins, Baltimore–Philadelphia 1994.

Meyer, M., Haecki, M., Ziegler, W., Forster, W., Schiller, H.H.: Autonomic dysfunction and myokymia in gold neuropathy. In: Canal, N., Pozza, G. (eds.). Peripheral Neuropathies. Elsevier/North-Holland, Amsterdam 1978.

Moore, P.M., Fauci, A.S.: Neurologic manifestations of systemic vasculitis. A retrospective and prospective study of the clinicopathologic features and responses to therapy in 25 patients. Am. J. Med. 71, 517 (1981).

Moore, P.M., Cupps, F.R.: Neurologic complications of vasculitis. Ann. Neurol 14, 155 (1983).

Neal, P.A., Jones, R.R.: Chronic mercurialism in the hatters furcutting industry. JAMA 110, 337 (1938).

Neundörfer, B.: Differentialtypologie der Polyneuritiden und Polyneuropathien. Springer, Berlin–Heidelberg–New York 1973.

Olson, B.A., Gamberall, F., Iregren, A.: Coexposure to toluene and p-xylene in man: central nervous functions. Brit. J. Ind. Med. 42, 117 (1985).

Onifer, T.M., Whisnant, J.P.: Cerebellar ataxia and neuronitis after exposure to DDT and Lindane. Proc. Mayo Clin. 32, 67 (1957).

Passarge, C., Wieck, H.H.: Thallium-Polyneuritis. Fortschr. Neurol. Psychiatr. 33, 477 (1965).

Paul, Th., Katiyar, B.C., Misra, S., Pant, G.C.: Carcinomatous neuromuscular syndroms, a clinical and quantitative electrophysiological study. Brain 101, 53 (1978).

Pergal, M., Vukojeric, N., Cirin-Popov, N.: Carbon disulfide metabolites excreted in the urine of exposed workers. Arch. Environ. Health 25, 42 (1972).

Prick, J.J.G.: Thallium poisoning. In: Vinken, P.J. Bruyn, G.W. (eds.): Handbook of Clinical Neurology. Elsevier/North-Holland, Amsterdam 1979.

Reed, D., Crawley, J., Faro, S.N., Pieper, S.J., Kurland, L.T.: Thallotoxicosis: acute manifestations and sequelae. JAMA 183, 516 (1963).

Ross, A.T.: Mercuric polyneuropathy with albumino-cytologic dissociation and eosinophilia. JAMA 188, 830 (1964).

Sachs, H.K., Blanksma, L.A., Murray, E.F., O'Connell, M.J.: Ambulatory treatment of lead poisoning: report of 1.155 cases. Pediatrics 46, 389 (1970).

Savolainen, K., Kekoni, J., Riihimaki, V., Laine, A.: Immediate effects of m-xylene on the human central nervous system. Arch. Toxicol. 7, 412 (1984).

Schönberger, A., Mehrtens, G., Valentin, H.: Arbeitsunfall und Berufskrankheit. 6. Aufl. Erich Schmidt, Berlin 1998.

Seppäläinen, A.M., Linnoila, J.: Electrophysiological findings in rats with experimental carbon disulphide neuropathy. Neuropathol. Appl. Neurobiol. 2. 209 (1976).

Seppäläinen, A.M., Tola, S., Hernberg, S., Kock, B.: Subclinical neuropathy at „safe levels" of lead exposure. Arch. Environ. Health 30, 180 (1975).

Seto, D.D.Y., Freeman, J.M.: Lead neuropathy in childhood. Am. J. Dis. Child. 107, 337 (1964).

Shy, G.M., Silverstein, L.: A study of the effects upon the motor unit by remote malignancy. Brain 88, 515 (1965).

Snyder, R.D.: Carbon monoxide intoxication with peripheral neuropathy. Neurology (Minneapolis) 20, 177 (1970).

Sorensen, S., Lorenzen, J.: Giant-cell arteriitis, temporal arteriitis and polymyalgia rheumatica. A. retrospective study of 63 patients. Acta Med. Scand. 201, 207 (1977).

Swaiman, K.F., Hagler, D.G.: Penicillamine therapy of the Guillain-Barré syndrome caused by mercure poisoning. Neurology 21, 456 (1971).

Takahaski, M., Ohara, T., Hashimoto, K.: Elctrophysiological study of nerve injuries in workers handling acrylamide. Int. Arch. Arbeitsmed. 28, 1 (1971).

Takeuchi, T.: Neuropathology of Minamata disease in Kumamoto: especially at the chronic stage. In: Roizin, L., Shiraki, H., Grecevik, N. (eds.): Neurotoxicology, p. 235. Raven, New York 1977.

Taylor, J.R., Selhorst, J.B., Hidney, A., Martinez, A.J.: Chlordecone intoxication in man. I. Clinical observation. Neurol. (Chicago) 28, 628 (1978).

The Guillain-Barré Syndrome Study Group: Plasmapheresis and acute Guillain-Barré syndrome. Neurology 35, 1096–1104 (1985).

Thomas, P.K., Eliasson, S.G.: Diabetic Neuropathy. In: Dyck, P.J., Thomas, P.K., Lambert, E.H., Bunge, R. (eds.): Peripheral Neuropathy, Vol. II, 2nd Edition, Chapter 76: 1773–1810. Saunders, Philadelphia–London–Toronto 1984.

Triebig, G., Büttner, J.: Neurotoxische Arbeitsstoffe: I. Metalle und ihre Verbindungen. Zentralbl. Bakteriol. Mikrobiol. Hyg. I Abt. Orig. B 177, 11 (1983).

Triebig, G., Grobe, T., Dietz, M.C.: Polyneuropathie und Enzephalopathie durch organische Lösungsmittel und Lösungsmittelgemische. Nervenarzt 70, 306–314 (1999).

Triebig, G., Lehnert, G.: Neurotoxikologie in der Arbeitsmedizin und Umweltmedizin. Gentner, Stuttgart 1998.

Tsuchiya, K.: Lead. In:. Friberg, L., Nordberg, G.G, Vouk, V.B. (eds.): Handbook on the Toxicology of Metals. Elsevier, Amsterdam 1979.

van der Meché, F.G.A., von Doorn, P.A.: Guillain-Barré-Syndrome and chronic inflammatory demyelinating polyneuropathy: Immune mechanism and update of current therapies. Ann. Neurol. 37 (suppl.), 14–31 (1995).

Victor, M.: Polyneuropathy due to nutritional deficiency and alcoholism. In: Dyck, P.J., Thomas, P.K., Lambert, E.H., Bunge, R. (eds.): Peripheral Neuropathy, 2nd Edition. Saunders, Philadelphia–London–Toronto 1984.

Wilson, G., Winkelman, N.W.: Multiple neuritis following carbon monoxide poisoning. JAMA 82, 1407 (1924).

Wittig-Götz, U.: www.Sozialnetz-Hessen.de. Gewerkschaft HBV Hessen, Ergoline.

33 Muskelkrankheiten

Dieter Pongratz

Inhalt

1 Einführung

Die quergestreifte Muskulatur ist das größte parenchymatöse Organ des menschlichen Körpers, das beim gesunden Erwachsenen ca. 40 bis 45% des Körpergewichts ausmacht. Verglichen mit dieser Tatsache, ist die Aufmerksamkeit, die den Muskelkrankheiten in der Medizin gewidmet wird, als eher gering zu bezeichnen. Auch in vielen Lehrbüchern sowohl der Neurologie als auch der inneren Medizin nehmen die Muskelkrankheiten eine untergeordnete Rolle ein.

Die im Zusammenhang mit der Begutachtung zu betrachtenden schwerwiegenden Muskelerkrankungen sind selten, verlaufen aber für den Patienten schicksalhaft. Unter der insgesamt seltenen Gruppe von Erkrankungen hat sich in den letzten Jahren durch Verbesserung der morphologischen Untersuchungstechniken (Muskelbiopsie) sowie insbesondere durch die Möglichkeiten der Molekularbiologie ein nahezu explosionsartiger Zugewinn an Wissen ergeben. Die diagnostische Zuordnung mit korrekten wissenschaftlichen Methoden und modernsten Untersuchungsverfahren gerät damit immer mehr in die Hände spezialisierter neuromuskulärer Zentren an den Universitätskliniken. Die langfristige Betreuung und Verlaufsbeurteilung liegen jedoch überwiegend in den Händen der niedergelassenen Ärzte, die auf diesem Gebiet im Einzelfall wenig Erfahrung haben.

Die genannten Besonderheiten verlieren etwas an Bedeutung, wenn man zwei Gegebenheiten bedenkt, die derzeit noch weitgehend gültig sind: Bei den erblichen Myopathien steht im Gegensatz zu den erworbenen Muskelerkrankungen die Differentialtherapie in keinem Verhältnis zur Differentialdiagnose. Auch wenn die Erarbeitung einer der vielen Unterformen einer Myopathie aus wissenschaftlichen Gründen zu fördern ist, sind die Behandlungskonsequenzen oft gering.

Die sozialmedizinischen Auswirkungen vieler Muskelkrankheiten ähneln sich auf der einen Seite sehr, auf der anderen Seite müssen sie immer aus dem Einzelfall heraus erarbeitet werden, so daß eine sehr seltene Form einer Myopathie auch gutachtlich nur in Ausnahmefällen praktische Bedeutung erlangt.

Im vorliegenden Beitrag erscheint es deshalb weder sinnvoll noch möglich, eine detaillierte Beschreibung aller derzeit bekannten Myopathien zu geben und noch sehr spezielle diagnostische Maßnahmen zu nennen. Vielmehr ist es wichtig, verfügbare Hauptkriterien der Diagnostik, die häufig vorkommenden Krankheitsbilder sowie die für die Begutachtung wesentlichen Gesichtspunkte herauszuarbeiten.

Kardinalsymptome sytemischer Myopathien sind **Muskelschwäche** und **Muskelatrophie.** Die allgemeinen Symptome systemtischer Myopathien lassen sich wie folgt zusammenfassen:

- muskuläre Paresen,
- Atrophien;
- Hypotonie;
- fakultative Beteiligung von Gesichtsmuskeln, jedoch keine umschriebenen Hirnnervenausfälle;
- Muskeldehnungsreflexe fehlen erst im fortgeschrittenen Stadium;
- keine Sensibilitätsstörungen;
- keine vegetativen Funktionsstörungen;
- keine Faszikulationen.

Die Tabellen 33-1 bis 33-3 fassen die Verlaufscharakteristik, die differentialdiagnostisch bedeutsamen Zusatzsymptome sowie die Klassifikation der wichtigsten systemischen Myopathien zusammen.

Tabelle 33-1 Unterschiedliche Verlaufscharakteristik systemischer Myopathien

Muskelschwäche
rasch progredient (Tage bis Wochen) Myositis, endokrine Myopathie
langsam progredient (Jahre) Muskeldystrophie, Einschlußkörpermyositis
kongenital, kaum progredient kongenitale Muskeldystrophie, Strukturmyopathie
fluktuierend Myasthenie, periodische Lähmung

Tabelle 33-2 Differentialdiagnostisch wichtige Zusatzsymptome systemischer Myopathien

Ptosis	– Myasthenie – mitochondriale Myopathien – okulopharyngeale Muskeldystrophie – Strukturmyopathie
Muskelkrampf	– metabolische Myopathie – Myotonie – Hypothyreose
Frühkontraktur	– kongenitale Muskeldystrophie – Emery-Dreifuss-Dystrophie – granulomatöse Myositis – Rigid-spine-Syndrom – Strukturmyopathie

Tabelle 33-2 Differentialdiagnostisch wichtige Zusatzsymptome systemischer Myopathien (Fortsetzung)

Skoliose	– Strukturmyopathie – Duchenne-Dystrophie
Kardiomyopathie	– Duchenne/Becker-Kiener-Dystrophie – Myositis – Emery-Dreifuss-Dystrophie – mitochondriale Myopathie

Tabelle 33-3 Klassifikation der Muskeldystrophien

Erkrankung	Genlocus	Protein
X-chromosomal rezessiv		
Duchenne-Becker-Muskeldystrophie	Xp21	Dystrophin
Emery-Dreifuss-Dystrophie		Xp28
Emerin		
Autosomal-dominant		
LGMD-IA	5q	?
LGMD-IB	1911	Lamin A/C
Dystrophia myotonica	19q	Myotonin-Protein-Kinase
Fazioskapulohumerale Muskeldystrophie	4q	?
Okulopharyngeale Muskeldystrophie	14q	?
Autosomal-rezessiv		
LGMD-2A	15q	Calpain
LGMD-2B	2q	Dysferlin
LGMD-2C	13q	γ-Sarcoglykan
LGMD-2D	17q	α-Sarcoglykan (Adhalin)
LGMD-2E	4q	β-Sarcoglykan
LGMD-2F	5q	δ-Sarcoglykan
Kongenitale Muskeldystrophie	6Q	Merosin
Fukuyama-Typ	9q13	Fukutin

2 Prinzipien der Diagnostik von Myopathien

2.1 Anamnese

Die meist in der **Eigenanamnese** im Vordergrund stehenden Kardinalsymptome Muskelschwäche und Muskelatrophien bedürfen einer eingehenden, durch gezieltes Befragen ergänzten Analyse. Speziell was die **Muskelschwäche** anbelangt, sind gute und verläßliche Angaben über:

- deren **Hauptlokalisation,**
- ihr **Ausmaß** (möglichst praktische Beispiele für die konkrete Bewegungsbehinderung),
- den **zeitlichen Ablauf** ihrer Entstehung und Ausbreitung sowie
- besondere **Verlaufscharakteristika** (episodisch schubweise oder langsam progredient)

der Grundstein für eine richtige klinische Verdachtsdiagnose.

Bei den für den Patienten augenfälligen **Muskelatrophien** geht es, wie im Untersuchungsbefund noch näher ausgeführt wird, vorrangig um die zeitliche Zuordnung zur entsprechenden Muskelschwäche.

Fakultative Zusatzsymptome, in erster Linie der **Muskelschmerz,** bedürfen einer ähnlich eingehenden anamnestischen Eingrenzung. Der muskelkaterähnliche, tief im Bauch der großen Extremitätenmuskeln empfundene, meist unter Belastung zunehmende Schmerz kann als Charakteristikum einer Myopathie gelten. Die sehr seltene innervationsabhängige schmerzhafte Muskelkontraktur (brettharte Muskeln nach Belastung!) charakterisiert z.B. metabolische Muskelerkrankungen. Die viel häufigeren schmerzhaften Muskelverspannungen mit punktförmiger Akzentuierung im Bereich von „trigger points" charakterisieren das viel häufigere und prognostisch in aller Regel als harmlos zu beurteilende „myofasziale Syndrom".

Eine große Anzahl neuromuskulärer Erkrankungen ist hereditär. Man sollte daher grundsätzlich bei der Erhebung der **Familienanamnese** sehr genau vorgehen. Manche Patienten und deren Eltern tendieren dazu, mit konkreten Angaben hinter dem Berg zu halten. Man sollte sich generell mindestens von 2 Generationen in der Aszendenz detaillierte Angaben verschaffen und auch die Frage nach einer möglichen Konsanguinität nicht vermeiden. Man sollte weiterhin in Kenntnis der Tatsache, daß speziell autosomaldominante Erkrankungen eine sehr unterschiedliche Expressivität aufweisen, nach subtilen Symptomen fragen, sich im Zweifelsfall alte Fotografien zeigen lassen und ggf. auch von der Möglichkeit Gebrauch machen, erreichbare Familienangehörige einmal selbst zu sehen. Die Einstufung eines Krankheitsbilds als sporadischer Fall einer hereditären Erkrankung kann guten Gewissens erst nach Ausschöpfung aller dieser Bemühungen erfolgen.

2.2 Untersuchungsbefund

Die ersten richtungweisenden Informationen erhält man von der **Inspektion** unter Beobachtung der Spontanmotorik des zu untersuchenden Patienten (wie er steht, geht, vom Stuhl aufsteht, sich auf der Treppe bewegt etc.). Dabei läßt sich bereits entscheiden, ob ein normales oder auffälliges Gangbild vorliegt und in welcher Form Alltagsbewegungen grob behindert sein könnten. Die subjektive Angabe bestimmter Behinderungen sollte man sich grundsätzlich mit praktischen Beispielen erläutern und entsprechenden **Spontanbewegungen** illustrieren lassen. Die nachfolgende Untersuchung erfolgt im Sitzen, Stehen und Liegen.

Man beginnt mit der **Inspektion des Muskelreliefs.** Dabei hat man von vornherein den Konstitutionstyp sowie Angaben aus der Anamnese, zum körperlichen Trainingszustand und zu vorbestehenden Allgemeinerkrankungen zu bedenken. Auch die Möglichkeit, daß Muskelatrophien durch eine stark ausgeprägte subkutane Fettgewebsschicht kaschiert sein können, darf nicht außer acht gelassen werden.

Grob hat man sich folgende fünf Fragen zu stellen:

- Wie beurteile ich das Muskelrelief allgemein?
- Gibt es Hinweise auf eine systematisierte Verschmächtigung der proximalen oder der distalen Muskelgruppen?
- Finden sich lokalisierte Muskelatrophien?
- Stehen sichtbare Atrophien in irgendeinem Zusammenhang zu möglichen anamnestisch geklagten Motilitätsbehinderungen?
- Ist der Befund symmetrisch oder asymmetrisch?

Erst wenn man die anamnestischen Angaben über eine motorische Behinderung an praktischen Beispielen verstanden, entsprechende Spontanbewegungen gesehen und durch sorgfältige Inspektion des Muskelreliefs näher analysiert hat, beginnt die eigentliche neurologische **Untersuchung der Motorik** mit Prüfung von

- Muskelkraft,
- Reflexstatus und Muskeltonus sowie
- bestimmten festzulegenden und reproduzierbaren Prüfungen motorischer Komplexleistungen.

Zur differentialdiagnostischen Abgrenzung sind folgende neurologische Zusatzbefunde entscheidend, die niemals zum klinischen Erscheinungsbild von Myopathien gehören:

- Sensibilitätsstörungen,
- trophische Störungen,
- Faszikulationen,
- spastische Zeichen.

2.3 Technische Zusatzuntersuchungen

Die wesentlichen technischen Zusatzuntersuchungen sind:

- Laboruntersuchungen,
- Elektromyographie und Elektroneurographie,
- bildgebende Verfahren,
- Muskelbiopsie mit fakultativem Einsatz aller heute möglichen Zusatzuntersuchungen (z.B. Immunhistologie, Elektronenmikroskopie, Pathobiochemie des Muskelgewebes).

In der Routinediagnostik der klinischen Chemie kommt bei Verdacht auf eine Muskelerkrankung der Bestimmung der **Kreatinkinase** (CK) im Serum die größte diagnostische Relevanz zu. Das Enzym CK findet sich im Herz- und Skelettmuskel in vergleichsweise höchster Konzentration und tritt beim Parenchymuntergang ins Serum über. Die Differentialdiagnose einer aus dem Herzen oder dem Skelettmuskel stammenden CK-Erhöhung gelingt durch Isoenzymbestimmungen. Eine exzessive CK-Erhöhung weist immer auf eine Erkrankung des Skelettmuskels hin. Eine normale CK-Aktivität im Serum schließt dagegen eine Myopathie keineswegs aus.

Bei erworbenen entzündlichen Erkrankungen kommt speziellen Antikörpern (z.B. Acetylcholinrezeptor-Antikörper bei der Myasthenia gravis, z.B. Jo-1-Antikörper bei Sonderformen entzündlicher Muskelerkrankungen) eine herausragende diagnostische Bedeutung zu. Ähnliches gilt für molekularbiologische Untersuchungen bei erblichen Krankheitsbildern, in denen nach derzeitigem Wissensstand der Nachweis einer spezifischen Veränderung (Mutation) die Diagnose sichern kann. Dieses ist jedoch nur legitim, wenn man auf der Basis der Anamnese, des klinischen Befunds, der Labordiagnostik sowie der nachfolgend noch zu beschreibenden Elektromyographie bereits eine klare klinische Verdachtsdiagnose hat.

Die **Elektromyographie** und **Elektroneurographie** tragen dazu bei, die klinische Verdachtsdiagnose weiter zu untermauern. Sie hilft in aller Regel in der Differentialdiagnose zwischen einer Muskelerkrankung und einer neurogenen Muskelatrophie entscheidend weiter. Sofern bei einer Myopathie sog. pathologische Spontanaktivität in Ruhe registriert werden kann, weist diese auf einen floriden Muskelfaseruntergang hin. Spezielle diagnostische Informationen ergeben der Nachweis sog. myotoner Salven bei den mit einem myotonen Syndrom assoziierten Muskelerkrankungen. Auch bei Verdacht auf eine Myasthenie ist der neurophysiologische Befund mit entsprechender Amplitudenreduktion nach repetitiver Nervenstimulation entscheidend.

Unter den **bildgebenden Verfahren** haben als einfache nichtinvasive Methode die Myosonographie sowie als technisch derzeit genaueste Untersuchung die Kernspintomographie größte Bedeutung. Röntgenaufnahmen des Muskels und Computertomographie sind nur selten, z.B. bei der Suche nach Verkalkungen, indiziert.

Was die Auswahl der Stelle für die Muskelbiopsie anbelangt, richtet man sich im wesentlichen nach klinischen Kriterien. Man sucht nach einem befallenen, jedoch nicht hochgradig paretischen oder atrophischen Muskel. Insbesondere bei Verdacht auf eine entzündliche Muskelkrankheit könnte zusätzlich das unmittelbar vor der Biopsie durchgeführte EMG mit dem Nachweis pathologischer Spontanaktivität in Ruhe (cave: EMG-Artefakte bei Biopsie in einem größeren zeitlichen Intervall nach der EMG-Untersuchung) oder auch eine Kernspintomographie mit dem Nachweis eines sog. Muskelödems hilfreich sein. Die Gewebsentnahme wird in der Regel in Lokalanästhesie durchgeführt. Sie muß sorgfältig erfolgen, um stärkere Kontraktionen der Muskelfasern zu vermeiden.

Die nachfolgende morphologische und ggf. biochemische Aufarbeitung des bioptierten Gewebes ist in der Regel nur in speziell eingerichteten Laboratorien lege artis möglich. Auch die Beurteilung muß durch einen erfahrenen Untersucher erfolgen, da es auf der einen Seite bei den Myopathien relativ wenig spezifische Strukturveränderungen und damit für die klinische Zuordnung häufig nur quantitative Unterschiede gibt, auf der anderen Seite die wenigen Strukturbesonderheiten der Muskulatur auf eine stetig wachsende Zahl sehr seltener Krankheitsbilder zu beziehen sind, die stets aktuelles Wissen erfordern.

3 Hereditäre Muskelkrankheiten

Die hereditären (erblichen) Myopathien werden in vier große Gruppen eingeteilt:

- progressive Muskeldystrophien,
- hereditäre Myopathien mit myotonen Phänomenen,
- kongenitale Myopathien mit Strukturbesonderheiten,
- hereditäre metabolische Myopathien.

3.1 Progressive Muskeldystrophien

3.1.1 Progressive Muskeldystrophie Typ Duchenne

Es handelt sich um die maligne, X-chromosomal rezessiv vererbte Form der progressiven Muskeldystrophie vom Beckengürteltyp. Die Genlokalisation ist in der Mitte des kurzen Arms des X-Chromosoms (Xp 21). Die Mutation zerstört im Gegensatz zur gutartigeren progressiven Muskeldystrophie Typ Becker-Kiener den Leserahmen des Gens. Pathogenetisch fehlt das dem Zytoskelett zugehörige Protein Dystrophin oder ist hochgradig vermindert. Dies führt wahrscheinlich zum Undichtwerden des Sarkolemms mit anschließendem Muskelzelluntergang.

Die Häufigkeit der Erkrankung liegt bei etwa 1:3000 männlichen Neugeborenen. Spontanmutationen betreffen dabei $^1/_3$ der Fälle; in $^2/_3$ ist die Mutter als Konduktorin zu betrachten. Bei den betroffenen Knaben fallen neben festen Waden erste motorische Auffälligkeiten in Form vermehrten Hinfallens sowie der Unfähigkeit, schnell zu laufen, meist im Kindergartenalter auf. Es kommt zu einer rasch progredienten Muskelschwäche und -atrophie mit Betonung im Beckengürtel-Oberschenkel-Bereich. Frühzeitig entwickeln sich Kontrakturen in Hüfte, Knie- und Sprunggelenk.

Die Immobilisation im Rollstuhl erfolgt zeitlich variabel zwischen dem 7. und 13. Lebensjahr. Später kommt es zu einer Generalisation der Muskelschwäche und -atrophie mit fortschreitender Skoliose und Einschränkung der Atemhilfsmuskulatur. Trotz aller gegenwärtig möglichen, leider nur symptomatischen Behandlungsmaßnahmen ist mit einer deutlichen Lebensverkürzung zu rechnen, auch wenn eine zeitweise nächtliche Beatmung und eine konservative Therapie der sich entwickelnden Kardiomyopathie erfolgen.

Die Diagnose wird gesichert durch die Muskelbiopsie (Fehlen von Dystrophin) sowie die entsprechende Molekulargenetik.

3.1.2 Progressive Muskeldystrophie Typ Becker-Kiener

Es handelt sich um die benignere X-chromosomal rezessive Form der progressiven Muskeldystrophie vom Beckengürteltyp. Der Genort ist dem des Typs Duchenne analog. Mutationen zerstören das Leseraster des Gens nicht. Pathogenetisch handelt es sich um eine Verminderung des dem Zytoskelett zugehörigen Proteins Dystrophin, das zusätzlich meist ein abnormes Molekulargewicht aufweist.

Die Erkrankung ist zehnmal seltener als die progressive Muskeldystrophie vom Typ Duchenne.

Der klinische Verlauf entspricht einer Zeitlupenvariante des Typs Duchenne, wobei meist die Gehfähigkeit noch bis ins jugendliche Erwachsenenalter erhalten ist. Man kennt heute jedoch auch wesentlich gutartigere Formen. In einem nicht geringen Teil der Fälle entwickelt sich eine dilatative Kardiomyopathie, die ggf. in Abhängigkeit von der Schwere der Myopathie auch eine Herztransplantation erforderlich macht.

Die Diagnosesicherung erfolgt durch die Muskelbiopsie (Nachweis der Verminderung von Dystrophin; ergänzende Westernblot-Untersuchung des Muskelgewebes zum Nachweis eines abnormen Molekulargewichts) sowie durch die Molekularbiologie.

3.1.3 Fazioskapulohumerale Muskeldystrophie

Die fazioskapulohumerale Muskeldystrophie folgt einem autosomal-dominanten Erbgang. Die Genlokalisation liegt am langen Arm von Chromosom 4. Die Erkrankung beginnt meist im 2. Lebensjahrzehnt im Bereich der Schultergürtel-Oberarm-Muskeln sowie der Gesichtsmuskulatur und verläuft in der Mehrzahl der Fälle wesentlich günstiger als die progressive Muskeldystrophie Typ Duchenne oder Becker-Kiener. Allerdings sind auch hier schwerere Einzelfälle mit Immobilisierung im Rollstuhl bekannt, so daß man in der Begutachtung sehr stark auf die Verlaufscharakteristik des Einzelfalls angewiesen ist. Eine Beteiligung des Herzens ist sehr selten. Herzrhythmusstörungen kommen vor.

Zur Diagnosesicherung dienen die Muskelbiopsie (allerdings ohne bisher spezifischen Defekt im Zytoskelett) sowie die Molekularbiologie (in ca. 80% der Fälle Nachweis eines verkürzten DNA-Fragments auf Chromosom 4).

3.1.4 Gliedergürteldystrophien

Es handelt sich nach heutiger Kenntnis um die zusammenfassende Bezeichnung für meist autosomal rezessiv, selten dominant vererbte Formen der progressiven Muskeldystrophie. Der Schweregrad ist unterschiedlich. Es gibt selten infantile, im Beckengürtel beginnende Formen, die in ihrem Schweregrad den Typ Duchenne imitieren. Meist handelt es sich um juvenile bzw. adulte Formen der Beckengürteldystrophien mit dann auch wieder unterschiedlicher Schwere.

Nach gegenwärtigem Kenntnisstand sind dominante Formen sowie mindestens 6 rezessive zu unterscheiden, bei denen der Genlocus aufgeklärt ist. Man geht davon aus, daß in vielen Fällen Zytoskelettdefekte im Bereich der Dystrophin-assoziierten Proteine vorliegen. Eine weitere wichtige Ursache ist der Mangel an Calpain.

Die klinische Verlaufscharakteristik ist, wie bereits angedeutet, unterschiedlich und reich in extremen Variationen von Rollstuhlpflichtigkeit im Adoleszentenalter bis hin zum Erhalt der Gehfähigkeit bis ins Senium. Das Herz kann beteiligt sein. Schwerwiegende dilatative Kardiomyopathien sind jedoch selten.

Diagnostisch ist die Einordnung als Muskeldystrophie nach dem eingangs dargestellten Diagnosegang meist nicht allzu schwierig. Bei sporadischen Fällen ist differentialdiagnostisch stets eine chronische pseudomyopathische Polymyositis zu erwägen. Die exakte morphologische und molekularbiologische Zuordnung ist derzeit nur in einem Teil der Fälle möglich, wobei die Forschung auf diesem Gebiet besonders im Fluß ist.

3.2 Myopathien mit Myotonie

3.2.1 Dystrophia myotonica (Curschmann-Steinert)

Es handelt sich um eine autosomal-dominante Systemerkrankung mit den Leitsymptomen degenerative Myopathie und myotone Reaktion.

Die Erkrankung ist mit einer Frequenz von 1:10 000 die häufigste Form einer Muskeldystrophpie im Erwachsenenalter. Mutationsnachweis (CTG-repeats: n über 50) gelingt in allen Fällen. Das Ausmaß der Verlängerung korreliert mit dem Schweregrad der Erkrankung und nimmt oft von Generation zu Generation zu (Antizipation). Man unterscheidet eine *adulte,* eine *juvenile* und eine *kongenitale* Form der Erkrankung mit sehr unterschiedlicher klinischer Expressivität. Klinisch ist beim Erwachsenen eine Muskelschwäche mit fazio-zerviko-distaler Verteilung in Kombination mit einer myotonen Steifheit charakteristisch. Letztere ist elektromyographisch auf die charakteristischen myotonen Salven zu beziehen. Neben der Muskulatur sind in mehr oder minder ausgeprägter Form viele weitere Organe (Auge, glatte Muskulatur, Endokrinum, ZNS u.a.) mitbetroffen. Zur Diagnosesicherung dient die DNA-Diagnostik.

3.2.2 Proximale myotonische Myopathie (PROMM)

Es handelt sich um eine der Dystrophia myotonica klinisch sehr ähnliche autosomal-dominant vererbte Systemerkrankung mit den Leitbefunden einer proximal betonten Myopathie und myotoner Reaktion. Ätiologie und Pathogenese sind derzeit noch nicht sicher geklärt. Klinisch abweichend von der Dystrophia myotonica sind die proximale Betonung der Muskelschwäche und -atrophie sowie häufig vorhandene Muskelschmerzen.

3.3 Kongenitale Myopathien mit Strukturbesonderheiten

Die meist autosomal, selten X-chromosomal vererbten Krankheiten sind mehrheitlich bereits bei Geburt manifest und verlaufen zum größeren Teil relativ benigne. Es gibt jedoch auch seltenere schwere Formen, die im frühen Kindesalter insbesondere durch eine Beteiligung des Herzens ad exitum führen. Die Erkrankungen, die von der Symptomatik her den Muskeldystrophien ähnlich sein können, jedoch meist einen mehr generalisierten Muskelbefall aufweisen, sind durch unterschiedliche Strukturbesonderheiten in der Muskelbiopsie definiert. Die wichtigsten ihr zuzuordnenden Krankheitsbilder sind die „central core disease", die „nemaline myopathy" sowie die zentronukleäre Myopathie.

Bei meist generalisierter Muskelschwäche und -atrophie bestehen klinisch zusätzlich nicht selten eine Überstreckbarkeit der Gelenke, eine Skoliose sowie evtl. weitere dysplastische Zeichen.

Die Verlaufscharakteristik kann individuell sehr verschieden sein, was für die Begutachtung im Einzelfall eine große Rolle spielt. Kardiomyopathien kommen vor.

3.4 Hereditäre metabolische Myopathien

Metabolische Myopathien sind seltene, in aller Regel autosomal-rezessive vererbte Krankheiten mit biochemischem Defekt innerhalb der Muskelfasern. Leitsymptome der verschiedenen Krankheitsbilder sind:

- eine progrediente Muskelschwäche und -atrophie (z.B. Glykogenose Typ II, III, IV, Carnitinmangel, mitochondriale Myopathien),
- belastungsabhängige Muskelkrämpfe (z.B. Glykogenose Typ V oder Typ VII) oder
- rezidivierende Rhabdomyolysen (Carnitinpalmitoyl-Transferase-Mangel).

Die Auflistung zeigt, daß das klinische Erscheinungsbild dieser Erkrankungen in Abhängigkeit vom pathobiochemischen Defekt äußerst variabel ist, d.h., daß sich in einem Teil der Fälle eine den Museldystrophien ähnliche Symptomatik entwickelt, während in einem anderen Teil der Fälle Symptome nur unter körperlicher Belastung oder entsprechenden Provokationen auftreten und der Patient in Ruhe u.U. völlig unauffällig erscheinen kann.

Bei den mitochondrialen Erkrankungen kann hier nur angedeutet werden, daß es neben reinen sog. mitochondrialen Myopathien auch noch komplexe Zytopathien gibt, die durch ein vielfältiges weiteres Organspektrum (z.B. Augen, ZNS, Herz, Endokrinum) charakterisiert sind, was prognostisch wesentlich ungünstiger ist. Auch sind Atmungskettendefekte bekannt geworden, die bereits im frühen Kindesalter letal verlaufen.

3.5 Sozialmedizinische Aspekte der hereditären Myopathien

Das nur in aller Kürze dargestellte Spektrum der Krankheitsbilder zeigt eine sehr unterschiedliche Expressivität der einzelnen, teilweise extrem progredient verlaufenden Formen. Läßt man die natürlich ganz anders zu bewertenden Fälle von hereditären Myopathien mit nur belastungsabhängig auftretenden Symptomen außer Betracht, so ist den anderen Krankheitsbildern gemeinsam, daß im Laufe des Lebens eine progrediente Körperbehinderung auftritt. Stillstände über eine gewisse Zeit kommen vor. Remissionen sind nicht zu erwarten.

! Als wesentliche Kriterien für das Ausmaß der Erwerbsminderung gelten der subtil erhobene Befund im Einzelfall unter Berücksichtigung der Persönlichkeits- und Lebenssituation des Kranken sowie, wenn möglich, eine entsprechend durchgeführte Verlaufsbeobachtung.

Bei einem Teil der erblichen Muskelerkrankungen ist eine pränatale Diagnostik inzwischen möglich (insbesondere progressive Muskeldystrophie Typ Duchenne). Daraus könnte sich die medizinische Indikation zur Interruptio bei allen befallenen Knaben ableiten. Bei gutartigeren dominanten oder rezessiven hereditären Myopathien stellt sich die Frage des Schwangerschaftsabbruchs praktisch nie.

4 Erworbene Myopathien

Aus der großen Gruppe der erworbenen Myopathien sollen in diesem Zusammenhang nur die immunogenen Krankheiten besprochen werden:

- Dermatomyositis, Polymyositis und Einschlußkörpermyositis,
- immunogene Myasthenie.

Grundsätzlich gilt, daß es sich hier um behandelbare Muskelkrankheiten handelt, die jedoch unterschiedlich schwer verlaufen können und auch in einem Teil der Fälle nach der längerfristigen Therapie der floriden Erkrankung in ein muskuläres Defektsyndrom übergehen können.

Die **Dermatomyositis** beginnt meist relativ akut. Sie kann in jedem Lebensalter auftreten. Jenseits des 40. Lebensjahres stellt sie ein potentiell paraneoplastisches Syndrom dar. Neben der Entwicklung einer Muskelschwäche in der proximalen Extremitätenmuskulatur sind kutane Veränderungen (vor allem heliotropfarbenes Erythem) charakteristisch. Bei der Muskelbiopsie findet sich typischerweise eine Polymyositis vom perifaszikulären Typ mit Kapillaritis, C5b9-Komplement-Ablagerungen im Bereich der kleinen Muskelgefäße sowie vorwiegend perimysialen Infiltraten, in denen B- und CD4-positive Lymphozyten überwiegen.

Die gängige Therapie mit Glukokortikoiden und Immunsuppressiva führt in ca. 90 % der Fälle zu einer Remission. Eine längerfristige Erhaltungstherapie ist nötig, da zumindest innerhalb der ersten 5 Jahre ab Beginn gehäuft Rezidive auftauchen. Spätrezidive kommen in einem kleineren Prozentsatz auch viel später vor. Im Falle der paraneoplastischen Formen führt nur eine erfolgreiche Therapie des Tumors (falls möglich) zu einer signifikanten Befundbesserung. Das Auftreten von Defektsyndromen ist bei allen Formen möglich. Es hängt im wesentlichen ab von der Schwere der Erstmanifestation und dem Intervall zwischen Erstsymptomen und Diagnosestellung. In einem Teil der Fälle entwickelt sich eine Kalzinose.

Die **idiopathische Polymyositis** entwickelt sich meist langsamer als die Dermatomyositis, in einigen Fällen sogar primär chronisch. Hautveränderungen kommen hier nicht vor. Im Vordergrund steht die proximal betonte Muskelschwäche und -atrophie, die im Verlauf generalisieren kann.

Für die Diagnose entscheidend ist der muskelbioptische Nachweis einer diffusen Polymyositis mit vorwiegend endomysialer Infiltration mit zytotoxischen, CD8-positiven Lymphozyten, die in nicht nekrotische Muskelfasern invadieren.

Die Therapie mit Glukokortikoiden und Immunsuppressiva ist in ca. 80 % der Fälle erfolgreich. Weitere Fälle sprechen auf intravenöse Immunglobuline an. Das muskuläre Defektsyndrom kann in Abhängigkeit vom Zeitpunkt, zu dem die Diagnose gestellt und die Therapie eingeleitet wurde, u.U. erheblich sein.

Eine seltene Sonderform einer entzündlichen Muskelkrankheit stellt die **Einschlußkörpermyositis** (inclusion body myositis) dar. Sie betrifft vorwiegend Männer im höheren Lebensalter und verläuft extrem chronisch, meist sehr asymmetrisch und völlig schmerzlos, weshalb die Diagnose oft längere Zeit verfehlt wird. Von Anfang ist ein distaler Muskel mitbetroffen.

Für die Einordnung entscheidend ist der Muskelbiopsiebefund in Form einer chronischen diffusen Polymyositis mit Vakuolen, in denen sich ultrastrukturell filamentäre Einschlüsse nachweisen lassen. Die Pathogenese der filamentären Einschlüsse ist bis heute offen.

Die Erkrankung spricht nicht oder ungenügend auf Glukokortikoide und Immunsuppressiva an. Einzige Therapieoption bei rasch progredienten Fällen scheint die intravenöse Gabe von Immunglobulinen zu sein. In der Mehrzahl der Fälle kommt es etwa 10 Jahre nach Diagnosestellung zu Immobilisierung im Rollstuhl; allerdings gibt es Kasuistiken von Manifestationen im höheren Lebensalter mit nur langsamer Progredienz.

Die immunogene **Myasthenia gravis** ist der Prototyp der Autoimmunerkrankung der neuromuskulären Endplatte. Autoantikörper gegen den Acetylcholinrezeptor behindern die neuromuskuläre Erregungsfortleitung und führen zu einer belastungsabhängigen Ermüdbarkeit der Muskulatur. Am häufigsten sind okuläre Symptome mit inkonstanten Doppelbildern sowie Ptosis. Daneben gibt es bulbäre Symptome mit Kau- und Schluckstörungen sowie verwaschener Sprache. Kommt es zu einer Beteiligung der Extremitätenmuskulatur, spricht man von einer *generalisierten Myasthenie.*

Diagnostisch entscheidend sind neben dem neurophysiologischen Nachweis der myasthenischen Reaktion die Autoantikörper im Serum. Additiv kann der pharmakologische Effekt eines Acetylcholinesterasehemmers herangezogen werden.

Die Erkrankung gilt heute in der Mehrzahl der Fälle als sehr gut behandelbar. Neben der symptomatischen Gabe von Mestinon stehen immunsuppressive Maßnahmen zur Verfügung. Bei besonders schweren Verläufen oder krisenhafter Verschlechterung haben sich Plasmapheresen (alternativ Immunglobuline) bewährt. Meist kommt es im Rahmen einer Langzeittherapie zu einer weitgehenden Rückbildung der Symtpome. Es gibt jedoch besonders schwere Verlaufsformen, die z.B. im Rahmen der Therapie Komplikationen entwickeln. In einem kleinen Teil der Fälle entsteht im Langzeitverlauf ein Defektsyndrom nach Myasthenie.

Die Myasthenia gravis ist überdurchschnittlich häufig mit Thymushyperplasien oder Thymomen vergesellschaftet; ein Teil der letzteren ist maligne.

5 Zusammenfassung sozialmedizinischer Aussagen

Bei Erkrankungen der Muskulatur ist streng zu unterscheiden zwischen erblichen und gegenwärtig kausal noch nicht behandelbaren Erkrankungen und erworbenen Myopathien, für die überwiegend bereits therapeutische Interventionen bestehen, auch wenn sich in einem Teil der Fälle (z.B. bei primär chronischer Polymyositis) trotz längerfristiger Therapien Defektsyndrome entwickeln können. Besonders schwer zu beurteilen sind die Autoimmunerkrankungen, die im Verlauf stark fluktuieren (z.B. Myasthenia gravis, bestimmte Formen von Kollagenosen). Man muß sich hierbei in der Begutachtung insbesondere vor zu frühen Festlegungen hüten.

! Die Prognose ist meist nur aus dem bisher überschaubaren Krankheitsverlauf möglich, auch wenn es selbstverständlich Richtgrößen für die zu erwartende Progredienz einzelner Unterformen gibt. Letztere sind bei einigen Diagnosen, z.B. der progressiven Muskeldystrophie vom Typ Duchenne, relativ klar umrissen, bei anderen wieder stark variabel und bei sehr seltenen Krankheiten bis heute noch offen.

! Bei der Beurteilung der Erwerbsfähigkeit sollte bedacht werden, daß eine Berufsausübung für derartige Kranke ein sehr positives Erlebnis darstellt. Viele Kranke dissimulieren und bagatellisieren ihre Störungen und arbeiten mit großer Willenskraft, obwohl sie zweifelsfrei schwer behindert sind. Hinsichtlich der Minderung der Erwerbsfähigkeit und der Fahrtauglichkeit muß also stets die Persönlichkeit des Kranken berücksichtigt werden, wenn man die Auswirkung sozialmedizinischer Entscheidungen voll erkennen will.

Jeder Schematismus ist fehl am Platz; deshalb kann Tabelle 33-4 auch nur zur groben Orientierung dienen.

Da die Entwicklung der gesetzlichen Hilfen ständig in Fluß ist, sollte man sich an kompetenter Stelle über die Möglichkeiten für diese Kranken informieren.

! Hinsichtlich der Muskelkrankheiten kann man im wesentlichen Informationen durch die Deutsche Gesellschaft für Muskelkranke e.V., Im Moos 4, 79112 Freiburg, erhalten.

Für die „Kann-Versorgung" im Rahmen des sozialen Entschädigungsrechts kommen insbesondere bei den erblichen Muskelkrankheiten folgende Faktoren in Betracht, die zu einer Verschlimmerung führen können:

- schwere Infektionen, Intoxikationen und Mangelernährungszustände,
- langwierige und starke körperliche Belastungen.

Im übrigen kann eine Verschlimmerung mit Wahrscheinlichkeit auf längerdauernde Immobilisierungen (z.B. Knochenbrüche) zurückgeführt werden, wenn sie in engem zeitlichem Zusammenhang mit der Immobilisierung auftritt. Die Festlegungen in Tabelle 33-4 betreffen die Begutachtung nach der gesetzlichen Rentenversicherung, nach dem sozialen Entschädigungsrecht und nach dem Schwerbehindertengesetz.

Analoges gilt nach schweren Berufsunfällen im Rahmen der gesetzlichen Unfallversicherung.

! Hinsichtlich der Berufswahl bei Patienten mit Muskelkrankheiten ist grundsätzlich eine frühzeitige ärztliche Beratung dringend anzuraten, wobei es in Abhängigkeit von der schulischen Ausbildung für alle Schweregrade von Behinderungen individuelle, lange auszuübende Berufe gibt. Sofern eine Muskelkrankheit erst im Rahmen

Tabelle 33-4

Stadium I:			
Unzweifelhafte Frühsymptome: CPK dauernd erhöht, genetische Hinweise, Haltungsanomalien, geringfügige umschriebene leichte Paresen, EMG auffällig	Dauerüberwachung durch Facharzt im Abstand von 3–6 Monaten	Keine schweren körperlichen Arbeiten, kein Wehrdienst	ca. 25 % MdE
Stadium II:			
Erkennbare funktionelle Behinderung, leichte Gehbehinderung (Schulter-Rumpf- oder Beckentyp deutlich)	Sozialhilfen: Steuererleichterung, vermehrt Urlaub, anerkannter Schwerbehinderter (Versorgungsamt)	Nur leichte körperliche Arbeit, möglichst Umschulung auf rein geistige oder einfache Aufsichtsarbeiten	ca. 50 % MdE
Stadium III:			
Erhebliche funktionelle Behinderung, starke Beschwerden bei längerem Sitzen, Stehen und Gehen – bis hochgradig gehbehindert	Früh und großzügig alle gesetzlich möglichen Hilfen: Telefon, Wohnungshilfen, Kfz-Hilfen, Fahrdienste, Gebührenerlaß, Fernsehen u.a.	Nur geistige Arbeit	ca. 75 % MdE
Stadium IV:			
Tetraparese, Paralyse von Armen und Beinen bis Tetraparalyse völlige Hilflosigkeit	Rollstuhl, dann Spezialbett, Pflegegeld, Pflegeperson, Heim für Schwerstpflegebedürftige	Völlig arbeitsunfähig	ca.100 % MdE

des Berufslebens manifest wird, sind bestimmte Aufhebungen der Dienstfähigkeit gegeben; dies gilt insbesondere bei progredienten oder intermittierenden Erkrankungen. Besonders strenge Maßstäbe sind an Berufe wie Polizist, Taxifahrer, Busfahrer, Pilot, Lokomotivführer, Binnenschiffer zu richten.

Mit der Körperbehindung u.U. assoziierte psychische Defizite (z.B. bei der Dystrophia myotonica) müssen auch bei anderen Berufen, beispielsweise bei Richtern, Ärzten oder Lehrern, hoch bewertet werden.

Grundsätzlich ist darauf hinzuweisen, daß, sofern die Arbeitsfähigkeit im erlernten Beruf nicht mehr gegeben ist, die Frage der Umschulung aufzuwerfen ist. Auch muß oft beantwortet werden, ob noch einfache ungelernte Tätigkeiten möglich sind. Dabei ist wiederum zu bedenken, daß ein Teil der Patienten mit Muskelerkrankungen nicht nur körperliche, sondern auch psychische Probleme hat, die sich ggf. verschlimmern.

Gutachten für private Lebensversicherungen und Unfallversicherungen könnten im Einzelfall ähnliche Probleme aufwerfen, die individuell zu lösen sind. Hier gibt es jedoch derzeit nur wenige verbindliche Richtlinien.

Die Gesetzgebung hat in der letzten Zeit auch für die Muskelkranken erhebliche Hilfen gebracht. Diese sind allerdings meist nur dann auszuschöpfen, wenn vorher der Sonderstatus als Schwerbehinderter (örtliches Versorgungsamt) festgestellt ist; die Hilfen sind im Einzelfall noch ungenügend. In Betracht kommen u.a. ein besonderer Schutz im Arbeitsleben (längerer Urlaub, Kündigungsschutz, Gebrechlichkeitspflegschaft, Begünstigungen bei Beförderung und Verkehr, Förderung bei Wohn- und Baumaßnahmen, bei Fernsprechanschlüssen, Fernseh- und Rundfunkgebühren). Besonders schwer betroffene Muskelkranke (z.B. 24-Stunden-Pflegschaft bei häuslicher Beatmung) stellen immer noch ganz erhebliche Probleme dar. Auch ist das Maß der MdE, wie es heute üblicherweise verwendet wird (s. Tabelle 33-4), im Stadium III in einer Reihe von Fällen eher zu niedrig bemessen. Vor allem ist das Attribut „aG“ oft schon bei einer Gehstrecke über 500 oder 1000 m in der Ebene aus fachneurologischer Sicht indiziert, da die letztere Leistung bei zusätzlichen Belastungen (z.B. Unebenheiten, schlechtem Wetter, Tragen von Lasten, phasenhaft vorhandener rascherer Ermüdbarkeit) sehr fluktuieren kann.

Literatur

[1] Brandt T, Caplan LR, Dichgans J, Diener HC, Kennard C (1996): Neurological disorders. Course and Treatment. Academic Press, San Diego.

[2] Emery AEH (1998): Neuromuscular Disorders: Clinical and Molecular Genetics. Wiley, Chichester.

[3] Engel AG, Franzini-Armstrong C (1994): Myology. Vol. I and II. McGraw-Hill, New York.

[4] Griggs RC, Mendell JR, Miller RG (1995): Evaluation and Treatment of Myopathies. Davis, Philadelphia.

[5] Hopf C, Deuschl G, Diener HC, Reichmann H. (1999): Neurologie in Praxis und Klinik. Band II. Thieme, Stuttgart.

[6] Jerusalem F, Zierz S (1991): Muskelerkrankungen. 2. Aufl. Springer, Berlin.

[7] Pongratz D (1999): Erkrankungen der Muskulatur. In: Kunze K (Hrsg.): Praxis der Neurologie. Thieme, Stuttgart.

[8] Pongratz D, Reimers CD, Hahn D, Nägele M, Müller-Felber W (1990): Atlas der Muskelkrankheiten. Urban & Schwarzenberg, München–Wien–Baltimore.

34 Frühkindlich erworbene Störungen

Gert Huffmann

Inhalt

1 Begriffsbestimmung

Menschen mit frühkindlichen Hirn- oder Rückenmarkschäden verbinden mit ihrer Behinderung in der Regel nicht die Vorstellung oder die Erinnerung an eine Krankheit. Sie haben sich vielmehr mit den Folgen einer Störung auseinanderzusetzen, die ihr Gehirn und ihr Rückenmark während ihrer Entstehung und Reifung durchgemacht hat. Wenn wir unterstellen, daß auch die Reifung des zentralen Nervensystems im wesentlichen mit dem vierten Lebensjahr abgeschlossen ist, dann können alle Störungen von der Vorgeburtsperiode bis dahin zu Defekten führen, die wir **frühkindliche Hirn- und Rückenmarkschäden** nennen. Die klinischen Erscheinungsformen werden demnach maßgeblich von zwei gemeinsamen Grundzügen geprägt: Einmal beeinträchtigen alle ätiologischen Faktoren das Zentralnervensystems im Stadium der Unreife, zum anderen zeigen alle klinischen Bilder einen Residualcharakter. Es entstehen *neurologische und psychische Defektsyndrome, die sich auf Störungen der Entwicklung und Reifung des Gehirns und des Rückenmarks zurückführen lassen.*

Beide Grundzüge haben zur Folge, daß untereinander sehr ähnliche klinische Syndrome nicht selten durch verschiedene Ursachen bewirkt worden sind. Eine Vielzahl *ätiologischer Faktoren* ist bekannt, aber eine wahrscheinlich größere Zahl noch unbekannter Störungen kann vermutet werden. Im Einzelfall ist es oft nicht zu ermessen, ob der vorhandene Schaden auf die eine oder die andere Ursache zurückzuführen ist oder ob nicht gar mehrere Faktoren in Frage kommen.

2 Zur Diagnose des frühkindlichen Hirn- und Rückenmarkschadens

Neurologische wie auch psychische Defektsyndrome sind durch gemeinsame Merkmale charakterisiert, die sich schon gegenüber den progredienten Erkrankungen des Nervensystems ergeben.

Aus der **Anamnese** ist ein Fortschreiten der Defektsymptomatik nicht zu entnehmen. Wenn mitunter auch von differenzierten Eltern behauptet wird, daß etwa die Auffälligkeiten der Motorik erst im schulpflichtigen Alter des frühkindlich hirngeschädigten Kindes aufgefallen seien oder daß es erst seit dem sechsten Schuljahr intellektuell oder beim Sport versage, handelt es sich oft um eine scheinbare Progredienz. Sie entsteht bei leichter ausgeprägten Defektsyndromen in Lebensabschnitten mit höher werdenden Anforderungen, die dann erst die immer vorhandenen Ausfälle offenbar werden lassen. Schwerere Defekte zeichnen sich infolge Übung, Gewöhnung und Anpassung eher durch eine Besserungstendenz aus.

Neben dem **Verlauf** ist auch ein Reihe von Symptomen für einen frühkindlich erworbenen Schaden kennzeichnend. Zu einem hohem Prozentsatz fallen Wachstumsdefekte der gelähmten Gliedmaßen und andere körperliche Anomalien wie ein steiler Gaumen, Ohrmuschel-, Zahn- und Zehenstellungsanomalien, Fuß-, Wirbel- und Kopfdeformitäten sowie etwa eine Trichterbrust u. a. auf [4].

Das Nebeneinander von spastischen, extrapyramidalen und zerebellaren Symptomen kann als charakteristisch für die **neurologischen Defektsyndrome** gelten. Dazu werden oft Sprech-, Seh- und Augenmotilitätsstörungen sowie Leseschwäche unterschiedlicher Ätiologie beobachtet. Hirnnervenausfälle sind selten, nur zentrale Fazialisparesen begleiten häufiger die übrige Symptomatik.

Ein frühkindlicher Hirnschaden kann sich in neurologischen Störungen, aber auch in einem psychischen Defekt äußern. Neurologische und psychische Ausfälle sind meist gemeinsame Folgen der Schädigung, treten indessen auch allein auf.

Die **psychischen Defektsyndrome** werden vom Ausmaß eines etwa vorhandenen Intelligenzdefekts und auch vom Vorhandensein einer durch eine Epilepsie bedingten sekundären organischen Wesensänderung geprägt. Ein sehr niedriges Intelligenzniveau beeinträchtigt die Wesenszüge eines frühkindlich hirngeschädigten Menschen ebenso umfassend wie organisch bedingte psychische Veränderungen, wie sie auch durch andere Hirnprozesse entstehen. Besondere Merkmale eines psychischen Defektsyndroms lassen sich dann meist nicht mehr erkennen. Anders verhält es sich bei geringen Intelligenzmängeln und fehlenden sekundären psychischen Veränderungen. Hier haben wir es oft mit freundlichen und willigen Menschen zu tun, die etwas leisten möchten, aber weniger Ausdauer haben, leicht ablenkbar sind und daher zu einem oberflächlichen, mitunter flüchtigen und planlosen Arbeitsstil neigen.

Auch die **frühkindlichen Rückenmark- und Kaudaschäden** werden an den Fehlbildungen und Anomalien erkannt. Während eine Spina bifida cystica in der Regel leicht zu erkennen ist, können sich bei einer Spina bifida occulta erhebliche diagnostische Schwierigkeiten ergeben. Eine abnorme Behaarung, intrakutane Nävi oder Pigmentstörungen der Haut sind als wichtige Hinweise auf eine Bogenschlußstörung zu werten [10]. Lokalisation und Ausmaß der Schädigung bestimmen die jeweilige Symptomatik der klinischen Rückenmark- und Kaudasyndrome. Neben Lähmungen, Sensibilitätstörungen und Reflexauffälligkeiten kommen auch vegetativ-trophische Veränderungen mit Beteiligung von Blase und Mastdarm vor. Wie bei den frühkindlichen Hirnschäden sind auch die ausgeprägten Rückenmarkdefekte ohne weiters zu erkennen. Anders verhält es sich mit den weniger eindrucksvollen klinischen Bildern. Mitunter können eine Fußdeformität, eine Blasenentleerungsstörung oder Reflexausfälle an den Beinen einzige klinische Hinweise auf eine Spina bifida occulta sein.

3 Der leichte frühkindlich erworbene Defekt

Auswirkungen leichter frühkindlicher Hirn- und Rückenmarkschäden werden oft erst im Erwachsenenalter erkannt. Die Betroffenen selbst haben ihre auffällige Ungeschicklichkeit, ihr Zittern bei gezielten Bewegungen, ihren unbeholfenen Gang, ihre geringe Ausdauer bei länger währenden körperlichen Belastungen, auch ihre Unfähigkeit zu konzentrierter Arbeit, ihre leichte Ablenkbarkeit oder ihre niedrige und wenig differenzierte Intelligenz nicht als Resultat einer Krankheit erlebt. Erst ein hinzugetretenes Leiden, ein Unfall oder eine besonders schwierige Lebenssituation machen den immer vorhandenen Mangel evident, lassen aber ein kausale Verknüpfung durch den Beeinträchtigten meist nicht aufkommen. So ergeben sich mitunter erhebliche diagnostische und differentialdiagnostische Probleme, ehe über Umwege die dann so einfach erscheinende Erklärung gefunden wird [6, 7].

Nur selten gelingt es, leichte seelische Besonderheiten ohne andere Hinweise mit ausreichender Sicherheit auf ein psychisches Defektsyndrom zurückzuführen. Vielmehr sehen wir in der allzu großzügigen kausalen Verknüpfung von abnormen Verhaltensweisen und Neurosen mit oftmals recht vagen anamnestischen Angaben [8] keinen Gewinn für die notwendige Klarheit des Begriffs „frühkindlicher Hirnschaden". Dagegen helfen in vielen Fällen, neben dem ausführlichen neurologischen Befund, Röntgenuntersuchungen des Schädels und der Wirbelsäule, ein Elektroenzephalogramm oder auch ein kraniales oder spinales Computertomogramm, geringe körperliche oder seelische Besonderheiten als Folgen eines leichten, frühzeitig erworbenen Defektes zu erkennen. Mit Nachdruck soll jedoch betont werden, daß die Diagnose des leichten frühkindlichen Hirnschadens möglichst nie auf der Feststellung nur eines auffälligen Symptoms, sondern stets mehrerer charakteristischer Störungen basieren sollte.

4 Begutachtung frühkindlich hirn- und rückenmarkgeschädigter Personen

Das Erkennen des leichten Defektsyndroms ist nicht nur zur Abgrenzung gegenüber progredienten neuropsychiatrischen Erkrankungen bedeutsam. Die Diagnose „frühkindlicher Hirnschaden" nimmt im Patientengut einer Neurologischen Klinik einen breiten Raum ein. Am häufigsten geht es um die Diagnose und die Therapie einer symptomatischen Epilepsie, einer sog. **Residualepilepsie.** Bei einem weiteren Teil stehen die diagnostische Zuordnung neurologischer und psychischer Symptome und Syndrome sowie Fragen der beruflichen Eingliederung im Vordergrund [2, 3, 5]. Bedeutsam schließlich sind jene Fälle, die aus verschiedenartigen Gründen zur **Begutachtung** überwiesen werden. An einigen Beispielen soll die besondere Problematik dargestellt werden.

4.1 Vorzeitige Erwerbsunfähigkeit bei leichtem frühkindlichem Hirnschaden

Kasuistik

Ein 54jähriger landwirtschaftlicher Arbeiter wurde mit der Frage der Berufs- und Erwerbsunfähigkeit vorstellig [6]. Nach unauffälliger Geburt und kindlicher Entwicklung besuchte er die Schule, ohne sitzenzubleiben. Er half dann bis zum 18. Lebensjahr bei seinem Bruder in der Landwirtschaft. Zweimal versuchte er, Arbeit bei anderen Bauern zu bekommen; auch die Landwirtschaftsschule absolvierte er; aber er kam anschließend wieder in die Obhut seines Bruders. Er blieb unverheiratet. 1943 war er ein Vierteljahr beim Militär. Man habe ihn jedoch wieder heimgeschickt, weil man ihn nicht habe gebrauchen können.

Schon im zweiten Lebensjahr sei seine Mutter mit ihm beim Arzt gewesen, weil er so ungeschickt gegangen und gelaufen sei. Es sei ein zu großer Kopf festgestellt worden. Auch habe er im 8. Lebensjahr mit einer schweren fieberhaften Infektion im Krankenhaus gelegen. Wohl seitdem, besonders aber etwa seit seinem 40. Lebensjahr könne er nicht so gut gehen wie andere, auch sei er langsamer. Die Kraft in den Beinen habe immer mehr nachgelassen, so daß er nun nicht mehr arbeiten könne.

Der Patient war mittelgroß, sein Kopfumfang betrug 64 cm, es bestand eine Skoliose der Wirbelsäule mit leichter Deformierung des Thorax. Die neurologische Untersuchung ergab eine leichte, in den Beinen betonte Tetraspastik, die spastischen Zeichen waren nur rechts positiv. In psychischer Hinsicht war er zunächst ängstlich und schüchtern, später treuherzig und freundlich, dabei unbeholfen, leicht ablenkbar und unterdurchschnittlich intelligent. Röntgenaufnahmen zeigten einen sehr großen und dazu noch asymmetrischen Schädel. Das Elektroenzephalogramm ergab mäßige Allgemeinveränderungen links.

Es bedurfte einer zehntägigen Beobachtungszeit, um das Ausmaß der Behinderung des Patienten ganz zu erfassen. Weder er selbst noch seine interessierten Angehörigen konnten sagen, seit wann und warum er eigentlich so schwerfällig war. Der frühkindliche Hirnschaden war nie als Krankheit erfaßt worden. Im Schutze des brüderlichen Betriebs war die schon immer eingeschränkte Arbeitsfähigkeit nicht in dem Maße registriert worden. Die ersten Alterserscheinungen jenseits des 40. Lebensjahres aber und die fehlenden Kompensationsmöglichkeiten machten die Behinderung manifest. Der Untersuchte war jetzt bereits erwerbsunfähig; er war aber mit einer Erwerbsminderung von vielleicht 30 % ins Erwerbsleben eingetreten.

Oft haben wir gesehen, daß frühkindlich hirngeschädigte Menschen frühzeitig altern. Während man in jungen Jahren ihr Alter häufig unterschätzt, verhält sich dies umgekehrt jenseits des 40. Lebensjahres. Aber auch der Verlust eines vertrauten Arbeitsplatzes, etwa durch Verringerung der Arbeitskräfte, ein Wechsel des bis dahin sie behütenden Vorgesetzten, ein leichter Unfall oder eine harmlose Krankheit können schon zur Arbeitsunfähigkeit führen. Die Betreffenden finden sich nicht mehr zurecht, sie versagen grob, weil die frühkindlichen Störungen plötzlich bedeutsam geworden sind. Das Dilemma der ärztlichen Gutachter wird oft genug erst nach langen Umwegen gelöst.

Das Bundessozialgericht entschied in einem Urteil vom 21.02.1989 (5/5 b RJ 48/87), daß der Versicherungsfall der Erwerbsunfähigkeit allein dadurch eintreten kann, daß der Arbeitsmarkt für den frühkindlich Hirngeschädigten durch den Verlust seines bisherigen – behindertengerecht eingerichteten – Arbeitsplatzes verschlossen ist. Dabei kommt es auf die Frage, ob sich der maßgebliche Gesundheitszustand des Behinderten geändert hat, nicht an. In diesem Falle liegen jedoch nicht die Voraussetzungen einer Dauerrente, sondern nur die einer Zeitrente nach § 1276 Abs. 1 S. 2 RVO vor ([1], B 290/147).

4.2 Abgrenzung der Unfallfolgen von unfallunabhängigem frühkindlichem Hirnschaden

Kasuistik

Ein 15jähriges Mädchen (A. E.) wurde zur Abschätzung möglicher Unfallfolgen begutachtet. Vor der Tür seines Elternhauses spielend, war es angefahren worden, und die Mutter habe es bewußtlos auf der Straße liegen sehen. Erst fünf Tage später sei im Krankenhaus ein erster Sprachkontakt möglich gewesen. Zwei bis drei Wochen lang habe eine Harn- und Stuhlinkontinenz bestanden. Der neurologische Befund war regelrecht. Röntgenologisch fand sich eine Fraktur des linken Stirnbeins. Das Elektroenzephalogramm war auffälligerweise nicht pathologisch verändert. Wegen der lang anhaltenden initialen Bewußtseinstrübung und wegen deutlicher psychischer Auffälligkeiten auch noch später wurde eine Hirnsubstanzschädigung im Sinne einer Contusio cerebri angenommen.

Bei der Begutachtung berichtete die 52jährige Mutter, daß A. E. nach unauffälliger Schwangerschaft und Geburt sehr ruhig und schwerfälliger als ihre ältere Schwester gewesen sei. Sie habe später laufen und sprechen gelernt, habe sich langsamer entwickelt als andere Kinder. Nach der Einschulung mit sieben Jahren sei sie schon im zweiten Schuljahr nicht mehr mitgekommen und in eine Sonderschule verwiesen worden. Dort sei es zunächst gutgegangen. Durch den Unfall im Alter von zehn Jahren seien jedoch wieder Schulschwierigkeiten aufgetreten, so daß das Mädchen das dritte Sonderschuljahr zweimal habe absolvieren müssen. Anschließend sei A. E. dann aber mit jeweils einmal „mangelhaft" in Rechtschreibung oder Rechnen ohne Wiederholungen bis zum siebten Schuljahr zum Zeitpunkt der Untersuchung versetzt worden. Trotzdem sei A.E. anders als vor dem Unfall. Sie ziehe sich gern zurück, spiele lieber mit Jüngeren, sei mitunter wütend und werfe mit Gegenständen, habe wenig Geduld bei den Schularbeiten und vergesse leicht.

A. E. war kleinwüchsig und adipös. Ihr Kopf war groß mit vorgewölbter Stirn, tiefliegender Nasenwurzel und steilem Gaumen. Es fielen außerdem überstreckbare Fingergelenke, Hohlfüße und eine insgesamt ungelenke Motorik ohne Paresen, Tonusanomalien oder Hyperkinesen auf. In psychischer Hinsicht war A.E. freundlich, zugänglich und lebhaft, sobald sie Vertrauen gewonnen hatte. Es lag eine niedrige Intelligenz vor. Ihr Wissen war gering, nur mit Mühe konnte sie lesen und schreiben. Additionen gelangen bis 100, Subtraktionen bis 20, das Einmaleins bis fünf, Divisionen waren nicht möglich. Röntgenaufnahmen des Schädels ließen Frakturreste frontal links erkennen. Das Elektroenzephalogramm zeigte keine verwertbaren pathologischen Veränderungen.

Nur die langandauernde initiale Bewußtseinsstörung wies auf ein schweres Trauma mit substantieller Hirnschädigung – Contusio cerebri – hin. Bei der gutachtlichen Untersuchung konnten nicht einmal mit Wahrscheinlichkeit körperliche oder seelische Folgeerscheinungen des Unfalls festgestellt werden. Die von den Eltern angeführten und von Vorgutachtern beschriebenen psychischen Auffälligkeiten waren angesichts der Biographie und der charakteristischen Befunde eher auf Folgen einer unfallunabhängigen frühkindlichen Hirnschädigung zurückzuführen. Etwa vorhandene leichtere posttraumatische psychische Störungen ließen sich gegenüber dem dominierenden psychischen Defektsyndrom nicht abgrenzen.

Der Unfall hatte jedoch vorübergehend zusätzliche Schulschwierigkeiten und eine Unterbrechung der Entwicklung der Sonderschülerin bewirkt. So fand in dem für eine private Unfallversicherung erstatteten Gutachten eine ins Gewicht fallende Beeinträchtigung des Wohlergehens und auch der Entfaltungsmöglichkeiten des Kindes für einen geschätzten Zeitraum von zwei Jahren zur Festsetzung des Schmerzensgeldes Erwähnung.

4.3 Hirnorganische Anfallsleiden nach Schädel-Hirn-Trauma (Anfallsbereitschaft)

Kasuistik

Ein 10jähriges Mädchen (R. K.) wurde zur Beurteilung etwaiger Folgen eines Verkehrsunfalls begutachtet. Beim Überqueren einer Straße am Dorfeingang war es von einem Wagen erfaßt worden. Wenige Minuten später kamen die Eltern und fanden das Kind stöhnend und mit Blut verschmiert auf der Straße liegen. Aber schon im herbeigerufenen Unfallwagen habe R. K. wieder gesprochen, spätestens im Krankenhaus seien ihre Äußerungen wieder sinnvoll gewesen. Dort ergaben sich keine Symptome einer Hirnschädigung; die Patientin selbst erinnerte sich sogar, daß ihre Mutter ihr auf der Straße eine Decke übergelegt hatte. Da nur Hautabschürfungen bestanden, war das Kind nach einigen Tagen bereits wieder nach Hause entlassen worden. Einige Wochen nach dem Unfall habe R. K. Zuckungen im linken Arm verspürt, was zunächst unbeachtet geblieben sei. Fünf Monate nach dem Unfall sei es dann während des Fernsehens erstmalig zu einem Bewußtlosigkeitszustand mit Zuckungen an Armen und Beinen, Schaum vor dem Mund und einem anschließenden mehrstündigen Schlaf gekommen. Bis zur Begutachtung zehn Monate später hätten sich noch drei weitere gleichartig ablaufende Anfallszustände wiederholt.

R. K. war als zweitgeborener Zwilling zur Welt gekommen. Die Geburt hatte zu Hause stattgefunden. Über Komplikationen wurde nicht berichtet. Auch ergaben sich keine Auffälligkeiten während der Entwicklung.

Bei der Begutachtung fielen abstehende Schulterblätter, eine verstärkte Lendenlordose und leichte Hohlfüße auf. Das Mädchen war bei der Prüfung der Diadochokinese und beim Hantieren bemerkenswert ungeschickt. Es war freundlich, hatte eine ausgeglichene Stimmungslage, aber eine unterdurchschnittliche Intelligenz. Das Elektroenzephalogramm ließ eine über dem Mittelhaupt bis temporal betonte leichte Verlangsamung erkennen, die während der Hyperventilation unter wechselnder Seitendominanz beiderseits aktiviert wurde. Präzentral bis parietal zeigten sich einzelne steile Wellen.

Nach Anamnese und Befunden hatte R. K. bei dem Verkehrsunfall offensichtlich nur ein leichtes Schädel-Hirn-Trauma mit Gehirnerschütterung – Commotio cerebri – erlitten. Hinweise auf einen Hirnsubstanzschaden – Contusio cerebri – fehlten, denn auch die elektroenzephalographischen Veränderungen waren dafür uncharakteristisch. Andererseits sprachen die Anfallsschilderungen und das Elektroenzephalogramm für ein hirnorganisches Anfallsleiden im Sinne einer symptomatischen Epilepsie, das sich etwa fünf Monate nach dem Unfall manifestiert hatte. Eine Therapie mit Antikonvulsiva führte zum Sistieren der Anfälle.

Da das leichte Schädel-Hirn-Trauma keine substantielle Hirnschädigung bewirkt hatte, konnte auch die Epilepsie ursächlich nicht darauf zurückgeführt werden. Vielmehr sprachen leichte körperliche und psychische Auffälligkeiten für die Annahme einer frühkindlichen Hirnschädigung als Ursache des Anfallsleidens.
Um der Frage des Kausalzusammenhangs in jeder Hinsicht gerecht zu werden, sollte auch das Problem der Auslösung einer Epilepsie durch ein Bagatelltrauma erörtert werden. Wenn der erste hirnorganische Anfall bereits wenige Tage nach dem Unfall – also in engem zeitlichem Zusammenhang – aufgetreten wäre, müßte wohl mit Wahrscheinlichkeit eine Teilverursachung im

Sinne der Auslösung anerkannt werden. Zum Zeitpunkt des Unfalls lag eine sog. Anfallsbereitschaft im Kindesalter vor, so daß selbst ein Bagatelltrauma ausreichte, eine Epilepsie auszulösen [9]. In unserem Beispiel war ein derartiger Kausalzusammenhang jedoch abzulehnen. Zuckungen im linken Arm sollten zwar schon einige Wochen nach dem Unfall aufgetreten sein, der erste hirnorganische Anfall jedoch erst fünf Monate nach dem leichten Schädel-Hirn-Trauma.

4.4 Frühkindlicher Rückenmarkschaden

Analog zu den frühkindlichen Hirnschäden ergibt sich auch bei Menschen mit einem früherworbenen Rükkenmarkdefekt eine besondere Gutachten-Problematik. Diese wird übersichtlicher, wenn die seit früher Kindheit bekannte Symptomatik ausgeprägter ist und das Ausmaß der Behinderung eher abgeschätzt werden kann. Bei der Frage der **Berufs- und Erwerbsunfähigkeit** ist der Gutachter dann mitunter eher von der Tatsache überrascht, daß der Untersuchte überhaupt trotz seiner Behinderung jahrelang erwerbstätig war, als daß es ihm schwerfiele, Erwerbsunfähigkeit festzustellen.

Anders verhält es sich bei der **Beurteilung leichter Rückenmarkschäden** und vor allem solcher, die bis zur gutachtlichen Untersuchung noch gar nicht bekannt waren. Ein Bandscheibenvorfall z.B. führt deshalb zu einem persistierenden Kaudasyndrom, weil eine bisher klinisch nicht manifest gewordene Myelodysplasie bereits vorlag. Ein zu enger Spinalkanal, die Bogenschlußanomalie eines Wirbels oder auch eine Spondylolisthesis weisen vielleicht auf die früherworbene Schädigung hin. Das Erfassen der bisher unbekannten Vorschädigung macht allein das Ausmaß der durch den Bandscheibenvorfall entstandenen Behinderung und damit Minderung der Erwerbsfähigkeit verständlich.

Auch ein **Bagatelltrauma der Wirbelsäule** kann auf diese Weise nicht zu erwartende Folgen haben. Eine Blasenentleerungsstörung tritt auf, weil schon vor dem Unfall eine frühkindlich erworbene Funktionsstörung bestand. Es kommt zu einer Querschnittslähmung, weil eine spinale Gefäßmißbildung zu einer Blutung oder auch zu einer ischämischen Durchblutungsstörung geführt hat. Eine Wirbelsäulenanomalie fördert die Entstehung eines traumatisch bewirkten Bandscheibenvorfalls mit radikulären Lähmungen und Gefühlsstörungen.

Die genannten und andere Bespiele weisen auf die Diskrepanz zwischen der Schwere des neurologischen Syndroms und der Geringfügigkeit der auslösenden Ursache hin. Ein Kausalzusammenhang wird erst mit der Beschreibung der frühkindlichen Rückenmarkschädigung verständlich. Um sie zu erkennen, sind nicht selten umfangreichere diagnostische Maßnahmen notwendig, die bei der Begutachtung üblicherweise nicht ausgeführt werden. Vielmehr fordern wir die zu Untersuchenden auf, sich außerhalb des Verfahrens bei einem Arzt ihrer Wahl untersuchen zu lassen, da die mitunter nicht risikolos durchzuführenden Untersuchungen so eher akzeptiert werden und ihr Ergebnis frei von der in aller Regel außerärztlichen Gutachten-Problematik beurteilt werden kann.

5 Grundsätze zur Begutachtung frühkindlicher Hirn- und Rückenmarkschäden

! Unter frühkindlichen Hirn- und Rückenmarkschäden fassen wir alle neurologischen und psychischen Defektsyndrome zusammen, die sich auf Störungen der Entwicklung und Reifung des Gehirns und des Rückenmarks zurückführen lassen.

Sie sind durch *gemeinsame Merkmale* gekennzeichnet. Progrediente Symptome fehlen, und es kommt durch Übung und Anpassung eher zu einer Linderung der Behinderungen. Leichtere Defekte werden oft erst bei höheren Anforderungen manifest, was das Erkennen der frühkindlichen Entstehung erschweren und eine Progredienz vortäuschen kann.

Bei **neurologischen und psychischen Defektsyndromen** fallen in einem hohen Prozentsatz körperliche Anomalien auf. Spastische, extrapyramidale und zerebellare Symptome werden oft von Augenmotilitätsstörungen und Auffälligkeiten der Sprache begleitet. Abnorme Behaarungen, intrakutane Nävi oder Pigmentstörungen der Haut weisen nicht selten auf einen frühkindlichen Rückenmarkschaden hin. Ein Intelligenzdefekt kommt zwar häufig vor und kennzeichnet bei schwerer Ausprägung das psychische Syndrom; er ist jedoch keineswegs immer vorhanden, und es gibt frühkindlich hirngeschädigte Menschen mit hoher Intelligenz und ausgezeichneter, häufig dann auf einzelne Eigenschaften begrenzter Begabung. Bei nur leichtem Intelligenzmangel begegnen wir in der Regel einsatzfreudigen und aufgeschlossenen Menschen mit wenig Geduld, leichter Ablenkbarkeit und einer oft flüchtigen Arbeitsplanung.

Je leichter die Auswirkungen der früherworbenen Schäden sind, desto schwieriger kann man sie erkennen. Röntgenologische und neuropsychologische Untersuchungen sind zur Klärung der Diagnose erforderlich. Vor allem die leichten psychischen Defektsyndrome bereiten mitunter erhebliche diagnostische Schwierigkeiten.

Häufig werden die **Folgen leichter frühkindlicher Hirnschäden** erst bei einer **Begutachtung** relevant. Die zunehmende Alterung, ein leichter Unfall oder auch eine gut überstandene Krankheit, vielleicht nur der Verlust eines vertrauten Arbeitsplatzes führen zur Arbeitsunfähigkeit, weil die frühkindlich erworbenen körperlichen und seelischen Störungen erstmals manifest werden. Wenn der Zusammenhang nicht erkannt wird, resultiert nicht selten ein langes Gutachtenverfahren. Menschen mit frühkindlichen Schäden altern früher und werden oft schon jenseits des 50. Lebensjahres berufs- und erwerbsunfähig.

Bei ausgeprägteren frühkindlichen Hirn- und Rükkenmarkschäden kann die notwendig werdende **Abgrenzung von Unfallfolgen** große Schwierigkeiten bereiten. Die Schwere des Unfalls ist so sorgfältig wie möglich zu erfassen, um die Auswirkungen wenigstens mit Wahrscheinlichkeit abschätzen zu können. Kinder und Jugendliche verlieren auf mühsam erreichtem Weg in der Schule oder in der Berufsausbildung den Anschluß. Eine wichtige Entwicklung, die üblicherweise leicht wieder aufgenommen werden kann, erfährt eine unwiederbringliche Unterbrechung.

Hirnorganische Anfälle nach Schädel-Hirn-Traumen erwecken mitunter den Verdacht, daß das Trauma ein bereits vorgeschädigtes Gehirn getroffen hat. Neben dem Alkoholismus ist dann stets auch an Folgen einer frühkindlichen Hirnschädigung zu denken. Die **gutachtliche Zusammenhangsfrage** kann ohne weiteres beantwortet werden, wenn eine substantielle Hirnschädigung einwandfrei auszuschließen ist. Hirnorganische Anfälle können dann nicht auf das Schädel-Hirn-Trauma zurückgeführt werden.

Eindeutige Hinweise auf eine Hirnkontusionen zwingen selbst dann zur Bejahung eines Zusammenhangs, wenn ein frühkindlicher Hirnschaden vorliegt, hirnorganische Anfälle jedoch bisher nicht aufgetreten sind. Bei der Entwicklung einer posttraumatischen Epilepsie wird indessen zu bedenken sein, daß die zerebrale Vorschädigung eine nicht unwesentliche Rolle bei der Entstehung gespielt hat. Es ist die Frage zu stellen, ob die Unfallfolge nicht nur im Sinne einer *einmaligen, allerdings richtunggebenden Verschlimmerung* eines vorbestehenden Hirnschadens zu bewerten ist.

Besondere Probleme ergeben sich bei der **Beurteilung mittelschwerer Schädel-Hirn-Traumen,** die eine eindeutige Differenzierung zwischen reversiblen – Commotio cerebri – und substantiellen – Contusio cerebri – Hirnveränderungen mitunter nicht erlauben. Ein sich entwickelndes zerebrales Anfallsleiden spricht nicht immer für eine vorangegangene Hirnkontusion. Vielmehr stellt ein zusätzlicher unfallunabhängiger frühkindlicher Hirnschaden oft die eigentliche Ursache dar oder kommt doch zumindest als Teilursache des Anfallsleidens in Frage. Zur möglichst sorgfältigen Bewertung beider Hirnschäden sind klinische, elektroenzephalographische und computertomographische Untersuchungen schon im posttraumatischen Frühstadium heranzuziehen. Überraschend ausgeprägte Befunde im kranialen Computertomogramm selbst bei nur kurzer initialer Bewußtlosigkeit führen dann nicht selten zu einer Revision der ursprünglich angenommenen einfachen Gehirnerschütterung. Auch die Registrierung einer herdförmigen Veränderung im EEG spricht besonders dann für eine substantielle Hirnschädigung, wenn sie sich in den Wochen nach dem Trauma zurückbildet.

Wie bei allen anderen Unfallfolgen kommt es also auch hier in erster Linie darauf an, durch *Überprüfung besonders der ersten ärztlichen Befunde und Zeugnisse nach dem Unfall* Art und Schwere des Schädel-Hirn-Traumas zu erfassen, um dadurch die Zusammenhangsfrage zwischen Trauma und folgendem hirnorganischem Anfallsleiden eindeutiger beantworten zu können. Leider scheitern solche Bemühungen oft an unvollständigen und ungenauen Primärbefunden, in denen die spätere schwierige gutachtliche Situation noch nicht bedacht worden ist.

Literatur

[1] Gercke W, Kaufmann FW (1996): Medizin im Sozialrecht. Sammlung von Rechtsentscheidungen zu medizinischen Fragen der Kranken-, Renten-, Unfall-, Arbeitslosenversicherung und des Versorgungswesens. Luchterhand, Neuwied.

[2] Huffmann G (1965): Nervenärztliche Gesichtspunkte für den Berufserfolg frühkindlich hirngeschädigter Erwachsener. Rehabilitation (Stuttgart) 4: 161–169.

[3] Huffmann G (1967): Die berufliche Eingliederung frühkindlich hirngeschädigter Personen. Forsch. Prax. Fortb. (Med.) 18: 181–185.

[4] Huffmann G (1968): Das neurologische und psychische Defektsyndrom bei frühkindlichem Hirnschaden. Thieme, Stuttgart.

[5] Huffmann G (1971): Frühkindlicher Hirnschaden – klinische Erscheinungsformen und berufliche Eingliederung. Landarzt 47: 835–841.

[6] Huffmann G (1974): Der leichte frühkindliche Hirnschaden bei Jugendlichen und Erwachsenen. Dtsch. Med. Wschr. 99: 2620–2622.

[7] Huffmann G (1976): Spätfolgen leichter frühkindlicher Hirnschäden bei Jugendlichen und Erwachsenen. In: Hager H, Lange-Cosack H, Kunze K, Behrend RCh (Hrsg.):

Sensomotorische Störungen bei frühkindlichen Hirnschäden, S. 71–73. Hanseatisches Verlagskontor, Lübeck.

[8] Lempp R (1972): Psychopathologie der Hirnschädigung im Kindesalter. In: Psychiatrie der Gegenwart II/1, S. 921–976. Springer, Berlin.

[9] Matthes A, Schneble H (1992): Epilepsien. 5. Aufl. Thieme, Stuttgart.

[10] Scheid W, Gibbels E, Stammler A, Wieck HH, Seidenfaden I, Friedmann G, Jochheim KA (1983): Lehrbuch der Neurologie. 5. Aufl. Thieme, Stuttgart–New York.

35 Kopf- und Gesichtsschmerzen

Dieter Soyka

Inhalt

Inhalt

Zu diesem Themenbereich siehe auch Kapitel 37

1 Klassifikation und Epidemiologie

Die heute weltweit anerkannte **Klassifikation** für Kopfschmerzerkrankungen, Kopfneuralgien und Gesichtsschmerzen wurde von einer Expertengruppe der International Headache Society (IHS) erarbeitet und 1988 publiziert [10]. Sie enthält 165 voneinander abgrenzbare Diagnosen, für die im einzelnen auch ein praktikables diagnostisches Vorgehen angegeben wird.

Tabelle 35-1 bietet eine stark gekürzte Fassung des IHS-Diagnosenschemas. Die von der IHS empfohlenen operationalisierten diagnostischen Kriterien zu einigen wichtigen Schmerz- syndromen folgen bei der Besprechung der jeweiligen Erkrankung.

Tabelle 35-1 IHS-Klassifikation der Kopf- und Gesichtsschmerzen (gekürzte Fassung)

1	Migräne
1.1	*Migräne ohne Aura*
1.2	*Migräne mit Aura*
1.3	*Migräne mit prolongierter Aura*
1.4	*Weitere Varianten*
2	Kopfschmerz vom Spannungstyp (Spannungskopfschmerz)
2.1	*Episodischer Kopfschmerz vom Spannungstyp*
2.2	*Chronischer Kopfschmerz vom Spannungstyp*
3	Cluster-Kopfschmerz
3.1	*Episodischer Cluster-Kopfschmerz*
3.2	*Chronischer Cluster-Kopfschmerz*
3.3	*Chronische paroxysmale Hemikranie*
4	Verschiedenartige Kopfschmerzformen ohne begleitende strukturelle Läsion
5	Kopfschmerz bei Schädeltrauma
6	Kopfschmerz bei Gefäßstörungen
7	Kopfschmerz bei nichtvaskulären intrakraniellen Störungen
8	Kopfschmerz bei Einwirkung von Substanzen oder deren Entzug
9	Kopfschmerz bei einer primär nicht den Kopf betreffenden Infektion
10	Kopfschmerz bei Stoffwechselstörungen
11	Kopfschmerz oder Gesichtsschmerz bei Erkrankungen des Schädels sowie im Bereich von Hals, Augen, Ohren, Nase, Nebenhöhlen, Zähnen, Mund oder anderen Gesichts- und Kopfstrukturen
12	Kopf- und Gesichtsneuralgien, Schmerz bei Affektion von Hirnnerven bzw. oberen Zervikalwurzeln, Deafferenzierungsschmerzen
13	Nicht klassifizierbare Kopf- und Gesichtsschmerzen
1–4	Idiopathische Kopfschmerzsyndrome
5–13	Symptomatische (sekundäre) Kopfschmerzsyndrome

Kopfschmerz kann aus den verschiedensten Gründen auftreten, und es gibt unterschiedliche pathogenetische Bedingungen. In vielen Fällen ist der Kopfschmerz Symptom einer körperlichen Erkrankung wie etwa einer Meningitis, eines Hirntumors, einer Arteriitis temporalis, einer akuten Nasennebenhöhleninfektion usw. Hier beruht der Schmerz auf einer Irritation von Schmerzrezeptoren durch entzündliche Vorgänge oder durch mechanische Faktoren wie etwa Zug oder Druck, und insoweit unterscheiden sich die pathophysiologischen Bedingungen des Kopfschmerzes nicht von denjenigen, wie sie auch sonst allgemein bei der Schmerzentstehung eine Rolle spielen. Bei diesen Kopfschmerzformen wird von einem **symptomatischen Kopfschmerz** gesprochen.

Selbstverständlich ist der Kopfschmerz *immer nur Symptom* und keine Krankheit sui generis. Bei einer Reihe von Kopfschmerzleiden, und zwar gerade denjenigen, die sich oft über viele Jahre hinziehen, steht der Kopfschmerz aber ganz im Vordergrund, während somatische Begleiterscheinungen vergleichsweise zurücktreten, in der Regel flüchtig bleiben und auch ein krankheitsspezifisches morphologisches Korrelat fehlt. Den symptomatischen Kopfschmerzformen werden diese als die eigenständigen **idiopathischen** oder **primären Kopfschmerzsyndrome** gegenübergestellt. Dazu gehören die Diagnosengruppen 1–4 der IHS-Klassifikation, vor allem die Migräne, der Kopfschmerz vom Spannungstyp (im folgenden kurz Spannungskopfschmerz genannt) und der Cluster-Kopfschmerz. Eine entsprechende Unterteilung in idiopathische und symptomatische Formen gilt auch für die Kopf- und Gesichtsneuralgien.

Eine repräsentative Studie (n = 4061) zur **Epidemiologie** des Kopfschmerzes in Deutschland von Göbel et al. [8] hat ergeben, daß rund 70 % der Erwachsenen Erfahrungen mit Kopfschmerz machen, die meisten Personen eher selten und ohne Indikation für eine ärztliche Inanspruchnahme. Der Spannungskopfschmerz erweist sich mit einer Prävalenz von 38 % als die häufigste Kopfschmerzerkrankung überhaupt, gefolgt von der Migräne. Für diese finden sich in der Literatur Prävalenzangaben von 12,5–16 % [8, 25], jeweils nach den Kriterien der IHS-Klassifikation. Insgesamt überwiegen also die chronischen idiopathischen Kopfschmerzerkrankungen gegenüber den symptomatischen Formen deutlich.

2 Idiopathische Kopfschmerz-syndrome

2.1 Migräne

2.1.1 Definition

Bei der Migräne handelt es sich um eine gehäuft familiär und insbesondere bei Frauen vorkommende Neigung zu anfallsweise auftretenden Kopfschmerzen, die bezüglich der Lokalisation und Intensität, der Begleiterscheinungen, der Dauer und Häufigkeit der Attacken eine erhebliche Variabilität aufweisen. Die Attacken kommen häufiger ein- als beidseitig vor. Sie können mit vegetativen Symptomen wie Nausea und Erbrechen, mit Zeichen einer sensorischen Übererregbarkeit wie Licht- und Lärmscheu sowie mit Schwankungen der Stimmungslage vergesellschaftet sein. Bei einer Reihe von Fällen treten in einer dem Kopfschmerz vorgeschalteten Aura oder auch in Verbindung mit der eigentlichen Kopfschmerzphase passager Augensymptome oder fokale zerebrale Symptome auf. Krankheitsspezifische pathologische Organ- und Laborbefunde fehlen [30].

2.1.2 Klassifikation und Diagnose

Die Migräne kann sich inter- und intraindividuell unterschiedlich manifestieren. Die IHS-Klassifikation nennt 14 Varianten, von denen hier nur die klinisch bedeutsamsten angesprochen werden sollen. Es sind dies die Migräne ohne und mit Aura (Tab. 35-2), mit prolongierter Aura, der Status migraenosus und der migränöse Infarkt. Da es keine krankheitsspezifischen körperlichen, neurologischen, neuroradiologischen, neurophysiologischen und labortechnischen Befunde gibt, *stützt sich die Diagnose ganz auf die Anamnese.*

Tabelle 35-2 Diagnostische Migränekriterien der IHS

Migräne ohne Aura	
A	Wenigstens 5 abgelaufene analoge Anfälle
B	Kopfschmerzdauer 4–72 Stunden, bei Kindern unter 15 Jahren 2–48 Stunden
C	Kopfschmerzcharakteristika (wenigstens 2): 1. einseitiger Kopfschmerz 2. pulsierender Schmerzcharakter 3. mäßige bis starke Schmerzintensität, die übliche Tagesaktivitäten erschwert oder unmöglich macht 4. Verstärkung beim Treppensteigen oder bei üblicher körperlicher Aktivität
D	Begleiterscheinungen (wenigstens 1): Übelkeit, Erbrechen, Photo- und Phonophobie
E	Aus Vorgeschichte und Befunden kein Hinweis auf eine andere Kopfschmerzursache
Migräne mit Aura	
A	Wenigstens 2 abgelaufene analoge Anfälle
B	Charakteristika (wenigstens 2): 1. ein oder mehrere voll reversible Aurasymptome, wie z.B. Flimmerskotom, einseitige zentrale Monoparese oder Kribbelparästhesien, Sprachstörung 2. Entwicklung derAurasymptome innerhalb weniger Minuten 3. Dauer der Aura maximal 60 Minuten 4. Kopfschmerzphase folgt der Aura mit einem freien Intervall von weniger als 60 Minuten, kann sich aber ausnahmsweise auch mit der Aura überschneiden.
C	Aus Vorgeschichte und Befunden kein Hinweis auf eine andere Kopfschmerzursache

Migräne ohne Aura

Es handelt sich um Schmerzattacken ohne einen phasenhaft abgesetzten Verlauf, ohne begleitende neurologische Funktionsstörungen. Diese Spielart ist die häufigste Form der Migräne.

Migräne mit Aura

Hier handelt es sich um Kopfschmerzattacken mit begleitenden kurzdauernden neurologischen Funktionsstörungen. Diese können phasenhaft abgesetzt vor dem eigentlichen Kopfschmerzstadium auftreten oder dieses auch kurz oder länger begleiten. Im einzelnen kann es sich dabei um visuelle, sensorische, motorische und auch Sprachstörungen handeln, z.B. ein Flimmerskotom, eine homonyme Hemianopsie, eine einseitige Sensiblitätsstörung oder Parese, eine motorische Aphasie.

In diese Kategorie fallen spezielle Verlaufsformen wie die familiäre hemiplegische Migräne mit einer inzwischen aufgeklärten genetischen Grundlage (Chromosom 19 oder 1), die ophthalmoplegische Migräne und die retinale Migräne. Bei der ophthalmoplegischen Migräne tritt in Verbindung mit den Kopfschmerzattacken eine einseitige, länger andauernde Parese eines die Augenmuskeln versorgenden Hirnnervs auf, z.B. eine Okulomotorius- oder Abduzensparese. Bei der retinalen Migräne kommt es in Verbindung mit dem Schmerzanfall zu einer passageren einseitigen Visusstörung bis hin zu einer kurzdauernden Amaurose, bedingt durch eine retinale Durchblutungsstörung.

Migräne mit prolongierter Aura

Gegenüber der Migräne mit einer typischen Aura, die nicht länger als 60 min anhält, dauern die Aurasymptome hier mehr als eine Stunde, unter besonderen Umständen bis zu sieben Tagen. Die Befunde seitens der bildgebenden Verfahren sind normal oder allenfalls flüchtiger Natur.

Status migraenosus

Von einem Status migraenosus wird gesprochen, wenn der Kopfschmerz und die vegetativen Begleiterscheinungen wie Nausea und Erbrechen nicht wie sonst üblich einige Stunden, längstens drei Tage, sondern noch deutlich länger anhalten. Ein solcher Zustand ist für den Patienten, der im Verlauf dieser Attacke stets schon die verschiedensten Medikamente zur erhofften Besserung eingenommen hat, verständlicherweise äußerst quälend. Ein Status migraenosus kommt nur nach einem bereits mehrjährigen Krankheitsverlauf und keineswegs bei jedem Migräniker vor. Begünstigend wirkt ein Medikamentenmißbrauch, speziell im Hinblick auf Serotoninagonisten, Analgetika, Hypnotika/Tranquilizer und Mischpräparate.

Migränöser Infarkt

Sehr selten kommt es vor, daß ein fokal-zerebrales Aurasymptom, z.B. eine homonyme Hemianopsie, nicht wie bei früheren Attacken nach einer oder mehreren Stunden wieder abklingt, sondern persistiert. Wird in dieser Situation ein bildgebendes Verfahren eingesetzt (CT oder MRI), so findet sich das typische Bild eines ischämischen Infarkts in einem bestimmten Gefäßterritorium, fast immer im Versorgungsbereich der A. cerebri posterior. Eine solche Komplikation unterstreicht nachdrücklich den potentiell ernsten Charakter der häufig und fälschlich bagatellisierten Migräne.

2.1.3 Ätiologie und Pathogenese

Die Ursache der Migräne ist bisher nicht in vollem Umfang geklärt. Heredität spielt eine gewisse ursächliche Rolle, ist aber nur bei seltenen Migränevarianten wie der familiären hemiplegischen Migräne wirklich ausschlaggebend.

Neurophysiologische Untersuchungen im beschwerdefreien Intervall (ereigniskorrelierte Potentiale, kontingente negative Variation) haben gezeigt. daß sich der Migräniker von gesunden Probanden durch eine gesteigerte kognitive Reizverarbeitung unterscheidet, und nach den klinischen Erfahrungen gilt dies nicht nur für sensorische, sondern auch für emotionale und vegetative Reize. Unter dem Einfluß einer Behandlung mit β-Rezeptoren-Blockern und Serotoninagonisten normalisiert sich diese Abnormität ebenso wie in der Migräneattacke selbst. **Serotoninagonisten** ihrerseits stellen heute die wirksamsten Medikamente zur Bekämpfung des Kopfschmerzes und der vegetativen Begleitsymptome in der Migräneattacke dar. So gibt es eine direkte Verbindung zwischen der abnormen zerebralen Reizverarbeitung, bestimmten Neurotransmittern wie Noradrenalin und vor allem Serotonin und dem Geschehen in der Migräneattacke. In der Attacke läßt sich eine Aktivitätssteigerung in serotoninergen Hirnstammarealen nachweisen, die von einigen Forschern als möglicher Anfallsgenerator betrachtet wird [35].

Der Kopfschmerz hängt mit einer Aktivierung des sog. *trigeminovaskulären Systems* zusammen. Aus diesem Vorgang und der damit verbundenen Freisetzung vasoaktiver und schmerzstimulierender Substanzen resultiert eine sog. *neurogene Entzündung* in der Wandung bestimmter intrakranieller, meningealer Gefäße und zugleich eine Gefäßdilatation. Beides zusammen führt zum Kopfschmerz, der also nicht im Gehirn, sondern im Gefäßbereich ausgelöst wird. Psychische Faktoren können den Verlauf einer Migräne längerfristig positiv oder negativ beeinflussen und auch unmittelbar eine Attacke triggern. Die Migräne ist nach dem oben Gesagten ein zerebrales Attackensyndrom und nicht primär eine psychische Erkrankung. Migräniker insgesamt neigen nicht oder nur wenig überdurchschnittlich zu Depressivität, somatoformen Störungen, Neurotizismus [29]; eine stärkere Komorbidität findet sich nur bei den ungünstigen Verlaufsformen. Aber in einem ganzheitlichen Sinn gibt es bei der Migräne fraglos eine ganze Reihe psychosomatischer Wechselwirkungen.

2.1.4 Klinik

Qualität, Intensität, Lokalisation und Dauer der Kopfschmerzen zeigen eine erhebliche Variabilität. Hemikranie in der Attacke dominiert mit 47%, aber 43% der Patienten geben auch einen zunächst vom Nacken heraufziehenden Schmerz an [34]. Bei 21% der Patienten ändert sich die Lokalisation des Schmerzen im Ablauf der Attacke (n = 1675). Die Anfallsdauer beträgt bei 12% der Patienten 2 Stunden (besonders bei Kindern), bei 31% bis zu 6 Stunden, bei jeweils 18% 7–12 Stunden und 13–24 Stunden, bei 12% 1–2 Tage, bei 8% länger als 2 Tage. Bei 31% der Migräniker dauert die Attacke demnach bis zu 6 Stunden, bei 20% andererseits länger als 1 Tag [30]. Mittelstarke und pulsierende, hämmernde oder pochende Schmerzen korrelieren mit einer relativ langen Attackendauer [15].

58% der Patienten klagen während der Attacke über Nausea., bei ca. 8% kommt es zu Erbrechen. Initiale Lichtempfindlichkeit (Photophobie) wird von 39%, Augenflimmern von 24% der Patienten berichtet. 17% klagen über Sehstörungen verschiedener Art einschließlich Gesichtsfeldausfällen. Kommt es zu fokalzerebralen Aurasymptomen, so dominieren mit großem Abstand einseitige Parästhesien, gefolgt von Sprachstörungen, gemischten sensomotorischen Symptomen, homonymer Hemianopsie und einem alleinigen motorischen Defizit [30]. Spielen sich die zerebralen Funktionsstörungen vorwiegend im Basilarisstromgebiet ab **(Basilarismigräne),** so können bilateralsymmetrische Kribbelparästhesien, Dysarthrie, Bewußtseinsstörungen, globale Amnesie, Ataxie, Schwindel, drop attacks auftreten.

Außerhalb der Migräneattacke lassen sich bei der allgemeinen körperlichen und bei der speziellen neurologischen Untersuchung keine normabweichenden, krankheitsspezifischen Befunde erheben. Auch die apparative Diagnostik ist insgesamt gesehen wenig ergiebig. Bei einem Drittel der Migräniker finden sich im anfallsfreien Intervall unspezifische, dysrhythmische EEG-Veränderungen. Während der Attacke selbst treten solche Veränderungen gehäuft auf, nahezu regelmäßig und fokal bei einer Migräne mit Aura und speziell mit prolongierter Aura. Insgesamt gesehen ist das Routine-EEG wenig informativ. Besondere EEG-Techniken wie die erwähnte Untersuchung ereigniskorrelierter Potentiale durch Evers et al. [5] eignen sich nicht für die alltägliche Diagnostik.

Im kranialen CT oder MRI können während einer Migräneattacke gelegentlich hypodense Zonen gesehen werden, die wieder verschwinden. Ein bildgebendes Verfahren sollte immer dann eingesetzt werden, wenn sich ein anormaler neurologischer Befund ergibt oder die Gesamtschau Zweifel an der Diagnose Migräne aufkommen läßt. Die Untersuchung dient also nicht so sehr einer positiven Bestätigung der Diagnose, sondern zum Ausschluß anderer Kopfschmerzerkrankungen.

Da sich für die Diagnose der Migräne keine pathognomonischen körperlichen Befunde, keine praktikablen und spezifischen apparativen Befunde, Labortests usw. anbieten, sei noch einmal nachdrücklich auf den entscheidenden diagnostischen Stellenwert der Anamneseerhebung verwiesen (s. Abschnitt 2.1.2).

2.1.5 Therapie und Prognose

In der Therapie ist zwischen der **Kupierung der Attacke** und einer evtl. erforderlichen Intervalltherapie zu unterscheiden. In der Attackenbehandlung gibt man zur Bekämpfung von Nausea und Erbrechen Antiemetika wie Metoclopramid und Domperidon. Leichtere bis moderate Schmerzen lassen sich mit einfachen Analgetika wie Acetylsalicylsäure, Paracetamol und Ibuprofen bekämpfen. Bei stärkeren Schmerzen kann auf Ergotamin zurückgegriffen werden. Besonders effektiv sind die in den letzten Jahren entwickelten spezifischen Serotoninagonisten aus der Gruppe der Triptane, die selektiv an den Serotonin-Subrezeptortyp 5-HT 1D binden [4,7]. Dieser Rezeptor spielt in der Pathophysiologie der Migräneattacke eine besondere, gleichsam spezifische Rolle, weswegen die Triptane gerade bei der Therapie schwerer Migräneschmerzen heute als Mittel der ersten Wahl gelten (Tab. 35-3).

Tabelle 35-3 Therapie der Migräneattacke

1. Ruhe, Reizabschirmung
2. Antiemetikum: z.B. Metoclopramid oder Domperidon
3. Schmerztherapie:
   - bei eher leichten bis moderaten Schmerzen Acetylsalicylsäure (ASS) oder Paracetamol oder Ibuprofen
   - bei starken Schmerzen Ergotamin oder ein selektiver 5-HT-Agonist aus der Gruppe der Triptane, z.B.Sumatriptan
4. Bei Therapieresistenz:
   erneute Gabe eines 5-HT-Agonisten,
   alternativ ASS als i.v. Infusion oder Metamizol oder
   Kortikoid, z.B. Prednisolon oder Dexamethason i.m.

Eine **Intervalltherapie** ist indiziert, wenn monatlich im Durchschnitt mehr als 2 Attacken auftreten oder die einzelnen Attacken in der Regel länger als 2 Tage anhalten. Hier kommen sowohl medikamentöse als auch nichtmedikamentöse Behandlungsmethoden in Betracht (Tab. 35-4). Die Placeboquote beträgt bei der Migräne 30–40 %. Die Erfolgschancen sind bei keiner Behandlungsmethode höher als 70%, am besten bei einer Kombination verschiedener Methoden. Unter den Medikamenten zur Intervalltherapie rangieren β-Rezeptoren-Blocker wie Propranolol und Metoprolol an erster Stelle, gefolgt von dem Calcium-overload-Blocker Flunarizin, dem vasoaktiven Cyclandelat und den Serotoninantagonisten Lisurid und Methysergid.

Tabelle 35-4 Migräneprophylaxe

Medikamentös

Erste Wahl:
- β-Rezeptoren-Blocker wie Metropolol oder Propranolol

Alternativen:
- Flunarizin
- Cyclandelat

Zweite und dritte Wahl:
- Serotoninantagonisten wie Lisurid, Methysergid
- Dihydroergotamin (unsicher)
- speziell bei menstrueller Migräne: Naproxen
- unsicher: Amantadin, Magnesium

Nichtmedikamentös

- Ausschaltung von Auslösern
- Entspannungstechniken wie z.B. Relaxationstraining nach Jacobson
- Streßbewältigungstraining
- Biofeedback
- sportliche Aktivitäten
- bei entsprechenden Hinweisen: Diät
- unspezifisch: Akupunktur

Bewährte nichtmedikamentöse Verfahren sind Entspannungstechniken, vorrangig die progressive Muskelrelaxation nach Jacobson, und als eine unspezifisch wirksame Methode die Akupunktur. Angesichts des langjährigen Verlaufes ist die Gefahr eines sich allmählich entwickelnden Medikamentenabusus mit schließlich chronischem Dauerkopfschmerz hoch. Besonders häufig sieht man einen chronischen Mißbrauch von Analgetika, Ergotamin, Hypnotika, Benzodiazepinen, Mischpräparaten; neuerdings sind auch erste einschlägige Fälle mit Triptanen bekannt geworden [4].

Im Erwachsenenalter sind 80 % der Migräneklientel Frauen, während im Kindesalter beide Geschlechter nahezu gleich häufig betroffen sind [1].

Die Migräne mit Aura zeigt oft zwischen dem 30. und 45. Lebensjahr eine spontane Besserungstendenz, während die weitaus häufigere Migräne ohne Aura in diesem Lebensalter unverändert anhält und sich erst nach dem 55. Lebensjahr eine allmähliche Abnahme der Inzidenz feststellen läßt.

2.1.6 Gutachtliche Probleme

! Migräneattacken führen zu einer oft erheblichen Beeinträchtigung des Allgemeinbefindens mit entsprechenden Rückwirkungen auf die Arbeitsfähigkeit.

Zu einer Unterbrechung der beruflichen Arbeit oder sonstigen Tätigkeit kommt es bei 17% der Patienten für 1–2 Stunden, bei 12 % für 5–6 Stunden, bei 15 % für 7–12 Stunden, bei 20% für 13–24 Stunden, bei 18 % für einen noch längeren Zeitraum [15]. Nach englischen Statistiken ist die Zahl der durch Migräne bedingten kurzfristigen Arbeitsausfälle – besonders bei Frauen – nicht viel geringer als die der durch Erkältungskrankheiten verursachten [11]. Migräne als alleiniger Grund für eine Berufs- oder Erwerbsunfähigkeit ist sicher die Ausnahme, kann jedoch im Einzelfall einmal in Betracht kommen, und zwar besonders dann, wenn der Migräneverlauf durch die Überschneidung mit psychischen Problemen wie z.B. einer neurotischen Fehlentwicklung, schwereren depressiven Verstimmungen, Angststörungen, mit einem chronischen Spannungskopfschmerz oder dem bereits angesprochenen Medikamentenabusus negativ beeinflußt, chronifiziert wird.

In jedem derartigen Fall wird man jedoch zunächst bemüht sein, durch eine Optimierung der Therapie, geeignete Kurmaßnahmen, psychotherapeutische Strategien sowie ggf. Medikamentenentzug eine Besserung zu erreichen. Eine Objektivierung des vom Patienten geschilderten Verlaufs kann Schwierigkeiten bereiten. Hilfreich sind die Vorlage eines glaubwürdig geführten **Kopfschmerztagebuches** mit Angaben zur Häufigkeit und Schwere der Kopfschmerzattacken, Medikamentenkonsum, Arbeitsausfall, Aufzeichnungen des Hausarztes und/oder der zuständigen Krankenkasse, Medikamentenverschreibungen.

! Ungünstige Rückwirkungen der beruflichen Tätigkeit auf den Migräneverlauf sind nicht selten und können zu einer Veränderung des Arbeitsplatzes zwingen.

Erwähnenswert sind in diesem Zusammenhang eine Triggerung von Migräneattacken durch Lärm, Flackerlicht, anderes Kunstlicht, Sauerstoffarmut oder Verunreinigung der Luft durch chemische Stoffe, fixierte Kopfhaltung, Arbeit am PC, Störung des Tag-Nacht-Rhythmus bei Schichtarbeit [17]. Keinesfalls ist bei solchen Bedingungen von einer „Verursachung" der Migräne zu sprechen, sondern es handelt sich stets um die Beeinflussung einer vorgegebenen Disposition.

Gelegentlich ist in Gutachten die Frage des Zusammenhangs einer Migräne mit einem hirnorganischen Befund zu diskutieren, wenn man so will einer „symptomatischen" Migräne. Hirntumoren können bei Kindern ebenso wie im Erwachsenenalter mit Kopfschmerzattacken in Erscheinung treten, die als Migräneattacken verkannt werden. Von einem Kunstfehler wäre dann zu sprechen, wenn eine Stauungspapille oder ein sonstiger anomaler neurologischer Befund bei der Basisdiagnostik übersehen wurde. Auch als Folgeerscheinung gedeckter Schädel-Hirn-Traumen werden rezidivierende Migräneanfälle ohne Aura beobachtet wie auch Kopfschmerzattacken, die nicht von einer Migräne mit Aura zu unterscheiden sind [24, 36]. Auf keinen Fall wäre es aber gerechtfertigt, den weiteren, eigengesetzlichen Migräneverlauf uneingeschränkt als traumatisch verursacht zu bewerten. Es handelt sich immer nur um die zeitlich begrenzte Beeinflussung einer primär anlagebedingten Migränebereitschaft. Eher selten sind migräneartige Schmerzanfälle in der Anamnese eines intrakraniellen Aneurysmas oder Angioms zu finden.

Trotz einer oft erheblichen Beeinträchtigung des Patienten und eines langjährigen Verlaufs ist die Migräne im Prinzip ein gutartiges Leiden. Schwerwiegende und irreparable Komplikationen wie etwa ein migränöser ischämischer Hirninfarkt stellen große Ausnahmen dar. Daraus muß eine Zurückhaltung bei invasiven diagnostischen Maßnahmen resultieren. Von der Karotisangiographie ist wiederholt berichtet worden, daß Migränepatienten sie weniger gut tolerieren als gefäßgesunde Personen. Durch die Punktion und Kontrastmittel- injektion können Gefäßspasmen provoziert werden. Eine strenge Indikationsstellung und umfassende Risikoaufklärung sind demnach geboten. Die einzigen klaren Indikationen für eine zerebrale Angiographie sind die ophthalmoplegische Migräne und der Verdacht auf eine intrakranielle Gefäßfehlbildung, wenn die Untersuchung mit CT oder MRI keine ausreichende Beurteilung erlaubt.

2.2 Cluster-Kopfschmerz

2.2.1 Definition

Es handelt sich um einen vorzugsweise bei Männern streng einseitig in der Umgebung des Auges und in der Stirn-Schläfen-Region attackenartig auftretenden Schmerz, der mit Rötung der Gesichtshaut und vor allem der Konjunktiva, ipsilateraler Lakrimation und Rhinorrhö oder dem Gefühl einer einseitigen Hyperämie der Nasenschleimhaut sowie inkonstant auch mit einem inkompletten Horner-Syndrom verbunden ist. Die Schmerzattacken rezidivieren über mehrere Wochen täglich, bisweilen sogar mehrfach täglich unter Bevorzugung der Nachtstunden, wobei die einzelne Attacke zwischen 20 Minuten und 2–3 Stunden anhalten kann. Der Schmerz ist äußerst heftig. Monate- bis jahrelange freie Intervalle können eingeschaltet sein [27, 30].

2.2.2 Klassifikation, Nomenklatur, Sonderformen

Medizinhistorisch taucht der Cluster-Kopfschmerz unter den verschiedensten Bezeichnungen auf. Im deutschsprachigen Raum ist er lange Zeit als Bing-Horton-Syndrom bekannt gewesen. International hat sich die Bezeichung *Cluster headache* durchgesetzt.

Die häufigsten Verläufe mit eingeschalteten längeren freien Intervallen werden als *episodischer Cluster-Kopfschmerz* bezeichnet.Von einem *primär chronischen Cluster-Kopfschmerz* wird gesprochen, wenn diese freien Intervalle fehlen. Ein *sekundär chronifizierter Cluster-Kopfschmerz* liegt vor, wenn dem anfänglich typischen episodischen Anfallsmuster eine Periode von mindestens einem Jahr Dauer mit steigender Frequenz folgt.

Abzugrenzen ist ferner die sehr seltene *chronische paroxysmale Hemikranie,* die sich vom episodischen und chronischen Cluster-Kopfschmerz durch eine Reihe von Besonderheiten unterscheidet. Bei der chronischen paroxysmalen Hemikranie sind Frauen bevorzugt, die Attacken treten von Anfang an praktisch täglich auf mit einer Tagesfrequenz von 6–30. Es fehlt die sonst übliche Bevorzugung der Nachtstunden. Geradezu spezifisch wirkt bei diesem Leiden Indometacin. Beziehungen des Cluster-Kopfschmerzes zur Migräne sind in verschiedener Hinsicht erkennbar, so z.B. darin, daß beim Cluster-Kopfschmerz wie bei der Migräne die Attacken besonders auf die modernen Serotoninagonisten aus der Gruppe der Triptane ansprechen.

2.2.3 Ätiologie und Pathogenese

Die Ätiologie ist nicht klar. Offensichtlich handelt es sich wie bei der Migräne um ein zerebrales Attackensyndrom, allerdings ohne ursächliche Bedeutung genetischer Faktoren. In der Pathogenese wird, wiederum in Analogie zur Migräne, eine sterile „neurogene" Entzündung in Gefäßwänden als Schmerzauslösung diskutiert, wobei freilich nicht zu erklären ist, warum eine solche neurogene Entzündung einmal oder mehrfach täglich zeitlich scharf limitierte Attacken verursachen soll. Topographisch wird an die Gegend des Sinus cavernosus gedacht, womit sich die Symptome von seiten des N. oculomotorius sowie der sympathischen und parasympathischen Efferenzen erklären lassen [6, 7].

2.2.4 Diagnose und Klinik

Betroffen sind vor allem Männer mit einem Erkrankungsalter etwa zwischen 18 und 55 Jahren. Eine Seitenbevorzugung ist nicht erkennbar [27]. Die entscheidenden klinischen Symptome sind bereits angeführt worden (Tab. 35-5). Hervorzuheben ist, daß die Attacken durchweg kürzer dauern als Migräneattacken, daß die Schmerzintensität demgegenüber wesentlich stärker ist und an die Heftigkeit einer Trigeminusattacke heranreicht. Cluster-Patienten ziehen sich nicht wie Migräniker in ein dunkles Zimmer zurück, um sich hinzulegen, sondern reagieren sich motorisch ab, laufen unruhig herum. Bei der häufigsten Variante des *episodischen* Cluster-Kopfschmerzes ist der Wechsel täglicher Attacken über Wochen hinweg mit längeren freien Intervallen besonders typisch. Nicht selten wird die Fehldiagnose Trigeminusneuralgie gestellt.

Außerhalb der Attacken lassen sich bei der körperlichen und der neurologischen Untersuchung keine krankheitsspezifischen Befunde erheben, mit bildgebenden Verfahren nur ausnahmsweise. Auch die Labortests sind unergiebig. Die Diagnose erschließt sich entscheidend aus der Anamnese.

2.2.5 Therapie und Prognose

Zu unterscheiden sind die **Akuttherapie der Attacken** und die **Prophylaxe** mit dem Ziel einer raschen Beendigung der laufenden Anfallsperiode, des Clusters. Zur Attackenkupierung haben sich einige Verfahren bewährt, die in Tabelle 35-6 aufgeführt sind: der Seroto-

Tabelle 35-5 Diagnostische Kriterien der IHS für Cluster-Kopfschmerz

A	Wenigstens 5 vorangegangene analoge Attacken
B	Sehr starker einseitiger Schmerz orbital, supraorbital und/oder temporal von unbehandelt 15–180 Minuten Dauer
C	Begleiterscheinungen (wenigstens 1 davon): konjunktivale Injektion, lebhafte Lakrimation, Kongestion der Nase, Rhinorrhö, starkes Schwitzen im Bereich der Stirn und des Gesichts, Miose, Ptose, Lidödem
D	Attackenfrequenz zwischen 1 Attacke jeden 2.Tag und 8 Attacken täglich
E	Eine der nachfolgend angeführten Bedingungen: 1. Dauer der Anfallsperioden unbehandelt 7 Tage bis zu 1 Jahr mit freien Intervallen von mindestens 14 Tagen 2. Freie Intervalle fehlen oder dauern weniger als 14 Tage
F	Aus Vorgeschichte und Befunden kein Hinweis auf eine andere Kopfschmerzursache

ninagonist Sumatriptan, hier stets subkutan appliziert, Dihydroergotamin i.m.,die Inhalation von reinem Sauerstoff, mit Einschränkung auch Lidocain intrasanal appliziert.

Tabelle 35-6 Therapie des Cluster-Kopfschmerzes

Behandlung der akuten Attacke
Alternativen: ▪ Ergotamin ▪ Sumatriptan s.c. ▪ Dihydroergotamin i.m. ▪ Inhalation von 100%igem Sauerstoff über Gesichtsmaske (7 l/min über 15–20 min) ▪ Lidocain intranasal
Prophylaxe
Alternativen: ▪ Verapamil ▪ Lithiumcarbonat oder -acetat (besonders bei chronischem Cluster-Kopfschmerz) ▪ Prednison/Prednisolon als Stoßtherapie ▪ Methysergid, kurmäßig, nicht länger als 4 Monate

Therapeutisch entscheidender ist die medikamentöse Prophylaxe. Hierzu lassen sich einige Substanzen und Substanzgruppen einsetzen, wenn auch mit unterschiedlichen Resultaten. In Frage kommen der Calciumantagonist Verapamil, Lithiumpräparate, Prednison als zeitlich limitierte Stoßtherapie und der Serotoninantagonist Methysergid.

Der Cluster-Kopfschmerz ist ein relativ seltenes Syndrom, mit dem viele Ärzte nicht vertraut sind und dessen schwierige Therapie deswegen in die Hand des Spezialisten gehört. Eine Heilung gelingt nicht; mit einem vieljährigen Verlauf und damit immer neuen Therapieperioden muß gerechnet werden.

2.2.6 Gutachtliche Probleme

Bei 120 eigenen Patienten sind keine gutachtlichen Fragestellungen vorgekommen. Obwohl die einzelnen Attacken mit hochgradigen Schmerzen einhergehen, bleiben die Patienten aktiv und arbeitswillig. Ein einziges Gutachten in einer vieljährigen, umfangreichen Gutachterpraxis hatte sich mit der Frage der Berufs- oder Erwerbsunfähigkeit durch chronischen Cluster-Kopfschmerz zu beschäftigen. Diese Frage wird nur dann bejaht werden müssen, wenn nachweislich Therapieresistenz besteht, also alle Verfahren zur Attackenkupierung selbst und zur positiven Verlaufbeeinflussung nachweislich ohne Erfolg geblieben sind, was durchaus einmal vorkommen kann, und wenn als Regel über Jahre hinweg im Durchschnitt 3–4 Attacken täglich mit jeweils einer Dauer von 1–2 Stunden vorkommen, in denen der Patient glaubhaft komplett arbeitsunfähig ist.

Probleme eines Arbeitsplatzwechsels ergeben sich in der Regel nicht. Ein zusätzlicher medikamenteninduzierter Dauerkopfschmerz kommt kaum vor, selbst wenn die Patienten häufig Sumatriptan oder Dihydroergotamin anwenden.

2.3 Spannungskopfschmerz

2.3.1 Definition

Der Spannungskopfschmerz (Kopfschmerz vom Spannungstyp) ist durch dumpf-drückende, überwiegend bilaterale Kopfschmerzen gekennzeichnet, die entweder frontal, parietal oder okzipital, meist jedoch holozephal auftreten. Die Schmerzintensität ist verglichen mit Migräneattacken eher moderat, so daß die Arbeitsfähigkeit nicht wesentlich eingeschränkt wird. Ein Anfallscharakter im engeren Sinn fehlt. Das gilt auch für spezielle Begleiterscheinungen, wie sie bei der Migräne und dem Cluster-Kopfschmerz typisch sind. Krankheitsspezifische Organbefunde fehlen.

Die Klassifikation der IHS unterscheidet zwischen einem *episodischen* und einem *chronischen* Verlaufstyp. Es handelt sich beim Spannungskopfschmerz um die am häufigsten vorkommende Neigung zu chronischem Kopfschmerz überhaupt [27].

2.3.2 Ätiologie und Pathogenese

Der Spannungskopfschmerz stellt keine Entität dar. Verschiedene somatische und psychische Faktoren können eine ursächliche und pathogenetische Rolle spielen, so z.B. eine nachhaltige Muskelverspannung im Nacken bei bestimmten beruflichen Tätigkeiten oder körperliche Fehlhaltungen oder auch eine psychosomatisch bedingte tendomuskuläre Überbeanspruchung an Schläfen, Hinterkopf oder Nacken. Psychische Faktoren wie Neurotizismus, Angststörungen, depressive Verstimmungen, Spannungen im persönlichen und sozialen Umfeld spielen eine größere auslösende und verlaufsbestimmende Rolle als bei der Migräne und dem Cluster-Kopfschmerz. Wie und wo der Schmerz eigentlich entsteht, bleibt häufig unklar. Am häufigsten wird unterstellt, daß es sich um eine Stimulierung von Nozizeptoren in Muskulatur und Sehnenansätzen des Kopfes handelt; aber auch eine Fehlfunktion im zentralen antinozizeptiven System wird diskutiert. Genetische Faktoren spielen keine wesentlich kausale Rolle.

Tabelle 35-7 Diagnostische Kriterien der IHS bei Spannungskopfschmerz

Episodischer Spannungskopfschmerz	
A	Wenigstens 10 vorangegangene analoge Kopfschmerzepisoden
B	Kopfschmerzdauer zwischen 30 Minuten und 7 Tagen
C	Charakteristika (wenigstens 2): 1. drückender bis ziehender, nicht pulsierender Kopfschmerz 2. leichte bis moderate Schmerzintensität, die übliche Tagesaktivitäten nicht wesentlich behindert 3. beidseitige Lokalisation 4. keine Verstärkung durch Treppensteigen oder übliche körperliche Aktivitäten
D	Beide nachfolgend angeführten Bedingungen: 1. keine Nausea oder Erbrechen 2. Photo- und Phonophobie fehlen oder nur eine von beiden
E	Aus Vorgeschichte und Befunden kein Hinweis auf eine andere Kopfschmerzursache
Chronischer Spannungskopfschmerz	
A	Durchschnittliches Auftreten des Kopfschmerzes an wenigstens 15 Tagen monatlich bzw. 180 Tagen jährlich
B	Kein Erbrechen
C	Nicht mehr als eines der nachfolgend genannten Symptome: Nausea, Photo- oder Phonophobie
D	Sonst wie bei episodisch

2.3.3 Klinik und Diagnose

Die von der IHS publizierten operationalisierten diagnostischen Kriterien (Tab. 35-7) besitzen nur eine mäßige Trennschärfe. Gegenüber dem episodischen Spannungskopfschmerz wird die chronische Variante dadurch definiert, daß der Schmerz an mindestens 15 Tagen monatlich bzw. 180 Tagen jährlich auftritt. Ein eigentlicher Anfallscharakter fehlt. Häufig wird der Schmerz als pressend beschrieben, wie ein um den Kopf gelegter Reif. Aufmerksamkeit und Konzentration können leiden. Frauen sind häufiger betroffen als Männer. Bei der körperlichen Untersuchung finden sich bisweilen Druckpunkte in den subokzipitalen Muskelansätzen, auch schmerzhafte Myogelosen. Der neurologische Befund und die apparative Diagnostik sind unergiebig.

2.3.4 Therapie und Prognose

Der Verlauf ist meist chronisch, läßt sich oft über Jahre oder sogar Jahrzehnte hinweg zurückverfolgen. Die Prognose wird nicht zuletzt durch eine Vergesellschaftung mit den genannten psychischen Faktoren bestimmt. Überschneidungen mit der Migräne kommen vor. Viele Patienten greifen unkontrolliert zu Analgetika und Tranquilizern mit der Gefahr der Entwicklung eines Medikamentenabusus.

Therapeutisch bieten sich drei Wege an: medikamentöse, verhaltens- und physiotherapeutische Verfahren (Tab. 35-8). Die Einnahme eines Analgetikums, z.B. von Ibuprofen, kommt nur bei gelegentlichem episodischem Spannungskopfschmerz in Frage; Opioide sind obsolet. Bei der chronischen Verlaufsform sind Analgetika aus den oben genannten Gründen strikt zu vermeiden. Mäßig erfolgreich ist eine längere kurmäßige Therapie mit einem Antidepressivum; die umfangreichsten Erfahrungen wurden mit Amitriptylin gesammelt [22].

Tabelle 35-8 Therapie des Spannungskopfschmerzes

Akut bei episodischem Verlauf
Analgetikum, wie z.B. Acetylsalicylsäure, Paracetamol, Ibuprofen, aber kein Opioid, keine Mischpräparate
Bei chronischem Verlauf
Medikamentös: Antidepressivum, wie z.B. Amitriptylin, Doxepin **Nichtmedikamentös:** Relaxationstraining nach Jacobson, Streßbewältigungstraining, EMG-Biofeedback, kognitive Techniken, Physiotherapie

Unter den Entspannungstechniken wird heute dem Relaxationstraining nach Jacobson der Vorzug gegenüber dem autogenen Training nach Schultz gegeben. Weitere therapeutische Ansätze bieten das Streßbewältigungstraining, EMG-Biofeedback und kognitive Techniken. Nützliche physiotherapeutische Verfahren sind Wärmeanwendung, leichte Streichmassagen, Bindegewebsmassage, Krankengymnastik. Auch sportliche Aktivitäten können hilfreich sein. Akupunktur und neuraltherapeutische Applikationen eines Lokalanästhetikums bringen wohl kaum mehr als Placeboeffekte [22,30].

2.3.5 Gutachtliche Probleme

Spezifische gutachtliche Fragen ergeben sich nicht. Bei Untersuchungen zur Berufs- und Erwerbsunfähigkeit kann es vorkommen, daß ein chronischer Spannungskopfschmerz als Teilfaktor neben zusätzlich bestehenden somatischen, psychiatrischen oder psychosomatischen Störungen berücksichtigt werden muß. In dieser Situation sollte stets ein psychologisch-psychiatrisches Zusatzgutachten eingeholt werden. Für sich allein wird man dem Spannungskopfschmerz eine MdE von 10%, bei ausgeprägten Hinweisen auf Depressivität, somatoforme Störungen auch von 20–30% zubilligen.

3 Symptomatische Kopfschmerzformen

3.1 Medikamenteninduzierter Kopfschmerz

3.1.1 Definition

Die häufige oder tägliche Einnahme von Analgetika, Ergotamin, Sumatriptan und der neuen Triptane sowie besonders auch von Mischpräparaten kann bei Patienten mit einem der beschriebenen idiopathischen Kopfschmerzsyndrome nach frühestens vier Wochen, meist erst nach Jahren, zu einem täglichen, dumpfdrückenden Dauerkopfschmerz führen, der sich mit den Schmerzzuständen des primären Kopfschmerzsyndroms überschneidet.

3.1.2 Ätiologie und Pathogenese

Prädisponiert sind Patienten, die primär an Migräne oder Spannungskopfschmerz leiden und eine unkontrollierte Selbstmedikation betreiben. Besonders gefährlich ist, eines der genannten Kupierungsmittel gewohnheitsmäßig mit dem Ziel der Prophylaxe einzunehmen. Offenbar kommt es dadurch auf noch nicht näher bekannte Weise zu einer nachhaltigen Sensibilisierung im zentralen nozizeptiven System, vielleicht durch eine Veränderung der Rezeptordichte für bestimmte Neurotransmitter.

3.1.3 Diagnose

Der geklagte Kopfschmerz ist uncharakteristisch, nicht vom Bild eines Spannungskopfschmerzes zu unterscheiden. Hinweise geben die genaue Erforschung der Medikamentenanamnese sowie die Angaben, daß sich das Kopfschmerzbild gegenüber früheren Jahren verändert hat und daß der dumpfe Kopfschmerz mit dem Abklingen der Wirkung der zuletzt eingenommenen Medikamentendosis prompt wieder einsetzt.

Retrospektiv bewiesen wird die Diagnose letztlich durch das nachhaltige Abklingen der täglichen Kopfschmerzen nach Medikamentenentzug.

3.1.4 Therapie und Prognose

Entscheidend sind die Aufklärung des Patienten über die tatsächlichen Zusammenhänge und ein strikter Medikamentenentzug. Eine vorübergehende verstärkte Kopfschmerzneigung in den ersten Tagen des Entzugs kann mit Ibuprofen, Naproxen oral oder ASS (Aspisol®) als Infusion abgefangen werden. Selbstverständlich darf hierfür nicht das für die Entwicklung verantwortliche Medikament verwendet werden, das auch später nicht mehr eingesetzt werden sollte. Meist nach 8–10 Tagen des Entzugs verschwindet der Dauerkopfschmerz. Es kann nun eine erfolgversprechende Neueinstellung der Akuttherapie und Prophylaxe des primären Kopfschmerzsyndroms erfolgen.

Zu Rückfällen kommt es in mindestens 30% der Fälle. Eine drohende schwere Folgeerscheinung ist die Entwicklung einer dialysepflichtigen Niereninsuffizienz.

3.2 Posttraumatischer Kopfschmerz

3.2.1 Gutachtliche Probleme bei Kopfschmerz nach Schädel-Hirn-Traumen

Eine häufige gutachtliche Problematik stellt die Einschätzung einer persistierenden Kopfschmerzneigung nach Schädel-Hirn-Traumen (SHT) dar [13]. Da sich der Schmerz nicht objektivieren läßt, ist der Gutachter neben seiner aktuellen Befunderhebung ganz wesentlich auf eine gute Dokumentation des Akutstadiums angewiesen.

! In der Regel ist der traumatische Kopfschmerz Teilaspekt eines umfassenderen posttraumatischen Syndroms mit zusätzlichen Symptomen wie rascher Erschöpfbarkeit, Merk- und Konzentrationsschwäche, Schwindel, Reizbarkeit, vegetativen Zeichen.

Im folgenden soll nur auf die posttraumatische Kopfschmerzneigung, nicht auf die Begutachtung sonstiger hirntraumatischer Folgezustände näher eingegangen werden.

Ein grundsätzlicher Unterschied ist zwischen gedeckter und offener Schädel-Hirn-Verletzung zu machen. Bei einer Gruppe von 100 ausgewählten Patienten mit einfachem gedecktem SHT (Grad 1–2) stellte Denker 1944 [3] Verlaufsbeobachtungen über mindestens drei Jahre an. Keiner der Patienten war initial länger als eine Stunde bewußtlos gewesen, bei keinem Patienten waren fokale neurologische Befunde, eine Schädelfraktur oder ein blutiger Liquor gefunden worden.

Nur 10% der Patienten waren bereits nach 1 Monat beschwerdefrei, 70% nach 1 Jahr, 80% nach 2 Jahren. Bei 15% der Patienten hielten die Symptome auch noch nach 3 Jahren an. Brenner et al. [2] konstatierten 1944, daß Kopfschmerzen nach einem gedeckten SHT bei 40–60% der Patienten länger als 2 Monate anhalten. Packard [21] fand in der Literatur Angaben über ein posttraumatisches Syndrom bei 30–80% Patienten mit einem SHT Grad 1, mit Bewußtlosigkeit unter 20 min und Gedächtnislücken unter 48 Stunden. Bei den meisten Patienten klangen die Beschwerden innerhalb von 2 Monaten wieder ab, aber über Kopfschmerzen noch nach 2 Jahren berichteten immerhin 15–31% der Betroffenen.

Von ganz wesentlicher Bedeutung ist, daß nach einem gedeckten SHT die Kopfschmerzmanifestation und die Dauer der weiteren posttraumatischen Kopfschmerzdisposition weder mit der Schwere des SHT, mit der Dauer der initialen Bewußtlosigkeit und anterograden Amnesie noch mit pathologischen EEG-Veränderungen, dem Vorliegen einer Schädelfraktur oder dem Befund eines blutigen Liquors korrelieren.

Auf der einen Seite klagen Patienten mit einer Commotio cerebri bzw. einem SHT Grad 1 bis 2 nahezu regelhaft über wochen- bis monatelang anhaltende Kopfschmerzanfälligkeit. Auf der anderen Seite wird von Patienten mit einem schweren gedeckten SHT, mit womöglich mehrtägiger oder mehrwöchiger initialer Bewußtlosigkeit, mit persistierender hirnorganischer Leistungseinbuße und Wesensänderung, mit im CT nachweisbaren belangvollen Kontusionsschäden, nach Aufhellung der Bewußtseinslage auch bei gezieltem Befragen keinerlei Kopfschmerz geäußert. Yamaguchi [37] fand, daß 71% derjenigen Patienten, die ein leichtes SHT Grad 1 bis 2 erlitten hatten, über ausgeprägte Kopfschmerzen klagten, dagegen nur 33% der Patienten mit einem schweren SHT. Je länger der Patient bewußtlos gewesen war, umso weniger ausgeprägt waren seine Kopfschmerzen.

Aus diesen gesicherten Erkenntnissen ist der Schluß zu ziehen, daß sich persistierende Kopfschmerzen nach einem gedeckten SHT nur teilweise auf die eigentlichen hirntraumatischen Veränderungen zurückführen lassen [20].

Die pathogenetische Rolle von organischen versus psychogenen Faktoren wird nach wie vor recht kontrovers diskutiert. Miller [18,19] vertrat die Meinung, daß bei dem posttraumatischen Syndrom eine enge Beziehung zu neurotischer Fehlhaltung und rentenneurotischen Bestrebungen bestünde. Kein Patient leide darunter, bei dem Ansprüche reguliert worden seien oder überhaupt nicht existierten. Diese sehr einseitige Interpretation wird heute allgemein zurückgewiesen, denn es gibt genügend Belege dafür, daß Kopfschmerzen auch bei solchen Patienten persistieren können, bei denen alle Ansprüche erledigt worden sind, oder bei Patienten auftreten, die gar keine Entschädigungsansprüche haben. Komorbidität mit anderen psychischen Problemen kommt nicht selten vor. Lishman [16] resümiert, daß sowohl organische als auch psychische Faktoren eine pathogenetische Rolle spielen können.

! Der Gutachter wird in vielen Fällen gut beraten sein, ein psychologisch-psychiatrisches Zusatzgutachten einzuholen.

! Als Grundlage für Beurteilungen kann gelten, daß ein gedecktes SHT Grad 1–2 normalerweise keine Dauerfolgen hinterläßt und das posttraumatische Syndrom bei diesem Personenkreis nach 2–3 Monaten abgeklungen sein sollte [20]. Im Gegensatz zum gedeckten SHT führt die offene Schädel-Hirn-Verletzung zu Gewebsschäden und Folgeerscheinungen, die von vornherein eine stärkere und persistierende Kopfschmerzneigung verstehen lassen.

Erwähnt seien in diesem Zusammenhang ausgedehnte Kontusionsschäden, Durazerreißungen und Narbenbildungen, epileptische Anfälle, Liquorfisteln. Nach Walker und Erculei [33] klagten von 300 Männern mit offenen Schädel-Hirn-Verletzungen 60% noch nach 15 Jahren über Kopfschmerzen, Schwindel und Konzentrationsstörungen.

! Bei Folgezuständen nach offener Schädel-Hirn-Verletzung ist der Gutachter somit durchaus berechtigt, von der Schwere der erlittenen Verletzung Rückschlüsse auf Schwere und Dauer des posttraumatischen Syndroms zu ziehen.

Selbstverständlich können auch bei solchen Patienten psychoreaktive und neurotische Mechanismen hineinspielen. Unabhängig von bestehenden Entschädigungs- und Rentenansprüchen führt die hirnorganische Leistungseinbuße bei vielen Hirntraumatikern zu Konflikten in der Familie und am Arbeitsplatz, zu Hypochondrie, Depression und somatoformen Störungen.

In der Mehrzahl der Fälle wird der traumatische Kopfschmerz als unscharf lokalisiert, eher diffus, dumpf, drückend, auch bohrend beschrieben. Auslösung durch Streß und Wetterfühligkeit werden häufig genannt. Bereits weiter oben wurde vermerkt, daß durch ein SHT gelegentlich auch Migräneanfälle ohne oder mit Aura ausgelöst oder eine bestehende Migräne – zeitlich limitiert – verschlimmert werden kann [36]. Der Kopfschmerz nach offener Schädel-Hirn-Verletzung kann lokal im Bereich der Verletzung akzentuiert sein, sehr wahrscheinlich in Verbindung mit einer chronischen Irritation und Hypersensitivität lokaler trigeminaler Nozizeptoren.

3.2.2 Gutachtliche Probleme bei Kopfschmerz nach Schleudertrauma der Halswirbelsäule

Prinzipiell gleichartige gutachtliche Probleme wie das SHT wirft auch das Schleudertrauma der Halswirbelsäule (HWS) auf, zumal nicht selten beide Verletzungsmechanismen kombiniert vorkommen.

Typischerweise handelt es sich um einen Auffahrunfall. Die Schmerzen setzen mit einer Verspätung von einer bis zu mehreren Stunden, auch noch nach ein bis zwei Tagen ein. Die Beweglichkeit der oberen Halswirbelsegmente ist deutlich eingeschränkt. Jeder Bewegungsversuch löst vermehrte Schmerzen aus, die einerseits über den Nacken zum Hinterkopf und Scheitel hochziehen, andererseits ein- oder beidseitig zum Schulter-Arm-Bereich ausstrahlen können. Bei schweren Traumen kann es zu Einrissen in eine Bandscheibe bis hin zu einem Prolaps, zu einer Wirbelfraktur, radikulären und/oder medullären Kompressionsbefunden kommen.

Nach leichtem Schleudertrauma klagen 88 % der Betroffenen über Kopfschmerzen, die nach etwa drei Wochen wieder abgeklungen sind. Nach schwerem Trauma können die Schmerzen über viele Monate persistieren, wozu es in der Literatur keine präzisen Daten gibt [14].

Zur initialen Befunderhebung gehört eine radiologische Diagnostik der HWS einschließlich Schräg- und Funktionsaufnahmen, bei neurologischen Auffälligkeiten auch ein zervikales MRI. Von Bedeutung für eine spätere Begutachtung sind nicht nur direkte oder indirekte Hinweise auf die Traumatisierung, wobei Frakturen die große Ausnahme sind, sondern auch Informationen über eine Vorschädigung der HWS. Häufiger als nach einem SHT muß sich der Gutachter bei Folgezuständen nach einem Schleudertrauma der HWS mit einer unzureichenden Befunddokumentation auseinandersetzen, zumal viele Patienten gar nicht klinisch-stationär aufgenommen wurden [9].

Dem Unfallhergang entsprechend entstehen *praktisch immer Entschädigungsansprüche,* worüber die Leute heute gut informiert sind und die entsprechend eingefordert werden. Diese noch unerledigten Ansprüche tragen wesentlich zu einer Chronifizierung der Beschwerden bei, eine rasche Regulierung ist also dringend geboten. Auch ärztlicherseits kann durch unnötige Dramatisierung und durch falsche Behandlungsverordungen wie etwa wochen- bis monatelanges Tragen einer Halskrawatte die Chronifizierung begünstigt werden. Die therapeutische Bedeutung der Krawatte wird weithin überschätzt; ihr Tragen ist entweder überhaupt entbehrlich oder allenfalls für etwa eine Woche begründbar, von den schweren Fällen mit Komplikationen abgesehen.

Ansonsten gilt zu der Bedeutung organischer versus psychischer Faktoren sinngemäß, was bereits bei der Besprechung des posttraumatischen Kopfschmerzes nach SHT ausgeführt worden ist. Es kann zu einer neurotischen Verarbeitung mit Angstzuständen kommen, zu depressiven Verstimmungen und somatoformen Störungen.

! Als Ursachen hartnäckig persistierender Kopfschmerzen nach Schleudertrauma müssen also sowohl posttraumatische Folgezustände im HWS-Bereich als auch persönlichkeitsabhängige und exogene psychische Faktoren bedacht werden.

Kopfschmerz als alleiniges posttraumatisches Symptom sollte nie die Erwägung einer Dauerrente veranlassen, weil die Beschwerden dadurch iatrogen geradezu irreparabel fixiert werden.

3.3 Zervikaler Kopfschmerz nichttraumatischer Genese

Dieses Thema wird von Orthopäden und Neurologen oft kontrovers diskutiert. Aus neurologischer Sicht wird diese Diagnose viel zu häufig gestellt. Nicht jeder Kopfschmerz, der im Nacken beginnt oder von dort zur Scheitelhöhe hochzieht, hat etwas mit der HWS zu tun, sondern kommt mit Abstand häufiger bei Migräneattacken oder auch beim Spannungskopfschmerz vor. Der Nachweis sog. Verschleißveränderungen im HWS-Bereich wie z.B. Spondylose, Osteochondrose, Unkovertebralarthrose sagt für sich allein nichts über die Herkunft der Beschwerden aus [23,30], wird aber von den Ärzten gern zur Erklärung herangezogen und vom

Patienten gern akzeptiert, ist damit doch der organische Charakter seiner in Wirklichkeit somatoformen Störungen belegt.

Zur Diagnose gehören der Nachweis einer Bewegungseinschränkung der HWS bei Prüfung der passiven Beweglichkeit, tastbare Verspannungen und Druckdolenz der Halsmuskulatur, Auslösung der Schmerzen durch bestimmte Kopfbewegungen, ein überwiegend einseitig einschießender Schmerz mit Schwerpunkt im Nacken und Halsbereich, wobei Ausstrahlung in Richtung Stirn, Orbita, Schläfe oder Ohren möglich ist.

Spezielle gutachtliche Probleme bestehen nicht. Am häufigsten müssen falsche Vordiagnosen korrigiert werden. Eine verhängnisvolle Fehldiagnose kann dadurch entstehen, daß eine Subarachnoidalblutung mit Nackensteife als „harmloser" HWS-bedingter Schmerz verkannt wird.

! Eine Beeinträchtigung der Berufs- und/oder Erwerbsfähigkeit ist nie von seiten eines halswirbelsäulenabhängigen Kopfschmerzes allein zu begründen, sondern nur in Verbindung mit nachweislichen orthopädischen Befunden, wie z.B. einer schweren Fehlhaltung und Bewegungseinschränkung der HWS und/oder neurologischen radikulären oder medullären Ausfällen.

4 Trigeminusneuralgie

4.1 Definition und Klinik

Dieses chronische Schmerzleiden ist durch plötzlich einschießende, streng einseitige Schmerzattacken charakterisiert, die mit äußerster Heftigkeit oberflächlich in den Versorgungsbereich des betroffenen Nervenastes einstrahlen und nicht von einem neurologischen Defizit begleitet sind. Am häufigsten sind der 2. und/oder 3. Ast betroffen. Die Attacken dauern Sekunden bis maximal 1–2 Minuten. Dazwischen sind die Patienten schmerzfrei. Primärer Dauerschmerz schließt also die Diagnose einer eigenständigen Trigeminusneuralgie aus [8].

4.2 Ätiologie und Pathogenese

In den weitaus meisten Fällen handelt es sich aus heutiger Sicht ursächlich um ein mikrovaskuläres Kompressionssyndrom (alte Terminologie: „idiopathische" Neuralgie). Dabei kommt es zu pathologischen Kontakten zwischen einem Gefäß, meist einer Arterie, und der Nervenwurzel unmittelbar nach ihrem Austritt aus dem Hirnstamm. In der Regel handelt es sich um die A. cerebelli superior oder einen ihrer Äste. Die dauernde Gefäßpulsation führt zu einer segmentalen Demyelinisierung von Nervenfasern. Es resultieren ephaptische Kurzschlüsse zwischen benachbarten Axonen mit pathologischer Reizübertragung, so daß dann z.B. afferente Impulse in *taktilen* Fasern *Schmerzsensationen* auslösen können, und es kann in diesem Bereich auch zu pathologischen *Spontanentladungen* kommen.

Gelegentlich manifestiert sich eine typische Trigeminusneuralgie in Verbindung mit einer multiplen Sklerose (1,5 % der Patienten mit MS), hier bedingt durch einen Entmarkungsherd. Auch Tumoren der hinteren Schädelgrube (Meningeome, Neurinome), der Schädelbasis (Metastasen) und im Bereich des Hirnstammes, Aneurysmen, Angiome oder eine Meningeosis carcinomatosa oder lymphomatosa können mit einer Trigeminusnreuralgie vergesellschaftet sein (alte Bezeichnung: „symptomatische" Neuralgie).

Kommt es zusätzlich zu den Schmerzattacken zu einem Dauerschmerz, zu Sensibilitätsstörungen und/oder motorischen Ausfällen im Versorgungsgebiet des Nervs, so ist stets ein solcher begleitender organischer Prozeß anzunehmen, es sei denn, daß operative Therapieverfahren vorangegangen sind [31].

4.3 Diagnose

Die Diagnose stützt sich auf die von der IHS publizierten diagnostischen Kriterien (Tab. 35-9). Der neurologische Untersuchungsbefund ist unauffällig, sofern der Neuralgie kein spezieller organischer Prozeß zugrunde liegt und kein neurochirurgischer Eingriff durchgeführt wurde. Apparativ sollte auf jeden Fall eine kraniale Kernspintomographie (MRT) erfolgen, bei Verdacht auf eine ursächliche MS auch eine Liquoruntersuchung [31].

Tabelle 35-9 Diagnostische Kriterien der Trigeminusneuralgie

- Einseitige Schmerzattacken von wenigen Sekunden bis zu 2 Minuten Dauer
- Blitzartig einschießender, äußerst heftiger Schmerz
- Bevorzugte Lokalisation im 2. und 3. Ast
- Triggermechanismen wie taktile Reize, Sprechen, Kauen, Waschen
- Neurologischer Befund normal
- Erstmanifestation meist nach dem 50. Lebensjahr
- Anfänglich gutes Ansprechen auf Carbamazepin
- Ausschluß eines ursächlichen Prozesses durch geeignete Untersuchungsmethoden (z.B. MRI)

4.4 Therapie und Prognose

Die Trigeminusneuralgie verläuft über viele Jahre und kann dabei zunehmend schwieriger zu therapieren sein.

In den Anfangsstadien sind schmerzfreie Intervalle von mehreren Monaten oder sogar länger als einem Jahr nicht ungewöhnlich.

4.4.1 Akuttherapie

Die einzelne Schmerzattacke klingt so schnell ab, daß jede Therapie zu spät kommen würde. Bisweilen treten Attacken trotz laufender Therapie salvenartig rasch hintereinander auf, wodurch der Patient extrem beeinträchtigt wird und sogar suizidal gefährdet sein kann. Nichtsteroidale Antirheumatika/Analgetika (NSAR) sind hier ineffektiv, ausnahmsweise kann in dieser Situation auf Opioide zurückgegriffen werden.

Das Hauptziel der Behandlung besteht darin, durch eine geeignete Langzeitmedikation ein weiteres Auftreten von Attacken überhaupt zu unterdrücken.

4.4.2 Prophylaxe

Zumindest in den ersten Monaten, meist Jahren des Verlaufs wirken bestimmte Antikonvulsiva bei oraler Applikation zuverlässig. *Carbamazepin* ist das Medikament der ersten Wahl. An zweiter Stelle rangiert Phenytoin; Kombinationsbehandlung mit Carbamazepin ist möglich. Clonazepam ist ein potentes Antikonvulsivum, das bevorzugt zur Behandlung des Status epilepticus und bei Myoklonien eingesetzt wird. Seine Wirksamkeit bei der Trigeminusneuralgie wird schwächer eimgeschätzt als die der erstgenannten Substanzen. Baclofen bindet an GABA-B-Rezeptoren. Bei nicht ausreichender Wirksamkeit von Carbamazepin oder Phenytoin kann Baclofen als Add-on-Medikation versucht werden. Als Monotherapie ist Baclofen nicht ausreichend wirksam.

Auch potente Neuroleptika wie Haloperidol oder Pimozid können vorübergehend als Zusatzmedikation zu Carbamazepin eingesetzt werden, wenn dieses nicht ausreichend wirksam ist. Behandlungen mit Neuroleptika über vier Wochen hinweg und länger sollten insbesondere bei älteren Menschen vermieden werden [31], da es zum einen zum Parkinsonoid, zum anderen zu therapierefraktären Spätdyskinesien kommen kann (Tab. 35-10).

4.4.3 Neurochirurgische Therapieverfahren

Eine operative Therapie ist dann indiziert, wenn alle Versuche einer medikamentösen Behandlung mit den oben beschriebenen Substanzen ergebnislos ausgeschöpft worden sind, wenn nicht tolerable Nebenwirkungen eintreten oder wenn es sich um jüngere Patienten handelt, bei denen eine medikamentöse Therapie über viele Jahre durchgeführt werden müßte.

Tabelle 35-10 Therapie der Trigeminusneuralgie

Medikamentöse Therapie
Erste Wahl: ▪ Carbamazepin
Alternative: ▪ Phenytoin
Zweite Wahl: ▪ Clonazepam, Valproat, Gabapentin ▪ Als Add-on-Medikation Baclofen oder Neuroleptikum
Neurochirurgische Therapie
▪ Mikrovaskuläre Dekompression nach Jannetta ▪ Perkutane selektive Thermokoagulation des Ganglion Gasseri nach Sweet ▪ Perkutane retroganglionäre Glycerolinstillation nach Hakanson

Die operative Methode der ersten Wahl ist heute die *mikrovaskuläre Dekompression nach Jannetta* [12], die zugleich kausal ansetzt. Nach subokzipitaler Trepanation wird der N. trigeminus im Bereich seines Abgangs aus dem Hirnstamm dargestellt. Komprimierende Gefäße werden vom Nerv freipräpariert, und der Nerv wird durch ein Interponat (Teflonschwamm) abgepolstert. Eine Altersgrenze nach oben für diesen Eingriff besteht nicht.

Die alternativen neurochirurgischen Methoden haben eine selektiv destruktive Wirkung mit dem Ziel, Schmerzfreiheit durch Leitungsunterbrechung in Trigeminusafferenzen zu erreichen. Am häufigsten werden heute die perkutane selektive Thermokoagulation nach Sweet [32] und die retroganglionäre Glycerolinstillation [31] praktiziert. Bei ihnen entfällt die Trepanation. Die Punktionskanüle wird durch das Foramen ovale vorgeschoben. Bevorzugt werden diese Verfahren bei Patienten mit erhöhtem Operationsrisiko eingesetzt. Die Thermokoagulation kommt speziell bei Patienten mit einer Trigeminusneuralgie auf der Grundlage einer MS in Frage.

Eine besondere Indikation für die retroganglionäre Glycerolinstillation besteht in der gewünschten isolierten Ausschaltung des ersten Trigeminusastes. Bei Ausschaltung des zweiten oder dritten Trigeminusastes sind die Erfolge deutlich geringer als bei der Thermokoagulation des Ganglion Gasseri. Bei der Glossopharyngeusneuralgie, die in ca. 10 % mit der Trigeminusneuralgie vergesellschaftet ist und die gleiche vaskuläre Ursache hat, wird dementsprechend auch bevorzugt die mikrovaskuläre Dekompression nach Jannetta praktiziert [6].

Obsolet sind Ausschaltungen peripherer Trigeminusäste wie des N. supra- oder infraorbitalis, mandibularis oder mentalis durch Exhairese oder durch lokale Alkohol- oder Phenolinjektionen wegen der hier häufigen Komplikation einer Anaesthesia dolorosa bzw. Trigeminusneuropathie und einer hohen Rezidivquote. Auch die Resektion des Ganglion Gasseri nach Spiller-Frazier und die retroganglionäre Rhizotomie nach Dandy werden heute nur noch selten durchgeführt.

4.5 Differentialdiagnose

Trotz der an sich klaren diagnostischen Kriterien ist die Trigeminusneuralgie die häufigste Fehldiagnose bei Schmerzen im Gesichtsbereich. Die Glossopharyngeusneuralgie kommt wesentlich seltener vor als die Trigeminusneuralgie, gleicht dieser aber hinsichtlich des Schmerzcharakters, der Schmerztriggerung und des normalen neurologischen Befunds. Hier werden die Schmerzen dem Versorgungsbereich des Nervs entsprechend im Rachen, in der Tonsillennische, im weichen Gaumen und im Zungengrund lokalisiert, bei der Neuralgie des N. laryngicus superior im Kehlkopfbereich.

Krankheitsprozesse, die den Trigeminus innerhalb des Kerngebietes, im Bereich der Wurzel oder eines der peripheren Äste stärker schädigen, führen neben *einschießenden* meist auch zu *anhaltenden Schmerzen* und selbstverständlich auch zu neurologisch faßbaren Befunden, beispielsweise einem sensiblen Defizit. Es kann sich dabei im einzelnen um traumatische Läsionen, basale Tumoren oder Gefäßfehlbildungen, Zustände nach einem ischämischen Hirnstamminsult mit einer Läsion direkt im Trigeminuskerngebiet oder einer Unterbrechung trigemino-thalamischer Bahnen oder auch um eine postzosterische Neuralgie handeln [31].

Eine Reihe anderer Syndrome und Krankheiten, bei denen chronischer Gesichtsschmerz auftreten kann, ist differentialdiagnostisch zu berücksichtigen (Tab. 35-11). Der Cluster-Kopfschmerz tritt wie die Gesichtsneuralgien streng einseitig auf, und auch die Schmerzintensität ist vergleichbar. Die Attacken dauern allerdings länger als bei der Trigeminusneuralgie, und es sind vor allem jüngere Männer betroffen.

Tabelle 35-11 Differentialdiagnose des chronischen Gesichtsschmerzes

- Trigeminusneuralgie
- Glossopharyngeusneuralgie
- Neuralgie des N. laryngicus superior
- Trigeminusneuropathie
- Postzosterische Neuralgie
- Cluster-Kopfschmerz
- Gesichtsschmerz zentraler Genese
- Kiefergelenksyndrom
- Myofasziales Schmerzsyndrom
- Sjögren-Syndrom
- Atypischer Gesichtsschmerz

4.6 Gutachtliche Probleme

Da es sich um ein Leiden des höheren Lebensalters handelt, tauchen Probleme bezüglich des Arbeitsplatzes, der Berufs- und Erwerbsfähigkeit nur selten auf. Liegt zugleich eine multiple Sklerose vor, so sind deren neurologische Folgeerscheinungen für die Beurteilung meist ausschlaggebend.

Läßt sich trotz konservativer oder neurochirurgischer Maßnahmen keine Schmerzfreiheit erreichen, was heute eine große Ausnahme darstellt, so wird Berufs- und Erwerbsunfähigkeit zu bejahen sein, zumal diese Patienten dann auch unter hohen Medikamentendosen stehen. Das Auftreten einer Anaesthesia dolorosa nach operativen Eingriffen ist nicht Resultat eines ärztlichen Kunstfehlers. Eine entsprechende Risikoaufklärung muß erfolgen, was auch für andere mögliche Nebenwirklungen der Therapie gilt.

Literatur

[1] Bille B (1981): Migraine in childhood and ist prognosis. Cephalalgia 1: 7–75.

[2] Brenner l, Friedman AP, Merritt HH, Denny-Brown DE (1944): Posttraumatic headache. J. Neurosurg. 1: 379–391.

[3] Denker P G (1944): The post concussion syndrome: prognosis and evaluation of the organic factors. NY State J. Med. 44: 379–384.

[4] Diener CH, Brune K, Gerber WD, Göbel H, Pfaffenrath V. (1997): Behandlung der Migräneattacke und Migräneprophylaxe. Dt. Ärztebl. 94 (Heft 46): A3092–3102.

[5] Evers S, Bauer B, Suhr B, Husstedt IW, Grotemeyer KH (1997): Cognitive processing in primary headache: A study on event-related potentials. Neurology 48: 108–113.

[6] Göbel H, Diener HC, Grotemeyer KH, Pfaffenrath V.(1997): Therapie des Clusterkopfschmerzes. Nervenheilk. 16: 548–557.

[7] Göbel H. (1997): Die Kopfschmerzen. Springer, Berlin–Heidelberg.

[8] Göbel H, Petersen-Braun M, Soyka D (1993): Die Prävalenz von Kopfschmerzen in Deutschland. Schmerz 7: 287–297.

[9] Grifka J, Hedtmann A, Pape HG, Witte H, Tyws J (1998): Diagnostik und Therapie bei Beschleunigungsverletzungen der Halswirbelsäule. Dt. Ärztebl. 95: A152–155.

[10] Headache Classification Committee of the International Headache Society (1988): Classification and Diagnostic Criteria for Headache Disorders, Cranial Neuralgias and Facial Pain. Cephalalgia 8: Suppl. 7.

[11] Heyck H.(1982): Der Kopfschmerz. 5. Aufl. Thieme, Stuttgart.

[12] Jannetta PJ (1977): Observation on the Etiology of Trigeminal Neuralgia, Hemifacial Spasm, Acoustic Nerve Dysfunction and Glossopharyngeal Neuralgia. Definitive Microsurgical Treatment and Results in 117 Patients. Neurochirurgia 20: 145–154.

[13] Keidel M, Diener HC (1997): Der Posttraumatische Kopfschmerz. Nervenarzt 68:769–777.

[14] Keidel M, Neu IS, Langohr HD, Göbel H (1998): Therapie des posttraumatischen Kopfschmerzes nach Schädel-Hirn-Trauma und HWS-Distorsion. Nervenheilk. 17: 36–47.

[15] Lehrl S, Upmeyer HJ, Schmidt A (1983): Medizinisch und psychologisch relevante Migränemerkmale. In: Barolin GS, KuglerJ, Soyka D (Hrsg): Kopfschmerz, S. 75–87. Enke, Stuttgart.

[16] Lishman WA (1968). Brain damage in relation to psychiatric disability after head injury. Br. J. Psych. 114: 373–410.

[17] Marshall M (1983): Sozial- und arbeitsmedizinische Aspekte der Migräne. In: Barolin GS, Kugler J, Soyka D (Hrsg): Kopfschmerz, S. 60–70. Enke, Stuttgart.

[18] Miller H (1961): Accident neurosis. Br. Med. J. 1: 919–925.

[19] Miller H (1968). Posttraumatic Headache. In: Handbook of Clinical Neurology. Vol 5: Headaches and Cranial Neuralgias, pp 178–184.

[20] Moore LK (1996): Trauma and Headache. Headache Quarterly 7: 21–29.

[21] Packard RC (1992): Posttraumatic headache: Permanency and relationship to legal settlement. Headache 32: 496–500.

[22] Pfaffenrath V, Brune K, Diener HC, Gerber WD, Göbel H (1998): Die Behandlung des Kopfschmerzes vom Spannungstyp. Nervenheilk. 17: 91–100.

[23] Pöllmann W, Keidel M, Pfaffenrath V (1996): Kopfschmerzen und die Halswirbelsäule. Eine kritische Übersicht. Nervenarzt 10: 821–836.

[24] Raskin NH, Appenzeller O (1982): Kopfschmerz. Fischer, Stuttgart.

[25] Rasmussen BKK, Jensen R, Schroll M, Olesen J (1991): Epidemiology of headache in a general population – a prevalence study. J. Clin. Epidemiol. 44: 1147–1157.

[26] Soyka D (1983; Hrsg.): Migräne. Enke, Stuttgart.

[27] Soyka D (1983): Der Cluster-Kopfschmerz. Nervenheilk. 2: 114–119.

[28] Soyka D (1983): Die Trigeminusneuralgie. Nervenheilk. 2: 120–125.

[29] Soyka D (1983): Neurotizismus und Migräne. In: Barolin GS, Kugler J, Soyka D (Hrsg): Kopfschmerz, S. 88–96. Enke, Stuttgart.

[30] Soyka D (1989): Kopfschmerz. 2. Aufl. Schattauer, Stuttgart.

[31] Soyka D, Pfaffenrath V, Steude U, Zenz M (1997): Therapie und Prophylaxe von Gesichtsneuralgien und chronischen Gesichtsschmerzen anderer Provenienz. Nervenheilk. 16: 243–249.

[32] Sweet WH (1975): Percutaneous differential thermal trigeminal rhizotomy for the management of facial pain. Adv. Neurosurg. 3: 274.

[33] Walker AE, Erculei G (1969): Head-Injured Men, pp. 44–57. Thomas, Springfield/Illinois.

[34] Weidenhammer W, Burkhard G (1983): Übersichtsbericht zur Sanol-Migräne-Studie. In: Barolin GS, Kugler J, Soyka (Hrsg): Kopfschmerz, S. 60–70. Enke, Stuttgart.

[35] Weiller C, May A, Limmroth V et al. (1995): Brain stem activation in spontaneous human migraine attacks. Nat. Med. 1: 658–660.

[36] Weiss HD, Stern BJ, Goldberg J (1991): Post-traumatic migraine: chronic migraine precipitated by minor head or neck trauma. Headache 31: 451–456.

[37] Yamaguchi M. (1992): Incidence of headache and severity of head injury. Headache 32: 427–431.

36
Aphasien – Apraxien – Agnosien

Andreas Ferbert

Inhalt

1 Definition

Unter **Aphasie** verstehen wir eine Störung der Sprachbildung. Es handelt sich dabei um eine sprachsystematische Störung, die supramodal ist. Damit ist gemeint, daß sich die Sprachstörung nicht nur im Modus der gesprochenen Sprache bemerkbar macht, sondern (etwa) in gleicher Weise in der Schriftsprache beim Lesen und beim Schreiben. Streng von der Aphasie abgegrenzt werden muß die *Dysarthrie* oder *Dysarthrophonie*, die Störung der Artikulation und Phonation. Diese Differenzierung ist insbesondere im Zivilrecht, z.B. bei Vertrags- und Erbangelegenheiten, von besonderer Bedeutung.

Sehr selten gibt es Störungen, die nur einzelne Modalitäten der Sprache betreffen, d.h. Lesen und Schreiben. Bei der *Alexie* und *Agraphie* sind nur Lesen und Schreiben betroffen, bei der sog. reinen Alexie nur das Lesen. All diese Störungen wie Aphasie, Alexie und Agraphie sind in ihrer reinen Form nicht mit wesentlichen anderen kognitiven Störungen verbunden, die z.B. zur Geschäftsunfähigkeit führen würden. Echtes gleichzeitiges Vorliegen von Aphasie und Demenz ist häufiger bei Alzheimerscher Erkrankung zu beobachten. Diese Differenzierung ist nicht selten im Zivilrecht bedeutsam.

Apraxie ist eine Störung der Planung und Ausführung von bestimmten Bewegungen, ohne daß diese durch eine Lähmung oder Koordinationsstörung bedingt ist. Eine Begriffsbestimmung der Apraxie ist deswegen schwer, da unter diesem Begriff verschiedene Störungen subsumiert werden, vor allem die ideomotorische Apraxie, die ideatorische Apraxie, die gliedkinetische Apraxie und die konstruktive Apraxie. Diese Konzepte gehen auf unterschiedliche Autoren zurück und es ist fraglich, ob die damit gemeinten unterschiedlichen Phänomene den gemeinsamen Begriff Apraxie rechtfertigen (Liepmann 1905, Kleist 1923, Denes et al. 1998).

Unter einer *ideomotorischen Apraxie* verstehen wir eine Störung der Ausführung einer definierten einfachen Bewegung. Diese Bewegung kann nicht imitiert werden, wenn der Untersucher sie vormacht. Sie kann auch nicht auf Aufforderung, wohl aber spontan ausgeführt werden.

Deutlich seltener als die ideomotorische Apraxie ist die *ideatorische Apraxie.* Hierbei kommt es zu einer Störung in der Sequenz von Handlungssegmenten. Die Segmente können nicht zu einem sinnvollen Ganzen zusammengesetzt werden. Im Gegensatz zur ideomotorischen Apraxie ist die Bewegungsstörung bei der ideatorischen Apraxie für den Patienten unangenehm, sie behindert ihn im täglichen Leben, sie ist nicht nur das Ergebnis einer speziellen Testung.

Agnosien sind Störungen des Erkennens von Objekten bei erhaltener Wahrnehmung. Diese Störung wurde zuerst tierexperimentell von Munk 1877 beschrieben und dann von Freud 1891 in die klinische Neurologie eingeführt. Ursprünglich bezog sich der Begriff auf die visuelle Modalität, die exakter als „visuelle Objektagnosie" bezeichnet wurde. Die Störung ist sehr selten. Wenn sie häufiger diagnostiziert wird, hängt dies damit zusammen, daß andere Störungen, insbesondere Störungen des Benennens, mit einer Agnosie verwechselt werden. Später wurde das Konzept der Agnosie ausgeweitet auf alle möglichen Störungen des Erkennens. Eine Reihe von sehr umschriebenen Störungen wie die der Fingeragnosie, der Simultanagnosie, der Farbagnosie oder der taktilen Agnosie hat sich nicht als eigenständiges Syndrom halten können, da sie oft durch andere neuropsychologische Symptome wie Aphasie, räumliche Orientierungsstörung erklärt werden können. Die *Prosopagnosie* ist noch recht gut etabliert: Es besteht eine isolierte Störung des Erkennens von Gesichtern. Man könnte sich bei dieser Störung durchaus gutachtliche (inkl. z.B. strafrechtliche) Relevanz vorstellen, doch ist die Störung sehr selten. Das Konzept der Agnosie setzt voraus, daß Wahrnehmung und Erkennung distinkte Phänomene sind, die in anatomisch unterschiedlichen Hirnregionen repräsentiert sind. Dieses ist wahrscheinlich simplifiziert, was die Ursache dafür sein mag, daß echte Agnosien sehr seltenen Störungen sind.

Aphasien, Apraxien und Agnosien sind kortikale neuropsychologische Symptome bzw. Syndrome (von Kleist Werkzeugstörungen genannt), deren es eine Reihe weiterer gibt wie Amnesie, räumliche Orientierungsstörung, Neglect, Anosognosie (s. auch zusammenfassende Darstellungen, z.B. Canavan und Sartory 1990, v. Cramon et al. 1995, Kolb und Whishaw 1989, Poeck 1989). Sie zeichnen sich durch eine hohe oder zumindest relativ hohe Lokalisierbarkeit auf dem Kortex aus und lassen die allgemeinen psychischen Funktionen wie Konzentration, Intelligenz, Antrieb, Affekt und Stimmung weitgehend unberührt. Letztere sind weniger klar umschriebenen Hirnarealen zuzuordnen oder gar nur nach diffusen Hirnschäden zu erwarten. Eine besondere Kombination von neuropsychologischen Symptomen wurde von Gerstmann beschrieben: Er faßte Akalkulie, Agraphie, Fingeragnosie und Rechts-links-Störung zu einem Syndrom zusammmen. Die Läsion liegt bei einer solchen Kombination im Gyrus angularis der linken Hemisphäre. Dies führt dazu, daß die meisten dieser Probanden auch aphasische Symptome haben. Es wird in der Literatur daher kontrovers diskutiert, ob es sich bei dem *„Gerstmann-Syndrom"* um ein homogenes Syndrom handelt oder ob es eine zufällige Kombination der genannten Einzelsymptome ist (Gerstmann 1927, Benton 1961, Poeck 1989).

2 Pathophysiologie und Pathomorphologie

Neuropsychologische Symptome sind Symptome, die durch Läsion eines kortikalen Areals entstehen. Welche Symptome im einzelnen entstehen, erklärt sich aus der funktionellen Anatomie des Kortex. Kleine subkortikale Läsionen wie sie bei der multiplen Sklerose auftreten, führen meist nicht zu den genannten neuropsychologischen Symptomen. Dagegen können größere Stammganglienläsionen wieder als Ursache in Frage kommen. Es erscheint aber fraglich, ob die Symptome ausschließlich durch die morphologisch sichtbare Stammganglienläsion zustande kommen oder nicht eher durch die funktionellen Auswirkungen derselben auf den Kortex. Keinesfalls führen Läsionen des Hirnstamms oder des Kleinhirns zu den hier interessierenden neuropsychologischen Symptomen.

Die häufigsten Krankheiten, die zu Aphasien, Apraxien und Agnosien führen können, sind:

- ischämische Insulte,
- intrazerebrale Blutungen,
- subarachnoidale Blutungen,
- Hirntumoren,
- traumatische Hirnschädigungen,
- Hirnentzündungen (z.B. Herpesenzephalitis) und Hirnhautentzündungen,
- degenerative Hirnerkrankungen (z.B. slowly progressive aphasia).

Läsionen der linken Hemisphäre um die Sylvische Furche herum führen zu **Aphasien.** Es werden 4 Standardsyndrome unterschieden: *Broca-Aphasie, Wernicke-Aphasie, globale Aphasie* und *amnestische Aphasie.* Broca beschrieb die Läsion der nach ihm benannten Aphasie bei einem Patienten als am Fuß der 3. Frontalwindung gelegen. Probanden mit Wernicke-Aphasie haben meist eine Läsion in der Region des Gyrus angularis und G. supramarginalis. Lokalisationsstudien mit großen Patientenzahlen haben eine nicht geringe Anzahl von Ausnahmen von diesen klassischen Regeln erbracht, so daß die Existenz von spezifischen Zentren für bestimmte Sprachteilfunktionen in Frage gestellt worden ist (Willmes und Poeck 1993). Sprachdominant ist bei Rechtshändern die linke Hemisphäre. Bei Linkshändern ist dies häufig die rechte Hemisphäre, jedoch ist die Sprachdominanz bei Linkshändern weniger eindeutig als bei Rechtshändern. Sehr selten gibt es auch bei Rechtshändern Aphasien bei rechtshemisphärischen Läsionen, sog. gekreuzte Aphasien. Ursächlich sind in aller erster Linie Hirninfarkte und Hirnblutungen zu nennen. Danach stehen Tumoren an zweiter Stelle. Aphasien treten zwar auch als Folge einer Hirnverletzung auf, sind dann aber nicht selten mit deutlicheren Defiziten in anderen kognitiven Teilbereichen verbunden.

Das Wesen der **ideomotorischen Apraxie** ist noch weitgehend unbekannt. Eine Hypothese geht von einem Zerfall der zeitlich-räumlichen Integration der Bewegungsplanung und -ausführung aus. Läsionen, die zu ideomotorischer Apraxie führen, liegen beim Rechtshänder – wie bei der Aphasie – auf der linken Seite. Beide Störungssyndrome werden oft beim gleichen Probanden beobachtet. Aphasie und ideomotorische Apraxie sind jedoch verschiedene Erscheinungen, kommen durchaus voneinander getrennt vor. Die Hypothese, daß ideomotorische Apraxie eine Störung der motorischen Ausführung sei, ist durch eine Studie von Goldenberg (1996) unwahrscheinlich geworden: Imitationen von Handposition und Fingerkonfiguration bzw. der Kombination von beiden waren bei links- und rechtshemisphärisch geschädigten Patienten differentiell gestört.

Die zur Apraxie führenden Läsionen liegen im Versorgungsgebiet der A. cerebri media. Beschrieben wurden Läsionen in der Wernicke-Region, subkortikalen Bezirken unterhalb des parietalen Operkulums, im Fasciculus arcuatus und in anderen Regionen. In einer neueren Arbeit sind die CT-Läsionen von apraktischen und nicht-apraktischen Patienten kaum zu unterscheiden (Haaland et al. 1999). Läsionen in der hinteren Hälfte des Mediastromgebietes und Läsionen, die vordere und hintere Hälfte umfassen, führen in gleicher Weise zu Apraxie wie auch nicht zu Apraxie. Lediglich bei umschriebenen Läsionen in der Nachbarschaft der Broca-Region kommt es etwas seltener zu einer ideomotorischen Apraxie (Haaland et al. 1999). Warum es so eine starke Überlappung zwischen den Läsionen apraktischer und nicht-apraktischer Probanden gibt, ist unbekannt. Ein „Praxiezentrum", dessen Läsion zu einer ideomotorischen Apraxie führen würde. ist nicht bekannt. Auf die Problematik der „Zentrenlehre" (Philipps et al. 1984) soll an dieser Stelle nicht weiter eingegangen werden. Läsionen, die zu der seltenen ideatorischen Apraxie führen, liegen ebenfalls im linken Mediastromgebiet. Größere Lokalisationsstudien fehlen aber noch.

Feste Läsionsmuster können den **Agnosien** nicht zugeordnet werden. Läsionen liegen eher retrorolandisch, allerdings ohne klare Seitenpräferenz. Die geringe Lokalisierbarkeit geht einher mit der Tatsache, daß Agnosien meist sehr individuelle Ausprägungen haben; das Konzept gründet sich auf eine größere Anzahl von Einzelbeschreibungen, die alle mehr oder weniger starke klinische Varianten des Syndroms darstellen. Während Publikationen aus dem Bereich der Aphasiologie heute meist systematische Studien mit größeren Patientenzahlen sind, sind Publikationen über Agnosie heute wie vor 100 Jahren meist Einfallberichte (Medline Recherche 1995-1999).

3 Klinische Leitsymptome (diagnostische Kriterien)

Sprachstörungen betreffen mehrere sprachliche Modalitäten, sie sind „supramodal", z.B. wird eine phonematische Paraphasie („Tlisch" anstelle von „Tisch") sowohl beim Sprechen als auch beim Schreiben gemacht. Zentrale Charakteristika der Sprache sind bei der Aphasie betroffen: Lexik, Semantik, Phonematik und Grammatik (Syntax). Ein weiteres Charakteristikum einer Aphasie ist die Sprachverständnisstörung. Im Gegensatz zu der landläufigen Meinung, bei der Broca-Aphasie („motorischen Aphasie") sei das Sprachverständnis nicht gestört, liegen auch hier meistens Einschränkungen des Sprachverständnisses vor, wenn sie auch geringer ausgeprägt sind als bei anderen Aphasieformen.

! Am Beginn der Untersuchung steht zunächst die Abgrenzung der Aphasie von der Dysarthrie.

Dysarthrie kann so schwer sein, daß Worte nicht mehr verständlich sind und gelegentlich den Eindruck eines phonematischen Jargons, also einer aphasischen Störung, erwecken. Zwei Dinge erlauben in einer solchen Situation aber ganz einfach die Differenzierung: Eine so schwere Störung ist, wenn sie aphasischer Natur ist, praktisch immer auch mit Störungen des Sprachverständnisses verbunden, zumindest, wenn man dieses differenziert prüft. Dieses Faktum verkennt auch der Begriff der „motorischen Aphasie", der deswegen besser durch „Broca-Aphasie" ersetzt werden sollte. Die Schriftsprache enthält bei der Dysarthrie keine Paraphasien. Gelegentlich ist eine Aphasie mit einer Dysarthrie oder mit einer Sprechapraxie verbunden, meist dann bei Broca-Aphasie.

! Wichtig ist bei der Beurteilung der Aphasie die Feststellung der nicht sprachlichen kognitiven Fähigkeiten. Diese sind durch einen zur Aphasie führenden Hirninfarkt nicht oder nicht sehr ausgeprägt gestört.

Wird von einer Demenz bei einem Aphasiker gesprochen, so muß zunächst kritisch hinterfragt werden, ob nicht die Demenz eine Fehldiagnose ist. Bei der Untersuchung auf Demenz bei einem Aphasiker muß selbstverständlich auf sprachabhängige Tests verzichtet werden.

Bei der Untersuchung auf Aphasie werden Teilfunktionen separat geprüft:

- **Spontansprache:** Der Proband wird aufgefordert, frei über ein ihm nahestehendes Thema zu erzählen, z.B. aus Beruf oder Familie. Es werden dabei die Wortflüssigkeit, die Prosodie und die grammatikalische Struktur der Sprache beurteilt. Man achtet auf semantische Paraphasien (z.B. Scherel anstatt Schemel) oder phonematische Paraphasien (Griffel anstatt Bleistift). Schwerste Formen von Aphasien führen zu semantischem oder phonematischen Jargon oder zu „recurring utterances", repetitivem Hervorbringen der gleichen Silbe.
- **Sprachverständnis:** Da Probanden oft ein recht gutes situatives Verständnis haben, muß das Sprachverständnis abstrakt geprüft werden, also mit Sprachmaterial, das der Proband nicht aus der Situation heraus erschließen kann („Zeigen Sie mit dem rechten Zeigefinger auf den Spiegel neben der Tür"). Meist wird das Sprachverständnis beim Aphasiker mit sehr leicht verständlichem Sprachmaterial geprüft und aus dem guten Abschneiden bei diesen einfachen Aufgaben werden falsche Rückschlüsse gezogen. Es können auch bestimmte Sprachkategorien differentiell gestört sein (Grodzinsky et al. 1999).
- **Nachsprechen:** Bei Broca-Aphasie entstehen ähnliche Störungsmuster bei der Spontansprache wie beim Nachsprechen. Ist das Nachsprechen wesentlich besser als die Spontansprache, liegt eine transkortikal-motorische Aphasie vor.
- **Benennen:** Wortfindungsstörungen sind ein wichtiges Symptom vieler Aphasien. Gelegentlich ist die Spontansprache in der Unterhaltung kaum gestört. Fordert man den Probanden aber auf, bestimmte Gegenstände zu benennen, dann tritt die Wortfin-

dungsstörung massiv zutage. Letztere kann in der Umgangssprache durch Umwegstrategien ausgeglichen werden.

- **Schriftsprache und Lesen.**

Die aphasischen Standardsyndrome sind durch verschiedene Kombinationen der o.g. Symptome charakterisiert (Tab. 36-1). Einer der ersten Aphasie-Tests war der Token-Test (De Renzi und Vignolo 1962). Bei ihm kann die Komplexität des sprachlichen Materials systematisch variiert werden. Er ist in leicht abgewandelter Form in den Aachener Aphasie-Test integriert worden. Zwischen den verschiedenen Standardsyndromen differenziert der Token-Test jedoch nicht ausreichend. Im Aachener Aphasie-Test kann ein Aphasie-Profil auf dem Boden der genannten Symptome erstellt werden, die Teilleistungsstörungen können quantifiziert werden. Der Test umfaßt die Untertests für die Teilbereiche Spontansprache, Token-Test, Nachsprechen, Schriftsprache, Benennen und Sprachverständnis. Der Test erfüllt die wichtigen Gütekriterien Reliabilität und Validität und ist mittlerweile in viele Sprachen übersetzt worden.

Die **ideomotorische Apraxie** ist nur durch die spezifische Testung zu erkennen. Sie behindert den spontan agierenden Probanden in seinen Bewegungsabläufen nicht. Die Störung tritt nur bei der spezifischen Testung zutage. Ein Proband kann beispielsweise die typische Bewegung des Winkens zum Abschied oder die des Zigarettenrauchens nicht auf Aufforderung ausführen und auch nicht die entsprechenden Bewegungen des Untersuchers imitieren. Er könnte aber einige Sekunden später seinem Besuch zum Abschied winken und sich dann eine Zigarette anzünden, ohne daß man diesen Bewegungsabläufen etwas Besonderes ansieht. Die ideomotorische Apraxie wird für Gesicht und Extremitäten getrennt durchgeführt. Tabelle 36-2 zeigt einige Beispiele der Testung der bukkofazialen Apraxie und der Extremitätenapraxie. In gleicher Weise von der ideomotorischen Apraxie betroffen sind sinnvolle und sinnlose Bewegungen. Das Wesentliche an der Apraxie ist die Parapraxie, also das Ausführen einer abgewandelten, falschen Bewegung. Wird also ein Proband aufgefordert, eine bestimmte Bewegung auszuführen, und er folgt dieser Aufforderung nicht, so sind die Kriterien einer Apraxie nicht erfüllt. Eine Antriebsstörung, eine Seh- oder Hörstörung oder eine Sprachverständnisstörung könnten für seine fehlende Reaktion die Ursache sein. Diese Regel gilt in Analogie zur Aphasie, bei der auch die Parapraxie und nicht das „Nicht-Sprechen" diagnostisch richtungweisend ist. Die Apraxie manifestiert sich meist bilateral. Kann sie also wegen stärkerer Parese nicht kontralateral zur Läsion getestet werden, so untersucht man die ipsilaterale Hand.

Tabelle 36-2 Aufgaben zur Prüfung auf ideomotorische Apraxie (Poeck 1989)

Bukkofaziale Apraxie
Strecken Sie die Zunge heraus! Lecken Sie die Lippen! Schnalzen Sie wie Pferdegalopp! Rümpfen Sie die Nase! Zischen Sie! Fletschen Sie die Zähne!
Extremitätenapraxie
Machen Sie eine Bewegung wie beim Zigarettenrauchen! Zeigen Sie mir einen Vogel! Machen Sie eine lange Nase! Grüßen Sie wie die Soldaten! Tun Sie so, als wenn Sie mit dem Fuß einen Ball wegkicken! Treten Sie eine Zigarette aus! Legen Sie die geschlossene Hand auf den Kopf! Legen Sie die Faust auf den Kopf! Stellen Sie den linken Fuß vor den rechten!

Tab. 36-1 Überblick der wichtigsten Aphasie-Standardsyndrome

	Phonologie	Semantik	Lexik	Grammatik	Sprachverständnis
Broca-Aphasie	Phonematische Paraphasien, Neologismen	(Semantische Paraphasien)	Wortfindungsstörungen, spärliche Sprachproduktion, vermehrte Sprachanstrengung	Agrammatismus	Leicht gestört
Wernicke-Aphasie	Phonematische Paraphasien bis zum phonematischen Jargon	Semantische Paraphasien bis zum semantischen Jargon	Reichliche Sprachproduktion	Paragrammatismus	Schwer gestört
Amnestische Aphasie	Normal	Normal bzw. kompensatorische Umschreibungen	Wortfindungsstörungen	Normal	Nicht gestört
Globale Aphasie	Phonematische Paraphasien, „recurring utterances"	Semantische Paraphasien, spärliche Sprachproduktion	Wortfindungsstörungen	Agrammatismus	Schwer gestört

Ob andere in der Literatur verwendete Apraxiebegriffe sich zwanglos in dieses Konzept integrieren lassen, ist fraglich. Eine spezifische Ankleideapraxie etwa läßt sich durch eine räumliche Orientierungsstörung hinreichend erklären, ohne daß andererseits wesentliche Kriterien der Apraxie erfüllt sind.

4 Verlauf und Prognose

Aphasien sind häufig chronische Störungen. Sie weisen im Akutstadium oft eine Besserungstendenz auf. Wenn aber 6 Monate vergangen sind, kann nur noch mit geringen Besserungen gerechnet werden. Im Einzelfall kann die Rückbildungsphase bis zu 2 Jahren dauern. Dabei ist das Ausmaß an Besserung in den ersten Wochen nach dem Insult am größten. Bei tumorbedingten Aphasien ist prognostisch selbstverständlich der Tumor selbst meist entscheidend. Logopädische Behandlung verbessert die Prognose wesentlich. Der positive Einfluß von Medikamenten ist noch umstritten.

! Aphasie ist ein wesentliches Symptom in der Entstehung von Behinderung. Sie greift entscheidend in das soziale Netzwerk des Menschen ein und ändert die Beziehungen.

Schwerste Aphasien können über Jahrzehnte in nahezu gleichem Zustand verbleiben. Hat sich eine Aphasie gut zurückgebildet, so klagen manche Probanden über aphasische Symptome nur bei Ermüdung.

! Aphasien sind häufig von juristischem Belang, und zwar sowohl sozialrechtlich als auch zivilrechtlich, seltener strafrechtlich.

Von den **Apraxien** hat die ideomotorische Apraxie eine relativ gute Prognose. Sie bildet sich häufig besser zurück als die Aphasie. Entscheidender ist, daß ideomotorische Apraxie zwar ein diagnostisch entscheidendes Symptom darstellt, am Zustandekommen einer Behinderung aber nicht beteiligt ist. Daher ist auch keine Therapie erforderlich. In der Begutachtung spielt zumindest die ideomotorische Apraxie keine große Rolle, da die Durchführung spontaner motorischer Sequenzen nicht gestört ist. Anders ist dies bei der ideatorischen Apraxie, bei der motorische Handlungssequenzen erheblich torquiert sein können.

5 Begutachtung im Rahmen der BG-Heilverfahren

In der berufsgenossenschaftlichen Begutachtung ist oft gefragt, ob eine Aphasie nach zerebrovaskulärem Ereignis Folge eines Unfalls ist. Besteht ein Dissekat, so wird man die Frage unter genauer Prüfung bejahen, aber nur dann, wenn ein „adäquates" Trauma vorgelegen hat. Da Dissekate auch spontan auftreten können, ist diese Diagnose nicht gleichzusetzen mit „Unfallfolge". Man muß einen zeitlichen Zusammenhang mit dem Trauma fordern. Dabei müssen nicht unbedingt die neurologischen Symptome, aber wenigstens die nicht-zerebrovaskulären Symptome des Dissekats (Halsschmerzen, ipsilaterale Gesichtsschmerzen, Horner-Syndrom) innerhalb der ersten Tage nach dem Trauma auftreten. Gerade in der berufsgenossenschaftlichen Begutachtung ist das Dissekat von besonderer Bedeutung, da es die häufigste Ursache des Schlaganfalls im Alter unter 45 Jahren darstellt, in einem Alter also, in dem arteriosklerotische Gefäßschäden noch relativ selten sind.

! Die Minderung der Erwerbsfähigkeit durch eine Aphasie ist erheblich. Bei allen Berufen, bei denen die geistige Leistung dominiert und eine gute sprachliche Leistungsfähigkeit erwartetet wird, geht eine mittelschwere oder schwere Aphasie mit einer MdE von bis zu 100 % einher. Dabei ist der Störung des Sprachverständnisses besonderes Gewicht zuzumessen.

Gegen letztere gibt es kaum Umgehungsstrategien, während Wortfindungsstörungen durch solche Strategien teilweise kompensiert werden können. In allen fraglichen Fällen ist der Aachener Aphasie-Test durchzuführen. Die Geschicklichkeit eines Handwerkers ist mit einer Aphasie nicht wesentlich beeinträchtigt. Aber auch in einem Handwerksbetrieb spielt sprachliche Kommunikation eine wichtige Rolle, nicht nur, wenn es um das Einwerben von Aufträgen geht, sondern auch bei allen anderen Kundenkontakten.

Sprachstörungen können auch nach Schädel-Hirn-Traumen gutachtlich eine Rolle spielen. Besonders zu beachten ist jedoch, daß sich nach schwereren Kontusionen eine Aphasie häufig einbettet in andere kognitive Störungen wie Konzentrationsstörung. Zur exakten Beurteilung des kognitiven Status ist dann die Verwendung von nicht-sprachlichem Testmaterial angezeigt, etwa D2-Test oder Benton-Test, sowie von nichtsprachlichen Untertests des LPS von Horn.

Nicht selten erhebt sich die Frage, ob eine später aufgetretene Sprachstörung infolge eines Schlaganfalls oder eines Hirntumors Spätfolge eines Schädel-Hirn-Traumas sein kann und damit entschädigungspflichtig ist. Diese Frage stellt sich nicht selten dann, wenn gerade in unmittelbarer Nachbarschaft zu einem größeren Kontusionsherd Jahre nach dem Unfall ein Hirntumor entsteht. In den meisten Fällen wird man den Zusammenhang verneinen müssen.

Eine **ideomotorische Apraxie** führt aus den oben genannten Gründen nicht zu einer Minderung der Erwerbsfähigkeit. Anders ist dies bei der **ideatorischen Apraxie,** die zu einer massiven Beeinträchtigung der motorischen Handlungsweise führt. Jegliche handwerkliche Tätigkeiten sind nicht mehr möglich, wenn das Vollbild einer ideatorischen Apraxie besteht. Allerdings ist die Störung absolut gesehen selten, und außerdem bildet sich eine solche ideatorische Apraxie oft in den ersten Wochen nach dem Insult zurück. Agnosien sind derart spezifische Störungen, umfassen auch unterschiedliche Modalitäten, daß an dieser Stelle keine allgemeingültigen Regeln aufgestellt werden können.

6 Bestimmung der Erwerbs- und Berufsunfähigkeit (LVA, BfA)

Die Beurteilung für die Rentenversicherungsträger mit der Frage, ob die hier angesprochenen neuropsychologischen Ausfälle zur EU oder BU führen, ist wesentlich häufiger als im berufsgenossenschaftlichen Verfahren. Von den hier abgehandelten neuropsychologischen Symptomen haben die Aphasien die größte Bedeutung bei der Bestimmung der Erwerbs- und Berufsfähigkeit. Auf dem allgemeinen Arbeitsmarkt wird man ohne ausreichende sprachliche Kommunikationsfähigkeit erheblich beeinträchtigt sein, auch wenn im einen oder anderen speziellen Beruf Sprachliches weniger wichtig ist.

! Ob eine Einschränkung der Erwerbsfähigkeit oder eine Erwerbsunfähigkeit besteht, hängt mit dem Typ und der Schwere der Aphasie zusammen.

Bei einer globalen Aphasie wird praktisch immer eine schwere Einschränkung der Erwerbsfähigkeit bzw. eine Erwerbsunfähigkeit bestehen. Gleiches gilt für eine Wernicke-Aphasie, zumindest wenn nicht nur ein Restzustand einer solchen besteht. Die Sprachverständnisstörung fällt nämlich dem Kommunikationspartner oft nicht als solche auf, da sie vom Probanden meist nicht selbst in den Vordergrund gerückt wird. Dem Kommunikationspartner im Beruf wird die Sprachverständnisstörung eher wie eine Beeinträchtigung der intellektuellen Fähigkeiten oder gar wie eine Demenz erscheinen.

Eine Erwerbsunfähigkeit wird man nicht unbedingt annehmen müssen, wenn eine amnestische Aphasie vorliegt und wenn sprachliche Ausdrucksformen nicht besonders tragendes Merkmal dieser Berufsgruppe sind. Mit dieser Aphasie-Unterform ist die sprachliche Kommunikationsfähigkeit am wenigsten beeinträchtigt. Bestimmte Begriffe, die nicht einfallen, können oft umschrieben werden. Der Kommunikationspartner im Beruf wird dies noch am ehesten als „Altersvergeßlichkeit" akzeptieren können. Bei einer Broca-Aphasie wird es stark von der Tätigkeit und von der Schwere der expressiven Sprachstörung abhängen, ob Erwerbsunfähigkeit vorliegt. Eine leichtere expressive Sprachstörung kann jedenfalls besser sozial kompensiert werden als eine rezeptive. Es muß an dieser Stelle aber noch einmal wiederholt werden, daß bei vielen Probanden mit Broca-Aphasie auch das Sprachverständnis mit gestört ist und daß dieses oft nicht adäquat, d.h. mit zu einfachen Aufforderungen getestet wird. Bei Verwendung eines standardisierten Sprachtests – im deutschen Sprachraum vor allem der Aachener Aphasie-Test – kann dieser Fehler nicht unterlaufen. Abschließend ist zu den Aphasien zu sagen, daß bei Broca-Aphasie und bei amnestischer Aphasie nicht etwa die Diagnose als solche automatisch eine Erwerbsunfähigkeit begründet, sondern – wie bei anderen Symptomen auch – der Ausprägungsgrad. Eine Aphasie ist nicht gleichzusetzen mit einer Denkstörung z.B. bei beginnender Demenz, die wohl immer zu einer EU führen wird.

Ideomotorische Apraxie führt nicht zur Erwerbsunfähigkeit. Die meisten Probanden mit einer persistierenden Apraxie haben aber eine schwerere Aphasie, die ihrerseits zur EU führt. Ideatorische Apraxie ist dagegen immer mit einer Erwerbsunfähigkeit verbunden, kommt aber selten vor. Das gleiche gilt für die visuelle Agnosie.

7 Minderung der Leistungsfähigkeit (Privatversicherung)

Für die private Unfallversicherung gelten wiederum Anforderungen an die kausale Verknüpfung zwischen Unfall und neuropsychologischer Störung. Bei ischämischen Schlaganfällen ist vor allem das Dissekat in diesem Zusammenhang von Bedeutung.

Hirnkontusionen können ebenfalls zu den hier interessierenden neuropsychologischen Ausfällen führen. Der Invaliditätsgrad hat sich an den Anforderungen an die entsprechende Berufsgruppe zu richten, wobei die konkrete berufliche Situation berücksichtigt werden kann, im Gegensatz zur gesetzlichen Unfallversicherung. Die speziellen Probleme von Aphasie, Apraxie und Agnosie: s. Abschnitt 5.

Wichtig erscheint noch § 5 der allgemeinen Unfallversicherungsbedingungen. Darin heißt es, daß nicht versicherungsfähig und trotz Beitragszahlungen nicht versichert sind: Geisteskranke und Personen, die von einem schweren Nervenleiden befallen oder dauernd arbeitsunfähig sind. Keinesfalls ist aber eine Aphasie mit einer „Geistesstörung" gleichzusetzen. Der Geist ist bei einer Aphasie ungestört, gestört ist die Kommunikation.

8 Feststellung einer Behinderung (Versorgungsamt – GdB)

Die Beurteilung des Grades der Behinderung von Aphasie, Apraxie und Agnosie nach dem **Schwerbehindertengesetz** kann sich von der Beurteilung z.B. für die Berufsgenossenschaft unterscheiden. In den „Anhaltspunkten für die ärztliche Gutachtertätigkeit im sozialen Entschädigungsrecht und nach dem Schwerbehindertengesetz", herausgegeben vom Bundesarbeitsministerium, werden für „Hirnschäden mit kognitiven Leistungsstörungen (Aphasie, Apraxie, Agnosie)" 3 Stufen aufgeführt: leicht (GdB 30–40 %), mittelgradig (50–80 %) sowie schwer (90–100 %).

9 Sondereinschränkungen

Recht häufig stellt sich die Frage, ob bei einem Aphasiker **Fahrtüchtigkeit** mit einem PKW besteht. Hier muß zuerst auf Begleitsymptome untersucht werden, die für sich Fahruntüchtigkeit bedingen, wie z.B. eine komplette Hemianopsie, eine Quadrantenanopsie nach unten (rechts oder links) oder eine räumliche Orientierungsstörung. Liegen keine Begleitsymptome vor, die die Fahrtüchtigkeit beeinträchtigen können, dann ist eine leichte oder mittelschwere expressive Sprachstörung nicht automatisch ein Hinderungsgrund, einen PKW zu führen. Es wurde vorgeschlagen, das konkrete Verhalten des Betroffenen durch eine praktische Fahrtestung zu untersuchen (Hannen et al. 1998). Das Führen eines LKW oder eines Taxis wird aber auf ganz leichte Fälle beschränkt werden.

10 Einschränkungen der Testierfähigkeit (Zivilrecht)

Eine Besonderheit ergibt sich bei Aphasien daraus, daß manchmal unklar ist, ob die Voraussetzungen für eine Vertragsunterschrift, die volle Einsicht in den Vertragstext und seine möglichen späteren Auswirkungen gegeben sind. Nicht selten müssen im höheren Lebensalter, also dann, wenn auch Aphasien besonders häufig entstehen, Erbschaftsangelegenheiten geregelt werden, nachdem durch ein plötzliches Ereignis der Exponent einer Partei von einer Aphasie betroffen ist.

Kasuistik

In einem eigenen gutachtlichen Fall war vor Eintritt des Schlaganfalls ein Testament gemacht worden. Danach aber, als auch schon eine Aphasie bestand, hat der Betroffene mit Unterstützung seiner Tochter das Testament widerrufen und ein neues verfaßt. Diese Widerrufung wurde von seinem Sohn angefochten. Sie sei nur entstanden, weil der Vater gar nicht mehr wisse, was er mache und unterschreibe. Die Gegenseite habe dem willenlosen aphasischen Vater diese Widerrufung quasi in den Mund gelegt. Es konnte nachgewiesen werden, daß nur minimale Sprachverständnisstörungen bestanden und auch die expressive Sprache nur mäßig beeinträchtigt war und vor allem, daß nichtsprachliche kognitive Vorgänge nicht betroffen waren. Es bestand damit keine Geschäftsunfähigkeit. Die (für den Sohn nachteilige) Änderung des Testaments war also gültig.

11 Einschränkungen nach dem Betreuungsrecht (Geschäftsfähigkeit §104 BGB, Absatz 2)

Aphasien sind Störungen der sprachlichen Kommunikation und nicht primär des Denkens. Damit sind die Betroffenen zwar im öffentlichen Leben beeinträchtigt; es besteht aber meist ein Störungsbewußtsein. Der Betroffene muß also nicht von außen geschützt werden. Der Proband kann meist seine Grenzen relativ gut einschätzen und im konkreten Einzelfall eine Person seines Vertrauens zu Rate ziehen, auch wenn dies kein gerichtlich bestellter Betreuer ist. Eine Ausnahme von dieser Regel findet man regelhaft nur im Akutstadium der Wernicke-Aphasie, bei der der Patient manchmal ständig Unverständliches redet und gar nicht verstehen kann, warum die Gesprächspartner ihn bzw. sie nicht verstehen können.

12 Gutachten für die Schlichtungsstelle

Eine Sprachstörung kann als Folge einer Angiographie auftreten, z.B. durch eine Embolie aus der Arteria carotis. Dies muß dem Patienten z.B. vor einer Angiographie erklärt werden. Bei Darstellung der rechten A. carotis bei einem Rechtshänder ist das Risiko bezüglich der Komplikation einer Aphasie deutlich geringer, jedoch noch vorhanden (sog. gekreuzte Aphasie). Die Händigkeit ist in die Risikoabschätzung einzubeziehen. Gleiches gilt für operative Eingriffe, bei denen sprachrelevante Regionen oder eines der sie versorgenden Hirngefäße das Ziel sind.

Bei einer akut auftretenden Aphasie muß auch an die Möglichkeit einer Herpesenzephalitis gedacht werden. Wird diese Krankheit übersehen, können sich hieraus Schadensansprüche ergeben, da dem Patienten dann eine wirksame Behandlung vorenthalten wird.

13 Einschränkungen im Hinblick auf §§ 20 und 21 StGB („Schuldfähigkeit")

Eine isolierte Sprachstörung führt selten zu Situationen, die die Anwendung des §20 oder §21 relevant werden lassen. Es handelt sich meist um komplexere Situationen, z.B. nach epileptischen Anfällen oder nach Schädel-Hirn-Traumen, bei denen noch andere kognitive Störungen mit der Aphasie verbunden sind.

Literatur

Benton, A.L. (1961): The fiction of the Gerstmann syndrome. J. Neurol. Neurosurg. Psychiat. 24: 176–181.

Canavan, A.G.M., Sartory, G. (1990): Klinische Neuropsychologie. Enke, Stuttgart.

v. Cramon, D.Y., Mai, N., Ziegler, W. (1995): Neuropsychologische Diagnostik. Chapman and Hall, Weinheim.

Denes, G., Mantovan, M.C., Gallana, A., Cappelletti, J.Y. (1998): Limb-kinetic apraxia. Mov. Disord. 13: 468–476.

De Renzi, E., Vignolo, L.A. (1962): The Token test. A sensitive test to detect receptive disturbances in aphasics. Brain 85: 665–678.

Gerstmann, J. (1927): Fingeragnosie und isolierte Agraphie: Ein neues Syndrom. Z. Neurol. 108: 152–177.

Goldenberg, G. (1996): Defective imitation of gestures in patients with damage in the left or right hemispheres. J. Neurol. Neurosurg. Psychiat. 61: 176–180.

Goldenberg, G. (1998): Neuropsychologie. Grundlagen, Klinik, Rehabilitation. Fischer, Stuttgart.

Goldhahn, G. (1974): Funktionen und klinische Syndrome der Zentroparietalregion des Großhirns. Barth, Leipzig.

Grodzinsky, Y., Pinango, M.M., Zurif, E., Drai, D. (1999): The critical role of group studies in neuropsychology comprehension regularities in Broca's aphasia. Brain Lang 67: 134–147.

Haaland, K.Y., Harrington, D.L., Knight, R.T. (1999): Spatial deficits in ideomotor limb apraxia. A kinematic analysis of aiming movements. Brain 122: 1169–1182.

Hannen, P., Hartje, W., Skreczek, W. (1998): Beurteilung der Fahreignung nach Hirnschädigung. Neuropsychologische Diagnostik und Fahrprobe. Nervenarzt 69: 864–872.

Kleist, K. (1923): Kriegsverletzungen des Gehirns. In: v. Schjerning, O.: Handbuch der ärztlichen Erfahrung im Weltkrieg 1914/18. Bd. IV. Barth, Leipzig.

Kolb, B., Whishaw, J.Q. (1989): Human Neuropsychology. Freeman, New York.

Liepmann, H. (1905): Die linke Hemisphäre und das Handeln. Münch. Med. Wschr. 52: 2332.

Philipps, C.G., Zeki, S., Barlow, H.B. (1984): Localization of function in the cerebral cortex: past, present and future. Brain 107: 327–361.

Poeck, K. (1989): Klinische Neuropsychologie. 2. Aufl. Thieme, Stuttgart–New York.

Willmes, K., Poeck, K. (1993): To what extent can aphasic syndromes be localized? Brain 116: 1527–1540.

37 Somatoforme und funktionelle Störungen ohne neurologisches Korrelat

Wolfgang Hausotter

Inhalt

1 Einführung

! Somatoforme Störungen werden nach ICD-10 (F 45) – ähnlich im DSM-IV – definiert als wiederholte Darbietung körperlicher Symptome in Verbindung mit hartnäckigen Forderungen nach medizinischen Untersuchungen trotz wiederholter negativer Ergebnisse und Versicherung der Ärzte, daß die Symptome nicht körperlich begründbar sind.

Sind organische Befunde vorhanden, dann erklären sie nicht Art und Ausmaß der Beschwerden und die innerliche Beteiligung des Patienten, der sich meist den Versuchen widersetzt, die Möglichkeit einer psychischen Ursache zu diskutieren. Es besteht häufig ein gewisses aufmerksamkeitssuchendes (histrionisches) Verhalten, besonders im Bestreben, die Ärzte von der körperlichen Natur der Beschwerden zu überzeugen. Hoffmann hält die Wortschöpfung vom Inhalt her für gelungen: „Die Störungen sehen wie körperlich verursachte aus, sind es aber nach dem gegenwärtigen Erkenntnisstand nicht" [47].

Der Begriff umfaßt drei traditionelle nosologische Gruppen: ein **polysymptomatisches Störungsbild,** die **Konversionssymptome** mit ihren **pseudoneurologischen Störungen** und die **psychovegetativen bzw. funktionellen Störungen.** Abzugrenzen sind hypochondrische, depressive, wahnhafte und natürlich auch objektivierbare organische Störungen sowie Aggravation und Simulation. Bedeutung kommt im Zusammenhang mit der Begutachtung den unfallreaktiven und den umweltbezogenen Somatisierungen zu.

2 Begutachtung chronischer Schmerzen

2.1 Chronische Schmerzkrankheit

Nach der Definition der Internationalen Gesellschaft zum Studium des Schmerzes gilt: „Schmerz ist ein unangenehmes Sinnes- und Gefühlserlebnis, das mit aktueller und potentieller Gewebsschädigung verknüpft ist oder mit Begriffen einer solchen Schädigung beschrieben wird" [14]. Damit wird eine sensorische und eine emotionale Komponente angesprochen.

! Chronischer Schmerz, dem im Gegensatz zum akuten Schmerz eine Warnfunktion fehlt, ist ein solcher, der über die normale Heilungszeit hinausgeht, wobei als Faustregel gilt, daß der akute Schmerz selten mehr als einen Monat und der chronische Schmerz meist mehr als sechs Monate anhält [60].

Für die Begutachtung ist nur letzterer relevant, der losgelöst von der Grundkrankheit zu einer eigenständigen **Schmerzkrankheit** werden kann, die das Allgemeinbefinden und das gesamte Lebensgefühl schwerwiegend beeinträchtigt, gleichermaßen die berufliche und die private Lebenssphäre einbeziehend.

Die Chronifizierungsprozesse, die aus einem akuten Schmerz eine chronische Schmerzkrankheit werden lassen, können am ehesten aus dem **„biopsychosozialen Krankheitsmodell"** [14] verstanden werden. Chronische inkurable Grundkrankheiten wie Tumoren sollen in diesem Zusammenhang ausgeklammert werden, da sie kaum je losgelöst von der Grundkrankheit Gegenstand der Begutachtung sind. Relevant sind überwiegend chronische Kopf- und Gesichtsschmerzen, Schmerzen des Stütz- und Bewegungsapparats und seltener peripher lokalisierte Schmerzsyndrome.

! Bei der Begutachtung steht die Beurteilung der organischen Grundlage immer im Vordergrund, es kommt aber beim chronischen Schmerz psychischen Faktoren eine wesentliche Rolle zu.

Eine Unterteilung in somato-psychischen Schmerz, d.h. organisch verursacht mit sekundären psychischen Veränderungen, psychosomatischen Schmerz mit zeitlichem Zusammentreffen emotionaler Probleme und psychogenen Schmerz, evtl. mit sekundären organischen Veränderungen, etwa durch Medikamentenabusus oder iatrogene Schädigung, ist hilfreich [14]. Relevant ist das Konzept des *primären oder inneren Krankheitsgewinns* als unbewußte Konfliktlösung bzw. Stabilisierung, etwa als Entlastung von unbewußten Schuldgefühlen, und des *sekundären Krankheitsgewinns,* wobei soziale Verstärkungen in der Partnerschaft, im Beruf und die Zuwendung Dritter, insbesondere auch im Rentenverfahren mit dem Wunsch nach Entpflichtung, die Symptomerhaltung fördern. Auch ein *„tertiärer Krankheitsgewinn",* d.h. der Nutzen, den Dritte, z.B. Familienangehörige, aus der Erkrankung ziehen, ist zu berücksichtigen [14]. Nicht selten hilft die Schmerzkrankheit bei der Bewältigung von Lebensproblemen.

Die Begutachtung chronischer Schmerzen kann nicht schematisch erfolgen; sie muß stets auf den Einzelfall ausgerichtet sein und die gesamte biographische Anamnese einbeziehen, auch die tatsächlich durchgeführten Therapiemaßnahmen und die Auswirkungen auf den Alltag, wobei sich eine „Indizienliste“ nach Widder und Aschoff [54, 56] bewährt.

! Chronische Schmerzen, bei denen offensichtlich der Wunsch nach materiellem Ausgleich in Form von Entschädigung und Rente im Vordergrund steht und bei denen differenziertere therapeutische Maßnahmen weder vom behandelnden Arzt noch vom Betroffenen selbst für erforderlich gehalten werden, rechtfertigen keine Entschädigung.

Auch mit dem Instrument der Zeitrente sollte sehr vorsichtig umgegangen werden. Eine berentete Schmerzkrankheit fördert eine Tendenz zur Symptomerstarrung. Am anderen Pol des Spektrums der Begutachtung steht das „Syndrom des unbehandelbaren Schmerzes“, bei dem die gesamten Möglichkeiten der Behandlung in vielfältiger Form ausgeschöpft wurden, ohne daß sich glaubhaft eine Besserung erzielen ließ. Wenn auch eine adäquate stationäre psychosomatische Behandlung erfolgte und der Ausstieg aus dem Berufsleben im Sinne einer „Vorwegnahme gelebten Rentnerdaseins“ [14] schon lange zurückliegt, so kann davon ausgegangen werden, daß eine aus eigener Kraft willentlich nicht überwindbare seelische Hemmung gegenüber einer beruflichen Wiedereingliederung besteht und damit letztlich eine schwerwiegende zeitliche Leistungsminderung zu bejahen ist.

! Zwischen diesen beiden Polen einer oberflächlich final ausgerichteten Entschädigungshaltung und einer tatsächlich inkurablen chronischen Schmerzkrankheit liegen die meisten Probleme in der Begutachtung.

Eine empathische und zugleich kritische Haltung des Gutachters ist hier erforderlich, um zu einer sachgerechten Beurteilung zu kommen. Stationäre medizinische Rehabilitationsmaßnahmen sollten nach dem Prinzip „Rehabilitation vor Rente“ erfolgt sein, u.U. kann ein ergänzendes psychosomatisches Fachgutachten erforderlich werden [24]. Für die Begutachtung im Versorgungswesen und nach dem Schwerbehindertengesetz ist neben der Kenntnis der rechtlichen Grundlagen eine sehr sorgfältige Schmerzanalyse erforderlich [44]. Nach dem Beamtenrecht ergeben sich besondere Probleme bei der Beurteilung von Schmerzpatienten auch hinsichtlich eventueller Rehabilitationsmaßnahmen und innerbetrieblicher Umsetzungen, die oft eher rigide gehandhabt werden. Individuelle Entscheidungen des Gutachters sind gefordert unter Berücksichtigung dienst- und arbeitsrechtlicher Prämissen [45].

2.2 Kopf- und Gesichtsschmerzen

Kopfschmerzen allein, insbesondere Migräne und Spannungskopfschmerzen, werden bei der Begutachtung für die Rentenversicherung nur selten zu einer rentenrelevanten Leistungsminderung führen. Die sozialmedizinische Beurteilung überschneidet sich teils mit organisch faßbaren Ursachen, etwa den Folgen von Schädel-Hirn-Traumen, zerebralen Zirkulationsstörungen, Veränderungen der HWS, teils auch mit psychosomatischen Faktoren. Der Anamnese und einer sorgfältigen neurologischen Untersuchung kommt besondere Bedeutung zu (s. Kap. 35).

Für die gesetzliche und die private Unfallversicherung sind Kopfschmerzen nach Traumen von Bedeutung. Die allgemein anerkannten Erfahrungswerte [29, 49, 50] bei „Hirnschädigungen mit zentralen vegetativen Störungen (z.B. Kopfschmerzen, Schwindel, Schlafstörungen, Kreislaufregulationsstörungen)“ gehen für einen begrenzten Zeitraum von einer unfallbedingten MdE von 10–20 v.H. für leichte, von 20–30 v.H. für mittelschwere und von 30–40 v.H. für schwere Störungen mit häufigen Attacken oder gravierenden Auswirkungen auf den Allgemeinzustand aus, wobei die übrigen zentralen vegetativen Störungen einbezogen werden.

Für die Begutachtung im Versorgungswesen sind die „Anhaltspunkte für die ärztliche Gutachtertätigkeit im sozialen Entschädigungsrecht und nach dem Schwerbehindertengesetz“ 1996 [7] maßgeblich. Dort wird für die „echte Migräne“ je nach Häufigkeit und Dauer der Anfälle und Ausprägung der Begleiterscheinungen, abgestuft nach leichter, mittelschwerer und schwerer Verlaufsform, ein GdB von 0–10, 20–40 und 50–60 empfohlen. Gesichtsneuralgien (z.B. Trigeminusneuralgie) werden in ähnlicher Form mit GdB-Abstufungen je nach der Schwere von 0–10, 20–40, 50–60 und 70–80 bewertet.

2.3 Chronische Schmerzen im Bereich der Wirbelsäule

Siehe auch Kapitel 30.

! Degenerative Veränderungen haben die zahlenmäßig größte Bedeutung, wobei das Ausmaß der objektivierbaren Verschleißerscheinungen durchaus nicht mit der subjektiven Schmerzsymptomatik korreliert. Grundlage der Begutachtung ist eine sorgfältige klinisch-neurologische Untersuchung; die bildgebende Diagnostik ergänzt den Befund, ist aber allein niemals für die gutachtliche Beurteilung ausschlaggebend.

Eingestreute Fragen über Betätigung während des Urlaubs oder Hobbys bzw. nebenberufliche Verpflichtungen können helfen, das Ausmaß der subjektiv angegebenen Beeinträchtigungen besser zu beurteilen [3, 56]. Im Rahmen der Rentenversicherung ist stets die Frage nach funktionellen Leistungseinschränkungen zu beantworten. Als bandscheibenbelastend gelten Arbeiten mit Haltungskonstanz, etwa einseitige Haltung bei Kraftfahrern, technischen Zeichnern und Friseuren, sowie solche mit schwerem Heben, Tragen und Bücken. Eine zeitliche Leistungsminderung ist in den meisten Fällen von „Rückenbeschwerden" ohne eindeutige radikuläre Symptomatik nicht begründbar. Bei Angehörigen der Berufsgruppen mit geringer Bandscheibenbelastung besteht bei chronisch rezidivierendem Zervikal- oder Lumbalsyndrom kein Grund zur Annahme einer Berufsunfähigkeit [51].

Das **Postdiskotomiesyndrom** ist ein häufiges Problem bei der Begutachtung, wobei mit der Zunahme operativer Eingriffe auch die Angabe eines chronischen Schmerzsyndroms wächst. Nach Herter [27] können nach dem Erreichen eines Dauerzustands etwa 70 % der operierten Patienten unverändert weiter berufstätig sein, 15 % können im alten Beruf umgesetzt werden, ca. 10 % müssen den Beruf wechseln. Hilfreich ist die Einteilung nach Krämer [32] in drei Schweregrade. Bei Grad I bestehen leichte Verwachsungs- und Instabilitätsschmerzen ohne radikuläre Ausfälle – hier ist vollschichtiges Leistungsvermögen für leichte bis mittelschwere Arbeiten anzunehmen. Grad II geht von ausgedehnteren Verwachsungen im Wirbelkanal aus – bandscheibenbelastende Tätigkeiten sind nicht mehr zumutbar. Bei Grad III sind meist mehrere Operationen vorausgegangen, Dauerschmerzen sind verblieben, meist auch radikuläre Symptome – es besteht fast stets Erwerbsunfähigkeit. Wie überall ist auch hier die Motivation ein nicht zu unterschätzender Faktor, und man sieht manchmal überraschende körperliche Leistungen auch schwer bandscheibengeschädigter Menschen.

Im Schwerbehindertenrecht werden Wirbelsäulenschäden in den „AP 96" [7] differenziert beurteilt, wobei in Abhängigkeit des Schweregrads ein GdB von 0–100 zur Anwendung kommen kann. Geringe funktionelle Auswirkungen werden mit einem GdB von 10 bewertet, mittelgradige und schwere in einem Wirbelsäulenabschnitt mit 20 bzw. 30, in zwei Wirbelsäulenabschnitten mit 30–40, besonders schwere Auswirkungen mit Versteifung mit 50–70 und eine schwerste Belastungsinsuffizienz mit 80–100. Motorische Ausfälle, Auswirkungen auf innere Organe und außergewöhnliche Schmerzsyndrome sind zusätzlich zu berücksichtigen.

In der Unfallversicherung sind Schmerzen nach Wirbelsäulentraumen in den allgemein anerkannten Erfahrungswerten für die unfallbedingte MdE bereits enthalten [29,50]. Abweichungen davon sind im Einzelfall eingehend zu begründen, wenn Auswirkungen auf die Erwerbsfähigkeit vorliegen [37]. Ein besonderes Problem chronischer Schmerzen stellt die Beschleunigungsverletzung der HWS, das **„HWS-Schleudertrauma"**, dar. Dazu liegt eine Fülle von Literatur vor. Gültig sind nach wie vor die von Erdmann [15] erarbeiteten Vorschläge zur Einteilung und zur gutachtlichen Beurteilung, wobei nur für den Schweregrad III über ein Jahr hinaus eine rentenberechtigende MdE in Betracht kommt. Als Konsens gilt nach Suchenwirth [53]: „Langfristige, über 3 Monate dauernde Beschwerden besitzen nur in ganz begründeten Ausnahmefällen neurologischerseits versicherungsrechtlich Relevanz." Vorbestehende degenerative Veränderungen sind angemessen abzugrenzen [32].

Peripher lokalisierte Schmerzsyndrome müssen im Rahmen der Grundkrankheit bewertet werden. Objektivierbaren Funktionsausfällen kommt dabei wesentliche Bedeutung zu. Darüber hinausgehende Schmerzen, etwa bei Kausalgien und Phantomschmerzen, sind über die Anamnese, die Beeinträchtigung im Alltagsleben, den Leidensdruck, die durchgeführten Behandlungsmaßnahmen etc. im Einzelfall zu beurteilen.

2.4 Psychogene Lähmungen

Die Gruppe der vorstellungsbedingten oder -geprägten Lähmungen und der Dysbasie, denen nach dem Konversionsmodell körperlich-symbolisierender Ausdruckscharakter zukommt, sind gelegentlich Gegenstand neurologischer Begutachtung, obgleich der psychiatrisch-psychotherapeutischen Beurteilung mit Erhellung der psychodynamischen Zusammenhänge vorrangige Bedeutung zukommt.

3 Fibromyalgie

Der Begriff wurde 1976 von Hench eingeführt und von Yunus et al. ab 1981 näher diagnostisch definiert [39]. Er ersetzt die früheren Begriffe „Fibrositis", „generalisierte Tendomyopathie", auch „Weichteilrheumatismus" und „myofasziales Schmerzsyndrom". Es wird von einer chronischen generalisierten Schmerzerkrankung ausgegangen, die mit typischen Druckpunkten, den „tender points" oder „trigger points", verknüpft ist.

Die Fibromyalgie gilt als die zur Zeit schillerndste Diagnose bzw. ausgesprochen problematische und mysteriöse Störung innerhalb des ohnehin wenig objektivierbaren weichteilrheumatischen Formenkreises [1, 2, 31].

Die diagnostischen Kriterien des American College of Rheumatology (ACR) [58] sind rein deskriptiv und beschränken sich auf zwei Kardinalsymptome: ausgebreitet persistierende Schmerzen bzw. Schmerzregionen und das Vorliegen von mindestens 11 von 18 definierten „tender points", d.h. **lokalen Druckschmerzpunkten,** wobei die Palpation mit einer Kraft von etwa 4 kp erfolgen sollte. Als „widespread pain" werden Schmerzen der ganzen rechten und/oder linken bzw. oberen und/oder unteren Körperhälfte definiert, und es wird eine mindestens dreimonatige Dauer der Beschwerden gefordert. Frauen überwiegen gegenüber Männern im Verhältnis 85:15% [1, 31].

Angaben zur Häufigkeit sind sehr unterschiedlich, nicht zuletzt bedingt durch die unscharfen Diagnosekriterien. Mit dem ursprünglichen Begriff **„Weichteilrheumatismus"** war die Gesamtheit aller Erkrankungen der Muskeln, Sehnen, Faszien und des periartikulären Gewebes gemeint. Abzugrenzen sind die histologisch und laborchemisch definierbaren entzündlichen Weichteilerkrankungen im Rahmen von Kollagenosen, chronischer Polyarthritis u.a., auch morphologisch faßbare Gelenk- und Wirbelsäulenerkrankungen. Es verbleibt aber eine beträchtliche Zahl von Patienten mit chronischen Schmerzen ohne objektivierbare Normabweichungen. Die besonders von Orthopäden bevorzugte Diagnose „Fibromyalgie" stützt sich ausschließlich auf die genannten lokalen Druckpunkte und die subjektiven Schmerzangaben; laborchemisch und radiologisch lassen sich keine Normabweichungen finden.

Neurologisch ergibt sich stets ein unauffälliger Befund. Es wird eine Fülle weiterer Befindlichkeitsstörungen angegeben wie Schlafstörungen, allgemeine Müdigkeit, rasche Erschöpfbarkeit, Angst, Kopfschmerzen, funktionelle Atembeschwerden, Globusgefühl und Darmbeschwerden [14]. Vertreter einer somatischen Genese diskutieren eine zentrale Regulationsstörung der Muskelspannung mit veränderter Schmerzwahrnehmung und lokalen Myogelosen, aber auch hormonale Einflüsse, Stoffwechselstörungen, Virusinfekte oder Immunstörungen – bewiesen ist dies nicht. Andere Autoren betrachten die Fibromyalgie als primär seelische Erkrankung, nachdem sich in der Schilderung des Beschwerdebilds Ähnlichkeiten mit einer somatisierten oder larvierten Depression aufdrängen, aber auch mit einer Konversionsneurose [2]. Auch das Konzept eines psychovegetativen Spannungszustands als gemeinsamer Nenner wurde vorgestellt. Ein möglicher primärer oder augenfälligerer sekundärer Krankheitsgewinn ist zu berücksichtigen [39], ebenso wie eine besondere Schmerzpersönlichkeit („pain prone personality").

Die therapeutischen Möglichkeiten sind begrenzt; physikalische Anwendungen werden meist mit unterschiedlichem Erfolg durchgeführt, medikamentös werden trizyklische Antidepressiva empfohlen. Am zweckmäßigsten scheint eine **Gruppentherapie** in einer psychosomatischen Klinik zu sein [25].

Obgleich ein neurologisches Krankheitsbild – jedenfalls nach heutigem Erkenntnisstand – nicht vorliegt, ist der neurologische Gutachter häufig damit befaßt. Die sozialmedizinische Beurteilung ist fast stets schwierig, da sie sich weit überwiegend an den subjektiven Beschwerden des Probanden orientieren muß und objektive Befunde fehlen [24]. Ähnlich wie bei anderen funktionellen Störungen bewähren sich die Kriterien von Foerster [17], wonach bei mehrjährigem Verlauf, kontinuierlicher Chronizität trotz adäquater ambulanter und stationärer Behandlung und bei gescheiterten Rehabilitationsmaßnahmen mit der Wiederherstellung der vollen Erwerbstätigkeit nicht mehr zu rechnen ist. Eine iatrogen gebahnte Fehlentwicklung durch frühzeitige und anhaltende Krankschreibung ist nicht selten. Nach den sozialmedizinischen Empfehlungen des Verbandes Deutscher Rentenversicherungsträger sind funktionelle Leistungseinschränkungen zu beachten, wie körperliche Schwerarbeit, Zwangshaltung, Akkordarbeit, Kälte- und Nässeeinwirkung. Eine vollschichtige Leistungsfähigkeit für leichte bis gelegentlich mittelschwere Arbeiten bleibt jedoch in der Regel erhalten [46]. Auch hier wird man anamnestisch auf die Freizeitaktivitäten und das außerberufliche Leistungsvermögen eingehen.

! Nicht das Fibromyalgie-Syndrom, das nach heutigem Kenntnisstand nicht als organisch faßbare Erkrankung zu werten ist, sondern eine zugrunde liegende seelische Störung kann u.U. zu einer rentenrelevanten Leistungsminderung führen. Für die Begutachtung nach dem Schwerbehindertengesetz wird für chronische Schmerzen in diesem Rahmen mit vorwiegend vegetativen Begleiterscheinungen wie Erschöpfbarkeit und Schlafstörungen ein GdB von 10–20 empfohlen [11].

4 Chronic-Fatigue-Syndrom

Der 1988 eingeführte Begriff des **chronischen Erschöpfungssyndroms** (CFS) hat in der Öffentlichkeit zunehmende Aufmerksamkeit gefunden und damit auch als Problem in der Begutachtung.

Die neuesten Diagnosekriterien des Center for Disease Control in Atlanta 1994 [23] stellen als Hauptkriterium eine *persistierende Müdigkeit oder leichte Erschöpfbarkeit für mindestens 6 Monate* in den Vordergrund, die nicht durch eine andere Erkrankung erklärt werden kann und die durchschnittliche Leistungsfähigkeit deutlich reduziert. Zusätzlich müssen mindestens 4 der folgenden Nebenkriterien vorhanden sein: Halsschmerzen, Lymphknotenschwellungen, Muskelschmerzen, Arthralgien, Kopfschmerzen, Konzentrations- und Gedächtnisschwierigkeiten, keine Erholung durch Schlaf, verlängerte Müdigkeit nach früher tolerierten Beanspruchungen. Frühere Bezeichnungen waren „atypische Poliomyelitis" oder „benigne epidemische myalgische Enzephalomyelitis", ohne daß sich Hinweise auf eine entzündliche Genese fanden.

Das CFS deckt sich symptomatologisch weitgehend mit dem von Beard eingeführten Begriff der „Neurasthenie", wobei Möbius [38] dazu schon 1894 feststellte: „Der neue Name bezauberte Ärzte und Laien, so daß rasch die ‚neue Krankheit, Bürgerrecht erhielt." Dies gilt auch heute unverändert für das CFS. In der ICD-10 ist der Begriff „Neurasthenie" (F 48.0) wieder aufgeführt, wobei die dort aufgelisteten Kriterien denen des CFS entsprechen.

Die Diskussion über die Ursache des CFS ist in vollem Gange. An extremen Standpunkten wird eine reine Organgenese vertreten, gestützt auf immunologische und virologische Vorstellungen und Einzelbefunde, auch darauf, daß zu Beginn der Erkrankung nicht selten ein Infekt mit Pharyngitis und Lymphknotenschwellungen auszumachen ist. Eine allgemein überzeugende Erklärung konnte allerdings bis heute nicht gegeben werden. Für andere Autoren ist das CFS nur eine besondere Form der von Freud 1895 beschriebenen Angstneurose [33, 34]. Angst ist ein geläufiges Teilsymptom der Neurasthenie. Am wahrscheinlichsten ist ein Zusammenspiel organischer und psychischer Faktoren [28, 41, 42, 43].

Die Problematik bei der Begutachtung liegt in der Diskrepanz zwischen den oft vehement vertretenen Vorstellungen der Antragsteller und deren Interessenverbänden und Selbsthilfegruppen auch hinsichtlich einer rentenrelevanten Leistungsminderung und den wenig validen diagnostischen Kriterien und den kaum nachweisbaren und zumeist widersprüchlichen organischen Befunden. Allgemein anerkannte Begutachtungsempfehlungen existieren nicht. Übereinstimmung besteht, daß die Patienten unter ihrer Erkrankung leiden und eine probate Therapie nicht existiert. Nachdem ein eindeutig objektivierbares organisches Korrelat beim CFS nicht vorliegt und die rein subjektiven Beschwerden das Krankheitsbild prägen, wird man vom Krankheitsmodell der „funktionellen Störungen" bzw. des somatoformen Syndroms ausgehen. Der Ausschluß einer Organerkrankung ist selbstverständlich, ebenso aber auch einer vordergründigen Aggravation oder gar Simulation [22].

Eine zugrunde liegende Angststörung, eine depressive Neurose, eine Konversionsstörung, eine hypochondrische Entwicklung oder gar eine paranoide Störung erheblichen Ausmaßes wird selbstverständlich zur Annahme einer zeitlichen Leistungsminderung führen können. Ansonsten sollte auch hier das Prinzip „Rehabilitation vor Rente" Vorrang haben. Erst wenn nach mehrjährigem Verlauf, einer kontinuierlichen Chronizität und fehlgeschlagenen intensiven Behandlungsmaßnahmen bei erheblichem Leidensdruck keine Änderung zu erzielen war, wird man auch hier mit einer zeitlichen Leistungsminderung rechnen müssen. Die Empfehlung einer Zeitrente erscheint wenig hilfreich und kann eher zur weiteren Fixierung beitragen. Die Betroffenen weisen allerdings vorrangig ein organisches Krankheitskonzept auf und sind meist für psychosomatisch orientierte Behandlungsmaßnahmen wenig motiviert.

Janssen und Schneider stellen in den Empfehlungen des VDR [30] zur Begutachtung psychosomatischer Erkrankungen allgemein fest: „Grundsätzlich ist bei der sozialmedizinischen Beurteilung von dem Grundsatz auszugehen, daß die Berentung soweit als möglich vermieden werden sollte ... Die Berentung bedeutet nicht nur eine Entlastung, sondern sie stellt u.U. eine Grundlage für die weitere Chronifizierung der Erkrankung dar." Im Einzelfall kommt der Beschreibung des Arbeitsplatzes Bedeutung zu. Funktionelle Leistungseinschränkungen hinsichtlich körperlich schwerer Arbeit, Zeitdruck, auch Anforderungen an die Umstellungs- und Anpassungsfähigkeit sind zu beachten. Die Beurteilung nach dem Schwerbehindertengesetz folgt den „AP 96" in Analogie zu „leichteren psychovegetativen oder psychischen Störungen" mit einem GdB von 0–20, für stärker behindernde Störungen GdB 30–40 und schweren Störungen je nach sozialen Anpassungsschwierigkeiten GdB 50–70 oder sogar 80–100, wobei letzteres wohl für das CFS kaum anzunehmen sein wird.

5 Neurologische Probleme in der Umweltmedizin

Die Umweltmedizin ist in den letzten Jahren in das Bewußtsein der Öffentlichkeit und der Medien getreten. Sie erhebt den Anspruch, als interdisziplinäres und ganzheitlich orientiertes Fach zu gelten [16, 52, 59]. Es besteht ein Spannungsfeld zwischen den vielfach hochgesteckten Erwartungen der Öffentlichkeit und subjektiv Betroffener und einer nur schmalen Basis wissenschaftlich gesicherter Erkenntnisse. Postulierte Gesundheitsrisiken gelten größtenteils als nicht bewiesen, aber auch nicht ausgeschlossen. Die Neurologie hat vielfache Berührungspunkte mit den Themen der Umweltmedizin [26]. Nach Einführung einer eigenständigen Zusatzbezeichnung in Deutschland 1992 gilt in der derzeitigen Weiterbildungsordnung für Ärzte in Bayern ab 01.10.93 die Definition: „Die Umweltmedizin umfaßt die medizinische Betreuung von Einzelpersonen mit gesundheitlichen Beschwerden oder auffälligen Untersuchungsbefunden, die von ihnen selbst oder ärztlicherseits mit Umweltfaktoren in Verbindung gebracht werden."

Der individualmedizinische Aspekt steht im Vordergrund. Schon in der traditionellen Toxikologie kam den Reaktionen des zentralen und des peripheren Nervensystems besondere Bedeutung zu.

Pathophysiologisch wird neben einer unmittelbar toxischen Einwirkung jetzt auch eine Wechselwirkung zwischen dem Immunsystem und dem zentralen Nervensystem diskutiert, wobei vereinzelt sogar von „zerebralen Allergien auf Nahrungsbestandteile und Umweltgifte" gesprochen wird, allerdings ohne allgemein anerkannten Konsens.

Als entscheidende klinische Krankheitsmanifestationen im Bereich des Nervensystems sind die **toxische Enzephalopathie** und die **periphere Polyneuropathie** anzusehen. Daneben werden auch uncharakteristische Symptome wie Schwindel, Ohrgeräusche, Kopfschmerzen, Sehstörungen und Störungen der Motorik, insbesondere der Feinbeweglichkeit mit Zittern der Hände und ungewohnter Ungeschicklichkeit, diskutiert. Vergiftungen des zentralen und peripheren Nervensystems mit Arbeitsstoffen, vor allem Kohlenwasserstoffen und Schwermetallen, ebenso Schädigungen durch physikalische Ursachen, sind seit vielen Jahren studiert worden [55]. Bisher wenig bekannt waren Art und Ausmaß von Intoxikationen durch im Vergleich zur Arbeitsmedizin niedrige Schadstoffkonzentrationen. Daß auch diese, vor allem bei langdauernder Einwirkung zu klinisch relevanten Krankheitsbildern führen können, ist ein Paradigma der Umweltmedizin, das nicht unwidersprochen bleibt.

Offen ist bisher die spezielle Pathophysiologie und vor allem die Schwellendosis, ab wann ein entsprechendes klinisches Syndrom zu erwarten ist. Die aus der Arbeitsmedizin bekannten MAK-Werte (maximale Arbeitsplatzkonzentration) und BAT-Werte (biologische Arbeitsstofftoleranzwerte) sowie eine Reihe weiterer erprobter, definitorisch festgelegter Grenzwerte können im Bereich der Umweltmedizin keine unmittelbare Anwendung finden; denn sie beziehen sich definitionsgemäß auf die Situation am Arbeitsplatz, gelten für primär gesunde Personen, die sich auch nur einen begrenzten Zeitraum exponieren, berücksichtigen jedoch nicht eine Langzeitexposition, etwa im Wohnbereich unter Einschluß von Kindern und alten Menschen. Die Bedeutung bildgebender Verfahren wie ^{99m}Tc-HMPAO-SPECT ist noch nicht ausreichend geklärt.

Der Beginn einer **toxisch-zerebralen Symptomatik** zeigt unabhängig vom schädigenden Agens unspezifisch wirkende Symptome. Es dominieren Befindlichkeitsstörungen mit Kopfschmerzen, Schlafstörungen, rascher Ermüdbarkeit, allgemeiner Leistungsschwäche, Stimmungsschwankungen, verbunden mit innerer Unruhe, Ängsten, auch subjektiv empfundenen Merk- und Konzentrationsstörungen, ebenso Wortfindungsstörungen. Gerade diese diffusen Beschwerden werden in erster Linie im Zusammenhang mit Umweltschadstoffen vorgebracht [36, 40, 48]. Sie entziehen sich häufig dem objektiven Nachweis.

Relevant für die Umweltmedizin sind die uncharakteristischen Anfangsbeschwerden, die sich phänomenologisch nicht von Befindlichkeitsstörungen anderer Ursache, dem „psychovegetativen Syndrom", der „larvierten Depression", der „Neurasthenie" oder dem „pseudoneurasthenischen Syndrom", abgrenzen lassen. Nach ICD-10 ergeben sich vielfache Überschneidungen mit der „Somatisierungsstörung" (F 45.0), der „hypochondrischen Störung" (F 45.2), der „somatoformen autonomen Funktionsstörung" (F 45.3) u.a.

Die von einzelnen Autoren angegebenen Symptomlisten bei neurotoxischen Syndromen [36, 40] stellen auf subjektive Beschwerden ab, die sich weitgehend mit dem klinischen Bild der angeführten Diagnosen überschneiden. Bei der chronischen, umwelttoxisch bedingten Enzephalopathie sind nur selten diskrete und wenig spezifische neurologische Befunde oder leichte Störungen im kognitiven Bereich nachzuweisen. Barocka stellt fest: „Nicht nur das Übersehen einer organischen oder neurotoxischen Ursache schadet diesen Patienten, sondern auch das Ausweichen vor der teilweise recht offensichtlich psychogenen Entstehung ihrer Beschwerden“ [55].

Von wesentlicher Bedeutung ist stets die **Anamnese,** die sehr eingehend und speziell auch auf mögliche Umweltschadstoffe zu erheben ist, wobei eine Besserung der Symptome im Urlaub und eine Verschlimmerung bei Rückkehr in das häusliche Umfeld oder an den Arbeitsplatz für umweltbedingte Einflüsse sprechen könnten.

Auch die Verursachung einer **Polyneuropathie** durch toxische Substanzen ist seit langer Zeit bekannt und besonders im Hinblick auf den Alkohol, aber auch toxische Arbeitsstoffe Allgemeingut geworden [55]. Die Minimaldosen in der umweltmedizinischen Fragestellung dürften kaum je als kausale Ursache infrage kommen, obgleich möglicherweise die heutigen Kenntnisse noch nicht ausreichend sind.

6 Ausgewählte Umweltkrankheiten aus neurologischer Sicht

6.1 Amalgam

Zu dem am meisten kontrovers diskutierten Problem in der Umweltmedizin gibt es bisher keine allgemein anerkannte Meinung. Gerade diese Fragestellung hat die größte praktische Bedeutung für die Patienten, ebenso wie für die behandelnden Ärzte und Zahnärzte bis hin zu weitreichenden gutachlichen und finanziellen Konsequenzen.

Amalgam ist eine Legierung aus Quecksilber (Hg) mit Anteilen von Silber, Zinn und Kupfer. Es wird in Europa seit 150 Jahren in großem Umfang für Zahnfüllungen verwendet [21]. Es gibt nur wenige Menschen, die keine Amalgamfüllungen haben oder zumindest hatten. Die daran geübte Kritik stützt sich auf die Abgabe von Hg in den Organismus und die dadurch bedingte Schwermetallbelastung. Die toxische Wirkung steht außer Frage. Diskutiert wird jedoch, wie weit die aus der Amalgamfüllung resultierende Hg-Belastung klinisch relevant ist. Zweifellos liegt sie unter der aus beruflicher Exposition, weshalb die Hg-typischen Krankheitszeichen fehlen [20]. Hg wird auch durch die Nahrung (Milch, Fleisch, Fisch) aufgenommen. Die Hg-Abgabe einer mit Amalgam restaurierten Mundhöhle liegt zwei Zehnerpotenzen unter der täglichen Hg-Aufnahme über die Nahrung [21].

Eine neue Studie [8] ergab bei einem größeren Kollektiv subjektiv „amalgamgeschädigter“ zu begutachtender Patienten und freiwilliger Probanden mit Amalgamfüllungen ohne subjektive Beeinträchtigung übereinstimmend keine toxischen Hg-Spiegel gemäß einem von der WHO definierten Referenzbereich. Es wurde festgestellt, daß es in der Normalverteilung der Hg-Belastung der Bevölkerung keinen Zusammenhang zwischen Hg-Konzentration und Befinden gebe und daß auch eine nur marginal gesundheitsschädigende Wirkung von Amalgam-Quecksilber verneint werden könne.

Inwieweit die Belastung durch Amalgamfüllungen tatsächlich klinisch bedeutsam ist, bleibt völlig unklar, und die öffentliche Diskussion in den letzten Jahren hat nicht nur zu einer erheblichen Beunruhigung bei vielen Betroffenen, sondern auch zu gehäuften psychoreaktiven Störungen und bei einem kleinen Teil der Patienten zu ernsten Angststörungen geführt bis hin zur „iatrogenen Amalgamphobie“ [19]. Aus psychiatrischer Sicht war bei bis zu 66 % der Patienten mit amalgamassoziierten Beschwerden eine psychopathologische Diagnose nach ICD-10 zu stellen gewesen [18]. Für die Begutachtung empfiehlt sich eine für die Diskussion zwar offene, jedoch eher zurückhaltend-abwägende Einstellung.

6.2 Organische Lösungsmittel

Im klassischen Kontext der Arbeitsmedizin haben die organischen Lösungsmittel durch ihre breite Verwendung in der Industrie Bedeutung. Es existiert eine nahezu unübersehbare Fülle von aromatischen, auch halogenierten Kohlenwasserstoffen und organischen Phosphorverbindungen mit einer sehr breiten Verwendung als Lösungsmittel, Pestizide, Fungizide, Holzschutzmittel und Desinfektionsmittel. Schematisch wird ihre Wirkung als neuro-, hämato-, hepato- und nephrotoxisch beschrieben, aber auch kanzerogen und teratogen, z.T. suchtbildend.

Aus der Arbeitsmedizin ist eine Reihe von typischen Krankheitsbildern sowohl bei akuten als auch bei chronischen Intoxikationen bekannt geworden, die sich im neurologischen Bereich als toxische Enzephalopathie oder Polyneuropathie manifestieren [55]. Dabei wird ein gesicherter Zusammenhang der Exposition mit Ausschluß anderer Ätiologien ebenso wie der tierexperimentelle Nachweis gefordert [4, 5]. Für den Alltag sind die organischen Lösungsmittel erst in den letzten Jahren in das Bewußtsein der Bevölkerung gerückt, etwa als „Holzschutzmittelsyndrom“. Die zunächst sehr uncharakteristischen Symptome sollen sich nach einer Expositionsdauer von 5–7 Jahren bemerkbar machen, mit Kopfschmerzen, Schwindelgefühlen, Gangstörungen, Sprachstörungen, Kältemißempfindungen an Händen und Füßen, Kribbelparästhesien, depressiven Verstimmungen u.a., wobei gerade diese uncharakteristischen Beschwerden häufig Anlaß zu einer umweltmedizinischen Begutachtung sind.

Ähnlich wie für Schwermetalle ist die Neurotoxizität für höhere Dosen von Lösungsmitteln und Insektiziden gesichert. Das Problem bei der Begutachtung liegt in der Feststellung des Ausmaßes der tatsächlichen Exposition und dem keineswegs eindeutigen Konsens hinsichtlich der Höhe und der Bedeutung gemessener Schadstoffwerte im Blut, aber auch im Innenraum, in dem sich der Patient exponiert hat. Die Schwierigkeit, sehr kleine Substratmengen zuverlässig in ihrer Konzentration labormäßig zu erfassen, erschwert die Einschätzung ebenso wie die fehlende Sicherheit und Akzeptanz entsprechender Grenzwerte. Für die individualmedizinische Gutachtertätigkeit hat dies erhebliche Konsequenzen, gilt es doch, an sich uncharakteristische Beschwerden, die vehement vorgetragen werden, zu beurteilen und ggf. organisch einzuordnen.

6.3 Ozon

Das heute viel diskutierte Ozonproblem ist individualmedizinisch in keiner Weise eindeutig geklärt. Die Diskussion hierüber wird ebenso kontrovers vollzogen wie in anderen Bereichen der Umweltmedizin. Hinsichtlich der globalen Belastung der Umwelt durch troposphärisches Ozon als Treibhausgas besteht weitgehende Übereinstimmung. Ozon dringt über die Atemwege in den Körper ein, stärkere Konzentrationen bedingen Atemstörungen und Schleimhautreizungen; für Befindlichkeitsstörungen wie Kopfschmerzen, allgemeine Leistungsminderung und Schlafstörungen werden geringere Konzentrationen verantwortlich gemacht. Gravierende neurologische Ausfälle wurden bisher nicht beschrieben. Beeinträchtigungen der Gesundheit durch eine chronische Ozonexposition aus der Atmosphäre sind nach dem heutigen Wissensstand nicht zu erwarten, lassen sich jedoch auch nicht ausschließen [40].

6.4 Elektrosensibilität

Der Einfluß von elektromagnetischen Wellen bzw. Feldern auf den Menschen mit dem Schlagwort **„Elektrosmog“** wird seit Jahren diskutiert, wobei hier ebenfalls neurologische Symptome wie Kopfschmerzen, Schwindel, Schläfrigkeit, Unkonzentriertheit, aber auch Schmerzen, Taubheitsgefühl, Krämpfe und Muskelfibrillationen angegeben werden. Einzelne besorgte Bürgerinitiativen haben Starkstromleitungen und Funkantennen für Befindlichkeitsstörungen verantwortlich gemacht, manchmal auch lediglich bereitgestellte elektrische Energie und den Mobilfunk. Nichtthermische Wirkungen werden zwar von verschiedenen Seiten behauptet, besonders von selbsternannten „Experten“, sind aber nicht allgemein anerkannt und erst recht nicht bewiesen [40]. Der Meinungsstreit über die im Einzelfall relevante Dosis ist voll entfacht, und es werden sehr unterschiedliche Positionen vertreten. Ein eindeutiger Konsens über Art und Ausmaß einer eventuellen Schädigung und die erforderlichen physikalischen Einflüsse besteht auch hier nicht. Objektivierbare neurologische Ausfälle wurden bisher nicht festgestellt.

6.5 Multiple Chemical Sensitivity

Fachübergreifend ist das Krankheitsbild der „vielfachen Chemikalienunverträglichkeit“ (VCU) oder „multiple chemical sensitivity“ (MCS) zu diskutieren [5, 6, 35], das in den USA wie folgt definiert wird: „Eine erworbene Störung, die charakterisiert ist durch rezidivierende Symptome, vorzugsweise an mehreren Organsystemen, die als Antwort auf nachweisbare Expositionen gegenüber vielen chemisch miteinander nicht verwandten Stoffen bei Dosen auftreten, die weit unter denen liegen, die in der allgemeinen Bevölkerung für schädigend gehalten werden. Kein einziger allgemein akzeptierter Test von physiologischen Funktionen kann nachgewiesen werden, der mit diesen Symptomen korreliert“ [48].

Dieses Syndrom wurde erstmals von Randolph beschrieben und von den Vertretern der „klinischen Ökologie“ propagiert [57]. Das Paradigma ist hier die Annahme, daß MCS-Kranke schon auf Spuren zahlloser Umweltgifte mit entsprechenden Symptomen reagieren, ohne daß ein objektiver Nachweis gelingt. Auch hierbei stehen neben allgemeinen Befindlichkeitsstörungen Beschwerden aus dem hirnorganischen und polyneuropathischen Bereich im Vordergrund, ebenso werden immunologische Veränderungen diskutiert. Es wird die Hypothese vertreten, daß eine Anzahl von Patienten Störungen in ihrem Immunsystem aufweist, die eine Empfindlichkeit gegenüber niedrig dosierten Substanzen in ihrer Umwelt verstärken, die ansonsten für die Durchschnittsbevölkerung unschädlich sind [12]. Einzelheiten sind nicht bekannt, und es existiert keine allgemeine Akzeptanz dieser Theorie [10].

6.6 Sick-Building-Syndrom

Laut Definition der WHO 1983 klagt ein mehr oder minder großer Personenkreis über unspezifische Beschwerden bzw. Befindlichkeitsstörungen typischerweise beim Aufenthalt in Innenräumen von Gebäuden, die sich beim Verlassen der Räume bessern oder verschwinden. Angeschuldigt werden physikalische und chemische Faktoren, die mit den Baumaterialien zusammenhängen, auch biologische Einwirkungen wie Bakterien und Pilze, nicht zuletzt auch psychische Faktoren. Es bleibt im Grunde ein kaum entwirrbares Knäuel von möglichen Einzelfaktoren, die sich nur selten als gesichert kausal für die geklagten Beschwerden erweisen. Als charakteristisch wird angesehen, daß bei chemisch-toxikologischen Schadstoffmessungen sowohl in der Raumluft als auch in biologischen Materialien keine Werte gefunden werden, die eine gesundheitliche Schädigung belegen können [9].

6.7 Resümee

In der praktischen umweltmedizinischen Beratung herrscht weitgehende Übereinstimmung, daß psychische Faktoren im weitesten Sinne einen ganz entscheidenden Faktor hinsichtlich der geklagten Beschwerden der Ratsuchenden darstellen. In der immer häufiger anstehenden Begutachung derartiger Fragestellungen sollte dem Rechnung getragen werden. Je nach der eigenen Position des Arztes wird dies in unterschiedlichem Maße gesehen bzw. eingestanden.

Es fällt auf, daß sich das ausgesprochen vielfältige und unspezifische Beschwerdebild der Betroffenen weitgehend mit Beschwerdelisten deckt, die aus der Psychiatrie für depressive oder somatoforme Störungen bekannt sind [40]. Dabei wird aber von den Patienten eine mögliche Psychogenese meist vehement abgelehnt, nicht selten von unkritischen Umweltmedizinern noch gefördert. Es entsteht zunehmend der Eindruck in der Begutachtung, daß sich primär seelisch gestörte Menschen, die sich dies nicht eingestehen wollen, einer organischen und dadurch von der Umgebung eher akzeptierten Erklärung ihrer Beschwerden durch die Umweltmedizin zuwenden, zumal dies durch die Medien gefördert und als „modern“ vermittelt wird.

Der theoretisch geforderte interdisziplinäre Ansatz bleibt in der praktischen Umweltmedizin oft auf der Strecke zugunsten eines allumfassenden Erklärungsmodells durch Umwelteinflüsse für sämtliche vorgebrachten Befindlichkeitsstörungen. Dabei wird von Experten festgestellt, daß die meisten „Umweltpatienten“ im Vergleich zur übrigen Bevölkerung keine merklich erhöhte Schadstoffexposition aufweisen und daß umweltbedingte Erkrankungen im engeren toxikologischen Sinne sich nur bei weniger als 10% der Patienten umweltmedizinischer Beratungs- und Untersuchungsstellen verifizieren ließen [13].

Dagegen steht außer Zweifel, daß „Umweltkranke“ ohne nachweisbare Intoxikation eine deutlich erhöhte Somatisierungstendenz haben und für die Manifestation einer „somatoformen Störung“ (ICD-10: F 45), aber auch von Angststörungen (F 41) besonders anfällig sind. Das Bedingungsgefüge der Angstentstehung ist vielfältig, wird aber neben der Persönlichkeitsstruktur ganz entscheidend von den Medien geprägt.

Dem zu Begutachtenden wird am ehesten durch eine interdisziplinäre und offene Haltung geholfen, die organische und psychische Faktoren angemessen berücksichtigt, sich der Grenzen der Erkenntnis bewußt ist und nicht monomanen, einseitigen theoretischen Vorstellungen verhaftet ist.

Literatur

[1] Adams RD, Victor M, Ropper AH (1997): Principles of Neurology, 6. Aufl. McGraw-Hill, New York.

[2] Ahrens S (1997): Lehrbuch der psychotherapeutischen Medizin. Schattauer, Stuttgart.

[3] v. Albert HH (1989): Rückenschmerzen – Invaliditätsgefährdung? Versicherungsmed. 41: 126–128.

[4] Altenkirch H (1999) in: Kunze K (Hrsg.): Praxis der Neurologie, 2. Aufl. Thieme, Stuttgart.

[5] Altenkirch H (1995) in: Beyer A, Eis D (Hrsg.): Praktische Umweltmedizin. Springer, Berlin.

[6] Altenkirch H (1995): Multiple Chemical Sensitivity (MCS)-Syndrom. Gesundheitswesen 57: 661–666.

[7] Anhaltspunkte für die ärztliche Gutachtertätigkeit im sozialen Entschädigungsrecht und nach dem Schwerbehindertengesetz, hrsg. vom Bundesministerium für Arbeit und Sozialordnung (1996).

[8] Aschoff JC, Gmeiner M (1997): Das Quecksilber im menschlichen Körper und sein Einfluß auf Allgemeinbeschwerden und Befindlichkeitsstörungen – Zur Problematik der nervenärztlichen Begutachtung von „Amalgam-Geschädigten“. In: Suchenwirth RMA, Ritter G, Widder B [54].

[9] Brede-Weisflog B (1996): Das Sick-Building-Syndrom. Versicherungsmed. 48: 170–174.

[10] Bronstein AC (1995): Multiple Chemical Sensivities – New Paradigm Needed. Clin. Toxicol. 33: 93–94.

[11] Bruns T (1994): Die Begutachtung des Fibromyalgie-Syndroms im Schwerbehindertenrecht. Med. Sach. 90: 118–122.

[12] Counsil Report – Clinical Ecology (1992; ohne Verfasser): JAMA 268: 3465–3467.

[13] Eis D (1998): Welchen Einfluß hat die Umwelt? In: Schwartz FW (Hrsg.): Das Public Health Buch. Urban & Schwarzenberg, München.

[14] Egle UT, Hoffmann SO (1993): Der Schmerzkranke. Schattauer, Stuttgart.

[15] Erdmann H (1973): Schleuderverletzung der Halswirbelsäule. Hippokrates, Stuttgart.

[16] Fiedler K (1995): Hygiene/Präventivmedizin/Umweltmedizin – systematisch. Uni-med, Lorch.

[17] Foerster K (1984): Neurotische Rentenbewerber. Enke, Stuttgart.

[18] Foerster K, Breyer-Pfaff U (1996): Amalgam – „Ursache" psychischer Störungen? Versicherungsmed. 48: 62–64.

[19] Häfner H (1994): Iatrogene Amalgam-Phobie. Dt. Ärztebl. 91: A507–512.

[20] Halbach S (1994): Amalgamfüllungen: Belastung oder Vergiftung mit Quecksilber? Dt. Ärztebl. 91: A502–506.

[21] Harndt R (1993): Zahnheilkunde. In: Schettler G, Usadel K-H: Praktische Medizin von A bis Z. Thieme, Stuttgart.

[22] Hausotter W (1995): Aggravation und Simulation in der neurologischen Begutachtung. Med. Sach. 91: 10–13.

[23] Hausotter W (1996): Begutachtung des Chronic-Fatigue-Syndroms. Versicherungsmed. 48: 57–59.

[24] Hausotter W (1996): Begutachtung chronischer Schmerzen. Med. Sach. 92: 125-130.

[25] Hausotter W (1998): Fibromyalgie – ein entbehrlicher Krankheitsbegriff? Versicherungsmed. 50: 13–17.

[26] Hausotter W (1998): Neurologische Probleme in der Umweltmedizin. Wien. Med. Wschr. 148: 46–51.

[27] Herter T (1991): Die gutachterliche Bewertung von Bandscheibenoperationen einschließlich des Postdiskotomiesyndroms. Versicherungsmed. 43: 118–122.

[28] Hoffmann A, Linder R, Kröger B, Schnabel A, Krüger GRF (1996): Fibromyalgie-Syndrom und Chronic-Fatigue-Syndrom. Dtsch. Med. Wschr. 121: 1165–1168.

[29] Izbicki W, Neumann W, Spohr H (1992): Unfallbegutachtung, 9.Aufl. De Gruyter, Berlin.

[30] Janssen PL, Schneider W (1995): Psychosomatische Krankheiten. In: Sozialmedizinische Begutachtung in der gesetzlichen Rentenversicherung, hrsg. vom VDR. 5. Aufl. Fischer, Stuttgart.

[31] Keel PJ (1995): Fibromyalgie. Fischer, Stuttgart.

[32] Krämer J (1986): Bandscheibenbedingte Erkrankungen, 2.Aufl. Thieme, Stuttgart.

[33] Kütemeyer M (1991): Das Chronic-Fatigue-Syndrom – Ein neues Krankheitsbild? Nervenarzt 62: 64–66.

[34] Kütemeyer M (1991): Das Chronic-Fatigue-Syndrom: Eine Form der Angstneurose. Akt. Neurol. 18: 188–191.

[35] Kurt TL (1995): Multiple Chemical Sensitivities – A Syndrome of Pseudotoxicity Manifest as Exposure Perceived Symptoms. Clin.Toxicol. 33: 101–105.

[36] Lohmann K, Träder JM (1994): Umweltfibel. Eigenverlag.

[37] Mayer K (1995): Neurologische Begutachtung des Schmerzes. Nervenheilk. 14: 230–232.

[38] Möbius PJ (1894): Neurologische Beiträge. Zur Lehre von der Nervosität. Ambr. Abel (Arthur Meiner), Leipzig.

[39] Müller W (1991; Hrsg.): Generalisierte Tendomyopathie (Fibromyalgie). Steinkopff, Darmstadt.

[40] Neuburger N (1996): Kompendium Umweltmedizin. MEDI, Hamburg.

[41] Nix WA (1990): Das Chronic-Fatigue-Syndrom – Ein neues Krankheitsbild? Nervenarzt 61: 390–396.

[42] Nix WA (1991): Das Chronic-Fatigue-Syndrom: Erkrankung des Muskels oder der Seele? Akt. Neurol. 18: 185–187.

[43] Nix WA, Egle UT (1998): Das chronische Erschöpfbarkeitssyndrom (Chronic-Fatigue-Syndrom). Akt. Neurol. 25: 6–12.

[44] Rauschelbach HH (1995): Neurologische Begutachtung von Schmerzzuständen im Versorgungswesen und nach dem Schwerbehindertengesetz. Nervenheilk. 14: 233–236.

[45] Ritter G (1995): Neurologische Begutachtung nach dem Beamtenrecht. Nervenheilk. 14: 237–239.

[46] Rohe K, Rompe G (1995): Krankheiten des Stütz- und Bewegungsapparates. In: Sozialmedizinische Begutachtung in der gesetzlichen Rentenversicherung. hrsg. vom VDR. 5. Aufl. Fischer, Stuttgart.

[47] Rudolf G, Henningsen P (1998; Hrsg.): Somatoforme Störungen. Schattauer, Stuttgart.

[48] Runow KD (1994): Klinische Ökologie, 2. Aufl. Hippokrates, Stuttgart.

[49] Scherzer E (1995): Neurologische Begutachtung von Schmerzzuständen in der Haftpflichtversicherung und in der privaten Unfallversicherung. Nervenheilk. 14: 222–229.

[50] Schönberger A, Mehrtens G, Valentin H (1998): Arbeitsunfall und Berufskrankheit, 6. Aufl. Erich Schmidt, Berlin.

[51] Schwarz B, Kowalski S, Mittermeier H (1989): Erwerbs- und Berufsunfähigkeit bei Wirbelsäulenerkrankungen. Med. Welt 40: 897–902

[52] Seidel HJ (1996): Umweltmedizin. Thieme, Stuttgart.

[53] Suchenwirth RMA (1993): Begutachtung von „Schleudertraumen". Nervenheilk. 12: 230–267.

[54] Suchenwirth RMA, Ritter G, Widder B (1997): Neurologische Begutachtung bei inadäquaten Befunden. Fischer, Stuttgart.

[55] Triebig G, Lehnert G (1998; Hrsg.): Neurotoxikologie in der Arbeitsmedizin und Umweltmedizin. Gentner, Stuttgart.

[56] Widder B, Aschoff JC (1995): Somatoforme Störung und Rentenantrag: Erstellen einer Indizienliste zur quantitativen Beurteilung des beruflichen Leistungsvermögens. Med. Sach. 91: 14–19.

[57] Wolf C (1996): Multiple Chemical Sensitivity (MCS) – die sogenannte chemische Vielempfindlichkeit. Versicherungsmed. 48: 175–178.

[58] Wolfe F, Smythe HA, Yunus MA et al. (1990): The American College of Rheumatology 1990. Criteria for the Classification of Fibromyalgia: Report of the Multicenter Criteria Committee. Arthrit. Rheum. 33: 160.

[59] Wrbitzky R, Drexler H, Letztel S, Gräf W, Lehnert G (1996): Umweltmedizin – eine Standortbestimmung. Dtsch. Ärztebl. 93: A2456–2464.

[60] Zenz M, Jurna I (1993): Lehrbuch der Schmerztherapie. Wissensch. Verlagsges., Stuttgart.

Anhang

Richard M. A. Suchenwirth

Inhalt

Quantitative Einstufungen (MdE, BdB, PVU) bei Schäden des Nervensystems

Vorbemerkung: Die quantitativen Angaben sind Anhaltspunkte. Sie dürfen nicht schematisch angewandt werden, weil im Einzelfall variierende Sonderfaktoren in Betracht kommen können, besonders bei Hirnschäden, aber auch bei Rückenmark- und peripheren Nervenschäden.

Zugrunde liegen zumeist die Darstellungen in den Einzelkapiteln und folgende Werke:

- Bundesministerium für Arbeit und Sozialordnung (Hrsg.): Anhaltspunkte für die ärztliche Gutachtertätigkeit im sozialen Entschädigungsrecht und nach dem Schwerbehindertengesetz. Bonn 1996
- Hausotter W.: Neurologische Begutachtung. Einführung und praktischer Leitfaden. Schattauer, Stuttgart 1995
- Rauschelbach H.H., K.A. Jochheim (Hrsg.): Das neurologische Gutachten. Thieme, Stuttgart 1997
- Suchenwirth R.M.A., Wolf G. (Hrsg.): Neurologische Begutachtung. Fischer, Stuttgart 1987 (Vorauflage dieses Werkes)

Weitere Literaturangaben siehe auch Kapitel 3.

In der Privaten Unfallversicherung (PVU) gilt z.T. der Armwert (A) und der Beinwert (B).

Schäden	Gesetzliche Unfallversicherung MdE in %	Soziales Entschädigungsrecht GdB, MdE in %	Private Unfallversicherung in %
Gehirnschäden			
■ Hirnverletzungen			
– nur mit veget. Funktionsstörungen	10–30	–30	
– mit synkopalen Anfällen	20–40	–40	
– mit hirnorganischem, vorwiegend dementiellem Psychosyndrom			
– leicht	10–30	30–40	20–35
– mittelgradig	40–50	50–60	50
– schwer	60–100	70–100	70–80
– mit hirnorganischen Wesensveränderungen Antriebs-, Affektstörungen, Dissozialität u.a.)			
– leicht	10–20	–30	–20
– mittelgradig	30–50	50–60	40
– schwer	60–100	70–100	–90
– mit Lähmungen (Hemiparese)			
– leicht	30	30	
– mittelgradig	50	aus der Gliedertaxe abzuleiten	
– schwer	60–80		
– mit hirnorganischen Anfällen			
– kleine, mehrfach große 1mal/Jahr	30	40	
– große in Monats-, kleine in Wochenabständen	–40	50–60	
– große in Wochen-, kleine in Tagesabständen und mehr	50–100	60–100	
■ Zerebellare Schäden, sensomotorische Störungen			
– leicht- bis mittelgradig	20–40	30–50	
– schwer bis hochgradig	50–100	60–100	
■ Aphasien			
– leicht, Restaphasie	10–30	30–40	
– mittelgradig bis schwer	40–100	50–100	
■ Agnosien, Apraxien, Akalkulien, u.a.	individuelle analoge Einordnung		
■ Posttraumatische Belastungsstörung	0–40		
■ Extrapyramidale Störungen (akinetisches, hyperkinetisches Syndrom)	individuelle Festlegung je nach Art und Schweregrad von 20–100		
■ Sprechstörungen			
– Rekurrenslähmung, einseitig	10–20	0–30 (bei Aphonie 50)	5–20
– Rekurrenslähmung, doppelseitig	30–50	20–30 (bei Kanüle 50)	
■ Hemianopsie	20–40	20–40	15–60

Schäden	Gesetzliche Unfallversicherung MdE in %	Soziales Entschädigungsrecht GdB, MdE in %	Private Unfallversicherung in %
Rückenmarkschäden			
vollständige Halsmarkläsion	100	100	100
unvollständige Halsmarkläsion	30–100	30–100	
vollständige Brustmarkschädigung	80–100	100	100
unvollständige Brustmarkschädigung	30–80	60–80	
vollständige Lendenmark(Cauda-)schädigung	70–100	90–100	
unvollständige Lendenmark(Cauda-)schädigung	30–60	30–60	30–60
Harnblaseninkontinenz je nach Ausmaß	0–90	0–50	
Typische Kopfschmerzen, echte Migräne, andere, schwere vegetative Funktionsstörungen			
Hortonsyndrom, Zervikalsyndrom, Spannungskopfschmerz	0–50		
Hirnnervenschäden			
Olfaktorius (vollständiger Ausfall)	15	15	15
Chorda tympani (Aufhebung des Geschmackssinnes)		10	5
Okulomotorius	10–30		
– volle Ptosis	–20	–30	
Optikus			
– einseitig (je nach Ausmaß)	–25	–30	–35
– beidseitig (je nach Ausmaß)	–100	–100	–100
Trochlearis	–20		
Abduzens (Doppeltsehen)		10–20	
Trigeminus (sensibel und motorisch)	0–20		
Trigeminusneuralgie (je nach Ausmaß)	0–60	0–60	
Akustikus			
– einseitig	–20	–20	–20
– beidseitig	–80	–80	–80
Fazialis			
– einseitig	10 (–40)	10 (–30)	
– beidseitig	50	30–50	
Schluckstörungen	0–40	0–40	
– bei sehr häufiger Aspiration	50 (–70)	50 (–70)	
Akzessorius	20	30	1/10 A (1/7 A)
Nervenwurzel- und Plexusschäden			
C VI	10–15		1/5 AW
V VII	10–15 (max. –25)		2/5 AW
L III	10–15		2/5 BW
L IV	15		2/5 BW
L V	25		3/5 BW
S 1	20		1/5 BW
L V und S 1	35		4/5 BW
Polyneuritiden			
leichte, vorwiegend sensible	10 (–30)		
mittelgradige, vorwiegend motorische	30 (–50)		
schwere sensomotorische (auch mit Atemstörungen)	50 (–100)		

Schäden	Gesetzliche Unfallversicherung MdE in %	Soziales Entschädigungsrecht GdB, MdE in %	Private Unfallversicherung in %
Periphere Nerven			
Plexus brachialis			
– total	75	80	$^{1}/_{1}$ A
– oberer	40–50	50	$^{4}/_{10}$ A
– unterer	50–60	60	$^{1}/_{2}$ A
N. axillaris	30	30	$^{2}/_{10}$ A (bis $^{1}/_{4}$ A)
N. thoracicus longus	25	20	$^{1}/_{7}$ A (bis $^{2}/_{10}$ A)
N. suprascapularis	10	10	$^{1}/_{20}$ A
N. radialis			
– oberer	30	30	$^{4}/_{10}$ A
– mittlerer	25	20	$^{3}/_{10}$ A
– unterer	20	20	$^{2}/_{10}$ A
N. musculocutaneus	25	20	$^{3}/_{10}$ A
N. ulnaris			
– oberer	25	30	$^{1}/_{3}$ A (bis $^{4}/_{10}$ A)
– unterer	20	30	$^{2}/_{10}$ A
N. medianus			
– oberer	35	40	$^{1}/_{3}$ A (bis $^{4}/_{10}$ A)
– unterer	25	30	$^{2}/_{10}$ A
– sensibel	20	20	*)
Nn. radialis et axillaris	60	50	$^{6}/_{10}$ A
Nn. radialis et ulnaris	60	50	$^{6}/_{10}$ A
Nn. radialis et medianus	60	50	$^{6}/_{10}$ A
Nn. ulnaris et medianus	60	50	$^{5}/_{10}$ A (bis $^{6}/_{10}$ A)
Nn. radialis, ulnaris et medianus			
– in Schulterhöhe	75	70	$^{8}/_{10}$ A (bis $^{9}/_{10}$ A)
– Unterarm	60	60	$^{6}/_{10}$ A
Plexus lumbosacralis	75	80	$^{1}/_{1}$ B
N. ischiadicus			
– oberer	50	60	$^{8}/_{10}$ B
– unterer (N. peronaeus et tibialis)	45	50	$^{1}/_{2}$ B
N. femoralis	35	40	$^{1}/_{2}$ B ($^{4}/_{10}$ B)
N. obturatorius	10	10	$^{1}/_{10}$ B
N. glutaeus inferior	20	20	$^{2}/_{7}$ B ($^{1}/_{4}$ B)
N. glutaeus superior	20	20	$^{2}/_{7}$ B ($^{1}/_{4}$ B)
N. cutaneus femoris lat.	0–10	10	$^{1}/_{20}$ B
N. peronaeus communis	20	30	$^{4}/_{10}$ B
N. peronaeus profundus	20	30	$^{1}/_{3}$ B ($^{3}/_{10}$ B)
N. peronaeus superficialis	15	20	$^{1}/_{10}$ B (bis $^{1}/_{7}$ B)
N. tibialis			
– proximal	25	30	$^{1}/_{3}$ B
– distal	20	20	$^{1}/_{4}$ B

Abschluß- und Beurteilungsbogen für die Landesversicherungsanstalt

(für ein in freier Form erstattetes fachärztliches Gutachten)

für ____
(Name) (Vorname) (Geburtstag)

AZ: ______________________

1. Folgende Arbeiten können nach ärztlicher Beurteilung verrichtet werden:

☐ leichte Arbeiten ☐ mittelschwere Arbeiten ☐ ohne Nacht- u. Wechselschicht ☐ ohne Einwirkung von Kälte, Nässe, Staub und Gas
☐ nur im Sitzen ☐ teilweise im Sitzen ☐ ohne dauerndes Gehen und Stehen ☐ aus wechselnder Ausgangslage ☐ ohne Zeitdruck
☐ zu ebener Erde ☐ in geschlossenen Räumen ☐ ohne Überkopfarbeit ☐ ohne Zwangshaltung ☐ ohne viel Bücken

Zusätzliche Funktionseinschränkungen:

2. Mit diesem Leistungsvermögen – unter Berücksichtigung eventueller qualitativer Einschränkungen – kann Versicherte(r) arbeiten:

	in der überwiegend ausgeübten Tätigkeit als ____	im gelernten oder in einem gleichwerigen Beruf als ____	in einem anerkannten Anlernberuf oder in gehobenen Tätigkeiten des allgemeinen Arbeitsmarktes	auf dem allgemeinen Arbeitsmarkt
vollschichtig	☐	☐	☐	☐
halbschichtig bis unter vollschichtig	☐	☐	☐	☐
2 Stunden bis unter halbschichtig	☐	☐	☐	☐
weniger als 2 Stunden oder keine	☐	☐	☐	☐
dauernd ☐	seit ____	seit ____	seit ____	seit ____
auf Zeit ☐	bis ____	bis ____	bis ____	bis ____

(„auf Zeit“, da begründete Aussicht besteht, daß die jetzige Einschränkung des Leistungsvermögens in absehbarer Zeit behoben sein wird)

3. Wurde der (die) Versicherte in letzter Zeit von einem Vertrauensarzt der Krankenkasse oder einem Arzt des Arbeitsamtes untersucht? ja ☐ nein ☐
Falls ja, von wem und wo?
Falls ja, hat das Untersuchungsergebnis vorgelegen? ja ☐ nein ☐
Falls ja, wurde das Leistungsvermögen anders als unter 6 bis 7 beurteilt ja ☐ nein ☐

4. Wird zur Zeit gegen Entgelt gearbeitet? ja ☐ nein ☐
Wenn ja, in der Tätigkeit als Std. täglich
Ggf.: bedeutet diese Tätigkeit eine unmittelbar drohende Gefahr für Leben oder Gesundheit? ja ☐ nein ☐

5. Ist im Falle einer Rentenbewilligung eine Nachuntersuchung angezeigt? ja ☐ nein ☐
Wenn ja, wann etwa?

6. Besteht die Notwendigkeit der Fahrt zur Untersuchung mit
a) einer Begleitperson? ja ☐ nein ☐
b) einem PKW? ja ☐ nein ☐

7. Ist der Versicherte fähig, seine Angelegenheiten selbst zu besorgen (§ 1910 BGB)? ja ☐ nein ☐

8. Ist der Versicherte mit der Übersendung einer Abschrift an den Hausarzt einverstanden? ja ☐ nein ☐

9. Werden Maßnahmen (Heilbehandlung oder Berufsförderung) nach §§ 15, 16 SGB VI vorgeschlagen (wenn ja, Beilageblatt – Sozialmedizinische Stellungnahme – ausfüllen!) ja ☐ nein ☐

10. Sonstige Bemerkungen:

Diagn.Schl. ☐☐☐☐☐
Zus./Sich. ☐☐

Es wird gebeten, dem Versicherten keine Angaben über die Erfolgsaussichten seines Antrages und die Art der vorgeschlagenen Maßnahmen zu machen.

Abschluß des Gutachtens:
Genaue Anschrift:
(Namensstempel)

____________________, den ____________
(Ort) (Datum)

Gebührenrechnung über ________ DM ausgehoben am ________
Gutachtenabrechnungsstelle

____
(Unterschrift des Gutachters)

Abschluß- und Beurteilungsbogen für die Bundesversicherungsanstalt für Angestellte

1 zeilig | Versicherungsnummer | BKZ

Schlußblatt ______ des Gutachtens

5 Sozialmedizinische Beurteilung

5.1 In welchem zeitlichen Umfang mit den üblichen Unterbrechungen kann der Versicherte täglich arbeiten?

In der letzten beruflichen Tätigkeit als ______

☐ vollschichtig ☐ halb- bis unter vollschichtig ☐ 2 Std. bis unter halbschichtig ☐ keinem

5.2 Welche Tätigkeiten geistiger oder körperlicher Art können noch verrichtet werden (individuelles positives und negatives Leistungsbild)?

Diagnose-Schlüssel | Zusatz | Sicherheit

☐ vollschichtig ☐ halb- bis unter vollschichtig ☐ 2 Std. bis unter halbschichtig ☐ keine

5.2.1 Liegt eine nicht korrigierbare Beeinträchtigung der Sinnesorgane vor? ☐ nein ☐ ja

5.2.2 Besteht Unfähigkeit in der Benutzung öffentlicher Verkehrsmittel? ☐ nein ☐ ja

5.2.3 Besteht eine Beschränkung der Wegefähigkeit*? ☐ nein ☐ ja

*Wegefähigkeit kann bestätigt werden, wenn dem Versicherten arbeitstäglich viermal (Fußweg von der Wohnung zur Haltestelle eines öffentlichen Verkehrsmittels sowie von der Zielhaltestelle zum Arbeitsplatz und zurück) das Zurücklegen eines Fußweges von mehr als 500 m zuzumuten ist.

5.3 Wenn unter 5.1 und 5.2 eine Einschränkung der Leistungsfähigkeit beschrieben ist, seit wann besteht diese? Tag/Monat/Jahr ______ ☐ entfällt

Erkrankung, Unfall, Beginn der Arbeitsunfähigkeit i. S. der Krankenversicherung u. ä.

5.3.1 Warum von diesem Zeitpunkt an? ______

5.4 Wenn unter Ziffer 5.1 bzw. 5.2 eine Einschränkung der Leistungsfähigkeit beschrieben, besteht begründete Aussicht, daß diese Einschränkung in absehbarer Zeit behoben sein kann? ☐ entfällt ☐ nein ☐ ja wann ______

5.5 Sind Rehabilitationsleistungen zur Besserung oder Wiederherstellung der erheblich gefährdeten oder geminderten Leistungsfähigkeit angezeigt?

☐ Heilbehandlung ☐ Berufsförderung ☐ Heil- und Hilfsmittel ☐ nein ☐ ja

5.5.1 Besteht Belastbarkeit für Rehabilitationsleistungen und Reisefähigkeit? ☐ nein ☐ ja

5.5.2 Falls der Weg zur Arbeit aus medizinischen Gründen mit öffentlichen Verkehrsmitteln nicht möglich ist, würde ein Kfz den Weg zur Arbeit ermöglichen oder wesentlich erleichtern? ☐ nein ☐ ja

5.6 Welche ärztlichen Unterlagen haben dem Gutachter vorgelegen? Atteste, Befundberichte, Gutachten usw. ______

5.7 Wird zur Zeit gegen Entgelt gearbeitet? ☐ nein ☐ ja als ______ Stunden täglich

5.7.1 Erfolgt diese Tätigkeit unmittelbar auf Kosten der Gesundheit: ☐ eine Aussage ist z. Z. nicht möglich ☐ nein ☐ ja

5.8 Gesundheitsschäden sind entstanden durch

☐ **Verdacht auf:** Berufskrankheit oder Einwirkung von Schadstoffen/tox. Substanzen ☐ Arbeitsunfall, Berufskrankheit, Einwirkung von Schadstoffen/tox. Substanzen ☐ Wehrdienstbeschädigung ☐ Fremdverschulden (Verkehrsunfall)

Mit welchem Anteil sind ggf. diese Gesundheitsschäden an der Leistungsminderung beteiligt? ______ %

5.9 Kann bei Vorliegen einer psychischen Krankheit oder einer geistigen oder seelischen Behinderung der Versicherte seine Angelegenheiten selbst besorgen (§ 1896 BGB)? ☐ nein ☐ ja

Bei **Verneinung** der Frage müßte für den Betroffenen die Bestellung eines Betreuers von Amts wegen angeregt werden)

5.10 Wurden bisher unbekannte Erkrankungen oder Krankheitskomplikationen festgestellt? ☐ nein ☐ ja

5.11 Bei Feststellung von Befunden, die auf eine lebensbedrohliche Erkrankung hinweisen:

Am ______ (Datum) wurde ______ (Versicherter/behandelnder Arzt) davon unterrichtet

5.12 Bemerkungen (Hier auch ggf. Erläuterungen zu o. a. Ziffern abgeben):

1 zeilig | Versicherungsnummer | BKZ | MSNR

Schlußblatt des freien Gutachtens

Diagnosen und deren Rangfolge unter besonderer Berücksichtigung festgestellter Funktionsstörungen — Diagnose-Schlüssel — Zusatz — Sicherheit

6 Sozialmedizinische Beurteilung

6.1 In welchem zeitlichen Umfang mit den üblichen Unterbrechungen kann der Versicherte täglich arbeiten?

In der letzten beruflichen Tätigkeit (bzw. bei Antrag auf BL im Bezugsberuf, s. Ziff. 0.2.1) als

☐ vollschichtig ☐ halb- bis unter vollschichtig ☐ 2 Std. bis unter halbschichtig ☐ unter 2 Stunden

6.2 **Welche Tätigkeiten** können noch verrichtet werden (**individuelles positives und negatives Leistungsbild** aufzeichnen)?

☐ vollschichtig ☐ halb- bis unter vollschichtig ☐ 2 Std. bis unter halbschichtig ☐ **keine**

Liegt eine nicht korrigierbare Beeinträchtigung der Sinnesorgane vor? ☐ nein ☐ ja

Besteht Unfähigkeit in der Benutzung öffentlicher Verkehrsmittel? ☐ nein ☐ ja

Besteht eine Beschränkung der Wegefähigkeit*? ☐ nein ☐ ja

*Wegefähigkeit kann bestätigt werden, wenn dem Versicherten arbeitstäglich viermal (Fußweg von der Wohnung zur Haltestelle eines öffentlichen Verkehrsmittels sowie von der Zielhaltestelle zum Arbeitsplatz und zurück) das Zurücklegen eines Fußweges von mehr als 500 m zuzumuten ist.

6.3 Wenn unter Ziff. 6.1 und 6.2 eine Einschränkung der Leistungsfähigkeit beschrieben ist, seit wann besteht diese? Tag/Monat/Jahr ____ ☐ entfällt
(Erkrankung, Unfall, Beginn der Arbeitsunfähigkeit i. S. der Krankenversicherung u. ä.)

6.3.1 Warum von diesem Zeitpunkt an? ____

6.3.2 Wenn eine Einschränkung der Leistungsfähigkeit beschrieben wird, besteht begründete Aussicht, daß diese Einschränkung in absehbarer Zeit behoben sein wird? ☐ nein ☐ ja wann? ____

6.4 Ist Behandlung im Krankenhaus erforderlich? ☐ nein ☐ ja

Ist eine Heilbehandlung als Entwöhnungsbehandlung erforderlich? ☐ nein ☐ ja

Falls der Weg zur Arbeit aus medizinischen Gründen mit öffentlichen Verkehrsmitteln nicht möglich ist, würde ein Kfz den Weg zur Arbeit ermöglichen oder wesentlich erleichtern? ☐ nein ☐ ja welche?

Prothetische Versorgung oder andere Heil- und Hilfsmittel erforderlich? ☐ nein ☐ ja ____

6.4.1 Besteht Belastbarkeit für Rehabilitationsleistungen und Reisefähigkeit? ☐ nein ☐ ja

Ist die Benutzung öffentlicher Verkehrsmittel zumutbar? (Bitte auch beantworten, wenn für den gegenwärtigen Arbeitsweg öffentliche Verkehrsmittel nicht zur Verfügung stehen). ☐ nein ☐ ja

6.4.2 Empfehlen Sie wegen der Einschränkung der Leistungsfähigkeit
- einen Wechsel des Arbeitsplatzes bei Verbleiben im Beruf? ☐ nein ☐ ja
- einen Berufswechsel? ☐ nein ☐ ja

Ab wann ist Belastbarkeit für berufsfördernde Leistungen anzunehmen? ____ ☐ entfällt

6.5 Gesundheitsschäden sind entstanden durch ☐ Arbeits-/Wegeunfall Berufskrankheit ☐ Wehrdienstbeschädigung ☐ Unfall

6.6 Für den Weg zur Untersuchung war erforderlich
- eine Begleitperson ☐ nein ☐ ja
- die Pkw-Benutzung ☐ nein ☐ ja

6.7 Ist Versicherter fähig, seine Angelegenheiten selbst zu besorgen? ☐ nein ☐ ja

6.8 Wurden bisher unbekannte Erkrankungen oder Krankheitskomplikationen festgestellt? ☐ nein ☐ ja

Bei Feststellung von Befunden, die auf eine lebensbedrohliche Erkrankung hinweisen

Bei Feststellungvon Befunden, die auf eine lebensbedrohliche Erkrankung hinweisen:

Am (Datum) ____ wurde (Versicherter/behandelnder Arzt) ____ davon unterrichtet

Hinweise für die Erstellung eines Gutachtens in Betreuungsverfahren

Bei der Erstellung des Gutachtens ist auf folgende Punkte einzugehen:

1. Liegt bei dem Betroffenen eine psychische Krankheit, eine geistige, seelische oder körperliche Behinderung vor?
   Wenn ja, welche? (Bitte Kurzbezeichnung der Erkrankung angeben, einschließlich ICD-Schlüssel!).

2. Falls nur eine körperliche Behinderung vorliegt:
   Beantragt der Betroffene eine Betreuung oder kann der Betroffene einen diesbezüglichen Willen nicht kundtun?

3. Kann der Betroffene aufgrund seiner Krankheit, geistigen oder seelischen Behinderung seinen Willen nicht mehr frei bestimmen bzw. entsprechend seiner Einsicht handeln?
   Welche konkreten Angelegenheiten kann der Betroffene aufgrund der Erkrankung/Behinderung und der daraus resultierenden Einschränkung der freien Willensbildung nicht selbst besorgen?
   Zum Beispiel:
   Aufenthaltsbestimmung; Aufenthaltsbestimmung für nervenärztliche Behandlung; Gesundheitsfürsorge; Gesundheitsfürsorge für nervenärztliche Behandlung; Vermögenssorge; Abschluß, Änderung, Kontrolle und Einhaltung des Heim-, Pflegevertrages; Wohnungsangelegenheiten; Organisation der ambulanten Versorgung; Vertretung gegenüber Behörden, Versicherungen, Renten- und Sozialleistungsträgern; Überwachung des Bevollmächtigten; Entgegennahme, Öffnen und Anhalten der Post sowie Entscheidungen über Fernmeldeverkehr; alle Angelegenheiten, incl. Entgegennahme, Öffnen und Anhalten der Post sowie Entscheidungen über Fernmeldeverkehr.

4. Ist der Betroffene vollständig oder für Teilbereiche nicht mehr geschäftsfähig im Sinne des § 104 Nr. 2 BGB?

5. Für welche Willenserklärungen, die den Aufgabenkreis des Betreuers nach Ziffer 3 betreffen, bedarf der Betroffene der Einwilligung des Betreuers (Einwilligungsvorbehalt gemäß § 1903 BGB)?
   Das BayObLG hat im Beschluß vom 17.03.1994 – 3 Z BR 16/94 – zu den Voraussetzungen des Einwilligungsvorbehalts ausgeführt:
   „Auch bei Geschäftsunfähigkeit ist die Anordnung eines Einwilligungsvorbehalts zulässig und oft auch sinnvoll. Die Frage der Geschäftsfähigkeit oder Geschäftsunfähigkeit ist also für die Entscheidung über die Anordnung eines Einwilligungsvorbehalts nicht von unmittelbarer Bedeutung. Es muß nur feststehen, daß der Betroffene in diesem Bereich seinen Willen nicht frei bestimmen kann."
   Eines Einwilligungsvorbehalts bedarf es dann nicht, wenn der Betroffene für den Rechtsverkehr offensichtlich für jeden ohne Zweifel erkennbar geschäftsunfähig ist.

6. Welche Behandlungs- und Rehabilitationsmöglichkeiten bestehen?

7. Wie lange werden die Krankheit oder Behinderung und das daraus folgende Unvermögen zur Besorgung der bezeichneten Angelegenheiten voraussichtlich fortbestehen?

8. Gibt es andere Hilfsmöglichkeiten, die eine Betreuung ganz oder teilweise entbehrlich machen können?

9. Ist es möglich, sich mit dem Betroffenen zu verständigen?

10. Für den Fall, daß freiheitsentziehende Maßnahmen (z. B. geschlossene Unterbringung, Bettgitter, Brett am Stuhl, Medikamente) erforderlich sind, wird gebeten, auch hierzu Stellung zu nehmen.

Abkürzungsverzeichnis

(falls nicht besonders kenntlich gemacht (Ö) beziehen sich die Abkürzungserklärungen auf die Verhältnisse in Deutschland)

aA	anderer Ansicht
aaO	am angeführten Ort
ABGB	Allgemeines bürgerliches Gesetzbuch (Ö)
Abs.	Absatz
a.F.	Alte Fassung
AG	Amtsgericht
Anm.	Anmerkung
AP	Nachschlagewerk des Bundesarbeitsgerichts
ASVG	Allgemeines Sozialversicherungsgesetz (Ö)
AUB	Allgemeine Unfallversicherungsbedingungen
AUVB	Allgemeine Bedingungen für die Unfallversicherung
AVG	Angestelltenversicherungsgesetz
BAG	Bundesarbeitsgericht
BBG	Bundesbeamtengesetz
BDG	Beamten-Dienstrechtsgesetz (Ö)
BDO	Bundesdisziplinarordnung
BeamtVG	Beamtenversorgungsgesetz
BEG	Bundesentschädigungsgesetz
BeurKG	Beurkundungsgesetz
BfA	Bundesversicherungsanstalt für Angestellte
BGB	Bürgerliches Gesetzbuch
BGBl	Bundesgesetzblatt, Jahr und Seite – analog auch Ö
BGH	Bundesgerichtshof
BGHSt	Entscheidungssammlung des Bundesgerichtshofes in Strafsachen, Band und Seite
BGHZ	Entscheidungssammlung des Bundesgerichtshofes in Zivilsachen, Band und Seite
BK	Berufskrankheit
BKVO	Berufskrankheiten-Verordnung
B-KUVG	Beamten-, Kranken- und Unfallversicherungsschutz
BMA	Bundesminister für Arbeit und Sozialordnung
Breithaupt	Breithaupt, Sammlung von Entscheidungen der Sozialversicherung, Versorgung, Arbeitslosenversicherung; Jahr und Seite
BRRG	Beamtenrechtsrahmengesetz
BSeuchG	Bundesseuchengesetz
BSG	Bundessozialgericht
BSGE	Entscheidungssammlung des Bundessozialgerichts, Band und Seite
BSGSozR	Rechtsprechung des Bundessozialgerichts
BtG	Betreuungsgesetz vom 12.9.1990
BtPrax	Betreuungsrechtliche Praxis, Jahr und Seite
BSVG	Bauernsozialversicherungsgesetz (Ö)
Buchholz	Sammlung von Entscheidungen des Bundesverwaltungsgerichts, geordnet nach Gesetzen und Paragraphen
BVerfGE	Entscheidungssammlung des Bundesverfassungsgerichts, Band und Seite
BVerwGE	Entscheidungssammlung des Bundesverwaltungsgerichts, Band und Seite
BVG	Bundesversorgungsgesetz
CIC	Codex iuris canonici
DAV	Der Amtsvormund der Landesnotarkammer Bayerns
DNotZ	Deutsche Notarzeitung
DRiZ	Deutsche Richterzeitung, Jahr und Seite
EheG	Ehegesetz
EheRG	Eherechtsreformgesetz
EStG	Einkommensteuergesetz
EthikMed	Ethik in der Medizin, Jahr und Seite
FamRZ	Zeitschrift für das Familienrecht, Jahr und Seite
GdB	Grad der Behinderung
GG	Grundgesetz
GKV	Gesetzliche Krankenversicherung
GRV	Gesetzliche Rentenversicherung
GSVG	Gewerbliches Sozialversicherungsgesetz
GUV	Gesetzliche Unfallversicherung
GVG	Gerichtsverfassungsgesetz
HHG	Häftlingshilfegesetz
h.M.	herrschende Meinung
HRR	Höchstrichterliche Rechtsprechung
iVm	in Verbindung mit
JGG	Jugendgerichtsgesetz
JZ	Juristenzeitung, Jahr und Seite
KDV	Kraftfahrgesetz – Durchführungsverordnung (Ö)
KFG	Kraftfahrgesetz (Ö)
KG	Kammergericht
KOV	Kriegsopferversorgung, Jahr und Seite

KOVG	Kriegsopferversorgungsgesetz (Ö)
LM	Lindenmaier/Möhring, Nachschlagewerk des Bundesgerichtshofes geordnet nach Gesetzen und Paragraphen
LSG	Landessozialgericht
LVA	Landesversicherungsanstalt
MdE	Minderung der Erwerbsfähigkeit
MedR	Medizinrecht, Jahr und Seite
MedSach	Der medizinische Sachverständige, Jahr und Seite
MDR	Monatsschrift für deutsches Recht, Jahr und Seite
NJW	Neue Juristische Wochenschrift, Jahr und Seite
OEG	Opferentschädigungsgesetz
OG	Oberster Gerichtshof (Ö)
OLG	Oberlandesgericht
PflRi	Pflegerichtlinien
PflversG	Pflichtversicherungsgesetz
PsychKG	Gesetz über Hilfen und Schutzmaßnahmen bei Psychischen Krankheiten
RehaAnglG	Rehabilitationsangleichungsgesetz
RG	Reichsgericht (amtliche Sammlung des Reichsgerichts)
RKG	Reichsknappschaftsgesetz
ROW	Recht in Ost und West, Jahr und Seite
RVO	Reichsversicherungsordnung
RzW	Rechtsprechung zum Wiedergutmachungsrecht, Jahr und Seite
S.	Seite
SchwbG	Schwerbehindertengesetz
SGB	Sozialgesetzbuch
SGB X	Sozialgesetzbuch – Verwaltungsverfahren
SGB	Die Sozialgerichtsbarkeit, Jahr und Seite
SGG	Sozialgerichtsgesetz
Soz.EntschR	Soziales Entschädigungsrecht
SozR	Sozialrecht, Sammlung von Entscheidungen des Bundessozialgerichts, geordnet nach Gesetzen und Paragraphen
StGB	Strafgesetzbuch
Std.Rspr.	Ständige Rechtsprechung
StPO	Strafprozeßordnung
StVG	Strafvollzugsordnung
StVO	Straßenverkehrsordnung (Ö)
StVZO	Straßenverkehrszulassungsordnung
SUVA	Schweizerische Unfallversicherungsanstalt
SVG	Soldatenversorgungsgesetz
VRS	Verkehrsrechtsammlung, Jahr und Seite
VVG	Versicherungsvertragsgesetz (Ö)
VwGO	Verwaltungsgerichtsordnung
VwVfG	Verwaltungsverfahrensgesetz
Warn	Jahrbuch der Entscheidungen zum BGB
WFVG	Wehrmachtsfürsorge- und Versorgungsgesetz
ZDG	Zivildienstgesetz
ZLA	Zeitschrift für Lastenausgleich, Jahr und Seite
ZPO	Zivilprozeßordnung
ZSEG	Gesetz für die Entschädigung von Zeugen und Sachverständigen
ZZP	Zeitschrift für Zivilprozeß, Band (Jahr) und Seite

Weitere Abkürzungen bei BALTZER, J.: Juristisches Wörterbuch für Mediziner. Parke, Davis und Company, München 1983

Sachregister

A

C

D

E

K

L

M

P

Q

Q

T

U